U0803873

ICD-10

疾病和有关健康问题的国际统计分类

第十次修订本

第三卷

字母顺序索引

第二版

北京协和医院世界卫生组织
国际分类家族合作中心编译

主译　董景五
编译　薛　欣
主审　董景五

世界卫生组织
人民卫生出版社

疾病和有关健康问题的国际统计分类：第十次修订本，第三卷
第二版
© 世界卫生组织，2004
版权所有。可以向世界卫生组织市场发行部索取世界卫生组织出版物。地址为：Marketing and Dissemination, World Health Organization, 20 Avenue Appia, 1211 Geneva 27, Switzerland（电话：+41 22 791 2476；传真：+41 22 791 4857；电子邮件：bookorders@ who. int）。需要复制或翻译世界卫生组织出版物-不管是为了出售或非商业性散发的目的-都应向上述地址的市场发行部申请以获得许可（传真：+41 22 791 4806；电子邮件：permissions@ who. int）。
在本出版物采用的名称和陈述的材料并不意味着世界卫生组织对任何国家、领地、城市或地区及其当局的合法地位表示任何的意见，也不意味着世界卫生组织对其边界或分界线的确定表示任何的意见。地图上的虚线表示可能尚未完全达成一致的大致边界线。
凡提及某些公司或某些制造商的产品时，并不意味着它们已被世界卫生组织认可或推荐，或比其他未提及的同类公司或产品更好。除差错和疏忽外，凡专利产品名称均冠以大写字母，以示区别。
世界卫生组织不保证包含在本出版物中的信息是完整和准确的，并且对使用所造成的任何损害不承担责任。

1990年第43届卫生大会通过了国际疾病分类第十次修订本（WHA 43.24）并且批准了1989年9月26日至10月2日在日内瓦举行的ICD第十次国际修订会议对在10年修订周期内对其进行更新的建议。

该建议在1996年于日本东京举行的WHO国际分类家族合作中心年度会议上被投入运作，随后建立了指导进行更新的一个正式机制。按照这样的更新机制，每年进行较小的更新，如果需要的话，每三年进行较大的更新。

有关进行更新的更多信息以及更新内容的累积列表请见：http://www.who.int/classifications/。今后的更新也将在该网址列出。

ICD-10第二版包含了第一版第三卷中作为补遗对第一卷的勘误表以及在1998至2003年间生效的更新内容。

图书在版编目（CIP）数据

疾病和有关健康问题的国际统计分类：第十次修订本，第三卷/董景五主译. —二版. —北京：人民卫生出版社，2008. 11
ISBN 978-7-117-10531-6

Ⅰ. 疾… Ⅱ. 董… Ⅲ. 疾病-统计分析-世界
Ⅳ. R195.4

中国版本图书馆CIP数据核字（2008）第122807号

ISBN 978-7-117-10531-6

门户网：www.pmph.com　出版物查询、网上书店
卫人网：www.ipmph.com　护士、医师、药师、中医师、卫生资格考试培训

版权所有，侵权必究！

疾病和有关健康问题的国际统计分类
第十次修订本
第三卷
第二版

主　　译：董景五
出版发行：人民卫生出版社（中继线 010-59780011）
地　　址：北京市朝阳区潘家园南里19号
邮　　编：100021
E - mail：pmph @ pmph. com
购书热线：010-59787592　010-59787584　010-65264830
印　　刷：保定市中画美凯印刷有限公司
经　　销：新华书店
开　　本：787×1092　1/16　**印张**：107.25
字　　数：3631千字
版　　次：1998年6月第1版　2024年7月第2版第36次印刷
标准书号：ISBN 978-7-117-10531-6/R·10532
定　　价：218.00元
打击盗版举报电话：010-59787491　E-mail：WQ @ pmph. com
（凡属印装质量问题请与本社市场营销中心联系退换）

第二版编译说明

《疾病和有关健康问题的国际统计分类》第十次修订本(ICD-10)第二版中文本共分三卷，其中第一卷为 ICD-10 编码的内容类目表，第二卷为指导手册，第三卷为字母顺序索引。

本卷为第三卷，简称索引，其作用相当于 ICD-9 的第二卷。本卷共收入疾病(包括症状、体征和不明确情况)，损伤(包括损伤的临床表现及其外部原因)以及药物和化学制剂品中毒的有关术语和编码约 7 万条，其中相当一部分是在第一卷没有出现的术语，读者应按照 ICD-10 编码的基本查找步骤，结合第一卷、第二卷的内容和文字说明，找出正确的编码。

尽管 ICD-10 中的术语和疾病诊断名称并不都是国际标准疾病诊断名称，但我们仍力图使读者能够从中获得尽可能多的标准名称和较规范、较权威的医学术语。为此，在翻译时所参考的主要词典依次为：

1、医学名词：

1) 全国科学技术名词审定委员会公布的《医学名词》(1-7)及其他相关学科名词；
2) 《疾病和有关健康问题的国际统计分类》第十次修订本(ICD-10)第一版中文本；
3) 王贤才主编的《英中医学辞海》；
4) 其他医学辞典。

2、外国人名：

1) 全国科学技术名词审定委员会公布的《医学名词》(1-7)；
2) 新华通讯社译名室编译的《世界人名翻译大辞典》；
3) 《疾病和有关健康问题的国际统计分类》第十次修订本(ICD-10)第一版中文本；
4) 其他辞典。

3、非医学名词：

1) 《疾病和有关健康问题的国际统计分类》第十次修订本(ICD-10)第一版中文本；
2) 吴光华主编的《现代英汉综合大辞典》；
3) 其他辞典。

4、药物和化学制剂品：

1) 卫生部药典委员会编译的《药名词汇》；
2) 李宗友主编的《最新英汉药名词典》；
3) 其他药物辞典。

为保持全书的一致性，本卷的汉语拼音均以中国社会科学院语言研究所词典编辑室编辑的《现代汉语词典》修订本中的汉语拼音为准。

当上述参考依据与现行常见的翻译名称或发音区别较大时，为便于读者查找，在本卷中也将原翻译名称或发音作为交叉索引列出，读者可根据书中的指引，找到规范的翻译名称或发音。由于国家法定的《医学名词》各分册仍在陆续发行，各分册发表的同一医学名词翻译名称也略有不同，本卷只能尽量参照各分册的翻译名称列出，请读者在使用时注意。

原书中主导词的排列是以英文字母顺序编排的，为便于中文读者的使用，本卷全部改为以汉语拼音顺序重新排序，并在每个部分的前面增加了“主导词首字汉语拼音音节索引表”和“主导词首字笔画检字表”。

主导词首字及后面每一个字均按照以下规则依次进行排序：

1、数字顺序：1、2、3…依此类推，Ⅰ、Ⅱ、Ⅲ…依此类推，一、二、三…依此类推；
2、符号顺序：短横[-]、逗号[,]、隔音号[']、半圆括号[(]、等；
3、英文字母顺序：a、b、c … 依此类推，A、B、C … 依此类推；
4、希腊字母顺序：α、β、γ … 依此类推；
5、汉字汉语拼音顺序：a、b、c … 依此类推，相同时按以下规则进行：
   1) 同音不同调以声调顺序编排(阴平“ˉ”、阳平“ˊ”、上声“ˇ”、去声“ˋ”)；
   2) 同音同调以笔画多少编排，若笔画相同，则以其在现代汉语词典修订本中出现的顺序编排。
6、表明程度的顺序：当若干条词汇具有程度上的差别时，则不再按汉语拼音顺序编排。如：轻、中、重；低、中、高；早期、晚期；急性、亚急性、慢性；等。

由于按主导词检索的特点，一条完整的诊断术语或名称常被拆开分别安排在若干行上，读者需要根据其出现的位置并结合中文医学名称的排列特点加以连接并重新合成。一般连接规律是从最低一行依次向上连接成一个完整的医学名称，如例 1 中的①～④；但有时也需要从中间或最高一行开始连接，如例 1 中的⑤、⑥；有时还需要适当增加一些词汇使其完整，更符合中文诊断的习惯，如例 1 中的③。

[例 1]

脓肿 L02.9	**Abscess L02.9**	
－伴有	－with	
－－肠憩室病 K57.8	－－diverticular disease (intestine) K57.8	即①：肠憩室病伴有脓肿 K57.8
－－－大 K57.2	－－－large K57.2	即②：大肠憩室病伴有脓肿 K57.2
－－－－和小 K57.4	－－－－and small K57.4	即③：大肠和小肠憩室病伴有脓肿 K57.4
－－－小 K57.0	－－－small K57.0	即④：小肠憩室病伴有脓肿 K57.0
－腹	－abdomen，abdominal	
－－腔 K65.0	－－cavity K65.0	即⑤：腹腔脓肿 K65.0
－－壁 L02.2	－－wall L02.2	即⑥：腹壁脓肿 L02.2

当一个英文单词具有几个含义时，则按照其不同的词义分别编制主导词或相互参见，见例 2；当几个英文单词均具有一个相同的含义时(尽管其间可能有细微的区别)，则尽量合并在一个主导词下，同时列出相应的英文，见例 3。当若干个英文单词在中文翻译上无法区别，但其编码又有不同时，则分别列出并加以简要说明，见例 4。请读者在使用时注意。

[例 2]

心绞痛 I20.9	**Angina (cardiac) I20.9**
…	…
咽峡炎	**Angina**
－樊尚 A69.1	－Vincent's A69.1

[例 3]

狭窄	**Contracture，Narrowing，Stenosis，Stricture**
一瓣膜(心脏) I38	一valve (cardiac) (heart) I38

[例 4]

心包粘连，粘连性 I31.0	**Accretio cordis I31.0**
心包粘连，缩窄性 I31.1	**Concretio cordis I31.1**

当英文单词是非名词形式时，只要不影响其基本词义，就尽量以最简化的名词形式列出，以避免出现过多的修饰并造成使用上的不便。如：large 译为：大；valvular 译为：瓣膜；等。请读者在使用时注意。

为更好地理解和使用本卷，请读者同时参阅本卷前言及第一卷中的编译说明和前言。

由于时间仓促，水平有限，错误之处敬请广大读者给予指正，以便今后再版时修正。

北京协和医院世界卫生组织国际分类家族合作中心
2008 年 7 月

目 录

前　言

《疾病和有关健康问题的国际统计分类》第三卷是第一卷[简称类目表]的(汉语拼音)字母顺序索引。当一个诊断术语和其他情况同时报告，或处于特殊情况下(例如，某些情况并发于妊娠)时，尽管本索引可以根据第一卷对诊断术语变更指定位置的注释去反映类目表中的规定，但它不可能全部表达在索引术语中这样的变化。因此，应把第一卷看作编码的主要工具，而字母顺序索引则是类目表不可缺少的辅助部分，因为它包含了未出现在第一卷中的大量的诊断术语，所以这两卷书应一起使用。

在类目表的一个类目中所包含的术语并不是全部的，它们只是该类目内容的一些举例或只作为类目范围和界限的指标。另一方面，索引力求收入大多数当前使用的诊断术语。总之，为确保按照索引给出的编码与一份具体病案记录所提供的信息相适应，总是要回到类目表及其注释以及第二卷所提供的指导并加以参考。

由于索引力求广博的特征，使它不可避免地也包括了许多不确切和不符合要求的术语。因为这些术语偶尔还会在病案中遇到，编码者需要知道它们在分类中的指定位置，即使是分类到残余类目或不明确情况中。因此，不要认为在本卷中看到的术语都是被普遍承认并使用的好术语。

索引的总的编排方式

主要部分

字母顺序索引包括以下三部分：

第一部分是疾病、综合征、病理情况、损伤、体征、症状、异常问题及与保健机构接触的其他理由，即医师要记录的信息类型。它包括所有可分类到 A00-T98 和 Z00-Z99 的术语，但不包括药物和其他化学物质引起的中毒或其他有害效应(这些内容包括在第三部分)。

第二部分是损伤外部原因的索引。这里的术语并不是医学诊断，而是对暴力发生情况的描述(例如：火、爆炸、跌落、加害、碰撞、沉没)。它包括所有可分类到 V01-Y98 的术语，但不包括药物和化学物质引起的中毒。

第三部分是药物和其他化学物质引起中毒或其他有害效应的索引(在第一和第二部分中均被称为药物和化学制剂表)。表中的每种物质都给出了第十九章用于中毒的编码(T36-T65)以及第二十章用于意外中毒和暴露于有毒物质(X40-X49)、故意自害(X60-X69)和意外或意图不确定的中毒(Y10-Y19)的外部原因编码。对药物、药剂和生物制品，还给出了在治疗中使用这些物质引起的有害效应的编码(Y40-Y59)。

结构

为了避免不必要的重复，索引采用主导词的构成形式，每个主导词均从最左列开始排放，然后对各个不同的层次缩入排印，逐渐向右延伸。因此，一个完整的索引术语可能由若干行构成，而且它们之间有时相隔甚远。例如，下面这一条目：

幼红细胞增多症(胎儿)(新生儿) P55.9
－由于
－－Rh (抗体)(不合)(同种免疫) P55.0

最后一行表示，“由于 Rh 抗体不合或同种免疫引起的幼红细胞增多症”。

主导词通常是一个疾病或病理情况的名称，在它之下缩入排印的术语(称为修饰词)要么是这个病症的不同类型，要么就是受其影响的解剖部位，或者影响其编码的某些情况。因此，编码者在查找时应将疾病或情况作为主导词，然后在它之下再继续找其类型、解剖部位等等。这样，髋结核病要在“结核病”的“结”对应的拼音字母 J 下面查找，而不是在“髋”对应的拼音字母 K 下面查找；胃溃疡要在“溃疡”的“溃”对应的拼音字母 K 下面查找，而不是在“胃”对应的拼音字母 W 下面查找。只有在极少的情况下，解剖部位在索引中作为主导词。通常情况下，解剖部位后面的名称会有疾病的交叉内容。例如：踝 - 见情况。

在某些诊断性陈述中，疾病情况是以形容词形式来表达的。有时，索引同时列出了名词和形容词两种形式，但常常只有名词形式可以查到。因此，编码者应做必要的转换。

缩入排印的修饰词，并不是总能够包括应用于给定术语的各种复合修饰词的完整列表。在这种情况下，某些类型的修饰词在指定编码时就会优先于其他词。例如：在主导词“脓肿”下缩入排列了大量的解剖部位及其相应的编码。但结核性脓肿并不分类到这些编码中，而应分类到这些部位的结核病中。因此索引在主导词“脓肿”下采用一个缩入排印的“结核性 - 见结核，脓肿”以代替在每一个部位下都插入“结核性”这样的修饰词。总之，具有优先权的修饰词的类型，在第一部分索引中，是那些指明一种疾病或情况是传染性或寄生虫性、恶性、肿瘤性、心因性、癔病性、先天性、创伤性、并发于或影响妊娠分娩或产褥期处理、或影响胎儿或新生儿的修饰词，以及指明病人不一定有病而是在寻求健康指导的情况下所报告疾病(编码于第二十一章)的修饰词。在第二部分索引中，具有优先权的修饰词则是那些指明运输事故、医疗和手术操作并发症、故意自害、加害、依法处置或作战行动的修饰词。

第一部分把一些与问题或情况有关而与疾病或损伤无关的术语编到将用于第二十一章类目的索引中。为了表明问题或情况的类型，索引采用了一些特殊的主导词或“关键”词。主要的关键词有：咨询、检查、个人史、观察、妊娠、问题、筛选、状态、接种。

在某些情况和场合下，当多变的术语和报告的描述不容易在索引中查到，或者以通常的检索方式会导致错误时，可以在第一部分和第二部分中使用这种主导词的关键词形式去代替或补充标准查找方法。某些产科的并发症，尤其是较常见的那些并发症，能够在具体的情况下找到，例如：出血，并发于妊娠。然而，更为常见的是将并发症列在“产程”、“妊娠”、“产褥期”或者“母体情况，影响到胎儿或新生儿”的下面。在第二部分索引中，关键词有：并发症(医疗和手术操作)、后遗症、自杀、加害、依法处置、作战行动。编码者们应记住列出的这些特殊术语，无论何时，在他们对有关情况或问题确定检索条目有困难时，都可以通过仔细研究缩入排印的术语并在其指引下找到所有相关类目的编码号，即使没有确切报告同样的术语也是如此。

编码号

在索引中，紧随术语之后的编码号就是该术语要分类到的三位数或四位数条目的编码。在一些情况中，第四位数被一个波折符号所替代，例如：烧伤，踝(和足) T25.-。这表明存在并且应该使用这样的一个四位数，它可能在索引的注释中被找到(例如：许多常见烧伤部位的四位数亚目列在主导词“烧伤”下面的注释中)，也可能通过参阅第一卷找到。

当一套第四位数适用于一组类目时，共用的第四位数可能列出在一个注释中或在以流产为结局的妊娠情况中，或在一个为便于它们用到完全性或不完全性流产的不同类型和葡萄胎妊娠的表格中。在其他情况下，并发症或主要临床表现列在索引中，并伴有一个针对整个类目组的交叉索引以及对第四位数的详细说明。例如：昏迷，糖尿病性 - 编码于 E10-E14 伴有第四位数.0。

当索引术语是一个根据病因和临床表现具有双重分类(见第二卷)的诊断性陈述之一时，则给出两个编码。第一个编码后面是剑号(†)，第二个编码后面是星号(*)，例如：波特病 A18.0† M49.0*。

多个诊断

类目表包括许多对两种或多种情况联合报告进行分类的类目，例如：“流感伴有肺炎”(J11.0)、“急性阑尾炎伴有弥漫性腹膜炎”(K35.0)。在类目表中被特别分类的这样的联合情况，也出现在索引中。用于某些其他联合情况的分类规则写在第二卷“死亡：证明书指导和编码规则”一节的标题为“使用根本死亡原因编码的注释”下，例如：当“动脉粥样硬化”与 I60-I69 (脑血管病)的情况一起报告时，就不要对动脉粥样硬化进行编码。因为这些规则并非该分类本身所固有，所以未编入索引。

单词拼写

为了避免因英、美单词拼写不同而引起的重复，索引采用美式拼写法。熟悉英式拼写法的使用者应当注意，双元音“ae”和“oe”的第一个字母以及以“our”结尾的单词中的“u”都已被去掉，以“re”结尾的单词也已颠倒为“er”。只有当改变开头字母会造成索引顺序的大变动时，在这种情况下，这个单词才以英式拼写法列出，同时给出美式拼写法的索引，如：“Oedema，oedematous - see Edema”。[编译者注：中文译本不受英、美拼写法的影响。]

索引中使用的惯例

括号

必须牢记，括号在索引中如同在类目表中一样，都具有特殊的含义。在一个术语后面跟随着括号内的其他术语，仍分类到给出的编码，而不管是否在括号中报告了任何术语。例如：

脓肿(栓子)(感染性)(转移性)(多发性)(生脓性)(脓毒性)
一脑(任何部分) G06.0

其含义是：脑脓肿，不管影响到脑的哪一部分，也不管脓肿是否被描述为栓子、感染性、转移性、多发性、生脓性还是脓毒性，均分类到 G06.0。

交叉索引

某些类目，特别是那些根据注释规定与其它类目有关联的类目，需要编制较复杂的检索排列。为了避免重复对每个所涉及"包括术语"的排列而采用了交叉索引。它可能采用多种形式，举例如下：

炎症
一骨 - 见 骨髓炎

这表明术语"炎症，骨"可以和术语"骨髓炎"以同样方式进行编码。在查找后面这个术语时，编码者会发现列出了骨髓炎的各种类型：急性、急性血源性、慢性，等等。

当一个术语有多个修饰词，而这些修饰词又列在多个术语下面时，就使用(另见... ...)这样的交叉索引。

麻痹
一震颤(另见 帕金森综合征) G20

这就提示，如果病案上只有"震颤麻痹"这一个术语，编码就是 G20，但是如果还存在任何其它信息而在下面缩入排印内容中又找不到，就应该再到"帕金森综合征"处查找。如果有进一步的情况或其它方面的情况符合的话，例如：由于药物或梅毒引起的帕金森综合征，就可以找到另一个替代的编码。

增大，扩大，肥大 - 另见 肥大

如果编码者不能在"增大"下面缩入排印内容中找到增大的部位，就应该再到"肥大"处查找，该主导词下面缩入排印内容中有一个更完整的部位列表。

膀胱的 - 见情况
遗传性的 - 见情况

如前所述，在索引中通常不用解剖部位和很普通的形容性修饰词作主导词。编码者应按病案所报告的疾病或损伤的名称去查找，并在该术语下面找到部位或形容性修饰词。

腹部 - 另见情况
一肌肉缺乏综合征 Q79.4
一急性[急腹症] R10.0
一惊厥替代症 G40.8

术语"急腹症"编码到 R10.0；"腹部惊厥替代症"编码到 G40.8；而"腹肌缺乏综合征"则编码到 Q79.4。对于其它腹部情况，编码者应根据报告的疾病或损伤去查找。

缩写 NEC

字母 NEC 表示“不可归类在他处者”。把它们加在分类到残余类目或未特指类目的术语以及那些本身就不明确的术语之后，用以提醒说明对于这些情况的具体形式有不同的分类。如果病案中包括有更明确的信息，则编码也要作相应的改变，例如：

异常(先天性)(未特指类型) Q89.9
－主动脉(弓) NEC Q25.4

其含义是：只有当病案中没有出现更明确的描述时，术语“主动脉异常”才分类到 Q25.4。如果还记录了更明确的术语，例如“主动脉闭锁”，则应对这个术语查找相应的编码。

特殊符号

在某些编码或索引术语的后面，会看到附有下列特殊符号：

†/* 用以对某些属于双重分类的术语分别去指定其病因编码和临床表现编码。见前面的“编码号”。

#/◊ 附在“肿瘤”的部位列表中某些术语的后面，以提醒编码者要分别参阅该列表中开头的注释 2 和注释 3。

索引中容易误读的汉字

某些汉字由于容易被误读或多音字的缘故，导致在使用索引时查找不到；还有一些汉字则已根据多数人的读音习惯，将原先的读音统一为现在的读音。为了帮助使用者掌握正确的汉字读音，我们参考 ICD-9 第二卷中“在医学领域中常见误读的汉字”，以中国社会科学院语言研究所词典编辑室编写的“《现代汉语词典》(修订本)，1996 年”为标准，重新整理并编制如下，供使用者参考。

字 组词	标准读音	误读音	字 组词	标准读音	误读音
铵(碳酸铵)	俺(ǎn)	安(ān)	衄(鼻衄)	恧(nǜ)	拗(niù)
胞(细胞)	包(bāo)	抛(pāo)	搦(搐搦)	诺(nuò)	溺(nì)
悖(悖德)	被(bèi)	勃(bó)	蹒(蹒跚)	盘(pán)	瞒(mán)
贲(贲门)	奔(bēn)	喷(pēn)	毗(毗邻)	皮(pí)	比(bǐ)
痹(麻痹)	必(bì)	皮(pí)	胼(胼胝)	便(pián)	并(bìng)
瘭(瘭疽)	膘(biāo)	漂(piāo)	剖(剖宫)	剖(pōu)	抛(pāo)
濒(濒死)	宾(bīn)	频(pín)	憩(憩室)	气(qì)	息(xī)
糙(粗糙)	操(cāo)	造(zào)	嵌(嵌顿)	欠(qiàn)	坎(kǎn)
杵(杵状)	储(chǔ)	午(wǔ)	祛(祛痰)	驱(qū)	去(qù)
搐(抽搐)	处(chù)	蓄(xù)	龋(龋齿)	取(qǔ)	禹(yǔ)
创(创伤)	窗(chuāng)	怆(chuàng)	桡(桡骨)	饶(ráo)	挠(náo)
猝(猝死)	促(cù)	卒(zú)	娠(妊娠)	深(shēn)	辰(chén)
痤(痤疮)	矬(cuó)	坐(zuò)	螫(螫伤)	示(shì)	蜇(zhé)
逮(逮捕)	代(dài)	迪(dí)	束(束支)	术(shù)	素(sù)
蒂(阴蒂)	帝(dì)	涕(tì)	吮(吮吸)	吮(shǔn)	允(yǔn)
耵(耵聍)	丁(dīng)	汀(tīng)	绦(绦虫)	掏(tāo)	条(tiáo)
跗(跗骨)	夫(fū)	附(fù)	骰(骰骨)	投(tóu)	色(shǎi)
绀(发绀)	干(gān)	甘(gàn)	蜕(蜕化)	退(tuì)	税(shuì)
睾(睾丸)	高(gāo)	搞(gǎo)	纤(纤维)	先(xiān)	千(qiān)
佝(佝偻病)	沟(gōu)	抠(kōu)	涎(涎腺)	嫌(xián)	延(yán)
骺(骨骺)	喉(hóu)	够(gòu)	霰(霰粒肿)	线(xiàn)	散(sǎn)
肓(膏肓)	荒(huāng)	盲(máng)	楔(楔形)	歇(xiē)	契(qì)
畸(畸形)	机(jī)	奇(qí)	械(机械)	谢(xiè)	戒(jiè)
缄(缄默)	尖(jiān)	寂(jì)	穴(穴位)	学(xué)	血(xuè)
酵(酵母)	教(jiào)	孝(xiào)	蕈(蕈样)	训(xùn)	潭(tán)
疽(坏疽)	居(jū)	阻(zǔ)	暂(暂时)	赞(zàn)	站(zhàn)
咀(咀嚼)	举(jǔ)	阻(zǔ)	脂(脂肪)	支(zhī)	只(zhǐ)
咯(咯血)	卡(kǎ)	咳(ké)	跖(跖骨)	直(zhí)	折(zhé)
髋(髋骨)	宽(kuān)	胯(kuà)	潴(潴留)	猪(zhū)	储(chu)
酪(干酪)	涝(lào)	骆(luò)	贮(贮积)	注(zhu)	储(chǔ)
氯(氯化钠)	绿(lǜ)	录(lù)	惴(惴惴)	坠(zhuì)	湍(tuán)
娩(分娩)	免(miǎn)	挽(wǎn)	龇(龇牙)	资(zī)	呲(cī)

字 组词	标准读音	误读音	字 组词	标准读音	误读音
铵(碳酸铵)	俺(ǎn)	安(ān)	中(卒中)	众(zhòng)	中(zhōng)
屏(屏气)	丙(bǐng)	屏(píng)	(中风)	众(zhòng)	中(zhōng)
匙(匙状)	池(chí)	匙(shí)	衄(鼻衄)	恧(nǜ)	拗(niù)
卒(卒中)	促(cù)	卒(zú)	秘(便秘)	密(mì)	必(bì)
阿(阿胶)	婀(ē)	阿(ā)	浸(浸润)	进(jìn)	侵(qǐn)
供(供血)	工(gōng)	供(gòng)	哮(哮喘)	孝(xiào)	消(xiāo)
冠(冠状)	关(guān)	冠(guàn)	血(出血)	写(xiě)	血(xuě)
颈(颈椎)	井(jǐng)	梗(gěng)	荨(荨麻疹)	寻(xún)	前(qián)
疟(疟疾)	虐(nüè)	要(yào)			

第一部分　疾病和损伤性质的字母顺序索引

SECTION I　Alphabetical index to Diseases and nature of injury

主导词首字汉语拼音音节索引表

INDEXING LIST ACCORDING TO THE SYLLABLES OF THE PHONETIC TRANSCRIPTIONS OF THE FIRST CHINESE CHARACTERS

主导词首字笔画检字表
INDEXING LIST ACCORDING TO THE STROKES OF THE FIRST CHINESE CHARACTERS

疾病和损伤性质的字母顺序索引

13 三体综合征[帕套综合征](另见 三体性，13) Q91.7	Trisomy 13 syndrome (see also Trisomy, 13) Q91.7
18 三体综合征[爱德华兹综合征](另见 三体性，18) Q91.3	Trisomy 18 syndrome (see also Trisomy, 18) Q91.3
21 三体综合征[唐氏综合征](另见 三体性，21) Q90.9	Trisomy 21 syndrome (see also Trisomy, 21) Q90.9
Ⅱ型糖原贮积病 E74.0† I43.1*	Cardiomegalia glycogenica diffusa E74.0† I43.1*
ABO 溶血病(胎儿或新生儿) P55.1	ABO hemolytic disease (fetus or newborn) P55.1
APUD 瘤(M8248/1) - 见 肿瘤，动态未定	Apudoma (M8248/1) - see Neoplasm, uncertain behavior
A 型行为类型 Z73.1	Type A behavior pattern Z73.1
β 脂蛋白血症，宽或上浮 E78.2	Betalipoproteinemia, broad or floating E78.2
一过度 - 见 高β脂蛋白血症	—excessive - see Hyperbetalipoproteinemia
CREST 综合征[肢端硬皮综合征] M34.1	CREST syndrome M34.1
CRST 综合征[钙质沉着症雷诺现象-指端硬化毛细血管扩张综合征] M34.1	CRST syndrome M34.1
HIV - 另见 人(类)，免疫缺陷病毒[HIV]病	HIV - see also Human, immunodeficiency virus (HIV) disease
一对婴儿的非结论性试验 R75	—nonconclusive test in infants R75
一实验室证据(非结论性) R75	—laboratory evidence (nonconclusive) R75
一阳性，血清反应阳性 Z21	—positive, seropositive Z21
H 病[哈特纳普病] E72.0	H (Hartnup's) disease E72.0
L 形肾 Q63.8	L-shaped kidney Q63.8
Q 热 A78	Q fever A78
一伴有肺炎 A78† J17.8*	—with pneumonia A78† J17.8*
Rh(因子)	Rh (factor)
一溶血性疾病(胎儿或新生儿) P55.0	—hemolytic disease (fetus or newborn) P55.0
一输血反应 T80.4	—transfusion reaction T80.4
一血型不配合，免疫接种或致敏	—incompatibility, immunization or sensitization
一一输血反应 T80.4	——transfusion reaction T80.4
一一胎儿或新生儿 P55.0	——fetus or newborn P55.0
一一影响妊娠处理 O36.0	——affecting management of pregnancy O36.0
一阴性母亲，影响到胎儿或新生儿 P55.0	—negative mother affecting fetus or newborn P55.0
SARS[严重急性呼吸道综合征] U04.9	SARS (Severe acute respiratory syndrome) U04.9
T 形切牙 K00.2	T-shaped incisors K00.2
VATER 综合征[脊椎缺损、肛门闭锁、气管食管瘘、桡骨及肾脏发育异常综合征] Q87.2	VATER syndrome Q87.2
XO 综合征 Q96.9	XO syndrome Q96.9
XXXXX 综合征，女性 Q97.1	XXXXX syndrome, female Q97.1
XXXXY 综合征 Q98.1	XXXXY syndrome Q98.1
XXXX 综合征，女性 Q97.1	XXXX syndrome, female Q97.1

XXY 综合征 Q98.0
X 线(的)
—常规 NEC Z01.6
—乳房(乳房 X 光片) Z12.3
——常规 Z01.6
—胸部
——常规 Z01.6
——为可疑结核病 Z03.0
—异常所见 - 见 异常的，诊断性影像
—有害效应 NEC T66
X 线的有害效应 NEC T66

XXY syndrome Q98.0
X-ray (of)
—routine NEC Z01.6
—breast (mammogram) Z12.3
——routine Z01.6
—chest
——routine Z01.6
——for suspected tuberculosis Z03.0
—abnormal findings - see Abnormal, diagnostic imaging
—effects, adverse NEC T66
Roentgen ray, adverse effect NEC T66

A

ā 阿

阿-德综合征 [垂体功能减退症] [阿乌马达-德尔卡斯蒂洛] **E23.0**	**Ahumada-del Castillo syndrome E23.0**
阿-基梗阻或综合征 [阿诺德-基亚里] [基底压迹综合征] **Q07.0**	**Arnold-Chiari obstruction or syndrome Q07.0**
阿-舍综合征[阿尔贝斯-舍恩贝格][骨硬化症] **Q78.2**	**Albers-Schönberg syndrome Q78.2**
阿-斯综合征或病[斯托克斯-亚当斯] **I45.9**	**Stokes-Adams disease or syndrome I45.9**
阿-韦肺[阿尔克-韦尔德][肺铁末沉着病] **J63.4**	**Arc-welder's lung J63.4**
阿-维综合征 [阿扬-维达尔] [微血管病性溶血性贫血] **D59.8**	**Hayem-Widal syndrome D59.8**
阿-肖(-特)综合征 [阿诺-肖法尔(-特鲁瓦西耶)] [糖尿病伴有色素性肝硬化] **E83.1**	**Hanot-Chauffard(-Troisier) syndrome E83.1**
阿・罗[阿盖尔・罗伯逊]现象、瞳孔或综合征(梅毒性) **A52.1† H58.0***	**Argyll Robertson phenomenon, pupil or syndrome (syphilitic) A52.1† H58.0***
一非典型 H57.0	一atypical H57.0
一非梅毒性 H57.0	一nonsyphilitic H57.0
阿布拉米病[后天性溶血性黄疸] **D59.8**	**Abrami's disease D59.8**
阿布勒米 - 现译名 阿布拉米	**Abrami**
阿狄森 - 现译名 艾迪生	**Addison's**
阿迪 - 现译名 埃迪	**Adie**
阿蒂斯现象或反应[局部过敏] **T78.4**	**Arthus' phenomenon or reaction T78.4**
一由于	一due to
一一过量或给错或服错药物 T50.9	一一overdose or wrong substance given or taken T50.9
一一一特指的药物 - 见 药物和化学制剂表	一一一specified drug - see Table of drugs and chemicals
一一恰当使用正确的物质 T88.7	一一correct substance properly administered T88.7
一一血清 T80.6	一一serum T80.6
阿尔卑斯山病 **T70.2**	**Alpine sickness T70.2**
阿尔茨海默病或硬化 **G30.9**	**Alzheimer's disease or sclerosis G30.9**
一早期发病(早老性) G30.0	一early onset (presenile) G30.0
一晚期发病(老年性) G30.1	一late onset (senile) G30.1
一特指的 NEC G30.8	一specified NEC G30.8
一引起痴呆 G30.9† F00.9*	一dementia in G30.9† F00.9*
一一早期发病(早老性) G30.0† F00.0*	一一early onset (presenile) G30.0† F00.0*
一一晚期发病(老年性) G30.1† F00.1*	一一late onset (senile) G30.1† F00.1*
一一非典型型或混合型 G30.8† F00.2*	一一atypical or mixed G30.8† F00.2*
阿尔梅达病[巴西芽生菌病](另见 副球孢子菌病) **B41.9**	**Almeida's disease (see also aracoccidioidomycosis) B41.9**
阿尔珀斯病[灰质变性病] **G31.8**	**Alpers' disease G31.8**

阿耳茨海默 - 现译名 阿尔茨海默
阿弗他溃疡，阿弗他 - 另见情况
—贝德纳尔 K12.0
—鹅口疮 B37.0
—发热 B08.8
—口腔(复发性) K12.0
—口炎(大)(小) K12.0
—溃疡(口腔)(复发性) K12.0
——喉 J38.7
——生殖器官 NEC
———男性 N50.8
———女性 N76.6
—兽疫性 B08.8
阿洪(病)[自发性断趾病] L94.6
阿科斯塔病[急性高原病] T70.2
阿克森费尔德
—变性(钙化性) Q13.4
—异常或综合征 Q15.0
阿库雷里病[良性肌痛性脑脊髓炎] G93.3
阿拉杰里综合征 Q44.7
阿利什利菌病 B48.2
阿洛波肢端皮炎或病[持续性肢端皮炎] L40.2
阿米巴 - 见 阿米巴病
阿米巴病 A06.9
—急性 A06.0
—慢性(肠) A06.1
——伴有脓肿 - 见 脓肿，阿米巴
—伴有脓肿 - 见 脓肿，阿米巴
—肠 A06.0
—非痢疾性结肠炎 A06.2
—肝(另见 脓肿，肝，阿米巴) A06.4
—皮肤 A06.7
—特指部位 NEC A06.8
阿米巴瘤(肠道的) A06.3
阿姆斯特丹侏儒症 Q87.1
阿诺肝硬变或病[原发性胆汁型肝硬变] K74.3
阿佩尔综合征[尖头并指畸形，尖头并趾畸形] Q87.0
阿片瘾 F11.2
阿普加(评分)
—1 分钟为 0-3 分，伴有窒息 P21.0
—1 分钟为 4-7 分，伴有窒息 4-7 P21.1
—低 NEC，伴有窒息 P21.9

Alzheimer
Aphthae, aphthous - see also condition
—Bednar's K12.0
—thrush B37.0
—fever B08.8
—oral (recurrent) K12.0
—stomatitis (major) (minor) K12.0
—ulcer (oral) (recurrent) K12.0
——larynx J38.7
——genital organ(s) NEC
———male N50.8
———female N76.6
—epizootic B08.8
Ainhum (disease) L94.6
Acosta's disease T70.2
Axenfeld's
—degeneration (calcareous) Q13.4
—anomaly or syndrome Q15.0
Akureyri's disease G93.3
Alagille's syndrome Q44.7
Allescheriasis, Petriellidosis B48.2
Hallopeau's acrodermatitis or disease L40.2
Ameba, amebic - see Amebiasis
Amebiasis A06.9
—acute A06.0
—chronic (intestine) A06.1
——with abscess - see Abscess, amebic
—with abscess - see Abscess, amebic
—intestine A06.0
—nondysenteric colitis A06.2
—hepatic (see also Abscess, liver, amebic) A06.4
—cutaneous, skin A06.7
—specified site NEC A06.8
Ameboma (of intestine)A06.3
Amsterdam dwarfism Q87.1
Hanot's cirrhosis or disease K74.3
Apert's syndrome Q87.0
Opiumism F11.2
Apgar (score)
—0-3 at 1 minute, with asphyxia P21.0
—4-7 at 1 minute, with asphyxia P21.1
—low NEC, with asphyxia P21.9

阿萨姆热[黑热病] **B55.0**	**Assam fever B55.0**
阿绍夫小体(另见 心肌炎，风湿性) **I09.0**	**Aschoff's bodies (see also Myocarditis, rheumatic) I09.0**
阿斯金瘤(**M8803/3**) - 见 肿瘤，结缔组织，恶性	**Askin's tumor (M8803/3) - see Neoplasm, connective tissue, malignant**
阿斯曼病灶 **NEC** [肺尖结核浸润病灶] **A16.2**	**Assmann's focusNEC A16.2**
阿斯珀格病或综合征 **F84.5**	**Asperger's disease or syndrome F84.5**
阿图斯 - 现译名 阿蒂斯	**Arthus**
阿韦利斯综合征[椎动脉闭塞] **I65.0† G46.8***	**Avellis' syndrome I65.0† G46.8***
阿孝夫 - 现译名 阿绍夫	**Aschoff**

āi 埃

埃-当综合征[埃勒斯-当洛(斯)综合征][皮肤弹性过度综合征]**Q79.6**	**Ehlers-Danlos syndrome Q79.6**
埃(-迪)麻痹 - 现译名 厄尔布麻痹	**Erb(-Duchenne) paralysis**
埃-范综合征 [埃利斯-范克勒韦德] [软骨外胚层发育不良] **Q77.6**	**Ellis-van Creveld syndrome Q77.6**
埃-戈病或综合征 [埃尔布-戈尔德弗拉姆] [重症肌无力] **G70.0**	**Erb-Goldflam disease or syndrome G70.0**
埃贝特病(伤寒) **A01.0**	**Eberth's disease (typhoid fever) A01.0**
埃博拉病毒病 **A98.4**	**Ebola virus disease A98.4**
埃布斯坦 - 曾译名 埃布施泰因	**Ebstein's**
一病(糖尿病性肾小管变性) E14.2† N16.3*	一disease (renal tubular degeneration in diabetes) E14.2† N16.3*
一异常或综合征(心脏) Q22.5	一anomaly or syndrome (heart) Q22.5
埃迪(-霍姆斯) 瞳孔或综合征 [病理性瞳孔反应症候群] **H57.0**	**Adie(-Holmes) pupil or syndrome H57.0**
埃多斯(-施普尔伟)综合征[成骨不全伴有蓝巩膜] **Q78.0**	**Eddowes(-Spurway) syndrome Q78.0**
埃尔布 - 现译名 厄尔布	**Erb's**
埃尔托霍乱 **A00.1**	**Eltor cholera A00.1**
埃及巨脾病 **B65.1**	**Egyptian splenomegaly B65.1**
埃科诺莫病[昏睡性脑病] **A85.8**	**Economo's disease A85.8**
埃克博姆综合征(多动腿) **G25.8**	**Ekbom's syndrome (restless legs) G25.8**
埃利森-佐林格综合征 **E16.4**	**Ellison-Zollinger syndrome E16.4**
埃文斯综合征[特发性血小板减少性紫癜] **D69.3**	**Evan's syndrome D69.3**

ái 癌

癌(M8010/3) - 另见 肿瘤，恶性

注： 除在其他处另有说明外，列在下面的癌的形态学类型应按部位以“肿瘤，恶性”进行编码。

—C 细胞(M8510/3)
——特指部位 - 见 肿瘤，恶性
——未特指部位 C73
—伴有
——顶泌性汗腺化生(M8573/3)
——骨(和软骨)化生(M8571/3)
——鳞状(上皮)化生(M8570/3)
——软骨(和骨)化生(M8571/3)
——梭形细胞化生(M8572/3)
——纤维化(M8141/3)
—表面扩散性(M8143/3)
—表皮内(M8070/2) - 见 肿瘤，原位
——鳞状细胞，鲍恩型(M8081/2) - 见 肿瘤，皮肤，原位
—表皮样(M8070/3) – 另见 癌，鳞状细胞
——伴有腺癌，联合性(M8560/3)
——大细胞，非角化的(M8072/3)
——角化的(M8071/3)
——梭形细胞(M8074/3)
——小细胞，非角化的(M8073/3)
——疣状(M8051/3)
——原位，鲍恩型(M8081/2) - 见 肿瘤，皮肤，原位
—产粘液性(M8481/3)
—肠型(M8144/3)
——特指部位 - 见 肿瘤，恶性
——未特指部位 C16.9
—成釉细胞(M9270/3) C41.1
——上颌(骨) C41.0
—储备细胞(M8041/3)
—大细胞(M8012/3)
——鳞状细胞(M8070/3)
———非角化的(M8072/3)
———角化的(M8071/3)
——小细胞(M8045/3)
———特指部位 - 见 肿瘤，恶性
———未特指部位 C34.9

Carcinoma (M8010/3) - see also Neoplasm, malignant

Note: Except where otherwise indicated, the morphological varieties of carcinoma in the list below should be coded by site as for Neoplasm, malignant.

—C cell (M8510/3)
——specified site - see Neoplasm, malignant
——unspecified site C73
—with
——apocrine metaplasia (M8573/3)
——osseous (and cartilaginous) metaplasia (M8571/3)
——squamous metaplasia (M8570/3)
——cartilaginous (and osseous) metaplasia (M8571/3)
——spindle cell metaplasia (M8572/3)
——productive fibrosis (M8141/3)
—superficial spreading (M8143/3)
—intraepidermal (M8070/2) - see Neoplasm, in situ
——squamous cell, Bowen's type (M8081/2) - see Neoplasm, skin, in situ
—epidermoid (M8070/3) - see also Carcinoma, squamous cell
——with adenocarcinoma, mixed (M8560/3)
——large cell, nonkeratinizing (M8072/3)
——keratinizing (M8071/3)
——spindle cell (M8074/3)
——small cell, nonkeratinizing (M8073/3)
——verrucous (M8051/3)
——in situ, Bowen's type (M8081/2) - see Neoplasm, skin, in situ
—mucin-producing (M8481/3)
—intestinal type (M8144/3)
——specified site - see Neoplasm, malignant
——unspecified site C16.9
—ameloblastic (M9270/3) C41.1
——upper jaw (bone) C41.0
—reserve cell (M8041/3)
—large cell (M8012/3)
——squamous cell (M8070/3)
———nonkeratinizing (M8072/3)
———keratinizing (M8071/3)
——small cell (M8045/3)
———specified site - see Neoplasm, malignant
———unspecified site C34.9

癌——*续前页*
－单纯(M8231/3)
－胆管(M8160/3)
－－伴有肝细胞癌，联合性(M8180/3) C22.0
－－肝 C22.1
－－特指部位 NEC - 见 肿瘤，恶性
－－未特指部位 C22.1
－导管(细胞)(M8500/3)
－－伴有佩吉特病[乳腺导管内癌](M8541/3) - 见 肿瘤，乳房，恶性
－－浸润性(M8500/3)
－－－伴有小叶性(原位)癌(M8522/3)
－－－－特指部位 - 见 肿瘤，恶性
－－－－未特指部位 C50.9
－－－特指部位 - 见 肿瘤，恶性
－－－未特指部位(女性) C50.9
－导管内(非浸润性)(M8500/2)
－－伴有佩吉特病[乳腺导管内癌](M8543/3) - 见 肿瘤，乳房，恶性
－－乳房 D05.1
－－乳头状(M8503/2)
－－－伴有侵袭(M8503/3)
－－－－特指部位 - 见 肿瘤，恶性
－－－－未特指部位 C50.9
－－－乳房 D05.1
－－－特指部位 NEC - 见 肿瘤，原位
－－－未特指部位 D05.1
－－特指部位 NEC - 见 肿瘤，原位
－－未特指部位 D05.1
－导管性(M8500/3)
－－伴有小叶性(M8522/3)
－－－特指部位 - 见 肿瘤，恶性
－－－未特指部位 C50.9
－耵聍(M8420/3) C44.2
－顶泌性(M8401/3)
－－乳房 - 见 肿瘤，乳房，恶性
－－特指部位 NEC - 见 肿瘤，皮肤，恶性
－－未特指部位 C44.9
－多角细胞(M8034/3)
－多形性(M8022/3)

Carcinoma——*continued*
－simplex (M8231/3)
－bile duct (M8160/3)
－－with hepatocellular, mixed (M8180/3) C22.0
－－liver C22.1
－－specified site NEC - see Neoplasm, malignant
－－unspecified site C22.1
－duct (cell) (M8500/3)
－－with Paget's disease (M8541/3) - see Neoplasm, breast, malignant
－－infiltrating (M8500/3)
－－－with lobular carcinoma (in situ) (M8522/3)
－－－－specified site - see Neoplasm, malignant
－－－－unspecified site C50.9
－－－specified site - see Neoplasm, malignant
－－－unspecified site (female) C50.9
－intraductal (noninfiltrating) (M8500/2)
－－with Paget's disease (M8543/3) - see Neoplasm, breast, malignant
－－breast D05.1
－－papillary (M8503/2)
－－－with invasion (M8503/3)
－－－－specified site - see Neoplasm, malignant
－－－－unspecified site C50.9
－－－breast D05.1
－－－specified site NEC - see Neoplasm, in situ
－－－unspecified site D05.1
－－specified site NEC - see Neoplasm, in situ
－－unspecified site D05.1
－ductal (M8500/3)
－－with lobular (M8522/3)
－－－specified site - see Neoplasm, malignant
－－－unspecified site C50.9
－ceruminous (M8420/3) C44.2
－apocrine (M8401/3)
－－breast - see Neoplasm, breast, malignant
－－specified site NEC - see Neoplasm, skin, malignant
－－unspecified site C44.9
－polygonal cell (M8034/3)
－pleomorphic (M8022/3)

癌——*续前页*
—非浸润性(M8010/2)
——导管内(M8500/2)
———乳房 D05.1
———乳头状(M8503/2)
————乳房 D05.1
—————特指部位 NEC - 见 肿瘤，原位
—————未特指部位 D05.1
———特指部位 - 见 肿瘤，原位
———未特指部位 D05.1
——囊内(M8504/2) - 见 肿瘤，原位
——小叶性(M8520/2)
———乳房 D05.0
———特指部位 NEC - 见 肿瘤，原位
———未特指部位 D05.0
—肺泡(M8251/3) - 见 肿瘤，肺，恶性
——细胞(M8250/3) - 见 肿瘤，肺，恶性
—分泌粘液性(M8481/3)
—分泌性，乳房(M8502/3) - 见 肿瘤，乳房，恶性
—附属器(皮肤)(M8390/3) - 见 肿瘤，皮肤，恶性
—富糖原(M8315/3) - 见 肿瘤，乳房，恶性
—富脂质(M8314/3) C50.9
—肝胆小管性(M8180/3) C22.0
—肝细胞(性)(M8170/3) C22.0
——伴有胆管癌，联合性(M8180/3) C22.0
——纤维板状(M8171/3) C22.0
—睾丸间质细胞[莱迪希细胞](睾丸)(M8650/3)
——特指部位 - 见 肿瘤，恶性
——未特指部位
———男性 C62.9
———女性 C56
—骨内性(M9270/3) C41.1
——上颌(骨) C41.0
—管状(M8211/3)
—汗腺(M8400/3) - 见 肿瘤，皮肤，恶性
—呼吸细支气管(M8250/3) - 见 肿瘤，肺，恶性
—肌上皮-上皮(M8562/3)
—基底-鳞状细胞，混合性(M8094/3) - 见 肿瘤，皮肤，恶性

Carcinoma——*continued*
—noninfiltrating (M8010/2)
——intraductal (M8500/2)
———breast D05.1
———papillary (M8503/2)
————breast D05.1
—————specified site NEC - see Neoplasm, in situ
—————unspecified site D05.1
———specified site - see Neoplasm, in situ
———unspecified site D05.1
——intracystic (M8504/2) - see Neoplasm, in situ
——lobular (M8520/2)
———breast D05.0
———specified site NEC - see Neoplasm, in situ
———unspecified site D05.0
—alveolar (M8251/3) - see Neoplasm, lung, malignant
——cell (M8250/3) - see Neoplasm, lung, malignant
—mucin-secreting (M8481/3)
—secretory, breast (M8502/3) - see Neoplasm, breast, malignant
—adnexal (skin) (M8390/3) - see Neoplasm, skin, malignant
—glycogen-rich (M8315/3) - see Neoplasm, breast, malignant
—lipid-rich (M8314/3) C50.9
—hepatocholangiolitic (M8180/3) C22.0
—hepatic cell, hepatocellular, liver cell (M8170/3) C22.0
——with bile duct, mixed (M8180/3) C22.0
——fibrolamellar (M8171/3) C22.0
—Leydig cell (testis) (M8650/3)
——specified site - see Neoplasm, malignant
——unspecified site
———male C62.9
———female C56
—intraosseous (M9270/3) C41.1
——upper jaw (bone) C41.0
—tubular (M8211/3)
—sweat gland (M8400/3) - see Neoplasm, skin, malignant
—bronchioloalveolar (M8250/3) - see Neoplasm, lung, malignant
—myoepithelial-epithelial (M8562/3)
—basal-squamous cell, basosquamous, mixed (M8094/3) - see Neoplasm, skin, malignant

癌——*续前页*

一基底细胞(色素沉着的)(M8090/3) – 另见 肿瘤，皮肤，恶性

一一多中心性(M8091/3) - 见 肿瘤，皮肤，恶性

一一纤维上皮(M8093/3) - 见 肿瘤，皮肤，恶性

一一硬斑性(M8092/3) - 见 肿瘤，皮肤，恶性

一基底细胞样(M8123/3)

一棘细胞(M8070/3)

一继发性(M8010/6) - 见 肿瘤，继发性

一假粘液性(M8470/3)

一一特指部位 - 见 肿瘤，恶性

一一未特指部位 C56

一假肉瘤性(M8033/3)

一假腺样，鳞状细胞(M8075/3)

一间变型(M8021/3)

一见于

一一多形性腺瘤(M8941/3) - 见 肿瘤，涎腺，恶性

一一绒毛状腺瘤(M8261/3)

一一息肉(M8210/3)

一一息肉样腺瘤(M8210/3)

一一腺瘤样

一一一结肠息肉病(M8220/3) C18.9

一一一息肉(M8210/3)

一一小管性腺瘤(M8210/3)

一一原位(M8010/2) - 见 原位癌

一浆液性(M8441/3)

一一表面，乳头状(M8461/3)

一一一特指部位 - 见 肿瘤，恶性

一一一未特指部位 C56

一一乳头状(M8460/3)

一一一特指部位 - 见 肿瘤，恶性

一一一未特指部位 C56

一胶样，胶状(M8480/3)

一浸润性

一一导管(M8500/3)

一一一伴有佩吉特病[乳腺导管内癌](M8541/3) - 见 肿瘤，乳房，恶性

一一一伴有小叶性(M8522/3)

一一一一特指部位 - 见 肿瘤，恶性

一一一一未特指部位 C50.9

一一一特指部位 - 见 肿瘤，恶性

一一一未特指部位(女性) C50.9

Carcinoma——*continued*

—basal cell (pigmented) (M8090/3) - see also Neoplasm, skin, malignant

——multicentric (M8091/3) - see Neoplasm, skin, malignant

——fibro-epithelial (M8093/3) - see Neoplasm, skin, malignant

——morphea (M8092/3) - see Neoplasm, skin, malignant

—basaloid (M8123/3)

—spinous cell (M8070/3)

—secondary (M8010/6) - see Neoplasm, secondary

—pseudomucinous (M8470/3)

——specified site - see Neoplasm, malignant

——unspecified site C56

—pseudosarcomatous (M8033/3)

—pseudoglandular, squamous cell (M8075/3)

—anaplastic type (M8021/3)

—in

——pleomorphic adenoma (M8941/3) - see Neoplasm, salivary gland, malignant

——villous adenoma (M8261/3)

——polyp (M8210/3)

——polypoid adenoma (M8210/3)

——adenomatous

———polyposis coli (M8220/3) C18.9

———polyp (M8210/3)

——tubular adenoma (M8210/3)

——situ (M8010/2) - see Carcinoma in situ

—serous (M8441/3)

——surface, papillary (M8461/3)

———specified site - see Neoplasm, malignant

———unspecified site C56

——papillary (M8460/3)

———specified site - see Neoplasm, malignant

———unspecified site C56

—colloid, gelatinous (M8480/3)

—infiltrating

——duct (M8500/3)

———with Paget's disease (M8541/3) - see Neoplasm, breast, malignant

———with lobular (M8522/3)

————specified site - see Neoplasm, malignant

————unspecified site C50.9

———specified site - see Neoplasm, malignant

———unspecified site (female) C50.9

癌——*续前页*

一浸润性——*续前页*

一一小管性(M8521/3)

一一一特指部位 - 见 肿瘤，恶性

一一一未特指部位 C50.9

一一小叶性(M8520/3)

一一一特指部位 - 见 肿瘤，恶性

一一一未特指部位 C50.9

一巨细胞(M8031/3)

一一伴有梭形细胞(M8030/3)

一颗粒细胞(M8320/3)

一淋巴上皮(M8082/3)

一鳞状(细胞)(M8070/3)

一一伴有腺癌，联合性(M8560/3)

一一大细胞，非角化的(M8072/3)

一一非角化的(大细胞)(M8072/3)

一一假腺样(M8075/3)

一一角化的，大细胞(M8071/3)

一一乳头状(M8052/3)

一一梭形细胞(M8074/3)

一鳞状(细胞)(M8070/3)

一一微小侵袭性(M8076/3)

一一一特指部位 - 见 肿瘤，恶性

一一一未特指部位 C53.9

一一腺样(M8075/3)

一一小细胞，非角化的(M8073/3)

一一疣状(M8051/3)

一一转移性(M8070/6) - 见 肿瘤，继发性

一滤泡旁细胞(M8510/3)

一一特指部位 - 见 肿瘤，恶性

一一未特指部位 C73

一滤泡性(M8330/3)

一一高度分化(M8331/3) C73

一一中度分化(M8332/3) C73

一一伴有乳头状(混合性)(M8340/3) C73

一一纯滤泡(M8331/3) C73

一一特指部位 - 见 肿瘤，恶性

一一未特指部位 C73

一一小梁性(M8332/3) C73

一卵泡细胞(M8620/3) C56

一毛基质(M8110/3) - 见 肿瘤，皮肤，恶性

一梅克尔细胞(M8247/3) - 见 肿瘤，皮肤，恶性

Carcinoma——*continued*

—infiltrating——*continued*

——ductular (M8521/3)

———specified site - see Neoplasm, malignant

———unspecified site C50.9

——lobular (M8520/3)

———specified site - see Neoplasm, malignant

———unspecified site C50.9

—giant cell (M8031/3)

——with spindle cell (M8030/3)

—granular cell (M8320/3)

—lymphoepithelial (M8082/3)

—squamous (cell) (M8070/3)

——with adenocarcinoma, mixed (M8560/3)

——large cell, nonkeratinizing (M8072/3)

——nonkeratinizing (large cell) (M8072/3)

——pseudoglandular (M8075/3)

——keratinizing, large cell (M8071/3)

——papillary (M8052/3)

——spindle cell (M8074/3)

—squamous (cell) (M8070/3)

——microinvasive (M8076/3)

———specified site - see Neoplasm, malignant

———unspecified site C53.9

——adenoid (M8075/3)

——small cell, nonkeratinizing (M8073/3)

——verrucous (M8051/3)

——metastatic (M8070/6) - see Neoplasm, secondary

—parafollicular cell (M8510/3)

——specified site - see Neoplasm, malignant

——unspecified site C73

—follicular (M8330/3)

——well differentiated (M8331/3) C73

——moderately differentiated (M8332/3) C73

——with papillary (mixed) (M8340/3) C73

——pure follicle (M8331/3) C73

——specified site - see Neoplasm, malignant

——unspecified site C73

——trabecular (M8332/3) C73

—granulosa cell (M8620/3) C56

—pilomatrix (M8110/3) - see Neoplasm, skin, malignant

—Merkel cell (M8247/3) - see Neoplasm, skin, malignant

癌——*续前页*
一弥漫型(M8145/3)
——特指部位 - 见 肿瘤，恶性
——未特指部位 C16.9
一膜细胞(M8600/3) C56
一囊内(M8504/3)
——非浸润性(M8504/2) - 见 肿瘤，原位
一粘蛋白性(M8480/3)
一粘液表皮样(M8430/3)
一粘液样，粘液(M8480/3)
——特指部位 - 见 肿瘤，恶性
——未特指部位 C75.1
——细胞(M8300/3)
一膀胱上皮(M8120/3)
一胚胎性(M9070/3)
——伴有畸胎瘤，混合性(M9081/3)
——多胚型(M9072/3)
——肝 C22.7
——合并绒毛膜癌(M9101/3)
——婴儿型(M9071/3)
一皮肤附属物(M8390/3) - 见 肿瘤，皮肤，恶性
一皮脂腺(M8410/3) - 见 肿瘤，皮肤，恶性
一球状细胞(M8010/3)
一绒毛膜(M9100/3)
——特指部位 - 见 肿瘤，恶性
——未特指部位
———男性 C62.9
———女性 C58
一绒毛状(M8262/3)
一乳头状(M8050/3)
——伴有滤泡性(混合性)(M8340/3) C73
——表皮样(M8052/3)
——导管内(非浸润性)(M8503/2)
———伴有侵袭(M8503/3)
————特指部位 - 见 肿瘤，恶性
————未特指部位 C50.9
———乳房 D05.1
———特指部位 NEC - 见 肿瘤，原位
———未特指部位 D05.1

Carcinoma——*continued*
—diffuse type (M8145/3)
——specified site - see Neoplasm, malignant
——unspecified site C16.9
—theca cell (M8600/3) C56
—intracystic (M8504/3)
——noninfiltrating (M8504/2) - see Neoplasm, in situ
—mucinous (M8480/3)
—mucoepidermoid (M8430/3)
—mucoid, mucous (M8480/3)
——specified site - see Neoplasm, malignant
——unspecified site C75.1
——cell (M8300/3)
—urothelial (M8120/3)
—embryonal (M9070/3)
——with teratoma, mixed (M9081/3)
——polyembryonal type (M9072/3)
——liver C22.7
——combined with choriocarcinoma (M9101/3)
——infantile type (M9071/3)
—skin appendage (M8390/3) - see Neoplasm, skin, malignant
—sebaceous (M8410/3) - see Neoplasm, skin, malignant
—spheroidal cell (M8010/3)
—chorionic (M9100/3)
——specified site - see Neoplasm, malignant
——unspecified site
———male C62.9
———female C58
—villous (M8262/3)
—papillary (M8050/3)
——with follicular (mixed) (M8340/3) C73
——epidermoid (M8052/3)
——intraductal (noninfiltrating) (M8503/2)
———with invasion (M8503/3)
————specified site - see Neoplasm, malignant
————unspecified site C50.9
———breast D05.1
———specified site NEC - see Neoplasm, in situ
———unspecified site D05.1

癌——*续前页*
一乳头状——*续前页*
一一浆液性(M8460/3)
一一一表面(M8461/3)
一一一一特指部位 - 见 肿瘤，恶性
一一一一未特指部位 C56
一一一特指部位 - 见 肿瘤，恶性
一一一未特指部位 C56
一一鳞状细胞(M8052/3)
一一滤泡性变异(M8340/3) C73
一一移行细胞(M8130/3)
一乳头状囊性(M8450/3)
一一特指部位 - 见 肿瘤，恶性
一一未特指部位 C56
一鳃或鳃源性 C10.4
一塞托利细胞(M8640/3)
一一特指部位 - 见 肿瘤，恶性
一一未特指部位 C62.9
一一一男性 C62.9
一一一女性 C56
一筛状(M8201/3)
一上皮-肌上皮(M8562/3)
一上皮内(M8010/2) - 见 肿瘤，原位
一一鳞状细胞(M8070/2) - 见 肿瘤，原位
一神经内分泌 (M8246/3) C80
一一特指部位 - 见 肿瘤，恶性
一肾上腺皮质(M8370/3) C74.0
一肾细胞(M8312/3) C64
一施明克(M8082/3) - 见 肿瘤，鼻咽，恶性
一施奈德(M8121/3)
一一特指部位 - 见 肿瘤，恶性
一一未特指部位 C30.0
一实体(M8230/3)
一嗜碱-嗜酸细胞，混合性(M8281/3)
一一特指部位 - 见 肿瘤，恶性
一一未特指部位 C75.1
一嗜碱细胞性(M8300/3)
一一特指部位 - 见 肿瘤，恶性
一一未特指部位 C75.1
一嗜酸-嗜碱细胞，混合性(M8281/3)
一一特指部位 - 见 肿瘤，恶性
一一未特指部位 C75.1
一嗜酸瘤细胞性(M8290/3)

Carcinoma——*continued*
—papillary——*continued*
——serous (M8460/3)
———surface (M8461/3)
————specified site - see Neoplasm, malignant
————unspecified site C56
———specified site - see Neoplasm, malignant
———unspecified site C56
——squamous cell (M8052/3)
——follicular variant (M8340/3) C73
——transitional cell (M8130/3)
—papillocystic (M8450/3)
——specified site - see Neoplasm, malignant
——unspecified site C56
—branchial or branchiogenic C10.4
—Sertoli cell (M8640/3)
——specified site - see Neoplasm, malignant
——unspecified site C62.9
———male C62.9
———female C56
—cribriform (M8201/3)
—epithelial-myoepithelial (M8562/3)
—intraepithelial (M8010/2) - see Neoplasm, in situ
——squamous cell (M8070/2) - see Neoplasm, in situ
—neuroendocrine (M8246/3) C80
——specified site - see Neoplasm, malignant
—adrenal cortical (M8370/3) C74.0
—renal cell (M8312/3) C64
—Schmincke (M8082/3) - see Neoplasm, nasopharynx, malignant
—Schneiderian (M8121/3)
——specified site - see Neoplasm, malignant
——unspecified site C30.0
—solid (M8230/3)
—basophil-acidophil, mixed (M8281/3)
——specified site - see Neoplasm, malignant
——unspecified site C75.1
—basophil (M8300/3)
——specified site - see Neoplasm, malignant
——unspecified site C75.1
—acidophil-basophil, mixed (M8281/3)
——specified site - see Neoplasm, malignant
——unspecified site C75.1
—oncocytic (M8290/3)

癌——*续前页*
－小细胞——*续前页*
－－梭形细胞(M8043/3)
－－－特指部位 - 见 肿瘤，恶性
－－－未特指部位 C34.9
－－中间细胞(M8044/3)
－－－特指部位 - 见 肿瘤，恶性
－－－未特指部位 C34.9
－小叶性(浸润性)(M8520/3)
－－伴有导管内(M8522/3)
－－－特指部位 - 见 肿瘤，恶性
－－－未特指部位 C50.9
－－非浸润性(M8520/2)
－－－乳房 D05.0
－－－特指部位 NEC - 见 肿瘤，原位
－－－未特指部位 D05.0
－－特指部位 - 见 肿瘤，恶性
－－未特指部位(女性) C50.9
－泄殖腔源性(M8124/3)
－－特指部位 - 见 肿瘤，恶性
－－未特指部位 C21.2
－胸腺(M8580/3) C37
－许特尔细胞(M8290/3) C73
－牙源性(M9270/3) C41.1
－－上颌(骨) C41.0
－炎性(M8530/3)
－－特指部位 - 见 肿瘤，恶性
－－未特指部位(女性) C50.9
－燕麦细胞(M8042/3)
－－特指部位 - 见 肿瘤，恶性
－－未特指部位 C34.9
－胰岛细胞(M8150/3)
－－伴有外分泌，混合性(M8154/3)
－－－特指部位 - 见 肿瘤，恶性
－－－未特指部位 C25.9
－－特指部位 NEC - 见 肿瘤，恶性
－－未特指部位 C25.4
－－胰腺 C25.4
－移行(细胞)(M8120/3)
－－乳头状(M8130/3)
－－梭形细胞(M8122/3)
－异型(M8095/3) - 见 肿瘤，皮肤，恶性

Carcinoma——*continued*
－small cell ——*continued*
－－fusiform cell (M8043/3)
－－－specified site - see Neoplasm, malignant
－－－unspecified site C34.9
－－intermediate cell (M8044/3)
－－－specified site - see Neoplasm, malignant
－－－unspecified site C34.9
－lobular (infiltrating) (M8520/3)
－－with intraductal (M8522/3)
－－－specified site - see Neoplasm, malignant
－－－unspecified site C50.9
－－noninfiltrating (M8520/2)
－－－breast D05.0
－－－specified site NEC - see Neoplasm, in situ
－－－unspecified site D05.0
－－specified site - see Neoplasm, malignant
－－unspecified site (female) C50.9
－cloacogenic (M8124/3)
－－specified site - see Neoplasm, malignant
－－unspecified site C21.2
－thymic (M8580/3) C37
－Hurthle cell (M8290/3) C73
－odontogenic (M9270/3) C41.1
－－upper jaw (bone) C41.0
－inflammatory (M8530/3)
－－specified site - see Neoplasm, malignant
－－unspecified site (female) C50.9
－oat cell (M8042/3)
－－specified site - see Neoplasm, malignant
－－unspecified site C34.9
－islet cell (M8150/3)
－－with exocrine, mixed (M8154/3)
－－－specified site - see Neoplasm, malignant
－－－unspecified site C25.9
－－specified site NEC - see Neoplasm, malignant
－－unspecified site C25.4
－－pancreas C25.4
－transitional (cell) (M8120/3)
－－papillary (M8130/3)
－－spindle cell (M8122/3)
－metatypical (M8095/3) - see Neoplasm, skin, malignant

癌——*续前页*
—印戒细胞(M8490/3)
——转移性(M8490/6) - 见 肿瘤，继发性
—硬癌(M8141/3)
—硬斑性，基底细胞(M8092/3) - 见 肿瘤，皮肤，恶性
—疣状(表皮样)(鳞状细胞)(M8051/3)
—幼年，乳房(M8502/3) - 见 肿瘤，乳房，恶性
—圆细胞(M8041/3)
—圆柱状(M8200/3)
—支气管或支气管源性 - 见 肿瘤，肺，恶性
—中后肾性(M9110/3)
—中肾性(M9110/3)
—转移性(M8010/6) - 见 肿瘤，继发性
—子宫内膜样(M8380/3)
——特指部位 - 见 肿瘤，恶性
——未特指部位
———男性 C61
———女性 C56

癌病
—腹膜(M8010/6) C78.6
—特指部位 NEC(M8010/3) - 见 肿瘤，恶性
—未特指部位(M8010/6) C80

癌病恐怖 F45.2

癌肉瘤(M8980/3) - 见 肿瘤，恶性
—胚胎性(M8981/3) - 见 肿瘤，恶性

癌性(M8000/3) - 见 肿瘤，恶性

癌症，癌瘤(M8000/3) – 另见 肿瘤，恶性

注：当术语“癌症”被形容词或形容词短语所修饰并指明其形态学类型时，则应以具有该形容词或短语的“癌”的同样方式进行编码。因此，“鳞状细胞癌症”应以“癌”下所列的“鳞状细胞癌”的同样方式进行编码。

Carcinoma——*continued*
—signet ring cell (M8490/3)
——metastatic (M8490/6) - see Neoplasm, secondary
—scirrhous (M8141/3)
—morphea, basal cell (M8092/3) - see Neoplasm, skin, malignant
—verrucous (epidermoid)(squamous cell) (M8051/3)
—juvenile, breast (M8502/3) - see Neoplasm, breast, malignant
—round cell (M8041/3)
—cylindroid (M8200/3)
—bronchial or bronchogenic - see Neoplasm, lung, malignant
—mesometanephric (M9110/3)
—mesonephric (M9110/3)
—metastatic (M8010/6) - see Neoplasm, secondary
—endometrioid (M8380/3)
——specified site - see Neoplasm, malignant
——unspecified site
———male C61
———female C56

Carcinomatosis
—peritonei (M8010/6) C78.6
—specified site NEC (M8010/3) - see Neoplasm, malignant
—unspecified site (M8010/6) C80

Cancer(o)phobia, Carcinomaphobia F45.2

Carcinosarcoma (M8980/3) - see Neoplasm, malignant
—embryonal (M8981/3) - see Neoplasm, malignant

Cancerous (M8000/3) - see Neoplasm, malignant

Cancer (M8000/3) - see also Neoplasm, malignant

Note: The term ‘cancer’, when modified by an adjective or adjectival phrase indicating a morphological type, should be coded in the same manner as ‘carcinoma’ with that adjective or phrase. Thus, ‘squamous cell cancer’ should be coded in the same manner as ‘squamous cell carcinoma’, which appears in the list under ‘Carcinoma’.

ǎi 矮

矮小	**Shortness**
一身材 NEC(另见 侏儒症) E34.3	一stature NEC (see also Dwarfism) E34.3
一一垂体性 E23.0	一一hypophyseal, pituitary E23.0
一一季肋发育不全 Q77.4	一一hypochondroplastic Q77.4
一一拉伦型[拉伦侏儒症] E34.3	一一Laron-type E34.3
一一洛兰-勒维[洛兰-勒维侏儒症] E23.0	一一Lorain-Levi E23.0
一一肾性 N25.0	一一renal N25.0
一一体质性 E34.3	一一constitutional E34.3
一一心理社会性 E34.3	一一psychosocial E34.3
一一营养性 E45	一一nutritional E45
一一致死性 Q77.1	一一thanatophoric Q77.1
矮小，营养性 E45	**Stunting, nutritional E45**
矮妖精貌综合征 E34.8	**Leprechaunism E34.8**

ài 艾

艾-马综合征[艾伦-马斯特斯][阔韧带撕裂综合征] N83.8	**Allen-Masters syndrome N83.8**
艾-希复征 [艾迪生-希尔德] [肾上腺脑白质营养不良] E71.3	**Addison-Schilder complex E71.3**
艾伯特综合征[跟腱炎] M76.6	**Albert's syndrome M76.6**
艾迪生 – 曾译名 阿狄森	**Addison's**
一瘢痕瘤 L94.0	一keloid L94.0
一病(青铜色)或综合征 E27.1	一disease (bronze) or syndrome E27.1
一一结核性 A18.7† E35.1*	一一tuberculous A18.7† E35.1*
一贫血[恶性贫血] D51.0	一anemia D51.0
艾迪 - 现译名 埃迪	**Adie**
艾迪生病危象[肾上腺皮质危象] E27.2	**Addisonian crisis E27.2**
艾柯病毒，作为分类于他处疾病的原因 B97.1	**Echovirus, as cause of disease classified elsewhere B97.1**
艾森门格 - 现译名 艾森门格尔	**Eisenmenger**
艾森门格尔	**Eisenmenger's**
一复征或综合征 I27.8	一complex or syndrome I27.8
一缺陷 Q21.8	一defect Q21.8
艾希施泰特病[花斑癣] B36.0	**Eichstedt's disease B36.0**
艾滋病(相关复合征) [获得性免疫缺陷综合征] (另见 人(类)，免疫缺陷病毒[HIV]病) B24	**AIDS (related complex), ARC (AIDS-related complex) (see also Human, immunodeficiency virus (HIV) disease) B24**

ài 爱

爱德华兹综合征(另见 三体性，18) Q91.3	**Edward's syndrome (see also Trisomy, 18) Q91.3**
爱泼斯坦	**Epstein's**
—肾病或综合征(另见 肾病) N04.-	—nephrosis or syndrome (see also Nephrosis) N04.-
—小结 K09.8	—pearl K09.8
爱童癖 F65.4	**Pederosis, Pedophilia F65.4**

ài 嗳

嗳气 R14	**Belching, Eructation R14**
—神经或心因性 F45.3	—nervous or psychogenic F45.3

ān 安

安德森-法布里病 E75.2	**Anderson-Fabry disease E75.2**
安德森病(糖原贮积) E74.0	**Andersen's disease (glycogen storage) E74.0**
安德伍德病[新生儿硬化病] P83.0	**Underwood's disease P83.0**
安第斯山地病 T70.2	**Andes disease T70.2**
安格曼综合征 Q93.5	**Angelman syndrome Q93.5**
安琪儿综合征 - 现译名 安格曼综合征	**Angelman syndrome**
安装	**Fitting (of)**
—肠道用具 NEC Z46.5	—intestinal appliance NEC Z46.5
—回肠造口装置 Z46.5	—ileostomy device Z46.5
—假体(外部) Z44.9	—prosthesis (external) Z44.9
——乳房 Z44.3	——breast Z44.3
——特指的 NEC Z44.8	——specified NEC Z44.8
—假牙 Z46.3	—dentures Z46.3
—矫形外科装置(支架)(石膏绷带)(围腰)(鞋) Z46.7	—orthopedic device (brace) (cast) (corset) (shoes) Z46.7
—接触镜片[隐型眼镜] Z46.0	—contact lenses Z46.0
—结肠造口带 Z46.5	—colostomy belt Z46.5
—轮椅 Z46.8	—wheelchair Z46.8
—起搏器(心脏) Z45.0	—pacemaker (cardiac) Z45.0
—人工	—artificial
——臂(完全)(部分) Z44.0	——arm (complete) (partial) Z44.0
——乳房 Z44.3	——breast Z44.3
——腿(完全)(部分) Z44.1	——leg (complete) (partial) Z44.1
——眼 Z44.2	——eye Z44.2
—眼镜 Z46.0	—glasses (reading), spectacles Z46.0
—助听器 Z46.1	—hearing aid Z46.1

安装——*续前页*	**Fitting (of)**——*continued*
一装置 NEC(有关) Z46.9	—device NEC (related to) Z46.9
——代替	——substitution
———视力 Z46.2	———visual Z46.2
———听觉 Z46.2	———auditory Z46.2
——腹部 Z46.5	——abdominal Z46.5
——假体(外部) Z44.9	——prosthetic (external) Z44.9
———乳房 Z44.3	———breast Z44.3
———特指的 NEC Z44.8	———specified NEC Z44.8
———牙 Z46.3	———dental Z46.3
——矫正 Z46.7	——orthotic Z46.7
——泌尿系 Z46.6	——urinary Z46.6
——神经系统 Z46.2	——nervous system Z46.2
——特殊感觉 Z46.2	——special senses Z46.2
——特指的 NEC NEC Z46.8	——specified NEC Z46.8
——正牙 Z46.4	——orthodontic Z46.4

ān 氨

氨基酸代谢病 E72.9	**Aminoacidopathy E72.9**
氨基酸疾患 E72.9	**Amino-acid disorder E72.9**
一贫血 D53.0	—anemia D53.0
氨基酸尿 E72.9	**Aminoaciduria E72.9**

ān 鞍

鞍状	**Saddle**
一背 M40.5	—back M40.5
一鼻 M95.0	—nose M95.0
——由于梅毒引起的 A50.5	——due to syphilis A50.5
一栓子，主动脉 I74.0	—embolus, aorta I74.0

àn 暗

暗点(弓形)(比耶鲁姆)(中心性)(环形) H53.4	**Scotoma (arcuate) (Bjerrum) (central) (ring) H53.4**
一闪光性 H53.1	—scintillating H53.1
暗示病(可说服治疗的) F48.8	**Pithiatism F48.8**

āo 凹

凹陷(性) - 另见 水肿	**Boggy, Depression, Pitted - see also Edema**
一鼻 M95.0	—nose M95.0
一宫颈 N88.8	—cervix N88.8
一颅 Q67.4	—skull Q67.4

B

bā 巴

巴贝虫病 **B60.0**	**Babesiosis B60.0**
巴宾斯基综合征[各型神经梅毒合并心血管病] **A52.7**	**Babinski's syndrome A52.7**
巴德-基亚里综合征[巴德-吉亚利综合征][肝静脉阻塞综合征] **I82.0**	**Budd-Chiari syndrome I82.0**
巴德-恰里 - 现译名 巴德-基亚里或巴德-吉亚利，又称 布-加综合征	**Budd-Chiari**
巴蒂分枝杆菌感染 **A31.0**	**Battey mycobacterium infection A31.0**
巴尔干流行性感冒 **A78**	**Balkan grippe A78**
巴尔库病或巴尔库坏疽 [沙漠疮] (另见 溃疡，皮肤) **L98.4**	**Barcoo disease or rot (see also Ulcer, skin) L98.4**
巴尔通体病 **A44.9**	**Bartonellosis A44.9**
一粘膜皮肤 A44.1	—mucocutaneous A44.1
一皮肤 A44.1	—cutaneous A44.1
一全身性 A44.0	—systemic A44.0
一特指的 NEC A44.8	—specified NEC A44.8
巴拉克尔(-西蒙斯)病或综合征[进行性脂肪营养不良] **E88.1**	**Barraquer(-Simons) disease or syndrome E88.1**
巴雷-吉兰病或综合征[急性感染性多神经炎] **G61.0**	**Barre-Guillain disease or syndrome G61.0**
巴雷特	**Barrett's**
一病 K22.7	—disease K22.7
一溃疡 K22.1	—ulcer K22.1
一食管 K22.7	—esophagus K22.7
一综合征 K22.7	—syndrome K22.7
巴龙·明肖森综合征[夸大综合征] **F68.1**	**Baron Münchhausen syndrome F68.1**
巴洛 – 现译名 巴尔洛	**Barlow**
巴洛病[同心圆性硬化] **G37.5**	**Baló's disease (concentric sclerosis) G37.5**
巴洛病[婴儿维生素 C 缺乏症] **E54**	**Barlow's disease E54**
巴洛综合征 **E54**	**Barlow syndrome E54**
巴森-科恩茨维格病或综合征[无 β 脂蛋白血症] **E78.6**	**Bassen-Kornzweig disease or syndrome E78.6**
巴斯德菌病(另见 感染，巴斯德菌) **A28.0**	**Pasteurellosis (see also Infection, Pasteurella) A28.0**
巴斯特鲁普病[棘突接触] **M48.2**	**Baastrup's disease M48.2**
巴特综合征[先天性醛固酮过多症] **E26.8**	**Bartter's syndrome E26.8**
巴滕(-马尤)病 **E75.4**	**Batten(-Mayou) disease E75.4**
一视网膜 E75.4† H36.8*	—retina E75.4† H36.8*
巴西天疱疮 **L10.3**	**Fogo selvagem L10.3**
巴赞病(原发性)(结核) **A18.4**	**Bazin's disease (primary) (tuberculous) A18.4**
巴泽多病[甲状腺功能异常] **E05.0**	**Basedow's disease E05.0**

bā 疤

疤痕	**Macula**
一角膜 H17.8	—cornea, corneal H17.8

bá 拔

拔毛发，病理性(强迫性) F63.3	**Hair-pulling, pathological (compulsive) F63.3**
拔毛狂 F63.3	**Trichotillomania F63.3**

bái 白

白斑(病)	**Leukoplakia**
一肛门 K62.8	—anus K62.8
一宫颈 N88.0	—cervix (uteri) N88.0
一喉 J38.7	—larynx J38.7
一颊侧 K13.2	—buccal K13.2
一口腔 K13.2	—mouth K13.2
一口腔上皮，包括舌(粘膜) K13.2	—oral epithelium, including tongue (mucosa) K13.2
一毛状(口腔粘膜)(舌) K13.3	—hairy (oral mucosa) (tongue) K13.3
一梅毒性(晚期) A52.7	—syphilitic (late) A52.7
一尿道(感染后) N36.8	—urethra (postinfectional) N36.8
一膀胱(感染后) N32.8	—bladder (postinfectional) N32.8
一舌 K13.2	—tongue K13.2
一肾盂 N28.8	—kidney (pelvis), pelvis (kidney) N28.8
一声带 J38.3	—vocal cord J38.3
一食管 K22.8	—esophagus K22.8
一输尿管(感染后) N28.8	—ureter (postinfectional) N28.8
一外阴 N90.4	—vulva N90.4
一阴道 N89.4	—vagina N89.4
一阴茎(感染性) N48.0	—penis (infectional) N48.0
一直肠 K62.8	—rectum K62.8
一子宫 N85.8	—uterus N85.8
白斑病 NEC L81.5	**Leukoderma, leukodermia NEC L81.5**
一梅毒性 A51.3† L99.8*	—syphilitic A51.3† L99.8*
一一晚期 A52.7† L99.8*	——late A52.7† L99.8*
白痴(者)(先天性) F73.-	**Idiot, idiocy (congenital) F73.-**
一黑朦性 [比(-扬)] [家族性] [婴儿(晚期)][幼年(晚期)] [福格特-施皮格尔迈尔] E75.4	—amaurotic (Bielschowsky(-Jansky)) (familial) (infantile (late)) (juvenile (late)) (Vogt-Spielmeyer) E75.4
白带 N89.8	**Leukorrhea N89.8**
一毛滴虫性(阴道) A59.0	—due to Trichomonas (vaginalis), trichomonal A59.0
白蛋白 - 现译名 清蛋白	**Albumin**

白蛋白尿(急性)(亚急性)(慢性)(另见 蛋白尿) R80
一并发于妊娠、分娩或产褥期 O12.1
——伴有
———妊娠高血压(另见 先兆子痫) O14.9
———原有的高血压疾患 O11
一妊娠 O12.1
——伴有
———妊娠高血压 (另见 先兆子痫) O14.9
———原有的高血压疾患 O11
一体位性 N39.2
一先兆子痫(另见 先兆子痫) O14.9
——严重的 O14.1
———影响到胎儿或新生儿 P00.0
——影响到胎儿或新生儿 P00.0
一直立性 N39.2
白癜风 L80
一品他病 A67.2
一外阴 N90.8
一眼睑 H02.7
白发(眉毛)(睫毛) L67.1
一局限性，后天性 L67.1
白黑变病，遗传性 D72.0
白喉(性)(坏疽性)(出血性) A36.9
一鼻，前部 A36.8
一鼻咽 A36.1
一扁桃体 A36.0
一感染伤口 A36.3
一喉 A36.2
一皮肤 A36.3
一神经病性并发症 A36.8
一特指部位 NEC A36.8
一心肌炎 A36.8† I41.0*
一咽 A36.0
白化病(皮肤)(全身性)(孤立的)(部分) E70.3
一眼，眼部皮肤 E70.3
白甲(点状)(纹状) L60.8
一先天性 Q84.4

Albuminuria, albuminuric (acute) (subacute) (chronic) (see also Proteinuria) R80
—complicating pregnancy, childbirth or puerperium O12.1
——with
———gestational hypertension (see also Pre-eclampsia) O14.9
———pre-existing hypertensive disorder O11
—gestational O12.1
——with
———gestational hypertension (see also Pre-eclampsia) O14.9
———pre-existing hypertensive disorder O11
—postural N39.2
—pre-eclamptic (see also Pre-eclampsia) O14.9
——severe O14.1
———affecting fetus or newborn P00.0
——affecting fetus or newborn P00.0
—orthostatic N39.2
Vitiligo L80
—pinta A67.2
—vulva N90.8
—eyelid H02.7
Poliosis (eyebrow) (eyelashes) L67.1
—circumscripta, acquired L67.1
Leukomelanopathy, hereditary D72.0
Diphtheria, diphtheritic (gangrenous) (hemorrhagic) A36.9
—nasal, anterior A36.8
—nasopharyngeal A36.1
—tonsillar A36.0
—infection of wound A36.3
—laryngeal A36.2
—cutaneous A36.3
—neurological complication A36.8
—specified site NEC A36.8
—myocarditis A36.8† I41.0*
—faucial, pharyngeal A36.0
Albinism, Albinismus, albino (cutaneous) (generalized) (isolated) (partial) E70.3
—ocular, oculocutaneous E70.3
Leukonychia, Leukopathia unguium (punctata) (striata) L60.8
—congenital Q84.4

白内障(皮质性)(未熟)(初期)(另见 内障) H26.9

—板层(绕核) Q12.0

—并发性 H26.2

—玻璃工人的 H26.8

—创伤性 H26.1

—电击性 H26.8

—放射性 H26.8

—核性

——胚胎 Q12.0

——硬化 H25.1

—虹膜异色性 H26.2

—花冠状 Q12.0

—肌强直性 G71.1† H28.2*

—继发性 H26.4

——见于眼病 H26.2

—见于(由于)

——代谢性疾病 NEC E88.9† H28.1*

——肌强直性疾患 G71.1† H28.2*

——甲状旁腺功能减退症 E20.- † H28.1*

——慢性虹膜睫状体炎 H26.2

——内分泌病 NEC E34.9† H28.1*

——糖尿病(另见 E10-E14 伴有第四位数.3) E14.3† H28.0*

——眼病 H26.2

——营养性疾病 NEC E63.9† H28.1*

——营养不良-脱水 E46† H28.1*

—晶状 Q12.0

—蓝 Q12.0

—老年性[年龄相关性] H25.9

——初期 H25.0

——点状 H25.0

——过熟期 H25.2

——核性(硬化) H25.1

——合并型 H25.8

——花冠状 H25.0

——莫尔加尼型 H25.2

——囊下(前)(后)极 H25.0

——皮质性 H25.0

——特指的 NEC H25.8

——棕色 H25.1

—莫尔加尼 H25.2

—粘液水肿 E03.9† H28.1*

Cataract (cortical) (immature) (incipient) (see also Cataracta) H26.9

—zonular (perinuclear) Q12.0

—complicated H26.2

—glass-blower's H26.8

—traumatic H26.1

—electric H26.8

—irradiational H26.8

—nuclear

——embryonal Q12.0

——sclerosis H25.1

—heterochromic H26.2

—coronary Q12.0

—myotonic G71.1† H28.2*

—secondary H26.4

——to eye disease H26.2

—in (due to)

——metabolic disease NEC E88.9† H28.1*

——myotonic disorders G71.1† H28.2*

——hypoparathyroidism E20.-† H28.1*

——chronic iridocyclitis H26.2

——endocrine disease NEC E34.9† H28.1*

——diabetes (see also E10-E14 with fourth character .3) E14.3† H28.0*

——eye disease H26.2

——nutritional disease NEC E63.9† H28.1*

——malnutrition-dehydration E46† H28.1*

—crystalline Q12.0

—blue Q12.0

—senile[age-related] H25.9

——incipient H25.0

——punctate H25.0

——hypermature H25.2

——nuclear (sclerosis) H25.1

——combined forms H25.8

——coronary H25.0

——morgagnian type H25.2

——polar subcapsular (anterior) (posterior) H25.0

——cortical H25.0

——specified NEC H25.8

——brunescens H25.1

—morgagnian H25.2

—myxedema E03.9† H28.1*

白血病——*续前页*
一血小板性(M9910/3) C94.2
一幼淋巴细胞(M9825/3) C91.3
一原单核细胞(急性)(M9891/3) C93.0
一原淋巴细胞(M9821/3) C91.0
一原始(细胞)(M9801/3) C95.0
一原始粒细胞(急性)(M9861/3) C92.0
一一亚急性(M9862/3) C92.2
一一慢性(M9863/3) C92.1
一一非白血性(M9864/3) C92.7
一一原始细胞性(M9861/3) C92.0
一原始细胞性(M9801/3) C95.0
一一粒细胞(M9861/3) C92.0
一早幼粒细胞，急性(M9866/3) C92.4
一中幼粒细胞(M9860/3) C92.9
一一急性(M9861/3) C92.0
一一慢性(M9863/3) C92.1
一组织细胞(M9890/3) C93.9
白血病前期(综合征)(M9989/1) D46.9
白血病性肉瘤(M9850/3) C94.7
白质脑炎[白质脑病](感染后) G04.8
一急性(亚急性)出血性 G36.1
一一人工免疫后或疫苗接种后 G04.0
一亚急性硬化性 A81.1
一范·博盖尔特(硬化性) A81.1
白质软化，脑，新生儿 P91.2

Leukemia——*continued*
一thrombocytic (M9910/3) C94.2
一prolymphocytic (M9825/3) C91.3
一monoblastic (acute) (M9891/3) C93.0
一lymphoblastic (M9821/3) C91.0
一blast (cell) (M9801/3) C95.0
一myeloblastic (acute) (M9861/3) C92.0
一一subacute (M9862/3) C92.2
一一chronic (M9863/3) C92.1
一一aleukemic (M9864/3) C92.7
一一blastic (M9861/3) C92.0
一blastic (M9801/3) C95.0
一一granulocytic (M9861/3) C92.0
一promyelocytic, acute (M9866/3) C92.4
一myelocytic (M9860/3) C92.9
一一acute (M9861/3) C92.0
一一chronic (M9863/3) C92.1
一histiocytic (M9890/3) C93.9
Preleukemia (syndrome) (M9989/1) D46.9
Leukosarcoma (M9850/3) C94.7
Leukoencephalitis (postinfectious) G04.8
一acute (subacute) hemorrhagic G36.1
一一postimmunization or postvaccinal G04.0
一subacute sclerosing A81.1
一van Bogaert's (sclerosing) A81.1
Leukomalacia, cerebral, newborn P91.2

bǎi 百

百日咳 A37.9
一伴有肺炎 A37.-† J17.0*
一博德特杆菌
一一百日咳 A37.0
一一副百日咳 A37.1
一一支气管败血性 A37.8

Pertussis, Whooping cough A37.9
一with pneumonia A37.-† J17.0*
一Bordetella
一一pertussis A37.0
一一parapertussis A37.1
一一bronchiseptica A37.8

bài 败

败血病 – 现译名 败血症

败血症(性)(全身性)(化脓性) A41.9

—巴斯德菌出血败血性 A28.0
—布氏菌(另见 布氏菌病) A23.9
—操作后 T81.4
—产程期间的 O75.3
—产褥期、产后 O85
—肠外耶尔森菌病 A28.2
—大肠杆菌 A41.5
—丹毒丝菌(猪丹毒)(类丹毒) A26.7
—单核细胞增多性利斯特菌 A32.7
—放线菌病性 A42.7
—肺炎球菌性 A40.3
—革兰氏阴性(病原体) A41.5
——厌氧性 A41.4
—后
——流产(随后发生) O08.0
———近期发生 - 见 流产
——免疫接种 T88.0
——输注、治疗性注射或输血 T80.2
——异位妊娠或葡萄胎妊娠 O08.0
—坏疽性 A41.9
—类鼻疽 A24.1
—链球菌(性) A40.9
——肺炎 A40.3
——生脓 A40.0
——特指的 NEC A40.8
——无乳 A40.1
——新生儿 P36.1
——族
———A A40.0
———B A40.1
———D A40.2
—淋球菌性 A54.8
—流感嗜血杆菌 A41.3
—脑(脊)膜 - 见 脑膜炎
—脑膜炎球菌性 A39.4
——急性 A39.2
——慢性 A39.3
—念珠菌性 B37.7

Septicemia

Septicemia, septicemic (generalized) (suppurative) A41.9

—Pasteurella multocida A28.0
—Brucella (see also Brucellosis) A23.9
—postprocedural T81.4
—during labor O75.3
—puerperal, postpartum O85
—extraintestinal yersiniosis A28.2
—Escherichia coli A41.5
—Erysipelothrix (rhusiopathiae) (erysipeloid) A26.7
—Listeria monocytogenes A32.7
—actinomycotic A42.7
—pneumococcal A40.3
—Gram-negative (organism) A41.5
——anaerobic A41.4
—following
——abortion (subsequent episode) O08.0
———current episode - see Abortion
——immunization T88.0
——infusion, therapeutic injection or transfusion T80.2
——ectopic or molar pregnancy O08.0
—gangrenous A41.9
—melioidosis A24.1
—Streptococcus, streptococcal A40.9
——pneumoniae A40.3
——pyogenes A40.0
——specified NEC A40.8
——agalactiae A40.1
——neonatal P36.1
——group
———A A40.0
———B A40.1
———D A40.2
—gonococcal A54.8
—Haemophilus influenzae A41.3
—meningeal - see Meningitis
—meningococcal A39.4
——acute A39.2
——chronic A39.3
—candidal B37.7

败血症——*续前页* | **Septicemia**——*continued*

一疱疹病毒性 B00.7 | —herpesviral B00.7
一葡萄球菌性 A41.2 | —Staphylococcus, staphylococcal A41.2
一一金黄色 A41.0 | ——aureus A41.0
一一凝固酶阴性 A41.1 | ——coagulase-negative A41.1
一一特指的 NEC A41.1 | ——specified NEC A41.1
一沙门菌性(亚利桑那)(猪霍乱)(小肠炎)(鼠伤寒) A02.1 | —Salmonella (arizonae) (cholerae-suis) (enteritidis) (typhimurium) A02.1
一肾上腺出血综合征(脑膜炎球菌性) A39.1† E35.1* | —adrenal hemorrhage syndrome (meningococcal) A39.1† E35.1*
一鼠疫耶尔森菌 A20.7 | —Yersinia pestis A20.7
一特指的病原体 NEC A41.8 | —specified organism NEC A41.8
一土拉菌性 A21.7 | —tularemic A21.7
一新生儿 NEC(另见 脓毒症，新生儿) P36.9 | —newborn NEC (see also Sepsis, newborn) P36.9
一芽胞杆菌炭疽 A22.7 | —Bacillus anthracis A22.7
一厌氧性 A41.4 | —anaerobic A41.4
一由于输注、治疗性注射或输血引起的 T80.2 | —due to infusion, therapeutic injection or transfusion T80.2
一原因不明的 A41.9 | —cryptogenic A41.9
一志贺菌性(另见 痢疾，细菌性)A03.9 | —Shigella (see also Dysentery, bacillary) A03.9

bài 拜

拜格尔病[热带毛孢子菌病] B36.8 | **Beigel's disease B36.8**
拜沃特综合征[挤压综合征] T79.5 | **Bywaters' syndrome T79.5**

bān 扳

扳机指(后天性) M65.3 | **Trigger finger (acquired) M65.3**
一先天性 Q74.0 | —congenital Q74.0

bān 班

班贝格尔-玛丽病[肥大性骨关节病] M89.4 | **Bamberger-Marie disease M89.4**
班德尔环[病理性子宫收缩环](挛缩)，并发于分娩 O62.4 | **Bandl's ring (contraction), complicating delivery O62.4**
一影响到胎儿或新生儿 P03.6 | —affecting fetus or newborn P03.6
班蒂病或班蒂综合征(伴有硬变)(伴有门脉高压) K76.6 | **Banti's disease or syndrome (with cirrhosis) (with portal hypertension) K76.6**
班都 - 现译名 班德尔 | **Bandl**
班克罗夫特丝虫病 B74.0 | **Bancroft's filariasis B74.0**
班尼斯特病[血管神经性水肿] T78.3 | **Bannister's disease T78.3**
一遗传性 D84.1 | —hereditary D84.1
班替 - 现译名 班蒂 | **Banti**

bān 斑

斑疹伤寒——*续前页*
一流行性(虱媒介) A75.0
一螨媒介 A75.3
一墨西哥型 A75.2
一脑 A75.9† G94.8*
一蜱媒介 A77.9
一热带(螨媒介) A75.3
一圣保罗(巴西)型 A77.0
一虱媒介 A75.0
一鼠 A75.2
一西伯利亚蜱传 A77.2
一印度蜱传 A77.1
一由于立克次体引起的
一一斑疹伤寒 A75.2
一一普氏 A75.0
一一一再燃性 A75.1
一一恙虫热 A75.3
一再燃性 A75.1
一蚤媒介 A75.2

斑痣性错构瘤病(另见具体人名命名的综合征) Q85.9
一布尔内维尔 Q85.1
一特指的 NEC Q85.8

Typhus——*continued*
—epidemic (louse-borne) A75.0
—mite-borne A75.3
—Mexican A75.2
—brain A75.9† G94.8*
—tick-borne A77.9
—tropical (mite-borne) A75.3
—Sao Paulo A77.0
—louse-borne A75.0
—murine, rat A75.2
—Siberian tick A77.2
—India tick A77.1
—due to Rickettsia
——typhi A75.2
——prowazekii A75.0
———recrudescent A75.1
——tsutsugamushi A75.3
—recrudescent A75.1
—flea-borne A75.2

Phakomatosis (see also specific eponymous syndromes) Q85.9
—Bourneville's Q85.1
—specified NEC Q85.8

bān 瘢

瘢痕(粘连)(挛缩)(疼痛)(不良) L90.5

一瘢痕疙瘩 L91.0
一半月软骨 - 见 紊乱，半月板
一鼻咽 J39.2
一扁桃体(和腺样体) J35.8
一胆总管(肝总管) K83.8
一腭(软) K13.7
一耳廓 H61.1
一肥大性 L91.0
一肺(底) J98.4
一肛门 K62.8
一宫颈
一一手术后，产后 N88.1
一一在妊娠或分娩中 O34.4
一一一引起梗阻性分娩 O65.5
一一一影响到胎儿或新生儿 P03.8

Cicatrix, Scar, Scarring (adherent) (contracted) (painful) (vicious) L90.5

—keloid L91.0
—semilunar cartilage - see Derangement, meniscus
—nasopharynx J39.2
—tonsil (and adenoid) J35.8
—bile duct (common) (hepatic) K83.8
—palate (soft) K13.7
—auricle H61.1
—hypertrophic L91.0
—lung (base) J98.4
—anus K62.8
—cervix
——postoperative, postpartal N88.1
——in pregnancy or childbirth O34.4
———causing obstructed labor O65.5
———affecting fetus or newborn P03.8

瘢痕——*续前页*	**Cicatrix, Scar, Scarring**——*continued*
一由于	一due to
一一以前的剖宫产术，并发于妊娠或分娩 O34.2	一一previous cesarean section, complicating pregnancy or childbirth O34.2
一一一影响到胎儿或新生儿 P03.8	一一一affecting fetus or newborn P03.8
一粘连性 L90.5	一adherent L90.5
一直肠 K62.8	一rectum K62.8
一中耳 H74.8	一middle ear H74.8
一子宫 N85.8	一uterus N85.8
一一在妊娠或分娩中 O34.2	一一in pregnancy or childbirth O34.2
一一一影响到胎儿或新生儿 P03.8	一一一affecting fetus or newborn P03.8
瘢痕疙瘩(另见 瘢痕瘤) L91.0	**Cheloid, Kelis (see also Keloid) L91.0**
瘢痕疙瘩性芽生菌病 B48.0	**Lobomycosis B48.0**
瘢痕瘤，瘤样，瘢痕疙瘩 L91.0	**Keloid, cheloid L91.0**
一艾迪生 L94.0	一Addison's L94.0
一瘢痕[瘢痕疙瘩] L91.0	一scar L91.0
一角膜 H17.8	一cornea H17.8
一痤疮性[瘢瘤性痤疮] L73.0	一acne L73.0
瘢痕性(畸形) - 见 瘢痕	**Cicatricial (deformity) - see Cicatrix**
瘢痕性红斑	**Ulerythema**
一眉部，先天性 Q84.2	一ophryogenes, congenital Q84.2
一须疮样 L73.8	一sycosiforme L73.8
瘢痕性脑回 Q04.8	**Ulegyria Q04.8**

bàn 半

半孢子菌病 B48.8	**Hemisporosis B48.8**
半脊椎(畸形) Q76.4	**Half vertebra, Hemivertebra Q76.4**
一融合伴有脊柱侧弯 Q76.3	一fusion with scoliosis Q76.3
一未分裂伴有脊柱侧弯 Q76.3	一failure of segmentation with scoliosis Q76.3
半截断，脊髓 - 见 损伤，脊髓，按部位	**Hemisection, spinal cord - see Injury, spinal cord, by region**
半乳糖尿(症) E74.2	**Galactosuria E74.2**
半乳糖血(症) E74.2	**Galactosemia E74.2**
半身不遂(另见 偏瘫) G81.9	**Hemiparalysis (see also Hemiplegia) G81.9**
半身帕金森综合征 G20	**Hemiparkinsonism G20**
半透明虹膜 H21.2	**Translucency, iris H21.2**
半无脑	**Hemicrania**
一先天性畸形 Q00.0	一congenital malformation Q00.0
半无脑儿 Q00.0	**Hemicephalus, hemicephaly Q00.0**
半心畸形 Q24.8	**Hemicardia Q24.8**
半肢畸形 Q73.8	**Hemimelia Q73.8**
一上肢 Q71.8	一upper limb Q71.8
一下肢 Q72.8	一lower limb Q72.8

bàn 瓣

瓣(形成) - 另见情况
—宫颈，内口 Q51.8
—尿道(先天性)(后) Q64.2
—输尿管(肾盂连接)(膀胱口) Q62.3
—先天性 NEC - 见 闭锁，按部位
—原位(交通性)脑室 Z98.2
瓣膜切开术后综合征 I97.0

Valve, valvular (formation) - see also condition
—cervix, internal os Q51.8
—urethra (congenital) (posterior) Q64.2
—ureter (pelvic junction) (vesical orifice) Q62.3
—congenital NEC - see Atresia, by site
—cerebral ventricle (communicating) in situ Z98.2
Postvalvulotomy syndrome I97.0

bāng 邦

邦瓦莱筑坝热 T73.3

Bonvale dam fever T73.3

bāng 帮

帮伙
—成员，伴有社交紊乱型行为 F91.2
—行为，不伴有精神障碍表现 Z03.2

Gang
—membership with dissocial behavior F91.2
—activity, without manifest psychiatric disorder Z03.2

bāo 包

包涵体，肝内胆囊(先天性) Q44.1
—软下疳 A57
包囊形成 - 见 囊肿
包皮的 - 见情况
包皮环切术(缺少医疗指征)(宗教仪式的)(常规) Z41.2
包皮炎 N48.1

Inclusion, gallbladder in liver (congenital) Q44.1
—chancroidal A57
Encystment - see Cyst
Prepuce - see condition
Circumcision (in absence of medical indication) (ritual) (routine) Z41.2
Posthitis N48.1

bāo 孢

孢子丝菌病 B42.9
—播散性 B42.7
—肺 B42.0† J99.8*
—关节炎 B42.8† M01.6*
—淋巴皮肤的(混合性)(进行性) B42.1
—全身性 B42.7
—特指的 NEC B42.8

Sporotrichosis B42.9
—disseminated B42.7
—pulmonary B42.0† J99.8*
—arthritis B42.8† M01.6*
—lymphocutaneous (fixed) (progressive) B42.1
—generalized B42.7
—specified NEC B42.8

bāo 剥

剥枫树皮者肺 J67.6

Maple-bark-stripper's lung J67.6

bào 鲍

鲍-克肝硬变、病或综合征[鲍姆加滕-克吕韦耶] K74.6
Baumgarten-Cruveilhier cirrhosis, disease or syndrome K74.6

鲍恩
Bowen's

—病(M8081/2) - 见 肿瘤，皮肤，原位
—disease (M8081/2) - see Neoplasm, skin, in situ

—皮肤病(癌前)(M8081/2) - 见 肿瘤，皮肤，原位
—dermatosis (precancerous) (M8081/2) - see Neoplasm,skin, in situ

—上皮瘤(M8081/2) - 见 肿瘤，皮肤，原位
—epithelioma (M8081/2) - see Neoplasm, skin, in situ

—型
—type

——表皮内鳞状细胞癌(M8081/2) - 见 肿瘤，皮肤，原位
——intraepidermal squamous cell carcinoma (M8081/2) - see Neoplasm, skin, in situ

——表皮样原位癌(M8081/2) - 见 肿瘤，皮肤，原位
——epidermoid carcinoma in situ (M8081/2) - see Neoplasm, skin, in situ

鲍洛 - 现译名 巴洛
Baló

bào 暴

暴发的 - 见情况
Fulminant, fulminating - see condition

暴露(于)(另见 接触，与) T75.8
Exposure (to) (see also Contact, with) T75.8

—艾滋病毒 Z20.6
—AIDS virus Z20.6

—病毒性疾病 NEC Z20.8
—viral disease NEC Z20.8

——肝炎 Z20.5
——hepatitis Z20.5

—肠道传染病 Z20.0
—intestinal infectious disease Z20.0

—传染病 Z20.9
—communicable disease Z20.9

——特指的 NEC Z20.8
——specified NEC Z20.8

—大气
—air

——污染(物) NEC Z58.1
——contaminants, pollution NEC Z58.1

———烟草烟雾 Z58.7
———tobacco smoke Z58.7

———职业性 NEC Z57.3
———occupational NEC Z57.3

————灰尘 Z57.2
————dust Z57.2

—毒物(气体)(液体)(固体)(蒸气)
—toxic agents (gases) (liquids) (solids) (vapors)

——工业 NEC Z57.5
——industrial NEC Z57.5

———非职业性 Z58.5
———nonoccupational Z58.5

——农业 Z57.4
——agricultural Z57.4

———非职业性 Z58.5
———nonoccupational Z58.5

—风疹 Z20.4
—German measles, rubella Z20.4

—辐射 NEC Z58.4
—radiation NEC Z58.4

——职业性 Z57.1
——occupational Z57.1

—工业毒物(气体)(液体)(固体)(蒸气) Z57.5
—industrial toxic agents (gases) (liquids) (solids) (vapors) Z57.5

——非职业性 Z58.5
——nonoccupational Z58.5

—寒冷，的效应 T69.9
—cold, effects of T69.9

——特指的效应 NEC T69.8
——specified effect NEC T69.8

暴露——*续前页*
一灰尘 NEC Z58.1
一一职业性 Z57.2
一霍乱 Z20.0
一极端温度(职业性) Z57.6
一一非职业性 Z58.5
一脊髓灰质炎 Z20.8
一寄生虫病 NEC Z20.7
一结核 Z20.1
一恐怖主义 Z65.4
一酷刑折磨 Z65.4
一狂犬病 Z20.3
一淋病 Z20.2
一螨病 Z20.7
一梅毒 Z20.2
一农业毒物(气体)(液体)(固体)(蒸气) Z57.4
一一非职业性 Z58.5
一迫害 Z60.5
一歧视 Z60.5
一侵染(寄生虫性) NEC Z20.7
一人类 T 亲淋巴 1 型病毒(HTLV-1) Z20.8
一人类免疫缺陷病毒[HIV] Z20.6
一虱病 Z20.7
一衰竭，由于(不良环境) T73.2
一水污染 Z58.2
一天花(实验室的) Z20.8
一土壤污染 Z58.3
一一职业性 Z57.8
一污染 NEC Z58.5
一一大气污染物 NEC Z58.1
一一一烟草烟雾 Z58.7
一一一职业性 Z57.3
一一灰尘 NEC Z58.1
一一一职业性 Z57.2
一一水 Z58.2
一一特指的 NEC Z58.5
一一一职业性 Z57.8
一一土壤 Z58.3
一一一职业性 Z57.8
一一噪声 NEC Z58.0
一一一职业性 Z57.0
一一职业性 Z57.8

Exposure——*continued*
—dust NEC Z58.1
——occupational Z57.2
—cholera Z20.0
—extreme temperature (occupational) Z57.6
——nonoccupational Z58.5
—poliomyelitis Z20.8
—parasitic disease NEC Z20.7
—tuberculosis Z20.1
—terrorism Z65.4
—torture Z65.4
—rabies Z20.3
—gonorrhea Z20.2
—acariasis Z20.7
—syphilis Z20.2
—agricultural toxic agents (gases) (liquids) (solids) (vapors) Z57.4
——nonoccupational Z58.5
—persecution Z60.5
—discrimination Z60.5
—infestation (parasitic) NEC Z20.7
—human T-lymphotropic virus type 1 (HTLV-1) Z20.8
—human immunodeficiency virus (HIV) Z20.6
—pediculosis Z20.7
—exhaustion, due to T73.2
—water pollution Z58.2
—smallpox (laboratory) Z20.8
—soil pollution Z58.3
——occupational Z57.8
—pollution NEC Z58.5
——air contaminants NEC Z58.1
———tobacco smoke Z58.7
———occupational Z57.3
——dust NEC Z58.1
———occupational Z57.2
——water Z58.2
——specified NEC Z58.5
———occupational Z57.8
——soil Z58.3
———occupational Z57.8
——noise NEC Z58.0
———occupational Z57.0
——occupational Z57.8

暴露——*续前页*
一性传播疾病 Z20.2
一灾害 Z65.5
一噪声 Z58.0
一一职业性 Z57.0
一战争 Z65.5
一振动 Z58.8
一一职业性 Z57.7
一职业性危险因素 Z57.9
一一特指的 NEC Z57.8
暴露过度(效应) T73.9
一衰竭 T73.2
暴露于(无机)粉尘 Z58.1
一网状形成(另见 肺尘埃沉着病) J64
一一有机粉尘 J66.8
一职业性 Z57.2
暴露于噪声 Z58.0
一职业性 Z57.0

Exposure——*continued*
—sexually transmitted disease Z20.2
—disaster Z65.5
—noise Z58.0
——occupational Z57.0
—war Z65.5
—vibration Z58.8
——occupational Z57.7
—occupational risk factor Z57.9
——specified NEC Z57.8
Overexposure (effects) T73.9
—exhaustion T73.2
Dust exposure (inorganic) Z58.1
—reticulation (see also Pneumoconiosis) J64
——organic dusts J66.8
—occupational Z57.2
Noise exposure Z58.0
—occupational Z57.0

běi 北

北美芽生菌病 B40.9

North American blastomycosis B40.9

bèi 贝

贝德纳尔
一阿弗他溃疡 K12.0
一瘤(M8833/3) - 见 肿瘤，恶性
贝尔
一痉挛 G51.3
一面瘫 G51.0
一躁狂 F30.8
贝尔病[成人视网膜黄斑变性] H35.5
贝尔茨病[脓肿性腺性唇炎] K13.0
贝尔林病或贝尔林水肿[视网膜震荡](创伤性) S05.8
贝尔纳德-霍纳综合征 G90.2
贝格尔病[免疫球蛋白 A 肾小球肾炎] - 见 肾病变，免疫球蛋白 A
贝赫切特病或综合征[生殖器溃疡、口疮及眼色素层炎] M35.2

Bednar's
—aphthae K12.0
—tumor (M8833/3) - see Neoplasm, malignant
Bell's
—spasm G51.3
—palsy, paralysis G51.0
—mania F30.8
Behr's disease H35.5
Baelz's disease K13.0
Berlin's disease or edema (traumatic) S05.8
Bernard-Horner syndrome G90.2
Berger's disease - see Nephropathy, IgA
Behset's disease or syndrome M35.2

贝克	**Becker's**
一心肌病 I42.8	—cardiomyopathy I42.8
一营养不良[贝克肌营养不良] G71.0	—dystrophy G71.0
一着色毛状痣(M8720/0) D22.5	—pigmented hairy nevus (M8720/0) D22.5
贝克囊肿[腘窝滑囊囊肿] M71.2	**Baker's cyst M71.2**
一结核性 A18.0† M01.1*	—tuberculous A18.0† M01.1*
贝克威思-威德曼综合征 Q87.3	**Beckwith-Wiedemann syndrome Q87.3**
贝内迪克特麻痹或综合征 I67.9† G46.3*	**Benedikt's paralysis or syndrome I67.9† G46.3***
贝内特骨折 S62.2	**Bennett's fracture S62.2**
贝尼耶	**Besnier's**
一冻疮样狼疮 D86.3	—lupus pernio D86.3
一痒疹 L20.0	—prurigo L20.0
贝尼耶-伯克(-绍曼)病(另见 结节病) D86.9	**Besnier-Boeck(-Schaumann) disease (see also Sarcoidosis) D86.9**
贝切特 - 现译名 贝赫切特[白塞]	**Behçet**
贝热龙病(癔症性舞蹈症) F44.4	**Bergeron's disease (hysterical chorea) F44.4**
贝斯特病[先天性黄斑变性] H35.5	**Best's disease H35.5**
贝特曼病[触染性软疣] B08.1	**Bateman's disease B08.1**
贝亚尔结膜炎或贝亚尔综合征 B30.2† H13.1*	**Bl conjunctivitis or syndrome B30.2† H13.1***
贝佐尔德脓肿 H70.0	**Bezold's abscess H70.0**

bèi 背

背部病 M53.9	**Dorsopathy M53.9**
一变形性 M43.9	—deforming M43.9
一一特指的 NEC M43.8	——specified NEC M43.8
一特指的 NEC M53.8	—specified NEC M53.8
背的 - 见情况	**Back - see condition**
背痛(体位性) M54.9	**Backache, Dorsalgia (postural) M54.9**
一骶髂部 M53.3	sacroiliac M53.3
一特指的 NEC M54.8	—specified NEC M54.8
一心因性 F45.4	—psychogenic F45.4

bèi 悖

悖德型特征 F61	**Amoral traits F61**

bèi 被

被动的 - 见情况	**Passive - see condition**
被忽视(新生儿) T74.0	**Neglect (newborn) T74.0**
一情感，在童年 Z62.4	—emotional, in childhood Z62.4
被膜剥除术，肾 N28.8	**ecapsulation, kidney N28.8**
被褥类，被窒息 T71	**Bedclothes, asphyxiation or suffocation by T71**

bēn 奔

奔马律 R00.8 | **Gallop rhythm R00.8**

bēn 贲

贲门的 - 见情况 | **Cardia, cardial - see condition**
贲门痉挛(食管)(反射)(胃) K22.0 | **Cardiospasm (esophagus) (reflex) (stomach) K22.0**
一先天性(不伴有提及巨食管) Q40.2 | —congenital (without mention of megaesophagus) Q40.2
——伴有巨食管 Q39.5 | ——with megaesophagus Q39.5
贲门松弛 K21.9 | **Cardiochalasia K21.9**

běn 本

本森病[星形玻璃体变性] H43.2 | **Benson's disease H43.2**
本斯·琼斯 - 现译名 本周 | **Bence Jones**
本周蛋白尿 NEC R80 | **Bence Jones albuminuria or proteinuria NEC R80**

běn 苯

苯丙酮尿症 E70.1 | **Phenylketonuria E70.1**
一典型 E70.0 | —classical E70.0
一母体 E70.1 | —maternal E70.1

bèn 笨

笨拙儿童综合征 F82 | **Clumsiness, clumsy child syndrome F82**

bēng 崩

崩蚀性溃疡(干性)(湿性)(另见 坏疽) R02 | **Phagedena (dry) (moist) (see also Gangrene) R02**
一几何图形 L88 | —geometric L88
一热带(另见 溃疡，皮肤) L98.4 | —tropical (see also Ulcer, skin) L98.4
一外阴 N76.6 | —vulva N76.6
一阴茎 N48.2 | —penis N48.2

bí 鼻

鼻(尖)切迹，先天性 Q30.2 | **Notching nose, congenital (tip) Q30.2**
鼻孢子虫病 - 现译名 鼻孢子菌病 | **Rhinosporidiosis**
鼻孢子菌病 B48.1 | **Rhinosporidiosis B48.1**
鼻病毒感染 NEC B34.8 | **Rhinovirus infection NEC B34.8**

鼻出血(多发性) R04.0
—替代性月经 N94.8
鼻的 - 见情况
鼻窦炎(副)(慢性)(增生性)(非化脓性)(化脓性) J32.9
—急性 J01.9
——蝶窦 J01.3
——额窦 J01.1
——筛窦 J01.2
——上颌窦 J01.0
——涉及超过一个窦但非全鼻窦炎 J01.8
——特指的 NEC J01.8
—变应性(另见 鼻炎，变应性) J30.3
—蝶窦 J32.3
——急性 J01.3
—额窦 J32.1
——急性 J01.1
—高海拔性 T70.1
—结核，任何窦 A16.8
——伴有细菌学和组织学证实 A15.8
—流感性(另见 流行性感冒，伴有，呼吸道表现) J11.1
—筛窦 J32.2
——急性 J01.2
—上颌窦 J32.0
——急性 J01.0
—涉及超过一个窦但非全鼻窦炎 J32.8
鼻窦炎支气管扩张-内脏反位(综合征)(三联症) Q89.3
鼻骨增殖性骨膜炎[根度病] A66.6
鼻红粒病 L74.8
鼻疽 A24.0
鼻卡他(急性) J00
—伴有流感(另见 流行性感冒，伴有，呼吸道表现) J11.1
鼻泪的 - 见情况
鼻泪管的 - 见情况
鼻泪管石 H04.5
鼻流血 R04.0
鼻漏 J34.8
—痉挛性(另见 鼻炎，变应性) J30.3
—脑脊液 G96.0
—阵发性(另见 鼻炎，变应性) J30.3

Epistaxis (multiple) R04.0
—vicarious menstruation N94.8
Nasal, Nose - see condition
Sinusitis (accessory) (chronic) (hyperplastic) (nasal) (nonpurulent) (purulent) J32.9
—acute J01.9
——sphenoidal J01.3
——frontal J01.1
——ethmoidal J01.2
——maxillary J01.0
——involving more than one sinus but not pansinusitis J01.8
——specified NEC J01.8
—allergic (see also Rhinitis, allergic) J30.3
—sphenoidal J32.3
——acute J01.3
—frontal J32.1
——acute J01.1
—due to high altitude T70.1
—tuberculous, any sinus A16.8
——with bacteriological and histological confirmation A15.8
—influenzal (see also Influenza, with, respiratory manifestations) J11.1
—ethmoidal J32.2
——acute J01.2
—maxillary J32.0
——acute J01.0
—involving more than one sinus but not pansinusitis J32.8
Sinusitis-bronchiectasis-situs inversus (syndrome)(triad) Q89.3
Goundou, Henpue, henpuye A66.6
Granulosis rubra nasi L74.8
Glanders, Malleus A24.0
Coryza (acute) J00
—with grippe or influenza (see also Influenza, with, respiratory manifestations) J11.1
Nasolachrymal, nasolacrimal - see condition
Lacrimonasal duct - see condition
Rhinodacryolith H04.5
Nosebleed R04.0
Rhinorrhea J34.8
—spasmodic (see also Rhinitis, allergic) J30.3
—cerebrospinal (fluid) G96.0
—paroxysmal (see also Rhinitis, allergic) J30.3

鼻衄 - 现译名 鼻出血	**Epistaxis**
鼻塞(非梅毒性) R06.5	**Snuffles (non-syphilitic) R06.5**
—梅毒性(婴儿) A50.0† J99.8*	—syphilitic (infant) A50.0† J99.8*
—新生儿 P28.8	—newborn P28.8
鼻上颌窦炎(慢性)(另见 鼻窦炎，上颌窦) J32.0	**Rhinoantritis (chronic) (see also Sinusitis, maxillary) J32.0**
鼻石(鼻窦) J34.8	**Rhinolith (nasal sinus) J34.8**
鼻咽的 - 见情况	**Nasopharynx, nasopharyngeal - see condition**
鼻咽鼓管炎 H68.0	**Rhinosalpingitis H68.0**
鼻咽炎(急性)(感染性)(亚急性) J00	**Nasopharyngitis, Rhinopharyngitis (acute) (infective) (subacute) J00**
—慢性(化脓性)(溃疡性) J31.1	—chronic (suppurative) (ulcerative) J31.1
—垂体 Q89.2	—pituitary gland Q89.2
—毁形性 A66.5† J99.8*	—mutilans A66.5† J99.8*
—链球菌性 J00	—streptococcal J00
—脓毒性 J00	—septic J00
—破坏性溃疡性 A66.5† J99.8*	—destructive ulcerating A66.5† J99.8*
鼻炎(卡他性)(纤维蛋白性)(膜性) J31.0	**Rhinitis (catarrhal) (fibrinous) (membranous) J31.0**
—急性 J00	—acute J00
—慢性 J31.0	—chronic J31.0
—伴有咽喉痛 - 见 鼻咽炎	—with sore throat - see Nasopharyngitis
—变应性 J30.4	—allergic J30.4
——伴有哮喘 J45.0	——with asthma J45.0
——常年性 J30.3	——perennial J30.3
——非季节性 J30.3	——nonseasonal J30.3
——季节性 NEC NEC J30.2	——seasonal NEC J30.2
——特指的 NEC J30.3	——specified NEC J30.3
——由于花粉 J30.1	——due to pollen J30.1
—肥大性(慢性) J31.0	—hypertrophic (chronic) J31.0
—肺炎球菌性 J00	—pneumococcal J00
—感染性 J00	—infective J00
—梗阻性(慢性) J31.0	—obstructive (chronic) J31.0
—化脓性(慢性) J31.0	—purulent (chronic) J31.0
—结核性 A16.8	—tuberculous A16.8
——伴有细菌学和组织学证实 A15.8	——with bacteriological and histological confirmation A15.8
—溃疡性(慢性) J31.0	—ulcerative (chronic) J31.0
—梅毒性 A52.7† J99.8*	—syphilitic A52.7† J99.8*
——先天性 A50.0† J99.8*	——congenital A50.0† J99.8*
—肉芽肿性(慢性) J31.0	—granulomatous (chronic) J31.0
—萎缩性(慢性) J31.0	—atrophic (chronic) J31.0
—血管运动性 J30.0	—vasomotor J30.0
鼻音过轻 R49.2	**Hyponasality R49.2**

bǐ 比

bǐ 彼

bì 闭

闭塞(管腔)
一胆管，胆总管(非结石性) K83.1
一胆囊管(另见 梗阻，胆囊管) K82.0
一动脉 I77.1
一静脉 I87.8
一阑尾(腔) K38.8
一淋巴管 I89.0
一一由于乳房切除术引起的 I97.2
一尿道(另见 狭窄，尿道) N35.9
一器官或部位，先天性 NEC - 见 闭锁，按部位
一输卵管 N97.1
一输尿管 N13.5
一一伴有感染 N13.6
一胎盘血管 O43.8
一眼前房 H44.4
闭塞，闭合 I99
一鼻 J34.8
一肠(另见 梗阻，肠) K56.6
一肠系膜动脉 K55.0
一处女膜 N89.6
一一先天性 Q52.3
一大脑(动脉) - 见 闭塞，动脉，大脑
一胆囊，胆囊管(另见 梗阻，胆囊) K82.0
一一先天性(引起黄疸) Q44.1
一胆总管(肝总管)(非结石性) K83.1
一动脉 - 另见 栓塞，动脉
一一肠系膜 K55.0
一一穿孔 I66.8
一一一伴有梗死(由于) I63.5
一一一一栓塞 I63.4
一一一一血栓形成 I63.3
一一大脑 I66.9
一一一前 I66.1
一一一一伴有梗死(由于) I63.5
一一一一一栓塞 I63.4
一一一一一血栓形成 I63.3
一一一中 I66.0
一一一一伴有梗死(由于) I63.5
一一一一一栓塞 I63.4
一一一一一血栓形成 I63.3

Obliteration
—bile duct, common duct (noncalculous) K83.1
—cystic duct (see also Obstruction, cystic duct) K82.0
—artery I77.1
—vein I87.8
—appendix (lumen) K38.8
—lymphatic vessel I89.0
——due to mastectomy I97.2
—urethra (see also Stricture, urethra) N35.9
—organ or site, congenital NEC - see Atresia, by site
—fallopian tube N97.1
—ureter N13.5
——with infection N13.6
—placental blood vessels O43.8
—eye, anterior chamber H44.4
Occlusion, occluded I99
—nose J34.8
—bowel, intestine (see also Obstruction, intestine) K56.6
—mesenteric artery K55.0
—hymen N89.6
——congenital Q52.3
—cerebral (artery) - see Occlusion, artery, cerebral
—gallbladder, cystic duct (see also Obstruction, gallbladder) K82.0
——congenital (causing jaundice) Q44.1
—bile duct (common) (hepatic) (noncalculous) K83.1
—artery - see also Embolism, artery
——mesenteric K55.0
——perforating I66.8
———with infarction (due to) I63.5
————embolism I63.4
————thrombosis I63.3
——cerebral I66.9
———anterior I66.1
————with infarction (due to) I63.5
—————embolism I63.4
—————thrombosis I63.3
———middle I66.0
————with infarction (due to) I63.5
—————embolism I63.4
—————thrombosis I63.3

闭塞，闭合——*续前页*
—动脉——*续前页*
——入脑前——*续前页*
———产褥期、产后、分娩 O88.2
————栓子 O88.2
———多发性或双侧 I65.3
————伴有梗死(由于) I63.2
—————栓塞 I63.1
—————血栓形成 I63.0
———特指的 NEC I65.8
————伴有梗死(由于) I63.2
—————栓塞 I63.1
—————血栓形成 I63.0
——肾 N28.0
——视网膜(分枝)(部分性) H34.2
———短暂性 H34.0
———特指的 NEC H34.2
———中央 H34.1
——小脑(前下)(后下)(上) I66.3
———伴有梗死(由于) I63.5
————栓塞 I63.4
————血栓形成 I63.3
——周围 I77.9
———血栓形成性或栓子 I74.4
——椎 I65.0
———伴有
————梗死(由于) I63.2
—————栓塞 I63.1
—————血栓形成 I63.0
————其他入脑前动脉 I65.3
———双侧 I65.3
—肺 J98.4
—肛门 K62.4
——先天性 Q42.3
———伴有瘘 Q42.2
—宫颈，宫颈管(另见 狭窄，宫颈) N88.2
—冠状(动脉)(另见 梗死，心肌) I21.9
——未造成梗死 I24.0
—基底动脉 - 见 闭塞，动脉，基底
—结肠(另见 梗阻，肠) K56.6
—颈(总)(内)动脉 - 见 闭塞，动脉，颈

Occlusion, occluded——*continued*
—artery——*continued*
——precerebral——*continued*
———puerperal, postpartum, childbirth O88.2
————embolic O88.2
———multiple or bilateral I65.3
————with infarction (due to) I63.2
—————embolism I63.1
—————thrombosis I63.0
———specified NEC I65.8
————with infarction (due to) I63.2
—————embolism I63.1
—————thrombosis I63.0
——renal N28.0
——retinal (branch) (partial) H34.2
———transient H34.0
———specified NEC H34.2
———central H34.1
——cerebellar (anterior inferior) (posterior inferior) (superior) I66.3
———with infarction (due to) I63.5
————embolism I63.4
————thrombosis I63.3
——peripheral I77.9
———thrombotic or embolic I74.4
——vertebral I65.0
———with
————infarction (due to) I63.2
—————embolism I63.1
—————thrombosis I63.0
————other precerebral artery I65.3
———bilateral I65.3
—lung J98.4
—anus K62.4
——congenital Q42.3
———with fistula Q42.2
—cervix, cervical canal (uteri) (see also Stricture, cervix) N88.2
—coronary (artery) (see also Infarct, myocardium) I21.9
——not resulting in infarction I24.0
—basilar artery - see Occlusion, artery, basilar
—colon (see also Obstruction, intestine) K56.6
—carotid (artery) (common) (internal) - see Occlusion,artery, carotid

闭塞，闭合——*续前页*	**Occlusion, occluded**——*continued*
—静脉 - 见 血栓形成	—vein - see Thrombosis
—泪道 H04.5	—lacrimal passages H04.5
—泪点 H04.5	—punctum lacrimale H04.5
—淋巴管或淋巴道 I89.0	—lymph or lymphatic channel I89.0
—脑室 NEC NEC G91.1	—ventricle (brain) NEC G91.1
—脑血管(另见 闭塞，动脉，大脑) I66.9	—cerebrovascular (see also Occlusion, artery, cerebral) I66.9
——伴有梗死 I63.5	——with infarction I63.5
——弥漫性(不伴有梗死) I66.9	——diffuse (without infarction) I66.9
—尿道(另见 狭窄，尿道) N35.9	—urethra (see also Stricture, urethra) N35.9
——先天性 Q64.3	——congenital Q64.3
—器官或部位，先天性 NEC - 见 闭锁，按部位	—organ or site, congenital NEC - see Atresia, by site
—腔静脉 I82.2	—vena cava I82.2
—乳腺管 N64.8	—mammary duct N64.8
—入脑前动脉 - 见 闭塞，动脉，入脑前	—precerebral artery - see Occlusion, artery, precerebral
—肾动脉 N28.0	—renal artery N28.0
—视网膜	—retinal
——动脉(另见 闭塞，动脉，视网膜) H34.2	——artery (see also Occlusion, artery, retinal) H34.2
——静脉(中心性)(初期)(部分性)(分枝性) H34.8	——vein (central) (incipient) (partial) (tributary) H34.8
——血管 H34.9	——vessels H34.9
———特指的 NEC H34.8	———specified NEC H34.8
—输卵管 N97.1	—fallopian tube, oviduct, tubal N97.1
——先天性 Q50.6	——congenital Q50.6
—输尿管(完全性)(部分性) N13.5	—ureter (complete) (partial) N13.5
——先天性 Q62.1	——congenital Q62.1
—输尿管膀胱口 N13.5	—ureterovesical orifice N13.5
——先天性 Q62.1	——congenital Q62.1
—输尿管肾盂连接处 N13.5	—ureteropelvic junction N13.5
——先天性 Q62.1	——congenital Q62.1
—栓子 - 见 栓塞	—embolic - see Embolism
—瞳孔 H21.4	—pupil H21.4
—外阴 N90.5	—vulva N90.5
—西尔维于斯导水管 G91.1	—aqueduct of Sylvius G91.1
——先天性 Q03.0	——congenital Q03.0
———伴有脊柱裂(另见 脊柱裂，伴有脑积水) Q05.	———with spina bifida (see also Spina bifida, with hydrocephalus) Q05.4
—小脑(动脉) - 见 闭塞，动脉，小脑	—cerebellar (artery) - see Occlusion, artery, cerebellar
—胸导管 I89.0	—thoracic duct I89.0
—血管 NEC I99	—vascular, vessel (blood) NEC I99
—阴道 N89.5	—vagina N89.5
—幽门，成人(另见 狭窄，幽门) K31.1	—pylorus, adult (see also Stricture, pylorus) K31.1
—椎(动脉) - 见 闭塞，动脉，椎	—vertebral (artery) - see Occlusion, artery, vertebral
—子宫 N85.8	—uterus N85.8

闭塞性血栓性脉管炎 - 见 血栓闭塞性脉管炎
闭锁
一二尖瓣 Q23.2
一一见于左心发育不全综合征 Q23.4
一三尖瓣 Q22.4
一鼻，鼻孔 Q30.0
一鼻后孔 Q30.0
一鼻孔(前)(后) Q30.0
一鼻咽 Q34.8
一一后天性 J34.8
一肠(小) Q41.9
一一大 Q42.9
一一一特指的 NEC Q42.8
一处女膜 Q52.3
一一后天性(感染后) N89.6
一胆(总)管(先天性)(肝) Q44.2
一一后天性(另见 梗阻，胆管) K83.1
一胆囊 Q44.1
一胆囊管 Q44.2
一一后天性(另见 梗阻，胆囊) K82.0
一胆总管 Q44.2
一动脉 NEC Q27.8
一一大脑 Q28.3
一一肺 Q25.5
一一冠状动脉 Q24.5
一一脐 Q27.0
一一眼 Q15.8
一耳道(外) Q16.1
一肺(动脉) Q25.5
一一瓣膜 Q22.0
一肛门，肛(管) Q42.3
一一伴有瘘 Q42.2
一宫颈(后天性) N88.2
一一先天性 Q51.8
一一在妊娠或分娩中 O34.4
一一一引起梗阻性分娩 O65.5
一一一一影响到胎儿或新生儿 P03.1
一骨道(耳) Q16.1
一虹膜，滤角 Q15.0
一喉 Q31.8
一回肠 Q41.2
一结肠 Q42.9
一一特指的 NEC Q42.8

Thromboangiitis obliterans
Atresia, atretic
—mitral valve Q23.2
——in hypoplastic left heart syndrome Q23.4
—tricuspid valve Q22.4
—nose, nostril Q30.0
—choana Q30.0
—nares (anterior) (posterior) Q30.0
—nasopharynx Q34.8
——acquired J34.8
—intestine (small) Q41.9
——large Q42.9
———specified NEC Q42.8
—hymen Q52.3
——acquired (postinfective) N89.6
—bile duct (common) (congenital) (hepatic) Q44.2
——acquired (see also Obstruction, bile duct) K83.1
—gallbladder Q44.1
—cystic duct Q44.2
——acquired (see also Obstruction, gallbladder) K82.0
—common duct Q44.2
—artery NEC Q27.8
——cerebral Q28.3
——pulmonary Q25.5
——coronary Q24.5
——umbilical Q27.0
——eye Q15.8
—auditory canal, ear canal (external) Q16.1
—pulmonary (artery) Q25.5
——valve Q22.0
—ani, anus, anal (canal) Q42.3
——with fistula Q42.2
—cervix (acquired) N88.2
——congenital Q51.8
——in pregnancy or childbirth O34.4
———causing obstructed labor O65.5
————affecting fetus or newborn P03.1
—osseous meatus (ear) Q16.1
—iris, filtration angle Q15.0
—larynx Q31.8
—ileum Q41.2
—colon Q42.9
——specified NEC Q42.8

闭锁——*续前页*
一静脉 NEC Q27.8
——大 Q26.8
——肺 Q26.3
——门 Q26.5
一空肠 Q41.1
一孔
——第四脑室外侧 Q03.1
———伴有脊柱裂(另见 脊柱裂，伴有脑积水) Q05.
——第四脑室正中 Q03.1
———伴有脊柱裂(另见 脊柱裂，伴有脑积水) Q05.
一泪器 Q10.4
一盲肠 Q42.8
一泌尿道 NEC Q64.8
一尿道(瓣)，尿道口 Q64.3
一膀胱(颈) Q64.3
一膀胱尿道口 Q64.3
一气管 Q32.1
一器官或部位 NEC Q89.8
一腔静脉(下)(上) Q26.8
一腮管 Q38.4
——后天性 K11.8
一舌下腺 Q38.4
——后天性 K11.8
一射精管 Q55.4
一生殖器官
——内
———男性 Q55.8
———女性 Q52.8
——外
———男性 Q55.8
———女性 Q52.7
一十二指肠 Q41.0
一食管 Q39.0
——伴有气管食管瘘 Q39.1
一输精管 Q55.3
一输卵管(先天性) Q50.6
——后天性 N97.1
一输尿管 Q62.1
一输尿管膀胱口 Q62.1
一输尿管肾盂连接 Q62.1
一瞳孔 Q13.2

Atresia, atretic——*continued*
—vein NEC Q27.8
——great Q26.8
——pulmonary Q26.3
——portal Q26.5
—jejunum Q41.1
—foramen of
——Luschka Q03.1
———with spina bifida (see also Spina bifida, with hydrocephalu) Q05.4
——Magendie Q03.1
———with spina bifida (see also Spina bifida, with hydrocephalus) Q05.4
—lacrimal apparatus Q10.4
—cecum Q42.8
—urinary tract NEC Q64.8
—urethra, meatus urinarius (valvular) Q64.3
—bladder (neck) Q64.3
—vesicourethral orifice Q64.3
—trachea Q32.1
—organ or site NEC Q89.8
—vena cava (inferior) (superior) Q26.8
—parotid duct Q38.4
——acquired K11.8
—sublingual duct Q38.4
——acquired K11.8
—ejaculatory duct Q55.4
—genital organ
——internal
———male Q55.8
———female Q52.8
——external
———male Q55.8
———female Q52.7
—duodenum Q41.0
—esophagus, gullet, oesophagus Q39.0
——with tracheoesophageal fistula Q39.1
—vas deferens Q55.3
—fallopian tube, oviduct (congenital) Q50.6
——acquired N97.1
—ureter Q62.1
—ureterovesical orifice Q62.1
—ureteropelvic junction Q62.1
—pupil Q13.2

闭锁——*续前页*
－外阴 Q52.7
－－后天性 N90.5
－西尔维于斯导水管 Q03.0
－－伴有脊柱裂(另见 脊柱裂，伴有脑积水) Q05.4
－下颌下腺 Q38.4
－－后天性 K11.8
－涎腺管 Q38.4
－－后天性 K11.8
－消化器官或消化道 NEC Q45.8
－－上 Q40.8
－心脏瓣膜 NEC Q24.8
－－三尖瓣 Q22.4
－－肺 Q22.0
－血管 NEC Q27.8
－－大脑 Q28.3
－咽鼓管 Q17.8
－阴道(先天性) Q52.4
－－后天性(感染后)(老年性) N89.5
－支气管 Q32.4
－直肠 Q42.1
－－伴有瘘 Q42.0
－主动脉(弓)(环) Q25.2
－主动脉(口)(瓣膜) Q23.0
－－弓 Q25.2
－－见于左心发育不全综合征 Q23.4
－－先天性伴有升主动脉发育不全和左心室发育不全(伴有二尖瓣狭窄) Q23.4
－子宫 Q51.8
－－后天性 N85.8

闭锁，瞳孔 H21.4

闭锁不全 - 现译名 关闭不全

Atresia, atretic——*continued*
—vulva Q52.7
——acquired N90.5
—aqueduct of Sylvius Q03.0
——with spina bifida (see also Spina bifida, with hydrocephalus) Q05.4
—submandibular duct Q38.4
——acquired K11.8
—salivary duct Q38.4
——acquired K11.8
—alimentary organ or tract, digestive organs NEC Q45.8
——upper Q40.8
—heart valve NEC Q24.8
——tricuspid Q22.4
——pulmonary Q22.0
—vascular NEC Q27.8
——cerebral Q28.3
—eustachian tube Q17.8
—vagina (congenital) Q52.4
——acquired (postinfectional) (senile) N89.5
—bronchus Q32.4
—rectum Q42.1
——with fistula Q42.0
—aorta (arch) (ring) Q25.2
—aortic (orifice) (valve) Q23.0
——arch Q25.2
——in hypoplastic left heart syndrome Q23.4
——congenital with hypoplasia of ascending aorta and defective development of left ventricle (with mitral stenosis) Q23.4
—uterus Q51.8
——acquired N85.8

Seclusion, pupil H21.4

Insufficiency

bì 秘

秘鲁疣 A44.1

Verruga peruana, peruviana A44.1

bì 蓖

蓖麻子中毒 T62.2

Ricinism T62.2

bì 壁

壁的 - 见情况

Mural - see condition

bì 避

避孕(用具)
—处方 Z30.0
——再次 Z30.4
—管理 Z30.9
——特指的 NEC Z30.8
—监督(药) Z30.4
——装置(子宫内) Z30.5
—维持性(药) Z30.4
——检查 Z30.4
——装置(子宫内) Z30.5
—指导 Z30.0
—装置(子宫内)(原位) Z97.5
——并发症，机械性 T83.3
——重新放置 Z30.5
——放置 Z30.1
——检查 Z30.5
——取出 Z30.5
——引起月经过多 T83.8
——在适当的位置 Z97.5
—咨询 Z30.0
避孕药的(初次)处方 Z30.0
—再次 Z30.4

Contraception, contraceptive
—prescription Z30.0
——repeat Z30.4
—management Z30.9
——specified NEC Z30.8
—surveillance (drug) Z30.4
——device (intrauterine) Z30.5
—maintenance (drug) Z30.4
——examination Z30.4
——device (intrauterine) Z30.5
—advice Z30.0
—device (intrauterine) (in situ) Z97.5
——complications, mechanical T83.3
——reinsertion Z30.5
——insertion Z30.1
——checking Z30.5
——removal Z30.5
——causing menorrhagia T83.8
——in place Z97.5
—ounseling Z30.0
Prescription of contraceptives (initial) Z30.0
—repeat Z30.4

bì 臂

臂的 - 见情况

Arm, Brachial - see condition

biān 边

边缘性癫痫性人格综合征 F07.0
边缘植入，胎盘 - 见 胎盘，前置

Limbic epilepsy personality syndrome F07.0
Marginal implantation, placenta - see Placenta, previa

biān 鞭

鞭虫(病)(感染)(侵染) B79
鞭虫病 B79
鞭虫侵染 B79

Whipworm (disease) (infection) (infestation) B79
Trichocephaliasis, Trichocephalosis, Trichuriasis B79
Trichocephalus infestation B79

biǎn 扁

扁骨盆 M95.5
一伴有胎盆不称 O33.0
一一引起梗阻性分娩 O65.0
一一影响到胎儿或新生儿 P03.1
一先天性 Q74.2
扁后脑 Q75.8
扁颅底 Q75.8
扁平 - 另见 异常，按部位
一房(眼) H44.4
一骨盆 M95.5
一一伴有胎盆不称 O33.0
一一一引起梗阻性分娩 O65.0
一一一影响到胎儿或新生儿 P03.1
一一先天性 Q74.2
一胸，先天性 Q67.8
一足(后天性)(固定型)(疼痛)(姿势) M21.4
一一佝偻病性(晚期效应) E64.3
一一僵硬 Q66.5
一一痉挛性(外翻) Q66.5
一一先天性 Q66.5
扁平指[趾]甲(先天性) Q84.6
一后天性 L60.8
扁桃体襞 J35.8
扁桃体的 - 见情况
扁桃体结石 J35.8
扁桃体咽炎 J06.8
扁桃体炎(急性)(滤泡性)(坏疽性)(感染性)(舌的)(脓毒性)(亚急性)(溃疡性) J03.9
一慢性 J35.0
一白喉性 A36.0
一樊尚 A69.1
一肥大性 J35.0
一结核性 A16.8
一一伴有细菌学和组织学证实 A15.8
一链球菌性 J03.0
一葡萄球菌性 J03.8
一实质性 J03.9
一特指的病原体 NEC J03.8
扁桃体周的 - 见情况

Platypelloid pelvis M95.5
—with disproportion (fetopelvic) O33.0
——causing obstructed labor O65.0
——affecting fetus or newborn P03.1
—congenital Q74.2
Impression, basilar Q75.8
Platybasia Q75.8
Flat - see also Anomaly, by site
—chamber (eye) H44.4
—pelvis M95.5
——with disproportion (fetopelvic) O33.0
———causing obstructed labor O65.0
———affecting fetus or newborn P03.1
——congenital Q74.2
—chest, congenital Q67.8
—foot (acquired) (fixed type) (painful) (postural) M21.4
——rachitic (late effect) E64.3
——rigid Q66.5
——spastic (everted) Q66.5
——congenital Q66.5
Platyonychia (congenital) Q84.6
—acquired L60.8
Plica, tonsil J35.8
Tonsil - see condition
Amygdalolith J35.8
Tonsillopharyngitis J06.8
Amygdalitis, Tonsillitis(acute) (follicular) (gangrenous) (infective) (lingual) (septic) (subacute) (ulcerative) J03.9
—chronic J35.0
—diphtheritic A36.0
—Vincent's A69.1
—hypertrophic J35.0
—tuberculous A16.8
——with bacteriological and histological confirmation A15.8
—streptococcal J03.0
—staphylococcal J03.8
—parenchymatous J03.9
—specified organism NEC J03.8
Peritonsillar - see condition

扁桃体周脓肿(坏疽性) J36 **Quinsy (gangrenous) J36**
扁桃体周炎 J36 **Peritonsillitis J36**
扁椎骨 Q76.4 **Platyspondylisis Q76.4**

biàn 变

变长，腿 M21.7 **Lengthening, leg M21.7**
变平 **Flattening**
—鼻(先天性) Q67.4 —nose (congenital) Q67.4
—股骨头 M89.8 —head, femur M89.8
—髋 M91.2 —hip M91.2
变色，甲 L60.8 **Discoloration, nails L60.8**
变色性皮癣[花斑癣] B36.0 **Chromophytosis B36.0**
变兽妄想 F22.8 **Lycanthropy F22.8**
变态反应，变应性(反应) T78.4 **Allergy, allergic (reaction) T78.4**
—鼻的，由于季节性花粉 J30.1 —nasal, seasonal due to pollen J30.1
—表皮性(动物)(鼻炎) J30.3 —epidermal (animal) (rhinitis) J30.3
—草(花粉症)(花粉) J30.1 —grass (hay fever) (pollen) J30.1
——哮喘 J45.0 ——asthma J45.0
—动物性(皮屑)(表皮)(毛发)(鼻炎) J30.3 —animal (dander) (epidermal) (hair) (rhinitis) J30.3
—花粉(任何)(花粉症) J30.1 —pollen (any) (hay fever) J30.1
——哮喘 J45.0 ——asthma J45.0
—灰尘(房屋)(仓库)(鼻炎) J30.3 —dust (house) (stock) (rhinitis) J30.3
——伴有哮喘 J45.0 ——with asthma J45.0
—结肠炎 K52.2 —colitis K52.2
—菌苗 - 见 变态反应，血清 —vaccine - see Allergy, serum
—空气传播的物质 NEC(鼻炎) J30.3 —airborne substance NEC (rhinitis) J30.3
—马血清 - 见 变态反应，血清 —horse serum - see Allergy, serum
—毛发(动物)(鼻炎) J30.3 —hair (animal) (rhinitis) J30.3
—玫瑰(花粉) J30.1 —rose (pollen) J30.1
—美狗舌草(花粉) J30.1 —Senecio jacobae (pollen) J30.1
—木棉花(鼻炎) J30.3 —kapok (rhinitis) J30.3
—皮屑(动物)(鼻炎) J30.3 —dander (animal) (rhinitis) J30.3
—皮炎(另见 皮炎，由于) L23.9 —dermatitis (see also Dermatitis, due to) L23.9
—上呼吸道 J30.4 —upper respiratory J30.4
—生物学的 - 见 变态反应，药物、药剂和生物学的 —biological - see Allergy, drug, medicament and biological
—湿疹(另见 皮炎，由于) L23.9 —eczema (see also Dermatitis, due to) L23.9
—食物(任何)(内服的) NEC T78.1 —food (any) (ingested) NEC T78.1
——过敏性休克 T78.0 ——anaphylactic shock T78.0
——接触皮肤 L23.6 ——in contact with skin L23.6
——饮食咨询和监督 Z71.3 ——dietary counseling and surveillance Z71.3
—树(任何)(花粉症)(花粉) J30.1 —tree (any) (hay fever) (pollen) J30.1
——哮喘 J45.0 ——asthma J45.0

变态反应——*续前页*
一头皮屑(鼻炎) J30.3
一豚草(花粉症)(花粉) J30.1
一一哮喘 J45.0
一胃肠 K52.2
一吸入剂(鼻炎) J30.3
一休克(过敏性) T78.2
一一由于
一一一适当应用正确药物的有害效应 T88.6
一一一血清或免疫接种 T80.5
一血清(预防性)(治疗性) T80.6
一一过敏性休克 T80.5
一药物、药剂和生物学的(任何)(适当应用正确药物)(外用)(内用) T88.7
一一给错或服错药物 NEC T50.9
一一一特指的药物或物质 - 见 药物和化学制剂表
一医疗的 - 见 变态反应，药物、药剂和生物学的
一羽毛(鼻炎) J30.3

变形，扭转(先天性)
一鼻 Q30.8
一臂 NEC Q68.8
一髌骨 Q68.2
一尺骨 NEC Q68.8
一处女膜 Q52.4
一胆管或胆道 Q44.5
一胆囊管 Q44.5
一胆总管 Q44.5
一骶骨 Q76.4
一骶髂关节 Q74.2
一耳(廓)(外) Q17.3
一一内 Q16.5
一一听小骨 Q16.3
一腓骨 NEC Q68.8
一肝 Q44.7
一肝管 Q44.5
一宫颈 Q51.9
一肱骨 NEC Q68.8
一股骨 NEC Q68.8
一脊髓 Q06.8
一脊柱，脊椎 Q76.4
一肩带骨[上肢带骨] Q74.0

Allergy——*continued*
—dandruff (rhinitis) J30.3
—ragweed (hay fever) (pollen) J30.1
——asthma J45.0
—gastrointestinal K52.2
—inhalant (rhinitis) J30.3
—shock (anaphylactic) T78.2
——due to
———adverse effect of correct medicinal substance properly administered T88.6
———serum or immunization T80.5
—serum (prophylactic) (therapeutic) T80.6
——anaphylactic shock T80.5
—drug, medicament and biological (any) (correct medicinal substance properly administered) (external) (internal) T88.7
——wrong substance given or taken NEC T50.9
———specified drug or substance - see Table of drugs and chemicals
—medicine - see Allergy, drug, medicament and biological
—feathers (rhinitis) J30.3

Distortion (congenital)
—nose Q30.8
—arm NEC Q68.8
—patella Q68.2
—ulna NEC Q68.8
—hymen Q52.4
—bile duct or passage Q44.5
—cystic duct Q44.5
—common duct Q44.5
—sacrum Q76.4
—sacroiliac joint Q74.2
—ear (auricle) (external) Q17.3
——inner Q16.5
——ossicles Q16.3
—fibula NEC Q68.8
—liver Q44.7
—hepatic duct Q44.5
—cervix (uteri) Q51.9
—humerus NEC Q68.8
—femur NEC Q68.8
—spinal cord Q06.8
—spine, vertebra Q76.4
—shoulder girdle Q74.0

变形，扭转——*续前页*
—腰骶(关节)(区) Q76.4
—腰椎 Q76.4
——伴有胎盆不称 O33.8
———引起梗阻性分娩 O65.0
———影响到胎儿或新生儿 P03.1
—胰腺 Q45.3
—阴唇(大)(小) Q52.7
—阴道 Q52.4
—阴蒂 Q52.6
—子宫 Q51.9
—足 Q66.9
变形杆菌(奇异)(摩根)，作为分类于他处疾病的原因 B96.4
变形性肌张力障碍 G24.1
变性
—二尖瓣 - 见 关闭不全，二尖瓣
—三尖(瓣)(心脏) I07.9
—半月板(另见 紊乱，半月板) M23.3
—背侧索(脊髓) - 见 变性，混合
—鼻甲 J34.8
—变化，脊柱或脊椎 M47.9
—玻璃(体) H43.8
—玻璃样(弥漫性)(全身性)(局部性) - 见 变性，按部位
—布鲁赫膜[脉络膜基底层] H31.1
—苍白球色素(进行性) G23.0
—肠，淀粉样 E85.4† K93.8*
—垂体(腺) E23.6
—大脑 - 见 变性，脑
—淀粉样(另见 淀粉样变) E85.9
—动脉(动脉粥样化)(钙化性)(另见 动脉硬化) I70.9
——大脑，淀粉样 E85.4† I68.0*
——中层 I70.2
—动脉血管 - 见 动脉硬化
—动脉粥样化 - 见 动脉硬化
—豆状核(家族性)(进行性)(威尔逊)(伴有肝硬变) E83.0
—窦(囊性)(另见 鼻窦炎) J32.9
——息肉样[鼻窦息肉样退行性变] J33.1
—多系统 G90.3
—耳蜗 H83.8
—肺 J98.4

Distortion——*continued*
—lumbosacral (joint) (region) Q76.4
—lumbar spine Q76.4
——with disproportion O33.8
———causing obstructed labor O65.0
———affecting fetus or newborn P03.1
—pancreas Q45.3
—labium (majus) (minus) Q52.7
—vagina Q52.4
—clitoris Q52.6
—uterus Q51.9
—foot Q66.9
Proteus (mirabilis) (morganii), as cause of disease classified elsewhere B96.4
Tortipelvis G24.1
Degeneration, degenerative
—mitral - see Insufficiency, mitral
—tricuspid (heart) (valve) I07.9
—meniscus (see also Derangement, meniscus) M23.3
—dorsolateral (spinal cord) - see Degeneration, combined
—turbinate J34.8
—changes, spine or vertebra M47.9
—vitreous (body) H43.8
—hyaline (diffuse) (generalized) (localized)- see Degeneration, by site
—Bruch's membrane H31.1
—pallidal pigmentary (progressive) G23.0
—intestine, amyloid E85.4† K93.8*
—pituitary (gland) E23.6
—cerebral - see Degeneration, brain
—amyloid (see also Amyloidosis) E85.9
—artery, arterial (atheromatous) (calcareous) (see also Arteriosclerosis) I70.9
——cerebral, amyloid E85.4† I68.0*
——medial I70.2
—arteriovascular - see Arteriosclerosis
—atheromatous - see Arteriosclerosis
—lenticular (familial) (progressive) (Wilson's) (with cirrhosis of liver) E83.0
—sinus (cystic) (see also Sinusitis) J32.9
——polypoid J33.1
—multi-system G90.3
—cochlear H83.8
—lung J98.4

变性——*续前页*
一肺瓣膜(心脏) I37.8
一钙化性 NEC R89.7
一肝(弥漫性) N C K76.8
一一淀粉样 E85.4† K77.8*
一一肥大性 K76.8
一一囊性 K76.8
一一一先天性 Q44.6
一一色素 K76.8
一一实质性，急性或亚急性 K72.0
一一脂肪 NEC K76.0
一一一酒精性 K70.0
一一中毒性(急性) K71.9
一肝豆状核(威尔逊) E83.0
一肝肾 K76.7
一橄榄体脑桥小脑(家族性)(遗传性) G23.8
一宫颈 N88.8
一一由于辐射(预期效应) N88.8
一一一有害效应或意外事故 N99.8
一骨 NEC M89.8
一骨迷路 H83.8
一关节软骨 NEC M24.1
一一膝 M23.3
一虹膜(色素) H21.2
一后侧壁(脊髓) - 见 变性，混合
一华勒 [沃勒] [断离神经纤维的脂肪变性] - 见 疾患，神经
一滑膜(髓样) M67.8
一黄斑(后天性)(萎缩性)(渗出性)(老年性) H35.3
一一先天性或遗传性 H35.5
一灰质(脑)(阿尔珀斯) G31.8
一混合(脊髓)(亚急性) E53.8† G32.0*
一一伴有贫血(恶性) D51.0† G32.0*
一一一由于饮食性维生素 B_{12} 缺乏 D51.3† G32.0*
一一由于
一一一维生素 B_{12} 缺乏 E53.8† G32.0*
一一一一贫血 D51.9† G32.0*
一肌肉(脂肪)(纤维性)(玻璃样)(进行性) M62.8
一一心脏(另见 变性，心肌) I51.5
一基底核或基底节 G23.9
一一特指的 NEC G23.8

Degeneration, degenerative——*continued*
—pulmonary valve (heart) I37.8
—calcareous NEC R89.7
—liver (diffuse) NEC K76.8
——amyloid E85.4† K77.8*
——hypertrophic K76.8
——cystic K76.8
———congenital Q44.6
——pigmentary K76.8
——parenchymatous, acute or subacute K72.0
——fatty NEC K76.0
———alcoholic K70.0
——toxic (acute) K71.9
—hepatolenticular (Wilson's) E83.0
—hepatorenal K76.7
—olivopontocerebellar (familial) (hereditary) G23.8
—cervix N88.8
——due to radiation (intended effect) N88.8
———adverse effect or misadventure N99.8
—bone NEC M89.8
—osseous labyrinth H83.8
—articular cartilage NEC M24.1
——knee M23.3
—iris (pigmentary) H21.2
—posterolateral (spinal cord) - see Degeneration, combined
—Wallerian - see Disorder, nerve
—synovial membrane (pulpy) M67.8
—macula, macular (acquired) (atrophic) (exudative)(senile) H35.3
——congenital or hereditary H35.5
—grey matter (brain) (Alpers') G31.8
—combined (spinal cord) (subacute) E53.8† G32.0*
——with anemia (pernicious) D51.0† G32.0*
———due to dietary vitamin B_{12} deficiency D51.3† G32.0*
——in (due to)
———vitamin B_{12} deficiency E53.8† G32.0*
————anemia D51.9† G32.0*
—muscle (fatty) (fibrous) (hyaline) (progressive) M62.8
——heart (see also Degeneration, myocardial) I51.5
—basal nuclei or ganglia G23.9
——specified NEC G23.8

变性——*续前页*	**Degeneration, degenerative**——*continued*
一脊髓(索) G31.8	—spinal (cord) G31.8
一一背侧索 - 见 变性，混合	——dorsolateral - see Degeneration, combined
一一淀粉样 E85.4† G32.8*	——amyloid E85.4† G32.8*
一一后侧索 - 见 变性，混合	——posterolateral - see Degeneration, combined
一一混合(亚急性) - 见 变性，混合	——combined (subacute) - see Degeneration, combined
一一家族性 NEC G31.8	——familial NEC G31.8
一一结核性 A17.8† G07*	——tuberculous A17.8† G07*
一一索 - 见 变性，混合	——funicular - see Degeneration, combined
一一亚急性混合 - 见 变性，混合	——subacute combined - see Degeneration, combined
一一脂肪 G31.8	——fatty G31.8
一脊柱关节(另见 脊椎关节强硬) M47.9	—facet joints (see also Spondylosis) M47.9
一甲状(腺) E07.8	—thyroid (gland) E07.8
一角膜 H18.4	—cornea H18.4
一一玻璃样(陈旧性瘢痕的) H18.4	——hyaline (of old scars) H18.4
一一家族性，遗传性 H18.5	——familial, hereditary H18.5
一一老年性 H18.4	——senile H18.4
一结核性 NEC(另见 结核) A16.9	—tuberculous NEC (see also Tuberculosis) A16.9
一结膜 H11.1	—conjunctiva H11.1
一睫状体 H21.2	—ciliary body H21.2
一晶状体 H27.8	—lens H27.8
一库恩特-尤尼乌斯 H35.3	—Kuhnt-Junius H35.3
一老年性 R54	—senile R54
一一脑 G31.1	——brain G31.1
一一心脏或心肌(另见 变性，心肌) I51.5	——cardiac, heart or myocardium (see also Degeneration, myocardial) I51.5
一一血管 - 见 动脉硬化	——vascular - see Arteriosclerosis
一淋巴腺 I89.8	—lymph gland I89.8
一一玻璃样 I89.8	——hyaline I89.8
一卵巢 N83.8	—ovary N83.8
一一囊性 N83.2	——cystic N83.2
一一微小囊性 N83.2	——microcystic N83.2
一脉络膜，脉络膜视网膜(胶样)(玻璃疣) H31.1	—choroids, chorioretinal (colloid) (drusen) H31.1
一一遗传性 H31.2	——hereditary H31.2
一毛细血管(脂肪) I78.8	—capillaries (fatty) I78.8
一一淀粉样 E85.8† I79.8*	——amyloid E85.8† I79.8*
一蒙克贝格 I70.2	—Mönckeberg's I70.2
一膜迷路，先天性(引起听觉障碍) Q16.5	—membranous labyrinth, congenital (causing impairment of hearing) Q16.5
一脑(皮质)(进行性) G31.9	—brain (cortical) (progressive) G31.9
一一动脉硬化性 I67.2	——arteriosclerotic I67.2
一一儿童期 G31.9	——childhood G31.9
一一一特指的 NEC G31.8	———specified NEC G31.8
一一酒精性 G31.2	——alcoholic G31.2

变性——*续前页*

—脑——*续前页*

——老年性 NEC G31.1

——囊性 G31.8

———先天性 Q04.6

——由于

———法布里-安德森病 E75.2† G32.8*

———戈谢病 E75.2† G32.8*

———亨特综合征 E76.1† G32.8*

———脚气病 E51.1† G32.8*

———酒精中毒 G31.2

———脑血管病 I67.9

———尼曼-皮克病 E75.2† G32.8*

———粘多糖贮积病 E76.3† G32.8*

———粘液水肿 E03.9† G32.8*

———神经鞘脂贮积症 E75.3† G32.8*

———维生素 B_{12} 缺乏 E53.8† G32.8*

———先天性脑积水 Q03.9

———脂沉积症

—————大脑 E75.4† G32.8*

—————全身性 E75.6† G32.8*

———肿瘤疾病 NEC(M8000/1)(另见 肿瘤) D48.9† G32.8*

—脑血管 I67.9

—皮肤 L98.8

——淀粉样 E85.4† L99.0*

——胶样 L98.8

—皮质(小脑)(实质性) G31.8

——酒精性 G31.2

——弥漫性，由于动脉病 I67.2

—脾 D73.0

——淀粉样 E85.4† D77*

—前角，脊髓 G12.2

—缺血性 - 见 缺血

—乳房 N64.8

—乳头 N64.8

—色素(弥漫性)(全身性)(局部性) - 见 变性，按部位

——苍白球(进行性) G23.0

—神经 - 见 疾患，神经

—神经系统 G31.9

——淀粉样 E85.4† G99.8*

——酒精性 G31.2

——特指的 NEC G31.8

Degeneration, degenerative——*continued*

—brain——*continued*

——senile NEC G31.1

——cystic G31.8

———congenital Q04.6

——in

———Fabry-Anderson disease E75.2† G32.8*

———Gaucher's disease E75.2† G32.8*

———Hunter's syndrome E76.1† G32.8*

———beriberi E51.1† G32.8*

———alcoholism G31.2

———cerebrovascular disease I67.9

———Niemann-Pick disease E75.2† G32.8*

———mucopolysaccharidosis E76.3† G32.8*

———myxedema E03.9† G32.8*

———sphingolipidosis E75.3† G32.8*

———vitamin B_{12} deficiency E53.8† G32.8*

———congenital hydrocephalus Q03.9

———lipidosis

—————cerebral E75.4† G32.8*

—————generalized E75.6† G32.8*

———neoplastic disease NEC (M8000/1) (see also Neoplasm) D48.9† G32.8*

—cerebrovascular I67.9

—cutis, skin L98.8

——amyloid E85.4† L99.0*

——colloid L98.8

—cortical (cerebellar) (parenchymatous) G31.8

——alcoholic G31.2

——diffuse, due to arteriopathy I67.2

—spleen D73.0

——amyloid E85.4† D77*

—anterior cornua, spinal cord G12.2

—ischemic - see Ischemia

—breast N64.8

—nipple N64.8

—pigmentary (diffuse) (general) (localized) - see Degeneration, by site

——pallidal (progressive) G23.0

—nerve - see Disorder, nerve

—nervous system G31.9

——amyloid E85.4† G99.8*

——alcoholic G31.2

——specified NEC G31.8

变性——*续前页*
一神经系统——*续前页*
一一脂肪 G31.8
一一自主 G90.9
一肾 N28.8
一一淀粉样 E85.4† N29.8*
一一囊性，先天性 Q61.9
一一脂肪 N28.8
一肾上腺(脂肪)(玻璃样)(感染性) E27.8
一视网膜(格状)(微囊样)(栅栏状)(铺路石状)(周围)(网状)(老年性) H35.4
一一后极 H35.3
一一黄斑(囊性)(渗出性)(穿孔)(非渗出性)(假穿孔)(老年性)(毒性) H35.3
一一库恩特-尤尼乌斯 H35.3
一一色素[视网膜色素变性](原发性) H35.5
一一遗传性(脑视网膜性)(先天性)(幼年)(斑)(周围)(色素) H35.5
一松果体 E34.8
一髓磷脂，中枢神经系统 G37.9
一胎盘 O43.8
一毯层视网膜 H35.5
一瞳孔缘 H21.2
一威尔逊肝豆状核 E83.0
一胃 K31.8
一纹状体黑质 G23.2
一小囊，先天性(引起听觉障碍) Q16.5
一小脑 G31.9
一一酒精性 G31.2
一一原发性(遗传性)(散发性) G11.9
一心壁(另见 变性，心肌) I51.5
一心肌(脂肪)(玻璃样)(老年性) I51.5
一一伴有风湿热(I00 中的情况) I09.0
一一一非活动性或静止的(伴有舞蹈症) I09.0
一一一活动性，急性或亚急性 I01.2
一一一一伴有舞蹈症 I02.0
一一动脉硬化性 I51.5
一一风湿性 - 见 变性，心肌，伴有风湿热
一一高血压性(另见 高血压，心脏) I11.9
一一梅毒性 A52.0† I52.0*
一一先天性 Q24.8

Degeneration, degenerative——*continued*
—nervous system——*continued*
——fatty G31.8
——autonomic G90.9
—kidney, renal N28.8
——amyloid E85.4† N29.8*
——cystic, congenital Q61.9
——fatty N28.8
—adrenal, suprarenal (capsule) (fatty) (gland) (hyaline)(infectional) E27.8
—retina (lattice) (microcystoid) (palisade) (paving stone) (peripheral) (reticular) (senile) H35.4
——posterior pole H35.3
——macula (cystic) (exudative) (hole)(nonexudative) (pseudohole) (senile) (toxic) H35.3
——Kuhnt-Junius H35.3
——pigmentary (primary) H35.5
——hereditary (cerebroretinal) (congenital) (juvenile) (macula) (peripheral) (pigmentary) H35.5
—pineal gland E34.8
—myelin, central nervous system G37.9
—placenta O43.8
—tapetoretinal H35.5
—pupillary margin H21.2
—Wilson's hepatolenticular E83.0
—stomach K31.8
—striatonigral G23.2
—saccule, congenital (causing impairment of hearing) Q16.5
—cerebellar G31.9
——alcoholic G31.2
——primary (hereditary) (sporadic) G11.9
—mural (see also Degeneration, myocardial) I51.5
—myocardial, myocardium (fatty) (hyaline) (senile) I51.5
——with rheumatic fever (conditions in I00) I09.0
———inactive or quiescent (with chorea) I09.0
———active, acute or subacute I01.2
————with chorea I02.0
——arteriosclerotic I51.5
——rheumatic - see Degeneration, myocardial, with rheumatic fever
——hypertensive (see also Hypertension, heart) I11.9
——syphilitic A52.0† I52.0*
——congenital Q24.8

变性——*续前页*

一心肾性(另见 高血压，心肾性) I13.9

一心血管(另见 病，心血管) I51.6

一一肾(另见 高血压，心肾性) I13.9

一心脏(另见 变性，心肌) I51.5

一一瓣膜 - 见 心内膜炎

一一淀粉样 E85.4† I43.1*

一一动脉粥样化 I25.1

一胸(腺) E32.8

一一脂肪 E32.8

一血管(老年性) - 见 动脉硬化

一一高血压性 - 见 高血压

一牙髓 K04.2

一眼，黄斑性 H35.3

一一后极(眼) H35.3

一一先天性或遗传性 H35.5

一胰腺 K86.8

一一结核性 A18.8† K87.1*

一阴茎 N48.8

一脂肪

一一肝 NEC K76.0

一一一酒精性 K70.0

一一胎盘 - 见 胎盘，异常的

一主动脉 I70.0

一一脂肪 I77.8

一主动脉瓣(心脏)(另见 心内膜炎，主动脉) I35.8

一椎间盘(病) NEC M51.3

一一伴有

一一一脊髓病 M51.0† G99.2*

一一一神经根炎或神经根病 M51.1† G55.1*

一一颈、颈胸 M50.3

一一一伴有

一一一一脊髓病 M50.0† G99.2*

一一一一神经炎、神经根炎或神经根病 M50.1† G55.1*

一一胸、胸腰 M51.3

一一一伴有

一一一一脊髓病 M51.0† G99.2*

一一一一神经炎、神经根炎、神经根病或坐骨神经痛 M51.1† G55.1*

Degeneration, degenerative——*continued*

—cardiorenal (see also Hypertension, cardiorenal) I13.9

—cardiovascular (see also Disease, cardiovascular) I51.6

——renal (see also Hypertension, cardiorenal) I13.9

—cardiac, heart (see also Degeneration, myocardial) I51.5

——valve, valvular - see Endocarditis

——amyloid E85.4† I43.1*

——atheromatous I25.1

—thymus (gland) E32.8

——fatty E32.8

—vascular (senile) - see Arteriosclerosis

——hypertensive - see Hypertension

—dental pulp K04.2

—eye, macular H35.3

——posterior pole (eye) H35.3

——congenital or hereditary H35.5

—pancreas K86.8

——tuberculous A18.8† K87.1*

—penis N48.8

—fatty

——liver NEC K76.0

———alcoholic K70.0

——placenta - see Placenta, abnormal

—aorta, aortic I70.0

——fatty I77.8

—aortic valve (heart) (see also Endocarditis, aortic) I35.8

—intervertebral disk NEC M51.3

——with

———myelopathy M51.0† G99.2*

———radiculitis or radiculopathy M51.1† G55.1*

——cervical, cervicothoracic M50.3

———with

————myelopathy M50.0† G99.2*

————neuritis, radiculitis or radiculopathy M50.1† G55.1*

——thoracic, thoracolumbar M51.3

———with

————myelopathy M51.0† G99.2*

————neuritis, radiculitis, radiculopathy or sciatica M51.1† G55.1*

变性——*续前页* | **Degeneration, degenerative**——*continued*

一椎间盘(病) NEC M51.3 | —intervertebral disk NEC M51.3
——腰骶 M51.3 | ——lumbar, lumbosacral M51.3
———伴有 | ———with
————脊髓病 M51.0† G99.2* | ————myelopathy M51.0† G99.2*
————神经炎、神经根炎、神经根病或坐骨神经痛 M51.1† G55.1* | ————neuritis, radiculitis, radiculopathy or sciatica M51.1† G55.1*
一锥体束外 G25.9 | —extrapyramidal G25.9
一子宫(囊性) N85.8 | —uterus (cystic) N85.8

变异，地中海贫血性 D56.8 | **Variants, thalassemic D56.8**

变异型心绞痛 I20.1 | **Prinzmetal angina I20.1**

变硬 | **Hardening**
一动脉 - 见 动脉硬化 | —artery - see Arteriosclerosis
一脑 G93.8 | —brain G93.8

变窄 | **Narrow**
一骨盆 - 见 狭窄，骨盆 | —pelvis - see Contraction, pelvis
一前房角 H40.0 | —anterior chamber angle H40.0

biàn 便

便秘(无张力性)(单纯性)(痉挛性) K59.0 | **Constipation, Costiveness (atonic) (simple) (spastic) K59.0**
一神经源性 K59.0 | —neurogenic K59.0
一心因性 F45.3 | —psychogenic F45.3
一药物性 | —drug-induced
——过量或给错或服错药物 T50.9 | ——overdose or wrong substance given or taken T50.9
———特指的药物 - 见 药物和化学制剂表 | ———specified drug - see Table of drugs and chemicals
——恰当使用正确的物质 K59.0 | ——correct substance properly administered K59.0

biàn 辨

辨距困难 R27.8 | **Dysmetria R27.8**

biāo 标

标记异染色质 Q95.4 | **Marker heterochromatin Q95.4**

biāo 瘭

瘭疽[化脓性指头炎](伴有淋巴管炎) L03.0 | **Felon, Panaris, panaritium, Whitlow (with lymphangitis) L03.0**
一疱疹病毒性 B00.8† L99.8* | —herpesviral B00.8† L99.8*

biǎo 表

表层巩膜炎 - 现译名 巩膜外层炎 **Episcleritis**
表皮的 - 见情况 **Epidermis, epidermal - see condition**
表皮松解症 **Epidermolysis**
—大疱性(先天性) Q81.9 —bullosa (congenital) Q81.9
——后天性 L12.3 ——acquired L12.3
——单纯性 Q81.0 ——simplex Q81.0
——特指的 NEC Q81.8 ——specified NEC Q81.8
——营养不良性 Q81.2 ——dystrophica Q81.2
——致死性 Q81.1 ——letalis Q81.1
—燃烧状坏死性 L51.2 —necroticans combustiformis L51.2
——由于药物 ——due to drug
———过量或给错或服错药物 T50.9 ———overdose or wrong substance given or taken T50.9
————特指的药物 - 见 药物和化学制剂表 ————specified drug - see Table of drugs and chemicals
———恰当使用正确的物质 L51.2 ———correct substance properly administered L51.2
表皮脱落(创伤性)(另见 损伤，浅表) T14.0 **Excoriation (traumatic) (see also Injury, superficial) T14.0**
—神经性 L98.1 —neurotic L98.1
表皮脱落性的 - 见情况 **Exfoliative - see condition**
表皮癣菌病(感染性) - 见 皮肤癣菌病 **Epidermophytosis (infected) - see Dermatophytosis**
表皮癣菌疹 - 见 皮肤癣菌病 **Epidermophytid - see Dermatophytosis**

bié 别

别赫捷列夫综合征[类风湿脊椎炎] M45 **Bechterev's[Bekhterev's] syndrome M45**
别德尔-巴尔得综合征 **Q87.8** **Biedl-Bardet syndrome Q87.8**

bīn 宾

宾斯万格 - 现译名 宾斯旺格 **Binswanger**
宾斯旺格痴呆或病[进行性白质脑病] I67.3 **Binswanger's dementia or disease I67.3**

bīn 髌

髌骨的 - 见情况 **Patellar - see condition**
髌前囊炎 **M70.4** **Housemaid's knee M70.4**
髌前脂质滑膜炎 **E88.8** **Liposynovitis prepatellaris E88.8**

bīng 冰

冰冻(另见 效应，有害，寒冷) T69.9 **Freezing (see also Effect, adverse, cold) T69.9**

bǐng 丙

丙球蛋白病
一单克隆(M9765/1) D47.2
一一未确定意义的 D89.2
一多克隆 D89.0
一与淋巴浆细胞性体液不调有关(M9765/1) D47.2

Gammopathy
—monoclonal (M9765/1) D47.2
——of undetermined significance D89.2
—polyclonal D89.0
—associated with lymphoplasmacytic dyscrasia (M9765/1) D47.2

丙酸血症 E71.1 / **Propionic acidemia E71.1**

丙酮尿 R82.4 / **Acetonuria R82.4**

丙酮血症 R79.8 / **Acetonemia R79.8**
一糖尿病性 - 见 E10-E14 伴有第四位数.1
—diabetic - see E10-E14 with fourth character .1

bǐng 饼

饼状乳房(产后)(产褥期) O92.2 / **Caked breast (postpartum) (puerperal) O92.2**

饼状肾 Q63.1 / **Cake kidney Q63.1**

bǐng 屏

屏气 R06.8 / **Breathlessness R06.8**

bìng 并

并发症(由于)
一避孕装置，子宫内 T83.9
一一感染或炎症 T83.6
一一机械性 T83.3
一一特指的 NEC T83.8
一不可吸收性(永久性)缝线 NEC T85.9
一一在骨修复中 NEC - 见 并发症，固定装置，内
一操作(手术照料或医疗照顾) T88.9
注：当一次操作的并发症未被索引或者不是其内容或索引术语的同义词，就应做如下处理：

编码到 T80-T88：
一机械并发症
一医疗操作的早期并发

编码到相应系统的章：
一功能性并发症
一晚期并发症

Complications (from) (of)
—contraceptive device, intrauterine T83.9
——infection or inflammation T83.6
——mechanical T83.3
——specified NEC T83.8
—nonabsorbable (permanent) sutures NEC T85.9
——in bone repair NEC - see Complications,fixation device, internal
—procedure (surgical or medical care) T88.9
Note: Whenever a complication of a procedure is not indexed or is not a synonym of an inclusion or indexed term, proceed as follows:

Code to T80-T88:
—mechanical complications
—early complications of medical procedure

Code to the appropriate system chapter:
—functional complications
—late complications

并发症——*续前页*
一操作后
——代谢性 E89.9
———特指的 NEC E89.8
——耳 H95.9
———特指的 NEC H95.8
——内分泌 E89.9
———特指的 NEC E89.8
一产程 O75.9
——特指的 NEC O75.8
一产科性 O75.9
——操作(器械)(手动)(手术)特指的 NEC O75.4
——手术伤口 NEC O90.8
———感染 O86.0
———血肿 O90.2
——特指的 NEC O75.8
一产褥期 - 见 产褥期
一肠(造口) K91.4
一超声治疗 T88.9
一穿刺，椎管 G97.1
——脑脊液漏出 G97.0
——头痛或反应 G97.1
一创伤(早期) T79.9
——特指的 NEC T79.8
一代谢性 E88.9
——手术后 E89.9
———特指的 NEC E89.8
一胆管植入物(假体) T85.9
——感染或炎症 T85.7
——机械性 T85.5
——特指的 NEC T85.8
一导管(装置) NEC T85.9
——感染或炎症 T85.7
——机械性 T85.6
——泌尿系(留置) T83.9
———感染或炎症 T83.5
———机械性 T83.0
———尿道狭窄 N99.1
———特指的 NEC T83.8
——尿道，留置的 - 见 并发症，导管，泌尿系
——膀胱造口 - 见 并发症，导管，泌尿系
——特指的 NEC T85.8

Complications——*continued*
—postprocedural
——metabolic E89.9
———specified NEC E89.8
——ear H95.9
———specified NEC H95.8
——endocrine E89.9
———specified NEC E89.8
—labor O75.9
——specified NEC O75.8
—obstetric O75.9
——procedure (instrumental)(manual)(surgical) specified NEC O75.4
——surgical wound NEC O90.8
———infection O86.0
———hematoma O90.2
——specified NEC O75.8
—puerperium - see Puerperal
—enterostomy (stoma) K91.4
—ultrasound therapy T88.9
—puncture, spinal G97.1
——cerebrospinal fluid leak G97.0
——headache or reaction G97.1
—trauma (early) T79.9
——specified NEC T79.8
—metabolic E88.9
——postoperative E89.9
———specified NEC E89.8
—bile duct implant (prosthetic) T85.9
——infection or inflammation T85.7
——mechanical T85.5
——specified NEC T85.8
—catheter (device) NEC T85.9
——infection or inflammation T85.7
——mechanical T85.6
——urinary (indwelling) T83.9
———infection or inflammation T83.5
———mechanical T83.0
———urethral stricture N99.1
———specified NEC T83.8
——urethral, indwelling - see Complications, catheter, urinary
——cystostomy - see Complications, catheter, urinary
——specified NEC T85.8

并发症——*续前页*

－导尿管 NEC(另见 并发症，导管，泌尿系) T83.9

－电击治疗 T88.9

－－特指的 NEC T88.8

－电子刺激器装置(电极)(脉冲发生器)

－－骨 T84.9

－－－感染或炎症 T84.7

－－－机械性 T84.3

－－－特指的 NEC T84.8

－－肌肉 T84.9

－－－感染或炎症 T84.7

－－－机械性 T84.4

－－－特指的 NEC T84.8

－－膀胱(泌尿) T83.9

－－－感染或炎症 T83.5

－－－机械性 T83.1

－－－特指的 NEC T83.8

－－神经系统(脑)(周围神经)(脊髓) T85.9

－－－感染或炎症 T85.7

－－－机械性 T85.1

－－－特指的 NEC T85.8

－－心脏(除颤器)(起搏器) T82.9

－－－感染或炎症 T82.7

－－－机械性 T82.1

－－－特指的 NEC T82.8

－动静脉瘘或分流，手术形成的 T82.9

－－感染或炎症 T82.7

－－机械性 T82.5

－－特指的 NEC T82.8

－耳 H93.9

－－手术后 H95.9

－－－特指的 NEC H95.8

－反搏装置(气囊)，主动脉内的 T82.9

－－感染或炎症 T82.7

－－机械性 T82.5

－－特指的 NEC T82.8

－放射治疗 NEC T66

－－脊柱侧弯 M96.5

－－脊柱后凸 M96.2

Complications——*continued*

－urethral catheter NEC (see also Complications,catheter, urinary) T83.9

－electroshock therapy T88.9

－－specified NEC T88.8

－electronic stimulator device (electrode(s)) (pulse generator)

－－bone T84.9

－－－infection or inflammation T84.7

－－－mechanical T84.3

－－－specified NEC T84.8

－－muscle T84.9

－－－infection or inflammation T84.7

－－－mechanical T84.4

－－－specified NEC T84.8

－－bladder (urinary) T83.9

－－－infection or inflammation T83.5

－－－mechanical T83.1

－－－specified NEC T83.8

－－nervous system (brain) (peripheral nerve) (spinal cord) T85.9

－－－infection or inflammation T85.7

－－－mechanical T85.1

－－－specified NEC T85.8

－－cardiac (defibrillator) (pacemaker) T82.9

－－－infection or inflammation T82.7

－－－mechanical T82.1

－－－specified NEC T82.8

－arteriovenous fistula or shunt, surgically created T82.9

－－infection or inflammation T82.7

－－mechanical T82.5

－－specified NEC T82.8

－ear H93.9

－－postoperative H95.9

－－－specified NEC H95.8

－counterpulsation device (balloon), intra-aortic T82.9

－－infection or inflammation T82.7

－－mechanical T82.5

－－specified NEC T82.8

－radiotherapy NEC T66

－－scoliosis M96.5

－－kyphosis M96.2

并发症——*续前页*
一肺移植、衰竭或排斥(免疫或非免疫原因) T86.8
——和心脏 T86.3
一分流(另见 并发症，吻合) T85.9
——动脉 NEC - 见 并发症，移植物，动脉
——脑室(交通性) T85.9
———感染或炎症 T85.7
———机械性 T85.0
———特指的 NEC T85.8
——血管 T82.9
———感染或炎症 T82.7
———机械性 T82.5
———特指的 NEC T82.8
——主动脉冠状动脉 - 见 并发症，冠状动脉(搭桥术)移植物
一分娩(另见 并发症，产科性) O75.9
——操作(器械的)(手动的)(手术的) O75.4
——特指的 NEC O75.8
一缝线，永久性(金属丝) T85.9
——感染或炎症 NEC T85.7
——机械性 T85.6
——特指的 NEC T85.8
——用于骨的修补 - 见 并发症，固定装置，内
一辐射 T66
一腹膜内导管(透析)(输注) T85.9
——感染或炎症 T85.7
——机械性 T85.6
——特指的 NEC T85.8
一肝移植、衰竭或排斥(免疫或非免疫原因) T86.4
一股动脉(搭桥术)移植物 - 见 并发症，移植物，动脉
一股主动脉(搭桥术)移植物 - 见 并发症，移植物，动脉
一骨
——生长刺激器(电极) T84.9
———感染或炎症 T84.7
———机械性 T84.3
———特指的 NEC T84.8
——移植物 T84.9
———感染或炎症 T84.7
———机械性 T84.3
———特指的 NEC T84.8

Complications——*continued*
—lung transplant, failure or rejection (immune or nonimmune cause) T86.8
——and heart T86.3
—bypass, shunt (see also Complications, anastomosis) T85.9
——arterial NEC - see Complications, graft, arterial
——ventricular (communicating) T85.9
———infection or inflammation T85.7
———mechanical T85.0
———specified NEC T85.8
——vascular T82.9
———infection or inflammation T82.7
———mechanical T82.5
———specified NEC T82.8
——aortocoronary - see Complications,coronary artery (bypass) graft
—delivery (see also Complications, obstetric) O75.9
——procedure (instrumental) (manual) (surgical) O75.4
——specified NEC O75.8
—suture, permanent (wire) T85.9
——infection or inflammation NEC T85.7
——mechanical T85.6
——specified NEC T85.8
——in repair of bone - see Complications, fixation device, internal
—radiation T66
—intraperitoneal catheter (dialysis) (infusion) T85.9
——infection or inflammation T85.7
——mechanical T85.6
——specified NEC T85.8
—liver transplant, failure or rejection (immune or nonimmune cause) T86.4
—femoral artery (bypass) graft - see Complications, graft, arterial
—aortofemoral (bypass) graft - see Complications, graft, arterial
—bone
——growth stimulator (electrode) T84.9
———infection or inflammation T84.7
———mechanical T84.3
———specified NEC T84.8
——graft T84.9
———infection or inflammation T84.7
———mechanical T84.3
———specified NEC T84.8

并发症——*续前页*
一固定装置，内(矫形外科) T84.9
一一感染或炎症 T84.6
一一机械性 T84.2
一一一四肢骨 T84.1
一一特指的 NEC T84.8
一关节成形术 T84.9
一一特指的 NEC T84.8
一关节假体，内(任何部位) T84.9
一一感染或炎症 T84.5
一一机械性 T84.0
一一特指的 NEC T84.8
一冠状动脉(搭桥术)移植物 T82.9
一一感染或炎症 T82.7
一一机械性 T82.2
一一特指的 NEC T82.8
一灌注 NEC T80.9
一光线治疗 T88.9
一一特指的 NEC T88.8
一后
一一急性心肌梗死 NEC I23.8
一一一动脉瘤(假性)(心壁)(未破裂) I23.3
一一一缺损
一一一一一间隔
一一一一一一(心)房 I23.1
一一一一一一(心)室 I23.2
一一一心包积血 I23.0
一一一破裂[断裂]
一一一一一心壁 I23.3
一一一一一一伴有心包积血 I23.0
一一一一一腱索 I23.4
一一一一一乳头肌 I23.5
一一一血栓形成
一一一一一心房 I23.6
一一一一一心耳 I23.6
一一一一一心室 I23.6
一一流产 O08.9
一一一特指的 NEC O08.8
一一异位妊娠或葡萄胎妊娠 O08.9
一一一特指的 NEC O08.8

Complications——*continued*
—fixation device, internal (orthopedic) T84.9
——infection or inflammation T84.6
——mechanical T84.2
———bones of limb T84.1
——specified NEC T84.8
—arthroplasty T84.9
——specified NEC T84.8
—joint prosthesis, internal (any site) T84.9
——infection or inflammation T84.5
——mechanical T84.0
——specified NEC T84.8
—coronary artery (bypass) graft T82.9
——infection or inflammation T82.7
——mechanical T82.2
——specified NEC T82.8
—perfusion NEC T80.9
—phototherapy T88.9
——specified NEC T88.8
—following
——acute myocardial infarction NEC I23.8
———aneurysm (false) (of cardiac wall) (of heart wall) (non-ruptured) I23.3
———defect
—————septal
——————atrial (heart) I23.1
——————ventricular (heart) I23.2
———haemopericardium I23.0
———rupture
—————cardiac wall I23.3
——————with haemopericardium I23.0
—————chordae tendineae I23.4
—————papillary muscle I23.5
———thrombosis
—————atrium I23.6
—————auricular appendage I23.6
—————ventricle (heart) I23.6
——abortion O08.9
———specified NEC O08.8
——ectopic or molar pregnancy O08.9
———specified NEC O08.8

并发症——*续前页*
－呼吸 J98.9
－－手术后 J95.9
－－－特指的 NEC J95.8
－－治疗 NEC T81.8
－－装置、植入物或移植物 T85.9
－－－感染或炎症 T85.7
－－－机械性 T85.6
－－－特指的 NEC T85.8
－回肠(造口) K91.4
－会阴切开术，破裂 O90.1
－会阴修补(产科) NEC O90.8
－－感染(分娩后) O86.0
－－破裂 O90.1
－－血肿 O90.2
－肌肉骨骼 M79.9
－－操作后 M96.9
－－－特指的 NEC M96.8
－脊椎
－－穿刺或放液 G97.1
－－－脑脊液漏出 G97.0
－－－头痛或反应 G97.1
－－导管(硬膜外)(硬膜下) T85.9
－－－感染或炎症 T85.7
－－－机械性 T85.6
－－－特指的 NEC T85.8
－－麻醉 - 见 并发症，麻醉，脊髓和硬膜外
－假体装置、移植物或植入物 T85.9
－－感染或炎症 NEC T85.7
－－关节 T84.9
－－－感染或炎症 T84.5
－－－骨折，骨 M96.6
－－－机械性 T84.0
－－－特指的 NEC T84.8
－－机械性 NEC T85.6
－－泌尿器官或泌尿道 T83.9
－－－感染或炎症 T83.5
－－－机械性 T83.1
－－－特指的 NEC T83.8
－－乳房 T85.9
－－－感染或炎症 T85.7
－－－机械性 T85.4
－－－特指的 NEC T85.8

Complications——*continued*
－respiratory J98.9
－－postoperative J95.9
－－－specified NEC J95.8
－－therapy NEC T81.8
－－device, implant or graft T85.9
－－－infection or inflammation T85.7
－－－mechanical T85.6
－－－specified NEC T85.8
－ileostomy (stoma) K91.4
－episiotomy, disruption O90.1
－perineal repair (obstetrical) NEC O90.8
－－infection (following delivery) O86.0
－－disruption O90.1
－－hematoma O90.2
－musculoskeletal M79.9
－－postprocedural M96.9
－－－specified NEC M96.8
－spinal
－－puncture or tap G97.1
－－－cerebrospinal fluid leak G97.0
－－－headache or reaction G97.1
－－catheter (epidural) (subdural) T85.9
－－－infection or inflammation T85.7
－－－mechanical T85.6
－－－specified NEC T85.8
－－anesthesia - see Complications, anesthesia, spinal and epidural
－prosthetic device, graft or implant T85.9
－－infection or inflammation NEC T85.7
－－joint T84.9
－－－infection or inflammation T84.5
－－－fracture, bone M96.6
－－－mechanical T84.0
－－－specified NEC T84.8
－－mechanical NEC T85.6
－－urinary organ or tract T83.9
－－－infection or inflammation T83.5
－－－mechanical T83.1
－－－specified NEC T83.8
－－breast T85.9
－－－infection or inflammation T85.7
－－－mechanical T85.4
－－－specified NEC T85.8

并发症——*续前页*
－假体装置、移植物或植入物——*续前页*
－－生殖器官或生殖道 T83.9
－－－感染或炎症 T83.6
－－－机械性 T83.4
－－－特指的 NEC T83.8
－－特指的 NEC T85.8
－－胃肠道 T85.9
－－－感染或炎症 T85.7
－－－机械性 T85.5
－－－特指的 NEC T85.8
－－心脏瓣膜 T82.9
－－－感染或炎症 T82.6
－－－机械性 T82.0
－－－特指的 NEC T82.8
－－心脏和血管 T82.9
－－血管 T82.9
－－－特指的 NEC T82.8
－－眼 T85.9
－－－感染或炎症 T85.7
－－－机械性 NEC T85.3
－－－－眼内晶状体 T85.2
－－－特指的 NEC T85.8
－角膜移植物 T85.9
－－感染或炎症 T85.7
－－机械性 T85.3
－－特指的 NEC T85.8
－矫形外科 M79.9
－－骨折(放置植入物、关节假体、骨板后) M96.6
－－关节假体 T84.9
－－－感染或炎症 T84.5
－－－机械性 T84.0
－－－特指的 NEC T84.8
－－内固定(甲)(板)(杆) T84.9
－－－感染或炎症 NEC T84.6
－－－机械性 NEC T84.2
－－－－四肢骨 T84.1
－－－特指的 NEC T84.8
－－装置、植入物或移植物 T84.9
－－－感染或炎症 T84.7
－－－机械性 T84.3
－－－特指的 NEC T84.8

Complications——*continued*
－prosthetic device, graft or implant——*continued*
－－genital organ or tract T83.9
－－－infection or inflammation T83.6
－－－mechanical T83.4
－－－specified NEC T83.8
－－specified NEC T85.8
－－gastrointestinal tract T85.9
－－－infection or inflammation T85.7
－－－mechanical T85.5
－－－specified NEC T85.8
－－heart valve T82.9
－－－infection or inflammation T82.6
－－－mechanical T82.0
－－－specified NEC T82.8
－－cardiac and vascular T82.9
－－vascular T82.9
－－－specified NEC T82.8
－－eye T85.9
－－－infection or inflammation T85.7
－－－mechanical NEC T85.3
－－－－intraocular lens T85.2
－－－specified NEC T85.8
－corneal graft T85.9
－－infection or inflammation T85.7
－－mechanical T85.3
－－specified NEC T85.8
－orthopedic M79.9
－－fracture (following insertion of implant, joint prosthesis, bone plate) M96.6
－－joint prosthesis T84.9
－－－infection or inflammation T84.5
－－－mechanical T84.0
－－－specified NEC T84.8
－－internal fixation (nail) (plate) (rod) T84.9
－－－infection or inflammation NEC T84.6
－－－mechanical NEC T84.2
－－－－bones of limb T84.1
－－－specified NEC T84.8
－－device, implant or graft T84.9
－－－infection or inflammation T84.7
－－－mechanical T84.3
－－－specified NEC T84.8

并发症——*续前页*

一接种 T88.1

一一蛋白病 T80.6

一一反应(变应性) T88.1

一一一赫克斯海默 T78.2

一一一血清 T80.6

一一蜂窝织炎 T88.0

一一感染(全身性)(局部) NEC T88.0

一一关节病 M02.2

一一过敏 NEC T80.5

一一脊髓炎 G04.0

一一脑膜炎 G03.8

一一脑炎或脑脊髓炎 G04.0

一一牛痘(全身性)(局部性) B08.0

一一脓毒症、败血症 T88.0

一一皮疹 T88.1

一一血清中毒、血清病、血清皮疹或血清反应 NEC T80.6

一接种(任何)(另见 并发症，接种) T80.9

一结肠(造口) K91.4

一截肢残端(晚期)(手术) T87.6

一一感染或炎症 T87.4

一一坏死 T87.5

一一神经瘤 T87.3

一一特指的 NEC T87.6

一金属缝线，永久性(植入的) - 见 并发症，缝线，永久性

一颈动脉(搭桥术)移植物 - 见 并发症，移植物，动脉

一静脉 NEC

一一并发于妊娠 O22.8

一一后

一一一流产(随后发生) O08.7

一一一一近期发生 - 见 流产

一一一异位妊娠或葡萄胎妊娠 O08.7

一颏植入物(假体) T85.9

一一感染或炎症 T85.7

一一机械性 T85.6

一一特指的 NEC T85.8

一空肠(造口) K91.4

Complications——*continued*

—vaccination T88.1

——protein sickness T80.6

——reaction (allergic) T88.1

———Herxheimer's T78.2

———serum T80.6

——cellulitis T88.0

——infection (general) (local) NEC T88.0

——arthropathy M02.2

——anaphylaxis NEC T80.5

——myelitis G04.0

——meningitis G03.8

——encephalitis or encephalomyelitis G04.0

——vaccinia (generalized) (localized) B08.0

——sepsis, septicemia T88.0

——rash T88.1

——serum intoxication, sickness, rash, or reaction NEC T80.6

—inoculation (any) (see also Complications, vaccination) T80.9

—colostomy (stoma) K91.4

—amputation stump (late) (surgical) T87.6

——infection or inflammation T87.4

——necrosis T87.5

——neuroma T87.3

——specified NEC T87.6

—wire suture, permanent (implanted) –see Complications, suture, permanent

—carotid artery (bypass) graft - see Complications, graft, arterial

—venous NEC

——complicating pregnancy O22.8

——following

———abortion (subsequent episode) O08.7

————current episode - see Abortion

———ectopic or molar pregnancy O08.7

—chin implant (prosthetic) T85.9

——infection or inflammation T85.7

——mechanical T85.6

——specified NEC T85.8

—jejunostomy (stoma) K91.4

并发症——*续前页*
—麻醉 NEC(另见 麻醉，并发症或反应 NEC) T88.5
——插管困难或失败 T88.4
——低温 NEC T88.5
——恶性高热 T88.3
——肺 NEC
———产后，产褥期 O89.0
———妊娠中 O29.0
———在产程和分娩中 O74.1
——脊髓和硬膜外
———产后，产褥期 NEC O89.5
————头痛 O89.4
———妊娠中 NEC O29.5
————头痛 O29.4
———在产程和分娩中 NEC O74.6
————头痛 O74.5
——见于
———产程和分娩 O74.9
————特指的 NEC O74.8
———产后，产褥期 O89.9
————特指的 NEC O89.8
———流产 - 见 流产
———妊娠 O29.9
————特指的 NEC O29.8
——脑，产后，产褥期 O89.2
——体温过高，恶性 T88.3
——心脏
———产后，产褥期 O89.1
———妊娠中 O29.1
———在产程和分娩中 O74.2
——休克 T88.2
——中枢神经系统
———产后，产褥期 O89.2
———妊娠中 O29.2
———在产程和分娩中 O74.3
—盲肠(造口) K91.4
—泌尿生殖系统，操作后 N99.9
——特指的 NEC N99.8
—免疫接种(操作) - 见 并发症，接种

Complications——*continued*
—anesthesia, anesthetic NEC (see also Anesthesia, complication or reaction NEC) T88.5
——difficult or failed intubation T88.4
——hypothermia NEC T88.5
——malignant hyperthermia T88.3
——pulmonary NEC
———postpartum, puerperal O89.0
———in pregnancy O29.0
———in labor and delivery O74.1
——spinal and epidural
———postpartum, puerperal NEC O89.5
————headache O89.4
———in pregnancy NEC O29.5
————headache O29.4
———in labor and delivery NEC O74.6
————headache O74.5
——in
———labor and delivery O74.9
————specified NEC O74.8
———postpartum, puerperal O89.9
————specified NEC O89.8
———abortion - see Abortion
———pregnancy O29.9
————specified NEC O29.8
——brain, postpartum, puerperal O89.2
——hyperthermia, malignant T88.3
——cardiac
———postpartum, puerperal O89.1
———in pregnancy O29.1
———in labor and delivery O74.2
——shock T88.2
——central nervous system
———postpartum, puerperal O89.2
———in pregnancy O29.2
———in labor and delivery O74.3
—cecostomy (stoma) K91.4
—genitourinary, postprocedural N99.9
——specified NEC N99.8
—immunization (procedure) - see Complications, vaccination

并发症——*续前页*
—男性生殖系统 N50.9
——操作后或手术后 N99.9
———特指的 NEC N99.8
——装置、植入物或移植物 T83.9
———感染或炎症 T83.6
———机械性 T83.4
———特指的 NEC T83.8
—脑神经刺激器(电极) T85.9
——感染或炎症 T85.7
——机械性 T85.1
——特指的 NEC T85.8
—脑室(交通性)分流装置(导管) T85.9
——感染或炎症 T85.7
——机械性 T85.0
——特指的 NEC T85.8
—内分泌 E34.9
——手术后 E89.9
———特指的 NEC E89.8
—内装置(导管)(电子)(固定)(假体) NEC - 见并发症，按部位和类型
—女性生殖系统 N94.9
——装置、植入物或移植物 T83.9
———感染或炎症 T83.6
———机械性 T83.4
————子宫内避孕装置 T83.3
———特指的 NEC T83.8
—膀胱(造口) N99.5
——导管 - 见 并发症，导管，泌尿系
—膀胱装置(辅助) T83.9
——感染或炎症 T83.5
——机械性 T83.1
——特指的 NEC T83.8
—皮肤移植物(衰竭)(感染)(排斥) T86.8
—剖宫产伤口 NEC O90.8
——感染(分娩后) O86.0
——破裂 O90.0
——血肿 O90.2
—脐带
——并发于分娩 O69.9
———特指的 NEC O69.8
——影响到胎儿或新生儿 P02.6

Complications——*continued*
—male genital N50.9
——postprocedural or postoperative N99.9
———specified NEC N99.8
——device, implant or graft T83.9
———infection or inflammation T83.6
———mechanical T83.4
———specified NEC T83.8
—brain neurostimulator (electrode) T85.9
——infection or inflammation T85.7
——mechanical T85.1
——specified NEC T85.8
—ventricular (communicating) shunt device (catheter) T85.9
——infection or inflammation T85.7
——mechanical T85.0
——specified NEC T85.8
—endocrine E34.9
——postoperative E89.9
———specified NEC E89.8
—internal device (catheter)(electronic) (fixation) (prosthetic) NEC - see Complications, by site and type
—female genital N94.9
——device, implant or graft T83.9
———infection or inflammation T83.6
———mechanical T83.4
————intrauterine contraceptive device T83.3
———specified NEC T83.8
—cystostomy (stoma) N99.5
——catheter - see Complications, catheter, urinary
—bladder device (auxiliary) T83.9
——infection or inflammation T83.5
——mechanical T83.1
——specified NEC T83.8
—skin graft (failure) (infection) (rejection) T86.8
—cesarean section wound NEC O90.8
——infection (following delivery) O86.0
——disruption O90.0
——hematoma O90.2
—cord (umbilical), umbilical cord
——complicating delivery O69.9
———specified NEC O69.8
——affecting fetus or newborn P02.6

并发症——*续前页*
－人工——*续前页*
－－心脏 T82.9
－－－感染或炎症 T82.7
－－－机械性 T82.5
－－－特指的 NEC T82.8
－妊娠 NEC(另见 妊娠，并发) O26.9
－乳(突)(操作后) H95.9
－－特指的 NEC H95.8
－乳房植入物(假体) T85.9
－－感染或炎症 T85.7
－－机械性 T85.4
－－特指的 NEC T85.8
－乳突后切除术 NEC H95.1
－－复发性胆脂瘤 H95.0
－乳突切除术空腔 NEC H95.1
－神经刺激器 T85.9
－－感染或炎症 T85.7
－－机械性 T85.1
－－特指的 NEC T85.8
－神经系统 G98
－－操作后 G97.9
－－－特指的 NEC G97.8
－－电子刺激器(电极) T85.9
－－－感染或炎症 T85.7
－－－机械性 T85.1
－－－特指的 NEC T85.8
－－中枢 G96.9
－－装置、植入物或移植物 T85.9
－－－感染或炎症 T85.7
－－－机械性 T85.6
－－－特指的 NEC T85.8
－肾 N28.9
－－同种异基因移植物 T86.1
－－透析 - 见 并发症，透析
－肾(造口) N99.5
－肾移植、衰竭或排斥(免疫或非免疫原因) T86.1
－肾盂 X 线片 N99.8
－食管抗反流装置 T85.9
－－感染或炎症 T85.7
－－机械性 T85.5
－－特指的 NEC T85.8

Complications——*continued*
－artificial——*continued*
－－heart T82.9
－－－infection or inflammation T82.7
－－－mechanical T82.5
－－－specified NEC T82.8
－pregnancy NEC (see also Pregnancy, complicated by) O26.9
－mastoid (process) (postprocedural) H95.9
－－specified NEC H95.8
－breast implant (prosthetic) T85.9
－－infection or inflammation T85.7
－－mechanical T85.4
－－specified NEC T85.8
－postmastoidectomy NEC H95.1
－－recurrent cholesteatoma H95.0
－mastoidectomy cavity NEC H95.1
－neurostimulator T85.9
－－infection or inflammation T85.7
－－mechanical T85.1
－－specified NEC T85.8
－nervous system G98
－－postprocedural G97.9
－－－specified NEC G97.8
－－electronic stimulator (electrode(s)) T85.9
－－－infection or inflammation T85.7
－－－mechanical T85.1
－－－specified NEC T85.8
－－central G96.9
－－device, implant or graft T85.9
－－－infection or inflammation T85.7
－－－mechanical T85.6
－－－specified NEC T85.8
－renal N28.9
－－allograft T86.1
－－dialysis - see Complications, dialysis
－nephrostomy (stoma) N99.5
－kidney transplant, failure or rejection (immune or nonimmune cause) T86.1
－pyelogram N99.8
－esophageal anti-reflux device T85.9
－－infection or inflammation T85.7
－－mechanical T85.5
－－specified NEC T85.8

并发症——*续前页*
－手术后(另见 并发症，手术操作) T81.9
－－特指的 NEC T81.8
－输精管装置或植入物 T83.9
－－感染或炎症 T83.6
－－机械性 T83.4
－－特指的 NEC T83.8
－输血(淋巴细胞)(血浆) T80.9
－－反应 NEC T80.8
－－感染 T80.2
－－脓毒症 T80.2
－－溶血 T80.8
－－栓塞 T80.1
－－－空气 T80.0
－－休克 T80.8
－－血清(反应) T80.6
－－－休克，过敏性 T80.5
－－血栓栓塞 T80.1
－－血型不配合性反应(ABO) T80.3
－－－Rh(因子) T80.4
－输注(操作) NEC T80.9
－－泵 - 见 并发症，输注，导管
－－导管 T82.9
－－－感染或炎症 T82.7
－－－机械性 T82.5
－－－特指的 NEC T82.8
－－感染 NEC T80.2
－－脓毒症 NEC T80.2
－－血液 - 见 并发症，输血
－体外循环 T80.9
－通气治疗 NEC T81.8
－透析(肾) T80.9
－－导管(血管性) T82.9
－－－腹膜内的 - 见 并发症，导管
－－－感染或炎症 T82.7
－－－机械性 T82.4
－－－特指的 NEC T82.8

Complications——*continued*
－postoperative (see also Complications, surgical procedure) T81.9
－－specified NEC T81.8
－vas deferens device or implant T83.9
－－infection or inflammation T83.6
－－mechanical T83.4
－－specified NEC T83.8
－transfusion (blood) (lymphocytes) (plasma) T80.9
－－reaction NEC T80.8
－－infection T80.2
－－sepsis T80.2
－－hemolysis T80.8
－－embolism T80.1
－－－air T80.0
－－shock T80.8
－－serum (reaction) T80.6
－－－shock, anaphylactic T80.5
－－thromboembolism, thrombus T80.1
－－incompatibility reaction (ABO) (blood group) T80.3
－－－Rh (factor) T80.4
－infusion (procedure) NEC T80.9
－－pump - see Complications, infusion, catheter
－－catheter T82.9
－－－infection or inflammation T82.7
－－－mechanical T82.5
－－－specified NEC T82.8
－－infection NEC T80.2
－－sepsis NEC T80.2
－－blood - see Complications, transfusion
－extracorporeal circulation T80.9
－ventilation therapy NEC T81.8
－dialysis (renal) T80.9
－－catheter (vascular) T82.9
－－－peritoneal, intraperitoneal - see Complications, catheter
－－－infection or inflammation T82.7
－－－mechanical T82.4
－－－specified NEC T82.8

并发症——*续前页*
一外科操作 T81.9
——瓣膜切开术后综合征 I97.0
——玻璃体(接触)综合征 H59.0
——肠梗阻 K91.3
——出血或血肿 T81.0
——除脏术 T81.3
——垂体功能减退症(垂体切除术后) E89.3
——代谢性 E89.9
———特指的 NEC E89.8
——胆囊切除术后综合征 K91.5
——胆脂瘤，复发性(乳突后切除术) H95.0
——耳 H95.9
———特指的 NEC H95.8
——肺机能不全(急性) J95.2
———慢性 J95.3
——肺气肿(手术的) T81.8
——缝合口破裂 T81.3
——肝衰竭 K91.8
——高血糖(胰切除术后) E89.1
——睾丸机能减退 E89.5
——呼吸 J95.9
———特指的 NEC J95.8
——肌肉骨骼 M96.9
———特指的 NEC M96.8
——甲状旁腺功能减退症(甲状旁腺切除术后) E89.2
——甲状腺功能减退症(甲状腺切除术后) E89.0
——截肢残端(晚期) NEC NEC T87.6
———感染或炎症 T87.4
———坏死 T87.5
———神经瘤 T87.3
——连合部切开术后综合征 I97.0
——裂开(伤口) T81.3
———会阴切开术 O90.1
———剖宫产 O90.0
——瘘道(术后持续性) T81.8
——卵巢衰竭 E89.4
——迷走神经切断术后综合征 K91.1
——泌尿生殖道 N99.9
———特指的 NEC N99.8
——泌尿系 N99.9
———特指的 NEC N99.8

Complications——*continued*
—surgical procedure T81.9
——postvalvulotomy syndrome I97.0
——vitreous (touch) syndrome H59.0
——intestinal obstruction K91.3
——hemorrhage or hematoma T81.0
——evisceration T81.3
——hypopituitarism (posthypophysectomy) E89.3
——metabolic E89.9
———specified NEC E89.8
——postcholecystectomy syndrome K91.5
——cholesteatoma, recurrent (postmastoidectomy) H95.0
——ear H95.9
———specified NEC H95.8
——pulmonary insufficiency (acute) J95.2
———chronic J95.3
——emphysema (surgical) T81.8
——burst stitches or sutures T81.3
——hepatic failure K91.8
——hyperglycemia (postpancreatectomy) E89.1
——testicular hypofunction E89.5
——respiratory J95.9
———specified NEC J95.8
——musculoskeletal M96.9
———specified NEC M96.8
——hypoparathyroidism (postparathyroidectomy) E89.2
——hypothyroidism (post-thyroidectomy) E89.0
——amputation stump (late) NEC T87.6
———infection or inflammation T87.4
———necrosis T87.5
———neuroma T87.3
——postcommissurotomy syndrome I97.0
——dehiscence (of wound) T81.3
———episiotomy O90.1
———cesarean section O90.0
——fistula (persistent postoperative) T81.8
——ovarian failure E89.4
——postvagotomy syndrome K91.1
——genitourinary N99.9
———specified NEC N99.8
——urinary N99.9
———specified NEC N99.8

并发症——*续前页*
－外科操作——*续前页*
－－脑室分流后颅内低压(脑室造口引流术) G97.2
－－内分泌 E89.9
－－－特指的 NEC E89.8
－－倾倒综合征(胃切除术后) K91.1
－－缺氧性脑损害 T88.5
－－乳房切除术后淋巴水肿综合征 I97.2
－－乳突切除术空腔 NEC H95.1
－－－复发性胆脂瘤 H95.0
－－伤口感染 T81.4
－－伤口破裂 T81.3
－－－会阴切开术 O90.1
－－－剖宫产 O90.0
－－神经系统(中枢)(周围) G97.9
－－－特指的 NEC G97.8
－－声门下狭窄(手术后) J95.5
－－特指的 NEC T81.8
－－胃肠道 K91.9
－－－特指的 NEC K91.8
－－胃切除术后倾倒综合征 K91.1
－－吸收不良(手术后) NEC K91.2
－－－骨质疏松症 M81.3
－－象皮肿或淋巴水肿 I97.8
－－－乳房切除术后 I97.2
－－消化系统 K91.9
－－－功能性疾患 NEC K91.8
－－－特指的 NEC K91.8
－－心切开术后综合征 I97.0
－－心脏 T81.8
－－－操作后(功能性)(晚期) I97.8
－－－手术后的长期效应 I97.1
－－休克(内毒素性)(循环血容量减少性)(感染性) T81.1
－－血管(周围) T81.7
－－血内胰岛素不足(胰切除术后) E89.1
－－循环(早期) T81.7
－－－操作后 I97.9
－－－功能性障碍 NEC I97.8
－－眼 H59.9
－－－特指的 NEC H59.8
－－移植 - 见 并发症，器官或组织移植

Complications——*continued*
—surgical procedure——*continued*
——intracranial hypotension following ventricular shunting (ventriculostomy) G97.2
——endocrine E89.9
———specified NEC E89.8
——dumping syndrome (postgastrectomy) K91.1
——anoxic brain damage T88.5
——postmastectomy lymphedema syndrome I97.2
——mastoidectomy cavity NEC H95.1
———recurrent cholesteatoma H95.0
——wound infection T81.4
——disruption of wound T81.3
———episiotomy O90.1
———cesarean section O90.0
——nervous system (central) (peripheral) G97.9
———specified NEC G97.8
——subglottic stenosis (postsurgical) J95.5
——specified NEC T81.8
——gastrointestinal K91.9
———specified NEC K91.8
——postgastrectomy dumping syndrome K91.1
——malabsorption (postsurgical) NEC K91.2
———osteoporosis M81.3
——elephantiasis or lymphedema I97.8
———postmastectomy I97.2
——digestive system K91.9
———functional disorder NEC K91.8
———specified NEC K91.8
——postcardiotomy syndrome I97.0
——cardiac T81.8
———postprocedural (functional) (late) I97.8
———long-term effect following cardiac surgery I97.1
——shock (endotoxic) (hypovolemic) (septic) T81.1
——vascular (peripheral) T81.7
——hypoinsulinemia (postpancreatectomy) E89.1
——circulatory (early) T81.7
———postprocedural I97.9
———functional disturbance NEC I97.8
——eye H59.9
———specified NEC H59.8
——transplant - see Complications, organ or tissue transplant

并发症——*续前页*
－外科操作——*续前页*
－－异物意外遗留于伤口中(海绵)(缝线)(拭子) T81.5
－－意外穿刺或撕裂 T81.2
－－阴道穹隆脱垂(子宫切除术后) N99.3
－－再植身体部位(感染)(排斥) NEC T87.2
－－－上肢 T87.0
－－－下肢 T87.1
－－针眼脓肿 T81.4
－－周围血管 T81.7
－－椎板切除术后综合征 NEC M96.1
－－－脊柱后凸 M96.3
－胃(造口) K91.8
－胃肠道 K92.9
－－手术后(另见 并发症，按类型和部位) K91.9
－－－特指的 NEC K91.8
－吻合(和分流) NEC NEC T85.9
－－肠(内) NEC K91.8
－－－涉及泌尿道 N99.8
－－泌尿道(涉及肠道) N99.8
－－血管性 T82.9
－－－感染或炎症 T82.7
－－－机械性 T82.3
－－－特指的 NEC T82.8
－吸入治疗 NEC T81.8
－心肾性 I13.2
－心脏(另见 病，心脏) I51.9
－－瓣膜
－－－假体 T82.9
－－－－感染或炎症 T82.6
－－－－机械性 T82.0
－－－－特指的 NEC T82.8
－－－移植物 T82.9
－－－－感染或炎症 T82.7
－－－－机械性 T82.2
－－－－特指的 NEC T82.8
－－起搏器(电极)(脉冲发生器) T82.9
－－－感染或炎症 T82.7
－－－机械性 T82.1
－－－特指的 NEC T82.8

Complications——*continued*
－surgical procedure——*continued*
－－foreign body inadvertently left in wound (sponge)(suture) (swab) T81.5
－－accidental puncture or laceration T81.2
－－vaginal vault prolapse (posthysterectomy) N99.3
－－reattached body part (infection) (rejection) NEC T87.2
－－－upper limb T87.0
－－－lower limb T87.1
－－stitch abscess T81.4
－－peripheral vascular T81.7
－－postlaminectomy syndrome NEC M96.1
－－－kyphosis M96.3
－gastrostomy (stoma) K91.8
－gastrointestinal K92.9
－－postoperative (see also Complications, by type and site) K91.9
－－－specified NEC K91.8
－anastomosis (and bypass) NEC T85.9
－－intestinal (internal) NEC K91.8
－－－involving urinary tract N99.8
－－urinary tract (involving intestinal tract) N99.8
－－vascular T82.9
－－－infection or inflammation T82.7
－－－mechanical T82.3
－－－specified NEC T82.8
－inhalation therapy NEC T81.8
－cardiorenal I13.2
－cardiac, heart (see also Disease, heart) I51.9
－－valve
－－－prosthesis T82.9
－－－－infection or inflammation T82.6
－－－－mechanical T82.0
－－－－specified NEC T82.8
－－－graft T82.9
－－－－infection or inflammation T82.7
－－－－mechanical T82.2
－－－－specified NEC T82.8
－－pacemaker (electrode) (pulse generator) T82.9
－－－infection or inflammation T82.7
－－－mechanical T82.1
－－－specified NEC T82.8

并发症——*续前页*

一眼内晶状体(假体) T85.9

——感染或炎症 T85.7

——机械性 T85.2

——特指的 NEC T85.8

一腰椎穿刺 G97.1

——脑脊液漏出 G97.0

——头痛或反应 G97.1

一医疗操作 T88.9

——耳 H95.9

———特指的 NEC H95.8

——呼吸道 J95.9

———特指的 NEC J95.8

——肌肉骨骼 M96.9

———特指的 NEC M96.8

——尿道狭窄 N99.1

——乳突切除术空腔 NEC H95.1

——神经系统(中枢)(周围) G97.9

———特指的 NEC G97.8

——胃肠道 K91.9

———特指的 NEC K91.8

——消化系统 K91.9

———特指的 NEC K91.8

——心脏 T81.8

———操作后(功能性)(晚期) I97.9

————特指的 NEC I97.8

——血管 T81.7

———操作后(功能性)(晚期) I97.8

——循环系 T81.7

———操作后(功能性)(晚期) I97.9

————特指的 NEC I97.8

——眼 H59.9

———特指的 NEC H59.8

——周围血管 T81.7

一胰腺移植、衰竭或排斥(免疫或非免疫原因) T86.8

一移植 NEC(另见 并发症，器官或组织移植) T86.9

一移植物(旁路)(补片) T85.9

——动脉 T82.9

———感染或炎症 T82.7

———机械性 T82.3

———特指的 NEC T82.8

Complications——*continued*

—intraocular lens (prosthetic) T85.9

——infection or inflammation T85.7

——mechanical T85.2

——specified NEC T85.8

—lumbar puncture G97.1

——cerebrospinal fluid leak G97.0

——headache or reaction G97.1

—medical procedure T88.9

——ear H95.9

———specified NEC H95.8

——respiratory J95.9

———specified NEC J95.8

——musculoskeletal M96.9

———specified NEC M96.8

——urethral stricture N99.1

——mastoidectomy cavity NEC H95.1

——nervous system (central) (peripheral) G97.9

———specified NEC G97.8

——gastrointestinal K91.9

———specified NEC K91.8

——digestive system K91.9

———specified NEC K91.8

——cardiac T81.8

———postprocedural (functional) (late) I97.9

————specified NEC I97.8

——vascular T81.7

———postprocedural (functional) (late) I97.8

——circulatory T81.7

———postprocedural (functional) (late) I97.9

————specified NEC I97.8

——eye H59.9

———specified NEC H59.8

——peripheral vascular T81.7

—pancreas transplant, failure or rejection (immune or nonimmune cause) T86.8

—transplant NEC (see also Complications, organ or tissue transplant) T86.9

—graft (bypass) (patch) T85.9

——arterial T82.9

———infection or inflammation T82.7

———mechanical T82.3

———specified NEC T82.8

并发症——*续前页*	**Complications**——*continued*
一移植物——*续前页*	一graft——*continued*
一一股动脉(搭桥术) - 见 并发症，移植物，动脉	一一femoral artery (bypass) - see Complications,graft, arterial
一一骨 T84.9	一一bone T84.9
一一一感染或炎症 T84.7	一一一infection or inflammation T84.7
一一一机械性 T84.3	一一一mechanical T84.3
一一一髓 NEC T86.0	一一一marrow NEC T86.0
一一一特指的 NEC T84.8	一一一specified NEC T84.8
一一冠状(动脉) T82.9	一一coronary (artery) T82.9
一一一感染或炎症 T82.7	一一一infection or inflammation T82.7
一一一机械性 T82.2	一一一mechanical T82.2
一一一特指的 NEC T82.8	一一一specified NEC T82.8
一一肌肉 T84.9	一一muscle T84.9
一一一感染或炎症 T84.7	一一一infection or inflammation T84.7
一一一机械性 T84.4	一一一mechanical T84.4
一一一特指的 NEC T84.8	一一一specified NEC T84.8
一一腱 T84.9	一一tendon T84.9
一一一感染或炎症 T84.7	一一一infection or inflammation T84.7
一一一机械性 T84.4	一一一mechanical T84.4
一一一特指的 NEC T84.8	一一一specified NEC T84.8
一一角膜 T85.9	一一cornea T85.9
一一一感染或炎症 T85.7	一一一infection or inflammation T85.7
一一一机械性 T85.3	一一一mechanical T85.3
一一一特指的 NEC T85.8	一一一specified NEC T85.8
一一颈动脉 - 见 并发症，移植物，动脉	一一carotid artery - see Complications, graft, arterial
一一泌尿器官 T83.9	一一urinary organ T83.9
一一一感染或炎症 T83.5	一一一infection or inflammation T83.5
一一一机械性 T83.2	一一一mechanical T83.2
一一一特指的 NEC T83.8	一一一specified NEC T83.8
一一皮肤(衰竭)(感染)(排斥) T86.8	一一skin (failure) (infection) (rejection) T86.8
一一器官(免疫或非免疫原因)(部分)(全部) - 见 并发症，器官或组织移植	一一organ (immune or nonimmune cause) (partial) (total) - see Complications, organ or tissue transplant
一一神经 T85.9	一一nerve T85.9
一一一感染或炎症 T85.7	一一一infection or inflammation T85.7
一一一机械性 T85.6	一一一mechanical T85.6
一一一特指的 NEC T85.8	一一一specified NEC T85.8
一一生殖器官或生殖道 T83.9	一一genital organ or tract T83.9
一一一感染或炎症 T83.6	一一一infection or inflammation T83.6
一一一机械性 T83.4	一一一mechanical T83.4
一一一特指的 NEC T83.8	一一一specified NEC T83.8
一一特指的 NEC T85.8	一一specified NEC T85.8
一一血管 - 见 并发症，移植物，动脉	一一vascular - see Complications, graft, arterial

并发症——*续前页*
—阴茎假体(植入物) T83.9
——感染或炎症 T83.6
——机械性 T83.4
——特指的 NEC T83.8
—再附着
——特指的身体部位 NEC T87.2
——肢(感染)(排斥) T87.2
———上 T87.0
———下 T87.1
—再植 NEC T85.9
——假体装置 NEC - 见 并发症，假体装置、移植物或植入物
——器官，衰竭或排斥(免疫或非免疫原因)(部分)(全部) - 见 并发症，器官或组织移植、衰竭或排斥
——肢(感染)(排斥) T87.2
———上 T87.0
———下 T87.1
—在操作中意外穿刺或撕裂 T81.2
—镇静剂，在产程和分娩中 O74.9
——肺 NEC O74.1
——心脏的 O74.2
——影响到胎儿或新生儿 P04.0
——中枢神经系统 O74.3
—植入物 NEC - 见 并发症，按部位和类型
—治疗性 T88.9
——药物和药剂 T88.7
—周围神经装置、植入物或移植物 T85.9
——电子刺激器 T85.9
———感染或炎症 T85.7
———机械性 T85.1
———特指的 NEC T85.8
——感染或炎症 NEC T85.7
——机械性 NEC T85.6
——特指的 NEC T85.8
—主动脉(杈)移植物 - 见 并发症，移植物，动脉
—主动脉冠状动脉(搭桥术)移植物 - 见 并发症，冠状动脉(搭桥术)移植物

Complications——*continued*
—penile prosthesis (implant) T83.9
——infection or inflammation T83.6
——mechanical T83.4
——specified NEC T83.8
—reattached
——specified body part NEC T87.2
——extremity (infection) (rejection) T87.2
———upper T87.0
———lower T87.1
—reimplant NEC T85.9
——prosthetic device NEC - see Complications, prosthetic device, graft or implant
——organ, failure or rejection (immune or nonimmune cause) (partial)(total) - see Complications, organ or tissue transplant, failure or rejection
——limb (infection) (rejection) T87.2
———upper T87.0
———lower T87.1
—accidental puncture or laceration during procedure T81.2
—sedation during labor and delivery O74.9
——pulmonary NEC O74.1
——cardiac O74.2
——affecting fetus or newborn P04.0
——central nervous system O74.3
—implant NEC - see Complications, by site and type
—therapeutic T88.9
——drugs and medicaments T88.7
—peripheral nerve device, implant or graft T85.9
——electronic stimulator T85.9
———infection or inflammation T85.7
———mechanical T85.1
———specified NEC T85.8
——infection or inflammation NEC T85.7
——mechanical NEC T85.6
——specified NEC T85.8
—aortic (bifurcation) graft - see Complications,graft, arterial
—aortocoronary(bypass) graft - see Complications, coronary artery (bypass) graft

并发症——*续前页*
一注射(操作) T80.9
一一感染 NEC T80.2
一一菌苗，疫苗(任何) - 见 并发症，接种
一一脓毒症 NEC T80.2
一一血清(预防性)(治疗性) - 见 并发症，接种
一一药物反应(另见 反应，药物) T88.7
一装置 NEC T85.8
一子宫内
一一避孕装置 T83.9
一一一感染或炎症 T83.6
一一一机械性 T83.3
一一一特指的 NEC T83.8
一一操作 NEC，影响到胎儿或新生儿 P96.5
并合
一跗骨 Q66.8
一跟骨舟骨 Q66.8
并头联胎 Q89.4
并腿畸胎 Q74.2
并腿畸形(综合征) Q87.2
并牙症 K00.2
并殖吸虫病 B66.4
并指[趾] Q70.9
一复合性(伴有骨连结) Q70.9
一一脚趾 Q70.2
一一手指 Q70.0
一简单(不伴有骨连结) Q70.9
一一脚趾 Q70.3
一一手指 Q70.1
一脚趾(不伴有骨连结) Q70.3
一一伴有骨连结 Q70.2
一手指(不伴有骨连结) Q70.1
一一伴有骨连结 Q70.0

Complications——*continued*
—injection (procedure) T80.9
——infection NEC T80.2
——vaccine (any) - see Complications, vaccination
——sepsis NEC T80.2
——serum (prophylactic) (therapeutic) - see Complications, vaccination
——drug reaction (see also Reaction, drug) T88.7
—device NEC T85.8
—intrauterine
——contraceptive device T83.9
———infection or inflammation T83.6
———mechanical T83.3
———specified NEC T83.8
——procedure NEC, affecting fetus or newborn P96.5
Coalition
—tarsal Q66.8
—calcaneo-scaphoid Q66.8
Syncephalus Q89.4
Sympus Q74.2
Sirenomelia (syndrome) Q87.2
Synodontia K00.2
Paragonimiasis B66.4
Dactylosymphysis, Syndactylism, syndactyly Q70.9
—complex (with synostosis) Q70.9
——toes Q70.2
——fingers Q70.0
—simple (without synostosis) Q70.9
——toes Q70.3
——fingers Q70.1
—toes (without synostosis) Q70.3
——with synostosis Q70.2
—fingers (without synostosis) Q70.1
——with synostosis Q70.0

bìng 病

病——*续前页*
一病毒——*续前页*
——怀疑损害到胎儿而影响妊娠处理 O35.3
——节肢动物媒介 NEC A94
——昆金 A83.4
——罗西欧(脑炎) A83.6
——人类免疫缺陷[HIV] - 见 人(类)，免疫缺陷病毒[HIV]病
——水泡状口炎 A93.8
——塔希纳 B33.8
——先天性 P35.9
———特指的 NEC P35.8
——无名[辛诺柏](汉坦病毒(心)-肺综合征) B33.4† J17.1*
一玻璃工人(白内障) H26.8
一玻璃体 H43.9
——特指的 NEC H43.8
一博恩霍尔姆[流行性胸肌痛] B33.0
一不明确的 R68.8
一采海绵潜水员 T63.6
一苍白斑，意指硬化萎缩苔癣 L90.0
——阴茎 N48.0
——外阴 N90.4
一产褥期 NEC(另见 产褥期) O90.9
一肠 K63.9
——功能性(另见 疾患，肠，功能性) K59.9
———特指的 NEC K59.8
——器质性 K63.9
——缺血性 K55.9
——特指的 NEC K63.8
——炎症性(非特异性) K52.9
——原虫性 A07.9
一肠病毒 NEC B34.1
——中枢神经系统 NEC A88.8
一沉着，羟磷灰石 M11.0
一出血性 D69.9
——胎儿或新生儿 P53
一传染性，感染性 B99
——并发于妊娠、分娩或产褥期 O98.9
———影响到胎儿或新生儿 P00.2

Disease——*continued*
—viral, virus——*continued*
——suspected damage to fetus affecting management of pregnancy O35.3
——arthropod-borne NEC A94
——Kunjin A83.4
——Rocio (encephalitis) A83.6
——human immunodeficiency (HIV) - see Human, immunodeficiency virus (HIV) disease
——vesicular stomatitis A93.8
——Tahyna B33.8
——congenital P35.9
———specified NEC P35.8
——Sin Nombre (Hantavirus (cardio)-pulmonary syndrome) B33.4† J17.1*
—glass-blower's (cataract) H26.8
—vitreous H43.9
——specified NEC H43.8
—Bornholm B33.0
—ill-defined R68.8
—sponge-diver's T63.6
—white-spot, meaning lichen sclerosus et atrophicus L90.0
——penis N48.0
——vulva N90.4
—puerperal NEC (see also Puerperal) O90.9
—bowel, intestine K63.9
——functional (see also Disorder, intestine, functional) K59.9
———specified NEC K59.8
——organic K63.9
——ischemic K55.9
——specified NEC K63.8
——inflammatory, inflamed (nonspecific) K52.9
——protozoal A07.9
—enteroviral, enterovirus NEC B34.1
——central nervous system NEC A88.8
—deposition, hydroxyapatite M11.0
—hemorrhagic D69.9
——fetus or newborn P53
—infectious, infective B99
——complicating pregnancy, childbirth or puerperium O98.9
———affecting fetus or newborn P00.2

病——*续前页*
一传染性，感染性——*续前页*
——人类免疫缺陷病毒(HIV)病所致 B20.9
———特指的 NEC B20.8
——先天性 P37.9
———特指的 NEC P37.8
一船坞[流行性角膜结膜炎] B30.0† H19.2*
一垂体(腺) E23.7
一唇 K13.0
一锉刀工[铅中毒] T56.0
一大脑(另见 病，脑) G93.9
——变性性 - 见 变性，脑
一大疱性 L13.9
——慢性，儿童期 L12.2
——特指的 NEC L13.8
一代谢性 E88.9
——胆红素 E80.7
一丹吉尔 E78.6
一胆(道) K83.9
——特指的 NEC K83.8
一胆囊 K82.9
——特指的 NEC K82.8
一胆总管(肝总管) K83.9
——伴有结石 K80.5
——特指的 NEC K83.8
一蛋氨酸吸收不良 E72.1
——眼
———带状疱疹 B02.3
———疱疹病毒性 B00.5
一蛋白质(过敏) T80.6
一导管 NEC T85.8
一地窖装填工 J68.8
一地中海 D56.9
一第四[杜克疹热病] B08.8
一第五[传染性红斑] B08.3
一第六[猝发疹] B08.2
一淀粉样(另见 淀粉样变) E85.9
一冬季呕吐(流行性) A08.1
一动脉 I77.9
——闭塞 I77.1
——大脑 I67.9
——冠状 I25.1

Disease——*continued*
—infectious, infective——*continued*
——resulting from HIV disease B20.9
———specified NEC B20.8
——congenital P37.9
———specified NEC P37.8
—shipyard B30.0† H19.2*
—hypophysis, pituitary (gland) E23.7
—lip K13.0
—file-cutter's T56.0
—cerebral (see also Disease, brain) G93.9
——degenerative - see Degeneration, brain
—bullous L13.9
——chronic, of childhood L12.2
——specified NEC L13.8
—metabolic, metabolism E88.9
——bilirubin E80.7
—Tangier E78.6
—biliary (tract) K83.9
——specified NEC K83.8
—cholecystic, gallbladder K82.9
——specified NEC K82.8
—bile duct (common) (hepatic) K83.9
——with calculus, stones K80.5
——specified NEC K83.8
—oast-house-urine E72.1
——ocular
———zoster B02.3
———herpesviral B00.5
—protein T80.6
—catheter NEC T85.8
—silo-filler's J68.8
—Mediterranean D56.9
—fourth B08.8
—fifth B08.3
—sixth B08.2
—amyloid (see also Amyloidosis) E85.9
—winter vomiting (epidemic) A08.1
—arterial, artery I77.9
——occlusive I77.1
——cerebral I67.9
——coronary I25.1

病——*续前页*	**Disease**——*continued*
一动脉硬化性(另见 动脉硬化) I70.9	—arteriosclerotic (see also Arteriosclerosis) I70.9
一一冠状(动脉) I25.1	——coronary (artery) I25.1
一一心血管 I25.0	——cardiovascular I25.0
一一心脏 I25.1	——heart I25.1
一动物传染的，细菌性 A28.9	—zoonotic, bacterial A28.9
一一特指类型 NEC A28.8	——specified type NEC A28.8
一兜圈(晕动) T75.3	—roundabout (motion) T75.3
一多动(另见 运动过度) F90.9	—hyperkinetic (see also Hyperkinesia) F90.9
一多囊	—polycystic
一一肺 J98.4	——lung or pulmonary J98.4
一一一先天性 Q33.0	———congenital Q33.0
一一肝 Q44.6	——liver or hepatic Q44.6
一一卵巢 E28.2	——ovary, ovaries E28.2
一恶性(M8000/3) - 另见 肿瘤，恶性	—malignant (M8000/3) - see also Neoplasm, malignant
一一以前的，影响妊娠处理 Z35.8	——previous, affecting management of pregnancy Z35.8
一鳄皮状鳞癣[重鳞癣] Q80.9	—alligator-skin Q80.9
一一后天性 L85.0	——acquired L85.0
一儿童期慢性大疱性 L12.2	—chronic bullous of childhood L12.2
一耳 H93.9	—ear H93.9
一一内 H83.9	——内 H83.9
一一一特指的 NEC H83.8	———specified NEC H83.8
一一外 H61.9	——external H61.9
一一变性性 H93.0	——degenerative H93.0
一一特指的 NEC H93.8	——specified NEC H93.8
一一血管性 H93.0	——vascular H93.0
一耳道 H61.9	—auditory canal H61.9
一耳廓(非感染性) NEC H61.1	—auricle, ear, pinna (noninfective) NEC H61.1
一发霉干草 J67.0	—moldy hay J67.0
一非节肢动物媒介 NEC(病毒性) B34.9	—nonarthropod-borne NEC (viral) B34.9
一一肠病毒 NEC B34.1	——enterovirus NEC B34.1
一非器质性精神(另见 精神病) F29	—psychotic (see also Psychosis) F29
一非洲回归热 A68.0	—Carapata A68.0
一非洲眼线虫 B74.3	—eyeworm of Africa B74.3
一非自身免疫性溶血性 D59.4	—nonautoimmune hemolytic D59.4
一一药物性 D59.2	——drug-induced D59.2
一肺(急性)(慢性)(终末期) J98.4	—lung, pulmonary (acute) (chronic) (end-stage) J98.4
一一瓣膜 I37.9	——valve I37.9
一一大泡性皮肤淀粉样变 J43.9	——bullous J43.9
一一动脉 I28.9	——artery I28.9
一一多囊 J98.4	——polycystic J98.4
一一一先天性 Q33.0	———congenital Q33.0
一一间质 J84.9	——interstitial J84.9
一一一特指的 NEC J84.8	———specified NEC J84.8

病——*续前页*
一甘油三酸酯贮积 E75.5
一肝(慢性)(器质性) K76.9
一一多囊(先天性) Q44.6
一一见于(由于)血吸虫病(裂体吸虫病) B65.-† K77.0*
一一静脉闭塞 K76.5
一一酒精性(慢性) K70.9
一一囊性，先天性 Q44.6
一一糖原贮积 E74.0† K77.8*
一一吸虫
一一一东方 B66.1
一一一羊 B66.3
一一一中华 B66.1
一一纤维囊性(先天性) Q44.6
一一炎性 K75.9
一一一酒精性 K70.1
一一一特指的 NEC K75.8
一一药物性(特应性)(毒性)(可预言的)(不可预言的) - 见 病，肝，中毒性
一一中毒性 K71.9
一一一伴有
一一一一胆汁淤积 K71.0
一一一一肝坏死 K71.1
一一一一肝静脉闭塞 K71.8
一一一一肝肉芽肿 K71.8
一一一一肝炎 NEC K71.6
一一一一一急性 K71.2
一一一一一慢性
一一一一一一活动 K71.5
一一一一一一迁延性 K71.3
一一一一一一小叶性 K71.4
一一一一一狼疮样 K71.5
一一一一局灶性结节性增生 K71.8
一一一一纤维化(肝) K71.7
一一一一硬变(肝) K71.7
一一一一紫癜性肝炎 K71.8
一肛门 K62.9
一一特指的 NEC K62.8
一高海拔 T70.2
一高空[航空晕](旅行) T75.3
一高山 T70.2
一高胎儿基因或血红蛋白地中海贫血 D56.9
一高血压(另见 高血压) I10

Disease——*continued*
—triglyceride-storage E75.5
—liver, hepatic (chronic) (organic) K76.9
——polycystic (congenital) Q44.6
——in (due to) schistosomiasis (bilharziasis) B65.-† K77.0*
——veno-occlusive K76.5
——alcoholic (chronic) K70.9
——cystic, congenital Q44.6
——glycogen storage E74.0† K77.8*
——fluke
———oriental B66.1
———sheep B66.3
———Chinese B66.1
——fibrocystic (congenital) Q44.6
——inflammatory K75.9
———alcoholic K70.1
———specified NEC K75.8
——drug-induced (idiosyncratic) (toxic) (predictable) (unpredictable) - see Disease, liver, toxic
——toxic K71.9
———with
————cholestasis K71.0
————hepatic necrosis K71.1
————veno-occlusive disease (VOD) of liver K71.8
————hepatic granuloma K71.8
————hepatitis NEC K71.6
—————acute K71.2
—————chronic
——————active K71.5
——————persistent K71.3
——————lobular K71.4
—————lupoid K71.5
————focal nodular hyperplasia K71.8
————fibrosis (liver) K71.7
————cirrhosis (liver) K71.7
————peliosis hepatis K71.8
—anus K62.9
——specified NEC K62.8
—altitude T70.2
—air (travel) T75.3
—mountain T70.2
—high fetal gene or hemoglobin thalassemia D56.9
—hypertensive (see also Hypertension) I10

病——*续前页*
一睾丸 N50.9
一膈 J98.6
一根尖周组织 NEC K04.9
一更年期(女性) N95.1
——男性 N50.8
一宫颈(非炎性) N88.9
——特指的 NEC N88.8
——炎性(另见 宫颈炎) N72
一巩膜 H15.9
——特指的 NEC H15.8
一钩虫 B76.9
——特指的 NEC B76.8
一谷物工人 J67.8
一骨 M89.9
——铝 M83.4
一骨膜 M89.8
一骨髓 D75.9
一骨髓增生性(慢性)(M9960/1) D47.1
——恶性(M9960/3) C96.7
一骨纤维囊性 E21.0
一鼓窦隐窝，慢性 H66.2
一鼓室 H73.9
——特指的 NEC H73.8
一关节 M25.9
——变性性 M19.9
———多发性 M15.9
———脊柱 M47.9
——骶髂 M53.3
——化脓性 M00.9
——脊柱 NEC M53.9
——特指的 NEC M25.8
——夏科(脊髓痨性) A52.1† M14.6*
———非梅毒性 NEC G98† M14.6*
———脊髓空洞症性 G95.0† M49.4*
———糖尿病性(另见 E10-E14 伴有第四位数.6) E14.6† M14.6*
一冠状(动脉) I25.1
——口，梅毒性 A52.0† I52.0*
———二尖瓣 A52.0† I39.0*
———肺 A52.0† I39.3*
———主动脉 A52.0† I39.1*
——先天性 Q24.5
一胱氨酸贮积(伴有肾硬化) E72.0

Disease——*continued*
—testis N50.9
—diaphragm J98.6
—periapical tissues NEC K04.9
—climacteric (female) N95.1
——male N50.8
—cervix (uteri) (noninflammatory) N88.9
——specified NEC N88.8
——inflammatory (see also Cervicitis) N72
—sclera H15.9
——specified NEC H15.8
—hookworm B76.9
——specified NEC B76.8
—grainhandler's J67.8
—bone M89.9
——aluminium M83.4
—periosteum M89.8
—bone-marrow D75.9
—myeloproliferative (chronic) (M9960/1) D47.1
——malignant (M9960/3) C96.7
—osteofibrocystic E21.0
—atticoantral, chronic H66.2
—tympanum H73.9
——specified NEC H73.8
—joint M25.9
——degenerative M19.9
———multiple M15.9
———spine M47.9
——sacroiliac M53.3
——suppurative M00.9
——spine NEC M53.9
——specified NEC M25.8
——Charcot's (tabetic) A52.1† M14.6*
———nonsyphilitic NEC G98† M14.6*
———syringomyelic G95.0† M49.4*
———diabetic (see also E10-E14 with fourth character .6) E14.6† M14.6*
—coronary (artery) I25.1
——ostial, syphilitic A52.0† I52.0*
———mitral A52.0† I39.0*
———pulmonary A52.0† I39.3*
———aortic A52.0† I39.1*
——congenital Q24.5
—cystine storage (with renal sclerosis) E72.0

病——*续前页*
一硅火泥 J62.8
一海绵体 N48.9
一一特指的 NEC N48.8
一汗腺 L74.9
一一特指的 NEC L74.8
一航空者(另见 效应，有害，高海拔) T70.2
一好鸽子者 J67.2
一好鸟者 J67.2
一好鹦鹉者 J67.2
一颌 K10.9
一一特指的 NEC K10.8
一红皮[肢痛症] T56.1
一虹膜 H21.9
一一特指的 NEC H21.8
一喉 J38.7
一呼吸(道) J98.9
一一急性或亚急性 NEC
一一一由于
一一一一辐射 J70.0
一一一一化学制剂、气体、烟雾或蒸气(吸入) J68.3
一一一一外部物质 J70.9
一一一一一特指的 NEC J70.8
一一慢性 NEC J98.9
一一一胎儿或新生儿 P27.9
一一一一特指的 NEC P27.8
一一一由于
一一一一辐射 J70.1
一一一一化学制剂、气体、烟雾或蒸气 J68.4
一一一一外部物质 J70.9
一一一一一特指的 NEC J70.8
一一上 J39.9
一一一急性或亚急性 J06.9
一一一一多部位 NEC J06.8
一一一非传染性 NEC J39.8
一一一链球菌性 J06.9
一一一特指的 NEC J39.8
一一新生儿 P28.9
一一一特指类型 NEC P28.8

Disease——*continued*
—ganister J62.8
—corpus cavernosum N48.9
——specified NEC N48.8
—sweat glands L74.9
——specified NEC L74.8
—aviator's (see also Effect, adverse, high altitude) T70.2
—pigeon fancier's J67.2
—bird fancier's J67.2
—budgerigar fancier's J67.2
—jaw K10.9
——specified NEC K10.8
—pink T56.1
—iris H21.9
——specified NEC H21.8
—larynx J38.7
—respiratory (tract) J98.9
——acute or subacute NEC
———due to
————radiation J70.0
————chemicals, gases, fumes or vapors (inhalation) J68.3
————external agent J70.9
—————specified NEC J70.8
——chronic NEC J98.9
———fetus or newborn P27.9
————specified NEC P27.8
———due to
————radiation J70.1
————chemicals, gases, fumes or vapors J68.4
————external agent J70.9
—————specified NEC J70.8
——upper J39.9
———acute or subacute J06.9
————multiple sites NEC J06.8
———noninfectious NEC J39.8
———streptococcal J06.9
———specified NEC J39.8
——newborn P28.9
———specified type NEC P28.8

病——*续前页*

一呼吸(道) J98.9

一一由于

一一一化学制剂、气体、烟雾或蒸气 J68.9

一一一一急性或亚急性 NEC J68.3

一一一一慢性 J68.4

一一一外部物质 J70.9

一一一一特指的 NEC J70.8

一滑膜 M67.9

一一特指的 NEC M67.8

一滑囊 M71.9

一一特指的 NEC M71.8

一黄递酶缺乏 D74.0

一黄铜铸造工 T56.8

一混合系统 - 见 变性，混合

一混合性结缔组织 M35.1

一肌肉 M62.9

一一炎性 M60.9

一一眼(外) H50.9

一肌肉多核 G71.2

一肌肉骨骼系统，软组织 M79.9

一一特指的 NEC M79.8

一肌肉小核 G71.2

一肌肉中心核 G71.2

一肌神经 G70.9

一基底节 G25.9

一一变性性 G23.9

一一一特指的 NEC G23.8

一一特指的 NEC G25.8

一棘球蚴(另见 棘球蚴) B67.9

一棘球蚴囊(另见 棘球蚴) B67.9

一脊(髓) G95.9

一一特指的 NEC G95.8

一一先天性 Q06.9

一基萨那森林 A98.2

一脊髓小脑性(遗传性) G11.9

一一特指的 NEC G11.8

一脊柱 M48.9

一一关节 M53.9

一一结核性 A18.0† M49.0*

Disease——*continued*

—respiratory (tract) J98.9

——due to

———chemicals, gases, fumes or vapors J68.9

————acute or subacute NEC J68.3

————chronic J68.4

———external agent J70.9

————specified NEC J70.8

—synovium M67.9

——specified NEC M67.8

—bursa M71.9

——specified NEC M71.8

—diaphorase deficiency D74.0

—brazier's T56.8

—combined system - see Degeneration, combined

—mixed connective tissue M35.1

—muscle M62.9

——inflammatory M60.9

——ocular (external) H50.9

—multicore G71.2

—musculoskeletal system, soft tissue M79.9

——specified NEC M79.8

—minicore G71.2

—central core G71.2

—myoneural G70.9

—basal ganglia G25.9

——degenerative G23.9

———specified NEC G23.8

——specified NEC G25.8

—Echinococcus (see also Echinococcus) B67.9

—hydatid (see also Echinococcus) B67.9

—spinal (cord) G95.9

——specified NEC G95.8

——congenital Q06.9

—Kyasanur Forest A98.2

—spinocerebellar (hereditary) G11.9

——specified NEC G11.8

—spine M48.9

——joint M53.9

——tuberculous A18.0† M49.0*

病——*续前页*

一寄生虫 B89

一一并发于妊娠、分娩或产褥期 O98.9

一一肠 NEC B82.9

一一大脑 NEC B71.9† G94.8*

一一口腔 B37.0

一一皮肤 NEC B88.9

一一舌 B37.0

一一特指类型 - 见 侵染

一加利福尼亚(另见 球孢子菌病) B38.9

一加压 T70.3

一甲 L60.9

一一特指的 NEC L60.8

一甲状(腺) E07.9

一一特指的 NEC E07.8

一一心脏(另见 甲状腺功能亢进症) E05.9† I43.8*

一甲状旁(腺) E21.5

一一特指的 NEC E21.4

一假胡勒 E77.0

一拣毛工[肺炭疽] A22.1

一减压 T70.3

一腱，腱鞘 M67.9

一一结节性 M65.3

一一特指的 NEC M67.8

一一炎性 NEC M65.9

一腱膜 M77.9

一交感神经系统 G90.9

一胶原[结缔组织](非血管性)(血管性) M35.9

一一特指的 NEC M35.8

一角膜 H18.9

一一特指的 NEC H18.8

一节肢动物媒介 NEC(病毒性) A94

一一特指类型 NEC A93.8

一结肠 K63.9

一一功能性(另见 疾患，结肠，功能性) K59.9

一结缔组织，全身性 M35.9

一一见于(由于)

一一一低丙球蛋白血症 D80.1† M36.8*

一一一褐黄病 E70.2† M36.8*

一一特指的 NEC M35.8

一结核 NEC(另见 结核) A16.9

Disease——*continued*

—parasitic B89

——complicating pregnancy, childbirth or puerperium O98.9

——intestinal NEC B82.9

——cerebral NEC B71.9† G94.8*

——mouth B37.0

——skin NEC B88.9

——tongue B37.0

——specified type - see Infestation

—California (see also Coccidioidomycosis) B38.9

—compressed air T70.3

—nails L60.9

——specified NEC L60.8

—thyroid (gland) E07.9

——specified NEC E07.8

——heart (see also Hyperthyroidism) E05.9† I43.8*

—parathyroid (gland) E21.5

——specified NEC E21.4

—pseudo-Hurler's E77.0

—woolsorter's A22.1

—decompression T70.3

—tendon, tendinous M67.9

——nodular M65.3

——specified NEC M67.8

——inflammatory NEC M65.9

—aponeuroses M77.9

—sympathetic nervous system G90.9

—collagen (nonvascular) (vascular) M35.9

——specified NEC M35.8

—cornea H18.9

——specified NEC H18.8

—arthropod-borne NEC (viral) A94

——specified type NEC A93.8

—colon K63.9

——functional (see also Disorder, colon, functional) K59.9

—connective tissue, systemic M35.9

——in (due to)

———hypogammaglobulinemia D80.1† M36.8*

———ochronosis E70.2† M36.8*

——specified NEC M35.8

—tuberculous NEC (see also Tuberculosis) A16.9

病——*续前页*
—结膜 H11.9
——病毒性 B30.9† H13.1*
———特指的 NEC B30.8† H13.1*
——特指的 NEC H11.8
——衣原体性 A74.0† H13.1*
—睫状体 H21.9
——特指的 NEC H21.8
—金属磨工 J62.8
—筋膜 M62.9
——特指的 NEC M62.8
——炎性 M60.9
—晶状体 H27.9
——特指的 NEC H27.8
—精囊 N50.9
—精神 F99
——器质性 F06.9
—精神科 F99
—静脉 I87.9
—巨细胞病毒性 B25.9
——人类免疫缺陷病毒(HIV)病所致 B20.2
——特指的 NEC B25.8
—军团 A48.1
——非肺炎的 A48.2
—抗肾小球基底膜[抗-GBM]抗体 M31.0† N08.5*
——肾小管间质肾炎 N12
—柯萨奇(病毒性) NEC B34.1
—克里斯马斯[B 型血友病] D67
—克山 E59
—空气钻(锤) T75.2
—库鲁 A81.8
—髋(关节) M25.9
——化脓性 M00.9
——结核性 A18.0† M01.1*
——先天性 Q65.8
—眶 H05.9
——特指的 NEC H05.8
—阔韧带(非炎性) N83.9
——特指的 NEC N83.8
——炎性 - 见 病，盆腔，炎性
—莱姆 A69.2
—阑尾 K38.9
——特指的 NEC K38.8

Disease——*continued*
—conjunctiva H11.9
——viral B30.9† H13.1*
———specified NEC B30.8† H13.1*
——specified NEC H11.8
——chlamydial A74.0† H13.1*
—ciliary body H21.9
——specified NEC H21.8
—metal-polisher's J62.8
—fascia M62.9
——specified NEC M62.8
——inflammatory M60.9
—lens H27.9
——specified NEC H27.8
—seminal vesicle N50.9
—mental F99
——organic F06.9
—psychiatric F99
—vein I87.9
—cytomegaloviral B25.9
——resulting from HIV disease B20.2
——specified NEC B25.8
—legionnaire's A48.1
——nonpneumonic A48.2
—antiglomerular basement membrane (anti-GBM) antibody M31.0† N08.5*
——tubulo-interstitial nephritis N12
—coxsackie (virus) NEC B34.1
—Christmas D67
—Keshan E59
—pneumatic drill (hammer) T75.2
—kuru A81.8
—hip (joint) M25.9
——suppurative M00.9
——tuberculous A18.0† M01.1*
——congenital Q65.8
—orbit H05.9
——specified NEC H05.8
—broad ligament (noninflammatory) N83.9
——specified NEC N83.8
——inflammatory - see Disease, pelvis, inflammatory
—Lyme A69.2
—appendix K38.9
——specified NEC K38.8

病——*续前页*
一褴褛[吸入性炭疽] A22.1
一泪管 H04.9
一泪系统 H04.9
一一特指的 NEC H04.8
一类风湿 - 见 关节炎，类风湿
一冷
一一凝集素或血红蛋白尿 D59.1
一一一阵发性 D59.6
一一血细胞凝集素(慢性) D59.1
一立克次体 NEC A79.9
一一特指类型 NEC A79.8
一镰状细胞 D57.1
一一伴有
一一一其他异常的血红蛋白 NEC D57.2
一一一危象 D57.0
一一地中海贫血 D56.8
一一球形红细胞增多症 D57.8
一一椭圆形红细胞增多症 D57.8
一淋巴(道)(腺)(系统)(管) I89.9
一淋巴结(结核)) A18.2
一淋巴组织增生性(M9970/0) D47.9
一一T-γ (M9768/1) D47.7
一一X 连锁 D82.3
一一恶性(M9970/3) C96.9
一淋球菌性 NEC A54.9
一流行性 NEC B99
一路易体(痴呆) G31.8
一卵(并发于妊娠) O02.0
一卵巢(非炎性) N83.9
一一多囊 E28.2
一一囊性 N83.2
一一特指的 NEC N83.8
一一炎性 - 见 输卵管卵巢炎
一罗斯河 B33.1
一马尔堡(病毒) A98.3
一脉络膜 H31.9
一一特指的 NEC H31.8
一盲肠 K63.9
一猫抓 A28.1
一毛发(颜色)(干) L67.9
一一囊 L73.9
一一一特指的 NEC L73.8

Disease——*continued*
—ragpicker's or ragsorter's A22.1
—tear duct H04.9
—lacrimal system H04.9
——specified NEC H04.8
—rheumatoid - see Arthritis, rheumatoid
—cold
——agglutinin or hemoglobinuria D59.1
———paroxysmal D59.6
——hemagglutinin (chronic) D59.1
—rickettsial NEC A79.9
——specified type NEC A79.8
—sickle-cell D57.1
——with
———other abnormal hemoglobin NEC D57.2
———crisis D57.0
——thalassemia D56.8
——spherocytosis D57.8
——elliptocytosis D57.8
—lymphatic (channel) (gland) (system) (vessel) I89.9
—scrofulous (tuberculous) A18.2
—lymphoproliferative (M9970/0) D47.9
——T-gamma (M9768/1) D47.7
——X-linked D82.3
——malignant (M9970/3) C96.9
—gonococcal NEC A54.9
—epidemic NEC B99
—Lewy body (dementia) G31.8
—ovum (complicating pregnancy) O02.0
—ovary (noninflammatory) N83.9
——polycystic E28.2
——cystic N83.2
——specified NEC N83.8
——inflammatory - see Salpingo-oophoritis
—Ross River B33.1
—Marburg (virus) A98.3
—choroid H31.9
——specified NEC H31.8
—cecum K63.9
—cat-scratch A28.1
—hair (color) (shaft) L67.9
——follicles L73.9
———specified NEC L73.8

病——*续前页*
—毛细血管 I78.9
——特指的 NEC I78.8
—梅毒性 - 见 梅毒
—迷路，耳 H83.9
——特指的 NEC H83.8
—泌尿(道) N39.9
——膀胱 N32.9
———特指的 NEC N32.8
——特指的 NEC N39.8
—密集沉积物 - 编码于 N00-N07 伴有第四位数.6
—免疫 D89.9
—免疫增生性(M9760/3) C88.9
——特指的 NEC C88.7
——小肠(M9764/3) C88.3
—面神经(第七) G51.9
——新生儿(产伤) P11.3
—母体，与妊娠无关 NEC，影响到胎儿或新生儿 P00.9
—囊性
——肺 J98.4
———先天性 Q33.0
——肝，先天性 Q44.6
——乳房(慢性) N60.1
———伴有上皮增生 N60.3
——肾，先天性 Q61.9
—蛲虫 B80
—脑 G93.9
——变性性 - 见 变性，脑
——动脉性 I67.9
——动脉硬化性 I67.2
——寄生虫 NEC B71.9† G94.8*
——老年性 NEC G31.1
——皮克 G31.0
———引起痴呆 G31.0† F02.0*
——器质性 G93.9
———动脉硬化性 I67.2
——特指的 NEC G93.8
——先天性 Q04.9
——炎性 - 见 脑炎
—脑(脊)膜 - 见 脑膜炎
—脑脊髓 G96.9
—脑膜炎球菌性 NEC A39.9

Disease——*continued*
—capillaries I78.9
——specified NEC I78.8
—luetic, syphilitic - see Syphilis
—labyrinth, ear H83.9
——specified NEC H83.8
—urinary (tract) N39.9
——bladder N32.9
———specified NEC N32.8
——specified NEC N39.8
—dense deposit - code to N00-N07 with fourth character .6
—immune D89.9
—immunoproliferative (M9760/3) C88.9
——specified NEC C88.7
——small intestinal (M9764/3) C88.3
—facial nerve (seventh) G51.9
——newborn (birth injury) P11.3
—maternal, unrelated to pregnancy NEC, affecting fetus or newborn P00.9
—cystic
——lung J98.4
———congenital Q33.0
——liver, congenital Q44.6
——breast (chronic) N60.1
———with epithelial proliferation N60.3
——kidney, congenital Q61.9
—pinworm B80
—brain G93.9
——degenerative - see Degeneration, brain
——arterial, artery I67.9
——arteriosclerotic I67.2
——parasitic NEC B71.9† G94.8*
——senile NEC G31.1
——Pick's G31.0
———dementia in G31.0† F02.0*
——organic G93.9
———arteriosclerotic I67.2
——specified NEC G93.8
——congenital Q04.9
——inflammatory - see Encephalitis
—meningeal - see Meningitis
—cerebrospinal G96.9
—meningococcal NEC A39.9

病——*续前页*

一脑下垂体嗅剂吸入者 J67.8
一脑血管 I67.9
一一急性 I67.8
一一一栓子 I63.4
一一一血栓形成性 I63.3
一一闭塞 I66.9
一一并发于妊娠、分娩或产褥期 O99.4
一一动脉硬化性 I67.2
一一栓子 I66.9
一一特指的 NEC I67.8
一一血栓形成性 I66.9
一内分泌腺或内分泌系统 NEC E34.9
一内罗毕(羊病毒) A93.8
一尿道 N36.9
一一特指的 NEC N36.8
一凝血因子缺乏(先天性)(另见 缺陷，凝血) D68.9
一女性盆腔炎性(另见 病，盆腔，炎性) N73.9
一一结核性 A18.1† N74.1*
一疟疾性(另见 疟疾) B54
一膀胱 N32.9
一一见于(由于)
一一一血吸虫病(裂体吸虫病) B65.0† N33.8*
一一特指的 NEC N32.8
一疱疹病毒性，播散性 B00.7
一盆腔
一一腹膜，女性 NEC N94.8
一一淋球菌性(急性)(慢性) A54.2
一一女性 NEC N94.9
一一一特指的 NEC N94.8
一一器官，女性 N94.9
一一炎性(女性) N73.9
一一一急性 N73.0
一一一慢性 N73.1
一一一并发于妊娠 O23.5
一一一一影响到胎儿或新生儿 P00.8
一一一后
一一一一流产(随后发生) O08.0
一一一一一近期发生 - 见 流产
一一一一异位妊娠或葡萄胎妊娠 O08.0
一一一结核性 A18.1† N74.1*
一一一特指的 NEC N73.8

Disease——*continued*

—pituitary-snuff-taker's J67.8
—cerebrovascular I67.9
——acute I67.8
———embolic I63.4
———thrombotic I63.3
——occlusive I66.9
——complicating pregnancy, childbirth or puerperium O99.4
——arteriosclerotic I67.2
——embolic I66.9
——specified NEC I67.8
——thrombotic I66.9
—endocrine glands or system NEC E34.9
—Nairobi (sheep virus) A93.8
—urethra N36.9
——specified NEC N36.8
—coagulation factor deficiency (congenital) (see also Defect, coagulation) D68.9
—female pelvic inflammatory (see also Disease, pelvis, inflammatory) N73.9
——tuberculous A18.1† N74.1*
—malarial (see also Malaria) B54
—bladder N32.9
——in (due to)
———schistosomiasis (bilharziasis) B65.0† N33.8*
——specified NEC N32.8
—herpesviral, disseminated B00.7
—pelvis, pelvic
——peritoneum, female NEC N94.8
——gonococcal (acute) (chronic) A54.2
——female NEC N94.9
———specified NEC N94.8
——organ, female N94.9
——inflammatory (female) N73.9
———acute N73.0
———chronic N73.1
———complicating pregnancy O23.5
————affecting fetus or newborn P00.8
———following
————abortion (subsequent episode) O08.0
—————current episode - see Abortion
————ectopic or molar pregnancy O08.0
———tuberculous A18.1† N74.1*
———specified NEC N73.8

病——*续前页*
一溶血性(胎儿)(新生儿) P55.9
——特指类型 NEC P55.8
——药物性 D59.0
——由于
———Rh 阴性母亲 P55.0
———血型不配合
————ABO(血型) P55.1
————Rh(血型)(因子) P55.0
————血(型)(达菲)(K 型(凯尔))(基德)(刘易斯)(M 型) NEC P55.8
——自身免疫性(冷型)(温型) D59.1
一肉芽肿(童年)(慢性) D71
一乳(突) H74.9
——特指的 NEC H74.8
一乳房 N64.9
——产褥期、产后 NEC O92.2
——囊性(慢性) N60.1
———伴有上皮增生 N60.3
——佩吉特(M8540/3) C50.0
——特指的 NEC N64.8
——纤维囊性 N60.1
———伴有上皮增生 N60.3
一乳头 N64.9
——佩吉特(M8540/3) C50.0
一软骨 M94.9
——特指的 NEC M94.8
一软木工人 J67.3
一朊病毒，中枢神经系统 A81.9
——特指的 NEC A81.8
一沙蚤[穿皮潜蚤] B88.1
一舌 K14.9
——特指的 NEC K14.8
一神经 - 见 疾患，神经
一神经肌肉系统 G70.9
一神经系统 G98
——副交感神经 G90.9
——交感神经 G90.9
——特指的 NEC G98
——影响妊娠、分娩或产褥期的处理 O99.3
——植物 G90.9
——中枢 G96.9
———特指的 NEC G96.8
——自主 G90.9

Disease——*continued*
—hemolytic (fetus) (newborn) P55.9
——specified type NEC P55.8
——drug-induced D59.0
——due to
———Rh-negative mother P55.0
———incompatibility
————ABO (blood group) P55.1
————Rh (blood group) (factor) P55.0
————blood (group) (Duffy) (K(ell)) (Kidd) (Lewis) (M) (S) NEC P55.8
——autoimmune (cold type) (warm type) D59.1
—granulomatous (childhood) (chronic) D71
—mastoid (process) H74.9
——specified NEC H74.8
—breast N64.9
——puerperal, postpartum NEC O92.2
——cystic (chronic) N60.1
———with epithelial proliferation N60.3
——Paget's (M8540/3) C50.0
——specified NEC N64.8
——fibrocystic N60.1
———with epithelial proliferation N60.3
—nipple N64.9
——Paget's (M8540/3) C50.0
—cartilage M94.9
——specified NEC M94.8
—corkhandler's or corkworker's J67.3
—prote virus, central nervous system A81.9
——specified NEC A81.8
—chigo, chigoe B88.1
—tongue K14.9
——specified NEC K14.8
—nerve - see Disorder, nerve
—neuromuscular system G70.9
—nervous system G98
——parasympathetic G90.9
——sympathetic G90.9
——specified NEC G98
——affecting management of pregnancy, childbirth or puerperium O99.3
——vegetative G90.9
——central G96.9
———specified NEC G96.8
——autonomic G90.9

病——*续前页*	**Disease**——*continued*
一肾(功能性)(盂) N28.9	一kidney, renal (functional) (pelvis) N28.9
一一急性 - 见 肾炎，急性	一一acute - see Nephritis, acute
一一慢性 - 见 肾炎，慢性	一一chronic - see Nephritis, chronic
一一伴有	一一with
一一一间质肾炎 N12	一一一interstitial nephritis N12
一一一肾小球损害 - 见 肾小球肾炎	一一一glomerular lesion - see Glomerulonephritis
一一一一伴有水肿 - 见 肾病	一一一一with edema - see Nephrosis
一一一水肿 - 见 肾病	一一一edema - see Nephrosis
一一并发于妊娠 O26.8	一一complicating pregnancy O26.8
一一一伴有高血压(原有的) O10.2	一一一with hypertension (pre-existing) O10.2
一一一一继发性 O10.4	一一一一secondary (pre-existing) O10.4
一一一影响到胎儿或新生儿 P00.1	一一一affecting fetus or newborn P00.1
一一高血压(另见 高血压，肾性) I12.9	一一hypertensive (see also Hypertension, kidney) I12.9
一一急进型 N01.-	一一rapidly progressive N01.-
一一见于(由于)血吸虫病(裂体吸虫病) B65.-† N29.1*	一一in (due to) schistosomiasis (bilharziasis) B65.-† N29.1*
一一囊性(先天性) Q61.9	一一cystic (congenital) Q61.9
一一纤维囊性(先天性) Q61.8	一一fibrocystic (congenital) Q61.8
一一小管性(另见 肾炎，肾小管间质) N12	一一tubular (see also Nephritis, tubulo-interstitial) N12
一一终末期(衰竭) N18.0	一一end-stage (failure) N18.0
一肾动脉性 - 见 高血压，肾性	一arteriorenal - see Hypertension, kidney
一肾上腺(皮质)(髓样) E27.9	一adrenal, suprarenal (capsule) (cortex) (gland) (medullary) E27.9
一一特指的 NEC E27.8	一一specified NEC E27.8
一肾小球(另见 肾小球肾炎) N05.-	一glomerular (see also Glomerulonephritis) N05.-
一一伴有水肿 - 见 肾病	一一with edema - see Nephrosis
一一急进型 N01.-	一一rapidly progressive N01.-
一肾血管(动脉硬化性)(另见 高血压，肾性) I12.9	一renovascular (arteriosclerotic) (see also Hypertension, kidney) I12.9
一肾终末期 N18.0	一end-stage renal N18.0
一生殖器官	一genital organs
一一男性 N50.9	一一male N50.9
一一女性 N94.9	一一female N94.9
一声带 J38.3	一vocal cord J38.3
一十二指肠 K31.9	一duodenum K31.9
一一特指的 NEC K31.8	一一specified NEC K31.8
一石匠 J62.8	一stonemason's J62.8
一食管 K22.9	一esophagus K22.9
一一特指的 NEC K22.8	一一specified NEC K22.8
一一心因性 F45.3	一一psychogenic F45.3
一视神经 NEC H47.0	一optic nerve NEC H47.0
一视网膜(性) H35.9	一retina, retinal H35.9
一一巴滕或巴滕-马尤 E75.4† H36.8*	一一Batten's or Batten-Mayou E75.4† H36.8*
一一特指的 NEC H35.8	一一specified NEC H35.8
一一血管性损害 H35.0	一一vascular lesion H35.0

病——*续前页*
—手、足和口 B08.4
—输精管 N50.9
—输卵管(非炎性) N83.9
——特指的 NEC N83.8
——炎性(另见 输卵管卵巢炎) N70.9
—输卵管-卵巢(非炎性) N83.9
——特指的 NEC N83.8
——炎性(另见 输卵管卵巢炎) N70.9
—输尿管 N28.9
——由于血吸虫病(裂体吸虫病) B65.0† N29.1*
—睡眠(非洲)(另见 锥虫病，非洲) B56.9
—松果体 E34.8
—髓核 - 见 病，椎间盘
—胎儿 NEC，已知或可疑的，影响妊娠处理 O35.8
—胎盘
——并发于妊娠或分娩 O43.9
——影响到胎儿或新生儿 P02.2
—糖原贮积(安德森)(科里)(福布斯)(赫尔)(麦卡德尔-施密德-皮尔逊)(蓬佩)(陶里)(冯·吉尔克) E74.0
——肝肾 E74.0
——葡萄糖-6-磷酸酶缺乏 E74.0
——全身性 E74.0
——心肌 E74.0† I43.1*
——心脏 E74.0† I43.1*
—铁代谢或贮积 E83.1
—痛痛[镉中毒] T56.3
—透明(弥漫性)(全身性)
——膜(肺)(新生儿) P22.0
———成人 J80
—脱髓鞘(神经系统) G37.9
——特指的 NEC G37.8
—外
——耳 H61.9
——耳道 H61.9
—外阴(非炎性) N90.9
——特指的 NEC N90.8
——炎性 NEC N76.8
—胃 K31.9
——功能性，心因性 F45.3
——特指的 NEC K31.8

Disease——*continued*
—hand, foot and mouth B08.4
—vas deferens N50.9
—fallopian tube, tube (fallopian) (noninflammatory) N83.9
——specified NEC N83.8
——inflammatory (see also Salpingo-oophoritis) N70.9
—tubo-ovarian (noninflammatory) N83.9
——specified NEC N83.8
——inflammatory (see also Salpingo-oophoritis) N70.9
—ureter N28.9
——in (due to) schistosomiasis (bilharziasis) B65.0† N29.1*
—sleeping (African) (see also Trypanosomiasis, African) B56.9
—pineal gland E34.8
—nucleus pulposus - see Disease, intervertebral disk
—fetal NEC, known or suspected, affecting management of pregnancy O35.8
—placenta
——complicating pregnancy or childbirth O43.9
——affecting fetus or newborn P02.2
—glycogen storage (Andersen's) (Cori's) (Forbes') (Hers') (McArdle-Schmid-Pearson) (Pompe's) (Tauri's)(von Gierke's) E74.0
——hepatorenal, liver and kidney E74.0
——glucose-6-phosphatase deficiency E74.0
——generalized E74.0
——myocardium E74.0† I43.1*
——heart E74.0† I43.1*
—iron metabolism or storage E83.1
—itai-itai T56.3
—hyaline (diffuse) (generalized)
——membrane (lung) (newborn) P22.0
———adult J80
—demyelinating, demyelinizating (nervous system) G37.9
——specified NEC G37.8
—external
——ear H61.9
——auditory canal H61.9
—vulva (noninflammatory) N90.9
——specified NEC N90.8
——inflammatory NEC N76.8
—gastric, stomach K31.9
——functional, psychogenic F45.3
——specified NEC K31.8

病——*续前页*

—胃肠(道) K92.9

——淀粉样 E85.4† K93.8*

——功能性(另见 疾患，胃肠) K59.9

——特指的 NEC K92.8

—纹状体苍白球系统 NEC G25.8

—吻[传染性单核细胞增多症的俗称] B27.9

—无管腺 E34.9

—无脉 M31.4

—无牙牙槽嵴 K06.9

——特指的 NEC K06.8

—吸虫 - 见 侵染，吸虫

—细胞肥大包含体(全身性) B25.9

——伴有肺炎 B25.0† J17.1*

—细胞性组织 L98.9

—细菌性 A49.9

——动物传染的 A28.9

———特指类型 NEC A28.8

——特指的 NEC A48.8

—纤弱(HIV) B22.2

—纤维干酪性肺(另见 结核，肺) A16.2

—纤维囊性 - 见 纤维囊性，病

—涎腺或涎管 K11.9

——包含体 B25.9

——病毒 B25.9

——特指的 NEC K11.8

—线样小体 G71.2

—腺(淋巴) I89.9

—腺样体(和扁桃体) J35.9

—消化道 K63.9

—消化系统 K92.9

——特指的 NEC K92.8

—消瘦 NEC R64

—小动脉性(全身性)(闭塞性) I77.9

—小管间质 N15.9

——特指的 NEC N15.8

—小脑 - 见 病，脑

—心肌(另见 变性，心肌) I51.5

——原发性(特发性) I42.9

—心内膜心肌(嗜曙红性) I42.3

—心肾动脉性(另见 高血压，心肾性) I13.9

Disease——*continued*

—gastrointestinal (tract) K92.9

——amyloid E85.4† K93.8*

——functional (see also Disorder, gastrointestinal) K59.9

——specified NEC K92.8

—striatopallidal system NEC G25.8

—kissing B27.9

—ductless glands E34.9

—pulseless M31.4

—edentulous (alveolar) ridge K06.9

——specified NEC K06.8

—fluke - see Infestation, fluke

—cytomegalic inclusion (generalized) B25.9

——with pneumonia B25.0† J17.1*

—cellular tissue L98.9

—bacterial A49.9

——zoonotic A28.9

———specified type NEC A28.8

——specified NEC A48.8

—slim (HIV) B22.2

—fibrocaseous of lung (see also Tuberculosis, pulmonary) A16.2

—fibrocystic - see Fibrocystic disease

—salivary gland or duct K11.9

——inclusion B25.9

——virus B25.9

——specified NEC K11.8

—nemaline body G71.2

—gland (lymph) I89.9

—adenoids (and tonsils) J35.9

—alimentary canal K63.9

—digestive system K92.9

——specified NEC K92.8

—wasting NEC R64

—arteriolar (generalized) (obliterative) I77.9

—tubulo-interstitial N15.9

——specified NEC N15.8

—cerebellar, cerebellum - see Disease, brain

—myocardium, myocardial (see also Degeneration, myocardial) I51.5

——primary (idiopathic) I42.9

—endomyocardial (eosinophilic) I42.3

—arteriocardiorenal (see also Hypertension, cardiorenal) I13.9

病——*续前页*

—心肾性(肝)(高血压性)(血管性)(另见 高血压，心肾性) I13.9

—心血管 I51.6

——高血压性 - 见 高血压，心脏

——梅毒性(无症状) A52.0† I98.0*

——肾(高血压性)(另见 高血压，心肾性) I13.9

——胎儿或新生儿 P29.9

———特指的 NEC P29.8

——先天性 Q28.9

—心脏(器质性) I51.9

——二尖瓣 I05.9

———特指的 NEC I05.8

——伴有

———肺水肿(急性)(另见 衰竭，心室，左) I50.1

———风湿热(I00 中的情况)

—————非活动性或静止的(伴有舞蹈症) I09.9

——————特指的 NEC I09.8

—————活动性 I01.9

——————特指的 NEC I01.8

——瓣膜(梗阻性)(回流)(另见 心内膜炎) I38

———先天性 NEC Q24.8

—————二尖(瓣) Q23.9

—————三尖(瓣) Q22.9

—————肺动脉(瓣) Q22.3

—————主动脉(瓣) Q23.9

——充血性(另见 衰竭，心力，充血性) I50.0

——淀粉样 E85.4† I43.1*

——动脉 I25.1

——动脉硬化性(老年性) I25.1

——肺(慢性) I27.9

———急性 I26.0

———见于(由于)血吸虫病 B65.-† I52.1*

———特指的 NEC I27.8

——风湿性(慢性)(非活动性)(陈旧性)(静止的)(伴有舞蹈症) I09.9

———活动性或急性 I01.9

—————伴有舞蹈症(急性)(风湿性)(西德纳姆) I02.0

———母体，影响到胎儿或新生儿 P00.3

———特指的 NEC I09.8

——高血压(另见 高血压，心脏) I11.9

Disease——*continued*

—cardiorenal (hepatic) (hypertensive) (vascular) (see also Hypertension, cardiorenal) I13.9

—cardiovascular I51.6

——hypertensive - see Hypertension, heart

——syphilitic (asymptomatic) A52.0† I98.0*

——renal (hypertensive) (see also Hypertension, cardiorenal) I13.9

——fetus or newborn P29.9

———specified NEC P29.8

——congenital Q28.9

—heart, cardiac (organic) I51.9

——mitral I05.9

———specified NEC I05.8

——with

——pulmonary edema (acute) (see also Failure, ventricular, left) I50.1

———rheumatic fever (conditions in I00)

—————inactive or quiescent (with chorea) I09.9

——————specified NEC I09.8

—————active I01.9

——————specified NEC I01.8

——valve, valvular (obstructive) (regurgitant) (see also Endocarditis) I38

———congenital NEC Q24.8

—————mitral (valve) Q23.9

—————tricuspid Q22.9

—————pulmonary Q22.3

—————aortic (valve) Q23.9

——congestive (see also Failure, heart, congestive) I50.0

——amyloid E85.4† I43.1*

——artery, arterial I25.1

——arteriosclerotic or sclerotic (senile) I25.1

——pulmonary (chronic) I27.9

———acute I26.0

———in (due to) schistosomiasis B65.-† I52.1*

———specified NEC I27.8

——rheumatic (chronic) (inactive) (old)(quiescent) (with chorea) I09.9

———active or acute I01.9

—————with chorea (acute) (rheumatic) (Sydenham's) I02.0

———maternal, affecting fetus or newborn P00.3

———specified NEC I09.8

——hypertensive (see also Hypertension, heart) I11.9

病——*续前页*
—心脏——*续前页*
——冠状动脉(另见 缺血，心脏) I25.9
——黑色 I27.0
——肌肉(另见 变性，心肌) I51.5
——脊柱后侧凸性 I27.1
——甲状腺毒性(另见 甲状腺毒症) E05.9† I43.8*
——甲状腺功能亢进性(另见 甲状腺功能亢进症) E05.9† I43.8*
——脚气病(湿性) E51.1† I43.2*
——老年性(另见 心肌炎) I51.4
——淋球菌性 A54.8† I52.0*
——梅毒性 A52.0† I52.0*
———先天性 A50.5† I52.0*
———主动脉 A52.0† I39.1*
————动脉瘤 A52.0† I79.0*
——脑膜炎球菌性 A39.5† I52.0*
——缺血性(慢性或伴有提及持续时间超过 4 周者) I25.9
———急性或伴有提及持续时间在 4 周或小于 4 周者 I24.9
————特指的 NEC I24.8
———无症状 I25.6
———心电图诊断或其他特殊的调查，但现时无症状 I25.6
————特指形式 NEC I25.8
——糖原贮积 E74.0† I43.1*
——先天性 Q24.9
———母体，影响到胎儿或新生儿 P00.3
———青紫 Q24.9
———特指的 NEC Q24.8
——纤维瘤(另见 心肌炎) I51.4
——心因性(功能性) F45.3
——血管性 - 见 病，心血管
——主动脉(瓣) I35.9
—新城 B30.8† H13.1*
—行为性，器质性 F07.9
—性病性 A64
——特指的性质或类型 NEC A63.8
—胸 J98.9
—胸膜(腔) J94.9
——特指的 NEC E32.8
—胸腺 E32.9
——特指的 NEC J94.8

Disease——*continued*
—heart, cardiac——*continued*
——coronary (see also Ischemia, heart) I25.9
——black I27.0
——muscular (see also Degeneration, myocardial) I51.5
——kyphoscoliotic I27.1
——thyrotoxic (see also Thyrotoxicosis) E05.9† I43.8*
——hyperthyroid (see also Hyperthyroidism) E05.9† I43.8*
——beriberi (wet) E51.1† I43.2*
——senile (see also Myocarditis) I51.4
——gonococcal A54.8† I52.0*
——syphilitic A52.0† I52.0*
———congenital A50.5† I52.0*
———aortic A52.0† I39.1*
————aneurysm A52.0† I79.0*
——meningococcal A39.5† I52.0*
——ischemic (chronic or with a stated duration of over 4 weeks) I25.9
———acute or with a stated duration of 4 weeks or less I24.9
————specified NEC I24.8
———asymptomatic I25.6
———diagnosed on ECG or other special investigation, but currently presenting no symptoms I25.6
————specified form NEC I25.8
——glycogen storage E74.0† I43.1*
——congenital Q24.9
———maternal, affecting fetus or newborn P00.3
———cyanotic Q24.9
———specified NEC Q24.8
——fibroid (see also Myocarditis) I51.4
——psychogenic (functional) F45.3
——vascular - see Disease, cardiovascular
——aortic (valve) I35.9
—Newcastle B30.8† H13.1*
—behavioral, organic F07.9
—venereal A64
——specified nature or type NEC A63.8
—chest J98.9
—pleura (cavity) J94.9
——specified NEC E32.8
—thymus (gland) E32.9
——specified NEC J94.8

病——*续前页*
一血管 I99
——闭合性 I77.1
———周围 I73.9
——闭塞性 I99
——动脉硬化性 - 见 动脉硬化
——高血压性 - 见 高血压
——虹膜 NEC H21.1
——睫状体 NEC H21.1
——周围(闭塞) I73.9
一血管痉挛(性) I73.9
——大脑 G45.9
——静脉 I87.8
一血管运动性 I73.9
一血红蛋白 D58.2
——C 型(血红蛋白-C) D58.2
———伴有其他异常的血红蛋白 NEC D58.2
———地中海贫血 D56.9
———镰状细胞 D57.2
———椭圆形红细胞增多症 D58.1
———血红蛋白-S D57.2
——D 型(血红蛋白-D) D D58.2
———伴有其他异常的血红蛋白 NEC D58.2
———地中海贫血 D56.9
———镰状细胞 D57.2
———血红蛋白-S D57.2
——E 型(血红蛋白-E) D58.2
———伴有其他异常的血红蛋白 NEC D58.2
———地中海贫血 D56.9
———镰状细胞 D57.2
———血红蛋白-S D57.2
——H 型(血红蛋白-H)(地中海贫血) D56.0
———伴有其他异常的血红蛋白 NEC D56.9
——I 型地中海贫血 I D56.9
——M 型 D74.0
——S 型或 SS 型 - 见 病，镰状细胞
——SC 型 D57.2
——SD 型 D57.2
——SE 型 D57.2
——不稳定，溶血性 D58.2
——球形红细胞增多症 D58.0
——椭圆形红细胞增多症 D58.1
——异常(混合) NEC D58.2
———伴有地中海贫血 D56.9

Disease——*continued*
—vascular I99
——obliterative I77.1
———peripheral I73.9
——occlusive I99
——arteriosclerotic - see Arteriosclerosis
——hypertensive - see Hypertension
——iris NEC H21.1
——ciliary body NEC H21.1
——peripheral (occlusive) I73.9
—angiospastic, vasospastic I73.9
——cerebral G45.9
——vein I87.8
—vasomotor I73.9
—hemoglobin or Hb D58.2
——C (Hb-C) D58.2
———with other abnormal hemoglobin NEC D58.2
———thalassemia D56.9
———sickle-cell D57.2
———elliptocytosis D58.1
———Hb-S D57.2
——D (Hb-D) D58.2
———with other abnormal hemoglobin NEC D58.2
———thalassemia D56.9
———sickle-cell D57.2
———Hb-S D57.2
——E (Hb-E) D58.2
———with other abnormal hemoglobin NEC D58.2
———thalassemia D56.9
———sickle-cell D57.2
———Hb-S D57.2
——H (Hb-H) (thalassemia) D56.0
———with other abnormal hemoglobin NEC D56.9
——I thalassemia D56.9
——M D74.0
——S or SS - see Disease, sickle-cell
——SC D57.2
——SD D57.2
——SE D57.2
——unstable, hemolytic D58.2
——spherocytosis D58.0
——elliptocytosis D58.1
——abnormal (mixed) NEC D58.2
———with thalassemia D56.9

病——*续前页*
—血清 NEC T80.6
—血栓栓子性(另见 栓塞) I74.9
—血液 D75.9
——血管 I99
——造血器官 D75.9
—循环(系统) NEC I99
——梅毒性 A52.0† I98.0*
———先天性 A50.5† I98.0*
——母体，影响到胎儿或新生儿 P00.3
——胎儿或新生儿 P29.9
—牙 K08.9
——特指的 NEC K08.8
——牙髓 NEC K04.9
——硬组织 K03.9
———特指的 NEC K03.8
—牙槽 K08.9
—牙槽嵴
——无牙 K06.9
———特指的 NEC K06.8
—牙的支持结构 K08.9
——特指的 NEC K08.8
—牙髓 NEC K04.9
—牙龈 K06.9
——特指的 NEC K06.8
—牙周 K05.6
——特指的 NEC K05.5
—亚麻清铲工 J66.1
—咽 J39.2
——特指的 NEC J39.2
—咽鼓管 H69.9
—咽鼓管及鼓室，慢性 H66.1
—咽喉 J39.2
——脓毒性 J02.0
—烟雾病[脑底异常血管网] I67.5
—眼 H57.9
——肌肉(外) H50.9
——梅毒性 - 见 眼病，梅毒性
——前房 H21.9
——特指的 NEC H57.8
——炎性 NEC H57.8
—眼房水 H21.9

Disease——*continued*
—serum NEC T80.6
—thromboembolic (see also Embolism) I74.9
—blood D75.9
——vessel I99
——forming organs D75.9
—circulatory (system) NEC I99
——syphilitic A52.0† I98.0*
———congenital A50.5† I98.0*
——maternal, affecting fetus or newborn P00.3
——fetus or newborn P29.9
—tooth, teeth K08.9
——specified NEC K08.8
——pulp NEC K04.9
——hard tissues K03.9
———specified NEC K03.8
—alveoli, teeth K08.9
—alveolar ridge
——edentulous K06.9
———specified NEC K06.8
—supporting structures of teeth K08.9
——specified NEC K08.8
—pulp (dental) NEC K04.9
—gingiva K06.9
——specified NEC K06.8
—parodontal, periodontal K05.6
——specified NEC K05.5
—flax-dresser's J66.1
—pharynx J39.2
——specified NEC J39.2
—eustachian tube H69.9
—tubotympanic, chronic H66.1
—throat J39.2
——septic J02.0
—moyamoya I67.5
—eye H57.9
——muscle (external) H50.9
——syphilitic - see Oculopathy, syphilitic
——anterior chamber H21.9
——specified NEC H57.8
——inflammatory NEC H57.8
—aqueous (chamber) H21.9

病——*续前页*

一眼睑 H02.9
一一特指的 NEC H02.8
一眼球 H44.9
一一特指的 NEC H44.8
一恙虫热 A75.3
一恙螨 B88.1
一腰骶部 M53.8
一衣原体 A74.9
一一特指的 NEC A74.8
一胰腺 K86.9
一一囊性 K86.2
一一特指的 NEC K86.8
一一纤维囊性 E84.9
一移植物抗宿主(骨髓) T86.0
一乙型类人猿 B00.4† G05.1*
一阴道(非炎性) N89.9
一一特指的 NEC N89.8
一一炎性 NEC N76.8
一阴茎 N48.9
一一特指的 NEC N48.8
一一炎性 N48.2
一阴囊 N50.9
一龈 K06.9
一营养性 E63.9
一游泳池肉芽肿 A31.1
一游走性幼虫 B76.9
一鱼皮肤 Q80.9
一一后天性 L85.0
一原虫性 B64
一一并发于妊娠、分娩或产褥期 O98.6
一一肠 A07.9
一一特指的 NEC B60.8
一运动神经元(延髓性)(家族性)(混合类型)(脊柱) G12.2
一晕车(火车)(铁路)(旅行)(任何车辆的旅行) T75.3
一晕船 T75.3
一晕动 T75.3
一造血器官 D75.9
一珍珠工[珍珠工骨髓炎] M86.8
一真菌 NEC B49
一真菌性 B49
一振动 NEC T75.2

Disease——*continued*

—eyelid H02.9
——specified NEC H02.8
—eyeball, globe H44.9
——specified NEC H44.8
—tsutsugamushi A75.3
—jigger B88.1
—lumbosacral region M53.8
—chlamydial A74.9
——specified NEC A74.8
—pancreas K86.9
——cystic K86.2
——specified NEC K86.8
——fibrocystic E84.9
—graft-versus-host (GVH) (bone marrow) T86.0
—simian B B00.4† G05.1*
—vagina, vaginal (noninflammatory) N89.9
——specified NEC N89.8
——inflammatory NEC N76.8
—penis N48.9
——specified NEC N48.8
——inflammatory N48.2
—scrotum N50.9
—gum K06.9
—nutritional E63.9
—swimming-pool granuloma A31.1
—sandworm B76.9
—fish-skin Q80.9
——acquired L85.0
—protozoal B64
——complicating pregnancy, childbirth or puerperium O98.6
——intestine, intestinal A07.9
——specified NEC B60.8
—motor neuron (bulbar) (familial) (mixed type) (spinal) G12.2
—car, train, travel (railway)(travel)(any vehicle) T75.3
—sea T75.3
—motion T75.3
—hematopoietic organs D75.9
—pearl-worker's M86.8
—fungus NEC B49
—mycotic B49
—vibration NEC T75.2

病——*续前页*
—支气管 NEC J98.0
—支气管肺 J98.4
—芝加哥 B40.9
—脂贮积 E75.6
——特指的 NEC E75.5
—直肠 K62.9
——特指的 NEC K62.8
—中耳 H74.9
——特指的 NEC H74.8
——粘连 H74.1
—中枢神经系统的朊病毒病 A81.9
——特指的 NEC A81.8
—肿瘤性(恶性)，全身性(M8000/6) C80
—重链
——α (M9762/3) C88.1
——γ (M9763/3) C88.2
—周围
——动脉 I73.9
——神经 - 见 多神经病
——血管 NEC I73.9
——自主神经系统 G90.9
—主动脉(非梅毒性) I77.9
——梅毒性 NEC A52.0† I79.1*
—主动脉性(心脏)(瓣膜) I35.9
—贮积
——粘多糖类 E76.3
——糖原(另见 病，糖原贮积) E74.0
—转移性(M8000/6) - 见 转移(性)
—椎骨 M48.9
——盘 - 见 病，椎间盘
—椎间盘 M51.9
——伴有脊髓病 M51.0† G99.2*
——颈、颈胸(伴有) M50.9
———脊髓病 M50.0† G99.2*
———神经炎、神经根炎或神经根病 M50.1† G55.1*
———特指的 NEC M50.8
——特指的 NEC M51.8
——胸、胸腰(伴有) M51.9
———脊髓病 M51.0† G99.2*
———神经炎、神经根炎或神经根病 M51.1† G55.1*
———特指的 NEC M51.8

Disease——*continued*
—bronchus NEC J98.0
—bronchopulmonary J98.4
—Chicago B40.9
—lipid-storage E75.6
——specified NEC E75.5
—rectum K62.9
——specified NEC K62.8
—middle ear H74.9
——specified NEC H74.8
——adhesive H74.1
—prion, central nervous system A81.9
——specified NEC A81.8
—neoplastic (malignant), generalized (M8000/6) C80
—heavy chain
——alpha (M9762/3) C88.1
——gamma (M9763/3) C88.2
—peripheral
——arterial I73.9
——nerves - see Polyneuropathy
——vascular NEC I73.9
——autonomic nervous system G90.9
—aorta (nonsyphilitic) I77.9
——syphilitic NEC A52.0† I79.1*
—aortic (heart) (valve) I35.9
—storage
——mucopolysaccharide E76.3
——glycogen (see also Disease, glycogen storage) E74.0
—metastatic (M8000/6) - see Metastasis
—vertebra, vertebral M48.9
——disk - see Disease, intervertebral disk
—intervertebral disk M51.9
——with myelopathy M51.0† G99.2*
——cervical, cervicothoracic (with) M50.9
———myelopathy M50.0† G99.2*
———neuritis, radiculitis or radiculopathy M50.1† G55.1*
———specified NEC M50.8
——specified NEC M51.8
——thoracic, thoracolumbar (with) M51.9
———myelopathy M51.0† G99.2*
———neuritis, radiculitis or radiculopathy M51.1† G55.1*
———specified NEC M51.8

病——*续前页*	**Disease**——*continued*
一椎间盘——*续前页*	—intervertebral disk——*continued*
一一腰骶的(伴有) M51.9	——lumbar, lumbosacral (with) M51.9
一一一脊髓病 M51.0† G99.2*	———myelopathy M51.0† G99.2*
一一一神经炎、神经根炎、神经根病或坐骨神经痛 M51.1† G55.1*	———neuritis, radiculitis, radiculopathy or sciatica M51.1† G55.1*
一一一特指的 NEC M51.8	———specified NEC M51.8
一椎间盘，变性性 - 见 变性，椎间盘	—disk, degenerative - see Degeneration, intervertebral disk
一椎间盘性(脱位) M51.2	—discogenic M51.2
一一伴有脊髓病 M51.0† G99.2*	——with myelopathy M51.0† G99.2*
一锥体束外 G25.9	—extrapyramidal G25.9
一一特指的 NEC G25.8	——specified NEC G25.8
一滋养细胞(M9100/0)(另见 胎块，水泡状) O01.9	—trophoblastic(M9100/0) (see also Mole, hydatidiform) O01.9
一子宫(非炎性) N85.9	—uterus (noninflammatory) N85.9
一一感染性(另见 子宫内膜炎) N71.9	——infective (see also Endometritis) N71.9
一一特指的 NEC N85.8	——specified NEC N85.8
一一炎性(另见 子宫内膜炎) N71.9	——inflammatory (see also Endometritis) N71.9
一子宫旁组织(非炎性) N83.9	—parametrium (noninflammatory) N83.9
一自身免疫性(全身性) NEC M35.9	—autoimmune (systemic) NEC M35.9
一一溶血性(冷型)(温型) D59.1	——hemolytic (cold type) (warm type) D59.1
一一一药物性 D59.0	———drug-induced D59.0
一纵隔 J98.5	—mediastinum J98.5
一足和口腔 B08.8	—foot and mouth B08.8
病变 - 见 损害	**Lesion**
病毒(性) NEC – 另见情况，另见 感染，病毒	**Virus, viral NEC - see also condition, see also Infection, virus**
一感染(另见 感染，病毒) B34.9	—infection (see also Infection, virus) B34.9
一巨细胞病毒 B25.-	—cytomegalovirus B25.-
一一由于 HIV 病引起的 B20.2	——resulting from HIV disease B20.2
一人类免疫缺陷(HIV) - 见 人(类)，免疫缺陷(HIV)病	—human immunodeficiency (HIV) - see Human, immunodeficiency, virus (HIV) disease
一西尼罗 A92.3	—West Nile A92.3
一特指的 NEC B34.9	—specified NEC B34.9
一一由于 HIV 病引起的 B20.3	——resulting from HIV disease B20.3
一作为分类在他处疾病的原因 B97.8	—as cause of disease classified elsewhere B97.8
病理性 – 另见情况	**Pathologic, pathological - see also condition**
一赌博 F63.0	—gambling F63.0
一卵 O02.0	—ovum O02.0
一偷窃 F63.2	—stealing F63.2
一纵火 F63.1	—fire-setting F63.1

bō 波

波伦综合征 Q79.8	**Poland's syndrome Q79.8**
波萨达-韦尼克病[球孢子菌病] B38.7	**Posada-Wernicke disease B38.7**
波士顿疹病 A88.0	**Boston exanthem A88.0**
波特	**Pott's, Potter's**
一病或截瘫 A18.0† M49.0*	一disease or paraplegia A18.0† M49.0*
一面容 Q60.6	一facies Q60.6
一脊柱弯曲 A18.0† M49.0*	一spinal curvature A18.0† M49.0*
一瘤，浮肿性(另见 骨髓炎) M86.8	一tumor, puffy (see also Osteomyelitis) M86.8
一弯曲(脊柱) A18.0† M49.0*	一curvature (spinal) A18.0† M49.0*
一综合征(伴有肾缺如) Q60.6	一syndrome (with renal agenesis) Q60.6
波伊茨-耶格病/波伊茨-耶格综合征 [色素沉着息肉综合征][皮肤粘膜色素斑-肠道多发息肉综合征] Q85.8	**Peutz-Jeghers disease or syndrome Q85.8**
波伊德痢疾 A03.2	**Boyd's dysentery A03.2**

bō 玻

玻璃工人病(白内障) H26.8	**Glass-blower's disease (cataract) H26.8**
玻璃体 - 另见情况	**Vitreous - see also condition**
一角膜接触综合征 H59.0	一touch syndrome H59.0
玻璃体(膜)炎，玻璃体退变，星形 H43.2	**Hyalitis, hyalosis, asteroid H43.2**
一梅毒性(晚期) A52.7† H45.8*	一syphilitic (late) A52.7† H45.8*
玻璃体角膜综合征 H59.0	**Vitreal corneal syndrome H59.0**
玻璃体内的胆固醇 H43.2	**Cholesterin in vitreous (body) H43.2**
玻璃体视网膜病变，增生性 H35.2	**Vitreoretinopathy, proliferative H35.2**
一伴有视网膜脱离 H33.4	一with retinal detachment H33.4
玻璃体线 H43.3	**Strand, vitreous H43.3**
玻璃体液化(闪光性)(老年性) H43.8	**Synchysis (scintillans) (senile) (vitreous body) H43.8**
玻璃疣	**Drusen**
一黄斑(变性性)(视网膜) H35.3	一macula (degenerative) (retina) H35.3
一视神经盘 H47.3	一optic disk H47.3

bō 剥

剥夺	**Deprivation**
一情感 NEC Z65.8	一emotional NEC Z65.8
一一影响婴儿或儿童 T74.3	一一affecting infant or child T74.3
一社会 Z60.4	一social Z60.4
一一影响婴儿或儿童 T74.3	一一affecting infant or child T74.3

bō 播

播散性的 - 见情况 Disseminated - see condition

播散性致密性骨病 Q78.8 Osteopathia condensans disseminata Q78.8

bó 伯

伯恩病或伯恩骨软骨病 M92.1 Burns' disease or osteochondrosis M92.1

伯恩哈特(-罗特)病或感觉异常[感觉异常性股痛] G57.1 Bernhardt(-Roth) disease or paresthesia G57.1

伯恩海姆综合征(另见 衰竭，心力，充血性) I50.0 Bernheim's syndrome (see also Failure, heart, congestive) I50.0

伯基特 Burkitt's

一淋巴瘤(恶性)(M9687/3) C83.7 —lymphoma (malignant) (M9687/3) C83.7

一一人类免疫缺陷病毒(HIV)病所致 B21.1 ——resulting from HIV disease B21.1

一一未分化(M9687/3) C83.7 ——undifferentiated (M9687/3) C83.7

一一小非核裂，弥漫性(M9687/3) C83.7 ——small noncleaved, diffuse (M9687/3) C83.7

一瘤(M9687/3) C83.7 —tumor (M9687/3) C83.7

一细胞白血病(M9826/3) C91.0 —cell leukemia (M9826/3) C91.0

一型 —type

一一急性原淋巴细胞白血病(M9826/3) C91.0 ——acute lymphoblastic leukemia (M9826/3) C91.0

一一未分化(M9687/3) C83.7 ——undifferentiated (M9687/3) C83.7

伯克 Boeck's

一病或结节病(另见 结节病) D86.9 —disease or sarcoid (see also Sarcoidosis) D86.9

一狼疮(粟粒性) D86.3 —lupoid (miliary) D86.3

伯克哈特脓疱病 L01.0 Bockhart's impetigo L01.0

伯克霍尔德菌感染 NEC A49.8 Burkholderia NEC A49.8

一鼻疽 A24.0 —mallei A24.0

一一作为分类于他处疾病的原因 B96.8 ——as the cause of disease classified elsewhere B96.8

一假鼻疽(另见 类鼻疽) A24.4 —pseudomallei (see also Melioidosis) A24.4

一一作为分类于他处疾病的原因 B96.8 ——as the cause of disease classified elsewhere B96.8

伯克狼疮(粟粒性) D86.3 Lupoid (miliary) of Boeck D86.3

伯里病[持久隆起性红斑] L95.1 Bury's disease L95.1

伯鲁里溃疡 A31.1 Buruli ulcer A31.1

伯特绦虫病 B71.8 Bertielliasis B71.8

bó 博

博德希特尔-古特曼病(亚急性硬化性全脑炎) A81.1 Bodechtel-Guttman disease (subacute sclerosing panencephalitis) A81.1

博恩霍尔姆病[流行性胸肌痛] B33.0 Bornholm disease B33.0

博纳维-乌尔里克综合征 Q87.1 Bonnevie-Ullrich syndrome Q87.1

博尼耶综合征[前庭外侧核综合征] H81.8 Bonnier's syndrome H81.8

博氏线 L60.4 Beau's lines L60.4

博温 – 现译名 鲍恩 Bowen

bó 搏

搏动
—过早 I49.4
——心房 I49.1
—脱逸，心脏 I49.4
—心房，过早 I49.1
—异位 I49.4

Beat(s)
—premature I49.4
——atrial I49.1
—escaped, heart I49.4
—atrial, premature I49.1
—ectopic I49.4

bó 薄

薄红细胞增多，遗传性 D56.9

Leptocytosis, hereditary D56.9

bǒ 跛

跛行，间歇性 I73.9
—大脑(动脉)性 G45.9
—脊髓(动脉硬化)性 G95.1
—静脉性 I87.8
—梅毒性 A52.0† I79.8*

Claudication, intermittent I73.9
—cerebral (artery) G45.9
—spinal cord (arteriosclerotic) G95.1
—venous I87.8
—syphilitic A52.0† I79.8*

bǔ 卟

卟啉病(南非)(瑞典) E80.2
—迟发性皮肤(遗传性)(症状性) E80.1
—多样性 E80.2
—肝皮肤型 E80.1
—红细胞生成性(先天性)(遗传性) E80.0
—后天性 E80.2
—急性间歇性(肝) E80.2
—继发性 E80.2
—由于药物
　过量或给错或服错药物 T50.9
———特指的药物 - 见 药物和化学制剂表
——恰当使用正确的物质 E80.2
—中毒性 NEC E80.2
卟啉尿 - 见 卟啉病
卟啉症 - 见 卟啉病
卟啉症，红细胞生成性 E80.0

Porphyria (South African) (Swedish) E80.2
—cutanea tarda (hereditary) (symptomatic) E80.1
—variegata E80.2
—hepatocutaneous type E80.1
—erythropoietic (congenital) (hereditary) E80.0
—acquired E80.2
—acute intermittent (hepatic) E80.2
—secondary E80.2
—due to drugs
——overdose or wrong substance given or taken T50.9
———specified drug - see Table of drugs and chemicals
——correct substance properly administered E80.2
—toxic NEC E80.2
Porphyrinuria, porphyruria - see Porphyria
Porphyria
Protoporphyria, erythropoietic E80.0

bǔ 哺

哺乳，授乳(乳房)(产褥期、产后)

Lactation, lactating (breast) (puerperal, postpartum)

－非产褥期的 N64.3
－nonpuerperal N64.3
－过度 O92.6
－excessive O92.6
－疾患 NEC O92.7
－disorder NEC O92.7
－母亲(照料和/或检查) Z39.1
－mother (care and/or examination) Z39.1
－缺陷 O92.4
－defective O92.4
－乳腺炎 NEC O91.2
－mastitis NEC O91.2
－失败(完全) O92.3
－failed (complete) O92.3
－－部分 O92.4
－－partial O92.4

bù 不

不安 R45.1
Restlessness R45.1
不保留，食物 R11
Nonretention, food R11
不成熟 - 另见 未成熟
Immature - see also Immaturity
－出生(28 整周或以上但小于 37 整周) P07.3
－birth (28 completed weeks or more but less than 37 completed weeks) P07.3
－－极度(小于 28 整周) P07.2
－－extremely (less than 28 completed weeks) P07.2
－人格 F60.8
－personality F60.8
不诚实，儿童问题 F91.8
Untruthfulness, child problem F91.8
不充分，不足
Inadequate, inadequacy
－产前保健，影响妊娠处理 Z35.3
－prenatal care, affecting management of pregnancy Z35.3
－儿童受父母的监督 Z62.0
－supervision of child by parent Z62.0
－发育
－development
－－儿童 R62.8
－－child R62.8
－－肺 Q33.6
－－lungs Q33.6
－－－与孕期短有关的 P28.0
－－－associated with short gestation P28.0
－－器官或部位未列出 - 见 异常，按部位
－－organ or site not listed - see Anomaly, by site
－－生殖器
－－genitalia
－－－青春期后 NEC E30.0
－－－after puberty NEC E30.0
－－－先天性
－－－congenital
－－－－男性 Q55.8
－－－－male Q55.8
－－－－女性 Q52.8
－－－－female Q52.8
－－－－－内 Q52.8
－－－－－internal Q52.8
－－－－－外 Q52.7
－－－－－external Q52.7
－－胎儿 P05.9
－－fetus P05.9
－－－影响妊娠处理 O36.5
－－－affecting management of pregnancy O36.5

不充分，不足——*续前页*
一肺
——功能 R06.8
———新生儿 P28.5
——通气，新生儿 P28.5
一福利支持 Z59.7
一父母对儿童的监督和管教 Z62.0
一家庭照顾，由于
——家庭成员
———残疾或有病 Z74.2
———度假 Z75.5
———暂时离家 Z74.2
——照料者暂时不在家 Z74.2
——住处的技术性缺陷 Z59.1
一家庭支持 Z63.2
一家中交往 Z63.8
一进食习惯 Z72.4
一精神(另见 发育迟缓，精神) F79.-
一人格 F60.7
一社会
——保险 Z59.7
——技能 NEC Z73.4
一生物学、体质性、功能性或社会性能力 F60.7
一食物(供应) NEC Z59.4
——饥饿效应 T73.0
一收入(财政) Z59.6
一物质资源 Z59.6
一饮食(引起营养缺乏) E63.9
一饮用水供应 Z58.6
一影响教育的教学 Z55.8
一住处(取暖)(空间) Z59.1
不等，腿(长度)(后天性) M21.7
一先天性 Q72.9
不定的
一脾 D73.8
一肾 N28.8
——先天性 Q63.8
一尾骨 M53.2
不定型 - 另见情况
一养育状况 Z60.1
不动综合征(截瘫性) M62.3

Inadequate, inadequacy——*continued*
—pulmonary
——function R06.8
———newborn P28.5
——ventilation, newborn P28.5
—welfare support Z59.7
—parental supervision or control of child Z62.0
—household care, due to
——family member
———handicapped or ill Z74.2
———on vacation Z75.5
———temporarily away from home Z74.2
——temporary absence from home of person rendering care Z74.2
——technical defects in home Z59.1
—family support Z63.2
—intrafamilial communication Z63.8
—eating habits Z72.4
—mental (see also Retardation, mental) F79.-
—personality F60.7
—social
——insurance Z59.7
——skills NEC Z73.4
—biologic, constitutional, functional or social F60.7
—food (supply) NEC Z59.4
——hunger effects T73.0
—income (financial) Z59.6
—material resources Z59.6
—diet (causing nutritional deficiency) E63.9
—drinking-water supply Z58.6
—teaching affecting education Z55.8
—housing (heating) (space) Z59.1
Inequality, leg (length) (acquired) M21.7
—congenital Q72.9
Movable
—spleen D73.8
—kidney N28.8
——congenital Q63.8
—coccyx M53.2
Atypical, atypism - see also condition
—parenting situation Z60.1
Immobility syndrome (paraplegic) M62.3

不对称 - 另见 扭转	**Asymmetry - see also Distortion**
一骨盆，伴有胎盆不称 O33.0	一pelvis with disproportion (fetopelvic) O33.0
一一引起梗阻性分娩 O65.0	一一causing obstructed labor O65.0
一一影响到胎儿或新生儿 P03.1	一一affecting fetus or newborn P03.1
一颌 K07.1	一jaw K07.1
一面部 Q67.0	一face Q67.0
不对称并头联胎畸胎 Q89.8	**Teratencephalus Q89.8**
不发绀的心脏病(先天性) Q24.9	**Acyanotic heart disease (congenital) Q24.9**
不发生	**Agenesis**
一肺(裂)(叶)(双侧)(单侧) Q33.3	一lung (fissure) (lobe) (bilateral) (unilateral) Q33.3
一肛门，肛(管) Q42.3	一anus, anal (canal) Q42.3
一一伴有瘘 Q42.2	一一with fistula Q42.2
一卵巢 Q50.0	一ovary Q50.0
一直肠 Q42.1	一rectum Q42.1
一一伴有瘘 Q42.0	一一with fistula Q42.0
不发育(另见 缺如)	**Aplasia, Agenesis (see also Agenesis)**
一动脉(周围) Q27.9	一artery (peripheral) Q27.9
一一肺 Q25.7	一一pulmonary Q25.7
一输尿管 Q62.8	一ureter Q62.8
不分泌，尿(另见 无尿) R34	**Nonsecretion, urine (see also Anuria) R34**
不服从医疗和医疗制度 Z91.1	**Noncompliance with medical treatment or regimen Z91.1**
不规则，不规律	**Irregular, irregularity**
一鼻中隔 J34.2	一septum (nasal) J34.2
一出血(月经) N92.6	一bleeding N92.6
一呼吸 R06.8	一breathing, respiratory R06.8
一角膜外形(后天性) H18.7	一contour of cornea (acquired) H18.7
一一先天性 Q13.4	一一congenital Q13.4
一瞳孔 H21.5	一pupil H21.5
一心律 I49.9	一action, heart I49.9
一形状，器官或部位，先天性 NEC - 见 扭转	一shape, organ or site, congenital NEC - see Distortion
一牙本质(牙髓内) K04.3	一dentin (in pulp) K04.3
一牙槽突 K08.8	一alveolar process K08.8
一月经(原因不知) N92.6	一menstruation (cause unknown) N92.6
一周期(月经) N92.6	一periods N92.6
不规则睡眠-觉醒型 G47.2	**Pattern, sleep-wake, irregular G47.2**
不合意的工作 Z56.5	**Uncongenial work Z56.5**
不和(与)	**Discord (with)**
一房东 Z59.2	一landlord Z59.2
一房客 Z59.2	一lodgers Z59.2
一父母和姻亲 Z63.1	一parents and in-laws Z63.1
一顾问 Z64.4	一counselor Z64.4
一雇主 Z56.4	一employer Z56.4
一家庭 Z63.8	一family Z63.8

不满于	**Dissatisfaction with**
一工作 Z56.7	—employment Z56.7
一学校环境 Z55.4	—school environment Z55.4
不明原因发热(发热原因不知) R50.9	**FUO (fever of unknown origin) R50.9**
不耐受	**Intolerance**
一蛋白 K90.4	—protein K90.4
一淀粉 NEC K90.4	—starch NEC K90.4
一果糖(遗传性) E74.1	—fructose (hereditary) E74.1
一赖氨酸 E72.3	—lysine E72.3
一葡萄糖(-半乳糖) E74.3	—glucose(-galactose) E74.3
一乳糖 E73.9	—lactose E73.9
一一特指的 NEC E73.8	——specified NEC E73.8
一乳汁 NEC K90.4	—milk NEC K90.4
一一乳糖 E73.9	——lactose E73.9
一食物 K90.4	—food K90.4
一一饮食咨询和监督 Z71.3	——dietary counseling and surveillance Z71.3
一双糖，遗传性 E73.0	—disaccharide, hereditary E73.0
一碳水化合物 K90.4	—carbohydrate K90.4
一蔗糖(-异麦芽糖) E74.3	—sucrose(-isomaltose) E74.3
一脂肪 NEC K90.4	—fat NEC K90.4
一一胰腺 K90.3	——pancreatic K90.3
不能	**Disability, Failure**
一勃起(阴茎) F52.2	—erection (penile) F52.2
一服从医疗和医疗制度 Z91.1	—compliance with medical treatment or regimen Z91.1
一获得知识 F81.9	—knowledge acquisition F81.9
一扩张，末端呼吸单位(新生儿)(原发性) P28.0	—expansion, terminal respiratory units (newborn) (primary) P28.0
一排卵，导致不孕症 N97.0	—ovulation causing infertility N97.0
一拼写，特异性 F81.1	—spelling, specific F81.1
一去	—to
一一增加体重 R62.8	——gain weight R62.8
一一茁壮成长 R62.8	——thrive R62.8
一一一人类免疫缺陷病毒(HIV)病所致 B22.2	———resulting from HIV disease B22.2
一胎头进入骨盆边缘(对母体) O32.4	—fetal head to enter pelvic brim (mother) O32.4
一一影响到胎儿或新生儿 P03.1	——affecting fetus or newborn P03.1
一胎头下降(到期)(对母体) O32.4	—descent of head (at term) (mother) O32.4
一一影响到胎儿或新生儿 P03.1	——affecting fetus or newborn P03.1
一头衔接 NEC(到期)(对母体) O32.4	—engagement of head NEC (at term) (mother) O32.4
一退化，胸(腺) E32.0	—involution, thymus (gland) E32.0
一性唤起(女性)(男性) F52.2	—sexual arousal (female) (male) F52.2
一学习 F81.9	—learning F81.9

不能透过(先天性) - 另见 闭锁
—肠(小) Q41.9
——大 Q42.9
———特指的 NEC Q42.8
—胆管 Q44.2
—肛门 Q42.3
——伴有瘘 Q42.2
—尿道 Q64.3
—食管 Q39.0
——伴有气管食管瘘 Q39.1
—输尿管 Q62.1
—直肠 Q42.1
——伴有瘘 Q42.0
不排卵 N97.0
不配合
—ABO
——输注或输血反应 T80.3
——胎儿或新生儿 P55.1
——影响妊娠处理 O36.1
—Rh(血型)(因子)
——输注或输血反应 T80.4
——胎儿或新生儿 P55.0
——影响妊娠处理 O36.0
—猕因子 - 见 不配合，Rh
—血(型)(达菲)(K 型(凯尔))(基德)(刘易斯)(M)(S) NEC
——输注或输血反应 T80.3
——胎儿或新生儿 P55.8
——影响妊娠处理 O36.1
不平衡 - 见 失衡
不恰当的饮食或进食习惯 Z72.4
不全 - 另见情况
—肠旋转 Q43.3
—扩张，肺(新生儿) NEC P28.1
不全骨折，弗赖伯格(跖骨头) M92.7
不全性红细胞发生 D61.0
不生育 - 现译名 不孕症
不适
—肠(大)(小) K59.9
——心因性 F45.3
—感觉(药物所致) - 见 F11-F19 伴有第四位数.0
—精神 F48.9
—胃 K30
——心因性 F45.3

Impervious (congenital) - see also Atresia
—intestine (small) Q41.9
——large Q42.9
———specified NEC Q42.8
—bile duct Q44.2
—anus Q42.3
——with fistula Q42.2
—urethra Q64.3
—esophagus Q39.0
——with tracheoesophageal fistula Q39.1
—ureter Q62.1
—rectum Q42.1
——with fistula Q42.0
Nonovulation N97.0
Incompatibility
—ABO
——infusion or transfusion reaction T80.3
——fetus or newborn P55.1
——affecting management of pregnancy O36.1
—Rh (blood group) (factor)
——infusion or transfusion reaction T80.4
——fetus or newborn P55.0
——affecting management of pregnancy O36.0
—Rh rhesus - see Incompatibility, Rh
—blood (group) (Duffy) (K(ell)) (Kidd) (Lewis) (M) (S) NEC
——infusion or transfusion reaction T80.3
——fetus or newborn P55.8
——affecting management of pregnancy O36.1
Imbalance
Inappropriate diet or eating habits Z72.4
Incomplete - see also condition
—rotation, intestine Q43.3
—expansion, lungs (newborn) NEC P28.1
Infraction, Freiberg's (metatarsal head) M92.7
Erythrogenesis imperfecta D61.0
Infertility
Bad, Upset
—intestinal (large) (small) K59.9
——psychogenic F45.3
—trip - see F11-F19 with fourth character .0
—mental F48.9
—stomach K30
——psychogenic F45.3

不适——*续前页*
一胃肠 K30
一一心因性 F45.3
一心脏 - 见 病，心脏
不随意运动，异常的 R25.8
不通(先天性) - 另见 闭锁
一处女膜 Q52.3
一肛门 Q42.3
一一伴有瘘 Q42.2
一宫颈 Q51.8
一空肠 Q41.1
一尿道 Q64.3
一食管 Q39.0
一一伴有气管食管瘘 Q39.1
一咽 Q38.8
一阴道 Q52.4
一直肠 Q42.1
一一伴有瘘 Q42.0
不通气，输卵管 N97.1
不完全
一闭合(先天性)
一一鼻 Q30.2
一一鼻中隔 Q30.3
一一唇(另见 裂，唇) Q36.9
一一导管
一一一博塔洛[动脉导管] Q25.0
一一一动脉 Q25.0
一一腭(另见 裂，腭) Q35.9
一一耳鼓(引起听觉障碍) Q16.4
一一耳前窦 Q18.1
一一房室孔 Q21.2
一一鼓膜(引起听觉障碍) Q16.4
一一喉 Q31.8
一一环状软骨 Q31.8
一一脊柱(伴有脑膜膨出)(另见 脊柱裂) Q05.9
一一间隔
一一一房 Q21.1
一一一室，心室 Q21.0
一一一一法洛[法乐]四联症 Q21.3
一一一心 Q21.9
一一一主动脉肺动脉 Q21.4
一一一主动脉和肺动脉之间 Q21.4

Bad, Upset——*continued*
—gastrointestinal K30
——psychogenic F45.3
—heart - see Disease, heart
Involuntary movement, abnormal R25.8
Imperforate (congenital) - see also Atresia
—hymen Q52.3
—anus Q42.3
——with fistula Q42.2
—cervix (uteri) Q51.8
—jejunum Q41.1
—urethra Q64.3
—esophagus Q39.0
——with tracheoesophageal fistula Q39.1
—pharynx Q38.8
—vagina Q52.4
—rectum Q42.1
——with fistula Q42.0
Noninsufflation, fallopian tube N97.1
Imperfect
—closure (congenital)
——nose Q30.2
——nasal septum Q30.3
——lip (see also Cleft, lip) Q36.9
——ductus
———Botalli Q25.0
———arteriosus Q25.0
——palate (see also Cleft, palate) Q35.9
——ear drum (causing impairment of hearing) Q16.4
——preauricular sinus Q18.1
——atrioventricular ostium Q21.2
——tympanic membrane (causing impairment of hearing) Q16.4
——larynx Q31.8
——cricoid cartilage Q31.8
——spine (with meningocele) (see also Spina bifida) Q05.9
——septum
———atrial, interatrial, interauricular Q21.1
———interventricular, ventricular Q21.0
————in tetralogy of Fallot Q21.3
———heart Q21.9
———aortopulmonary Q21.4
———between aorta and pulmonary artery Q21.4

不完全性脱位 - 另见 脱位
一髌骨，复发性 M22.1
一病理性 M24.3
一耻骨联合，在妊娠、分娩或产褥期中 O26.7
一复征，椎骨的 M99.1
一寰枢，复发性 M43.4
一一伴有脊髓病 M43.3
一晶状体 H27.1
一先天性 NEC - 另见 错位，先天性
一一关节(除外髋关节)
一一一肩 Q68.8
一一一上/下肢 Q68.8
一一髋 Q65.5
一一一单侧 Q65.3
一一一双侧 Q65.4
一椎骨，复发性 NEC M43.5
不稳定(疾患)
一背 NEC M53.2
一产式(对母体) O32.0
一一胎儿或新生儿，分娩前 P01.7
一骶髂关节 M53.2
一关节(另见 不稳定性，关节) M25.3
一一继发于关节假体取出 M96.8
一脊柱 NEC M53.2
一髋关节(先天性) Q65.6
一一后天性 M24.8
一血管舒缩系统 I73.9
一血压 R09.8
一腰骶关节(先天性) Q76.4
一一后天性 M53.2
不稳定性
一关节(创伤后) M25.3
一一骶髂 M53.2
一一继发于关节假体取出 M96.8
一一特指的 NEC M25.3
一一腰骶 M53.2
一一由于陈旧性韧带损伤 M24.2
一脊柱 M53.2
一情绪(过度) F60.3
一人格(情绪) F60.3
一神经 F48.8
一膝(慢性) M23.5
一血管运动性 R55
一腰骶 M53.2

Subluxation - see also Dislocation
—patella, recurrent M22.1
—pathological M24.3
—symphysis (pubis), in pregnancy, childbirth or puerperium O26.7
—complex, vertebral M99.1
—atlantoaxial, recurrent M43.4
——with myelopathy M43.3
—lens H27.1
—congenital NEC - see also Malposition, congenital
——joint (excluding hip)
———shoulder Q68.8
———upper/lower limb Q68.8
——hip Q65.5
———unilateral Q65.3
———bilateral Q65.4
—vertebral, recurrent NEC M43.5
Labile, Unstable
—back NEC M53.2
—lie (mother) O32.0
——fetus or newborn, before labor P01.7
—sacroiliac M53.2
—joint (see also Instability, joint) M25.3
——secondary to removal of joint prosthesis M96.8
—spine NEC M53.2
—hip (congenital) Q65.6
——acquired M24.8
—vasomotor system I73.9
—blood pressure R09.8
—lumbosacral joint (congenital) Q76.4
——acquired M53.2
Instability
—joint (post-traumatic) M25.3
——sacroiliac M53.2
——secondary to removal of joint prosthesis M96.8
——specified NEC M25.3
——lumbosacral M53.2
——due to old ligament injury M24.2
—spine M53.2
—emotional (excessive) F60.3
—personality (emotional) F60.3
—nervous F48.8
—knee (chronic) M23.5
—vasomotor R55
—lumbosacral M53.2

不想要的妊娠 Z64.0
不消化 K31.8
—心因性 F45.3
不协调，动作失调
—肌肉 R27.8
—子宫(活动)(收缩)(并发于分娩) O62.4
——影响到胎儿或新生儿 P03.6
不愉快 R45.2
不孕症，不育
—男性 N46
—女性 N97.9
——不植入 N97.2
——以前的，需要妊娠监督 Z35.0
——与...有关
———不排卵 N97.0
———垂体下丘脑原因 E23.0
———宫颈(粘液)疾病或异常 N97.3
———男性因素 N97.4
———输卵管疾病或异常 N97.1
———斯坦-勒旺塔尔综合征 E28.2
———特指原因 NEC N97.8
———先天性异常
————宫颈 N97.3
————输卵管 N97.1
————阴道 N97.8
————子宫 N97.2
———阴道疾病或异常 N97.8
———子宫疾病或异常 N97.2
—相对 N96
不正常的 - 见 异常
不植入，卵子 N97.2
不足
—儿童受父母的监督 Z62.0
—福利支持 Z59.7
—排卵 N97.0
—生长 R62.8
—旋转 - 见 旋转不良
—由于自我忽视引起
——进食 R63.6
——饮水 R63.6

Unwanted pregnancy Z64.0
Apepsia K31.8
—psychogenic F45.3
Incoordinate, incoordination
—muscular R27.8
—uterus (action) (contractions) (complicating delivery) O62.4
——affecting fetus or newborn P03.6
Unhappiness R45.2
Infertility, Sterility
—male N46
—female N97.9
——nonimplantation N97.2
——previous, requiring supervision of pregnancy Z35.0
——associated with
———anovulation N97.0
———pituitary-hypothalamic origin E23.0
———cervical (mucus) disease or anomaly N97.3
———male factors N97.4
———fallopian tube disease or anomaly N97.1
———Stein-Leventhal syndrome E28.2
———specified origin NEC N97.8
———congenital anomaly
————cervix N97.3
————fallopian tube N97.1
————vagina N97.8
————uterus N97.2
———vaginal disease or anomaly N97.8
———uterine disease or anomaly N97.2
—relative N96
Abnormal
Nonimplantation, ovum N97.2
Insufficiency, Lack of
—supervision of child by parent Z62.0
—welfare support Z59.7
—ovulation N97.0
—growth R62.8
—rotation - see Malrotation
—due to self neglect
——intake of food R63.6
——intake of water R63.6

bù 布

布尔内维尔病[结节性硬化症] **Q85.1**	**Bourneville's disease Q85.1**
布弗雷(-霍夫曼)综合征[心房阵发性心搏过速] **I47.9**	**Bouveret(-Hoffmann) syndrome I47.9**
布-加 - 现译名 巴德-基亚里或巴德-吉亚利	**Budd-Chiari**
布坎南病或布坎南骨软骨病 **M91.0**	**Buchanan's disease or osteochondrosis M91.0**
布拉德古德病[乳腺囊性病] **N60.1**	**Bloodgood's disease N60.1**
布拉德利病[流行性恶心呕吐] **A08.1**	**Bradley's disease A08.1**
布拉韦-杰克逊癫痫 **G40.1**	**Bravais-jacksonian epilepsy G40.1**
布莱克芬-戴蒙德贫血或综合征[先天性再生不良性贫血] **D61.0**	**Blackfan-Diamond anemia or syndrome D61.0**
布赖斯基病[外阴干皱] **N90.4**	**Breisky's disease N90.4**
布赖特[布莱特]	**Bright's**
一病(另见 肾炎) N05.-	一disease (see also Nephritis) N05.-
一一动脉硬化性(另见 高血压，肾性) I12.9	一一arteriosclerotic (see also Hypertension, kidney) I12.9
布朗-塞卡尔病、麻痹或综合征[脊髓半侧损害综合征] **G83.8**	**Brown-Séquard disease, paralysis or syndrome G83.8**
布朗病或骨软骨病[胫骨内翻] **M92.5**	**Blount's disease or osteochondrosis M92.5**
布朗鞘综合征 **H50.6**	**Brown's sheath syndrome H50.6**
布勒托诺病或布勒托诺咽峡炎[白喉] **A36.0**	**Bretonneau's disease or angina A36.0**
布雷达病(另见 雅司病) **A66.9**	**Breda's disease (see also Yaws) A66.9**
布雷热斯病 **T56.8**	**Braziers' disease T56.8**
布雷斯福德病或布雷斯福德骨软骨病[桡骨头骨软骨病] **M92.1**	**Brailsford's disease or osteochondrosis M92.1**
布里尔(-津瑟)病 **A75.1**	**Brill(-Zinsser) disease A75.1**
布里尔-西默斯病[结节性淋巴瘤](M9690/3) **C82.9**	**Brill-Symmers' disease (M9690/3) C82.9**
布里凯障碍或布里凯综合征[躯体化障碍] **F45.0**	**Briquet's disorder or syndrome F45.0**
布里索幼稚型[婴儿粘液性水肿]或布里索侏儒症 **E23.0**	**Brissaud's infantilism or dwarfism E23.0**
布卢姆(-马哈切克)(-托尔)综合征[皮肤色素先天性异常综合征] **Q82.8**	**Bloom(-Machacek)(-Torre)syndrome Q82.8**
布鲁顿 X 连锁无丙球蛋白血症 **D80.0**	**Bruton's X-linked agammaglobulinemia D80.0**
布鲁格施综合征[肢厚皮病] **Q82.8**	**Brugsch's syndrome Q82.8**
布鲁克-德朗热病 **Q87.1**	**Bruck-de Lange disease Q87.1**
布鲁克病 **M21.8**	**Bruck's disease M21.8**
布鲁克瘤**(M8100/0)** - 见 肿瘤，皮肤，良性	**Brooke's tumor (M8100/0) - see Neoplasm, skin, benign**
布鲁氏菌病 - 见 布氏菌病	**Brucella**
布鲁斯败血症 **A23.0**	**Bruce septicemia A23.0**
布伦纳	**Brenner**
一瘤(良性)(M9000/0) D27	一tumor (benign) (M9000/0) D27
一一恶性(M9000/3) C56	一一malignant (M9000/3) C56
一一交界恶性(M9000/1) D39.1	一一borderline malignancy (M9000/1) D39.1
一一增生性(M9000/1) D39.1	一一proliferating (M9000/1) D39.1

布伦尼曼综合征 I88.0	**Brennemann's syndrome I88.0**
布罗迪脓肿或布罗迪病[骨骺端脓肿] M86.8	**Brodie's abscess or disease M86.8**
布罗克综合征[中叶综合征] J98.1	**Brock's syndrome J98.1**
布洛赫-苏兹贝格病或综合征[色素失调症] Q82.3	**Bloch-Sulzberger disease or syndrome Q82.3**
布洛克病[立行不能] F44.4	**Blocq's disease F44.4**
布沙尔 - 现译名 布夏尔	**Bouchard**
布施克	**Buschke's**
一病[隐球菌病] B45.3† M90.2*	—disease B45.3† M90.2*
一硬肿病 M34.8	—scleredema M34.8
布氏菌病(感染) A23.9	**Brucella, brucellosis (infection) A23.9**
一败血症 A23.9	—septicemia A23.9
一一马耳他 A23.0	——melitensis A23.0
一一特指的 NEC A23.8	——specified NEC A23.8
一混合的 A23.8	—mixed A23.8
一流产 A23.1	—abortus A23.1
一马耳他 A23.0	—melitensis A23.0
一犬 A23.3	—canis A23.3
一猪 A23.2	—suis A23.2
布斯-布施克病[隐球菌病] B45.3† M90.2*	**Busse-Buschke disease B45.3† M90.2***
布汪巴热 A92.8	**Bwamba fever A92.8**
布夏尔结节(伴有关节病) M15.2	**Bouchard's nodes (with arthropathy) M15.2**
布约病或布约综合征[风湿性心内膜炎] I01.8	**Bouillaud's disease or syndrome I01.8**

bù 步

步态	**Gait**
一共济失调 R26.0	—ataxic R26.0
一痉挛 R26.1	—spastic R26.1
一麻痹 R26.1	—paralytic R26.1
一蹒跚 R26.0	—staggering R26.0
一异常 R26.8	—abnormality R26.8
一障碍 R26.8	disturbance R26.8
步行	**Walking**
一困难 R26.2	—difficulty R26.2
一一心因性 F44.4	——psychogenic F44.4
一睡眠[睡行症] F51.3	—sleep F51.3
一一癔症性 F44.8	——hysterical F44.8
步行困难 R26.2	**Dysbasia R26.2**
一非器质性原因 F44.4	—nonorganic origin F44.4
一脊柱前凸性(进行性) G24.1	—lordotica (progressiva) G24.1
一心因性 F44.4	—psychogenic F44.4
一血管硬化性间歇性 I73.9	—angiosclerotica intermittens I73.9
一癔症性 F44.4	—hysterical F44.4

C

cā 擦

擦烂 **L30.4** — **Intertrigo L30.4**

擦伤(另见 损伤，浅表) **T14.0** — **Abrasion (see also Injury, superficial) T14.0**

cái 财

财政问题影响照料 NEC Z59.9 — **Financial problem affecting care NEC Z59.9**

—破产 Z59.8 — —bankruptcy Z59.8

—丧失抵压品赎取权 Z59.8 — —foreclosure on loan Z59.8

cǎi 采

采海绵潜水员病 **T63.6** — **Skevas-Zerfus disease, Sponge-diver's disease T63.6**

采取卵子，为体外受精 **Z31.2** — **Harvesting ovum for in vitro fertilization Z31.2**

cài 菜

菜花状耳 **M95.1** — **Cauliflower ear, Prizefighter ear M95.1**

cán 残

残疾 — **Disability**

—活动受限 Z73.6 — —limiting activities Z73.6

残留牙根 K08.3 — **Buried roots K08.3**

残留状态(精神分裂性) F20.5 — **Restzustand (schizophrenic) F20.5**

残余 - 另见情况 — **Remains, Residual - see also condition**

—克洛凯管 Q14.0 — —canal of Cloquet Q14.0

—卵巢综合征 N99.8 — —ovary syndrome N99.8

—尿 R39.1 — —urine R39.1

—情感性障碍(由于饮酒或服药引起的) - 编码于 F10-F19 伴有第四位数.7 — —affective disorder (due to alcohol or drug use) - code to F10-F19 with fourth character .7

—人格和行为障碍(由于饮酒或服药引起的) - 编码于 F10-F19 伴有第四位数.7 — —disorder of personality and behavior (due to alcohol or drug use) - code to F10-F19 with fourth character .7

—眼被囊(混浊的) Q14.8 — —capsule (opaque) Q14.8

—状态，精神分裂性 F20.5 — —state, schizophrenic F20.5

cán 蚕

蚕豆病(贫血) D55.0

Favism (anemia) D55.0

cāng 苍

苍白，白 - 另见情况 R23.1
—斑损害，牙 K02.0
—口腔 B37.0
—视神经盘，颞侧 H47.2
—腿，产褥期、产后或分娩 O87.1
苍白密螺旋体感染(另见 梅毒) A53.9

Pallor, White - see also condition R23.1
—spot lesions, teeth K02.0
—mouth B37.0
—optic disk, temporal H47.2
—leg, puerperal, postpartum or childbirth O87.1
Treponema pallidum infection (see also Syphilis) A53.9

cáng 藏

藏毛的 - 见情况

Pilonidal - see condition

cāo 操

操作(手术的)
—非以改善健康状况为目的的 Z41.9
——特指的 NEC Z41.8
—母体(与近期分娩无关)，影响到胎儿或新生儿 P00.6
——非手术(医疗) P00.7
—未做 Z53.9
——由于
———病人的决定 NEC Z53.2
————信仰或群体压力的原因 Z53.1
———管理的理由 Z53.8
———禁忌证 Z53.0
———特指的理由 NEC Z53.8
—选择性(另见 手术，选择性) Z41.9
——耳穿刺 Z41.3
——特指的 NEC Z41.8

Procedure (surgical)
—for purpose other than remedying health state Z41.9
——specified NEC Z41.8
—maternal (unrelated to current delivery), affecting fetus or newborn P00.6
——nonsurgical (medical) P00.7
—not done Z53.9
——because of
———patient's decision NEC Z53.2
————for reasons of belief or group pressure Z53.1
———administrative reasons Z53.8
———contraindication Z53.0
———specified reason NEC Z53.8
—elective (see also Surgery, elective) Z41.9
——ear piercing Z41.3
——specified NEC Z41.8

cāo 糙

糙皮病(酒精性) E52

Pellagra (alcoholic) E52

cǎo 草

草酸尿 E74.8	**Oxaluria E74.8**
草酸盐沉着症 E74.8	**Oxalosis E74.8**
草莓状胆囊 K82.4	**Strawberry gallbladder K82.4**

cè 侧

侧倾	**Lateroversion**
一宫颈 - 见 侧倾，子宫	—cervix - see Lateroversion, uterus
一子宫(颈)(感染后)(产后，陈旧性) N85.4	—uterus, uterine (cervix) (postinfectional) (postpartal, old) N85.4
一一先天性 Q51.8	——congenital Q51.8
一一在妊娠或分娩中 O34.5	——in pregnancy or childbirth O34.5
一一一影响到胎儿或新生儿 P03.8	———affecting fetus or newborn P03.8
侧屈，侧移 - 见 侧倾	**Lateroflexion, Laterocession - see Lateroversion**

cè 策

策尔韦格综合征[脑肝肾综合征] Q87.8	**Zellweger's syndrome Q87.8**

chā 差

差异，腿长(后天性) M21.7	**Discrepancy, leg length (acquired) M21.7**
一先天性 Q72.9	—congenital Q72.9

chā 插

插管困难或失败 T88.4	**Intubation, difficult or failed T88.4**

chá 查

查格雷斯热[巴拿马热] B50.9	**Chagres fever B50.9**
查加斯(-马扎)病[美洲锥虫病](慢性) B57.2	**Chagas'(-Mazza) disease (chronic) B57.2**
一急性(伴有) B57.1	—acute (with) B57.1
一一心肌炎 B57.0† I41.2*	——myocarditis B57.0† I41.2*
一一心血管病 NEC B57.0† I98.1*	——cardiovascular NEC B57.0† I98.1*
一伴有	—with
一一巨结肠 B57.3† K93.1*	——megacolon B57.3† K93.1*
一一巨食管 B57.3† K23.1*	——megaesophagus B57.3† K23.1*
一一累及其他器官 B57.5	——other organ involvement B57.5
一一累及神经系统 B57.4	——nervous system involvement B57.4
一一累及消化系统 NEC B57.3† K93.8*	——digestive system involvement NEC B57.3† K93.8*
一一累及心血管 NEC B57.2† I98.1*	——cardiovascular involvement NEC B57.2† I98.1*
一一心肌炎 B57.2† I41.2*	——myocarditis B57.2† I41.2*

chà 杈

杈(先天性)
一胆囊 Q44.1
一脊椎 Q76.4
一肋骨 Q76.6
一尿道 Q64.7
一气管 Q32.1
一舌 Q38.3
一肾盂 Q63.8
一输尿管 Q62.8

Bifurcation (congenital)
—gallbladder Q44.1
—vertebra Q76.4
—rib Q76.6
—urethra Q64.7
—trachea Q32.1
—tongue Q38.3
—kidney pelvis, renal pelvis Q63.8
—ureter Q62.8

chán 缠

缠绕
一脐带 O69.2
一一伴有压迫 O69.2
一一单羊膜囊内双胎的 O69.2
一一绕颈(伴有压迫) O69.1
一一影响到胎儿或新生儿 P02.5

Entanglement
—umbilical cord(s) O69.2
——with compression O69.2
——of twins in monoamniotic sac O69.2
——around neck (with compression) O69.1
——affecting fetus or newborn P02.5

chán 蟾

蟾皮病(维生素 A 缺乏) E50.8† L86*

Phrynoderma (vitamin A deficiency) E50.8† L86*

chǎn 产

产程
一不规则 O62.2
一一影响到胎儿或新生儿 P03.6
一不协调 O62.4
一一影响到胎儿或新生儿 P03.6
一长 - 见 产程，延长
一低张性 O62.2
一一原发性 O62.0
一一继发性 O62.1
一一影响到胎儿或新生儿 P03.6
一高张性 O62.4
一一影响到胎儿或新生儿 P03.6
一活跃期受阻 O62.1
一一影响到胎儿或新生儿 P03.6

Labor
—irregular O62.2
——affecting fetus or newborn P03.6
—dyscoordinate, incoordinate O62.4
——affecting fetus or newborn P03.6
—long - see Labor, prolonged
—hypotonic O62.2
——primary O62.0
——secondary O62.1
——affecting fetus or newborn P03.6
—hypertonic O62.4
——affecting fetus or newborn P03.6
—arrested active phase O62.1
——affecting fetus or newborn P03.6

产程——*续前页*
一延长或拖延 O63.9
一一第一期 O63.0
一一第二期 O63.1
一一影响到胎儿或新生儿 P03.8
一异常 NEC O75.8
一一影响到胎儿或新生儿 P03.6
一阵缩微细 O62.2
一一影响到胎儿或新生儿 P03.6
产后的 - 见情况
产科损伤 NEC(并发于分娩) O71.9
一流产后(随后发生) O08.6
一一近期发生 - 见 流产
一影响到胎儿或新生儿 P03.8
产气荚膜梭状芽胞杆菌，作为分类于他处疾病的原因 B96.7
产前(的)
一保健，正常妊娠 Z34.9
一一初次 Z34.0
一一特指的 NEC Z34.8
一筛选(为) Z36.9
一一基于羊膜穿刺术 Z36.2
一一畸形，用超声和其他物理方法 Z36.3
一一染色体异常 Z36.0
一一胎儿生长发育迟缓，用超声和其他物理方法 Z36.4
一一特指的 NEC Z36.8
一一同种免疫 Z36.5
一一血红蛋白病 Z36.8
一一羊水中甲胎蛋白水平增高 Z36.1
一一异常所见 - 见 异常的，所见，产前筛选，母亲
一死亡，原因不知 - 见 死亡，胎儿
产钳术 NEC O81.3
一影响到胎儿或新生儿 P03.2
产褥期(的)
一白蛋白尿(急性)(亚急性) O12.1
一一伴有水肿 O12.2
一败血症 O85
一并发症 O90.9
一一特指的 NEC O90.8

Labor——*continued*
—prolonged or protracted O63.9
——first stage O63.0
——second stage O63.1
——affecting fetus or newborn P03.8
—abnormal NEC O75.8
——affecting fetus or newborn P03.6
—desultory O62.2
——affecting fetus or newborn P03.6
Postpartum - see condition
Obstetric trauma NEC (complicating delivery) O71.9
—following abortion (subsequent episode) O08.6
——current episode - see Abortion
—affecting fetus or newborn P03.8
Clostridium perfringens, as cause of disease classified elsewhere B96.7
Antenatal, Antepartum, Prenatal
—care, normal pregnancy Z34.9
——first Z34.0
——specified NEC Z34.8
—screening (for) Z36.9
——based on amniocentesis Z36.2
——malformations using ultrasound and other physical methods Z36.3
——chromosomal anomalies Z36.0
——fetal growth retardation using ultrasound and other physical methods Z36.4
——specified NEC Z36.8
——isoimmunization Z36.5
——hemoglobinopathy Z36.8
——raised alphafetoprotein levels in amniotic fluid Z36.1
——abnormal findings - see Abnormal, finding,antenatal screening, mother
—death, cause unknown - see Death, fetus
Forceps delivery NEC O81.3
—affecting fetus or newborn P03.2
Postnatal, Puerperal, puerperium
—albuminuria (acute) (subacute) O12.1
——with edema O12.2
—septicemia O85
—complications O90.9
——specified NEC O90.8

产褥期——*续前页*
一出血(另见 出血，产后) O72.1
——大脑 O99.4
——颅内 O99.4
——脑 O99.4
——脑(脊)膜 O99.4
——脑桥(内) O99.4
——脑室 O99.4
——内囊 O99.4
——皮层(下) O99.4
——小脑 O99.4
——延迟(子宫) O72.2
——延髓 O99.4
——硬膜外 O99.4
——硬膜下 O99.4
——蛛网膜下 O99.4
——子宫，延迟 O72.2
一卒中 O99.4
一肥大，乳房 O92.2
一肺炎，栓子 - 见 产褥期，栓塞
一复旧不全(子宫) O90.8
一腹膜感染 O85
一腹膜炎(盆腔) O85
一肝肾综合征 O90.4
一感染 O86.4
——腹膜 O85
——宫颈 O86.1
——静脉 - 见 产褥期，静脉炎
——泌尿(道) NEC O86.2
———无症状 O86.2
——全身性 O85
——乳头 O91.0
——肾(大肠杆菌) O86.2
——生殖道 NEC O86.1
———产科手术伤口 O86.0
———轻微或局部 NEC O86.1
——特指的 NEC O86.8
——阴道 O86.1
一宫颈内膜炎 O86.1
一宫颈炎 O86.1
一股白肿 O87.1
一化脓 - 见 产褥期，脓肿

Postnatal, Puerperal, puerperium——*continued*
—hemorrhage (see also Hemorrhage, postpartum) O72.1
——cerebral O99.4
——intracranial O99.4
——brain O99.4
——meningeal O99.4
——intrapontine, pontine O99.4
——ventricular O99.4
——internal capsule O99.4
——cortical, subcortical O99.4
——cerebellar O99.4
——delayed (uterine) O72.2
——bulbar O99.4
——extradural O99.4
——subdural O99.4
——subarachnoid O99.4
——uterine, delayed O72.2
—apoplexy, stroke O99.4
—hypertrophy, breast O92.2
—pneumonia, embolic - see Puerperal, embolism
—subinvolution (uterus) O90.8
—peritoneal infection O85
—peritonitis (pelvic) O85
—hepatorenal syndrome O90.4
—infection O86.4
——peritoneum O85
——cervix O86.1
——vein - see Puerperal, phlebitis
——urinary (tract) NEC O86.2
———asymptomatic O86.2
——generalized O85
——nipple O91.0
——kidney, renal (Bacillus coli) O86.2
——genital tract NEC O86.1
———obstetric surgical wound O86.0
———minor or localized NEC O86.1
——specified NEC O86.8
——vagina O86.1
—endotrachelitis O86.1
—cervicitis O86.1
—milk leg, phlegmasia alba dolens, white leg O87.1
—suppuration - see Puerperal, abscess

产褥期——*续前页*

一坏死，肝(急性)(亚急性)(在亚目 K72.0 中的情况) O90.8
一一伴有肾衰竭 O90.4
一疾病 O90.9
一一非产科 NEC(另见 妊娠，并发，在下列类目中的情况) O99.8
一一脑血管(急性) O99.4
一一乳房 NEC O92.2
一一肾 NEC O90.8
一一输卵管-卵巢 O86.1
一一瓦尔苏阿尼 O99.0
一疾患 O90.9
一一哺乳 O92.7
一一非产科 NEC(另见 妊娠，并发，在下列类目中的情况) O99.8
一继发性会阴撕裂 O90.1
一甲状腺炎 O90.5
一精神病 F53.1
一静脉内膜炎 - 见 产褥期，静脉炎
一静脉曲张(腿) O87.8
一一外阴或会阴 O87.8
一静脉血栓形成，深部 O87.1
一静脉炎 O87.9
一一盆腔 O87.1
一一浅表性 O87.0
一一深部 O87.1
一静脉周炎 - 见 产褥期，静脉炎
一淋巴管炎 O86.8
一一乳房 O91.2
一瘘
一一乳房(由于乳腺炎) O91.1
一一乳头 O91.0
一麻痹，膀胱(括约肌) O90.8
一麻醉死亡 O89.8
一脑血管疾患(在 I60-I69 中的情况) O99.4
一尿毒症(由于肾衰竭) O90.4
一凝血障碍(任何) O72.3
一脓毒症(盆腔) O85
一脓性膀胱炎 O86.2
一脓性肾炎 O86.2
一脓性输卵管炎 O85
一脓血症 O85

Postnatal, Puerperal, puerperium——*continued*

—necrosis, liver (acute) (subacute) (conditions in category K72.0) O90.8
——with renal failure O90.4
—disease O90.9
——nonobstetric NEC (see also Pregnancy, complicated by, conditions in) O99.8
——cerebrovascular (acute) O99.4
——breast NEC O92.2
——renal NEC O90.8
——tubo-ovarian O86.1
——Valsuani's O99.0
—disorder O90.9
——actation O92.7
——nonobstetric NEC (see also Pregnancy, complicated by, conditions in) O99.8
—secondary perineal tear O90.1
—thyroiditis O90.5
—psychosis F53.1
—endophlebitis - see Puerperal, phlebitis
—varicose veins (legs) O87.8
——vulva or perineum O87.8
—phlebothrombosis, deep O87.1
—phlebitis O87.9
——pelvic O87.1
——superficial O87.0
——deep O87.1
—periphlebitis - see Puerperal, phlebitis
—lymphangitis O86.8
——breast O91.2
—fistula
——breast (due to mastitis) O91.1
——nipple O91.0
—paralysis, bladder (sphincter) O90.8
—anesthetic death O89.8
—cerebrovascular disorder (conditions in I60-I69) O99.4
—uremia (due to renal failure) O90.4
—coagulopathy (any) O72.3
—pyemia, sepsis (pelvic) O85
—pyocystitis O86.2
—pyonephritis O86.2
—pyosalpingitis O85
—pyohemia O85

产褥期——*续前页*
一肾盂肾病 O86.2
一肾盂肾炎 O86.2
一肾盂炎 O86.2
一肾周炎 O86.2
一失败
一一哺乳(完全) O92.3
一一一部分 O92.4
一输卵管腹膜炎 O85
一输卵管卵巢炎 O86.1
一衰竭
一一肾，急性 O90.4
一栓塞(肺)(凝血) O88.2
一一空气 O88.0
一一脓毒性，脓毒症性 O88.3
一一羊水 O88.1
一一脂肪 O88.8
一死亡(突然)(原因不知) O95
一胎盘息肉 O90.8
一外阴炎 O86.1
一外阴阴道炎 O86.1
一先兆子痫(另见 先兆子痫) O14.9
一一伴有原有的高血压 O11
一一重度 O14.1
一纤维蛋白原缺乏血症，或其他凝血缺陷 O72.3
一心肌病 O90.3
一血栓形成(静脉) - 见 血栓形成，产褥期
一血栓性静脉炎(浅表性) O87.0
一一盆腔 O87.1
一一深部 O87.1
一血小板减少 O72.3
一血质不调 O72.3
一血肿，硬膜下 O99.4
一阴道旁炎，阴道周炎 O86.1
一阴道炎 O86.1
一躁狂 F30.8
一谵妄 NEC F05.8
一痔 O87.2
一潴留
一一产后物 - 见 潴留，产后物
一一胎盘 - 见 潴留，胎盘
一一蜕膜 - 见 潴留，蜕膜

Postnatal, Puerperal, puerperium——*continued*
—pyelonephrosis O86.2
—pyelonephritis O86.2
—pyelitis O86.2
—perinephritis O86.2
—failure
——lactation (complete) O92.3
———partial O92.4
—salpingoperitonitis O85
—salpingo-ovaritis O86.1
—failure
——renal, acute O90.4
—embolism (pulmonary) (blood clot) O88.2
——air O88.0
——septic, pyemic O88.3
——amniotic fluid O88.1
——fat O88.8
—death (sudden) (cause unknown) O95
—placental polyp O90.8
—vulvitis O86.1
—vulvovaginitis O86.1
—pre-eclampsia (see also Pre-eclampsia) O14.9
——with pre-existing hypertension O11
——severe O14.1
—afibrinogenemia, or other coagulation defect O72.3
—cardiomyopathy O90.3
—thrombosis (venous) - see Thrombosis, puerperal
—thrombophlebitis (superficial) O87.0
——pelvic O87.1
——deep O87.1
—thrombocytopenia O72.3
—blood dyscrasia O72.3
—hematoma, subdural O99.4
—paravaginitis, perivaginitis O86.1
—vaginitis O86.1
—mania F30.8
—delirium NEC F05.8
—hemorrhoids O87.2
—retention
——secundines - see Retention, secundines
——placenta - see Retention, placenta
——decidua - see Retention, decidua

产褥期——*续前页*
一子宫不规则出血(另见 出血，产后) O72.1
一一延迟(继发性) O72.2
一子宫附件炎 O86.1
一子宫腹膜炎 O85
一子宫积脓 O85
一子宫旁组织炎 O85
一子宫输卵管炎 O85
一子宫输卵管周炎 O85
一子宫外膜炎 O86.1
一子宫阴道炎 O85
一子痫(伴有原有的高血压) O15.2
产式异常(孕产妇医疗)(另见 先露，胎儿，异常的) O32.9
一分娩前，影响到胎儿或新生儿 P01.7

Postnatal, Puerperal, puerperium——*continued*
—metrorrhagia (see also Hemorrhage, postpartum) O72.1
——delayed (secondary) O72.2
—adnexitis O86.1
—metroperitonitis O85
—pyometra O85
—parametritis O85
—metrosalpingitis O85
—perimetrosalpingitis O85
—perimetritis O86.1
—metrovaginitis O85
—eclampsia (with pre-existing hypertension) O15.2
Lie, abnormal (maternal care) (see also Presentation, fetal, abnormal) O32.9
—before labor, affecting fetus or newborn P01.7

chǎn 铲

铲形门齿 K00.2
铲状甲 L60.8
一先天性 Q84.6
铲状手(先天性) Q68.1

Shovel-shaped incisors K00.2
Spading nail L60.8
—congenital Q84.6
Spade-like hand (congenital) Q68.1

chàn 颤

颤搐 R25.3

Twitching R25.3

cháng 长

长
一产程[滞产] O63.9
一一第一期 O63.0
一一第二期 O63.1
一一影响到胎儿或新生儿 P03.8
一长期(近期)使用
一一阿司匹林 Z92.2
一一抗凝剂 Z92.1
一一药剂 NEC Z92.2
长度不等(后天性)(臂)(腿)(肢) M21.7
长冠牙 K00.2
长结肠 Q43.8
长头 Q67.2

Long
—labor O63.9
——first stage O63.0
——second stage O63.1
——affecting fetus or newborn P03.8
—term use (current) of
——aspirin Z92.2
——anticoagulants Z92.1
——medicaments NEC Z92.2
Unequal length (acquired) (arm) (leg) (limb) M21.7
Taurodontism K00.2
Dolichocolon Q43.8
Dolichocephaly Q67.2

cháng 肠

肠病 K63.9	**Enteropathy K63.9**
一蛋白质丢失性 K90.4	—protein-losing K90.4
一麸胶敏感性 K90.0	—gluten-sensitive K90.0
肠病毒，作为分类于他处疾病的原因 B97.1	**Enterovirus, as cause of disease classified elsewhere B97.1**
肠出血 K92.2	**Enterorrhagia K92.2**
肠的 - 见情况	**Bowel, Intestine, intestinal - see condition**
肠梗阻(结肠)(抑制性) K56.7	**Ileus (bowel) (colon) (inhibitory) (intestine) K56.7**
一梗阻性 NEC K56.6	—obstructive NEC K56.6
一机械性 NEC K56.6	—mechanical NEC K56.6
一麻痹性(曾译名 无动力性) K56.0	—adynamic/paralytic K56.0
一神经源性 K56.0	—neurogenic K56.0
一一赫尔施普龙病或巨结肠 Q43.1	——Hirschsprung's disease or megacolon Q43.1
一十二指肠(慢性) K31.5	—duodenal (chronic) K31.5
一胎粪性 E84.1† P75*	—meconium E84.1† P75*
一一意指胎粪性便秘(不伴有囊性纤维化) P76.0	——meaning meconium plug (without cystic fibrosis) P76.0
一新生儿	—newborn
一一由于胎粪 E84.1† P75*	——due to meconium E84.1† P75*
一一一意指胎粪性便秘(不伴有囊性纤维化) P76.0	———meaning meconium plug (without cystic fibrosis) P76.0
一一暂时性 P76.1	——transitory P76.1
一由于胆石(肠内) K56.3	—due to gallstone (in intestine) K56.3
肠结石，肠石病(嵌塞) K56.4	**Enterolith, enterolithiasis (impaction) K56.4**
肠蜣螂病 B88.2	**Scarabiasis B88.2**
肠疝(另见 疝，腹) K46.9	**Enterocele (see also Hernia, abdomen) K46.9**
肠伤寒 A01.0	**Ileotyphus A01.0**
肠套叠(另见 套叠) K56.1	**Telescoped bowel or intestine (see also Intussusception) K56.1**
肠痛 R10.4	**Enteralgia R10.4**
肠胃炎 - 见 小肠炎	**Enterogastritis - see Enteritis**
肠系膜的 - 见情况	**Mesentery, mesenteric - see condition**
肠狭窄(另见 梗阻，肠) K56.6	**Enterostenosis (see also Obstruction, intestine) K56.6**
肠下垂 K63.4	**Enteroptosis K63.4**
肠炎 - 见 小肠炎	**Enteritis**
肠造口机能障碍 K91.4	**Enterostomy, malfunctioning K91.4**

cháng 常

常春藤、橡树、漆树或其他植物性皮炎中毒(变应性)(接触性) L23.7	**Poison ivy, oak, sumac or other plant dermatitis (allergic) (contact) L23.7**
常染色体的 - 见情况，按涉及的染色体	**Autosome - see condition by chromosome involved**

chāo 超

超敏感性 | **Hypersensitiveness, Hypersensitivity**
—迷路 H83.2 | —labyrinth H83.2

cháo 潮

潮红 R23.2 | **Flushing R23.2**

chén 尘

尘肺 – 现译名 肺尘埃沉着病 | **Pneumoconiosis**
尘网形成 - 见 肺尘埃沉着病 | **Reticulation, dust - see Pneumoconiosis**

chén 沉

沉积，沉着 | **Deposit**
—胆固醇 | —cholesterol
——玻璃(体)(液) H43.2 | ——vitreous (body) (humor) H43.2
——视网膜 H35.8 | ——retina H35.8
—钙化性，钙 - 见 钙化 | —calcareous, calcium - see Calcification
—骨，在伯克结节病中 D86.8 | —bone in Boeck's sarcoid D86.8
—含铁血黄素，在陈旧性角膜瘢痕中 H18.0 | —hemosiderin in old scars of cornea H18.0
—角膜 H18.0 | —cornea H18.0
—结晶，玻璃(体)(液) H43.2 | —crystallin, vitreous (body) (humor) H43.2
—结膜 H11.1 | —conjunctiva H11.1
—晶体中的金属 H26.8 | —metallic in lens H26.8
—尿酸盐，肾(另见 结石，肾) N20.0 | —urate, kidney (see also Calculus, kidney) N20.0
—皮肤 R23.8 | —skin R23.8
—牙(槟榔)(黑色)(绿色)(白垢)(橙色)(烟草) K03.6 | —tooth, teeth (betel) (black) (green) (materia alba) (orange) (tobacco) K03.6

沉思 | **Rumination**
—强迫性 F42.0 | —obsessional F42.0
—神经症性 F42.0 | —neurotic F42.0
—心因性 F42.0 | —psychogenic F42.0

chéng 成

成(神经)胶质细胞瘤(多形性)[胶质母细胞瘤] (M9440/3) | **Glioblastoma (multiforme) (M9440/3)**
—伴有肉瘤成分(M9442/3) | —with sarcomatous component (M9442/3)
——特指部位 - 见 肿瘤，恶性 | ——specified site - see Neoplasm, malignant
——未特指部位 C71.9 | ——unspecified site C71.9

成(神经)胶质细胞瘤——*续前页*
一巨细胞(M9441/3)
一一特指部位 - 见 肿瘤，恶性
一一未特指部位 C71.9
一特指部位 - 见 肿瘤，恶性
一未特指部位 C71.9
成感觉神经细胞瘤[感觉神经母细胞瘤](M9522/3) C30.0
成睾丸细胞瘤[睾丸母细胞瘤](M9071/3) C62.9
成骨不全 Q78.0
成骨细胞瘤[骨母细胞瘤](M9200/0) - 见 肿瘤，骨，良性
一侵袭性(M9200/1) - 见 肿瘤，骨，动态未定
成黑素细胞瘤(M8720/3) - 见 黑色素瘤
成肌细胞瘤[肌母细胞瘤]，颗粒细胞(M9580/0) - 另见 肿瘤，结缔组织，良性
一恶性(M9580/3) - 见 肿瘤，结缔组织，恶性
一舌(M9580/0) D10.1
成交感神经细胞瘤[交感神经母细胞瘤](M9500/3)
一特指部位 - 见 肿瘤，恶性
一未特指部位 C74.9
成胶质细胞瘤(M9422/3)
一多形(M9440/3)
一一特指部位 - 见 肿瘤，恶性
一一未特指部位 C71.9
一极性(M9423/3)
一一特指部位 - 见 肿瘤，恶性
一一未特指部位 C71.9
一特指部位 - 见 肿瘤，恶性
一未特指部位 C71.9
一原始极性(M9443/3)
一一特指部位 - 见 肿瘤，恶性
一一未特指部位 C71.9
成颗粒组织(异常)(过度) L92.9
一乳突切除术后空腔 H95.1
成平滑肌细胞瘤[平滑肌母细胞瘤](M8891/0) - 见 肿瘤，结缔组织，良性
成软骨细胞瘤[软骨母细胞瘤](M9230/0) - 另见 肿瘤，骨，良性
一恶性(M9230/3) - 见 肿瘤，骨，恶性
成少突神经胶质细胞瘤[少突胶质母细胞瘤](M9460/3)
一特指部位 - 见 肿瘤，恶性
一未特指部位 C71.9

Glioblastoma——*continued*
—giant cell (M9441/3)
——specified site - see Neoplasm, malignant
——unspecified site C71.9
—specified site - see Neoplasm, malignant
—unspecified site C71.9
Esthesioneuroblastoma (M9522/3) C30.0
Orchioblastoma (M9071/3) C62.9
Osteogenesis imperfecta Q78.0
Osteoblastoma (M9200/0) - see Neoplasm, bone, benign
—aggressive (M9200/1) - see Neoplasm, bone, uncertain behavior
Melanoblastoma (M8720/3) - see Melanoma
Myoblastoma, granular cell (M9580/0) - see also Neoplasm, connective tissue, benign
—malignant (M9580/3) - see Neoplasm, connective tissue, malignant
—tongue (M9580/0) D10.1
Sympathicoblastoma, Sympathoblastoma (M9500/3)
—specified site - see Neoplasm, malignant
—unspecified site C74.9
Spongioblastoma (M9422/3)
—multiforme (M9440/3)
——specified site - see Neoplasm, malignant
——unspecified site C71.9
—polare (M9423/3)
——specified site - see Neoplasm, malignant
——unspecified site C71.9
—specified site - see Neoplasm, malignant
—unspecified site C71.9
—primitive polar (M9443/3)
——specified site - see Neoplasm, malignant
——unspecified site C71.9
Granulation tissue (abnormal) (excessive) L92.9
—postmastoidectomy cavity H95.1
Leiomyoblastoma (M8891/0) - see Neoplasm, connective tissue, benign
Chondroblastoma (M9230/0) - see also Neoplasm, bone, benign
—malignant (M9230/3) - see Neoplasm, bone, malignant
Oligodendroblastoma (M9460/3)
—specified site - see Neoplasm, malignant
—unspecified site C71.9

成神经管细胞瘤[髓母细胞瘤](M9470/3)
—促结缔组织增生性(M9471/3) C71.6
—特指部位 - 见 肿瘤，恶性
—未特指部位 C71.6
成神经细胞瘤[神经母细胞瘤](M9500/3)
—特指部位 - 见 肿瘤，恶性
—未特指部位 C74.9
—嗅神经(M9522/3) C30.0
成视网膜细胞瘤[视网膜母细胞瘤](M9510/3) C69.2
—未分化的(M9512/3) C69.2
—已分化的(M9511/3) C69.2
成室管膜细胞瘤[室管膜母细胞瘤](M9392/3)
—特指部位 - 见 肿瘤，恶性
—未特指部位 C71.9
成嗜铬细胞瘤[嗜铬母细胞瘤](M8700/3)
—特指部位 - 见 肿瘤，恶性
—未特指部位 C74.1
成熟期的 - 见情况
成松果体细胞瘤[松果体母细胞瘤](M9362/3) C75.3
成髓样肌细胞瘤[髓肌母细胞瘤](M9472/3)
—特指部位 - 见 肿瘤，恶性
—未特指部位 C71.6
成星形细胞瘤[星形母细胞瘤](M9430/3)
—特指部位 - 见 肿瘤，恶性
—未特指部位 C71.9
成性腺细胞瘤[性腺母细胞瘤](M9073/1)
—特指部位 - 见 肿瘤，动态未定
—未特指部位
——男性 D40.1
——女性 D39.1
成血管细胞瘤[血管母细胞瘤](M9161/1) - 见 肿瘤，结缔组织，动态未定
成牙骨质细胞瘤[牙骨质母细胞瘤]，良性 (M9273/0) D16.5
—上颌(骨) D16.4
成胰岛细胞瘤[胰岛母细胞瘤](M8150/0)
—特指部位 NEC - 见 肿瘤，良性
—未特指部位 D13.7
—胰腺 D13.7

Medulloblastoma (M9470/3)
—desmoplastic (M9471/3) C71.6
—specified site - see Neoplasm, malignant
—unspecified site C71.6
Neuroblastoma (M9500/3)
—specified site - see Neoplasm, malignant
—unspecified site C74.9
—olfactory (M9522/3) C30.0
Retinoblastoma (M9510/3) C69.2
—undifferentiated (M9512/3) C69.2
—differentiated (M9511/3) C69.2
Ependymoblastoma (M9392/3)
—specified site - see Neoplasm, malignant
—unspecified site C71.9
Pheochromoblastoma (M8700/3)
—specified site - see Neoplasm, malignant
—unspecified site C74.1
Autumn - see condition
Pinealoblastoma, Pineoblastoma (M9362/3) C75.3
Medullomyoblastoma (M9472/3)
—specified site - see Neoplasm, malignant
—unspecified site C71.6
Astroblastoma (M9430/3)
—specified site - see Neoplasm, malignant
—unspecified site C71.9
Gonadoblastoma (M9073/1)
—specified site - see Neoplasm, uncertain behavior
—unspecified site
——male D40.1
——female D39.1
Angioblastoma, Hemangioblastoma (M9161/1) - see Neoplasm, connective tissue, uncertain behavior
Cementoblastoma, benign (M9273/0) D16.5
—upper jaw (bone) D16.4
Nesidioblastoma (M8150/0)
—specified site NEC - see Neoplasm, benign
—unspecified site D13.7
—pancreas D13.7

成釉细胞瘤[釉质母细胞瘤](M9310/0) - 另见 釉质瘤
一长骨(M9261/3) C40.9
一恶性(M9310/3) C41.1
——颌(骨)(下) C41.1
———上 C41.0
一颌(骨)(下) D16.5
——上 D16.4
一胫骨(M9261/3) C40.2
一下颌骨 D16.5
成釉质细胞瘤(M9310/0) - 见 釉质瘤
成脂肪细胞瘤[脂肪母细胞瘤](M8881/0) - 见 脂肪瘤
成脂肪细胞瘤病[脂肪母细胞瘤病](M8881/0) - 见 脂肪瘤

Adamantoblastoma, Ameloblastoma (M9310/0) - see also Adamantinoma
—long bones (M9261/3) C40.9
—malignant (M9310/3) C41.1
——jaw (bone) (lower) C41.1
———upper C41.0
—jaw (bone) (lower) D16.5
——upper D16.4
—tibial (M9261/3) C40.2
—mandible D16.5
Adamantinoblastoma (M9310/0) - see Adamantinoma
Lipoblastoma (M8881/0) - see Lipoma
Lipoblastomatosis (M8881/0) - see Lipoma

chī 痴

痴呆(持续性) F03
一阿尔茨海默型 G30.9† F00.9*
一变性性(原发性) F03
一动脉硬化性(另见 痴呆，血管性) F01.9
一多发脑梗死性 I63.9† F03*
一非典型，阿尔茨海默型 G30.8† F00.2*
一见于(由于)
——阿尔茨海默病 G30.9† F00.9*
———伴有发病
————早 G30.0† F00.0*
————晚 G30.1† F00.1*
———非典型 G30.8† F00.2*
———混合型 G30.8† F00.2*
——病因学未知 F03
——糙皮病 E52† F02.8*
——癫痫 G40.-† F02.8*
——动脉硬化性脑病 F01.9
——多发性
———病因 F03
———硬化 G35† F02.8*
——肝豆状核变性 E83.0† F02.8*
——高钙血症 E83.5† F02.8*
——亨廷顿病或亨廷顿舞蹈症 G10† F02.2*
——挥发性溶剂 F18.7

Dementia (persisting) F03
—Alzheimer's type G30.9† F00.9*
—degenerative (primary) F03
—arteriosclerotic (see also Dementia, vascular) F01.9
—multi-infarct I63.9† F03*
—atypical, Alzheimer's type G30.8† F00.2*
—in (due to)
——Alzheimer's disease G30.9† F00.9*
———with onset
————early G30.0† F00.0*
————late G30.1† F00.1*
———atypical G30.8† F00.2*
———mixed type G30.8† F00.2*
——unknown etiology F03
——pellagra E52† F02.8*
——epilepsy G40.-† F02.8*
——arteriosclerotic brain disease F01.9
——multiple
———etiologies F03
———sclerosis G35† F02.8*
——hepatolenticular degeneration E83.0† F02.8*
——hypercalcemia E83.5† F02.8*
——Huntington's disease or chorea G10† F02.2*
——volatile solvents F18.7

痴呆——*续前页*	**Dementia**——*continued*
一见于——*续前页*	一in——*continued*
一一甲状腺功能减退症，后天性　E03.-† F02.8*	一一hypothyroidism, acquired E03.-† F02.8*
一一一由于碘缺乏　E01.-† F02.8*	一一一due to iodine-deficiency E01.-† F02.8*
一一结节性多动脉炎　M30.0† F02.8*	一一polyarteritis nodosa M30.0† F02.8*
一一酒精中毒　F10.7	一一alcohol F10.7
一一克罗伊茨费尔特-雅各布病[痉挛性假性硬化] A81.0† F02.1*	一一Creutzfeldt-Jakob disease A81.0† F02.1*
一一脑脂沉积症　E75.-† F02.8*	一一cerebral lipidoses E75.-† F02.8*
一一帕金森病(帕金森综合征) G20† F02.3*	一一Parkinson's disease (parkinsonism)/paralysis agitans G20† F02.3*
一一皮克病　G31.0† F02.0*	一一Pick's disease G31.0† F02.0*
一一人类免疫缺陷病毒[HIV]病　B22.0† F02.4*	一一human immunodeficiency virus (HIV) disease B22.0† F02.4*
一一神经错乱的全身性麻痹　A52.1† F02.8*	一一general paralysis of the insane A52.1† F02.8*
一一神经梅毒　A52.1† F02.8*	一一neurosyphilis A52.1† F02.8*
一一维生素 B_{12} 缺乏　E53.8† F02.8*	一一vitamin B_{12} deficiency E53.8† F02.8*
一一吸入剂　F18.7	一一inhalants F18.7
一一系统性红斑狼疮　M32.-† F02.8*	一一systemic lupus erythematosus M32.-† F02.8*
一一烟酸缺乏　E52† F02.8*	一一niacin deficiency E52† F02.8*
一一药物(残余) - 编码于 F10-F19 伴有第四位数.7	一一drugs (residual) - code to F10-F19 with fourthcharacter .7
一一震颤麻痹 - 现译名　帕金森病	一一paralysis agitans
一一镇静剂、催眠剂或抗焦虑药　F13.7	一一sedatives, hypnotics or anxiolytics F13.7
一一中毒性(另见　药物和化学制剂表) T65.9† F02.8*	一一intoxication (see also Table of drugs and chemicals) T65.9† F02.8*
一一锥虫病，非洲　B56.-† F02.8*	一一trypanosomiasis, African B56.-† F02.8*
一进行性，梅毒性　A52.1† F02.8*	一progressive, syphilitic A52.1† F02.8*
一酒精中毒性　F10.7	一alcoholic F10.7
一老年性　F03	一old age, senile F03
一一阿尔茨海默型　G30.1† F00.1*	一一Alzheimer's type G30.1† F00.1*
一一伴有急性意识错乱状态　F05.1	一一with acute confusional state F05.1
一一抑郁或妄想狂样型　F03	一一depressed or paranoid type F03
一路易体　G31.8	一Lewy body G31.8
一麻痹性(梅毒性) A52.1† F02.8*	一paralytica, paralytic, paretic (syphilitic) A52.1† F02.8*
一一幼年型　A50.4	一一juvenilis A50.4
一尿毒症性　N18.8† F02.8*	一uremic N18.8† F02.8*
一人类免疫缺陷病毒(HIV)病所致　B22.0† F02.4*	一resulting from HIV disease B22.0† F02.4*
一血管性，脑血管　F01.9	一vascular, cerebrovascular (of) F01.9
一一多发脑梗死性　I63.9† F03*	一一multi-infarct I63.9† F03*
一一急性发病　F01.0	一一acute onset F01.0
一一皮层为主　F01.1	一一predominantly cortical F01.1
一一皮层下　F01.2	一一subcortical F01.2
一一皮层和皮层下混合型　F01.3	一一mixed cortical and subcortical F01.3
一一特指的 NEC F01.8	一一specified NEC F01.8

痴呆——*续前页*	**Dementia**——*continued*
一婴儿 F84.3	一infantile, infantilis F84.3
一原发变性性 F03	一primary degenerative F03
一早老性 F03	一presenile F03
一一阿尔茨海默型 G30.0† F00.0*	一一Alzheimer's type G30.0† F00.0*
一早熟性(另见 精神分裂症) F20.9	一praecox (see also Schizophrenia) F20.9
痴愚者(智商 35-49)(I.Q. 35-49) F71.-	**Imbecile, imbecility (I.Q. 35-49) F71.-**

chí 弛

弛缓不能 – 现译名 失弛缓症	**Achalasia**
弛缓性 - 另见情况	**Flaccid - see also condition**
一腭，先天性 Q38.5	一palate, congenital Q38.5

chí 迟

迟	**Late**
一学步 R62.0	一walker R62.0
一学语 R62.0	一talker R62.0
迟缓	**Retardation**
一软骨内骨生长 M89.2	一endochondral bone growth M89.2
一生长(另见 迟缓，体格发育) R62.8	一growth (see also Retardation, physical) R62.8
一一胎儿 P05.9	一一fetus P05.9
一一一影响妊娠处理 O36.5	一一一affecting management of pregnancy O36.5
一体格发育(儿童) R62.8	一physical (child) R62.8
一一胎儿 P05.9	一一fetus P05.9
一一由于营养不良 E45	一一due to malnutrition E45
一子宫内生长 P05.9	一intrauterine growth P05.9
一一影响妊娠处理 O36.5	一一affecting management of pregnancy O36.5
迟延 - 见 延迟	**Delayed**
迟滞，眼睑(神经性) H02.5	**Lag, lid (nervous) H02.5**

chí 持

持续性	**Persistence, persistent**
一胎儿	一fetal
一一血红蛋白增多，遗传性(HPFH) D56.4	一一hemoglobin, hereditary (HPFH) D56.4
一一循环 P29.3	一一circulation P29.3
一通道 - 见 瘘，先天性	一communication - see Fistula, congenital
一胸(腺)(增生) E32.0	一thymus (gland) (hyperplasia) E32.0
一血红蛋白，胎儿(遗传性)(HPFH) D56.4	一hemoglobin, fetal (hereditary) (HPFH) D56.4
一枕后位 O32.8	一occipitoposterior (position) O32.8
一一影响到胎儿或新生儿 P03.1	一一affecting fetus or newborn P03.1
一一造成梗阻性分娩 O64.0	一一causing obstructed labour O64.0

持续性——*续前页*
一枕横(位) O64.0
一一影响到胎儿或新生儿 P03.1
持续言语[持续动作](强直性) R48.8

Persistence, persistent——*continued*
—occipitotransverse (position) O64.0
——affecting fetus or newborn P03.1
Perseveration (tonic) R48.8

chí 匙

匙状甲[反甲] L60.3
一先天性 Q84.6

Koilonychia/Spoon nail L60.3
—congenital Q84.6

chǐ 尺

尺的 - 见情况

Ulnar - see condition

chǐ 齿

齿突、齿中齿或牙套叠 K00.2
齿音发音不清 F80.8
齿龈溃疡 K04.6

Dens evaginatus, in dente or invaginatus K00.2
Lisping F80.8
Gumboil K04.6

chōng 冲

冲动发放
一特发性间脑自主 G40.5
冲击波(爆炸产生的)(空气)(水力)(浸泡)(水下)
一盲 S05.8
一损伤 T14.8
一一腹部或胸部 - 见 损伤，按部位
一一综合征 NEC T70.8
冲浪者结节 T14.0
冲突(伴有) - 另见 不和
一社会职责 NEC Z73.5

Discharge
—diencephalic autonomic idiopathic G40.5
Blast (air) (hydraulic) (immersion) (underwater)
—blindness S05.8
—injury T14.8
——abdomen or thorax - see Injury, by site
——syndrome NEC T70.8
Surfer's knots or nodules T14.0
Conflict (with) - see also Discord
—social role NEC Z73.5

chōng 充

充血(被动性)
一急性 R68.8
一一肠 K59.8
一一大脑 I67.8
一一耳，内部 H83.0
一一肺(另见 水肿，肺) J81
一一肝(活动性) K76.8
一一肛门粘膜 K62.8

Congestion, Congestive, Hyperemia (passive)
—acute R68.8
——intestine K59.8
——cerebral I67.8
——ear, internal H83.0
——lung, pulmonary (see also Edema, lung) J81
——liver (active) K76.8
——anal mucosa K62.8

充血——*续前页*
－急性——*续前页*
－－虹膜 H21.1
－－结膜 H11.4
－－眶
－－－炎性 H05.0
－－迷路 H83.0
－－膀胱 N32.8
－－肾 N28.8
－－视网膜 H35.8
－－胃 K31.8
－－小肠 K59.8
－－眼 H11.4
－－眼睑(活动性) H02.8
－慢性
－－肠 K63.8
－－肺(坠积性)(另见 水肿，肺) J81
－－－活动性或急性(另见 肺炎) J18.2
－－肝 K76.1
－－喉 J37.0
－－脊髓 G95.1
－－精囊 N50.1
－－静脉 I87.8
－－眶 H05.2
－－－炎性 H05.1
－－卵巢 N83.8
－－迷路 H83.8
－－面部，由于产伤 P15.4
－－脑 G93.8
－－内脏 R68.8
－－尿道 N36.8
－－膀胱 N32.8
－－盆腔，女性 N94.8
－－脾 D73.2
－－气管 - 见 气管炎
－－前列腺(活动性) N42.1
－－全身性 R68.8
－－乳房 N64.5
－－肾 N28.8
－－声门 J37.0
－－十二指肠 K31.8
－－视网膜 H35.8

Congestion, Congestive, Hyperemia——*continued*
－acute ——*continued*
－－iris H21.1
－－conjunctiva H11.4
－－orbit, orbital
－－－inflammatory H05.0
－－labyrinth H83.0
－－bladder N32.8
－－kidney, renal N28.8
－－retina H35.8
－－stomach K31.8
－－enteric K59.8
－－eye H11.4
－－eyelid (active) H02.8
－chronic
－－bowel, intestine K63.8
－－lung (hypostatic) (see also Edema, lung) J81
－－－active or acute (see also Pneumonia) J18.2
－－hepatic, liver K76.1
－－larynx J37.0
－－spinal cord G95.1
－－seminal vesicle N50.1
－－venous I87.8
－－orbit, orbital H05.2
－－－inflammatory H05.1
－－ovary N83.8
－－labyrinth H83.8
－－facial, due to birth injury P15.4
－－brain G93.8
－－viscera R68.8
－－urethra N36.8
－－bladder N32.8
－－pelvic, female N94.8
－－spleen D73.2
－－trachea - see Tracheitis
－－prostate (active) N42.1
－－general R68.8
－－breast N64.5
－－kidney, renal N28.8
－－glottis J37.0
－－duodenum K31.8
－－retina H35.8

充血——*续前页*
一慢性——*续前页*
一一胃 K31.8
一一心脏(另见 衰竭，心力，充血性) I50.0
一一胸(另见 水肿，肺) J81
一一胸膜 J94.8
一一循环系 NEC I99
一一眼 H11.4
一一胰腺 K86.8
一一支气管 J98.0
一一坠积性，肺(另见 水肿，肺) J81
一一子宫 N85.8

chóng 虫

虫霉病 B46.8
虫蛀样足底 A66.3

chóng 重

重叠
一手指(后天性) M20.0
一一先天性 Q68.1
一脚趾(后天性) M20.5
一一先天性 Q66.8
一主动脉 Q25.4
重叠趾(后天性) M20.5
一先天性(第五趾) Q66.8
重复
一染色体 NEC
一一伴有复合体重排 NEC Q92.5
一一仅见于前中期 Q92.4
重复畸形[双重] - 另见 副
一肠(大)(小) Q43.4
一胆管(任何) Q44.5
一胆囊管 Q44.5
一额鼻突 Q75.8
一肝 Q44.7
一肛门 Q43.4
一呼吸器官 NEC Q34.8
一脊髓(不完全) Q06.8
一阑尾(和盲肠) Q43.4
一盲肠(和阑尾) Q43.4

Congestion, Congestive, Hyperemia——*continued*
—chronic——*continued*
——stomach K31.8
——heart (see also Failure, heart, congestive) I50.0
——chest (see also Edema, lung) J81
——pleural J94.8
——circulatory NEC I99
——eye H11.4
——pancreas K86.8
——bronchial J98.0
——hypostatic, lung (see also Edema, lung) J81
——uterus N85.8

Entomophthoromycosis B46.8
Worm-eaten soles A66.3

Overriding
—finger (acquired) M20.0
——congenital Q68.1
—toe (acquired) M20.5
——congenital Q66.8
—aorta Q25.4
Overlapping toe (acquired) M20.5
—congenital (fifth toe) Q66.8
Duplication
—chromosome NEC
——with complex rearrangements NEC Q92.5
——seen only at prometaphase Q92.4
Duplex, duplication - see also Accessory
—intestine (large) (small) Q43.4
—biliary duct (any) Q44.5
—cystic duct Q44.5
—frontonasal process Q75.8
—liver Q44.7
—anus Q43.4
—respiratory organs NEC Q34.8
—spinal cord (incomplete) Q06.8
—appendix (and cecum) Q43.4
—cecum (and appendix) Q43.4

重复畸形——*续前页*	**Duplex, duplication**——*continued*
一膀胱 Q64.7	—bladder Q64.7
一肾 Q63.0	—kidney Q63.0
一食管 Q39.8	—esophagus, oesophagus Q39.8
一胎盘 O43.1	—placenta O43.1
一胃 Q40.2	—stomach Q40.2
一涎腺管 Q38.4	—salivary duct Q38.4
一消化道，消化器官 NEC Q45.8	—alimentary tract, digestive organs NEC Q45.8
一胰腺 Q45.3	—pancreas Q45.3
一阴茎 Q55.6	—penis Q55.6
重排，染色体	**Rearrangement, chromosomal**
一平衡 Q95.9	—balanced (in) Q95.9
一一特指的 NEC Q95.8	——specified NEC Q95.8
一一异常个体中(常染色体) Q95.2	——abnormal individual (autosomal) Q95.2
一一一无性(常)染色体 Q95.2	———non-sex (autosomal) chromosomes Q95.2
一一一性染色体或无性染色体 Q95.3	———sex/non-sex chromosomes Q95.3
重新放置避孕装置 Z30.5	**Reinsertion, contraceptive device Z30.5**
重新训练	**Retraining**
一日常生活活动 NEC Z50.8	—activities of daily living NEC Z50.8

chōu 抽

抽搐(特发性) - 另见 惊厥 (另见 发作) R56.8	**Convulsions (idiopathic) (*see also* Seizure(s)) R56.8**
一变性性(全身性)(局部性) G25.6	—degenerative (generalized) (localized) G25.6
一一面部 G25.6	——facial G25.6
一额手鞠躬 R25.8	—salaam R25.8
一反射性 R25.8	—reflex R25.8
一分离性 F44.5	—dissociative F44.5
一肌阵挛(癫痫) G40.3	—myoclonic G40.3
一杰克逊(癫痫) G40.1	—jacksonian G40.1
一精神运动性 G40.2	—psychomotor G40.2
一麻痹性 A52.1	—paretic A52.1
一尿毒症性 N19	—uremic N19
一破伤风，强直性(另见 破伤风) A35	—tetanus, tetanic (see also Tetanus) A35
一器质性原因 G25.6	—organic origin G25.6
一替代症，腹部的 G40.8	—equivalent, abdominal G40.8
一舞蹈病后 G25.6	—postchoreic G25.6
一药物性 G25.6	—drug-induced G25.6
一癔症性 F44.5	—hysterical F44.5

抽动(障碍) F95.9
—德拉图雷特[抽动秽语综合征] F95.2
—短暂性 F95.0
—发声和多种运动联合 F95.2
—呼吸 F95.8
—痉挛性 F95.9
—轮匝肌 F95.8
—慢性
——发声 F95.1
——运动 F95.1
—特指的 NEC F95.8
—习惯性 F95.9
—眼睑 F95.8
—职业性 F48.8

Tic (disorder) F95.9
—de la Tourette F95.2
—transient F95.0
—combined vocal and multiple motor F95.2
—breathing F95.8
—spasm F95.9
—orbicularis F95.8
—chronic
——vocal F95.1
——motor F95.1
—specified NEC F95.8
—habit F95.9
—eyelid F95.8
—occupational F48.8

chòu 臭

臭鼻症 J31.0
臭汗(症) L75.0
臭汗恐怖 F40.2

Ozena J31.0
Bromhidrosis, Bromidrosis, Osmidrosis L75.0
Bromidrosiphobia F40.2

chū 出

出汗过度 R61.9
出口 - 另见情况
—双，右心室(先天性) Q20.1
出生，娩出
—不成熟儿(在 28 和 37 整周之间) P07.3
——极度(小于 28 整周) P07.2
—产钳术，影响到胎儿或新生儿 P03.2
—创伤 - 见 出生，损伤
—多胎，影响到胎儿或新生儿 P01.5
—过期(42 周或以上) P08.2
—过早(婴儿)[早产儿] P07.3
—急产，影响到胎儿或新生儿 P03.5
—困难[难产] NEC，影响到胎儿或新生儿 P03.9
—麻痹，新生儿，NEC(产伤) P14.9
—器械 NEC，影响到胎儿或新生儿 P03.8
—强迫 NEC，影响到胎儿或新生儿 P03.8
—强迫或引产，影响到胎儿或新生儿 P03.8
—缺乏照料，在分娩中或产后 T74.0
—缺陷 - 见 异常
—双胎，影响到胎儿或新生儿 P01.5

Sweating, excessive R61.9
Outlet - see also condition
—double, right ventricle (congenital) Q20.1
Birth
—immature (between 28 and 37 completed weeks) P07.3
——extremely (less than 28 completed weeks) P07.2
—forceps, affecting fetus or newborn P03.2
—trauma - see Birth, injury
—multiple, affecting fetus or newborn P01.5
—post-term (42 weeks or more) P08.2
—premature (infant) P07.3
—precipitate, affecting fetus or newborn P03.5
—difficult NEC, affecting fetus or newborn P03.9
—palsy or paralysis, newborn, NEC (birth injury) P14.9
—instrumental NEC, affecting fetus or newborn P03.8
—forced NEC, affecting fetus or newborn P03.8
—forced or induced, affecting fetus or newborn P03.8
—inattention, lack of care, at or after T74.0
—defect - see Anomaly
—twin, affecting fetus or newborn P01.5

出血——*续前页*
—并发
——分娩 O67.9
———影响到胎儿或新生儿 P02.1
———由于
————创伤 O67.8
—————影响到胎儿或新生儿 P03.8
————低置胎盘 O44.1
—————影响到胎儿或新生儿 P02.0
————前置胎盘 O44.1
—————影响到胎儿或新生儿 P02.0
————胎盘过早剥离(另见 胎盘早剥) O45.9
—————影响到胎儿或新生儿 P02.1
————滞留的
—————产后物 O72.2
——————部分 O72.2
—————妊娠产物 O72.2
—————胎盘 O72.0
————子宫平滑肌瘤 O67.8
—————影响到胎儿或新生儿 P03.8
———与凝血缺陷有关 O67.0
————纤维蛋白原缺乏血症 O67.0
—————影响到胎儿或新生儿 P03.8
————影响到胎儿或新生儿 P03.8
——手术操作 T81.0
——异位妊娠或葡萄胎妊娠(随后发生) O08.1
—玻璃体(液)(眼内)[玻璃体积血] H43.1
—产前(另见 出血，妊娠) O46.9
——伴有
———播散性血管内凝血 O46.0
———凝血缺陷 O46.0
———纤维蛋白原缺乏血症 O46.0
——影响到胎儿或新生儿 P02.1
—产后 NEC(胎盘娩出后) O72.1
——第三产程 O72.0
——胎盘滞留 O72.0
——延迟性或继发性 O72.2
—产褥期(另见 出血，产后) O72.1
——延迟性或继发性 O72.2
—产时(另见 出血，并发，分娩) O67.9

Hemorrhage——*continued*
—complicating
——delivery O67.9
———affecting fetus or newborn P02.1
———due to
————trauma O67.8
—————affecting fetus or newborn P03.8
————low-lying placenta O44.1
—————affecting fetus or newborn P02.0
————placenta previa O44.1
—————affecting fetus or newborn P02.0
————premature separation of placenta (see also Abruptio placentae) O45.9
—————affecting fetus or newborn P02.1
————retained
—————secundines O72.2
——————partial O72.2
—————products of conception O72.2
—————placenta O72.0
————uterine leiomyoma O67.8
—————affecting fetus or newborn P03.8
———associated with coagulation defect O67.0
————afibrinogenemia O67.0
—————affecting fetus or newborn P03.8
————affecting fetus or newborn P03.8
——surgical procedure T81.0
——ectopic or molar pregnancy (subsequent episode) O08.1
—vitreous (humor) (intraocular) H43.1
—antepartum (see also Hemorrhage, pregnancy) O46.9
——with
———disseminated intravascular coagulation O46.0
———coagulation defect O46.0
———afibrinogenemia O46.0
——affecting fetus or newborn P02.1
—after delivery, postpartum NEC (following delivery of placenta) O72.1
——third stage O72.0
——retained placenta O72.0
——delayed or secondary O72.2
—puerperal (see also Hemorrhage, postpartum) O72.1
——delayed or secondary O72.2
—intrapartum (see also Hemorrhage, complicating, delivery) O67.9

出血——*续前页*

—肠(道) K92.2

——新生儿 P54.3

—肠系膜 K66.1

——新生儿 P54.3

—创伤性 - 作为损伤，按类型和部位编码

——复发性或继发性(在损伤的初期出血后发生的) T79.2

——颅内 S06.8

——小脑 S06.8

—垂体(腺) E23.6

—卒中(发作)(另见 出血，脑内) I61.9

—大脑(另见 出血，脑内) I61.9

——胎儿或新生儿(缺氧性) P52.4

———产伤 P10.1

——叶 I61.1

—第三产程(产后) O72.0

—动脉 R58

——脑(另见 出血，脑内) I61.9

—豆状核纹状体动脉 I61.0

—多肌炎 - 见 多肌炎

—耳蜗 H83.8

—肺 R04.8

——结核性 - 见 结核，肺

——新生儿 P26.9

———大量 P26.1

———结核性 - 见 结核，肺

———特指的 NEC P26.8

—肺泡内，新生儿 P26.8

—分娩 - 见 出血，并发，分娩

—复发性创伤性，在损伤的初期出血后发生的 T79.2

—腹部 R58

—腹膜 K66.1

—腹膜后 R58

—腹膜内 K66.1

—腹内 R58

—肝 K76.8

—肛门(括约肌) K62.5

—睾丸 N50.1

—格拉夫卵泡囊肿(破裂) N83.0

—膈下 R58

Hemorrhage——*continued*

—bowel, intestine K92.2

——newborn P54.3

—mesentery K66.1

——newborn P54.3

—traumatic - code as Injury, by type and site

——recurrent or secondary (following initial hemorrhage at time of injury) T79.2

——intracranial S06.8

——cerebellar S06.8

—pituitary (gland) E23.6

—apoplexy (stroke) (see also Hemorrhage, intracerebral) I61.9

—cerebral, cerebrum (see also Hemorrhage, intracerebral) I61.9

——fetus or newborn (anoxic) P52.4

———birth injury P10.1

——lobe I61.1

—third stage (postpartum) O72.0

—artery R58

——brain (see also Hemorrhage, intracerebral) I61.9

—lenticular striate artery I61.0

—polymyositis - see Polymyositis

—cochlea H83.8

—lung, pulmonary R04.8

——tuberculous - see Tuberculosis, pulmonary

——newborn P26.9

———massive P26.1

———tuberculous - see Tuberculosis, pulmonary

———specified NEC P26.8

—intra-alveolar (lung), newborn P26.8

—childbirth, parturition - see Hemorrhage, complicating, delivery

—recurrent traumatic, following initial hemorrhage at time of injury T79.2

—abdomen R58

—peritoneum, peritoneal K66.1

—retroperitoneal R58

—intraperitoneal K66.1

—intra-abdominal R58

—liver K76.8

—anus (sphincter) K62.5

—testis N50.1

—graafian follicle cyst (ruptured) N83.0

—subdiaphragmatic R58

出血——*续前页*
-宫颈(残端) NEC N88.8
-骨膜下 M89.8
-关节(非创伤性) M25.0
-过度，流产后或异位妊娠(随后发生) O08.1
-虹膜(感染后)(炎症后)(毒性) H21.0
-后颅凹(非创伤性) I61.8
--胎儿或新生儿 P52.6
-呼吸道 R04.9
--特指的 NEC R04.8
-黄体囊肿(破裂) N83.1
-肌肉 M62.8
-基底(神经节) I61.0
-脊(髓) G95.1
--胎儿或新生儿(产伤) P11.5
-继发性(非创伤性) R58
--在损伤的初期出血后发生的 T79.2
-甲(指甲下的) L60.8
-甲状旁(腺)(自发性) E21.4
-甲状腺(囊肿) E07.8
-结肠 K92.2
-结核性 NEC - 见 结核，肺
-结膜，结膜下 H11.3
--产伤 P15.3
--新生儿 P54.8
-结扎，血管 T81.0
-睫状体 H21.0
-截肢残端(手术的) T81.0
--继发性，延迟 T87.6
-经间期(规则) N92.3
--不规则 N92.1
-精囊 N50.1
-精索 N50.1
-绝经后期 N95.0
-口腔 K13.7
-眶 H05.2
-溃疡 - 作为溃疡，按部位，伴有出血编码 K27.4
-流产后(随后发生) O08.1
--近期发生 - 见 流产
-颅(另见 出血，颅内) I62.9

Hemorrhage——*continued*
-cervix (uteri) (stump) NEC N88.8
-subperiosteal M89.8
-joint (nontraumatic) M25.0
-excessive, following abortion or ectopic pregnancy (subsequent episode) O08.1
-iris (postinfectional) (postinflammatory) (toxic) H21.0
-posterior fossa (nontraumatic) I61.8
--fetus or newborn P52.6
-respiratory passage or tract R04.9
--specified NEC R04.8
-corpus luteum (ruptured) cyst N83.1
-muscle M62.8
-basilar (ganglion) I61.0
-spinal (cord) G95.1
--fetus or newborn (birth injury) P11.5
-secondary (nontraumatic) R58
--following initial hemorrhage at time of injury T79.2
-nail (subungual) L60.8
-parathyroid (gland) (spontaneous) E21.4
-thyroid (cyst) (gland) E07.8
-colon K92.2
-tuberculous NEC - see Tuberculosis, pulmonary
-conjunctiva, ubconjunctival H11.3
--birth injury P15.3
--newborn P54.8
-ligature, vessel T81.0
-ciliary body H21.0
-amputation stump (surgical) T81.0
--secondary, delayed T87.6
-intermenstrual (regular) N92.3
--irregular N92.1
-seminal vesicle N50.1
-spermatic cord N50.1
-postmenopausal N95.0
-mouth K13.7
-orbit, orbital H05.2
-ulcer - code as Ulcer, by site, with hemorrhage K27.4
-following abortion (subsequent episode) O08.1
--current episode - see Abortion
-cranial (see also Hemorrhage, intracranial) I62.9

出血——*续前页*

—颅骨腱膜下(大量)，产伤 P12.2
—颅内(非创伤性) I62.9
——产伤 P10.9
——创伤性 S06.8
——胎儿或新生儿 P52.9
———特指的 NEC P52.8
—卵巢 NEC N83.8
—脉络膜(逐出性) H31.3
—盲肠 K92.2
—毛细血管 I78.8
——原发性 D69.8
—迷路 H83.8
—泌尿生殖(道) NEC R31
—母体妊娠，影响到胎儿或新生儿 P02.1
—幕(创伤性) NEC S06.8
——非创伤性 - 见 出血，硬膜下
——胎儿或新生儿(产伤) P10.4
—幕下(另见 出血，硬膜下) I62.0
—难免性(产前)(由于前置胎盘) O44.1
——影响到胎儿或新生儿 P02.0
—脑(脑干)(粟粒性)(非创伤性) I61.9
——产褥期、产后或妊娠分娩期 O99.4
——创伤性 S06.8
——胎儿或新生儿 P52.4
———产伤 P10.1
——硬膜外(创伤性) S06.4
——硬膜下 - 见 出血，硬膜下
——由于
———产伤 P10.1
———动脉瘤破裂(先天性)(另见 出血，蛛网膜下) I60.9
———梅毒 A52.0† I68.8*
——蛛网膜下 - 见 出血，蛛网膜下
—脑脊膜，(中)(脑)(脊)膜 I60.8
——脊 - 见 出血，脊髓
—脑脊髓(另见 出血，脑内) I61.9
—脑膜 I60.8
——脊 - 见 出血，脊髓
—脑脑膜 I61.8

Hemorrhage——*continued*

—epicranial subaponeurotic (massive), birth injury P12.2
—intracranial (nontraumatic) I62.9
——birth injury P10.9
——traumatic S06.8
——fetus or newborn P52.9
———specified NEC P52.8
—ovary NEC N83.8
—choroid (expulsive) H31.3
—cecum K92.2
—capillary I78.8
——primary D69.8
—labyrinth H83.8
—genitourinary (tract) NEC R31
—maternal gestational, affecting fetus or newborn P02.1
—tentorium (traumatic) NEC S06.8
——nontraumatic - see Hemorrhage, subdural
——fetus or newborn (birth injury) P10.4
—subtentorial (see also Hemorrhage, subdural) I62.0
—unavoidable (antepartum) (due to placenta previa) O44.1
——affecting fetus or newborn P02.0
—brain (brainstem) (miliary) (nontraumatic) I61.9
——puerperal, postpartum or in childbirth or pregnancy O99.4
——traumatic S06.8
——fetus or newborn P52.4
———birth injury P10.1
——epidural or extradural (traumatic) S06.4
——subdural - see Hemorrhage, subdural
——due to
———birth injury P10.1
———rupture of aneurysm (congenital) (see also Hemorrhage, subarachnoid) I60.9
———syphilis A52.0† I68.8*
——subarachnoid - see Hemorrhage, subarachnoid
—meninges, meningeal (brain) (middle) I60.8
——spinal cord - see Hemorrhage, spinal cord
—cerebrospinal (see also Hemorrhage, intracerebral) I61.9
—membrane (brain) I60.8
——spinal cord - see Hemorrhage, spinal cord
—cerebromeningeal I61.8

出血——*续前页*	**Hemorrhage**——*continued*
一脑内(非创伤性) I61.9	—intracerebral (nontraumatic) I61.9
一一并发于妊娠、分娩或产褥期 O99.4	——complicating pregnancy, childbirth or puerperium O99.4
一一创伤性(弥漫性) S06.2	——traumatic (diffuse) S06.2
一一一局部 S06.3	———focal S06.3
一一多处局部 I61.6	——multiple localized I61.6
一一见于	——in
一一一半球 I61.2	———hemisphere I61.2
一一一一皮层下 I61.0	————subcortical I61.0
一一一一皮质 I61.1	————cortical I61.1
一一一脑干 I61.3	———brain stem I61.3
一一一小脑 I61.4	———cerebellum I61.4
一一脑室内 I61.5	——intraventricular I61.5
一一浅表性 I61.1	——superficial I61.1
一一深部 I61.0	——deep I61.0
一一胎儿或新生儿 P52.4	——fetus or newborn P52.4
一一一产伤 P10.1	———birth injury P10.1
一一特指的 NEC I61.8	——specified NEC I61.8
一脑桥，脑桥内 I61.3	—pons, pontine, intrapontine I61.3
一脑上部灰质炎 E51.2† G32.8*	—polioencephalitis, superior E51.2† G32.8*
一脑室，脑室内 I61.5	—ventricular, intraventricular I61.5
一一胎儿或新生儿(非创伤性) P52.3	——fetus or newborn (nontraumatic) P52.3
一一一产伤 P10.2	———birth injury P10.2
一一一度	———grade
一一一一Ⅰ P52.0	————Ⅰ P52.0
一一一一Ⅱ P52.1	————Ⅱ P52.1
一一一一Ⅲ P52.2	————Ⅲ P52.2
一脑血管(另见 出血，脑内) I61.9	—cerebrovascular (see also Hemorrhage, intracerebral) I61.9
一一创伤性 S06.2	——traumatic S06.2
一内部(器官) NEC R58	—internal (organs) NEC R58
一一耳 H83.8	——ear H83.8
一一囊(脑) I61.0	——capsule I61.0
一一新生儿 P54.8	——newborn P54.8
一内脏 NEC R58	—viscera NEC R58
一一新生儿 P54.8	——newborn P54.8
一粘膜 NEC R58	—mucous membrane NEC R58
一一新生儿 P54.8	——newborn P54.8
一尿道(特发性) N36.8	—urethra (idiopathic) N36.8
一膀胱，膀胱内 N32.8	—bladder, vesical, intravesical N32.8
一泡	—alveolar
一一肺，新生儿 P26.8	——lung, newborn P26.8

出血——*续前页*
—盆腔内
——男性 K66.1
——女性 N94.8
—皮层下(脑) I61.0
—皮肤 R23.3
——红细胞自身致敏作用引起的 D69.2
——胎儿或新生儿 P54.5
—皮下 R23.3
—皮质(脑) I61.1
—脾 D73.5
—贫血性(慢性) D50.0
——急性 D62
—脐
——残端 P51.9
——带
———并发于分娩 O69.5
———产后，新生儿 P51.9
———胎儿，自断裂脐带处 P50.1
——新生儿 P51.9
———大量 P51.0
———结扎滑脱 P51.8
—气管，气管内 - 见 出血，肺
—气管支气管 R04.8
——新生儿 P26.0
—前房(眼) H21.0
—前列腺 N42.1
—鞘膜 N50.1
—妊娠 - 另见 出血，产前
——难免性 - 见 出血，妊娠，由于，前置胎盘
——以前的，影响妊娠和分娩的处理 Z35.2
—妊娠 - 另见 出血，产前
——由于
———创伤，影响到胎儿或新生儿 P02.1
———平滑肌瘤，子宫 O46.8
————影响到胎儿或新生儿 P02.1
———前置胎盘 O44.1
————影响到胎儿或新生儿 P02.0
———胎盘早剥 O45.9
————影响到胎儿或新生儿 P02.1

Hemorrhage——*continued*
—intrapelvic
——male K66.1
——female N94.8
—subcortical (brain) I61.0
—cutaneous, skin R23.3
——due to autosensitivity, erythrocyte D69.2
——fetus or newborn P54.5
—subcutaneous R23.3
—cortical (brain) I61.1
—spleen D73.5
—anemia (chronic) D50.0
——acute D62
—funis, umbilicus, umbilical
——stump P51.9
——cord
———complicating delivery O69.5
———after birth, newborn P51.9
———fetus, from ruptured cord P50.1
——newborn P51.9
———massive P51.0
———slipped ligature P51.8
—trachea, endotracheal - see Hemorrhage, lung
—tracheobronchial R04.8
——newborn P26.0
—chamber, anterior (eye) H21.0
—prostate N42.1
—tunica vaginalis N50.1
—pregnancy - see also Hemorrhage, antepartum
——unavoidable - see Hemorrhage, pregnancy, due to, placenta previa
——previous, affecting management of pregnancy, childbirth Z35.2
—pregnancy - see also Hemorrhage, antepartum
——due to
———trauma, affecting fetus or newborn P02.1
———leiomyoma, uterus O46.8
————affecting fetus or newborn P02.1
———placenta previa O44.1
————affecting fetus or newborn P02.0
———abruptio placentae O45.9
————affecting fetus or newborn P02.1

出血——*续前页*
一妊娠 - 另见 出血，产前——*续前页*
——由于——*续前页*
———胎盘早期剥离(正常植入的) - 另见 胎盘早剥 O45.9
————影响到胎儿或新生儿 P02.1
———先兆流产 O20.0
————影响到胎儿或新生儿 P02.1
———纤维蛋白原缺乏血症或其他凝血缺陷(在类目 D65-D68 中的情况) O46.0
————影响到胎儿或新生儿 P02.1
——早期 O20.9
———影响到胎儿或新生儿 P02.1
一乳房 N64.5
一乳头 N64.5
一舌 K14.8
一肾 N28.8
一肾上腺 E27.4
——髓质 E27.8
——新生儿 P54.4
一肾性[血尿] R31
一十二指肠 K92.2
——溃疡 - 见 溃疡，十二指肠，伴有，出血
一食管 K22.8
——静脉曲张 I85.0
一视神经(鞘) H47.0
一视网膜(血管) H35.6
——糖尿病性(另见 E10-E14 伴有第四位数.3) E14.3† H36.0*
一视网膜前，视网膜下 H35.6
一室管膜下
——胎儿或新生儿 P52.0
———伴有脑室内扩散 P52.1
————和大脑内扩散 P52.2
一手术后 T81.0
一输精管 N50.1
一输卵管 N83.6
一素质(家族性) D69.9
一髓内 NEC G95.1
一髓质 I61.3

Hemorrhage——*continued*
—pregnancy - see also Hemorrhage, antepartum——*continued*
——due to——*continued*
———premature separation of placenta (normally implanted) - see also Abruptio placentae O45.9
————affecting fetus or newborn P02.1
———threatened abortion O20.0
————affecting fetus or newborn P02.1
———afibrinogenemia, or other coagulation defect (conditions in category D65-D68) O46.0
————affecting fetus or newborn P02.1
——early O20.9
———affecting fetus or newborn P02.1
—breast N64.5
—nipple N64.5
—tongue K14.8
—kidney N28.8
—adrenal, suprarenal (capsule) (gland) E27.4
——medulla E27.8
——newborn P54.4
—renal R31
—duodenum, duodenal K92.2
——ulcer - see Ulcer, duodenum, with hemorrhage
—esophagus K22.8
——varix I85.0
—optic nerve (sheath) H47.0
—retina, retinal (vessels) H35.6
——diabetic (see also E10-E14 with fourth character .3) E14.3† H36.0*
—preretinal, subretinal H35.6
—subependymal
——fetus or newborn P52.0
———with intraventricular extension P52.1
————and intracerebral extension P52.2
—postoperative T81.0
—vas deferens N50.1
—fallopian tube, oviduct N83.6
—diathesis (familial) D69.9
—intramedullary NEC G95.1
—medulla I61.3

出血——*续前页*
—硬脑脊膜 - 见 出血，硬膜下
—由于或与...有关
——纤维蛋白原缺乏血症或其他凝血缺陷(类目 D65-D69 中的情况)
———产前 O46.0
———产时 O67.0
——装置、植入物或移植物(另见 并发症，按部位和类型) T85.8
———导管 NEC T85.8
————泌尿系(留置) T83.8
————输注 NEC T82.8
—————脊髓(硬膜外)(硬膜下) T85.8
————透析(肾) T82.8
—————腹膜内 T85.8
———电(极)(脉冲发生器)(刺激器)
————骨 T84.8
————泌尿系 T83.8
————神经系统(脑)(周围神经)(脊髓) T85.8
————心脏 T82.8
———动脉移植物 NEC T82.8
———关节假体 T84.8
———矫形外科 NEC T84.8
———泌尿系 NEC T83.8
———脑室颅内分流 T85.8
———内固定(矫形外科) NEC NEC T84.8
———乳房 T85.8
———生殖系 NEC T83.8
———特指的 NEC T85.8
———胃肠(胆管)(食管) T85.8
———心脏 NEC T82.8
———血管 NEC T82.8
———眼(角膜移植物)(眶植入物) NEC T85.8
—瘀点 R23.3
——由于自身致敏作用，红细胞 D69.2
—支气管 - 见 出血，肺
—支气管肺 - 见 出血，肺
—直肠(括约肌) K62.5
——新生儿 P54.2
—指甲下 L60.8
—蛛网膜 - 见 出血，蛛网膜下

Hemorrhage——*continued*
—dura mater - see Hemorrhage, subdural
—due to or associated with
——afibrinogenemia or other coagulation defect (conditions in category D65-D69)
———antepartum O46.0
———intrapartum O67.0
——device, implant or graft (see also Complications, by site and type) T85.8
———T85.8
————urinary (indwelling) T83.8
————infusion NEC T82.8
—————spinal (epidural) (subdural) T85.8
————dialysis (renal) T82.8
—————intraperitoneal T85.8
———electronic (electrode) (pulse generator) (stimulator)
————bone T84.8
————urinary T83.8
————nervous system (brain) (peripheral nerve) (spinal) T85.8
————cardiac T82.8
———arterial graft NEC T82.8
———joint prosthesis T84.8
———orthopedic NEC T84.8
———urinary NEC T83.8
———ventricular intracranial shunt T85.8
———fixation, internal (orthopedic) NEC T84.8
———breast T85.8
———genital NEC T83.8
———specified NEC T85.8
———gastrointestinal (bile duct) (esophagus) T85.8
———heart NEC T82.8
———vascular NEC T82.8
———ocular (corneal graft) (orbital implant) NEC T85.8
—petechial R23.3
——due to autosensitivity, erythrocyte D69.2
—bronchial tube, bronchus - see Hemorrhage, lung
—bronchopulmonary - see Hemorrhage, lung
—rectum (sphincter) K62.5
——newborn P54.2
—subungual L60.8
—arachnoid - see Hemorrhage, subarachnoid

出血，经间期 NEC(规则) N92.3 | **Spotting, intermenstrual NEC (regular) N92.3**
－不规则 N92.1 | －irregular N92.1
出血、凝血或凝血酶原时间延长(另见 缺陷，凝血) D68.9 | **Prolongation of bleeding, coagulation or prothrombin time (see also Defect, coagulation) D68.9**
出血性白细胞缺乏症 D61.9 | **Aleukia hemorrhagica D61.9**
出血性脊髓炎 G04.9 | **Hematomyelitis G04.9**
出牙[萌牙](综合征) K00.7 | **Dentition (syndrome) K00.7**
－过早 K00.6 | －premature K00.6
－困难 K00.7 | －difficult K00.7
－延迟 K00.6 | －delayed, retarded K00.6
－早 K00.6 | －precocious K00.6
出狱引起的焦虑 Z65.2 | **Release from prison, anxiety concerning Z65.2**

chū 初

初产妇，初孕妇 | **Primipara, Primigravida**
－高龄，影响妊娠、产程和分娩的处理(仅为监督) Z35.5 | －elderly, affecting management of pregnancy, labor and delivery (supervision only) Z35.5
－极年轻，影响妊娠、产程和分娩的处理(仅为监督) Z35.6 | －very young, affecting management of pregnancy, labor and delivery (supervision only) Z35.6
初期脊椎前移(先天性) Q76.2 | **Prespondylolisthesis (congenital) Q76.2**

chú 除

除极(又称 去极化)，过早 I49.4 | **Depolarization, premature I49.4**
－交界性 I49.2 | －junctional I49.2
－特指的 NEC I49.4 | －specified NEC I49.4
－心房 I49.1 | －atrial I49.1
－心室 I49.3 | －ventricular I49.3
除脏术 | **Evisceration**
－产伤 P15.8 | －birth injury P15.8
－创伤性 NEC T06.5 | －traumatic NEC T06.5
－－眼 S05.7 | －－eye S05.7
－手术伤口 T81.3 | －operative wound T81.3

chǔ 杵

杵状指(甲) R68.3 | **Clubbing of finger(s) (nails) R68.3**

chǔ 储

储备，减少或降低 | **Reserve, decreased or low**
－肾 N28.8 | －kidney N28.8
－心脏 - 见 病，心脏 | －cardiac - see Disease, heart

chù 处

处境性	**Situational**
—反应(另见 反应，调节) F43.2	—reaction (see also Reaction, adjustment) F43.2
——急性 F43.0	——acute F43.0
—适应不良(另见 反应，调节) F43.2	—maladjustment (see also Reaction, adjustment) F43.2
—障碍(短暂性)(另见 反应，调节) F43.2	—disturbance (transient) (see also Reaction, adjustment) F43.2
——急性 F43.0	——acute F43.0
处女膜的 - 见情况	**Hymen - see condition**

chù 触

触染性软疣 - 现译名 传染性软疣	**Molluscum contagiosum**

chuān 川

川崎综合征[粘膜皮肤淋巴结综合征] M30.3	**Kawasaki's syndrome M30.3**

chuān 穿

穿刺(另见 伤口，开放性) T14.1	**Puncture (see also Wound, open) T14.1**
—被	—by
——手术伤口中意外遗留的异物 T81.5	——foreign body left accidentally in operation wound T81.5
——在操作中(任何)器械，意外的 T81.2	——instrument (any) during a procedure, accidental T81.2
——装置、植入物或移植物 - 见 并发症，按部位和类型，机械性	——device, implant or graft - see Complications, by site and type, mechanical
—创伤性，心脏 S26.8	—traumatic, heart S26.8
——伴有心包积血 S26.0	——with hemopericardium S26.0
—多处 T01.9	—multiple T01.9
—意外的，并发手术 T81.2	—accidental, complicating surgery T81.2
穿孔(非创伤性)(另见 破裂)	**Perforation, perforated (nontraumatic) (see also Rupture)**
—被	—by
——异物(外部) - 另见 伤口，开放性，按部位	——foreign body (external site) - see also Wound, open, by site
———内部 - 见 异物	———internal site - see Foreign body
———手术伤口中意外遗留的 T81.5	———left accidentally in operation wound T81.5
——在操作中(任何)器械，意外的 T81.2	——instrument (any) during a procedure, accidental T81.2

穿孔——*续前页*
—空肠 K63.1
——产伤性 O71.5
——创伤性 S36.4
——溃疡 - 见 溃疡，胃空肠，伴有，穿孔
——胎儿或新生儿 P78.0
—溃疡 - 见 溃疡，按部位，伴有，穿孔
—阔韧带 N83.8
——产伤性 O71.6
—阑尾炎 K35.0
—尿道 N36.8
——产伤性 O71.5
—膀胱(泌尿道)
——产伤性 O71.5
——创伤性 S37.2
—盆腔
——底 S31.0
———产伤性 O70.1
——器官 NEC S37.8
———伴有流产(随后发生) O08.6
————近期发生 - 见 流产
———产伤性 O71.5
—憩室(肠)(另见 憩室) K57.8
—乳突(鼓窦)(气房) H70.8
—伤寒，胃肠道 A01.0
—食管 K22.3
—手术(意外的)(血管)(被器械所致的)(神经)(器官) T81.2
—输尿管 N28.8
—心脏瓣膜 - 见 心内膜炎
—悬雍垂 K13.7
——梅毒性 A52.7† K93.8*
—咽 J39.2
—眼，创伤性(另见 贯通伤，眼球) S05.6
—乙状结肠 K63.1
——产伤性 O71.5
——创伤性 S36.5
——胎儿或新生儿 P78.0
—阴道 - 见 撕裂伤，阴道
—在操作中(血管)(神经)(器官)意外的 T81.2

Perforation, perforated——*continued*
—jejunum, jejunal K63.1
——obstetric trauma O71.5
——traumatic S36.4
——ulcer - see Ulcer, gastrojejunal, with perforation
——fetus or newborn P78.0
—ulcer - see Ulcer, by site, with perforation
—broad ligament N83.8
——obstetric trauma O71.6
—appendix K35.0
—urethra N36.8
——obstetric trauma O71.5
—bladder (urinary)
——obstetric trauma O71.5
——traumatic S37.2
—pelvic
——floor S31.0
———obstetric trauma O70.1
——organ NEC S37.8
———with abortion (subsequent episode) O08.6
————current episode - see Abortion
———obstetric trauma O71.5
—diverticulum (intestine) (see also Diverticula) K57.8
—mastoid (antrum) (cell) H70.8
—typhoid, gastrointestinal A01.0
—esophagus K22.3
—surgical (accidental) (blood vessel) (by instrument) (nerve) (organ) T81.2
—ureter N28.8
—heart valve - see Endocarditis
—uvula K13.7
——syphilitic A52.7† K93.8*
—pharynx J39.2
—eye, traumatic (see also Penetrating wound, eyeball) S05.6
—sigmoid K63.1
——obstetric trauma O71.5
——traumatic S36.5
——fetus or newborn P78.0
—vagina - see Laceration, vagina
—accidental during procedure (blood vessel) (nerve) (organ) T81.2

穿孔——*续前页*
一直肠 K62.8
——产伤性 O71.5
——创伤性 S36.6
——胎儿或新生儿 P78.0
一子宫
——被子宫内避孕装置 T83.3
——产伤性 O71.1
——创伤性 S37.6
穿颅术，胎儿 P03.8
一以促进分娩 O83.4
穿透 - 见 穿孔

Perforation, perforated——*continued*
—rectum K62.8
——obstetric trauma O71.5
——traumatic S36.6
——fetus or newborn P78.0
—uterus
——by intrauterine contraceptive device T83.3
——obstetric trauma O71.1
——traumatic S37.6
Craniotomy, fetus P03.8
—to facilitate delivery O83.4
Penetration - see Perforation

chuán 传

传染性，感染性的 - 见情况
传染性单核细胞增多症 B27.0
传染性口角炎(唇) NEC(由于) K13.0
一念珠菌病性 B37.8
一维生素 B_2(核黄素)缺乏 E53.0† K93.8*
传染性软疣(上皮性) B08.1
一眼睑 B08.1† H03.1*

Infectious, infective - see condition
Pfeiffer's disease B27.0
Angulus infectiosus (lips), Perlèche NEC (due to) K13.0
—candidiasis, moniliasis B37.8
—vitamin B_2 (riboflavin) deficiency E53.0† K93.8*
Molluscum contagiosum (epitheliale) B08.1
—eyelid B08.1† H03.1*

chuán 船

船坞病或船坞眼[流行性角膜结膜炎] B30.0† H19.2*

Shipyard disease or eye B30.0† H19.2*

chuǎn 喘

喘鸣 R06.1
一先天性(喉) NEC P28.8
喘鸣性的 - 见情况
一先天性(喉) P28.8
喘息 R06.2

Stridor R06.1
—congenital (larynx) NEC P28.8
Stridulous - see condition
—congenital (larynx) P28.8
Wheezing R06.2

chuāng 创

创伤(另见 损伤) T14.9 | **Scar, scarring, Trauma, traumatism (see also Injury) T14.9**

—产科 O71.9 | —obstetric O71.9

——特指的 NEC O71.8 | ——specified NEC O71.8

—出生 - 见 出生，损伤 | —birth - see Birth, injury

—分娩中 NEC O71.9 | —during delivery NEC O71.9

—母体，在妊娠中，影响到胎儿或新生儿 P00.5 | —maternal, during pregnancy, affecting fetus or newborn P00.5

—声 H83.3 | —acoustic H83.3

—心理 Z91.4 | —psychic Z91.4

—以前的大，影响妊娠处理 Z35.8 | —previous major, affecting management of pregnancy Z35.8

创伤后脑综合征，非精神病性 F07.2 | **Post-traumatic brain syndrome, nonpsychotic F07.2**

创伤性的 - 见情况 | **Traumatic - see condition**

chuāng 疮

疮 | **Sore**

—东方(疖) B55.1 | —oriental B55.1

—沙漠[热带溃疡](另见 溃疡，皮肤) L98.4 | —desert, veldt (see also Ulcer, skin) L98.4

—压[褥疮] L89.- | —pressure L89.-

——程度 | ——stage

———Ⅰ L89.0 | ———Ⅰ L89.0

———Ⅱ L89.1 | ———Ⅱ L89.1

———Ⅲ L89.2 | ———Ⅲ L89.2

———Ⅳ L89.3 | ———Ⅳ L89.3

chuāng 窗

窗 - 另见 不完全，闭合 | **Window - see also Imperfect, closure**

—主动脉肺动脉 Q21.4 | —aorticopulmonary Q21.4

chuī 吹

吹气术，输卵管 Z31.4 | **Insufflation, fallopian Z31.4**

chuí 垂

垂体的 - 见情况 Pituitary gland - see condition
垂体功能减退症(幼年) E23.0 **Hypopituitarism (juvenile) E23.0**
一操作后 E89.3 —postprocedural E89.3
一产后 E23.0 —postpartum E23.0
一放射后 E89.3 —postirradiation E89.3
一药物性 E23.1 —drug-induced E23.1
一医源性 NEC E23.1 —iatrogenic NEC E23.1
一由于 —due to
——垂体切除术 E89.3 ——hypophysectomy E89.3
——放射治疗 E89.3 ——radiotherapy E89.3
垂体功能亢进 E22.9 **Hyperpituitarism E22.9**
垂体功能障碍 E23.3 **Dyspituitarism E23.3**
垂体性 - 另见情况 **Hypophyseal, hypophysis - see also condition**
一巨人症 E22.0 —gigantism E22.0
一侏儒 E23.0 —dwarfism E23.0
垂直距骨 Q66.8 **Vertical talus Q66.8**

chuí 槌

槌状指(后天性) M20.0 **Mallet finger (acquired) M20.0**
一佝偻病的晚期效应 E64.3 —late effect of rickets E64.3
一先天性 Q74.0 —congenital Q74.0

chuí 锤

锤状趾(后天性) NEC M20.4 **Hammer toe (acquired) NEC M20.4**
一佝偻病的晚期效应 E64.3 —late effect of rickets E64.3
一先天性 Q66.8 —congenital Q66.8

chún 唇

唇鞭毛虫病 A07.8 **Chilomastigiasis A07.8**
唇的 - 见情况 **Lip - see condition**
唇干裂(口角) K13.0 **Cheilosis (angular) K13.0**
一伴有糙皮病 E52† K93.8* —with pellagra E52† K93.8*
一由于维生素 B_2(核黄素)缺乏 E53.0† K93.8* —due to vitamin B_2 (riboflavin) deficiency E53.0† K93.8*
唇裂(另见 裂，唇) Q36.9 **Cheiloschisis, Labium leporinum (see also Cleft, lip) Q36.9**
唇疱疹 B00.1 **Coldsore B00.1**
唇舌麻痹 G12.2 **Labioglossal paralysis G12.2**
唇痛 K13.0 **Cheilodynia K13.0**

cù 卒

卒中(脑)(麻痹性)(又称 中风) I64	**Apoplexia, Apoplexy, Apoplectic, Stroke (apoplectic) (brain) (paralytic) I64**
一充血性 I64	—congestive I64
一出血性(卒中)(另见 出血，脑内) I61.9	—hemorrhagic (stroke) (see also Hemorrhage, intracerebral) I61.9
一大脑 I64	—cerebral I64
一癫痫性 - 见 癫痫	—epileptic - see Epilepsy
一发作 I64	—attack, fit, seizure, stroke I64
一基底(动脉) I64	—basilar I64
一进行性 I64	—progressive I64
一毛细血管性 I64	—capillary I64
一脑 I64	—brain I64
一脑脊膜，出血性(另见 出血，蛛网膜下) I60.9	—meninges, hemorrhagic (see also Hemorrhage, subarachnoid) I60.9
一尿毒症的 N18.8† I68.8*	—uremic N18.8† I68.8*
一热 T67.0	—heat T67.0
一栓子 I63.4	—embolic I63.4
一舞蹈症 I64	—chorea I64
一心(房)(室)(另见 梗死，心肌) I21.9	—heart (auricle) (ventricle) (see also Infarct, myocardium) I21.9
一心脏 - 见 病，心脏	—heart - see Disease, heart
一血栓形成性 I63.3	—thrombotic I63.3
一延髓性 I64	—bulbar I64
卒中样惊厥(大脑缺血) I67.8	**Apoplectiform convulsions (cerebral ischemia) I67.8**

cù 猝

猝倒症(特发性) G47.4	**Cataplexy (idiopathic) G47.4**

cuī 催

催眠疗法 NEC Z50.4	**Hypnotherapy NEC Z50.4**
催乳素瘤(M8271/0)	**Prolactinoma (M8271/0)**
一特指部位 - 见 肿瘤，良性	—specified site - see Neoplasm, benign
一未特指部位 D35.2	—unspecified site D35.2

cuì 脆

脆	**Fragilitas**
一脆发症 L67.8	—crinium L67.8
一骨脆症(伴有蓝巩膜)(遗传性) Q78.0	—ossium (with blue sclerae) (hereditary) Q78.0
一甲 L60.3	—unguium L60.3
一一先天性 Q84.6	——congenital Q84.6

脆发 L67.8	**Trichoclasis L67.8**
脆发病(结节性)(折入性) L67.0	**Trichorrhexis (nodosa) (invaginata) L67.0**
脆甲症 L60.3	**Onychorrhexis L60.3**
一先天性 Q84.6	—congenital Q84.6
脆弱	**Fragile, fragility**
一骨，先天性(伴有蓝巩膜) Q78.0	—bone, congenital (with blue sclera) Q78.0
一甲 L60.3	—nails L60.3
一毛发 L67.8	—hair L67.8
一毛细血管(遗传性) D69.8	—capillary (hereditary) D69.8
脆弱型	**Brittle**
一骨病 Q78.0	—bones disease Q78.0
一甲 L60.3	—nails L60.3
一一先天性 Q84.6	——congenital Q84.6
脆弱性骨硬化 Q78.8	**Osteopoikilosis Q78.8**
脆性	**Fragility**
一X 染色体 Q99.2	—X chromosome Q99.2
一常染色体位点 Q95.5	—autosomal site Q95.5
一非性染色体位点 Q95.5	—non-sex chromosome site Q95.5

cún 存

存留	**Persistence, persistent**
一初(乳牙)	—primary (deciduous)
一一牙 K00.6	——teeth K00.6
存在 - 见 具有	**Presence - see Presence**

cuō 搓

搓丸子者手(固有的)(另见 帕金森综合征) G20	**Pill-roller hand (intrinsic) (see also Parkinsonism) G20**

cuó 痤

痤疮 L70.9	**Acne L70.9**
一瘢瘤性 L73.0	—keloid L73.0
一表皮脱落性 L70.5	—excoriée des jeunes filles L70.5
一痘疹样 L70.2	—varioliformis L70.2
一额面 L70.2	—frontalis L70.2
一恶病质(黑布拉) L70.8	—cachecticorum (Hebra) L70.8
一坏死性(粟粒性) L70.2	—necrotic, necrotica (miliaris) L70.2
一结节性 L70.0	—nodular L70.0
一酒渣鼻 L71.9	—rosacea L71.9
一聚会性 L70.1	—conglobata L70.1
一囊性 L70.0	—cystic L70.0

痤疮——*续前页*
一热带 L70.3
一人工性 L70.8
一特指的 NEC L70.8
一脱发性 L66.2
一萎缩性 L70.2
一小脓疱性 L70.0
一寻常 L70.0
一婴儿 L70.4
一硬结性 L70.0
一职业性 L70.8
痤疮炎(原发性) A18.4

cuò 挫

挫伤(皮肤表面完整)(另见 损伤，浅表) T14.0
一伴有
一一挤压伤 - 见 挤压
一一开放性伤口 - 见 伤口，开放性
一一神经损伤 - 见 损伤，神经
一包皮 S30.2
一臂
一一上(和肩) S40.0
一一意指上肢 T11.0
一耻骨区 S30.1
一大脑(弥漫性) S06.2
一一局部 S06.3
一大腿 S70.1
一骶骨区 S30.0
一顶
一一部(头皮) S00.0
一一叶(脑) S06.3
一额 S00.1
一附睾 S30.2
一附器，眼 NEC S05.8
一腹部(肌肉)(壁) S30.1
一腹股沟(区) S30.1
一睾丸 S30.2
一巩膜 S05.1
一股四头肌 S70.1
一骨 NEC T14.0
一骨膜下 NEC T14.0
一骨盆 S30.0

Acne——*continued*
—tropica L70.3
—artificialis L70.8
—specified NEC L70.8
—decalvans L66.2
—atrophica L70.2
—pustular L70.0
—vulgaris L70.0
—infantile L70.4
—indurata L70.0
—occupational L70.8
Acnitis (primary) A18.4

Contusion (skin surface intact) (see also Injury, superficial) T14.0
—with
——crush injury - see Crush
——open wound - see Wound, open
——nerve injury - see Injury, nerve
—prepuce S30.2
—arm
——upper (and shoulder) S40.0
——meaning upper limb T11.0
—pubic region S30.1
—cerebral (diffuse) S06.2
——focal S06.3
—thigh S70.1
—sacral region S30.0
—parietal
——region (scalp) S00.0
——lobe (brain) S06.3
—brow S00.1
—epididymis S30.2
—adnexa, eye NEC S05.8
—abdomen, abdominal (muscle) (wall) S30.1
—groin, inguinal region S30.1
—testis S30.2
—sclera S05.1
—quadriceps femoris S70.1
—bone NEC T14.0
—subperiosteal NEC T14.0
—pelvis S30.0

挫伤——*续前页*
－泪器、泪腺或泪囊 S05.8
－眉毛 S00.1
－拇指 S60.0
－－伴有伤及甲(床) S60.1
－脑(弥漫性) S06.2
－脑膜 S06.8
－－局部 S06.3
－颞(部) S00.8
－－区 S00.8
－－叶(脑) S06.3
－皮肤 NEC T14.0
－皮下 NEC T14.0
－皮质(脑)(大脑)(局部) S06.3
－－弥漫性 S06.2
－气管(神经) S10.0
－－胸的 S27.5
－髂部 S30.1
－前臂 S50.1
－－肘 S50.0
－鞘膜 S30.2
－乳房 S20.0
－上腹部 S30.1
－神经 - 见 损伤，神经
－声带 S10.0
－食管(胸的) S27.8
－－神经 S10.0
－手 S60.2
－－仅手指 S60.0
－－－伴有伤及甲(床) S60.1
－－腕 S60.2
－手指 S60.0
－－伴有伤及甲(床) S60.1
－锁骨上窝 S10.8
－胎儿或新生儿 P54.5
－头皮 S00.0
－－由于产伤 P12.3
－腿
－－小 S80.1
－－－多发性 S80.7
－－－膝 S80.0
－－意指下肢 T13.0

Contusion——*continued*
－lacrimal apparatus, gland or sac S05.8
－eyebrow S00.1
－thumb S60.0
－－with damage to nail (matrix) S60.1
－brain (diffuse) S06.2
－membrane, brain S06.8
－－focal S06.3
－temple, temporal (region) S00.8
－－region S00.8
－－lobe (brain) S06.3
－skin NEC T14.0
－subcutaneous NEC T14.0
－cortex (brain) (cerebral) (focal) S06.3
－－diffuse S06.2
－trachea (cervical) S10.0
－－thoracic S27.5
－iliac region S30.1
－forearm S50.1
－－elbow S50.0
－tunica vaginalis S30.2
－breast S20.0
－epigastric region S30.1
－nerve - see Injury, nerve
－vocal cord(s) S10.0
－esophagus (thoracic) S27.8
－－cervical S10.0
－hand S60.2
－－finger(s) (alone) S60.0
－－－with damage to nail (matrix) S60.1
－－wrist S60.2
－finger(s) S60.0
－－with damage to nail (matrix) S60.1
－supraclavicular fossa S10.8
－fetus or newborn P54.5
－scalp S00.0
－－due to birth injury P12.3
－leg
－－lower S80.1
－－－multiple S80.7
－－－knee S80.0
－－meaning lower limb T13.0

挫伤——*续前页*
一臀部 S30.0
一外生殖器 S30.2
一外阴 S30.2
一腕 S60.2
一膝 S80.0
一下背 S30.0
一小脑 S06.2
一胁腹 S30.1
一胸(壁)，胸部 S20.2
一咽(喉) S10.0
一眼 NEC S05.8
一眼睑(和眼周区) S00.1
一眼球 S05.1
一眼周区 S00.1
一腰部 S30.0
一腋 S40.0
一阴部 S30.2
一阴唇(大)(小) S30.2
一阴道 S30.2
一阴蒂 S30.2
一阴茎 S30.2
一阴囊 S30.2
一枕
一一部(头皮) S00.0
一一叶(脑) S06.3
一肢
一一上 T11.0
一一下 T13.0
一肘 S50.0
一眦，眼 S00.1
一足(除外仅趾) S90.3
一一脚趾 S90.1
一一一伴有伤及甲(床) S90.2
一一特指部位 NEC S90.3
一足跟 S90.3

Contusion——*continued*
—buttock S30.0
—genital organs, external S30.2
—vulva S30.2
—wrist S60.2
—knee S80.0
—lower back S30.0
—cerebellum S06.2
—flank S30.1
—chest (wall), sternal region, thorax S20.2
—pharynx, throat S10.0
—eye NEC S05.8
—eyelid (and periocular area) S00.1
—eyeball, globe (eye) S05.1
—periocular area S00.1
—lumbar region S30.0
—axilla S40.0
—pudendum S30.2
—labium (majus) (minus) S30.2
—vagina S30.2
—clitoris S30.2
—penis S30.2
—scrotum S30.2
—occipital
——region (scalp) S00.0
——lobe (brain) S06.3
—limb
——upper T11.0
——lower T13.0
—elbow S50.0
—canthus, eye S00.1
—foot (except toe(s) alone) S90.3
——toe(s) S90.1
———with damage to nail (matrix) S90.2
——specified part NEC S90.3
—heel S90.3

cuò 锉

锉刀工病[铅中毒] T56.0

File-cutter's disease T56.0

cuò 错

错构瘤，错构胚细胞瘤[错构母细胞瘤] Q85.9	**Hamartoma, hamartoblastoma Q85.9**
一上皮性(牙龈)、牙源性、中心性或周围(M9321/0) D16.5	—epithelial (gingival), odontogenic, central or peripheral(M9321/0) D16.5
一一上颌(骨) D16.4	——upper jaw (bone) D16.4
错构瘤病 Q85.9	**Hamartosis Q85.9**
错殆(牙) K07.4	**Malocclusion (teeth) K07.4**
一颞下颌(关节) K07.6	—temporomandibular (joint) K07.6
一由于	—due to
一一口腔呼吸 K07.5	——mouth breathing K07.5
一一舔舌、咬唇或吮指习惯 K07.5	——tongue, lip or finger habits K07.5
一一移位或缺牙 K07.3	——displaced or missing teeth K07.3
一一异常吞咽 K07.5	——abnormal swallowing K07.5
错乱	**Derangement**
一精神(另见 精神病) F29	—mental (see also Psychosis) F29
错位(先天性)	**Malposition, Misplaced, Misplacement, Transposition (congenital)**
一肠(大)(小) Q43.8	—intestine (large) (small) Q43.8
一大血管(完全性)(部分性) Q20.3	—great vessels (complete) (partial) Q20.3
一胆囊 K82.8	—gallbladder K82.8
一耳 Q17.4	—ear Q17.4
一腹部内脏 Q89.3	—abdominal viscera Q89.3
一宫颈 - 见 错位，子宫	—cervix - see Malposition, uterus
一合理 Q20.5	—corrected Q20.5
一结肠 Q43.8	—colon Q43.8
一阑尾 Q43.8	—appendix Q43.8
一内脏(腹部的)(胸部的) Q89.3	—viscera (abdominal) (thoracic) Q89.3
一盆腔器官或组织 NEC，在妊娠或分娩中 O34.8	—pelvic organs or tissues NEC, in pregnancy or childbirth O34.8
一一引起梗阻性分娩 O65.5	——causing obstructed labor O65.5
一器官或部位，先天性 NEC - 见 错位，先天性	—organ or site, congenital NEC - see Malposition, congenital
一肾(后天性) N28.8	—kidney (acquired) N28.8
一一先天性 Q63.2	——congenital Q63.2
一胎儿 NEC(另见 先露，胎儿) O32.9	—fetus NEC (see also Presentation, fetal) O32.9
一一引起梗阻性分娩 O64.9	——causing obstructed labor O64.9
一一在多胎妊娠中(一个胎儿或以上) O32.5	——in multiple gestation (of one fetus or more) O32.5
一一一引起梗阻性分娩 O64.8	———causing obstructed labor O64.8
一胎盘(另见 胎盘，前置) O44.1	—placenta (see also Placenta, previa) O44.1
一胃 Q40.2	—stomach Q40.2
一一伴有内脏完全错位 Q89.3	——with complete transposition of viscera Q89.3
一胃，后天性 K31.8	—stomach, acquired K31.8

错位——*续前页*

一先天性
——鼻(中隔) Q30.8
——臂丛 Q07.8
——髌骨 Q74.1
——肠(大)(小) Q43.8
———伴有异常的粘连、固定或旋转不良 Q43.3
——耻骨联合 Q74.2
——垂体(腺) Q89.2
——胆管或胆道 Q44.5
——胆囊 Q44.1
——动脉(周围) Q27.8
———肺 Q25.7
———冠状 Q24.5
——动脉干 Q25.4
——耳(廓)(外) Q17.4
———听小骨 Q16.3
——耳道 Q17.8
———引起听觉障碍 Q16.9
——耳廓 Q17.4
———颈 Q18.2
———引起听觉障碍 Q16.9
——肺(叶) Q33.8
——肝 Q44.7
——肝管 Q44.5
——关节 NEC Q68.8
——喉 Q31.8
——呼吸器官或呼吸系统 NEC Q34.8
——会厌 Q31.8
——脊髓 Q06.8
——甲 Q84.6
——甲状(腺)(组织) Q89.2
———软骨 Q31.8
——甲状旁(腺) Q89.2
——肩 Q74.0
——肩胛骨 Q74.0
——脚趾 Q66.9
———额外 Q69.2
——结肠 Q43.8
——静脉(周围) Q27.8
———大 Q26.8
——髋关节 Q65.8

Malposition, Misplaced, Misplacement, Transposition——*continued*

—congenital
——nose, nasal (septum) Q30.8
——brachial plexus Q07.8
——patella Q74.1
——intestine (large) (small) Q43.8
———with anomalous adhesions, fixation or malrotation Q43.3
——symphysis pubis Q74.2
——pituitary (gland) Q89.2
——biliary duct or passage Q44.5
——gallbladder Q44.1
——artery (peripheral) Q27.8
———pulmonary Q25.7
———coronary Q24.5
——arterial trunk Q25.4
——ear (auricle) (external) Q17.4
———ossicles Q16.3
——auditory canal Q17.8
———causing impairment of hearing Q16.9
——auricle (ear) Q17.4
———cervical Q18.2
———causing impairment of hearing Q16.9
——lung (lobe) Q33.8
——liver Q44.7
——hepatic duct Q44.5
——joint NEC Q68.8
——larynx Q31.8
——respiratory organ or system NEC Q34.8
——epiglottis Q31.8
——spinal cord Q06.8
——nail(s) Q84.6
——thyroid (gland) (tissue) Q89.2
———cartilage Q31.8
——parathyroid (gland) Q89.2
——shoulder Q74.0
——scapula Q74.0
——toe(s) Q66.9
———supernumerary Q69.2
——colon Q43.8
——vein(s) (peripheral) Q27.8
———great Q26.8
——hip (joint) Q65.8

错位——*续前页*

一先天性——*续前页*
——阑尾 Q43.8
——肋骨(胸廓) Q76.6
———颈部额外 Q76.5
——卵巢 Q50.3
——盲肠 Q43.8
——面容 Q18.8
——脑组织 Q04.8
——内分泌(腺) NEC Q89.2
——膀胱(粘膜) Q64.1
———外置或外翻 Q64.1
——脾 Q89.0
——气管 Q32.1
——器官或部位未列出 - 见 异常，按部位
——腔静脉(下)(上) Q26.8
——乳房 Q83.8
——舌 Q38.3
——神经系统 NEC Q07.8
——肾 Q63.2
——肾上(腺) Q89.1
——生殖器官或生殖道
———男性 Q55.8
———女性 Q52.8
————内 NEC Q52.8
————外 Q52.7
——声门 Q31.8
——手 Q68.1
——手指 Q68.1
———额外 Q69.0
——输卵管 Q50.6
——锁骨 Q74.0
——胃 Q40.2
——胃肠道 Q45.8
——消化器官或消化道 NEC Q45.8
———上 Q40.8
———下 Q43.8
——心脏 Q24.8
———右位心 Q24.0
————伴有内脏完全错位 Q89.3
——胸(腺) Q89.2
——胸骨 NEC Q76.7
——咽鼓管 Q17.8

Malposition, Misplaced, Misplacement, Transposition——*continued*

—congenital——*continued*
——appendix Q43.8
——rib (cage) Q76.6
———supernumerary in cervical region Q76.5
——ovary Q50.3
——cecum Q43.8
——facial features Q18.8
——brain tissue Q04.8
——endocrine (gland) NEC Q89.2
——bladder (mucosa) Q64.1
———exteriorized or extroverted Q64.1
——spleen Q89.0
——trachea Q32.1
——organ or site not listed - see Anomaly, by site
——vena cava (inferior) (superior) Q26.8
——breast Q83.8
——tongue Q38.3
——nerve, nervous system NEC Q07.8
——kidney Q63.2
——adrenal (gland) Q89.1
——genitalia, genital organ(s) or tract
———male Q55.8
———female Q52.8
————internal NEC Q52.8
————external Q52.7
——glottis Q31.8
——hand Q68.1
——finger(s) Q68.1
———supernumerary Q69.0
——fallopian tube Q50.6
——clavicle Q74.0
——stomach Q40.2
——gastrointestinal tract Q45.8
——alimentary tract, digestive organ or tract NEC Q45.8
———upper Q40.8
———lower Q43.8
——heart Q24.8
———dextrocardia Q24.0
————with complete transposition of viscera Q89.3
——thymus (gland) Q89.2
——sternum NEC Q76.7
——eustachian tube Q17.8

错位——*续前页*

一先天性——*续前页*
一一眼 Q15.8
一一胰腺 Q45.3
一一支气管 Q32.4
一一肢 Q68.8
一一一上 Q68.8
一一一下 Q68.8
一一周围血管系统 Q27.8
一一主动脉 Q25.4
一一子宫 Q51.8
一一足 Q66.9
一心脏 Q24.0
一一伴有内脏完全错位 Q89.3
一一先天性 NEC Q24.8
一牙(伴有嵌塞) K07.3
一主动脉(向右侧) Q20.3
一装置、植入物或移植物(另见 并发症，按部位和类型，机械性) T85.6
一一导管 NEC T85.6
一一一泌尿系(留置) T83.0
一一一输注 NEC T82.5
一一一一脊髓(硬膜外)(硬膜下) T85.6
一一一透析(肾) T82.4
一一一一腹膜内 T85.6
一一电(极)(脉冲发生器)(刺激器)
一一一骨 T84.3
一一一泌尿系 T83.1
一一一神经系统(脑)(周围神经)(脊髓) T85.1
一一一心脏 T82.1
一一动脉移植物 NEC T82.3
一一一冠状动脉(搭桥术) T82.2
一一关节假体 T84.0
一一矫形外科 NEC T84.4
一一一骨移植物 T84.3
一一泌尿系 NEC T83.1
一一一移植物 T83.2
一一脑室颅内分流 T85.0
一一内固定(矫形外科) NEC T84.2
一一一四肢骨 T84.1
一一乳房(植入物) T85.4

Malposition, Misplaced, Misplacement, Transposition——*continued*

—congenital——*continued*
——eye Q15.8
——pancreas Q45.3
——bronchus Q32.4
——limb Q68.8
———upper Q68.8
———lower Q68.8
——peripheral vascular system Q27.8
——aorta Q25.4
——uterus Q51.8
——foot Q66.9
—heart Q24.0
——with complete transposition of viscera Q89.3
——heart, congenital NEC Q24.8
—tooth, teeth (with impaction) K07.3
—aorta (dextra) Q20.3
—device, implant or graft (see also Complications, by site and type, mechanical) T85.6
——catheter NEC T85.6
———urinary (indwelling) T83.0
———infusion NEC T82.5
————spinal (epidural) (subdural) T85.6
———dialysis (renal) T82.4
————intraperitoneal T85.6
——electronic (electrode) (pulse generator) (stimulator)
———bone T84.3
———urinary T83.1
———nervous system (brain) (peripheral nerve) (spinal) T85.1
———cardiac T82.1
——arterial graft NEC T82.3
———coronary (bypass) T82.2
——joint prosthesis T84.0
——orthopedic NEC T84.4
———bone graft T84.3
——urinary NEC T83.1
———graft T83.2
——ventricular intracranial shunt T85.0
——fixation, internal (orthopedic) NEC T84.2
———bones of limb T84.1
——breast (implant) T85.4

D

dá 达

达布尼流行性感冒[流行性肌痛] B33.0	**Dabney's grip B33.0**
达顿回归热(西非) A68.1	**Dutton's relapsing fever (West African) A68.1**
达尔文结节 Q17.8	**Darwin's tubercle Q17.8**
达科斯塔综合征[神经性循环衰弱] F45.3	**Da Costa's syndrome F45.3**
达里耶(-怀特)病[毛囊角化病](先天性) Q82.8	**Darier(-White) disease (congenital) Q82.8**
达里耶-鲁西结节病 D86.3	**Darier-Roussy sarcoid D86.3**
一意指离心性环形红斑 L53.1	一meaning erythema annulare centrifugum L53.1
达林病或组织胞浆菌病 B39.4	**Darling's disease or histoplasmosis B39.4**
达娜-帕特南综合征 - 见 变性，混合	**Dana-Putnam syndrome - see Degeneration, combined**

dǎ 打

打赌和赌博 Z72.6	**Betting and gambling Z72.6**
一病理性(强迫性) F63.0	一pathological (compulsive) F63.0
打谷者肺 J67.0	**Thresher's lung J67.0**
打击(过度)	**Beat(s)**
一手(粘液囊炎) M70.1	一hand M70.1
一膝(粘液囊炎) M70.5	一knee M70.5
一肘(粘液囊炎) M70.3	一elbow M70.3
打结(真性)，脐带 O69.2	**Knot (true), umbilical cord O69.2**
一影响到胎儿或新生儿 P02.5	一affecting fetus or newborn P02.5
打淫秽电话 F65.8	**Telephone scatologia F65.8**
打鼾 R06.5	**Snoring R06.5**

dà 大

大	**Large**
一耳，先天性 Q17.1	一ear, congenital Q17.1
一胎儿 - 见 过大胎儿	一fetus - see Oversize fetus
大孢子菌病 B48.8	**Adiaspiromycosis B48.8**
大便困难 R19.8	**Dyschezia R19.8**
大便失禁 R15	**Encopresis R15**
一非器质性原因 F98.1	一nonorganic origin F98.1
一功能性 F98.1	一functional F98.1
一心因性 F98.1	一psychogenic F98.1
大肠杆菌，作为分类于他处疾病的原因 B96.2	**Escherichia (E.) coli, as cause of disease classified elsewhere B96.2**
大肠杆菌病 NEC A49.8	**Colibacillosis NEC A49.8**
一全身性 A41.5	一generalized A41.5

大肠杆菌性膀胱炎(另见 膀胱炎) N30.8	**Colicystitis (see also Cystitis) N30.8**
大的 - 见情况	**Major - see condition**
大发作 G40.3	**Grand mal G40.3**
一持续状态(癫痫) G41.0	一status (epilepticus) G41.0
一癫痫(特发性) G40.6	一epilepsy (idiopathic) G40.6
一一觉醒时 G40.3	一一on awakening G40.3
一突然(伴有或不伴有小发作) G40.6	一seizure (with or without petit mal) G40.6
一一觉醒时 G40.3	一一on awakening G40.3
大骨节病 M12.1	**Kaschin-Beck disease M12.1**
大红细胞性的 - 见情况	**Macrocytic - see condition**
大红细胞症 D75.8	**Macrocytosis D75.8**
大火灾 - 另见 烧伤	**Conflagration - see also Burn**
一窒息(由于烟、气体、烟雾或蒸气的吸入) T59.9	一asphyxia (by inhalation of smoke, gases, fumes or vapors) T59.9
一一特指的物质 - 见 药物和化学制剂表	一一specified agent - see Table of drugs and chemicals
大剂量维生素 B_6 综合征 E67.2	**Megavitamin-B_6 syndrome E67.2**
大角膜[巨角膜] Q15.8	**Keratomegaly, Macrocornea, Megalocornea Q15.8**
一伴有青光眼 Q15.0	一with glaucoma Q15.0
大口畸形(先天性) Q18.4	**Macrostomia (congenital) Q18.4**
大理石样 - 见 坚硬	**Marble**
大量的 - 见情况	**Massive - see condition**
大麻沉着病 J66.2	**Cannabinosis J66.2**
大脑的 - 见情况	**Cerebral, Cerebrum - see condition**
大脑灰质营养不良 - 见 阿尔珀斯病	**Alpers' disease**
大脑两半球并合畸胎 Q04.9	**Cyclencephaly Q04.9**
大脑神经胶质瘤病(M9381/3) C71.0	**Gliomatosis cerebri (M9381/3) C71.0**
大脑炎 - 见 脑炎	**Cerebritis - see Encephalitis**
大疱 R23.8	**Bleb(s), Bulla(e) R23.8**
一肺(破裂) J43.9	一lung (ruptured) J43.9
一一胎儿或新生儿 P25.8	一一fetus or newborn P25.8
一肺气肿(肺) J43.9	一emphysematous (lung) J43.9
一一胎儿或新生儿 P25.8	一一fetus or newborn P25.8
大腿的 - 见情况	**Thigh - see condition**
大叶的 - 见情况	**Lobar - see condition**
大于胎龄 NEC(胎儿或婴儿) P08.1	**Large-for-dates NEC (fetus or infant) P08.1**
一特大(4500 克或以上) P08.0	一exceptionally (4500 g or more) P08.0
一影响妊娠处理 O36.6	一affecting management of pregnancy O36.6
大原病[日本土拉菌病](另见 土拉菌病) A21.9	**Ohara's disease (see also Tularemia) A21.9**

dài 代

代偿机能	**Compensation**
一衰竭 - 见 病，心脏	一failure - see Disease, heart

dài 带

dài 逮

dài 戴

dān 丹

丹迪-沃克综合征 Q03.1	**Dandy-Walker syndrome Q03.1**
丹毒(坏疽性)(婴儿)(新生儿)(蜂窝织炎性)(化脓性) A46	**Erysipelas (gangrenous) (infantile) (newborn) (phlegmonous) (suppurative) A46**
一产褥期、产后 O86.8	一puerperal, postpartum O86.8
一外耳 A46† H62.0*	一external ear A46† H62.0*
丹吉尔病[高密度脂蛋白缺乏症] E78.6	**Tangier disease E78.6**
丹尼-马方梅毒性综合征 A50.4	**Dennie-Marfan syphilitic syndrome A50.4**

dān 单

单	**Single**
一脐动脉 Q27.0	一umbilical artery Q27.0
一心房 Q21.2	一atrium Q21.2
一心室 Q20.4	一ventricle Q20.4
单侧 - 另见情况	**Unilateral - see also condition**
一发育，乳房 N64.8	一development, breast N64.8
一器官或部位，先天性 NEC - 见 缺如，按部位	一organ or site, congenital NEC - see Agenesis, by site
单纯性的 - 见情况	**Simple, simplex - see condition**
单房心脏 Q20.8	**Unilocular heart Q20.8**
单睾丸 Q55.0	**Monorchism, monorchidism Q55.0**
单个肾，先天性 Q60.0	**Solitary kidney, congenital Q60.0**
单关节炎 NEC M13.1	**Monoarthritis NEC M13.1**
单核细胞性的 - 见情况	**Monocytic - see condition**
单核细胞增多(症状性) D72.8	**Monocytosis (symptomatic) D72.8**
单核细胞增多症，传染性 NEC B27.9	**Mononucleosis, infectious NEC B27.9**
一γ 疱疹病毒性 B27.0	一gammaherpesviral B27.0
一爱泼斯坦-巴尔(病毒性) B27.0	一Epstein-Barr (virus) B27.0
一巨细胞病毒性 B27.1	一cytomegaloviral B27.1
一特指的 NEC B27.8	一specified NEC B27.8
单角子宫 Q51.4	**Unicornate uterus Q51.4**
单狂(另见 精神病) F28	**Monomania (see also Psychosis) F28**
一好争辩的 F22.8	一querulans F22.8
一酒精中毒性 F10.5	一alcoholic F10.5
一老年性 F03	一senile F03
一药物性 - 编码于 F11-F19 伴有第四位数.5	一drug-induced - code to F11-F19 with fourth character .5
单神经病(另见 单神经炎) G58.9	**Mononeuropathy (see also Mononeuritis) G58.9**
一糖尿病性 NEC(另见 E10-E14 伴有第四位数.4) E14.4† G59.0*	一diabetic NEC (see also E10-E14 with fourth character .4) E14.4† G59.0*
单神经炎 G58.9	**Mononeuritis G58.9**
一尺神经 G56.2	一ulnar nerve G56.2
一多发性 G58.7	一multiplex G58.7
一股神经 G57.2	一femoral nerve G57.2
一胫神经 G57.4	一tibial nerve G57.4

单神经炎——*续前页*
—颅神经 - 见 疾患，神经，颅[脑]
—桡神经 G56.3
—上肢 G56.9
——特指的神经 NEC G56.8
—特指的 NEC G58.8
—外侧
——大腿皮肤神经 G57.1
——腘神经 G57.3
—下肢 G57.9
——特指的神经 NEC G57.8
—正中神经 G56.1
—跖神经 G57.6
—中腘神经 G57.4
—坐骨神经 G57.0
单瘫 G83.3
—短暂性 R29.8
—上肢 G83.2
—栓子(近期发生) I63.4
—下肢 G83.1
—先天性(大脑性) G80.8
——痉挛性 G80.1
—心因性(转换反应) F44.4
—血栓性(近期发生) I63.3
—癔症性(短暂性) F44.4
—婴儿(大脑性)(脊髓性) G80.8
单体性(另见 缺失，染色体) Q93.9
—XX Q96.9
全染色体
——减数分裂不分离 Q93.0
——同源嵌合体 Q93.1
——有丝分裂不分离 Q93.1
—特指的 NEC Q93.8

Mononeuritis——*continued*
—cranial nerve - see Disorder, nerve, cranial
—radial nerve G56.3
—upper limb G56.9
——specified nerve NEC G56.8
—specified NEC G58.8
—lateral
——cutaneous nerve of thigh G57.1
——popliteal nerve G57.3
—lower limb G57.9
——specified nerve NEC G57.8
—median nerve G56.1
—plantar nerve G57.6
—medial popliteal nerve G57.4
—sciatic nerve G57.0
Monoplegia G83.3
—transient R29.8
—upper limb G83.2
—embolic (current episode) I63.4
—lower limb G83.1
—congenital (cerebral) G80.8
——spastic G80.1
—psychogenic (conversion reaction) F44.4
—thrombotic (current episode) I63.3
—hysterical (transient) F44.4
—infantile (cerebral) (spinal) G80.8
Monosomy (see also Deletion, chromosome) Q93.9
—XX Q96.9
—whole chromosome
——meiotic nondisjunction Q93.0
——mosaicism Q93.1
——mitotic nondisjunction Q93.1
specified NEC Q93.8

dǎn 胆

胆道出血 K83.8
胆的 - 见情况
胆固醇沉积
—玻璃(体) H43.2
—视网膜 H35.8
胆固醇沉着症(胆囊) K82.4
—脑腱 E75.5
胆固醇血症(特发性)(家族性)(遗传性)(纯) E78.0

Hematobilia K83.8
Biliary - see condition
Cholesterol deposit
—vitreous (body) H43.2
—retina H35.8
Cholesterolosis, cholesterosis (gallbladder) K82.4
—cerebrotendinous E75.5
Cholesterolemia (essential) (familial) (hereditary) (pure) E78.0

胆管癌(M8160/3)
一肝 C22.1
一特指部位 NEC - 见 肿瘤，恶性
一未特指部位 C22.1
一与肝细胞癌，联合性(M8180/3) C22.0

胆管的 - 见情况
胆管肝细胞癌(M8180/3) C22.0
胆管肝细胞瘤(M8180/3) C22.0
胆管扩张 K83.8
胆管瘤(M8160/0) D13.4
一恶性(M8160/3) - 见 胆管癌
胆管炎(原发性)(复发性)(硬化性)(继发性)(狭窄性)(化脓性) K83.0
一伴有结石，胆管 K80.3
一一和胆囊炎 K80.4
一慢性非化脓性破坏性 K74.3
胆红素代谢紊乱 E80.7
一特指的 NEC E80.6
胆红素脑病[核黄疸] R17
一新生儿 P57.9
一一特指类型 NEC P57.8
一一由于同种免疫(在 P55.-中的情况) P57.0
胆红素血症，家族性非溶血性 E80.4
胆囊胆管炎(另见 胆囊炎，急性) K81.0
胆囊的 - 见情况
胆囊扩张 K82.8
胆囊切除术后综合征 K91.5
胆囊石病 K80.2
胆囊炎 K81.9
一急性 K81.0
一一伴有
一一一胆石症 K80.0
一一一胆总管结石病 K80.4
一一一结石，石头在
一一一一胆囊管内 K80.0
一一一一胆囊内 K80.0
一慢性 K81.1
一伴有
一一胆石症 K80.1
一一胆总管结石病 K80.4
一一结石，石头在
一一一胆囊管内 K80.1
一一一胆囊内 K80.1
一一一胆总管(肝总管)内 K80.4

Cholangiocarcinoma (M8160/3)
—liver C22.1
—specified site NEC - see Neoplasm, malignant
—unspecified site C22.1
—with hepatocellular carcinoma, combined (M8180/3) C22.0

Gall duct - see condition
Hepatocholangiocarcinoma (M8180/3) C22.0
Cholangiohepatoma (M8180/3) C22.0
Cholangiectasis K83.8
Cholangioma (M8160/0) D13.4
—malignant (M8160/3) - see Cholangiocarcinoma
Cholangitis (primary) (recurrent) (sclerosing) (secondary) (stenosing) (suppurative) K83.0
—with calculus, bile duct K80.3
——and cholecystitis K80.4
—chronic nonsuppurative destructive K74.3
Bilirubin metabolism disorder E80.7
—specified NEC E80.6
Kernicterus R17
—newborn P57.9
——specified type NEC P57.8
——due to isoimmunization (conditions in P55.-) P57.0
Bilirubinemia, familial nonhemolytic E80.4
Angiocholecystitis (see also Cholecystitis, acute) K81.0
Gallbladder - see condition
Cholecystectasia K82.8
Postcholecystectomy syndrome K91.5
Cholecystolithiasis K80.2
Cholecystitis K81.9
—acute K81.0
——with
———cholelithiasis K80.0
———choledocholithiasis K80.4
———calculus, stones in
————cystic duct K80.0
————gallbladder K80.0
—chronic K81.1
—with
——cholelithiasis K80.1
——choledocholithiasis K80.4
——calculus, stones in
———cystic duct K80.1
———gallbladder K80.1
———bile duct (common) (hepatic) K80.4

胆囊炎——*续前页*
一肺气肿性(急性) K81.0
一化脓性 K81.0
一坏疽性 K81.0
一特指的 NEC K81.8
胆石症(胆囊管)(胆囊)(嵌顿性)(多发性) K80.2
一伴有胆囊炎(慢性) K80.1
一一急性 K80.0
一胆总管(肝管) K80.5
一肝管 K80.5
一特指的 NEC K80.8
一引起肠梗阻 K56.3
胆小管炎(急性)(慢性)(肝外)(坏疽性)(肝内) K83.0
胆血症(另见 黄疸) R17
一吉尔伯特 E80.4
一家族性(单纯性)(先天性) E80.4
胆汁
一管的 - 见情况
一尿中色素 R82.2
胆汁的(发作)(另见 呕吐) R11
胆汁尿 R82.2
胆汁浓缩综合征(新生儿) P59.1
胆汁性腹膜炎 K65.8
胆汁淤积 NEC K83.1
一伴有肝细胞损伤 K71.0
一单纯 K71.0
胆脂瘤(中)(耳)(乳突)(伴有反应) H71
一鼓室 H71
一乳突后切除术空腔(复发性) H95.0
一外耳(管) H60.4
胆总管结石病 K80.5
一伴有
一一胆管炎 K80.3
一一胆囊炎(和胆管炎) K80.4
一囊性 K80.2
胆总管石 K80.5
胆总管炎(化脓性) K83.0

Cholecystitis——*continued*
—emphysematous (acute) K81.0
—suppurative K81.0
—gangrenous K81.0
—specified NEC K81.8
Cholelithiasis, Gallstone (colic) (cystic duct) (gallbladder) (impacted) (multiple) K80.2
—with cholecystitis (chronic) K80.1
——acute K80.0
—bile duct (common) (hepatic) K80.5
—hepatic duct K80.5
—specified NEC K80.8
—causing intestinal obstruction K56.3
Cholangiolitis (acute) (chronic) (extrahepatic) (gangrenous) (intrahepatic) K83.0
Cholemia (see also Jaundice) R17
—Gilbert's E80.4
—familial (simple) (congenital) E80.4
Bile
—duct - see condition
—pigments in urine R82.2
Bilious (attack) (see also Vomiting) R11
Biliuria, Choluria R82.2
Inspissated bile syndrome (newborn) P59.1
Choleperitoneum, choleperitonitis K65.8
Cholestasis NEC K83.1
—with hepatocyte injury K71.0
—pure K71.0
Cholesteatoma (ear) (middle) (mastoid) (with reaction) H71
—tympani H71
—postmastoidectomy cavity (recurrent) H95.0
—external ear (canal) H60.4
Choledocholithiasis (common duct) K80.5
—with
——cholangitis K80.3
——cholecystitis (and cholangitis) K80.4
—cystic K80.2
Choledocholith K80.5
Choledochitis (suppurative) K83.0

dàn 蛋

蛋氨酸吸收不良病 E72.1	**Oast-house-urine disease E72.1**
蛋氨酸血症 E72.1	**Methioninemia E72.1**
蛋白	**Protein**
一病(预防性)(治疗性) T80.6	一sickness (prophylactic) (therapeutic) T80.6
一缺乏 NEC(另见 营养不良) E46	一deficiency NEC (see also Malnutrition) E46
一营养不良(另见 营养不良) E46	一malnutrition (see also Malnutrition) E46
蛋白沉着症	**Proteinosis**
一肺泡 J84.0	一alveolar (pulmonary) J84.0
一脂或脂样(乌尔巴赫) E78.8	一lipid or lipoid (of Urbach) E78.8
蛋白尿 R80	**Proteinuria R80**
一本周[本斯·琼斯] NEC R80	—Bence Jones NEC R80
一并发于妊娠、分娩或产褥期 O12.1	一complicating pregnancy, childbirth or puerperium O12.1
一一有意义的，伴有妊娠高血压(另见先兆子痫) O14.9	一一significant, with gestational hypertension (see also Pre-eclampsia) O14.9
一一在原有的高血压疾患上并发 O11	一一superimposed on pre-existing hypertensive disorder O11
一持续性 N39.1	一persistent N39.1
一一伴有肾小球损害 - 见 蛋白尿，孤立性，伴有肾小球损害	一一with glomerular lesion - see Proteinuria, isolated, with glomerular lesion
一孤立性 R80	一isolated R80
一一伴有肾小球损害 N06.9	一一with glomerular lesion N06.9
一一一极微的改变 N06.0	一一一minimal change N06.0
一一一局灶性和节段性透明变性或硬化 N06.1	一一一focal and segmental hyalinosis or sclerosis N06.1
一一一膜(弥漫性) N06.2	一一一membranous (diffuse) N06.2
一一一肾小球膜性增殖性(弥漫性) N06.3	一一一mesangial proliferative (diffuse) N06.3
一一一特指病理学 NEC N06.8	一一一specified pathology NEC N06.8
一妊娠 O12.1	一gestational O12.1
一一伴有水肿 O12.2	一一with edema O12.2
一体位性 N39.2	一postural N39.2
一先兆子痫(另见 先兆子痫) O14.9	一pre-eclamptic (see also Pre-eclampsia) O14.9
一一影响到胎儿或新生儿 P00.0	一一affecting fetus or newborn P00.0
一直立性 N39.2	一orthostatic N39.2
一一伴有肾小球损害 - 见 蛋白尿，孤立性，伴有肾小球损害	一一with glomerular lesion - see Proteinuria, isolated, with glomerular lesion
蛋白血症 R77.9	**Proteinemia R77.9**
一过度 E88.0	一excessive E88.0
蛋壳状甲 L60.3	**Egg shell nails L60.3**
一先天性 Q84.6	一congenital Q84.6

dàn 氮

氮质血症 R79.8	**Azotemia R79.8**
一过度 - 见 尿毒症	一excessive - see Uremia

dāng 当

当洛综合征 **Q79.6** | **Danlos' syndrome Q79.6**

dǎo 岛

岛 | **Islands of**
—颌下腺 | —submaxillary glands in
——筋膜中的 Q38.6 | ——fascia Q38.6
——颈肌中的 Q38.6 | ——neck muscles Q38.6
——淋巴结中的 Q38.6 | ——lymph nodes Q38.6
—腮腺组织 | —parotid tissue in
——颈结构中的 Q38.6 | ——neck structures Q38.6
——淋巴结中的 Q38.6 | ——lymph nodes Q38.6

dǎo 倒

倒下 | **Dropped**
—死亡，不明原因的 R96.0 | —dead, unexplained R96.0
倒睫(眼睑) H02.0 | **Trichiasis (eyelid) H02.0**
倒位 | **Inversion**
—正常个体中染色体 Q95.1 | —chromosome in normal individual Q95.1

dào 倒

倒错，反常 | **Perversion, perverted**
—食欲 F50.8 | —appetite F50.8
——心因性 F50.8 | ——psychogenic F50.8
—性欲(另见 偏离，性欲) F65.9 | —sexual (see also Deviation, sexual) F65.9
—嗅觉和味觉 R43.8 | —sense of smell and taste R43.8
——心因性 F45.8 | ——psychogenic F45.8
倒置 | **Inversion**
—清蛋白-球蛋白比 E88.0 | —albumin-globulin (A-G) ratio E88.0
—生理节律 G47.2 | —circadian rhythm G47.2
——心因性 F51.2 | ——psychogenic F51.2
—睡眠节律 G47.2 | —sleep rhythm G47.2
——非器质性原因 F51.2 | ——nonorganic origin F51.2
—昼夜节律 G47.2 | —nyctohemeral rhythm G47.2
——心因性 F51.2 | ——psychogenic F51.2

dào 盗

盗 | **Night**
—汗 R61.9 | —sweats R61.9

dào 道

道格拉斯[直肠子宫]囊或陷窝的 - 见情况 **Douglas' pouch or cul-de-sac - see condition**
道森(包含体)脑炎 A81.1 **Dawson's (inclusion body) encephalitis A81.1**

dé 得

得不到 **Inaccessible, inaccessibility**
—其他辅助设施 Z75.4 —other helping agencies Z75.4
—卫生保健 NEC Z75.3 —health care NEC Z75.3
——由于 ——due to
———等待期 Z75.2 ———waiting period Z75.2
————住入他处有医疗设施场所 Z75.1 ————for admission to facility elsewhere Z75.1

dé 德

德伯曼(-古热罗)病[淋巴皮肤孢子丝菌病] B42.1 **De Beurmann(-Gougerot) disease B42.1**
德戈病[恶性丘疹病] I77.8 **Degos' disease I77.8**
德哈特综合征 F48.8 **Dhat syndrome F48.8**
德奎尔万 **De Quervain's**
—病[疼痛性腱鞘炎] M65.4 —disease M65.4
—甲状腺炎 E06.1 —thyroiditis E06.1
德拉图雷特综合征[抽动秽语综合征] F95.2 **De la Tourette's syndrome F95.2**
德朗热综合征 Q87.1 **De Lange's syndrome Q87.1**
德勒-黑勒主动脉炎 A52.0† I79.1* **Doehle-Heller aortitis A52.0† I79.1***
德雷格尔 - 现译名 德雷格 **Drager**
德雷克斯勒(夏威夷)(感染) B43.8 **Drechslera (hawaiiensis) (infection) B43.8**
德里疖 B55.1 **Delhi boil or button B55.1**
德摩根斑[樱色血管瘤] I78.1 **De Morgan's spots I78.1**
德乔治综合征 D82.1 **Di George's syndrome D82.1**
德热里纳-鲁西综合征[丘脑综合征] G93.8 **Déjerine-Roussy syndrome G93.8**
德热里纳-索塔斯病或神经病(肥大性) G60.0 **Déjerine-Sottas disease or neuropathy (hypertrophic) G60.0**
德热里纳-托马斯萎缩[橄榄体脑桥小脑萎缩] G23.8 **Déjerine-Thomas atrophy G23.8**
德托尼-范科尼(-德勃雷)综合征 E72.0 **De Toni-Fanconi(-Debré) syndrome E72.0**
德韦尔吉病[毛发红糠疹] L44.0 **Devergie's disease L44.0**
德维克病[视神经脊髓炎] G36.0 **Devic's disease G36.0**

dēng 登

登革(热)(古典) A90 **Dengue (classical) (fever) A90**
—出血(热) A91 —hemorrhagic A91

děng 等

等孢球虫病 A07.3 | **Isosporiasis, isosporosis A07.3**
等孢子虫病 – 现译名 等孢球虫病 | **Isosporiasis**
等待住院者 Z75.1 | **Waiting list, person on Z75.1**
－接受社会服务机构的检查 Z75.2 | －undergoing social service agency investigation Z75.2

dī 低

低，差 | **Low**
－成绩，学校 Z55.3 | －achiever, school Z55.3
－出生体重(2499 克或以下) P07.1 | －birthweight (2499 grams or less) P07.1
－－极度(999 克或以下) P07.0 | －－extreme (999 grams or less) P07.0
－－胎龄 P05.0 | －－for gestational age P05.0
－储备，肾 N28.8 | －reserve, kidney N28.8
－功能 - 另见 机能减退 | －function - see also Hypofunction
－－肾(另见 衰竭，肾) N19 | －－kidney (see also Failure, renal) N19
－基础代谢率 R94.8 | －basal metabolic rate R94.8
－收入 Z59.6 | －income Z59.6
－位耳 Q17.4 | －set ears Q17.4
－文化水平 Z55.0 | －level of literacy Z55.0
－心脏储备 - 见 病，心脏 | －cardiac reserve - see Disease, heart
－血红蛋白 D64.9 | －hemoglobin D64.9
－血小板(另见 血小板减少) D69.6 | －platelets (blood) (see also Thrombocytopenia) D69.6
－血压(另见 低血压) I95.9 | －blood pressure (see also Hypotension) I95.9
－－读数(偶然)(孤立)(非特异) R03.1 | －－reading (incidental) (isolated) (nonspecific) R03.1
－盐综合征 E87.1 | －salt syndrome E87.1
－植入，胎盘(另见 胎盘，前置) O44.1 | －implantation, insertion, placenta (see also Placenta, previa) O44.1
－置 | －lying
－－器官或部位，先天性 - 见 错位，先天性 | －－organ or site, congenital - see Malposition, congenital
－－肾 N28.8 | －－kidney N28.8
－－胎盘(另见 胎盘，前置) O44.1 | －－placenta (see also Placenta, previa) O44.1
低 α 脂蛋白血症 E78.6 | **Hypoalphalipoproteinemia E78.6**
低 β 脂蛋白血症(家族性) E78.6 | **Hypobetalipoproteinemia (familial) E78.6**
低丙球蛋白血症(另见 无丙球蛋白血症) D80.1 | **Hypogammaglobulinemia (see also Agammaglobulinemia) D80.1**
－短暂性，婴儿期 D80.7 | －transient, of infancy D80.7
－非家族性 D80.1 | －nonfamilial D80.1
－遗传性 D80.0 | －hereditary D80.0
低蛋白血 E77.8 | **Hypoproteinemia E77.8**
低钙血症 E83.5 | **Hypocalcemia E83.5**
－磷负荷(新生儿) P71.1 | －phosphate-loading (newborn) P71.1
－新生儿 P71.1 | －neonatal P71.1
－－牛乳性 P71.0 | －－due to cow's milk P71.0
－饮食性 E58 | －dietary E58

低钾血症 E87.6
低磷酸盐血症，磷酸酶过少症(后天性)(先天性)(家族性)(肾) E83.3
低氯血症 E87.8
低镁血症 E83.4
—新生儿 P71.2
低密度脂蛋白型高脂蛋白血症 E78.0
低钠血症 E87.1
低能[心智虚弱] F70.-
低凝血酶原血症(先天性)(遗传性)(特发性) D68.2
—后天性 D68.4
—新生儿，短暂性 P61.6
低气压病 T70.2
低前转变素血症，先天性(遗传性) D68.2
低热 – 现译名 轻热
低渗尿 N28.8
低渗透性 E87.1
低体温(意外的)(由于) T68
—低温环境 T68
—麻醉 T88.5
—新生儿 P80.9
——轻度 P80.8
——重度(慢性)(冷伤综合征) P80.0
——环境性(轻度) NEC P80.8
——特指的 NEC P80.8
—与低温环境无关的 R68.0
低体重儿(婴儿) P05.0
—和小于胎龄 P05.1
—影响妊娠处理 O36.5
低铁血症 D50.9
低温 R68.0
低纤维蛋白原血症 D68.8
—后天性 D65
—先天性(遗传性) D68.2
低血糖(症)(自发性) E16.2
—反应性(非药物性) E16.1
—功能性，非高胰岛素性 E16.1
—昏迷 E15
——糖尿病性 - 编码于 E10-E14 伴有第四位数.0

Hypokalemia, Hypopotassemia E87.6
Hypophosphatemia, hypophosphatasia (acquired) (congenital) (familial) (renal) E83.3
Hypochloremia E87.8
Hypomagnesemia E83.4
—neonatal P71.2
Low-density-lipoprotein-type (LDL) hyperlipoproteinemia E78.0
Hyponatremia E87.1
Feeble-minded F70.-
Hypoprothrombinemia (congenital) (hereditary) (idiopathic) D68.2
—acquired D68.4
—newborn, transient P61.6
Hypobarism,Hypobaropathy T70.2
Hypoproconvertinemia, congenital (hereditary) D68.2
Febricula
Hyposthenuria N28.8
Hypo-osmolality E87.1
Hypothermia (accidental) (due to) T68
—low environmental temperature T68
—anesthesia T88.5
—neonatal P80.9
——mild P80.8
——severe (chronic) (cold injury syndrome) P80.0
——environmental (mild) NEC P80.8
——specified NEC P80.8
—not associated with low environmental temperature R68.0
Light-for-dates (infant) P05.0
—and small-for-dates P05.1
—affecting management of pregnancy O36.5
Hyposiderinemia D50.9
Hypopyrexia R68.0
Hypofibrinogenemia D68.8
—acquired D65
—congenital (hereditary) D68.2
Glycopenia, Hypoglycemia (spontaneous) E16.2
—reactive (not drug-induced) E16.1
—functional, nonhyperinsulinemic E16.1
—coma E15
——diabetic - code to E10-E14 with fourth character .0

低血糖——*续前页*
－见于糖尿病母亲的婴儿 P70.1
－－妊娠糖尿病 P70.0
－亮氨酸性 E71.1
－新生儿(暂时性) P70.4
－－母体糖尿病 P70.1
－－－妊娠 P70.0
－－医源性 P70.3
－药物性 E16.0
－－伴有昏迷(非糖尿病性) E15
－医源性 E16.0
－－伴有昏迷(非糖尿病性) E15
－饮食咨询和监督 Z71.3
－婴儿 E16.1
－由于胰岛素 E16.0
－－伴有昏迷(非糖尿病性) E15
－－医疗中意外事故 T38.3
－暂时性，新生儿 P70.4
低血压(动脉性)(体质性) I95.9
－颅内，脑室分流后(脑室造口引流术) G97.2
－慢性 I95.8
－母体，综合征(产程和分娩后) O26.5
－神经源性，直立性 G90.3
－特发性(永久性) I95.0
－特指的 NEC I95.8
－体位性[直立性] I95.1
－药物性 I95.2
－直立性(慢性) I95.1
－－神经源性 G90.3
低于正常的调节(老年性) H52.4
低脂蛋白血症(α)(β) E78.6

dī 滴

滴虫病 A59.9
－肠 A07.8
－宫颈 A59.0† N74.8*
－精囊 A59.0† N51.8*
－泌尿生殖道 A59.0
－尿道 A59.0† N37.0*
－膀胱 A59.0† N33.8*
－前列腺 A59.0† N51.0*
－特指部位 NEC A59.8
－外阴 A59.0† N77.1*
－阴道 A59.0† N77.1*

Glycopenia, Hypoglycemia——*continued*
－in infant of diabetic mother P70.1
－－gestational diabetes P70.0
－leucine-induced E71.1
－neonatal (transitory) P70.4
－－maternal diabetes P70.1
－－－gestational P70.0
－－iatrogenic P70.3
－drug-induced E16.0
－－with coma (nondiabetic) E15
－iatrogenic E16.0
－－with coma (nondiabetic) E15
－dietary counseling and surveillance Z71.3
－infantile E16.1
－due to insulin E16.0
－－with coma (nondiabetic) E15
－－therapeutic misadventure T38.3
－transitory neonatal P70.4
Hypotension (arterial) (constitutional) I95.9
－intracranial, following ventricular shunting (ventriculostomy) G97.2
－chronic I95.8
－maternal, syndrome (following labor and delivery) O26.5
－neurogenic, orthostatic G90.3
－idiopathic (permanent) I95.0
－specified NEC I95.8
－postural I95.1
－drug-induced I95.2
－orthostatic (chronic) I95.1
－－neurogenic G90.3
Subnormal accommodation (old age) H52.4
Hypolipoproteinemia (alpha) (beta) E78.6

Trichomoniasis A59.9
－intestinal A07.8
－cervix A59.0† N74.8*
－seminal vesicles A59.0† N51.8*
－urogenitalis A59.0
－urethra A59.0† N37.0*
－bladder A59.0† N33.8*
－prostate A59.0† N51.0*
－specified site NEC A59.8
－vulva A59.0† N77.1*
－vagina A59.0† N77.1*

dí 迪

迪宾 - 现译名 杜宾	**Dubin**
迪布瓦病(胸腺) A50.5† E35.8*	**Dubois' disease (thymus gland) A50.5† E35.8***
迪厄拉富瓦病或迪厄拉富瓦溃疡[胃浅表性溃疡] K25.0	**Dieulafoy's disease or ulcer K25.0**
迪格奥尔格综合征 - 现译名 德乔治综合征	**Di George's syndrome**
迪古列尔莫病[巨红细胞性骨髓增殖](M9841/3) C94.0	**Di Guglielmo's disease (M9841/3) C94.0**
迪朗-尼古拉-法夫尔病[性病性淋巴肉芽肿] A55	**Durand-Nicolas-Favre disease A55**
迪罗齐耶病[先天性二尖瓣狭窄] Q23.2	**Duroziez' disease Q23.2**
迪皮特朗挛缩或迪皮特朗病 M72.0	**Dupuytren's contraction or disease M72.0**
迪普莱滑囊炎或迪普莱关节周炎 M75.0	**Duplay's bursitis or periarthritis M75.0**
迪谢内	**Duchenne's**
一病或综合征	一disease or syndrome
一一肌营养不良 G71.0	一一muscular dystrophy G71.0
一一运动神经元病[脊髓性肌萎缩] G12.2	一一motor neuron disease G12.2
一麻痹 G71.0	一paralysis G71.0
一一产伤 P14.0	一一birth injury P14.0
一一由于合并	一一due to or associated with
一一一运动神经元疾病 G12.2	一一一motor neuron disease G12.2
一一一肌营养不良 G71.0	一一一muscular dystrophy G71.0
一运动性共济失调(梅毒性) A52.1	一locomotor ataxia (syphilitic) A52.1
迪谢内-阿朗肌萎缩[脊髓性肌萎缩] G12.2	**Duchenne-Aran muscular atrophy G12.2**
迪谢内-格里辛格病[假性肥大性肌萎缩] G71.0	**Duchenne-Griesinger disease G71.0**
迪亚兹病或骨软骨病(幼年)(距骨) M92.6	**Diaz's disease or osteochondrosis (juvenile) (talus) M92.6**

dí 敌

敌视 R45.5	**Hostility R45.5**
一对儿童 Z62.3	一towards child Z62.3

dǐ 抵

抵抗	**Resistance**
一激活的蛋白 C [凝血因子 V 莱顿突变] D68.5	一activated protein C [factor V Leiden mutation] D68.5

dǐ 底

底的 - 见情况	**Floor - see condition**

dǐ 骶

骶部痛 M53.3	**Sacrodynia M53.3**
骶骨的 - 见情况	**Sacrum - see condition**

骶骨融合 Q76.4	**Sacralization Q76.4**
骶骨痛 M53.3	**Sacralgia M53.3**
骶髂关节的 - 见情况	**Sacroiliac joint - see condition**
骶髂关节炎 NEC M46.1	**Sacroiliitis NEC M46.1**

dì 地

地方性的 - 见情况	**Endemic - see condition**
地方性多神经炎 E51.1† G63.4*	**Panneuritis endemica E51.1† G63.4***
地窖装填工病 J68.8	**Silo-filler's disease J68.8**
地霉病 B48.3	**Geotrichosis B48.3**
地丝菌病 - 现译名 地霉病	**Geotrichosis**
地图舌 K14.1	**Geographic tongue K14.1**
地中海	**Mediterranean**
一病或综合征(血液病的) D56.9	一disease or syndrome (hemipathic) D56.9
一热 A23.9	一fever A23.9
一一家族性 E85.0	一一familial E85.0
地中海贫血(病) [珠蛋白生成障碍性贫血] D56.9	**Thalassanemia, Thalassemia (anemia) (disease) D56.9**
一α 型 D56.0	一alpha D56.0
一β 型(严重的) D56.1	一beta (severe) D56.1
一一镰状细胞 D57.2	一一sickle-cell D57.2
一δ-β 型 D56.2	一delta-beta D56.2
一轻型 D56.9	一minor D56.9
一中间型 D56.1	一intermedia D56.1
一重型 D56.1	一major D56.1
一伴有其他血红蛋白病 NEC D56.9	一with other hemoglobinopathy NEC D56.9
一变型 D56.8	一variants D56.8
一混合型(伴有其他血红蛋白病) D56.9	一mixed (with other hemoglobinopathy) D56.9
一镰状细胞 D57.2	一sickle-cell D57.2
一特性 D56.3	一trait D56.3
一特指型 NEC D56.8	一specified type NEC D56.8

dì 第

第四	**Fourth**
一颅神经 - 见情况	一cranial nerve - see condition
一磨牙 K00.1	一molar K00.1
第五病[传染性红斑] B08.3	**Fifth disease B08.3**
第六病[猝发疹] B08.2	**Sixth disease B08.2**

dì 蒂

蒂比耶日-魏森巴赫综合征[钙质沉着症] M34.8	**Thibierge-Weissenbach syndrome M34.8**
蒂策病或蒂策综合征 M94.0	**Tietze's disease or syndrome M94.0**

diān 癫

癫痫 - 又称 癫痫	**Epilepsy**
癫痫(性) G40.9	**Epilepsy, epileptic, epilepsia G40.9**
一伴有	—with
——复杂部分发作 G40.2	——complex partial seizures G40.2
——肌阵挛小发作 G40.4	——myoclonic absences G40.4
——肌阵挛站立不能性发作 G40.4	——myoclonic-astatic seizures G40.4
——简单部分发作 G40.1	——simple partial seizures G40.1
——觉醒时的大发作 G40.3	——grand mal seizures on awakening G40.3
一边缘系统 G40.2	—limbic system G40.2
一布拉韦-杰克逊(癫痫) G40.1	—Bravais-jacksonian G40.1
一部分(局灶性) G40.1	—partial (focalized) G40.1
——伴有	——with
———记忆和形成概念的障碍 G40.2	———memory and ideational disturbances G40.2
———意识改变 G40.2	———alteration of consciousness G40.2
——继发性全身 G40.1	——secondarily generalized G40.1
一部分性连续状态 G40.5	—partialis continua G40.5
一部分运动性 G40.1	—motor partial G40.1
一持续状态 G41.9	—status G41.9
——小发作 G41.1	——petit mal/absence G41.1
——大发作 G41.0	——grand mal G41.0
——复杂部分 G41.2	——complex partial G41.2
——精神运动性 G41.2	——psychomotor G41.2
——局灶运动性 G41.8	——focal motor G41.8
——颞叶 G41.2	——temporal lobe G41.2
——强直阵挛性 G41.0	——tonic-clonic G41.0
——特指的 NEC G41.8	——specified NEC G41.8
一创伤性(损伤未特指的) T90.5	—traumatic (injury unspecified) T90.5
——损伤特指的 - 编码于特指损伤的后遗症	——injury specified - code to Sequelae of specified injury
一(突然)大发作 G40.6	—grand mal, major (seizure) G40.6
——觉醒时 G40.3	——on awakening G40.3
一大脑性 G40.9	—cerebral G40.9
一儿童期(良性)(伴有)	—childhood (benign) (with)
——枕部发作的脑电图 G40.0	——occipital EEG paroxysms G40.0
——中颞部棘波的脑电图 G40.0	——centrotemporal EEG spikes G40.0
一发作(另见 发作，癫痫) G40.9	—attack, fits, seizure(see also Seizure, epileptic) G40.9
——伴有意识改变 G40.2	——with alteration of consciousness G40.2
——不伴有意识改变 G40.1	——without alteration of consciousness G40.1
一反射 G40.8	—reflex G40.8
一腹型 G40.8	—abdominal G40.8
一更年期 G40.8	—climacteric G40.8
一钩回(脑回) G40.2	—uncinate (gyrus) G40.2

癫痫——*续前页*
一特指类型 NEC G40.8
一替代症 G40.8
一翁弗里希特(-兰德堡)(家族性肌阵挛) G40.3
一小发作(幼年)(儿童期) G40.3
一音乐源性 G40.8
一由于梅毒引起的 A52.1† G94.8*
一与下列原因有关
一一激素改变 G40.5
一一酒精 G40.5
一一睡眠缺乏 G40.5
一一外因 NEC G40.5
一一药物 G40.5
一一应激 G40.5
一运动不能性 G40.3
一阵挛性 G40.3
一症状性 NEC G40.8
一一伴有
一一一复杂部分发作 G40.2
一一一简单部分发作 G40.1
一周围性 G40.8
一猪囊尾蚴病[囊虫病] B69.0† G94.8*
一自动症 G40.2
一综合征
一一伴有
一一一复杂部分发作 G40.2
一一一简单部分发作 G40.1
一一一局限性发作 G40.0
一一全身性 G40.4
一一一特发性 G40.3
一一特殊的 NEC G40.5
癫痫大发作 G40.6
癫痫小发作(特发性) G40.3

Epilepsy, epileptic, epilepsia——*continued*
一specified type NEC G40.8
一equivalent G40.8
一Unverricht(-Lundborg) (familial myoclonic) G40.3
一petit mal/absence (juvenile) (childhood) G40.3
一musicogenic G40.8
一due to syphilis A52.1† G94.8*
一related to
一一hormonal changes G40.5
一一alcohol G40.5
一一sleep deprivation G40.5
一一external cause NEC G40.5
一一drugs G40.5
一一stress G40.5
一akinetic G40.3
一clonic G40.3
一symptomatic NEC G40.8
一一with
一一一complex partial seizures G40.2
一一一simple partial seizures G40.1
一peripheral G40.8
一cysticercosis B69.0† G94.8*
一automatism G40.2
一syndrome
一一with
一一一complex partial seizures G40.2
一一一simple partial seizures G40.1
一一一seizures of localized onset G40.0
一一generalized G40.4
一一一idiopathic G40.3
一一special NEC G40.5
Haut mal G40.6
Pyknoepilepsy, pyknolepsy (idiopathic) G40.3

diǎn 点

点头痉挛 F98.4
点状骺 Q78.8

Spasmus nutans F98.4
Stippled epiphyses Q78.8

diàn 电

电解质失衡 E87.8
电流，电效应(震荡)(致命)(非致命)(休克) T75.4
一烧伤 - 见 烧伤
电死 T75.4

Electrolyte imbalance E87.8
Electric current, electricity, effects (concussion) (fatal) (nonfatal) (shock) T75.4
一burn - see Burn
Electrocution T75.4

diàn 淀

淀粉样变(全身性)(原发性) E85.9
—伴有累及肺 E85.4† J99.8*
—非神经病性家族遗传性 E85.0
—肺 E85.4† J99.8*
—肝 E85.4† K77.8*
—家族性 E85.2
—家族遗传性 E85.2
——非神经病性 E85.0
——神经病性 E85.1
—局部性 E85.4
—皮肤(慢性)(斑疹性) E85.4† L99.0*
—葡萄牙型 E85.1
—器官限定性 E85.4
—全身性，继发性 E85.3
—神经病性家族遗传性 E85.1
—声门下 E85.4† J99.8*
—特指的 NEC E85.8
—心脏 E85.4† I43.1*
—血液透析有关的 E85.3
—遗传性 E85.2
淀粉样心脏(病) E85.4† I43.1*

Amyloidosis (generalized) (primary) E85.9
—with lung involvement E85.4† J99.8*
—non-neuropathic heredofamilial E85.0
—pulmonary E85.4† J99.8*
—liver E85.4† K77.8*
—familial E85.2
—heredofamilial E85.2
——non-neuropathic E85.0
——neuropathic E85.1
—localized E85.4
—skin (lichen) (macular) E85.4† L99.0*
—Portuguese E85.1
—organ-limited E85.4
—systemic, secondary E85.3
—neuropathic heredofamilial E85.1
—subglottic E85.4† J99.8*
—specified NEC E85.8
—heart E85.4† I43.1*
—hemodialysis-associated E85.3
—genetic E85.2
Amyloid heart (disease) E85.4† I43.1*

diào 调

调查(另见 检查) Z04.9
—变应原 Z01.5
—临床研究项目(对照) Z00.6

Investigation (see also Examination) Z04.9
—allergens Z01.5
—clinical research subject (control) Z00.6

diē 跌

跌落，跌倒
—反复 R29.6

Falls
—repeated R29.6

dié 迭

迭盖，牙 K07.3
迭宫属病 B70.1

Imbrication, teeth K07.3
Spirometrosis B70.1

dié 叠

叠瓦癣(癣菌病) B35.5

Tokelau (ringworm) B35.5

dié 蝶

蝶鞍上的 - 见情况 **Suprasellar - see condition**
蝶窦的 - 见情况 **Sphenoidal - see condition**
蝶窦炎(慢性)(另见 鼻窦炎，蝶窦) **J32.3** **Sphenoiditis (chronic) (see also Sinusitis, sphenoidal) J32.3**

dīng 钉

钉状牙 **K00.2** **Peg-shaped teeth K00.2**

dīng 耵

耵聍，耳内(累积)(栓塞) **H61.2** **Cerumen, Wax in ear (accumulation) (impacted) H61.2**

dǐng 顶

顶泌性汗腺化生(乳房) **N60.8** **Apocrine metaplasia (breast) N60.8**

dìng 定

定向障碍 **R41.0** **Disorientation R41.0**
—心因性 F44.8 —psychogenic F44.8
定罪(依法)引起焦虑 **Z65.0** **Conviction (legal), anxiety concerning Z65.0**
—伴有监禁 Z65.1 —with imprisonment Z65.1

dōng 东

东方疖[皮肤利什曼病] **B55.1** **Aleppo boil B55.1**

dōng 冬

冬季 - 见情况 **Winter - see condition**

dòng 动

动静脉的 - 见情况 **Arteriovenous - see condition**
动脉 **Artery**
—脓肿 I77.8 —abscess I77.8
动脉病 **I77.9** **Arteriopathy I77.9**
动脉的 - 另见情况 **Artery, arterial - see also condition**
—单脐 Q27.0 —single umbilical Q27.0
动脉痉挛 **I73.9** **Arteriospasm I73.9**

动脉瘤(吻合)(动脉)(蜿蜒状)(弥漫性)(假性)(梭形)(多发性)(囊状) I72.9	**Aneurysm (anastomotic) (artery)(cirsoid) (diffuse) (false) (fusiform) (multiple) (saccular) I72.9**
一二尖瓣(心脏) I34.8	—mitral (heart) (valve) I34.8
一三尖(瓣)(心脏) I07.8	—tricuspid (heart) (valve) I07.8
一瓣膜 - 见 心内膜炎	—valve, valvular - see Endocarditis
一创伤性(并发症)(早期)，特指部位 - 见 损伤，血管	—traumatic (complication) (early), specified site - see Injury, blood vessel
一大脑 - 见 动脉瘤，脑	—cerebral - see Aneurysm, brain
一动静脉(先天性)(周围) Q27.3	—arteriovenous (congenital) (peripheral) Q27.3
一一创伤性(并发症)(早期) T14.5	——traumatic (complication) (early) T14.5
一一一特指部位 - 见 损伤，血管，按部位，特指	———specified site - see Injury, blood vessel, by site, specified
一一后天性 I77.0	——acquired I77.0
一一一肺 I28.0	———pulmonary I28.0
一一一脑 I67.1	———brain I67.1
一一脑 Q28.2	——brain Q28.2
一一一破裂 I60.8	———ruptured I60.8
一一入脑前血管 Q28.0	——precerebral vessels Q28.0
一一特指部位 NEC Q27.3	——specified site NEC Q27.3
一一一后天性 I77.0	———acquired I77.0
一动脉硬化性 I72.9	—arteriosclerotic I72.9
一一大脑 I67.1	——cerebral I67.1
一一一破裂(另见 出血，蛛网膜下) I60.9	———ruptured (see also Hemorrhage, subarachnoid)
一动脉圆锥(另见 动脉瘤，心脏) I25.3	—conus arteriosus (see also Aneurysm, heart) I25.3
一房间隔(另见 动脉瘤，心脏) I25.3	—interauricular septum (see also Aneurysm, heart)
一肺 I28.1	—pulmonary I28.1
一一瓣膜(心脏)(另见 心内膜炎，肺) I37.8	——valve (heart) (see also Endocarditis, pulmonary) I37.8
一一动静脉 Q25.7	——arteriovenous Q25.7
一一一后天性 I28.0	———acquired I28.0
一一梅毒性 A52.0† I79.8*	——syphilitic A52.0† I79.8*
一腹(主动脉) I71.4	—abdominal (aorta) I71.4
一一夹层(破裂) I71.0	——dissecting (ruptured) I71.0
一一梅毒性 A52.0† I79.0*	——syphilitic A52.0† I79.0*
一一破裂 I71.3	——ruptured I71.3
一感染性 I72.9	—infective I72.9
一股(动脉)(破裂) I72.4	—femoral (artery) (ruptured) I72.4
一冠状(动脉硬化性)(动脉) I25.4	—coronary (arteriosclerotic) (artery) I25.4
一一动静脉，先天性 Q24.5	——arteriovenous, congenital Q24.5
一一静脉 I25.8	——vein I25.8
一一梅毒性 A52.0† I52.0*	——syphilitic A52.0† I52.0*
一一破裂(另见 梗死，心肌) I21.9	——ruptured (see also Infarct, myocardium) I21.9
一一先天性 Q24.5	——congenital Q24.5
一腘(动脉)(破裂) I72.4	—popliteal (artery) (ruptured) I72.4
一海绵窦 I67.1	—cavernous sinus I67.1
一一动静脉(先天性)(未破裂) Q28.3	——arteriovenous (congenital) (nonruptured) Q28.3
一一一破裂 I60.8	———ruptured I60.8

动脉瘤——*续前页*
－基底 - 见 动脉瘤，脑
－脊(髓) I72.8
－－梅毒性(出血) A52.0† I79.8*
－夹层 I72.9
－－梅毒性 A52.0† I79.0*
－－主动脉(任何部分)(破裂) I71.0
－结膜 H11.4
－颈动脉(内) I72.0
－－梅毒性 A52.0† I79.8*
－－－颅内 A52.0† I68.8*
－－破裂入脑 I60.0
－颈静脉 I86.8
－静脉(另见 静脉曲张) I86.8
－－先天性 Q27.8
－拉斯穆森 NEC A16.2
－梅毒性(主动脉) A52.0† I79.0*
－－脊柱 A52.0† I79.8*
－－先天性(晚期) A50.5† I79.0*
－－中枢神经系统 A52.0† I68.8*
－脑 I67.1
－－动静脉(先天性)(未破裂) Q28.2
－－－后天性 I67.1
－－－－破裂 I60.8
－－－破裂 I60.8
－－动脉硬化性 I67.1
－－－破裂(另见 出血，蛛网膜下) I60.9
－－颅内小囊状(未破裂) I67.1
－－－破裂(另见 出血，蛛网膜下) I60.7
－－梅毒性(出血) A52.0† I68.8*
－－脑脊膜 I67.1
－－－破裂 I60.8
－－破裂 NEC (另见 出血，蛛网膜下) I60.9
－－先天性 Q28.3
－－－破裂 I60.7
－脾 I72.8
－葡萄状[蔓状](周围) I72.9
－－先天性 Q27.8
－髂(总)(动脉)(破裂) I72.3
－入脑前，先天性(未破裂) Q28.1
－上肢(破裂) I72.1
－肾(动脉) I72.2
－真菌性 I72.9
－－破裂，脑(另见 出血，蛛网膜下) I60.9

Aneurysm—*continued*
－basal - see Aneurysm, brain
－spinal (cord) I72.8
－－syphilitic (hemorrhage) A52.0† I79.8*
－dissecting I72.9
－－syphilitic A52.0† I79.0*
－－aorta (any part) (ruptured) I71.0
－conjunctiva H11.4
－carotid (internal) I72.0
－－syphilitic A52.0† I79.8*
－－－intracranial A52.0† I68.8*
－－ruptured into brain I60.0
－jugular vein I86.8
－venous (see also Varix) I86.8
－－congenital Q27.8
－Rasmussen's NEC A16.2
－syphilitic (aorta) A52.0† I79.0*
－－spine, spinal A52.0† I79.8*
－－congenital (late) A50.5† I79.0*
－－central nervous system A52.0† I68.8*
－brain I67.1
－－arteriovenous (congenital) (nonruptured) Q28.2
－－－acquired I67.1
－－－－ruptured I60.8
－－－ruptured I60.8
－－arteriosclerotic I67.1
－－－ruptured (see also Hemorrhage, subarachnoid) I60.9
－－berry (nonruptured) I67.1
－－－ruptured (see also Hemorrhage, subarachnoid) I60.7
－－syphilitic (hemorrhage) A52.0† I68.8*
－－meninges I67.1
－－－ruptured I60.8
－－ruptured NEC (see also Hemorrhage, subarachnoid) I60.9
－－congenital Q28.3
－－－ruptured I60.7
－splenic I72.8
－racemose (peripheral) I72.9
－－congenital Q27.8
－iliac (common) (artery) (ruptured) I72.3
－precerebral, congenital (nonruptured) Q28.1
－upper limb (ruptured) I72.1
－renal (artery) I72.2
－mycotic I72.9
－－ruptured, brain (see also Hemorrhage, subarachnoid) I60.9

动脉瘤——*续前页*

－视网膜 H35.0

－－糖尿病性(另见 E10-E14 伴有第四位数.3) E14.3† H36.0*

－－先天性 Q14.1

－室间隔(另见 动脉瘤，心脏) I25.3

－粟粒性 I67.1

－－破裂(另见 出血，蛛网膜下) I60.7

－锁骨下(动脉)(破裂) I72.8

－－梅毒性 A52.0† I79.8*

－威利斯环[大脑动脉环] I67.1

－－破裂 I60.6

－－先天性 Q28.3

－－－破裂 I60.6

－无名动脉(非梅毒性) I72.8

－－梅毒性 A52.0† I79.8*

－下肢 I72.4

－先天性(周围) Q27.8

－－肺动脉 Q25.7

－－冠状动脉 Q24.5

－－脑 Q28.3

－－－破裂(另见 出血，蛛网膜下) I60.9

－－视网膜 Q14.1

－心壁(另见 动脉瘤，心脏) I25.3

－心肌(另见 动脉瘤，心脏) I25.3

－心室[心室壁瘤](另见 动脉瘤，心脏) I25.3

－心性(假)(另见 动脉瘤，心脏) I25.3

－心脏(壁)(慢性或伴有提及持续时间超过 4 周者) I25.3

－－瓣膜 见 心内膜炎

－－急性或伴有提及持续时间在 4 周或小于 4 周者 I21.9

－胸部(主动脉)(弓)(非梅毒性) I71.2

－－夹层(破裂) I71.0

－－梅毒性 A52.0† I79.0*

－－破裂 I71.1

－胸腹(主动脉) I71.6

－－破裂 I71.5

－胸内(非梅毒性) I71.2

－－梅毒性 A52.0† I79.0*

－－破裂 I71.1

－圆柱状(主动脉) I71.9

－－梅毒性 A52.0† I79.0*

－－破裂 I71.8

－中枢神经系统，梅毒性 A52.0† I68.8*

Aneurysm——*continued*

－retina H35.0

－－diabetic (see also E10-E14 with fourth character .3) E14.3† H36.0*

－－congenital Q14.1

－interventricular septum (see also Aneurysm, heart) I25.3

－miliary I67.1

－－ruptured (see also Hemorrhage, subarachnoid) I60.7

－subclavian (artery) (ruptured) I72.8

－－syphilitic A52.0† I79.8*

－circle of Willis I67.1

－－ruptured I60.6

－－congenital Q28.3

－－－ruptured I60.6

－innominate (nonsyphilitic) I72.8

－－syphilitic A52.0† I79.8*

－lower limb I72.4

－congenital (peripheral) Q27.8

－－pulmonary Q25.7

－－coronary Q24.5

－－brain Q28.3

－－－ruptured (see also Hemorrhage, subarachnoid) I60.9

－－retina Q14.1

－mural (see also Aneurysm, heart) I25.3

－myocardium (see also Aneurysm, heart) I25.3

－ventricle (see also Aneurysm, heart) I25.3

－cardiac (false) (see also Aneurysm, heart) I25.3

－heart (wall) (chronic or with a stated duration of over 4 weeks) I25.3

－－valve - see Endocarditis

－－acute or with a stated duration of 4 weeks or less I21.9

－chest, thorax, thoracic (aorta) (arch) (nonsyphilitic) I71.2

－－dissecting (ruptured) I71.0

－－syphilitic A52.0† I79.0*

－－ruptured I71.1

－thoracoabdominal (aorta) I71.6

－－ruptured I71.5

－intrathoracic (nonsyphilitic) I71.2

－－syphilitic A52.0† I79.0*

－－ruptured I71.1

－cylindroid (aorta) I71.9

－－syphilitic A52.0† I79.0*

－－ruptured I71.8

－central nervous system, syphilitic A52.0† I68.8*

动脉瘤——*续前页*
－周围 NEC I72.8
－－先天性 Q27.8
－主动脉(非梅毒性) I71.9
－－瓣膜(心脏)(另见 心内膜炎，主动脉) I35.8
－－动脉硬化性 NEC I71.9
－－－破裂 I71.8
－－窦，先天性 Q25.4
－－腹 I71.4
－－－破裂 I71.3
－－弓 I71.2
－－－破裂 I71.1
－－横 I71.2
－－－破裂 I71.1
－－夹层(任何部分)(破裂) I71.0
－－降 I71.9
－－－腹 I71.4
－－－－破裂 I71.3
－－－破裂 I71.8
－－－胸 I71.2
－－－－破裂 I71.1
－－梅毒性 A52.0† I79.0*
－－破裂 I71.8
－－升 I71.2
－－－破裂 I71.1
－－先天性 Q25.4
－－胸(弓) I71.2
－－－破裂 I71.1
－－胸腹 I71.6
－－－破裂 I71.5
－纵隔的(非梅毒性) I72.8
－－梅毒性 A52.0† I79.8*
动脉内膜炎(细菌性)(感染性)(脓毒性)(亚急性) I77.6
－闭塞性(另见 动脉硬化) I70.9
－－肺 I28.8
－变形性 - 见 动脉硬化
－大脑或脑脊髓 I67.7
－结核性 A18.8† I79.8*
－老年性 - 见 动脉硬化
－梅毒性 A52.0† I79.8*
－－脑或大脑 A52.0† I68.1*
－－先天性 A50.5† I79.8*
－脑 I67.7
－视网膜 H35.0
－栓子(另见 栓塞) I74.9
动脉石 - 见 动脉硬化
动脉纤维化 - 见 动脉硬化

Aneurysm——*continued*
－peripheral NEC I72.8
－－congenital Q27.8
－aorta, aortic (nonsyphilitic) I71.9
－－valve (heart) (see also Endocarditis, aortic) I35.8
－－arteriosclerotic NEC I71.9
－－－ruptured I71.8
－－sinus, congenital Q25.4
－－abdominal I71.4
－－－ruptured I71.3
－－arch I71.2
－－－ruptured I71.1
－－transverse I71.2
－－－ruptured I71.1
－－dissecting (any part) (ruptured) I71.0
－－descending I71.9
－－－abdominal I71.4
－－－－ruptured I71.3
－－－ruptured I71.8
－－－thoracic I71.2
－－－－ruptured I71.1
－－syphilitic A52.0† I79.0*
－－ruptured I71.8
－－ascending I71.2
－－－ruptured I71.1
－－congenital Q25.4
－－thorax, thoracic (arch) I71.2
－－－ruptured I71.1
－－thoracoabdominal I71.6
－－－ruptured I71.5
－mediastinal (nonsyphilitic) I72.8
－－syphilitic A52.0† I79.8*
Endarteritis (bacterial) (infective) (septic) (subacute) I77.6
－obliterans (see also Arteriosclerosis) I70.9
－－pulmonary I28.8
－deformans - see Arteriosclerosis
－cerebral or cerebrospinal I67.7
－tuberculous A18.8† I79.8*
－senile - see Arteriosclerosis
－syphilitic A52.0† I79.8*
－－brain or cerebral A52.0† I68.1*
－－congenital A50.5† I79.8*
－brain I67.7
－retina H35.0
－embolic (see also Embolism) I74.9
Arteriolith - see Arteriosclerosis
Arteriofibrosis - see Arteriosclerosis

动脉炎 I77.6
—闭塞性 - 见 动脉硬化
—变形性 - 见 动脉硬化
—变应性(血管炎) M31.0
—大脑 I67.7
——结核性 A18.8† I68.1*
——利斯特菌 A32.8† I68.1*
——梅毒性 A52.0† I68.1*
——系统性红斑狼疮的 M32.1† I68.2*
—风湿性 - 见 热，风湿热性
—冠状(动脉) I25.8
——风湿性 I01.8
———慢性 I09.8
——梅毒性 A52.0† I52.0*
—化脓性 I77.2
—坏死性或引起坏死的 M31.9
——特指的 NEC M31.8
—结节性 M30.0
—巨细胞 NEC M31.6
——伴有风湿性多肌痛 M31.5
—老年性 - 见 动脉硬化
—颅(左)(右)，巨细胞 M31.6
—梅毒性(全身性) A52.0† I79.8*
——冠状动脉 A52.0† I52.0*
——脊柱 A52.0† I79.8*
——脑 A52.0† I68.1*
—脑 I67.7
——梅毒性 A52.0† I68.1*
—年轻女性主动脉弓综合征 M31.4
—颞，巨细胞 M31.6
—无脉病 M31.4
—主动脉(非梅毒性) I77.6
——梅毒性 A52.0† I79.1*
—主动脉弓 M31.4

动脉硬化(弥漫性)(病)(全身性)(闭塞性)(老年性)(伴有钙化) I70.9
—肠系膜(慢性) K55.1
—大脑 I67.2
—肺 I27.0
—冠状(动脉) I25.1
—脊(髓) G95.1
—蒙克贝格 I70.2
—脑(血管) I67.2

Arteritis I77.6
—obliterans - see Arteriosclerosis
—deformans - see Arteriosclerosis
—allergic M31.0
—cerebral I67.7
——tuberculous A18.8† I68.1*
——listerial A32.8† I68.1*
——syphilitic A52.0† I68.1*
——in systemic lupus erythematosus M32.1† I68.2*
—rheumatic - see Fever, rheumatic
—coronary (artery) I25.8
——rheumatic I01.8
———chronic I09.8
——syphilitic A52.0† I52.0*
—suppurative I77.2
—necrosing or necrotizing M31.9
——specified NEC M31.8
—nodosa M30.0
—giant cell NEC M31.6
——with polymyalgia rheumatica M31.5
—senile - see Arteriosclerosis
—cranial (left) (right), giant cell M31.6
—syphilitic (general) A52.0† I79.8*
——coronary A52.0† I52.0*
——spinal A52.0† I79.8*
——brain A52.0† I68.1*
—brain I67.7
——syphilitic A52.0† I68.1*
—young female aortic arch syndrome M31.4
—temporal, giant cell M31.6
—brachiocephalic M31.4
—aorta (nonsyphilitic) I77.6
——syphilitic A52.0† I79.1*
—aortic arch M31.4

Arteriosclerosis, arteriosclerotic(diffuse) (disease) (general) (obliterans) (senile) (with calcification) I70.9
—mesenteric (chronic) K55.1
—cerebral I67.2
—pulmonary I27.0
—coronary (artery) I25.1
—spinal (cord) G95.1
—Mönckeberg's I70.2
—brain, cerebrovascular I67.2

动脉硬化——*续前页*	**Arteriosclerosis, arteriosclerotic**——*continued*
一肾(小动脉)(另见 高血压，肾性) I12.9	—kidney, renal (arterioles) (see also Hypertension, kidney) I12.9
一一动脉 I70.1	——artery I70.1
一视网膜(血管性) I70.8	—retina (vascular) I70.8
一四肢(动脉) I70.2	—arteries of extremities I70.2
一特指的动脉 NEC I70.8	—specified artery NEC I70.8
一心肾性(另见 高血压，心肾性) I13.9	—cardiorenal (see also Hypertension, cardiorenal) I13.9
一心血管 I25.0	—cardiovascular I25.0
一心脏(病) I25.1	—cardiac, cardiopathy, heart (disease) I25.1
一中层 I70.2	—medial I70.2
一中枢神经系统 I67.2	—central nervous system I67.2
一周围(四肢的) I70.2	—peripheral (of extremities) I70.2
一主动脉 I70.0	—aorta I70.0
一椎骨(动脉) I67.2	—vertebral (artery) I67.2
动脉硬化症 - 见 动脉硬化	**Atherosclerosis - see Arteriosclerosis**
动脉中层炎 - 见 动脉炎	**Mesarteritis - see Arteritis**
动脉粥样化 - 现译名 粥样斑	**Atheroma, atheromatous**
动脉粥样化病 - 见 动脉硬化	**Atheromatosis - see Arteriosclerosis**
动物恐怖 F40.2	**Zoophobia F40.2**
动眼综合征 H51.9	**Oculomotor syndrome H51.9**

dòng 冻

冻疮 T69.1	**Chilblain(s), Pernio T69.1**
冻伤 T35.7	**Frostbite T35.7**
一伴有	—with
一一非全层皮肤丢失 - 见 冻伤，按部位，浅表性	——partial thickness skin loss - see Frostbite, by site, superficial
一一组织坏死 - 见 冻伤，按部位，伴有组织坏死	——tissue necrosis - see Frostbite, by site, with tissue necrosis
一臂(意指上肢)(上) - 见 冻伤，肢，上	—arm (meaning upper limb) (upper) - see Frostbite, limb, upper
一大腿 T35.5	—thigh T35.5
一一伴有组织坏死 T34.6	——with tissue necrosis T34.6
一一浅表性 T33.6	——superficial T33.6
一腹壁 T35.3	—abdominal wall T35.3
一一伴有组织坏死 T34.3	——with tissue necrosis T34.3
一一浅表性 T33.3	——superficial T33.3
一骨盆 T35.3	—pelvis T35.3
一一伴有组织坏死 T34.3	——with tissue necrosis T34.3
一一浅表性 T33.3	——superficial T33.3

冻伤——*续前页*

—踝(和足)(单独) T35.5

——伴有

———腿 - 见 冻伤，肢，下

———组织坏死 T34.8

——浅表性 T33.8

—脚趾 T35.5

——伴有组织坏死 T34.8

——浅表性 T33.8

—颈部 T35.2

——伴有组织坏死 T34.1

——浅表性 T33.1

—髋(和大腿) T35.5

——伴有组织坏死 T34.6

——浅表性 T33.6

—面部 T35.2

——伴有组织坏死 T34.0

——浅表性 T33.0

—浅表性 T33.9

——身体多个部位 T35.0

——特指部位 NEC T33.9

—躯干 T35.3

——伴有组织坏死 T34.9

——浅表性 T33.9

—身体多个部位 T35.6

——伴有组织坏死 T35.1

——浅表性 T35.0

—手(和手指)(单独) T35.4

——伴有

———臂 - 见 冻伤，肢，上

———组织坏死 T34.5

——浅表性 T33.5

—手指 T35.4

——伴有组织坏死 T34.5

——浅表性 T33.5

—头部 T35.2

——伴有组织坏死 T34.0

——浅表性 T33.0

—腿

——小

———伴有组织坏死 T34.7

———浅表性 T33.7

——意指下肢 - 见 冻伤，肢，下

Frostbite——*continued*

—ankle (and foot) (alone) T35.5

——with

———leg - see Frostbite, limb, lower

———tissue necrosis T34.8

——superficial T33.8

—toes T35.5

——with tissue necrosis T34.8

——superficial T33.8

—neck T35.2

——with tissue necrosis T34.1

——superficial T33.1

—hip (and thigh) T35.5

——with tissue necrosis T34.6

——superficial T33.6

—face T35.2

——with tissue necrosis T34.0

——superficial T33.0

—superficial T33.9

——multiple body regions T35.0

——specified site NEC T33.9

—trunk T35.3

——with tissue necrosis T34.9

——superficial T33.9

—multiple body regions T35.6

——with tissue necrosis T35.1

——superficial T35.0

—hand (and fingers) (alone) T35.4

——with

———arm - see Frostbite, limb, upper

———tissue necrosis T34.5

——superficial T33.5

—fingers T35.4

——with tissue necrosis T34.5

——superficial T33.5

—head T35.2

——with tissue necrosis T34.0

——superficial T33.0

—leg

——lower

———with tissue necrosis T34.7

———superficial T33.7

——meaning lower limb - see Frostbite, limb, lower

冻伤——*续前页*
一腕(和手)(单独) T35.4
一一伴有
一一一臂 - 见 冻伤，肢，上
一一一组织坏死 T34.5
一一浅表性 T33.5
一膝 T35.5
一一伴有组织坏死 T34.7
一一浅表性 T33.7
一胸部 T35.3
一一伴有组织坏死 T34.2
一一浅表性 T33.2
一肢
一一上 T35.4
一一一伴有组织坏死 T34.4
一一一浅表性 T33.4
一一下 T35.5
一一一伴有组织坏死 T34.9
一一一浅表性 T33.9
一足(和趾)(单独) T35.5
一一伴有
一一一腿 - 见 冻伤，肢，下
一一一组织坏死 T34.8
一一浅表性 T33.8

Frostbite——*continued*
—wrist (and hand) (alone) T35.4
——with
———arm - see Frostbite, limb, upper
———tissue necrosis T34.5
——superficial T33.5
—knee T35.5
——with tissue necrosis T34.7
——superficial T33.7
—thorax T35.3
——with tissue necrosis T34.2
——superficial T33.2
—limb
——upper T35.4
———with tissue necrosis T34.4
———superficial T33.4
——lower T35.5
———with tissue necrosis T34.9
———superficial T33.9
—foot (and toes) (alone) T35.5
——with
———leg - see Frostbite, limb, lower
———tissue necrosis T34.8
——superficial T33.8

dòu 豆

豆状核变性，进行性 E83.0

Lenticular degeneration, progressive E83.0

dòu 窦

窦(道) - 另见 瘘
一边缘，破裂或出血 O46.8
一一伴有前置胎盘 O44.1
一一一影响到胎儿或新生儿 P02.0
一一影响到胎儿或新生儿 P02.1
一藏毛(感染性)(直肠) L05.9
一一伴有脓肿 L05.0
一道(感染后) - 见 瘘
一耳屏前 Q18.1
一耳前 Q18.1
一感染性，皮肤 NEC L08.8
一睾丸 N50.8
一近中的，面部和颈部 Q18.8
一颅骨膜(血) Q01.9
一罗-阿[罗基坦斯基-阿绍夫](胆囊) K82.8

Sinus - see also Fistula
—marginal, ruptured or bleeding O46.8
——with placenta previa O44.1
———affecting fetus or newborn P02.0
——affecting fetus or newborn P02.1
—pilonidal (infected) (rectum) L05.9
——with abscess L05.0
—tract (postinfective) - see Fistula
—pretragal Q18.1
—preauricular Q18.1
—infected, skin NEC L08.8
—testis N50.8
—medial, face and neck Q18.8
—pericranii Q01.9
—Rokitansky-Aschoff (gallbladder) K82.8

窦(道)——*续前页*
一皮肤(先天性) L05.9
一一伴有脓肿 L05.0
一一尾骨，藏毛 - 见 窦(道)，尾骨
一鳃裂(外)(内) Q18.0
一尾骨 L05.9
一一伴有脓肿 L05.0
一牙 K04.6
一直肠阴道 N82.3
窦，混浊的 J32.0
窦的 - 见情况
窦性
一间歇 I45.5
一停搏 I45.5
一心动过缓 R00.1
一心动过速 R00.0
一一阵发性 I47.1
一心律不齐 I49.8
窦炎(慢性) J32.0
一急性 J01.0

Sinus——*continued*
—dermal (congenital) L05.9
——with abscess L05.0
——coccygeal, pilonidal - see Sinus, coccygeal
—branchial cleft (external) (internal) Q18.0
—coccygeal L05.9
——with abscess L05.0
—dental K04.6
—rectovaginal N82.3
Cloudy antrum, antra J32.0
Antrum, antral - see condition
Sinus
—pause I45.5
—arrest I45.5
—bradycardia R00.1
—tachycardia R00.0
——paroxysmal I47.1
—arrhythmia I49.8
Antritis (chronic) J32.0
—acute J01.0

dú 毒

毒性(中毒) - 另见情况 T65.9
一蚕豆 D55.0
一甲状(腺)(另见 甲状腺毒症) E05.9
一休克综合征 A48.3
由于药物或非医药物质 - 见 药物和化学制剂表
毒血症 R68.8
一泌尿性(另见 尿毒症) N19
一尿毒症性(另见 尿毒症) N19
一脓毒性(另见 败血症) A41.9
一疲劳性 R68.8
一妊娠(另见 先兆子痫) O14.9
一一影响到胎儿或新生儿 P00.0
一妊娠母体的，影响到胎儿或新生儿 P00.0
一烧伤 - 见 烧伤
一肾性(另见 尿毒症) N19
一细菌性 - 见 败血症
一先兆子痫(另见 先兆子痫) O14.9
一心肌 - 见 心肌炎，中毒性
一郁滞性 R68.8
一子痫性(另见 子痫) O15.9

Toxic, Toxicity (poisoning) - see also condition T65.9
—fava bean D55.0
—thyroid (gland) (see also Thyrotoxicosis) E05.9
—shock syndrome A48.3
—from drug or nonmedicinal substance - see Table of drugs and chemicals
Toxicemia, Toxemia R68.8
—urinary (see also Uremia) N19
—uremic (see also Uremia) N19
—septic (see also Septicemia) A41.9
—fatigue R68.8
—of pregnancy (see also Pre-eclampsia) O14.9
——affecting fetus or newborn P00.0
—maternal (of pregnancy), affecting fetus or newborn P00.0
—burn - see Burn
—kidney (see also Uremia) N19
—bacterial - see Septicemia
—pre-eclamptic (see also Pre-eclampsia) O14.9
—myocardial - see Myocarditis, toxic
—stasis R68.8
—eclamptic (see also Eclampsia) O15.9

毒液，有毒动物的	**Venom, venomous**
－被咬伤或螫伤(动物或昆虫)(伴有变态或过敏性休克) T63.9	－bite or sting (animal or insect) (with allergic or anaphylactic shock) T63.9
－－贝壳类 T63.6	－－shellfish T63.6
－－海葵 T63.6	－－sea anemone T63.6
－－海蛇 T63.0	－－sea-snake T63.0
－－海生动物 NEC T63.6	－－marine animal NEC T63.6
－－海星 T63.6	－－starfish T63.6
－－海蛰 T63.6	－－jellyfish T63.6
－－节肢动物 NEC T63.4	－－arthropod NEC T63.4
－－－蝎子 T63.2	－－－scorpion T63.2
－－－蜘蛛 T63.3	－－－spider T63.3
－－昆虫 NEC T63.4	－－insect NEC T63.4
－－爬行动物 NEC T63.1	－－reptile NEC T63.1
－－蛇 T63.0	－－snake T63.0
－－蜥蜴 T63.1	－－lizard T63.1
－中毒 - 见 毒液，被咬伤或螫伤	－poisoning - see Venom, bite or sting

dú 独

独星蜱热[美洲钝眼蜱热] A77.0	**Lone Star fever A77.0**
独眼畸胎 Q87.0	**Cyclopia, cyclops Q87.0**
独眼者 Q87.0	**Cyclopism Q87.0**

dú 读

读字倒反 F81.0	**Strephosymbolia F81.0**
－继发于器质性损害 R48.8	－secondary to organic lesion R48.8

dǔ 赌

赌博 Z72.6	**Gambling Z72.6**
－病理性(强迫性) F63.0	－pathological (compulsive) F63.0

dù 杜

杜安综合征[后退性斜视] H50.8	**Duane's syndrome H50.8**
杜宾-约翰逊病或杜宾-约翰逊综合征[黄疸-肝脏色素沉着综合征] E80.6	**Dubin-Johnson disease or syndrome E80.6**
杜博维茨综合征 Q87.1	**Dubowitz' syndrome Q87.1**
杜克雷下疳 A57	**Ducrey's chancre A57**
杜林病[疱疹样皮炎] L13.0	**Duhring's disease L13.0**
杜姆杜马病[黑热病，经典型内脏利什曼病] B55.0	**Dumdum fever B55.0**

dù 妒

妒嫉症
一儿童期 F93.8
一酒精中毒性 F10.5
一同胞 F93.3

Jealousy
—childhood F93.8
—alcoholic F10.5
—sibling F93.3

duān 端

端坐呼吸 **R06.0**

Orthopnea R06.0

duǎn 短

短，缩短
一臂(后天性) M21.7
一一先天性 Q71.8
一大腿(后天性) M21.7
一一先天性 Q72.4
一胆囊管，先天性 Q44.5
一胆总管，先天性 Q44.5
一短肢身材，伴有免疫缺陷 D82.2
一腭，先天性 Q38.5
一股骨(后天性) M21.7
一一先天性 Q72.4
一腱 M67.1
一一伴有关节挛缩 M24.5
一一跟腱(后天性) M67.0
一一一先天性 Q66.8
一一先天性 Q79.8
一胫前肌(腱) M67.1
一髋(后天性) M21.7
一一先天性 Q65.8
一肋骨综合征 Q77.2
一尿道 N36.8
一脐带，并发于分娩 O69.3
一一影响到胎儿或新生儿 P02.6
一器官或部位，先天性 NEC - 见 扭转
一桡骨(后天性) M21.7
一一先天性 Q71.4
一食管(先天性) Q39.8
一腿(后天性) M21.7
一一先天性 Q72.8
一系带，舌(先天性) Q38.1
一悬雍垂，先天性 Q38.5
一阴道(先天性) Q52.4
一跖骨(先天性) Q66.8
一一后天性 M21.8

Short
—arm (acquired) M21.7
——congenital Q71.8
—thigh (acquired) M21.7
——congenital Q72.4
—cystic duct, congenital Q44.5
—common bile duct, congenital Q44.5
—limbed stature, with immunodeficiency D82.2
—palate, congenital Q38.5
—femur (acquired) M21.7
——congenital Q72.4
—tendon M67.1
——with contracture of joint M24.5
——Achilles (acquired) M67.0
———congenital Q66.8
——congenital Q79.8
—tibialis anterior (tendon) M67.1
—hip (acquired) M21.7
——congenital Q65.8
—rib syndrome Q77.2
—urethra N36.8
—cord (umbilical), complicating delivery O69.3
——affecting fetus or newborn P02.6
—organ or site, congenital NEC - see Distortion
—radius (acquired) M21.7
——congenital Q71.4
—esophagus (congenital) Q39.8
—leg (acquired) M21.7
——congenital Q72.8
—frenum, frenulum, linguae (congenital) Q38.1
—uvula, congenital Q38.5
—vagina (congenital) Q52.4
—metatarsus (congenital) Q66.8
——acquired M21.8

短绌	**Dropped**
一心率 I45.9	—heart beats I45.9
短促	**Shortening**
一呼吸 R06.0	—breath R06.0
短颈 Q76.4	**Brevicollis Q76.4**
短头畸形 Q75.0	**Brachycephaly Q75.0**
短吻鳄皮肤病 Q80.9	**Alligator skin disease Q80.9**
短暂性(意指无家可归)(另见情况) Z59.0	**Transient (meaning homeless) (see also condition) Z59.0**
短肢[海豹肢] Q73.1	**Phocomelia Q73.1**
一上肢 Q71.1	—upper limb Q71.1
一下肢 Q72.1	—lower limb Q72.1
短肢畸形(未特指的) Q73.8	**Ectromelia Q73.8**
一上肢 Q71.9	—upper limb Q71.9
一下肢 Q72.9	—lower limb Q72.9

duàn 断

断，折断	**Broken**
一背 - 见 骨折，脊椎	—back - see Fracture, vertebra
一鼻 S02.2	—nose S02.2
一臂	—arm
一一上 - 见 骨折，上臂	——upper - see Fracture, arm, upper
一一意指上肢 - 见 骨折，肢，上	——meaning upper limb - see Fracture, limb, upper
一骨 - 见 骨折	—bone - see Fracture
一腿	—leg
一一小 - 见 骨折，小腿	——lower - see Fracture, leg, lower
一一意指下肢 - 见 骨折，肢，下	——meaning lower limb - see Fracture, limb, lower
一牙 S02.5	—tooth, teeth S02.5
一植入物或内装置 - 见 并发症，按部位和类型，机械性	—implant or internal device - see Complications, by site and type, mechanical
一足弓 M21.4	—arches M21.4
一一先天性 Q66.5	——congenital Q66.5
断裂	**Rupture, ruptured**
一半月板(膝)(另见 撕裂，半月板) S83.2	—meniscus (knee) (see also Tear, meniscus) S83.2
一一陈旧性(另见 紊乱，半月板) M23.2	——old (see also Derangement, meniscus) M23.2
一一膝以外部位 - 作为扭伤编码	——site other than knee - code as Sprain
一骨 - 见 骨折	—bone - see Fracture
一腱索 NEC I51.1	—chordae tendineae NEC I51.1
一一急性心肌梗死后(近期并发症) I23.4	——following acute myocardial infarction (current complication) I23.4
一一同时伴有急性心肌梗死 - 见 梗死，心肌	——concurrent with acute myocardial infarction - see Infarct, myocardium
一软骨(关节)(近期)(另见 扭伤) T14.3	—cartilage (articular) (current) (see also Sprain) T14.3
一一半月 - 见 撕裂，半月板	——semilunar - see Tear, meniscus
一一膝 S83.3	——knee S83.3
一椎间盘 - 见 移位，椎间盘	—intervertebral disk - see Displacement, intervertebral disk

duàn 锻

duì 对

dùn 盾

duō 多

多发性脑脊膜瘤(弥漫性)(M9530/1) - 见 肿瘤，脑脊膜，动态未定

多发性血管瘤(全身性) Q82.8

一涉及单一部位(M9120/0) - 见 血管瘤

多发性硬化 G35

多睾畸形 Q55.2

多骨纤维性结构不良 Q78.1

多关节病 M15.9

一创伤后 M15.3

一特指的 NEC M15.8

一原发性 M15.0

多关节痛 M25.5

一心因性 F45.4

多关节炎，多关节病(另见 关节炎) M13.0

一风湿性，急性 - 见 热，风湿热

一感染性 - 见 关节炎，传染性

一流行性(澳大利亚)(伴有疹病) B33.1

一炎性 M06.4

一由于或与其他特指情况有关 - 见 关节炎

一游走性 - 见 热，风湿热

一幼年型(慢性)(血清反应阴性的) M08.3

多汗 R61.9

一局部性 R61.0

一全身性 R61.1

一心因性 F45.8

多肌痛 M35.3

一动脉性，巨细胞 M31.5

一风湿性 M35.3

一一伴有巨细胞动脉炎 M31.5

多肌炎(急性)(慢性)(出血性) M33.2

一伴有累及

一一肺 M33.2† J99.1*

一一皮肤 M33.9

一骨化性(全身性)(进行性) M61.1

多甲畸形 Q84.6

多浆膜炎

一结核性 A19.9

一一急性 A19.1

一一慢性 A19.8

一周期性，家族性 E85.0

多脉管炎 M30.0

一重叠综合征 M30.8

一显微镜下 M31.7

Meningiomatosis (diffuse) (M9530/1) - see Neoplasm, meninges, uncertain behavior

Hemangiomatosis (systemic) Q82.8

—involving single site (M9120/0) - see Hemangioma

Sclose en plaques G35

Polyorchism, polyorchidism Q55.2

Polyostotic fibrous dysplasia Q78.1

Polyarthrosis M15.9

—post-traumatic M15.3

—specified NEC M15.8

—primary M15.0

Polyarthralgia M25.5

—psychogenic F45.4

Polyarthritis, polyarthropathy (see also Arthritis) M13.0

—rheumatic, acute - see Fever, rheumatic

—infective - see Arthritis, infectious

—epidemic (Australian) (with exanthema) B33.1

—inflammatory M06.4

—due to or associated with other specified conditions – see Arthritis

—migratory - see Fever, rheumatic

—juvenile (chronic) (seronegative) M08.3

Hyperhidrosis, hyperidrosis R61.9

—localized R61.0

—generalized R61.1

—psychogenic F45.8

Polymyalgia M35.3

—arteritica, giant cell M31.5

—rheumatica M35.3

——with giant cell arteritis M31.5

Polymyositis (acute) (chronic) (hemorrhagic) M33.2

—with involvement of

——lung M33.2† J99.1*

——skin M33.9

—ossificans (generalisata) (progressiva) M61.1

Polyunguia Q84.6

Polyserositis

—tuberculous A19.9

——acute A19.1

——chronic A19.8

—periodic, familial E85.0

Polyangiitis M30.0

—overlap syndrome M30.8

—microscopic M31.7

多毛(症) L68.9
—局部性 L68.2
—胎毛 Q84.2
——后天性 L68.1
—特指的 NEC L68.8
—先天性 Q84.2
—眼睑 H02.8
多毛症 L68.3
多毛症(男性型) L68.0
多囊(病)
—变性，肾 Q61.3
——常染色体显性(成人型) Q61.2
——常染色体隐性(婴儿型) Q61.1
—肺 J98.4
——先天性 Q33.0
—肝 Q44.6
—卵巢 E28.2
—肾 Q61.3
——常染色体显性(成人型) Q61.2
——常染色体隐性(婴儿型) Q61.1
多尿(夜间) R35
—心因性 F45.3
多诺霍综合征 E34.8
多泡肺综合征 P27.0
多胚瘤(M9072/3) - 见 肿瘤，恶性
多乳房 Q83.1
多软骨炎(萎缩性)(慢性) M94.8
—复发性 M94.1
多神经病(周围) G62.9
—带状疱疹后 B02.2† G63.0*
—淀粉样(葡萄牙型) E85.1† G63.3*
—辐射性 G62.8
—感觉性(遗传性)(特发性) G60.8
—见于(由于)
——白喉 A36.8† G63.0*
——卟啉病 E80.2† G63.3*
——糙皮病 E52† G63.4*
——传染性
———单核细胞增多症 B27.- † G63.0*
———疾病 NEC B99† G63.0*
——代谢性疾病 NEC E88.9† G63.3*
——带状疱疹 B02.2† G63.0*
——低血糖症 E16.2† G63.3*
——淀粉样变，家族性(葡萄牙型) E85.1† G63.3*

Hypertrichosis L68.9
—localized L68.2
—lanuginosa Q84.2
——acquired L68.1
—specified NEC L68.8
—congenital Q84.2
—eyelid H02.8
Polytrichia L68.3
Hirsutism, hirsuties L68.0
Polycystic (disease)
—degeneration, kidney Q61.3
——autosomal dominant (adult type) Q61.2
——autosomal recessive (infantile type) Q61.1
—lung J98.4
——congenital Q33.0
—liver Q44.6
—ovary, ovaries E28.2
—kidney Q61.3
——autosomal dominant (adult type) Q61.2
——autosomal recessive (infantile type) Q61.1
Diuresis, Polyuria (nocturnal) R35
—psychogenic F45.3
Donohue's syndrome E34.8
Bubbly lung syndrome P27.0
Polyembryoma (M9072/3) - see Neoplasm, malignant
Polymastia Q83.1
Polychondritis (atrophic) (chronic) M94.8
—relapsing M94.1
Polyneuropathy (peripheral) G62.9
—postherpetic (zoster) B02.2† G63.0*
—amyloid (Portuguese) E85.1† G63.3*
—radiation-induced G62.8
—sensory (hereditary) (idiopathic) G60.8
—in (due to)
——diphtheria A36.8† G63.0*
——porphyria E80.2† G63.3*
——pellagra E52† G63.4*
——infectious
———mononucleosis B27.-† G63.0*
———disease NEC B99† G63.0*
——metabolic disease NEC E88.9† G63.3*
——herpes zoster B02.2† G63.0*
——hypoglycemia E16.2† G63.3*
——amyloidosis, familial (Portuguese) E85.1† G63.3*

多神经病——*续前页*

－见于(由于)——*续前页*

－－毒性物质 NEC NEC G62.2

－－恶性肿瘤 NEC(M8000/3) (另见 肿瘤，恶性) C80† G63.1*

－－辐射 G62.8

－－寄生虫病 NEC B89† G63.0*

－－胶原血管性疾病 NEC M35.9† G63.5*

－－脚气病 E51.1† G63.4*

－－结核 A17.8† G63.0*

－－结节病 D86.8† G63.8*

－－结节性多动脉炎 M30.0† G63.5*

－－酒精 G62.1

－－抗破伤风血清 G61.1

－－莱姆病 A69.2† G63.0*

－－类风湿关节炎 M05.3† G63.6*

－－流行性腮腺炎 B26.8† G63.0*

－－麻风 A30.- † G63.0*

－－梅毒(晚期) A52.1† G63.0*

－－－先天性 A50.4† G63.0*

－－内分泌疾病 NEC E34.9† G63.3*

－－尿毒症 N18.8† G63.8*

－－铅 G62.2

－－全身性

－－－红斑狼疮 M32.1† G63.5*

－－－结缔组织疾患 M35.9† G63.5*

－－三(邻)甲酚磷酸酯 G62.2

－－砷 G62.2

－－糖尿病(另见 E10-E14 伴有第四位数.4) E14.4† G63.2*

－－维生素 B 缺乏 E53.9† G63.4*

－－维生素 B 缺乏 E53.8† G63.4*

－－－伴有贫血(恶性) D51.0† G63.4*

－－－－由于饮食缺乏 D51.3† G63.4*

－－维生素缺乏(病) NEC E56.9† G63.4*

－－显微镜下多脉管炎 M31.7† G63.5*

－－血清 G61.1

－－药物或药剂 G62.0

－－－过量或给错或服错药物 T50.9

－－－－特指的药物 - 见 药物和化学制剂表

－－营养缺乏 NEC E63.9† G63.4*

－－有机磷酸盐化合物 G62.2

－－肿瘤疾病 NEC(M8000/1) (另见 肿瘤) D48.9† G63.1*

Polyneuropathy——*continued*

－in (due to)——*continued*

－－toxic agent NEC G62.2

－－malignant neoplasm NEC (M8000/3) (see also Neoplasm, malignant) C80† G63.1*

－－radiation G62.8

－－parasitic disease NEC B89† G63.0*

－－collagen vascular disease NEC M35.9† G63.5*

－－beriberi E51.1† G63.4*

－－tuberculosis A17.8† G63.0*

－－sarcoidosis D86.8† G63.8*

－－polyarteritis nodosa M30.0† G63.5*

－－alcohol G62.1

－－antitetanus serum G61.1

－－Lyme disease A69.2† G63.0*

－－rheumatoid arthritis M05.3† G63.6*

－－mumps B26.8† G63.0*

－－leprosy A30.-† G63.0*

－－syphilis (late) A52.1† G63.0*

－－－congenital A50.4† G63.0*

－－endocrine disease NEC E34.9† G63.3*

－－uremia N18.8† G63.8*

－－lead G62.2

－－systemic

－－－lupus erythematosus M32.1† G63.5*

－－－connective tissue disorder M35.9† G63.5*

－－triorthocresyl phosphate G62.2

－－arsenic G62.2

－－diabetes (see also E10-E14 with fourth character .4) E14.4† G63.2*

－－deficiency of B vitamins E53.9† G63.4*

－－vitamin B deficiency E53.8† G63.4*

－－－with anemia (pernicious) D51.0† G63.4*

－－－－due to dietary deficiency D51.3† G63.4*

－－lack of vitamin, avitaminosis NEC E56.9† G63.4*

－－microscopic polyangiitis M31.7† G63.5*

－－serum G61.1

－－drug or medicament G62.0

－－－overdose or wrong substance given or taken T50.9

－－－－specified drug - see Table of drugs and chemicals

－－nutritional deficiency NEC E63.9† G63.4*

－－organophosphate compounds G62.2

－－neoplastic disease NEC (M8000/1) (see also Neoplasm) D48.9† G63.1*

多腺炎(另见 腺炎) I88.9	**Polyadenitis (see also Adenitis) I88.9**
一恶性 A20.0	一malignant A20.0
多形糜烂性红斑[多发性口面糜烂性外胚层病] L51.1	**Ectodermosis erosiva pluriorificialis L51.1**
多叶胎盘 O43.1	**Multipartita placenta O43.1**
多营养不良综合征，婴儿期 E40	**Polycarential syndrome of infancy E40**
多余(先天性)	**Supernumerary (congenital)**
一鼻泪管 Q10.6	一lacrimonasal duct Q10.6
一处女膜 Q52.4	一hymen Q52.4
一耳(垂) Q17.0	一ear, lobule (ear) Q17.0
一肺尖 Q22.3	一pulmonary cusps Q22.3
一跗骨 Q74.2	一tarsal bones Q74.2
一睾丸 Q55.2	一testis Q55.2
一骨 Q79.8	一bone Q79.8
一肌肉 Q79.8	一muscle Q79.8
一脚趾 Q69.2	一toe Q69.2
一卵巢 Q50.3	一ovary Q50.3
一拇指 Q69.1	一thumb Q69.1
一乳房 Q83.1	一breast Q83.1
一乳头 Q83.3	一nipple(s) Q83.3
一手指 Q69.0	一finger Q69.0
一输卵管 Q50.6	一fallopian tube, oviduct Q50.6
一听小骨 Q16.3	一auditory ossicles Q16.3
一腕骨 Q74.0	一carpal bones Q74.0
一心脏瓣膜尖 NEC Q24.8	一cusps, heart valve NEC Q24.8
一一肺动脉 Q22.3	一一pulmonary Q22.3
一一主动脉 Q23.8	一一aortic Q23.8
一阴道 Q52.1	一vagina Q52.1
一指[趾] Q69.9	一digit(s) Q69.9
一主动脉尖 Q23.8	一aortic cusps Q23.8
一子宫 Q51.2	一uterus Q51.2
多余的[过长的]	**Redundant, redundancy**
一包皮(先天性) N47	一foreskin, prepuce (congenital) N47
一肠(先天性) Q43.8	一intestine (congenital) Q43.8
一肛门(先天性) Q43.8	一anus (congenital) Q43.8
一结肠(先天性) Q43.8	一colon (congenital) Q43.8
一膜[脂肪垫](腹膜) E65	一panniculus (abdominal) E65
一皮肤(面部) L57.4	一skin (of face) L57.4
一一眼睑 H02.3	一一eyelids H02.3
一器官或部位，先天性 NEC - 见 副	一organ or site, congenital NEC - see Accessory
一胃 K31.8	一stomach K31.8
一乙状结肠(先天性) Q43.8	一sigmoid (congenital) Q43.8
一阴唇 N90.6	一labia N90.6
一阴蒂 N90.8	一clitoris N90.8

E

é 鹅

鹅口疮(另见 念珠菌病) B37.9
—口腔 B37.0
—阴道[念珠菌病] B37.3† N77.1*

Thrush (see also Candidiasis) B37.9
—oral B37.0
—vaginal B37.3† N77.1*

é 额

额 – 另见情况
—叶综合征 F07.0
额手鞠躬
—抽动 R25.8
—发作 G40.4
额外(另见 副)
—标记染色体 Q92.6
—脊椎 Q76.4
—肋(骨) Q76.6
——颈或第一(综合征) Q76.5
—器官或部位未列出 - 见 副
—肾 Q63.0
—牙[多生牙] K00.1
——引起密集 K07.3
—牙根 K00.2
额外牙 K00.1
—引起密集 K07.3

Frontal - see also condition
—lobe syndrome F07.0
Salaam
—tic R25.8
—attack(s) G40.4
Extra, Supernumerary (see also Accessory)
—marker chromosomes Q92.6
—vertebra Q76.4
—rib Q76.6
——cervical or first (syndrome) Q76.5
—organ or site not listed - see Accessory
—kidney Q63.0
—teeth K00.1
——causing crowding K07.3
—roots (of teeth) K00.2
Supplementary teeth K00.1
—causing crowding K07.3

ě 恶

恶心(另见 呕吐) R11
—流行性 A08.1
—妊娠性 - 见 剧吐，妊娠
—晕船性 T75.3

Nausea (see also Vomiting) R11
—epidemic A08.1
—gravidarum - see Hyperemesis, gravidarum
—marina T75.3

è 厄

厄尔布
—病[进行性肌营养不良] G71.0
—假肥大性肌营养不良 G71.0
—麻痹(臂)(出生)(新生儿) P14.0
——脊柱(痉挛性)，梅毒性 A52.1

Erb's
—disease G71.0
—pseudohypertrophic muscular dystrophy G71.0
—palsy, paralysis (brachial) (birth) (newborn) P14.0
——spinal (spastic), syphilitic A52.1

厄尔布麻痹[厄尔布(-迪谢内)麻痹](产伤)(新生儿) **P14.0**
厄舍-塞尼尔病或厄舍-塞尼尔综合征 [红斑性天疱疮] **L10.4**

Erb(-Duchenne) paralysis (birth injury) (newborn) P14.0
Usher-Senear disease or syndrome L10.4

è 恶

恶病质 R64
一癌性(M8000/3) C80
一垂体功能减退性 E23.0
一垂体性 E23.0
一恶性(M8000/3) C80
一甲状腺功能缺失性 E03.4
一结核性 NEC(另见 结核) A16.9
一老年性 R54
一脾性 D73.0
一铅毒性 T56.0
一神经性 F48.0
一西蒙兹 E23.0
一心性 - 见 病，心脏
一由于营养不良 E41
一沼泽性(另见 疟疾) B54
恶臭
一汗 L75.0
一呼吸 R19.6
恶劣心境 F34.1
恶丝虫病 B74.8
恶性(肿瘤)(M8000/3) - 见 肿瘤，恶性
恶性的 - 见情况
恶性营养不良病[夸希奥科病] E40
一消瘦性 E42

Cachexia R64
—cancerous (M8000/3) C80
—hypopituitary E23.0
—hypophyseal, pituitary E23.0
—malignant (M8000/3) C80
—strumipriva E03.4
—tuberculous NEC (see also Tuberculosis) A16.9
—old age, senile R54
—splenica D73.0
—lead, saturnine T56.0
—nervous F48.0
—Simmonds' E23.0
—cardiac, heart - see Disease, heart
—due to malnutrition E41
—marsh, paludal (see also Malaria) B54
Fetid
—sweat L75.0
—breath R19.6
Dysthymia F34.1
Dirofilariasis B74.8
Malignancy (M8000/3) - see Neoplasm, malignant
Malignant, Pernicious - see condition
Kwashiorkor E40
—marasmic, marasmus type E42

è 腭

腭的 - 见情况
腭裂(另见 裂，腭) Q35.9
腭麻痹 K13.7

Palate - see condition
Palatoschisis (see also Cleft, palate) Q35.9
Palatoplegia K13.7

è 呃

呃逆，打嗝 R06.6
一流行性 B33.0
一心因性 F45.3

Hiccup, Hiccough, Singultus R06.6
—epidemic, epidemicus B33.0
—psychogenic F45.3

ēn 恩

恩格尔曼(-卡穆拉蒂)综合征 [进行性骨干发育不良] Q78.3	**Engelmann(-Camurati) syndrome Q78.3**
恩格曼病[传染性湿疹样皮炎] L30.3	**Engman's disease L30.3**
恩乔维拉病[非性病性梅毒] A65	**Njovera A65**

ér 儿

儿童期丢脸的(经历) Z61.3	**Humiliation (experience) in childhood Z61.3**
儿童行为残忍(另见 障碍，品行) F91.8	**Cruelty in children (see also Disorder, conduct) F91.8**
儿童行为引起关注 Z63.8	**Child behavior causing concern Z63.8**
儿童样痴呆 F07.0	**Moria F07.0**
儿童住院症 F43.2	**Hospitalism in children F43.2**

ěr 耳

耳 - 另见情况	**Ear - see also condition**
一穿刺 Z41.3	一piercing Z41.3
一耵聍(嵌顿性) H61.2	一wax (impacted) H61.2
耳出血(非创伤性) H92.2	**Otorrhagia (nontraumatic) H92.2**
一创伤性 - 见 损伤，按类型	一traumatic - see Injury, by type
耳垂，小叶性的 - 见情况	**Lobule, lobular - see condition**
耳郭 - 又称 耳廓	**Auricle**
耳廓，耳状附件 - 另见情况	**Auricle, auricular - see also condition**
一颈部 Q18.2	一cervical Q18.2
耳流脓 – 现译名 耳漏	**Otorrhea**
耳漏 H92.1	**Otorrhea H92.1**
一脑脊液 G96.0	一cerebrospinal G96.0
耳轮或对耳轮慢性结节性软骨皮炎 H61.0	**Chondrodermatitis nodularis chronica helicis or anthelicis H61.0**
耳鸣(听得见的)(主观的) H93.1	**Tinnitus (audible) (aurium) (subjective) H93.1**
耳前附属物或耳赘 Q17.0	**Preauricular appendage or tag Q17.0**
耳石综合征 H81.8	**Otolith syndrome H81.8**
耳痛 H92.0	**Earache, Otalgia H92.0**
耳头畸形 Q18.2	**Otocephaly Q18.2**
耳血肿，耳廓(非创伤性) H61.1	**Othematoma, pinna (nontraumatic) H61.1**
耳炎 H66.9	**Otitis H66.9**
一内 H83.0	一interna H83.0
一外 H60.9	一externa H60.9
一一急性 H60.5	一一acute H60.5
一一一反应性 H60.5	一一一reactive H60.5
一一一光化性 H60.5	一一一actinic H60.5
一一一化学性 H60.5	一一一chemical H60.5
一一一接触性 H60.5	一一一contact H60.5
一一一湿疹样 H60.5	一一一eczematoid H60.5
一一慢性 H60.8	一一chronic H60.8
一一出血性 H60.3	一一hemorrhagic H60.3

耳炎——*续前页*
—外——*续前页*
——恶性 H60.2
——感染性 NEC H60.3
——坏死性 H60.2
——见于(由于)
———病毒性疾病 NEC B34.9† H62.1*
———传染病 NEC B99† H62.3*
———带状疱疹 B02.8† H62.1*
———丹毒 A46† H62.0*
———寄生虫病 NEC B89† H62.3*
———念珠菌病 B37.2† H62.2*
———脓疱病 L01.0† H62.4*
———疱疹(单纯性)病毒感染 B00.1† H62.1*
————带状 B02.8† H62.1*
———曲霉病 B44.8† H62.2*
———真菌病 NEC B36.9† H62.2*
——弥漫性 H60.3
——特指的 NEC H60.8
——铜绿假单胞菌 H60.2
——真菌性 B36.9† H62.2*
—粘连性 H74.1
—中 H66.9
——急性或亚急性 H66.9
———伴有渗出 H65.1
———变应性 H65.1
———多血的 H65.1
———非化脓性 NEC H65.1
———分泌性 H65.0
———化脓性 H66.0
———坏死性(于) H66.0
————麻疹 B05.3† H67.1*
————猩红热 A38† H67.0*
———浆液粘蛋白性 H65.1
———浆液性 H65.0
———粘液样 H65.1
———渗出性 H65.1
——慢性 H66.9
———伴有渗出(非化脓性) H65.4
———变应性 H65.4
———非化脓性 NEC H65.4
———分泌性 H65.3
———化脓性 H66.3
————鼓窦隐窝 H66.2
————良性 H66.1
————特指的 NEC H66.3
————咽鼓管 H66.1

Otitis——*continued*
—externa——*continued*
——malignant H60.2
——infective NEC H60.3
——necrotizing H60.2
——in (due to)
———viral disease NEC B34.9† H62.1*
———infectious disease NEC B99† H62.3*
———zoster B02.8† H62.1*
———erysipelas A46† H62.0*
———parasitic disease NEC B89† H62.3*
———candidiasis B37.2† H62.2*
———impetigo L01.0† H62.4*
———herpes (simplex) virus infection B00.1† H62.1*
————zoster B02.8† H62.1*
———aspergillosis B44.8† H62.2*
———mycosis NEC B36.9† H62.2*
——diffuse H60.3
——specified NEC H60.8
——Pseudomonas aeruginosa H60.2
——mycotic B36.9† H62.2*
—adhesive H74.1
—media H66.9
——acute or subacute H66.9
———with effusion H65.1
———allergic H65.1
———sanguinous H65.1
———nonsuppurative NEC H65.1
———secretory H65.0
———purulent, suppurative H66.0
———necrotizing (in) H66.0
————measles B05.3† H67.1*
————scarlet fever A38† H67.0*
———seromucinous H65.1
———serous H65.0
———mucoid H65.1
———exudative H65.1
——chronic H66.9
———with effusion (nonpurulent) H65.4
———allergic H65.4
———nonsuppurative NEC H65.4
———secretory H65.3
———purulent, suppurative H66.3
————atticoantral H66.2
————benign H66.1
————specified NEC H66.3
————tubotympanic H66.1

耳炎——*续前页*
－中——*续前页*
－－慢性——*续前页*
－－－浆液粘蛋白性 H65.4
－－－浆液性 H65.2
－－－卡他性 H65.2
－－－漏出性 H65.3
－－－粘蛋白性 H65.3
－－－粘液样 H65.3
－－－渗出性 H65.4
－－伴有渗出(非化脓性) H65.9
－－变应性 H65.9
－－非化脓性 H65.9
－－分泌性 H65.9
－－化脓性 H66.4
－－见于(由于)
－－－病毒性疾病 NEC B34.9† H67.1*
－－－结核 A18.6† H67.0*
－－－流感(具体病毒未证实) J11.8† H67.1*
－－－－禽流感病毒被标实 J09† H67.1*
－－－－其他病毒被标实 J10.8† H67.1*
－－－麻疹 B05.3† H67.1*
－－－猩红热 A38† H67.0*
－－浆液粘蛋白性 H65.9
－－浆液性 H65.9
－－结核性 A18.6† H67.0*
－－卡他性 H65.9
－－漏出性 H65.9
－－麻疹后 B05.3† H67.1*
－－粘液样 H65.9
－－渗出性 H65.9
耳硬化 H80.9
－闭塞性 H80.1
－非闭塞性 H80.0
－耳蜗 H80.2
－涉及
－－耳囊 H80.2
－－卵圆窗
－－－闭塞性 H80.1
－－－非闭塞性 H80.0
－－圆窗 H80.2
－特指的 NEC H80.8

Otitis——*continued*
－media——*continued*
－－chronic——*continued*
－－－seromucinous H65.4
－－－serous H65.2
－－－catarrhal H65.2
－－－transudative H65.3
－－－mucinous H65.3
－－－mucoid H65.3
－－－exudative H65.4
－－with effusion (nonpurulent) H65.9
－－allergic H65.9
－－nonsuppurative H65.9
－－secretory H65.9
－－purulent, suppurative H66.4
－－in (due to)
－－－viral disease NEC B34.9† H67.1*
－－－tuberculosis A18.6† H67.0*
－－－influenza (specific virus not identified) J11.8† H67.1*
－－－－avian virus identified J09† H67.1*
－－－－other virus identified J10.8† H67.1*
－－－measles B05.3† H67.1*
－－－scarlet fever A38† H67.0*
－－seromucinous H65.9
－－serous H65.9
－－tuberculous A18.6† H67.0*
－－catarrhal H65.9
－－transudative H65.9
－－postmeasles B05.3† H67.1*
－－mucoid H65.9
－－exudative H65.9
Otosclerosis H80.9
－obliterative H80.1
－nonobliterative H80.0
－cochlear H80.2
－involving
－－otic capsule H80.2
－－oval window
－－－obliterative H80.1
－－－nonobliterative H80.0
－－round window H80.2
－specified NEC H80.8

èr 二

F

fā 发

发绀 R23.0	**Cyanosis R23.0**
—肠源性 D74.8	—enterogenous D74.8
—结膜 H11.4	—conjunctiva H11.4
—视网膜(性) H35.8	—retina, retinal H35.8
—指[趾]阵发性 I73.0	—paroxysmal digital I73.0
发给，签发	**Issue of**
—医学证明书(死亡原因)(工作适应性)(丧失工作能力)(劳动能力丧失) Z02.7	—medical certificate (cause of death) (fitness) (incapacity) (invalidity) Z02.7
—再次处方(装置)(眼镜)(药物) Z76.0	—repeat prescription (appliance) (glasses) (medicament) Z76.0
——避孕用具(丸) Z30.4	——contraceptive (pill) Z30.4
———装置(子宫内) Z30.5	———device (intrauterine) Z30.5
发酵病的 - 见情况	**Zymotic - see condition**
发脾气，儿童问题 F91.8	**Tantrum, child problem F91.8**
发热 - 见 热	**Fever**
发热后的 - 见情况	**Postfebrile - see condition**
发声困难 R49.0	**Dysphonia R49.0**
—功能性 F44.4	—functional F44.4
—痉挛性 J38.3	—spastica J38.3
—心因性 F44.4	—psychogenic F44.4
—癔症性 F44.4	—hysterical F44.4
发现时已死(原因不知) R98	**Found dead (cause unknown) R98**
发炎 - 见 炎	**Inflamed - see Inflamed**
发育	**Development**
—不全，先天性 - 另见 异常，按部位	—imperfect, congenital - see also Anomaly, by site
——肺 Q33.6	——lungs Q33.6
——心脏 Q24.9	——heart Q24.9
—不完全 P05.9	—incomplete P05.9
——呼吸系统 Q34.8	——respiratory system Q34.8
——器官或部位未列出 - 见 发育不全，按部位	——organ or site not listed - see Hypoplasia, by site
——支气管树 Q32.4	——bronchial tree Q32.4
—迟发性，精神(另见 发育迟缓，精神) F79.-	—tardy, mental (see also Retardation, mental) F79.-
—缺陷，先天性 - 另见 异常，按部位	—defective, congenital - see also Anomaly, by site
——瓣膜 Q24.8	——valve Q24.8
———肺 Q22.2	———pulmonary Q22.2
——马尾 Q06.3	——cauda equina Q06.3
——左心室 Q24.8	——left ventricle Q24.8
———见于左心发育不全综合征 Q23.4	———in hypoplastic left heart syndrome Q23.4

发育不良——*续前页*	**Dysplasia, Maldevelopment**——*continued*
一乳(腺)(良性) N60.9	—mammary (gland) (benign) N60.9
一一囊性 N60.1	——cystic N60.1
一一特指的 NEC N60.8	——specified NEC N60.8
一乳突 Q75.8	—mastoid process Q75.8
一软骨外胚层 Q77.6	—chondroectodermal Q77.6
一上皮性，宫颈(另见 发育不良，宫颈) N87.9	—epithelial, uterine cervix (see also Dysplasia, cervix) N87.9
一肾 Q61.4	—kidney, renal Q61.4
一视(神经)中隔 Q04.4	—septo-optic Q04.4
一视网膜，先天性 Q14.1	—retinal, congenital Q14.1
一腿 Q74.2	—leg Q74.2
一外胚层(无汗性)(先天性)(遗传性) Q82.4	—ectodermal (anhidrotic) (congenital) (hereditary) Q82.4
一一多汗性 Q82.8	——hydrotic Q82.8
一外阴 N90.3	—vulva N90.3
一一轻度 N90.0	——mild N90.0
一一中度 N90.1	——moderate N90.1
一一重度 NEC N90.2	——severe NEC N90.2
一心律失常性右室 I42.8	—arrhythmogenic right ventricular I42.8
一胸腺，伴有免疫缺陷 D82.1	—thymic, with immunodeficiency D82.1
一眼(先天性) Q11.2	—eye (congenital) Q11.2
一眼-牙-指[趾] Q87.0	—oculodentodigital Q87.0
一阴道 N89.3	—vagina N89.3
一一轻度 N89.0	——mild N89.0
一一中度 N89.1	——moderate N89.1
一一重度 NEC N89.2	——severe NEC N89.2
一营养不良性 Q77.5	—dystrophic Q77.5
一右室，心律失常性 I42.8	—right ventricular, arrhythmogenic I42.8
一支气管肺，围生儿 P27.1	—bronchopulmonary, perinatal P27.1
一窒息性胸廓(先天性) Q77.2	—asphyxiating thoracic (congenital) Q77.2
一中耳 Q16.4	—middle ear Q16.4
发育不全(症)(另见 缺如)	**Hypoplasia, hypoplastic, Agenesis, Aplasia (see also Agenesis)**
一鼻 Q30.1	—nose, nasal Q30.1
一臂，意指上肢(先天性) Q71.9	—arm, meaning upper limb (congenital) Q71.9
一髌骨 Q74.1	—patella Q74.1
一肠(小) Q41.9	—intestine (small) Q41.9
一一大 Q42.9	——large Q42.9
一一一特指的 NEC Q42.8	———specified NEC Q42.8
一尺骨(先天性) Q71.8	—ulna (congenital) Q71.8
一垂体(腺)(先天性) Q89.2	—pituitary (gland) (congenital) Q89.2
一单侧髁 K10.8	—unilateral condylar K10.8
一胆管或胆道 Q44.5	—biliary duct or passage Q44.5
一胆囊，先天性 Q44.0	—gallbladder, congenital Q44.0

发育不全——*续前页*

—会厌 Q31.2
—肌肉 Q79.8
—脊(髓)(前角细胞) Q06.1
—脊柱，脊椎 Q76.4
—甲 Q84.6
—甲状(腺)(先天性)(伴有粘液水肿) E03.1
——软骨 Q31.2
—甲状旁(腺) Q89.2
—甲状旁-胸腺的 D82.1
—肩带骨[上肢带骨] Q74.0
—肩胛骨 Q74.0
—脚趾 Q72.8
—结肠 Q42.9
——特指的 NEC Q42.8
—胫腓(先天性) Q72.8
—精索 Q55.4
—静脉(周围) Q27.8
——大 Q26.8
——脑 Q28.3
—局灶性皮肤 Q82.8
—巨核细胞 D69.4
—肋骨 Q76.6
—颅(骨) Q75.8
——伴有
———脑积水 Q03.9
————伴有脊柱裂(另见 脊柱裂，伴有脑积水) Q05.4
———脑膨出(另见 脑膨出) Q01.9
———无脑儿 Q00.0
———小头畸形 Q02
—卵巢，先天性 Q50.3
—盲肠 Q42.8
—毛发 Q84.2
—面 Q18.8
——骨 Q75.8
—膜迷路 Q16.5
—脑[无脑儿] Q00.0
——部分 Q04.3
—脑[小头畸形] Q02
——部分 Q04.3
——脑回 Q04.3
—内分泌(腺) NEC Q89.2

Hypoplasia, hypoplastic, Agenesis, Aplasia
——*continued*

—epiglottis Q31.2
—muscle Q79.8
—spinal (cord) (ventral horn cell) Q06.1
—spine, vertebra Q76.4
—nail(s) Q84.6
—thyroid (congenital) (with myxedema) E03.1
——cartilage Q31.2
—parathyroid (gland) Q89.2
—parathyroid-thymic D82.1
—shoulder girdle Q74.0
—scapula Q74.0
—toe Q72.8
—colon Q42.9
——specified NEC Q42.8
—tibiofibular (congenital) Q72.8
—spermatic cord Q55.4
—vein(s) (peripheral) Q27.8
——great Q26.8
——brain Q28.3
—focal dermal Q82.8
—megakaryocytic D69.4
—rib Q76.6
—skull (bone) Q75.8
——with
———hydrocephalus Q03.9
————with spina bifida (see also Spina bifida, with hydrocephalus) Q05.4
———encephalocele (see also Encephalocele) Q01.9
———anencephaly Q00.0
———microcephaly Q02
—ovary, congenital Q50.3
—cecum Q42.8
—hair Q84.2
—face Q18.8
——bone(s) Q75.8
—labyrinth, membranous Q16.5
—brain Q00.0
——of part of Q04.3
—brain Q02
——of part of Q04.3
——gyri Q04.3
—endocrine (gland) NEC Q89.2

发育不全——*续前页*

Hypoplasia, hypoplastic, Agenesis, Aplasia
——*continued*

发育不全——*续前页*

—主动脉(先天性) Q25.4

——瓣膜 Q23.1

———见于左心发育不全综合征 Q23.4

——升，见于左心发育不全综合征 Q23.4

—子宫，先天性 Q51.8

——伴有不发育 Q51.0

—子宫内膜 N85.8

—足 Q72.8

—左心综合征 Q23.4

发育迟缓

—发育性，具体的(另见 障碍，发育性) F89

——计算技能 F81.2

——拼写(不伴有阅读障碍) F81.1

——学习 F81.9

———语言(技能)(表达性) F80.1

——阅读 F81.0

——运动功能 F82

—精神 F79.-

——轻度(智商在 50-69) F70.-

——中度(智商在 35-49) F71.-

——重度(智商在 20-34) F72.-

——极重度(智商低于 20) F73.-

——伴有

———孤独特征 F84.1

———活动过度和刻板运动 F84.4

——特指的 NEC F78.-

—拼写(特异性)(不伴有阅读障碍) F81.1

—阅读(特异性) F81.0

—运动功能，特指的 F82

发育迟滞 – 现译名 发育迟缓

发育过度 - 见 肥大

发育期痛，儿童 R29.8

发育未成熟(另见 未成熟) P05.0

—肺(新生儿)(威尔逊-米基迪) P27.0

发育性的 - 见情况

发育异常

—动脉，纤维肌肉 I77.3

—肺，先天性(非与孕期短有关的) Q33.6

—骨干，进行性 Q78.3

发疹后的 - 见情况

Hypoplasia, hypoplastic, Agenesis, Aplasia
——*continued*

—aorta, aortic (congenital) Q25.4

——valve Q23.1

———in hypoplastic left heart syndrome Q23.4

——ascending, in hypoplastic left heart syndrome Q23.4

—uterus, congenital Q51.8

——with agenesis Q51.0

—endometrium N85.8

—foot Q72.8

—left heart syndrome Q23.4

Retardation

—development, developmental, specific (see also Disorder, developmental) F89

——arithmetical skills F81.2

——spelling (without reading disorder) F81.1

——learning F81.9

———language (skills) (expressive) F80.1

——reading F81.0

——motor function F82

—mental F79.-

——mild (IQ 50-69) F70.-

——moderate (IQ 35-49) F71.-

——severe (IQ 20-34) F72.-

——profound (IQ under 20) F73.-

——with

———autistic features F84.1

———overactivity and stereotyped movements F84.4

——specified NEC F78.-

spelling (specific) (without reading disorder) F81.1

—reading (specific) F81.0

—motor function, specific F82

Retardation

Overdevelopment - see Hypertrophy

Growing pains, children R29.8

Dysmaturity (see also Immaturity) P05.0

—pulmonary (newborn) (Wilson-Mikity) P27.0

Developmental - see condition

Dysplasia

—arterial, fibromuscular I77.3

—lung, congenital (not associated with short gestation) Q33.6

—diaphyseal, progressive Q78.3

Postexanthematous - see condition

发作[惊厥](另见 惊厥)

一大 G40.6
一小 G40.7
一卒中 I64
一大脑(卒中的) I64
一癫痫(另见 癫痫) G40.9
一一非特指的(无张力性)(阵挛性)(肌阵挛性)(强直性)(强直性阵挛性) G40.3
一一复杂部分 G40.2
一一简单部分 G40.1
一一局灶性发作 G40.0
一一小 NEC G40.7
一一一持续状态 G41.1
一癫痫样 R56.8
一一大 G40.6
一一小 G40.7
一一局灶性 G40.1
一短暂性缺血性(TIA) G45.9
一一特指的 NEC G45.8
一额手鞠躬 G40.4
一感觉性和运动性 - 见 惊厥
一钩回 G40.2
一冠心病 - 见 梗死，心肌
一肌阵挛(癫痫) G40.3
一绞痛 - 见 心绞痛
一杰克逊(局灶性)(运动型)(感觉型) G40.1
一惊恐 F41.0
一惊厥(另见 惊厥) R56.8
一精神病性(另见 精神病) F23.9
一精神分裂性(急性) NEC，短暂的 F23.2
一精神分裂样，短暂的 F23.2
一精神运动性(另见 癫痫) G40.2
一一器质性 F06.8
一酒精戒断性 F10.3
一酒精性 F10.3
一酒精有关的 F10.3
一僵强症 - 见 僵强症
一麻痹 I64
一脑(卒中的) I64
一脑性或大脑性 I64
一皮层性(局灶性)(运动性) G40.1
一青紫，新生儿 P28.2

Absence, Attack, Episode, Seizure(s) (see also Convulsions)

—grand mal G40.6
—petit mal G40.7
—apoplexy, apoplectic I64
—cerebral (apoplectic) I64
—epileptic (see also Epilepsy) G40.9
——nonspecific (atonic) (clonic) (myoclonic) (tonic) (tonic-clonic) G40.3
——complex partial G40.2
——simple partial G40.1
——localized onset G40.0
——petit mal NEC G40.7
———status G41.1
—epileptiform, epileptoid R56.8
——grand mal G40.6
——petit mal G40.7
——focal G40.1
—transient ischemic (TIA) G45.9
——specified NEC G45.8
—salaam G40.4
—sensory and motor - see Convulsions
—uncinate G40.2
—coronary - see Infarct, myocardium
—myoclonic G40.3
—angina - see Angina
—jacksonian (focal) (motor type) (sensory type) G40.1
—panic F41.0
—convulsive (see also Convulsions) R56.8
—psychotic (see also Psychosis) F23.9
—schizophrenic (acute) NEC, brief F23.2
—schizophreniform, brief F23.2
—psychomotor (see also Epilepsy) G40.2
——organic F06.8
—alcohol withdrawal F10.3
—alcohol F10.3
—alcohol-related F10.3
—cataleptic - see Catalepsy
—paralysis I64
—brain (apoplectic) I64
—brain or cerebral I64
—cortical (focal) (motor) G40.1
—cyanotic, newborn P28.2

发作——*续前页*	**Absence, Attack, Episode, Seizure**——*continued*
一情感性，混合性 F38.0	—affective, mixed F38.0
一热性 R56.0	—febrile R56.0
一斯托克斯-亚当斯[阿-斯综合征] I45.9	—Stokes-Adams I45.9
一无张力性 G40.3	—atonic G40.3
一心血管病 I51.6	—cardiovascular I51.6
一心脏病 - 见 病，心脏	—heart - see Disease, heart
一血管迷走神经性(阵发性)(特发性) R55	—vasovagal (paroxysmal) (idiopathic) R55
一血管运动性 R57.9	—vasomotor R57.9
一亚当斯-斯托克斯[阿-斯综合征] I45.9	—Adams-Stokes I45.9
一亚躁狂 F30.0	—hypomanic F30.0
一抑郁 F32.9	—depressive F32.9
一一轻度 F32.0	——mild F32.0
一一中度 F32.1	——moderate F32.1
一一重度(不伴有精神症状) F32.2	——severe (without psychotic symptoms) F32.2
一一一伴有精神症状 F32.3	———with psychotic symptoms F32.3
一一大(另见 障碍，抑郁，大) F32.9	——major (see also Disorder, depressive, major) F32.9
一一复发性 - 另见 障碍，抑郁，复发性	——recurrent - see also Disorder, depressive, recurrent
一一一短暂的 F38.1	———brief F38.1
一一特指的 NEC F32.8	——specified NEC F32.8
一意识丧失 R55	—unconsciousness R55
一一癔症性 F44.8	——hysterical F44.8
一癔症性(分离性抽搐) F44.5	—hysterical (dissociative convulsions) F44.5
一一分离性障碍 F44.9	——dissociative disorder F44.9
一运动不能性(另见 癫痫) G40.3	—akinetic (see also Epilepsy) G40.3
一晕厥 R55	—syncope R55
一躁狂 F30.9	—manic F30.9
一一复发性 F31.8	——recurrent F31.8
一阵发性 - 见 惊厥	—paroxysmal - see Convulsions
一自主性(癔症性) F44.5	—autonomic (hysterical) F44.5
发作性酒狂 F10.2	**Dipsomania F10.2**
一伴有精神病(另见 精神病，酒精中毒性) F10.5	—with psychosis (see also Psychosis, alcoholic) F10.5
发作性睡病 G47.4	**Narcolcpsy G47.4**

fǎ 法

法贝尔综合征[低色性贫血] D50.9	**Faber's syndrome D50.9**
法伯病或法伯综合征 E75.2	**Farber's disease or syndrome E75.2**
法布里(-安德森)病 E75.2	**Fabry(-Anderson) disease E75.2**
法尔-福尔哈德病(肾的) I12.9	**Fahr-Volhard disease (of kidney) I12.9**
一伴有肾功能不全 I12.0	—with renal insufficiency I12.0
法尔病(脑的) G23.8	**Fahr's disease (of brain) G23.8**
法乐 - 现译名 法洛	**Fallot**

法洛 | Fallot's
—四联症 Q21.3 | —tetrad or tetralogy Q21.3
—五联症 Q21.8 | —pentalogy Q21.8
法齐奥-隆德病或综合征[幼年进行性延髓性麻痹] G12.1 | **Fazio-Londe disease or syndrome G12.1**
法特壶腹的 - 见情况 | **Vater's ampulla - see condition**
法西奥 - 现译名 法齐奥 | **Fazio**

fà 发

发结节病 L67.8 | **Trichoptilosis L67.8**
发色变异 L67.1 | **Variations in hair color L67.1**

fān 翻

翻晒干草者肺 J67.0 | **Haymaker's lung J67.0**

fán 矾

矾土肺 J63.0 | **Aluminosis (of lung) J63.0**

fán 烦

烦渴[多饮] R63.1 | **Polydipsia R63.1**
烦恼 R45.2 | **Worries R45.2**

fán 樊

樊尚[急性坏死溃疡性] | **Vincent's**
—口炎 A69.0 | —stomatitis A69.0
—咽峡炎 A69.1 | —angina A69.1
—龈炎 A69.1 | —gingivitis A69.1

fǎn 反

反刍 R11 | **Rumination R11**
—新生儿 P92.1 | —newborn P92.1
—障碍，婴幼儿 F98.2 | —disorder of infancy F98.2
反复 - 见 重复 | **Reduplication - see Duplication**
反复跌倒 NEC R26.9 | **Repeated falls NEC R29.6**
反狯 (前)(后) K07.2 | **Crossbite (anterior) (posterior) K07.2**
反甲[匙状甲] L60.3 | **Koilonychia L60.3**
—先天性 Q84.6 | —congenital Q84.6

反流，回流	**Reflux, Regurgitation**
—二尖瓣 - 见 关闭不全，二尖瓣	—mitral (valve) - see Insufficiency, mitral
——先天性 Q23.3	——congenital Q23.3
—三尖瓣(另见 关闭不全，三尖瓣) I07.1	—tricuspid (see also Insufficiency, tricuspid) I07.1
——非风湿性(另见 关闭不全，三尖瓣，非风湿性) I36.1	——nonrheumatic (see also Insufficiency, tricuspid, nonrheumatic) I36.1
—瓣膜 - 见 心内膜炎	—valve, valvular - see Endocarditis
—肺动脉(瓣) I37.1	—pulmonary (heart) (valve) I37.1
——梅毒性 A52.0† I39.3*	——syphilitic A52.0† I39.3*
——先天性 Q22.2	——congenital Q22.2
—膀胱输尿管 NEC 的(伴有瘢痕形成) N13.7	—vesicoureteral NEC (with scarring) N13.7
——伴有肾盂肾炎(慢性) N11.0	——with pyelonephritis (chronic) N11.0
——先天性 Q62.7	——congenital Q62.7
—食管 K21.9	—esophageal K21.9
——伴有食管炎 K21.0	——with esophagitis K21.0
—食物(另见 呕吐) R11	—food (see also Vomiting) R11
——伴有再吞咽 - 见 反刍	——with reswallowing - see Rumination
——新生儿 P92.1	——newborn P92.1
—输尿管 N13.7	—ureteral N13.7
——伴有肾盂肾炎(慢性) N11.0	——with pyelonephritis (chronic) N11.0
—胃内容物(另见 呕吐) R11	—gastric contents (see also Vomiting) R11
—胃食管 K21.9	—gastroesophageal K21.9
——伴有食管炎 K21.0	——with esophagitis K21.0
—心肌 - 见 心内膜炎	—myocardial - see Endocarditis
—心脏 - 见 心内膜炎	—heart - see Endocarditis
—主动脉(瓣)(另见 关闭不全，主动脉) I35.1	—aortic (valve) (see also Insufficiency, aortic) I35.1
——梅毒性 A52.0† I39.1*	——syphilitic A52.0† I39.1*
反射 - 另见情况	**Reflex - see also condition**
—瞳孔，异常的 H57.0	—pupillary, abnormal H57.0
—血管迷走神经性 R55	—vasovagal R55
—咽，过强的 J39.2	—hyperactive gag J39.2
反射，肌阵挛性(癫痫) G25.3	**Jerks, myoclonic G25.3**
反射减弱 R29.2	**Hyporeflexia R29.2**
反射亢进 R29.2	**Hyper-reflexia R29.2**
反射障碍	**Dysreflexia**
—自主 G90.4	—autonomic G90.4
反社会型人格 F60.2	**Antisocial personality F60.2**
反酸 R12	**Waterbrash R12**
反向	**Inversion**
—睾丸(先天性) Q55.2	—testis (congenital) Q55.2
—器官或部位，先天性 NEC - 见 异常，按部位	—organ or site, congenital NEC - see Anomaly, by site
—心室 Q20.5	—ventricular Q20.5
反向阅读(失读症) F81.0	**Backward reading (dyslexia) F81.0**

反应 - 另见 障碍	**Reaction - see also Disorder**
一X线 NEC T66	—X-ray NEC T66
一阿蒂斯 - 见 阿蒂斯现象	—Arthus - see Arthus' phenomenon
一白血病样(淋巴细胞性)(单核细胞性)(中幼粒细胞) D72.8	—leukemoid (lymphocytic) (monocytic) (myelocytic) D72.8
一悲哀 F43.2	—grief F43.2
一变应性(另见 变态反应) T78.4	—allergic (see also Allergy) T78.4
一一食物(任何)(内服的) NEC T78.1	——food (any) (ingested) NEC T78.1
一一一皮炎 L27.2	———dermatitis L27.2
一一血清 T80.6	——serum T80.6
一一药物、药剂或生物学的 - 见 变态反应，药物	——drug, medicament or biological - see Allergy, drug
一处境性(另见 反应，调节) F43.2	—situational (see also Reaction, adjustment) F43.2
一一急性 F43.0	——acute F43.0
一一适应不良 F43.2	——maladjustment F43.2
一创伤后紧张，简单的 Z73.3	—post-traumatic stress, uncomplicated Z73.3
一低血糖性，由于胰岛素引起的 E16.0	—hypoglycemic, due to insulin E16.0
一一伴有昏迷(糖尿病性) - 编码于 E10-E14 伴有第四位数.0	——with coma (diabetic) - code to E10-E14 with fourth character .0
一一一非糖尿病性 E15	———nondiabetic E15
一一医疗中意外事故 T38.3	——therapeutic misadventure T38.3
一毒素-抗毒素 - 见 并发症，接种	—toxin-antitoxin - see Complications, vaccination
一多动 - 见 运动过度	—hyperkinetic - see Hyperkinesia
一二乙麦角酰胺(急性) LSD F16.0	—LSD (acute) F16.0
一放射后 NEC T66	—postradiation NEC T66
一分离性 F44.9	—dissociative F44.9
一辐射 NEC T66	—radiation NEC T66
一过敏性 - 见 休克，过敏性	—anaphylactic - see Shock, anaphylactic
一赫克斯海默 T78.2	—Herxheimer's T78.2
一回避，童年或青少年 F93.2	—withdrawing, child or adolescent F93.2
一脊椎穿刺 G97.1	—spinal puncture G97.1
一焦虑性 F41.1	—anxiety F41.1
一接种(免疫血清)(任何) - 见 并发症，接种	—inoculation, vaccination (immune serum)(any) - see Complications, vaccination
一结核菌素皮肤试验，异常的 R76.1	—tuberculin skin test, abnormal R76.1
一精神病性 F23.9	—psychotic F23.9
一精神分裂性 F23.2	—schizophrenic F23.2
一一急性(短暂)(未分化) F23.2	——acute (brief) (undifferentiated) F23.2
一一潜隐型 F21	——latent F21
一一未分化(急性)(短暂) F23.2	——undifferentiated (acute) (brief) F23.2
一精神神经症型(另见 神经症) F48.9	—psychoneurotic (see also Neurosis) F48.9
一一强迫动作性 F42.0	——obsessive F42.0
一一强迫思维性 F42.1	——compulsive F42.1
一精神生理学(另见 障碍，躯体形式) F45.9	—psychophysiological (see also Disorder, somatoform) F45.9
一一由于或与躯体状况有关 F06.8	——due to or associated with physical condition F06.8

反应——*续前页*
－药物 NEC T88.7
－－变应性 - 见 变态反应，药物
－－成瘾性 - 编码于 F11-F19 伴有第四位数.9
－－－经过胎盘或乳汁传播 - 见 吸收不良，药物，成瘾性，通过胎盘
－－给错或服错药物 T50.9
－－－特指的药物 - 见 药物和化学制剂表
－－光变应性 L56.1
－－光毒性 L56.0
－－过量或中毒 T50.9
－－－特指的药物 - 见 药物和化学制剂表
－－戒断 - 编码于 F11-F19 伴有第四位数.3
－－－新生儿 P96.1
－－－有药瘾母亲的婴儿 P96.1
－－恰当使用正确的物质 T88.7
－－苔癣样 L43.2
－－新生儿 P93
－胰岛素 T78.4
－疑病 F45.2
－异
－－物 NEC M60.2
－－在操作中对意外遗留(化学性)(粉剂)(滑石粉)异物的 T81.6
－抑郁(单次发作) F32.9
－－非器质性精神 F32.3
－－复发性 - 见 障碍，抑郁，复发性
－癔症性 F44.9
－应激(严重的) F43.9
－－急性(激动)(“茫然”)(定向障碍)(意识障碍)(逃跑反应)(神游) F43.0
－－特指的 NEC F43.8
－躁狂-抑郁 - 见 障碍，双相，情感性
－中毒性，对局部麻醉 T81.8
－－产后，产褥期 O89.3
－－妊娠中 O29.3
－－在产程和分娩中 O74.4
－转换性 F44.9
－紫外线 NEC T66
反应性抑郁 - 见 反应，抑郁
反转录病毒[逆转录病毒]，作为分类于他处疾病的原因 B97.3

Reaction——*continued*
－drug NEC T88.7
－－allergic - see Allergy, drug
－－addictive - code to F11-F19 with fourth character .9
－－－transmitted via placenta or breast milk - see Absorption, drug, addictive, through placenta
－－wrong substance given or taken in error T50.9
－－－specified drug - see Table of drugs and chemicals
－－photoallergic L56.1
－－phototoxic L56.0
－－overdose or poisoning T50.9
－－－specified drug - see Table of drugs and chemicals
－－withdrawal - code to F11-F19 with fourth character .3
－－－newborn P96.1
－－－infant of dependent mother P96.1
－－correct substance properly administered T88.7
－－lichenoid L43.2
－－newborn P93
－insulin T78.4
－hypochondriacal F45.2
－foreign
－－body NEC M60.2
－－substance accidentally left during a procedure (chemical) (powder) (talc) T81.6
－depressive (single episode) F32.9
－－psychotic F32.3
－－recurrent - see Disorder, depressive, recurrent
－hysterical F44.9
－stress (severe) F43.9
－－acute (agitation) (“daze”)(disorientation) (disturbance of consciousness) (flight reaction) (fugue) F43.0
－－specified NEC F43.8
－manic-depressive - see Disorder, bipolar, affective
－toxic, to local anesthesia T81.8
－－postpartum, puerperal O89.3
－－in pregnancy O29.3
－－in labor and delivery O74.4
－conversion F44.9
－ultraviolet NEC T66
Reactive depression - see Reaction, depressive
Retrovirus, as cause of disease classified elsewhere B97.3

fàn 犯

犯罪行为的受害者 **Z65.4** — **Crime, victim of Z65.4**
犯罪主义者 **F60.2** — **Criminalism F60.2**

fàn 范

范博盖尔特-谢勒-爱泼斯坦病或综合征[脑腱胆固醇沉着] **E75.5** — **Van Bogaert-Scherer-Epstein disease or syndrome E75.5**
范博盖尔特白质脑病(硬化性)(亚急性) **A81.1** — **Van Bogaert's leukoencephalopathy (sclerosing) (subacute) A81.1**
范德赫夫(-德克莱恩)综合征[蓝巩膜、成骨不全和耳硬化] **Q78.0** — **Van der Hoeve(-de Kleyn) syndrome Q78.0**
范德沃德综合征 **Q38.0** — **Van der Woude's syndrome Q38.0**
范科尼(-德托尼)(-德布雷)综合征[胱氨酸病] **E72.0** — **Fanconi(-de Toni)(-Debre) syndrome E72.0**
范科尼贫血[先天性再生障碍性贫血] **D61.0** — **Fanconi's anemia D61.0**
范克里弗尔德-冯·吉尔克病[糖原贮积病] **E74.0** — **Van Creveld-von Gierke disease E74.0**
范奈克病或骨软骨病[坐骨耻骨的软骨结合] **M91.0** — **Van Neck's disease or osteochondrosis M91.0**

fāng 芳

芳香氨基酸代谢紊乱 **E70.9** — **Aromatic amino-acid metabolism disorder E70.9**
一特指的 NEC E70.8 — 一specified NEC E70.8

fáng 防

防止妊娠 **Z30.3** — **Interception of pregnancy Z30.3**

fáng 妨

妨碍 — **Handicap, handicapped**
一受教育 Z55.9 — 一educational Z55.9
一一特指的 NEC Z55.8 — 一一specified NEC Z55.8

fáng 房

房室传导加速 **I45.6** — **Accelerated atrioventricular conduction I45.6**

fàng 放

放射尘回降(有害效应) NEC **T66** — **Fallout, radioactive (adverse effect) NEC T66**
放射性坏死 **NEC T66** — **Radionecrosis NEC T66**
放射性皮肤烧伤(急性、慢性或职业性) - 见 烧伤 — **Radiodermal burns (acute, chronic, or occupational) - see Burn**

放射性皮炎 L58.9	**Radiodermatitis L58.9**
一急性 L58.0	—acute L58.0
一慢性 L58.1	—chronic L58.1
放射性神经炎 G62.8	**Actinoneuritis G62.8**
放射性物质的有害效应 NEC T66	**Radioactive substances, adverse effects NEC T66**
放射治疗期间 Z51.0	**Radiotherapy session Z51.0**
放线杆菌病 A28.8	**Actinobacillosis, actinobacillus A28.8**
放线菌病(性) A42.9	**Actinomycosis, actinomycotic A42.9**
一败血症 A42.7	—septicemia A42.7
一伴有肺炎 A42.0† J17.0*	—with pneumonia A42.0† J17.0*
一肺 A42.0	—pulmonary A42.0
一腹部 A42.1	—abdominal A42.1
一颈面部 A42.2	—cervicofacial A42.2
一皮肤 A42.8	—cutaneous A42.8
一特指部位 NEC A42.8	—specified site NEC A42.8
一胃肠 A42.1	—gastrointestinal A42.1
放线菌瘤(足) B47.1	**Actinomycetoma (foot) B47.1**
放置	**Insertion**
一子宫内避孕装置 Z30.1	—intrauterine contraceptive device Z30.1

fēi 非

非白血性 - 见情况	**Aleukemic - see condition**
非典型 - 另见情况	**Atypical, atypism - see also condition**
一子宫内膜 N85.9	—endometrium N85.9
一一增生(腺瘤) N85.1	——hyperplasia (adenomatous) N85.1
非活动性的 - 见情况	**Inactive - see condition**
非霍奇金[何杰金]淋巴瘤 NEC(M9591/3) C85.9	**Non-Hodgkin's lymphoma NEC (M9591/3) C85.9**
一人类免疫缺陷病毒(HIV)病所致 B21.2	—resulting from HIV disease B21.2
非社交型人格 F60.2	**Asocial personality F60.2**
非酮症性高甘油酸血症 E72.5	**Nonketotic hyperglycinemia E72.5**
非性病性梅毒 A65	**Bejel, Dichuchwa A65**
非炎性心肌病(另见 心肌病) I42.9	**Myocardosis (see also Cardiomyopathy) I42.9**
非洲回归热 A68.0	**Carapata (disease) A68.0**
非洲眼线虫病 B74.3	**Eyeworm disease of Africa B74.3**
非洲锥虫病[睡眠病] NEC(另见 病，睡眠) B56.9	**Sleeping sickness NEC (see also Sickness, sleeping) B56.9**
非自身免疫性溶血性贫血 D59.4	**Nonautoimmune hemolytic anemia D59.4**
一药物性 D59.2	—drug-induced D59.2

fēi 菲

菲茨休-柯蒂斯综合征(淋球菌性) A54.8† K67.1*	**Fitzhugh-Curtis syndrome (gonococcal) A54.8† K67.1***

菲尔德
－病(出血性黄疸钩端螺旋体病) A27.0
－心肌炎(急性) I40.1
菲拉托夫病[传染性单核细胞增多症] B27.0

féi 肥

肥大，肥厚性
－瘢痕 L91.0
－半侧颜面 Q67.4
－半月板，膝，先天性 Q74.1
－包皮(先天性) N47
－－女性(阴蒂) N90.8
－鼻 J34.8
－－窦 J34.8
－－骨 J34.8
－－甲 J34.3
－－粘膜(鼻中隔) J34.3
－－软骨 J34.8
－－翼 J34.8
－鼻咽，淋巴样(感染性)(组织)(壁) J35.2
－鼻炎(鼻甲) J31.0
－扁桃体(咽门)(感染性)(舌)(淋巴样) J35.1
－－和腺样体 J35.3
－肠 NEC K63.8
－处女膜，先天性 Q52.4
－垂体(前叶[腺垂体])(窝)(腺) E23.6
－唇 K13.0
－－先天性 Q18.6
－胆囊，胆囊管 K82.8
－胆总管(肝总管) K83.8
－动脉 I77.8
－－先天性 NEC Q27.8
－腭(硬) K10.8
－－软 K13.7
－附睾 N50.8
－肝 R16.0
－－急性 K76.8
－－硬变 - 见 硬变，肝
－－脂肪性 - 见 脂肪(性)，肝
－肛乳头 K62.8
－睾丸 N50.8
－－先天性 Q55.2

Fiedler's
－disease (icterohemorrhagic leptospirosis) A27.0
－myocarditis (acute) I40.1
Filatov's disease B27.0

Bulky, Hypertrophy, Hypertrophic
－scar L91.0
－hemifacial Q67.4
－meniscus, knee, congenital Q74.1
－prepuce (congenital) N47
－－female N90.8
－nasal J34.8
－－sinus J34.8
－－bone J34.8
－－turbinate J34.3
－－mucous membrane (septum) J34.3
－－cartilage J34.8
－－alae J34.8
－nasopharynx, lymphoid (infectional) (tissue) (wall) J35.2
－rhinitis (turbinate) J31.0
－tonsils (faucial) (infective) (lingual) (lymphoid) J35.1
－－with adenoids J35.3
－intestine NEC K63.8
－hymen, congenital Q52.4
－pituitary (anterior) (fossa) (gland) E23.6
lip K13.0
－－congenital Q18.6
－gallbladder, cystic duct K82.8
－bile duct (common) (hepatic) K83.8
－artery I77.8
－－congenital NEC Q27.8
－palate (hard) K10.8
－－soft K13.7
－epididymis N50.8
－hepatic, liver R16.0
－－acute K76.8
－－cirrhotic - see Cirrhosis, liver
－－fatty - see Fatty, liver
－anal papillae K62.8
－testis N50.8
－－congenital Q55.2

肥大，肥厚性——*续前页*
一宫颈 N88.8
一一先天性 Q51.8
一一延长 N88.4
一骨 M89.3
一关节(另见 关节病) M19.9
一滑膜 NEC M67.2
一回肠 K63.8
一肌层，动脉 I77.8
一肌肉 M62.8
一脊柱炎 M47.9
一甲 L60.2
一一先天性 Q84.5
一甲状(腺)(另见 甲状腺肿) E04.9
一甲状旁(腺) E21.0
一假性肌肉 G71.0
一睑板腺 H00.1
一腱 M67.8
一脚趾(先天性) Q74.2
一一后天性 M20.5
一结肠(另见 巨结肠) K59.3
一一先天性 Q43.2
一结膜，淋巴样 H11.8
一精阜 N36.8
一精囊 N50.8
一精索 N50.8
一静脉 I87.8
一空肠 K63.8
一裂孔(食管) Q79.1
一淋巴结，淋巴腺 R59.9
一一结核性 - 见 结核，淋巴腺
一一局部性 R59.0
一一全身性 R59.1
一卵巢 N83.8
一盲肠(另见 巨结肠) K59.3
一梅克尔憩室[麦克尔憩室](先天性) Q43.0
一门淋巴结 R59.0
一脑 G93.8
一粘膜
一一鼻(甲) J34.3
一一牙槽嵴 K06.2
一一龈 K06.1
一尿道 N36.8

Bulky, Hypertrophy, Hypertrophic——*continued*
—cervix (uteri) N88.8
——congenital Q51.8
——elongation N88.4
—bone M89.3
—arthritis (see also Arthrosis) M19.9
—synovial NEC M67.2
—ileum K63.8
—muscular coat, artery I77.8
—muscle M62.8
—spondylitis M47.9
—nail L60.2
——congenital Q84.5
—thyroid (gland) (see also Goiter) E04.9
—parathyroid (gland) E21.0
—pseudomuscular G71.0
—meibomian gland H00.1
—tendon M67.8
—toe (congenital) Q74.2
——acquired M20.5
—colon (see also Megacolon) K59.3
——congenital Q43.2
—conjunctiva, lymphoid H11.8
—verumontanum N36.8
—seminal vesicle N50.8
—spermatic cord N50.8
—vein I87.8
—jejunum K63.8
—hiatus (esophageal) Q79.1
—gland, glandular, lymph, lymphatic gland R59.9
——tuberculous - see Tuberculosis, lymph gland
——localized R59.0
——generalized R59.1
—ovary N83.8
—cecum (see also Megacolon) K59.3
—Meckel's diverticulum (congenital) Q43.0
—hilus gland R59.0
—brain G93.8
—mucous membrane
——nose (turbinate) J34.3
——alveolar ridge K06.2
——gum K06.1
—urethra N36.8

肥大，肥厚性——*续前页*	**Bulky, Hypertrophy, Hypertrophic**——*continued*
一腺样体(感染性) J35.2	—adenoids (infective) J35.2
一一伴有扁桃体 J35.3	——with tonsils J35.3
一心房 - 见 肥大，心脏	—auricular - see Hypertrophy, cardiac
一心肌(另见 肥大，心脏) I51.7	—myocardium (see also Hypertrophy, cardiac) I51.7
一一特发性 I42.2	——idiopathic I42.2
一心室 - 另见 肥大，心脏	—ventricle, ventricular (heart) - see also Hypertrophy, cardiac
一一法洛[法乐]四联症 Q21.3	——in tetralogy of Fallot Q21.3
一一先天性 Q24.8	——congenital Q24.8
一心脏(慢性)(特发性) I51.7	—cardiac, heart (chronic) (idiopathic) I51.7
一一伴有风湿热(I00 中的情况)	——with rheumatic fever (conditions in I00)
一一一非活动性或静止的(伴有舞蹈症) I09.8	———inactive or quiescent (with chorea) I09.8
一一一活动性 I01.8	———active I01.8
一一瓣膜(另见 心内膜炎) I38	——valve (see also Endocarditis) I38
一一风湿性(伴有舞蹈症) I09.8	——rheumatic (with chorea) I09.8
一一一活动性或急性 I01.8	———active or acute I01.8
一一一一伴有舞蹈症 I02.0	————with chorea I02.0
一一高血压性(另见 高血压，心脏) I11.9	——hypertensive (see also Hypertension, heart) I11.9
一一先天性 NEC Q24.8	——congenital NEC Q24.8
一一脂肪性(另见 变性，心肌) I51.5	——fatty (see also Degeneration, myocardial) I51.5
一胸腺(先天性) E32.0	—thymic, thymus (gland) (congenital) E32.0
一悬雍垂 K13.7	—uvula K13.7
一牙槽突或牙槽嵴 K08.8	—alveolar process or ridge K08.8
一咽 J39.2	—pharynx J39.2
一一淋巴样(感染性)(组织)(壁) J35.2	——lymphoid (infectional) (tissue) (wall) J35.2
一咽扁桃体 J35.2	—pharyngeal tonsil J35.2
一眼睑 H02.8	—eyelid H02.8
一胰腺，先天性 Q45.3	—pancreas, congenital Q45.3
一乙状结肠(另见 巨结肠) K59.3	—sigmoid (see also Megacolon) K59.3
一阴唇(大)(小) N90.6	—labium (majus) (minus) N90.6
一阴道 N89.8	—vagina N89.8
一阴蒂(硬化的) N90.8	—clitoris (cirrhotic) N90.8
一一先天性 Q52.6	——congenital Q52.6
一阴茎 N48.8	—penis N48.8
一阴茎海绵体 N48.8	—corpora cavernosa N48.8
一阴囊 N50.8	—scrotum N50.8
一龈(粘膜) K06.1	—gum (mucous membrane) K06.1
一幽门(成人)(肌肉)(括约肌) K31.1	—pylorus (adult) (muscle) (sphincter) K31.1
一一先天性或婴儿 Q40.0	——congenital or infantile Q40.0
一正中嵴 N40	—median bar N40
一脂肪垫 E65	—fat pad E65
一一膝(髌下)(腘)(髌前)(髌后) M79.4	——knee (infrapatellar) (popliteal) (prepatellar) (retropatellar) M79.4

肥大，肥厚性——*续前页*	**Bulky, Hypertrophy, Hypertrophic**——*continued*
一直肠(括约肌) K62.8	一rectal, rectum (sphincter) K62.8
一跖骨 M89.3	一metatarsus M89.3
一跖骨头 M89.3	一metatarsal head M89.3
一舟状骨(跗骨) M89.3	一scaphoid (tarsal) M89.3
一子宫 N85.2	一uterus N85.2
一一产褥期 O90.8	一一puerperal O90.8
一一颈(伴有延长) N88.4	一一neck (with elongation) N88.4
一子宫肌层 N85.2	一myometrium N85.2
一子宫内膜(腺性) N85.0	一endometrium (glandular) N85.0
一一非典型(腺瘤) N85.1	一一atypical (adenomatous) N85.1
一一宫颈 N88.8	一一cervix N88.8
一足(先天性) Q74.2	一foot (congenital) Q74.2
肥大细胞	**Mast cell**
一白血病(M9900/3) C94.3	一leukemia (M9900/3) C94.3
一病，全身性组织(M9741/3) C96.2	一disease, systemic tissue (M9741/3) C96.2
一瘤(M9740/1) D47.0	一tumor (M9740/1) D47.0
一一恶性(M9740/3) C96.2	一一malignant (M9740/3) C96.2
一肉瘤(M9740/3) C96.2	一sarcoma (M9740/3) C96.2
肥大细胞瘤(M9740/1) D47.0	**Mastocytoma (M9740/1) D47.0**
一恶性(M9740/3) C96.2	一malignant (M9740/3) C96.2
肥大细胞增生病 Q82.2	**Mastocytosis Q82.2**
一恶性(M9741/3) C96.2	一malignant (M9741/3) C96.2
肥大性酒渣鼻[鼻赘] L71.1	**Rhinophyma L71.1**
肥厚	**Thickening**
一瓣膜，心脏 - 见 心内膜炎	一valve, heart - see Endocarditis
一表皮 L85.9	一epidermal L85.9
一一特指的 NEC L85.8	一一specified NEC L85.8
一处女膜 N89.6	一hymen N89.6
一骨 M89.3	一bone M89.3
一骨膜 M89.3	一periosteal M89.3
一喉 J38.7	一larynx J38.7
一会厌下 J38.7	一subepiglottic J38.7
一甲 L60.2	一nail L60.2
一一先天性 Q84.5	一一congenital Q84.5
一皮肤 R23.4	一skin R23.4
一乳房 N64.5	一breast N64.5
一舌 K14.8	一tongue K14.8
一胸膜 J92.9	一pleura J92.9
一一伴有石棉沉着 J92.0	一一with asbestos J92.0
肥胖性生殖无能症 E23.6	**Adiposogenital dystrophy E23.6**

肥胖症(单纯性) E66.9 **Adiposis, Adiposity, Corpulence, Fatness, Obesity (simple) E66.9**
一病态性 E66.8 —morbid E66.8
一垂体性 E23.6 —pituitary E23.6
一极度，伴有小泡性肺换气不足 E66.2 —extreme, with alveolar hypoventilation E66.2
一家族性 E66.8 —familial E66.8
一甲状腺功能减退性(另见 甲状腺功能减退症) E03.9 —hypothyroid (see also Hypothyroidism) E03.9
一局部性 E65 —localized E65
一脑性 E23.6 —cerebralis E23.6
一内分泌性 E66.8 —endocrine E66.8
一内源性 E66.8 —endogenous E66.8
一特指的 NEC E66.8 —specified NEC E66.8
一体质性 E66.8 —constitutional E66.8
一痛性 E88.2 —dolorosa E88.2
一外源性 E66.0 —exogenous E66.0
一腺性 E66.8 —glandular E66.8
一心脏(另见 变性，心肌) I51.5 —heart (see also Degeneration, myocardial) I51.5
一药物性 E66.1 —drug-induced E66.1
一饮食咨询和监督(为) Z71.3 —dietary counseling and surveillance (for) Z71.3
一营养性 E66.0 —nutritional E66.0
一由于 —due to
一一过度热能 E66.0 ——excess calories E66.0
一一过度饮食 E66.0 ——overalimentation E66.0

fèi 肺

肺(底)实变 - 见 肺炎，大叶性 **Consolidation lung (base) - see Pneumonia, lobar**
肺孢子虫病 B59† J17.3* **Pneumocystosis B59† J17.3***
一人类免疫缺陷病毒(HIV)病所致 B20.6 —resulting from HIV disease B20.6
肺病 NEC J98.4 **Pneumopathy NEC J98.4**
一壁层肺泡 J84.0 —parietoalveolar J84.0
一肺泡 J84.0 —alveolar J84.0
一由于有机灰尘 NEC J66.8 —due to organic dust NEC J66.8
肺不张(大块)(部分)(压力性)(肺) J98.1 **Atelectasis (massive) (partial) (pressure) (pulmonary) J98.1**
一结核性(另见 结核，肺) A16.2 —tuberculous (see also Tuberculosis, pulmonary) A16.2
一胎儿或新生儿(继发性) P28.1 —fetus or newborn (secondary) P28.1
一一部分 P28.1 ——partial P28.1
一一由于吸收 P28.1 ——due to resorption P28.1
一一原发性 P28.0 ——primary P28.0
一原发性(新生儿) P28.0 —primary (newborn) P28.0

肺泡炎
一变应性(外因性) J67.9
一一由于
一一一病原体(真菌性，嗜热放线菌，其他)生长于通风(空调)系统 J67.7
一一一吸入有机粉尘 NEC J67.8
一颌 K10.3
一纤维化(原因不明的)(特发性) J84.1
一由于
一一棒曲霉 J67.4
一一皮质隐子座菌 J67.6

Alveolitis
—allergic (extrinsic) J67.9
——due to
———organisms (fungal, thermophilic actinomycetes, other) growing in ventilation (air conditioning) systems J67.7
———inhaled organic dusts NEC J67.8
—jaw K10.3
—fibrosing (cryptogenic) (idiopathic) J84.1
—due to
——Aspergillus clavatus J67.4
——Cryptostroma corticale J67.6

肺气肿 – 现译名 气肿

Emphysema

肺石病 J98.4

Pulmolithiasis J98.4

肺石屑病 J62.8

Lithosis J62.8

肺心包炎(另见 心包炎) I31.9

Pneumopericarditis (see also Pericarditis) I31.9

肺胸膜炎(另见 肺炎) J18.8

Pneumopleurisy, pneumopleuritis (see also Pneumonia) J18.8

肺炎(急性)(双侧)(移行性)(原发性)(化脓性)(脓毒性)(未吸收) J18.9
一白色 A50.0
一斑性 - 见 肺炎，支气管
一伴有
一一肺脓肿 J85.1
一一一由于特指的病原体 - 见 肺炎，见于(由于)
一一流感(具体病毒未证实) J11.0
一一一禽流感病毒已证实 J09
一一一其他流感病毒已证实 J10.0
一变形杆菌 J15.6
一变应性(嗜酸细胞性) J82
一病毒性(支气管)(间质性)(大叶性) J12.9
一一伴有流感(另见 肺炎，伴有，流行性感冒) J11.0
一一副流感 J12.2
一一呼吸道合胞体 J12.1
一一特指的 NEC J12.8
一一先天性 P23.0
一一腺病毒 J12.0
一播散性(局灶性) - 见 肺炎，支气管
一苍白(先天性) A50.0
一操作所致的 J95.8
一肠菌性 J15.6
一创伤性(并发症)(早期)(继发性) T79.8
一大肠杆菌性 J15.5

Pneumonia,Pneumonitis(acute)(double) (migratory) (primary)(purulent)(septic)(unresolved) J18.9
—alba A50.0
—patchy - see Pneumonia, broncho
—with
——lung abscess J85.1
———due to specified organism - see Pneumonia, in (due to)
——influenza, flu, or grippe (specific virus not identified) J11.0
———avian influenza virus identified J09
———other influenza virus identified J10.0
—Proteus J15.6
—allergic (eosinophilic) J82
—viral, virus (broncho) (interstitial) (lobar) J12.9
——with influenza, flu, or grippe (see also Pneumonia, with, influenza) J11.0
——parainfluenza J12.2
——respiratory syncytial J12.1
——specified NEC J12.8
——congenital P23.0
——adenoviral J12.0
—disseminated (focal) - see Pneumonia, broncho
—white (congenital) A50.0
—resulting from a procedure J95.8
—Enterobacter J15.6
—traumatic (complication) (early) (secondary) T79.8
—Escherichia coli (E. coli) J15.5

肺炎——*续前页*	**Pneumonia,Pneumonitis**——*continued*
一大片性 - 见 肺炎，大叶性	—massive - see Pneumonia, lobar
一大叶性(播散性)(间质性) J18.1	—lobar (disseminated) (interstitial) J18.1
——慢性(另见 纤维化，肺) J84.1	——chronic (see also Fibrosis, lung) J84.1
——伴有流感(另见 肺炎，伴有，流感) J11.0	——with influenza (see also Pneumonia, with, influenza) J11.0
——变形杆菌 J15.6	——Proteus J15.6
——病毒性(另见 肺炎，病毒性) J12.9	——viral, virus (see also Pneumonia, viral) J12.9
——大肠杆菌 J15.5	——Escherichia coli (E. coli) J15.5
——肺炎链球菌 J13	——Streptococcus pneumoniae J13
——肺炎球菌性 J13	——pneumococcal J13
——弗里德伦德尔芽胞杆菌 J15.0	——Friedländer's bacillus J15.0
——假单胞菌 J15.1	——Pseudomonas J15.1
——克雷白杆菌(肺炎) J15.0	——Klebsiella (pneumoniae) J15.0
——链球菌性 NEC J15.4	——streptococcal NEC J15.4
——流感性(另见 肺炎，伴有，流感) J11.0	——influenzal (see also Pneumonia, with, influenza) J11.0
——流感嗜血杆菌 J14	——Haemophilus influenzae J14
——葡萄球菌性 J15.2	——staphylococcal J15.2
——特指的病原体 NEC J16.8	——specified organism NEC J16.8
——细菌性 J15.9	——bacterial J15.9
———特指的 NEC J15.8	———specified NEC J15.8
一胆固醇 J84.8	—cholesterol J84.8
一非典型 NEC J18.9	—atypical NEC J18.9
一肺尖部 - 见 肺炎，大叶性	—apex, apical - see Pneumonia, lobar
一肺囊虫(卡氏)(耶氏) B59† J17.3*	—Pneumocystis (carinii) (jirovecii) B59† J17.3*
——人类免疫缺陷病毒(HIV)病所致 B20.6	——resulting from HIV disease B20.6
一(肺炎)支原体 J15.7	—Eaton's agent, Mycoplasma (pneumoniae) J15.7
一肺炎链球菌 J13	—Streptococcus pneumoniae J13
一肺炎球菌性(支气管)(大叶) J13	—pneumococcal (broncho) (lobar) J13
一风湿性 I00† J17.8*	—rheumatic I00† J17.8*
一风疹性，先天性 P35.0	—rubella, congenital P35.0
一辐射性 J70.0	—radiation J70.0
一弗里德伦德尔芽胞杆菌 J15.0	—Friedländer's bacillus J15.0
一副流感病毒 J12.2	—parainfluenza virus J12.2
一干酪样(另见 结核，肺) A16.2	—caseous (see also Tuberculosis, pulmonary) A16.2
一感染后 NEC B99† J17.8*	—postinfectional NEC B99† J17.8*
一过敏性(由于)(另见 肺炎，变应性) J67.9	—allergic, hypersensitivity (due to)(see also Pneumonitis, allergic) J67.9
——红椿锯屑 J67.8	——red cedar dust J67.8
——红杉锯屑病 J67.8	——sequoiosis J67.8
——木锯屑 J67.8	——wood dust J67.8
——有机灰尘 NEC J67.8	——organic dust NEC J67.8
一呼吸道合胞病毒 J12.1	—respiratory syncytial virus J12.1
一化学性，由于气体、烟雾或蒸气(吸入) J68.0	—chemical, due to gases, fumes or vapors (inhalation) J68.0

肺炎——*续前页*
—坏疽性 J85.0
—坏死性 J85.0
—蛔虫 B77.8† J17.3*
—基底 - 见 肺炎，大叶性
—假单胞菌 J15.1
—间质性 J84.9
——浆细胞 B59† J17.3*
——普通 J84.1
—见于(由于)
——百日咳 A37.- † J17.0*
——败血症 A41.- † J17.0*
——变形杆菌 J15.6
——病毒性(另见 肺炎，病毒性) J12.9
——肠菌性 J15.6
——大肠杆菌 J15.5
——放线菌病 A42.0† J17.0*
——肺孢子虫病(卡氏肺囊虫性)(耶氏肺囊虫性) B59† J17.3*
———人类免疫缺陷病毒(HIV)病所致 B20.6
——肺炎球菌 J13
——风湿热 I00† J17.8*
——风疹 B06.8† J17.1*
——弗里德伦德尔芽胞杆菌 J15.0
——副流感病毒 J12.2
——弓形虫病 B58.3† J17.3*
——呼吸道合胞病毒 J12.1
——蛔虫病 B77.8† J17.3*
——假单胞菌 NEC J15.1
———假鼻疽 A24.1
——巨细胞病毒病 B25.0† J17.1*
——克雷白杆菌(肺炎) J15.0
——寇热 A78† J17.8*
——类胸膜肺炎菌(PPLO) J15.7
——链球菌 J15.4
———B 族 J15.3
———肺炎 J13
———特指的 NEC J15.4
——淋病 A54.8† J17.0*
——流感(另见 肺炎，伴有，流感) J11.0
——流感嗜血杆菌(H. 流感) J14
——螺旋体 NEC A69.8† J17.8*
——麻疹 B05.2† J17.1*

Pneumonia,Pneumonitis——*continued*
—gangrenous J85.0
—necrotic J85.0
—Ascaris B77.8† J17.3*
—basal, basic, basilar - see Pneumonia, lobar
—Pseudomonas J15.1
—interstitial J84.9
——plasma cell B59† J17.3*
——usual J84.1
—in (due to)
——whooping cough A37.-† J17.0*
——septicemia A41.-† J17.0*
——Proteus J15.6
——virus (see also Pneumonia, viral) J12.9
——Enterobacter J15.6
——Escherichia coli (E. coli) J15.5
——actinomycosis A42.0† J17.0*
——pneumocystosis (Pneumocystis carinii) (Pneumocystis jirovecii) B59† J17.3*
———resulting from HIV disease B20.6
——pneumococcus J13
——rheumatic fever I00† J17.8*
——rubella B06.8† J17.1*
——Friedländer's bacillus J15.0
——parainfluenza virus J12.2
——toxoplasmosis B58.3† J17.3*
——respiratory syncytial virus J12.1
——ascariasis B77.8† J17.3*
——Pseudomonas NEC J15.1
———pseudomallei A24.1
——cytomegalovirus disease B25.0† J17.1*
——Klebsiella (pneumoniae) J15.0
——Q fever A78† J17.8*
——pleuro-pneumonia-like-organism (PPLO) J15.7
——Streptococcus J15.4
———group B J15.3
———pneumoniae J13
———specified NEC J15.4
——gonorrhea A54.8† J17.0*
——influenza (see also Pneumonia, with, influenza) J11.0
——Haemophilus influenzae (H. influenzae) J14
——Spirochaeta NEC A69.8† J17.8*
——measles B05.2† J17.1*

肺炎——*续前页*
—见于(由于)——*续前页*
——粘质沙雷菌 J15.6
——念珠菌病 B37.1† J17.2*
——鸟疫 A70† J17.8*
——诺卡菌病 A43.0† J17.0*
——葡萄球菌 J15.2
——球孢子菌病 B38.2† J17.2*
———急性 B38.0† J17.2*
———慢性 B38.1† J17.2*
——曲霉病 B44.- † J17.2*
——沙门菌(感染) A02.2† J17.0*
———伤寒 A01.0† J17.0*
——伤寒 A01.0† J17.0*
——鼠疫耶尔森菌 A20.2
——水痘 B01.2† J17.1*
——炭疽 A22.1† J17.0*
——特指的
———病原体 NEC J16.8
———细菌 NEC J15.8
——土拉菌病 A21.2† J17.0*
——腺病毒 J12.0
——血吸虫病 B65.- † J17.3*
——芽胞杆菌炭疽 A22.1† J17.0*
——烟雾和蒸气(化学性)(吸入) J68.0
——衣原体 J16.0
———新生儿 P23.1
——鹦鹉热 A70† J17.8*
——支原体(肺炎) J15.7
——组织胞浆菌病 B39.2† J17.2*
———急性 B39.0† J17.2*
———慢性 B39.1† J17.2*
—浆细胞性(婴儿) B59† J17.3*
—结核性(任何)(另见 结核，肺) A16.2
—静止性，停滞性 J18.2
—巨细胞病毒性 B25.0† J17.1*
—巨细胞性(麻疹) B05.2† J17.1*
—卡他性(另见 肺炎，支气管) J18.0
—克雷白杆菌(肺炎) J15.0
—空调器 J67.7
—勒夫勒 J82
—类胸膜肺炎菌(PPLO) J15.7

Pneumonia,Pneumonitis——*continued*
—in (due to)——*continued*
——Serratia marcescens J15.6
——candidiasis B37.1† J17.2*
——ornithosis A70† J17.8*
——nocardiosis, nocardiasis A43.0† J17.0*
——staphylococcus J15.2
——coccidioidomycosis B38.2† J17.2*
———acute B38.0† J17.2*
———chronic B38.1† J17.2*
——aspergillosis B44.-† J17.2*
——Salmonella (infection) A02.2† J17.0*
———typhi A01.0† J17.0*
——typhoid fever A01.0† J17.0*
——Yersinia pestis A20.2
——chickenpox, varicella B01.2† J17.1*
——anthrax A22.1† J17.0*
——specified
———organism NEC J16.8
———bacterium NEC J15.8
——tularemia A21.2† J17.0*
——adenovirus J12.0
——schistosomiasis B65.-† J17.3*
——Bacillus anthracis A22.1† J17.0*
——fumes and vapors (chemical) (inhalation) J68.0
——Chlamydia J16.0
———neonatal P23.1
——psittacosis A70† J17.8*
——Eaton's agent, Mycoplasma (pneumoniae) J15.7
——histoplasmosis B39.2† J17.2*
———acute B39.0† J17.2*
———chronic B39.1† J17.2*
—plasma cell (of infants) B59† J17.3*
—tuberculous (any) (see also Tuberculosis, pulmonary) A16.2
—static, stasis J18.2
—cytomegaloviral B25.0† J17.1*
—giant cell (measles) B05.2† J17.1*
—catarrhal (see also Pneumonia, broncho) J18.0
—Klebsiella (pneumoniae) J15.0
—air-conditioner J67.7
—Löffler's J82
—pleuro-pneumonia-like-organism (PPLO) J15.7

肺炎——*续前页*
一链球菌性 NEC(支气管)(大叶) J15.4
一一B 族 J15.3
一淋巴样，间质性，HIV 病所致 B22.1
一淋球菌性 A54.8† J17.0*
一流感性(另见 肺炎，伴有，流感) J11.0
一流感嗜血杆菌(支气管)(大叶) J14
一螺旋体性 NEC A69.8† J17.8*
一麻疹后 B05.2† J17.1*
一麻醉后
一一产后，产褥期 O89.0
一一过量或给错药物 T41.2
一一一特指的麻醉药 - 见 药物和化学制剂表
一一恰当使用正确的物质 J95.8
一一妊娠中 O29.0
一一在产程和分娩中 O74.0
一梅毒性，先天性(早期) A50.0
一弥漫性 - 见 肺炎，支气管
一粘质沙雷菌 J15.6
一念珠菌 B37.1† J17.2*
一葡萄球菌性(支气管)(大叶) J15.2
一融合性 - 见 肺炎，支气管
一沙门菌(亚利桑那)(猪霍乱)(小肠炎)(鼠伤寒) A02.2† J17.0*
一一伤寒 A01.0† J17.0*
一实质性(另见 纤维化，肺) J84.1
一嗜酸细胞性 J82
一手术后 J95.8
一栓子，栓塞性(另见 栓塞，肺) I26.9
一胎粪性 P24.0
一炭疽性 A22.1† J17.0*
一特指的 NEC J18.8
一一病毒 NEC J12.8
一一病原体 NEC J16.8
一一细菌 NEC J15.8
一通风(空调) J67.7
一土拉菌性 A21.2† J17.0*
一吞咽性(另见 肺炎，吸入性) J69.0
一无力性 J18.2
一吸入食物或呕吐物的(另见 肺炎，吸入性) J69.0

Pneumonia,Pneumonitis——*continued*
—streptococcal NEC (broncho) (lobar) J15.4
——group B J15.3
—lymphoid, interstitial, resulting from HIV disease B22.1
—gonococcal A54.8† J17.0*
—grippal, influenzal (see also Pneumonia, with, influenza) J11.0
—Haemophilus influenzae (broncho) (lobar) J14
—spirochetal NEC A69.8† J17.8*
—postmeasles B05.2† J17.1*
—postanesthetic
——postpartum, puerperal O89.0
——overdose or wrong substance given T41.2
———specified anesthetic - see Table of drugs and chemicals
——correct substance properly administered J95.8
——in pregnancy O29.0
——in labor and delivery O74.0
—syphilitic, congenital (early) A50.0
—diffuse - see Pneumonia, broncho
—Serratia marcescens J15.6
—Candida B37.1† J17.2*
—staphylococcal (broncho) (lobar) J15.2
—confluent - see Pneumonia, broncho
—Salmonella (arizonae) (cholerae-suis) (enteritidis) (typhimurium) A02.2† J17.0*
——typhi A01.0† J17.0*
—parenchymatous (see also Fibrosis, lung) J84.1
—eosinophilic J82
—postoperative J95.8
—embolic, embolism (see also Embolism, pulmonary) I26.9
—meconium P24.0
—anthrax A22.1† J17.0*
—specified NEC J18.8
——virus NEC J12.8
——organism NEC J16.8
——bacterium NEC J15.8
—ventilation (air-conditioning) J67.7
—tularemic A21.2† J17.0*
—deglutition (see also Pneumonia, aspiration) J69.0
—adynamic J18.2
—inhalation of food or vomit (see also Pneumonia, aspiration) J69.0

肺炎——*续前页*
一吸入性，误吸 J69.0
——新生儿 P24.9
———胎粪 P24.0
——由于
———固体、液体 NEC J69.8
———食物(反流)、乳汁，呕吐 J69.0
———胃内分泌物 J69.0
———油类、植物精质 J69.1
——由于麻醉 J95.4
———在
————产程和分娩中 O74.0
————产褥期中 O89.0
————妊娠中 O29.0
一细菌性 J15.9
——特指的 NEC J15.8
一先天性(感染性) P23.9
——特指的 NEC P23.8
——由于
———病毒性病原体 P23.0
———大肠杆菌 P23.4
———肺炎克雷白杆菌 P23.6
———感染性病原体 NEC P23.8
———假单胞菌 P23.5
———链球菌(除外 B 族) P23.6
————B 族 P23.3
———流感嗜血杆菌 P23.6
———葡萄球菌 P23.2
———细菌 NEC P23.6
———衣原体 P23.1
———支原体 P23.6
一纤维瘤，纤维性(慢性)(另见 纤维化，肺) J84.1
一腺病毒 J12.0
一小叶性 - 见 肺炎，支气管
一新生儿 P23.9
——吸入性 P24.9
一胸膜肺叶性 - 见 肺炎，大叶性
一芽胞杆菌 J15.9
——特指的 NEC J15.8
一衣原体性 J16.0
——先天性 P23.1
一鹦鹉热 A70† J17.8*
一硬化性(慢性)(另见 纤维化，肺) J84.1

Pneumonia,Pneumonitis——*continued*
—aspiration J69.0
——newborn P24.9
———meconium P24.0
——due to
———solids, liquids NEC J69.8
———food (regurgitated), milk, vomit J69.0
———gastric secretions J69.0
———oils, essences J69.1
——due to anesthesia J95.4
———during
————labor and delivery O74.0
————puerperium O89.0
————pregnancy O29.0
—bacterial J15.9
——specified NEC J15.8
—congenital (infective) P23.9
——specified NEC P23.8
——due to
———viral agent P23.0
———Escherichia coli P23.4
———Klebsiella pneumoniae P23.6
———infective organism NEC P23.8
———Pseudomonas P23.5
———streptococcus (except group B) P23.6
————group B P23.3
———Haemophilus influenzae P23.6
———staphylococcus P23.2
———bacterium NEC P23.6
———Chlamydia P23.1
———Mycoplasma P23.6
—fibroid, fibrous (chronic) (see also Fibrosis, lung) J84.1
—adenoviral J12.0
—lobular - see Pneumonia, broncho
—neonatal P23.9
——aspiration P24.9
—pleurolobar - see Pneumonia, lobar
—bacillus J15.9
——specified NEC J15.8
—chlamydial J16.0
——congenital P23.1
—psittacosis A70† J17.8*
—cirrhotic (chronic) (see also Fibrosis, lung) J84.1

肺炎——*续前页*	**Pneumonia,Pneumonitis**——*continued*
－由于	－due to
－－二氧化氮 J68.0	－－nitrogen dioxide J68.0
－－钒 J68.0	－－vanadium J68.0
－－镉 J68.0	－－cadmium J68.0
－－弓形虫病(后天性) B58.3† J17.3*	－－toxoplasmosis (acquired) B58.3† J17.3*
－－－先天性 P37.1† J17.3*	－－－congenital P37.1† J17.3*
－－固体、液体 NEC J69.8	－－solids, liquids NEC J69.8
－－锰 J68.0	－－manganese J68.0
－－铍 J68.0	－－beryllium J68.0
－－气体、烟雾或蒸气(吸入) J68.0	－－gases, fumes or vapors (inhalation) J68.0
－－清洁剂 J69.8	－－detergent J69.8
－－食物、呕吐物(吸入) J69.0	－－food, vomit (aspiration) J69.0
－－碳氟化合物聚合物 J68.0	－－fluorocarbon-polymer J68.0
－－吸入	－－inhalation
－－－固体、液体 NEC J69.8	－－－solids, liquids NEC J69.8
－－－食物(反胃)、乳汁、呕吐物 J69.0	－－－food (regurgitated), milk, vomit J69.0
－－－血液 J69.8	－－－blood J69.8
－－－油类、植物精质 J69.1	－－－oils, essences J69.1
－－－植物精质 J69.1	－－－essences J69.1
－－油类、植物精质 J69.1	－－oils, essences J69.1
－支气管(融合性)(格鲁布)(弥漫性)(播散性)(累及肺叶)(大叶) J18.0	－broncho, bronchial (confluent) (croupous) (diffuse) (disseminated) (involving lobes) J18.0
－－慢性(另见 纤维化，肺) J84.1	－－chronic (see also Fibrosis, lung) J84.1
－－伴有流感(另见 肺炎，伴有，流感) J11.0	－－with influenza (see also Pneumonia, with, influenza) J11.0
－－变形菌 J15.6	－－Proteus J15.6
－－变应性(嗜酸细胞性) J82	－－allergic (eosinophilic) J82
－－病毒性(另见 肺炎，病毒性) J12.9	－－viral, virus (see also Pneumonia, viral) J12.9
－－大肠杆菌 J15.5	－－Escherichia coli (E. coli) J15.5
－－肺炎球菌性 J13	－－pneumococcal J13
－－弗里德伦德尔芽胞杆菌 J15.0	－－Friedländer's bacillus J15.0
－－假单胞菌 J15.1	－－Pseudomonas J15.1
－－克雷白杆菌(肺炎) J15.0	－－Klebsiella (pneumoniae) J15.0
－－类胸膜肺炎菌(PPLO) J15.7	－－pleuro-pneumonia-like-organisms (PPLO) J15.7
－－链球菌性 NEC J15.4	－－streptococcal NEC J15.4
－－流感性(另见 肺炎，伴有，流感) J11.0	－－influenzal (see also Pneumonia, with, influenza) J11.0
－－流感嗜血杆菌 J14	－－Haemophilus influenzae J14
－－葡萄球菌性 J15.2	－－staphylococcal J15.2
－－特指的病原体 NEC J16.8	－－specified organism NEC J16.8
－－吸入性(另见 肺炎，吸入性) J69.0	－－aspiration, inhalation (see also Pneumonia, aspiration) J69.0
－－－由于烟雾或蒸气(化学性) J68.0	－－－due to fumes or vapors (chemical) J68.0
－－－油类或植物精质 J69.1	－－－of oils or essences J69.1

fèi 废

fèi 费

fèi 痱

fēn 分

分离——*续前页*

一腹直肌
——并发于分娩 O71.8
——先天性 Q79.5
一干扰性 I45.8
一骨骺(生长)，创伤性 - 作为骨折，按部位编码
一骨突，创伤性 - 作为骨折，按部位编码
一骨折 - 见 骨折
一关节(创伤性)(近期) - 作为 脱位，按部位编码
一肌肉 M62.0
——先天性 Q79.8
一焦虑，异常的(童年) F93.0
一颅骨 M84.8
——先天性 NEC Q75.8
一脉络膜 H31.4
一气管环，不全性，先天性 Q32.1
一视网膜(性) - 见 脱离，视网膜
一胎盘(正常植入)(过早)(另见 胎盘早剥) O45.9

分离性反应，状态 F44.9

分裂，不完全(先天性) - 另见 融合

一骨 NEC Q78.8
一腰骶(关节)(脊椎) Q76.4

分裂，裂隙

一唇，先天性(另见 裂，唇) Q36.9
一宫颈(后天性) N88.8
——外口被系带分成两个开口 Q51.8
一甲 L60.3
一静脉 I87.8
一小阴唇(先天性) Q52.7
一心音 R01.2
一阴茎头 Q55.6
一足 Q72.7

分裂情感性精神病 F25.9

分裂样(人格) F60.1

一童年的 F84.5

分流

一大脑脑室(交通性)原位 Z98.2
一动静脉(透析) Z99.2
——肺(后天性) NEC I28.0
———先天性 Q25.7
一手术，假体的，伴有并发症 - 见 并发症，移植物，动脉

Diastasis, Dissociation, Separation, Sequestration——*continued*

—recti (abdomen)
——complicating delivery O71.8
——congenital Q79.5
—interference I45.8
—epiphysis, epiphyseal, traumatic - code as Fracture, by site
—apophysis, traumatic - code as Fracture, by site
—fracture - see Fracture
—joint (traumatic) (current) - code as Dislocation, by site
—muscle M62.0
——congenital Q79.8
—anxiety, abnormal (of childhood) F93.0
—cranial bones M84.8
——congenital NEC Q75.8
—choroid H31.4
—tracheal ring, incomplete, congenital Q32.1
—retina, retinal - see Detachment, retina
—placenta (normally implanted) (premature) (see also Abruptio placentae) O45.9

Dissociative reaction, state F44.9

Segmentation, incomplete (congenital) - see also Fusion

—bone NEC Q78.8
—lumbosacral (joint) (vertebra) Q76.4

Division, Split, Splitting

—lip, congenital (see also Cleft, lip) Q36.9
—cervix uteri (acquired) N88.8
——external os into two openings by frenum Q51.8
—nails L60.3
—vein I87.8
—labia minora (congenital) Q52.7
—heart sounds R01.2
—glans penis Q55.6
—foot Q72.7

Schizoaffective psychosis F25.9

Schizoid (personality) F60.1

—of childhood F84.5

Shunt

—cerebral ventricle (communicating) in situ Z98.2
—arteriovenous (dialysis) Z99.2
——pulmonary (acquired) NEC I28.0
———congenital Q25.7
—surgical, prosthetic, with complications - see Complications, graft, arterial

分泌
—儿茶酚胺，由嗜铬细胞瘤 E27.5
—激素
——抗利尿，不足(综合征) E22.2
——异位 NEC E34.2
——由
———类癌瘤 E34.0
———嗜铬细胞瘤 E27.5
—尿
——过多 R35
——抑制 R34

分泌过多
—雌激素 E28.0
—促肾上腺皮质激素(与库欣综合征无关) E27.0
——垂体 E24.0
—儿茶酚胺 E27.5
—高血糖素 E16.3
—激素
——肠 NEC E34.1
——垂体 E22.9
——刺激甲状腺 E05.8
——促肾上腺皮质激素(与库欣综合征无关) E27.0
———垂体 E24.0
——睾丸 E29.0
——抗利尿 E22.2
——卵巢雄激素 E28.1
——生长 E22.0
—甲状腺降钙素 E07.0
—降钙素 E07.0
—泪腺 H04.2
—卵巢雄激素 E28.1
—皮质醇 E24.9
—乳汁 O92.6
—上呼吸道液体 J39.8
—肾上腺皮质 E24.9
—肾上腺素 E27.5
—肾上腺髓质 E27.5
—胃液 K31.8
——心因性 F45.3
—胃泌素 E16.4
—涎腺(任何) K11.7
—雄激素(睾丸) E29.0
——卵巢(药物性)(医源性) E28.1
—胰岛素 - 见 高胰岛素血症

Secretion
—catecholamine, by pheochromocytoma E27.5
—hormone
——antidiuretic, inappropriate (syndrome) E22.2
——ectopic NEC E34.2
——by
———carcinoid tumor E34.0
———pheochromocytoma E27.5
—urinary
——excessive R35
——suppression R34

Hypersecretion
—estrogen E28.0
—ACTH (not associated with Cushing's syndrome) E27.0
——pituitary E24.0
—catecholamine E27.5
—glucagon E16.3
—hormone(s)
——intestinal NEC E34.1
——pituitary E22.9
——thyroid stimulating E05.8
——ACTH (not associated with Cushing's syndrome) E27.0
———pituitary E24.0
——testicular E29.0
——antidiuretic E22.2
——ovarian androgen E28.1
——growth E22.0
—thyrocalcitonin E07.0
—calcitonin E07.0
—lacrimal glands H04.2
—ovarian androgens E28.1
—cortisol E24.9
—milk O92.6
—upper respiratory J39.8
—corticoadrenal E24.9
—adrenaline, epinephrine E27.5
—adrenomedullary, medulloadrenal E27.5
—gastric K31.8
——psychogenic F45.3
—gastrin E16.4
—salivary gland (any) K11.7
—androgen (testicular) E29.0
——ovarian (drug-induced) (iatrogenic) E28.1
—insulin - see Hyperinsulinism

分泌过少
一促肾上腺皮质激素 E23.0
一后叶加压素 E23.2
一抗利尿激素 E23.2
一卵巢(雌激素) E28.3
一涎腺(任何) K11.7
分娩(单胎)(对母体) O80.9
一被忽视，在分娩中或产后 T74.0
一并发(被) O75.9
一一班德尔环[病理性子宫收缩环] O62.4
一一瘢痕
一一一宫颈 O34.4
一一一剖宫产 O75.7
一一一子宫 NEC O34.2
一一剥离，耻骨(联合) O71.6
一一病理性缩复环，子宫 O62.4
一一不完全扩张(宫颈) O62.0
一一产程期间发热 O75.2
一一产程延长 O63.9
一一一第一 O63.0
一一一第二 O63.1
一一产后物滞留(伴有出血) O72.0
一一一不伴有出血 O73.0
一一一部分 O72.2
一一一一不伴有出血 O73.1
一一产伤 O71.9
一一一特指的 NEC O71.8
一一成囊，妊娠子宫 O34.5
一一出血(子宫) O67.9
一一一产后 NEC(无张力性)(即刻) O72.1
一一一一伴有胎盘滞留或胎盘嵌顿 O72.0
一一一一第三产程 O72.0
一一一一继发性 O72.2
一一一一延迟 O72.2
一一一大脑 O99.4
一一一胎盘 NEC O67.8
一一一意外(另见 胎盘早剥) O45.9
一一一由于
一一一一创伤(产科性) O67.8
一一一一低置胎盘 O44.1
一一一一前置胎盘 O44.1
一一一一胎盘早期剥离(正常植入)(另见 胎盘早剥) O45.9
一一一一胎盘滞留 O72.0
一一一一子宫平滑肌瘤 O67.8

Hyposecretion
—ACTH E23.0
—vasopressin E23.2
—antidiuretic hormone E23.2
—ovary E28.3
—salivary gland (any) K11.7
Accouchement, Birth, Childbirth, Delivery, Labor, Parturition (single) (mother) O80.9
—neglect, at or after T74.0
—complicated (by) O75.9
——Bandl's ring O62.4
——scar(s)
———cervix O34.4
———cesarean section O75.7
———uterus NEC O34.2
——separation, pubic bone (symphysis pubis) O71.6
——pathological retraction ring, uterus O62.4
——incomplete dilatation (cervix) O62.0
——fever during labor O75.2
——prolonged labor, retarded birth O63.9
———first stage O63.0
———second stage O63.1
——retention of secundines (with hemorrhage) O72.0
———without hemorrhage O73.0
———partial O72.2
————without hemorrhage O73.1
——obstetric trauma O71.9
———specified NEC O71.8
——sacculation, pregnant uterus O34.5
——bleeding, hemorrhage (uterine) O67.9
———postpartum NEC (atonic) (immediate) O72.1
————with retained or trapped placenta O72.0
————third stage O72.0
————secondary O72.2
————delayed O72.2
———cerebral O99.4
———placenta NEC O67.8
———accidental (see also Abruptio placentae) O45.9
———due to
————trauma (obstetric) O67.8
————low-lying placenta O44.1
————placenta previa O44.1
————premature separation of placenta (normally implanted) (see also Abruptio placentae) O45.9
————retained placenta O72.0
————uterine leiomyoma O67.8

分娩——*续前页*

－并发——*续前页*
－－出血(子宫)——*续前页*
－－－与...有关
－－－－低纤维蛋白原血症 O67.0
－－－－凝血缺陷 O67.0
－－－－纤维蛋白溶解亢进 O67.0
－－－－纤维蛋白原缺乏血症 O67.0
－－穿孔 - 见 分娩，并发，裂伤
－－穿透伤，妊娠子宫，被器械 O71.1
－－创伤(产科) O71.9
－－卒中(大脑) O99.4
－－错位
－－－胎盘(伴有出血) O44.1
－－－－不伴有出血 O44.0
－－－子宫或宫颈 O65.5
－－大脑出血 O99.4
－－腹直肌分离 O71.8
－－高龄初产妇 - 作为分娩，并发，特异性情况编码
－－高血压(另见 高血压，并发于妊娠) O16
－－梗阻 - 见 分娩，梗阻性
－－宫颈环状脱离 O71.3
－－宫颈痉挛 O62.4
－－宫颈狭窄 O65.5
－－宫颈性难产(低张性) O62.0
－－宫缩乏力 O62.2
－－－原发性 O62.0
－－－继发性 O62.1
－－机能不良，子宫 NEC O62.9
－－－不协调 O62.4
－－－低张性 O62.2
－－－－原发性 O62.0
－－－－继发性 O62.1
－－－高张性 O62.4
－－急产 O62.3
－－肩先露 O64.4
－－窘迫
－－－母体 O75.0
－－－胎儿 O68.9
－－－－超声波证据 O68.8
－－－－生物化学证据 O68.3
－－－－特指的证据 NEC O68.8
－－－－心电图的证据 O68.8

Accouchement, Birth, Childbirth, Delivery, Labor, Parturition——*continued*
－complicated——*continued*
－－bleeding, hemorrhage (uterine)——*continued*
－－－associated with
－－－－hypofibrinogenemia O67.0
－－－－coagulation defect O67.0
－－－－hyperfibrinolysis O67.0
－－－－afibrinogenemia O67.0
－－perforation - see Delivery, complicated by, laceration
－－penetration, pregnant uterus, by instrument O71.1
－－trauma (obstetrical) O71.9
－－apoplexy (cerebral) O99.4
－－malposition
－－－placenta (with hemorrhage) O44.1
－－－－without hemorrhage O44.0
－－－uterus or cervix O65.5
－－cerebral hemorrhage O99.4
－－diastasis recti (abdominis) O71.8
－－primipara, elderly or old - code as Delivery, complicated by, specific condition
－－hypertension (see also Hypertension, complicating pregnancy) O16
－－obstruction - see Labor, obstructed
－－annular detachment of cervix O71.3
－－spasm, cervix O62.4
－－stenosis or stricture, cervix O65.5
－－cervical dystocia (hypotonic) O62.0
－－inertia, uterus O62.2
－－－primary O62.0
－－－secondary O62.1
－－dysfunction, uterus NEC O62.9
－－－incoordinate O62.4
－－－hypotonic O62.2
－－－－primary O62.0
－－－－secondary O62.1
－－－hypertonic O62.4
－－precipitate labor O62.3
－－shoulder presentation O64.4
－－distress
－－－maternal O75.0
－－－fetal O68.9
－－－－ultrasonic evidence O68.8
－－－－biochemical evidence O68.3
－－－－specified evidence NEC O68.8
－－－－electrocardiographic evidence O68.8

分娩——*续前页*

一并发——*续前页*

——库弗莱尔子宫(另见 胎盘早剥) O45.8

——扩张

———宫颈不完全、不良或缓慢 O62.0

———膀胱 O66.8

——裂伤 O70.9

———肠 O71.5

———处女膜 O70.0

———腹膜 O71.5

———肛门括约肌 O70.2

————伴有粘膜 O70.3

———宫颈 O71.3

———会阴 O70.9

————一度 O70.0

————二度 O70.1

————三度 O70.2

————四度 O70.3

————肌肉 O70.1

————皮肤 O70.0

————轻度 O70.0

———尿道 O71.5

———膀胱(泌尿道) O71.5

———盆腔

————底 O70.1

————器官 NEC O71.5

———特指的 NEC O71.8

———外阴 O70.0

———阴唇 O70.0

———阴唇系带 O70.0

———阴道(深部)(高位)(不伴有会阴裂伤) O71.4

————伴有会阴 O70.0

—————和肌肉(会阴)(阴道) O70.1

———直肠阴道(隔)(不伴有会阴裂伤) O71.4

————伴有会阴 O70.2

—————和肛门或直肠粘膜 O70.3

———子宫 O71.1

————产前 O71.0

——瘤，盆腔器官或组织 NEC O65.5

——挛缩环 O62.4

——麻醉致死 O74.8

——内翻，子宫 O71.2

Accouchement, Birth, Childbirth, Delivery, Labor, Parturition——*continued*

—complicated——*continued*

——Couvelaire uterus (see also Abruptio placentae) O45.8

——dilatation

———cervix incomplete, poor or slow O62.0

———bladder O66.8

——laceration O70.9

———bowel O71.5

———hymen O70.0

———peritoneum O71.5

———anus (sphincter), sphincter ani O70.2

————with mucosa O70.3

———cervix (uteri) O71.3

———perineum, perineal O70.9

————first degree O70.0

————second degree O70.1

————third degree O70.2

————fourth degree O70.3

————muscles O70.1

————skin O70.0

————slight O70.0

———urethra O71.5

———bladder (urinary) O71.5

———pelvic

————floor O70.1

————organ NEC O71.5

———specified NEC O71.8

———vulva O70.0

———labia O70.0

———fourchette O70.0

———vagina, vaginal (deep) (high) (without perineal laceration) O71.4

————with perineum O70.0

—————and muscles (perineal) (vaginal) O70.1

———rectovaginal (septum) (without perineal laceration) O71.4

————with perineum O70.2

—————with anal or rectal mucosa O70.3

———uterus O71.1

————before labour O71.0

——tumor, pelvic organs or tissues NEC O65.5

——contraction, contracted ring O62.4

——anesthetic death O74.8

——inversion, uterus O71.2

分娩——*续前页*

－并发——*续前页*
－－破裂
－－－宫颈 O71.3
－－－会阴(不伴有提及其他裂伤) - 见 分娩，并发，裂伤，会阴
－－－尿道 O71.5
－－－膀胱(泌尿道) O71.5
－－－盆腔器官 NEC O71.5
－－－子宫(分娩中或分娩后) O71.1
－－－－分娩前 O71.0
－－破裂子宫 - 见 分娩，并发，破裂，子宫
－－脐带
－－－并发症 O69.9
－－－－特指的 NEC O69.8
－－－缠绕 O69.2
－－－挫伤 O69.5
－－－短 O69.3
－－－绕颈，紧紧地或伴有受压 O69.1
－－－受压 NEC O69.2
－－－脱垂 O69.0
－－－先露 O69.0
－－－血管损害 O69.5
－－－血栓形成(血管) O69.5
－－－血肿 O69.5
－－脐带帆状附着 O69.8
－－脐带受压 NEC O69.2
－－沙漏式挛缩，子宫 O62.4
－－栓塞(肺) O88.2
－－－空气 O88.0
－－－脓毒(症)性 O88.3
－－－血凝块 O88.2
－－－羊水 O88.1
－－－脂肪 O88.8
－－撕裂 - 见 分娩，并发，裂伤
－－死亡(突然)，未知原因 O95
－－松弛，子宫 O62.2
－－损伤(对母亲) O71.9
－－胎儿
－－－畸形 O66.3
－－－窘迫(另见 分娩，并发，窘迫，胎儿) O68.9
－－－心率异常 O68.0
－－－－伴有羊水中的胎粪 O68.2
－－胎儿受压 - 见 分娩，并发，窘迫，胎儿

Accouchement, Birth, Childbirth, Delivery, Labor, Parturition——*continued*

－complicated——*continued*
－－rupture
－－－cervix O71.3
－－－perineum (without mention of other laceration) - see Delivery, complicated by, laceration, perineum
－－－urethra O71.5
－－－bladder (urinary) O71.5
－－－pelvic organ NEC O71.5
－－－uterus (during or after labor) O71.1
－－－－before labor O71.0
－－disruptio uteri - see Delivery, complicated by, rupture, uterus
－－cord (umbilical)
－－－complication O69.9
－－－－specified NEC O69.8
－－－entanglement O69.2
－－－bruising O69.5
－－－short O69.3
－－－around neck, tightly or with compression O69.1
－－－compression NEC O69.2
－－－prolapse O69.0
－－－presentation O69.0
－－－vascular lesion O69.5
－－－thrombosis (vessels) O69.5
－－－hematoma O69.5
－－velamentous insertion of cord O69.8
－－compression of cord (umbilical) NEC O69.2
－－hourglass contraction, uterus O62.4
－－embolism (pulmonary) O88.2
－－－air O88.0
－－－septic, pyemic O88.3
－－－blood-clot O88.2
－－－amniotic fluid O88.1
－－－fat O88.8
－－tear - see Delivery, complicated by, laceration
－－death (sudden), unknown cause O95
－－atony, uterus O62.2
－－injury (to mother) O71.9
－－fetal
－－－deformity O66.3
－－－distress (see also Delivery, complicated by, distress, fetal) O68.9
－－－heart rate anomaly O68.0
－－－－with meconium in liquor O68.2
－－stress, fetal - see Delivery, complicated by, distress, fetal

分娩——*续前页*

一并发——*续前页*

——胎膜(自发性)破裂后的延迟 O75.6

——胎膜或部分胎盘滞留 O72.2

———不伴有出血 O73.1

——胎膜早破(另见 破裂，胎膜，过早) O42.9

——胎盘

———剥离(过早)(另见 胎盘早剥) O45.9

———出血 NEC O67.8

———错位(伴有出血) O44.1

————不伴有出血 O44.0

———低置(伴有出血) O44.1

————不伴有出血 O44.0

———畸形 NEC O43.1

———疾患 O43.9

———前置(中心性)(外侧)(边缘)(部分)(伴有出血) O44.1

————不伴有出血 O44.0

———侵入性 O72.0

————不伴有出血 O73.0

———异常 NEC O43.1

———早期剥离(另见 胎盘早剥) O45.9

———粘连(伴有出血) O72.0

————不伴有出血 O73.0

———植入不良(伴有出血) O44.1

————不伴有出血 O44.0

———植入性(伴有出血) O72.0

————不伴有出血 O73.0

———滞留(伴有出血) O72.0

————不伴有出血 O73.0

——胎盘病 O43.9

——胎盘早剥 NEC O45.8

——胎盘粘连 O72.0

———不伴有出血 O73.0

——脱垂

———臂或手 O32.2

———脐带 O69.0

———子宫 O34.5

———足或腿 O32.1

——休克 O75.1

——血管前置 O69.4

Accouchement, Birth, Childbirth, Delivery, Labor, Parturition——*continued*

—complicated——*continued*

——delay following rupture of membranes (spontaneous) O75.6

——retained membranes or portions of placenta O72.2

———without hemorrhage O73.1

——premature rupture, membranes (see also Rupture, membranes, premature) O42.9

——placenta, placental

———abruptio, detachment, separation (premature) (see also Abruptio placentae) O45.9

———hemorrhage NEC O67.8

———malposition (with hemorrhage) O44.1

————without hemorrhage O44.0

———low (implantation) (with hemorrhage) O44.1

————without hemorrhage O44.0

———malformation NEC O43.1

———disorder O43.9

———previa (central) (lateral) (marginal) (partial) (with hemorrhage) O44.1

————without hemorrhage O44.0

———accreta O72.0

————without hemorrhage O73.0

———abnormality NEC O43.1

———ablatio (see also Abruptio placentae) O45.9

———adherent (with hemorrhage) O72.0

————without hermorrhage O73.0

———vicious insertion (with hemorrhage) O44.1

————without hemorrhage O44.0

———increta, percreta (with hemorrhage) O72.0

————without hemorrhage O73.0

———retained (with hemorrhage) O72.0

————without hemorrhage O73.0

——diseased placenta O43.9

——abruptio placentae NEC O45.8

——adherent placenta O72.0

———without hemorrhage O73.0

——prolapse

———arm or hand O32.2

———cord (umbilical) O69.0

———uterus O34.5

———foot or leg O32.1

——shock O75.1

——vasa previa O69.4

分娩——*续前页*

－并发——*续前页*
－－血肿 O71.7
－－－盆腔 O71.7
－－－外阴或会阴 O71.7
－－－阴道 O71.7
－－－硬膜下 O99.4
－－－坐骨棘 O71.7
－－羊水中的胎粪 O68.1
－－－伴有胎儿心率异常 O68.2
－－以前的
－－－剖宫产 O75.7
－－－手术
－－－－妇科 NEC O34.8
－－－－宫颈 O34.4
－－－－会阴 O34.7
－－－－外阴 O34.7
－－－－阴道 O34.6
－－－－子宫 NEC O34.2
－－异常的
－－－产力 O62.9
－－－－特指类型 NEC O62.8
－－－子宫挛缩 NEC O62.9
－－幼稚型
－－－生殖器 NEC O34.8
－－－子宫 O34.5
－－子宫破裂 - 见 分娩，并发，破裂，子宫
－－子宫强直 O62.4
－－子宫收缩不协调 O62.4
－－子痫 O15.1
－产钳术 NEC O81.3
－－低位 O81.0
－－－真空吸引器失败后 O66.5
－－和吸杯(真空吸引器) O81.5
－－影响到胎儿或新生儿 P03.2
－－中位 O81.1
－－－伴有旋转 O81.2
－穿颅术，以促进分娩 O83.4
－多胎 O84.9
－－都是(由)
－－－产钳术 O84.1
－－－剖宫产 O84.2
－－－真空吸引器助产 O84.1
－－－自然[顺产] O84.0
－－合并方式 O84.8
－－特指的 NEC O84.8

Accouchement, Birth, Childbirth, Delivery, Labor, Parturition——*continued*

－complicated——*continued*
－－hematoma O71.7
－－－pelvic O71.7
－－－vulva or perineum O71.7
－－－vagina O71.7
－－－subdural O99.4
－－－ischial spine O71.7
－－meconium in liquor O68.1
－－－with fetal heart rate anomaly O68.2
－－previous
－－－cesarean section O75.7
－－－surgery
－－－－gynecological NEC O34.8
－－－－cervix O34.4
－－－－perineum O34.7
－－－－vulva O34.7
－－－－vagina O34.6
－－－－uterus NEC O34.2
－－abnormal, abnormality of
－－－forces of labor O62.9
－－－－specified type NEC O62.8
－－－uterine contractions NEC O62.9
－－infantile
－－－genitalia NEC O34.8
－－－uterus O34.5
－－metrorrhexis - see Delivery, complicated by, rupture, uterus
－－tetanic uterus O62.4
－－incoordinate uterine contractions O62.4
－－eclampsia O15.1
－forceps NEC O81.3
－－low O81.0
－－－following failed vacuum extraction O66.5
－－with ventouse (vacuum extractor) O81.5
affecting fetus or newborn P03.2
－－mid-cavity O81.1
－－－with rotation O81.2
－craniotomy, to facilitate delivery O83.4
－multiple O84.9
－－all (by)
－－－forceps O84.1
－－－cesarean section O84.2
－－－vacuum extractor O84.1
－－－spontaneous O84.0
－－combination of methods O84.8
－－specified NEC O84.8

分娩——*续前页*

一腹腔妊娠中能活胎儿 O83.3
一梗阻性 O66.9
一一被或由于
一一一持续性枕后位或枕横位 O64.0
一一一错位
一一一一盆腔器官或组织 NEC O65.5
一一一额先露 O64.3
一一一复合性先露 O64.5
一一一宫颈瘢痕 O65.5
一一一过大胎儿 O66.2
一一一横位
一一一一先露或产式 O64.8
一一一一阻滞(深部) O64.0
一一一后倾，子宫或宫颈 O65.5
一一一畸形(后天性)(先天性)
一一一一骨盆(骨性) NEC O65.0
一一一一盆腔器官或组织 NEC O65.5
一一一肩
一一一一难产或嵌顿 O66.0
一一一一先露 O64.4
一一一肩嵌顿 O66.0
一一一肩先露 O64.4
一一一均小骨盆 O65.1
一一一一出口 O65.3
一一一一入口 O65.2
一一一一中腔 O65.3
一一一颏先露 O64.2
一一一面先露 O64.2
一一一一对耻骨 O64.0
一一一脑积水胎儿 O66.3
一一一一影响到胎儿或新生儿 P03.1
一一一膀胱膨出 O65.5
一一一盆腔瘤 NEC O65.5
一一一前倾，宫颈或子宫 O65.5
一一一强直
一一一一宫颈 O65.5
一一一一会阴或外阴 O65.5
一一一一盆底 O65.5
一一一一阴道 O65.5
一一一深部横位阻滞 O64.0
一一一衰竭，胎头进入骨盆边缘 O64.8

Accouchement, Birth, Childbirth, Delivery, Labor, Parturition——*continued*

—viable fetus in abdominal pregnancy O83.3
—obstructed O66.9
——by or due to
———persistent occipitoposterior, or occipitotransverse (position) O64.0
———malposition
————pelvic organs or tissues NEC O65.5
———brow presentation O64.3
———compound presentation O64.5
———cicatrix of cervix O65.5
———oversize fetus O66.2
———transverse
————presentation or lie O64.8
————arrest (deep) O64.0
———retroversion, uterus or cervix O65.5
———deformity (acquired) (congenital)
————pelvis (bony) NEC O65.0
————pelvic organs or tissues NEC O65.5
———shoulder
————dystocia or impaction O66,0
————presentation O64.4
———impacted shoulders O66.0
———acromion presentation O64.4
———contracted pelvis (general) O65.1
————outlet O65.3
————inlet O65.2
————mid-cavity O65.3
———chin presentation O64.2
———face presentation O64.2
————to pubes O64.0
———hydrocephalic fetus O66.3
————affecting fetus or newborn P03.1
———cystocele O65.5
———pelvic tumor NEC O65.5
———anteversion, cervix or uterus O65.5
———rigid
————cervix O65.5
————perineum or vulva O65.5
————pelvic floor O65.5
————vagina O65.5
———deep transverse arrest O64.0
———failure, fetal head to enter pelvic brim O64.8

分娩——*续前页*

—梗阻性——*续前页*
——被或由于——*续前页*
———双角子宫 O65.5
———双胎交锁 O66.1
———双子宫(先天性) O65.5
———胎盆不称 NEC O65.4
————影响到胎儿或新生儿 P03.1
———胎头不衔接 O64.8
———胎位不正 O64.9
————胎儿 NEC O64.9
———头盆不称(胎儿形成正常) O65.4
————影响到胎儿或新生儿 P03.1
———臀(位)先露 O64.1
———脱垂
————臂或手 O64.4
————子宫 O65.5
————足或腿 O64.8
———狭窄 O65.5
———先露异常 O64.9
————特指的 NEC O64.8
————影响到胎儿或新生儿 P03.1
———纤维(瘤)(子宫) O65.5
———斜位产式 O64.4
———移位，子宫 NEC O65.5
———异常的
————大胎儿 O66.2
—————影响到胎儿或新生儿 P03.1
————宫颈 O65.5
————骨盆(骨性) O65.9
—————特指的 NEC O65.8
—————影响到胎儿或新生儿 P03.1
————盆腔器官或组织 O65.5
————软(骨盆) O65.5
————先露或位置 O64.9
—————影响到胎儿或新生儿 P03.1
————阴道 O65.5
————子宫 O65.5
———在 O32.-中的情况
———在 O34.-中的情况
———直肠膨出 O65.5
———子宫或宫颈侧倾 O65.5
———子宫嵌顿 O65.5
——特指的 NEC O66.8
——影响到胎儿或新生儿 P03.1

Accouchement, Birth, Childbirth, Delivery, Labor, Parturition——*continued*

—obstructed——*continued*
——by or due to——*continued*
———bicornis or bicornate uterus O65.5
———locked twins O66.1
———double uterus (congenital) O65.5
———disproportion, fetopelvic NEC O65.4
————affecting fetus or newborn P03.1
———nonengagement of fetal head O64.8
———malposition, mal lie O64.9
————fetus NEC O64.9
———cephalopelvic disproportion (normally formed fetus) O65.4
————affecting fetus or newborn P03.1
———breech presentation O64.1
———prolapse
————arm or hand O64.4
————uterus O65.5
————foot or leg O64.8
———stenosis O65.5
———malpresentation O64.9
————specified NEC O64.8
————affecting fetus or newborn P03.1
———fibroid (tumor) (uterus) O65.5
———oblique presentation O64.4
———displacement, uterus NEC O65.5
———abnormal
————size, fetus O66.2
—————affecting fetus or newborn P03.1
————cervix O65.5
————pelvis (bony) O65.9
—————specified NEC O65.8
—————affecting fetus or newborn P03.1
————pelvic organs or tissues O65.5
————soft parts (of pelvis) O65.5
————presentation or position O64.9
—————affecting fetus or newborn P03.1
————vagina O65.5
————uterus O65.5
———conditions in O32.—O64.9
———conditions in O34.—O65.5
———rectocele O65.5
———lateroversion, uterus or cervix O65.5
———incarceration of uterus O65.5
——specified NEC O66.8
——affecting fetus or newborn P03.1

分娩——*续前页*

Accouchement, Birth, Childbirth, Delivery, Labor, Parturition——*continued*

一稽留 O36.4	一missed O36.4
一急产 O62.3	一precipitate O62.3
一一影响到胎儿或新生儿 P03.5	一一affecting fetus or newborn P03.5
一困难[难产] NEC	一difficult NEC
一一以前的，影响妊娠处理 Z35.2	一一previous, affecting management of pregnancy Z35.2
一母亲的并发症 - 见 分娩，并发	一complications in mother - see Delivery, complicated
一破坏性手术 O83.4	一destructive operation O83.4
一剖宫产(为) O82.9	一cesarean (for) O82.9
一一瘢痕	一一scar(s)
一一一宫颈 O34.4	一一一cervix O34.4
一一一剖宫产 O34.2	一一一cesarean section O34.2
一一一子宫 O34.2	一一一uterus O34.2
一一伴有子宫切除术 O82.2	一一with hyerectomy O82.2
一一产程延长 NEC O63.9	一一prolonged labor NEC O63.9
一一成囊，妊娠子宫 O34.5	一一sacculation, pregnant uterus O34.5
一一弛缓，子宫 O62.2	一一atony, uterus O62.2
一一出血(产前) O46.9	一一hemorrhage (antepartum) O46.9
一一一产时 O67.9	一一一intrapartum O67.9
一一错位	一一malposition
一一一盆腔器官或组织 NEC O34.8	一一一pelvic organs or tissues NEC O34.8
一一一胎儿 O32.9	一一一fetus O32.9
一一一一在多胎妊娠中 O32.5	一一一一in multiple gestation O32.5
一一一子宫 NEC O34.5	一一一uterus NEC O34.5
一一额先露 O32.3	一一brow presentation O32.3
一一宫颈瘢痕 O34.4	一一cicatrix of cervix O34.4
一一宫颈狭窄 O34.4	一一stenosis or stricture, cervix O34.4
一一宫缩乏力 O62.2	一一inertia, uterus O62.2
一一一原发性 O62.0	一一一primary O62.0
一一一继发性 O62.1	一一一secondary O62.1
一一横先露或横产式 O32.2	一一transverse presentation or lie O32.2
一一后倾 O34.5	一一retroversion O34.5
一一一子宫 O34.5	一一一uterus O34.5
一一环扎术 O34.3	一一cerclage O34.3
一一畸形(后天性)(先天性)	一一deformity (acquired) (congenital)
一一一骨盆(骨性) NEC O33.0	一一一pelvis (bony) NEC O33.0
一一一盆腔器官或组织 NEC O34.8	一一一pelvic organs or tissues NEC O34.8
一一急症 O82.1	一一emergency O82.1
一一肩峰先露 O32.2	一一acromion presentation O32.2
一一肩先露 O32.2	一一shoulder presentation O32.2
一一僵直	一一rigid
一一一宫颈 O34.4	一一一cervix O34.4
一一一会阴 O34.7	一一一perineum O34.7
一一一盆腔底 O34.8	一一一pelvic floor O34.8
一一一外阴 O34.7	一一一vulva O34.7
一一一阴道 O34.6	一一一vagina O34.6

分娩——*续前页*

－剖宫产——*续前页*
－－窘迫
－－－母体 O75.0
－－－胎儿 O36.3
－－－早产 O60.1
－－均小骨盆
－－－出口 O33.3
－－－入口 O33.2
－－颏先露 O32.3
－－扩张不良，宫颈 O62.0
－－瘤，盆腔器官或组织 NEC O34.8
－－－宫颈 O34.4
－－面先露 O32.3
－－母体
－－－糖尿病(另见 糖尿病，并发于妊娠) O24.9
－－－心脏病 NEC O99.4
－－脑积水胎儿 O33.6
－－膀胱膨出 O34.8
－－盆腔瘤 NEC O34.8
－－脐带先露或脱垂 O69.0
－－前倾，子宫 O34.5
－－前置胎盘(伴有出血) O44.1
－－－不伴有出血 O44.0
－－失败
－－－产钳术 O66.5
－－－试产 NEC O66.4
－－－吸杯 O66.5
－－－真空吸引器 O66.5
－－胎儿
－－－窘迫 O36.3
－－－胎盆不称，由于胎儿畸形 NEC O33.7
－－胎儿过大 O33.5
－－胎儿母体出血 O43.0
－－胎盘机能不全 O36.5
－－胎盘早剥(另见 胎盘早剥) O45.9
－－胎盆不称 NEC O33.9
－－胎位不正 O32.9
－－特指的 NEC O82.8
－－头盆胎盆不称 O33.9
－－臀(位)先露 O32.1
－－脱垂
－－－臂或手 O32.2
－－－子宫 O34.5
－－息肉，宫颈 O34.4

Accouchement, Birth, Childbirth, Delivery, Labor, Parturition——*continued*

－cesarean——*continued*
－－distress
－－－maternal O75.0
－－－fetal O36.3
－－－prematurity O60.1
－－contracted pelvis (general)
－－－outlet O33.3
－－－inlet O33.2
－－chin presentation O32.3
－－poor dilatation, cervix O62.0
－－tumor, pelvic organs or tissues NEC O34.8
－－－cervix O34.4
－－face presentation O32.3
－－maternal
－－－diabetes mellitus (see also Diabetes, complicating pregnancy) O24.9
－－－heart disease NEC O99.4
－－hydrocephalic fetus O33.6
－－cystocele O34.8
－－pelvic tumor NEC O34.8
－－umbilical cord presentation or prolapse O69.0
－－anteversion, uterus O34.5
－－placenta previa (with hemorrhage) O44.1
－－－without hemorrhage O44.0
－－failed
－－－forceps O66.5
－－－trial of labour NEC O66.4
－－－ventouse O66.5
－－－vacuum extraction O66.5
－－fetus, fetal
－－－distress O36.3
－－－disproportion due to fetal deformity NEC O33.7
－－increased size, fetus, oversized fetus O33.5
－－fetal-maternal hemorrhage O43.0
－－placental insufficiency O36.5
－－abruptio placentae (see also Abruptio placentae) O45.9
－－disproportion NEC O33.9
－－mal lie O32.9
－－specified NEC O82.8
－－cephalopelvic disproportion O33.9
－－breech presentation O32.1
－－prolapse
－－－arm or hand O32.2
－－－uterus O34.5
－－polyp, cervix O34.4

分娩——*续前页*

一剖宫产——*续前页*
——先露异常 NEC O32.9
———在多胎妊娠中 O32.5
——先兆子痫(另见 先兆子痫) O14.9
——斜位产式 O32.2
——选择性 O82.0
——羊水中的胎粪 O36.3
——移位，子宫 NEC O34.5
——以前的
———剖宫产 O34.2
———手术(对)
————妇科 NEC O34.8
————宫颈 O34.4
————阴道 O34.6
————子宫 O34.2
——异常的
———宫颈 O34.4
———骨盆(骨性)(畸形)(大) NEC 伴有胎盆不称 O33.0
————伴有梗阻性分娩 O65.0
———外阴 O34.7
———先露或位置 O32.9
————在多胎妊娠中 O32.5
———阴道 O34.6
———子宫，先天性 O34.0
——影响到胎儿或新生儿 P03.4
——原位希罗德卡缝术 O34.3
——再次 NEC O82.0
——早产 NEC O60.1
———伴有自然临产 O60.1
———不伴有自然临产 O60.3
——直肠膨出 O34.8
——子宫侧倾 O34.5
——子宫嵌顿 O34.5
——子宫运动不协调 O62.4
——子痫 O15.0
——足月头高 O32.4
一失败(足月或近足月) O36.4
一手法助产 NEC O83.2
一碎胎术，以促进分娩 O83.4
一锁骨切断术，以促进分娩 O83.4
一提前开始(自发的) O60.1

Accouchement, Birth, Childbirth, Delivery, Labor, Parturition——*continued*

—cesarean——*continued*
——malpresentation NEC O32.9
———in multiple gestation O32.5
——pre-eclampsia (see also Pre-eclampsia) O14.9
——oblique presentation O32.2
——elective O82.0
——meconium in liquor O36.3
——displacement, uterus NEC O34.5
——previous
———cesarean section O34.2
———surgery (to)
————gynecological NEC O34.8
————cervix O34.4
————vagina O34.6
————uterus O34.2
——abnormal
———cervix O34.4
———pelvis (bony) (deformity) (major) NEC with disproportion (fetopelvic) O33.0
————with obstructed labor O65.0
———vulva O34.7
———presentation or position O32.9
————in multiple gestation O32.5
———vagina O34.6
———uterus, congenital O34.0
——affecting fetus or newborn P03.4
——Shirodkar suture in situ O34.3
——repeat NEC O82.0
——preterm NEC O60.1
———with spontaneous labor O60.1
———without spontaneous labor O60.3
——rectocele O34.8
——lateroversion, uterus O34.5
——incarceration of uterus O34.5
——incoordinate uterine action O62.4
——eclampsia O15.0
——high head at term O32.4
—missed (at or near term) O36.4
—manipulation-assisted NEC O83.2
—embryotomy, to facilitate delivery O83.4
—cleidotomy, to facilitate delivery O83.4
—premature or preterm NEC O60.1

分娩——*续前页*

—臀(位) NEC O83.1
——牵引术 NEC O83.0
——影响到胎儿或新生儿 P03.0
——助产 NEC O83.1
—完全正常的(另见在类目 O80.-的注释) O80.9
—无并发症(另见在类目 O80.9 的注释) O80.9
—吸杯 NEC O81.4
——影响到胎儿或新生儿 P03.3
—先兆早产(妊娠 37 周前) O47.0
—延迟 NEC O63.9
——第二双胎，三胎，等 O63.2
——破膜后(自发的) O75.6
———人工 O75.5
—阴道，以前的剖宫产后 O75.7
—早发[早产] NEC O60.1
——伴有
———早产分娩 O60.1
———足月分娩 O60.2
——伴有自然临产 O60.1
——不伴有分娩 O60.0
——不伴有自然临产(剖宫产)(引产) O60.3
——以前的，影响妊娠处理 Z35.2
—真空吸引器 NEC O81.4
——和产钳术 O81.5
——影响到胎儿或新生儿 P03.3
—正常(另见在类目 O80.9 的注释) O80.9
—助产 O83.9
——特指的 NEC O83.8
—转胎术伴有牵引术 O83.2
—自然[顺产] O80.9
——特指的 NEC O80.8
——头位 O80.0
——臀(位) O80.1

分娩的结局 Z37.9
—单胎 Z37.9
——活产 Z37.0
——死产 Z37.1
—双胎 Z37.9
——均为活产 Z37.2
——均为死产 Z37.4
——一为活产，一为死产 Z37.3

Accouchement, Birth, Childbirth, Delivery, Labor, Parturition——*continued*
—breech NEC O83.1
——extraction NEC O83.0
——affecting fetus or newborn P03.0
——assisted NEC O83.1
—completely normal case (see also Note at category O80.-) O80.9
—uncomplicated (see also Note at category O80.9) O80.9
—ventouse NEC O81.4
——affecting fetus or newborn P03.3
—threatened premature (before 37 weeks of gestation) O47.0
—delayed NEC O63.9
——second twin, triplet, O63.2
——following rupture of membranes (spontaneous) O75.6
———artificial O75.5
—vaginal, following previous cesarean section O75.7
—premature or preterm NEC O60.1
——with
———pre-term delivery O60.1
———term delivery O60.2
——with spontaneous labor O60.1
——without delivery O60.0
——without spontaneous labor (cesarean section) (induction) O60.3
——previous, affecting management of pregnancy Z35.2
—vacuum extractor NEC O81.4
——with forceps O81.5
——affecting fetus or newborn P03.3
—normal (see also Note at category O80.9) O80.9
—assisted O83.9
——specified NEC O83.8
—version with extraction O83.2
—spontaneous O80.9
——specified NEC O80.8
——vertex O80.0
——breech O80.1

Outcome of delivery Z37.9
—single Z37.9
——liveborn Z37.0
——stillborn Z37.1
—twins Z37.9
——both liveborn Z37.2
——both stillborn Z37.4
——one liveborn, one stillborn Z37.3

分娩的结局——*续前页*	**Outcome of delivery**——*continued*
一多胎产 Z37.9	—multiple (births) Z37.9
一一均为活产 Z37.5	——all liveborn Z37.5
一一均为死产 Z37.7	——all stillborn Z37.7
一一某些为活产 Z37.6	——some liveborn Z37.6
分娩前的 - 见情况	**Prepartum - see condition**
分娩时髋处于前脱位状态 Q65.6	**Predislocation status of hip at birth Q65.6**
分叶(先天性)	**Lobulation (congenital)**
一肾，胎儿 Q63.1	—kidney, fetal Q63.1
一脾 Q89.0	—spleen Q89.0
分叶肝(梅毒性) A52.7† K77.0*	**Hepar lobatum (syphilitic) A52.7† K77.0***
分枝杆菌(感染) A31.9	**Mycobacterium, mycobacterial (infection) A31.9**
一巴蒂 A31.0	—Battey A31.0
一胞内(巴蒂杆菌) A31.0	—intracellulare (Battey bacillus) A31.0
一蟾 A31.8	—xenopi A31.8
一次要 A31.8	—triviale A31.8
一非典型 A31.9	—atypical A31.9
一一肺 A31.0	——pulmonary A31.0
一一一结核性(另见 结核，肺) A16.2	———tuberculous (see also Tuberculosis, pulmonary) A16.2
一一皮肤 A31.1	——cutaneous A31.1
一一特指部位 NEC A31.8	——specified site NEC A31.8
一非特异的(另见 分枝杆菌，非典型) A31.9	—nonspecific (see also Mycobacterium, atypical) A31.9
一非洲 - 见 结核	—africanum - see Tuberculosis
一肺(非典型) A31.0	—pulmonary (atypical) A31.0
一一结核性(另见 结核，肺) A16.2	——tuberculous (see also Tuberculosis, pulmonary) A16.2
一肺外系统性 A31.8	—extrapulmonary systemic A31.8
一龟 A31.8	—chelonei A31.8
一海(巴氏分枝杆菌) A31.1	—marinum (M. balnei) A31.1
一结核 - 见 结核	—tuberculosis - see Tuberculosis
一堪萨斯(黄色芽胞杆菌) A31.0	—kansasii (yellow bacillus) A31.0
一溃疡 A31.1	—ulcerans A31.1
一瘰疬 A31.8	—scrofulaceum A31.8
一麻风(另见 麻风) A30.9	—leprae (see also Leprosy) A30.9
一鸟(胞内复合菌种) A31.0	—avium (intracellulare complex) A31.0
一偶发 A31.8	—fortuitum A31.8
一皮肤 A31.1	—cutaneous A31.1
一人类免疫缺陷病毒(HIV)病所致 B20.0	—resulting from HIV disease B20.0
一苏尔盖[一种缓慢生长的致病菌] A31.8	—szulgai A31.8
一土 A31.8	—terrae A31.8
一系统性，肺外 A31.8	—systemic, extrapulmonary A31.8
一猿 A31.8	—simiae A31.8
分枝杆菌病 - 见 分枝杆菌	**Mycobacteriosis - see Mycobacterium**
分支肾盂 Q63.8	**Ramifying renal pelvis Q63.8**

fén 焚

焚化(全身)(由于着火、大火灾、电流或雷电) T29.-	Incineration (entire body) (from fire, conflagration, electricity or lightning) T29.-

fěn 粉

粉刺(大) L70.0	**Comedo, comedones (giant) L70.0**
粉刺癌(M8501/3) - 另见 肿瘤，乳房，恶性	**Comedocarcinoma (M8501/3) - see also Neoplasm, breast, malignant**
－非浸润性(M8501/2)	－noninfiltrating (M8501/2)
－－乳房 D05.7	－－breast D05.7
－－特指部位 - 见 肿瘤，原位	－－specified site - see Neoplasm, in situ
－－未特指部位 D05.7	－－unspecified site D05.7
粉刺状乳腺炎 N60.4	**Comedomastitis N60.4**
粉碎型骨折 - 作为闭合性骨折编码	**Comminuted fracture - code as Fracture, closed**

fèn 奋

奋森 - 现译名 樊尚	**Vincent**

fèn 愤

愤怒 **R45.4**	**Anger R45.4**

fèn 粪

粪便的 - 见情况	**Fecal - see condition**
粪卟啉病，遗传性 E80.2	**Coproporphyria, hereditary E80.2**
粪类圆线虫侵染(另见 类圆线虫病) B78.9	**Strongyloides stercoralis infestation (see also Strongyloidiasis) B78.9**
粪石[肠石](嵌塞)或便结 K56.4	**Coprolith, Fecalith, Stercolith (impaction) or coprostasis K56.4**
－肠 T18.3	－intestine T18.3
－阑尾 K38.1	－appendix K38.1
－胃 T18.2	－stomach T18.2
－先天性 P76.8	－congenital P76.8
粪性溃疡 K63.3	**Stercoraceous, stercoral ulcer K63.3**
－肛门或直肠 K62.6	－anus or rectum K62.6

fēng 风

风湿病(关节)(神经痛性)(非关节) M79.0	**Rheumatism (articular) (neuralgic) (nonarticular) M79.0**
－复发性(任何部位) M12.3	－palindromic (any site) M12.3

风湿性(急性)(慢性)(亚急性)	**Rheumatic (acute) (chronic) (subacute)**
一肺炎 I00† J17.8*	—pneumonia I00† J17.8*
一热(急性) - 见 热，风湿热	—fever (acute) - see Fever, rheumatic
一舞蹈症 - 见 舞蹈症，风湿性	—chorea - see Chorea, rheumatic
一心脏(另见 病，心脏，风湿性) I09.9	—heart (see also Disease, heart, rheumatic) I09.9
一一特指的 NEC I09.8	——specified NEC I09.8
风团(另见 荨麻疹) L50.9	**Wheal (see also Urticaria) L50.9**
风疹 B06.9	**German measles, Roeteln, Rubella B06.9**
一并发于妊娠、分娩或产褥期 O98.5	—complicating pregnancy, childbirth or puerperium O98.5
一并发症 NEC B06.8	—complication NEC B06.8
一一神经病性 B06.0† G99.8*	——neurological B06.0† G99.8*
一特指的并发症 NEC B06.8	—specified complications NEC B06.8
一先天性 P35.0	—congenital P35.0
一孕产妇	—maternal
一一怀疑损害到胎儿而影响妊娠处理 O35.3	——suspected damage to fetus affecting management of pregnancy O35.3
一一为(可疑)损害及胎儿给予的医疗 O35.3	——care for (suspected) damage to fetus O35.3
一一影响到胎儿或新生儿 P00.2	——affecting fetus or newborn P00.2
一一一婴儿出现风疹 P35.0	———manifest rubella in infant P35.0

fēng 蜂

蜂窝肺 J98.4	**Honeycomb lung J98.4**
一先天性 Q33.0	—congenital Q33.0
蜂窝织炎(弥漫性)(伴有淋巴管炎)(另见 脓肿) L03.9	**Cellulitis, Phlegmon (diffuse) (with lymphangitis) (see also Abscess) L03.9**
一慢性 NEC L03.9	—chronic NEC L03.9
一背(任何部分) L03.3	—back (any part) L03.3
一鼻(外)(中隔) J34.0	—nose (external) (septum) J34.0
一鼻咽 J39.1	—nasopharynx J39.1
一臂(任何部分，除外手指或拇指) L03.1	—arm (any part, except finger or thumb) L03.1
一扁桃体(周) J36	—tonsil, peritonsillar J36
一大腿 L03.1	—thigh L03.1
一丹毒(另见 丹毒) A46	—erysipelatous (see also Erysipelas) A46
一多部位，如此述及的 L03.8	—multiple sites, so stated L03.8
一耳(外)，耳廓 H60.1	—ear (external), auricle (ear) H60.1
一腹壁 L03.3	—abdominal wall L03.3
一腹股沟 L03.3	—groin L03.3
一腹膜后 K65.0	—retroperitoneal K65.0
一肛门 K61.0	—anus K61.0
一宫颈(另见 宫颈炎) N72	—cervix (uteri) (see also Cervicitis) N72
一海绵体 N48.2	—corpus cavernosum N48.2
一颌(区) L03.2	—jaw (region) L03.2
一喉 J38.7	—larynx J38.7

蜂窝织炎——*续前页*

—化脓性 NEC L03.9
—踝 L03.1
—坏疽性(另见 坏疽) R02
—会阴 L03.3
—肩 L03.1
—脚趾(鞘内)(骨膜)(皮下)(表皮下) L03.0
—接种疫苗性 T88.0
—结核性(原发性) A18.4
—颈(区) L03.8
—口(底) K12.2
—髋 L03.1
—眶 H05.0
—泪器 H04.3
—淋球菌性 NEC A54.8
—面部(任何部分，除外耳、眼和鼻) L03.2
—拇指(鞘内)(骨膜)(皮下)(表皮下) L03.0
—尿道周 N34.0
—脓毒性 NEC L03.9
—盆腔(慢性)
——后
———流产(随后发生) O08.0
————近期发生 - 见 流产
———异位妊娠或葡萄胎妊娠 O08.0
——男性 K65.0
——女性(另见 病，盆腔，炎性) N73.2
—脐 L03.3
——新生儿 P38
—躯干 L03.3
—神经(意指颈) L03.8
—生殖器官 NEC
——男性 N49.9
———多部位 N49.8
———特指的 NEC N49.8
——女性(外) N76.4
—声带 J38.3
—嗜酸细胞性(肉芽肿性) L98.3
—手(除外手指或拇指) L03.1
—手指(鞘内)(骨膜)(皮下)(表皮下) L03.0
—梭状芽胞杆菌性 A48.0
—特指部位 NEC L03.8

Cellulitis, Phlegmon——*continued*

—suppurative NEC L03.9
—ankle L03.1
—gangrenous (see also Gangrene) R02
—perineal, perineum L03.3
—shoulder L03.1
—toe (intrathecal) (periosteal) (subcutaneous) (subcuticular) L03.0
—vaccinal T88.0
—tuberculous (primary) A18.4
—neck (region) L03.8
—mouth (floor) K12.2
—hip L03.1
—orbit, orbital H05.0
—lacrimal apparatus H04.3
—gonococcal NEC A54.8
—face (any part, except ear, eye and nose) L03.2
—thumb (intrathecal) (periosteal) (subcutaneous) (subcuticular) L03.0
—periurethral N34.0
—septic NEC L03.9
—pelvis, pelvic (chronic)
——following
———abortion (subsequent episode) O08.0
————current episode - see Abortion
———ectopic or molar pregnancy O08.0
——male K65.0
——female (see also Disease, pelvis, inflammatory) N73.2
—navel, umbilicus L03.3
——newborn P38
—trunk L03.3
—cervical (meaning neck) L03.8
—genital organ NEC
——male N49.9
———multiple sites N49.8
———specified NEC N49.8
——female (external) N76.4
—vocal cord J38.3
—eosinophilic (granulomatous) L98.3
—hand (except finger or thumb) L03.1
—finger (intrathecal) (periosteal) (subcutaneous) (subcuticular) L03.0
—clostridial A48.0
—specified site NEC L03.8

蜂窝织炎——*续前页*
—头部 NEC L03.8
—头皮(任何部分) L03.8
—腿，除外趾 L03.1
—臀部(区) L03.3
—外耳道 H60.1
—外阴(另见 外阴炎) N76.2
—腕 L03.1
—膝 L03.1
—胸壁(区) L03.3
—咽 J39.1
—眼睑 H00.0
—厌氧性 A48.0
—腋 L03.1
—阴唇(大)(小)(另见 外阴炎) N76.4
—阴茎 N48.2
—阴囊 N49.2
—引流部位(手术后) T81.4
—直肠(周) K61.1
—子宫周(另见 病，盆腔，炎性) N73.2
—足(除外趾) L03.1
—足跟 L03.1
蜂窝织炎的 - 见情况
蜂窝组织周炎 - 见 蜂窝织炎

Cellulitis, Phlegmon——*continued*
—head NEC L03.8
—scalp (any part) L03.8
—leg, except toe(s) L03.1
—buttock, gluteal (region) L03.3
—external auditory canal H60.1
—vulva (see also Vulvitis) N76.2
—wrist L03.1
—knee L03.1
—chest wall, pectoral (region) L03.3
—pharynx J39.1
—eyelid H00.0
—anaerobic A48.0
—axilla L03.1
—labium (majus) (minus) (see also Vulvitis) N76.4
—penis N48.2
—scrotum N49.2
—drainage site (following operation) T81.4
—rectum, perirectal K61.1
—periuterine (see also Disease, pelvis, inflammatory) N73.2
—foot (except toe(s)) L03.1
—heel L03.1
Phlegmonous - see condition
Pericellulitis - see Cellulitis

féng 冯

冯·埃科诺莫-克吕谢病[昏睡性脑炎] **A85.8**
冯·贝佐尔德脓肿[颞骨骨膜下脓肿] **H70.0**
冯·聪布施病 **L40.1**
冯·吉尔克病[糖原贮积病 I 型] **E74.0**
冯·雷克林豪森
—病(神经纤维瘤病)(M9540/1) Q85.0
——骨 E21.0
冯·雷克林豪森-阿普勒鲍姆病 **E83.1**
冯·维勒布兰德(-尤尔根斯)(-迈诺特)病或综合征[血管血友病] **D68.0**
冯·希佩尔(-林道)病或综合征[遗传性斑痣性错构瘤] **Q85.8**

Von Economo-Cruchet disease A85.8
Von Bezold's abscess H70.0
Von Zumbusch's disease L40.1
Von Gierke's disease E74.0
Von Recklinghausen's
—disease (neurofibromatosis) (M9540/1) Q85.0
——bones E21.0
Von Recklinghausen-Applebaum disease E83.1
Von Willebrand(-Jurgens) (-Minot) disease or syndrome D68.0
Von Hippel(-Lindau) disease or syndrome Q85.8

féng 缝

缝合口破裂(手术并发症) **T81.3**

缝线
—破裂(手术伤口) T81.3
—意外遗留在手术伤口内 T81.5

Burst stitches or sutures (complication of surgery) T81.3

Suture
—burst (in operation wound) T81.3
—inadvertently left in operation wound T81.5

fū 跗

跗骨痛 **M79.6**	**Tarsalgia M79.6**
跗管综合征 **G57.5**	**Tarsal tunnel syndrome G57.5**

fú 弗

弗-凯环[弗莱舍-凯泽](角膜) **H18.0**	**Fleischer-Kayser ring (cornea) H18.0**
弗-沃综合征或病[出血性肾上腺综合征] **A39.1† E35.1***	**Friderichsen-Waterhouse syndrome or disease A39.1† E35.1***
弗-希病[进行性皮质性脑病] **G37.0**	**Flatau-Schilder disease G37.0**
弗拉亚尼病[突眼性甲状腺肿] **E05.0**	**Flajani's disease E05.0**
弗赖病[性病性淋巴肉芽肿] **A55**	**Frei's disease A55**
弗赖伯格病(跖骨头不全骨折或骨软骨病) **M92.7**	**Freiberg's disease (infraction of metatarsal head or osteochondrosis) M92.7**
弗赖综合征[耳颞神经综合征] **G50.8**	**Frey's syndrome G50.8**
弗兰克特发性血小板减少 **D69.3**	**Frank's essential thrombocytopenia D69.3**
弗兰切斯凯蒂-克莱因(-维尔德万克)病或综合征 **Q75.4**	**Franceschetti-Klein(-Wildervanck) disease or syndrome Q75.4**
弗朗西斯病(另见 土拉菌病) **A21.9**	**Francis' disease (see also Tularemia) A21.9**
弗勒赫利希综合征[肥胖生殖无能综合征] **E23.6**	**Fröhlich's syndrome E23.6**
弗雷德里克森高脂蛋白血症，型	**Frederickson's hyperlipoproteinemia, type**
－I 和 V E78.3	－I and V　E78.3
－IIA E78.0	－IIA　E78.0
－IIb 和 III E78.2	－IIb and III　E78.2
－IV E78.1	－IV E78.1
弗雷泽综合征 **Q87.0**	**Fraser's syndrome Q87.0**
弗里德赖希	**Friedreich's**
－半面增生 Q67.4	－facial hemihypertrophy Q67.4
－共济失调 G11.1	－ataxia G11.1
－合并全身性病 G11.1	－combined systemic disease G11.1
－硬化(小脑)(脊髓) G11.1	－sclerosis (cerebellum) (spinal cord) G11.1
弗里德伦德尔杆菌(芽胞杆菌) **NEC(另见情况) A49.8**	**Friedländer's B (bacillus) NEC (see also condition) A49.8**
弗里曼-谢尔登综合征[颅腕跗营养不良] **Q87.0**	**Freeman-Sheldon syndrome Q87.0**
弗林病[苯丙酮酸尿病] **E70.0**	**Folling's disease E70.0**
弗林特杂音(主动脉关闭不全) **I35.1**	**Flint murmur (aortic insufficiency) I35.1**
弗氏痢疾 **A03.1**	**Flexner's dysentery A03.1**

fú 伏

伏格特-小柳综合征[眼色素层脑膜炎] **H20.8**	**Vogt-Koyanagi syndrome H20.8**

fú 服

服用 - 见 给予	**Administration**

fú 氟

氟牙症[斑釉牙] **K00.3** **Mottled, mottling, teeth (enamel) K00.3**
氟中毒[斑釉] **Fluorosis**
—骨骼[氟骨症] M85.1 —skeletal M85.1
—牙[氟牙症] K00.3 —dental K00.3

fú 匐

匐行性麻痹 **G12.2** **Creeping palsy or paralysis G12.2**
匐行性脱发 **L63.2** **Ophiasis L63.2**

fú 辐

辐射 **Radiation**
—暴露 NEC Z58.4 —exposure NEC Z58.4
——职业性 Z57.1 ——occupational Z57.1
—效应或病 NEC T66 —effects or sickness NEC T66
辐照的有害效应 **NEC T66** **Irradiation effects, adverse NEC T66**
辐照性牙釉质 **K03.8** **Irradiated enamel (tooth, teeth) K03.8**

fú 福

福布斯糖原贮积病 **E74.0** **Forbes' glycogen storage disease E74.0**
福代斯-福克斯病[腋窝阴阜顶泌腺慢性发炎] **L75.2** **Fordyce-Fox disease L75.2**
福代斯病[异位皮脂腺](口腔) **Q38.6** **Fordyce's disease (mouth) Q38.6**
福格特-施皮格尔迈尔黑朦性白痴或病 **E75.4** **Vogt-Spielmeyer amaurotic idiocy or disease E75.4**
福格特病或综合征 **G80.3** **Vogt's disease or syndrome G80.3**
福卡斯病 **N60.1** **Phocas' disease N60.1**
福克曼缺血性挛缩或麻痹(并发创伤) **T79.6** **Volkmann's ischemic contracture or paralysis (complicating trauma) T79.6**
福克斯(-福代斯)病[腋窝阴阜顶泌腺慢性发炎] **L75.2** **Fox(-Fordyce) disease L75.2**
福雷斯蒂尔病[强直性骨肥厚] **M48.1** **Forestier's disease M48.1**
福瑟吉尔 **Fothergill's**
—病(猩红热咽峡炎) A38 —disease (scarlatina anginosa) A38
—综合征(三叉神经痛)(另见 神经痛，三叉) G50.0 —syndrome (trigeminal neuralgia) (see also Neuralgia, trigeminal) G50.0
福维尔(脚)病或综合征[外展-面神经交叉性偏瘫] **I67.8† G46.3*** **Foville's (peduncular) disease or syndrome I67.8† G46.3***
福希耶脓肿 - 作为脓肿，按部位编码 **Fochier's abscess - code as Abscess, by site**

fǔ 俯

俯屈 **Flexion**
—宫颈(另见 错位，子宫) N85.4 —cervix (see also Malposition, uterus) N85.4
—子宫(另见 错位，子宫) N85.4 —uterus (see also Malposition, uterus) N85.4
——外侧 - 见 侧倾，子宫 ——lateral - see Lateroversion, uterus

fǔ 腐

腐肉(另见 坏疽) R02

腐肉形成(多发性)(崩蚀性溃疡)(皮肤)(另见坏疽) R02

—筋膜 M79.8

—溃疡(另见 溃疡，皮肤) L98.4

—阑尾 K38.8

—脓肿(另见 脓肿) L02.9

—阴囊 N50.8

腐蚀

—牙 K02.9

腐蚀伤(损伤)(酸)(苛性)(化学性)(外)(内)(石灰) T30.4

注：下列第四位数亚目与 T20-T25，T29 和 T30 类目一起使用：

.4 未特指度数

.5 一度

红斑

.6 二度

水疱，表皮损失

.7 三度

下部组织深度坏死

全层皮肤损失

—一度 - 作为腐蚀伤，按部位编码，伴有第四位数.5

—二度 - 作为腐蚀伤，按部位编码，伴有第四位数.6

—三度 - 作为腐蚀伤，按部位编码，伴有第四位数.7

—四度 - 作为腐蚀伤，按部位编码，伴有第四位数.7

—背 T21.-

—鼻(中隔) T20.-

—臂(上)(意指上肢) T22.-

——伴有腕和手 T29.-

—扁桃体 T28.5

—表皮损失 - 作为腐蚀伤，按部位编码，伴有第四位数.6

—肠(大)(小) T28.7

—唇 T20.-

—大腿 T24.-

—耳(廓)(管)(鼓)(外) T20.-

—非全层皮肤损伤 - 作为腐蚀伤，按部位编码，伴有第四位数.6

—肺(伴有喉和气管) T27.5

—腹部(肌肉)(壁) T21.-

Sphacelus (see also Gangrene) R02

Sloughing (multiple) (phagedena) (skin) (see also Gangrene) R02

—fascia M79.8

—ulcer (see also Ulcer, skin) L98.4

—appendix K38.8

—abscess (see also Abscess) L02.9

—scrotum N50.8

Decay

—dental, tooth, teeth K02.9

Corrosion (injury) (acid) (caustic) (chemical) (external) (internal) (lime) T30.4

Note: The following fourth-character subdivisions are for use with categories T20-T25, T29 and T30:

.4 Unspecified degree

.5 First degree

Erythema

.6 Second degree

Blisters, epidermal loss

.7 Third degree

Deep necrosis of underlying tissue

Full-thickness skin loss

—first degree - code as Corrosion, by site,with fourth character .5

—second degree - code as Corrosion, by site, with fourth character .6

—third degree - code as Corrosion, by site, with fourth character .7

—fourth degree - code as Corrosion, by site,with fourth character .7

—back T21.-

—nose (septum) T20.-

—arm(s) (upper) (meaning upper limb) T22.-

——with wrist and hand T29.-

—tonsil(s) T28.5

—epidermal loss - code as Corrosion, by site, with fourth character .6

—intestine (large) (small) T28.7

—lip(s) T20.-

—thigh(s) T24.-

—ear (auricle) (canal) (drum) (external) T20.-

—partial thickness skin damage –code as Corrosion, by site, with fourth character .6

—lung (with larynx and trachea) T27.5

—abdomen, abdominal (muscle) (wall) T21.-

腐蚀伤——*续前页*
一腹股沟 T21.-
一肛门 T21.-
一睾丸 T21.-
一宫颈 T28.8
一巩膜 T26.8
一骨盆 T21.-
一红斑(性) - 作为腐蚀伤，按部位编码，伴有第四位数.5
一喉 T27.4
一一伴有肺 T27.5
一呼吸道 T27.7
一一特指部位 NEC T27.6
一踝(和足) T25.-
一一伴有腿 T29.-
一会厌 T27.4
一会阴 T21.-
一肩 T22.-
一肩胛间区 T21.-
一肩胛区 T22.-
一脚趾(甲)(趾甲下的) T25.-
一角膜(和结膜) T26.6
一结肠 T28.7
一结膜(和角膜) T26.6
一颈 T20.-
一口腔 T28.5
一髋 T24.-
一泪器、泪管、泪腺或泪囊 T26.8
一泌尿生殖器官
一一内 T28.8
一一外 T21.-
一面部 T20.-
一拇指 T23.-
一内部器官 NEC(另见 腐蚀伤，按部位) T28.9
一颞 T20.-
一皮肤 NEC T30.4
一气管 T27.4
一一伴有肺 T27.5
一躯干 T21.-
一全层皮肤丢失 - 作为腐蚀伤，按部位编码，伴有第四位数.7
一全身 - 见 腐蚀伤，身体多个部位
一乳房 T21.-

Corrosion——*continued*
—groin T21.-
—anus T21.-
—testis T21.-
—cervix T28.8
—sclera T26.8
—pelvis T21.-
—erythema, erythematous - code as Corrosion, by site, with fourth character .5
—larynx T27.4
——with lung T27.5
—respiratory tract T27.7
——specified part NEC T27.6
—ankle (and foot) T25.-
——with leg T29.-
—epiglottis T27.4
—perineum T21.-
—shoulder(s) T22.-
—interscapular region T21.-
—scapular region T22.-
—toe(nail) (subungual) T25.-
—cornea (and conjunctiva) T26.6
—colon T28.7
—conjunctiva (and cornea) T26.6
—neck T20.-
—mouth T28.5
—hip T24.-
—lacrimal apparatus, duct, gland or sac T26.8
—genitourinary organs
——internal T28.8
——external T21.-
—face T20.-
—thumb(s) T23.-
—internal organs NEC (see also Corrosion, by site) T28.9
—temple T20.-
—skin NEC T30.4
—trachea T27.4
——with lung T27.5
—trunk T21.-
—full-thickness skin loss - code as Corrosion, by site, with fourth character .7
—entire body, total body - see Corrosion, multiple body regions
—breast(s) T21.-

腐蚀伤——*续前页*

—舌 T28.5

—身体多个部位(可归类于 T20-T28 中超过一个类目的部位) T29.4

——一度(仅，不伴有二度或三度) T29.5

——二度(伴有一度) T29.6

——三度(伴有一度和二度) T29.7

—食管 T28.6

—手(指)(和腕) T23.-

——和臂 T29.-

—手掌 T23.-

—手指(甲)(指甲下的) T23.-

—水疱 - 作为腐蚀伤，按部位编码，伴有第四位数.6

—头(和面部)(和颈) T20.-

——仅眼部 - 见 腐蚀伤，眼

—头皮 T20.-

—腿(小)(意指下肢) T24.-

——伴有踝和足 T29.-

—臀部 T21.-

—外阴 T21.-

—腕(和手) T23.-

——伴有臂 T29.-

—未特指部位伴有累及特指的体表范围

——小于 10% T32.0

——10-19% T32.1

——20-29% T32.2

——30-39% T32.3

——40-49% T32.4

——50-59% T32.5

——60-69% T32.6

——70-79% T32.7

——80-89% T32.8

——90%或以上 T32.9

—胃 T28.7

—胃肠道 NEC T28.7

—吸入(另见 腐蚀伤，按部位) T27.7

—膝 T24.-

—下背 T21.-

—下部组织深度坏死 - 作为腐蚀伤，按部位编码，伴有第四位数.7

—消化道 NEC T28.7

—胁腹 T21.-

—胸壁 T21.-

—胸部(外) T21.-

Corrosion——*continued*

—tongue T28.5

—multiple body regions (sites classifiable to more than one category in T20-T28) T29.4

——first degree (only, without second or third degree) T29.5

——second degree (with first degree) T29.6

——third degree (with first and second degree) T29.7

—esophagus T28.6

—hand(s) (phalanges) (and wrist) T23.-

——with arm T29.-

—palm(s) T23.-

—finger(s) (nail) (subungual) T23.-

—blisters - code as Corrosion, by site, with fourth character .6

—head (and face) (and neck) T20.-

——eye(s) only - see Corrosion, eye

—scalp T20.-

—leg(s) (lower) (meaning lower limb) T24.-

——with ankle and foot T29.-

—buttock(s) T21.-

—vulva T21.-

—wrist(s) (and hand) T23.-

——with arm T29.-

—unspecified site with extent of body surface involved specified

——less than 10 per cent T32.0

——10-19 per cent T32.1

——20-29 per cent T32.2

——30-39 per cent T32.3

——40-49 per cent T32.4

——50-59 per cent T32.5

——60-69 per cent T32.6

——70-79 per cent T32.7

——80-89 per cent T32.8

——90 per cent or more T32.9

—stomach T28.7

—gastrointestinal tract NEC T28.7

—inhalation (see also Corrosion, by site) T27.7

—knee T24.-

—lower back T21.-

—deep necrosis of underlyingtissue - code as Corrosion, by site, with fourth character .7

—alimentary tract NEC T28.7

—flank T21.-

—chest wall T21.-

—thorax (external) T21.-

腐蚀伤——*续前页*	**Corrosion**——*continued*
一咽(喉) T28.5	—pharynx, throat T28.5
一眼 T26.9	—eye(s) T26.9
一一伴有导致眼球破裂和破坏 T26.7	——with resulting rupture and destruction of eyeball T26.7
一一特指部位 NEC(另见 腐蚀伤，按部位) T26.8	——specified part NEC (see also Corrosion, by site) T26.8
一眼附器 T26.9	—ocular adnexa T26.9
一眼睑 T26.5	—eyelid(s) T26.5
一眼球 - 见 腐蚀伤，眼	—eyeball - see Corrosion, eye
一眼周区 T26.5	—periocular area T26.5
一腋 T22.-	—axilla T22.-
一阴唇(大)(小) T21.-	—labium (majus) (minus) T21.-
一阴道 T28.8	—vagina T28.8
一阴茎 T21.-	—penis T21.-
一阴囊 T21.-	—scrotum T21.-
一肢	—extremity, limb(s)
一一上(除外仅腕和手) T22.-	——upper (except wrist and hand alone) T22.-
一一一伴有腕和手 T29.-	———with wrist and hand T29.-
一一下(除外仅踝或足) T24.-	——lower (except ankle or foot alone) T24.-
一一一伴有踝和足 T29.-	———with ankle and foot T29.-
一直肠 T28.7	—rectum T28.7
一子宫 T28.8	—uterus T28.8
一足(和踝)(趾) T25.-	—foot (and ankle) (phalanges) T25.-
一一伴有腿 T29.-	——with leg T29.-
腐蚀性烧伤 - 见 腐蚀伤，按部位	**Caustic burn, Corrosive burn - see Corrosion, by site**

fù 妇

妇科检查(定期的)(常规) **Z01.4**	**Gynecological examination (periodic) (routine) Z01.4**

fù 附

附发疹反应[Id 反应](由于细菌)L30.2	**Id reaction (due to bacteria) L30.2**
附睾-睾丸炎(另见 附睾炎) N45.9	**Epididymo-orchitis (see also Epididymitis) N45.9**
一伴有脓肿 N45.0	—with abscess N45.0
附睾的 - 见情况	**Epididymis - see condition**
附睾炎(急性)(非性病性)(复发性)(残余) N45.9	**Epididymitis (acute) (nonvenereal) (recurrent) (residual) N45.9**
一干酪样(结核) A18.1† N51.1*	—caseous (tuberculous) A18.1† N51.1*
一结核性 A18.1† N51.1*	—tuberculous A18.1† N51.1*
一淋病性(淋球菌性) A54.2† N51.1*	—blennorrhagic (gonococcal) A54.2† N51.1*
一淋球菌性 A54.2† N51.1*	—gonococcal A54.2† N51.1*
一梅毒性 A52.7† N51.1*	—syphilitic A52.7† N51.1*
一衣原体性 A56.1† N51.1*	—chlamydial A56.1† N51.1*
附睾周炎(另见 附睾炎) N45.9	**Periepididymitis (see also Epididymitis) N45.9**
一伴有脓肿 N45.0	—with abscess N45.0
附加的 - 见 副	**Additional - see Accessory**

fù 复

fù 副

副——*续前页*
—尿道 Q64.7
—膀胱 Q64.7
—皮肤赘片 Q82.8
—脾 Q89.0
—器官或部位未列出 - 见 异常，按部位
—染色体 NEC(无性) Q92.9
——13 - 见 三体性，13
——18 - 见 三体性，18
——21 - 见 三体性，21
——伴有复合体重排 NEC Q92.5
———仅见于前中期 Q92.4
——部分 Q92.9
——性
———男性表型 Q98.8
———女性表型 Q97.8
—乳房组织，腋下 Q83.1
—乳头 Q83.3
—腮腺(和腮管) Q38.4
—舌 Q38.3
—神经系统，部位 NEC Q07.8
—肾 Q63.0
—肾动脉(多发性) Q27.2
—肾上腺 Q89.1
—生殖器官
——男性 Q55.8
——女性 Q52.8
———内 NEC Q52.8
———外 Q52.7
—声带 Q31.8
—手指 Q69.0
—输卵管(繖)(口) Q50.6
—输尿管 Q62.5
—听小骨 Q16.3
—外阴 Q52.7
—腕骨 Q74.0
—腕舟状骨 Q74.0
—涎腺 Q38.4
—小叶，心脏瓣膜 NEC Q24.8
—心尖瓣膜 NEC Q24.8
——肺 Q22.3
—心脏 Q24.8
——瓣膜 NEC Q24.8
———肺 Q22.3

Accessory——*continued*
—urethra Q64.7
—bladder Q64.7
—skin tags Q82.8
—spleen Q89.0
—organ or site not listed - see Anomaly, by site
—chromosome(s) NEC (non-sex) Q92.9
——13 - see Trisomy, 13
——18 - see Trisomy, 18
——21 - see Trisomy, 21
——with complex rearrangements NEC Q92.5
———seen only at prometaphase Q92.4
——partial Q92.9
——sex
———male phenotype Q98.8
———female phenotype Q97.8
—breast tissue, axilla Q83.1
—nipple Q83.3
—parotid gland (and duct) Q38.4
—tongue Q38.3
—nervous system, part NEC Q07.8
—kidney Q63.0
—renal arteries (multiple) Q27.2
—adrenal gland Q89.1
—genital organ(s)
——male Q55.8
——female Q52.8
———internal NEC Q52.8
———external Q52.7
—vocal cords Q31.8
—finger(s) Q69.0
—fallopian tube, oviduct (fimbria) (ostium) Q50.6
—ureter Q62.5
—auditory ossicles Q16.3
—vulva Q52.7
—carpal bones Q74.0
—navicular of carpus Q74.0
—salivary gland Q38.4
—leaflet, heart valve NEC Q24.8
—cusp(s), heart valve NEC Q24.8
——pulmonary Q22.3
—heart Q24.8
——valve NEC Q24.8
———pulmonary Q22.3

副——*续前页*	**Accessory**——*continued*
一胸骨 Q76.7	—sternum Q76.7
一胸腺 Q89.2	—thymus gland Q89.2
一血管 NEC Q27.9	—blood vessels NEC Q27.9
一牙 K00.1	—tooth, teeth K00.1
一一引起密集 K07.3	——causing crowding K07.3
一牙根 K00.2	—roots (teeth) K00.2
一眼肌 Q10.3	—eye muscle Q10.3
一眼睑 Q10.3	—eyelid Q10.3
一胰腺 Q45.3	—pancreas Q45.3
一阴道 Q52.1	—vagina Q52.1
一指[趾] Q69.9	—digit(s) Q69.9
一籽骨 Q74.8	—sesamoid bones Q74.8
一一手 Q74.0	——hand Q74.0
一一足 Q74.2	——foot Q74.2
一子宫 Q51.2	—uterus Q51.2
副白蛋白血症 E88.0	**Para-albuminemia E88.0**
副蛋白血症 D89.2	**Paraproteinemia D89.2**
一单克隆(M9765/1) D47.2	—monoclonal (M9765/1) D47.2
一继发于恶性病(M9765/1) D47.2	—secondary to malignant disease (M9765/1) D47.2
一良性(家族性) D89.2	—benign (familial) D89.2
副淀粉样变 E85.8	**Paramyloidosis E85.8**
副肌强直(先天性) G71.1	**Paramyotonia (congenita) G71.1**
副牛痘 B08.0	**Paravaccinia B08.0**
副球孢子菌病 B41.9	**Paracoccidioidomycosis B41.9**
一播散性 B41.7	—disseminated B41.7
一肺 B41.0† J99.8*	—pulmonary B41.0† J99.8*
一内脏的 B41.8	—visceral B41.8
一粘膜皮肤-淋巴管性 B41.8	—mucocutaneous-lymphangitic B41.8
一全身性 B41.7	—generalized B41.7
一特指的 NEC B41.8	—specified NEC B41.8
副肉芽肿，霍奇金[何杰金](M9660/3) C81.7	**Paragranuloma, Hodgkin's (M9660/3) C81.7**
副伤寒 - 见 热，副伤寒	**Paratyphoid (fever), Paratyphus - see Fever, paratyphoid**
副神经节瘤 – 现译名 神经节细胞瘤	**Paraganglioma**
副胎盘 O43.1	**Succenturiate placenta O43.1**
副血友病 D68.2	**Parahemophilia D68.2**
副银屑病[类银屑病](曾译名 类牛皮癣) L41.9	**Parapsoriasis L41.9**
一大斑块 L41.4	—large plaque L41.4
一小斑块 L41.3	—small plaque L41.3
一点滴状 L41.1	—guttata L41.1
一特指的 NEC L41.8	—specified NEC L41.8
一天花样(急性) L41.0	—varioliformis (acuta) L41.0
一网状 L41.5	—retiform, retiformis L41.5

fù 富

富克斯 Fuchs'
－虹膜异色睫状体炎 H20.8 －heterochromic cyclitis H20.8
－(角膜内皮)营养不良 H18.5 －dystrophy (corneal endothelium) H18.5
富兰克林病(M9763/3) C88.2 **Franklin's disease (M9763/3) C88.2**
富尼耶病或富尼耶坏疽[生殖器暴发性坏疽] N49.8 **Fournier's disease or gangrene N49.8**
－女性 N76.8 －female N76.8

fù 腹

腹壁的 - 见情况 **Wall, abdominal - see condition**
腹部 - 另见情况 **Abdomen, abdominal - see also condition**
－肌肉缺乏综合征 Q79.4 －muscle deficiency syndrome Q79.4
－急性[急腹症] R10.0 －acute R10.0
－惊厥替代症 G40.8 －convulsive equivalent G40.8
腹的 - 见情况 **Ventral - see condition**
腹股沟 - 另见情况 **Inguinal - see also condition**
－睾丸 Q53.9 －testicle Q53.9
－－单侧 Q53.1 －－unilateral Q53.1
－－双侧 Q53.2 －－bilateral Q53.2
腹股沟的 - 见情况 **Groin - see condition**
腹股沟淋巴结炎 I88.8 **Bubo I88.8**
－腹股沟(非特异的) I88.8 －inguinal (nonspecific) I88.8
－－感染性 I88.8 －－infective I88.8
－－软下疳 A57 －－chancroidal A57
－－性病性 A64 －－venereal A64
－－性病性淋巴肉芽肿 A55 －－climatic A55
－－由于杜克雷嗜血杆菌 A57 －－due to Haemophilus ducreyi A57
－化脓性(另见 淋巴结炎，急性) L04.9 －suppurating (see also Lymphadenitis, acute) L04.9
－淋巴结(结核) A18.2 －scrofulous (tuberculous) A18.2
－淋病性(淋球菌性) A54.8 －blennorrhagic (gonococcal) A54.8
淋球菌性 A54.8 －gonococcal A54.8
－梅毒性(原发性) A51.0 －syphilitic (primary) A51.0
－－先天性 A50.0 －－congenital A50.0
－热带 A55 －tropical A55
－软下疳 A57 －chancroidal, soft chancre A57
－性病性 A64 －venereal A64
－性病性淋巴肉芽肿 A55 －climatic A55
－由于 －due to
－－杜克雷嗜血杆菌 A57 －－Haemophilus ducreyi A57
－－鼠疫耶尔森菌 A20.0 －－Yersinia pestis A20.0
－中毒性(软下疳) A57 －virulent (chancroidal) A57

腹股沟肉芽肿 A58	**Donovanosis A58**
腹股沟突出 - 见 疝，腹股沟	**Bubonocele - see Hernia, inguinal**
腹裂(先天性) Q79.3	**Gastroschisis (congenital) Q79.3**
腹膜的 - 见情况	**Peritoneum, peritoneal - see condition**
腹膜后的 - 见情况	**Retroperitoneal - see condition**
腹膜后腔炎(另见 腹膜炎) K65.9	**Retroperitonitis (see also Peritonitis) K65.9**
腹膜假粘液瘤(M8480/6) C78.6	**Pseudomyxoma peritonei (M8480/6) C78.6**
腹膜炎(粘连性)(纤维蛋白性)(伴有渗出) K65.9	**Peritonitis (adhesive) (fibrinous) (with effusion) K65.9**
一急性 K65.0	—acute K65.0
一白喉性 A36.8† K67.8*	—diphtheritic A36.8† K67.8*
一伴有或伴随	—with or following
一一阑尾炎 K35.0	——appendicitis K35.0
一一一伴有穿孔或破裂 K35.0	———with mention of perforation or rupture K35.0
一一脓肿 K65.0	——abscess K65.0
一一憩室性疾病(肠) K57.8	——diverticular disease (intestine) K57.8
一播散性 NEC K65.0	—disseminated NEC K65.0
一产褥期、产后、分娩 O85	—puerperal, postpartum, childbirth O85
一胆汁性 K65.8	—bile, biliary K65.8
一膈 K65.0	—diaphragmatic K65.0
一膈下 K65.0	—subdiaphragmatic, subphrenic K65.0
一后	—following
一一流产(随后发生) O08.0	——abortion (subsequent episode) O08.0
一一一近期发生 - 见 流产	———current episode - see Abortion
一一异位妊娠或葡萄胎妊娠 O08.0	——ectopic or molar pregnancy O08.0
一化脓性 K65.0	—purulent, suppurative K65.0
一化学性 T81.6	—chemical T81.6
一结核性 A18.3† K67.3*	—tuberculous A18.3† K67.3*
一淋球菌性 A54.8† K67.1*	—gonococcal A54.8† K67.1*
一梅毒性 A52.7† K67.2*	—syphilitic A52.7† K67.2*
一一先天性(早期) A50.0† K67.2*	——congenital (early) A50.0† K67.2*
一弥漫性 NEC K65.0	—diffuse NEC K65.0
一尿 K65.8	—urine K65.8
一脓毒性 K65.0	—septic K65.0
一盆腔	—pelvic
一一男性 K65.0	——male K65.0
一一女性 N73.5	——female N73.5
一一一急性 N73.3	———acute N73.3
一一一慢性 NEC N73.4	———chronic NEC N73.4
一一一一伴有粘连 N73.6	————with adhesions N73.6
一全身性 K65.0	—general(ized) K65.0
一手术后 K91.8	—postoperative K91.8
一胎粪(新生儿) P78.0	—meconium (newborn) P78.0

腹膜炎——*续前页*
—无菌性 T81,6
—先天性 NEC P78.1
—纤维干酪性(结核) A18.3† K67.3*
—纤维脓性的 K65.0
—新生儿 P78.1
——胎粪 P78.0
—衣原体性 A74.8† K67.0*
—胰腺 K65.0
—由于在操作中意外遗留异物引起的(化学性)(粉剂)(滑石粉) T81.6
—增生性，慢性 K65.8
—阵发性，家族性 E85.0
——良性 E85.0
—周期性，家族性 E85.0
腹腔积血 K66.1
—创伤性 S36.8
—感染性 K65.9
腹水(异常) R18
—恶性 C78.6
—结核性 A18.3
—梅毒性 A52.7
—乳糜性(非丝虫性) I89.8
——丝虫性(另见 丝虫病) B74.9
—胎儿，引起(母体)梗阻性分娩 O66.3
腹痛 R10.4
腹泻(病)(婴儿) A09.9
—急性 A09.9
——出血性 A09.0
——水样 A09.0
——血性 A09.0
—慢性(非传染性) K52.9
—阿米巴(另见 阿米巴病) A06.0
—　急性 A06.0
——慢性 A06.1
——伴有脓肿 - 见 脓肿，阿米巴
——非痢疾性 A06.2
—鞭毛虫性 A07.9
—变应性 K52.2
—病毒性(另见 小肠炎，病毒性) A08.4
—传染性 A09.0
—唇鞭毛虫 A07.8

Peritonitis——*continued*
—aseptic T81.6
—congenital NEC P78.1
—fibrocaseous (tuberculous) A18.3† K67.3*
—fibropurulent K65.0
—neonatal P78.1
——meconium P78.0
—chlamydial A74.8† K67.0*
—pancreatic K65.0
—due to foreign substance accidentally left during a procedure (chemical) (powder) (talc) T81.6
—proliferative, chronic K65.8
—paroxysmal, familial E85.0
——benign E85.0
—periodic, familial E85.0
Hematoperitoneum, Hemoperitoneum K66.1
—traumatic S36.8
—infectional K65.9
Ascites, Hydroperitoneum (abdominal) R18
—malignant C78.6
—tuberculous A18.3
—syphilitic A52.7
—chylous (nonfilarial) I89.8
——filarial (see also Filaria) B74.9
—fetal, causing obstructed labor (mother) O66.3
Abdominalgia R10.4
Diarrhea, diarrheal (infantile) A09.9
—acute A09.9
——hemorrhagic A09.0
——watery A09.0
——bloody A09.0
—chronic (noninfectious) K52.9
—amebic (see also Amebiasis) A06.0
——acute A06.0
——chronic A06.1
——with abscess - see Abscess, amebic
——nondysenteric A06.2
—flagellate A07.9
—allergic K52.2
—viral (see also Enteritis, viral) A08.4
—infectious A09.0
—Chilomastix A07.8

腹泻——*续前页*
－由于——*续前页*
－－葡萄球菌 A04.8
－－食物过敏性 K52.2
－－特指的病原体 NEC A08.5
－－－病毒性 A08.3
－－－细菌性 A04.8
－－弯曲菌 A04.5
－－细菌 A04.9
－－－特指的 NEC A04.8
－－小肠结肠炎耶尔森菌 A04.6
－－隐孢子虫 A07.2
－原虫性 A07.9
－－特指的 NEC A07.8
－真菌性 NEC B49† K93.8*
－中毒性 K52.1
腹脏突出 K43.9
－结肠进入胸腔 - 见 疝，膈

Diarrhea, diarrheal——*continued*
－due to——*continued*
－－Staphylococcus A04.8
－－food hypersensitivity K52.2
－－specified organism NEC A08.5
－－－viral A08.3
－－－bacterial A04.8
－－Campylobacter A04.5
－－bacteria A04.9
－－－specified NEC A04.8
－－Yersinia enterocolitica A04.6
－－Cryptosporidium A07.2
－protozoal A07.9
－－specified NEC A07.8
－mycotic NEC B49† K93.8*
－toxic K52.1
Eventration K43.9
－colon into chest - see Hernia, diaphragm

fù 覆

覆盖牙合 K07.2
覆牙合(深)(过度)(水平)(垂直) K07.2

Overjet K07.2
Overbite (deep) (excessive) (horizontal) (vertical) K07.2

G

gǎi 改

改变 - 另见 取出
一变性性，脊柱或脊椎 M47.9
一肠习惯 R19.4
一骶髂关节 M53.3
一动脉硬化性 - 见 动脉硬化
一恶性(M8000/3) - 作为损害部位的原发性恶性肿瘤编码

注：对发生于某一肿瘤的恶性变，要应用具有动态编码/3 的适当的 M 编码。如：子宫纤维瘤恶性变，编码为 M8890/3。对发生于某一非肿瘤情况(如：胃溃疡)的恶性变，使用 M 编码 M8000/3。

一肥大性
一一鼻窦 J34.8
一一上呼吸道 J39.8
一感觉性 R20.8
一骨 M89.9
一一糖尿病性 E14.6† M90.8*
一喉增生性 J38.7
一换工作引起的焦虑 Z56.1
一极微(肾小球) - 编码于 N00-N07，伴有第四位数.0
一角膜层 H18.3
一精神 NEC F99
一老年性(另见情况) R54
一皮肤 R23.8
一一急性，由于紫外线辐射 L56.9
一一一特指的 NEC L56.8
一一慢性，由于非电离辐射 L57.9
一一一特指的 NEC L57.8
一一质地 R23.4
一人格(持久性)(另见 人格，改变) F62.9
一一继发性(非特异的) F61
一一由于(继发于)全身性医疗情况 F07.0
一认知(轻度)(器质性)由于或继发于全身性医疗情况 F06.7
一肾(另见 病，肾) N28.9
一生活(另见 绝经) N95.1
一声音 R49.8
一一心因性 F44.4

Change(s) (of) - see also Removal
—degenerative, spine or vertebra M47.9
—bowel habit R19.4
—sacroiliac joint M53.3
—arteriosclerotic - see Arteriosclerosis
—malignant (M8000/3) - code as primary malignant neoplasm of the site of the lesion

Note: For malignant change occurring in a neoplasm, use the appropriate M code with behavior code /3, e.g. malignant change in uterine fibroid, M8890/3. For malignant change occurring in a non-neoplastic condition (e.g. gastric ulcer) use the M code M8000/3.

—hypertrophic
——nasal sinus J34.8
——upper respiratory tract J39.8
—sensory R20.8
—bone M89.9
——diabetic E14.6† M90.8*
—hyperplastic larynx J38.7
—job, anxiety concerning Z56.1
—minimal (glomerular) - code to N00-N07, with fourth character .0
—corneal membrane H18.3
—mental NEC F99
—senile (see also condition) R54
—skin R23.8
——acute, due to ultraviolet radiation L56.9
———specified NEC L56.8
——chronic, due to nonionizing radiation L57.9
———specified NEC L57.8
——texture R23.4
—personality (enduring) (see also Personality, change) F62.9
——secondary (nonspecific) F61
——due to (secondary to) general medical condition F07.0
—cognitive (mild) (organic) due to or secondary to general medical condition F06.7
—renal (see also Disease, renal) N28.9
—of life (see also Menopause) N95.1
—voice R49.8
——psychogenic F44.4

改变——*续前页*	**Change**——*continued*
一视网膜，近视性 H44.2	—retina, myopic H44.2
一心肌 - 见 变性，心肌	—myocardium, myocardial - see Degeneration, myocardial
一心肾性(血管性)(另见 高血压，心肾性) I13.9	—cardiorenal (vascular) (see also Hypertension, cardiorenal) I13.9
一心血管 - 见 病，心血管	—cardiovascular - see Disease, cardiovascular
一心脏 - 见 病，心脏	—heart - see Disease, heart
一血管性 I99	—vascular I99
一血管运动性 I73.9	—vasomotor I73.9
一循环的 I99	—circulatory I99
一炎性 - 另见 炎症	—inflammatory - see also Inflammation
一一骶髂 M46.1	——sacroiliac M46.1
一颜色，牙	—color, tooth, teeth
一一萌出后 K03.7	——posteruptive K03.7
一一形成期间 K00.8	——during formation K00.8
改善，人工造口 - 见 维护，人工，造口	**Reforming, artificial openings - see Attention to, artificial, opening**

gài 钙

钙	**Calcium**
一玻璃体内的盐或皂 H43.2	—salts or soaps in vitreous (body) H43.2
一沉积 - 见 钙化，按部位	—deposits - see Calcification, by site
一代谢紊乱 E83.5	—metabolism disorder E83.5
钙化	**Calcification**
一玻璃体 H43.2	—vitreous H43.2
一大脑(皮质) G93.8	—cerebral (cortex) G93.8
一一动脉 I67.2	——artery I67.2
一大脑镰 G96.1	—falx cerebri G96.1
一胆囊 K82.8	—gallbladder K82.8
一动脉(环状) - 见 动脉硬化	—artery (annular) - see Arteriosclerosis
一耳廓 H61.1	—auricle (ear) H61.1
一肺(活动性)(感染后) J98.4	—lung (active) (postinfectional) J98.4
一一结核性 B90.9	——tuberculous B90.9
一宫颈 N88.8	—cervix (uteri) N88.8
一巩膜 H15.8	—sclera H15.8
一关节(周) M25.8	—joint, periarticular M25.8
一广泛(截瘫性) M61.2	—massive (paraplegic) M61.2
一海绵体(阴茎) N48.8	—corpus cavernosum (penis) N48.8
一喉(老年性) J38.7	—larynx (senile) J38.7
一滑囊 NEC M71.4	—bursa NEC M71.4
一一肩 M75.3	——shoulder M75.3
一基底节 G23.8	—basal ganglia G23.8
一肌肉 M61.9	—muscle M61.9
一一麻痹性 M61.2	——paralytic M61.2
一一特指的 NEC M61.4	——specified NEC M61.4
一一由于烧伤 M61.3	——due to burns M61.3

钙化——*续前页*	**Calcification**——*continued*
一腱(鞘) M65.8	一tendon (sheath) M65.8
一一伴有滑囊炎、滑膜炎或腱鞘炎 M65.2	一一with bursitis, synovitis or tenosynovitis M65.2
一结膜 H11.1	一conjunctiva H11.1
一晶状体 H26.8	一lens H26.8
一淋巴腺或淋巴结(感染后) I89.8	一lymph gland or node (postinfectional) I89.8
一一结核性 B90.8	一一tuberculous B90.8
一颅内 - 见 钙化，大脑	一intracranial - see Calcification, cerebral
一卵巢 N83.8	一ovary N83.8
一脉络丛 G93.8	一choroid plexus G93.8
一蒙克贝格 I70.2	一Mönckeberg's I70.2
一脑(皮质) - 见 钙化，大脑	一brain (cortex) - see Calcification, cerebral
一脑脊膜(大脑)(脊柱) G96.1	一meninges (cerebral) (spinal) G96.1
一膀胱 N32.8	一bladder N32.8
一皮下 L94.2	一subcutaneous L94.2
一皮质(脑) - 见 钙化，大脑	一cortex (brain) - see Calcification, cerebral
一脾 D73.8	一spleen D73.8
一气管 J39.8	一trachea J39.8
一全身性 E83.5	一general E83.5
一肾 N28.8	一kidney N28.8
一一结核性 B90.1† N29.1*	一一tuberculous B90.1† N29.1*
一肾上腺 E27.4	一adrenal, suprarenal (capsule) (gland) E27.4
一一结核性 B90.1† E35.1*	一一tuberculous B90.1† E35.1*
一输尿管 N28.8	一ureter N28.8
一松果体 E34.8	一pineal gland E34.8
一心包(另见 心包炎) I31.1	一pericardium (see also Pericarditis) I31.1
一心肌(另见 变性，心肌) I51.5	一myocardium, myocardial (see also Degeneration, myocardial) I51.5
一心脏(另见 变性，心肌) I51.5	一heart (see also Degeneration, myocardial) I51.5
一一瓣膜 - 见 心内膜炎	一一valve - see Endocarditis
一胸膜 J94.8	一pleura J94.8
一一感染后 J94.8	一一postinfectional J94.8
一一结核性 NEC B90.9	一一tuberculous NEC B90.9
一一一伴有细菌学和组织学证实 A15.6	一一一with bacteriological and histological confirmation A15.6
一牙乳头 K00.4	一dentinal papilla K00.4
一牙髓(结节性) K04.2	一dental pulp, pulpal (dental) (nodular) K04.2
一胰腺 K86.8	一pancreas K86.8
一阴茎 N48.8	一penis N48.8
一支气管 J98.0	一bronchus J98.0
一主动脉 I70.0	一aorta I70.0
一转移性 E83.5	一metastatic E83.5
一椎间软骨或椎间盘(感染后) M51.8	一intervertebral cartilage or disk (postinfective) M51.8
一子宫 N85.8	一uterus N85.8

钙化的 - 见 钙化	**Calcified - see Calcification**
钙化性的 - 见情况	**Calcareous - see condition**
钙尿 R82.9	**Calciuria R82.9**
—过度(特发性) E83.5	—excessive (idiopathic) E83.5
钙血异常 R89.7	**Calcemia R89.7**
—过度 E83.5	—excessive E83.5
钙质沉着症(间质性)(瘤性)(全身) E83.5	**Calcinosis (interstitial) (tumoral) (universalis) E83.5**
—伴有雷诺现象、食管功能不良、指端硬化、毛细血管扩张性(CREST 综合征) M34.1	—with Raynaud's phenomenon, esophageal dysfunction, sclerodactyly, telangiectasia (CREST syndrome) M34.1
—局限性(皮肤) L94.2	—circumscripta (skin) L94.2
—皮肤 L94.2	—cutis L94.2
钙质沉着症雷诺现象-指端硬化毛细血管扩张综合征[CRST 综合征] M34.1	**CRST syndrome M34.1**

gài 盖

盖伦静脉[脑静脉干]的 - 见情况	**Galen's vein - see condition**
盖斯伯克病[高血压性红细胞增多症] D75.1	**Gaisböck's disease D75.1**

gān 干

干酪疥螨病 B88.0	**Cheese itch B88.0**
干酪样坏死淋巴腺(结核) A18.2	**Caseation lymphatic gland (tuberculous) A18.2**
干梅腹(综合征)[干梅状腹部综合征] Q79.4	**Prune belly (syndrome) Q79.4**
干呕(另见 呕吐) R11	**Retching (see also Vomiting) R11**
干皮病	**Melanosis**
—着色性 Q82.1	—lenticularis progressiva Q82.1
干性，干燥 - 另见情况	**Dry, dryness - see also condition**
—牙槽 K10.3	—socket (teeth) K10.3
干眼症(维生素 A 缺乏) E50.7† H19.8*	**Xerophthalmia (vitamin A deficiency) E50.7† H19.8***
—与维生素 A 缺乏无关的 H16.2	—unrelated to vitamin A deficiency H16.2
干燥	**Xerosis**
—角膜 H18.8	—cornea H18.8
——伴有溃疡 H16.0	——with ulceration H16.0
———维生素 A 缺乏 E50.3† H19.8*	———vitamin A deficiency E50.3† H19.8*
——维生素 A 缺乏 E50.2† H19.8*	——vitamin A deficiency E50.2† H19.8*
—结膜 H11.1	—conjunctiva H11.1
——伴有比奥斑 H11.1	——with Bitot's spots H11.1
———维生素 A 缺乏 E50.1† H13.8*	———vitamin A deficiency E50.1† H13.8*
——维生素 A 缺乏 E50.0† H13.8*	——vitamin A deficiency E50.0† H13.8*
—皮肤[干性皮炎] L85.3	—cutis, skin L85.3
干燥性胸膜炎 - 见 胸膜炎	**Pleuritis sicca - see Pleurisy**

干燥综合征 M35.0	**Sicca syndrome M35.0**
一伴有	一with
一一肌病 M35.0† G73.7*	一一myopathy M35.0† G73.7*
一一角膜结膜炎 M35.0† H19.3*	一一keratoconjunctivits M35.0† H19.3*
一一累及肺 M35.0† J99.1*	一一lung involvement M35.0† J99.1*
一一肾小管间质疾患 M35.0† N16.4*	一一renal tubulo-interstitial disorders M35.0† N16.4*
干皱	**Kraurosis**
一肛门 K62.8	一anus K62.8
一外阴 N90.4	一vulva N90.4
一阴道 N89.8	一vagina N89.8
一阴茎 N48.0	一penis N48.0

gān 甘

甘氨酸尿(肾性) E72.0	**Glycinuria (renal) E72.0**
甘氨酸血症 E72.5	**Glycinemia E72.5**
甘迪-南塔病[铁质沉着性脾大] D73.1	**Gandy-Nanta disease D73.1**
甘露糖苷贮积症 E77.1	**Mannosidosis E77.1**
甘瑟综合征(癔症性) F44.8	**Ganser's syndrome (hysterical) F44.8**

gān 肝

肝癌(M8170/3) C22.0	**Hepatocarcinoma (M8170/3) C22.0**
肝大(另见 肥大，肝) R16.0	**Hepatomegaly (see also Hypertrophy, liver) R16.0**
一伴有脾大 R16.2	一with splenomegaly R16.2
一传染性单核细胞增多症性(γ 疱疹病毒性) B27.0† K77.0*	一in infectious mononucleosis (gammaherpesviral) B27.0† K77.0*
一先天性 Q44.7	一congenital Q44.7
肝胆管炎 K75.8	**Hepatocholangitis K75.8**
肝的 - 见情况	**Liver - see condition**
肝豆状核变性 E83.0	**Hepatolenticular degeneration E83.0**
肝功能紊乱 K76.8	**Hepatosis K76.8**
肝巨噬细胞肉瘤[库普弗细胞肉瘤](M9124/3) C22.3	**Kupffer cell sarcoma (M9124/3) C22.3**
肝母细胞瘤(M8970/3) C22.2	**Hepatoblastoma (M8970/3) C22.2**
肝内胆囊 Q44.1	**Intrahepatic gallbladder Q44.1**
肝脾大 R16.2	**Hepatosplenomegaly R16.2**
一高脂血性(比尔格-格吕茨型) E78.3† K77.8*	一hyperlipemic (Bürger-Grütz type) E78.3† K77.8*
肝片吸虫侵染 B66.3	**Distoma hepaticum infestation B66.3**
肝肾综合征，产程和分娩后 O90.4	**Hepatorenal syndrome, following labor and delivery O90.4**
肝痛 K76.8	**Hepatalgia K76.8**
肝细胞瘤(恶性)(M8170/3) C22.0	**Hepatoma (malignant) (M8170/3) C22.0**
一良性(M8170/0) D13.4	一benign (M8170/0) D13.4
一胚胎性(M8970/3) C22.0	一embryonal (M8970/3) C22.0
肝下垂 K76.8	**Hepatoptosis K76.8**

肝炎 K75.9

－急性 NEC B17.9
－－伴有肝衰竭(另见 衰竭，肝) K72.9
－－病毒性(未特指) B17.9
－－传染性 B15.9
－－－伴有肝昏迷 B15.0
－－酒精性 K70.1
－急性重型[暴发性] NEC(病毒性) - 见 肝炎，病毒性
－慢性 K73.9
－－活动性 NEC K73.2
－－迁延性 NEC K73.0
－－特指的 NEC K73.8
－－小叶性 NEC K73.1
－阿米巴(另见 脓肿，肝，阿米巴) A06.4
－澳大利亚抗原(阳性)(另见 肝炎，病毒性，乙型) B16.9
－病毒(性)(急性) B19.9
－－急性(未特指) B17.9
－－－伴有肝昏迷 B19.0
－－慢性 B18.9
－－－特指的 NEC B18.8
－－－型
－－－－乙 B18.1
－－－－－伴有δ因子 B18.0
－－－－丙 B18.2
－－伴有肝昏迷 B19.0
－－并发于妊娠、分娩或产褥期 O98.4
－－非甲非乙型 B17.8
－－巨细胞包含体 B25.1† K77.0*
－－柯萨奇 B33.8† K77.0*
－－特指型 NEC(伴有或不伴有昏迷) B17.8
－－未特指
－－－急性 B17.9
－－－伴有肝昏迷 B19.0
－－－不伴有肝昏迷 B19.9
－－先天性 P35.3
－－型
－－－甲 B15.9
－－－－伴有肝昏迷 B15.0
－－－乙 B16.9
－－－－伴有
－－－－－δ因子(共同感染)(不伴有肝昏迷) B16.1
－－－－－－伴有肝昏迷 B16.0
－－－－－肝昏迷(不伴有δ因子共同感染) B16.2
－－－非甲非乙 B17.8

Hepatitis K75.9

－acute NEC B17.9
－－with hepatic failure (see also Failure, hepatic) K72.9
－－viral (unspecified) B17.9
－－infectious B15.9
－－－with hepatic coma B15.0
－－alcoholic K70.1
－fulminant NEC (viral) - see Hepatitis, viral
－chronic K73.9
－－active NEC K73.2
－－persistent NEC K73.0
－－specified NEC K73.8
－－lobular NEC K73.1
－amebic (see also Abscess, liver, amebic) A06.4
－Australia-antigen (positive) (see also Hepatitis, viral, type B) B16.9
－viral, virus (acute) B19.9
－－acute (unspecified) B17.9
－－－with hepatic coma B19.0
－－chronic B18.9
－－－specified NEC B18.8
－－－type
－－－－B B18.1
－－－－－with delta-agent B18.0
－－－－C B18.2
－－with hepatic coma B19.0
－－complicating pregnancy, childbirth or puerperium O98.4
－－non-A, non-B B17.8
－－cytomegalic inclusion B25.1† K77.0*
－－coxsackie B33.8† K77.0*
－－specified type NEC (with or without coma) B17.8
－－unspecified
－－－acute B17.9
－－－with hepatic coma B19.0
－－－without hepatic coma B19.9
－－congenital P35.3
－－type
－－－A B15.9
－－－－with hepatic coma B15.0
－－－B B16.9
－－－－with
－－－－－delta-agent (coinfection) (without hepatic coma) B16.1
－－－－－－with hepatic coma B16.0
－－－－－hepatic coma (without delta-agent coinfection) B16.2
－－－non-A, non-B B17.8

肝炎——*续前页*	**Hepatitis**——*continued*
—病毒——*续前页*	—viral, virus——*continued*
——型——*续前页*	——type——*continued*
———丙 B18.2	———C B18.2
————急性或持续时间少于 6 个月 B17.1	————acute or a stated duration of less than six months B17.1
————慢性(持续时间等于或大于 6 个月) B18.2	————chronic (stated duration of six months or more) B18.2
———戊 B17.2	———E B17.2
———未特指	———unspecified
————伴有肝昏迷 B19.0	————with hepatic coma B19.0
————不伴有肝昏迷 B19.9	————without hepatic coma B19.9
—传染性，感染性	—infectious, infective
——急性(亚急性) B15.9	——acute (subacute) B15.9
——慢性 B18.9	——chronic B18.9
———伴有肝昏迷 B15.0	———with hepatic coma B15.0
—胆小管性 K75.8	—cholangiolitic K75.8
—恶性 NEC(伴有肝衰竭) K72.9	—malignant NEC (with hepatic failure) K72.9
—反应性，非特异的 K75.2	—reactive, nonspecific K75.2
—间质性(慢性) K74.6	—interstitial (chronic) K74.6
—见于(由于)	—in (due to)
——弓形虫病(后天性) B58.1† K77.0*	——toxoplasmosis (acquired) B58.1† K77.0*
———先天性(活动) P37.1† K77.0*	———congenital (active) P37.1† K77.0*
——流行性腮腺炎 B26.8† K77.0*	——mumps B26.8† K77.0*
—接种性(另见 肝炎，病毒性，乙型) B16.9	—inoculation (see also Hepatitis, viral, type B) B16.9
—结核性 A18.8† K77.0*	—tuberculous A18.8† K77.0*
—酒精性(急性)(慢性) K70.1	—alcoholic, due to ethanol (acute) (chronic) K70.1
—巨细胞病毒性 B25.1† K77.0*	—cytomegaloviral B25.1† K77.0*
—卡他性(急性) B15.9	—catarrhal (acute) B15.9
——伴有肝昏迷 B15.0	——with hepatic coma B15.0
—狼疮样 NEC K73.2	—lupoid NEC K73.2
—流行性 B15.9	—epidemic B15.9
——伴有肝昏迷 B15.0	——with hepatic coma B15.0
—梅毒性(晚期) A52.7† K77.0*	—syphilitic (late) A52.7† K77.0*
——继发性 A51.4† K77.0*	——secondary A51.4† K77.0*
——先天性(早期) A50.0† K77.0*	——congenital (early) A50.0† K77.0*
———晚期 A50.5† K77.0*	———late A50.5† K77.0*
—免疫后(另见 肝炎，病毒性，乙型) B16.9	—postimmunization (see also Hepatitis, viral, type B) B16.9
—疱疹病毒性 B00.8† K77.0*	—herpesviral B00.8† K77.0*
—肉芽肿性 NEC K75.3	—granulomatous NEC K75.3
—输血后(另见 肝炎，病毒性，按类型) B19.-	—post-transfusion (see also Hepatitis, viral, by type) B19.-
—胎儿或新生儿 P59.2	—fetus or newborn P59.2
—同种血清(另见 肝炎，病毒性，乙型) B16.9	—homologous serum (see also Hepatitis, viral, type B) B16.9

肝炎——*续前页*	**Hepatitis**——*continued*
一无黄疸型，急性(病毒性) - 见 肝炎，病毒	—anicteric, acute (viral) - see Hepatitis, viral
一细菌性 NEC K75.8	—bacterial NEC K75.8
一相关抗原(另见 肝炎，病毒性，乙型) B16.9	—antigen-associated (HAA) (see also Hepatitis, viral, type B) B16.9
一新生儿(毒性) P59.2	—neonatal (toxic) P59.2
一血清性(另见 肝炎，病毒性，乙型) B16.9	—serum (see also Hepatitis, viral, type B) B16.9
一由于注射、接种或输血(血浆)(血清)(其他物质)(另见 肝炎，病毒性，乙型) B16.9	—from injection, inoculation or transfusion (blood)(plasma)(serum)(other substance)(see also Hepatitis, viral, type B) B16.9
一淤胆性[胆小管性] K75.8	—cholestatic K75.8
一中毒性(另见 病，肝，中毒性) K71.6	—toxic (see also Disease, liver, toxic) K71.6
一自身免疫性 K75.4	—autoimmune K75.4
肝样变，肺(急性)(另见 肺炎，大叶性) J18.1	**Hepatization, lung (acute) (see also Pneumonia, lobar) J18.1**
肝周炎 **K65.8**	**Perihepatitis K65.8**

gǎn 杆

杆菌尿 **N39.0**	**Bacilluria N39.0**

gǎn 感

感觉	**Sensation**
一麻刺(皮肤) R20.2	—tingling (skin) R20.2
一丧失 R20.8	—loss of R20.8
一针刺(皮肤) R20.2	—prickling (skin) R20.2
一灼热(皮肤) R20.8	—burning (skin) R20.8
感觉迟钝 **R20.8**	**Dysesthesia R20.8**
一癔症性 F44.6	—hysterical F44.6
感觉过敏(体表面) R20.3	**Hyperesthesia (body surface) R20.3**
一喉(反射) J38.7	—larynx (reflex) J38.7
癔症性 F44.8	——hysterical F44.8
一咽(反射) J39.2	—pharynx (reflex) J39.2
一一癔症性 F44.8	——hysterical F44.8
感觉减退 **R20.1**	**Hypesthesia, Hypoesthesia R20.1**
一角膜 H18.8	—cornea H18.8
感觉缺失 **R20.0**	**Anesthesia R20.0**
一分离性 F44.6	—dissociative F44.6
一功能性(癔症性) F44.6	—functional (hysterical) F44.6
一局部皮肤损害 R20.0	—local skin lesion R20.0
一皮肤 R20.0	—skin R20.0
一性的(心因性) F52.1	—sexual (psychogenic) F52.1
一癔症性 F44.6	—hysterical F44.6

感觉丧失
—触觉 R20.8
—味觉 R43.2
——和嗅觉混合的 R43.8
—嗅觉 R43.1
感觉神经上皮瘤(M9523/3) C30.0
感觉神经细胞瘤(M9521/3) C30.0
感觉异样性股痛 G57.1
感冒 J00
—病毒性 J00
—普通(头部) J00
—支气管或胸 - 见 支气管炎
感染(性)(机会性)(另见 炎症) B99

注：寄生虫病可能被描述为“感染”或“侵染”；因此两个主导词都应查阅。

—δ因子(急性)，于乙型肝炎病毒携带者 B17.0
—阿米巴(溶组织)，阿米巴病 - 见 阿米巴病
—艾柯病毒
——性质或部位未特指 B34.1
——作为分类于他处疾病的原因 B97.1
—巴斯德菌 NEC A28.0
——出血败血性 A28.0
——鼠疫(另见 鼠疫) A20.9
——土拉(另见 土拉菌病) A21.9
—巴西芽生菌(另见 副球孢子菌病) B41.9
—白喉 - 见 白喉
—白喉棒状杆菌 - 见 白喉
—败血症性 - 见 败血症
—瘢痕瘤性芽生菌 B48.0
—半知菌纲 B47.0
—伴有
——对抗生素耐药的菌株 U89.9
———多种抗生素 U88
———甲氧西林 U80.1
———青霉素 U80.0
———青霉素类的抗生素 U80.8
———特指的抗生素(一种)NEC U89.8
————多种抗生素 U88
———万古霉素 U81.0
———万古霉素类的抗生素 U81.8
——淋巴管炎 - 见 淋巴管炎
—包皮 NEC N48.1

Sense loss
—touch R20.8
—taste R43.2
——and smell mixed R43.8
—smell R43.1
Esthesioneuroepithelioma (M9523/3) C30.0
Esthesioneurocytoma (M9521/3) C30.0
Meralgia paraesthetica G57.1
Cold J00
—virus J00
—common (head) J00
—bronchial or chest - see Bronchitis
Infection, infected (opportunistic) (see also Inflammation) B99

Note: Parasitic diseases may be described as either 'infections' or 'infestations'; both lead terms should therefore be consulted.

—delta-agent (acute), in hepatitis B carrier B17.0
—Amebic, Amoeba (histolytica), amoebiasis - see Amebiasis
—echovirus
——unspecified nature or site B34.1
——as cause of disease classified elsewhere B97.1
—Pasteurella NEC A28.0
——multocida A28.0
——pestis (see also Plague) A20.9
——tularensis (see also Tularemia) A21.9
—Paracoccidioides brasiliensis (see also Paracoccidioidomycosis) B41.9
—diphtherial - see Diphtheria
—Corynebacterium diphtheriae - see Diphtheria
—septicemic - see Septicemia
—Loboa loboi B48.0
—Deuteromycetes B47.0
—with
——antibiotic-resistant bacterial agent (resistant to) U89.9
———multiple antibiotics U88
———methicillin U80.1
———penicillin U80.0
———penicillin-related antibiotic U80.8
———specified antibiotic (single) NEC U89.8
————multiple antibiotics U88
———vancomycin U81.0
———vancomycin-related antibiotic U81.8
——lymphangitis - see Lymphangitis
—prepuce NEC N48.1

感染——*续前页*
—孢子丝菌(申克)(另见 孢子丝菌病) B42.9
—贝氏等孢球虫或人等孢球虫 A07.3
—鼻病毒
——性质或部位未特指 B34.8
——作为分类于他处疾病的原因 B97.8
—鼻窦(慢性)(另见 鼻窦炎) J32.9
—鼻旁窦(慢性)(另见 鼻窦炎) J32.9
—鼻咽 - 见 鼻咽炎
—鞭虫 B79
—鞭毛虫，肠道 A07.9
—扁桃体(咽门)(舌)(咽) J03.9
——急性或亚急性 J03.9
——慢性 J35.0
—变形杆菌(奇异)(摩根)(寻常) NEC A49.8
——作为分类于他处疾病的原因 B96.4
—表皮癣菌 - 见 皮肤癣菌病
—病毒 NEC B34.9
——艾柯(病毒)
———未特指性质或部位 B34.1
———作为分类于他处疾病的原因 B97.1
——鼻病毒
———性质或部位未特指 B34.8
———作为分类于他处疾病的原因 B97.8
——肠(另见 小肠炎，病毒性) A08.4
——肠病毒
———性质或部位未特指 B34.1
———作为分类于他处疾病的原因 B97.1
——虫媒病毒(节肢动物媒介) A94
——呼吸道合胞体，作为分类于他处疾病的原因 B97.4
——柯萨奇(病毒)(另见 感染，柯萨奇(病毒)) B34.1
———未特指性质或部位 B34.1
———作为分类于他处疾病的原因 B97.1
——慢 A81.9
———特指的 NEC A81.8
——特指类型 NEC B33.8
———人类免疫缺陷病毒(HIV)病所致 B20.3
———未特指部位 B34.8
———作为分类于他处疾病的原因 B97.8
——未特指部位 B34.9
——腺病毒
———性质或部位未特指 B34.0
———作为分类于他处疾病的原因 B97.0

Infection, infected——*continued*
—Sporotrichum, Sporothrix (schenckii) (see also Sporotrichosis) B42.9
—Isospora belli or hominis A07.3
—rhinovirus
——unspecified nature or site B34.8
——as cause of disease classified elsewhere B97.8
—nasal sinus (chronic) (see also Sinusitis) J32.9
—accessory sinus (chronic) (see also Sinusitis) J32.9
—nasopharynx - see Nasopharyngitis
—whipworm B79
—flagellate, intestinal A07.9
—tonsil (faucial) (lingual) (pharyngeal) J03.9
——acute or subacute J03.9
——chronic J35.0
—Proteus (mirabilis) (morganii) (vulgaris) NEC A49.8
——as cause of disease classified elsewhere B96.4
—Epidermophyton - see Dermatophytosis
—virus NEC B34.9
——echo(virus)
———unspecified nature or site B34.1
———as cause of disease classified elsewhere B97.1
——rhinovirus
———unspecified nature or site B34.8
———as cause of disease classified elsewhere B97.8
——intestine (see also Enteritis, viral) A08.4
——enterovirus
———unspecified nature or site B34.1
———as cause of disease classified elsewhere B97.1
——arborvirus, arbovirus (arthropod-borne) A94
——respiratory syncytial, as cause of disease classified elsewhere B97.4
——coxsackie(virus) (see also Infection, coxsackie(virus)) B34.1
———unspecified nature or site B34.1
———as cause of disease classified elsewhere B97.1
——slow A81.9
———specified NEC A81.8
——specified type NEC B33.8
———resulting from HIV disease B20.3
———unspecified site B34.8
———as cause of disease classified elsewhere B97.8
——unspecified site B34.9
——adenovirus
———unspecified nature or site B34.0
———as cause of disease classified elsewhere B97.0

感染——*续前页*
—肠(另见 小肠炎，传染性) A09.0
—肠病毒 NEC B34.1
——未特指性质或部位 B34.1
——作为分类于他处疾病的原因 B97.1
—肠系膜淋巴结 NEC I88.0
—虫媒病毒 A94
——特指类型 NEC A93.8
—创伤后 NEC T79.3
—唇鞭毛虫(肠道) A07.8
—大肠杆菌 NEC A49.8
——肠道(另见 小肠炎，传染性) A04.4
——全身性 A41.5
——先天性 P39.8
———脓毒症 P36.4
——作为分类于他处疾病的原因 B96.2
—丹毒丝菌(诡谲)(猪丹毒)(另见 类丹毒) A26.9
—单核细胞增多性利斯特菌(另见 利斯特菌病) A32.9
——先天性 P37.2
—胆囊，胆囊管(另见 胆囊炎) K81.9
—胆总管(肝总管)(另见 胆管炎) K83.0
—德氏霉属(夏威夷) B43.8
—迭宫属幼虫 B70.1
—蝶(窦)(另见 鼻窦炎，蝶窦) J32.3
—窦(旁窦)(慢性)(鼻)(另见 鼻窦炎) J32.9
——藏毛 L05.9
———伴有脓肿 L05.0
——皮肤 NEC L08.8
—杜克雷(芽胞杆菌)(任何部位) A57
—多处，HIV 病所致 B20.7
—恶丝虫 B74.8
—耳(中)(另见 耳炎，中) H66.9
——内 H83.0
——外 H60.3
—耳道(弥漫性)(外) H60.3
—耳廓 H60.3
—耳霉种 B46.8
—反转录病毒[逆转录病毒] NEC B33.3
——作为分类于他处疾病的原因 B97.3
—放线杆菌(并行放线菌) A28.8

Infection, infected——*continued*
—intestine, intestinal (see also Enteritis, infectious) A09.0
—enterovirus NEC B34.1
——unspecified nature or site B34.1
——as cause of disease classified elsewhere B97.1
—mesenteric lymph nodes or glands NEC I88.0
—arbovirus (arborvirus) A94
——specified type NEC A93.8
—post-traumatic NEC T79.3
—Chilomastix (intestinal) A07.8
—Escherichia (E.) coli NEC A49.8
——intestinal (see also Enteritis, infectious) A04.4
——generalized A41.5
——congenital P39.8
———sepsis P36.4
——as cause of disease classified elsewhere B96.2
—Erysipelothrix (insidiosa) (rhusiopathiae) (see also Erysipeloid) A26.9
—Listeria monocytogenes (see also Listeriosis) A32.9
——congenital P37.2
—gallbladder, cystic duct (see also Cholecystitis) K81.9
—bile duct (common) (hepatic) (see also Cholangitis) K83.0
—Drechslera (hawaiiensis) B43.8
—Spirometra larvae B70.1
—sphenoidal (sinus) (see also Sinusitis, sphenoidal) J32.3
—sinus (accessory) (chronic) (nasal) (see also Sinusitis) J32.9
——pilonidal L05.9
———with abscess L05.0
——skin NEC L08.8
—Ducrey's (bacillus) (any location) A57
—multiple, resulting from HIV disease B20.7
—Dirofilaria B74.8
—ear (middle) (see also Otitis media) H66.9
——inner H83.0
——external H60.3
—auditory meatus (diffuse) (external) H60.3
—auricle (ear) H60.3
—Conidiobolus B46.8
—retrovirus NEC B33.3
——as cause of disease classified elsewhere B97.3
—Actinobacillus (actinomycetem-comitans) A28.8

感染——*续前页*	**Infection, infected**——*continued*
一放线菌(衣氏)(另见 放线菌病) A42.9	—Actinomyces (israelii) (see also Actinomycosis) A42.9
一一放线菌瘤 B47.1	——actinomycetoma B47.1
一放线菌病性 NEC(另见 放线菌病) A42.9	—actinomycotic NEC (see also Actinomycosis) A42.9
一放线菌目 - 见 放线菌病	—Actinomycetales - see Actinomycosis
一非典型分枝杆菌 - 见 分枝杆菌，非典型	—atypical mycobacteria - see Mycobacterium, atypical
一肺部 NEC J98.4	—lung NEC J98.4
一一病毒 - 见 肺炎，病毒性	——virus - see Pneumonia, viral
一一非典型分枝杆菌 A31.0	——atypical mycobacterium A31.0
一一结核性(另见 结核，肺) A16.2	——tuberculous (see also Tuberculosis, pulmonary) A16.2
一肺炎杆菌 NEC A49.8	—Klebsiella (K.) pneumoniae NEC A49.8
一一作为分类于他处疾病的原因 B96.1	——as cause of disease classified elsewhere B96.1
一肺炎球菌(性) NEC A49.1	—pneumococcus, pneumococcal NEC A49.1
一一全身性(化脓性) A40.3	——generalized (purulent) A40.3
一一一伴有肺炎 J13	———with pneumonia J13
一一未特指性质或部位 A49.1	——unspecified nature or site A49.1
一一作为分类于他处疾病的原因 B95.3	——as cause of disease classified elsewhere B95.3
一分支孢子菌	—Cladosporium
一一卡氏 B43.0† L99.8*	——carrionii B43.0† L99.8*
一一卡斯泰拉尼 B36.1	——castellanii B36.1
一一毛样(脑脓肿) B43.1† G07*	——bantianum (brain abscess) B43.1† G07*
一一毛状(脑脓肿) B43.1† G07*	——trichoides (brain abscess) B43.1† G07*
一一韦尔希 B36.1	——werneckii B36.1
一分枝杆菌(性)(另见 分枝杆菌) A31.9	—Mycobacterium, mycobacterial (see also Mycobacterium) A31.9
一一肺外系统性 A31.8	——extrapulmonary systemic A31.8
一一人类免疫缺陷病毒(HIV)病所致 B20.0	——resulting from HIV disease B20.0
一风疹(另见 风疹) B06.9	—rubella (see also Rubella) B06.9
一一先天性 P35.0	——congenital P35.0
一蜂窝织炎 - 见 蜂窝织炎，按部位	—cellulitis - see Cellulitis, by site
一副流感病毒 B34.8	—parainfluenza virus B34.8
一副圆线虫	—Parastrongylus
一一哥斯达黎加 B81.3	——costaricensis B81.3
一一广州 B83.2	——cantonensis B83.2
一附睾的 - 见情况	—epididymis - see condition
一腹股沟(淋巴)腺 L04.1	—inguinal (lymph) glands L04.1
一一由于软下疳 A57	——due to soft chancre A57
一腹膜(另见 腹膜炎) K65.9	—peritoneal (see also Peritonitis) K65.9
一杆菌 NEC A49.9	—Bacillus, bacillus NEC A49.9
一一脆弱，作为分类于他处疾病的原因 B96.6	——fragilis, as cause of disease classified elsewhere B96.6
一一杜克雷(任何部位) A57	——Ducrey's (any location) A57
一一弗里德伦德尔 NEC A49.8	——Friedländer's NEC A49.8
一一弗氏 A03.1	——Flexner's A03.1

感染——*续前页*

—杆菌——*续前页*

——气性(坏疽) A48.0

——炭疽(另见 炭疽) A22.9

——韦尔希(另见 坏疽，气性) A48.0

——志贺(-克鲁泽) A03.0

—冈氏结核灶，原发性 A16.7

——伴有细菌学和组织学证实 A15.7

—肛门(乳头)(括约肌) K62.8

—睾丸(另见 睾丸炎) N45.9

—革兰氏阴性杆菌 NEC A49.9

—根尖周 K04.5

—根霉(另见 毛霉病) B46.5

—弓蛔虫(犬)(猫) B83.0

—宫颈(另见 宫颈炎) N72

—宫颈内膜(另见 宫颈炎) N72

—钩虫 B76.9

—钩端螺旋体的 NEC(另见 钩端螺旋体病) A27.9

—骨 NEC M86.9

—鼓膜 NEC H73.8

—关节 - 见 关节炎，传染性

—冠状病毒 NEC B34.2

——SARS U04.9

——未特指性质或部位 B34.2

——作为分类于他处疾病的原因 B97.2

—郭霍(另见 结核) A16.9

—颌(骨)(下)(上) K10.2

—喉 NEC J38.7

—后睾吸虫(猫)(麝猫) B66.0

—后殖吸虫 B66.8

—呼肠孤病毒，作为分类于他处疾病的原因 B97.5

—呼吸(道) NEC J98.8

——急性 J22

——慢性 J98.8

——上(急性) NEC J06.9

———病毒 NEC J06.9

———多部位 NEC J06.8

———链球菌性 J06.9

———慢性 J39.8

——下(急性) J22

———慢性(另见 支气管炎，慢性) J42

——鼻病毒 J00

Infection, infected——*continued*

—Bacillus, bacillus ——*continued*

——gas (gangrene) A48.0

——anthracis (see also Anthrax) A22.9

——welchii (see also Gangrene, gas) A48.0

——Shiga(-Kruse) A03.0

—Ghon tubercle, primary A16.7

——with bacteriological and histological confirmation A15.7

—anus, anal (papillae) (sphincter) K62.8

—testis (see also Orchitis) N45.9

—Gram-negative bacilli NEC A49.9

—periapical K04.5

—Rhizopus (see also Mucormycosis) B46.5

—Toxocara (canis) (cati) (felis) B83.0

—cervix (see also Cervicitis) N72

—endocervix (see also Cervicitis) N72

—hookworm B76.9

—leptospirochetal NEC (see also Leptospirosis) A27.9

—bone NEC M86.9

—tympanic membrane NEC H73.8

—joint - see Arthritis, infectious

—coronavirus NEC B34.2

——SARS U04.9

——unspecified nature or site B34.2

——as cause of disease classified elsewhere B97.2

—Koch's (see also Tuberculosis) A16.9

—jaw (bone) (lower) (upper) K10.2

—arynx NEC J38.7

—Opisthorchis (felineus) (viverrini) B66.0

—Metagonimus B66.8

—reovirus, as cause of disease classified elsewhere B97.5

—respiratory (tract) NEC J98.8

——acute J22

——chronic J98.8

——upper (acute) NEC J06.9

———viral NEC J06.9

———multiple sites NEC J06.8

———streptococcal J06.9

———chronic J39.8

——lower (acute) J22

———chronic (see also Bronchitis, chronic) J42

——rhinovirus J00

感染——*续前页*
一呼吸(道) ——*续前页*
一一合胞病毒，作为分类于他处疾病的原因 B97.4
一一流感性(另见 流行性感冒，伴有，呼吸道表现) J11.1
一滑囊 - 见 滑囊炎，感染性
一化脓性 - 见 脓肿
一黄体(另见 输卵管卵巢炎) N70.9
一灰色马杜拉分支菌 B47.0
一蛔虫(大) NEC(另见 蛔虫病) B82.0
一一蛔虫病 B77.-
一会阴切开术(产褥期) O86.0
一会阴修补(产褥期) O86.0
一混合菌丛(细菌性) NEC A49.8
一霍塔毛孢子菌 B36.3
一肌肉 NEC M60.0
一棘唇属(常现)(链尾) B74.4
一棘唇线虫(常现)(链尾) B74.4
一棘球蚴(另见 棘球蚴) B67.9
一棘颚口线虫 B83.1
一急性坏死性溃疡性龈炎(口腔)(扁桃体) A69.1
一脊髓 NEC(另见 脑炎) G04.9
一一链球菌性 G04.8
一一脑脊膜 - 见 脑膜炎
一一脓肿 G06.1
一寄生虫 B89
一一人类免疫缺陷病毒(HIV)病所致 B20.8
一荚膜串酵母菌(另见 隐球菌病) B45.9
一甲(慢性)(伴有淋巴管炎) L03.0
一一嵌 L60.0
一甲状舌管 K14.8
一假单胞菌 NEC A49.8
一一鼻疽 A24.0
一一假鼻疽 - 见 感染，伯克霍尔德菌，假鼻疽
一一作为分类于他处疾病的原因 B96.5
一肩锁骨 M00.9
一腱(鞘) M65.1
一脚趾(皮肤) L08.9
一酵母(另见 念珠菌病) B37.9
一接种 T88.0
一结肠(另见 小肠炎，传染性) A09.0
一结肠肠袋虫 A07.0

Infection, infected——*continued*
—respiratory (tract) ——*continued*
——syncytial virus, as cause of disease classified elsewhere B97.4
——influenzal (see also Influenza, with, respiratory manifestations) J11.1
—bursa - see Bursitis, infective
—purulent - see Abscess
—corpus luteum (see also Salpingo-oophoritis) N70.9
—Neotestudina rosatii B47.0
—Ascaris lumbricoides, Roundworm (large) NEC (see also Ascariasis) B82.0
——Ascariasis B77.-
—episiotomy (puerperal) O86.0
—perineal repair (puerperal) O86.0
—mixed flora (bacterial) NEC A49.8
—Piedraia hortae B36.3
—muscle NEC M60.0
—Acanthocheilonema (perstans) (streptocerca) B74.4
—Dipetalonema (perstans) (streptocerca) B74.4
—Echinococcus (see also Echinococcus) B67.9
—Gnathostoma (spinigerum) B83.1
—Vincent's (gum) (mouth) (tonsil) A69.1
—spinal cord NEC (see also Encephalitis) G04.9
——streptococcal G04.8
——meninges - see Meningitis
——abscess G06.1
—parasitic B89
——resulting from HIV disease B20.8
—Torula histolytica (see also Cryptococcosis) B45.9
—nail (chronic) (with lymphangitis) L03.0
——ingrowing L60.0
—thyroglossal duct K14.8
—Pseudomonas, pseudomonad NEC A49.8
——mallei A24.0
——pseudomallei - see Infection, Burkholderia, pseudomallei
——as cause of disease classified elsewhere B96.5
—acromioclavicular M00.9
—tendon (sheath) M65.1
—toe (skin) L08.9
—yeast (see also Candidiasis) B37.9
—vaccination T88.0
—colon (see also Enteritis, infectious) A09.0
—Balantidium coli A07.0

感染——*续前页*

—结核性 NEC(另见 结核) A16.9
——人类免疫缺陷病毒(HIV)病所致 B20.0
—结节线虫(猴) B81.8
—截肢残端(手术) T87.4
—精囊(另见 精囊炎) N49.0
—精索 NEC N49.1
—颈淋巴结 L04.0
—静脉曲张 - 见 静脉曲张
—局部，皮肤(葡萄球菌性)(链球菌性) L08.9
——蜂窝织炎 - 见 蜂窝织炎，按部位
——溃疡(另见 溃疡，皮肤) L98.4
——脓肿 - 见 脓肿，按部位
——特指的 NEC L08.8
—局灶性，牙 K04.7
—巨大殖孔绦虫 B71.8
—巨细胞病毒(性) B25.9
——单核细胞增多症 B27.1
——母体，为母体对胎儿(可疑的)损害给予的孕产妇医疗 O35.3
——人类免疫缺陷病毒(HIV)病所致 B20.2
——先天性 P35.1
—菌丝体 NEC B49
—军团病 A48.1
——非肺炎性 A48.2
—卡氏肺囊虫(肺炎) B59† J17.3*
——人类免疫缺陷病毒(HIV)病所致 B20.6
—糠秕马拉色霉菌 B36.0
—柯萨奇(病毒性)(另见 柯萨奇) B34.1
——脑膜炎 A87.0† G02.0*
——特指的病 NEC B33.8
——心包 B33.2† I32.1*
——心肌 B33.2† I41.1*
——性质或部位未特指 B34.1
——咽 B08.5
——作为分类于他处疾病的原因 B97.1
—眶(周) H05.0
—兰伯贾第虫[肠兰伯鞭毛虫] A07.1
—泪
——道(管)(囊) H04.3
——腺 H04.0
—类胸膜肺炎菌 NEC A49.3
——作为分类于他处疾病的原因 B96.0

Infection, infected——*continued*

—tuberculous NEC (see also Tuberculosis) A16.9
——resulting from HIV disease B20.0
—Oesophagostomum (apiostomum) B81.8
—amputation stump (surgical) T87.4
—seminal vesicle (see also Vesiculitis) N49.0
—spermatic cord NEC N49.1
—cervical gland (lymph) L04.0
—varicose veins - see Varicose vein
—local, skin (staphylococcal) (streptococcal) L08.9
——cellulitis - see Cellulitis, by site
——ulcer (see also Ulcer, skin) L98.4
——abscess - see Abscess, by site
——specified NEC L08.8
—focal, teeth K04.7
—Diplogonoporus (grandis) B71.8
—cytomegalovirus, cytomegaloviral B25.9
——mononucleosis B27.1
——maternal, maternal care for (suspected)damage to fetus O35.3
——resulting from HIV disease B20.2
——congenital P35.1
—mycelium NEC B49
—Legionella pneumophila A48.1
——nonpneumonic A48.2
—Pneumocystis carinii (pneumonia) B59† J17.3*
——resulting from HIV disease B20.6
—Malassezia furfur B36.0
—coxsackie(virus) (see also Coxsackie) B34.1
——meningitis A87.0† G02.0*
——specified disease NEC B33.8
——pericardium B33.2† I32.1*
——myocardium B33.2† I41.1*
——unspecified nature or site B34.1
——pharynx B08.5
——as cause of disease classified elsewhere B97.1
—orbit, orbital (periorbital) H05.0
—Giardia lamblia A07.1
—lacrimal
——passages (duct) (sac) H04.3
——gland H04.0
—pleuro-pneumonia-like organism (PPLO) NEC A49.3
——as cause of disease classified elsewhere B96.0

感染——*续前页*
—类圆线虫(粪)(另见 类圆线虫病) B78.9
—犁头霉(菌)(另见 毛霉病) B46.5
—立克次体 NEC A79.9
—利什曼原虫(另见 利什曼病) B55.9
——埃塞俄比亚 B55.1
——巴西 B55.2
——查加斯 B55.0
——杜诺凡 B55.0
——墨西哥 B55.1
——热带 B55.1
——硕大 B55.1
——婴儿 B55.0
—镰形头孢霉(菌) B47.0
—镰形星隙吸虫 B66.8
—镰形支顶孢 B47.0
—链格孢 B48.7
—链霉菌 B47.1
—链球菌 NEC(溶血性) A49.1
——全身性(化脓性) A40.9
——先天性 P39.8
———脓毒症 P36.1
————B 族 P36.0
——未特指性质或部位 A49.1
——作为分类于他处疾病的原因 B95.5
—裂头绦虫(成虫)(阔节)(太平洋区) B70.0
——幼虫 B70.1
—裂头蚴(巴克斯特)(曼森)(芽殖) B70.1
—淋巴结(另见 淋巴结炎，急性) L04.9
——肠系膜 I88.0
—淋巴样组织，舌底或咽后部，NEC(慢性) J35.0
—淋球菌性 NEC(另见 淋球菌) A54.9
—流产(随后发生) O08.0
——近期发生 - 见 流产
—卵巢(另见 输卵管卵巢炎) N70.9
—罗阿丝虫 B74.3
——伴有结膜侵染 B74.3† H13.0*
—罗马刺壳菌 B47.0
—螺菌 A25.0
—螺旋体 NEC A69.9
——特指的 NEC A69.8
—马杜拉放线菌 B47.1

Infection, infected——*continued*
—Strongyloides (stercoralis) (see also Strongyloidiasis) B78.9
—Absidia (see also Mucormycosis) B46.5
—rickettsial NEC A79.9
—Leishmania (see also Leishmaniasis) B55.9
——aethiopica B55.1
——braziliensis B55.2
——chagasi B55.0
——donovani B55.0
——mexicana B55.1
——tropica B55.1
——major B55.1
——infantum B55.0
—Cephalosporium falciforme B47.0
—Stellantchasmus falcatus B66.8
—Acremonium falciforme B47.0
—Alternaria B48.7
—Streptomyces B47.1
—streptococcal NEC (hemolytic) A49.1
——generalized (purulent) A40.9
——congenital P39.8
———sepsis P36.1
————group B P36.0
——unspecified nature or site A49.1
——as cause of disease classified elsewhere B95.5
—Diphyllobothrium (adult) (latum) (pacificum) B70.0
——larval B70.1
—Sparganum (baxteri) (mansoni) (proliferum) B70.1
—lymph gland (see also Lymphadenitis, acute) L04.9
——mesenteric I88.0
—lymphoid tissue, base of tongue or posterior pharynx, NEC (chronic) J35.0
—gonococcal NEC (see also Gonococcus) A54.9
—abortion (subsequent episode) O08.0
——current episode - see Abortion
—ovary (see also Salpingo-oophoritis) N70.9
—Loa loa B74.3
——with conjunctival infestation B74.3† H13.0*
—Pyrenochaeta romeroi B47.0
—Spirillum A25.0
—spirochetal NEC A69.9
——specified NEC A69.8
—Actinomadura B47.1

感染——*续前页*

—马杜拉分支菌(灰色)(足) B47.0

—迈博姆囊肿或迈博姆腺[睑板腺囊肿] H00.0

—麦地那龙线虫 B72

—曼森线虫(奥扎尔德)(常现)(链尾) B74.4

—慢病毒 A81.9

——特指的 NEC A81.8

—慢病毒，作为分类于他处疾病的原因 B97.3

—猫肝吸虫 B66.0

—毛滴虫 A59.9

——肠道 A07.8

——宫颈 A59.0† N74.8*

——泌尿生殖器 A59.0

——尿道 A59.0† N37.0*

——前列腺 A59.0† N51.0*

——特指部位 NEC A59.8

——外阴 A59.0† N77.1*

——阴道 A59.0† N77.1*

—毛霉(另见 毛霉病) B46.5

—毛首鞭虫 B79

—毛细线虫(肠道) B81.1

——菲律宾 B81.1

——肝 B83.8

—毛癣菌 - 见 皮肤癣菌病

—毛癣菌(病) - 见 皮肤癣菌病

—毛圆线虫 B81.2

—美洲钩虫 B76.1

泌尿(道) NEC N39.0

——并发于妊娠 O23.4

———影响到胎儿或新生儿 P00.1

——产褥期(产后) O86.2

——结核性 A18.1

——新生儿 P39.3

—泌尿生殖道 NEC

——产褥期 O86.3

——妊娠中 O23.9

—膜壳绦虫(短) B71.0

—奈瑟球菌 - 见 淋球菌

—囊肿 - 见 囊肿

—蛲虫 B80

Infection, infected——*continued*

—Madurella (grisea) (mycetomatis) B47.0

—meibomian cyst or gland H00.0

—Dracunculus medinensis, guinea worm, Medina (worm) B72

—Mansonella (ozzardi) (perstans) (streptocerca) B74.4

—slow virus A81.9

——specified NEC A81.8

—lentivirus, as cause of disease classified elsewhere B97.3

—cat liver fluke B66.0

—Trichomonas, trichomonad A59.9

——intestine A07.8

——cervix A59.0† N74.8*

——urogenitalis A59.0

——urethra A59.0† N37.0*

——prostate A59.0† N51.0*

——specified site NEC A59.8

——vulva A59.0† N77.1*

——vagina A59.0† N77.1*

—Mucor (see also Mucormycosis) B46.5

—Trichuris (trichiura) B79

—Capillaria (intestinal) B81.1

——philippinensis B81.1

——hepatica B83.8

—achorion - see Dermatophytosis

—Trichophyton, trichophytic - see Dermatophytosis

—Trichostrongylus B81.2

—Necator americanus B76.1

—urinary (tract) NEC N39.0

——complicating pregnancy O23.4

———affecting fetus or newborn P00.1

——puerperal (postpartum) O86.2

——tuberculous A18.1

——newborn P39.3

—genitourinary tract NEC

——puerperal O86.3

——in pregnancy O23.9

—Hymenolepis (nana) B71.0

—Neisseria - see Gonococcus

—cyst - see Cyst

—Enterobius vermicularis, Oxyuris vermicularis, pinworm, threadworm B80

感染——*续前页*
一脑(另见 脑炎) G04.9
——膜(另见 脑膜炎) G03.9
——脓毒性 G06.0
———脑脊膜(另见 脑膜炎) G00.9
一脑脊膜(另见 脑膜炎) G00.9
一脑膜炎球菌性(另见情况) A39.9
——脑 A39.8† G05.0*
——脑脊膜 A39.0† G01*
——脑脊髓 A39.0† G01*
——特指部位 NEC A39.8
——心包 A39.5† I32.0*
——心肌 A39.5† I41.0*
——心内膜 A39.5† I39.8*
一内阿米巴 - 见 阿米巴病
一拟杆菌 NEC A49.8
一念珠菌(白色)(热带)(另见 念珠菌病) B37.9
——人类免疫缺陷病毒(HIV)病所致 B20.4
——新生儿 P37.5
一尿道(另见 尿道炎) N34.2
一尿道旁管或尿道旁腺(另见 尿道炎) N34.2
一脓毒性
——局部性，皮肤(另见 脓肿) L02.9
——全身性 - 见 败血症
一脓毒症性 - 见 败血症
一脓肿(皮肤) - 见 脓肿，按部位
一诺卡菌(另见 诺卡菌病) A43.9
一膀胱(另见 膀胱炎) N30.9
一疱疹(单纯性)(另见 疱疹(性)) B00.9
——播散性 B00.7
——先天性 P35.2
一疱疹病毒(性)(另见 疱疹(性)) B00.9
——人类免疫缺陷病毒(HIV)病所致 B20.3
一盆腔，女性(另见 病，盆腔，炎性) N73.9
一皮肤(局部)(葡萄球菌性)(链球菌性) L08.9
——蜂窝织炎 - 见 蜂窝织炎，按部位
——溃疡(另见 溃疡，皮肤) L98.4
——脓肿 - 见 脓肿，按部位
——新生儿 P39.4
——由于真菌 B36.9
———特指类型 NEC B36.8
——真菌性 B36.9
———特指类型 NEC B36.8

Infection, infected——*continued*
—brain (see also Encephalitis) G04.9
——membranes (see also Meningitis) G03.9
——septic G06.0
———meninges (see also Meningitis) G00.9
—meninges (see also Meningitis) G00.9
—meningococcal (see also condition) A39.9
——brain A39.8† G05.0*
——meninges A39.0† G01*
——cerebrospinal A39.0† G01*
——specified site NEC A39.8
——pericardium A39.5† I32.0*
——myocardium A39.5† I41.0*
——endocardium A39.5† I39.8*
—Entamoeba - see Amebiasis
—Bacteroides NEC A49.8
—Candida, Monilia (albicans) (tropicalis) (see also Candidiasis) B37.9
——resulting from HIV disease B20.4
——neonatal P37.5
—urethra (see also Urethritis) N34.2
—Paraurethral ducts, Skene's duct or gland (see also Urethritis) N34.2
—septic
——localized, skin (see also Abscess) L02.9
——generalized - see Septicemia
—pyemic - see Septicemia
—abscess (skin) - see Abscess, by site
—Nocardia (see also Nocardiosis) A43.9
—bladder, vesical (see also Cystitis) N30.9
—herpes (simplex) (see also Herpes) B00.9
——disseminated B00.7
——congenital P35.2
—herpesvirus, herpesviral (see also Herpes) B00.9
——resulting from HIV disease B20.3
—pelvic, female (see also Disease, pelvis, inflammatory) N73.9
—skin (local) (staphylococcal) (streptococcal) L08.9
——cellulitis - see Cellulitis, by site
——ulcer (see also Ulcer, skin) L98.4
——abscess - see Abscess, by site
——newborn P39.4
——due to fungus B36.9
———specified type NEC B36.8
——mycotic B36.9
———specified type NEC B36.8

感染——*续前页*

—皮肤毛孢子菌(白色) B36.2

—皮下组织，局部 L08.9

—脾 D73.8

—片吸虫(大)(肝)(印度) B66.3

—瓶霉(菌)

——古热罗(皮下脓肿或囊肿) B43.2† L99.8*

——让塞尔姆(皮下脓肿或囊肿) B43.2† L99.8*

——疣状(皮肤) B43.0† L99.8*

—剖宫产伤口(产褥期) O86.0

—葡萄球菌性 NEC(溶血性) A49.0

——全身性(化脓性) A41.2

——未特指性质或部位 A49.0

——作为分类于他处疾病的原因 B95.8

—脐 L08.9

——新生儿 P38

—气管，慢性 J42

—前列腺(囊)(另见 前列腺炎) N41.9

—前庭大腺 N75.8

—枪状吸虫 B66.2

—鞘膜 N49.1

—青霉(菌)(马尔尼菲) B48.4

—球孢子菌(粗)(另见 球孢子菌病) B38.9

—曲滴虫病 A07.8

—曲霉(菌)(黄曲霉)(烟曲霉)(土曲霉) (另见曲霉病) B44.9

—全身性 NEC(另见 败血症) A41.9

—犬复孔绦虫 B71.1

—人 T 细胞亲淋巴病毒 1 型 B33.3

—人工授精 N98.0

—溶血性 NEC(另见 败血症) A41.9

——手术后 T81.4

——特指生物体 - 见 感染，按生物体

—肉孢子虫 A07.8

—蠕孢霉菌(夏威夷) B43.8

—蠕虫 B83.9

——肠道 B82.0

———混合型(可分类到超过标题 B65.0-B81.3 和 B81.8 一个以上型) B81.4

———特指类型 NEC B81.8

——特指类型 NEC B83.8

Infection, infected——*continued*

—Trichosporon (beigelii) cutaneum B36.2

—subcutaneous tissue, local L08.9

—spleen D73.8

—Fasciola (gigantica) (hepatica) (indica) B66.3

—Phialophora

——gougerotii (subcutaneous abscess or cyst) B43.2† L99.8*

——jeanselmei (subcutaneous abscess or cyst) B43.2† L99.8*

——verrucosa (skin) B43.0† L99.8*

—cesarean section wound (puerperal) O86.0

—staphylococcal NEC (hemolytic) A49.0

——generalized (purulent) A41.2

——unspecified nature or site A49.0

——as cause of disease classified elsewhere B95.8

—navel, umbilicus L08.9

——newborn P38

—trachea, chronic J42

—prostate (capsule) (see also Prostatitis) N41.9

—Bartholin's gland N75.8

—lancet fluke B66.2

—tunica vaginalis N49.1

—Penicillium (marneffei) B48.4

—Coccidioides (immitis) (see also Coccidioidomycosis) B38.9

—retortamoniasis A07.8

—Aspergillus (flavus) (fumigatus) (terreus) (see also Aspergillosis) B44.9

generalized, systemic NEC (see also Septicemia) A41.9

—Dipylidium caninum B71.1

—human T-cell lymphotropic virus type-1 (HTLV-1) B33.3

—artificial insemination N98.0

—hemolytic NEC (see also Septicemia) A41.9

——postoperative T81.4

——specified organism - see Infection by organism

—Sarcocystis A07.8

—Dreschlera (hawaiiensis) B43.8

—helminths, worms B83.9

——intestinal B82.0

———mixed (types classifiable to more than one of the rubrics B65.0-B81.3 and B81.8) B81.4

———specified type NEC B81.8

——specified type NEC B83.8

感染——*续前页*
—肾——*续前页*
——并发于妊娠 O23.0
———影响到胎儿或新生儿 P00.1
——产褥期(产后) O86.2
——后
———流产(随后发生) O08.8
————近期发生 - 见 流产
———异位妊娠 O08.8
——特指的 NEC N15.8
——盂和输尿管(囊性) N28.8
—肾周(另见 感染，肾) N15.9
—生殖器官或生殖道
——并发于妊娠 O23.5
———影响到胎儿或新生儿 P00.8
——产褥期、产后、分娩 NEC O86.1
———主要的[大的]或全身性 O85
———次要的[小的]或局部性 O86.1
——后
———流产(随后发生) O08.0
————近期发生 - 见 流产
———异位妊娠或葡萄胎妊娠 O08.0
——男性 N49.9
———多部位 N49.8
———特指的 NEC N49.8
——女性(另见 病，盆腔，炎性) N73.9
—十二指肠钩虫 B76.0
—食物(另见 中毒[2]，食物中毒) A05.9
—嗜血杆菌
——埃及，全身性 A48.4
——杜克雷(任何部位) A57
——流感 NEC A49.2
———未特指性质或部位 A49.2
———作为分类于他处疾病的原因 B96.3
—手术后伤口 T81.4
—手术伤口 T81.4
—手指(皮肤) L08.9
—输精管 NEC N49.1
—输卵管(另见 输卵管卵巢炎) N70.9
—输卵管卵巢(另见 输卵管卵巢炎) N70.9
—输尿管(周) N28.8
—鼠弓形虫(另见 弓形虫病) B58.9
——人类免疫缺陷病毒(HIV)病所致 B20.8

Infection, infected——*continued*
—kidney, renal——*continued*
——complicating pregnancy O23.0
———affecting fetus or newborn P00.1
——puerperal (postpartum) O86.2
——following
———abortion (subsequent episode) O08.8
————current episode - see Abortion
———ectopic gestation O08.8
——specified NEC N15.8
——pelvis and ureter (cystic) N28.8
—perirenal (see also Infection, kidney) N15.9
—genital organ or tract
——complicating pregnancy O23.5
———affecting fetus or newborn P00.8
——puerperal, postpartum, childbirth NEC O86.1
———major or generalized O85
———minor or localized O86.1
——following
———abortion (subsequent episode) O08.0
————current episode - see Abortion
———ectopic or molar pregnancy O08.0
——male N49.9
———multiple sites N49.8
———specified NEC N49.8
——female (see also Disease, pelvis, inflammatory) N73.9
—Ancylostoma (duodenale) B76.0
—food (see also Intoxication, foodborne) A05.9
—Haemophilus
——aegyptius, systemic A48.4
——ducreyi (any location) A57
——influenzae NEC A49.2
———unspecified nature or site A49.2
———as cause of disease classified elsewhere B96.3
—postoperative wound T81.4
—operation wound T81.4
—finger (skin) L08.9
—vas deferens NEC N49.1
—fallopian tube, tubal (see also Salpingo-oophoritis) N70.9
—tubo-ovarian (see also Salpingo-oophoritis) N70.9
—periureteral, ureter N28.8
—Toxoplasma gondii (see also Toxoplasma) B58.9
——resulting from HIV disease B20.8

感染——*续前页*
一丝虫性 - 见 丝虫病
一梭状芽胞杆菌
一一败血，引起气性坏疽 A48.0
一一产气荚膜
一一一败血症 A41.4
一一一气性坏疽 A48.0
一一一食物中毒(病) A05.2
一一一作为分类于他处疾病的原因 B96.7
一一艰难
一一一败血症 A41.4
一一一坏死性小肠结肠炎 A04.7
一一一气性坏疽 A48.0
一一一食物中毒(病) A05.8
一一一作为分类于他处疾病的原因 B96.8
一一诺维，引起气性坏疽 A48.0
一一气态 NEC A48.0
一一溶组织 A48.0
一一肉毒 A05.1
一一双酶 A48.0
一一韦尔希 - 见 感染，产气荚膜梭状芽胞杆菌
一一污泥，引起气性坏疽 A48.0
一一先天性 P39.8
一缩小三齿线虫 B81.8
一胎儿(另见 感染，先天性) P39.9
一一羊膜内 NEC P39.2
一炭疽(另见 炭疽) A22.9
一绦虫 - 见 侵染，绦虫
一特指的 NEC，HIV 病所致 B20.8
一筒线虫 B83.8
一土拉菌(另见 土拉菌病) A21.9
一腿部(皮肤) NEC L08.9
一臀部(皮肤) L08.9
一蛙粪霉菌 B46.8
一外耳道 NEC H60.3
一外阴(急性)(另见 外阴炎) N76.2
一弯曲菌，肠道 A04.5
一围生期 P39.9
一一特指类型 NEC P39.8
一胃肠(另见 小肠炎，传染性) A09.0
一问号钩端螺旋体 A27.9
一一波蒙纳 A27.8
一一出血性黄疸 A27.0
一一七日热 A27.8

Infection, infected——*continued*
—filarial - see Filaria, filarial, filariasis
—Clostridium, clostridium
——septicum, causing gas gangrene A48.0
——perfringens
———septicemia A41.4
———gas gangrene A48.0
———foodborne (disease) A05.2
———as cause of disease classified elsewhere B96.7
——difficile
———septicemia A41.4
———necrotizing enterocolitis A04.7
———gas gangrene A48.0
———foodborne (disease) A05.8
———as cause of disease classified elsewhere B96.8
——novyi, causing gas gangrene A48.0
——gas-forming NEC A48.0
——histolyticum A48.0
——botulinum A05.1
——bifermentans A48.0
——welchii - see Infection, Clostridium perfringens
——sordellii, causing gas gangrene A48.0
——congenital P39.8
—Ternidens diminutus B81.8
—fetus (see also Infection, congenital) P39.9
——intra-amniotic NEC P39.2
—anthrax (see also Anthrax) A22.9
—cestodes, Taenia, tapeworm - see Infestation, cestodes
—specified NEC, resulting from HIV disease B20.8
—Gongylonema B83.8
—Francisella tularensis (see also Tularemia) A21.9
—leg (skin) NEC L08.9
—buttocks (skin) L08.9
—Basidiobolus B46.8
—external auditory canal (meatus) NEC H60.3
—vulva (acute) (see also Vulvitis) N76.2
—Campylobacter, intestinal A04.5
—perinatal period P39.9
——specified type NEC P39.8
—gastrointestinal (see also Enteritis, infectious) A09.0
—Leptospira interrogans A27.9
——pomona A27.8
——icterohaemorrhagiae A27.0
——hebdomadis A27.8

感染——*续前页*	**Infection, infected**——*continued*
一先天性——*续前页*	—congenital——*continued*
一一疱疹(单纯性) P35.2	— —herpes (simplex) P35.2
一一皮肤 P39.4	— —skin P39.4
一一沙门菌 P39.8	— —salmonella P39.8
一一梭状芽胞杆菌，破伤风梭状芽胞杆菌除外 P39.8	— —clostridium, other than Clostridium tetani P39.8
一涎管或涎腺(任何) K11.2	—salivary duct or gland (any) K11.2
一腺病毒 NEC	—adenovirus NEC
一一性质或部位未特指 B34.0	— —unspecified nature or site B34.0
一一作为分类于他处疾病的原因 B97.0	— —as cause of disease classified elsewhere B97.0
一腺样增殖体(和扁桃体) J03.9	—adenoid (and tonsil) J03.9
一一慢性 J35.0	— —chronic J35.0
一消化道 NEC(另见 小肠炎，传染性) A09.0	—alimentary canal NEC (see also Enteritis, infectious) A09.0
一小孢子菌(病) - 见 皮肤癣菌病	—Microsporum, microsporic - see Dermatophytosis
一小肠(另见 小肠炎，传染性) A09.0	—enteric (see also Enteritis, infectious) A09.0
一小克银汉霉(另见 毛霉病) B46.5	—Cunninghamella (see also Mucormycosis) B46.5
一心肌 NEC I40.0	—myocardium NEC I40.0
一心内膜 - 见 心内膜炎，细菌性	—endocardium - see Endocarditis, bacterial
一心脏(另见 心炎) I51.8	—heart (see also Carditis) I51.8
一新生儿 P39.9	—newborn P39.9
一一皮肤 P39.4	— —skin P39.4
一一特指类型 NEC P39.8	— —specified type NEC P39.8
一新型隐球菌(另见 隐球菌病) B45.9	—Cryptococcus neoformans (see also Cryptococcosis) B45.9
一新月孢子菌 B48.7	—Fusarium B48.7
一旋毛线虫 B75	—Trichinella (spiralis) B75
一旋盘尾丝虫 B73	—Onchocerca (volvulus) B73
一血流 - 见 败血症	—bloodstream - see Septicemia
一血吸虫 - 见 侵染，血吸虫	—Schistosoma - see Infestation, Schistosoma
一牙 K04.7	—dental, tooth, teeth K04.7
一一槽 K10.3	— —socket K10.3
一一根尖周 K04.7	— —periapical K04.7
一一牙周 K05.2	— —peridental, periodontal K05.2
一牙槽(突) K04.7	—alveolus, alveolar (process) K04.7
一牙龈 K05.1	—gingiva K05.1
一牙周 K05.2	—peridental, periodontal K05.2
一芽生菌病(性)(另见 芽生菌病) B40.9	—Blastomyces, blastomycotic (see also Blastomycosis) B40.9
一一巴西(另见 副球孢子菌病) B41.9	— —brasiliensis (see also Paracoccidioidomycosis) B41.9
一一北美 B40.9	— —North American B40.9
一一南美(另见 副球孢子菌病) B41.9	— —South American (see also Paracoccidioidomycosis) B41.9
一一欧洲(另见 隐球菌病) B45.9	— —European (see also Cryptococcosis) B45.9
一一皮炎(另见 芽生菌病) B40.9	— —dermatitidis (see also Blastomycosis) B40.9

感染——*续前页*
—圆线虫
——哥斯达黎加[脊形管圆线虫] B81.3
——广州 B83.2
—真菌[霉菌]性 NEC B49
——腹股沟 B35.6
——肛周(区) B35.6
——甲 B35.1
——皮 - 见 皮肤癣菌病
——皮肤 NEC B36.9
——人类免疫缺陷病毒(HIV)病所致 B20.5
——手 B35.2
——头皮 B35.0
——须 B35.0
——只对易受危害的宿主致病的 B48.7
——足 B35.3
—正痘病毒 NEC B08.0
—支睾吸虫(华支睾吸虫)(肝) B66.1
—支气管(另见 支气管炎) J40
—支双腔吸虫 B66.2
—支原体 NEC A49.3
——肺炎，作为分类于他处疾病的原因 B96.0
——未特指性质或部位 A49.3
—直肠(括约肌) K62.8
—直肠周 K62.8
—跖趾 M00.9
—志贺菌 A03.9
——波氏 A03.2
——弗氏 A03.1
——痢疾杆菌 A03.0
——施米茨 A03.0
——宋内 A03.3
——特指的 NEC A03.8
——志贺 A03.0
——族
———A A03.0
———B A03.1
———C A03.2
———D A03.3
—肿瘤病毒，作为分类于他处疾病的原因 B97.3
—猪囊尾蚴(另见 猪囊尾蚴病[囊虫病]) B69.9

Infection, infected——*continued*
—Angiostrongylus
——costaricensis B81.3
——cantonensis B83.2
—fungus, mycotic NEC B49
——groin B35.6
——perianal (area) B35.6
——nail B35.1
——dermatophytic - see Dermatophytosis
——skin NEC B36.9
——resulting from HIV disease B20.5
——hand B35.2
——scalp B35.0
——beard B35.0
——pathogenic to compromised host only B48.7
——foot B35.3
—orthopoxvirus NEC B08.0
—Clonorchis (sinensis) (liver) B66.1
—bronchus (see also Bronchitis) J40
—Dicrocoelium dendriticum B66.2
—Mycoplasma NEC A49.3
——pneumoniae, as cause of disease classified elsewhere B96.0
——unspecified nature or site A49.3
—rectum (sphincter) K62.8
—perirectal K62.8
—metatarsophalangeal M00.9
—Shigella A03.9
——boydii A03.2
——flexneri A03.1
——dysenteriae A03.0
——schmitzii A03.0
——sonnei A03.3
——specified NEC A03.8
——shigae A03.0
——group
———A A03.0
———B A03.1
———C A03.2
———D A03.3
—oncovirus, as cause of disease classified elsewhere B97.3
—Cysticercus cellulosae (see also Cysticercosis) B69.9

感染——*续前页*
一主要的[大的]
一一产褥期、产后、分娩 O85
一一后
一一一流产(随后发生) O08.0
一一一一近期发生 - 见 流产
一一一异位妊娠或葡萄胎妊娠 O08.0
一椎间盘，生脓性 M46.3
一锥虫
一一布鲁斯
一一一冈比亚 B56.0
一一一津巴布韦 B56.1
一一克鲁斯(另见 查加斯病) B57.2
一子宫(另见 子宫内膜炎) N71.9
一子宫内(并发于妊娠) O23.5
一一产褥期(产后)(伴有脓毒症) O85
一一特指的感染 NEC，胎儿 P39.2
一子囊菌纲 B47.0
一纵隔 J98.5
一足(皮肤) L08.9
一一皮真菌病 B35.3
一足菌肿
一一放线菌病性 NEC B47.1
一一真菌性 NEC B47.0
一组织胞浆菌(另见 组织胞浆菌病) B39.9
感染的 - 见情况
感染后的 - 见情况
感受性过强 - 见 变态反应

Infection, infected——*continued*
—major
——puerperal, postpartum, childbirth O85
——following
———abortion (subsequent episode) O08.0
————current episode - see Abortion
———ectopic or molar pregnancy O08.0
—intervertebral disk, pyogenic M46.3
—Trypanosoma
——brucei
———gambiense B56.0
———rhodesiense B56.1
——cruzi (see also Chagas' disease) B57.2
—uterus, uterine (see also Endometritis) N71.9
—intrauterine (complicating pregnancy) O23.5
——puerperal (postpartum) (with sepsis) O85
——specified infection NEC, fetus P39.2
—Ascomycetes B47.0
—mediastinum J98.5
—foot (skin) L08.9
——dermatophytic fungus B35.3
—mycetoma
——actinomycotic NEC B47.1
——mycotic NEC B47.0
—Histoplasma (see also Histoplasmosis) B39.9
Infecting - see condition
Postinfectious - see condition
Hypersusceptibility - see Allergy

gàn 干

干
一动脉(永存) Q20.0
一共同(动脉) Q20.0

Truncus
—arteriosus (persistent) Q20.0
—communis Q20.0

gàn 绀

绀红皮病(腿) I73.8

Erythrocyanosis (crurum) I73.8

gāng 冈

冈氏原发性结核感染 A16.7
一伴有细菌学和组织学证实 A15.7

Ghon tubercle, primary infection A16.7
—with bacteriological and histological confirmation A15.7

gāng 肛

肛部痛 K62.8
—痉挛性 K59.4
——心因性 F45.4
肛门的 - 见情况
肛门梳硬结 K62.4
肛门炎 K62.8

Proctalgia K62.8
—fugax, spasmodic K59.4
——psychogenic F45.4
Anus, anal - see condition
Pectenosis K62.4
Anusitis K62.8

gāo 高

高
—动脉压(另见 高血压) I10
—腭[高腭穹]，先天性 Q38.5
—膈(先天性) Q79.1
—弓，穹
——腭[高腭穹]，先天性 Q38.5
——足 Q66.7
—海拔(高度)效应 T70.2
——对
———鼻窦 T70.1
———耳 T70.0
——红细胞增多 D75.1
——缺氧 T70.2
—基础代谢率 R94.8
—家中表现的(高度)情绪激动 Z63.8
—体温(原因不明) R50.9
—危险
——环境(物理) NEC Z58.9
———特指的 NEC Z58.8
———职业 NEC Z57.9
————特指的 NEC Z57.8
——性行为 Z72.5
——婴儿 NEC Z76.2
—胸肋 Q76.6
—血压(另见 高血压) I10
——读数(偶然的)(孤立的)(非特异的)，无高血压诊断 R03.0
—足月头 O32.4
高β脂蛋白血症(家族性) E78.0
—伴有前β脂蛋白血症 E78.2
高安病或高安综合征[无脉病] M31.4

High
—arterial tension (see also Hypertension) I10
—palate, congenital Q38.5
—diaphragm (congenital) Q79.1
—arch
——palate, congenital Q38.5
——foot Q66.7
—altitude effects T70.2
——on
———sinuses T70.1
———ears T70.0
——polycythemia D75.1
——anoxia T70.2
—basal metabolic rate R94.8
—expressed emotional level within family Z63.8
—temperature (of unknown origin) R50.9
—risk
——environment (physical) NEC Z58.9
———specified NEC Z58.8
———occupational NEC Z57.9
————specified NEC Z57.8
——sexual behavior Z72.5
——infant NEC Z76.2
—thoracic rib Q76.6
—blood pressure (see also Hypertension) I10
——reading (incidental) (isolated) (nonspecific), without diagnosis of hypertension R03.0
—head at term O32.4
Hyperbetalipoproteinemia (familial) E78.0
—with prebetalipoproteinemia E78.2
Takayasu's disease or syndrome M31.4

高氨基酸尿
—胱氨酸 E72.0
—精氨酸 E72.2
—赖氨酸 E72.3
—鸟氨酸 E72.4
高氨血症(先天性) E72.2
高苯丙酮酸尿 NEC E70.1
高丙球蛋白血症 D89.2
—多克隆 D89.0
—瓦尔登斯特伦 D89.0
高草酸尿(原发性) E74.8
高催乳素血症 E22.1
高胆固醇血症(特发性)(家族性)(遗传性)(原发性)(纯) E78.0
—伴有高甘油酯血症，内源性 E78.2
—饮食咨询和监督 Z71.3
高胆红素血症
—家族结合性 E80.6
—体质性 E80.6
—新生儿(短暂性)(另见 黄疸，胎儿或新生儿) P59.9
——早产的 P59.0
高胆红素血症性脑病，新生儿 P57.9
—由于同种免疫(在 P55.-中的情况) P57.0
高蛋氨酸血症 E72.1
高蛋白血症 E88.0
高电解质血症 E87.8
高度节律失调 G40.4
高尔夫球员肘 M77.0
高尔肌营养不良 G71.0
高脯氨酸血症(Ⅰ型)(Ⅱ型) E72.5
高钙尿(特发性) E83.5
高钙血症，低钙尿性，家族性 E83.5
高甘氨酸血 - 见 甘氨酸血症
高甘油三酯血，特发性 E78.1
高甘油酸血症(非酮病性) E72.5
高甘油酯血症(内源性)(特发性)(家族性)(遗传性)(纯) E78.1
—混合的 E78.3
高肝素血症(另见 循环抗凝剂) D68.3
高胱氨酸血症，同型胱氨酸尿 E72.1
高果糖血症 E74.1
高胡萝卜素血症(饮食性) E67.1
高钾血症 E87.5
高空病 T70.3

Hyperaminoaciduria
—cystine E72.0
—arginine E72.2
—lysine E72.3
—ornithine E72.4
Hyperammonemia (congenital) E72.2
Hyperphenylalaninemia NEC E70.1
Hypergammaglobulinemia D89.2
—polyclonal D89.0
—Waldenström's D89.0
Hyperoxaluria (primary) E74.8
Hyperprolactinemia E22.1
Hypercholesterolemia (essential) (familial) (hereditary) (primary) (pure) E78.0
—with hyperglyceridemia, endogenous E78.2
—dietary counseling and surveillance Z71.3
Hyperbilirubinemia
—familial conjugated E80.6
—constitutional E80.6
—neonatal (transient) (see also Jaundice, fetus or newborn) P59.9
——of prematurity P59.0
Encephalopathia hyperbilirubinemica, newborn P57.9
—due to isoimmunization (conditions in P55.-) P57.0
Hypermethioninemia E72.1
Hyperproteinemia E88.0
Hyperelectrolytemia E87.8
Hypsarhythmia G40.4
Golfer's elbow M77.0
Gower's muscular dystrophy G71.0
Hyperprolinemia (type I) (type II) E72.5
Hypercalciuria (idiopathic) E83.5
Hypercalcemia, hypocalciuric, familial E83.5
Glycinemia
Hypertriglyceridemia, essential E78.1
Hyperglycinemia (non-ketotic) E72.5
Hyperglyceridemia (endogenous) (essential) (familial) (hereditary) (pure) E78.1
—mixed E78.3
Hyperheparinemia (see also Circulating anticoagulants) D68.3
Homocystinemia, homocystinuria E72.1
Hyperfructosemia E74.1
Hypercarotenemia, hypercarotinemia (dietary) E67.1
Hyperkalemia, Hyperpotassemia E87.5
Aeroembolism T70.3

高血压——*续前页*
一心肾性(疾病) I13.9
——伴有
———肾衰竭 I13.1
————和心力衰竭(充血性) I13.2
一心血管
——病(动脉硬化性)(硬化)(另见 高血压，心脏) I11.9
———伴有心力衰竭(充血性)(另见 高血压，心脏) I11.0
————伴有肾衰竭 I13.2
——肾(病)(硬化)(另见 高血压，心肾性) I13.9
———伴有肾衰竭 I13.1
————伴有心力衰竭 I13.2
一心因性 F45.3
一心脏(病)(由于高血压引起的 I51.4-I51.9 中的情况) I11.9
——伴有
———高血压肾病(I12 中的情况)(另见 高血压，心肾性) I13.9
———肾硬化(另见 高血压，心肾性) I13.9
———心力衰竭(充血性)(另见 高血压，心脏) I11.0
一新生儿 P29.2
——肺(动脉)(持续性) P29.3
一由于
——内分泌疾患 I15.2
——肾疾患 NEC I15.1
———动脉 I15.0
——肾血管疾患 I15.0
——嗜铬细胞瘤 I15.2
——特指的病 NEC I15.8
一孕产妇 NEC(另见 高血压，并发于妊娠) O16

高胰岛素血症(功能性) E16.1
一伴有昏迷(低血糖性) E15
一医疗中意外事故(由于给予胰岛素) T38.3
一异位 E16.1

高原，高(效应) - 见 效应，有害，高海拔

高脂沉积症 E75.6
一遗传性 NEC E75.5

Hypertension, hypertensive——*continued*
—cardiorenal (disease) I13.9
— —with
— — —renal failure I13.1
— — — —and heart failure (congestive) I13.2
—cardiovascular
— —disease (arteriosclerotic) (sclerotic) (see also Hypertension, heart) I11.9
— — —with heart failure (congestive) (see also Hypertension, heart) I11.0
— — — —with renal failure I13.2
— —renal (disease) (sclerosis) (see also Hypertension, cardiorenal) I13.9
— — —with renal failure I13.1
— — — —with heart failure I13.2
—psychogenic F45.3
—heart (disease) (conditions in I51.4-I51.9 due to hypertension) I11.9
— —with
— — —hypertensive kidney disease (conditions in I12) (see also Hypertension, cardiorenal) I13.9
— — —renal sclerosis (see also Hypertension, cardiorenal) I13.9
— — —heart failure (congestive) (see also Hypertension, heart) I11.0
—newborn P29.2
— —pulmonary (persistent) P29.3
—due to
— —endocrine disorders I15.2
— —renal disorders NEC I15.1
— — —arterial I15.0
— —renovascular disorders I15.0
— —pheochromocytoma I15.2
— —specified disease NEC I15.8
—maternal (of pregnancy) NEC (see also Hypertension, complicating pregnancy) O16

Hyperinsulinism (functional) E16.1
—with coma (hypoglycemic) E15
—therapeutic misadventure (from administration of insulin) T38.3
—ectopic E16.1

Altitude, high (effects) - see Effect, adverse, high altitude

Hyperlipidosis E75.6
—hereditary NEC E75.5

高脂蛋白血症 E78.5
－低密度脂蛋白型 E78.0
－极低密度脂蛋白型 E78.1
－弗雷德里克森
－－Ⅰ型 E78.3
－－Ⅰia 型 E78.0
－－Ⅰib 型 E78.2
－－Ⅲ型 E78.2
－－Ⅳ型 E78.1
－－Ⅴ型 E78.3
高脂血症 E78.5
－混合性 E78.2
－家族性混合性 E78.4
－特指的 NEC E78.4
－族
－－A E78.0
－－B E78.1
－－C E78.2
－－D E78.3
高组氨酸血症 E70.8

gāo 膏

膏药性溃疡 L89.-
－期
－－Ⅰ L89.0
－－Ⅱ L89.1
－－Ⅲ L89.2
－－Ⅳ L89.3

gāo 睾

睾丸 - 另见情况
－游走性 Q55.2
睾丸间质细胞[莱迪希细胞]
－癌(M8650/3)
－－特指部位 - 见 肿瘤，恶性
－－未特指部位
－－－男性 C62.9
－－－女性 C56
－瘤(M8650/1)
－－恶性(M8650/3)
－－－特指部位 - 见 肿瘤，恶性
－－－未特指部位
－－－－男性 C62.9
－－－－女性 C56

Hyperlipoproteinemia E78.5
－low-density-lipoprotein-type (LDL) E78.0
－very-low-density-lipoprotein-type (VLDL) E78.1
－Fredrickson's type
－－Ⅰ E78.3
－－Ⅰia E78.0
－－Ⅰib E78.2
－－Ⅲ E78.2
－－Ⅳ E78.1
－－Ⅴ E78.3
Hyperlipemia, hyperlipidemia E78.5
－mixed E78.2
－combined familial E78.4
－specified NEC E78.4
－group
－－A E78.0
－－B E78.1
－－C E78.2
－－D E78.3
Hyperhistidinemia E70.8

Plaster ulcer L89.-
－stage
－－Ⅰ L89.0
－－Ⅱ L89.1
－－Ⅲ L89.2
－－Ⅳ L89.3

Testis - see also condition
－migrans Q55.2
Leydig cell
－carcinoma (M8650/3)
－－specified site - see Neoplasm, malignant
－－unspecified site
－－－male C62.9
－－－female C56
－tumor (M8650/1)
－－malignant (M8650/3)
－－－specified site - see Neoplasm, malignant
－－－unspecified site
－－－－male C62.9
－－－－female C56

睾丸间质细胞——*续前页*	**Leydig cell**——*continued*
－瘤——*续前页*	－tumor——*continued*
－－良性(M8650/0)	－－benign (M8650/0)
－－－特指部位 - 见 肿瘤，良性	－－－specified site - see Neoplasm, benign
－－－未特指部位	－－－unspecified site
－－－－男性 D29.2	－－－－male D29.2
－－－－女性 D27	－－－－female D27
－－特指部位 - 见 肿瘤，动态未定	－－specified site - see Neoplasm, uncertain behavior
－－未特指部位	－－unspecified site
－－－男性 D40.1	－－－male D40.1
－－－女性 D39.1	－－－female D39.1
睾丸鞘膜炎(膜) N49.1	**Vaginalitis (tunica) N49.1**
睾丸鞘膜炎(未提及脓肿)(另见 睾丸炎) N45.9	**Periorchitis (see also Orchitis) N45.9**
睾丸肉样肿(良性)	**Sarcocele (benign)**
－梅毒性 A52.7† N51.1*	－syphilitic A52.7† N51.1*
－－先天性 A50.5	－－congenital A50.5
睾丸下降不完全 Q53.9	**Imperfectly descended testis Q53.9**
－单侧 Q53.1	－unilateral Q53.1
－双侧 Q53.2	－bilateral Q53.2
睾丸炎(非特异的)(脓毒性)(化脓性) N45.9	**Didymytis, Orchitis (nonspecific) (septic) (suppurative) N45.9**
－伴有脓肿 N45.0	－with abscess N45.0
－结核性 A18.1† N51.1*	－tuberculous A18.1† N51.1*
－淋病性(急性)(慢性)(淋球菌性) A54.2† N51.1*	－blennorrhagic (acute) (chronic) (gonococcal) A54.2† N51.1*
－淋球菌性(急性)(慢性) A54.2† N51.1*	－gonococcal (acute) (chronic) A54.2† N51.1*
－流行性腮腺炎 B26.0† N51.1*	－mumps B26.0† N51.1*
－梅毒性 A52.7† N51.1*	－syphilitic A52.7† N51.1*
－衣原体性 A56.1† N51.1*	－chlamydial A56.1† N51.1*
睾丸粘连 Q55.1	**Synorchidism, synorchism Q55.1**

gē 戈

戈德堡-马克斯韦尔综合征 **E34.5**	**Goldberg-Maxwell syndrome E34.5**
戈德布拉特高血压或戈德布拉特肾 **I70.1**	**Goldblatt's hypertension or kidney I70.1**
戈德沙伊德病 **Q81.8**	**Goldscheider's disease Q81.8**
戈尔茨坦病[遗传性出血性毛细血管扩张] **I78.0**	**Goldstein's disease I78.0**
戈尔德弗拉姆-厄尔布病或综合征 **G70.0**	**Goldflam-Erb disease or syndrome G70.0**
戈尔登哈尔(-戈林)综合征[眼耳椎骨发育异常] **Q87.0**	**Goldenhar(-Gorlin) syndrome Q87.0**
戈林-肖德里-莫斯综合征 **Q87.0**	**Gorlin-Chaudry-Moss syndrome Q87.0**
戈特龙丘疹 **L94.4**	**Gottron's papules L94.4**
戈谢病或戈谢脾大(成人)(婴儿) **E75.2**	**Gaucher's disease or splenomegaly (adult) (infantile) E75.2**

gē 鸽

鸽，鸟 | **Pigeon**
—好鸽子者病或好鸽子者肺 J67.2 | —breeder's disease or lung J67.2
—好鸟者病或好鸟者肺 J67.2 | —fancier's disease or lung J67.2

gē 歌

歌手结或歌手结节 J38.2 | **Singer's node or nodule J38.2**

gé 格

格尔病[甲状腺萎缩伴粘液水肿] E03.4 | **Gull's disease E03.4**
格哈特综合征 J38.0 | **Gerhardt's syndrome J38.0**
格拉代尼戈综合征 H66.0 | **Gradenigo's syndrome H66.0**
格拉维茨瘤(M8312/3) C64 | **Grawitz tumor (M8312/3) C64**
格莱纳尔病[内脏下垂] K63.4 | **Glénard's disease K63.4**
格兰茨曼病或血小板机能不全 D69.1 | **Glanzmann's disease or thrombasthenia D69.1**
格雷费病[进行性眼肌麻痹] H49.4 | **Graefe's disease H49.4**
格雷夫斯病[毒性弥漫性甲状腺肿] E05.0 | **Graves' disease E05.0**
格雷综合征(新生儿) P93 | **Grey syndrome (newborn) P93**
格里辛格病[钩虫病] B76.9 | **Griesinger's disease B76.9**
格林-巴利 - 现译名 吉兰-巴雷 | **Guillain-Barre**
格林菲尔德病[婴儿脑白质变性] | **Greenfield's disease**
—意指 | —meaning
——同心性硬化(同心性轴周性脑炎) G37.5 | ——concentric sclerosis (encephalitis periaxialis concentrica) G37.5
——异染性脑白质营养不良 E75.2 | ——metachromatic leukodystrophy E75.2
格鲁比病 B35.0 | **Gruby's disease B35.0**
格罗弗病或格罗弗综合征 L11.1 | **Grover's disease or syndrome L11.1**
格斯特曼综合征(发育性) F81.2 | **Gerstmann's syndrome (developmental) F81.2**

gé 蛤

蛤贝中毒[淡菜中毒] T61.2 | **Mytilotoxism T61.2**

gé 隔

隔(先天性) - 另见 异常，按部位 | **Septum, septate (congenital) - see also Anomaly, by site**
—肛门 Q42.3 | —anal Q42.3
——伴有瘘 Q42.2 | ——with fistula Q42.2
—西尔维于斯导水管 Q03.0 | —aqueduct of Sylvius Q03.0
——伴有脊柱裂(另见 脊柱裂，伴有脑积水) Q05.4 | ——with spina bifida (see also Spina bifida, with hydrocephalus) Q05.4

隔——*续前页*
一阴道 Q52.1
——在妊娠或分娩中 O34.6
———引起梗阻性分娩 O65.5
一子宫(另见 双子宫) Q51.2
隔离 Z29.0
一家庭 Z63.7
一社会 Z60.4
一住处 Z59.8
隔下子宫 Q51.8

Septum, septate——*continued*
—vagina Q52.1
——in pregnancy or childbirth O34.6
———causing obstructed labor O65.5
—uterus (see also Double uterus) Q51.2
Isolation, isolated Z29.0
—family Z63.7
—social Z60.4
—dwelling Z59.8
Subseptus uterus Q51.8

gé 膈

膈的 – 见情况
膈下的 – 见情况

Diaphragm – see condition
Subphrenic – see condition

gè 个

个人史
一白血病 Z85.6
一避孕 Z92.0
一不服从医疗和医疗制度 Z91.1
一创伤 NEC Z91.6
——心理 NEC Z91.4
——自我伤害 Z91.5
一恶性体温过高 Z88.4
一恶性肿瘤 Z85.9
——肺 Z85.1
——呼吸器官 NEC Z85.2
——淋巴性 NEC Z85.7
——泌尿器官或泌尿道 Z85.5
——皮肤 Z85.8
——气管 Z85.1
——乳房 Z85.3
——生殖器官 Z85.4
——特指部位 NEC Z85.8
——胃肠道 Z85.0
——消化器官 Z85.0
——胸内器官 NEC Z85.2
——造血 NEC Z85.7
——支气管 Z85.1
一辐射治疗 Z92.3
一辐照 Z92.3

History (personal) (of)
—leukemia Z85.6
—contraception Z92.0
—noncompliance with medical treatment or regimen Z91.1
—trauma NEC Z91.6
——psychological NEC Z91.4
——self-harm Z91.5
—hyperthermia, malignant Z88.4
—malignant neoplasm (of) Z85.9
——lung Z85.1
——respiratory organ NEC Z85.2
——lymphatic NEC Z85.7
——urinary organ or tract Z85.5
——skin Z85.8
——trachea Z85.1
——breast Z85.3
——genital organ Z85.4
——specified site NEC Z85.8
——gastrointestinal tract Z85.0
——digestive organ Z85.0
——intrathoracic organ NEC Z85.2
——hematopoietic NEC Z85.7
——bronchus Z85.1
—radiation therapy Z92.3
—irradiation Z92.3

个人史——*续前页*
－家族——*续前页*
－－疾病或疾患——*续前页*
－－－行为性 NEC Z81.8
－－－血液和造血器官 Z83.2
－－－血液学 Z83.2
－－－眼 NEC Z83.5
－－－营养性 NEC Z83.4
－－精神
－－－发育迟缓 Z81.0
－－－障碍 NEC Z81.8
－－精神病学障碍 Z81.8
－－精神活性物质滥用 NEC Z81.3
－－酒精滥用 Z81.1
－－聋 Z82.2
－－慢性
－－－伤残疾病 NEC Z82.8
－－－下呼吸道 Z82.5
－－盲 Z82.1
－－皮肤情况 Z84.0
－－贫血 Z83.2
－－染色体异常 Z82.7
－－人类免疫缺陷病毒[HIV]感染 Z83.0
－－视力丧失 Z82.1
－－糖尿病 Z83.3
－－特指的情况 NEC Z84.8
－－听力丧失 Z82.2
－－同血缘 Z84.3
－－物质滥用 NEC Z81.4
－－－精神活性 NEC Z81.3
－－－酒精 Z81.1
－－－烟草 Z81.2
－－－药物 NEC Z81.3
－－先天性畸形和变形 Z82.7
－－哮喘 Z82.5
－－烟草滥用 Z81.2
－－药物滥用 NEC Z81.3
－－自我伤害行为 Z81.8
－假自杀(企图) Z91.5
－精神病学障碍 NEC Z86.5
－酒精滥用 Z86.4
－－为致死原因 F10.1
－康复(措施) Z92.5

History (personal)——*continued*
－family——*continued*
－－disease or disorder ——*continued*
－－－behavioral NEC Z81.8
－－－blood and blood-forming organs Z83.2
－－－hematological Z83.2
－－－eye NEC Z83.5
－－－nutritional NEC Z83.4
－－mental
－－－retardation Z81.0
－－－disorder NEC Z81.8
－－psychiatric disorder Z81.8
－－psychoactive substance abuse NEC Z81.3
－－alcohol abuse Z81.1
－－deafness Z82.2
－－chronic
－－－disabling disease NEC Z82.8
－－－lower respiratory disease Z82.5
－－blindness Z82.1
－－skin condition Z84.0
－－anemia Z83.2
－－chromosomal anomaly Z82.7
－－human immunodeficiency virus (HIV) infection Z83.0
－－visual loss Z82.1
－－diabetes mellitus Z83.3
－－specified condition NEC Z84.8
－－hearing loss Z82.2
－－consanguinity Z84.3
－－substance abuse NEC Z81.4
－－－psychoactive NEC Z81.3
－－－alcohol Z81.1
tobacco Z81.2
－－－drug NEC Z81.3
－－congenital malformations and deformations Z82.7
－－asthma Z82.5
－－tobacco abuse Z81.2
－－drug abuse NEC Z81.3
－－self-harmful behavior Z81.8
－parasuicide (attempt) Z91.5
－psychiatric disorder NEC Z86.5
－alcohol abuse Z86.4
－－for mortality F10.1
－rehabilitation (measures) Z92.5

个人史——*续前页*
一良性肿瘤 Z86.0
一虐待 Z91.8
一躯体创伤 NEC Z91.6
一一自我伤害或自杀企图 Z91.5
一染色体异常 Z87.7
一使用阿司匹林(近期)(长期) Z92.2
一使用抗凝血药(近期)(长期) Z92.1
一使用药剂(近期)(长期) NEC Z92.2
一一阿司匹林 Z92.2
一一抗凝剂 Z92.1
一手术(大) NEC Z92.4
一一移植 – 见 移植
一损伤 NEC Z91.6
一危险因素 NEC Z91.8
一围生儿问题 Z87.6
一(精神活性)物质滥用 NEC Z86.4
一一为致死原因 F19.1
一先天性畸形 Z87.7
一心理创伤 NEC Z91.4
一一在儿童期 Z61.7
一烟草滥用 Z86.4
一一为致死原因 F17.1
一药物滥用 Z86.4
一一为致死原因 F19.1
一医疗 Z92.9
一一特指类型 NEC Z92.8
一营养缺乏 Z86.3
一有害的作息安排 Z91.3
一原位肿瘤 Z86.0
一肿瘤疾病化疗 Z92.6
一中毒性 NEC Z91.8
一一自我伤害或自杀企图 Z91.5
一自服毒企图 Z91.5
一自杀企图 Z91.5
一自我伤害 Z91.5
一作息安排问题 Z91.3
个性
一A 型 Z73.1
一品质增强(A 型) Z73.1
个性品质增强(A 型) Z73.1

History (personal)——*continued*
—benign neoplasm Z86.0
—abuse, maltreatment Z91.8
—physical trauma NEC Z91.6
——self-harm or suicide attempt Z91.5
—chromosomal abnormality Z87.7
—aspirin use (current) (long-term) Z92.2
—anticoagulant use (current) (long-term) Z92.1
—use of medicaments (current) (long-term) NEC Z92.2
——aspirin Z92.2
——anticoagulants Z92.1
—surgery (major) NEC Z92.4
——transplant – see Transplant
—injury NEC Z91.6
—risk factors NEC Z91.8
—perinatal problems Z87.6
—substance abuse NEC Z86.4
——for mortality F19.1
—congenital malformation Z87.7
—psychological trauma NEC Z91.4
——in childhood Z61.7
—tobacco abuse Z86.4
——for mortality F17.1
—drug abuse Z86.4
——for mortality F19.1
—medical treatment Z92.9
——specified type NEC Z92.8
—nutritional deficiency Z86.3
—unhealthy sleep-wake cycle Z91.3
—in situ neoplasm Z86.0
—chemotherapy for neoplastic disease Z92.6
—poisoning NEC Z91.8
——self-harm or suicide attempt Z91.5
—self-poisoning attempt Z91.5
—suicide attempt Z91.5
—self-harm Z91.5
—sleep-wake cycle problem Z91.3
Personality
—type A Z73.1
—accentuation of traits (type A pattern) Z73.1
Accentuation of personality traits (type A) Z73.1

gè 各

各类血细胞减少(后天性) D61.9	**Pancytopenia, Panhemocytopenia (acquired) D61.9**
一伴有畸形 D61.0	—with malformations D61.0
一体质性 D61.0	—constitutional D61.0
一先天性 D61.0	—congenital D61.0
各类血细胞溶解 D75.8	**Pancytolysis D75.8**
各型血细胞减少 D61.9	**Panhematopenia D61.9**
一脾的，原发性 D73.1	—splenic, primary D73.1
一体质性 D61.0	—constitutional D61.0

gēn 跟

跟的 - 见情况	**Heel - see condition**
跟骨骺炎 M92.8	**Calcaneo-apophysitis M92.8**
跟腱囊炎 M76.6	**Achillobursitis M76.6**
跟腱痛 M76.6	**Achillodynia M76.6**

gēng 更

更年期(另见 绝经) N95.1	**Climacteric (see also Menopause) N95.1**
一病(女性) N95.1	—disease (female) N95.1
一男性(症状)(综合征) NEC N50.8	—male (symptoms) (syndrome) NEC N50.8
一多关节炎 NEC M13.8	—polyarthritis NEC M13.8
一关节炎(任何部位) NEC M13.8	—arthritis (any site) NEC M13.8
一妄想狂样状态 F22.8	—paranoid state F22.8
一抑郁(单次发作) F32.8	—depression (single episode) F32.8
一症状(女性) N95.1	—symptoms (female) N95.1

gěng 耿

耿氏综合征 Q07.8	**Gunn's syndrome Q07.8**

gěng 梗

梗塞 - 见 梗死	**Infarct, infarction**
梗死，梗塞 I99	**Infarct, infarction (of) I99**
一肠(急性)(原因不明性)(出血性)(非闭塞性)(透壁性) K55.0	—bowel, intestine (acute) (agnogenic) (hemorrhagic) (nonocclusive) (transmural) K55.0
一肠系膜(栓子性)(血栓形成性) K55.0	—mesentery, mesenteric (embolic) (thrombotic) K55.0
一垂体(前叶[腺垂体])(腺) E23.6	—hypophysis, pituitary (anterior lobe) (gland) E23.6

梗死，梗塞——*续前页*
—大脑(出血性) I63.9
——特指的 NEC I63.8
——由于
———闭塞 NEC
————大脑动脉 I63.5
————入脑前动脉 I63.2
———大脑静脉血栓形成，非生脓性 I63.6
———栓塞(出血性)
————大脑动脉 I63.4
————入脑前动脉 I63.1
———狭窄 NEC
————大脑动脉 I63.5
————入脑前动脉 I63.2
———血栓形成(出血性)
————大脑动脉 I63.3
————入脑前动脉 I63.0
—非透壁性 I21.4
—肺(栓子性)(血栓形成性)(动脉)(静脉)(出血性)(另见 栓塞，肺) I26.9
——并发于妊娠、分娩或产褥期 - 见 栓塞，产科性
—肝 K76.3
—冠状动脉(另见 梗死，心肌) I21.9
—肌肉(缺血性) M62.2
—脊(髓)(急性)(栓子性)(非栓子性) G95.1
—甲状(腺) E07.8
—结肠 K55.0
—淋巴结 I89.8
—卵巢 N83.8
—脑(另见 梗死，大脑) I63.9
——产褥期、产后或分娩中或妊娠 O99.4
——栓子性 I63.4
—脾 D73.5
——栓子性或血栓形成性 I74.8
—前列腺 N42.8
—绒毛膜下 - 见 梗死，胎盘
—乳房 N64.8
—乳头肌 - 见 梗死，心肌
—肾(栓子性)(血栓形成性) N28.0
—肾上腺 E27.4
—视网膜(动脉) H34.2
—输卵管 N83.8
—栓子性(另见 栓塞) I74.9
—胎盘(并发于妊娠) O43.8
——影响到胎儿或新生儿 P02.2
—网膜 K55.0

Infarct, infarction——*continued*
—cerebral (hemorrhagic) I63.9
——specified NEC I63.8
——due to
———occlusion NEC
————cerebral arteries I63.5
————precerebral arteries I63.2
———cerebral venous thrombosis, nonpyogenic I63.6
———embolism
————cerebral arteries I63.4
————precerebral arteries I63.1
———stenosis NEC
————cerebral arteries I63.5
————precerebral arteries I63.2
———thrombosis
————cerebral arteries I63.3
————precerebral arteries I63.0
—nontransmural I21.4
—lung, pulmonary (embolic) (thrombotic) (artery) (vein) (hemorrhagic) (see also Embolism, pulmonary) I26.9
——complicating pregnancy, childbirth orpuerperium - see Embolism, obstetric
—hepatic, liver K76.3
—coronary artery (see also Infarct, myocardium) I21.9
—muscle (ischemic) M62.2
—spinal (cord) (acute) (embolic) (nonembolic) G95.1
—thyroid (gland) E07.8
—colon K55.0
—lymph node I89.8
—ovary N83.8
—brain (see also Infarct, cerebral) I63.9
——puerperal, postpartum or in chilbirth or pregnancy O99.4
——embolic I63.4
—spleen D73.5
——embolic or thrombotic I74.8
—prostate N42.8
—subchorionic - see Infarct, placenta
—breast N64.8
—papillary muscle - see Infarct, myocardium
—kidney, renal (embolic) (thrombotic) N28.0
—adrenal, suprarenal (capsule) (gland) E27.4
—retina, retinal (artery) H34.2
—fallopian tube N83.8
—embolic (see also Embolism) I74.9
—placenta (complicating pregnancy) O43.8
——affecting fetus or newborn P02.2
—omentum K55.0

梗阻——*续前页*	**Obstruction**——*continued*
一肠——*续前页*	—intestine, bowel——*continued*
——新生儿 P76.9	——newborn P76.9
———特指的 NEC P76.8	———specified NEC P76.8
———由于	———due to
————粪石[肠石] P76.8	————fecaliths P76.8
————浓缩乳汁 P76.2	————inspissated milk P76.2
————胎粪(栓塞) P76.0	————meconium (plug) P76.0
—————粘液粘稠病中 E84.1† P75*	—————in mucoviscidosis E84.1† P75*
一胆管(胆总管)(肝总管)(非结石性) K83.1	—bile duct (common) (hepatic) (noncalculous) K83.1
——伴有结石 K80.5	——with calculus K80.5
——先天性(引起黄疸) Q44.3	——congenital (causing jaundice) Q44.3
一胆囊 K82.0	—gallbladder K82.0
——伴有结石 - 见 胆石症	——with calculus or stone - see Cholelithiasis
——先天性 Q44.1	——congenital Q44.1
一胆囊管(另见 梗阻，胆囊) K82.0	—cystic duct (see also Obstruction, gallbladder) K82.0
——伴有胆石 - 见 胆石症	——with calculus or stone - see Cholelithiasis
一分娩(另见 分娩，梗阻性) O66.9	—labor (see also Labor, obstructed) O66.9
——特指的 NEC O66.8	——specified NEC O66.8
——影响到胎儿或新生儿 P03.1	——affecting fetus or newborn P03.1
——由于	——due to
———持续性枕后位或枕横位 O64.0	———persistent occipitoposterior or transverse position O64.0
———错位(胎儿) O64.9	———malposition (fetus) O64.9
———骨性骨盆(在 O33.-中的情况) O65.0	———bony pelvis (conditions in O33.-) O65.0
————盆腔畸形 O65.0	————pelvic deformity O65.0
———肩嵌顿 O66.0	———impacted shoulder O66.0
———母体盆腔异常 O65.9	———maternal pelvic abnormality O65.9
————特指的 NEC O65.8	————specified NEC O65.8
———盆腔的软组织和器官(在 O34.-中的情况) O65.5	———soft tissues and organs of pelvis (conditions in O34.-) O65.5
———胎盆不称 NEC O65.4	———fetopelvic disproportion NEC O65.4
一回肠(另见 梗阻，肠) K56.6	—ileum (see also Obstruction, intestine) K56.6
一结肠(另见 梗阻，肠) K56.6	—colon (see also Obstruction, intestine) K56.6
一空肠(另见 梗阻，肠) K56.6	—jejunum (see also Obstruction, intestine) K56.6
一盲肠(另见 梗阻，肠) K56.6	—cecum (see also Obstruction, intestine) K56.6
一十二指肠 K31.5	—duodenum K31.5
一胃肠(另见 梗阻，肠) K56.6	—gastrointestinal (see also Obstruction, intestine) K56.6
一乙状结肠(另见 梗阻，肠) K56.6	—sigmoid (see also Obstruction, intestine) K56.6
一直肠 K62.4	—rectum K62.4
一直肠乙状结肠(另见 梗阻，肠) K56.6	—rectosigmoid (see also Obstruction, intestine) K56.6

gōng 工

工作疲劳 **F48.8**	**Operational fatigue F48.8**

gōng 弓

gōng 公

gōng 功

功能减退症
一垂体 E23.0
一睾丸 E29.1
一甲状(腺)(后天性) E03.9
一一先天性 E03.1
一甲状旁(腺) E20.9
一卵巢 E28.3
一肾上腺皮质 E27.4
一一药物性 E27.3
一一医源性 E27.3
一一原发性 E27.1
一性腺
一一睾丸 E29.1
一一卵巢 E28.3
功能亢进
一逼尿肌 N32.8
一鼻粘膜 J34.3
一肠音 R19.1
一垂体(腺)(前) E22.9
一一特指的 NEC E22.8
一多腺体 E31.1
一睾丸 E29.0
一宫颈上皮(基底)(另见 发育不良，宫颈) N87.9
一基底细胞，宫颈(另见 发育不良，宫颈) N87.9
一甲状(腺)(另见 甲状腺功能亢进症) E05.9
一甲状旁(腺) E21.3
一卵巢 E28.8
一肾上腺皮质，与库欣综合征无关 E27.0
一一男性化 E25.0
一一一先天性 E25.0
一一髓质 E27.5
一一一肾上腺髓质 E27.5
一胃 K31.8
一胃肠 K31.8
一一心因性 F45.3
一胰腺 K86.8
功能紊乱
一结肠 K59.9
一一心因性 F45.3
一颞下颌(关节)(关节疼痛综合征) K07.6
一躯体形式的自主神经 F45.3

Insufficiency
—pituitary E23.0
—testis E29.1
—thyroid (gland) (acquired) E03.9
——congenital E03.1
—parathyroid (gland) E20.9
—ovary E28.3
—adrenocortical, corticoadrenal E27.4
——drug-induced E27.3
——iatrogenic E27.3
——primary E27.1
—gonadal
——testis E29.1
——ovary E28.3
Hyperactive, hyperactivity, Hyperfunction
—detrusor muscle N32.8
—nasal mucous membrane J34.3
—bowel sounds R19.1
—pituitary (gland) (anterior) E22.9
——specified NEC E22.8
—polyglandular E31.1
—testicular E29.0
—cervix epithelial (basal) (see also Dysplasia, cervix) N87.9
—basal cell, uterine cervix (see also Dysplasia, cervix) N87.9
—thyroid (gland) (see also Hyperthyroidism) E05.9
—parathyroid (gland) E21.3
—ovarian E28.8
—adrenal cortex, not associated with Cushing's syndrome E27.0
——virilism E25.0
———congenital E25.0
——medulla E27.5
———adrenomedullary E27.5
—stomach K31.8
—gastrointestinal K31.8
——psychogenic F45.3
—pancreas K86.8
Dysfunction
—colon K59.9
——psychogenic F45.3
—temporomandibular (joint) (joint-pain syndrome) K07.6
—somatoform autonomic F45.3

功能性 - 另见情况

一出血(子宫) N93.8

功能性子宫出血病　N93.8

功能障碍

一肠造口　K91.4

一大脑　G93.8

一胆囊　K82.8

一胆囊管　K82.8

一多腺体　E31.9

一一特指的　NEC E31.8

一符号识别　NEC R48.8

一肝　K76.8

一睾丸(内分泌) E29.9

一一特指的　NEC E29.8

一回肠(造口) K91.4

一甲状腺　E07.9

一节段性　M99.0

一结肠造口或肠造口　K91.4

一精神生理性　F59

一空肠(造口) K91.4

一老年性　R54

一卵巢　E28.9

一一特指的　NEC E28.8

一迷路　H83.2

一内分泌　NEC E34.9

一尿道(造口) N99.5

一膀胱　N31.9

一一神经肌肉　NEC N31.9

一一一迟缓性　N31.2

一一一弛缓性(运动性)(感觉性) N31.2

一一一反射性　N31.1

一一一非反射性　N31.2

一一一特指的　NEC N31.8

一一一无抑制的　N31.0

一一一自主性　N31.2

一一神经源性　NEC(另见　功能障碍，膀胱，神经肌肉) N31.9

一膀胱(造口) N99.5

一气管造口术　J95.0

一躯体性　M99.0

一肾(另见　病，肾) N28.9

一肾上腺　E27.9

一生理性　NEC R68.8

一一心因性　F59

Functional - see also condition

—bleeding (uterus) N93.8

Metropathia hemorrhagica N93.8

Dysfunction, Malfunction

—enterostomy K91.4

—cerebral G93.8

—gallbladder K82.8

—cystic duct K82.8

—polyglandular E31.9

——specified NEC E31.8

—symbolic NEC R48.8

—hepatic, liver K76.8

—testicular (endocrine) E29.9

——specified NEC E29.8

—ileostomy (stoma) K91.4

—thyroid E07.9

—segmental M99.0

—colostomy or enterostomy K91.4

—psychophysiological F59

—jejunostomy (stoma) K91.4

—senile R54

—ovary E28.9

——specified NEC E28.8

—labyrinthine H83.2

—endocrine NEC E34.9

—urethrostomy (stoma) N99.5

—bladder N31.9

——neuromuscular NEC N31.9

———flaccid N31.2

———atonic (motor) (sensory) N31.2

———reflex N31.1

———nonreflex N31.2

———specified NEC N31.8

———uninhibited N31.0

———autonomous N31.2

——neurogenic NEC (see also Dysfunction,bladder, neuromuscular) N31.9

—cystostomy (stoma) N99.5

—tracheostomy J95.0

—somatic M99.0

—kidney (see also Disease, renal) N28.9

—adrenal, suprarenal E27.9

—physiological NEC R68.8

——psychogenic F59

gōng 供

供血不足 **Insufficiency, insufficient**
—动脉 I77.1 —arterial I77.1
——肠系膜(慢性) K55.1 ——mesenteric (chronic) K55.1
———急性 K55.0 ———acute K55.0
——大脑 I67.8 ——cerebral I67.8
——基底 G45.0 ——basilar G45.0
——颈(半球) G45.1 ——carotid (hemispheric) G45.1
——入脑前(双侧)(多处) G45.2 ——precerebral (bilateral) (multiple) G45.2
——周围 I73.9 ——peripheral I73.9
——椎 G45.0 ——vertebral G45.0
—冠状动脉(急性)(亚急性) I24.8 —coronary (acute) (subacute) I24.8
——慢性或伴有提及持续时间超过 4 周者 I25.8 ——chronic or with a stated duration of over 4 weeks I25.8
—脑血管(急性) I67.8 —cerebrovascular (acute) I67.8
——伴有暂时的局部神经体征和症状 G45.8 ——with transient focal neurological signs and symptoms G45.8
—血管 I99 —vascular I99
——肠 K55.9 ——intestine K55.9
——肠系膜(慢性) K55.1 ——mesenteric (chronic) K55.1
———急性 K55.0 ———acute K55.0
——肾(另见 高血压，肾性) I12.9 ——renal (see also Hypertension, kidney) I12.9
——周围 I73.9 ——peripheral I73.9
—周围血管 I73.9 —peripheral vascular I73.9

gōng 宫

宫角妊娠 O00.8 **Cornual gestation or pregnancy O00.8**
宫颈 – 另见情况 **Cervical - see also condition**
—发育不良，妊娠中 O34.4 —dysplasia in pregnancy O34.4
—糜烂，妊娠中 O34.4 —erosion in pregnancy O34.4
—纤维化，妊娠中 O34.4 —fibrosis in pregnancy O34.4
宫颈表皮化(另见 发育不良，宫颈) N87.9 **Epidermidalization, cervix (see also Dysplasia, cervix) N87.9**
宫颈的 - 见情况 **Cervix - see condition**
宫颈内膜炎(另见 宫颈炎) N72 **Endocervicitis, Endotrachelitis (see also Cervicitis) N72**
—由于子宫内(避孕用具)装置引起的 T83.6 —due to intrauterine (contraceptive) device T83.6
—增生性 N72 —hyperplastic N72
宫颈上皮内肿瘤 - 见 肿瘤，上皮内，宫颈 **CIN - see Neoplasia, intraepithelial, cervix**
宫颈退行发育(另见 发育不良，宫颈) N87.9 **Anaplasia cervix (see also Dysplasia, cervix) N87.9**
宫颈外膜炎(另见 宫颈炎) N72 **Exocervicitis (see also Cervicitis) N72**

宫颈炎(急性)(慢性)(非性病性)(亚急性)(伴有溃疡) N72 | **Cervicitis, Trachelitis (acute) (chronic) (nonvenereal) (subacute) (with ulceration) N72**
—并发于妊娠 O23.5 | —complicating pregnancy O23.5
——影响到胎儿或新生儿 P00.8 | ——affecting fetus or newborn P00.8
—产褥期、产后 O86.1 | —puerperal, postpartum O86.1
—结核性 A18.1† N74.0* | —tuberculous A18.1† N74.0*
—老年性(萎缩性) N72 | —senile (atrophic) N72
—淋球菌性 A54.0 | —gonococcal A54.0
—毛滴虫性 A59.0† N74.8* | —trichomonal A59.0† N74.8*
—梅毒性 A52.7† N74.2* | —syphilitic A52.7† N74.2*
—疱疹病毒性 A60.0† N74.8* | —herpesviral A60.0† N74.8*
—衣原体性 A56.0 | —chlamydial A56.0
宫颈阴道炎(气肿性)(另见 宫颈炎) N72 | **Cervicocolpitis (emphysematosa) (see also Cervicitis) N72**

gǒng 巩

巩膜的 - 见情况 | **Sclera - see condition**
巩膜角膜炎 H16.8 | **Sclerokeratitis H16.8**
—结核性 A18.5† H19.2* | —tuberculous A18.5† H19.2*
巩膜结膜炎 H15.0 | **Scleroconjunctivitis H15.0**
巩膜脉络膜炎 H31.8 | **Sclerochoroiditis H31.8**
巩膜膨胀 H15.8 | **Sclerectasia H15.8**
巩膜球筋膜炎 H15.0 | **Sclerotenonitis H15.0**
巩膜软化(穿通性) H15.8 | **Scleromalacia (perforans) H15.8**
巩膜外层炎 H15.1 | **Episcleritis H15.1**
—化脓性 H15.1 | —suppurative H15.1
—见于(由于) | —in (due to)
——结核病 A18.5† H19.0* | ——tuberculosis A18.5† H19.0*
——梅毒 A52.7† H19.0* | ——syphilis A52.7† H19.0*
—结核性 A18.5† H19.0* | —tuberculous A18.5† H19.0*
—梅毒性(晚期) A52.7† H19.0* | —syphilitic (late) A52.7† H19.0*
—周期性游走性 H15.1 | —periodica fugax H15.1
巩膜炎(环状)(前)(肉芽肿性)(后)(化脓性) H15.0 | **Scleritis (annular) (anterior) (granulomatous) (posterior) (suppurative) H15.0**
—见于带状疱疹 B02.3† H19.0* | —in (due to) zoster B02.3† H19.0*
—结核性(结节性) A18.5† H19.0* | —tuberculous (nodular) A18.5† H19.0*
—梅毒性 A52.7† H19.0* | —syphilitic A52.7† H19.0*

gǒng 汞

汞的 - 见情况 | **Mercurial - see condition**
汞中毒 NEC T56.1 | **Hydrargyrism, Mercurialism NEC T56.1**

gòng 共

共济失调，协调不能 R27.0
一步态 R26.0
一一癔症性 F44.4
一大脑(遗传性) G11.9
一非进行性，先天性 G11.0
一非器质性原因 F44.4
一弗里德赖希(小脑)(家族遗传性)(脊柱) G11.1
一亨特 G11.1
一脊髓小脑性，X 连锁隐性 G11.1
一脊柱
一一进行性(梅毒性) A52.1
一一遗传性(弗里德赖希) G11.1
一家庭，家族性 - 见 共济失调，遗传性
一家族遗传性 - 见 共济失调，遗传性
一鲁西-莱维[遗传性运动失调性起立困难] G60.0
一玛丽(小脑)(家族遗传性)(晚期发病) G11.2
一毛细血管扩张症(路易斯-巴尔) G11.3
一脑(遗传性) G11.9
一全身性 R27.8
一桑格-布朗(遗传性) G11.2
一先天性非进行性 G11.0
一小脑(遗传性) G11.9
一一早期发病 G11.1
一一晚期发病(玛丽) G11.2
一一伴有脱氧核糖核酸(DNA)修复缺陷 G11.3
一一见于
一一一酒精中毒 G31.2
一一一粘液水肿 E03.9† G13.2*
一一一肿瘤疾病 NEC(M8000/1)(另见 肿瘤) D48.9† G13.1*
一一酒精性 G31.2
一心因性 F44.4
一遗传性 G11.9
一一伴有神经病 G60.2
一一脊柱(弗里德赖希) G11.1
一一痉挛性 G11.4
一一特指的 NEC G11.8
一一小脑 - 见 共济失调，小脑的
一癔症性 F44.4
一运动性(部分)(进行性)(痉挛性)(梅毒性) A52.1

Ataxia, ataxy, ataxic R27.0
—gait R26.0
——hysterical F44.4
—cerebral (hereditary) G11.9
—nonprogressive, congenital G11.0
—nonorganic origin F44.4
—Friedreich's (cerebellar) (heredofamilial) (spinal) G11.1
—Hunt's G11.1
—spinocerebellar, X-linked recessive G11.1
—spinal
——progressive (syphilitic) A52.1
——hereditary (Friedreich's) G11.1
—family, familial - see Ataxia, hereditary
—heredofamilial - see Ataxia, hereditary
—Roussy-Lévy G60.0
—Marie's (cerebellar) (heredofamilial) (late-onset) G11.2
—telangiectasia (Louis-Bar) G11.3
—brain (hereditary) G11.9
—general R27.8
—Sanger-Brown's (hereditary) G11.2
—congenital nonprogressive G11.0
—cerebellar (hereditary) G11.9
——early-onset G11.1
——late-onset (Marie's) G11.2
——with defective DNA repair G11.3
——in
———alcoholism G31.2
———myxedema E03.9† G13.2*
———neoplastic disease NEC (M8000/1) (see also Neoplasm) D48.9† G13.1*
——alcoholic G31.2
—psychogenic F44.4
—hereditary G11.9
——with neuropathy G60.2
——spinal (Friedreich's) G11.1
——spastic G11.4
——specified NEC G11.8
——cerebellar - see Ataxia, cerebellar
—hysterical F44.4
—locomotor (partial) (progressive) (spastic) (syphilitic) A52.1

共济失调-毛细血管扩张症(路易斯-巴尔) G11.3 **Ataxia-telangiectasia (Louis-Bar) G11.3**

共同 **Common**

一动脉干 Q20.0 —arterial trunk, truncus (arteriosus) Q20.0

一房室管 Q21.2 —atrioventricular canal Q21.2

一心房 Q21.1 —atrium Q21.1

一心室 Q20.4 —ventricle Q20.4

gòng 供

供者(器官或组织) Z52.9 **Donor (organ or tissue) Z52.9**

一肝脏 Z52.6 —liver Z52.6

一干细胞 Z52.0 —stem cells Z52.0

一骨 Z52.2 —bone Z52.2

一一髓 Z52.3 ——marrow Z52.3

一角膜 Z52.5 —cornea Z52.5

一可能，的检查 Z00.5 —potential, examination of Z00.5

一淋巴细胞 Z52.0 —lymphocyte Z52.0

一皮肤 Z52.1 —skin Z52.1

一肾 Z52.4 —kidney Z52.4

一特指的器官或组织 NEC Z52.8 —specified organ or tissue NEC Z52.8

一心脏 Z52.7 —heart Z52.7

一血液(成分) Z52.0 —blood (components) Z52.0

gōu 佝

佝偻病，佝偻病体质(活动性)(急性)(青少年)(胸壁)(先天性)(近期)(婴儿)(肠的) E55.0 **Rickets, Rachitis, rachitism (active) (acute) (adolescent) (chest wall) (congenital) (current) (infantile) (intestinal) E55.0**

一成人 - 见 骨软化症 —adult - see Osteomalacia

一非活动性 E64.3 —inactive E64.3

一腹腔 K90.0 —celiac K90.0

一后遗症，任何 E64.3 —sequelae, any E64.3

一肾性 N25.0 —kidney, renal N25.0

一维生素 D 抵抗性 E83.3† M90.8* —vitamin-D-resistant E83.3† M90.8*

佝偻病性 - 另见情况 **Rachitic - see also condition**

一骨盆(晚期效应) E64.3 —pelvis (late effect) E64.3

一一伴有胎盆不称 O33.0 ——with disproportion (fetopelvic) O33.0

一一一引起梗阻性分娩 O65.0 ———causing obstructed labor O65.0

一一一影响到胎儿或新生儿 P03.1 ———affecting fetus or newborn P03.1

一脊柱变形(晚期效应) E64.3 —deformities of spine (late effect) E64.3

gōu 沟

沟状 K14.5	**Furrowed K14.5**
一甲(横) L60.4	一nail(s) (transverse) L60.4
一一先天性 Q84.6	一一congenital Q84.6
一舌 K14.5	一tongue K14.5
一一先天性 Q38.3	一一congenital Q38.3

gōu 钩

钩虫(未特指的)(贫血)(病)(感染)(侵染) B76.9	**Hookworm, Uncinariasis (anemia) (disease) (infection) (infestation) B76.9**
一特指的 NEC B76.8	一specified NEC B76.8
钩虫病(巴西)(犬)(斯里兰卡)(十二指肠)(感染)(侵染) B76.0	**Ancylostoma, Ancylostomiasis, (braziliense) (caninum) (ceylanicum)(duodenale)(infection)(infestation) B76.0**
钩端螺旋体病 A27.9	**Leptospirosis A27.9**
一波蒙纳 A27.8	一pomona A27.8
一出血性黄疸 A27.0	一icterohemorrhagica A27.0
一犬 A27.8	一canicola A27.8
一由于问号钩端螺旋体血清型出血性黄疸引起的 A27.0	一due to Leptospira interrogans serovaricterohaemorrhagiae A27.0
钩端螺旋体性的 - 见情况	**Leptospiral, Leptospirochetal - see condition**
钩口线虫病 - 见 钩虫病	**Ankylostoma, Ankylostomiasis**

gǒu 狗

狗咬伤 - 见 伤口，开放性	**Dog bite - see Wound, open**

gòu 构

构音不全 R47.1	**Anarthria R47.1**
构音困难 R47.1	**Dysarthria R47.1**
构音障碍 - 见 构音困难	**Dysarthria**

gū 姑

姑息性医疗 Z51.5	**Palliative care Z51.5**

gū 孤

孤独症，孤独(童年)(婴儿) F84.0	**Autism, autistic (childhood) (infantile) F84.0**
一非典型 F84.1	一atypical F84.1
孤儿院综合征(童年) F94.2	**Institutional syndrome (childhood) F94.2**

gǔ 古

古多尔病 A08.1	**Goodall's disease A08.1**
古热罗-卡尔托病或综合征[融合性网状乳头状瘤] L83	**Gougerot-Carteaud disease or syndrome L83**

gǔ 谷

谷物工人病或谷物工人肺 J67.8

Grainhandler's disease or lung J67.8

gǔ 股

股白肿(产褥期、产后、分娩) O87.1
—并发于妊娠 O22.3
—非产褥期的 I80.1
股骨，股的 - 见情况
股疝 - 见 疝，股

Milk leg (puerperal, postpartum, childbirth) O87.1
—complicating pregnancy O22.3
—nonpuerperal I80.1
Femur, femoral - see condition
Merocele - see Hernia, femoral

gǔ 骨

骨病
—脊髓灰质炎后 M89.6
—见于(由于)肾性骨营养不良 N25.0† M90.8*
骨刺，骨棘 M77.9
—鼻(中隔) J34.8
—跟骨 M77.3
—髂嵴 M76.2
骨脆症(特发性) Q78.0
骨的 - 见情况
骨发育不全
—多发性 E76.0
—颅面 Q75.1
—锁骨颅骨 Q74.0
—下颌面骨(不完全) Q75.4
—眼下颌 Q75.5
骨放射性坏死，颌(急性)(慢性)(下)(化脓性)(上) K10.2
骨肥厚 M85.8
—单肢 M85.8
—额骨，颅内 M85.2
—额骨内板 M85.2
—骨骼，弥漫性特发性 M48.1
—颅骨 M85.2
——先天性 Q75.8
—皮质(颅骨) M85.2
——婴儿型 M89.8
—强直性(脊柱) M48.1
—椎骨，强直性 M48.1
骨干性续连症 Q78.6
骨干炎 M86.8

Osteopathy
—after poliomyelitis M89.6
—in (due to) renal osteodystrophy N25.0† M90.8*
Spur, bone M77.9
—nose (septum) J34.8
—calcaneal M77.3
—iliac crest M76.2
Osteopsathyrosis (idiopathica) Q78.0
Bone, Osseous - see condition
Dysostosis
—multiplex E76.0
—craniofacial Q75.1
—cleidocranial, cleidocranialis Q74.0
—mandibulofacial (incomplete) Q75.4
—oculomandibular Q75.5
Osteoradionecrosis, jaw (acute) (chronic) (lower) (suppurative) (upper) K10.2
Hyperostosis M85.8
—monomelic M85.8
—frontal, internal of skull M85.2
—interna frontalis M85.2
—skeletal, diffuse idiopathic M48.1
—skull M85.2
——congenital Q75.8
—cortical (skull) M85.2
——infantile M89.8
—ankylosing (spine) M48.1
—vertebral, ankylosing M48.1
Diaphysial aclasis Q78.6
Diaphysitis M86.8

骨化——*续前页*
一软骨(老年性) M94.8
一心肌(另见 变性，心肌) I51.5
一心脏(另见 变性，心肌) I51.5
——瓣膜 - 见 心内膜炎
一囟门，过早 Q75.0
一阴茎 N48.8
一支气管 J98.0
骨坏死 M87.9
一继发性 NEC M87.3
一见于(由于)
——创伤(以前的) M87.2
———潜涵病 T70.3† M90.3*
——血红蛋白病 NEC D58.2† M90.4*
——药物 M87.1
一特指的 NEC M87.8
骨痂
一过度，骨折后 - 见 后遗症，骨折
骨疽，骨溃疡
一鼻(结核) A18.0† M90.0*
一骶骨(结核) A18.0† M49.0*
一骨 NEC A18.0† M90.0*
一脊柱(结核) A18.0† M49.0*
一结核性 A18.0† M90.0*
一髋(结核) A18.0† M01.1*
一眶(结核) A18.0† M90.0*
一梅毒性 A52.7† M90.2*
——先天性(早期) A50.0† M90.2*
一迷路 H83.8
一乳突(慢性) H70.1
——结核性 A18.0† H75.0*
一听骨 H74.3
一外道 H61.8
一膝(结核) A18.0† M01.1*
一岩骨 H70.2
一肢 NEC(结核) A18.0† M90.0*
一中耳 H74.8
骨连结(先天性) Q78.8
一距舟骨 Q74.2
一桡尺骨 Q74.0
骨瘤(M9180/0) - 另见 肿瘤，骨，良性
一骨样(M9191/0)
——巨(M9200/0)

Ossification——*continued*
—cartilage (senile) M94.8
—myocardium, myocardial (see also Degeneration, myocardial) I51.5
—cardiac, heart (see also Degeneration, myocardial) I51.5
——valve - see Endocarditis
—fontanel, premature Q75.0
—penis N48.8
—bronchial J98.0
Osteonecrosis M87.9
—secondary NEC M87.3
—in (due to)
——trauma (previous) M87.2
———caisson disease T70.3† M90.3*
——hemoglobinopathy NEC D58.2† M90.4*
——drugs M87.1
—specified NEC M87.8
Callus
—excessive, following fracture - see Sequelae, fracture
Caries
—nose (tuberculous) A18.0† M90.0*
—sacrum (tuberculous) A18.0† M49.0*
—bone NEC A18.0† M90.0*
—spine, spinal, vertebra (column) (tuberculous) A18.0† M49.0*
—uberculous A18.0† M90.0*
—hip (tuberculous) A18.0† M01.1*
—orbit (tuberculous) A18.0† M90.0*
—syphilitic A52.7† M90.2*
——congenital (early) A50.0† M90.2*
—labyrinth H83.8
—mastoid process (chronic) H70.1
——tuberculous A18.0† H75.0*
—ossicles, ear H74.3
—external meatus H61.8
—knee (tuberculous) A18.0† M01.1*
—petrous bone H70.2
—limb NEC (tuberculous) A18.0† M90.0*
—middle ear H74.8
Synostosis (congenital) Q78.8
—astragalo-scaphoid Q74.2
—radioulnar Q74.0
Osteoma (M9180/0) - see also Neoplasm, bone, benign
—osteoid (M9191/0)
——giant (M9200/0)

骨膜的 - 见情况
骨膜骨赘形成 M89.8
—伴有骨髓炎 M86.8
—增生性 M89.8
骨膜炎(局限性)(弥漫性)(感染性) M86.9
—伴有骨髓炎 M86.8
——急性 M86.1
——亚急性 M86.2
——慢性 NEC M86.6
—单肢 M86.9
—颌(下)(上) K10.2
—结核性(另见 结核，骨) A18.0† M90.0*
—眶 H05.0
—淋病性 A54.4† M90.1*
—梅毒性 A52.7† M90.1*
——先天性(早期) A50.0† M90.1*
——继发性 A51.4† M90.1*
—牙槽(牙) K10.3
—雅司病(早期)(肥大性)(晚期) A66.6† M90.1*
骨内膜炎 - 见 骨髓炎
骨盆 - 另见情况
—检查(定期的)(常规) Z01.4
—肾[盆腔异位肾]，先天性 Q63.2
骨肉瘤(M9180/3) - 另见 肿瘤，骨，恶性
—成软骨细胞性(M9181/3)
—成纤维细胞性(M9182/3)
—骨旁(M9190/3)
—骨佩吉特病内的(M9184/3)
—近皮质(M9190/3)
—毛细血管扩张性(M9183/3)
—小细胞(M9185/3)
骨软骨病 M93.9
—奥斯古德-施拉特[胫骨粗隆骨软骨病] M92.5
—髌骨中心(幼年型)(初级)(次级) M92.4
—伯恩斯[尺骨下段] M92.1
—布坎南[髂嵴] M91.0
—布朗[胫骨上段] M92.5
—成人 NEC M93.8
——腕月骨(金伯克) M93.1
—尺骨(下段)(幼年型) M92.1
—耻骨联合(幼年型) M91.0
—迪亚兹[距骨] M92.6

Periosteum, periosteal - see condition
Periostosis M89.8
—with osteomyelitis M86.8
—hyperplastic M89.8
Periostitis (circumscribed) (diffuse) (infective) M86.9
—with osteomyelitis M86.8
——acute M86.1
——subacute M86.2
——chronic NEC M86.6
—monomelic M86.9
—jaw (lower) (upper) K10.2
—tuberculous (see also Tuberculosis, bone) A18.0† M90.0*
—orbital H05.0
—gonorrheal A54.4† M90.1*
—syphilitic A52.7† M90.1*
——congenital (early) A50.0† M90.1*
——secondary A51.4† M90.1*
—alveolar, alveolodental K10.3
—yaws (early) (hypertrophic) (late) A66.6† M90.1*
Endosteitis - see Osteomyelitis
Pelvic, Pelvis - see also condition
—examination (periodic) (routine) Z01.4
—kidney, congenital Q63.2
Osteosarcoma (M9180/3) - see also Neoplasm, bone, malignant
—chondroblastic (M9181/3)
—fibroblastic (M9182/3)
—parosteal (M9190/3)
—in Paget's disease of bone (M9184/3)
—juxtacortical (M9190/3)
—telangiectatic (M9183/3)
—small cell (M9185/3)
Osteochondropathy, Osteochondrosis M93.9
—Osgood-Schlatter M92.5
—patellar center (juvenile) (primary) (secondary) M92.4
—Burns' M92.1
—Buchanan's M91.0
—Blount's M92.5
—adult NEC M93.8
——carpal lunate (Kienböck's) M93.1
—ulna (lower) (juvenile) M92.1
—symphysis pubis (juvenile) M91.0
—Diaz's M92.6

骨软骨病——*续前页*	**Osteochondropathy, Osteochondrosis**——*continued*
一范奈克[坐骨耻骨的软骨结合] M91.0	—van Neck's M91.0
一腓骨(幼年型) M92.5	—fibula (juvenile) M92.5
一分离性(膝)(肩) M93.2	—dissecans (knee) (shoulder) M93.2
一弗赖伯格[第二跖骨] M92.7	—Freiberg's M92.7
一跗(舟)骨(幼年型) M92.6	—tarsus (navicular) (juvenile) M92.6
一跟骨(幼年型) M92.6	—calcaneus (juvenile) M92.6
一肱骨(小头)(头)(幼年型) M92.0	—humerus (capitulum) (head) (juvenile) M92.0
一股骨(头)，幼年型 M91.1	—femur (head), juvenile M91.1
一股首骺(幼年型) M91.1	—femoral capital epiphysis (juvenile) M91.1
一骨	—os
一一跟(幼年型) M92.6	——calcis (juvenile) M92.6
一一外胫(幼年型) M92.6	——tibiale externum (juvenile) M92.6
一骨盆(幼年型) M91.0	—pelvis (juvenile) M91.0
一哈格隆德[外胫骨] M92.6	—Haglund's M92.6
一哈斯[肱骨头](幼年型) M92.0	—Haas' (juvenile) M92.0
一脊柱 M42.9	—spine M42.9
一一成人 M42.1	——adult M42.1
一一幼年型 M42.0	——juvenile M42.0
一结核性 - 见 结核，骨	—tuberculous - see Tuberculosis, bone
一金伯克[腕骨](幼年型) M92.2	—Kienböck's (juvenile) M92.2
一一成人的 M93.1	——of adults M93.1
一胫骨(上段)(结节)(幼年型) M92.5	—tibia (proximal) (tubercle) (juvenile) M92.5
一距骨(幼年型) M92.6	—astragalus, talus (juvenile) M92.6
一髋(幼年型) M91.1	—hip (juvenile) M91.1
一髋臼(幼年型) M91.0	—acetabulum (juvenile) M91.0
一莱格-佩尔特斯(-卡尔韦)(-瓦尔登斯特伦)[股骨头] M91.1	—Legg-Perthes(-Calvé)(-Waldenström) M91.1
一克勒	—Köhler's
一一髌骨 M92.4	——patellar M92.4
一一跗舟骨 M92.6	——tarsal navicular M92.6
一梅毒性，先天性	—syphilitic, congenital
一一早期 A50.0† M90.2*	——early A50.0† M90.2*
一一晚期 A50.5† M90.2*	——late A50.5† M90.2*
一莫克莱尔[掌骨头] M92.2	—Mauclaire's M92.2
一潘内[肱骨小头] M92.0	—Panner's M92.0
一皮尔逊[耻骨联合] M91.0	—Pierson's M91.0
一髂骨，髂嵴(幼年型) M91.0	—ilium, iliac crest (juvenile) M91.0
一桡骨(头)(幼年型) M92.1	—radius (head) (juvenile) M92.1
一塞弗[跟骨] M92.6	—Sever's M92.6
一舒尔曼[椎骨骨骺炎] M42.0	—Scheuermann's M42.0
一特指的 NEC M93.8	—specified NEC M93.8
一腕骨(幼年型)(月骨)(舟骨) M92.2	—carpal (juvenile) (lunate) (scaphoid) M92.2
一小头骨骺(股骨)(幼年型) M91.1	—capitular epiphysis (femur) (juvenile) M91.1

骨软骨病——*续前页*	**Osteochondropathy, Osteochondrosis**——*continued*
一辛丁-拉森[髌骨] M92.4	—Sinding-Larsen M92.4
一伊塞兰[第五跖骨] M92.7	—Iselin's M92.7
一幼年型 M92.9	—juvenile, juvenilis M92.9
一一臂 M92.3	——arm M92.3
一一变形性 M92.9	——deformans M92.9
一一股骨头 M91.1	——head of femur M91.1
一一脊柱 M42.0	——spine M42.0
一一髋关节 M91.1	——coxae M91.1
一一髋和骨盆 M91.9	——hip and pelvis M91.9
一一一特指的 NEC M91.8	———specified NEC M91.8
一一内侧楔骨 M92.6	——medial cuneiform bone M92.6
一一手 M92.2	——hand M92.2
一一锁骨，胸骨骨骺 M92.3	——clavicle, sternal epiphysis M92.3
一一特指部位 NEC M92.8	——specified site NEC M92.8
一一先天性髋关节脱位复位后 M91.8	——after reduction of congenital dislocation of hip M91.8
一一小头骨骺(股骨) M91.1	——capitular epiphysis (femur) M91.1
一一肢	——limb
一一一上 NEC M92.3	———upper NEC M92.3
一一一下 NEC M92.8	———lower NEC M92.8
一一椎骨(体)(卡尔韦) M42.0	——vertebra (body) (Calvé's) M42.0
一一一骨骺板(舒尔曼) M42.0	———epiphyseal plates (Scheuermann's) M42.0
一一足 NEC M92.8	——foot NEC M92.8
一幼年型变形性髋关节 M91.1	—deformans juvenilis, coxae M91.1
一幼年型髋关节 M91.1	—coxae juvenilis M91.1
一月骨(腕骨)(幼年型) M92.2	—lunate bone (carpal) (juvenile) M92.2
一一成人 M93.1	——adult M93.1
一掌骨(头)(幼年型) M92.2	mctacarpal (head) (juvenile) M92.2
一肢	—limb
一一上 NEC(幼年型) M92.3	——upper NEC (juvenile) M92.3
一一下 NEC(幼年型) M92.8	——lower NEC (juvenile) M92.8
一跖骨(第五)(头)(幼年型)(第二) M92.7	—metatarsus (fifth) (head) (juvenile) (sccond) M92.7
一舟骨(幼年型) M92.6	—navicular (juvenile) M92.6
一椎骨(另见 骨软骨病，脊柱) M42.9	—vertebral (see also Osteochondrosis, spine) M42.9
一足 NEC(幼年型) M92.8	—foot NEC (juvenile) M92.8
一坐骨耻骨的软骨结合 M91.0	—ischiopubic synchondrosis M91.0
骨软骨发育不良 Q78.9	**Osteochondrodysplasia Q78.9**
一伴有管状骨和脊柱发育缺陷 Q77.9	—with defects of growth of tubular bones and spine Q77.9
一一特指的 NEC Q77.8	——specified NEC Q77.8
一特指的 NEC Q78.8	—specified NEC Q78.8
骨软骨瘤(M9210/0) - 见 肿瘤，骨，良性	**Osteochondroma (M9210/0) - see Neoplasm, bone, benign**

骨软骨瘤病(M9210/1) D48.0 **Osteochondromatosis (M9210/1) D48.0**
一综合征 Q78.4 —syndrome Q78.4
骨软骨粘液肉瘤(M9180/3) - 见 肿瘤，骨，恶性 **Osteochondromyxosarcoma (M9180/3) - see Neoplasm, bone, malignant**
骨软骨肉瘤(M9180/3) - 见 肿瘤，骨，恶性 **Osteochondrosarcoma (M9180/3) - see Neoplasm, bone, malignant**
骨软骨炎(另见 骨软骨病) M93.9 **Osteochondritis (see also Osteochondrosis) M93.9**
一布雷斯福德[桡骨头] M92.1 —Brailsford's M92.1
一分离性 M93.2 —dissecans M93.2
一梅毒性(先天性)(早期) A50.0† M90.2* —syphilitic (congenital) (early) A50.0† M90.2*
一幼年型 M92.9 —juvenile M92.9
一一髌骨 M92.4 ——patellar M92.4
骨软骨营养不良 E78.9 **Osteochondrodystrophy E78.9**
一变形性 E76.2 —deformans E76.2
一家族性 E76.2 —familial E76.2
骨软化症 M83.9 **Osteomalacia M83.9**
一产褥期 M83.0 —puerperal M83.0
一成人 M83.9 —adult M83.9
一一特指的 NEC M83.8 ——specified NEC M83.8
一一药物性 NEC M83.5 ——drug-induced NEC M83.5
一一由于 ——due to
一一一吸收不良(手术后) M83.2 ———malabsorption (postsurgical) M83.2
一一一营养不良 M83.3 ———malnutrition M83.3
一骨盆 M83.8 —pelvis M83.8
一老年性 M83.1 —senile M83.1
一铝-诱发性 M83.4 —aluminum-induced M83.4
一维生素 D 抵抗性 E83.3† M90.8* —vitamin-D-resistant E83.3† M90.8*
一婴儿(另见 佝偻病) E55.0 —infantile (see also Rickets) E55.0
一幼年(另见 佝偻病) E55.0 —juvenile (see also Rickets) E55.0
骨髓 **Marrow (bone)**
一功能低下 D75.8 —poor function D75.8
一抑制 D61.9 —arrest D61.9
骨髓白质营养不良 E75.2 **Myeloleukodystrophy E75.2**
骨髓瘤(多发性)(M9732/3) C90.0 **Myeloma, Myelomata (multiple) (M9732/3) C90.0**
一单发性(M9731/3) C90.2 —monostotic (M9731/3) C90.2
一一浆细胞(M9732/3) C90.0 ——plasma cell (M9732/3) C90.0
一孤立性(M9731/3) C90.2 —solitary (M9731/3) C90.2
骨髓瘤病(M9732/3) C90.0 **Myelomatosis (M9732/3) C90.0**
骨髓肉瘤(M9930/3) C92.3 **Myelosarcoma (M9930/3) C92.3**
骨髓纤维化(急性)(M9931/3) C94.4 **Osteomyelofibrosis (acute) (M9931/3) C94.4**
骨髓纤维化伴有髓样化生(M9961/1) D47.1 **Myelofibrosis with myeloid metaplasia (M9961/1) D47.1**
一急性(M9932/3) C94.5 —acute (M9932/3) C94.5

骨髓炎(感染性)(脓毒性)(化脓性) M86.9	**Osteomyelitis (infective) (septic) (suppurative) M86.9**
—急性 M86.1	—acute M86.1
——血源性 M86.0	——hematogenous M86.0
—亚急性 M86.2	—subacute M86.2
—慢性(或陈旧性) M86.6	—chronic (or old) M86.6
——伴有引流窦道 M86.4	——with draining sinus M86.4
——多病灶性 M86.3	——multifocal M86.3
——血源性 NEC M86.5	——hematogenous NEC M86.5
—非化脓性 M86.8	—nonsuppurating M86.8
—颌(急性)(慢性)(下)(新生儿)(化脓性)(上) K10.2	—jaw (acute) (chronic) (lower) (neonatal) (suppurative) (upper) K10.2
—棘球性 B67.2† M90.2*	—echinococcal B67.2† M90.2*
—脊椎 M46.2	—vertebra M46.2
—加雷 M86.8	—Garre's M86.8
—结核性 - 见 结核，骨	—tuberculous - see Tuberculosis, bone
—眶 H05.0	—orbit H05.0
—淋球菌性 A54.4† M90.2*	—gonococcal A54.4† M90.2*
—梅毒性 A52.7† M90.2*	—syphilitic A52.7† M90.2*
——先天性(早期) A50.0† M90.2*	——congenital (early) A50.0† M90.2*
—沙门菌(亚利桑那)(猪霍乱)(小肠炎)(鼠伤寒) A02.2† M90.2*	—Salmonella (arizonae) (cholerae-suis) (enteritidis) (typhimurium) A02.2† M90.2*
—伤寒 A01.0† M90.2*	—typhoid A01.0† M90.2*
—特指的 NEC M86.8	—specified NEC M86.8
—岩骨 H70.2	—petrous bone H70.2
—硬化性，非化脓性 M86.8	—sclerosing, nonsuppurative M86.8
骨髓硬化 D75.8	**Myelosclerosis, Osteomyelosclerosis D75.8**
—伴有髓样化生(M9961/1) D47.1	—with myeloid metaplasia (M9961/1) D47.1
—播散性，神经系统 G35	—disseminated, of nervous system G35
—巨核细胞(伴有髓样化生)(M9961/1) D47.1	—megakaryocytic (with myeloid metaplasia) (M9961/1) D47.1
骨髓增生异常(M9989/1) D46.9	**Myelodysplasia (M9989/1) D46.9**
—脊髓(先天性) Q06.1	—spinal cord (congenital) Q06.1
—特指的 NEC D46.7	—specified NEC D46.7
骨髓增殖症	**Myelosis**
—急性(M9861/3) C92.0	—acute (M9861/3) C92.0
—亚急性(M9862/3) C92.2	—subacute (M9862/3) C92.2
—慢性(M9863/3) C92.1	—chronic (M9863/3) C92.1
—非白血病性 D72.8	—nonleukemic D72.8
—非白血性(M9864/3) C92.7	—aleukemic (M9864/3) C92.7
—红细胞性(M9840/3) C94.0	—erythremic (M9840/3) C94.0
——急性(M9841/3) C94.0	——acute (M9841/3) C94.0
—巨核细胞性(M9910/3) C94.2	—megakaryocytic (M9910/3) C94.2
骨髓脂肪瘤(M8870/0) - 见 脂肪瘤	**Myelolipoma (M8870/0) - see Lipoma**
骨痛 M89.8	**Osteodynia M89.8**

骨突炎(骨)(另见 骨软骨病) M93.9
—跟骨 M92.8
—幼年型 M92.9
骨纤维瘤(M9262/0) - 见 肿瘤，骨，良性
骨纤维肉瘤(M9182/3) - 见 肿瘤，骨，恶性
骨性关节炎(另见 关节病) M19.9
—全身性 M15.9
—指间
——远侧的(赫伯登) M15.1
——邻近的(布沙尔) M15.2
骨炎(另见 骨髓炎) M86.9
—脆性 Q78.0
—颌(急性)(慢性)(下)(化脓性)(上) K10.2
—畸形性 M88.9
——见于(由于)
———骨恶性肿瘤(M8000/3) C41.9† M90.6*
———肿瘤疾病 NEC(M8000/1) (另见 肿瘤) D48.9† M90.6*
——颅 M88.0
——特指的 NEC M88.8
—加雷(硬化性) M86.8
—甲状旁腺性 E21.0
—结核性 A18.0† M90.0*
——多发性囊样 D86.8
——囊性 D86.8
—纤维性 NEC M85.6
——播散性 Q78.1
——局限性 M85.0
——囊性(全身) E21.0
—牙槽 K10.3
—岩骨(急性)(慢性) H70.2
—硬化性，非化脓性 M86.8
—由于雅司病 A66.6† M90.2*
—致密性 M85.3
骨营养不良 Q78.9
—氮质血症性 N25.0
—甲状旁腺样，继发性 E21.1
—肾性 N25.0
—先天性 Q78.9

Apophysitis (bone) (see also Osteochondrosis) M93.9
—calcaneus M92.8
—juvenile M92.9
Osteofibroma (M9262/0) - see Neoplasm, bone, benign
Osteofibrosarcoma (M9182/3) - see Neoplasm, bone, malignant
Osteoarthritis (see also Arthrosis) M19.9
—generalized M15.9
—interphalangeal
——distal (Heberden) M15.1
——proximal (Bouchard) M15.2
Osteitis (see also Osteomyelitis) M86.9
—fragilitans Q78.0
—jaw (acute) (chronic) (lower) (suppurative) (upper) K10.2
—deformans M88.9
——in (due to)
———malignant neoplasm of bone (M8000/3) C41.9† M90.6*
———neoplastic disease NEC (M8000/1) (see also Neoplasm) D48.9† M90.6*
——skull M88.0
——specified NEC M88.8
—Garre's (sclerosing) M86.8
—parathyroid E21.0
—tuberculosa A18.0† M90.0*
——multiplex cystoides D86.8
——cystica D86.8
—fibrosa NEC M85.6
——disseminata Q78.1
——circumscripta M85.0
——cystica (generalisata), osteoplastica E21.0
—alveolar K10.3
—petrous bone (acute) (chronic) H70.2
—sclerotic, nonsuppurative M86.8
—due to yaws A66.6† M90.2*
—condensans M85.3
Osteodystrophy Q78.9
—azotemic N25.0
—parathyroid, secondary E21.1
—renal N25.0
—congenital Q78.9

骨硬化(家族性)(脆性) Q78.2

—脆性(全身性) Q78.2
—骨髓纤维化 D75.8
—后天性 M85.8
—先天性 Q77.4

骨硬化性贫血 D64.8

骨源性的 - 见情况

骨折(外展)(内收)(撕脱)(粉碎型)(压迫)(脱位)(斜)(分离) T14.2

—三踝 S82.8
—三角骨(腕骨楔骨) S62.1
—巴顿 S52.5
—半月骨，腕 S62.1
—爆裂 S02.3
—背 - 见 骨折，脊椎
—贝内特 S62.2
—鼻(骨)(鼻中隔) S02.2
—臂
——上 S42.3
———特指的 NEC S42.8
——意指上肢 - 见 骨折，肢，上
—髌骨 S82.0
—柄(胸骨) S22.2
—病理性(原因不知) M84.4
——伴有骨质疏松症 M80.9
———失用性 M80.2
———绝经后期 M80.0
———卵巢切除术后 M80.1
———手术后吸收不良 M80.3
———特发性 M80.5
———特指的 NEC M80.8
———药物性 M80.4
——由于肿瘤疾病 NEC(M8000/1) (另见 肿瘤) D48.9† M90.7*
—不连接 M84.1
—尺骨(干) S52.2
——多发性 NEC S52.7
——和桡骨
———骨干 S52.4
———下端或远端 S52.6
——喙突 S52.0
——上端或近端 S52.0
——头 S52.8
——下端(远侧的) S52.8

Osteopetrosis, Osteosclerosis (familial) (fragilitas) Q78.2

—fragilitas (generalista) Q78.2
—myelofibrosis D75.8
—acquired M85.8
—congenita Q77.4

Osteosclerotic anemia D64.8

Osteogenic - see condition

Fracture (abduction) (adduction) (avulsion) (comminuted) (compression) (dislocation) (oblique) (separation) T14.2

—trimalleolar S82.8
—triquetrum (cuneiform of carpus) S62.1
—Barton's S52.5
—semilunar bone, wrist S62.1
—blow-out S02.3
—back - see Fracture, vertebra
—Bennett's S62.2
—nose, nasal (bone) (septum) S02.2
—arm
——upper S42.3
———specified NEC S42.8
——meaning upper limb - see Fracture, limb, upper
—patella S82.0
—manubrium (sterni) S22.2
—pathological (cause unknown) M84.4
——with osteoporosis M80.9
———disuse M80.2
———postmenopausal M80.0
———postoophorectomy M80.1
———postsurgical malabsorption M80.3
———idiopathic M80.5
———specified NEC M80.8
———drug-induced M80.4
——due to neoplastic disease NEC (M8000/1) (see also Neoplasm) D48.9† M90.7*
—nonunion M84.1
—ulna (shaft) S52.2
——multiple NEC S52.7
——and radius
———shafts S52.4
———lower or distal ends S52.6
——coronoid process S52.0
——upper or proximal end S52.0
——head S52.8
——lower (distal) end S52.8

骨折——*续前页*
－齿突 S12.1
－耻骨(联合) S32.5
－粗隆(外) - 作为骨折，按部位编码
－大多角骨或小多角骨 S62.1
－迪皮特朗 S82.6
－骶骨 S32.1
－蝶(骨)(窦) S02.1
－顶骨(颅) S02.0
－多发性 T02.9
－－臂
－－－上 S42.7
－－－意指上肢 - 见 骨折，多发性，肢，上
－－股骨 S72.7
－－骨盆(和腰椎) S32.7
－－脊柱(另见 骨折，多发性，椎骨) T02.1
－－颈部 S12.7
－－－和
－－－－身体其他部位 T02.8
－－－－头部 T02.0
－－肋骨 S22.4
－－－和连枷状胸骨 S22.5
－－颅 S02.7
－－－和面骨 S02.7
－－面骨(伴有颅) S02.7
－－前臂 NEC S52.7
－－躯干骨 NEC T02.1
－－－和
－－－－身体其他部位 NEC T02.8
－－－－四肢 T02.7
－－身体部位 NEC T02.8
－－手(和腕) NEC S62.8
－－－仅手指 S62.7
－－－掌骨 S62.4
－－手指 S62.7
－－锁骨、肩胛骨和肱骨 S42.7
－－特指的 NEC T02.8
－－头部 S02.7
－－－和
－－－－颈部 T02.0
－－－－身体其他部位 T02.8
－－腿
－－－小 S82.7
－－－意指下肢 - 见 骨折，多发性，肢，下
－－腕(和手) NEC S62.8

Fracture——*continued*
－odontoid process S12.1
－pubis, symphysis pubis S32.5
－tuberosity (external) - code as Fracture, by site
－trapezium or trapezoid bone S62.1
－Dupuytren's S82.6
－sacrum S32.1
－sphenoid (bone) (sinus) S02.1
－parietal bone (skull) S02.0
－multiple T02.9
－－arm
－－－upper S42.7
－－－meaning upper limb - see Fracture, multiple, limb, upper
－－femur S72.7
－－pelvis (and lumbar spine) S32.7
－－spine (see also Fracture, multiple, vertebrae) T02.1
－－neck S12.7
－－－with
－－－－other body regions T02.8
－－－－head T02.0
－－ribs S22.4
－－－with flail chest S22.5
－－skull S02.7
－－－with facial bones S02.7
－－face bone(s) (with skull) S02.7
－－forearm NEC S52.7
－－bones of trunk NEC T02.1
－－－with
－－－－other body regions NEC T02.8
－－－－limb(s) T02.7
－－body regions NEC T02.8
－－hand (and wrist) NEC S62.8
－－－fingers alone S62.7
－－－metacarpal bones S62.4
－－fingers S62.7
－－clavicle, scapula and humerus S42.7
－－specified NEC T02.8
－－head S02.7
－－－with
－－－－neck T02.0
－－－－other body regions T02.8
－－leg
－－－lower S82.7
－－－meaning lower limb - see Fracture, multiple, limb, lower
－－wrist (and hand) NEC S62.8

骨折——*续前页*
—多发性——*续前页*
——未特指部位 T02.9
——胸部 S22.8
———和
————身体其他部位 NEC T02.8
————下背和骨盆 T02.1
————四肢 T02.7
——掌骨 S62.4
——肢
———上(单一) T02.2
————和
—————另一上肢 T02.4
—————下肢 T02.6
—————胸部、下背和骨盆 T02.7
———下(单一) T02.3
————和
—————另一下肢 T02.5
—————上肢 T02.6
—————胸部、下背和骨盆 T02.7
——椎骨 T02.1
———颈 S12.7
———胸 S22.1
———腰(和骨盆) S32.7
——足 S92.7
—额(骨)(颅) S02.0
——窦 S02.1
—腭 S02.8
—腓骨(单独)(茎突) S82.4
—— 伴有胫骨 - 见 骨折，胫骨
——涉及踝或踝骨 S82.6
—跗骨 S92.2
跟骨 S92.0
—肱骨 S42.3
——近端 S42.2
——远端 S42.4
——上端或肢 S42.2
——下端(关节突)或肢 S42.4
——粗隆 S42.2
——大粗隆 S42.2
——干 S42.3
——骨骺
———上 S42.2
———下 S42.4

Fracture——*continued*
—multiple——*continued*
——unspecified sites T02.9
——thorax S22.8
———with
————other body regions NEC T02.8
————lower back and pelvis T02.1
————limb(s) T02.7
——metacarpal bones S62.4
——limb
———upper (one) T02.2
————with
—————other upper limb T02.4
—————lower limb(s) T02.6
—————thorax, lower back and pelvis T02.7
———lower (one) T02.3
————with
—————other lower limb T02.5
—————upper limb(s) T02.6
—————thorax, lower back and pelvis T02.7
——vertebrae T02.1
———cervical S12.7
———thoracic S22.1
———lumbar (and pelvis) S32.7
——foot S92.7
—frontal (bone) (skull) S02.0
——sinus S02.1
—palate S02.8
—fibula (alone) (styloid) S82.4
——with tibia - see Fracture, tibia
——involving ankle or malleolus S82.6
—tarsus, tarsal bone(s) S92.2
—calcaneus, heel bone S92.0
—humerus S42.3
——proximal end S42.2
——distal end S42.4
——upper end or extremity S42.2
——lower end (articular process) or extremity S42.4
——tuberosity S42.2
——great tuberosity S42.2
——shaft S42.3
——epiphysis
———upper S42.2
———lower S42.4

骨折——*续前页*
－桡骨 S52.8
－－上端或近端 S52.1
－－下端或远端 S52.5
－－多发性 NEC S52.7
－－干 S52.3
－－和尺骨 S52.7
－－－骨干 S52.4
－－－下端或远端 S52.6
－－颈 S52.1
－－头 S52.1
－筛(骨)(窦) S02.1
－上颌骨、上颌窦 S02.4
－－下 S02.6
－舌骨 S12.8
－神经弓 - 见 骨折，脊椎
－史密斯[桡骨下端骨折] S52.5
－手 NEC S62.8
－－腕骨(头状骨)(钩状骨)(月骨) S62.1
－－－特指的 NEC S62.1
－－－舟状(舟骨) S62.0
－－掌骨 S62.3
－－－第一 S62.2
－－－多发性 S62.4
－－－特指的 NEC S62.3
－－指[趾]骨 S62.6
－－舟状骨(舟状，手) S62.0
－手指(除外拇指) S62.6
－－多发性(一只手) S62.7
－枢椎 S12.1
－双踝 S82.8
－锁骨(肩峰端)(韧带间)(干) S42.0
－－产伤 P13.4
－－和其他骨或肩及上臂 S42.7
－桶柄状(半月软骨) - 见 撕裂，半月板
－头顶 S02.0
－头颅 - 见 骨折，颅
－骰骨(踝) S92.2
－腿
－－小 S82.9
－－－多发性 S82.7
－－意指下肢 - 见 骨折，肢，下
－豌豆骨 S62.1

Fracture——*continued*
—radius S52.8
——upper or proximal end S52.1
——lower or distal end S52.5
——multiple NEC S52.7
——shaft S52.3
——and ulna S52.7
———shafts S52.4
———lower or distal ends S52.6
——neck S52.1
——head S52.1
—ethmoid (bone) (sinus) S02.1
—maxilla, maxillary (bone) (sinus) (superior) (upper jaw) S02.4
——inferior S02.6
—hyoid bone S12.8
—neural arch - see Fracture, vertebra
—Smith's S52.5
—hand NEC S62.8
——carpal (capitate) (hamate) (lunate) S62.1
———specified NEC S62.1
———navicular (scaphoid) S62.0
——metacarpal S62.3
———first S62.2
———multiple S62.4
———specified NEC S62.3
——phalanx S62.6
——scaphoid (navicular, hand) S62.0
—finger (except thumb) S62.6
——multiple (of one hand) S62.7
—axis S12.1
—bimalleolar S82.8
—clavicle, collar bone (acromial end) (interligamentous) (shaft) S42.0
——birth injury P13.4
——with other bone(s) or shoulder and upper arm S42.7
—bucket handle (semilunar cartilage) - see Tear, meniscus
—vertex S02.0
—cranium - see Fracture, skull
—cuboid (ankle) S92.2
—leg
——lower S82.9
———multiple S82.7
——meaning lower limb - see Fracture, limb, lower
—pisiform S62.1

骨折——*续前页*
一晚期效应 - 见 后遗症，骨折
一腕部 NEC S62.8
一腕骨 NEC S62.1
一尾骨 S32.2
一无名动脉骨 S32.3
一膝盖 S82.0
一下颌骨(髁)(下颌) S02.6
一楔骨
一一腕 S62.1
一一足 S92.2
一斜边(池状)[颅顶盖骨的凹陷骨折] S02.9
一行军性 S92.3
一胸部(骨性) S22.9
一一特指的 NEC S22.8
一胸骨 S22.2
一一伴有连枷状胸骨 S22.5
一牙槽 S02.8
一牙根 S02.5
一延迟愈合 M84.2
一腰骶部脊柱 S32.8
一腰椎 S32.0
一一伴有骨盆(多发性) S32.7
一鹰嘴(突)(尺骨) S52.0
一应力 M84.3
一一脊椎 M48.4
一由于产伤 - 见 产伤，骨折
一愈合或陈旧性，伴有并发症 - 见并发症的性质
一掌骨 S62.3
一一第一 S62.2
一一多发性 S62.4
一一特指的 NEC S62.3
一掌骨(拇指的) S62.2
一枕骨 S02.1
一支
一一下颌骨 S02.6
一一下或上，耻骨 S32.5
一肢
一一上 T10
一一一多发性(同一肢) NEC T02.2
一一一双 T02.4
一一下 T12
一一一多发性(同一肢) NEC T02.3
一一一双 T02.5

Fracture——*continued*
—late effects - see Sequelae, fracture
—wrist NEC S62.8
—carpal bone(s) NEC S62.1
—coccyx S32.2
—innominate bone S32.3
—knee cap S82.0
—mandible (condylar) (lower jaw) S02.6
—cuneiform
——wrist S62.1
——foot S92.2
—pond S02.9
—march S92.3
—thorax (bony) S22.9
——specified NEC S22.8
—sternum S22.2
——with flail chest S22.5
—alveolus S02.8
—root, tooth S02.5
—delayed union M84.2
—lumbosacral spine S32.8
—lumbar spine S32.0
——with pelvis (multiple) S32.7
—olecranon (process) (ulna) S52.0
—stress M84.3
——vertebra M48.4
—due to birth injury - see Birth injury, fracture
—healed or old with complications - see Nature of the complication
—metacarpal S62.3
——first S62.2
——multiple S62.4
——specified NEC S62.3
—stave (of thumb) S62.2
—occiput S02.1
—ramus
——mandible S02.6
——inferior or superior, pubis S32.5
—limb
——upper T10
———multiple (same limb) NEC T02.2
———both T02.4
——lower T12
———multiple (same limb) NEC T02.3
———both T02.5

gǔ 鼓

gù 固

固定
一镫骨 H74.3
——聋(另见 聋，传导性) H90.2
一关节 - 见 关节强硬
一喉 J38.7
一声带 J38.3
一子宫(后天性) - 见 错位，子宫

Fixation
—stapes H74.3
——deafness (see also Deafness, conductive) H90.2
—joint - see Ankylosis
—larynx J38.7
—vocal cord J38.3
—uterus (acquired) - see Malposition, uterus

gù 故

故障
一导管装置 NEC T85.6
——泌尿系，留置的 T83.0
——输注 NEC T82.5
———脊髓(硬膜外)(硬膜下) T85.6
——透析(肾)(血管) T82.4
———腹膜内 T85.6
一假体装置，内 - 见 并发症，假体装置，按部位，机械性
一泌尿系装置 NEC T83.1
一起搏器 T82.1
一心脏起搏器(电极)(脉冲发生器) T82.1

Malfunction
—catheter device NEC T85.6
——urinary, indwelling T83.0
——infusion NEC T82.5
———spinal (epidural) (subdural) T85.6
——dialysis (renal) (vascular) T82.4
———ntraperitoneal T85.6
—prosthetic device, internal - see Complications, prosthetic device, by site, mechanical
—urinary device NEC T83.1
—pacemaker T82.1
—cardiac pacemaker (electrode(s)) (pulse generator) T82.1

guā 瓜

瓜氨酸尿 E72.2
瓜氨酸血症 E72.2

Citrullinuria E72.2
Citrullinemia E72.2

guān 关

关闭不全
一二尖瓣 I34.0
——伴有
———三尖瓣疾病(未特指病因) I08.1
————和主动脉(瓣)疾病(未特指病因) I08.3
———主动脉瓣疾病(未特指病因) I08.0
————和三尖瓣疾病(未特指病因) I08.3
———阻塞或狭窄 I05.2
————和主动脉瓣疾病(未特指病因) I08.0

Incompetency, Incompetent, Insufficiency, Insufficient
—mitral (valve) I34.0
——with
———tricuspid (valve) disease (unspecified origin) I08.1
————with aortic (valve) disease (unspecified origin) I08.3
———aortic valve disease (unspecified origin) I08.0
————with tricuspid (valve) disease (unspecified origin) I08.3
———obstruction or stenosis I05.2
————with aortic valve disease (unspecified origin) I08.0

关闭不全——*续前页*

－二尖瓣——*续前页*
－－风湿性 I05.1
－－－伴有
－－－－三尖瓣疾病 I08.1
－－－－－和主动脉(瓣)疾病 I08.3
－－－－主动脉瓣疾病 I08.0
－－－－－和三尖瓣疾病 I08.3
－－－－阻塞或狭窄 I05.2
－－－－－和主动脉瓣疾病 I08.0
－－－－－－及三尖瓣疾病 I08.3
－－－活动性或急性 I01.1
－－－－伴有舞蹈症，风湿性(西德纳姆) I02.0
－－特指的原因，除外风湿性 I34.0
－－先天性 Q23.3
－三尖瓣(风湿性) I07.1
－－伴有
－－－二尖瓣疾病(未特指病因) I08.1
－－－－和主动脉(瓣)疾病(未特指病因) I08.3
－－－主动脉(瓣)疾病(未特指病因) I08.2
－－－－和二尖瓣疾病(未特指病因)I08.3
－－－阻塞或狭窄 I07.2
－－－－和主动脉(瓣)疾病(未特指病因) I08.2
－－－－－及二尖瓣疾病(未特指病因) I08.3
－－非风湿性 I36.1
－－－伴有狭窄 I36.2
－－先天性 Q22.8
－瓣膜(心脏)(另见 心内膜炎) I38
－－先天性 Q24.8
－肺(心脏)瓣膜 I37.1
－－瓣膜 I37.1
－－－伴有狭窄 I37.2
－－－风湿性 I09.8
－－－－伴有主动脉、二尖瓣或三尖瓣疾病 I08.8
－－－先天性 Q22.2
－环状
－－二尖(瓣) I34.0
－－肺(心脏)瓣膜 I37.1
－－主动脉(瓣)(另见 关闭不全，主动脉) I35.1
－心脏瓣膜 - 见 心内膜炎
－－瓣膜(另见 心内膜炎) I38

Incompetency, Incompetent, Insufficiency, Insufficient——*continued*

－mitral (valve)——*continued*
－－rheumatic I05.1
－－－with
－－－－tricuspid (valve) disease I08.1
－－－－－with aortic (valve) disease I08.3
－－－－aortic valve disease I08.0
－－－－－with tricuspid (valve) disease I08.3
－－－－obstruction or stenosis I05.2
－－－－－with aortic valve disease I08.0
－－－－－－with tricuspid (valve) disease I08.3
－－－active or acute I01.1
－－－－with chorea, rheumatic (Sydenham's) I02.0
－－specified cause, except rheumatic I34.0
－－congenital Q23.3
－tricuspid (valve) (rheumatic) I07.1
－－with
－－－mitral (valve) disease (unspecified origin) I08.1
－－－－with aortic (valve) disease (unspecified origin) I08.3
－－－aortic (valve) disease (unspecified origin) I08.2
－－－－with mitral (valve) disease (unspecified origin) I08.3
－－－obstruction or stenosis I07.2
－－－－with aortic (valve) disease (unspecified origin) I08.2
－－－－－with mitral (valve) disease (unspecified origin) I08.3
－－nonrheumatic I36.1
－－－with stenosis I36.2
－－congenital Q22.8
－valve, valvular (heart) (see also Endocarditis) I38
－－congenital Q24.8
－pulmonary valve (heart) I37.1
－－valve I37.1
－－－with stenosis I37.2
－－－rheumatic I09.8
－－－－with aortic, mitral or tricuspid (valve) disease I08.8
－－－congenital Q22.2
－annular
－－mitral (valve) I34.0
－－pulmonary valve (heart) I37.1
－－aortic (valve) (see also Insufficiency, aortic) I35.1
－cardiac valve - see Endocarditis
－－valve (see also Endocarditis) I38

关闭不全——*续前页*

一主动脉(瓣) I35.1
——伴有
———二尖瓣疾病(未特指病因) I08.0
————和三尖瓣疾病(未特指病因) I08.3
———三尖瓣疾病(未特指病因) I08.2
————和二尖瓣疾病(未特指病因) I08.3
———狭窄　I35.2
——风湿性(伴有) I06.1
———二尖瓣疾病　I08.0
————和三尖瓣疾病　I08.3
———三尖瓣疾病　I08.2
————和二尖瓣疾病　I08.3
———狭窄　I06.2
————伴有二尖瓣疾病　I08.0
—————和三尖瓣疾病　I08.3
——梅毒性　A52.0† I39.1*
——特指的原因　NEC I35.1
——先天性　Q23.1
关节 - 另见情况
一鼠　M24.0
——膝　M23.4
关节病(非炎症性)(变形性)(变性性) M19.9
一原发性　NEC M19.0
一继发性　NEC M19.2
——多发性　M15.3
一创伤后　NEC M19.1
一第一腕掌关节　M18.9
——原发性(单侧) M18.1
———双侧　M18.0
——继发性　NEC(单侧) M18.5
———双侧　M18.4
——创伤后(单侧) M18.3
—双侧　M18.2
一多关节　M15.9
一关节　NEC
——原发性　M19.0
——继发性　NEC M19.2
——创伤后　M19.1
一脊柱　M47.9
一局部性　M19.9
一髋 - 见　髋关节病
一糜烂性　M15.4
一全身性，原发性　M15.0
一特指的　NEC M19.8
一膝 - 见　膝关节病

Incompetency, Incompetent, Insufficiency, Insufficient——*continued*
—aortic (valve) I35.1
——with
———mitral (valve) disease (unspecified origin) I08.0
————with tricuspid (valve) disease (unspecified origin) I08.3
———tricuspid (valve) disease (unspecified origin) I08.2
————with mitral (valve) disease (unspecified origin) I08.3
———stenosis I35.2
——rheumatic (with) I06.1
———mitral (valve) disease I08.0
————with tricuspid (valve) disease I08.3
———tricuspid (valve) disease I08.2
————with mitral (valve) disease I08.3
———stenosis I06.2
————with mitral (valve) disease I08.0
—————with tricuspid (valve) disease I08.3
——syphilitic A52.0† I39.1*
——specified cause NEC I35.1
——congenital Q23.1
Joint - see also condition
—mice M24.0
——knee M23.4
Arthrosis (deformans) (degenerative) M19.9
—primary NEC M19.0
—secondary NEC M19.2
——multiple M15.3
—post-traumatic NEC M19.1
—first carpometacarpal joint M18.9
——primary (unilateral) M18.1
———bilateral M18.0
——secondary NEC (unilateral) M18.5
———bilateral M18.4
——post-traumatic (unilateral) M18.3
———bilateral M18.2
—polyarticular M15.9
—joint NEC
——primary M19.0
——secondary NEC M19.2
——post-traumatic M19.1
—spine M47.9
—localized M19.9
—hip - see Coxarthrosis
—erosive M15.4
—generalized, primary M15.0
—specified NEC M19.8
—knee - see Gonarthrosis

关节病(炎症性)(另见 关节炎) M13.9
－肠旁路术后 M02.0
－创伤性 M12.5
－反应性 M02.9
－－感染性心内膜炎中的 I33.0† M03.6*
－－特指的 NEC M02.8
－肺性骨 M89.4
－风湿病后，慢性(雅库) M12.0
－感染后 NEC B99† M03.2*
－－见于(由于)
－－－病毒性肝炎 NEC B19.9† M03.2*
－－－梅毒 A52.7† M03.1*
－－－由于小肠结肠炎耶尔森菌引起的肠炎 A04.6† M03.2*
－环杓软骨 J38.7
－脊髓空洞症性 G95.0† M49.4*
－脊髓痨性 A52.1† M14.6*
－见于(由于)
－－白血病 NEC(M9800/3) C95.9† M36.1*
－－病毒性肝炎(感染后) NEC B19.9† M03.2*
－－肠病性 NEC K52.9† M07.6*
－－－传染性 NEC A09.0† M03.-*
－－肠炎 NEC A09.9† M03.-*
－－－传染性 NEC A09.0† M03.-*
－－代谢性疾患 NEC E88.9† M14.5*
－－淀粉样变 E85.- † M14.4*
－－多发性骨髓瘤(M9732/3) C90.0† M36.1*
－－恶性组织细胞增多病(M9720/3) C96.1† M36.1*
－－感染性心内膜炎 I33.0† M03.6*
－－亨诺克-舍恩莱因紫癜 D69.0† M36.4*
－－红斑
－－－多形 L51.- † M14.8*
－－－结节性 L52† M14.8*
－－惠普尔病 K90.8† M14.8*
－－甲状腺毒症 E05.- † M14.5*
－－甲状腺功能减退症 E03.9† M14.5*
－－甲状腺功能亢进症 E05.- † M14.5*
－－结节病 D86.8† M14.8*
－－局限性肠炎 K50.- † M07.4*
－－克罗恩病[局限性肠炎] K50.- † M07.4*
－－溃疡性结肠炎 K51.- † M07.5*
－－梅毒(晚期) A52.7† M01.3*
－－－先天性 A50.5† M03.1*

Arthropathy (see also Arthritis) M13.9
－following intestinal bypass M02.0
－traumatic M12.5
－reactive M02.9
－－in infective endocarditis I33.0† M03.6*
－－specified NEC M02.8
－osteopulmonary M89.4
－postrheumatic, chronic (Jaccoud) M12.0
－postinfectious NEC B99† M03.2*
－－in (due to)
－－－viral hepatitis NEC B19.9† M03.2*
－－－syphilis A52.7† M03.1*
－－－enteritis due to Yersinia enterocolitica A04.6† M03.2*
－crycoarytenoid J38.7
－syringomyelic G95.0† M49.4*
－tabes dorsalis, tabetic A52.1† M14.6*
－in (due to)
－－leukemia NEC (M9800/3) C95.9† M36.1*
－－viral hepatitis (postinfectious) NEC B19.9† M03.2*
－－enteropathic NEC K52.9† M07.6*
－－－infectious NEC A09.0† M03.-*
－－enteritis NEC A09.9† M03.-*
－－－infectious NEC A09.0† M03.-*
－－metabolic disorder NEC E88.9† M14.5*
－－amyloidosis E85.-† M14.4*
－－multiple myeloma (M9732/3) C90.0† M36.1*
－－malignant histiocytosis (M9720/3) C96.1† M36.1*
－－infective endocarditis I33.0† M03.6*
－－Henoch-Schönlein purpura D69.0† M36.4*
－－erythema
－－－multiforme L51.-† M14.8*
－－－nodosum L52† M14.8*
－－Whipple's disease K90.8† M14.8*
－－thyrotoxicosis E05.-† M14.5*
－－hypothyroidism E03.9† M14.5*
－－hyperthyroidism E05.-† M14.5*
－－sarcoidosis D86.8† M14.8*
－－regional enteritis K50.-† M07.4*
－－Crohn's disease K50.-† M07.4*
－－ulcerative colitis K51.-† M07.5*
－－syphilis (late) A52.7† M01.3*
－－－congenital A50.5† M03.1*

关节病(炎症性)——*续前页*
—见于(由于)——*续前页*
——内分泌疾患 NEC E34.9† M14.5*
——糖尿病(另见 E10-E14 伴有第四位数.6) E14.6† M14.2*
——血红蛋白病 NEC D58.2† M36.3*
——血色病 E83.1† M14.5*
——血液疾患 NEC D75.9† M36.3*
——血友病 NEC D66† M36.2*
——银屑病[牛皮癣] NEC L40.5† M07.3*
——营养缺乏 E63.9† M14.5*
——肢端肥大症 E22.0† M14.5*
——肿瘤疾病 NEC(M8000/1) (另见 肿瘤) D48.9† M36.1*
—结晶(-诱发) M11.9
—痢疾后 M02.1
—免疫后 M02.2
—神经源性，神经病性(夏科)(脊髓痨性) A52.1† M14.6*
——非梅毒性 NEC G98† M14.6*
——脊髓空洞症性 G95.0† M49.4*
——糖尿病性(另见 E10-E14 伴有第四位数.6) E14.6† M14.6*
—糖尿病性 NEC(另见 E10-E14 伴有第四位数.6) E14.6† M14.2*
——神经病性 E14.6† M14.6*
—特指的 NEC M12.8
—痛风性 M10.0
——见于(由于)
———莱施-尼汉综合征 E79.1† M14.0*
———镰状细胞疾患 D57.- † M14.0*
—夏科(脊髓痨性) A52.1† M14.6*
——非梅毒性 NEC G98† M14.6*
——脊髓空洞症性 G95.0† M49.4*
——糖尿病性(另见 E10-E14 伴有第四位数.6) E14.6† M14.6*
—血友病性 NEC D66† M36.2*
——见于(由于)
———代谢性疾病 NEC E88.9† M14.1*
———甲状旁腺功能亢进症 NEC E21.3† M14.1*
—雅库 M12.0
—幼年型 - 见 关节炎，幼年型
—银屑病[牛皮癣]性 NEC L40.5† M07.3*
——指[趾]节间的 L40.5† M07.0*
—指[趾]节间，银屑病[牛皮癣]性 L40.5† M07.0*
关节的 - 见情况

Arthropathy——*continued*
—in (due to)——*continued*
——endocrine disorder NEC E34.9† M14.5*
——diabetes (see also E10-E14 with fourth character .6) E14.6† M14.2*
——hemoglobinopathy NEC D58.2† M36.3*
——hemochromatosis E83.1† M14.5*
——blood disorder NEC D75.9† M36.3*
——hemophilia NEC D66† M36.2*
——psoriasis NEC L40.5† M07.3*
——nutritional deficiency E63.9† M14.5*
——acromegaly E22.0† M14.5*
——neoplastic disease NEC (M8000/1) (see also Neoplasm) D48.9† M36.1*
—crystal(-induced) M11.9
—postdysenteric M02.1
—postimmunization M02.2
—neurogenic, neuropathic (Charcot) (tabetic) A52.1† M14.6*
——nonsyphilitic NEC G98† M14.6*
——syringomyelic G95.0† M49.4*
——diabetic (see also E10-E14 with fourth character .6) E14.6† M14.6*
—diabetic NEC (see also E10-E14 with fourth character .6) E14.6† M14.2*
——neuropathic E14.6† M14.6*
—specified NEC M12.8
—gouty M10.0
——in (due to)
———Lesch-Nyhan syndrome E79.1† M14.0*
———sickle-cell disorders D57.-† M14.0*
—Charcot's (tabetic) A52.1† M14.6*
——nonsyphilitic NEC G98† M14.6*
——syringomyelic G95.0† M49.4*
——diabetic (see also E10-E14 with fourth character .6) E14.6† M14.6*
—hemophilic NEC D66† M36.2*
——in (due to)
———metabolic disease NEC E88.9† M14.1*
———hyperparathyroidism NEC E21.3† M14.1*
—Jaccoud M12.0
—juvenile - see Arthritis, juvenile
—psoriatic NEC L40.5† M07.3*
——interphalangeal, distal L40.5† M07.0*
—distal interphalangeal, psoriatic L40.5† M07.0*
Articular - see condition

关节骨性强硬 M24.6	**Bony block of joint M24.6**
关节固定术状态 Z98.1	**Arthrodesis status Z98.1**
关节化脓 M00.9	**Arthropyosis M00.9**
关节积脓 M00.9	**Pyarthritis, Pyarthrosis, Pyoarthrosis M00.9**
一结核性 - 见 结核，关节	一tuberculous - see Tuberculosis, joint
关节积水 M25.4	**Hydrarthrosis M25.4**
一间歇性 M12.4	一intermittent M12.4
一淋球菌性 A54.4† M14.8*	一gonococcal A54.4† M14.8*
一梅毒性(晚期) A52.7† M14.8*	一syphilitic (late) A52.7† M14.8*
一一先天性 A50.5† M03.1*	一一congenital A50.5† M03.1*
一雅司病(早期)(晚期) A66.6† M14.8*	一of yaws (early) (late) A66.6† M14.8*
关节积血(非创伤性) M25.0	**Hemarthrosis (nontraumatic) M25.0**
一创伤性 - 见 扭伤，按部位	一traumatic - see Sprain, by site
关节内陷(髋) M24.7	**Arthrokatadysis M24.7**
关节盘炎 M46.4	**Discitis, diskitis M46.4**
一生脓性 M46.3	一pyogenic M46.3
关节碾轧声 M24.8	**Creaking joint M24.8**
一膝 M23.8	一knee M23.8
关节强硬(纤维性)(骨性) M24.6	**Ankylosis (fibrous) (osseous) (joint) M24.6**
一骶髂 M43.2	一sacro-iliac M43.2
一多部位，除外脊柱 M24.6	一multiple sites, except spine M24.6
一关节固定术状态 Z98.1	一arthrodesis status Z98.1
一踝 M24.6	一ankle M24.6
一环杓软骨(软骨)(喉) J38.7	一cricoarytenoid (cartilage) (larynx) J38.7
一脊柱 M43.2	一spine M43.2
一肩 M24.6	一shoulder M24.6
一髋 M24.6	一hip M24.6
一手术的 M24.6	一surgical M24.6
一手术后(状态) Z98.1	一postoperative (status) Z98.1
一手指 M24.6	一finger M24.6
一特指部位 NEC M24.6	一specified site NEC M24.6
一听骨 H74.3	一ear ossicles H74.3
一外科手术融合产生的，状态 Z98.1	一produced by surgical fusion, status Z98.1
一腕 M24.6	一wrist M24.6
一膝 M24.6	一knee M24.6
一牙(硬组织) K03.5	一dental, tooth, teeth (hard tissues) K03.5
一腰骶 M43.2	一lumbosacral M43.2
一砧镫骨(感染性) H74.3	一incudostapedial (infectional) H74.3
一肘 M24.6	一elbow M24.6
关节切断术 - 见 切断	**Disarticulation - see Amputation**
一意指创伤性切断 - 见 切断，创伤性	一meaning traumatic amputation - see Amputation, traumatic
关节痛(变应性) M25.5	**Arthralgia, Arthrodynia (allergic) M25.5**
一心因性 F45.4	一psychogenic F45.4
关节弯曲(先天性) Q68.8	**Arthrogryposis (congenital) Q68.8**
一先天性多发性 Q74.3	一multiplex congenita Q74.3
关节纤维变性 M24.6	**Arthrofibrosis, joint M24.6**

关节炎——*续前页*
一见于(由于)——*续前页*
——伤寒 A01.0† M01.3*
——神经科疾患 NEC G98† M14.6*
——生脓性病原体 NEC M00.8
——痛风 M10.0
——网状细胞增多，恶性(M9713/3) C85.7† M14.8*
——胃肠情况 NEC K63.9† M03.6*
——细菌性疾病 A49.9† M01.3*
———特指的 NEC A48.8† M01.3*
——血红蛋白病 NEC D58.2† M36.3*
——血色病 E83.1† M14.5*
——血液学疾患 NEC D75.9† M36.3*
——血友病 NEC D66† M36.2*
——银屑病[牛皮癣] L40.5† M07.3*
——肢端肥大症 E22.0† M14.5*
——脂样关节炎皮肤病 E78.8† M14.3*
一结核性 A18.0† M01.1*
——脊柱 A18.0† M49.0*
一结晶(-诱发) M11.9
一绝经期(任何部位) NEC M13.8
一绝经期中毒性(任何部位) M13.8
一老年性或衰老性(另见 关节病) M19.9
一类风湿 M06.9
——伴有
———多神经病 M05.3† G63.6*
———肌病 M05.3† G73.7*
———累及肺 M05.1† J99.0*
———累及内脏 NEC M05.3
———累及全身 NEC M05.3
———累及心脏 NEC M05.3† I52.8*
———脾淋巴腺肿大和白细胞减少 M05.0
———斜颈 M06.8
———心包炎 M05.3† I32.8*
———心肌炎 M05.3† I41.8*
———心内膜炎 M05.3† I39.8*
———心炎 M05.3† I52.8*
———血管炎 M05.2
——脊柱 M45
——特指的 NEC M06.8
——血清反应阳性的 M05.9
———特指的 NEC M05.8
——血清反应阴性的 M06.0
——幼年型(伴有或不伴有类风湿因子) M08.0

Arthritis, arthritic——*continued*
—in (due to)——*continued*
——typhoid fever A01.0† M01.3*
——neurological disorder NEC G98† M14.6*
——pyogenic organism NEC M00.8
——gout M10.0
——reticulosis, malignant (M9713/3) C85.7† M14.8*
——gastrointestinal condition NEC K63.9† M03.6*
——bacterial disease A49.9† M01.3*
———specified NEC A48.8† M01.3*
——hemoglobinopathy NEC D58.2† M36.3*
——hemochromatosis E83.1† M14.5*
——hematological disorder NEC D75.9† M36.3*
——hemophilia NEC D66† M36.2*
——psoriasis L40.5† M07.3*
——acromegaly E22.0† M14.5*
——lipoid dermatoarthritis E78.8† M14.3*
—tuberculous A18.0† M01.1*
——spine A18.0† M49.0*
—crystal(-induced) M11.9
—menopausal (any site) NEC M13.8
—toxic of menopause (any site) M13.8
—senile or senescent (see also Arthrosis) M19.9
—rheumatoid M06.9
——with
———polyneuropathy M05.3† G63.6*
———myopathy M05.3† G73.7*
———lung involvement M05.1† J99.0*
———visceral involvement NEC M05.3
———systemic involvement NEC M05.3
———heart involvement NEC M05.3† I52.8*
———splenoadenomegaly and leukopenia M05.0
———torticollis M06.8
———pericarditis M05.3† I32.8*
———myocarditis M05.3† I41.8*
———endocarditis M05.3† I39.8*
———carditis M05.3† I52.8*
———vasculitis M05.2
——spine M45
——specified NEC M06.8
——seropositive M05.9
———specified NEC M05.8
——seronegative M06.0
——juvenile (with or without rheumatoid factor) M08.0

关节炎——*续前页*

一痢疾后 M02.1

一链球菌性 NEC(任何部位) M00.2

一淋病性(淋球菌性) A54.4† M01.3*

一淋球菌性 A54.4† M01.3*

一流行性红斑 A25.1

一梅毒性(晚期) A52.1† M01.3*

——先天性 A50.5† M03.1*

一梅毒性变形性(夏科) A52.1† M14.6*

一脑膜炎球菌感染后 A39.8† M03.0*

一脑膜炎球菌性 A39.8† M01.0*

一尿道性，赖特[莱特尔]病 M02.3

一尿酸性 M10.0

一颞下颌 K07.6

一脓毒性(任何部位) M00.9

一葡萄球菌性(任何部位) M00.0

一强直性(跛废性)(脊柱) M45

——脊柱以外的部位 M13.8

一热性 - 见 热，风湿热

一绒毛状(任何部位) M12.8

一乳糜性(丝虫性) B74.9† M01.8*

一神经病性(夏科)(脊髓痨性) A52.1† M14.6*

——非梅毒性 NEC G98† M14.6*

——脊髓空洞症性 G95.0† M49.4*

——糖尿病性(另见 E10-E14 伴有第四位数.6) E14.6† M14.6*

一生脓性或脓毒症性(任何部位) M00.9

一特指形式 NEC M13.8

一痛风性(急性) M10.0

一维生素 C 缺乏性 E54† M14.5*

一萎缩性 M19.9

——脊柱 M45

一夏科(脊髓痨性) A52.1† M14.6*

——非梅毒性 NEC G98† M14.6*

——脊髓空洞症性 G95.0† M49.4*

——糖尿病性(另见 E10-E14 伴有第四位数.6)

一血清(非治疗性)(治疗性) M02.2

一幼年型 M08.9

——伴有全身性发病 M08.2

——见于(由于)

———局限性肠炎 K50.-† M09.1*

———克罗恩病[局限性肠炎] K50.-† M09.1*

———溃疡性结肠炎 K51.-† M09.2*

———银屑病[牛皮癣] L40.5† M09.0*

——类风湿 M08.0

Arthritis, arthritic——*continued*

—postdysenteric M02.1

—streptococcal NEC (any site) M00.2

—blennorrhagic (gonococcal) A54.4† M01.3*

—gonococcal A54.4† M01.3*

—epidemic erythema A25.1

—syphilitic (late) A52.1† M01.3*

——congenital A50.5† M03.1*

—syphilitica deformans (Charcot) A52.1† M14.6*

—postmeningococcal A39.8† M03.0*

—meningococcal A39.8† M01.0*

—urethritica, Reiter's M02.3

—uratic M10.0

—temporomandibular K07.6

—septic (any site) M00.9

—staphylococcal (any site) M00.0

—ankylosing (crippling) (spine) M45

——sites other than spine M13.8

—febrile - see Fever, rheumatic

—villous (any site) M12.8

—chylous (filarial) B74.9† M01.8*

—neuropathic (Charcot) (tabetic) A52.1† M14.6*

——non syphilitic NEC G98† M14.6*

——syringomyelic G95.0† M49.4*

——diabetic (see also E10-E14 with fourth character .6) E14.6† M14.6*

—pyogenic or pyemic (any site) M00.9

—specified form NEC M13.8

—gouty (acute) M10.0

—scorbutic E54† M14.5*

—atrophic M19.9

——spine M45

—Charcot's (tabetic) A52.1† M14.6*

——nonsyphilitic NEC G98† M14.6*

——syringomyelic G95.0† M49.4*

——diabetic (see also E10-E14 with fourth

—serum (nontherapeutic) (therapeutic) M02.2

—juvenile M08.9

——with systemic onset M08.2

——in (due to)

———regional enteritis K50.-† M09.1*

———Crohn's disease K50.-† M09.1*

———ulcerative colitis K51.-† M09.2*

———psoriasis L40.5† M09.0*

——rheumatoid M08.0

关节炎——*续前页*
—幼年型——*续前页*
——少关节性 M08.4
——特指的 NEC M08.8
—原发性进行性 M13.8
——脊柱 M45
—银屑病[牛皮癣]性 L40.5† M07.3*
—真菌性 NEC B49† M01.6*
—椎骨(另见 关节炎，脊柱) M46.9
关节炎皮肤病，脂样 E78.8† M14.3*
关节粘连(指)(趾) Q70.9
关节肿大 M25.4
关节周病(血管神经性) - 见 关节周炎
关节周炎 M77.9
—迪普莱 M75.0
—肱肩胛 M75.0
—肩 M75.0
—肩胛肱 M75.0
—淋球菌性 A54.4† M73.8*
—腕 M77.2
关系妄想 F22.0

Arthritis, arthritic——*continued*
—juvenile——*continued*
——pauciarticular M08.4
——specified NEC M08.8
—primary progressive M13.8
——spine M45
—psoriatic L40.5† M07.3*
—mycotic NEC B49† M01.6*
—vertebral (see also Arthritis, spine) M46.9
Dermatoarthritis, lipoid E78.8† M14.3*
Symphalangy (fingers) (toes) Q70.9
Arthrocele M25.4
Periarthrosis (angioneural) - see Periarthritis
Periarthritis (joint) M77.9
—Duplay's M75.0
—humeroscapularis M75.0
—shoulder M75.0
—scapulohumeral M75.0
—gonococcal A54.4† M73.8*
—wrist M77.2
Sensitiver Beziehungswahn F22.0

guān 观

观察(对) Z04.9
—帮伙活动或行为，不伴有精神障碍表现 Z03.2
—不伴有需要进一步医疗者 Z04.9
—恶性肿瘤，可疑的 Z03.1
—发育状态
——儿童快速生长期 Z00.2
——青春期 Z00.3
——青少年 Z00.3
——婴儿或儿童 Z00.1
—疾病 Z03.9
——精神(可疑的) Z03.2
——神经系统 Z03.3
——特指的 NEC Z03.8
——心血管 NEC Z03.5
———心肌梗死 Z03.4
——心脏 NEC Z03.5
———心肌梗死 Z03.4
—结核，可疑的 Z03.0

Observation (for) Z04.9
—gang activity or bahavior, without manifest psychiatric disorder Z03.2
—without need for further medical care Z04.9
—malignant neoplasm, suspected Z03.1
—development state
——period of rapid growth in childhood Z00.2
——puberty Z00.3
——adolescent Z00.3
——infant or child Z00.1
—disease Z03.9
——mental (suspected) Z03.2
——ervous system Z03.3
——specified NEC Z03.8
——cardiovascular NEC Z03.5
———myocardial infarction Z03.4
——heart NEC Z03.5
———myocardial infarction Z03.4
—tuberculosis, suspected Z03.0

观察——*续前页*

一可疑的(未诊断的)(无证明的)

——恶性肿瘤 Z03.1

——结核 Z03.0

——精神障碍 Z03.2

——脑震荡 Z04.5

——殴打的受害者(儿童)(配偶) Z04.5

——情况 NEC Z03.8

——神经系统疾患 Z03.3

——无需隔离的传染病 Z03.8

——心肌梗死 Z03.4

——心血管病 NEC Z03.5

———心肌梗死 Z03.4

——行为障碍 Z03.2

——药物中毒或有害效应 Z03.6

——因摄入物质(药物)(毒物)所致的毒性效应 Z03.6

——肿瘤(恶性) Z03.1

———良性 Z03.8

——自杀企图，嫌疑 Z03.8

———自服毒 Z03.6

一强奸或诱奸，嫌疑 Z04.4

一商店偷窃(行为)，不伴有精神障碍表现 Z03.2

一社交紊乱型行为，不伴有精神障碍表现 Z03.2

一生长和发育状态 - 见 观察，发育状态

一损伤(意外的) NEC(另见 观察，意外事故) Z04.3

——加害性 NEC Z04.5

———在嫌疑强奸或诱奸中 Z04.4

一心肌梗死 Z03.4

一心血管病 Z03.5

——心肌梗死 Z03.4

一药物的有害效应 Z03.6

一意外事故 NEC Z04.3

——交通 Z04.1

——在工作中的 Z04.2

一因摄入物质(药物)(毒物)所致的毒性效应 Z03.6

一自杀企图，嫌疑 NEC Z03.8

——自服毒 Z03.6

一纵火(行为)，不伴有精神障碍表现 Z03.2

观察下(另见 观察) Z03.9

观念，自杀 R45.8

一精神障碍中的构成部分 - 见情况

Observation——*continued*

—suspected (undiagnosed) (unproven)

——malignant neoplasm Z03.1

——tuberculosis Z03.0

——mental disorder Z03.2

——concussion (cerebral) Z04.5

——victim of battering (child) (spouse) Z04.5

——condition NEC Z03.8

——nervous system disorder Z03.3

——infectious disease not requiring isolation Z03.8

——myocardial infarction Z03.4

——cardiovascular disease NEC Z03.5

———myocardial infarction Z03.4

——behavioral disorder Z03.2

——drug poisoning or adverse effect Z03.6

——toxic effects from ingested substance (drug) (poison) Z03.6

——neoplasm (malignant) Z03.1

———benign Z03.8

——suicide attempt, alleged Z03.8

———self-poisoning Z03.6

—rape or seduction, alleged Z04.4

—shoplifting (behavior), without manifest psychiatric disorder Z03.2

—dissocial behavior, without manifest psychiatric disorder Z03.2

—growth and development state - see Observation,development state

—injuries (accidental) NEC (see also Observation, accident) Z04.3

——inflicted NEC Z04.5

———during alleged rape or seduction Z04.4

—myocardial infarction Z03.4

—cardiovascular disease Z03.5

——myocardial infarction Z03.4

—adverse effect of drug Z03.6

—accident NEC Z04.3

——transport Z04.1

——at work Z04.2

—toxic effects from ingested substance (drug) (poison) Z03.6

—suicide attempt, alleged NEC Z03.8

——self-poisoning Z03.6

—fire-setting (behavior), without manifest psychiatric disorder Z03.2

Under observation (see also Observation) Z03.9

Ideation, suicidal R45.8

—constituting part of a mental disorder - see condition

guān 冠

冠周炎(慢性) K05.3
—急性 K05.2
冠状(动脉)的 - 见情况
冠状病毒，作为分类于他处疾病的原因 B97.2

Pericoronitis (chronic) K05.3
—acute K05.2
Coronary (artery) - see condition
Coronavirus, as cause of disease classified elsewhere B97.2

guǎn 管

管，导管的 - 见情况
管类圆线虫病
—肠 B81.3
—由于
——副圆线虫
———哥斯达黎加 B81.3
———广州 B83.2
——血管圆线虫属
———哥斯达黎加 B81.3
———广州 B83.2
管理
—避孕的 Z30.9
——特指的 NEC Z30.8
—耳蜗装置(植入)的 Z45.3
—骨传导装置(植入)的 Z45.3
—假体(外部)的(另见 安装) Z44.9
——植入的 Z45.9
———特指的 NEC Z45.8
—生育问题的 Z31.9
——特指的 NEC Z31.8
—输注泵的 Z45.1
—心脏起搏器 NEC 的 Z45.0
—血管通路装置的 Z45.2
—植入装置的 Z45.9
——特指的 NEC Z45.8
管型尿 R82.9

Duct, ductus - see condition
Angiostrongyliasis
—intestinal B81.3
—due to
——Parastrongylus
———costaricensis B81.3
———cantonensis B83.2
——Angiostrongylus
———costaricensis B81.3
———cantonensis B83.2
Management (of)
—contraceptive Z30.9
——specified NEC Z30.8
—cochlear device (implanted) Z45.3
—bone conduction device (implanted) Z45.3
—prosthesis (external) (see also Fitting) Z44.9
——implanted Z45.9
———specified NEC Z45.8
—procreative Z31.9
——specified NEC Z31.8
—infusion pump Z45.1
—cardiac pacemaker NEC Z45.0
—vascular access device Z45.2
—implanted device Z45.9
——specified NEC Z45.8
Cylindruria R82.9

guàn 贯

贯通伤 - 另见 伤口，开放性
—伴有内部损伤 - 见 损伤，按部位
—眶(伴有或不伴有异物) S05.4
—眼球 S05.6
——伴有异物 S05.5

Penetrating wound - see also Wound, open
—with internal injury - see Injury, by site
—orbit (with or without foreign body) S05.4
—eyeball S05.6
——with foreign body S05.5

guāng 光

光化性的 - 见情况 | **Actinic - see condition**

光敏感性，皮肤的光致敏作用(日光) **L56.8** | **Photosensitivity, photosensitization of skin (sun) L56.8**

一日光以外的光 L59.8 | —light other than sun L59.8

光性角膜炎 **H16.1** | **Photokeratitis H16.1**

光照性皮炎(日光) **L56.8** | **Photodermatitis (sun) L56.8**

一慢性 L57.8 | —chronic L57.8

一日光以外的光 L59.8 | —light other than sun L59.8

一由于药物 L56.8 | —due to drug L56.8

光照性视网膜炎 **H31.0** | **Photoretinitis H31.0**

guāng 胱

胱氨酸病(恶性) **E72.0** | **Cystinosis (malignant) E72.0**

胱氨酸尿 **E72.0** | **Cystinuria E72.0**

胱硫醚尿 **E72.1** | **Cystathioninuria E72.1**

胱硫醚血症 **E72.1** | **Cystathioninemia E72.1**

guǎng 广

广场恐怖症(伴有惊恐障碍历史) **F40.0** | **Agoraphobia (with history of panic disorder) F40.0**

广泛的 - 见情况 | **Extensive - see condition**

guī 龟

龟头包皮炎 **N48.1** | **Balanoposthitis N48.1**

一溃疡性(特异性) A63.8† N51.2* | —ulcerative (specific) A63.8† N51.2*

一淋球菌性(急性)(慢性) A54.0 | —gonococcal (acute) (chronic) A54.0

龟头脓溢 - 见 龟头炎 | **Balanorrhagia - see Balanitis**

龟头炎(环状)(糜烂性)(坏疽性)(感染性)(非淋球菌性)(蚀疮性)(寻常) **N48.1** | **Balanitis (circinata) (erosiva) (gangrenosa) (infectional) (nongonococcal) (phagedenic) (vulgaris) N48.1**

一阿米巴 A06.8† N51.2* | —amebic A06.8† N51.2*

一干燥闭塞性 N48.0 | —xerotica obliterans N48.0

一淋球菌性(急性)(慢性) A54.0 | —gonococcal (acute) (chronic) A54.0

一念珠菌性 B37.4† N51.2* | —candidal B37.4† N51.2*

一性病性 NEC A64† N51.2* | —venereal NEC A64† N51.2*

一由于杜克雷嗜血杆菌 A57 | —due to Haemophilus ducreyi A57

guī 硅

硅[矽]铁末沉着病 **J62.8**
硅尘肺 **J62.8**
硅沉着病(并发)(单纯性) **J62.8**
一伴有结核 J65
硅沉着病结核 **J65**
硅末沉着病 **J62.8**

Silicosiderosis J62.8
Mason's lung J62.8
Silicosis, silicotic (complicated) (simple) J62.8
—with tuberculosis J65
Silicotuberculosis J65
Gannister disease J62.8

guǐ 鬼

鬼状手 **A66.3**

Ghoul hand A66.3

guō 郭

郭霍感染(另见 结核) **A16.9**
郭霍-威克斯结膜炎[急性触染性眼炎] **H10.0**

Koch's infection (see also Tuberculosis) A16.9
Koch-Weeks' conjunctivitis H10.0

guǒ 果

果糖-1，6-二磷酸缺乏 **E74.1**
果糖尿(症)(原发性)(良性) **E74.1**

Fructose-1,6-diphosphatase deficiency E74.1
Fructosemia, Fructosuria, Levulosuria (essential) (benign) E74.1

guò 过

过大胎儿 **P08.1**
一特大(超过 4500 克) P08.0
一引起胎盆不称 O33.5
一一伴有梗阻性分娩 O66.2
一一影响到胎儿或新生儿 P03.1
一影响妊娠处理 O36.6
过度，过高，过大
一包皮 N47
一长
一一脐带(缠绕)
一一一并发于产程或分娩 O69.2
一一一影响到胎儿或新生儿 P02.5
一一器官或部位，先天性 NEC - 见 异常，按部位
一出汗 R61.9
一雌激素 E28.0
一大
一一结肠 K59.3
一一一先天性 Q43.8

Oversize fetus P08.1
—exceptionally large (more than 4500 g) P08.0
—causing disproportion O33.5
——with obstructed labor O66.2
——affecting fetus or newborn P03.1
—affecting management of pregnancy O36.6
Excess, excessive, excessively
—foreskin N47
—long
——umbilical cord (entangled)
———complicating labor or delivery O69.2
———affecting fetus or newborn P02.5
——organ or site, congenital NEC - see Anomaly, by site
—sweating R61.9
—estrogen E28.0
—large
——colon K59.3
———congenital Q43.8

过度，过高，过大——*续前页*
一大——*续前页*
一一器官或部位，先天性 NEC - 见 异常，按部位
一一胎儿或婴儿 P08.0
一一一伴有梗阻性分娩 O66.2
一一一引起胎盆不称 O33.5
一一一影响妊娠处理 O36.6
一短
一一脐带
一一一并发于产程或分娩 O69.3
一一一影响到胎儿或新生儿 P02.6
一一器官或部位，先天性 NEC - 见 异常，按部位
一发育，乳房 N62
一分泌物(另见 分泌过多)
一一汗 R61.9
一一乳汁 O92.6
一一痰 R09.3
一寒冷，的效应 T69.9
一一特指的效应 NEC T69.8
一胡萝卜素(饮食性) E67.1
一集中[辐凑] H51.1
一钾 E87.5
一进食 R63.2
一口渴 R63.1
一一由于缺水 T73.1
一流涎 K11.7
一磨耗，牙 K03.0
一钠 E87.0
一皮肤，眼睑(后天性) H02.3
一一先天性 Q10.3
一热(另见 热) T67.9
一散开[双眼外展] H51.8
一痰 R09.3
一维生素
一一A(饮食性) A E67.0
一一一作为药物给予(慢性)(长期过度服用) E67.0
一一一一对突然过量的反应 T45.2
一一D(饮食性) E67.3
一一一作为药物给予(慢性)(长期过度服用) E67.3
一一一一对突然过量的反应 T45.2
一性欲(亢进) F52.7
一雄激素(卵巢) E28.1

Excess, excessive, excessively——*continued*
—large——*continued*
——organ or site, congenital NEC - see Anomaly,by site
——fetus or infant P08.0
———with obstructed labor O66.2
———causing disproportion O33.5
———affecting management of pregnancy O36.6
—short
——umbilical cord
———complicating labor or delivery O69.3
———affecting fetus or newborn P02.6
——organ or site, congenital NEC - see Anomaly,by site
—development, breast N62
—secretion (see also Hypersecretion)
——sweat R61.9
——milk O92.6
——sputum R09.3
—cold, effects of T69.9
——specified effect NEC T69.8
—carotene, carotin (dietary) E67.1
—convergence H51.1
—kalium, potassium (K) E87.5
—eating R63.2
—thirst R63.1
——due to deprivation of water T73.1
—salivation K11.7
—attrition, tooth, teeth K03.0
—natrium, sodium (Na) E87.0
—skin, eyelid (acquired) H02.3
——congenital Q10.3
—heat (see also Heat) T67.9
—divergence H51.8
—sputum R09.3
—vitamin
——A (dietary) E67.0
———administered as drug (chronic) (prolonged excessive intake) E67.0
————reaction to sudden overdose T45.2
——D (dietary) E67.3
———administered as drug (chronic) (prolonged excessive intake) E67.3
————reaction to sudden overdose T45.2
—sexual drive F52.7
—androgen (ovarian) E28.1

过度，过高，过大——*续前页*	**Excess, excessive, excessively**——*continued*
一血中酒精水平 R78.0	—alcohol level in blood R78.0
一牙数目 K00.1	—number of teeth K00.1
一一引起密集 K07.3	— —causing crowding K07.3
一饮(酒) NEC F10.0	—drinking (alcohol) NEC F10.0
一一习惯性(持续性) F10.2	— —habitual (continual) F10.2
一营养(饮食性) NEC E67.8	—nutrient (dietary) NEC E67.8
一月经(具有规则周期) N92.0	—menstruation (with regular cycle) N92.0
一一具有不规则周期 N92.1	— —with irregular cycle N92.1
一脂肪 E66.9	—fat E66.9
一一局部性 E65	— —localized E65
一一心脏内(另见 变性，心肌) I51.5	— —in heart (see also Degeneration, myocardial) I51.5
过度刺激，卵巢(与诱导排卵有关) N98.1	**Hyperstimulation, ovaries (associated with induced ovulation) N98.1**
过度生长，骨 NEC M89.3	**Overgrowth, bone NEC M89.3**
过多	**Overload**
一钾(K) E87.5	—potassium (K) E87.5
一钠(Na) E87.0	—sodium (Na) E87.0
一体液 E87.7	—fluid E87.7
过分担心 Z71.1	**Worried well Z71.1**
过量(药物) T50.9	**Overdose, overdosage (drug) T50.9**
一特指的药物或物质 - 见 药物和化学制剂表	—specified drug or substance - see Table of drugs and chemicals
过敏，敏感(另见 变态反应) T78.4	**Allergy, Hypersensitive, Hypersensitiveness, Hypersensitivity, Sensitive, sensitivity (see also Allergy) T78.4**
一反应 T78.4	—reaction T78.4
一一上呼吸道 NEC J39.3	— —upper respiratory tract NEC J39.3
一肺炎(另见 肺炎，变应性) J67.9	—pneumonitis (see also Pneumonitis, allergic) J67.9
一颈动脉窦 G90.0	—carotid sinus G90.0
一冷型，自身免疫性 D59.1	—cold, autoimmune D59.1
一痛 R20.8	—pain R20.8
一胃肠 K52.2	gastrointestinal K52.2
一一心因性 F45.3	— —psychogenic F45.3
一牙本质 K03.8	—dentin K03.8
一药物(另见 变态反应，药物) T88.7	—drug (see also Allergy, drug) T88.7
一正铁血红蛋白 D74.8	—methemoglobin D74.8
过敏 T78.2	**Anaphylaxis T78.2**
过敏性休克或反应 - 见 休克，过敏性	**Anaphylactic[Anaphylactoid] shock or reaction - see Shock, anaphylactic**
过期(妊娠)(对母体) O48	**Post-dates (pregnancy) (mother) O48**
过桥恐怖 F40.2	**Gephyrophobia F40.2**
过热(场所) - 见 热	**Overheated (places) - see Heat**
过熟儿(胎儿或新生儿) P08.2	**Hypermaturity, Postmaturity, Postmature (fetus or newborn) P08.2**
一影响妊娠处理 O48	—affecting management of pregnancy O48

过月(妊娠)(对母体) O48
－婴儿 P08.2
过早 - 另见情况
－闭合，卵圆孔 Q21.8
－剥离，胎盘(部分性)(另见 胎盘早剥) O45.9
－搏动 I49.4
－－心房 I49.1
－出生[早产儿] NEC P07.3
－分娩[早产] O60.1
－绝经 E28.3
－老年化[早老] E34.8
－破裂，胎膜或羊膜(另见 破裂，胎膜，过早) O42.9
－－影响到胎儿或新生儿 P01.1
－青春期[性早熟] E30.1
－乳房发育 E30.8
－射精[早泄] F52.4
－肾上腺功能早现 E27.0
－收缩
－－房室 I49.2
－－交界性 I49.2
－－心房 I49.1
－－心室 I49.3
－－心脏(期外收缩) I49.4
－衰老 E34.8
－心室收缩 I49.3
过重(另见 肥胖症) E66.9

Post-term (pregnancy) (mother) O48
－infant P08.2
Premature - see also condition
－closure, foramen ovale Q21.8
－separation, placenta (partial) (see also Abruptio placentae) O45.9
－beats I49.4
－－atrial I49.1
－birth NEC P07.3
－delivery O60.1
－menopause E28.3
－aging E34.8
－rupture, membranes or amnion (see also Rupture, membranes, premature) O42.9
－－affecting fetus or newborn P01.1
－puberty E30.1
－thelarche E30.8
－ejaculation F52.4
－adrenarche E27.0
－contraction
－－atrioventricular I49.2
－－junctional I49.2
－－atrial I49.1
－－ventricular I49.3
－－heart (extrasystole) I49.4
－senility E34.8
－ventricular systole I49.3
Overweight (see also Obesity) E66.9

H

hā 哈

哈佛山热[流行性关节红斑] **A25.1**	**Haverhill fever A25.1**
哈福病[哈福海湾渔民砷中毒] **T61.2**	**Haff disease T61.2**
哈格隆德病或哈格隆德骨软骨病(幼年)(外胫骨) **M92.6**	**Haglund's disease or osteochondrosis (juvenile) (os tibiale externum) M92.6**
哈格曼因子缺陷、缺乏或病 **D68.2**	**Hageman's factor defect, deficiency or disease D68.2**
哈勒曼-斯特雷夫综合征[眼-下颌-面部综合征] **Q87.0**	**Hallermann-Streiff syndrome Q87.0**
哈勒沃登-施帕茨病 **G23.0**	**Hallervorden-Spatz disease G23.0**
哈里斯线[骺横线] **M89.1**	**Harris' lines M89.1**
哈利病[间歇性血红蛋白尿] **D59.6**	**Harley's disease D59.6**
哈曼-里奇综合征 **J84.1**	**Hamman-Rich syndrome J84.1**
哈齐森 - 现译名 哈钦森	**Hutchinson**
哈欠 **R06.8**	**Yawning R06.8**
一心因性 F45.3	—psychogenic F45.3
哈钦森 - 曾用名 郝秦生	**Hutchinson's**
一三联症(先天性梅毒) A50.5	—triad (congenital syphilis) A50.5
一病，意指	—disease meaning
一一匐行性血管瘤 L81.7	——angioma serpiginosum L81.7
一一汗疱疹 L30.1	——pompholyx L30.1
一一夏季疹或夏令痒疹 L56.4	——summer eruption or summer prurigo L56.4
一一夏令痒疹 L56.4	——prurigo estivalis L56.4
一黑素雀斑(M8742/2) - 见 黑色素瘤，原位	—melanotic freckle (M8742/2) - see Melanoma, in situ
一一恶性黑(色素)瘤中的(M8742/3) - 见 黑色素瘤	——malignant melanoma in (M8742/3) - see Melanoma
一牙或切牙(先天性梅毒) A50.5	—teeth or incisors (congenital syphilis) A50.5
哈钦森-伯克病或综合征(另见 结节病) **D86.9**	**Hutchinson-Boeck disease or syndrome (see also Sarcoidosis) D86.9**
哈钦森-吉尔福特病或综合征[早老] **E34.8**	**Hutchinson-Gilford disease or syndrome E34.8**
哈斯病或骨软骨病(幼年)(肱骨头) **M92.0**	**Haas' disease or osteochondrosis (juvenile) (head of humerus) M92.0**
哈索尔-亨利小体或疣(角膜) **H18.4**	**Hassal-Henle bodies or warts (cornea) H18.4**
哈特纳普病 **E72.0**	**Hartnup's disease E72.0**

hǎi 海

海尔迈尔-舍纳病(M9842/3) **C94.1**	**Heilmeyer-Schoner disease (M9842/3) C94.1**
海加思结 **M15.8**	**Haygarth's nodes M15.8**

海绵 | Sponge
—肾(髓样) Q61.5 | —kidney (medullary) Q61.5
—意外遗留在手术伤口内 T81.5 | —inadvertently left in operation wound T81.5
海绵体炎(阴茎) N48.2 | **Cavernitis, Cavernositis (penis) N48.2**
海绵状 - 见情况 | **Cavernous - see condition**
海绵状成神经细胞瘤[神经胶质母细胞瘤](M9504/3) - 见 肿瘤，恶性 | **Spongioneuroblastoma (M9504/3) - see Neoplasm, malignant**
海涅-梅丁病 A80.9 | **Heine-Medin disease A80.9**
海水浴耳病 H60.3 | **Beach ear H60.3**

hán 含

含铁血黄素沉着症 E83.1 | **Hemosiderosis E83.1**
—肺，特发性 E83.1† J99.8* | —pulmonary, idiopathic E83.1† J99.8*
—输血性 T80.8 | —transfusion T80.8
—饮食性 E83.1 | —dietary E83.1
含牙囊肿 K09.0 | **Dentigerous cyst K09.0**

hán 寒

寒战(另见 疟疾) R68.8 | **Ague, Chill(s), Rigors (see also Malaria) R68.8**
—伴有发热 R50.8 | —with fever R50.8
—脓毒性 - 见 败血症 | —septic - see Septicemia

hàn 汉

汉-许-克病或综合征 - 现译名 慢性特发性组织细胞增多症 | **Hand-Schler-Christian disease or syndrome**
汉哈特综合征 Q87.0 | **Hanhart's syndrome Q87.0**
汉森病(另见 麻风) A30.9 | **Hansen's disease (see also Leprosy) A30.9**
汉滩病毒病(朝鲜出血热) A98.5† N08.0* | **Hantaan virus disease (Korean hemorrhagic fever) A98.5 † N08.0***
汉坦病毒病(伴有肾脏表现)(多布拉伐)(普马拉)(首尔) A98.5 † N08.0* | **Hantavirus disease (with renal manifestations) (Dobrava) (Puumala)(Seoul) A98.5 † N08.0***
—伴有肺部表现((安第斯)(牛轭湖)(贝尔梅霍)(污黑小河沟)(乔克洛)(茹奎蒂巴) (拉古纳内格拉)(莱奇瓜纳斯)(纽约)(奥兰)(无名[辛诺柏])病毒) B33.4† J17.1* | —with pulmonary manifestations (Andes) (Bayou) (Bermejo) (Black Creek Canal) (Choclo) (Juquitiba) (Laguna negra) (Lechiguanas) (New York) (Oran) (Sin Nombre) B33.4† J17.1*

hàn 汗

汗 | **Sweat, sweats**
—臭 L75.0 | —fetid L75.0
—夜[盗汗] R61.9 | —night R61.9
汗管瘤(M8407/0) - 另见 肿瘤，皮肤，良性 | **Syringoma (M8407/0) - see also Neoplasm, skin, benign**
—软骨样(M8940/0) D23.9 | —chondroid (M8940/0) D23.9

汗管腺瘤(M8400/0) - 另见 肿瘤，皮肤，良性 **Syringocystadenoma, Syringadenoma (M8400/0) - see also Neoplasm, skin, benign**
—乳头状(M8406/0) D23.9 —papillary (M8406/0) D23.9
汗孔角化病 Q82.8 **Porokeratosis Q82.8**
汗疱疹，出汗障碍 L30.1 **Dyshidrosis, dysidrosis, Pompholyx L30.1**
汗腺囊瘤(M8404/0) - 见 肿瘤，皮肤，良性 **Hidrocystoma, Hydrocystoma (M8404/0) - see Neoplasm, skin, benign**
汗腺腺瘤(结节性)(M8400/0) - 另见 肿瘤，皮肤，良性 **Hidradenoma, Hydradenoma, Spiradenoma (nodular) (M8400/0) - see also Neoplasm, skin, benign**
—乳头状(M8405/0) —papillary (M8405/0)
—透明细胞(M8402/0) —clear cell (M8402/0)
—外分泌性(M8403/0) - 见 肿瘤，皮肤，良性 —eccrine (M8403/0) - see Neoplasm, skin, benign
汗腺炎(腋窝)(化脓性) L73.2 **Hidradenitis, Hydradenitis, Hydroadenitis, Hydrosadenitis (axillaris) (suppurative) L73.2**
汗腺硬结，外分泌性(M8402/0) - 见 肿瘤，皮肤，良性 **Poroma, eccrine (M8402/0) - see Neoplasm, skin, benign**

háng 航

航空鼻窦炎 T70.1 **Aerosinusitis T70.1**
航空牙痛 T70.2 **Aerodontalgia T70.2**
航空者 **Aviator's**
—病[航空病](另见 效应，有害，高海拔) T70.2 —disease or sickness (see also Effects, adverse, high altitude) T70.2
—耳[航空性中耳炎] T70.0 —ear T70.0
航空中耳炎 T70.0 **Aero-otitis media T70.0**

hǎo 郝

郝秦生 - 现译名 哈钦森 **Hutchinson**

hào 好

好鹦鹉者病或好鹦鹉者肺 J67.2 **Budgerigar fancier's disease or lung J67.2**
好争吵 F60.3 **Quarrelsomeness F60.3**

hē 喝

喝 – 又称 饮 **Drinking**
喝啤酒者心脏(病) I42.6 **Beer drinker's heart (disease) I42.6**

hé 合

合并的 - 见情况 **Combined - see condition**
合理错位 **Q20.5** **Corrected transposition Q20.5**

hé 何

何杰金 - 现译名 霍奇金 **Hodgkin**

hé 河

河盲病 - 见 盘尾丝虫病

hé 核

核黄素缺乏(病) E53.0
核型 - 另见情况
—45,X Q96.0
—46,X
——伴有异常，除外同种(Xq) Q96.2
——同种(Xq) Q96.1
—46,XX
——伴有条纹性腺 Q99.1
——两性同体(真) Q99.1
——男性 Q98.3
———见于克兰费尔特综合征 Q98.2
—46,XY
——伴有条纹性腺 Q99.1
——女性 Q97.3
—47,XXX Q97.0
—47,XXY，伴有克兰费尔特综合征 Q98.0
—47,XYY Q98.5
核异常性宫颈涂片 R87.6

hé 殆

殆
—创伤性
——无牙牙槽嵴 K06.2
——牙龈 K06.2
——牙周 K05.5
—下颌牙齿后部舌侧 K07.2
—牙龈，创伤性 K06.2

hé 颌

颌动瞬目现象或颌动瞬目现象综合征 Q07.8

hè 赫

赫伯登病或结节(伴有关节病)) M15.1
赫尔病[糖原贮积症] E74.0

River blindness

Ariboflavinosis, Riboflavin deficiency E53.0
Karyotype - see also condition
—45,X Q96.0
—46,X
——with abnormality except iso (Xq) Q96.2
——iso (Xq) Q96.1
—46,XX
——with streak gonads Q99.1
——hermaphrodite (true) Q99.1
——male Q98.3
———in Klinefelter's syndrome Q98.2
—46,XY
——with streak gonads Q99.1
——female Q97.3
—47,XXX Q97.0
—47,XXY, with Klinefelter's syndrome Q98.0
—47,XYY Q98.5
Dyskaryotic cervical smear R87.6

Occlusion, occluded
—traumatic
——edentulous (alveolar) ridge K06.2
——gingiva K06.2
——periodontal K05.5
—posterior lingual, of mandibular teeth K07.2
—gingiva, traumatic K06.2

Jaw-winking phenomenon or syndrome Q07.8

Heberden's disease or nodes (with arthropathy) M15.1
Hers' disease E74.0

赫克斯海默反应 T78.2
赫勒病或赫勒综合征[蜕变性精神病] F84.3
赫里克贫血(另见 病，镰状细胞) D57.1
赫利茨综合征 Q81.1
赫日曼斯基-普德拉克综合征 E70.3
赫斯特病[急性和亚急性出血性脑白质炎] G36.1
赫脱-吉综合征 [幼儿乳糜泻、非热带性口炎性腹泻] K90.0
赫希施斯普龙 - 现译名 希尔施普龙

hè 褐

褐黄病(内源性) E70.2
—伴有眼睑褐黄斑 E70.2† H03.8*

hēi 黑

黑
—肺 J60
—毛舌 K14.3
—眼 S00.1
黑斑病 L81.1
—艾迪生 E27.1
—肾上(腺) E27.1
黑变病[黑色素沉着病] L81.4
—癌前(M8741/2) - 另见 黑色素瘤，原位
——恶性黑(色素)瘤中的(M8741/3) - 见 黑色素瘤
—艾迪生病 E27.1
——结核性 A18.7† E35.1*
—肝 K76.8
—巩膜 H15.8
——先天性 Q13.8
—焦油性 L81.4
—角膜(早老性)(老年性) H18.0
——先天性 Q13.4
—结肠 K63.8
—结膜 H11.1
——先天性 Q13.8
—里尔 L81.4
—肾上腺 E27.1
—眼 NEC H57.8
——先天性 Q15.8
—中毒性 L81.4

Herxheimer's reaction T78.2
Heller's disease or syndrome F84.3
Herrick's anemia (see also Disease, sickle-cell) D57.1
Herlitz' syndrome Q81.1
Hermansky-Pudlak syndrome E70.3
Hurst's disease G36.1
Herter-Gee syndrome K90.0
Hirschsprung

Ochronosis (endogenous) E70.2
—with chloasma of eyelid E70.2† H03.8*

Black
—lung J60
—hairy tongue K14.3
—eye S00.1
Melasma L81.1
—suprarenal (gland) E27.1
—adrenal (gland) E27.1
Melanosis L81.4
—precancerous (M8741/2) - see also Melanoma, in situ
——malignant melanoma in (M8741/3) - see Melanoma
—addisonian E27.1
——tuberculous A18.7† E35.1*
—liver K76.8
—sclera H15.8
——congenital Q13.8
—tar L81.4
—cornea (presenile) (senile) H18.0
——congenital Q13.4
—colon K63.8
—conjunctiva H11.1
——congenital Q13.8
—Riehl's L81.4
—adrenal, suprarenal E27.1
—eye NEC H57.8
——congenital Q15.8
—toxic L81.4

黑布拉
一糠疹 L26
一痒疹 L28.2
黑尔普综合征 O14.1
黑粪 K92.1
一伴有溃疡(另见 溃疡，按部位，伴有出血) K27.4
一新生儿 P54.1
一一吞咽母血引起的 P78.2
黑福特病[眼色素层腮腺炎] D86.8
黑格林异常或黑格林综合征 D72.0
黑利-黑利病[家族性良性天疱疮] Q82.8
黑瘤 – 现译名 黑色素瘤
黑毛舌 K14.3
黑矇(后天性)(先天性)(另见 盲) H54.0
一莱伯，先天性 H35.5
一尿毒症性 - 见 尿毒症
一一过性 G45.3
一癔症性 F44.6
黑矇性白痴(婴儿期)(幼年期)(晚期) E75.4
黑尿 R82.9
黑皮病 L81.4
黑热病[内脏利什曼病] B55.0
黑塞尔巴赫疝[筛筋膜疝] - 见 疝，腹，特指部位 NEC
黑色呕吐物 - 见 热，黄热
黑色素瘤(恶性)(M8720/3) C43.9

注：除在其他处另有说明外，列在下面的黑色素瘤的形态学类型应按部位以“黑色素瘤(恶性)”进行编码，即根据列在“部位分类”下的部位编码。体内部位应编码于这些部位的恶性肿瘤。

一表面扩散性(M8743/3)
一部位分类
一一包皮 C60.0
一一背 C43.5
一一鼻(外) C43.3
一一鼻唇沟 C43.3
一一鼻翼 C43.3
一一臂 C43.6
一一耻骨部 C43.5
一一唇(下)(上) C43.0
一一大腿 C43.7

Hebra's
—pityriasis L26
—prurigo L28.2
Hellp syndrome O14.1
Melena K92.1
—with ulcer (see also Ulcer, by site, with hemorrhage) K27.4
—newborn, neonatal P54.1
——due to swallowed maternal blood P78.2
Heerfordt's disease D86.8
Hegglin's anomaly or syndrome D72.0
Hailey-Hailey disease Q82.8
Melanoma
Hairy black tongue K14.3
Amaurosis (acquired) (congenital) (see also Blindness) H54.0
—Leber's congenital H35.5
—uremic - see Uremia
—fugax G45.3
—hysterical F44.6
Amaurotic idiocy (infantile) (juvenile) (late) E75.4
Melanuria R82.9
Melanoderma, melanodermia L81.4
Burdwan fever, Kala-azar, Sahib disease B55.0
Hesselbach's hernia - see Hernia, abdomen, specified site NEC
Vomito negro - see Fever, yellow
Melanoma (malignant) (M8720/3) C43.9

Note: Except where otherwise indicated, the morphological varieties of melanoma in the list below should be coded by site as for 'Melanoma (malignant)', i.e. according to the list under 'site classification' below. Internal sites should be coded to malignant neoplasm of those sites.

—superficial spreading (M8743/3)
—site classification
——foreskin, prepuce C60.0
——back C43.5
——nose (external) C43.3
——nasolabial groove C43.3
——ala nasi C43.3
——arm C43.6
——pubes C43.5
——lip (lower) (upper) C43.0
——thigh C43.7

黑色素瘤(恶性)——*续前页*
一部位分类——*续前页*
——额 C43.3
——耳(外) C43.2
——耳道(外) C43.2
——耳廓 C43.2
——耳轮 C43.2
——腹壁 C43.5
——腹股沟 C43.5
——肝(原发性) C22.9
——肛门 C21.0
———缘(皮肤) C43.5
——肛周皮肤 C43.5
——腘窝或间隙 C43.7
——虹膜 C69.4
——踝 C43.7
——会阴 C43.5
——颊(外) C43.3
——甲 C43.9
———脚趾 C43.7
———手指 C43.6
——肩 C43.6
——肩胛间区 C43.5
——脚趾 C43.7
——结膜 C69.0
——颈 C43.4
——颏 C43.3
——髋 C43.7
——眶 C69.6
——泪腺 C69.5
——脉络膜 C69.3
——眉间 C43.3
——眉毛 C43.3
——面部 NEC C43.3
——男性生殖器(外) NEC C63.9
——颞 C43.3
——女性生殖器(外) NEC C51.9
——皮肤 NEC C43.9
——脐 C43.5
——前臂 C43.6
——前额 C43.3
——球后 C69.6
——躯干 NEC C43.5
——乳房(女性)(男性) C43.5
——乳房下襞 C43.5

Melanoma (malignant)——*continued*
—site classification——*continued*
——brow C43.3
——ear (external) C43.2
——auditory(auricular) canal (external) C43.2
——auricle (ear), pinna C43.2
——helix C43.2
——abdominal wall C43.5
——groin C43.5
——liver (primary) C22.9
——anus, anal C21.0
———margin (skin) C43.5
——perianal skin C43.5
——popliteal fossa or space C43.7
——iris C69.4
——ankle C43.7
——perineum C43.5
——cheek (external) C43.3
——nail C43.9
———toe C43.7
———finger C43.6
——shoulder C43.6
——interscapular region C43.5
——toe C43.7
——conjunctiva C69.0
——neck C43.4
——chin C43.3
——hip C43.7
——orbit C69.6
——lacrimal gland C69.5
——choroid C69.3
——glabella C43.3
——eyebrow C43.3
——face NEC C43.3
——male genital organ (external) NEC C63.9
——temple C43.3
——female genital organ (external) NEC C51.9
——skin NEC C43.9
——umbilicus C43.5
——forearm C43.6
——forehead C43.3
——retrobulbar C69.6
——trunk NEC C43.5
——breast (female) (male) C43.5
——submammary fold C43.5

黑色素瘤(恶性)——*续前页*
一部位分类——*续前页*
——上肢 NEC C43.6
——视网膜 C69.2
——手 C43.6
——手指 C43.6
——特指部位 NEC - 见 肿瘤，恶性
——头皮 C43.4
——腿 C43.7
——臀部 C43.5
——外口(耳) C43.2
——外阴 C51.9
——膝 C43.7
——下颌(外) C43.3
——下肢 NEC C43.7
——胁腹 C43.5
——胸壁 C43.5
——眼 C69.9
——眼睑(下)(上) C43.1
——腋襞 C43.5
——阴部 C51.9
——阴唇 C51.9
———大 C51.0
———小 C51.1
——阴茎 C60.9
——阴囊 C63.2
——肘 C43.6
——眦(眼) C43.1
——足 C43.7
——足跟 C43.7
一促结缔组织增生性，恶性(M8745/3)
一恶性，软组织的(M9044/3) - 见 肿瘤，结缔组织，恶性
一见于
——癌前黑变病(M8741/3)
——哈钦森黑素雀斑(M8742/3)
——交界痣(M8740/3)
——巨大色素痣(M8761/3)
一结节性(M8721/3)
一良性(M8720/0) - 见 痣
一气球细胞(M8722/3)
一上皮样细胞(M8771/3)
——和梭形细胞，混合性(M8770/3)
一神经营养性，恶性(M8745/3)

Melanoma (malignant)——*continued*
—site classification——*continued*
——upper limb NEC C43.6
——retina C69.2
——hand C43.6
——finger C43.6
——specified site NEC - see Neoplasm, malignant
——scalp C43.4
——leg C43.7
——buttock, gluteal region, nates C43.5
——external meatus (ear) C43.2
——vulva C51.9
——knee C43.7
——jaw (external) C43.3
——lower limb NEC C43.7
——flank C43.5
——chest wall C43.5
——eye C69.9
——eyelid, palpebra (lower) (upper) C43.1
——axilla, axillary fold C43.5
——pudendum C51.9
——labium C51.9
———majus C51.0
———minus C51.1
——penis C60.9
——scrotum C63.2
——elbow C43.6
——canthus (eye) C43.1
——foot C43.7
——heel C43.7
—desmoplastic, malignant (M8745/3)
—malignant, of soft parts (M9044/3) - see Neoplasm, connective tissue, malignant
—in
——precancerous melanosis (M8741/3)
——Hutchinson's melanotic freckle (M8742/3)
——junctional nevus (M8740/3)
——giant pigmented nevus (M8761/3)
—nodular (M8721/3)
—benign (M8720/0) - see Nevus
—balloon cell (M8722/3)
—epithelioid cell (M8771/3)
——with spindle cell, mixed (M8770/3)
—neurotropic, malignant (M8745/3)

黑舌病 K14.3
黑素肉瘤(M8720/3) - 另见 黑色素瘤
—上皮样细胞(M8771/3) - 见 黑色素瘤
黑素上皮瘤(M8720/3) - 见 黑色素瘤
黑素细胞癌(M8720/3) - 见 黑色素瘤
黑素细胞瘤，眼球(M8726/0) D31.4
黑头粉刺 L70.0
黑血症 R79.8
黑牙病，婴儿 K02.4
黑牙折断 K02.4
黑釉质母细胞瘤[黑素性釉质母细胞瘤](M9363/0) - 见 肿瘤，骨，良性

Glossophytia K14.3
Melanosarcoma (M8720/3) - see also Melanoma
—epithelioid cell (M8771/3) - see Melanoma
Melanoepithelioma (M8720/3) - see Melanoma
Melanocarcinoma (M8720/3) - see Melanoma
Melanocytoma, eyeball (M8726/0) D31.4
Blackhead L70.0
Melanemia R79.8
Melanodontia, infantile K02.4
Melanodontoclasia K02.4
Melanoameloblastoma (M9363/0) - see Neoplasm, bone, benign

hén 痕

痕迹 - 另见 存留
—玻璃(体)(液)内的结构 Q14.0
—鳃 Q18.0

Vestige, vestigial - see also Persistence
—structures in vitreous (body) (humor) Q14.0
—branchial Q18.0

hēng 亨

亨诺克(-舍恩莱因)病或综合征[过敏性紫癜] D69.0
亨特[Hunt]
—病或综合征(疱疹性膝状神经节炎) B02.2† G53.0*
——肌阵挛小脑性共济失调 G11.1
—神经痛 B02.2† G53.0*
亨特[Hunter]
—粘多糖贮积症 II 型 E76.1
—舌炎 D51.0
亨廷顿病或舞蹈症 G10
—伴有痴呆 G10† F02.2*

Henoch(-Schönlein) disease or syndrome (purpura) D69.0
Hunt's
—disease or syndrome (herpetic geniculate ganglionitis) B02.2† G53.0*
——dyssynergia cerebellaris myoclonica G11.1
—neuralgia B02.2† G53.0*
Hunter's
—syndrome E76.1
—glossitis D51.0
Huntington's disease or chorea G10
—with dementia G10† F02.2*

héng 横

横膈炎，膈炎 J98.6
横位 - 另见情况
—产式(对母体) O32.2
——分娩前，影响到胎儿或新生儿 P01.7
——引起梗阻性分娩 O64.8
———影响到胎儿或新生儿 P03.1
—阻滞(深部)，分娩中 O64.0
——影响到胎儿或新生儿 P03.1

Diaphragmatitis, diaphragmitis J98.6
Transverse - see also condition
—lie (mother) O32.2
——before labor, affecting fetus or newborn P01.7
——causing obstructed labor O64.8
———affecting fetus or newborn P03.1
—arrest (deep), in labor O64.0
——affecting fetus or newborn P03.1

横位耳(畸形) Q17.3
Lop ear (deformity) Q17.3

横纹肌瘤(M8900/0) - 另见 肿瘤，结缔组织，良性
Rhabdomyoma (M8900/0) - see also Neoplasm, connective tissue, benign

一成人(M8904/0)
—adult (M8904/0)

一胎儿(M8903/0)
—fetal (M8903/0)

一糖原(M8904/0)
—glycogenic (M8904/0)

横纹肌溶解症 (特发性) NEC M62.8
Rhabdomyolysis (idiopathic) NEC M62.8

一一创伤性 T79.6
—traumatic T79.6

横纹肌肉瘤(M8900/3) - 另见 肿瘤，结缔组织，恶性
Rhabdomyosarcoma, Rhabdosarcoma (M8900/3) - see also Neoplasm, connective tissue, malignant

一多形型(M8901/3) C49.9
—pleomorphic (M8901/3) C49.9

一混合型(M8902/3) C49.9
—mixed type (M8902/3) C49.9

一胚胎型(M8910/3) C49.9
—embryonal (M8910/3) C49.9

一小泡型(M8920/3) C49.9
—alveolar (M8920/3) C49.9

hóng 红

红
Pink

一皮病 T56.1
—disease T56.1

一眼 H10.0
—eye H10.0

红白血病(M9840/3) C94.0
Erythroleukemia (M9840/3) C94.0

红斑(性) L53.9
Erythema, erythematous L53.9

一边缘性 L53.2
—marginatum L53.2

一一见于(由于)急性风湿热 I00† L54.0*
——in (due to) acute rheumatic fever I00† L54.0*

一擦烂性 L30.4
—intertrigo L30.4

一持久隆起性 L95.1
—elevatum diutinum L95.1

一持久性回状 L53.3
—figuratum perstans L53.3

一传染性 B08.3
—infectiosum B08.3

一地方性 E52
—endemic E52

一冻疮 T69.1
—pernio T69.1

一多形性 L51.9
—multiforme L51.9

一一大疱型 L51.1
——bullous, bullosum L51.1

一一非大疱型 L51.0
——nonbullous L51.0

一一结膜 L51.1† H13.8*
——conjunctiva L51.1† H13.8*

一一特指的 NEC L51.8
——specified NEC L51.8

一一类天疱疮 L12.0
——pemphigoides L12.0

一虹膜 L51.1† H22.8*
—iris L51.1† H22.8*

一环状(离心性)(风湿性) L53.1
—annulare (centrifugum) (rheumaticum) L53.1

一火激 L59.0
—ab igne L59.0

一结核性(原发性) A18.4
—tuberculous (primary) A18.4

一结节 L52
—nodosum L52

一一结核性 A18.4
——tuberculous A18.4

一流行性，关节性 A25.1
—epidemic, arthritic A25.1

一慢性回状 NEC L53.3
—chronic figurate NEC L53.3

红斑——*续前页*
—慢性游走性(布氏包柔螺旋体) A69.2
—尿布 L22
—皮疹，新生儿 P83.8
—热性 - 作为 烧伤，按部位编码，伴有第四位数.1
—特指的 NEC L53.8
—臀部 L22
—先天性鳞癣样大疱性 Q80.3
—新生儿 P83.8
——中毒性 P83.1
—猩红热样(表皮脱落性)(复发性) L53.8
—炎性 NEC L53.9
—阳光 L55.0
—药物性 - 见 皮炎，由于，药物
—硬结性(非结核性) L52
——结核性 A18.4
—由于
——化学制剂 NEC L53.0
———接触皮肤 L25.3
——药物(内服的) - 见 皮炎，由于，药物
—游走性 A26.0
——舌 K14.1
—掌部 L53.8
—中毒性 NEC L53.0
——新生儿 P83.1
红斑，口腔上皮和舌 K13.2
红斑性的 - 见情况
红斑性肢痛病(又称 红斑性肢痛症) I73.8
红斑性肢痛病(原发性) I73.8
红斑性肢痛症(又称 红斑性肢痛病) I73.8
红椿锯屑肺炎 J67.8
红皮病(另见 红斑) L53.9
—大疱性鱼鳞病样，先天性 Q80.3
—继发性 L53.9
—脱屑性 L21.1
—新生儿 P83.8
—银屑病性 L40.8
—鱼鳞病样，先天性(大疱性) Q80.3
红皮水肿病(多神经病) T56.1
红色觉异常(异常的三色视者) H53.5
红色盲(完全)(不完全) H53.5
红杉锯屑病，肺部或肺炎[过敏性肺泡炎] J67.8
红痛 I73.8

Erythema, erythematous——*continued*
—chronicum migrans (Borrelia burgdorferi) A69.2
—diaper, napkin L22
—rash, newborn P83.8
—heat - code as Burn, by site, with fourth character .1
—specified NEC L53.8
—gluteal L22
—ichthyosiforme congenitum bullous Q80.3
—neonatorum P83.8
——toxic P83.1
—scarlatiniform (exfoliative) (recurrent) L53.8
—inflammation NEC L53.9
—solare L55.0
—medicamentosum - see Dermatitis, due to, drugs
—induratum (nontuberculous) L52
——tuberculous A18.4
—due to
——chemical NEC L53.0
———in contact with skin L25.3
——drug (internal use) - see Dermatitis, due to, drugs
—migrans A26.0
——tongue K14.1
—palmar L53.8
—toxic, toxicum NEC L53.0
——newborn P83.1
Erythroplakia, oral epithelium and tongue K13.2
Erythematous, erythematosus - see condition
Erythromelalgia I73.8
Erythermalgia (primary) I73.8
Erythromelalgia I73.8
Red-cedar lung or pneumonitis J67.8
Erythroderma (see also Erythema) L53.9
—bullous ichthyosiform, congenital Q80.3
—secondary L53.9
—desquamativum L21.1
—neonatorum P83.8
—psoriaticum L40.8
—ichthyosiform, congenital (bullous) Q80.3
Erythredema (polyneuropathy) T56.1
Protanomaly (anomalous trichromat) H53.5
Protanopia (complete) (incomplete) H53.5
Sequoiosis, lung, or pneumonitis J67.8
Erythralgia I73.8

红细胞(大小)不均 R71 **Anisocytosis R71**

红细胞减少症 D64.9 **Oligocythemia D64.9**

红细胞增多(症)(急性)(M9841/3) C94.0 **Erythremia, Erythrocythemia (acute) (M9841/3) C94.0**

一继发性 D75.1 —secondary D75.1

一慢性(M9842/3) C94.1 —chronic (M9842/3) C94.1

红细胞增多症(巨脾性)(继发性) D75.1 **Erythrocytosis (megalosplenic) (secondary) D75.1**

一家族性 D75.0 —familial D75.0

一卵圆形，遗传性(另见 椭圆形红细胞增多症) D58.1 —oval, hereditary (see also Elliptocytosis) D58.1

红细胞增多症(原发性)(猩红)(真性)(M9950/1) D45 **Polycythemia (primary) (rubra) (vera) (M9950/1) D45**

一低血氧性 D75.1 —hypoxemic D75.1

一高血压性 D75.1 —hypertonica D75.1

一后天性 D75.1 —acquired D75.1

一继发性 D75.1 —secondary D75.1

一家族性(良性) D75.0 —familial (benign) D75.0

一良性(家族性) D75.0 —benign (familial) D75.0

一情绪性 D75.1 —emotional D75.1

一肾源性 D75.1 —nephrogenous D75.1

一相对性 D75.1 —relative D75.1

一新生儿 P61.1 —neonatorum P61.1

一由于 —due to

一一高海拔 D75.1 ——high altitude D75.1

一一红细胞生成素 D75.1 ——erythropoietin D75.1

一一血浆容积下降 D75.1 ——fall in plasma volume D75.1

一一应激 D75.1 ——stress D75.1

红癣 L08.1 **Erythrasma L08.1**

hóng 虹

虹膜 - 另见情况 **Iris - see also condition**

一膨隆 H21.4 —bomb H21.4

虹膜根部断离 H21.5 **Iridodialysis H21.5**

虹膜红变 H21.1 **Iridis rubeosis, Rubeosis, iris H21.1**

虹膜睫状体脉络膜炎(全色素层炎) H44.1 **Iridocyclochoroiditis (panuveitis) H44.1**

虹膜睫状体炎 H20.9 **Iridocyclitis H20.9**

一急性 H20.0 —acute H20.0

一亚急性 H20.0 —subacute H20.0

一慢性 H20.1 —chronic H20.1

一非肉芽肿 H20.0 —nongranulomatous H20.0

一复发性 H20.0 —recurrent H20.0

虹膜睫状体炎——*续前页*
－见于(由于)
－－传染病 NEC B99† H22.0*
－－带状疱疹 B02.3† H22.0*
－－寄生虫病 NEC B89† H22.0*
－－结核病 A18.5† H22.0*
－－结节病 D86.8† H22.1*
－－淋球菌性感染 A54.3† H22.0*
－－梅毒 A51.4† H22.0*
－－疱疹(单纯性)病毒 B00.5† H22.0*
－－－带状 B02.3† H22.0*
－－强直性脊柱炎 M45† H22.1*
－交感性 H44.1
－结核性(慢性) A18.5† H22.0*
－晶体诱发性 H20.2
－淋球菌性 A54.3† H22.0*
－梅毒性(继发性) A51.4† H22.0*
－内源性 H20.0
－疱疹(性)(单纯性) B00.5† H22.0*
－－带状 B02.3† H22.0*
－肉芽肿性 H20.1
－特指的 NEC H20.8
－眼前房积脓 H20.0
－由于变态反应 H20.0
虹膜痉挛(异常的周期性) H57.0
虹膜麻痹(完全)(部分)(反射) H57.0
虹膜脉络膜炎(全色素层炎) H44.1
虹膜劈裂症[虹膜缺损] H21.2
虹膜切迹 Q13.2
虹膜缺失 Q13.1
虹膜炎(另见 虹膜睫状体炎) H20.9
－结核性 A18.5† H22.0*
－淋球菌性 A54.3† H22.0*
－梅毒性(继发性) A51.4† H22.0*
－－晚期 A52.7† H22.0*
－－先天性(早期) A50.0† H22.0*
－丘疹性(梅毒性) A52.7† H22.0*
－糖尿病性(另见 E10-E14 伴有第四位数.3) E14.3† H22.1*
－痛风性 M10.9† H22.1*
－由于
－－单纯性疱疹 B00.5† H22.0*
－－麻风 A30.- † H22.0*
虹膜震颤 - 曾用名 虹膜震荡 H21.8

Iridocyclitis——*continued*
－in (due to)
－－infectious disease NEC B99† H22.0*
－－zoster B02.3† H22.0*
－－parasitic disease NEC B89† H22.0*
－－tuberculosis A18.5† H22.0*
－－sarcoidosis D86.8† H22.1*
－－gonococcal infection A54.3† H22.0*
－－syphilis A51.4† H22.0*
－－herpes (simplex) virus B00.5† H22.0*
－－－zoster B02.3† H22.0*
－－ankylosing spondylitis M45† H22.1*
－sympathetic H44.1
－tuberculous (chronic) A18.5† H22.0*
－lens-induced H20.2
－gonococcal A54.3† H22.0*
－syphilitic (secondary) A51.4† H22.0*
－endogenous H20.0
－herpes, herpetic (simplex) B00.5† H22.0*
－－zoster B02.3† H22.0*
－granulomatous H20.1
－specified NEC H20.8
－hypopyon H20.0
－due to allergy H20.0
Hippus H57.0
Iridoplegia (complete) (partial) (reflex) H57.0
Iridochoroiditis (panuveitis) H44.1
Iridoschisis H21.2
Notch of iris Q13.2
Irideremia Q13.1
Iritis (see also Iridocyclitis) H20.9
－tuberculous A18.5† H22.0*
－gonococcal A54.3† H22.0*
－syphilitic (secondary) A51.4† H22.0*
－－late A52.7† H22.0*
－－congenital (early) A50.0† H22.0*
－papulosa (syphilitic) A52.7† H22.0*
－diabetic (see also E10-E14 with fourth character .3) E14.3† H22.1*
－gouty M10.9† H22.1*
－due to
－－herpes simplex B00.5† H22.0*
－－leprosy A30.-† H22.0*
Iridodonesis H21.8

hóng 洪

洪纳溃疡[全膀胱壁纤维变性] N30.1 | **Hunner's ulcer N30.1**

hóu 喉

喉的 - 见情况 | **Larynx, laryngeal - see condition**

喉痉挛(喘鸣性) J38.5 | **Laryngismus, Laryngospasm (stridulus) J38.5**

一白喉性 A36.2 | 一diphtheritic A36.2

一先天性 P28.8 | 一congenital P28.8

喉裂开术 J38.7 | **Laryngofissure J38.7**

喉麻痹 J38.0 | **Laryngoplegia J38.0**

喉膨出(先天性)(喉室) Q31.3 | **Laryngocele (congenital) (ventricular) Q31.3**

喉气管炎(急性)(感染性) J04.2 | **Laryngotracheitis (acute) (infective) J04.2**

一慢性 J37.1 | 一chronic J37.1

一白喉性 A36.2 | 一diphtheritic A36.2

一喘鸣性 J38.5 | 一stridulous J38.5

一樊尚 A69.1 | 一Vincent's A69.1

一肥大性 J37.1 | 一hypertrophic J37.1

一干燥性 J37.1 | 一sicca J37.1

一结核性 A16.4 | 一tuberculous A16.4

一痉挛性 J38.5 | 一spasmodic J38.5

一一急性 J05.0 | 一一acute J05.0

一卡他性 J37.1 | 一catarrhal J37.1

一链球菌性 J04.2 | 一streptococcal J04.2

一流感性(另见 流行性感冒，伴有，呼吸道表现) J11.1 | 一influenzal (see also Influenza, with, respiratory manifestations) J11.1

一流感嗜血杆菌 J04.2 | 一Haemophilus influenzae J04.2

一梅毒性(晚期) A52.7† J99.8* | 一syphilitic (late) A52.7† J99.8*

一一先天性 A50.5† J99.8* | 一一congenital A50.5† J99.8*

一一一早期 A50.0† J99.8* | 一一一early A50.0† J99.8*

一皮肥厚性 J38.7 | 一pachydermic J38.7

一萎缩性 J37.1 | 一atrophic J37.1

一由于外部物质(慢性) J37.1 | 一due to external agent (chronic) J37.1

喉气管支气管炎(另见 支气管炎) J40 | **Laryngotracheobronchitis (see also Bronchitis) J40**

一急性(另见 支气管炎，急性) J20.9 | 一acute (see also Bronchitis, acute) J20.9

一慢性 J42 | 一chronic J42

喉软骨软化病(先天性) Q31.5 | **Laryngomalacia (congenital) Q31.5**

喉狭窄 J38.6 | **Laryngostenosis J38.6**

喉下垂 J38.7 | **Laryngoptosis J38.7**

hóu 猴

hóu 骺

hòu 后

后侧壁硬化(脊髓) - 见 变性，混合	**Posterolateral sclerosis (spinal cord) - see Degeneration, combined**
后发性白内障 H26.4	**After-cataract H26.4**
后睾吸虫病(猫)(麝猫) B66.0	**Opisthorchiasis (O. felineus) (O. viverrini) B66.0**
后淋 – 现译名 慢性淋病性尿道炎	**Gleet**
后倾	**Retroversion, retroverted**
一睾丸(先天性) Q55.2	一testis (congenital) Q55.2
一宫颈(另见 后倾，子宫) N85.4	一cervix (see also Retroversion, uterus) N85.4
一虹膜 H21.5	一iris H21.5
一女性(子宫) NEC(另见 后倾，子宫) N85.4	一female NEC (see also Retroversion, uterus) N85.4
一子宫 N85.4	一uterus, uterine N85.4
一一先天性 Q51.8	一一congenital Q51.8
一一在妊娠或分娩中 O34.5	一一in pregnancy or childbirth O34.5
一一一引起梗阻性分娩 O65.5	一一一causing obstructed labor O65.5
一一一一影响到胎儿或新生儿 P03.1	一一一一affecting fetus or newborn P03.1
后屈 - 见 后倾	**Retroflection, retroflexion - see Retroversion**
后弹力层膨出 H18.7	**Descemetocele H18.7**
后天性 - 另见情况	**Acquired - see also condition**
一免疫缺陷综合征(艾滋病)(另见 人(类)，免疫缺陷病毒[HIV]病) B24	一immunodeficiency syndrome(AIDS) (see also Human, immunodeficiency virus (HIV) disease) B24
后位 - 见 后倾	**Retroposition - see Retroversion**
后遗症 - 另见情况	**Sequelae (of) - see also condition**
一病毒性	一viral
一一肝炎 B94.2	一一hepatitis B94.2
一一脑炎 B94.1	一一encephalitis B94.1
一并发症(的)	一complication(s) of
一一创伤(在 T79.-中的情况) T98.2	一一trauma (conditions in T79.-) T98.2
一一导致死亡(在产后一年或更长时间) O97	一一resulting in death (one year or more after delivery) O97
一一一在产后 42 天到一年之间 O96	一一一between 42 days and one year after delivery O96
一一妊娠，分娩和产褥期 O94	一一childbirth (delivery), pregnancy or puerperium O94
一一手术和医疗照顾 T98.3	一一surgical and medical care T98.3
一产科原因(的) O94	一obstetric cause O94
一一导致死亡(在产后一年或更长时间) O97	一一resulting in death (one year or more after delivery) O97
一一一在产后 42 天到一年之间 O96	一一一between 42 days and one year after delivery O96
一产褥期并发症 O94	一puerperium complication(s) O94
一一导致死亡(在产后一年或更长时间) O97	一一resulting in death (one year or more after delivery) O97
一一一在产后 42 天到一年之间 O96	一一一between 42 days and one year after delivery O96
一出血(的)	一hemorrhage
一一颅内，非创伤性 NEC I69.2	一一intracranial, nontraumatic NEC I69.2
一一脑内 I69.1	一一intracerebral I69.1
一一蛛网膜下 I69.0	一一subarachnoid I69.0

后遗症——*续前页*
一传染病(的) B94.9
——特指的 NEC B94.8
一卒中 NEC (的) I69.4
一挫伤(的) T94.1
——颈部 T91.0
——面部 T90.0
——躯干 T91.0
——身体多个部位 T94.0
——头部 T90.0
——肢
———上 T92.8
———下 T93.8
一大脑梗死(的) I69.3
一蛋白质能量营养不良(的) E64.0
一冻伤(的) T95.9
——面部、头和颈部 T95.0
——躯干 T95.1
——身体多个部位 T95.8
——特指部位 NEC T95.8
——眼部 T95.8
——肢
———上 T95.2
———下 T95.3
一分娩并发症 O94
——导致死亡(在产后一年或更长时间) O97
———在产后 42 天到一年之间 O96
一辐射(的) T98.1
一腐蚀伤(的) - 见 后遗症，烧伤和腐蚀伤
一钙缺乏(的) E64.8
一肝炎(的)，病毒性 B94.2
一感染(的)，生脓性，颅内或椎管内 G09
一佝偻病(的) E64.3
一骨折(的) T94.1
——股骨 T93.1
——骨盆 T91.2
——脊柱 T91.1
——肩(带) T92.1
——颅骨 T90.2
——面骨 T90.2
——身体多个部位 T94.0
——手指和拇指 T92.2
——腕和手 T92.2

Sequelae——*continued*
—infectious disease B94.9
——specified NEC B94.8
—stroke NEC I69.4
—contusion T94.1
——neck T91.0
——face T90.0
——trunk T91.0
——multiple body regions T94.0
——head T90.0
——limb
———upper T92.8
———lower T93.8
—infarction, cerebral I69.3
—protein-energy malnutrition E64.0
—frostbite T95.9
——face, head and neck T95.0
——trunk T95.1
——multiple body regions T95.8
——specified site NEC T95.8
——eye T95.8
——limb
———upper T95.2
———lower T95.3
—childbirth/delivery complication O94
——resulting in death (one year or more after delivery) O97
———between 42 days and one year after delivery O96
—radiation T98.1
—corrosion - see Sequelae, burn and corrosion
—calcium deficiency E64.8
—hepatitis, viral B94.2
—infection, pyogenic, intracranial or intraspinal G09
—rickets E64.3
—fracture T94.1
——femur T93.1
——pelvis T91.2
——spine T91.1
——shoulder (girdle) T92.1
——skull T90.2
——facial bones T90.2
——multiple body regions T94.0
——finger and thumb T92.2
——wrist and hand T92.2

后遗症——*续前页*
－骨折——*续前页*
－－胸 T91.2
－－－椎 T91.1
－－肢
－－－上 NEC T92.1
－－－－手指和拇指 T92.2
－－－－腕和手 T92.2
－－－下 NEC T93.2
－－－－股骨 T93.1
－汉森病(的) B92
－肌肉(和肌腱)损伤(的) T94.1
－－颈部 T91.8
－－面部 T90.8
－－躯干 T91.8
－－身体多个部位 T94.0
－－头部 T90.8
－－肢
－－－上 T92.5
－－－下 T93.5
－肌腱损伤(的) - 见 后遗症，肌肉损伤
－挤压伤(的) T94.1
－－颈部 T91.8
－－面部 T90.8
－－躯干 T91.8
－－身体多个部位 T94.0
－－头部 T90.8
－－肢
－－－上 T92.6
－－－下 T93.6
－脊髓灰质炎(急性)(的) B91
－脊髓炎(的)(另见 后遗症，脑炎) G09
－寄生虫病(的) B94.9
－结核病(的) B90.9
－－肺(呼吸道) B90.9
－－骨和关节 B90.2
－－泌尿生殖系 B90.1
－－特指器官 NEC B90.8
－－中枢神经系统 B90.0
－开放性伤口(的) T94.1
－－颈部 T91.0
－－面部 T90.1
－－躯干 T91.0

Sequelae——*continued*
－fracture——*continued*
－－thorax, thoracic T91.2
－－－spine T91.1
－－limb
－－－upper NEC T92.1
－－－－finger and thumb T92.2
－－－－wrist and hand T92.2
－－－lower NEC T93.2
－－－－femur T93.1
－Hansen's disease B92
－muscle (and tendon) injury T94.1
－－neck T91.8
－－face T90.8
－－trunk T91.8
－－multiple body regions T94.0
－－head T90.8
－－limb
－－－upper T92.5
－－－lower T93.5
－tendon and muscle injury - see Sequelae, muscle injury
－crushing injury T94.1
－－neck T91.8
－－face T90.8
－－trunk T91.8
－－multiple body regions T94.0
－－head T90.8
－－limb
－－－upper T92.6
－－－lower T93.6
－poliomyelitis (acute) B91
－myelitis (see also Sequelae, encephalitis) G09
－parasitic disease B94.9
－tuberculosis B90.9
－－pulmonary (respiratory) B90.9
－－bones and joints B90.2
－－genitourinary B90.1
－－specified organs NEC B90.8
－－central nervous system B90.0
－wound, open T94.1
－－neck T91.0
－－face T90.1
－－trunk T91.0

后遗症——*续前页*
—开放性伤口——*续前页*
——身体多个部位 T94.0
——头部 T90.1
——眼和眶 T90.4
——肢
———上 T92.0
———下 T93.0
—硫胺素缺乏(的) E64.8
—颅内或椎管内静脉窦和静脉的静脉炎或血栓性静脉炎(在 G08 中的情况)(的) G09
—麻风(的) B92
—脑膜炎(的)
——其他或未特指的原因(在 G03.-中的情况) G09
——细菌性(在 G00.-中的情况) G09
—脑血管病 NEC (的) I69.8
—脑炎或脑脊髓炎(在 G04.-中的情况)(的) G09
——病毒性 B94.1
——传染病 NEC 中的 B94.8
—扭伤和劳伤(的) T94.1
——颈部 T91.8
——躯干 T91.8
——身体多个部位 T94.0
——下颌部 T90.8
——肢
———上 T92.3
———下 T93.3
—脓肿(的)，颅内或椎管内的(在 G06.-中的情况) G09
—切断(的)
——创伤性 T94.1
———面部 T90.8
———躯干 T91.8
———身体多个部位 T94.0
———头(部分) T90.8
———肢
————上 T92.6
————下 T93.6
——手术后 NEC(晚期) T98.3
—妊娠并发症 O94
——导致死亡(在产后一年或更长时间) O97
———在产后 42 天到一年之间 O96

Sequelae——*continued*
—wound, open ——*continued*
——multiple body regions T94.0
——head T90.1
——eye and orbit T90.4
——limb
———upper T92.0
———lower T93.0
—thiamine deficiency E64.8
—phlebitis or thrombophlebitis of intracranial or intraspinal venous sinuses and veins (conditions in G08) G09
—leprosy B92
—meningitis
——other or unspecified cause (conditions in G03.-) G09
——bacterial (conditions in G00.-) G09
—cerebrovascular disease NEC I69.8
—encephalitis or encephalomyelitis (conditions in G04.-) G09
——viral B94.1
——in infectious disease NEC B94.8
—sprain and strain T94.1
——neck T91.8
——trunk T91.8
——multiple body regions T94.0
——jaw T90.8
——limb
———upper T92.3
———lower T93.3
—abscess, intracranial or intraspinal (conditions in G06.-) G09
—amputation
——traumatic T94.1
———face T90.8
———trunk T91.8
———multiple body regions T94.0
———head (parts) T90.8
———limb
————upper T92.6
————lower T93.6
——postoperative NEC (late) T98.3
—pregnancy complication(s) O94
——resulting in death (one year or more after delivery) O97
———between 42 days and one year after delivery O96

后遗症——*续前页*
一沙眼(的) B94.0
一烧伤和腐蚀伤(的) T95.9
——根据涉及体表范围分类的 T95.4
——面部、头部和颈部 T95.0
——躯干 T95.1
——身体多个部位 T95.8
——特指部位 NEC T95.8
——眼部 T95.8
——肢
———上 T95.2
———下 T95.3
一损伤 NEC (的) T94.1
——腹内(器官) T91.5
——肌腱 T94.1
———颈部 T91.8
———面和头部 T90.8
———躯干 T91.8
———身体多个部位 T94.0
———肢
————上 T92.5
————下 T93.5
——肌肉 T94.1
———颈部 T91.8
———躯干 T91.8
———身体多个部位 T94.0
———肢
————上 T92.5
————下 T93.5
——脊 T91.8
———神经根和神经丛 T91.8
———索 T91.3
——颈部 T91.9
———特指的 NEC T91.8
——颅内(器官) T90.5
———伴有颅骨骨折 T90.2
——脑部 T90.5
——内部器官 T91.9
———腹部 T91.5
———特指的 NEC T91.8
———胸部 T91.4

Sequelae—*continued*
—trachoma B94.0
—burn and corrosion T95.9
——classified according to extent of body surface involved T95.4
——face, head and neck T95.0
——trunk T95.1
——multiple body regions T95.8
——specified site NEC T95.8
——eye T95.8
——limb
———upper T95.2
———lower T95.3
—injury NEC T94.1
——intra-abdominal (organs) T91.5
——tendon T94.1
———neck T91.8
———face and head T90.8
———trunk T91.8
———multiple body regions T94.0
———limb
————upper T92.5
————lower T93.5
——muscle T94.1
———neck T91.8
———trunk T91.8
———multiple body regions T94.0
———limb
————upper T92.5
————lower T93.5
——spine, spinal T91.8
———nerve root(s) and plexus(es) T91.8
———cord T91.3
——neck T91.9
———specified NEC T91.8
——intracranial (organs) T90.5
———with skull fracture T90.2
——brain T90.5
——internal organ T91.9
———abdomen T91.5
———specified NEC T91.8
———thorax T91.4

后遗症——*续前页*
一脱位(的) T94.1
——骨盆 T91.8
——颈部 T91.8
——躯干 T91.8
——身体多个部位 T94.0
——下背 T91.8
——下颌部 T90.8
——胸部 T91.8
——肢
———上 T92.3
———下 T93.3
一外因 NEC (的) T98.1
一外因效应 NEC (的) T98.1
一维生素缺乏 NEC (的) E64.8
——A E64.1
——B E64.8
——C E64.2
一硒缺乏(的) E64.8
一烟酸缺乏(的) E64.8
一营养过度(的) E68
一营养缺乏(的) E64.9
——特指的 NEC E64.8
一中毒(的)，由于
——非医药物质 T97
——药物、药剂或生物制品 T96
一中毒性效应(的)
——非医药物质的 T97
——药物、药剂或生物制品的 T96
后移(位) - 见 后倾
后圆线虫病 B83.8
后殖吸虫病 B66.8
后殖吸虫侵染(肠) B66.8

hòu 厚

厚皮性骨膜病 M89.4
一杵状甲 M89.4† L62.0*
厚皮性骨膜病杵状甲 M89.4† L62.0*

Sequelae——*continued*
—dislocation T94.1
——pelvis T91.8
——neck T91.8
——trunk T91.8
——multiple body regions T94.0
——lower back T91.8
——jaw T90.8
——thorax T91.8
——limb
———upper T92.3
———lower T93.3
—external cause NEC T98.1
—effect of external cause NEC T98.1
—vitamin deficiency NEC E64.8
——A E64.1
——B E64.8
——C E64.2
—selenium deficiency E64.8
—niacin deficiency E64.8
—hyperalimentation E68
—nutritional deficiency E64.9
——specified NEC E64.8
—poisoning due to
——nonmedicinal substance T97
——drug, medicament or biological substance T96
—toxic effect of
——nonmedicinal substance T97
——drug, medicament or biological substance T96
Retrocession, Retrodisplacement - see Retroversion
Metastrongyliasis B83.8
Metagonimiasis B66.8
Metagonimus infestation (intestine) B66.8

Pachydermoperiostosis M89.4
—clubbed nail M89.4† L62.0*
Clubbed nail pachydermoperiostosis M89.4† L62.0*

hū 呼

hú 胡

胡勒(-沙伊)病或综合征 E76.0 **Hurler(-Scheie) disease or syndrome E76.0**

hú 壶

壶腹 **Ampulla**
—膈 K22.8 —phrenic K22.8
—下段食管 K22.8 —lower esophagus K22.8

hú 糊

糊精聚积病，局限性(脱支酶缺乏) E74.0 **Dextrinosis, limit (debrancher enzyme deficiency) E74.0**

huā 花

花粉症 J30.1 **Hay fever, Pollinosis J30.1**
花岗岩工人肺 J62.8 **Granite worker's lung J62.8**

huá 华

华-弗 - 见 沃-弗 或 弗-沃 **Waterhouse-Friderichsen**
华滕伯格综合征(伴有白化病) E70.3 **Waardenburg's syndrome (with albinism) E70.3**

huá 滑

滑膜瘤(恶性)(M9040/3) - 另见 肿瘤，结缔组织，恶性 **Synovioma (malignant) (M9040/3) - see also Neoplasm, connective tissue, malignant**
—良性(M9040/0) - 见 肿瘤，结缔组织，良性 —benign (M9040/0) - see Neoplasm, connective tissue, benign

滑膜肉瘤(M9040/3) - 见 肿瘤，结缔组织，恶性 **Synovial sarcoma, Synoviosarcoma (M9040/3) - see Neoplasm, connective tissue, malignant**

滑膜炎 M65.9 **Synovitis M65.9**
—创伤性，近期 - 见 扭伤 —traumatic, current - see Sprain
—短暂性 M67.3 —transient M67.3
—感染性 NEC M65.1 —infective NEC M65.1
—见于(由于) —in (due to)
——结晶性 M65.8 ——crystals M65.8
——淋病性 A54.4† M68.0* ——gonorrhea A54.4† M68.0*
——梅毒(晚期) A52.7† M68.0* ——syphilis (late) A52.7† M68.0*
——使用、过度使用、压迫 M70.9 ——use, overuse, pressure M70.9
———特指的 NEC M70.8 ———specified NEC M70.8
—结核性 - 见 结核，滑膜炎 —tuberculous - see Tuberculosis, synovitis
—淋球菌性 A54.4† M68.0* —gonococcal A54.4† M68.0*

滑脱
一髌骨 M22.3
一尺神经，非创伤性 G56.2
一骶髂关节 M53.2
一骨骺 M93.9
——创伤性(陈旧性) M93.9
———近期 - 作为骨折，按部位编码
——股骨上端(非创伤性) M93.0
一脊椎 NEC(另见 脊椎前移症) M43.1
一结扎，脐 P51.8
一肋骨 M89.8
一椎间盘 - 见 移位，椎间盘

Slipped, slipping
—patella M22.3
—ulnar nerve, nontraumatic G56.2
—sacroiliac joint M53.2
—epiphysis M93.9
——traumatic (old) M93.9
———current - code as Fracture, by site
——upper femoral (nontraumatic) M93.0
—vertebra NEC (see also Spondylolisthesis) M43.1
—ligature, umbilical P51.8
—rib M89.8
—intervertebral disk - see Displacement, intervertebral disk

huá 划

划皮现象[皮肤划纹症] L50.3

Autographism, Dermatographia, Dermographia, dermographism L50.3

huà 化

化疗(期间)(为) Z51.2
一癌瘤 Z51.1
——母体，影响到胎儿或新生儿 P04.1
一维持性 NEC Z51.2
——肿瘤 Z51.1
一预防性 NEC Z29.2
一肿瘤 Z51.1
化脓(性) - 另见情况
一鼻窦(慢性)(另见 鼻窦炎) J32.9
一鼻旁窦(慢性)(另见 鼻窦炎) J32.9
一扁桃体(另见 扁桃体炎) J03.9
——慢性 J35.0
一胆囊(急性) K81.0
一蝶窦(慢性)(另见 鼻窦炎，蝶窦) J32.3
一窦(慢性)(另见 鼻窦炎，上颌窦) J32.0
一额窦(慢性)(另见 鼻窦炎，额窦) J32.1
一耳(中) NEC H66.4
——内 H83.0
——外 NEC H60.3
一肺 - 见 脓肿，肺
一关节 M00.9

Chemotherapy (session) (for) Z51.2
—cancer Z51.1
——maternal, affecting fetus or newborn P04.1
—maintenance NEC Z51.2
——neoplasm Z51.1
—prophylactic NEC Z29.2
—neoplasm Z51.1
Suppuration, suppurative - see also condition
—nasal sinus (chronic) (see also Sinusitis) J32.9
—accessory sinus (chronic) (see also Sinusitis) J32.9
—tonsil (see also Tonsillitis) J03.9
——chronic J35.0
—gallbladder (acute) K81.0
—sphenoidal sinus (chronic) (see also Sinusitis, sphenoidal) J32.3
—antrum (chronic) (see also Sinusitis, maxillary) J32.0
—frontal (chronic) (sinus) (see also Sinusitis, frontal) J32.1
—ear (middle) NEC H66.4
——internal H83.0
——external NEC H60.3
—lung - see Abscess, lung
—joint M00.9

化脓——*续前页*
一肌肉 M60.0
一甲状(腺) E06.0
一颅骨膜(另见 骨髓炎) M86.8
一颅内 G06.0
一迷路 H83.0
一脑 G06.0
一膀胱(另见 膀胱炎) N30.8
一盆腔
一一男性 K65.0
一一女性(另见 病，盆腔，炎性) N73.9
一乳房 N61
一一产褥期、产后或妊娠 O91.1
一乳腺 N61
一一产褥期、产后 O91.1
一筛窦(慢性)(另见 鼻窦炎，筛窦) J32.2
一上颌骨，上颌 K10.2
一一窦(慢性)(另见 鼻窦炎，上颌窦) J32.0
一输卵管(另见 输卵管卵巢炎) N70.9
一涎管或涎腺(任何) K11.2
一胸(腺) E32.1
一牙骨膜 K10.3
一胰腺，急性 K85.-
一子宫(另见 子宫内膜炎) N71.9
化脓性的 - 见情况
化脓性肌炎(热带) M60.0
化脓性静脉炎 - 见 静脉炎
化脓性心包炎 I30.1
化生
一顶泌性汗腺(乳房) R87
一宫颈(鳞状) R87
一鳞状细胞，膀胱 N32.8
一脾 D73.1
一肾(盂)(鳞状) N28.8
一髓细胞性 D73.1
一髓样(原因不明性)(巨核细胞) D73.1
一子宫内膜(鳞状) N85.8
化学感受器瘤(M8693/1) - 见 神经节细胞瘤，非嗜铬性
化学物质通过胎盘传输 - 见 吸收不良，化学性，通过胎盘
化学性烧伤 - 另见 腐蚀伤，按部位
一人工流产后 O08.6
化学预防 Z29.2

Suppuration, suppurative——*continued*
—muscle M60.0
—thyroid (gland) E06.0
—pericranial (see also Osteomyelitis) M86.8
—intracranial G06.0
—labyrinthine H83.0
—brain G06.0
—bladder (see also Cystitis) N30.8
—pelvis, pelvic
——male K65.0
——female (see also Disease, pelvis, inflammatory) N73.9
—breast N61
——puerperal, postpartum or gestational O91.1
—mammary gland N61
——puerperal, postpartum O91.1
—ethmoidal (chronic) (sinus) (see also Sinusitis, ethmoidal) J32.2
—maxilla, maxillary K10.2
——sinus (chronic) (see also Sinusitis, maxillary) J32.0
—fallopian tube (see also Salpingo-oophoritis) N70.9
—salivary duct or gland (any) K11.2
—thymus (gland) E32.1
—dental periosteum K10.3
—pancreas, acute K85.-
—uterus (see also Endometritis) N71.9
Purulent - see condition
Pyomyositis (tropical) M60.0
Pyophlebitis - see Phlebitis
Pyopericarditis, pyopericardium I30.1
Metaplasia
—apocrine (breast) R87
—cervix (squamous) R87
—squamous cell, bladder N32.8
—spleen D73.1
—kidney (pelvis) (squamous) N28.8
—myelogenous D73.1
—myeloid (agnogenic) (megakaryocytic) D73.1
—endometrium (squamous) (uterus) N85.8
Chemodectoma (M8693/1) - see Paraganglioma, nonchromaffin
Transmission of chemical substances through the placenta - see Absorption, chemical, through placenta
Chemical burn - see also Corrosion, by site
—following induced abortion O08.6
Chemoprophylaxis Z29.2

huà 画

画家[铅]绞痛 T56.0

Painter's colic T56.0

huái 怀

怀乡病 F43.2

Nostalgia F43.2

huái 踝

踝的 - 见情况

Ankle - see condition

huài 坏

坏疽(性)(干性)(湿性)(皮肤)(溃疡)(另见 坏死) R02

Gangrene, gangrenous, Mortification (dry) (moist) (skin) (ulcer) (see also Necrosis) R02

—伴有糖尿病 - 编码于 E10-E14 伴有第四位数.5

—with diabetes (mellitus) - code to E10-E14 with fourth character .5

—产气荚膜或韦尔希梭状芽胞杆菌 A48.0

—Clostridium perfringens or welchii A48.0

—肠、盲肠或结肠 - 见 坏疽，肠

—bowel, cecum or colon - see Gangrene, intestine

—肠(出血性)(大量) K55.0

—intestine, intestinal (hemorrhagic) (massive) K55.0

——伴有

——with

———肠系膜栓塞 K55.0

———mesenteric embolism K55.0

———梗阻(另见 梗阻，肠) K56.6

———obstruction (see also Obstruction, intestine) K56.6

—肠系膜 K55.0

—mesentery K55.0

——伴有肠梗阻(另见 梗阻，肠) K56.6

——with intestinal obstruction (see also Obstruction, intestine) K56.6

—胆囊(另见 胆囊炎，急性) K81.0

—gallbladder (see also Cholecystitis, acute) K81.0

—动脉硬化性(全身性)(老年性) I70.2

—arteriosclerotic (general) (senile) I70.2

—对称性 I73.0

—symmetrical I73.0

—耳廓 R02

—auricle R02

—肺 J85.0

—lung, pulmonary J85.0

—附睾(感染性)(另见 附睾炎) N45.9

—epididymis (infectional) (see also Epididymitis) N45.9

—富尼耶 N49.8

—Fournier's N49.8

——女性 N76.8

——female N76.8

—腹(壁) R02

—abdomen (wall) R02

—睾丸(感染性)(另见 睾丸炎) N45.9

—testis (infectional) (see also Orchitis) N45.9

——非感染性 N50.8

——noninfective N50.8

—会阴 R02

—perineum R02

—脊柱 R02

—spine R02

—甲状(腺) E07.8

—thyroid (gland) E07.8

—角膜 H18.8

—cornea H18.8

—结缔组织 R02

—connective tissue R02

—结核性 NEC(另见 结核) A16.9

—tuberculous NEC (see also Tuberculosis) A16.9

—精索 N49.1

—spermatic cord N49.1

——非感染性 N50.8

——noninfective N50.8

—口腔 A69.0

—mouth A69.0

—口炎 A69.0

—stomatitis A69.0

—扩散性皮肤 R02

—spreading cutaneous R02

坏疽——*续前页*

—阑尾炎 K35.9

——伴有

———穿孔或破裂 K35.0

———腹膜脓肿 K35.1

———腹膜炎，局限性 K35.9

————伴有提及穿孔或破裂 K35.0

————弥漫性 K35.0

—老年性(动脉硬化性) I70.2

—雷诺 I73.0

—流行性 T62.2

—卵巢(另见 输卵管卵巢炎) N70.9

—梅勒尼[进行性](协同性) L98.4

—膀胱(传染性) N30.8

—皮肤，扩散性 R02

—脐 R02

—气性(芽胞杆菌) A48.0

—鞘膜 N49.1

——非感染性 N50.8

—褥疮性 - 见 溃疡，褥疮性

—疝 - 见 疝，按部位，伴有坏疽

—输精管 N49.1

——非感染性 N50.8

—水肿性 R02

—梭菌螺旋体性 A69.0

—糖尿病性(任何部位) - 编码于 E10-E14 伴有第四位数.5

—外阴 N76.8

—韦尔希芽胞杆菌 A48.0

—牙槽 K10.3

—牙髓 K04.1

—咽喉(另见 咽炎) J02.9

——樊尚 A69.1

—咽后 J39.2

——樊尚 A69.1

—胰腺 K85.-

—阴茎 N48.2

——非感染性 N48.8

—阴茎海绵体 N48.2

——非感染性 N48.8

—阴囊 N49.2

——非感染性 N50.8

—早老性 I73.1

—肢(下)(上) R02

—子宫(另见 子宫内膜炎) N71.9

Gangrene, gangrenous, Mortification——*continued*

—appendix K35.9

——with

———perforation or rupture K35.0

———peritoneal abscess K35.1

———peritonitis, localized K35.9

————with mention of perforation or rupture K35.0

————generalized K35.0

—senile (atherosclerotic) I70.2

—Raynaud's I73.0

—epidemic T62.2

—ovary (see also Salpingo-oophoritis) N70.9

—Meleney's (synergistic) L98.4

—bladder (infectious) N30.8

—cutaneous, spreading R02

—umbilicus R02

—gas (bacillus) A48.0

—tunica vaginalis N49.1

——noninfective N50.8

—decubital - see Ulcer, decubitus

—hernia - see Hernia, by site, with gangrene

—vas deferens N49.1

——noninfective N50.8

—dropsical R02

—fusospirochetal A69.0

—diabetic (any site) - code to E10-E14 with fourth character .5

—vulva N76.8

—Bacillus welchii A48.0

—alveolar K10.3

—pulpal (dental) K04.1

—pharynx, throat (see also Pharyngitis) J02.9

——Vincent's A69.1

—retropharyngeal J39.2

——Vincent's A69.1

—pancreas K85.-

—penis N48.2

——noninfective N48.8

—corpora cavernosa N48.2

——noninfective N48.8

—scrotum N49.2

——noninfective N50.8

—presenile I73.1

—limb (lower) (upper) R02

—uterus (see also Endometritis) N71.9

坏疽性口炎 A69.0
坏死(性)(缺血性)(另见 坏疽) R02
一X 线 - 见 坏死，按部位
一鼻 J34.0
一扁桃体 J35.8
一肠(急性)(出血性)(广泛) K55.0
一肠系膜 K55.0
一一脂肪 K65.8
一垂体(产后)(希恩) E23.0
一大脑 I67.8
一胆囊 K81.0
一动脉 I77.5
一窦 J32.0
一二尖瓣 - 见 关闭不全，二尖瓣
一肺 J85.0
一辐射性 - 见 坏死，按部位
一腹膜 K55.0
一一脂肪 K65.8
一肝(细胞) K72.9
一一伴有肝衰竭(另见 衰竭，肝) K72.9
一一并发于妊娠、分娩或产褥期 O26.6
一一一影响到胎儿或新生儿 P00.8
一一出血性，中心性 K76.2
一睾丸 N50.8
一巩膜 H15.8
一骨(另见 骨坏死) M87.9
一一颌 K10.2
一一结核性 - 见 结核，骨
一一筛 J32.2
一一特指的 NEC M87.8
一一无菌性或无血管性 M87.8
一一一特发性 M87.0
一颌 K10.2
一喉 J38.7
一脊柱 M87.9
一一索 G95.1
一角膜 H18.4
一结核性 NEC - 见 结核
一截肢残端(晚期)(手术的) T87.5
一口炎(溃疡性) A69.0
一髋，无菌性或无血管性(另见 骨坏死) M87.9
一镭(辐射性) - 见 坏死，按部位
一淋巴结(另见 淋巴结炎，急性) L04.9

Noma A69.0
Necrosis, necrotic (ischemic) (see also Gangrene) R02
—X-ray - see Necrosis, by site
—nose J34.0
—tonsil J35.8
—intestine (acute) (hemorrhagic) (massive) K55.0
—mesentery K55.0
——fat K65.8
—pituitary (gland) (postpartum) (Sheehan) E23.0
—cerebral I67.8
—gallbladder K81.0
—artery I77.5
—antrum J32.0
—mitral valve - see Insufficiency, mitral
—lung, pulmonary J85.0
—radiation - see Necrosis, by site
—peritoneum K55.0
——fat K65.8
—liver (cell) K72.9
——with hepatic failure (see also Failure, hepatic) K72.9
——complicating pregnancy, childbirth or puerperium O26.6
———affecting fetus or newborn P00.8
——hemorrhagic, central K76.2
—testis N50.8
—sclera H15.8
—bone (see also Osteonecrosis) M87.9
——jaw K10.2
——tuberculous - see Tuberculosis, bone
——ethmoid J32.2
——specified NEC M87.8
——aseptic or avascular M87.8
———idiopathic M87.0
—jaw K10.2
—larynx J38.7
—spine, spinal (column) M87.9
——cord G95.1
—cornea H18.4
—tuberculous NEC - see Tuberculosis
—amputation stump (late) (surgical) T87.5
—stomatitis (ulcerative) A69.0
—hip, aseptic or avascular (see also Osteonecrosis) M87.9
—radium - see Necrosis, by site
—lymphatic gland (see also Lymphadenitis, acute) L04.9

坏死——*续前页*
一磷(中毒性) T54.2
一卵巢(另见 输卵管卵巢炎) N70.9
一囊性中层(主动脉) I71.0
一脑 I67.8
一膀胱(无菌性)(括约肌) N32.8
一皮肤或皮下组织 NEC R02
一皮下脂肪，胎儿或新生儿 P83.8
一皮质(急性)(肾) N17.1
一脾 D73.5
一脐带，影响到胎儿或新生儿 P02.6
一气管 J39.8
一乳房(无菌性)(脂肪)(节段性) N64.1
一乳头状(急性)(肾) N17.2
一乳突(慢性) H70.1
一乳腺(脂肪)(节段性) N64.1
一筛(骨) J32.2
一肾(双侧) N28.0
——急性 N17.9
——皮质(急性) N17.1
——乳头状 N17.2
——髓样(乳头状) N17.2
——小管性 N17.0
———并发于妊娠 O99.8
————影响到胎儿或新生儿 P00.1
———后
————流产(随后发生) O08.4
—————近期发生 - 见 流产
————异位妊娠或葡萄胎妊娠 O08.4
一肾上腺 E27.4
一食管 K22.8
一髓样(急性)(肾) N17.2
一胎盘 O43.8
一听骨 H74.3
一网膜 K55.0
——脂肪 K65.8
一胃 K31.8
一小管性(急性)(缺氧性)(肾)(毒性) N17.0
——操作后 N99.0
一小脑 I67.8
一心肌 - 见 梗死，心肌
一心内膜下(急性) I21.4
——慢性 I25.8
一心脏 - 见 梗死，心肌
一胸(腺) E32.8

Necrosis, necrotic——*continued*
—phosphorus T54.2
—ovary (see also Salpingo-oophoritis) N70.9
—cystic medial (aorta) I71.0
—brain I67.8
—bladder (aseptic) (sphincter) N32.8
—skin or subcutaneous tissue NEC R02
—subcutaneous fat, fetus or newborn P83.8
—cortical (acute) (renal) N17.1
—spleen D73.5
—umbilical cord, affecting fetus or newborn P02.6
—trachea J39.8
—breast (aseptic) (fat) (segmental) N64.1
—papillary (acute) (renal) N17.2
—mastoid (chronic) H70.1
—mammary gland (fat) (segmental) N64.1
—ethmoid (bone) J32.2
—kidney, renal (bilateral) N28.0
——acute N17.9
——cortical (acute) N17.1
——papillary N17.2
——medullary (papillary) N17.2
——tubular N17.0
———complicating pregnancy O99.8
————affecting fetus or newborn P00.1
———following
————abortion (subsequent episode) O08.4
—————current episode - see Abortion
————ectopic or molar pregnancy O08.4
—adrenal, suprarenal (capsule) (gland) E27.4
—esophagus K22.8
—medullary (acute) (renal) N17.2
—placenta O43.8
—ossicles, ear H74.3
—omentum K55.0
——fat K65.8
—stomach K31.8
—tubular (acute) (anoxic) (renal) (toxic) N17.0
——postprocedural N99.0
—cerebellar I67.8
—myocardium, myocardial - see Infarct, myocardium
—subendocardial (acute) I21.4
——chronic I25.8
—heart - see Infarct, myocardium
—thymus (gland) E32.8

huán 环

huǎn 缓

huàn 幻

huàn 换

换气过度 – 现译名 通气过度 Hyperventilation

huáng 黄

黄斑	**Macula**
一变性(萎缩性)(渗出性)(老年性) H35.3	—degeneration (atrophic) (exudative) (senile) H35.3
——遗传性 H35.5	——hereditary H35.5
黄斑病，中毒性 H35.3	**Maculopathy, toxic H35.3**
黄斑瘤(眼睑)(睑皮) H02.6	**Xanthelasma (eyelid) (palpebrarum) H02.6**
黄疸 R17	**Icterus, Jaundice R17**
一出血性(急性)(钩端螺旋体性)(螺旋体性) A27.0	—hemorrhagic (acute) (leptospiral) (spirochetal) A27.0
一恶性(另见 衰竭，肝) K72.9	—malignant (see also Failure, hepatic) K72.9
一非溶血性先天性家族性[吉尔伯特] E80.4	—nonhemolytic congenital familial (Gilbert) E80.4
一梗阻性(另见 梗阻，胆管) K83.1	—obstructive (see also Obstruction, bile duct) K83.1
一钩端螺旋体性(出血性) A27.0	—leptospiral (hemorrhagic) A27.0
一核，新生儿(另见 胆红素脑病，新生儿) P57.9	—nucleus, nuclear, newborn (see also Kernicterus of Newborn) P57.9
一反流性(另见 梗阻，胆管) K83.1	—regurgitation (see also Obstruction, bile duct) K83.1
一家族性非溶血性 E80.4	—familial nonhemolytic E80.4
——先天性 E80.5	——congenital E80.5
一流行性(卡他性)	—epidemic (catarrhal)
——钩端螺旋体性 A27.0	——leptospiral A27.0
——螺旋体性 A27.0	——spirochetal A27.0
一螺旋体性(出血性) A27.0	—spirochetal (hemorrhagic) A27.0
一免疫后–见 肝炎，病毒，型，乙	—post-immunization - see Hepatitis, viral, type, B
——伴有肝昏迷 B16.2	——with hepatic coma B16.2
一母乳(抑制剂) P59.3	—breast-milk (inhibitor) P59.3
一溶血性(后天性) D59.9	—hemolytic (acquired) D59.9
——先天性(另见 球形红细胞增多症) D58.0	——congenital (see also Spherocytosis) D58.0
一输血后 –见 肝炎，病毒，型，乙	—post-transfusion - see Hepatitis, viral, type, B
——伴有肝昏迷 B16.2	——with hepatic coma B16.2
一胎儿或新生儿(生理) P59.9	—fetus or newborn (physiological) P59.9
——特指的原因 NEC P59.8	——specified cause NEC P59.8
——由于或与...有关	——due to or associated with
———ABO	———ABO
————抗体 P55.1	————antibodies P55.1
————同种免疫 P55.1	————isoimmunization P55.1
————血型不配合，母体/胎儿的 P55.1	————incompatibility, maternal/fetal P55.1
———Rh	———Rh
————抗体 P55.0	————antibodies P55.0
————同种免疫 P55.0	————isoimmunization P55.0
————血型不配合，母体/胎儿的 P55.0	————incompatibility, maternal/fetal P55.0

黄瘤(病)(原发性)(家族性)(遗传性) E75.5
一播散性(皮肤) E78.2
一出疹性 E78.2
一多发性(皮肤) E78.2
一高胆固醇血性 E78.0
一高脂血性 E78.5
一骨(全身性) D76.0
一关节 E75.5
一腱(鞘) E75.5
一结节丘疹性 E78.2
一结节性 E78.2
一脑腱 E75.5
一皮腱 E75.5
一疣状，口腔粘膜 K13.4
黄皮症 R23.8
黄嘌呤尿，遗传性 E79.8
黄肉芽肿 D76.3
黄色，黄
一肝萎缩(另见 衰竭，肝) K72.9
一黄疸 - 见 黄疸
一甲综合征 L60.5
一热病 - 见 热，黄热
黄色纤维瘤(M8830/0) - 见 肿瘤，结缔组织，良性
黄色星形细胞瘤，多形性(M9424/3)
一特指部位 - 见 肿瘤，恶性
一未特指部位 C71.9
黄体瘤(M8610/0) D27
黄铜铸工热 T56.8
黄癣 - 见 皮肤癣菌病

huī 灰

灰白综合征(新生儿) P93
灰发(过早) L67.1
一先天性 Q84.2
灰石沉着病 J62.8

huī 诙

诙谐癖 F07.0

Xanthoma(s), xanthomatosis (primary) (familial) (hereditary) E75.5
—disseminatum (skin) E78.2
—eruptive E78.2
—multiple (skin) E78.2
—hypercholesterolemic E78.0
—hyperlipidemic E78.5
—bone (generalisata) D76.0
—joint E75.5
—tendon (sheath) E75.5
—tubero-eruptive E78.2
—tuberosum E78.2
—cerebrotendinous E75.5
—cutaneotendinous E75.5
—verrucous, oral mucosa K13.4
Xanthosis R23.8
Xanthinuria, hereditary E79.8
Xanthogranuloma D76.3
Yellow
—atrophy (liver) (see also Failure, hepatic) K72.9
—jaundice - see Jaundice
—nail syndrome L60.5
—fever, jack - see Fever, yellow
Xanthofibroma (M8830/0) - see Neoplasm, connective tissue, benign
Xanthoastrocytoma, pleomorphic (M9424/3)
—specified site - see Neoplasm, malignant
—unspecified site C71.9
Luteinoma, Luteoma (M8610/0) D27
Brass-founders' ague T56.8
Favus - see Dermatophytosis

Gray syndrome (newborn) P93
Canities, Grayness, hair (premature) L67.1
—congenital Q84.2
Calcicosis J62.8

Witzelsucht F07.0

huī 恢

恢复期 Z54.9
一放射治疗后 Z54.1
一化疗后 Z54.2
一手术后 NEC Z54.0
一心理治疗后 Z54.3
一治疗后(为) Z54.9
一一骨折 Z54.4
一一一手术 Z54.0
一一精神障碍 NEC Z54.3
一一联合 Z54.7
一一特指的 NEC Z54.8

Convalescence (following) Z54.9
—radiotherapy Z54.1
—chemotherapy Z54.2
—surgery NEC Z54.0
—psychotherapy Z54.3
—treatment (for) Z54.9
——fracture Z54.4
———surgery Z54.0
——mental disorder NEC Z54.3
——combined Z54.7
——specified NEC Z54.8

huī 挥

挥鞭伤[急性颈椎损伤] S13.4

Whiplash injury S13.4

huí 回

回肠的 - 见情况
回肠结肠炎(另见 小肠炎) A09.9
一传染性 A09.0
一非传染性 K52.9
一溃疡性(慢性) K51.0
回肠炎(另见 小肠炎) A09.9
一传染性 A09.0
一非传染性 K52.9
一反流性 K51.0
一局限性或末端性(溃疡性) K50.0
回肠造口
一功能障碍 K91.4
一维护 Z43.2
一状态 Z93.2
回流 - 见 反流
回缩[退缩]
一瓣膜(心脏) - 见 心内膜炎
一肺 J98.4
一宫颈(另见 后倾，子宫) N85.4
一鼓(膜) H73.8
一乳头 N64.5
一一产褥期、产后 O92.0
一一妊娠 O92.0
一一先天性 Q83.8

Ileum - see condition
Ileocolitis (see also Enteritis) A09.9
—infectious A09.0
—noninfectious K52.9
—ulcerative (chronic) K51.0
Ileitis (see also Enteritis) A09.9
—infectious A09.0
—noninfectious K52.9
—backwash K51.0
—regional or terminal (ulcerative) K50.0
Ileostomy
—malfunctioning K91.4
—attention to Z43.2
—status Z93.2
Backflow - see Reflux
Retraction
—valve (heart) - see Endocarditis
—lung J98.4
—cervix (see also Retroversion, uterus) N85.4
—drum (membrane) H73.8
—nipple N64.5
——puerperal, postpartum O92.0
——gestational O92.0
——congenital Q83.8

回缩[退缩] ——*续前页*	**Retraction**——*continued*
一手指 M20.0	—finger M20.0
一胸骨(先天性) Q76.7	—sternum (congenital) Q76.7
一一后天性 M95.4	——acquired M95.4
一胸膜(另见 胸膜炎) R09.1	—pleura (see also Pleurisy) R09.1
一眼睑 H02.5	—lid H02.5
一掌筋膜 M72.0	—palmar fascia M72.0
一子宫(另见 后倾，子宫) N85.4	—uterus (see also Retroversion, uterus) N85.4
一子宫环(班德尔)(病理性) O62.4	—ring, uterus (Bandl's) (pathological) O62.4
一一影响到胎儿或新生儿 P03.6	——affecting fetus or newborn P03.6
一综合征 H50.8	—syndrome H50.8
一纵隔 J98.5	—mediastinum J98.5

huí 蛔

蛔虫病(感染)(侵染) B77.9	**Ascariasis, ascaridosis, ascaridiasis, Ascaris (infection) (infestation) (lumbricoides) B77.9**
一伴有	—with
一一并发症 NEC B77.8	——complications NEC B77.8
一一肠并发症 B77.0† K93.8*	——intestinal complications B77.0† K93.8*
一一肺炎 B77.8† J17.3*	——pneumonia, pneumonitis B77.8† J17.3*

huǐ 毁

毁形性鼻咽炎 A66.5† J99.8*	**Gangosa A66.5† J99.8***

huì 会

会厌的 - 见情况	**Epiglottis - see condition**
会厌谷的 - 见情况	**Vallecula - see condition**
会厌炎(急性) J05.1	**Epiglottitis, epiglottiditis (acute) J05.1**
一慢性 J37.0	—chronic J37.0
会阴的 - 见情况	**Perineum, perineal - see condition**
会阴后的 - 见情况	**Retroperineal - see condition**
会阴缺陷(女性) N81.8	**Deficient perineum (female) N81.8**
会诊，医疗 - 见 咨询，医疗	**Consultation, medical - see Counseling, medical**
一不伴有陈诉或病 Z71.9	—without complaint or sickness Z71.9

huì 惠

惠普尔病 K90.8† M14.8*	**Whipple's disease K90.8† M14.8***
惠特莫尔病或惠特莫尔热(另见 类鼻疽) A24.4	**Whitmore's disease or fever (see also Melioidosis) A24.4**

hūn 昏

昏迷 **R40.2**
—卒中的 I64
—低血糖性(非糖尿病性) E15
——糖尿病性 - 编码于 E10-E14 伴有第四位数.0
—癫痫性 G40.8
—肝(另见 衰竭，肝) K72.9
—高渗性(糖尿病性) E14.0
—高血糖性(糖尿病性) E14.0
—惊厥性(另见 惊厥) R56.8
—库斯莫尔 - 编码于 E10-E14 伴有第四位数.0
—粘液水肿性 E03.5
—尿毒症性 N19
—糖尿病性(伴有酮症酸中毒)(高渗性) - 编码于 E10-E14 伴有第四位数.0
—新生儿 P91.5
—延长，由于颅内损伤 S06.7
—胰岛素 - 编码于 E10-E14 伴有第四位数.0
——非糖尿病性(药物性) E15
——药物性 - 编码于 E10-E14 伴有第四位数.0
———非糖尿病性 E15
昏睡的 - 见情况

Coma, Comatose R40.2
—apoplectic I64
—hypoglycemic (nondiabetic) E15
——diabetic - code to E10-E14 with fourth character .0
—epileptic G40.8
—hepatic (see also Failure, hepatic) K72.9
—hyperosmolar (diabetic) E14.0
—hyperglycemic (diabetic) E14.0
—eclamptic (see also Eclampsia) R56.8
—Kussmaul's - code to E10-E14 with fourth character .0
—myxedematous E03.5
—uremic N19
—diabetic (with ketoacidosis) (hyperosmolar) - code to E10-E14 with fourth character .0
—newborn P91.5
—prolonged, due to intracranial injury S06.7
—insulin - code to E10-E14 with fourth character .0
——in nondiabetic (drug-induced) E15
——drug-induced - code to E10-E14 with fourth character .0
———in nondiabetic E15
Lethargic - see condition

hūn 婚

婚姻冲突 **Z63.0**

Marital conflict Z63.0

hùn 混

混合的 - 见情况
混浊
—玻璃体(液) NEC H43.3
——先天性 Q14.0
—角膜 H17.9
——变性性 H18.4
——特指的 NEC H17.8
——先天性 Q13.3
——炎性 - 见 角膜炎
——遗传性 H18.5
——中心性 NEC H17.1
—晶状体(另见 白内障) H26.9
—釉质(牙)(氟)(无氟) K00.3

Mixed - see condition
Opacity, opacities
—vitreous (humor) NEC H43.3
——congenital Q14.0
—cornea H17.9
——degenerative H18.4
——specified NEC H17.8
——congenital Q13.3
——inflammatory - see Keratitis
——hereditary H18.5
——central NEC H17.1
—lens (see also Cataract) H26.9
—enamel (teeth) (fluoride) (nonfluoride) K00.3

huó 活

活动的 - 见情况	**Active - see condition**
活动过度，多动 R46.3	**Overactive, Overactivity R46.3**
一甲状腺(另见 甲状腺功能亢进症) E05.9	一thyroid (see also Hyperthyroidism) E05.9
一膀胱 N32.8	一bladder N32.8
一肾上腺皮质 NEC E27.0	一adrenal cortex NEC E27.0
一下丘脑 E23.3	一hypothalmus E23.3
活力缺乏 R53	**Vitality, lack of R53**
一新生儿 P96.8	一newborn P96.8

huǒ 火

火棉胶婴儿 Q80.2	**Collodion baby Q80.2**

huò 获

获得性免疫缺陷综合征 – 又称 艾滋病	**AIDS**

huò 霍

霍顿头痛或霍顿神经痛[偏头神经痛] G44.0	**Horton's headache or neuralgia G44.0**
霍尔特-奥拉姆综合征 Q87.2	**Holt-Oram syndrome Q87.2**
霍法-卡斯泰特病[髌前脂质滑膜炎] E88.8	**Hoffa-Kastert disease E88.8**
霍法病[膝关节创伤性脂肪组织增生] E88.8	**Hoffa's disease E88.8**
霍夫曼-布弗雷综合征[阵发性心动过速] I47.9	**Hoffmann-Bouveret syndrome I47.9**
霍夫曼综合征 E03.9† G73.5*	**Hoffmann's syndrome E03.9† G73.5***
霍乱(亚洲)(流行性)(恶性) A00.9	**Cholera (Asiatic) (epidemic) (malignant) A00.9**
一古典型 A00.0	一classical A00.0
一锑剂 T56.8	一antimonial T56.8
一由于 01 群霍乱弧菌 A00.9	一due to Vibrio cholerae 01 A00.9
一一埃尔托生物型 A00.1	一一biovar eltor A00.1
一一霍乱生物型 A00.0	一一biovar cholerae A00.0
霍纳(-克洛德·贝尔纳德)综合征 G90.2	**Horner(-Claude Bernard) syndrome G90.2**
一创伤性 S14.5	一traumatic S14.5
霍奇金 - 曾用名 何杰金	**Hodgkin's**
一病(M9650/3) C81.9	一disease (M9650/3) C81.9
一一混合细胞型(M9652/3) C81.2	一一mixed cellularity (M9652/3) C81.2
一一一结节性硬化(M9666/3) C81.1	一一一nodular sclerosis (M9666/3) C81.1
一一结节性硬化(M9663/3) C81.1	一一nodular sclerosis (M9663/3) C81.1
一一一富细胞相(M9664/3) C81.1	一一一cellular phase (M9664/3) C81.1
一一一合胞变异性(M9667/3) C81.1	一一一syncytial variant (M9667/3) C81.1
一一一混合细胞型(M9666/3) C81.1	一一一mixed cellularity (M9666/3) C81.1
一一一淋巴细胞	一一一lymphocytic
一一一一缺失(M9667/3) C81.1	一一一一depletion (M9667/3) C81.1
一一一一为主型(M9665/3) C81.1	一一一一predominance (M9665/3) C81.1

J

jī 击

击中
一雷电 T75.0

jī 饥

饥
一空气，心因性 F45.3
饥饿(性) T73.0
一水肿(另见 营养不良，重度) E43

jī 机

机能不良 - 另见 机能障碍
一垂体(腺) E23.3
一空肠造口术 K91.4
一脑室(交通性分流) T85.0
一膀胱(造口) N99.5
一一导管 T83.0
一外科手术后(短暂性)能走动的 Z48.8
一下丘脑 NEC E23.3
一子宫，并发于分娩 O62.9
一一低张力性 O62.2
一一一继发性 O62.1
一一一原发性 O62.0
一一高张性 O62.4
一一影响到胎儿或新生儿 P03.6
机能不全
一胆 K83.8
一动静脉 I99
一肺 J98.4
一一后
一一一创伤 J80
一一一外科手术(非胸腔) J95.2
一一一一胸腔 J95.1
一一一休克 J80
一一急性，外科手术后(非胸腔) J95.2
一一一胸腔 J95.1
一一慢性，外科手术后 J95.3
一一新生儿 P28.5
一肝(另见 衰竭，肝) K72.9

Stroke
—lightning T75.0

Hunger
—air, psychogenic F45.3
Hunger, Starvation T73.0
—edema (see also Malnutrition, severe) E43

Dysfunction, Malfunction - see also Dysfunction
—hypophysis, pituitary (gland) E23.3
—jejunostomy K91.4
—ventricular (communicating shunt) T85.0
—cystostomy (stoma) N99.5
——catheter T83.0
—ambulatory (transient) following surgery Z48.8
—hypothalamic NEC E23.3
—uterus, complicating delivery O62.9
——hypotonic O62.2
———secondary O62.1
———primary O62.0
——hypertonic O62.4
——affecting fetus or newborn P03.6
Insufficiency, insufficient
—biliary K83.8
—arteriovenous I99
—lung, pulmonary J98.4
——following
———trauma J80
———surgery (nonthoracic) J95.2
—————thoracic J95.1
———shock J80
——acute, following surgery (nonthoracic) J95.2
———thoracic J95.1
——chronic, following surgery J95.3
——newborn P28.5
—hepatic, liver (see also Failure, hepatic) K72.9

jī 肌

肌病——*续前页*	**Myopathy**——*continued*
－见于(由于) ——*续前页*	－in (due to) ——*continued*
－－甲状腺毒症(甲状腺功能亢进症) E05.9† G73.5*	－－thyrotoxicosis (hyperthyroidism) E05.9† G73.5*
－－甲状腺功能减退症 E03.9† G73.5*	－－hypothyroidism E03.9† G73.5*
－－结节病 D86.8† G73.7*	－－sarcoidosis D86.8† G73.7*
－－结节性多动脉炎 M30.0† G73.7*	－－polyarteritis nodosa M30.0† G73.7*
－－酒精 G72.1	－－alcohol G72.1
－－巨细胞动脉炎 M31.6† G73.7*	－－giant cell arteritis M31.6† G73.7*
－－库欣综合征 E24.9† G73.5*	－－Cushing's syndrome E24.9† G73.5*
－－类风湿性关节炎 M05.3† G73.7*	－－rheumatoid arthritis M05.3† G73.7*
－－内分泌病 NEC E34.9† G73.5*	－－endocrine disease NEC E34.9† G73.5*
－－粘液水肿 E03.9† G73.5*	－－myxedema E03.9† G73.5*
－－舍格伦综合征 M35.0† G73.7*	－－Sjögren's syndrome M35.0† G73.7*
－－肾上腺皮质机能亢进 E24.9† G73.5*	－－hyperadrenocorticism E24.9† G73.5*
－－糖原贮积病 E74.0† G73.6*	－－glycogen storage disease E74.0† G73.6*
－－系统性红斑狼疮 M32.1† G73.7*	－－systemic lupus erythematosus M32.1† G73.7*
－－药物 G72.0	－－drugs G72.0
－－硬皮病 M34.8† G73.7*	－－scleroderma M34.8† G73.7*
－－脂质贮积病 E75.- † G73.6*	－－lipid storage disease E75.-† G73.6*
－进行性 NEC G72.8	－progressive NEC G72.8
－酒精性 G72.1	－alcoholic G72.1
－面肩肱 G71.0	－facioscapulohumeral G71.0
－内分泌 NEC E34.9† G73.5*	－endocrine NEC E34.9† G73.5*
－特指的 NEC G72.8	－specified NEC G72.8
－先天性(良性) G71.2	－congenital (benign) G71.2
－纤维状 G71.2	－nemaline G71.2
－线粒体 NEC G71.3	－mitochondrial NEC G71.3
－线形体 G71.2	－rod G71.2
－炎性 NEC G72.4	－inflammatory NEC G72.4
－眼 G71.0	－ocular G71.0
－眼外肌 H05.8	－extraocular muscles H05.8
－眼咽 G71.0	－oculopharyngeal G71.0
－药物性 G72.0	－drug-induced G72.0
－遗传性 G71.9	－hereditary G71.9
－－特指的 NEC G71.8	－－specified NEC G71.8
－原发性 G71.9	－primary G71.9
－－特指的 NEC G71.8	－－specified NEC G71.8
－远端的 G71.0	－distal G71.0
－肢带 G71.0	－limb-girdle G71.0
－中毒性 G72.2	－toxic G72.2
－中央核性 G71.2	－centronuclear G71.2
肌红蛋白尿或肌球蛋白尿(原发性) R82.1	**Myoglobinuria or myoglobulinuria (primary) R82.1**

肌坏死，梭状芽胞杆菌性 A48.0	**Myonecrosis, clostridial A48.0**
肌腱端病 M77.9	**Enthesopathy M77.9**
一踝和跗骨 M77.5	—ankle and tarsus M77.5
一脊柱 M46.0	—spinal M46.0
一肩部 M75.9	—shoulder region M75.9
——特指的 NEC M75.8	——specified NEC M75.8
——粘连 M75.0	——adhesive M75.0
一髋 M76.8	—hip M76.8
一特指的 NEC M77.8	—specified NEC M77.8
一腕和腕骨 NEC M77.8	—wrist and carpus NEC M77.8
一膝 M76.8	—knee M76.8
一下肢 M76.9	—lower limb M76.9
——特指的 NEC M76.8	——specified NEC M76.8
一周围 NEC M77.9	—peripheral NEC M77.9
一肘部 M77.8	—elbow region M77.8
一足 NEC M77.5	—foot NEC M77.5
肌腱炎，腱炎(另见 腱鞘炎) M77.9	**Tendinitis, tendonitis (see also Tenosynovitis) M77.9**
一髌 M76.5	—patellar M76.5
一二头肌 M75.2	—bicipital M75.2
一腓 M76.7	—peroneal M76.7
一钙化性 M65.2	—calcific M65.2
——肩 M75.3	——shoulder M75.3
一跟腱 M76.6	—Achilles M76.6
一胫(前)(后) M76.8	—tibialis (anterior) (posterior) M76.8
一髂 M76.1	—psoas M76.1
一臀 M76.0	—gluteal M76.0
一由于使用、过度使用、压迫引起的 M70.9	—due to use, overuse, pressure M70.9
——特指的 NEC M70.8	——specified NEC M70.8
一粘连性 M65.8	—adhesive M65.8
——肩 M75.0	——shoulder M75.0
一转子 M70.6	—trochanteric M70.6
肌腱周围炎(另见 腱鞘炎) M77.9	**Peritendinitis (see also Tenosynovitis) M77.9**
一粘连性(肩) M75.0	—adhesive (shoulder) M75.0
肌筋膜炎(急性) M60.9	**Myofasciitis (acute) M60.9**
一下背 M54.5	—low back M54.5
肌瘤(M8895/0) – 另见 肿瘤，结缔组织，良性	**Myoma (M8895/0) - see also Neoplasm, connective tissue, benign**
一恶性(M8895/3) - 见 肿瘤，结缔组织，恶性	—malignant (M8895/3) - see Neoplasm, connective tissue, malignant
一前列腺 D29.1	—prostate D29.1
一子宫(宫颈)(体) - 见 平滑肌瘤	—uterus (cervix) (corpus) - see Leiomyoma
肌强直(后天性)(间歇性) M62.8	**Myotonia (acquisita) (intermittens) M62.8**

肌强直性瞳孔 H57.0
－软骨营养障碍性 G71.1
－萎缩性 G71.1
－先天性 G71.1
－药物性 G71.1
－营养不良性 G71.1
－症状性 G71.1
肌球蛋白尿 - 现译名 肌红蛋白尿
肌肉 - 另见情况
－肉毒碱(棕榈酰转移酶)缺乏 E71.3
肌肉分离 M62.0
肌肉瘤(M8895/3) - 见 肿瘤，结缔组织，恶性
肌软化 M62.8
－心(另见 变性，心肌) I51.5
肌上皮瘤(M8982/0) - 见 肿瘤，良性
肌神经痛 M79.2
肌束震颤 R25.3
肌痛(肋间) M79.1
－创伤性 NEC T14.9
－流行性(颈) B33.0
－心因性 F45.4
肌网膜脐疝 Q79.2
肌萎缩 G71.8
－侧索硬化 G12.2
－进行性脊髓性 G12.2
－神经痛性 G54.5
－糖尿病性(另见 E10-E14 伴有第四位数.4) E14.4† G73.0*
－先天性 Q79.8
肌无力 G70.9
－发育性 G70.2
－胃，心因性 F45.3
－先天性 G70.2
－心 - 见 衰竭，心力
－重症 G70.0
－－新生儿，短暂性 P94.0
－综合征，于
－－恶性肿瘤 NEC(M8000/3)(另见 肿瘤，恶性) C80† G73.2*
－－甲状腺毒症 E05.9† G73.0*
－－糖尿病(另见 E10-E14 伴有第四位数.4) E14.4† G73.0*
肌纤维变性 M62.8
－肩胛肱骨 M75.8
－心脏(另见 心肌炎) I51.4

Myotonic pupil H57.0
－chondrodystrophic G71.1
－atrophica G71.1
－congenita G71.1
－drug-induced G71.1
－dystrophica G71.1
－symptomatic G71.1
Myoglobinuria
Muscle, muscular - see also condition
－carnitine (palmityltransferase) deficiency E71.3
Myodiastasis M62.0
Myosarcoma (M8895/3) - see Neoplasm, connective tissue, malignant
Myomalacia M62.8
－cordis, heart (see also Degeneration, myocardial) I51.5
Myoepithelioma (M8982/0) - see Neoplasm, benign
Musculoneuralgia M79.2
Fasciculation R25.3
Myalgia (intercostal) M79.1
－traumatic NEC T14.9
－epidemic (cervical) B33.0
－psychogenic F45.4
Sarcoepiplomphalocele Q79.2
Amyotrophia, amyotrophy, amyotrophic G71.8
－lateral sclerosis G12.2
－spinal progressive G12.2
－neuralgic G54.5
－diabetic (see also E10-E14 with fourth character .4) E14.4† G73.0*
－congenital Q79.8
Myasthenia, myasthenic G70.9
－developmental G70.2
－stomach, psychogenic F45.3
－congenital G70.2
－cordis - see Failure, heart
－gravis G70.0
－－neonatal, transient P94.0
－syndrome in
－－malignant neoplasm NEC (M8000/3) (see also Neoplasm, malignant) C80† G73.2*
－－thyrotoxicosis E05.9† G73.0*
－－diabetes mellitus (see also E10-E14 with fourth character .4) E14.4† G73.0*
Myofibrosis M62.8
－scapulohumeral M75.8
－heart (see also Myocarditis) I51.4

肌阵挛(特发性)(家族性)(多发灶型)(单纯型) G25.3	**Myoclonus, myoclonic (essential) (familial) (multifocal) (simplex) G25.3**
一癫痫性　G40.3	一epileptica G40.3
一反射　G25.3	一jerks G25.3
一广泛　G25.3	一massive G25.3
一面部　G51.3	一facial G51.3
一咽部　J39.2	一pharyngeal J39.2
一药物性　G25.3	一drug-induced G25.3
肌脂肪瘤 - 见 脂肪瘤	**Myolipoma - see Lipoma**

jī 鸡

鸡	**Pigeon**
一脚趾　M20.5	一toe M20.5
一胸(后天性) M95.4	一breast or chest (acquired) M95.4
一一佝偻病性(晚期效应) E64.3	一一rachitic (late effect) E64.3
一一先天性　Q67.7	一一congenital Q67.7
鸡眼(感染的) L84	**Clavus, Corn, Heloma (infected) L84**

jī 奇

奇	**Azygos**
一静脉，下腔静脉　Q26.8	一continuation inferior vena cava Q26.8
一叶(肺) Q33.1	一lobe (lung) Q33.1

jī 积

积脓(胸)(双)(胸膜)(膈上)(胸部) J86.9	**Empyema, Pyocele (chest) (double) (pleura) (supradiaphragmatic) (thorax) J86.9**
一伴有瘘　J86.0	一with fistula J86.0
一鼻窦(旁窦)(慢性)(另见　鼻窦炎) J32.9	一sinus (accessory) (nasal) (chronic) (see also Sinusitis) J32.9
一鼻甲(骨)(另见　鼻窦炎) J32.9	一turbinate (bone) (see also Sinusitis) J32.9
一鼻旁窦(慢性)(另见　鼻窦炎) J32.9	一accessory sinus (chronic) (see also Sinusitis) J32.9
一胆囊　K81.0	一gallbladder K81.0
一蝶(窦)(慢性)(另见　鼻窦炎，蝶窦) J32.3	一sphenoidal (sinus) (chronic) (see also Sinusitis, sphenoidal) J32.3
一窦(旁窦)(另见　鼻窦炎) J32.9	一sinus (accessory) (see also Sinusitis) J32.9
一额(窦)(慢性)(另见　鼻窦炎，额窦) J32.1	一frontal (sinus) (chronic) (see also Sinusitis, frontal) J32.1
一结核性　A16.5	一tuberculous A16.5
一一伴有细菌学和组织学证实　A15.6	一一with bacteriological and histological confirmation A15.6
一脑(任何部分)(另见　脓肿，脑) G06.0	一brain (any part) (see also Abscess, brain) G06.0
一脑室(另见　脓肿，脑) G06.0	一ventricular (see also Abscess, brain) G06.0

积脓——*续前页*
一尿道 N34.0
一乳(突)(急性) H70.0
一筛(窦)(慢性)(另见 鼻窦炎，筛窦) J32.2
一上颌窦(慢性)(另见 鼻窦炎，上颌窦) J32.0
一输尿管(另见 输尿管炎) N28.8
一硬膜外(另见 脓肿，硬膜外) G06.2
一硬膜下(另见 脓肿，硬膜下) G06.2
一蛛网膜下(另见 脓肿，硬膜外) G06.2
积气
一肠 K63.8
一肠壁囊样 K63.8
一腹膜 K66.8
积乳囊肿(乳房) N64.8
一产褥期、产后 O92.7
积水，积液
一胆囊 K82.1
一腹腔[腹水] R18
一关节(另见 关节积水) M25.4
一关节间歇性 M12.4
一精索(另见 鞘膜积液) N43.3
一膜迷路 H81.0
一心包 - 见 心包炎
一心脏(另见 衰竭，心力，充血性) I50.0
一胸膜(另见 胸腔积液) J94.8
一羊膜(并发于妊娠)(另见 羊水过多) O40
积水，水肿(另见 水肿) R60.9
一肺(另见 水肿，肺) J81
一腹部 R18
一坏疽性(另见 坏疽) R02
一脑 - 见 脑积水
一心包(另见 心包炎) I31.9
一心肾性 I13.2
一心脏(另见 衰竭，心力，充血性) I50.0
积水性脊髓膜膨出(另见 脊柱裂) Q05.9
一伴有脑积水(另见 脊柱裂，伴有脑积水) Q05.4
积水性脑膜膨出(脊柱)(另见 脊柱裂) Q05.9
一颅(另见 脑膨出) Q01.9
积水性脑膜膨出(先天性)(另见 脑膨出) Q01.9

Empyema, Pyocele——*continued*
—urethra N34.0
—mastoid (process) (acute) H70.0
—ethmoidal (sinus) (chronic) (see also Sinusitis, ethmoidal) J32.2
—antrum, maxillary sinus (chronic) (see also Sinusitis, maxillary) J32.0
—ureter (see also Ureteritis) N28.8
—extradural (see also Abscess, extradural) G06.2
—subdural (see also Abscess, subdural) G06.2
—subarachnoid (see also Abscess, extradural) G06.2
Pneumatosis
—intestinalis K63.8
—cystoides intestinalis K63.8
—peritonei K66.8
Galactocele (breast) N64.8
—puerperal, postpartum O92.7
Hydrops
—gallbladder K82.1
—abdominis R18
—joint (see also Hydrarthrosis) M25.4
—articulorum intermittens M12.4
—spermatic cord (see also Hydrocele) N43.3
—labyrinth H81.0
—pericardium - see Pericarditis
—cardiac (see also Failure, heart, congestive) I50.0
—pleura (see also Hydrothorax) J94.8
—amnii (complicating pregnancy) (see also Hydramnios) O40
Dropsy, dropsical (see also Hydrops) R60.9
—lung (see also Edema, lung) J81
—abdomen R18
—gangrenous (see also Gangrene) R02
—brain - see Hydrocephalus
—pericardium (see also Pericarditis) I31.9
—cardiorenal I13.2
—cardiac, heart (see also Failure, heart, congestive) I50.0
Hydromyelocele (see also Spina bifida) Q05.9
—with hydrocephalus (see also Spina bifida, with hydrocephalus) Q05.4
Hydromeningocele (spinal) (see also Spina bifida) Q05.9
—cranial (see also Encephalocele) Q01.9
Hydrencephalomeningocele, Hydroencephalomeningocele (congenital) (see also Encephalocele) Q01.9

jī 基

jī 畸

畸胎瘤——*续前页*
－恶性——*续前页*
－－中间型(M9083/3) - 见 肿瘤，恶性
－－滋养细胞(M9102/3)
－－－特指部位 - 见 肿瘤，恶性
－－－未特指部位 C62.9
－肝(M9080/3) C22.7
－－成人，良性，囊性，分化型或成熟型(M9080/0) D13.4
－睾丸(M9080/3) C62.9
－－成人，良性，囊性，分化型或成熟型(M9080/0) D29.2
－－未降的 C62.0
－－阴囊的 C62.1
－合并绒毛膜癌(M9101/3) - 见 肿瘤，恶性
－良性(M9080/0) - 见 肿瘤，良性
－卵巢(M9080/0) D27
－－胚胎性，不成熟型或恶性(M9080/3) C56
－囊性(成人)(M9080/0) - 见 肿瘤，良性
－胚胎性(M9080/3) – 另见 肿瘤，恶性
－－肝 C22.7
－实体(M9080/1) - 见 肿瘤，动态未定
－已分化的(M9080/0) - 见 肿瘤，良性
畸胎样瘤(恶性)(M9080/3) - 见 肿瘤，恶性
畸形(另见 异常)(另见 错位，先天性) Q89.9
－鞍状
－－背 M40.5
－－鼻 M95.0
－－－梅毒性 A50.5
－瘢痕性 - 见 瘢痕
－瓣膜(先天性)(心脏) Q24.8
－－后天性 - 见 心内膜炎
－包皮(先天性) Q55.6
－－后天性 N48.8
－背(后天性) - 见 畸形，脊柱
－鼻(后天性)(软骨) M95.0
－－窦(壁)，先天性 Q30.8
－－骨(鼻甲) M95.0
－－梅毒性
－－－晚期 A52.7† J99.8*
－－－先天性 A50.5

Teratoma—*continued*
—malignant—*continued*
——intermediate (M9083/3) - see Neoplasm, malignant
——trophoblastic (M9102/3)
———specified site - see Neoplasm, malignant
———unspecified site C62.9
—liver (M9080/3) C22.7
——adult, benign, cystic, differentiated type or mature (M9080/0) D13.4
—testis (M9080/3) C62.9
——adult, benign, cystic, differentiated type or mature (M9080/0) D29.2
——undescended C62.0
——scrotal C62.1
—combined with choriocarcinoma (M9101/3) - see Neoplasm, malignant
—benign (M9080/0) - see Neoplasm, benign
—ovary (M9080/0) D27
——embryonal, immature or malignant (M9080/3) C56
—cystic (adult) (M9080/0) - see Neoplasm, benign
—embryonal (M9080/3) - see also Neoplasm, malignant
——liver C22.7
—solid (M9080/1) - see Neoplasm, uncertain behavior
—differentiated (M9080/0) - see Neoplasm, benign
Teratoblastoma (malignant) (M9080/3) - see Neoplasm, malignant
Aberrant, Deformity, Dysmorphism, Malformation (see also Anomaly) (see also Malposition, congenital) Q89.9
—saddle
——back M40.5
——nose M95.0
———syphilitic A50.5
—cicatricial - see Cicatrix
—valve, valvular (congenital) (heart) Q24.8
——acquired - see Endocarditis
—prepuce (congenital) Q55.6
——acquired N48.8
—back (acquired) - see Deformity, spine
—nose, nasal (acquired) (cartilage) M95.0
——sinus (wall), congenital Q30.8
——bone (turbinate) M95.0
——syphilitic
———late A52.7† J99.8*
———congenital A50.5

畸形——*续前页*

一短小(肢)，先天性(另见情况和部位) Q73.8

一一上 Q71.9

一一一特指的 NEC Q71.8

一一下 Q72.9

一一一特指的 NEC Q72.8

一多发性，先天性 NEC Q89.7

一额骨(后天性) M95.2

一一先天性 Q75.8

一腭(先天性) Q38.5

一一后天性 K10.8

一一裂(另见 裂，腭) Q35.9

一耳(后天性) H61.1

一一先天性 Q17.9

一一一中 Q16.4

一一一内 Q16.5

一耳道(外)(先天性)(另见 畸形，耳) Q17.8

一一后天性 H61.8

一耳廓，后天性 H61.1

一一耳(先天性)(另见 畸形，耳) Q17.3

一一一后天性 H61.1

一耳蜗，先天性(另见 畸形，耳) Q17.3

一一后天性 H61.1

一二尖瓣(小叶)(瓣膜) I05.8

一一狭窄，先天性 Q23.2

一一先天性 Q23.9

一一一特指 NEC Q23.8

一肺(先天性) Q33.9

一一后天性 J98.4

一附睾(先天性) Q55.4

一一后天性 N50.8

一腹壁

一一后天性 M95.8

一一先天性 Q79.5

一腹部，先天性 Q89.9

一肝(先天性) Q44.7

一一后天性 K76.8

一肝管(先天性) Q44.5

一一后天性 K83.8

一肛门(后天性) K62.8

一一先天性 Q43.9

Aberrant, Deformity, Dysmorphism, Malformation
——*continued*

—reduction (extremity) (limb), congenital (see also condition and site) Q73.8

——upper Q71.9

———specified NEC Q71.8

——lower Q72.9

———specified NEC Q72.8

—multiple, congenital NEC Q89.7

—frontal bone (acquired) M95.2

——congenital Q75.8

—palate (congenital) Q38.5

——acquired K10.8

——cleft (see also Cleft, palate) Q35.9

—ear (acquired) H61.1

——congenital Q17.9

———middle Q16.4

———internal Q16.5

—auditory canal (external) (congenital) (see also Deformity, ear) Q17.8

——acquired H61.8

—auricle, pinna, acquired H61.1

——ear (congenital) (see also Deformity, ear) Q17.3

———acquired H61.1

—concha (ear), congenital (see also Deformity, ear) Q17.3

——acquired H61.1

—mitral (leaflets) (valve) I05.8

——stenosis, congenital Q23.2

——congenital Q23.9

———specified NEC Q23.8

—lung (congenital) Q33.9

——acquired J98.4

—epididymis (congenital) Q55.4

——acquired N50.8

—abdominal wall

——acquired M95.8

——congenital Q79.5

—abdomen, congenital Q89.9

—liver (congenital) Q44.7

——acquired K76.8

—hepatic duct (congenital) Q44.5

——acquired K83.8

—anus (acquired) K62.8

——congenital Q43.9

畸形——*续前页*

一睾丸(先天性) Q55.2
一一后天性 N50.8
一膈(先天性) Q79.1
一一后天性 J98.6
一跟(后天性) M21.6
一一先天性 Q66.9
一宫颈(后天性) NEC N88.8
一一先天性 Q51.9
一肱骨(后天性) M21.8
一一先天性 Q74.0
一佝偻病性(后天性)，陈旧性或愈合的 E64.3
一股骨(后天性) M21.8
一骨(后天性) M95.9
一骨盆(后天性)(骨性) M95.5
一一伴有胎盆不称 O33.0
一一一引起梗阻性分娩 O65.0
一一一影响到胎儿或新生儿 P03.1
一一佝偻病性(晚期效应) E64.3
一一先天性 Q74.2
一固有缺欠或巨大(手)(后天性) M21.8
一关节(后天性) NEC M21.9
一一先天性 Q68.8
一冠状动脉(后天性) I25.8
一一先天性 Q24.5
一颌(后天性)(先天性) K07.9
一横位主动脉弓(先天性) Q25.4
一虹膜(后天性) H21.5
一一先天性 Q13.2
一喉(肌肉)(先天性) Q31.8
一一后天性 J38.7
一呼吸系统(先天性) Q34.9
一踝(关节)(后天性) NEC M21.6
一一先天性 Q68.8
一回肠(先天性) Q43.9
一一后天性 K63.8
一回盲部(袢)(瓣膜)(后天性) K63.8
一一先天性 Q43.9
一环状软骨(先天性) Q31.8
一一后天性 J38.7
一会厌(先天性) Q31.8
一一后天性 J38.7
一畸形足 - 见 畸形足
一肌肉(后天性) M62.8

Aberrant, Deformity, Dysmorphism, Malformation
——*continued*

—testis (congenital) Q55.2
——acquired N50.8
—diaphragm (congenital) Q79.1
——acquired J98.6
—heel (acquired) M21.6
——congenital Q66.9
—cervix (uterus) (acquired) NEC N88.8
——congenital Q51.9
—humerus (acquired) M21.8
——congenital Q74.0
—rachitic (acquired), old or healed E64.3
—femur (acquired) M21.8
—bone (acquired) M95.9
—pelvis, pelvic (acquired) (bony) M95.5
——with disproportion (fetopelvic) O33.0
———causing obstructed labor O65.0
———affecting fetus or newborn P03.1
——rachitic (late effect) E64.3
——congenital Q74.2
—intrinsic minus or plus (hand) M21.8
—joint (acquired) NEC M21.9
——congenital Q68.8
—coronary artery (acquired) I25.8
——congenital Q24.5
—jaw (acquired) (congenital) K07.9
—transverse aortic arch (congenital) Q25.4
—iris (acquired) H21.5
——congenital Q13.2
—larynx (muscle) (congenital) Q31.8
——acquired J38.7
—respiratory system (congenital) Q34.9
—ankle (joint) (acquired) NEC M21.6
——congenital Q68.8
—ileum (congenital) Q43.9
——acquired K63.8
—ileocecal (coil) (valve) (acquired) K63.8
——congenital Q43.9
—cricoid cartilage (congenital) Q31.8
——acquired J38.7
—epiglottis (congenital) Q31.8
——acquired J38.7
—talipes - see Talipes
—muscle (acquired) M62.8

畸形——*续前页*

一肌肉骨骼系统(后天性) M95.9
一一特指的 NEC M95.8
一脊 M43.9
一一神经根(先天性) Q07.8
一一索(先天性) Q06.9
一一一后天性 G95.8
一一先天性 Q67.5
一脊柱，脊椎(后天性) M43.9
一一先天性 Q76.4
一一一变形 Q67.5
一一佝偻病性 E64.3
一一特指 NEC M43.8
一颊(后天性) M95.2
一一先天性 Q18.9
一甲(后天性) L60.8
一一先天性 Q84.6
一甲状(腺)(先天性) Q89.2
一一软骨 Q31.8
一一一后天性 J38.7
一甲状旁腺(先天性) Q89.2
一肩(关节)(后天性) M21.9
一一先天性 Q74.0
一肩胛骨(后天性) M21.8
一一先天性 Q68.8
一角膜(后天性) H18.7
一一先天性 Q13.4
一脚趾(后天性) M20.6
一一特指的 NEC M20.5
一一先天性 Q66.9
一结肠(先天性) Q43.9
一一后天性 K63.8
一睫，后天性 H02.8
一晶状体(后天性) H27.8
一一先天性 Q12.9
一精囊(先天性) Q55.4
一一后天性 N50.8
一精索(先天性) Q55.4
一一后天性 N50.8
一颈(后天性) M95.3
一一先天性 Q18.9
一一一胸锁乳突肌 Q68.0

Aberrant, Deformity, Dysmorphism, Malformation ——*continued*

—musculoskeletal system (acquired) M95.9
——specified NEC M95.8
—spinal M43.9
——nerve root (congenital) Q07.8
——cord (congenital) Q06.9
———acquired G95.8
——congenital Q67.5
—spine (acquired) M43.9
——congenital Q76.4
———deformity Q67.5
——rachitic E64.3
——specified NEC M43.8
—cheek (acquired) M95.2
——congenital Q18.9
—nail (acquired) L60.8
——congenital Q84.6
—thyroid (gland) (congenital) Q89.2
——cartilage Q31.8
———acquired J38.7
—parathyroid gland Q89.2
—shoulder (joint) (acquired) M21.9
——congenital Q74.0
—scapula (acquired) M21.8
——congenital Q68.8
—cornea (acquired) H18.7
——congenital Q13.4
—toe (acquired) M20.6
——specified NEC M20.5
——congenital Q66.9
—colon (congenital) Q43.9
——acquired K63.8
—cilia, acquired H02.8
—lens (acquired) H27.8
——congenital Q12.9
—seminal vesicles (congenital) Q55.4
——acquired N50.8
—spermatic cord (congenital) Q55.4
——acquired N50.8
—neck (acquired) M95.3
——congenital Q18.9
———sternocleidomastoid Q68.0

畸形——*续前页*

一胫骨(后天性) M21.8
一一军刀状(梅毒性) A50.5† M90.2*
一一先天性 NEC Q68.8
一静脉(先天性) Q27.9
一一大 Q26.9
一一周围 NEC Q27.8
一科尔蒂器官[螺旋器](先天性) Q16.5
一颏(后天性) M95.2
一一先天性 Q18.9
一克利佩尔-费尔[先天性短颈] Q76.1
一口腔(后天性) K13.7
一一先天性 NEC Q38.6
一髋(关节)(后天性) M21.9
一一先天性 Q65.9
一一由于(以前的)幼年骨软骨病 M91.2
一眶(眼)(后天性) H05.3
一一先天性 Q10.7
一廓
一一耳(先天性)(另见 畸形，耳) Q17.3
一肋骨(后天性) M95.4
一一先天性 Q76.6
一一一颈 Q76.5
一泪道或泪管(先天性) NEC Q10.6
一一后天性 H04.6
一泪小阜(后天性) H04.6
一一先天性 Q10.6
一泪小管(泪道)(后天性) H04.6
一一先天性 Q10.6
一淋巴系统，先天性 Q89.9
一颅(后天性) M95.2
一一先天性 Q75.8
一一一伴有
一一一一脑积水 Q03.9
一一一一一伴有脊柱裂(另见 脊柱裂，伴有脑积水) Q05.4
一一一一脑膨出(另见 脑膨出) Q01.9
一一一一无脑儿 Q00.0
一一一一小头畸形 Q02
一卵巢(先天性) Q50.3
一一后天性 N83.8
一马德隆(桡骨) Q74.0

Aberrant, Deformity, Dysmorphism, Malformation ——*continued*

—tibia (acquired) M21.8
——saber (syphilitic) A50.5† M90.2*
——congenital NEC Q68.8
—vein (congenital) Q27.9
——great Q26.9
——peripheral NEC Q27.8
—organ of Corti (congenital) Q16.5
—chin (acquired) M95.2
——congenital Q18.9
—Klippel-Feil Q76.1
—mouth (acquired) K13.7
——congenital NEC Q38.6
—hip (joint) (acquired) M21.9
——congenital Q65.9
——due to (previous) juvenile osteochondrosis M91.2
—orbit (eye) (acquired) H05.3
——congenital Q10.7
—auricle
——ear (congenital) (see also Deformity, ear) Q17.3
—rib (acquired) M95.4
——congenital Q76.6
———cervical Q76.5
—lacrimal passages or duct (congenital) NEC Q10.6
——acquired H04.6
—caruncle, lacrimal (acquired) H04.6
——congenital Q10.6
—canaliculi (lacrimalis) (acquired) H04.6
——congenital Q10.6
—lymphatic system, congenital Q89.9
—cranium, skull (acquired) M95.2
——congenital Q75.8
———with
————hydrocephalus Q03.9
—————with spina bifida (see also Spina bifida, with hydrocephalus) Q05.4
————encephalocele (see also Encephalocele) Q01.9
————anencephaly Q00.0
————microcephaly Q02
—ovary (congenital) Q50.3
——acquired N83.8
—Madelung's (radius) Q74.0

畸形——*续前页*

一脉络膜(先天性) Q14.3
一一丛 Q07.8
一一后天性 H31.8
一盲肠(先天性) Q43.9
一一后天性 K63.8
一毛细血管(后天性) I78.8
一泌尿道(先天性) Q64.9
一泌尿系统(先天性) Q64.9
一面部(后天性) M95.2
一一先天性 Q18.9
一拇指(后天性) M20.0
一一先天性 NEC Q68.8
一脑(多处)(先天性) Q04.9
一脑脊膜(先天性) Q07.9
一一大脑 Q04.8
一一一后天性 G96.1
一一短缺 Q04.3
一一后天性 G93.8
一一脊髓 Q06.9
一一一后天性 G96.1
一内耳(先天性) Q16.5
一内翻(后天性) NEC M21.1
一内分泌腺(先天性) NEC Q89.2
一尿道(先天性) Q64.7
一一后天性 N36.8
一膀胱(颈)(括约肌)(三角区)(后天性) N32.8
一一先天性 Q64.7
一膀胱尿道口(后天性) N32.8
一一先天性 NEC Q64.7
一盆腔器官或组织 NEC
一一在妊娠或分娩中 O34.8
一一一引起梗阻性分娩 O65.5
一一一一影响到胎儿或新生儿 P03.1
一一一影响到胎儿或新生儿 P03.8
一皮肤(先天性) NEC Q82.9
一皮脂腺，口腔粘膜，先天性 Q38.6
一脾 Q89.0
一一后天性 D73.8
一一先天性 Q89.0
一胼胝体(先天性) Q04.0
一脐带(后天性) NEC(并发于分娩) O69.8
一一影响到胎儿或新生儿 P02.6

Aberrant, Deformity, Dysmorphism, Malformation
——*continued*

—choroid (congenital) Q14.3
——plexus Q07.8
——acquired H31.8
—cecum (congenital) Q43.9
——acquired K63.8
—capillary (acquired) I78.8
—urinary tract (congenital) Q64.9
—urinary system Q64.9
—face (acquired) M95.2
——congenital Q18.9
—thumb (acquired) M20.0
——congenital NEC Q68.8
—brain (multiple)(congenital) Q04.9
—meninges or membrane (congenital) Q07.9
——cerebral Q04.8
———acquired G96.1
——reduction Q04.3
——acquired G93.8
——spinal cord Q06.9
———acquired G96.1
—internal ear Q16.5
—varus NEC M21.1
—endocrine gland NEC Q89.2
—urethra (congenital) Q64.7
——acquired N36.8
—bladder (neck) (sphincter) (trigone) (acquired) N32.8
——congenital Q64.7
—vesicourethral orifice (acquired) N32.8
——congenital NEC Q64.7
—pelvic organs or tissues NEC
——in pregnancy or childbirth O34.8
———causing obstructed labor O65.5
————affecting fetus or newborn P03.1
———affecting fetus or newborn P03.8
—skin (congenital) NEC Q82.9
—sebaceous glands, mucous membrane, mouth, congenital Q38.6
—spleen Q89.0
——acquired D73.8
——congenital Q89.0
—corpus callosum (congenital) Q04.0
—umbilical cord NEC (complicating delivery) O69.8
——affecting fetus or newborn P02.6

畸形——*续前页*

一脐尿管，先天性 Q64.4
一气管(环)(先天性) Q32.1
一一后天性 J39.8
一器官或软组织(盆腔)
一一在妊娠或分娩中 NEC O34.8
一一一引起梗阻性分娩 O65.5
一一一一影响到胎儿或新生儿 P03.1
一一一影响到胎儿或新生儿 P03.8
一髂骨(后天性) M95.5
一一先天性 Q74.2
一前臂(后天性) M21.9
一一先天性 Q68.8
一前额(后天性) M95.2
一一先天性 Q75.8
一前列腺(先天性) Q55.4
一一后天性 N42.8
一屈曲(关节)(后天性) M21.2
一一髋或大腿 M21.2
一一一先天性 Q65.9
一一先天性 NEC Q68.8
一躯干(后天性) M95.8
一一先天性 Q89.9
一桡骨(后天性) M21.9
一一先天性 Q68.8
一韧带(后天性) M24.2
一乳房(后天性) N64.8
一一先天性 Q83.9
一乳头(先天性) Q83.9
一一后天性 N64.8
一入脑前血管(先天性) Q28.1
一腮(腺)(先天性) Q38.4
后天性 K11.8
一鳃裂(先天性) Q18.2
一三尖瓣(小叶)(瓣膜) I07.8
一一埃布斯坦 Q22.5
一沙漏状 - 见 挛缩，沙漏状
一上颌骨(后天性)(先天性) K07.9
一舌(先天性) Q38.3
一一后天性 K14.8
一射精管(先天性) Q55.4
一一后天性 N50.8
一神经系统(中枢)(先天性) Q07.9

Aberrant, Deformity, Dysmorphism, Malformation
——*continued*

—urachus, congenital Q64.4
—trachea (rings) (congenital) Q32.1
——acquired J39.8
—soft parts, organs or tissues (of pelvis)
——in pregnancy or childbirth NEC O34.8
———causing obstructed labor O65.5
————affecting fetus or newborn P03.1
———affecting fetus or newborn P03.8
—ilium (acquired) M95.5
——congenital Q74.2
—forearm (acquired) M21.9
——congenital Q68.8
—forehead (acquired) M95.2
——congenital Q75.8
—prostate (congenital) Q55.4
——acquired N42.8
—flexion (joint) (acquired) M21.2
——hip or thigh M21.2
———congenital Q65.9
——congenital NEC Q68.8
—trunk (acquired) M95.8
——congenital Q89.9
—radius (acquired) M21.9
——congenital Q68.8
—ligament (acquired) M24.2
—breast (acquired) N64.8
——congenital Q83.9
—nipple (congenital) Q83.9
——acquired N64.8
—precerebral vessels Q28.1
—parotid (gland) (congenital) Q38.4
——acquired K11.8
—branchial cleft Q18.2
—tricuspid (leaflets) (valve) I07.8
——Ebstein's Q22.5
—hourglass - see Contraction, hourglass
—maxilla (acquired) (congenital) K07.9
—tongue (congenital) Q38.3
——acquired K14.8
—ejaculatory duct (congenital) Q55.4
——acquired N50.8
—nervous system (central) Q07.9

畸形——*续前页*

—肾(盏)(盂)(先天性) Q63.9
—肾上腺(先天性) Q89.1
——动脉 Q27.2
———后天性 I77.8
——后天性 N28.8
—生殖器官或生殖系统 NEC
——男性(先天性) Q55.9
———后天性 N50.8
——女性(先天性) Q52.9
———后天性 N94.8
———外 Q52.7
—施普伦格尔(先天性) Q74.0
—十二指肠(先天性) Q43.9
——后天性 K31.8
—十二指肠球(后天性) K31.8
—食管(先天性) Q39.9
——后天性 K22.8
—视睫状神经管(先天性) Q13.2
—视乳头管(先天性) Q14.2
—视野(挛缩)(后天性) H53.4
—手(后天性) M21.9
——先天性 Q68.1
—手指(后天性) M20.0
——先天性 NEC Q68.1
—输精管(先天性) Q55.4
——后天性 N50.8
—输卵管，后天性 N83.8
—输尿管(造口)(先天性) Q62.8
——后天性 N28.8
—锁骨(后天性) M21.8
——先天性 Q68.8
—锁骨下动脉[迷走锁骨下动脉] Q27.8
—胎儿(后天性)
——伴有胎盆不称 O33.7
——引起梗阻性分娩 O66.3
———影响到胎儿或新生儿 P03.1
—胎盘(后天性) O43.1
—特指的(先天性) NEC Q89.8
—体被(先天性) Q84.9
—瞳孔(先天性) Q13.2
——后天性 H21.5
—头部(后天性) M95.2
——先天性 Q75.8

Aberrant, Deformity, Dysmorphism, Malformation
——*continued*

—kidney(s), renal (calyx) (pelvis) (congenital) Q63.9
—adrenal gland Q89.1
——artery Q27.2
———acquired I77.8
——acquired N28.8
—genitalia, genital organ(s) or system NEC
——male (congenital) Q55.9
———acquired N50.8
——female (congenital) Q52.9
———acquired N94.8
———external Q52.7
—Sprengel's (congenital) Q74.0
—duodenum (congenital) Q43.9
——acquired K31.8
—duodenal bulb K31.8
—esophagus, oesophagus (congenital) Q39.9
——acquired K22.8
—opticociliary vessels (congenital) Q13.2
—vessels of optic papilla (congenital) Q14.2
—visual field (contraction) H53.4
—hand (acquired) M21.9
——congenital Q68.1
—finger (acquired) M20.0
——congenital NEC Q68.1
—vas deferens (congenital) Q55.4
——acquired N50.8
—fallopian tube, oviduct, acquired N83.8
—ureter (opening) (congenital) Q62.8
——acquired N28.8
—clavicle (acquired) M21.8
——congenital Q68.8
—subclavian artery Q27.8
—fetal
——with fetopelvic disproportion O33.7
——causing obstructed labor O66.3
———affecting fetus or newborn P03.1
—placenta O43.1
—specified NEC Q89.8
—integument (congenital) Q84.9
—pupil (congenital) Q13.2
——acquired H21.5
—head (acquired) M95.2
——congenital Q75.8

畸形——*续前页*

Aberrant, Deformity, Dysmorphism, Malformation ——*continued*

畸形——*续前页*

一循环系统(先天性) NEC Q28.9
一牙(后天性) K00.2
一咽(先天性) Q38.8
一咽鼓管(先天性) NEC Q17.8
一咽喉(先天性) Q38.8
一一后天性 J39.2
一眼(先天性) Q15.9
一一先天性 Q10.3
一眼肌(先天性) Q10.3
一一后天性 H50.6
一眼睑(皱折)(后天性) H02.8
一一先天性 Q10.3
一眼球(先天性) Q15.8
一一后天性 H44.8
一一特指的 NEC Q15.8
一腰骶(先天性)(关节)(区) Q76.4
一一后天性 M43.8
一胰腺(先天性) Q45.3
一一后天性 K86.8
一乙状结肠(曲)(先天性) Q43.9
一一后天性 K63.8
一阴唇(大)(小)(先天性) Q52.7
一一后天性 N90.8
一阴道(后天性) N89.8
一一先天性 Q52.4
一阴蒂(先天性) Q52.6
一一后天性 N90.8
一阴茎(头)(先天性) Q55.6
一一后天性 N48.8
一阴囊(先天性) Q55.2
一一后天性 N50.8
一龈，后天性 NEC K06.8
一一先天性 Q38.6
一影响多系统
一一伴有特指的骨骼改变(先天性) NEC Q87.5
一硬脑脊膜(先天性) Q07.9
一一脊柱 Q06.9
一一脑 Q04.9
一幽门(先天性) Q40.3
一一后天性 K31.8

Aberrant, Deformity, Dysmorphism, Malformation ——*continued*

—circulatory system NEC Q28.9
—tooth, teeth K00.2
—pharynx (congenital) Q38.8
—eustachian tube (congenital) NEC Q17.8
—throat Q38.8
——acquired J39.2
—eye Q15.9
——congenital Q10.3
—ocular muscle (congenital) Q10.3
——acquired H50.6
—eyelid, lid (fold) (acquired) H02.8
——congenital Q10.3
—globe (eye) (congenital) Q15.8
——acquired H44.8
——specified NEC Q15.8
—lumbosacral (congenital) (joint) (region) Q76.4
——acquired M43.8
—pancreas (congenital) Q45.3
——acquired K86.8
—sigmoid (flexure) (congenital) Q43.9
——acquired K63.8
—labium (majus) (minus) (congenital) Q52.7
——acquired N90.8
—vagina (acquired) N89.8
——congenital Q52.4
—clitoris (congenital) Q52.6
——acquired N90.8
—penis (glans) (congenital) Q55.6
——acquired N48.8
—scrotum (congenital) Q55.2
——acquired N50.8
—gum, acquired NEC K06.8
——congenital Q38.6
—affecting multiple systems
——with skeletal changes specified NEC Q87.5
—dura Q07.9
——spinal Q06.9
——brain Q04.9
—pylorus (congenital) Q40.3
——acquired K31.8

畸形——*续前页*

Aberrant, Deformity, Dysmorphism, Malformation ——*continued*

畸形恐怖(非妄想性) F45.2 **Dysmorphophobia (nondelusional) F45.2**
一妄想性 F22.8 —delusional F22.8
畸形手(先天性)(桡侧)[桡偏手] Q71.4 **Clubhand (congenital) (radial) Q71.4**
一后天性 M21.5 —acquired M21.5
畸形指 R68.3 **Clubfinger R68.3**
一先天性 Q68.1 —congenital Q68.1
畸形足(先天性) Q66.8 **Clubfoot, Talipes (congenital) Q66.8**
一扁平(后天性)(任何程度) M21.4 —planus (acquired) (any degree) M21.4
一一先天性 Q66.5 ——congenital Q66.5
一一由于佝偻病(晚期效应) E64.3 ——due to rickets (late effect) E64.3
一不对称 Q66.8 —asymmetric Q66.8
一跟骨 Q66.8 —calcaneus Q66.8
一弓形[高弓足] Q66.7 —cavus, percavus Q66.7
一后天性 M21.5 —acquired M21.5
一麻痹性 M21.5 —paralytic M21.5
一马蹄 Q66.8 —equinus Q66.8
一马蹄内翻 Q66.0 —equinovarus Q66.0
一马蹄外翻 Q66.6 —equinovalgus Q66.6
一内翻 Q66.3 —varus Q66.3
一外翻 Q66.6 —valgus Q66.6
一外翻平跖 Q66.6 —planovalgus Q66.6
一仰趾内翻 Q66.1 —calcaneovarus Q66.1
一仰趾外翻 Q66.4 —calcaneovalgus Q66.4

jī 稽

稽留 **Missed**
一分娩 O36.4 —delivery O36.4
一流产 O02.1 —abortion O02.1

jī 激

激动 **R45.1** **Agitation R45.1**
激越的 - 见情况 **Agitated - see condition**

jí 吉

吉(-赫脱)(-泰森)病[幼儿乳糜泻、非热带性口炎性腹泻] **K90.0** **Gee(-Herter)(-Thaysen) disease K90.0**
吉贝尔病或吉贝尔糠疹 **L42** **Gibert's disease or pityriasis L42**
吉尔伯特病或吉尔伯特综合征[家族性非溶血性黄疸] **E80.4** **Gilbert's disease or syndrome E80.4**
吉尔福特-哈钦森病[早老] **E34.8** **Gilford-Hutchinson disease E34.8**

吉尔克病[糖原贮积病Ⅰ型] E74.0	**Gierke's disease E74.0**
吉尔克里斯特病[北美芽生菌病] B40.9	**Gilchrist's disease B40.9**
吉兰-巴雷病或综合征[急性感染性多神经炎] G61.0	**Guillain-Barr disease or syndrome G61.0**

jí 极

极低密度脂蛋白型高脂蛋白血症 E78.1	**Very-low-density-lipoprotein-type (VLDL) hyperlipoproteinemia E78.1**

jí 急

急产 O62.3	**Precipitate labor or delivery O62.3**
一影响到胎儿或新生儿 P03.5	—affecting fetus or newborn P03.5
急性 - 另见情况	**Acute - see also condition**
一腹部[急腹症] NEC R10.0	—abdomen NEC R10.0
急性颈椎损伤[挥鞭伤] S13.4	**Whiplash injury S13.4**
急躁 R45.4	**Irritable, irritability R45.4**
急疹 B09	**Roseola B09**
一幼儿 B08.2	—infantum B08.2

jí 疾

疾病(另见 病)	**Ailment, Disease, Morbidity, Morbus (see also Disease)**
一癫痫(另见 癫痫) G40.9	—caducus, comitialis (see also Epilepsy) G40.9
一老年性髋关节 M16.9	—coxae senilis M16.9
一一结核性 A18.0† M01.1*	——tuberculous A18.0† M01.1*
一心脏(另见 病，心脏) I51.9	—cordis (see also Disease, heart) I51.9
一一瓣膜 - 见 心内膜炎	——valvulorum - see Endocarditis
一原因不知 R69	—unknown cause R69
疾病恐怖 F45.2	**Nosophobia F45.2**
疾病妄想 F45.2	**Nosomania F45.2**
疾患 - 另见 病	**Disorder (of) - see also Disease**
一半月板 NEC M23.9	—meniscus NEC M23.9
一鼻 NEC J34.8	—nose NEC J34.8
一鼻窦 NEC J34.8	—sinus (nasal) NEC J34.8
一壁层肺泡 NEC J84.0	—parietoalveolar NEC J84.0
一臂丛 G54.0	—brachial plexus G54.0
一变应性 - 见 变态反应	—allergic - see Allergy
一髌股 M22.2	—patellofemoral M22.2
一髌骨 M22.9	—patella M22.9
一一特指的 NEC M22.8	——specified NEC M22.8
一哺乳 O92.7	—lactation O92.7

疾患——*续前页*
一肠
一一功能性 K59.9
一一一心因性 F45.3
一一碳水化合物吸收 NEC E74.3
一一一手术后 K91.2
一一血管性 K55.9
一一一慢性 K55.1
一一一特指的 NEC K55.8
一成纤维细胞 M72.9
一一特指的 NEC M72.8
一出血性 NEC D69.9
一一由于循环抗凝剂(另见 循环抗凝剂) D68.3
一垂体 E23.7
一一特指的 NEC E23.6
一一医源性(操作后) E89.3
一垂体神经部 NEC E23.3
一代谢 - 见 紊乱，代谢
一胆红素分泌 E80.6
一骶骨，骶尾 NEC M53.3
一骶髂 NEC M53.3
一耳，操作后 H95.9
一一特指的 NEC H95.8
一反射 R29.2
一肺，间质，药物性 J70.4
一一急性 J70.2
一一慢性 J70.3
一肺泡 NEC J84.0
一肝 K76.9
一一疟疾性 B54† K77.0*
一骨 M89.9
一一发育和生长 NEC M89.2
一一连续性 M84.9
一一一特指的 NEC M84.8
一一密度和结构 M85.9
一一一特指的 NEC M85.8
一一特指的 NEC M89.8
一鼓膜 H73.9
一关节 M25.9
一一心因性 F45.8
一海绵体 N48.9

Disorder——*continued*
—intestine, intestinal
——functional K59.9
———psychogenic F45.3
——carbohydrate absorption NEC E74.3
———postoperative K91.2
——vascular K55.9
———chronic K55.1
———specified NEC K55.8
—fibroblastic M72.9
——specified NEC M72.8
—hemorrhagic NEC D69.9
——due to circulating anticoagulants (see also Circulating anticoagulants) D68.3
—pituitary gland E23.7
——specified NEC E23.6
——iatrogenic (postprocedural) E89.3
—neurohypophysis NEC E23.3
—metabolism - see Disorder, metabolism
—bilirubin excretion E80.6
—sacrum, sacrococcygeal NEC M53.3
—sacroiliac NEC M53.3
—ear, postprocedural H95.9
——specified NEC H95.8
—reflex R29.2
—lung, interstitial, drug-induced J70.4
——acute J70.2
——chronic J70.3
—alveolar NEC J84.0
—liver K76.9
——malarial B54† K77.0*
—bone M89.9
——development and growth NEC M89.2
——continuity M84.9
———specified NEC M84.8
——density and structure M85.9
———specified NEC M85.8
——specified NEC M89.8
—tympanic membrane H73.9
—articulation, joint M25.9
——psychogenic F45.8
—corpus cavernosum N48.9

疾患——*续前页*
一汗腺(外分泌性) L74.9
一一顶泌性 L75.9
一一一特指的 NEC L75.8
一一特指的 NEC L74.8
一颌，发育性 K10.0
一一颞下颌 K07.6
一红斑性 - 见 红斑
一呼吸功能损害 J96.9
一一操作后 J95.8
一一心因性 F45.3
一肌强直性 G71.1
一肌肉 M62.9
一一特指的 NEC M62.8
一一心因性 F45.8
一一张力，新生儿 P94.9
一一一特指的 NEC P94.8
一肌肉附着处(另见 肌腱端病) M77.9
一一脊柱 M46.0
一肌肉骨骼系统，软组织 M79.9
一一操作后 M96.9
一一心因性 F45.8
一肌神经 G70.9
一一特指的 NEC G70.8
一一由于铅 G70.1
一一中毒性 G70.1
一脊柱 M53.9
一一韧带或肌肉附着处，周围 M46.0
一一特指的 NEC M53.8
一甲基丙二酸血症 E71.1
一甲状(腺) E07.9
一一功能 NEC，新生儿，暂时性 P72.2
一一特指的 NEC E07.8
一一与缺碘有关的 E01.8
一甲状旁(腺) E21.5
一一特指的 NEC E21.4
一甲状腺降钙素分泌过多 E07.0
一腱 M67.9
一一肩部 M75.8
一交感(神经) G90.9
一角质化 NEC
一一唇 K13.0
一一口腔(粘膜)(软组织) K13.2
一一舌 K13.2

Disorder——*continued*
—sweat gland (eccrine) L74.9
——apocrine L75.9
———specified NEC L75.8
——specified NEC L74.8
—jaw, developmental K10.0
——temporomandibular K07.6
—erythematous - see Erythema
—respiratory function, impaired J96.9
——postprocedural J95.8
——psychogenic F45.3
—myotonic G71.1
—muscle M62.9
——specified NEC M62.8
——psychogenic F45.8
——tone, newborn P94.9
———specified NEC P94.8
—muscular attachments (see also Enthesopathy) M77.9
——spine M46.0
—musculoskeletal system, soft tissue M79.9
——postprocedural M96.9
——psychogenic F45.8
—myoneural G70.9
——specified NEC G70.8
——due to lead G70.1
——toxic G70.1
—spine M53.9
——ligamentous or muscular attachments, peripheral M46.0
——specified NEC M53.8
—methylmalonic acidemia E71.1
—thyroid (gland) E07.9
——function NEC, neonatal, transitory P72.2
——specified NEC E07.8
——iodine-deficiency related E01.8
—parathyroid (gland) E21.5
——specified NEC E21.4
—thyrocalcitonin hypersecretion E07.0
—tendon M67.9
——shoulder region M75.8
—sympathetic (nerve) G90.9
—keratinization NEC
——lip K13.0
——oral (mucosa) (soft tissue) K13.2
——tongue K13.2

疾患——*续前页*
一结肠 K63.9
一一功能性 K59.9
一一一先天性 Q43.2
一一一心因性 F45.3
一结缔组织，局部性 L94.9
一一特指的 NEC L94.8
一惊厥发作(继发性)(另见 惊厥) R56.8
一颈部 NEC M53.8
一一神经根 NEC G54.2
一绝经后期 N95.9
一一特指的 NEC N95.8
一绝经期 N95.9
一一特指的 NEC N95.8
一口腔上皮，包括舌 K13.2
一镰状细胞(形成)(纯合的) D57.1
一一伴有危象 D57.0
一一双杂合 D57.2
一一特性 D57.3
一一特指类型 NEC D57.8
一一杂合 D57.3
一磷丧失性肾小管 N25.0
一磷酸戊糖通道伴有贫血 D55.1
一颅神经(另见 疾患，神经，颅) G52.9
一毛囊(皮肤) L73.9
一一特指的 NEC L73.8
一泌尿生殖系统
一一男性 N50.9
一一女性 N94.9
一一心因性 F45.3
一泌尿系统 N39.9
一一特指的 NEC N39.8
一免疫机制 D89.9
一一特指类型 NEC D89.8
一内分泌 E34.9
一内分泌，胰腺 - 见 增加，分泌，胰腺，内分泌
一一操作后 E89.9
一一一特指的 NEC E89.8
一尿道 N36.9
一一特指的 NEC N36.8
一颞下颌关节 K07.6

Disorder——*continued*
—colon K63.9
——functional K59.9
———congenital Q43.2
———psychogenic F45.3
—connective tissue, localized L94.9
——specified NEC L94.8
—convulsive, seizure (secondary) (see also Convulsions) R56.8
—neck region NEC M53.8
——root (nerve) NEC G54.2
—postmenopausal N95.9
——specified NEC N95.8
—menopausal N95.9
——specified NEC N95.8
—oral epithelium, including tongue K13.2
—sickle-cell (sickling) (homozygous) D57.1
——with crisis D57.0
——double heterozygous D57.2
——trait D57.3
——specified type NEC D57.8
——heterozygous D57.3
—phosphate-losing tubular N25.0
—pentose phosphate pathway with anemia D55.1
—cranial nerve (see also Disorder, nerve, cranial) G52.9
—follicular (skin) L73.9
——specified NEC L73.8
—genitourinary system
——male N50.9
——female N94.9
——psychogenic F45.3
—urinary system N39.9
——specified NEC N39.8
—immune mechanism (immunity) D89.9
——specified type NEC D89.8
—endocrine E34.9
—internal secretion, pancreas - see Increased, secretion, pancreas, endocrine
——postprocedural E89.9
———specified NEC E89.8
—urethra N36.9
——specified NEC N36.8
—temporomandibular joint K07.6

疾患——*续前页*
－凝血因子(机制)(另见 缺陷，凝血) D68.9
－－新生儿，短暂性 P61.6
－排除，经表皮 L87.9
－－特指的 NEC L87.8
－膀胱 N32.9
－－功能性 NEC N31.9
－－见于血吸虫病 B65.0† N33.8*
－－特指的 NEC N32.8
－皮肤 L98.9
－－肥大性 L91.9
－－－特指的 NEC L91.8
－－浸润性 NEC L98.6
－－肉芽肿性 L92.9
－－－特指的 NEC L92.8
－－胎儿或新生儿 P83.9
－－－特指的 NEC P83.8
－－萎缩性 L90.9
－－－特指的 NEC L90.8
－－心因性(变应性)(湿疹性) F54
－皮肤棘层松解性 L11.9
－－特指的 NEC L11.8
－前列腺 N42.9
－－特指的 NEC N42.8
－前庭功能 H81.9
－－特指的 NEC H81.8
－青春期 E30.9
－－特指的 NEC E30.8
－丘疹鳞屑性 L44.9
－－特指的 NEC L44.8
－屈光 H52.7
－－特指的 NEC H52.6
－韧带 M24.2
－韧带附着(另见 肌腱端病) M77.9
－－脊柱 M46.0
－乳房 N64.9
－－产褥期、产后 O92.2
－－特指的 NEC N64.8
－乳突，操作后 H95.9
－－特指的 NEC H95.8
－软骨 M94.9
－－关节 NEC M24.1

Disorder——*continued*
－factor, coagulation (mechanism) (see also Defect, coagulation) D68.9
－－newborn, transient P61.6
－elimination, transepidermal L87.9
－－specified NEC L87.8
－bladder N32.9
－－functional NEC N31.9
－－in schistosomiasis B65.0† N33.8*
－－specified NEC N32.8
－skin L98.9
－－hypertrophic L91.9
－－－specified NEC L91.8
－－infiltrative NEC L98.6
－－granulomatous L92.9
－－－specified NEC L92.8
－－fetus or newborn P83.9
－－－specified NEC P83.8
－－atrophic L90.9
－－－specified NEC L90.8
－－psychogenic (allergic) (eczematous) F54
－acantholytic L11.9
－－specified NEC L11.8
－prostate N42.9
－－specified NEC N42.8
－vestibular function H81.9
－－specified NEC H81.8
－puberty E30.9
－－specified NEC E30.8
－papulosquamous L44.9
－－specified NEC L44.8
－refraction H52.7
－－specified NEC H52.6
－ligament M24.2
－ligamentous attachments (see also Enthesopathy) M77.9
－－spine M46.0
－breast N64.9
－－puerperal, postpartum O92.2
－－specified NEC N64.8
－mastoid process, postprocedural H95.9
－－specified NEC H95.8
－cartilage M94.9
－－articular NEC M24.1

疾患——*续前页*
一肾(小管)功能损害 N25.9
一肾上腺(髓样) E27.9
——特指的 NEC E27.8
一肾上腺性征 E25.9
——特发性 E25.8
——药物性 E25.8
——医源性 E25.8
一肾小管，磷丧失性 N25.0
一肾小管功能损害 N25.9
——特指的 NEC N25.8
一肾小管间质(于下列情况)
——白喉 A36.8† N16.0*
——白血病 NEC(M9800/3) C95.9† N16.1*
——败血症 A41.- † N16.0*
———链球菌性 A40.- † N16.0*
——布氏菌病 A23.- † N16.0*
——多发性骨髓瘤(M9732/3) C90.0† N16.1*
——弓形虫病 B58.8† N16.0*
——胱氨酸病 E72.0† N16.3*
——混合型冷球蛋白血症 D89.1† N16.2*
——结节病 D86.8† N16.2*
——淋巴瘤 NEC(M9590/3) C85.9† N16.1*
——沙门菌感染 A02.2† N16.0*
——糖原贮积病 E74.0† N16.3*
——威尔逊病 E83.0† N16.3*
——系统性红斑狼疮 M32.1† N16.4*
——移植排斥 T86.- † N16.5*
一肾小球(见于) N05.9
——败血症 NEC A41.- † N08.0*
———链球菌性 A40.- † N08.0*
——播散性血管内凝血 D65† N08.2*
——淀粉样变 E85.4† N08.4*
——多发性骨髓瘤(M9732/3) C90.0† N08.1*
——法布里病 E75.2† N08.4*
——肺出血肾炎综合征 M31.0† N08.5*
——亨诺克(-舍恩莱因)紫癜 D69.0† N08.2*
——家族性卵磷脂胆固醇酰基转移酶缺乏 E78.6† N08.4*
——类圆线虫病 B78.9† N08.0*
——冷球蛋白血症 D89.1† N08.2*
——镰状细胞疾患 D57.- † N08.2*
——流行性腮腺炎 B26.8† N08.0*

Disorder——*continued*
—renal function, impaired (tubular) N25.9
—adrenal (capsule) (gland) (medullary) E27.9
——specified NEC E27.8
—adrenogenital E25.9
——idiopathic E25.8
——drug-induced E25.8
——iatrogenic E25.8
—tubular, phosphate-losing N25.0
—impaired renal tubular function N25.9
——specified NEC N25.8
—tubulo-interstitial (in)
——diphtheria A36.8† N16.0*
——leukemia NEC (M9800/3) C95.9† N16.1*
——septicemia A41.-† N16.0*
———streptococcal A40.-† N16.0*
——brucellosis A23.-† N16.0*
——multiple myeloma (M9732/3) C90.0† N16.1*
——toxoplasmosis B58.8† N16.0*
——cystinosis E72.0† N16.3*
——mixed cryoglobulinemia D89.1† N16.2*
——sarcoidosis D86.8† N16.2*
——lymphoma NEC (M9590/3) C85.9† N16.1*
——Salmonella infection A02.2† N16.0*
——glycogen storage disease E74.0† N16.3*
——Wilson's disease E83.0† N16.3*
——systemic lupus erythematosus M32.1† N16.4*
——transplant rejection T86.-† N16.5*
—glomerular (in) N05.9
——septicemia NEC A41.-† N08.0*
———streptococcal A40.-† N08.0*
——disseminated intravascular coagulation D65† N08.2*
——amyloidosis E85.4† N08.4*
——multiple myeloma (M9732/3) C90.0† N08.1*
——Fabry's disease E75.2† N08.4*
——Goodpasture's syndrome M31.0† N08.5*
——Henoch(-Schönlein) purpura D69.0† N08.2*
——familial lecithin cholesterol acyltransferase deficiency E78.6† N08.4*
——strongyloidiasis B78.9† N08.0*
——cryoglobulinemia D89.1† N08.2*
——sickle-cell disorders D57.-† N08.2*
——mumps B26.8† N08.0*

疾患——*续前页*
—肾小球——*续前页*
——梅毒 A52.7† N08.0*
——疟原虫疟疾 B52.0† N08.0*
——溶血性尿毒症综合征 D59.3† N08.2*
——瓦尔登斯特伦巨球蛋白血症(M9761/3) C88.0† N08.1*
——韦格纳肉芽肿病 M31.3† N08.5*
——系统性红斑狼疮 M32.1† N08.5*
——显微镜下多血管炎 M31.7† N08.5*
——血栓形成性血小板减少性紫癜 M31.1† N08.5*
——血吸虫病 B65.- † N08.0*
——亚急性细菌性心内膜炎 I33.0† N08.8*
—食管[食道] K22.9
——心因性 F45.3
—视(觉)
——放射 H47.5
——交叉 H47.4
——路 H47.7
———特指的 NEC H47.5
——皮层 H47.6
——乳头[视神经盘] H47.3
——束 H47.5
—视神经 NEC H47.0
—输尿管(见于) N28.9
——结核病 A18.1† N29.1*
——血吸虫病 B65.0† N29.1*
—双眼
——视力 NEC H53.3
——运动 H51.9
———特指的 NEC H51.8
—双杂合镰状细胞形成 D57.2
—胎儿或新生儿 P96.9
——特指的 NEC P96.8
—体被，胎儿或新生儿 P83.9
——特指的 NEC P83.8
—调节 H52.5
—瞳孔 H57.0
—痛
——由于全身性医疗情况(继发性) R52.9
——与心理因素有关的 F45.4
—晚期黄体期焦虑性 N94.8
—尾骨 NEC M53.3

Disorder——*continued*
—glomerular——*continued*
——syphilis A52.7† N08.0*
——malariae malaria B52.0† N08.0*
——hemolytic-uremic syndrome D59.3† N08.2*
——Waldenstrom's macroglobulinemia (M9761/3) C88.0† N08.1*
——Wegener's granulomatosis M31.3† N08.5*
——systemic lupus erythematosus M32.1† N08.5*
——microscopic polyangiitis M31.7† N08.5*
——thrombotic thrombocytopenic purpura M31.1† N08.5*
——schistosomiasis B65.-† N08.0*
——subacute bacterial endocarditis I33.0† N08.8*
—esophagus, oesophagus K22.9
——psychogenic F45.3
—optic, visual
——radiations H47.5
——chiasm H47.4
——pathways H47.7
———specified NEC H47.5
——cortex H47.6
——disk H47.3
——tracts H47.5
—optic nerve NEC H47.0
—ureter (in) N28.9
——tuberculosis A18.1† N29.1*
——schistosomiasis B65.0† N29.1*
—binocular
——vision NEC H53.3
——movement H51.9
———specified NEC H51.8
—double heterozygous sickling D57.2
—fetus or newborn P96.9
——specified NEC P96.8
—integument, fetus or newborn P83.9
——specified NEC P83.8
—accommodation H52.5
—pupillary H57.0
—pain
——due to general medical condition (secondary) R52.9
——associated with psychological factors F45.4
—late luteal phase dysphoric N94.8
—coccyx NEC M53.3

疾患——*续前页*
一胃(功能性) K31.9
一一心因性 F45.3
一胃肠(功能性) NEC K92.9
一一心因性 F45.3
一下背 M53.8
一一心因性 F45.4
一消化(系统) K92.9
一一操作后 K91.9
一一一特指的 NEC K91.8
一一胎儿或新生儿 P78.9
一一一特指的 NEC P78.8
一一心因性 F45.3
一心动 I49.9
一心血管系统 I51.6
一一心因性 F45.3
一心脏的，功能性 I51.8
一胸(神经)根 NEC G54.3
一血管 I99
一一动脉硬化性 - 见 动脉硬化
一血管痉挛 I73.9
一血管运动性 I73.9
一血液学 D75.9
一一胎儿或新生儿 P61.9
一一一特指的 NEC P61.8
一循环 I99
一牙
一一发育 K00.9
一一一特指的 NEC K00.8
一一萌出[出牙] K00.6
一一一伴有位置异常 K07.3
一牙发生 NEC K00.9
一咽鼓管 H69.9
一一特指的 NEC H69.8
一眼，操作后 H59.9
一一特指的 NEC H59.8
一眼的神经肌肉结构，由于梅毒引起 A52.1† H58.8*
一厌氧的糖酵解伴有贫血 D55.2
一羊膜或羊水 O41.9
一一影响到胎儿或新生儿 P02.9
一腰骶
一一丛 G54.1
一一神经根 NEC G54.4

Disorder——*continued*
—gastric, stomach (functional) K31.9
——psychogenic F45.3
—gastrointestinal (functional) NEC K92.9
——psychogenic F45.3
—low back M53.8
——psychogenic F45.4
—digestive (system) K92.9
——postprocedural K91.9
———specified NEC K91.8
——fetus or newborn P78.9
———specified NEC P78.8
——psychogenic F45.3
—heart action I49.9
—cardiovascular system I51.6
——psychogenic F45.3
—cardiac, functional I51.8
—thoracic root (nerve) NEC G54.3
—vascular I99
——arteriosclerotic - see Arteriosclerosis
—vasospastic I73.9
—vasomotor I73.9
—hematological D75.9
——fetus or newborn P61.9
———specified NEC P61.8
—circulatory I99
—tooth
——development K00.9
———specified NEC K00.8
——eruption K00.6
———with abnormal position K07.3
—odontogenesis NEC K00.9
—eustachian tube H69.9
——specified NEC H69.8
—eye, postprocedural H59.9
——specified NEC H59.8
—neuromuscular mechanism, eye, due to syphilis A52.1† H58.8*
—anaerobic glycolysis with anemia D55.2
—membranes or fluid, amniotic O41.9
——affecting fetus or newborn P02.9
—lumbosacral
——plexus G54.1
——root (nerve) NEC G54.4

疾患——*续前页*
一胰腺内分泌 E16.9
一一特指的 NEC E16.8
一营养 E63.9
一一甲 L60.3
一造血器官 D75.9
一阵发性，混合的 R56.8
一脂类 E78.9
一止血(另见 缺陷，凝血) D68.9
一周围激素感受器 E34.5
一周围神经系统 NEC G64
一椎间盘 M51.9
一锥体束外 G25.9
一一特指类型 NEC G25.8
一子宫神经支配(副交感神经)(交感神经) N85.8
一自主神经系统 G90.9
一一特指的 NEC G90.8

Disorder——*continued*
—pancreatic internal secretion E16.9
——specified NEC E16.8
—nutritional E63.9
——nail L60.3
—hematopoietic organs D75.9
—paroxysmal, mixed R56.8
—lipid E78.9
—hemostasis (see also Defect, coagulation) D68.9
—receptor, hormonal, peripheral E34.5
—peripheral nervous system NEC G64
—disk (intervertebral) M51.9
—extrapyramidal G25.9
——specified type NEC G25.8
—innervation uterus (parasympathetic) (sympathetic) N85.8
—autonomic nervous system G90.9
——specified NEC G90.8

jí 棘

棘阿米巴病(伴有) B60.1
一角膜结膜炎 B60.1† H19.2*
一结膜 B60.1† H13.1*
棘唇虫病 B74.4
棘口吸虫病 B66.8
棘皮病(后天性)(黑) L83
一良性 Q82.8
一舌 K14.3
一先天性 Q82.8
一脂溢性 L82
棘球蚴(感染) B67.9
一多房 B67.7
一一多部位 B67.6
一一肝 B67.5† K77.0*
一一特指部位 NEC B67.6
一肝 NEC B67.8† K77.0*
一一多房 B67.5† K77.0*
一一细粒 B67.0† K77.0*
一眶 B67.-† H06.1*
一特指部位 NEC B67.9
一一多房 B67.6
一一细粒 B67.3

Acanthamebiasis (with) B60.1
—keratoconjunctivitis B60.1† H19.2*
—conjunctiva B60.1† H13.1*
Acanthocheilonemiasis, Dipetalonemiasis B74.4
Echinostomiasis B66.8
Acanthosis (acquired) (nigricans) L83
—benign Q82.8
—tongue K14.3
—congenital Q82.8
—seborrheic L82
Echinococcus (infection) B67.9
—multilocularis B67.7
——multiple sites B67.6
——liver B67.5† K77.0*
——specified site NEC B67.6
—liver NEC B67.8† K77.0*
——multilocularis B67.5† K77.0*
——granulosus B67.0† K77.0*
—orbit B67.-† H06.1*
—specified site NEC B67.9
——multilocularis B67.6
——granulosus B67.3

jǐ 挤

jǐ 给

给予，预防性 **Administration, prophylactic**
—丙种球蛋白 Z29.1 —gamma globulin Z29.1
—化疗药剂 NEC Z29.2 —chemotherapeutic agents NEC Z29.2
—抗生素类 Z29.2 —antibiotics Z29.2
—免疫球蛋白 Z29.1 —immunoglobulin Z29.1

jǐ 脊

脊髓 - 另见情况 **Cord - see also condition**
—膀胱 G95.8 —bladder G95.8
——脊髓痨性 A52.1 ——tabetic A52.1
脊髓病 G95.9 **Myelopathy (spinal cord) G95.9**
—创伤性 - 见 损伤，脊髓，按部位和类型 —traumatic - see Injury, spinal cord, by site and type
—辐射性 G95.8 —radiation-induced G95.8
—横贯性，急性 G37.3 —transverse, acute G37.3
—坏死性(亚急性)(血管性) G95.1 —necrotic (subacute) (vascular) G95.1
—脊椎源性 NEC M47.1† G99.2* —spondylogenic NEC M47.1† G99.2*
—见于(由于) —in (due to)
——变性或移位，椎间盘 NEC M51.0† G99.2* ——degeneration or displacement, intervertebral disk NEC M51.0† G99.2*
——感染 - 见 脑炎 ——infection - see Encephalitis
——脊椎关节强硬 M47.1† G99.2* ——spondylosis M47.1† G99.2*
——肿瘤疾病 NEC(M8000/1)(另见 肿瘤) D48.9† G99.2* ——neoplastic disease NEC (M8000/1) (see also Neoplasm) D48.9† G99.2*
——椎间盘疾患 M51.0† G99.2* ——intervertebral disk disorder M51.0† G99.2*
———颈，颈胸的 M50.0† G99.2* ———cervical, cervicothoracic M50.0† G99.2*
—维生素 B_{12} E53.8† G32.0* —vitamin B_{12} E53.8† G32.0*
—血管性 G95.1 —vascular G95.1
—药物性 G95.8 —drug-induced G95.8
—中毒性 G95.8 —toxic G95.8
脊髓病性的 - 见情况 **Myelopathic - see condition**
脊髓出血(中心性) G95.1 **Hematomyelia (central) G95.1**
—创伤性 T14.4 —traumatic T14.4
—胎儿或新生儿(产伤) P11.5 —fetus or newborn (birth injury) P11.5
脊髓发育不全 Q06.1 **Atelomyelia, Myelatelia Q06.1**
脊髓灰质炎(急性)(前角)(流行性) A80.9 **Poliomyelitis (acute) (anterior) (epidemic) A80.9**
—伴有麻痹(延髓性)(另见 脊髓灰质炎，麻痹性) A80.3 —with paralysis (bulbar) (see also Poliomyelitis, paralytic) A80.3
—顿挫性 A80.4 —abortive A80.4
—非流行性 A80.9 —nonepidemic A80.9
—非麻痹性 A80.4 —nonparalytic A80.4
—脊髓，急性 A80.9 —spinal, acute A80.9

脊髓灰质炎——*续前页*
一麻痹性 A80.3
一一野病毒
一一一本地存在的 A80.2
一一一外地引入的 A80.1
一一与菌苗有关的 A80.0
一上行性(进行性)(另见 脊髓灰质炎，麻痹性) A80.3
一先天性 P35.8
一延髓性(麻痹性)(另见 脊髓灰质炎，麻痹性) A80.3
脊髓灰质炎后 - 另见情况
一骨病 M89.6
脊髓积水 Q06.4
脊髓脊膜膨出[脊膜脊髓膨出](另见 脊柱裂) Q05.9
一伴有脑积水(另见 脊柱裂，伴有脑积水) Q05.4
一梅毒性 A52.1† G94.8*
一胎儿，引起(对母体)梗阻性分娩 O66.3
脊髓脊膜炎(另见 脑膜脑炎) G04.9
一结核性 A17.8† G05.0*
一梅毒性 A52.1† G05.0*
一脑膜炎球菌性 A39.8† G05.0*
一细菌性 NEC G04.2
一芽生菌病性 NEC B40.8† G05.2*
一隐球菌性 B45.1† G05.2*
脊髓空洞症 G95.0
脊髓痨(性) A52.1
一伴有
一一穿孔性溃疡(足) A52.1
一一脊髓病性膀胱 A52.1
一一麻痹，全身性 A52.1
一一危象，内脏(任何) A52.1
一一夏科关节 A52.1† M14.6*
一背侧 A52.1
一一幼年 A50.4
一夫妇间 A52.1
一骨 A52.1† M90.2*
一关节病(夏科) A52.1† M14.6*
一痉挛性 A52.1
一麻痹，神经错乱的，全身性 A52.1
一梅毒(脑脊髓) A52.1
一脑脊髓 A52.1

Poliomyelitis——*continued*
—paralytic A80.3
——wild virus
———indigenous A80.2
———imported A80.1
——vaccine-associated A80.0
—ascending (progressive) (see also Poliomyelitis, paralytic) A80.3
—congenital P35.8
—bulbar (paralytic) (see also Poliomyelitis, paralytic) A80.3
Postpoliomyelitic - see also condition
—osteopathy M89.6
Hydromyelia Q06.4
Meningomyelocele, Myelomeningocele (spinal cord) (see also Spina bifida) Q05.9
—with hydrocephalus (see also Spina bifida, with hydrocephalus) Q05.4
—syphilitic A52.1† G94.8*
—fetal, causing obstructed labor (mother) O66.3
Meningomyelitis, Myelomeningitis (see also Meningoencephalitis) G04.9
—tuberculous A17.8† G05.0*
—syphilitic A52.1† G05.0*
—meningococcal A39.8† G05.0*
—bacterial NEC G04.2
—blastomycotic NEC B40.8† G05.2*
—cryptococcal B45.1† G05.2*
Syringomyelia G95.0
Tabes, tabetic A52.1
—with
——perforating ulcer (foot) A52.1
——cord bladder A52.1
——paralysis, general A52.1
——crisis, viscera (any) A52.1
——Charcot's joint A52.1† M14.6*
—dorsalis A52.1
——juvenile A50.4
—conjugal A52.1
—bone A52.1† M90.2*
—arthropathy (Charcot) A52.1† M14.6*
—spasmodic A52.1
—paralysis, insane, general A52.1
—syphilis (cerebrospinal) A52.1
—cerebrospinal A52.1

脊柱侧弯——*续前页*
一特指形式 NEC M41.8
一先天性 Q67.5
一一半椎体融合 Q76.3
一一体位性 Q67.5
一一未分裂(半椎体) Q76.3
一一由于骨性畸形 Q76.3
一胸源性 M41.3
脊柱侧弯性骨盆伴有胎盆不称 O33.0
一引起梗阻性分娩 O65.0
一影响到胎儿或新生儿 P03.1
脊柱的 - 见情况
脊柱关节病 M47.9
脊柱后凸，脊柱后突(后天性) M40.2
一放疗后 M96.2
一佝偻病的晚期效应 E64.3
一继发性 NEC M40.1
一结核性 A18.0† M49.0*
一梅毒性，先天性 A50.5† M49.3*
一莫基奥-布雷斯福德型(脊柱) E76.2† M49.8*
一体位性(青少年) M40.0
一先天性 Q76.4
一椎板切除术后 M96.3
脊柱后凸侧弯(性)(后天性)(另见 脊柱侧弯) M41.9
一佝偻病的晚期效应 E64.3
一结核性 A18.0† M49.0*
一先天性 Q67.5
一心脏(病) I27.1
脊柱裂(显性) Q05.9
一伴有脑积水 NEC Q05.4
一背部 Q05.6
一一伴有脑积水 Q05.1
一骶骨 Q05.8
一一伴有脑积水 Q05.3
一颈段 Q05.5
一一伴有脑积水 Q05.0
一胎儿(可疑的)，影响妊娠处理 O35.0
一胸(腰) Q05.6
一一伴有脑积水 Q05.1
一腰(骶) Q05.7
一一伴有脑积水 Q05.2
一隐性 Q76.0

Scoliosis——*continued*
—specified form NEC M41.8
—congenital Q67.5
——hemivertebra fusion Q76.3
——postural Q67.5
——failure of segmentation (hemivertebra) Q76.3
——due to bony malformation Q76.3
—thoracogenic M41.3
Scoliotic pelvis with disproportion (fetopelvic) O33.0
—causing obstructed labor O65.0
—affecting fetus or newborn P03.1
Spine, spinal - see condition
Spondyloarthrosis M47.9
Humpback, Kyphosis, kyphotic (acquired) M40.2
—postradiation therapy M96.2
—late effect of rickets E64.3
—secondary NEC M40.1
—tuberculous A18.0† M49.0*
—syphilitic, congenital A50.5† M49.3*
—Morquio-Brailsford type (spinal) E76.2† M49.8*
—postural (adolescent) M40.0
—congenital Q76.4
—postlaminectomy M96.3
Kyphoscoliosis, kyphoscoliotic (acquired) (see also Scoliosis) M41.9
—late effect of rickets E64.3
—tuberculous A18.0† M49.0*
—congenital Q67.5
—heart (disease) I27.1
Rachischisis, Spina bifida (aperta) Q05.9
—with hydrocephalus NEC Q05.4
—dorsal Q05.6
——with hydrocephalus Q05.1
—sacral Q05.8
——with hydrocephalus Q05.3
—cervical Q05.5
——with hydrocephalus Q05.0
—fetus (suspected), affecting management of pregnancy O35.0
—thoracic, thoracolumbar Q05.6
——with hydrocephalus Q05.1
—lumbar, lumbosacral Q05.7
——with hydrocephalus Q05.2
—occulta Q76.0

脊椎关节病 M47.9
脊椎关节强硬 M47.9
一伴有
一一脊髓病 NEC M47.1† G99.2*
一一神经根病 M47.2
一一胎盆不称 O33.0
一一一引起梗阻性分娩 O65.0
一一一影响到胎儿或新生儿 P03.1
一一压迫
一一一神经根或神经丛 M47.2† G55.2*
一创伤性 M48.3
一骶(尾) M47.8
一颈[颈椎病] M47.8
一特指的 NEC M47.8
一尾 M47.8
一腰 M47.8
脊椎滑脱(后天性) M43.0
一先天性 Q76.2
一腰骶部 M43.0
一一伴有胎盆不称 O33.0
一一一引起梗阻性分娩 O65.8
一一一影响到胎儿或新生儿 P03.1
脊椎棘突吻合 M48.2
脊椎前移症(后天性) M43.1
一伴有胎盆不称 O33.0
一一引起梗阻性分娩 O65.0
一一影响到胎儿或新生儿 P03.1
一变性性 M43.1
一创伤性(陈旧性) M43.1
一一急性(腰部)(腰骶部) S33.1
一一一腰骶以外部位 - 作为骨折，脊椎，按部位编码
一先天性 Q76.2
脊椎缺损、肛门闭锁、气管食管瘘、桡骨及肾脏发育异常综合征 Q87.2

Spondylarthrosis M47.9
Spondylosis M47.9
—with
——myelopathy NEC M47.1† G99.2*
——radiculopathy M47.2
——disproportion (fetopelvic) O33.0
———causing obstructed labor O65.0
———affecting fetus or newborn P03.1
——compression (of)
———radicular or plexus M47.2† G55.2*
—traumatic M48.3
—sacral, sacrococcygeal M47.8
—cervical M47.8
—specified NEC M47.8
—coccyx M47.8
—lumbar M47.8
Spondylolysis (acquired) M43.0
—congenital Q76.2
—lumbosacral region M43.0
——with disproportion (fetopelvic) O33.0
———causing obstructed labor O65.8
———affecting fetus or newborn P03.1
Kissing spine M48.2
Spondylolisthesis (acquired) M43.1
—with disproportion (fetopelvic) O33.0
——causing obstructed labor O65.0
——affecting fetus or newborn P03.1
—degenerative M43.1
—traumatic (old) M43.1
——acute (lumbar) (lumbosacral) S33.1
———site other than lumbosacral - code asFracture, vertebra, by region
—congenital Q76.2
VATER syndrome Q87.2

jì 计

计算障碍 R48.8
一发育性 F81.2

Dyscalculia R48.8
—developmental F81.2

jì 记

记忆倒错(另见 遗忘症) R41.3
记忆障碍、缺乏或丧失(另见 遗忘症) R41.3
一轻度，器质性脑损害后 F06.7

Paramnesia (see also Amnesia) R41.3
Memory disturbance, lack or loss (see also Amnesia) R41.3
—mild, following organic brain damage F06.7

jì 季

jì 祭

jì 继

jì 寄

jiā 加

jiā 夹

夹层形成 - 另见情况 | **Dissecting, Dissection - see also condition**
一动脉 | —artery
一一大脑(未破裂) I67.0 | ——cerebral (nonruptured) I67.0
一一一破裂(另见 出血，蛛网膜下) I60.7 | ———ruptured (see also Hemorrhage, subarachnoid) I60.7
一伤口 - 见 伤口，开放性 | —wound - see Wound, open
一血管 I99 | —vascular I99
一主动脉(任何部分)(破裂) I71.0 | —aorta (any part) (ruptured) I71.0

jiā 家

家禽饲养者癣 B88.0 | **Poultryman's itch B88.0**
家庭，家族性 - 另见情况 | **Family, familial - see also condition**
一计划(生育)指导 Z30.0 | —planning advice Z30.0
一破裂 Z63.8 | —disruption Z63.8
一一涉及离婚或离别 Z63.5 | ——involving divorce or separation Z63.5
一特指的 NEC Z59.8 | —specified NEC Z59.8
一问题 Z63.9 | —problem Z63.9
一一特指的 NEC Z63.8 | ——specified NEC Z63.8
家庭，居住环境影响照料 Z59.9 | **Household, housing circumstance affecting care Z59.9**
家庭成员失踪 Z63.4 | **Disappearance of family member Z63.4**
家族性巨颌症 K10.8 | **Cherubism K10.8**

jiá 颊

颊(侧)的 - 见情况 | **Buccal, Cheek - see condition**
颊耳畸形 Q17.4 | **Melotia Q17.4**

jiǎ 甲

甲 - 另见情况 | **Nail - see also condition**
一髌综合征 Q87.2 | —patella syndrome Q87.2
一咬 F98.8 | —biting F98.8
甲剥离 L60.1 | **Onycholysis L60.1**
甲床角化 L60.8 | **Onychophosis L60.8**
甲床脓炎 Q84.6 | **Eponychia Q84.6**
甲床炎(伴有淋巴管炎) L03.0 | **Onychia, Onychitis, Onyxitis (with lymphangitis) L03.0**
一念珠菌性 B37.2 | —candidal B37.2
一皮 B35.1 | —dermatophytic B35.1
甲刺(伴有淋巴管炎) L03.0 | **Hangnail (with lymphangitis) L03.0**
甲肥厚 L60.2 | **Onychauxis, Pachyonychia L60.2**
一先天性 Q84.5 | —congenital Q84.5

甲沟炎(伴有淋巴管炎) L03.0
—结核性(原发性) A18.4
—念珠菌性 B37.2
甲基丙二酸血症 E71.1
甲缺失 L60.8
甲软化 L60.3
甲松离 L60.3
甲脱落 L60.8
甲弯曲 L60.2
甲真菌病 B35.1
甲周炎(伴有淋巴管炎) L03.0
甲状旁腺的 - 见情况
甲状旁腺功能减退症 E20.9
—操作后 E89.2
—家族性 E20.8
—特发性 E20.0
—新生儿，暂时性 P71.4
—特指的 NEC E20.8
甲状旁腺功能亢进症 E21.3
—继发性 NEC E21.1
——肾 N25.8
—原发性 E21.0
—特指的 NEC E21.2
甲状旁腺样手足搐搦 E20.9
甲状舌(管) - 另见情况
—管，永存 Q89.2
—囊肿 Q89.2
甲状舌管永存[永存甲状舌管] Q89.2
甲状腺(体) - 另见情况
—结节(囊性)(非毒性)(单一) E04.1
甲状腺毒性
—暴发或危象 E05.5
—心脏病或衰竭(另见 甲状腺毒症) E05.9† I43.8*
甲状腺毒症(复发性) E05.9
—伴有
——单甲状腺结节 E05.1
——甲状腺肿(弥漫性)(另见 甲状腺肿，中毒性) E05.0
———单结节性 E05.1
———多结节性 E05.2
———结节性 E05.2
—慢性甲状腺炎伴有短暂性 E06.2
—人为 E05.4

Paronychia (with lymphangitis) L03.0
—tuberculous (primary) A18.4
—candidal B37.2
Methylmalonic acidemia E71.1
Onychomadesis L60.8
Onychomalacia L60.3
Onychoschizia L60.3
Onychoptosis L60.8
Onychogryphosis, onychogryposis L60.2
Onychomycosis B35.1
Perionychia (with lymphangitis) L03.0
Parathyroid gland - see condition
Hypoparathyroidism E20.9
—postprocedural E89.2
—familial E20.8
—idiopathic E20.0
—neonatal, transitory P71.4
—specified NEC E20.8
Hyperparathyroidism E21.3
—secondary NEC E21.1
——renal N25.8
—primary E21.0
—specified NEC E21.2
Parathyroid tetany E20.9
Thyroglossal - see also condition
—duct, persistent Q89.2
—cyst Q89.2
Thyrolingual duct, persistent Q89.2
Thyroid (body) (gland) - see also condition
—nodule (cystic) (nontoxic) (single) E04.1
Thyrotoxic
—storm or crisis E05.5
—heart disease or failure (see also Thyrotoxicosis) E05.9† I43.8*
Thyrotoxicosis (recurrent) E05.9
—with
——single thyroid nodule E05.1
——goiter (diffuse) (see also Goiter, toxic) E05.0
———uninodular E05.1
———multinodular E05.2
———nodular E05.2
—transient with chronic thyroiditis E06.2
—factitia E05.4

甲状腺功能缺失性恶病质 E03.4

甲状腺机能减退(后天性)(另见 甲状腺功能减退症) E03.9

—先天性 E03.1

甲状腺机能亢进(复发性) - 见 甲状腺功能亢进症

甲状腺机能缺失(后天性) - 见 甲状腺功能减退症

甲状腺机能障碍 E07.9

甲状腺炎 E06.9

—急性 E06.0

—亚急性 E06.1

—慢性 E06.5

——伴有甲状腺毒症，短暂性 E06.2

——淋巴瘤性 E06.3

——纤维性 E06.5

—板样 E06.5

—产后，产褥期 O90.5

—德奎尔万 E06.1

—非化脓性 E06.1

—化脓性 E06.0

—假结核病性 E06.1

—结核性 A18.8† E35.0*

—巨细胞 E06.1

—里德尔 E06.5

—淋巴瘤性 E06.3

—淋巴细胞性(慢性) E06.3

—淋巴样 E06.3

—桥本 E06.3

—侵袭性 E06.5

—肉芽肿性(德奎尔万)(亚急性) E06.1

—生脓性 E06.0

—纤维性(慢性) E06.5

药物性 E06.4

—医源性 E06.4

—自身免疫性 E06.3

甲状腺肿(游动性)(胸骨后)) E04.9

—伴有

——甲状腺毒症(另见 甲状腺肿，中毒性) E05.0

———结节性 E05.2

———腺瘤 E05.2

——甲状腺功能亢进症(复发性)(另见 甲状腺肿，中毒性) E05.0

———结节性 E05.2

———腺瘤 E05.2

—单纯性 E04.0

Strumipriva cachexia E03.4

Subthyroidism (acquired) (see also Hypothyroidism) E03.9

—congenital E03.1

Hyperthyroid (recurrent) - see Hyperthyroidism

Athyrea (acquired) - see Hypothyroidism

Dysthyroidism E07.9

Thyroiditis E06.9

—acute E06.0

—subacute E06.1

—chronic E06.5

——with thyrotoxicosis, transient E06.2

——lymphadenoid E06.3

——fibrous E06.5

—woody E06.5

—postpartum, puerperal O90.5

—de Quervain E06.1

—nonsuppurative E06.1

—suppurative E06.0

—pseudotuberculous E06.1

—tuberculous A18.8† E35.0*

—giant-cell E06.1

—Riedel's E06.5

—lymphomatous E06.3

—lymphocytic (chronic) E06.3

—lymphoid E06.3

—Hashimoto's E06.3

—ligneous E06.5

—granulomatous (de Quervain) (subacute) E06.1

—pyogenic E06.0

—fibrous (chronic) E06.5

—drug-induced E06.4

—iatrogenic E06.4

—autoimmune E06.3

Goiter, Struma (plunging) (substernal) E04.9

—with

——thyrotoxicosis (see also Goiter, toxic) E05.0

———nodular E05.2

———adenomatous E05.2

——hyperthyroidism (recurrent) (see also Goiter, toxic) E05.0

———nodular E05.2

———adenomatous E05.2

—simple E04.0

甲状腺肿——*续前页*
一单结节性(非毒性) E04.1
一一中毒性或伴有甲状腺功能亢进症 E05.1
一地方性(缺碘) E01.2
一一多结节性 E01.1
一一弥漫性 E01.0
一多结节性(囊性)(非毒性) E04.2
一一中毒性或伴有甲状腺功能亢进症 E05.2
一非毒性 E04.9
一一单纯性 E04.0
一一单结节性 E04.1
一一多结节性 E04.2
一一弥漫性(胶样) E04.0
一一特指的 NEC E04.8
一激素生成障碍性(家族性) E07.1
一结节性(非毒性)(由于) E04.9
一一伴有
一一一甲状腺毒症 E05.2
一一一甲状腺功能亢进症 E05.2
一一地方性 E01.1
一一缺碘 E01.1
一一散发性 E04.9
一一中毒性 E05.2
一里德尔[木样] E06.5
一淋巴瘤性 E06.3
一卵巢(M9090/0) D27
一一伴有类癌(M9091/1) D39.1
一一恶性(M9090/3) C56
一囊性 E04.2
一一由于缺碘 E01.1
一缺碘(地方性) E01.2
一一多结节性 E01.1
一一结节性 E01.1
一一弥漫性 E01.0
一突眼性 E05.0
一先天性(非毒性) E03.0
一一弥漫性 E03.0
一一实质的 E03.0
一一暂时性，伴有正常功能 P72.0
一腺瘤(另见 甲状腺肿，结节性) E04.9
一新生儿 NEC P72.0
一由于
一一甲状腺激素合成酶缺乏引起的 E07.1
一一缺碘(地方性) E01.2

Goiter, Struma——*continued*
—uninodular (nontoxic) E04.1
——toxic or with hyperthyroidism E05.1
—endemic (iodine-deficiency) E01.2
——multinodular E01.1
——diffuse E01.0
—multinodular (cystic) (nontoxic) E04.2
——toxic or with hyperthyroidism E05.2
—nontoxic E04.9
——simple E04.0
——uninodular E04.1
——multinodular E04.2
——diffuse (colloid) E04.0
——specified NEC E04.8
—dyshormogenetic (familial) E07.1
—nodular (nontoxic) (due to) E04.9
——with
———thyrotoxicosis E05.2
———hyperthyroidism E05.2
——endemic E01.1
——iodine-deficiency E01.1
——sporadic E04.9
——toxic E05.2
—Riedel's E06.5
—lymphadenoid, lymphomatosa E06.3
—ovarii (M9090/0) D27
——with carcinoid (M9091/1) D39.1
——malignant (M9090/3) C56
—cystic E04.2
——due to iodine-deficiency E01.1
—iodine-deficiency (endemic) E01.2
——multinodular E01.1
——nodular E01.1
——diffuse E01.0
—exophthalmic E05.0
—congenital (nontoxic) E03.0
——diffuse E03.0
——parenchymatous E03.0
——transitory, with normal functioning P72.0
—adenomatous (see also Goiter, nodular) E04.9
—neonatal NEC P72.0
—due to
——enzyme defect in synthesis of thyroid hormone E07.1
——iodine-deficiency (endemic) E01.2

甲状腺肿——*续前页*	**Goiter, Struma**——*continued*
一中毒性 E05.0	—toxic E05.0
一一单结节性 E05.1	——uninodular E05.1
一一多结节性 E05.2	——multinodular E05.2
一一结节性 E05.2	——nodular E05.2
一一瘤，恶性(M8000/3) C73	——tumor, malignant (M8000/3) C73
一一腺瘤 E05.2	——adenomatous E05.2
甲状腺肿-聋综合征 E07.1	**Goiter-deafness syndrome E07.1**

jiǎ 贾

贾第虫病 A07.1	**Giardiasis A07.1**
贾菲-利希滕斯坦(-尤林格)综合征 M85.0	**Jaffe-Lichtenstein(-Uehlinger) syndrome M85.0**

jiǎ 假

假 - 另见情况	**False - see also condition**
一关节 M84.1	—joint M84.1
一临产(痛) O47.9	—labor (pains) O47.9
一一妊娠 37 整周后 O47.1	——after 37 completed weeks of gestation O47.1
一一妊娠 37 整周前 O47.0	——before 37 completed weeks of gestation O47.0
一妊娠 F45.8	—pregnancy F45.8
一通道，尿道(前列腺) N36.0	—passage, urethra (prostatic) N36.0
一阳性，梅毒血清学试验(瓦塞尔曼反应) R76.2	—positive serological test for syphilis (Wassermann reaction) R76.2
假单胞菌(另见 感染，假单胞菌)	**Pseudomonas (see also Infection, pseudomonas)**
一鼻疽感染 - 见 感染，伯克霍尔德菌，鼻疽	—mallei infection - see Infection, Burkholderia, mallei
一一作为分类于他处疾病的原因 B96.8	——as cause of disease classified elsewhere B96.8
一类鼻疽，作为分类于他处疾病的原因 B96.8	—pseudomallei, as cause of disease classified elsewhere B96.8
一铜绿，作为分类于他处疾病的原因 B96.8	—aeruginosa, as cause of disease classified elsewhere B96.8
假动脉瘤 - 见 动脉瘤	**Pseudoaneurysm - see Aneurysm**
假风疹 B08.2	**Pseudorubella B08.2**
假肝硬变，心包炎性 I31.1	**Pseudocirrhosis, liver, pericardial I31.1**
假格鲁布[喘鸣性喉痉挛] J38.5	**Pseudocroup J38.5**
假佝偻病(肾性) N25.0	**Pseudorickets (renal) N25.0**
假关节(骨) M84.1	**Pseudarthrosis, pseudoarthrosis, Pseudoarthrosis (bone) M84.1**
一关节融合或关节固定术后 M96.0	—joint, following fusion or arthrodesis M96.0
一锁骨，先天性 Q74.0	—clavicle, congenital Q74.0
假红细胞增多 D75.1	**Pseudopolycythemia D75.1**
假胡勒多种营养不良 E77.0	**Pseudo-Hurler's polydystrophy E77.0**
假结核病 A28.2	**Pseudotuberculosis A28.2**
一小肠结肠炎 A04.8	—enterocolitis A04.8

假晶状体 Z96.1	**Pseudophakia Z96.1**
假库欣综合征，酒精性 E24.4	**Pseudo-Cushing's syndrome, alcohol-induced E24.4**
假两性畸形 Q56.3	**Pseudohermaphroditism Q56.3**
一男性 Q56.1	—male Q56.1
一一伴有	——with
一一一5-α 还原酶缺乏 E29.1	———5-alpha-reductase deficiency E29.1
一一一睾丸女性化 E34.5	———feminizing testis E34.5
一一一肾上腺皮质疾患 E25.8	———adrenocortical disorder E25.8
一一一雄激素抵抗 E34.5	———androgen resistance E34.5
一一一阴囊裂 Q56.1	———cleft scrotum Q56.1
一一不伴有性腺疾患 Q56.1	——without gonadal disorder Q56.1
一一肾上腺 E25.8	——adrenal E25.8
一女性 Q56.2	—female Q56.2
一一伴有肾上腺皮质疾患 E25.8	——with adrenocortical disorder E25.8
一一不伴有肾上腺皮质疾患 Q56.2	——without adrenocortical disorder Q56.2
一一肾上腺，先天性 E25.0	——adrenal, congenital E25.0
一肾上腺 E25.8	adrenal E25.8
假两性同体 - 现译名 假两性畸形	**Pseudohermaphroditism**
假鳞片样脱皮，(晶状体)囊 H26.8	**Pseudoexfoliation, capsule (lens) H26.8**
假麻痹[假瘫]	**Pseudoparalysis**
一臂或腿 R29.8	—arm or leg R29.8
一无张力性，先天性 P94.2	—atonic, congenital P94.2
假膜	**Membrane(s)**
一睫状体炎性 H21.4	—cyclitic H21.4
假膜的 - 见情况	**Pseudomembranous - see condition**
假脑脊膜突出(操作后)(脊髓的) G97.8	**Pseudomeningocele (postprocedural) (spinal) G97.8**
一外伤后 G96.1	—post-traumatic G96.1
假牛痘 B08.0	**Pseudocowpox B08.0**
假破伤风(另见 惊厥) R56.8	**Pseudotetanus (see also Convulsions) R56.8**
假青春期，早熟	**Pseudopuberty, precocious**
一男性同性 E25.8	—male isosexual E25.8
一女性异性 E25.8	—female heterosexual E25.8
假色汗症 L67.8	**Pseudochromhidosis L67.8**
假神经胶质瘤 H44.8	**Pseudoglioma H44.8**
假视神经炎，视(神经)(盘)，先天性 Q14.2	**Pseudoneuritis, optic (disk) (nerve), congenital Q14.2**
假手足搐搦 R29.0	**Pseudotetany R29.0**
一癔症性 F44.5	—hysterical F44.5
假心绞痛 - 见 心绞痛	**Pseudoangina (pectoris) - see Angina**
假性斑秃 L66.0	**Pseudopelade L66.0**
假性动脉干 Q25.4	**Pseudotruncus arteriosus Q25.4**
假性肌强直 G71.1	**Pseudomyotonia G71.1**
假性甲状旁腺功能减退症 E20.1	**Pseudohypoparathyroidism, Pseudopseudo-hypoparathyroidism E20.1**

假性髋关节痛 M91.3	**Pseudocoxalgia M91.3**
假性囊肿	**Pseudocyst**
一肺 J98.4	—lung J98.4
一视网膜 H33.1	—retina H33.1
一胰腺 K86.3	—pancreas K86.3
假性脑膜炎 R29.1	**Meningismus R29.1**
一流感性(具体病毒未证实) J11.8	—influenzal (specific virus not identified) J11.8
一一禽流感病毒已证实 J09	——avian influenza virus identified J09
一一其他流感病毒已证实 J10.8	——other influenza virus identified J10.8
一由于血清或菌苗 R29.1	—due to serum or vaccine R29.1
假性视乳头水肿 H47.3	**Pseudopapilledema H47.3**
一先天性 Q14.2	—congenital Q14.2
假性翼状胬肉 H11.8	**Pseudopterygium H11.8**
假性肿瘤	**Pseudotumor**
一眶的 H05.1	—orbital H05.1
一脑的 G93.2	—cerebri G93.2
假血友病(贝尔努特)(遗传性)(B 型) D68.0	**Pseudohemophilia (Bernuth's) (hereditary) (type B) D68.0**
一A 型 D69.8	—type A D69.8
一血管性 D69.8	—vascular D69.8
假硬化(脑)	**Pseudosclerosis (brain)**
一痉挛性，伴有痴呆 A81.0† F02.1*	—spastic, with dementia A81.0† F02.1*
一韦斯特法尔 E83.0† G99.8*	—of Westphal E83.0† G99.8*
假硬化病，新生儿 P83.8	**Pseudosclerema, newborn P83.8**
假月经(新生儿) P54.6	**Pseudomenses, Pseudomenstruation (newborn) P54.6**
假孕 F45.8	**Pseudocyesis F45.8**
假自杀[自杀企图]	**Parasuicide**
一可疑性观察 Z03.8	—observation following alleged Z03.8
一历史(个人) Z91.5	history of (personal) Z91.5
一一家族中 Z81.8	——in family Z81.8

jià 假

假日解除照料 Z75.5	**Holiday relief care Z75.5**

jiān 尖

尖的 - 见情况	**Apical - see condition**
尖耳(先天性) Q17.3	**Pointed ear (congenital) Q17.3**
尖骨盆 M95.5	**Tipping pelvis M95.5**
一伴有胎盆不称 O33.0	—with disproportion (fetopelvic) O33.0
一一引起梗阻性分娩 O65.0	——causing obstructed labor O65.0
尖头(畸形) Q75.0	**Acrocephaly, Tower skull Q75.0**
一伴有突眼 Q87.0	—with exophthalmos Q87.0

尖头并指[趾] Q87.0	**Acrocephalosyndactyly Q87.0**
尖头并指[趾]多指[趾] Q87.0	**Acrocephalopolysyndactyly Q87.0**
尖形头 Q75.0	**Oxycephaly Q75.0**
一梅毒性，先天性 A50.0	—syphilitic, congenital A50.0

jiān 坚

坚硬(大理石样)	**Marble**
一骨 Q78.2	—bones Q78.2
一皮肤(纹理) R23.8	—skin R23.8

jiān 间

间皮瘤(恶性)(M9050/3) C45.9	**Mesothelioma (malignant) (M9050/3) C45.9**
一部位分类	—site classification
一一肠系膜 C45.1	——mesentery C45.1
一一肺 C45.7	——lung C45.7
一一腹膜 C45.1	——peritoneum C45.1
一一腹膜后腔 C45.7	——retroperitoneum C45.7
一一肝 C45.7	——liver C45.7
一一结肠系膜 C45.1	——mesocolon C45.1
一一特指部位 NEC C45.7	——specified site NEC C45.7
一一网膜 C45.1	——omentum C45.1
一一未特指的 C45.9	——unspecified C45.9
一一心包 C45.2	——pericardium C45.2
一一胸膜 C45.0	——pleura C45.0
一一一壁层 C45.0	———parietal C45.0
一一纵隔 C45.7	——mediastinum C45.7
一良性(M9050/0)	—benign (M9050/0)
一一肠系膜 D19.1	——mesentery D19.1
一一腹膜 D19.1	——peritoneum D19.1
一一结肠系膜 D19.1	——mesocolon D19.1
一一特指部位 NEC D19.7	——specified site NEC D19.7
一一网膜 D19.1	——omentum D19.1
一一未特指部位 D19.9	——unspecified site D19.9
一一胸膜 D19.0	——pleura D19.0
一囊性(M9055/1) D48.4	—cystic (M9055/1) D48.4
一上皮样(M9052/3) C45.9	—epithelioid (M9052/3) C45.9
一一良性(M9052/0)	——benign (M9052/0)
一一一肠系膜 D19.1	———mesentery D19.1
一一一腹膜 D19.1	———peritoneum D19.1
一一一结肠系膜 D19.1	———mesocolon D19.1
一一一特指部位 NEC D19.7	———specified site NEC D19.7
一一一网膜 D19.1	———omentum D19.1
一一一未特指部位 D19.9	———unspecified site D19.9
一一一胸膜 D19.0	———pleura D19.0

间皮瘤——*续前页*
一双相分化(M9053/3) C45.9
——良性(M9053/0)
———肠系膜 D19.1
———腹膜 D19.1
———结肠系膜 D19.1
———特指部位 NEC D19.7
———网膜 D19.1
———未特指部位 D19.9
———胸膜 D19.0
一纤维性(M9051/3) C45.9
——良性(M9051/0)
———肠系膜 D19.1
———腹膜 D19.1
———结肠系膜 D19.1
———特指部位 NEC D19.7
———网膜 D19.1
———未特指部位 D19.9
———胸膜 D19.0
间叶瘤(M8990/1) - 另见 肿瘤，结缔组织，动态未定
一恶性(M8990/3) - 见 肿瘤，结缔组织，恶性
一良性(M8990/0) - 见 肿瘤，结缔组织，良性
间质的 - 见情况
间质性角膜炎 – 现译名 基质性角膜炎
间质性角膜结膜炎 – 现译名 基质性角膜结膜炎
间质性子宫内膜异位(M8931/1) D39.0

jiān 肩

肩的 - 见情况
肩胛擦响 M89.8
肩胛上神经的 - 见情况
肩胛痛 M89.8
肩胛下神经的 - 见情况

jiān 监

监督(对)(另见 观察) Z04.9
一避孕
——药物的 Z30.4
——装置的 Z30.5

Mesothelioma——*continued*
—biphasic (M9053/3) C45.9
——benign (M9053/0)
———mesentery D19.1
———peritoneum D19.1
———mesocolon D19.1
———specified site NEC D19.7
———omentum D19.1
———unspecified site D19.9
———pleura D19.0
—fibrous (M9051/3) C45.9
——benign (M9051/0)
———mesentery D19.1
———peritoneum D19.1
———mesocolon D19.1
———specified site NEC D19.7
———omentum D19.1
———unspecified site D19.9
———pleura D19.0
Mesenchymoma (M8990/1) - see also Neoplasm, connective tissue, uncertain behavior
—malignant (M8990/3) - see Neoplasm, connective tissue, malignant
—benign (M8990/0) - see Neoplasm, connective tissue, benign
Interstitial - see condition
Interstitial keratitis
Interstitial keratoconjunctivitis
Stromatosis, endometrial (M8931/1) D39.0

Shoulder - see condition
Grating scapula M89.8
Suprascapular nerve - see condition
Scapulalgia M89.8
Subscapular nerve - see condition

Supervision, Surveillance (of) (for) (see also Observation) Z04.9
—contraceptive
——drugs Z30.4
——device Z30.5

监督——*续前页*	**Supervision, Surveillance**——*continued*
—酒精滥用的 Z71.4	—alcohol abuse Z71.4
—药物滥用的 Z71.5	—drug abuse Z71.5
—饮食的 Z71.3	—dietary Z71.3
—哺乳的 Z39.1	—lactation Z39.1
—高危妊娠的(另见 妊娠，监督) Z35.9	—high-risk pregnancy (see also Pregnancy, supervision) Z35.9
—妊娠的 - 见 妊娠，监督	—pregnancy - see Pregnancy, supervision of
—以前指定避孕方法的 Z30.5	—contraceptive method previously prescribed Z30.5
—饮食的 Z71.3	—dietary Z71.3
监禁	**Incarceration, incarcerated**
—入狱，引起焦虑 Z65.1	—prison, anxiety concerning Z65.1
监禁，引起焦虑 Z65.1	**Imprisonment, anxiety concerning Z65.1**

jiān 缄

缄默症	**Mutism**
—选择性(调节反应)(童年) F94.0	—elective, selective (adjustment reaction) (childhood) F94.0
—癔症性 F44.4	—hysterical F44.4

jiǎn 检

检查(全身性)(常规)(的)(为) Z00.0	**Checking (of), Examination (general) (routine) (of) (for) Z00.0**
—癌瘤期 - 见 肿瘤，恶性	—cancer staging - see Neoplasm, malignant
—避孕用(药)具的维持性(常规) Z30.4	—contraceptive (drug) maintenance (routine) Z30.4
——装置(子宫内) Z30.5	——device (intrauterine) Z30.5
—变态反应 Z01.5	—allergy Z01.5
—产后	—postpartum
——产后即刻 Z39.0	——immediately after delivery Z39.0
——常规随诊 Z39.2	——routine follow-up Z39.2
—儿童快速生长期 Z00.2	—period of rapid growth in childhood Z00.2
—耳的 Z01.1	—ear Z01.1
—法医学理由 NEC Z04.8	—medicolegal reason NEC Z04.8
—放射学 NEC Z01.6	—radiological NEC Z01.6
—妇科 Z01.4	—gynecological Z01.4
——为避孕用(药)具的维护 Z30.4	——for contraceptive (drug) maintenance Z30.4
———装置(子宫内) Z30.5	———device (intrauterine) Z30.5
—宫颈帕帕尼古劳涂片 Z12.4	—cervical Papanicolaou smear Z12.4
——作为妇科常规检查的一部分 Z01.4	——as part of routine gynecological examination Z01.4
—供者(可能的) Z00.5	—donor (potential) Z00.5

检验，试验——*续前页*
一妊娠(可能的)(未确定的) Z32.0
——确定的 Z32.1
一生育 Z31.4
一实验室 Z01.7
——为法医学理由 NEC Z04.8
——异常所见 - 见 异常的，按类型
一视力 Z01.0
一特指的 NEC Z01.8
一听力 Z01.1
一瓦塞尔曼 Z11.3
——阳性(另见 梅毒血清学，阳性) A53.0
———假 R76.2
一心脏脉冲发生器(电池) Z45.0
一血压 Z01.3
——异常读数 - 见 血液，血压
一血中酒精 Z04.0
——阳性 - 见 血中发现
一血中药物 Z04.0
——阳性 - 见 血中发现
一智力 NEC Z01.8
——婴儿或儿童 Z00.1

Test——*continued*
—pregnancy (possible) (unconfirmed) Z32.0
——confirmed Z32.1
—fertility, procreative Z31.4
—laboratory Z01.7
——for medicolegal reason NEC Z04.8
——abnormal finding - see Abnormal, by type
—vision Z01.0
—specified NEC Z01.8
—hearing Z01.1
—Wassermann Z11.3
——positive (see also Serology for syphilis, positive) A53.0
———false R76.2
—cardiac pulse generator (battery) Z45.0
—blood pressure Z01.3
——abnormal reading - see Blood, pressure
—blood-alcohol Z04.0
——positive - see Finding in blood
—blood-drug Z04.0
——positive - see Finding in blood
—intelligence NEC Z01.8
——infant or child Z00.1

jiǎn 减

减低
一咀嚼力 K08.8
一能力
——听骨 H74.3
——需要提供照料者 Z74.0
一葡萄糖耐量 R73.0
一糖耐量 R73.0
减低的肺换气量或肺活量 R94.2
减少
一雌激素 E28.3
一脆性红细胞 D58.8
一感觉(冷)(热)(触)(振动) R20.8
一功能
——垂体(腺)(前)(叶) E23.0
———后叶[神经垂体] E23.0
——垂体功能减退症中的卵巢 E23.0
——胰腺实质 K86.8
——脂酶(胰腺) K90.3
一功能活动性 R68.8
一呼吸音，由于损伤后休克 T79.4
一泪分泌物 NEC H04.1

Impaired
—mastication K08.8
—mobility
——ear ossicles H74.3
——requiring care provider Z74.0
—tolerance, glucose R73.0
—glucose tolerance R73.0
Reduced ventilatory or vital capacity R94.2
Decrease(d), Diminished, diminution
—estrogen E28.3
—fragility of erythrocytes D58.8
—sense or sensation (cold) (heat) (tactile) (vibratory) R20.8
—function
——pituitary (gland) (anterior) (lobe) E23.0
———posterior E23.0
——ovary in hypopituitarism E23.0
——parenchyma of pancreas K86.8
——lipase (pancreatic) K90.3
—functional activity R68.8
—respiration, due to shock following injury T79.4
—tear secretion NEC H04.1

jiǎn 睑

jiǎn 碱

碱血症 **E87.3**
碱中毒(代谢性)(呼吸性) **E87.3**

Alkalemia E87.3
Alkalosis (metabolic) (respiratory) E87.3

jiàn 间

间接的 - 见情况
间隙，牙 **K07.3**
间歇性跛行 **I73.9**
间歇性的 - 见情况

Indirect - see condition
Diastema, tooth, teeth K07.3
Angina cruris I73.9
Intermittent - see condition

jiàn 剑

剑突联胎 **Q89.4**

Xiphopagus Q89.4

jiàn 健

健康
—查体(常规) Z00.0
——婴儿或儿童 Z00.1
——职业性 Z10.0
—服务，因下列情况所提供
——不足
———经济来源 NEC Z59.9
———住房 Z59.1
——独自生活者 Z60.2
——活动能力下降 Z74.0
——家中无人照料 Z74.2
——困床状态[卧床不起] Z74.0
——贫穷 NEC Z59.6
———极度 Z59.5
——特指的原因 NEC Z59.8
——为提供家庭照料者的休假 Z75.5
——无住房 Z59.0
——需要
———持续的监护 Z74.3
———照料人员的帮助 Z74.1
——住校者 Z59.3
——住在公共机构者 Z59.3
—教育 Z71.9
—指导 Z71.9
健康查体(常规) **Z00.0**
—婴儿(无病) Z00.1
—职业性 Z10.0

Health
—check-up (routine) Z00.0
——infant or child Z00.1
——occupational Z10.0
—services provided because (of)
——inadequate
———economic resources NEC Z59.9
———housing Z59.1
——person living alone Z60.2
——reduced mobility Z74.0
——no care available in home Z74.2
——bedfast status Z74.0
——poverty NEC Z59.6
———extreme Z59.5
——specified cause NEC Z59.8
——holiday relief for person providing home care Z75.5
——lack of housing Z59.0
——need for
———continuous supervision Z74.3
———assistance with personal care Z74.1
——boarding school residence Z59.3
——residence in institution Z59.3
—education Z71.9
—advice, instruction Z71.9
Check-up, health (routine) Z00.0
—infant (not sick) Z00.1
—occupational Z10.0

健康的
—陪伴病人者 Z76.3
—婴儿
——得到照料 Z76.2
——陪伴有病的母亲 Z76.3

Healthy
—person accompanying sick person Z76.3
—infant
——receiving care Z76.2
——accompanying sick mother Z76.3

jiàn 渐

渐进性坏死 R68.8
—脂质 NEC L92.1
——伴有糖尿病(另见 E10-E14 伴有第四位数.6) E14.6† L99.8*

Necrobiosis R68.8
—lipoidica NEC L92.1
——with diabetes (see also E10-E14 with fourth character .6) E14.6† L99.8*

jiàn 腱

腱的 - 见情况
腱鞘囊肿(复合性)(弥漫性)(关节)(腱(鞘)) M67.4
—结核性 A18.0† M68.0*
—雅司病(早期)(晚期)的 A66.6
腱鞘炎 M65.9
—二头肌 M75.2
—感染性 NEC M65.1
—肩 M75.8
——粘连性 M75.0
—见于(由于)
——结晶性 M65.8
——淋病性 A54.4† M68.0*
——梅毒(晚期) A52.7† M68.0*
——使用、过度使用、压迫 M70.9
———特指的 NEC M70.8
—结核性 - 见 结核，腱鞘炎
—淋球菌性 A54.4† M68.0*
—桡骨茎突 M65.4
—特指的 NEC M65.8
—粘连性 M65.8
——肩 M75.0

Tendon - see condition
Ganglion (compound) (diffuse) (joint) (tendon (sheath)) M67.4
—tuberculous A18.0† M68.0*
—of yaws (early) (late) A66.6
Tenosynovitis, Tendosynovitis, Tenontosynovitis, Tenontothecitis, Tenovaginitis M65.9
—bicipital M75.2
—infective NEC M65.1
—shoulder M75.8
——adhesive M75.0
—in (due to)
——crystals M65.8
——gonorrhea A54.4† M68.0*
——syphilis (late) A52.7† M68.0*
——use, overuse, pressure M70.9
———specified NEC M70.8
—tuberculous - see Tuberculosis, tenosynovitis
—gonococcal A54.4† M68.0*
—radial styloid M65.4
—specified NEC M65.8
—adhesive M65.8
——shoulder M75.0

jiāng 姜

姜片虫病(肠道)，布氏姜片虫病 B66.5

Fasciolopsiasis (intestinal), fasciolopsis (buski) B66.5

jiāng 浆

浆膜炎，多发性 K65.8 **Serositis, multiple K65.8**

一腹膜 K65.8 —peritoneal K65.8

浆细胞瘤(髓外)(孤立性)(M9731/3) C90.2 **Plasmacytoma (extramedullary) (solitary) (M9731/3) C90.2**

浆细胞增多症 D72.8 **Plasmacytosis D72.8**

浆液脓性的 - 见情况 **Seropurulent - see condition**

浆液性的 - 见情况 **Serous - see condition**

浆液性脑膜炎 - 见 脑膜炎 **Hydromeningitis - see Meningitis**

jiāng 僵

僵颈(另见 斜颈) M43.6 **Stiff neck (see also Torticollis) M43.6**

僵人综合征 G25.8 **Stiff-man syndrome G25.8**

僵痛(四头肌) S76.1 **Charley-horse (quadriceps) S76.1**

一肌肉，除外四头肌 - 见 扭伤 —muscle, except quadriceps - see Sprain

僵硬，关节 M25.6 **Stiffness, joint M25.6**

一骶髂 M53.3 —sacroiliac M53.3

一多部位 NEC M25.6 —multiple sites NEC M25.6

一关节固定术状态 Z98.1 —arthrodesis status Z98.1

一踝 M25.6 —ankle M25.6

一脊柱 M53.8 —spine M53.8

一肩 M25.6 —shoulder M25.6

一髋 M25.6 —hip M25.6

一融合术，状态 Z98.1 —surgical fusion, status Z98.1

一手指 M25.6 —finger M25.6

一特指的 NEC M25.6 —specified NEC M25.6

一腕 M25.6 —wrist M25.6

一膝 M25.6 —knee M25.6

一肘 M25.6 —elbow M25.6

jiàng 降

降低 **Depression**

一功能活动性 R68.8 —functional activity R68.8

一基础代谢率 R94.8 —basal metabolic rate R94.8

降下不良，睾丸 Q53.9 **Maldescent, testis Q53.9**

一单侧 Q53.1 —unilateral Q53.1

一双侧 Q53.2 —bilateral Q53.2

jiāo 交

交感神经的 - 见情况	**Sympathetic - see condition**
交感神经过敏 G90.8	**Sympatheticotonia G90.8**
交感神经原细胞瘤(M9500/3) - 见 成交感神经细胞瘤	**Sympathicogonioma, Sympathogonioma (M9500/3) - see Sympathicoblastoma**
交替的 - 见情况	**Alternating - see condition**
交替脉或三联律 R00.8	**Pulsus alternans or trigeminus R00.8**
交通 - 见 连通	**Communication**

jiāo 胶

胶	**Glue**
一耳 H65.3	一ear H65.3
一嗅(飞机胶) F18.1	一sniffing (airplane) F18.1
一一依赖 F18.2	一一dependence F18.2
胶原病(非血管性)(血管性) M35.9	**Collagenosis, collagen disease (nonvascular) (vascular) M35.9**
一反应性穿通性 L87.1	一reactive perforating L87.1
一特指的 NEC M35.8	一specified NEC M35.8
一心血管性 I42.8	一cardiovascular I42.8
胶性结节(囊性)(甲状腺) E04.1	**Colloid nodule (cystic) (of thyroid) E04.1**

jiāo 焦

焦虑 F41.9	**Anxiety F41.9**
一发作性阵发性 F41.0	一episodic paroxysmal F41.0
一反应 F41.1	一reaction F41.1
一离别，异常的(童年的) F93.0	一separation, abnormal (of childhood) F93.0
一全身性 F41.1	一generalized F41.1
一神经症 F41.1	一neurosis F41.1
一特指的 NEC F41.8	一specified NEC F41.8
一抑郁 F41.2	一depression F41.2
一癔症 F41.8	一hysteria F41.8
一状态 F41.1	一state F41.1

jiǎo 角

角(膜)结膜炎 H16.2	**Keratoconjunctivitis H16.2**
角度形成[梗阻性锐角]	**Angulation**
一肠(大)(小)(另见 梗阻，肠) K56.6	一intestine (large) (small) (see also Obstruction, intestine) K56.6
一骶骨(后天性) M43.8	一sacrum (acquired) M43.8
一一先天性 NEC Q76.4	一一congenital NEC Q76.4
一股骨(后天性) M21.8	一femur (acquired) M21.8
一一先天性 Q74.2	一一congenital Q74.2

角化不良　L85.8
－宫颈(另见 发育不良，宫颈) N87.9
－先天性　Q82.8
－子宫　NEC N85.8
角化不全　R23.4
－杂色的　L41.0
角化过度(另见 角化病) L85.9
－更年期掌跖　L85.1
－宫颈(另见 发育不良，宫颈) N87.9
－老年性(伴有瘙痒[症]) L57.0
－滤泡性　Q82.8
－－穿入性(皮肤) L87.0
－品他病　A67.1
－全身先天性　Q80.8
－声带　J38.3
－外阴　N90.4
－由于雅司病(早期)(晚期)(掌或足底) A66.3
角化棘皮瘤　L85.8
角化囊肿(牙源性) K09.0
角膜 - 另见情况
－扁平　Q13.4
－滴状　H18.4
角膜白斑　H17.8
－粘连性　H17.0
角膜病变　H18.9
－大疱性　H18.1
－－白内障手术后　H59.0
－带状　H18.4
角膜巩膜炎，结核性　A18.5† H19.2*
角膜虹膜炎(另见 虹膜睫状体炎) H20.9
－结核性　A18.5† H22.0*
－梅毒性　A50.3† H22.0*
角膜后弹力层突出　H18.7
角膜后弹力层膨出　H18.7
角膜积血　H18.0
角膜扩张　H18.7
－先天性　Q13.4
角膜软化症　H18.4
－维生素 A 缺乏　E50.4† H19.8*
角膜色素线　H18.0
角膜血沉着　H18.0

Dyskeratosis L85.8
－cervix (see also Dysplasia, cervix) N87.9
－congenital Q82.8
－uterus NEC N85.8
Parakeratosis R23.4
－variegata L41.0
Hyperkeratosis (see also Keratosis) L85.9
－palmoplantaris climacterica L85.1
－cervix (see also Dysplasia, cervix) N87.9
－senile (with pruritus) L57.0
－follicularis Q82.8
－－penetrans (in cutem) L87.0
－pinta A67.1
－universalis congenita Q80.8
－vocal cord J38.3
－vulva N90.4
－due to yaws (early) (late) (palmar or plantar) A66.3
Keratoacanthoma L85.8
Keratocyst (odontogenic) K09.0
Cornea - see also condition
－plana Q13.4
－guttata H18.4
Leukoma (cornea) H17.8
－adherent H17.0
Keratopathy H18.9
－bullous H18.1
－－following cataract surgery H59.0
－band H18.4
Keratosclcritis, tuberculous A18.5† H19.2*
Keratoiritis (see also Iridocyclitis) H20.9
tuberculous A18.5† H22.0*
－syphilitic A50.3† H22.0*
Keratodermatocele H18.7
Keratocele H18.7
Hematocornea H18.0
Keratectasia H18.7
－congenital Q13.4
Keratomalacia H18.4
－vitamin A deficiency E50.4† H19.8*
Hudson(-Stahli) line H18.0
Keratohemia H18.0

角膜炎——*续前页*
一水泡状 H16.8
一丝状 H16.1
一特指的 NEC H16.8
一条纹状 H16.1
一星状 H16.1
一硬化性 H16.3
一晕性 H16.1
角膜眼色素层炎(另见 虹膜睫状体炎) H20.9
角膜真菌病 B49† H19.2*
一微黑(掌肌) B36.1
角质
一甲 L60.2
一一先天性 Q84.6
一皮肤 L85.8
一暴露性 H16.2
一传染性 B30.0† H19.2*
一船坞[流行性角膜结膜炎] B30.0† H19.2*
一干燥性(舍格伦) M35.0† H19.3*
一棘阿米巴性 B60.1† H19.2*
一结核性(小泡性) A18.5† H19.2*
一流行性 B30.0† H19.2*
一麻疹后 B05.8† H19.2*
一疱疹(性)(单纯性) B00.5† H19.1*
一一带状 B02.3† H19.2*
一神经营养性 H16.2
一兔眼性 H16.2
一腺病毒性 B30.0† H19.2*
一小泡性 H16.2

Keratitis——*continued*
—vesicular H16.8
—filamentary H16.1
—specified NEC H16.8
—striate H16.1
—stellate H16.1
—sclerosing H16.3
—areolar H16.1
Kerato-uveitis (see also Iridocyclitis) H20.9
Keratomycosis B49† H19.2*
—nigrans, nigricans (palmaris) B36.1
Horn
—nail L60.2
——congenital Q84.6
—cutaneous L85.8
—exposure H16.2
—infectious B30.0† H19.2*
—shipyard B30.0† H19.2*
—sicca (Sjögren's) M35.0† H19.3*
—Acanthamoeba B60.1† H19.2*
—tuberculous (phlyctenular) A18.5† H19.2*
—epidemic B30.0† H19.2*
—postmeasles B05.8† H19.2*
—herpes, herpetic (simplex) B00.5† H19.1*
——zoster B02.3† H19.2*
—neurotrophic H16.2
—lagophthalmic H16.2
—adenoviral B30.0† H19.2*
—phlyctenular H16.2

jiǎo 绞

绞痛(复发性)(腹) R10.4
一肠 R10.4
一胆 K80.5
一胆管(另见 胆总管结石病) K80.5
一胆囊 K80.2
一胆囊管(另见 胆石症) K80.2
一胆石性 K80.2
一一胆囊或胆囊管(另见 胆石症) K80.2
一胆汁性 R10.4
一胆总管 K80.5

Colic (recurrent) R10.4
—intestinal R10.4
—biliary K80.5
—bile duct (see also Choledocholithiasis) K80.5
—gallbladder K80.2
—cystic duct (see also Cholelithiasis) K80.2
—gallstone K80.2
——gallbladder or cystic duct (see also Cholelithiasis) K80.2
—bilious R10.4
—common duct K80.5

绞痛——*续前页*
一腹部 R10.4
一一心因性 F45.3
一肝(管)(另见 胆总管结石病) K80.5
一画家(铅) NEC T56.0
一痉挛性 R10.4
一阑尾 K38.8
一尿道 N36.8
一一由于结石 N21.1
一铅毒性 NEC T56.0
一肾 N23
一肾炎 N23
一输尿管 N23
一胃肠气胀 R14
一心 - 见 心绞痛
一心因性 F45.3
一癔症性 F45.3
一婴儿 R10.4
一子宫 NEC N94.8
一一月经(另见 痛经) N94.6

绞窄 T71
一肠或结肠 K56.2
一肠系膜 K56.2
一一伴有疝(另见 疝，按部位，伴有梗阻) K46.0
一一一伴有坏疽(另见 疝，按部位，伴有坏疽) K46.1
一阑尾 K38.8
一卵巢 N83.5
一粘液性(另见 窒息，粘液) T17.9
一膀胱颈 N32.0
一膀胱尿道口 N32.0
一脐带 - 另见 压迫，脐带
一一胎儿或新生儿 P02.5
一器官或部位，先天性 NEC - 见 闭锁，按部位
一疝(另见 疝，按部位，伴有梗阻) K46.0
一一伴有坏疽(另见 疝，按部位，伴有坏疽) K46.1
一网膜 K56.2
一胃，由于疝引起的(另见 疝，按部位，伴有梗阻) K46.0
一一伴有坏疽(另见 疝，按部位，伴有坏疽) K46.1
一引起窒息 T71

Colic——*continued*
—abdomen R10.4
——psychogenic F45.3
—hepatic (duct) (see also Choledocholithiasis) K80.5
—painter's NEC T56.0
—spasmodic R10.4
—appendix, appendicular K38.8
—urethral N36.8
——due to calculus N21.1
—Devonshire, lead, saturnine NEC T56.0
—kidney, renal N23
—nephritic N23
—ureter N23
—flatulent R14
—Angina
—psychogenic F45.3
—hysterical F45.3
—infantile R10.4
—uterus NEC N94.8
——menstrual (see also Dysmenorrhea) N94.6

Strangulation, strangulated T71
—bowel, intestine or colon K56.2
—mesentery K56.2
——with hernia (see also Hernia, by site, with obstruction) K46.0
———with gangrene (see also Hernia, by site, with gangrene) K46.1
—appendix K38.8
—ovary N83.5
—mucus (see also Asphyxia, mucus) T17.9
—bladder-neck N32.0
—vesicourethral orifice N32.0
—umbilical cord - see also Compression, umbilical cord
——fetus or newborn P02.5
—organ or site, congenital NEC - see Atresia, by site
—hernia (see also Hernia, by site, with obstruction) K46.0
——with gangrene (see also Hernia, by site, with gangrene) K46.1
—omentum K56.2
—stomach due to hernia (see also Hernia, by site, with obstruction) K46.0
——with gangrene (see also Hernia, by site, with gangrene) K46.1
—asphyxiation or suffocation by T71

jiǎo 脚

脚气 E51.1 — **Kakke E51.1**

脚气病(干性) E51.1 — **Beriberi (dry) E51.1**

—湿性 E51.1 — —wet E51.1

——多神经病 E51.1† G63.4* — ——polyneuropathy E51.1† G63.4*

——涉及循环系统 E51.1† I98.8* — ——involving circulatory system E51.1† I98.8*

jiào 教

教师结节 J38.2 — **Teacher's node or nodule J38.2**

教育条件障碍 Z55.9 — **Educational handicap Z55.9**

—特指的 NEC Z55.8 — —specified NEC Z55.8

jiào 酵

酵母氨酸尿症 E72.3 — **Saccharopinuria E72.3**

jiē 疖

疖(病)(另见 脓肿，按部位)(另见 脓肿，皮肤) L02.9 — **Boil, Button, Furuncle, Furunculosis (see also Abscess, by site)(see also Abscess, cutaneous) L02.9**

—阿勒波[东方疖] B55.1 — —Aleppo B55.1

—巴格达[东方疖] B55.1 — —Baghdad B55.1

—鼻 J34.0 — —nose J34.0

—德里[皮肤利什曼病] B55.1 — —Delhi B55.1

—东方[皮肤利什曼病] B55.1 — —Biskra, Oriental B55.1

—耳，外 H60.0 — —ear, external H60.0

—耳廓 H60.0 — —auricle (ear) H60.0

—海绵体 N48.2 — —corpus cavernosum N48.2

—眶 H05.0 — —orbit, orbital H05.0

—泪 — —lacrimal

——道(管)(囊) H04.3 — ——passages (duct) (sac) H04.3

——腺 H04.0 — ——gland H04.0

—热带的 B55.1 — —tropical B55.1

—胎生 B55.1 — —Natal B55.1

—外耳道 H60.0 — —external auditory canal H60.0

—外阴 N76.4 — —vulva N76.4

—眼睑 H00.0 — —eyelid H00.0

—阴唇(大)(小) N76.4 — —labium (majus) (minus) N76.4

—阴茎 N48.2 — —penis N48.2

疖孔状畸形(手指) M20.0 — **Boutonnière deformity (finger) M20.0**

jiē 结

结巴 **F98.5**

Stammering F98.5

jiē 接

接触(与)
一艾滋病毒 Z20.6
一病毒性肝炎 Z20.5
一病毒性疾病 NEC Z20.8
一肠道传染病 Z20.0
一传染病 Z20.9
一一病毒性 NEC Z20.8
一一特指的 NEC Z20.8
一一性传播的 Z20.2
一风疹 Z20.4
一感染
一一肠道 Z20.0
一一人类免疫缺陷病毒 Z20.6
一一特指的 NEC Z20.8
一一性传播 Z20.2
一霍乱 Z20.0
一脊髓灰质炎 Z20.8
一寄生虫病 Z20.7
一结核病 Z20.1
一狂犬病 Z20.3
一淋病 Z20.2
一螨病 Z20.7
一梅毒 Z20.2
一侵染(寄生虫性) NEC Z20.7
一人类免疫缺陷病毒 Z20.6
一虱病 Z20.7
一天花(实验室的) Z20.8
一性病 Z20.2
一性传播疾病 Z20.2
接合菌病 B46.9
一特指的 NEC B46.8
接连的 - 见情况

Contact (with)
—AIDS virus Z20.6
—viral hepatitis Z20.5
—viral disease NEC Z20.8
—intestinal infectious disease Z20.0
—communicable disease Z20.9
——viral NEC Z20.8
——specified NEC Z20.8
——sexually transmitted Z20.2
—German measles, rubella Z20.4
—infection
——intestinal Z20.0
——human immunodeficiency virus (HIV) Z20.6
——specified NEC Z20.8
——sexually transmitted Z20.2
—cholera Z20.0
—poliomyelitis Z20.8
—parasitic disease Z20.7
—tuberculosis Z20.1
—rabies Z20.3
—gonorrhea Z20.2
—acariasis Z20.7
—syphilis Z20.2
—infestation (parasitic) NEC Z20.7
—human immunodeficiency virus (HIV) Z20.6
—pediculosis Z20.7
—smallpox (laboratory) Z20.8
—venereal disease Z20.2
—sexually transmitted disease Z20.2
Zygomycosis B46.9
—specified NEC B46.8
Consecutive - see condition

jié 节

节段性肠炎 - 现译名 局限性肠炎	**Regional enteritis**
节律	**Rhythm**
一房室结性 I49.8	—atrioventricular nodal I49.8
一结性 I49.8	—nodal I49.8
一睡眠，反常 G47.2	—sleep, inversion G47.2
一脱逸 I49.9	—escape I49.9
一紊乱 I49.9	—disorder I49.9
一一冠状窦 I49.8	——coronary sinus I49.8
一一结性 I49.8	——nodal I49.8
一一异位 I49.8	——ectopic I49.8
一心室自身 I44.2	—idioventricular I44.2
一心脏，异常的 I49.9	—heart, abnormal I49.9
节律障碍	**Dysrhythmia**
一大脑或皮质(另见 癫痫) G40.9	—cerebral or cortical (see also Epilepsy) G40.9
一心脏 I49.9	—cardiac I49.9
一一手术后 I97.8	——postoperative I97.8
一一一心脏外科手术的远期效应 I97.1	———long-term effect of cardiac surgery I97.1
一一新生儿 P29.1	——newborn P29.1
节旁体瘤 – 现译名 神经节细胞瘤	**Paraganglioma**
节肢动物媒介性脑炎，澳大利亚 A83.4	**Arboencephalitis, Australian A83.4**

jié 杰

杰克逊癫痫或发作(局灶性) G40.1	**Jacksonian epilepsy or seizures (focal) G40.1**
杰克逊帆 Q43.3	**Veil, Jackson's Q43.3**
杰克逊膜或帆 Q43.3	**Jackson's membrane or veil Q43.3**

jié 结

结(节) - 另见 结节	**Node(s) - see also Nodule**
一奥斯勒 I33.0	—Osler's I33.0
一布沙尔(伴有关节病) M15.2	—Bouchard's (with arthropathy) M15.2
一歌手 J38.2	—singer's J38.2
一海加思 M15.8	—Haygarth's M15.8
一赫伯登(伴有关节病) M15.1	—Heberden's (with arthropathy) M15.1
一喉 J38.7	—larynx J38.7
一挤奶人 B08.0	—milker's B08.0
一教师 J38.2	—teacher's J38.2
一结核性 - 见 结核，淋巴腺	—tuberculous - see Tuberculosis, lymph gland
一淋巴 - 见情况	—lymph - see condition
一声带 J38.2	—vocal cord J38.2
一施莫尔 M51.4	—Schmorl's M51.4

结肠的 - 见情况

结肠假息肉病 K51.4

结肠系膜的 - 见情况

结肠下垂 K63.4

结肠炎(急性)(卡他性)(出血性) (另见小肠炎) A09.9

—慢性(非传染性) K52.9

—阿米巴(急性)(另见 阿米巴病) A06.0

——非痢疾性 A06.2

—变应性 K52.2

—传染性(另见 小肠炎，传染性) A09.0

—非传染性 K52.9

——特指的 NEC K52.8

—贾第虫 A07.1

—假膜性 A04.7

—结核性(溃疡性) A18.3† K93.0*

—痉挛性 K58.9

——伴有腹泻 K58.0

—局限性 K50.1

—溃疡性(慢性) K51.9

——特指的 NEC K51.8

—毛滴虫性 A07.8

—脓毒性(另见 小肠炎，传染性) A09.0

—浅层囊性 K52.8

—球虫性 A07.3

—全，溃疡性(慢性) K51.0

—缺血性 K55.9

——急性(暴发性)(亚急性) K55.0

——慢性 K55.1

—肉芽肿性 K50.1

—食物过敏性 K52.2

—炭疽 A22.2

—未定性 K52.3

—息肉样 K51.4

—细菌性(另见 感染，志贺菌) A03.9

—小袋虫性 A07.0

—饮食性 K52.2

—饮食咨询和监督(为) Z71.3

—由于辐射 K52.0

—原虫性 A07.9

—中毒性 K52.1

—左侧，左半侧 K51.5

Colon - see condition

Pseudopolyposis of colon K51.4

Mesocolon - see condition

Coloptosis K63.4

Colitis (acute) (catarrhal) (hemorrhagic)(*see also* Enteritis) A09.9

—chronic (noninfectious) K52.9

—amebic (acute) (see also Amebiasis) A06.0

——nondysenteric A06.2

—allergic K52.2

—infectious (see also Enteritis, infectious) A09.0

—noninfectious K52.9

——specified NEC K52.8

—giardial A07.1

—pseudomembranous A04.7

—tuberculous (ulcerative) A18.3† K93.0*

—spastic K58.9

——with diarrhea K58.0

—regional K50.1

—ulcerative (chronic) K51.9

——specified NEC K51.8

—trichomonal A07.8

—septic (see also Enteritis, infectious) A09.0

—cystica superficialis K52.8

—coccidial A07.3

—pan-, ulcerative (chronic) K51.0

—ischemic K55.9

——acute (fulminant) (subacute) K55.0

——chronic K55.1

—granulomatous K50.1

—food hypersensitivity K52.2

—anthrax A22.2

—indeterminate K52.3

—polyposa K51.4

—bacillary (see also Infection, Shigella) A03.9

—balantidial A07.0

—dietetic K52.2

—dietary counseling and surveillance (for) Z71.3

—due to radiation K52.0

—protozoal A07.9

—toxic K52.1

—left sided, hemi-, left K51.5

结肠造口
一安装或调节 Z46.5
一机能障碍 K91.4
一维护 Z43.3
一状态 Z93.3
结缔组织的 - 见情况
结构不良
一多骨纤维性 Q78.1
一纤维性
一一单发性 M85.0
一一多骨 Q78.1
一一骨 NEC M85.0
一一骨干，进行性 Q78.3
一一颌骨 K10.8
结核，结核性(干酪样)(变性)(坏疽)(坏死) A16.9
一艾迪生病 A18.7† E35.1*
一伴有肺尘埃沉着病(在 J60-J64 中的任何情况) J65
一包皮 A18.1† N51.8*
一鼻(道)(窦) A16.8
一一伴有细菌学和组织学证实 A15.8
一鼻(中隔) A16.8
一一伴有细菌学和组织学证实 A15.8
一鼻旁窦- 见 结核，窦道
一鼻咽 A16.8
一一伴有细菌学和组织学证实 A15.8
一鼻炎 A16.8
一扁桃体，扁桃体炎 A16.8
一一伴有细菌学和组织学证实 A15.8
一并发于妊娠、分娩或产褥期 O98.0
一一影响到胎儿或新生儿 P00.2
一播散性(另见 结核，粟粒性) A19.9
一肠(粟粒性)(任何部分) A18.3† K93.0*
一肠系膜(淋巴腺或淋巴结) A18.3† K93.0*
一耻骨联合 A18.0† M01.1*
一初发感染 A16.7
一一伴有细菌学和组织学证实 A15.7
一出血 NEC - 见 结核，肺
一垂体 A18.8† E35.8*
一唇 A18.8† K93.8*

Colostomy
—fitting or adjustment Z46.5
—malfunctioning K91.4
—attention to Z43.3
—status Z93.3
Connective tissue - see condition
Dysplasia
—polyostotic fibrous Q78.1
—fibrous
——monostotic M85.0
——polyostotic Q78.1
——bone NEC M85.0
——diaphyseal, progressive Q78.3
——jaw K10.8
Tuberculosis, tubercular, tuberculous (caseous) (degeneration) (gangrene) (necrosis) A16.9
—Addison's disease A18.7† E35.1*
—with pneumoconiosis (any condition in J60-J64) J65
—prepuce A18.1† N51.8*
—nasal (passage) (sinus) A16.8
——with bacteriological and histological confirmation A15.8
—nose (septum) A16.8
——with bacteriological and histological confirmation A15.8
—accessory sinus - see Tuberculosis, sinus
—nasopharynx A16.8
——with bacteriological and histological confirmation A15.8
—rhinitis A16.8
—tonsil, tonsillitis A16.8
——with bacteriological and histological confirmation A15.8
—complicating pregnancy, childbirth or puerperium O98.0
——affecting fetus or newborn P00.2
—disseminated (see also Tuberculosis, miliary) A19.9
—bowel, intestine (miliary) (any part) A18.3† K93.0*
—mesentery, mesenteric (gland or node) A18.3† K93.0*
—symphysis pubis A18.0† M01.1*
—first infection A16.7
——with bacteriological and histological confirmation A15.7
—hemorrhage NEC - see Tuberculosis, pulmonary
—pituitary gland A18.8† E35.8*
—lip A18.8† K93.8*

结核，结核性——*续前页*

一肺尖 - 见 结核，肺

一肺门淋巴结 A16.3

一一伴有细菌学和组织学证实 A15.4

一一原发性(进行性) A16.7

一一一伴有细菌学和组织学证实 A15.7

一肺炎型 - 见 结核，肺

一风湿病 NEC A18.0† M01.1*

一蜂窝织炎(原发性) A18.4

一附睾，附睾炎 A18.1† N51.1*

一附件(子宫) A18.1† N74.1*

一复合性，原发性 A16.7

一一伴有细菌学和组织学证实 A15.7

一腹部(淋巴腺) A18.3† K93.0*

一腹股沟 A18.2

一腹股沟腺 A18.2

一腹膜 NEC A18.3† K93.0*

一腹膜后(淋巴腺或淋巴结) A18.3

一腹膜炎 A18.3† K67.3*

一腹水 A18.3

一腹泻 A18.3† K93.0*

一肝，肝炎 A18.8† K77.0*

一感染 A16.9

一一伴有细菌学和组织学证实 A15.9

一一不伴有临床表现 A16.7

一一一伴有细菌学和组织学证实 A15.7

一肛门 A18.3† K93.0*

一睾丸，睾丸炎 A18.1† N51.1*

一宫颈炎 A18.1† N74.0*

一巩膜，巩膜外层炎 A18.5† H19.0*

一骨 A18.0† M90.0*

一一骶 A18.0† M49.0*

一一脊柱或脊(椎) A18.0† M49.0*

一一髋 A18.0† M01.1*

一一膝 A18.0† M01.1*

一一肢 NEC A18.0† M90.0*

一骨疽(另见 结核，骨) A18.0† M90.0*

一骨膜炎(另见 结核，骨) A18.0† M90.0*

一骨盆(骨性) A18.0† M90.0*

Tuberculosis, tubercular, tuberculous—*continued*

—apex, apical - see Tuberculosis, pulmonary

—hilar lymph nodes A16.3

— —with bacteriological and histological confirmation A15.4

— —primary (progressive) A16.7

— — —with bacteriological and histological confirmation A15.7

—pneumonia, pneumonic - see Tuberculosis, pulmonary

—rheumatism NEC A18.0† M01.1*

—cellulitis (primary) A18.4

—epididymis, epididymitis A18.1† N51.1*

—adnexa (uteri) A18.1† N74.1*

—complex, primary A16.7

— —with bacteriological and histological confirmation A15.7

—abdomen (lymph gland) A18.3† K93.0*

—inguinalis A18.2

—inguinal gland A18.2

—peritoneum NEC A18.3† K93.0*

—retroperitoneal (lymph gland or node) A18.3

—peritonitis A18.3† K67.3*

—ascites A18.3

—diarrhea A18.3† K93.0*

—liver, hepatitis A18.8† K77.0*

—infection A16.9

— —with bacteriological and histological confirmation A15.9

— —without clinical manifestations A16.7

— — —with bacteriological and histological confirmation A15.7

—anus A18.3† K93.0*

—testis, orchitis A18.1† N51.1*

—cervix (uteri), cervicitis A18.1† N74.0*

—sclera, episcleritis A18.5† H19.0*

—bone, osseous A18.0† M90.0*

— —sacrum A18.0† M49.0*

— —spine or vertebra (column) A18.0† M49.0*

— —hip A18.0† M01.1*

— —knee A18.0† M01.1*

— —limb NEC A18.0† M90.0*

—caries (see also Tuberculosis, bone) A18.0† M90.0*

—periostitis (see also Tuberculosis, bone) A18.0† M90.0*

—pelvis (bony) A18.0† M90.0*

结核，结核性——*续前页*

一脊柱弯曲 A18.0† M49.0*
一脊柱炎[脊椎炎] A18.0† M49.0*
一颊窝 A18.8† K93.8*
一甲沟炎(原发性) A18.4
一甲状旁腺 A18.8† E35.8*
一甲状腺 A18.8† E35.0*
一肩(关节) A18.0† M01.1*
一一胛 A18.0† M90.0*
一睑板炎 A18.4† H03.1*
一腱(鞘) - 见 结核，腱鞘炎
一腱鞘囊肿 A18.0† M68.0*
一腱鞘炎 A18.0† M68.0*
一一脊柱或脊椎 A18.0† M49.0*
一角膜(溃疡) A18.5† H19.2*
一角膜结膜炎 A18.5† H19.2*
一角膜炎(基质性) A18.5† H19.2*
一结肠，结肠炎 A18.3† K93.0*
一结缔组织(全身性) A18.8† M36.8*
一结膜 A18.5† H13.1*
一睫状体 A18.5† H22.0*
一筋膜 A18.8† M73.8*
一仅免疫学所见 A16.7
一精管或精囊 A18.1† N51.8*
一精囊炎 A18.1† N51.8*
一精索 A18.1† N51.8*
一颈(淋巴腺或淋巴结) A18.2
一颈腺 A18.2
一咯血 - 见 结核，肺
一考珀腺[尿道球腺] A18.1† N51.8*
一空肠 A18.3† K93.0*
一口腔 A18.8† K93.8*
一髋(骨)(病)(关节) A18.0† M01.1*
一髋关节 A18.0† M01.1*
一髋痛 A18.0† M01.1*
一矿工 J65
一眶 A18.5
一溃疡(原发性)(皮肤) A18.4
一一肠 A18.3† K93.0*
一一特指的 NEC - 作为结核，按部位编码
一阔韧带 A18.1† N74.1*
一阑尾炎 A18.3† K93.0*
一痨病 NEC - 见 结核，肺

Tuberculosis, tubercular, tuberculous——*continued*

—curvature, spine A18.0† M49.0*
—spondylitis A18.0† M49.0*
—buccal cavity A18.8† K93.8*
—paronychia (primary) A18.4
—parathyroid glands A18.8† E35.8*
—thyroid gland A18.8† E35.0*
—shoulder (joint) A18.0† M01.1*
——blade A18.0† M90.0*
—tarsitis A18.4† H03.1*
—tendon (sheath) - see Tuberculosis, tenosynovitis
—ganglion A18.0† M68.0*
—tenosynovitis A18.0† M68.0*
——spine or vertebra A18.0† M49.0*
—cornea (ulcer) A18.5† H19.2*
—keratoconjunctivitis A18.5† H19.2*
—keratitis (interstitial) A18.5† H19.2*
—colon, colitis A18.3† K93.0*
—connective tissue (systemic) A18.8† M36.8*
—conjunctiva A18.5† H13.1*
—ciliary body A18.5† H22.0*
—fascia A18.8† M73.8*
—immunological findings only A16.7
—seminal tract or vesicle A18.1† N51.8*
—vesiculitis A18.1† N51.8*
—spermatic cord A18.1† N51.8*
—cervical (lymph gland or node) A18.2
—neck gland A18.2
—hemoptysis - see Tuberculosis, pulmonary
—Cowper's gland A18.1† N51.8*
—jejunum A18.3† K93.0*
—mouth A18.8† K93.8*
—hip (bone) (disease) (joint) A18.0† M01.1*
—coxae A18.0† M01.1*
—coxalgia A18.0† M01.1*
—collier's, miner's J65
—orbit A18.5
—ulcer (primary) (skin) A18.4
——bowel or intestine A18.3† K93.0*
——specified NEC - code as Tuberculosis, by site
—broad ligament A18.1† N74.1*
—appendix, appendicitis A18.3† K93.0*
—phthisis NEC - see Tuberculosis, pulmonary

结核，结核性——*续前页*
－痢疾 A18.3† K93.0*
－淋巴(腺)(管) - 见 结核，淋巴腺
－淋巴管炎 - 见 结核，淋巴腺
－淋巴结结核性 A18.2
－淋巴结炎 - 见 结核，淋巴腺
－淋巴腺或淋巴结(周围) A18.2
－－肠系膜 A18.3† K93.0*
－－肺门 A16.3
－－－伴有细菌学和组织学证实 A15.4
－－－原发性(进行性) A16.7
－－－－伴有细菌学和组织学证实 A15.7
－－腹部 A18.3
－－腹膜后 A18.3
－－宫颈 A18.2
－－气管支气管 A16.3
－－－伴有细菌学和组织学证实 A15.4
－－－原发性(进行性) A16.7
－－－－伴有细菌学和组织学证实 A15.7
－－胸内 A16.3
－－－伴有细菌学和组织学证实 A15.4
－－－原发性(进行性) A16.7
－－－－伴有细菌学和组织学证实 A15.7
－－支气管 A16.3
－－－伴有细菌学和组织学证实 A15.4
－－－原发性(进行性) A16.7
－－－－伴有细菌学和组织学证实 A15.7
－－纵隔 A16.3
－－－伴有细菌学和组织学证实 A15.4
－－－原发性(进行性) A16.7
－－－－伴有细菌学和组织学证实 A15.7
－卵巢，卵巢炎(急性)(慢性) A18.1† N74.1*
－卵巢囊肿 A18.1† N74.1*
－脉络膜，脉络膜炎 A18.5† H32.0*
－脉络膜视网膜炎 A18.5† H32.0*
－盲肠 A18.3† K93.0*

Tuberculosis, tubercular, tuberculous——*continued*
－dysentery A18.3† K93.0*
－lymphatic (gland) (vessel) - see Tuberculosis, lymph gland
－lymphangitis - see Tuberculosis, lymph gland
－scrofulous A18.2
－lymphadenitis - see Tuberculosis, lymph gland
－lymph gland or node (peripheral) A18.2
－－mesenteric A18.3† K93.0*
－－hilar A16.3
－－－with bacteriological and histological confirmation A15.4
－－－primary (progressive) A16.7
－－－－with bacteriological and histological confirmation A15.7
－－abdomen A18.3
－－retroperitoneal A18.3
－－cervical A18.2
－－tracheobronchial A16.3
－－－with bacteriological and histological confirmation A15.4
－－－primary (progressive) A16.7
－－－－with bacteriological and histological confirmation A15.7
－－intrathoracic A16.3
－－－with bacteriological and histological confirmation A15.4
－－－primary (progressive) A16.7
－－－－with bacteriological and histological confirmation A15.7
－－bronchial A16.3
－－－with bacteriological and histological confirmation A15.4
－－－primary (progressive) A16.7
－－－－with bacteriological and histological confirmation A15.7
－－mediastinal A16.3
－－－with bacteriological and histological confirmation A15.4
－－－primary (progressive) A16.7
－－－－with bacteriological and histological confirmation A15.7
－ovary, ovaritis, oophoritis (acute) (chronic) A18.1† N74.1*
－cyst, ovary A18.1† N74.1*
－choroid, choroiditis A18.5† H32.0*
－chorioretinitis A18.5† H32.0*
－cecum A18.3† K93.0*

结核，结核性——*续前页*

—弥漫性(另见 结核，粟粒性) A19.9
—泌尿器官或泌尿道 A18.1
—泌尿生殖道 A18.1
—磨坊工 J65
—脑 A17.8† G07*
—脑脊膜炎(基底)(大脑)(脑脊髓)(脊柱) A17.0† G01*
—脑脊髓 A17.8† G07*
——脑脊膜 A17.0† G01*
—脑膜脑炎 A17.8† G05.0*
—脑炎 A17.8† G05.0*
—内分泌腺 NEC A18.8† E35.8*
—尿道(腺) A18.1† N37.0*
—尿道球腺 A18.1† N51.8*
—脓毒性 NEC (另见 结核，粟粒性) A19.9
—脓毒症 - 见 结核，粟粒性
—脓气胸 A16.5
——伴有细菌学和组织学证实 A15.6
—脓胸 A16.5
——伴有细菌学和组织学证实 A15.6
—脓肿 NEC(呼吸道) A16.9
——肠 A18.3† K93.0*
——骶骨 A18.0† M49.0*
——额窦(另见 结核，窦道) A16.8
———伴有细菌学和组织学证实 A15.8
——肺(另见 结核，肺) A16.2
———原发性(进行性) A16.7
————伴有细菌学和组织学证实 A15.7
——肛周(瘘) A18.3† K93.0*
——睾丸 A18.1† N51.1*
——膈下 A18.3† K93.0*
——骨 A18.0† M90.0*
———骶 A18.0† M49.0*
———脊柱 A18.0† M49.0*
———脊椎 A18.0† M49.0*
———髋 A18.0† M01.1*
———特指部位 NEC A18.0† M90.0*
———膝 A18.0† M01.1*

Tuberculosis, tubercular, tuberculous——*continued*

—diffuse (see also Tuberculosis, miliary) A19.9
—urinary organ or tract A18.1
—genitourinary A18.1
—grinder's J65
—brain A17.8† G07*
—meninges, meningitis (basilar) (cerebral) (cerebrospinal) (spinal) A17.0† G01*
—cerebrospinal A17.8† G07*
——meninges A17.0† G01*
—meningoencephalitis A17.8† G05.0*
—encephalitis A17.8† G05.0*
—endocrine glands NEC A18.8† E35.8*
—urethra, urethral (gland) A18.1† N37.0*
—bulbourethral gland A18.1† N51.8*
—septic NEC (see also Tuberculosis, miliary) A19.9
—pyemia - see Tuberculosis, miliary
—pyopneumothorax A16.5
——with bacteriological and histological confirmation A15.6
—empyema, pyothorax A16.5
——with bacteriological and histological confirmation A15.6
—abscess NEC (respiratory) A16.9
——intestine A18.3† K93.0*
——sacrum A18.0† M49.0*
——frontal sinus (see also Tuberculosis, sinus) A16.8
———with bacteriological and histological confirmation A15.8
——lung (see also Tuberculosis, pulmonary) A16.2
———primary (progressive) A16.7
————with bacteriological and histological confirmation A15.7
——perianal (fistula) A18.3† K93.0*
——testis A18.1† N51.1*
——subdiaphragmatic A18.3† K93.0*
——bone A18.0† M90.0*
———sacrum A18.0† M49.0*
———spine A18.0† M49.0*
———vertebra A18.0† M49.0*
———hip A18.0† M01.1*
———specified site NEC A18.0† M90.0*
———knee A18.0† M01.1*

结核，结核性——*续前页*
－脓肿 NEC——*续前页*
－－关节 NEC A18.0† M01.1*
－－－髋 A18.0† M01.1*
－－－膝 A18.0† M01.1*
－－－椎 A18.0† M49.0*
－－肌肉 A18.8† M63.0*
－－脊髓 A17.8† G07*
－－脊柱或脊(椎) A18.0† M49.0*
－－考珀腺[尿道球腺] A18.1† N51.8*
－－髋 A18.0† M01.1*
－－淋巴结结核性 A18.2
－－淋巴腺 - 见 结核，淋巴腺
－－泌尿生殖道 A18.1
－－泌尿系 A18.1
－－脑 A17.8† G07*
－－脑(脊)膜 A17.0† G01*
－－女性盆腔 A18.1† N74.1*
－－皮肤(原发性) A18.4
－－乳房 A18.8
－－肾 A18.1† N29.1*
－－肾周炎 A18.1† N29.1*
－－生殖器官 NEC A18.1
－－膝 A18.0† M01.1*
－－咽后 A16.8
－－－伴有细菌学和组织学证实 A15.8
－－腰(脊柱) A18.0† M49.0*
－－阴囊 A18.1† N51.8*
－－硬膜外(大脑)(脊柱) A17.8† G07*
－－硬脑(脊)膜 A17.8† G01*
－－直肠 A18.3† K93.0*
－－直肠周 A18.3† K93.0*
－－子宫 A18.1† N74.1*
－－坐骨直肠 A18.3† K93.0*
－女性盆腔炎性疾病 A18.1† N74.1*
－膀胱，膀胱炎 A18.1† N33.0*
－喷沙工 J65
－皮肤(任何部位)(溶化性)(原发性) A18.4
－皮下组织(细胞性)(原发性) A18.4
－脾，脾炎 A18.8† D77*
－贫血 A18.8† D63.8*
－葡萄膜[色素层] A18.5† H22.0*

Tuberculosis, tubercular, tuberculous——*continued*
－abscess NEC——*continued*
－－joint NEC A18.0† M01.1*
－－－hip A18.0† M01.1*
－－－knee A18.0† M01.1*
－－－vertebral A18.0† M49.0*
－－muscle A18.8† M63.0*
－－spinal cord A17.8† G07*
－－spine or vertebra (column) A18.0† M49.0*
－－Cowper's gland A18.1† N51.8*
－－hip A18.0† M01.1*
－－scrofulous A18.2
－－gland (lymphatic) - see Tuberculosis, lymph gland
－－genitourinary A18.1
－－urinary A18.1
－－brain A17.8† G07*
－－meninges (cerebral) (spinal) A17.0† G01*
－－female pelvis A18.1† N74.1*
－－skin (primary) A18.4
－－breast A18.8
－－kidney A18.1† N29.1*
－－perinephritic A18.1† N29.1*
－－genital organs NEC A18.1
－－knee A18.0† M01.1*
－－retropharyngeal A16.8
－－－with bacteriological and histological confirmation A15.8
－－lumbar (spine) A18.0† M49.0*
－－scrotum A18.1† N51.8*
－－epidural (cerebral) (spinal) A17.8† G07*
－－dura (mater) (cerebral) (spinal) A17.8† G01*
－－rectum A18.3† K93.0*
－－perirectal A18.3† K93.0*
－－uterus A18.1† N74.1*
－－ischiorectal A18.3† K93.0*
－female pelvic inflammatory disease A18.1† N74.1*
－bladder, cystitis A18.1† N33.0*
－sandblaster's J65
－cutis, skin (any site) (colliquativa) (primary) A18.4
－subcutaneous tissue, subcutis (cellular) (primary) A18.4
－spleen, splenitis A18.8† D77*
－anemia A18.8† D63.8*
－uveal tract A18.5† H22.0*

结核，结核性——*续前页*
一气管，气管炎 A16.4
——伴有细菌学和组织学证实 A15.5
——淋巴腺或淋巴结 A16.3
———伴有细菌学和组织学证实 A15.4
———原发性(进行性) A16.7
————伴有细菌学和组织学证实 A15.7
一气管支气管 A16.4
——伴有细菌学和组织学证实 A15.5
——淋巴腺或淋巴结 A16.3
———伴有细菌学和组织学证实 A15.4
———原发性(进行性) A16.7
————伴有细菌学和组织学证实 A15.7
一气胸(自发性)(张力性瓣膜性) - 见 结核，肺
一器官，特指的 NEC A18.8
一髂前上棘 A18.0† M90.0*
一前列腺，前列腺炎 A18.1† N51.0*
一鞘膜 A18.1† N51.8*
一青铜色病 A18.7† E35.1*
一丘疹坏死性(原发性) A18.4
一全身性(另见 结核，粟粒性) A19.9
一人类免疫缺陷病毒(HIV)病所致 B20.0
一溶化性(原发性) A18.4
一乳房 A18.8
一乳突炎 A18.0† H75.0*
一乳腺 A18.8
一软骨 A18.0† M01.1*
——椎间 A18.0† M49.0*
一软骨膜炎，喉 A16.4
——伴有细菌学和组织学证实 A15.5
一软脑脊膜，柔脑(脊)膜炎(大脑)(脊柱) A17.0† G01*
一腮腺或腮部 A18.8† K93.8*
一舌 A18.8† K93.8*
一神经(单神经病) A17.8† G59.8*
一神经系统 NEC A17.9† G99.8*
一肾，肾炎 A18.1† N29.1*
一肾上腺[艾迪生病] A18.7† E35.1*

Tuberculosis, tubercular, tuberculous——*continued*
—trachea, tracheal A16.4
——with bacteriological and histological confirmation A15.5
——lymph gland or node A16.3
———with bacteriological and histological confirmation A15.4
———primary (progressive) A16.7
————with bacteriological and histological confirmation A15.7
—tracheobronchial A16.4
——with bacteriological and histological confirmation A15.5
——lymph gland or node A16.3
———with bacteriological and histological confirmation A15.4
———primary (progressive) A16.7
————with bacteriological and histological confirmation A15.7
—pneumothorax (spontaneous) (tense valvular) –see Tuberculosis, pulmonary
—organ, specified NEC A18.8
—iliac spine (superior) A18.0† M90.0*
—prostate, prostatitis A18.1† N51.0*
—tunica vaginalis A18.1† N51.8*
—bronze disease A18.7† E35.1*
—papulonecrotic(a) (primary) A18.4
—general, generalized, systemic (see also Tuberculosis, miliary) A19.9
—resulting from HIV disease B20.0
—colliquativa (primary) A18.4
—breast A18.8
—mastoiditis A18.0† H75.0*
—mammary gland A18.8
—cartilage A18.0† M01.1*
——intervertebral A18.0† M49.0*
—perichondritis, larynx A16.4
——with bacteriological and histological confirmation A15.5
—leptomeninges, leptomeningitis (cerebral) (spinal) A17.0† G01*
—parotid gland or region A18.8† K93.8*
—linguae, tongue A18.8† K93.8*
—nerve (mononeuropathy) A17.8† G59.8*
—nervous system NEC A17.9† G99.8*
—kidney, renal, nephritis A18.1† N29.1*
—adrenal, suprarenal (capsule) (gland) A18.7† E35.1*

结核，结核性——*续前页*

一肾上腺机能减退 A18.7† E35.1*

一肾上腺机能障碍 A18.7† E35.1*

一肾盂积脓 A18.1† N29.1*

一肾盂肾炎 A18.1† N29.1*

一肾盂炎 A18.1† N29.1*

一渗出性 - 见 结核，肺

一生殖器官 A18.1

一声门 A16.4

一一伴有细菌学和组织学证实 A15.5

一十二指肠 A18.3† K93.0*

一石匠 J65

一食管 A18.8† K23.0*

一视(神经干)(乳头) A18.5† H48.8*

一视网膜，视网膜炎 A18.5† H32.0*

一输精管 A18.1† N51.8*

一输卵管，输卵管炎(急性)(慢性) A18.1† N74.1*

一输尿管 A18.1† N29.1*

一双侧性 - 见 结核，肺

一粟粒性 A19.9

一一急性 A19.2

一一一多部位 A19.1

一一一特指单一的部位 A19.0

一一慢性 A19.8

一一特指的 NEC A19.8

一髓质 A17.8† G07*

一锁骨上腺 A18.2

一锁骨下腺 A18.2

一胎盘 O98.0

一苔癣样(原发性) A18.4

一陶工 J65

一外阴 A18.1† N77.1*

一一伴有溃疡 A18.1† N77.0*

一腕(关节) A18.0† M01.1*

一网膜 A18.3

一未特指部位 A16.9

一胃，胃炎 A18.8† K93.8*

一胃肠道 A18.3† K93.0*

一胃肠炎 A18.3† K93.0*

一胃结肠瘘 A18.3† K93.0*

一膝(关节) A18.0† M01.1*

一先天性 P37.0

Tuberculosis, tubercular, tuberculous——*continued*

—hypoadrenalism A18.7† E35.1*

—glandula suprarenalis A18.7† E35.1*

—pyonephrosis A18.1† N29.1*

—pyelonephritis A18.1† N29.1*

—pyelitis A18.1† N29.1*

—exudative - see Tuberculosis, pulmonary

—genital organs A18.1

—glottis A16.4

——with bacteriological and histological confirmation A15.5

—duodenum A18.3† K93.0*

—stonemason's J65

—esophagus A18.8† K23.0*

—optic (nerve trunk) (papilla) A18.5† H48.8*

—retina, retinitis A18.5† H32.0*

—vas deferens A18.1† N51.8*

—fallopian tube, oviduct, tubal, salpingitis (acute) (chronic) A18.1† N74.1*

—ureter A18.1† N29.1*

—bilateral - see Tuberculosis, pulmonary

—miliary A19.9

——acute A19.2

———multiple sites A19.1

———single specified site A19.0

——chronic A19.8

——specified NEC A19.8

—medulla A17.8† G07*

—supraclavicular gland A18.2

—infraclavicular gland A18.2

—placenta O98.0

—lichenoides (primary) A18.4

—potter's J65

—vulva A18.1† N77.1*

——with ulceration A18.1† N77.0*

—wrist (joint) A18.0† M01.1*

—omentum A18.3

—unspecified site A16.9

—stomach, gastritis A18.8† K93.8*

—gastrointestinal tract A18.3† K93.0*

—gastroenteritis A18.3† K93.0*

—gastrocolic fistula A18.3† K93.0*

—genu, knee (joint) A18.0† M01.1*

—congenital P37.0

结核，结核性——*续前页*	**Tuberculosis, tubercular, tuberculous**——*continued*
—涎腺 A18.8† K93.8*	—salivary gland A18.8† K93.8*
—腺病(另见 结核，淋巴腺) A18.2	—adenopathy (see also Tuberculosis, lymph gland) A18.2
——气管支气管 A16.3	——tracheobronchial A16.3
———伴有细菌学和组织学证实 A15.4	———with bacteriological and histological confirmation A15.4
———原发性(进行性) A16.7	———primary (progressive) A16.7
————伴有细菌学和组织学证实 A15.7	————with bacteriological and histological confirmation A15.7
—腺性，全身性 A18.2	—glandular, general A18.2
—腺炎(另见 结核，淋巴腺) A18.2	—adenitis (see also Tuberculosis, lymph gland) A18.2
—腺样体 A16.8	—adenoids A16.8
——伴有细菌学和组织学证实 A15.8	——with bacteriological and histological confirmation A15.8
—消化道 A18.3† K93.0*	—alimentary canal, digestive tract A18.3† K93.0*
—消瘦 NEC A16.9	—marasmus NEC A16.9
—小肠，肠炎 A18.3† K93.0*	—enteric, enterica, enteritis A18.3† K93.0*
—小肠结肠炎 A18.3† K93.0*	—enterocolitis A18.3† K93.0*
—小脑 A17.8† G07*	—cerebellum A17.8† G07*
—小水疱病(角膜结膜炎) A18.5† H19.2*	—phlyctenulosis (keratoconjunctivitis) A18.5† H19.2*
—哮喘(另见 结核，肺) A16.2	—asthma (see also Tuberculosis, pulmonary) A16.2
—心包炎 A18.8† I32.0*	—pericardium, pericarditis A18.8† I32.0*
—心肌病 A18.8† I43.0*	—cardiomyopathy A18.8† I43.0*
—心肌炎 A18.8† I41.0*	—myocardium, myocarditis A18.8† I41.0*
—心内膜炎 A18.8† I39.8*	—endocarditis A18.8† I39.8*
——二尖瓣的 A18.8† I39.0*	——mitral A18.8† I39.0*
——肺 A18.8† I39.3*	——pulmonary A18.8† I39.3*
——三尖瓣 A18.8† I39.2*	——tricuspid A18.8† I39.2*
——主动脉的 A18.8† I39.1*	——aortic A18.8† I39.1*
—心脏 A18.8† I43.0*	—heart A18.8† I43.0*
—胸(另见 结核，呼吸道) A16.9	—chest (see also Tuberculosis, respiratory) A16.9
——伴有细菌学和组织学证实 A15.9	——with bacteriological and histological confirmation A15.9
—胸膜，胸膜炎(纤维蛋白性)(闭塞性)(化脓性)(单纯成形性)(伴有渗出) A16.5	—pleura, pleural, pleurisy,pleuritis (fibrinous) (obliterative) (purulent) (simple plastic) (with effusion) A16.5
——伴有细菌学和组织学证实 A15.6	——with bacteriological and histological confirmation A15.6
——原发性(进行性) A16.7	——primary (progressive) A16.7
———伴有细菌学和组织学证实 A15.7	———with bacteriological and histological confirmation A15.7
—胸腔积液 A16.5	—hydrothorax A16.5
——伴有细菌学和组织学证实 A15.6	——with bacteriological and histological confirmation A15.6
—胸锁关节 A18.0† M01.1*	—sternoclavicular joint A18.0† M01.1*
—胸腺 A18.8† E35.8*	—thymus gland A18.8† E35.8*
—悬雍垂 A18.8† K93.8*	—uvula A18.8† K93.8*

结核，结核性——*续前页*	**Tuberculosis, tubercular, tuberculous**——*continued*
一血胸 A16.5	—hemothorax A16.5
一一伴有细菌学和组织学证实 A15.6	——with bacteriological and histological confirmation A15.6
一血源性 - 见 结核，粟粒性	—hematogenous - see Tuberculosis, miliary
一寻常狼疮 A18.4	—lupus vulgaris A18.4
一咽，咽炎 A16.8	—pharynx, pharyngitis A16.8
一一伴有细菌学和组织学证实 A15.8	——with bacteriological and histological confirmation A15.8
一咽鼓管 A18.6† H75.0*	—eustachian tube A18.6† H75.0*
一咽喉 A16.8	—throat A16.8
一一伴有细菌学和组织学证实 A15.8	——with bacteriological and histological confirmation A15.8
一咽门 A16.8	—fauces A16.8
一一伴有细菌学和组织学证实 A15.8	——with bacteriological and histological confirmation A15.8
一咽下部 A16.8	—hypopharynx A16.8
一一伴有细菌学和组织学证实 A15.8	——with bacteriological and histological confirmation A15.8
一眼 A18.5	—eye, ocular A18.5
一一青光眼 A18.5† H42.8*	——glaucoma A18.5† H42.8*
一眼睑(狼疮)(原发性) A18.4† H03.1*	—eyelid (lupus) (primary) A18.4† H03.1*
一液气胸 A16.5	—hydropneumothorax A16.5
一一伴有细菌学和组织学证实 A15.6	——with bacteriological and histological confirmation A15.6
一腋(腺) A18.2	—axilla, axillary (gland) A18.2
一胰腺 A18.8† K87.1*	—pancreas A18.8† K87.1*
一乙状结肠 A18.3† K93.0*	—sigmoid A18.3† K93.0*
一阴道 A18.1† N77.1*	—vagina A18.1† N77.1*
一阴茎 A18.1† N51.8*	—penis A18.1† N51.8*
一阴囊 A18.1† N51.8*	—scrotum A18.1† N51.8*
一龈 A18.8† K93.8*	—gum A18.8† K93.8*
一婴儿 A16.7	—infantile A16.7
一一伴有细菌学和组织学证实 A15.7	——with bacteriological and histological confirmation A15.7
一硬结性(原发性) A18.4	—indurativa (primary) A18.4
一硬膜外脓肿(大脑)(脊柱) A17.8† G07*	—epidural abscess (cerebral) (spinal) A17.8† G07*
一硬脑(脊)膜，硬脑(脊)膜炎 A17.0† G01*	—dura (mater) (cerebral) (spinal), pachymeningitis A17.0† G01*
一一脓肿(大脑)(脊柱) A17.8† G07*	——abscess (cerebral) (spinal) A17.8† G07*
一疣，疣状(皮肤)(原发性) A18.4	—verruca, verrucosa (cutis) (primary) A18.4
一原发性(复合性) A16.7	—primary (complex) A16.7
一一伴有细菌学和组织学证实 A15.7	——with bacteriological and histological confirmation A15.7
一再感染期 - 见 结核，肺	—reinfection stage - see Tuberculosis, pulmonary
一粘连性心包 A18.8† I32.0*	—adherent pericardium A18.8† I32.0*

结核，结核性——*续前页*
一支气管 A16.4
一一伴有细菌学和组织学证实 A15.5
一一淋巴腺或淋巴结 A16.3
一一一伴有细菌学和组织学证实 A15.4
一一一原发性(进行性) A16.7
一一一一伴有细菌学和组织学证实 A15.7
一一瘘 A16.4
一一一原发性(进行性) A16.7
一一一一伴有细菌学和组织学证实 A15.7
一一膨出，扩张(支气管扩张) - 见 结核，肺
一支气管出血 A16.4
一一伴有细菌学和组织学证实 A15.5
一支气管肺炎 - 见 结核，肺
一支气管扩张 - 见 结核，肺
一支气管气管 A16.4
一一伴有细菌学和组织学证实 A15.5
一支气管胸膜 A16.5
一支气管炎 A16.4
一一伴有细菌学和组织学证实 A15.5
一支气管周炎 A16.4
一一伴有细菌学和组织学证实 A15.5
一直肠(瘘)(伴有脓肿) A18.3† K93.0*
一直肠炎 A18.3† K93.0*
一直肠周瘘 A18.3† K93.0*
一指[趾]炎 A18.0† M90.0*
一中耳炎 A18.6† H67.0*
一肘 A18.0† M01.1*
一蛛网膜 A17.0† G01*
一铸模工 J65
一子宫 A18.1† N74.1*
一子宫内膜 A18.1† N74.1*
一纵隔，纵隔炎 A16.8
一一伴有细菌学和组织学证实 A15.8
一一原发性(进行性) A16.7
一一一伴有细菌学和组织学证实 A15.7

Tuberculosis, tubercular, tuberculous——*continued*
—bronchi, bronchial, bronchus A16.4
— —with bacteriological and histological confirmation A15.5
— —gland or node A16.3
— — —with bacteriological and histological confirmation A15.4
— — —primary (progressive) A16.7
— — — —with bacteriological and histological confirmation A15.7
— —fistula A16.4
— — —primary (progressive) A16.7
— — — —with bacteriological and histological confirmation A15.7
— —ectasia, ectasis (bronchiectasis) - see Tuberculosis,pulmonary
—bronchorrhagia A16.4
— —with bacteriological and histological confirmation A15.5
—bronchopneumonia, bronchopneumonic - see Tuberculosis, pulmonary
—bronchiectasis - see Tuberculosis, pulmonary
—bronchotracheal A16.4
— —with bacteriological and histological confirmation A15.5
—bronchopleural A16.5
—bronchitis A16.4
— —with bacteriological and histological confirmation A15.5
—peribronchitis A16.4
— —with bacteriological and histological confirmation A15.5
—rectum (fistula) (with abscess) A18.3† K93.0*
—proctitis A18.3† K93.0*
—perirectal fistula A18.3† K93.0*
—dactylitis A18.0† M90.0*
—otitis media A18.6† H67.0*
—elbow A18.0† M01.1*
—arachnoid A17.0† G01*
—molder's J65
—uterus A18.1† N74.1*
—endometrium A18.1† N74.1*
—mediastinum, mediastinitis A16.8
— —with bacteriological and histological confirmation A15.8
— —primary (progressive) A16.7
— — —with bacteriological and histological confirmation A15.7

结核，结核性——*续前页*
—纵隔淋巴腺或淋巴结 A16.3
——伴有细菌学和组织学证实 A15.4
——原发性(进行性) A16.7
———伴有细菌学和组织学证实 A15.7
—坐骨直肠 A18.3† K93.0*
结核菌(感染)
—牛型 - 见 结核
结核瘤 - 现译名 结核球
结核球 - 另见 结核
—脊髓 A17.8† G07*
—脑 A17.8† G07*
—脑(脊)膜 A17.1† G07*
结核灶 - 另见 结核
—达尔文 Q17.8
—冈氏，原发性感染 A16.7
——伴有细菌学和组织学证实 A15.7
—脑，孤立性 A17.8† G07*
结核疹(皮下硬结)(苔藓样)(粟粒性)(丘疹坏死性)(原发性)(皮肤) A18.4
结合(牙) **K00.2**
结痂，角膜异物 **T15.0**
结节(性)
—放线菌病性(另见 放线菌病) A42.9
—歌手 J38.2
—孤立性，肺 J98.4
—关节旁
——梅毒性 A52.7† M14.8*
——雅司病 A66.7
—海加思 M15.8
—殆面 - 见在 K00.2 中的注释
—喉 J38.7
—挤奶人 B08.0
—甲状(腺) E04.1
——中毒性或伴有甲状腺功能亢进症 E05.2
—胶样(囊性)，甲状腺 E04.9
—教师 J38.2
—卡拉贝利 - 见在 K00.2 中的注释
—类风湿 M06.3
—磨牙旁额外牙 K00.2
—皮肤 - 见 肿胀，局部性

Tuberculosis, tubercular, tuberculous——*continued*
—mediastinal lymph gland or node A16.3
——with bacteriological and histological confirmation A15.4
——primary (progressive) A16.7
———with bacteriological and histological confirmation A15.7
—ischiorectal A18.3† K93.0*
Mycobacterium (infection)
—bovis - see Tuberculosis
Tuberculoma
Tuberculoma - see also Tuberculosis
—spinal cord A17.8† G07*
—brain A17.8† G07*
—meninges (cerebral) (spinal) A17.1† G07*
Tubercle - see also Tuberculosis
—Darwin's Q17.8
—Ghon, primary infection A16.7
——with bacteriological and histological confirmation A15.7
—brain, solitary A17.8† G07*
tuberculid, tuberculide (indurating, subcutaneous) (lichenoid) (miliary) (papulonecrotic) (primary) (skin) A18.4
Concrescence (teeth) K00.2
Incrustation, cornea, foreign body T15.0
Nodule(s), Nodular, Tuberculum
—actinomycotic (see also Actinomycosis) A42.9
—singer's J38.2
—solitary, lung J98.4
—juxta-articular
——syphilitic A52.7† M14.8*
——yaws A66.7
—Haygarth's M15.8
—occlusal - see Note at K00.2
—larynx J38.7
—milker's B08.0
—thyroid (gland) E04.1
——toxic or with hyperthyroidism E05.2
—colloid (cystic), thyroid E04.9
—teacher's J38.2
—Carabelli - see Note at K00.2
—rheumatoid M06.3
—paramolare K00.2
—cutaneous - see Swelling, localized

结节——*续前页*
一皮下 - 见 肿胀，局部性
一前列腺 N40
一乳房 NEC N63
一声带 J38.2
一炎性 - 见 炎症
一阴囊(炎性) N49.2
一子宫内膜(间质)(M8930/0) D26.1
结节病 D86.9
一伯克 D86.9
一达里耶-鲁西 D86.3
一肺 D86.0
一一和淋巴结 D86.2
一关节病 D86.8† M14.8*
一合并部位 NEC D86.8
一肌炎 D86.8† M63.3*
一淋巴结 D86.1
一一和肺 D86.2
一皮肤 D86.3
一特指类型 NEC D86.8
一心肌炎 D86.8† I41.8*
结节线虫病 B81.8
结节性脆发病 L67.8
结节性动脉外膜炎(播散性)(传染性)(坏死性) M30.0
结节性多动脉炎 M30.0
一伴有累及肺 M30.1
一有关情况 NEC M30.8
一幼年型 M30.2
结节性毛孢子菌病 B36.2
结节性全动脉炎 M30.0
一脑或大脑 I67.7
结节性硬化症(脑) Q85.1
结节状软骨病 M94.0
结晶尿 R82.9
结膜的 - 见情况
结膜黄斑 H11.1
结膜炎(见于)(由于) H10.9
一急性 H10.3
一一特指的 NEC H10.2
一慢性(结节性)(石化性)(小泡性) H10.4
一24 型柯萨奇病毒 B30.3† H13.1*
一70 型肠病毒(出血性) B30.3† H13.1*
一阿波罗 B30.3† H13.1*

Nodule(s), Nodular, Tuberculum——*continued*
—subcutaneous - see Swelling, localized
—prostate N40
—breast NEC N63
—vocal cord J38.2
—inflammatory - see Inflammation
—scrotum (inflammatory) N49.2
—endometrial (stromal) (M8930/0) D26.1
Sarcoid, Sarcoidosis D86.9
—Boeck's D86.9
—Darier-Roussy D86.3
—lung D86.0
——and lymph nodes D86.2
—arthropathy D86.8† M14.8*
—combined sites NEC D86.8
—myositis D86.8† M63.3*
—lymph nodes D86.1
——and lung D86.2
—skin D86.3
—specified type NEC D86.8
—myocarditis D86.8† I41.8*
Esophagostomiasis B81.8
Clastothrix, Trichonodosis L67.8
Periarteritis nodosa (disseminated) (infectious) (necrotizing) M30.0
Polyarteritis nodosa M30.0
—with lung involvement M30.1
—related condition NEC M30.8
—juvenile M30.2
Trichosporosis nodosa B36.2
Panarteritis nodosa M30.0
—brain or cerebral I67.7
Tuberous sclerosis / Epiloia (brain) Q85.1
Chondropathia tuberosa M94.0
Crystalluria R82.9
Conjunctiva - see condition
Pinguecula H11.1
Conjunctivitis (in) (due to) H10.9
—acute H10.3
——specified NEC H10.2
—chronic (nodosa) (petrificans) (phlyctenular) H10.4
—coxsackievirus 24 B30.3† H13.1*
—enterovirus type 70 (hemorrhagic) B30.3† H13.1*
—Apollo B30.3† H13.1*

结膜炎——*续前页*
一白喉性 A36.8† H13.1*
一包含体 A74.0† H13.1*
一贝亚尔 B30.2† H13.1*
一变应性(急性) H10.1
一病毒性 B30.9† H13.1*
一一特指的 NEC B30.8† H13.1*
一出血性(急性)(流行性) B30.3† H13.1*
一传染病 NEC B99† H13.1*
一带状(疱疹) B02.3† H13.1*
一郭霍-威克斯[急性触染性眼炎]' H10.0
一棘阿米巴 B60.1† H13.1*
一寄生虫病 NEC B89† H13.1*
一结核性 A18.5† H13.1*
一酒渣鼻 L71.- † H13.2*
一颗粒性(沙眼性) A71.1† H13.1*
一淋病性(淋球菌性)(新生儿) A54.3† H13.1*
一淋球菌性(新生儿) A54.3† H13.1*
一流行性(病毒性) B30.9† H13.1*
一一出血性 B30.3† H13.1*
一梅毒(晚期) A52.7† H13.1*
一莫拉-阿克森费尔德[双杆菌结膜炎] H10.2
一脑膜炎球菌性 A39.8† H13.1*
一粘液脓性 H10.0
一帕里诺(眼淋巴结综合征) H10.8
一疱疹(单纯性)(病毒性) B00.5† H13.1*
一一带状 B02.3† H13.1*
一沙眼性 A71.1
一特指的 NEC H10.8
一土拉菌性 A21.1† H13.1*
一腺病毒(急性)(滤泡性) B30.1† H13.1*
一新城 B30.8† H13.1*
一新生儿 P39.1
一衣原体性 A74.0† H13.1*
一一新生儿 P39.1
一游泳池 B30.1† H13.1*
结石(性)(另见 石)
一鼻 J34.8
一扁桃体 J35.8
一肠(嵌塞)(梗阻) K56.4
一胆 K80.2
一胆固醇(单纯性)(孤立性)(另见 胆石症) K80.2

Conjunctivitis——*continued*
—diphtheritic A36.8† H13.1*
—inclusion A74.0† H13.1*
—Beal's B30.2† H13.1*
—allergic, atopic (acute) H10.1
—viral B30.9† H13.1*
——specified NEC B30.8† H13.1*
—hemorrhagic (acute) (epidemic) B30.3† H13.1*
—infectious disease NEC B99† H13.1*
—zoster (herpes) B02.3† H13.1*
—Koch-Weeks' H10.0
—Acanthamoeba B60.1† H13.1*
—parasitic disease NEC B89† H13.1*
—tuberculous A18.5† H13.1*
—rosacea L71.-† H13.2*
—granular (trachomatous) A71.1† H13.1*
—blennorrhagic (gonococcal) (neonatorum) A54.3† H13.1*
—gonococcal (neonatorum) A54.3† H13.1*
—epidemic (viral) B30.9† H13.1*
——hemorrhagic B30.3† H13.1*
—syphilis (late) A52.7† H13.1*
—Morax-Axenfeld H10.2
—meningococcal A39.8† H13.1*
—mucopurulent H10.0
—Parinaud's H10.8
—herpes (simplex) (virus) B00.5† H13.1*
——zoster B02.3† H13.1*
—trachomatous A71.1
—specified NEC H10.8
—tularemic A21.1† H13.1*
—adenoviral (acute) (follicular) B30.1† H13.1*
—Newcastle B30.8† H13.1*
—neonatal P39.1
—chlamydial A74.0† H13.1*
——neonatal P39.1
—swimming-pool B30.1† H13.1*
Calculus, Calculi, Calculous, Lithiasis (see also Stone)
—nose J34.8
—tonsil J35.8
—intestinal (impaction) (obstruction) K56.4
—biliary K80.2
—cholesterol (pure) (solitary) (see also Cholelithiasis) K80.2

结石——*续前页*	**Calculus, Calculi, Calculous, Lithiasis**——*continued*
—胆红素，多发性(另见 胆石症) K80.2	—bilirubin, multiple (see also Cholelithiasis) K80.2
—胆囊 K80.2	—gallbladder K80.2
——伴有胆囊炎(慢性) K80.1	——with cholecystitis (chronic) K80.1
———急性 K80.0	———acute K80.0
—胆囊管 K80.2	—cystic duct K80.2
—胆总管(肝管) K80.5	—bile duct (common) (hepatic) K80.5
——伴有胆管炎 K80.3	——with cholangitis K80.3
——特指的 NEC K80.8	——specified NEC K80.8
—法特壶腹(另见 胆总管结石病) K80.5	—ampulla of Vater (see also Choledocholithiasis) K80.5
—肺 J98.4	—lung, pulmonary J98.4
—附睾 N50.8	—epididymis N50.8
—肝(管)(嵌顿性) K80.5	—hepatic, liver (duct) (impacted) K80.5
—黄嘌呤 E79.8† N22.8*	—xanthine E79.8† N22.8*
—结膜 H11.1	—conjunctiva H11.1
—精囊 N50.8	—seminal vesicle N50.8
—阑尾 K38.1	—appendix K38.1
—泪道 H04.5	—lacrimal passages H04.5
—鹿角形(另见 结石，肾) N20.0	—staghorn (see also Calculus, kidney) N20.0
—泌尿(管)(嵌顿性)(道) N20.9	—urinary (duct) (impacted) (passage) (tract) N20.9
——伴有肾积水 N13.2	——with hydronephrosis N13.2
———伴有感染 N13.6	———with infection N13.6
——下 NEC N21.9	——lower NEC N21.9
———特指的 NEC N21.8	———specified NEC N21.8
—尿道(嵌顿性) N21.1	—urethra (impacted) N21.1
—尿道下 N21.8	—suburethral N21.8
—膀胱(憩室)(包绕性)(嵌顿性)(泌尿系) N21.0	—bladder, cystic, vesical (diverticulum) (encysted) (impacted) (urinary) N21.0
—憩室	—diverticulum
——膀胱 N21.0	——bladder N21.0
——肾 N20.0	——kidney N20.0
—前列腺 N42.0	—prostate N42.0
—鞘膜 N50.8	—tunica vaginalis N50.8
—腮管或腮腺 K11.5	—parotid duct or gland K11.5
—舌下管或舌下腺 K11.5	—sublingual duct or gland K11.5
——先天性 Q38.4	——congenital Q38.4
—肾(嵌顿性)(多发性)(盂)(复发性)(鹿角形) N20.0	—kidney, renal (impacted) (multiple) (pelvis) (recurrent) (staghorn) N20.0
——伴有结石，输尿管 - 见 结石，输尿管，伴有结石，肾	——with calculus, ureter - see Calculus,ureter, with calculus, kidney
——先天性 Q63.8	——congenital Q63.8
—肾炎(嵌顿性)(复发性)(另见 结石，肾) N20.0	—nephritic (impacted) (recurrent) (see also Calculus, kidney) N20.0
—肾盂，包绕性(另见 结石，肾) N20.0	—pelvis, encysted (see also Calculus, kidney) N20.0

jié 睫

jié 截

截瘫(下肢) G82.2
一波特 A18.0† M49.0*
一创伤性(脊髓)，近期发生 T09.3
一功能性(癔症性) F44.4
一共济失调 - 见 变性，混合，脊髓
一痉挛性 G82.1
一一厄尔布脊髓性，梅毒性 A52.1
一一热带 G04.1
一一遗传性 G11.4
一梅毒性(痉挛性) A52.1
一热带痉挛性 G04.1
一松弛性 G82.0
一先天性 (大脑) G80.8
一一痉挛性 G80.1
一心因性 F44.4
一遗传性，痉挛性 G11.4
一癔症性 F44.4

Paraplegia (lower) G82.2
—Pott's A18.0† M49.0*
—traumatic (spinal cord), current episode T09.3
—functional (hysterical) F44.4
—ataxic - see Degeneration, combined, spinal cord
—spastic G82.1
——Erb's spinal, syphilitic A52.1
——tropical G04.1
——hereditary G11.4
—syphilitic (spastic) A52.1
—tropical spastic G04.1
—flaccid G82.0
—congenital (cerebral) G80.8
——spastic G80.1
—psychogenic F44.4
—hereditary, spastic G11.4
—hysterical F44.4

jiě 解

解毒治疗(为)
一酒精中毒 Z50.2
一药物中毒 Z50.3
解剖狭角 H40.0
解释
一调查所见的 Z71.2
一药物治疗的 Z71.8

Detoxification therapy (for)
—alcohol Z50.2
—drug Z50.3
Anatomical narrow angle H40.0
Explanation of
—investigation finding Z71.2
—medication Z71.8

jiè 戒

戒断
一治疗性物质，新生儿 P96.2
一状态、症状、综合征 - 编码于 F10-F19 伴有第四位数.3
一一伴有谵妄 - 编码于 F10-F19 伴有第四位数.4
一一苯丙胺(或相关物质) F15.3
一一一伴有谵妄 F15.4
一一苯环利定(苯环己哌啶) F19.3
一一一伴有谵妄 F19.4
一一催眠剂 F13.3
一一一伴有谵妄 F13.4
一一大麻类 F12.3
一一挥发性溶剂 F18.3
一一一伴有谵妄 F18.4

Withdrawal
—therapeutic substance, neonatal P96.2
—state, symptoms, syndrome - code to F10-F19 with fourth character .3
——with delirium - code to F10-F19 with fourth character .4
——amfetamine (or related substance) F15.3
———with delirium F15.4
——phencyclidine (PCP) F19.3
———with delirium F19.4
——hypnotics F13.3
———with delirium F13.4
——cannabinoids F12.3
——volatile solvents F18.3
———with delirium F18.4

戒断——*续前页*
—状态、症状、综合征——*续前页*
——精神活性物质 NEC F19.3
———伴有谵妄 F19.4
——酒精 F10.3
———伴有谵妄 F10.4
——咖啡因 F15.3
——可卡因 F14.3
———伴有谵妄 F14.4
——类固醇 NEC(恰当使用正确的物质) E27.3
———过量或给错或服错药物 T38.0
——类阿片药 F11.3
———伴有谵妄 F11.4
——新生儿
———恰当使用正确的治疗物质 P96.2
———有药瘾母亲的 P96.1
——兴奋剂 NEC F15.3
———伴有谵妄 F15.4
——烟草 F17.3
——药物 NEC F19.3
———伴有谵妄 F19.4
——镇静剂 F13.3
———伴有谵妄 F13.4
——致幻剂 F16.3
———伴有谵妄 F16.4
戒瘾症状，戒瘾综合征
—酒精 F10.3
—药物 - 见 F11-F19 伴有第四位数.3

Withdrawal——*continued*
—state, symptoms, syndrome——*continued*
——psychoactive substances NEC F19.3
———with delirium F19.4
——alcohol F10.3
———with delirium F10.4
——caffeine F15.3
——cocaine F14.3
———with delirium F14.4
——steroid NEC (correct substance properly administered) E27.3
———overdose or wrong substance given or taken T38.0
——opioids F11.3
———with delirium F11.4
——newborn
———correct therapeutic substance properly administered P96.2
———infant of dependent mother P96.1
——stimulants NEC F15.3
———with delirium F15.4
——tobacco F17.3
——drug NEC F19.3
———with delirium F19.4
——sedatives F13.3
———with delirium F13.4
——hallucinogens F16.3
———with delirium F16.4
Abstinence symptoms, syndrome
—alcohol F10.3
—drug - see F11-F19 with fourth character .3

jiè 疥

疥疮(任何部位) B86

Scabies (any site) B86

jīn 金

金伯克病或骨软骨病 M92.2
—成人 M93.1
金鸡纳中毒
—过量或给错或服错药物 T37.2
—恰当使用正确的物质 H91.0
金属
—抛光工病 J62.8
—色素沉着 L81.8

Kienböck's disease or osteochondrosis M92.2
—adult M93.1
Cinchonism
—overdose or wrong substance given or taken T37.2
—correct substance properly administered H91.0
Metal
—polisher's disease J62.8
—pigmentation L81.8

jīn 筋

筋膜的 - 见情况 | **Fascia - see condition**
筋膜炎 **M72.5** | **Fasciitis M72.5**
一创伤性(陈旧性) M72.8 | —traumatic (old) M72.8
一一近期 - 作为扭伤，按部位编码 | ——current - code, as Sprain, by site
一坏死性 M72.6 | —necrotizing M72.6
一结节性 M72.4 | —nodular M72.4
一弥漫性(嗜酸细胞性) M35.4 | —diffuse (eosinophilic) M35.4
一肾周(伴有输尿管阻塞) N13.5 | —perirenal (with ureteral obstruction) N13.5
一一伴有感染 N13.6 | ——with infection N13.6
一特指的 NEC M72.8 | —specified NEC M72.8
一足底 M72.2 | —plantar M72.2

jǐn 紧

紧，过紧 | **Tightness**
一包皮(先天性) N47 | —foreskin (congenital) N47
一处女膜(环) N89.6 | —hymen, hymenal ring N89.6
一肛门 K62.8 | —anus K62.8
一腱(另见 短，腱) M67.1 | —tendon (see also Short, tendon) M67.1
一尿道括约肌 N35.9 | —urethral sphincter N35.9
一阴道入口 N89.6 | —introitus N89.6
一直肠括约肌 K62.8 | —rectal sphincter K62.8
紧张 | **Stress, Tension**
一工作安排 Z56.3 | —work schedule Z56.3
一精神 NEC Z73.3 | —mental NEC Z73.3
一身体 NEC Z73.3 | —physical NEC Z73.3
一一与工作有关的 Z56.6 | ——work-related Z56.6
一神经 R45.0 | —nervous R45.0
一一与工作有关的 Z56.6 | ——work-related Z56.6
一头痛 G44.2 | —headache G44.2
一月经前 N94.3 | —premenstrual N94.3
一状态(精神) F48.9 | —state (mental) F48.9
紧张症(精神分裂性) F20.2 | **Catatonia (schizophrenic) F20.2**

jìn 进

进食过度 **R63.2** | **Overeating R63.2**
一非器质性原因 F50.4 | —nonorganic origin F50.4
一心因性 F50.4 | —psychogenic F50.4
进行性的 - 见情况 | **Progressive - see condition**
进行性骨化性纤维发育不良 **M61.1** | **Fibrodysplasia ossificans progressiva M61.1**

jìn 近

近视(轴性)(先天性)(进行性) **H52.1**

—变性[进行性近视] H44.2
—恶性 H44.2
近中谺 K07.2

jìn 浸

浸泡 T75.1
—足或手 T69.0
浸润
—白血病性(M9800/3) - 见 白血病
—玻璃体 H43.8
—淀粉样(全身性)(另见 淀粉样变) E85.9
——局限性 E85.4
—肺(嗜酸细胞性) J82
—钙盐 R89.7
—肝 K76.8
——糖原性(另见 病，糖原贮积) E74.0† K77.8*
——脂肪性 - 见 脂肪(性)，肝 NEC
—肌肉，脂肪性 M62.8
—角膜 H18.2
—淋巴(M9820/3)(另见 白血病，淋巴性) C91.9
——腺 I88.9
—肾 N28.8
石灰质 NEC R89.7
——局限性 - 见 变性，按部位
—糖原性(另见 病，糖原贮积) E74.0
—心肌
——糖原性 E74.0† I43.1*
——脂肪性(另见 变性，心肌) I51.5
—心脏
——糖原性 E74.0† I43.1*
——脂肪性(另见 变性，心肌) I51.5
—胸(腺)(脂肪性) E32.8
—炎症性，玻璃(体)内 H43.8
—眼睑 H01.8
浸润性(上部)肺结核(伴有肺不张)(变应性) A16.7
—伴有细菌学和组织学证实 A15.7

浸渍胎儿(原因未述及) P95

Myopia, Nearsightedness, Shortsightedness (axial) (congenital) (progressive) H52.1
—degenerative H44.2
—malignant, pernicious H44.2
Mesio-occlusion K07.2

Immersion T75.1
—foot or hand T69.0
Infiltrate, infiltration
—leukemic (M9800/3) - see Leukemia
—vitreous body H43.8
—amyloid (generalized) (see also Amyloidosis) E85.9
——localized E85.4
—lung (eosinophilic) J82
—calcium salt R89.7
—liver K76.8
——glycogen (see also Disease, glycogen storage) E74.0† K77.8*
——fatty - see Fatty, liver NEC
—muscle, fatty M62.8
—corneal H18.2
—lymphatic (M9820/3) (see also Leukemia, lymphatic) C91.9
——gland I88.9
kidney N28.8
—calcareous NEC R89.7
——localized - see Degeneration, by site
—glycogen, glycogenic (see also Disease, glycogen storage) E74.0
—myocardium, myocardial
——glycogenic E74.0† I43.1*
——fatty (see also Degeneration, myocardial) I51.5
—heart, cardiac
——glycogenic E74.0† I43.1*
——fatty (see also Degeneration, myocardial) I51.5
—thymus (gland) (fatty) E32.8
—inflammatory, in vitreous (body) H43.8
—eyelid H01.8
Epituberculosis (with atelectasis) (allergic) A16.7
—with bacteriological and histological confirmation A15.7
Maceration, fetus (cause not stated) P95

jīng 经

经闭 – 现译名 闭经 Amenorrhea
经产妇 Z64.1 **Multiparity (grand) Z64.1**
—要求避孕 - 见 避孕 —requiring contraceptive management - see Contraception
—影响妊娠、产程和分娩的处理(仅为监督) Z35.4 —affecting management of pregnancy, labor and delivery (supervision only) Z35.4
经间的 - 见情况 **Intermenstrual - see condition**
经间痛 **N94.0** **Mittelschmerz N94.0**
经前紧张征 **N94.3** **Premenstrual tension (syndrome) N94.3**

jīng 惊

惊恐(发作)(状态) F41.0 **Panic (attack) (state) F41.0**
—对异常应激的反应(短暂性) F43.0 —reaction to exceptional stress (transient) F43.0
惊厥(特发性)(另见 发作) R56.8 **Convulsions, Fit (idiopathic) (see also Seizure) R56.8**
—产科(肾炎)(尿毒症的) - 见 子痫 —obstetrical (nephritic) (uremic) - see Eclampsia
—卒中样(大脑缺血) I67.8 —apoplectiform (cerebral ischemia) I67.8
—癫痫性(另见 癫痫) G40.9 —epileptic (see also Epilepsy) G40.9
—癫痫样(另见 发作，癫痫样) R56.8 —epileptiform, epileptoid (see also Seizure, epileptiform) R56.8
—发热 R56.0 —febrile R56.0
—全身性 R56.8 —generalized R56.8
—新生儿 P90 —newborn P90
——良性(家族性) G40.3 ——benign (familial) G40.3
—乙醚(麻醉) —ether (anesthetic)
——过量或给错药物 T41.0 ——overdose or wrong substance given T41.0
——恰当使用正确的物质 R56.8 ——correct substance properly administered R56.8
—癔症性 F44.5 —hysterical F44.5
—婴儿期 R56.8 —infantile R56.8
——癫痫 - 见 癫痫 ——epilepsy - see Epilepsy
—晕厥 R55 —fainting R55
惊厥性咳嗽(另见 百日咳) A37.9 **Tussis convulsiva (see also Whooping cough) A37.9**

jīng 晶

晶状粟疹[痱子] L74.1 **Sudamen, sudamina L74.1**
晶状体的 - 见情况 **Lens - see condition**
晶状体瘤 H35.8 **Phakoma H35.8**
晶状体血管膜 Q12.2 **Tunica vasculosa lentis Q12.2**

jīng 精

精氨酸血症 E72.2

精母细胞性精原细胞瘤(M9063/3)

－特指部位 - 见 肿瘤，恶性

－未特指部位 C62.9

精囊炎 N49.0

－阿米巴 A06.8

－结核性 A18.1† N51.8*

－淋病性(急性)(慢性) A54.2† N51.8*

－毛滴虫性 A59.0† N51.8*

精囊周炎(另见 精囊炎) N49.0

精神 - 另见情况

－发育迟缓 - 见 发育迟缓，精神

精神病(非器质性) F29

－残留性(饮酒或服药后) - 编码于 F10-F19 伴有第四位数.7

－产后 F53.1

－产褥期 F53.1

－－特指类型 - 见 精神病，按类型

－迟发性(饮酒或服药后)编码于 F10-F19 伴有第四位数.7

－处境性(反应性) F23.9

－癫痫性 F06.8

－动脉硬化性 F01.9

－多神经炎性，酒精中毒性 F10.6

－发作 F23.9

－－由于或与躯体状况有关 F06.8

－反应性(短暂性)(情感应激)(心理创伤) F23.9

－－具有精神分裂样特征的短暂性 F23.2

－－兴奋型 F30.8

－－抑郁性 F32.3

－－－复发性 F33.3

－－意识错乱 F23.0

－非器质性 F29

－－特指的 NEC F28

－分裂情感性 F25.9

－－抑郁型 F25.1

－－躁狂型 F25.0

－感染性 F05.9

－－急性 F05.9

－－亚急性(另见 谵妄) F05.8

Argininemia E72.2

Spermatocytoma (M9063/3)

－specified site - see Neoplasm, malignant

－unspecified site C62.9

Gonecystitis, Spermatocystitis, Vesiculitis (seminal) N49.0

－amebic A06.8

－tuberculous A18.1† N51.8*

－gonorrheal (acute) (chronic) A54.2† N51.8*

－trichomonal A59.0† N51.8*

Perivesiculitis (seminal) (see also Vesiculitis) N49.0

Mental - see also condition

－retardation - see Retardation, mental

Psychosis, psychotic F29

－residual (after alcohol or drug use) - code to F10-F19 with fourth character .7

－postpartum F53.1

－puerperal F53.1

－－specified type - see Psychosis, by type

－late-onset (after alcohol or drug use)code to F10-F19 with fourth character .7

－situational (reactive) F23.9

－epileptic F06.8

－arteriosclerotic F01.9

－polyneuritic, alcoholic F10.6

－episode F23.9

－－due to or associated with physical condition F06.8

－reactive (brief) (transient) (emotional stress) (psychological trauma) F23.9

－－brief with schizophrenia-like features F23.2

－－excitative type F30.8

－－depressive F32.3

－－－recurrent F33.3

－－confusion F23.0

－nonorganic F29

－－specified NEC F28

－schizoaffective F25.9

－－depressive type F25.1

－－manic type F25.0

－infective F05.9

－－acute F05.9

－－subacute (see also Delirium) F05.8

精神病——*续前页*

—更年期 F28

——偏执(状态) F22.8

—共生性(童年) F84.3

—幻觉性，慢性 F28

—混合型精神分裂性和情感性 F25.2

—急性(短暂性) F23.9

——特指的 NEC F23.8

——癔症性 F44.9

—精神错乱 F29

——反应性 F23.0

——急性或亚急性 F05.9

—精神分裂样 F20.8

——短暂性 F23.2

——混合型 F25.2

——精神混乱型 F23.1

——情感型 F25.9

——抑郁型 F25.1

——躁狂型 F25.0

—精神分裂症(性)(另见 精神分裂症) F20.9

—精神分裂症样，癫痫所致的 F06.2

—酒精中毒性 F10.5

——伴有

———痴呆 F10.7

———妒嫉症 F10.5

———幻觉症 F10.5

———偏执狂 F10.5

———震颤谵妄 F10.4

——迟发性 F10.7

——多神经炎性 F10.6

——科萨科夫 F10.6

——特指的 NEC F10.5

——妄想狂样型 F10.5

——遗忘性虚构症 F10.6

—绝经期(另见 精神病，更年期) F28

—科萨科夫(酒精中毒性) F10.6

——被其他精神活性物质引起的 - 编码于 F11-F19 伴有第四位数.6

—老年精神病态(型) F03

—老年性 NEC F03

——单纯性衰退 F03

——特指类型 - 见 精神病，按类型

——抑郁或妄想狂样型 F03

Psychosis, psychotic——*continued*

—climacteric, involutional F28

——paranoid (state) F22.8

—symbiotic (childhood) F84.3

—hallucinatory, chronic F28

—mixed schizophrenic and affective F25.2

—acute (transient) F23.9

——specified NEC F23.8

——hysterical F44.9

—confusional F29

——reactive F23.0

——acute or subacute F05.9

—schizophreniform F20.8

——brief F23.2

——mixed type F25.2

——confusional type F23.1

——affective type F25.9

——depressive type F25.1

——manic type F25.0

—schizophrenia, schizophrenic (see also Schizophrenia) F20.9

—schizophrenia-like, in epilepsy F06.2

—alcoholic F10.5

——with

———dementia F10.7

———jealousy F10.5

———hallucinosis F10.5

———paranoia F10.5

———delirium tremens F10.4

——late-onset F10.7

——polyneuritic F10.6

——Korsakov's F10.6

——specified NEC F10.5

——paranoid type F10.5

——amnestic confabulatory F10.6

—menopausal (see also Psychosis, involutional) F28

—Korsakov's (alcoholic) F10.6

——induced by other psychoactive substance - code to F11-F19 with fourth character .6

—presbyophrenic (type) F03

—senile NEC F03

——simple deterioration F03

——specified type - see Psychosis, by type

——depressed or paranoid type F03

精神病——*续前页*

—偏执狂性，偏执狂样 F22.0

——更年期 F22.8

——精神分裂性 F20.0

——酒精中毒性 F10.5

——绝经期 F22.8

——老年性 F03

——心因性(急性) F23.3

—器质性 F09

——创伤后 F06.8

———急性或亚急性 F05.9

——感染性 F06.8

———急性或亚急性 F05.9

——由于或与下列情况有关

———病

————肝，酒精中毒性(另见 精神病，酒精中毒性) F10.5

————克罗伊茨费尔特-雅各布[痉挛性假性硬化] A81.0† F02.1*

————脑血管 F01.9

————内分泌或代谢性 F06.8

—————急性或亚急性 F05.8

———产褥期 - 见 精神病，产褥期

———创伤，脑(产伤)(电流所致)(手术的) F06.8

————急性或亚急性 F05.8

———癫痫，短暂性(急性) F05.8

———分娩 - 见 精神病，产褥期

———感染

————脑(颅内) F06.8

—————急性或亚急性 F05.8

———克罗伊茨费尔特-雅各布病或综合征[痉挛性假性硬化] A81.0† F02.1*

———中毒性

————酒精(急性) F10.5

————药物(另见 精神病，药物性) F1x.5

—情感(另见 障碍，情感) F39

——老年性 NEC F03

——特指类型 NEC F38.8

—衰竭性 F43.0

—童年期 F84.0

——不典型 F84.1

—瓦解性(童年) F84.3

Psychosis, psychotic——*continued*

—paranoiac, paranoid F22.0

——climacteric, involutional F22.8

——schizophrenic F20.0

——alcoholic F10.5

——menopausal F22.8

——senile F03

——psychogenic (acute) F23.3

—organic F09

——post-traumatic F06.8

———acute or subacute F05.9

——infective F06.8

———acute or subacute F05.9

——due to or associated with

———disease

————liver, alcoholic (see also Psychosis, alcoholic) F10.5

————Creutzfeldt-Jakob A81.0† F02.1*

————cerebrovascular F01.9

————endocrine or metabolic F06.8

—————acute or subacute F05.8

———puerperium - see Psychosis, puerperal

———trauma, brain (birth) (from electric current) (surgical) F06.8

————acute or subacute F05.8

———epilepsy, transient (acute) F05.8

———childbirth - see Psychosis, puerperal

———infection

————brain (intracranial) F06.8

—————acute or subacute F05.8

——Creutzfeldt-Jakob disease or syndrome A81.0† F02.1*

———intoxication

————alcoholic (acute) F10.5

————drug (see also Psychosis, drug-induced) F1x.5

—affective (see also Disorder, affective) F39

——senile NEC F03

——specified type NEC F38.8

—exhaustive F43.0

—childhood F84.0

——atypical F84.1

—disintegrative (childhood) F84.3

精神病——*续前页*
一心因性 F23.9
——偏执性(急性) F23.3
——抑郁性 F32.3
一循环性(不伴有精神分裂症症状) F23.0
——伴有精神分裂症症状 F23.1
一亚躁狂性 F30.0
一药物性 - 编码于 F11-F19 伴有第四位数.5
——迟发性 - 编码于 F11-F19 伴有第四位数.7
——偏执和幻觉状态 - 编码于 F11-F19 伴有第四位数.5
一抑郁性(单次发作) F32.3
——反应性(由于情绪应激，心理创伤) F32.3
———复发性 F33.3
——心因性 F32.3
———复发性 F33.3
一癔症性(急性) F44.9
一婴幼儿 F84.0
——不典型 F84.1
一影响妊娠、分娩或产褥期的处理 O99.3
一由于或与下列情况有关
——癫痫 F06.8
——多发性硬化 F06.8
——亨廷顿舞蹈症 F06.8
——老年性痴呆 F03
——躯体疾病 F06.8
——缺血，脑血管(广泛性) F06.8
——血管性疾病(动脉硬化性)(大脑) F01.9
——药瘾(另见 精神病，药物性) F1x.5
——依赖
———酒精(另见 精神病，酒精中毒性) F10.5
———药物 - 编码于 F11-F19 伴有第四位数.5
——早老性痴呆 F03
一诱发性 F24
一早老性 F03
一躁狂-抑郁性(另见 障碍，双相，情感性) F31.9
一躁狂性(单次发作) F30.2
——复发性类型 F31.8
——抑郁型(不伴有精神症状) F33.2
———伴有精神症状 F33.3
一症状性 F09

Psychosis, psychotic——*continued*
—psychogenic F23.9
——paranoid (acute) F23.3
——depressive F32.3
—cycloid (without symptoms of schizophrenia) F23.0
——with symptoms of schizophrenia F23.1
—hypomanic F30.0
—drug-induced - code to F11-F19 with fourth character .5
——late onset - code to F11-F19 with fourth character .7
——paranoid and hallucinatory states - code to F11-F19 with fourth character .5
—depressive (single episode) F32.3
——reactive (from emotional stress, psychological trauma) F32.3
———recurrent F33.3
——psychogenic F32.3
———recurrent F33.3
—hysterical (acute) F44.9
—infantile F84.0
——atypical F84.1
—affecting management of pregnancy, childbirth or puerperium O99.3
—due to or associated with
——epilepsy F06.8
——multiple sclerosis F06.8
——Huntington's chorea F06.8
——senile dementia F03
——physical disease F06.8
——ischemia, cerebrovascular (generalized) F06.8
——vascular disease (arteriosclerotic) (cerebral) F01.9
——addiction, drug (see also Psychosis, drug-induced) F1x.5
——dependence
———alcohol (see also Psychosis, alcoholic) F10.5
———drug - code to F11-F19 with fourth character .5
——presenile dementia F03
—induced F24
—presenile F03
—manic-depressive (see also Disorder, bipolar, affective) F31.9
—mania, manic (single episode) F30.2
——recurrent type F31.8
——depressed type (without psychotic symptoms) F33.2
———with psychotic symptoms F33.3
—symptomatic F09

精神分裂症后抑郁 F20.4
精神迷乱 F99
精神神经病，精神神经症型(另见 神经症) F48.9
一焦虑(状态) F41.1
一人格 NEC F60.8
一癔症 F44.9
精神衰弱 F48.8
精神性疼痛 F45.4
精神幼稚病(另见 发育迟缓，精神) F79.-
一苯丙酮酸性 E70.0
精神障碍(另见情况) F99
精神障碍或精神问题 NEC F99
精神综合征，器质性 F07.9
一烦恼(另见 障碍，精神) F99
一衰竭 F48.0
一衰退(另见 精神病) F29
一障碍(另见 障碍，精神) F99
一一可疑的，进行观察，不伴有需要进一步医疗照顾者 Z03.2
精索的 - 见情况
精索静脉曲张(血栓性)(阴囊) I86.1
一精索(溃疡性) I86.1
一卵巢 I86.2
精索水肿(另见 侵染，丝虫性) B74.-† N51.8*
精索炎(急性)(慢性)(地方性) N49.1
一结核性 A18.1† N51.8*
一淋球菌性(急性)(慢性) A54.2† N51.8*
精液缺乏(睾丸) N46
精原细胞瘤(M9061/3)
一间变的(M9062/3)
一一特指部位 - 见 肿瘤，恶性
一一未特指部位 C62.9
一精母细胞性(M9063/3)
一一特指部位 - 见 肿瘤，恶性
一一未特指部位 C62.9
一特指部位 - 见 肿瘤，恶性
一未特指部位 C62.9
精子发生减少 N46
精子活力不足 R86.9
精子计数 Z31.4
一输精管切除术后 Z30.8
精子囊肿 N43.4
一先天性 Q55.4
精子生成缺乏 N46

Postschizophrenic depression F20.4
Aberration, mental F99
Psychoneurosis, psychoneurotic (see also Neurosis) F48.9
一anxiety (state) F41.1
一personality NEC F60.8
一hysteria F44.9
Psychasthenia F48.8
Psychalgia F45.4
Oligophrenia (see also Retardation, mental) F79.-
一phenylpyruvic E70.0
Insanity, insane (see also condition) F99
Psychiatric disorder or problem NEC F99
Psychosyndrome, organic F07.9
一upset (see also Disorder, mental) F99
一exhaustion F48.0
一deterioration (see also Psychosis) F29
一disorder (see also Disorder, mental) F99
一一suspected, observation for, without need for further medical care Z03.2
Spermatic cord - see condition
Varicocele (thrombosed) (scrotum) I86.1
一spermatic cord (ulcerated) I86.1
一ovary I86.2
Mumu (see also Infestation, filarial) B74.-† N51.8*
Corditis, Funiculitis (acute) (chronic) (endemic) N49.1
一tuberculous A18.1† N51.8*
一gonococcal (acute) (chronic) A54.2† N51.8*
Aspermia (testis) N46
Seminoma (M9061/3)
一anaplastic (M9062/3)
一一specified site - see Neoplasm, malignant
一一unspecified site C62.9
一spermatocytic (M9063/3)
一一specified site - see Neoplasm, malignant
一一unspecified site C62.9
一specified site - see Neoplasm, malignant
一unspecified site C62.9
Hypospermatogenesis N46
Asthenospermia R86.9
Sperm counts Z31.4
一postvasectomy Z30.8
Spermatocele N43.4
一congenital Q55.4
Aspermatogenesis N46

jǐng 颈

jìng 胫

jìng 痉

痉挛——*续前页*
一结肠 K58.9
一一伴有腹泻 K58.0
一一心因性 F45.3
一睫状体(调节的) H52.5
一静脉 NEC I87.8
一流行性膈(短暂性) B33.0
一面部 G51.3
一内斜，眼 H51.8
一内脏 R10.4
一尿道(括约肌) N35.9
一扭转(进行性) G24.1
一膀胱(括约肌，外或内) N32.8
一一心因性 F45.3
一强迫性(另见 抽动) F95.9
一三叉神经(另见 神经痛，三叉) G50.0
一沙漏状 - 见 挛缩，沙漏状
一闪电样 G40.4
一上睑提肌 H02.5
一舌 K14.8
一神经 F45.8
一声门 J38.5
一一心因性 F45.3
一一一转换反应 F44.4
一一癔症性 F44.4
一十二指肠 K59.8
一食管(弥漫性) K22.4
一一心因性 F45.3
一视网膜(动脉) H34.2
一输卵管 N83.8
一输尿管 N13.5
一调节 H52.5
一同向性 H51.8
一腕足(另见 手足搐搦) R29.0
一胃 K31.8
一胃肠(道)，心因性 F45.3
一一神经症性 F45.3
一习惯性(另见 抽动) F95.9
一心因性 F45.8
一心脏 I20.1
一血管性 NEC I73.9
一血管运动性 NEC I73.9
一咽(反射性) J39.2
一一心因性 F45.3
一一癔症性 F45.3

Spasm, spastic, spasticity——*continued*
—colon K58.9
——with diarrhea K58.0
——psychogenic F45.3
—ciliary body (of accommodation) H52.5
—vein NEC I87.8
—epidemic diaphragmatic (transient) B33.0
—facial G51.3
—inferior oblique, eye H51.8
—viscera R10.4
—urethra (sphincter) N35.9
—torsion (progressive) G24.1
—bladder (sphincter, external or internal) N32.8
——psychogenic F45.3
—compulsive (see also Tic) F95.9
—trigeminal nerve (see also Neuralgia, trigeminal) G50.0
—hourglass - see Contraction, hourglass
—lightning G40.4
—levator palpebrae superioris H02.5
—tongue K14.8
—nervous F45.8
—glottis J38.5
——psychogenic F45.3
———conversion reaction F44.4
——hysterical F44.4
—duodenum K59.8
—esophagus (diffuse) K22.4
——psychogenic F45.3
—retinal (artery) H34.2
—fallopian tube N83.8
—ureter N13.5
—accommodation H52.5
—conjugate H51.8
—carpopedal (see also Tetany) R29.0
—stomach K31.8
—gastrointestinal (tract), psychogenic F45.3
——neurotic F45.3
—habit (see also Tic) F95.9
—psychogenic F45.8
—cardiac, heart I20.1
—vascular NEC I73.9
—vasomotor NEC I73.9
—pharynx (reflex) J39.2
——psychogenic F45.3
——hysterical F45.3

痉挛——*续前页*
一咽喉 J39.2
一一心因性 F45.3
一一癔症性 F45.3
一眼动脉 H34.2
一眼球旋动性 H51.8
一一心因性 F45.8
一乙状结肠(另见 综合征，过敏性肠) K58.9
一一心因性 F45.3
一癔症性 F44.4
一阴道 N94.2
一一心因性 F52.5
一婴儿 G40.4
一幽门 NEC K31.3
一一先天性或婴儿 Q40.0
一一心因性 F45.3
一支气管 J98.0
一直肠(括约肌) K59.4
一一心因性 F45.3
一职业性 F48.8
一子宫 N85.8
一一并发于分娩 O62.4
一一一影响到胎儿或新生儿 P03.6
痉挛性，强直 - 另见 痉挛
痉挛性的 - 见情况
一儿童(大脑性)(先天性)(麻痹) G80.1

Spasm, spastic, spasticity——*continued*
—throat J39.2
——psychogenic F45.3
——hysterical F45.3
—ophthalmic artery H34.2
—oculogyric H51.8
——psychogenic F45.8
—sigmoid (see also Syndrome, irritable bowel) K58.9
——psychogenic F45.3
—hysterical F44.4
—vagina N94.2
——psychogenic F52.5
—infantile G40.4
—pylorus NEC K31.3
——congenital or infantile Q40.0
——psychogenic F45.3
—bronchus, bronchiole J98.0
—rectum (sphincter) K59.4
——psychogenic F45.3
—occupational F48.8
—uterus N85.8
——complicating labor O62.4
———affecting fetus or newborn P03.6
Spastic, spasticity - see also Spasm
Spasmodic - see condition
—child (cerebral) (congenital) (paralysis) G80.1

jìng 静

静脉的 - 见情况
静脉扩张(另见 曲张(性)，静脉) I83.9
一先天性 Q27.4
静脉内膜炎(另见 静脉炎) I80.9
静脉曲张(下肢)(破裂) I83.9
一伴有
一一溃疡 I83.0
一一一和炎症或感染 I83.2
一一停滞性皮炎 I83.1
一一一和溃疡 I83.2
一一炎症或感染 I83.1
一一一和溃疡 I83.2

Vein, venous - see condition
Phlebectasia (see also Varicose, vein) I83.9
—congenital Q27.4
Endophlebitis (see also Phlebitis) I80.9
Varix (lower limb) (ruptured) I83.9
—with
——ulcer I83.0
———with inflammation or infection I83.2
——stasis dermatitis I83.1
———with ulcer I83.2
——inflammation or infection I83.1
———with ulcer I83.2

静脉曲张——*续前页*
一产褥期 O87.8
一一生殖系(阴道、外阴、会阴) O87.8
一动脉瘤性 I77.0
一发炎或感染的 I83.1
一一溃疡性 I83.2
一肛门 - 见 痔
一脊(髓)(血管) I86.8
一眶 I86.8
一一先天性 Q27.8
一溃疡性 I83.0
一一发炎或感染的 I83.2
一阔韧带 I86.2
一卵巢 I86.2
一膀胱 I86.2
一盆腔 I86.2
一脾(静脉)(伴有静脉石) I86.8
一脐带，影响到胎儿或新生儿 P02.6
一妊娠(下肢) O22.0
一一肛门或直肠 O22.4
一一生殖系(阴道、外阴或会阴) O22.1
一乳头状 I78.1
一舌下 I86.0
一肾乳头 I86.8
一声带 I86.8
一食管(溃疡性) I85.9
一一出血 I85.0
一一见于(由于)
一一一肝硬变 K74.-† I98.2*
一一一一伴有出血 K74.-† I98.3*
一一一酒精性肝病 K70.-† I98.2*
一一一一伴有出血 K70.-† I98.3*
一一一血吸虫病 B65.-† I98.2*
一一一一伴有出血 B65.-† I98.3*
一一一中毒性肝病 K71.-† I98.2*
一一一一伴有出血 K71.-† I98.3*
一一先天性 Q27.8
一视网膜 H35.0
一胎盘 O43.8
一特指部位 NEC I86.8
一外阴(于) I86.3
一一产褥期 O87.8
一一妊娠期 O22.1

Varix——*continued*
—puerperium O87.8
——genital (vagina, vulva, perineum) O87.8
—aneurysmal I77.0
—inflamed or infected I83.1
——ulcerated I83.2
—anus - see Hemorrhoids
—spinal (cord) (vessels) I86.8
—orbit I86.8
——congenital Q27.8
—ulcerated I83.0
——inflamed or infected I83.2
—broad ligament I86.2
—ovary I86.2
—bladder I86.2
—pelvis I86.2
—spleen, splenic (vein) (with phlebolith) I86.8
—umbilical cord, affecting fetus or newborn P02.6
—pregnancy (lower limb) O22.0
——anus or rectum O22.4
——genital (vagina, vulva or perineum) O22.1
—papillary I78.1
—sublingual I86.0
—renal papilla I86.8
—vocal cord I86.8
—esophagus (ulcerated) I85.9
——bleeding I85.0
——in (due to)
———cirrhosis of liver K74.-† I98.2*
————with bleeding K74.-† I98.3*
———alcoholic liver disease K70.-† I98.2*
————with bleeding K70.-† I98.3*
———schistosomiasis B65.-† I98.2*
————with bleeding B65.-† I98.3*
———toxic liver disease K71.-† I98.2*
————with bleeding K71.-† I98.3*
——congenital Q27.8
—retina H35.0
—placenta O43.8
—specified site NEC I86.8
—vulva (in) I86.3
——puerperium O87.8
——pregnancy O22.1

静脉炎——*续前页*	**Phlebitis**——*continued*
一盆腔	—pelvic
——产褥期、产后 O87.1	——puerperal, postpartum O87.1
——后	——following
———流产(随后发生) O08.0	———abortion (subsequent episode) O08.0
————近期发生 - 见 流产	————current episode - see Abortion
———异位妊娠或葡萄胎妊娠 O08.0	———ectopic or molar pregnancy O08.0
一脐 I80.8	—umbilicus I80.8
一髂股 I80.1	—iliofemoral I80.1
一曲张性(腿)(下肢) I83.1	—varicose (leg) (lower limb) I83.1
——伴有溃疡 I83.2	——with ulcer I83.2
一妊娠 O22.9	—pregnancy O22.9
——浅表性(血管) O22.2	——superficial O22.2
——深部(血管) O22.8	——deep O22.8
一乳房，表层 I80.8	—breast, superficial I80.8
一矢状窦 - 见 静脉炎，颅内(静脉)窦	—longitudinal sinus - see Phlebitis, intracranial (venous) sinus
一视网膜 H35.0	—retina H35.0
一手术后 T81.7	—postoperative T81.7
一输注、治疗性注射或输血后 T80.1	—following infusion, therapeutic injection or transfusion T80.1
一特指部位 NEC I80.8	—specified site NEC I80.8
一下肢 I80.3	—lower limb I80.3
——浅表性(血管) I80.0	——superficial (vessels) I80.0
——深部(血管) NEC I80.2	——deep (vessels) NEC I80.2
一胸壁，表层 I80.8	—chest wall, superficial I80.8
一隐(静脉) I80.0	—saphenous I80.0
一硬脑膜(静脉)窦 - 见 静脉炎，颅内(静脉)窦	—cranial (venous) sinus - see Phlebitis, intracranial (venous) sinus
一由于植入装置 - 见 并发症，按部位和类型	—due to implanted device - see Complications, by site and type
一游走性，移行(浅表性) I82.1	—migrans, migrating (superficial) I82.1
一在操作中或由于操作所致 T81.7	—during or resulting from a procedure T81.7
一椎管内静脉窦和静脉的 G08	—intraspinal venous sinuses and veins G08
——非生脓性 G95.1	——nonpyogenic G95.1
一子宫(脓毒性)(另见 子宫内膜炎) N71.9	—uterus (septic) (see also Endometritis) N71.9
静脉硬化 I87.8	**Phlebosclerosis I87.8**
静脉中层炎 - 见 静脉炎	**Mesophlebitis - see Phlebitis**
静脉周炎(另见 静脉炎) I80.9	**Periphlebitis (see also Phlebitis) I80.9**
一视网膜 H35.0	—retina H35.0
静坐不能，治疗性 G21.1	**Akathisia, treatment-induced G21.1**

jìng 镜

镜像书写 F81.0	**Mirror writing F81.0**

jiǒng 窘

窘迫
—肠(功能性) NEC K59.9
——心因性 F45.3
—腹部[腹痛] R10.4
—呼吸 R06.0
——成人型 J80
——新生儿 P22.9
———特指的 NEC P22.8
——心因性 F45.3
——综合征(特发性)(新生儿) P22.0
———成人型 J80
—母体，在产程和分娩中 O75.0
—上腹(痛) R10.1
—胎儿(综合征) P20.-
——并发产程和分娩 O68.-
——首先察觉到
———在产程和分娩中 P20.1
———在产程开始前 P20.0
——影响
———产程和分娩 O68.-
———妊娠管理(与产程或分娩无关) O36.3
—胃肠(功能性) K30
——心因性 F45.3
—心源性 I51.8
——先天性 P20.9
——新生儿 P29.8
—子宫内 - 见 窘迫，胎儿

Distress
—intestinal (functional) NEC K59.9
——psychogenic F45.3
—abdominal R10.4
—respiratory R06.0
——adult J80
——newborn P22.9
———specified NEC P22.8
——psychogenic F45.3
——syndrome (idiopathic) (newborn) P22.0
———adult J80
—maternal, during labor and delivery O75.0
—epigastric R10.1
—fetal (syndrome) P20.-
——complicating labor and delivery O68.-
——first noted
———during labor and delivery P20.1
———before onset of labor P20.0
——affecting
———labor and delivery O68.-
———management of pregnancy (unrelated to labor or delivery) O36.3
—gastrointestinal (functional) K30
——psychogenic F45.3
—cardiac I51.8
——congenital P20.9
——newborn P29.8
—intrauterine - see Distress, fetal

jiǔ 久

久病衰弱者，病弱(慢性)(出生以来) **R68.8**

Invalid, invalidism (chronic) (since birth) R68.8

jiǔ 酒

酒精性(乙醇)(异丙醇)(甲基)(丙醇)(丙基)(甲醇)，酒精中毒(性)(的) **F10.9**
—糙皮病 E52
—痴呆 F10.7
—妒嫉症 F10.5
—肝 K70.9
—过度沉溺 F10.1

Alcohol (Ethyl) (Isopropyl) (Methyl) (Propanol) (Propyl) (Methanol), alcohol-induced F10.9
—pellagra E52
—dementia F10.7
—jealousy F10.5
—liver K70.9
—indulgence F10.1

酒精中毒——*续前页*	**Alcohol, alcohol-induced**——*continued*
一过量 F10.1	—overdose F10.1
一幻觉症(急性) F10.5	—hallucinosis (acute) F10.5
一解毒治疗 Z50.2	—detoxification therapy Z50.2
一戒断 F10.3	—withdrawal F10.3
一一伴有谵妄 F10.4	——with delirium F10.4
一惊厥 F10.3	—convulsions F10.3
一精神病 – 见 精神病，酒精中毒性	—psychosis – see Psychosis, alcoholic
一康复措施 Z50.2	—rehabilitation measures Z50.2
一脑综合征，慢性 F10.7	—brain syndrome, chronic F10.7
一偏执狂，偏执[型]精神病 F10.5	—paranoia, paranoid (type) psychosis F10.5
一使用 NEC Z72.1	—use NEC Z72.1
一消费(引起的精神障碍) F10.9	—consumption F10.9
一饮用(引起的精神障碍) F10.9	—drinking F10.9
一瘾 F10.2	—addiction F10.2
一谵妄(急性)(震颤性)(戒断) F10.4	—delirium (acute) (tremens) (withdrawal) F10.4
一一慢性 F10.6	——chronic F10.6
一中毒(急性) F10.0	—intoxication (acute) F10.0
一一伴有	——with
一一一依赖 F10.2	———dependence F10.2
一一一谵妄 F10.0	———delirium F10.0
一中毒，意外的(急性) NEC T51.9	—poisoning, accidental (acute) NEC T51.9
一一酒精特指类型 – 见 药物和化学制剂表	——specified type of alcohol – see Table of drugs and chemicals
一咨询和监督 Z71.4	—counseling and surveillance Z71.4
酒精中毒(慢性) F10.2	**Alcoholism (chronic) F10.2**
一伴有精神病(另见 精神病，酒精中毒性) F10.5	—with psychosis (see also Psychosis, alcoholic) F10.5
一并发于妊娠、分娩或产褥期 O99.3	—complicating pregnancy, childbirth or puerperium O99.3
一一影响到胎儿或新生儿 P04.3	——affecting fetus or newborn P04.3
一怀疑损害到胎儿而影响妊娠处理 O35.4	—suspected damage to fetus affecting management of pregnancy O35.4
一科萨科夫 F10.6	—Korsakov's F10.6
酒渣鼻 L71.9	**Rosacea L71.9**
一痤疮 L71.9	—acne L71.9
一角膜炎 L71.8† H19.3*	—keratitis L71.8† H19.3*
一特指的 NEC L71.8	—specified NEC L71.8

jū 居

居布莱 – 现译名 居布勒	**Gubler**
居布勒-米亚尔麻痹或综合征[交叉性面瘫偏瘫综合征] I67.9† G46.3*	**Gubler-Millard paralysis or syndrome I67.9† G46.3***
居林-施特恩综合征 Q74.3	**Guerin-Stern syndrome Q74.3**
居丧(简单的) Z63.4	**Bereavement (uncomplicated) Z63.4**
居住空间受限 Z59.1	**Restriction of housing space Z59.1**

jú 局

jǔ 沮

jǔ 举

jù 巨

巨人症(垂体性) E22.0 | **Gigantism (pituitary) E22.0**
一体质性 E34.4 | —constitutional E34.4
巨舌(先天性) Q38.2 | **Macroglossia (congenital) Q38.2**
一后天性 K14.8 | —acquired K14.8
巨生殖器(肾上腺)(男性)(早熟性) E25.9 | **Macrogenitosomia (adrenal) (male) (precox) E25.9**
一先天性 E25.0 | —congenital E25.0
巨十二指肠 Q43.8 | **Megaloduodenum Q43.8**
巨食管(功能性) K22.0 | **Megaesophagus, Megaloesophagus (functional) K22.0**
一见于(由于)查加斯病 B57.3† K23.1* | —in (due to) Chagas' disease B57.3† K23.1*
一先天性 Q39.5 | —congenital Q39.5
巨手 M79.8 | **Cheiromegaly M79.8**
巨输尿管 N28.8 | **Megaloureter/Megaureter N28.8**
一先天性 Q62.2 | —congenital Q62.2
巨胃(后天性) K31.8 | **Megalogastria (acquired) K31.8**
一先天性 Q40.2 | —congenital Q40.2
巨细胞病毒感染 B25.9 | **Cytomegalovirus infection B25.9**
一母体情况对胎儿(可疑)损害并影响妊娠处理 O35.3 | —maternal, (suspected) damage to fetus affecting management of pregnancy O35.3
巨心[牛心] – 见 肥大，心脏 | **Ox heart – see Hypertrophy, cardiac**
巨血小板病或血小板紊乱 D69.1 | **Bernard-Soulier disease or thrombopathia D69.1**
巨牙症 K00.2 | **Macrodontia K00.2**
巨眼 Q11.3 | **Macrophthalmos, Megalophthalmos Q11.3**
一见于先天性青光眼 Q15.0 | —in congenital glaucoma Q15.0
巨乙状结肠 K59.3 | **Macrosigmoid, Megasigmoid K59.3**
一先天性 Q43.2 | —congenital Q43.2
巨直肠 K62.8 | **Megarectum K62.8**
巨指畸形(先天性)(手指)(拇指) Q74.0 | **Macrodactylia, macrodactylism, Megalodactylia (congenital) (fingers) (thumbs) Q74.0**
一脚趾 Q74.2 | —toes Q74.2

jù 拒

拒绝 | **Refusal of**
一免疫接种，由于 | —immunization or vaccination because of
一一病人的决定 NEC Z28.2 | ——patient's decision NEC Z28.2
一一信仰或群体压力的原因 Z28.1 | ——reasons of belief or group pressure Z28.1
一食物，心因性 F50.8 | —food, psychogenic F50.8
一治疗(由于) Z53.2 | —treatment (because of) Z53.2
一一病人的决定 NEC Z53.2 | ——patient's decision NEC Z53.2
一一信仰或群体压力的原因 Z53.1 | ——reasons of belief or group pressure Z53.1

jù 具

具有——*续前页*
一心脏
——除纤颤器(功能性) Z95.0
——起搏器 Z95.0
——植入物或移植物 NEC Z95.9
———特指类型 NEC Z95.8
一心脏瓣膜植入物(功能性) NEC Z95.4
——假体 Z95.2
——特指类型 NEC Z95.4
——异种 Z95.3
一血管内植入物(功能性)(假体) NEC Z95.8
——冠状动脉 Z95.5
——周围血管 Z95.8
一血管植入物或装置 Z95.9
——入口装置 Z95.8
——特指类型 NEC Z95.8
一牙根植入物 Z96.5
一咽鼓管移植片固定模或装置(功能性) Z96.2
一眼镜 Z97.3
一眼内晶状体(功能性) Z96.1
一胰岛素泵(功能性) Z96.4
一植入装置(人工)(功能性)(假体) Z96.9
——特指的 NEC Z96.8
一指关节植入物(功能性)(假体) Z96.6
一主动脉冠状动脉(搭桥术)移植物 Z95.1
一助听器或装置(外部) Z97.4
——植入物(骨)(耳蜗)(功能性) Z96.2
一装置(外部) NEC Z97.8
——假体 Z97.8
——植入的(功能性) Z96.9
———特指的 NEC Z96.8
一子宫内避孕装置(IUD) Z97.5

Presence——*continued*
—cardiac
——defibrillator (functional) Z95.0
——pacemaker Z95.0
——implant or graft NEC Z95.9
———specified type NEC Z95.8
—heart valve implant (functional) NEC Z95.4
——prosthetic Z95.2
——specified type NEC Z95.4
——xenogenic Z95.3
—intravascular implant (functional) (prosthetic) NEC Z95.8
——coronary artery Z95.5
——peripheral vessel Z95.8
—vascular implant or device Z95.9
——access port device Z95.8
——specified type NEC Z95.8
—tooth root(s) implant Z96.5
—eustachian tube stent or device (functional) Z96.2
—spectacles Z97.3
—intraocular lens (functional) Z96.1
—insulin pump (functional) Z96.4
—implanted device (artificial) (functional) (prosthetic) Z96.9
——specified NEC Z96.8
—finger-joint implant (functional) (prosthetic) Z96.6
—aortocoronary (bypass) graft Z95.1
—hearing-aid or device (external) Z97.4
——implant (bone) (cochlear) (functional) Z96.2
—device (external) NEC Z97.8
——prosthetic Z97.8
——implanted (functional) Z96.9
———specified NEC Z96.8
—intrauterine contraceptive device (IUD) Z97.5

jù 剧

剧吐(另见 呕吐) R11
一妊娠(轻度) O21.0
——伴有
———代谢紊乱 O21.1
———电解质失衡 O21.1
———碳水化合物缺失 O21.1
———脱水 O21.1

Hyperemesis (see also Vomiting) R11
—gravidarum (mild) O21.0
——with
———metabolic disturbance O21.1
———electrolyte imbalance O21.1
———carbohydrate depletion O21.1
———dehydration O21.1

剧吐——*续前页*	**Hyperemesis**——*continued*
一妊娠——*续前页*	一gravidarum——*continued*
一一影响到胎儿或新生儿 P01.8	一一affecting fetus or newborn P01.8
一一重度(伴有代谢紊乱) O21.1	一一severe (with metabolic disturbance) O21.1
一心因性 F45.3	一psychogenic F45.3

jù 锯

锯齿状处女膜 Q52.3	**Cribriform hymen Q52.3**

juǎn 卷

卷曲毛发(先天性) Q84.1	**Woolly hair (congenital) Q84.1**
卷舌发音不清 F80.0	**Lalling F80.0**

juàn 倦

倦怠 - 见 虚弱	**Lassitude - see Weakness**
倦睡 R40.0	**Drowsiness R40.0**

jué 绝

绝经后期	**Postmenopausal**
一骨质疏松症 M81.0	一osteoporosis M81.0
一一伴有病理性骨折 M80.0	一一with pathological fracture M80.0
一子宫内膜(萎缩) N95.8	一endometrium (atrophic) N95.8
一一化脓性(另见 子宫内膜炎) N71.9	一一suppurative (see also Endometritis) N71.9
绝经期(症状)(综合征) N95.1	**Menopause, menopausal (symptoms) (syndrome) N95.1**
一关节炎(任何部位) NEC M13.8	一arthritis (any site) NEC M13.8
一精神病 NEC F28	一psychosis NEC F28
一人工 N95.3	一artificial N95.3
一手术的 N95.3	一surgical N95.3
一妄想狂样状态 F22.8	一paranoid state F22.8
一危象 N95.1	一crisis N95.1
一早发 E28.3	一premature E28.3
一中毒性多关节炎 NEC M13.8	一toxic polyarthritis NEC M13.8
绝育，为住院理由 Z30.2	**Sterilization, admission for Z30.2**

juè 倔

倔强症(癔症性) F44.2	**Catalepsy (hysterical) F44.2**
一精神分裂性 F20.2	一schizophrenic F20.2

jūn 军

军刀状胫骨(梅毒性) A50.5† M90.2*
军团
一病 A48.1
一一非肺炎性 A48.2
一肺炎 A48.1
军团病 A48.1
一非肺炎性 A48.2

Saber, sabre tibia (syphilitic) A50.5† M90.2*
Legionnaire's
—disease A48.1
——nonpneumonic A48.2
—pneumonia A48.1
Legionellosis A48.1
—nonpneumonic A48.2

jūn 菌

菌尿 N39.0
一无症状 N39.0
一一产褥期、产后 O86.2
一一妊娠中 O23.4
菌丝体感染 NEC B49
菌血症 A49.9
一伴有脓毒症 - 见 败血症
一操作后 T81.4
一泌尿(道)(另见 感染，泌尿(道)) N39.0
一脑膜炎球菌性(另见 脑膜炎球菌血症) A39.4
一特殊命名的细菌性病原体 - 见 感染，按特殊命名的细菌性病原体
一特指细菌性病原体 NEC A49.8
一细菌以外的病原体 - 见 败血症
一一新生儿 - 见 感染，先天性，按病原体
一新生儿(任何可分类到 A49.-的细菌) P39.8
一由于
一一特指细菌(另见 感染，特指细菌)) A49.8

Bacteriuria, bacteruria N39.0
—asymptomatic N39.0
——puerperal, postpartum O86.2
——in pregnancy O23.4
Mycelium infection NEC B49
Bacteremia A49.9
—with sepsis - see Septicemia
—postprocedural T81.4
—urinary (tract) (see also Infection, urinary (tract)) N39.0
—meningococcal (see also Meningococcemia) A39.4
—specified named bacterial organism - see Infection, by specified named bacterial organism
—specified bacterial organism NEC A49.8
—organism other than bacteria - see Septicemia
——newborn - see Infection, congenital, by organism
—newborn (any bacteria classifiable to A49.-) P39.8
—due to
——specified bacteria (see also Infection, by specified bacteria) A49.8

jūn 皲

皲裂皮肤 T69.8

Chapping skin T69.8

K

kā 咖

kǎ 卡

kǎ 咯

kāi 开

kǎi 凯

kǎn 坎

kāng 康

kāng 糠

糠疹[癣] **Pityriasis**
一白色 L30.5 —alba, maculata L30.5
一单纯性 L30.5 —simplex L30.5
一黑 B36.1 —nigra B36.1
一黑布拉 L26 —Hebra's L26
一花斑 B36.0 —versicolor B36.0
一环状 L42 —circinata L42
一连圈状 L44.8 —rotunda L44.8
一毛发红 L44.0 —rubra pilaris L44.0
一玫瑰 L42 —rosea L42
一苔癣样 L41.0 —lichenoides L41.0
一一痘疹样(急性) L41.0 ——et varioliformis (acuta) L41.0
一一慢性 L41.1 ——chronica L41.1

kàng 抗

抗毒素并发症或抗毒素反应 - 见 并发症，接种 **Antitoxin complication or reaction - see Complications, vaccination**
抗利尿激素综合征 **E22.2** **Antidiuretic hormone syndrome E22.2**
抗磷脂抗体综合征 **D68.6** **Anticardiolipin syndrome D68.6**
抗磷脂综合征 **D68.6** **Antiphospholipid syndrome D68.6**
抗凝血酶血症(另见 循环抗凝剂) **D68.5** **Antithrombinemia (see also Circulating anticoagulants) D68.5**
抗凝血酶激酶血症(另见 循环抗凝剂) **D68.3** **Antithromboplastinemia (see also Circulating anticoagulants) D68.3**
抗凝血酶激酶原血症(另见 循环抗凝剂) **D68.3** **Antithromboplastinogenemia (see also Circulating anticoagulants) D68.3**
抗体，母体(血型)(另见 不配合) **O36.1** **Antibodies, maternal (blood group) (see also Incompatibility) O36.1**
一抗 D O36.0 —anti-D O36.0
一一胎儿或新生儿 P55.0 ——fetus or newborn P55.0

kǎo 考

考珀腺[尿道球腺]的 - 见情况 **Cowper's gland - see condition**

kē 柯

柯莱斯骨折 **S52.5** **Colles' fracture S52.5**
柯林溃疡(另见 溃疡，消化性，急性) **K27.3** **Curling's ulcer (see also Ulcer, peptic, acute) K27.3**
柯萨奇病毒(感染) **B34.1** **Coxsackievirus (infection) B34.1**
一肠炎 A08.3 —enteritis A08.3
一脑膜炎(无菌性) A87.0† G02.0* —meningitis (aseptic) A87.0† G02.0*
一特异性疾病 NEC B33.8 —specific disease NEC B33.8

kē 科

kē 颏

kē 颗

颗粒性的 - 见情况

Granular - see condition

ké 壳

壳状牙 **K00.5**

Shell teeth K00.5

ké 咳

咳嗽 **R05**
一伴有出血(另见 咯血) R04.2
一功能性 F45.3
一喉的，痉挛性 R05
一流行性 R05
一慢性 R05
一品茶者 B49
一神经性 R05
一吸烟者 J41.0
一心因性 F45.3
一癔症性 F45.3
一支气管 R05
一一伴有流感(另见 流行性感冒，伴有，呼吸道表现) J11.1

Cough R05
—with hemorrhage (see also Hemoptysis) R04.2
—functional F45.3
—laryngeal, spasmodic R05
—epidemic R05
—chronic R05
—tea taster's B49
—nervous R05
—smokers' J41.0
—psychogenic F45.3
—hysterical F45.3
—bronchial R05
——with grippe or influenza (see also Influenza, with, respiratory manifestations) J11.1

kě 可

可触知的
一卵巢 N83.8
一盲肠 K63.8
一脾(另见 脾大) R16.1
一肾 N28.8
可动性
一胆囊，先天性 Q44.1
一过度 - 见 运动过强
一器官或部位，先天性 NEC - 见 错位，先天性
一肾 N28.8
可见性蠕动 **R19.2**
可卡因瘾 **F14.2**
可渗透的，先天性 - 另见 不完全，闭合
一动脉导管 Q25.0
可缩回性睾丸 **Q55.2**
可疑情况的排除(另见 观察，可疑的) **Z03.9**

Palpable
—ovary N83.8
—cecum K63.8
—spleen (see also Splenomegaly) R16.1
—kidney N28.8
Mobile, mobility
—gallbladder, congenital Q44.1
—excessive - see Hypermobility
—organ or site, congenital NEC - see Malposition, congenital
—kidney N28.8
Visible peristalsis R19.2
Cocainism F14.2
Pervious, congenital - see also Imperfect, closure
—ductus arteriosus Q25.0
Retractile testis Q55.2
Suspected condition, ruled out (see also Observation, suspected) Z03.9

kè 克

克-鲍肝硬变、病或综合征[克吕韦耶-鲍姆加滕] **K74.6**	**Cruveilhier-Baumgarten cirrhosis, disease or syndrome K74.6**
克布纳综合征 **Q81.8**	**Koebner's syndrome Q81.8**
克尔病[慢性角化病] **L87.0**	**Kyrle's disease L87.0**
克拉贝 - 现译名 克拉伯	**Krabbe**
克拉伯病 **E75.2**	**Krabbe's disease E75.2**
克拉顿关节 **A50.5† M03.1***	**Clutton's joints A50.5† M03.1***
克拉夫特-韦伯-季米特里病 **Q85.8**	**Kraft-Weber-Dimitri disease Q85.8**
克拉夫特神经症 **F48.8**	**Craft neurosis F48.8**
克拉特斯金瘤(M8162/3) **C22.1**	**Klatskin's tumor (M8162/3) C22.1**
克莱恩-莱文综合征[嗜睡与贪食症] **G47.8**	**Kleine-Levin syndrome G47.8**
克兰费尔特综合征[细精管发育障碍症] **Q98.4**	**Klinefelter's syndrome Q98.4**
一核型 47,XXY Q98.0	一karyotype 47,XXY Q98.0
一男性伴有	一male with
一一多于两个 X 染色体 Q98.1	一一more than two X chromosomes Q98.1
一一核型 46,XX Q98.2	一一karyotype 46,XX Q98.2
克劳德病 **A26.8**	**Klauder's disease A26.8**
克劳斯顿(出汗性)外胚层发育不良 **Q82.8**	**Clouston's (hidrotic) ectodermal dysplasia Q82.8**
克勒病	**Köhler's disease**
一髌骨 M92.4	一patellar M92.4
一跗舟骨 M92.6	一tarsal navicular M92.6
克勒布斯病(另见 肾小球肾炎) **N05.-**	**Klebs' disease (see also Glomerulonephritis) N05.-**
克雷珀林-莫雷尔病(另见 精神分裂症) **F20.9**	**Kraepelin-Morel disease (see also Schizophrenia) F20.9**
克里格勒-纳贾尔病或综合征 **E80.5**	**Crigler-Najjar disease or syndrome E80.5**
克里斯马斯病[B 型血友病] **D67**	**Christmas disease D67**
克里斯琴-韦伯病[结节性非化脓性脂膜炎] **M35.6**	**Christian-Weber disease M35.6**
克利佩尔-特脑纳(-韦伯)综合征 **Q87.2**	**Klippel-Trenaunay(-Weber) syndrome Q87.2**
克利佩尔-费尔缺乏或综合征[先天性短颈综合征] **Q76.1**	**Klippel-Feil deficiency or syndrome Q76.1**
克利佩尔病[杆菌炎性全身性假瘫] **I67.2**	**Klippel's disease I67.2**
克隆病 - 现译名 克罗恩病	**Crohn's disease**
克隆普克(-德热里纳)麻痹(出生)(新生儿) **P14.1**	**Klumpke(-Déjerine) palsy, paralysis (birth) (newborn) P14.1**
克鲁肯贝格	**Krukenberg's**
一瘤(M8490/6) C79.6	一tumor (M8490/6) C79.6
一梭 H18.0	一spindle H18.0
克鲁宗病[颅面发育不全] **Q75.1**	**Crouzon's disease Q75.1**
克吕韦耶萎缩或病[脊髓肌肉萎缩] **G12.8**	**Cruveilhier's atrophy or disease G12.8**
克吕谢病[流行性脑脊髓炎] **A85.8**	**Cruchet's disease A85.8**
克罗恩病[局限性肠炎](曾译名 克隆病) **K50.9**	**Crohn's disease K50.9**
一大肠(结肠或直肠) K50.1	一large intestine (colon or rectum) K50.1
一一伴有小肠 K50.8	一一with small intestine K50.8

克罗恩病——*续前页*
一小肠(十二指肠，回肠或空肠) K50.0
——伴有大肠 K50.8
克罗斯综合征 E70.3
克罗伊茨费尔特-雅各布病或综合征[痉挛性假性硬化] A81.0
一伴有痴呆 A81.0† F02.1*
克洛德病或综合征 I66.8† G46.3*
克洛德贝尔纳德-霍纳综合征[颈交感神经麻痹综合征] G90.2
一创伤性 S14.5
克山病[地方性心脏病] E59
克汀病，呆小病(先天性)(地方性)(非甲状腺肿)(散发性) E00.9
一骨盆，伴有胎盆不称 O33.0
——引起梗阻性分娩 O65.0
——影响到胎儿或新生儿 P03.1
一型
——混合 E00.2
——甲状腺功能减退 E00.1
——粘液水肿 E00.1
——神经病 E00.0

Crohn's disease——*continued*
—small intestine (duodenum, ileum or jejunum) K50.0
——with large intestine K50.8
Cross syndrome E70.3
Creutzfeldt-Jakob disease or syndrome A81.0
—with dementia A81.0† F02.1*
Claude's disease or syndrome I66.8† G46.3*
Claude Bernard-Horner syndrome G90.2
—traumatic S14.5
Keshan disease E59
Cretin, cretinism (congenital) (endemic) (nongoitrous) (sporadic) E00.9
—pelvis, with disproportion (fetopelvic) O33.0
——causing obstructed labor O65.0
——affecting fetus or newborn P03.1
—type
——mixed E00.2
——hypothyroid E00.1
——myxedematous E00.1
——neurological E00.0

kè 刻

刻板症 NEC F98.4

Stereotypies NEC F98.4

kōng 空

空肠的 - 见情况
空肠炎(另见 小肠炎) A09.9
一传染性 A09.0
一非传染性 K52.9
空巢综合征 Z60.0
空洞性脊髓炎(另见 脑炎) G04.9
空气，航空
一病[航空者晕] T75.3
一饥饿，心因性 F45.3
一空调器肺炎 J67.7
一前纵隔(气肿) J98.2
一栓塞(动脉)(大脑)(任何部位) T79.0
——创伤性 T79.0
——输注、治疗性注射或输血后 T80.0

Jejunum, jejunal - see condition
Jejunitis (see also Enteritis) A09.9
—infectious A09.0
—noninfectious K52.9
Empty nest syndrome Z60.0
Syringomyelitis (see also Encephalitis) G04.9
Air
—sickness T75.3
—hunger, psychogenic F45.3
—conditioner lung or pneumonitis J67.7
—anterior mediastinum J98.2
—embolism (artery) (cerebral) (any site) T79.0
——traumatic T79.0
——following infusion, therapeutic injection or transfusion T80.0

空气，航空——*续前页*	**Air**——*continued*
一栓塞——*续前页*	一embolism——*continued*
一一由于植入装置 NEC - 见 并发症，按部位和类型，特指的	一一due to implanted device NEC - see Complications, by site and type, specified NEC
一一在妊娠、分娩或产褥期中 O88.0	一一in pregnancy, childbirth or puerperium O88.0
一污染 Z58.1	一pollution Z58.1
一一职业性 NEC Z57.3	一一occupational NEC Z57.3
一稀薄，的效应 - 见 效应，有害，高海拔	一rarefied, effects of - see Effect, adverse, high altitude
空气进入静脉 - 见 栓塞，空气	**Entrance, air into vein - see Embolism, air**

kǒng 孔

孔(型)，口	**Ostium**
一第一，房间隔(动脉)(缺损)(永存) Q21.2	一primum (arteriosum) (defect) (persistent) Q21.2
一第二，房间隔[继发孔型房间隔缺损](动脉)(缺损)(未闭)(永存) Q21.1	一secundum (arteriosum) (defect) (patent) (persistent) Q21.1
一共同房室 Q21.2	一atrioventriculare commune Q21.2
孔卡托病 A19.9	**Concato's disease A19.9**
一胸膜 - 见 胸膜炎，伴有，渗出	一pleural - see Pleurisy, with effusion

kǒng 恐

恐怖症，恐怖性 F40.9	**Phobia, phobic F40.9**
一单纯 F40.2	一simple F40.2
一动物 F40.2	一animal F40.2
一反应 F40.9	一reaction F40.9
一检查 F40.2	一examination F40.2
一社会 F40.1	一social F40.1
一特定的(孤立的) F40.2	一specific (isolated) F40.2
一特指的 NEC F40.8	一specified NEC F40.8
一状态 F40.9	一state F40.9
恐怖主义的受害者 Z65.4	**Terrorism, victim of Z65.4**
恐惧情结或反应 F40.9	**Fear complex or reaction F40.9**
恐惧忧虑状态 F41.1	**Apprehension state F41.1**
恐人症 F40.1	**Anthropophobia F40.1**
恐水 - 见 狂犬病	**Hydrophobia - see Rabies**

kǒu 口

口吃 F98.5	**Stuttering F98.5**
口吃，言语 NEC R47.8	**Impediment, speech NEC R47.8**
一心因性(童年) F98.8	一psychogenic (childhood) F98.8
口臭 R19.6	**Foul breath, Halitosis R19.6**
口出血 K13.7	**Stomatorrhagia K13.7**

口疮 – 现译名 溃疡，阿弗他	**Aphthous**
口的 - 见情况	**Orifice - see condition**
口干燥症 K11.7	**Xerostomia K11.7**
口渴，过度 R63.1	**Thirst, excessive R63.1**
一由于缺水 T73.1	一due to deprivation of water T73.1
口霉菌病 B37.0	**Stomatomycosis B37.0**
口腔的 - 见情况	**Mouth - see condition**
口腔顶的 - 见情况	**Roof, mouth - see condition**
口腔坏疽[走马疳] A69.0	**Cancrum oris A69.0**
口形红细胞增多 D58.8	**Stomatocytosis D58.8**
口炎(义齿性)(溃疡性) K12.1	**Stomatitis (denture) (ulcerative) K12.1**
一阿弗他 K12.0	一aphthous K12.0
一白喉性 A36.8	一diphtheritic A36.8
一地丝菌 B48.3† K93.8*	一Geotrichum B48.3† K93.8*
一樊尚 A69.1	一Vincent's A69.1
一化脓性(急性) K12.2	一suppurative (acute) K12.2
一坏疽性 A69.0	一gangrenous A69.0
一坏死性溃疡性 A69.0	一necrotizing ulcerative A69.0
一口角 K13.0	一angular K13.0
一溃疡性膜性 A69.1	一ulceromembranous A69.1
一流行性 B08.8	一epidemic B08.8
一螺旋体性 A69.1	一spirochetal A69.1
一膜性，急性 K12.1	一membranous, acute K12.1
一念珠菌性 B37.0	一candidal, monilial B37.0
一疱疹病毒性 B00.2	一herpesviral B00.2
一疱疹样 K12.0	一herpetiformis K12.0
一兽疫性 B08.8	一epizootic B08.8
一小泡性 K12.1	一vesicular K12.1
一一伴有疹病(肠病毒) B08.4	一一with exanthem (enteroviral) B08.4
一一病毒性疾病 A93.8	一一virus disease A93.8
一由于维生素缺乏	一due to vitamin deficiency
一一B_2(核黄素) E53.0† K93.8*	一一B_2 (riboflavin) E53.0† K93.8*
一一B 族 NEC E53.9† K93.8*	一一B group NEC E53.9† K93.8*
一真菌性 B37.0	一mycotic B37.0
口炎性腹泻 K90.1	**Psilosis, Sprue K90.1**
一非热带 K90.0	一nontropical K90.0
一热带 K90.1	一tropical K90.1

kòu 寇

寇热 - 现译名 Q 热	**Q fever**

kū 枯

枯草热 - 现译名 花粉症 | **Hay fever**
枯否细胞 – 现译名 肝巨噬细胞[库普弗细胞] | **Kupffer cell**

kǔ 苦

苦艾酒中毒 **F10.2** | **Absinthemism F10.2**

kù 库

库恩特-尤尼乌斯变性[盘状黄斑变性] **H35.3** | **Kuhnt-Junius degeneration H35.3**
库夫斯病[大脑神经鞘脂病的晚少年型] **E75.4** | **Kufs' disease E75.4**
库格尔贝格-韦兰德病[遗传性肌肉萎缩的少年型] **G12.1** | **Kugelberg-Welander disease G12.1**
库格尔贝里 - 现译名 库格尔贝格 | **Kugelberg**
库利贫血[地中海贫血] **D56.1** | **Cooley's anemia D56.1**
库鲁病[新几内亚震颤病] **A81.8** | **Kuru A81.8**
库斯莫尔 | **Kussmaul's**
一病[结节性动脉周炎] M30.0 | —disease M30.0
一呼吸[空气饥] E87.2 | —respiration E87.2
——糖尿病酸中毒性 - 编码于E10-E14伴有第四位数.1 | ——in diabetic acidosis - code to E10-E14 with a fourth character of .1
库欣 - 曾译名 柯兴 | **Cushing's**
一溃疡(另见 溃疡，消化性，急性) K27.3 | —ulcer (see also Ulcer, peptic, acute) K27.3
一综合征[皮质醇增多症]或病 E24.9 | —syndrome or disease E24.9
——垂体依赖性 E24.0 | ——pituitary-dependent E24.0
——特指的 NEC E24.8 | ——specified NEC E24.8
——药物性 E24.2 | ——drug-induced E24.2
——医源性 E24.2 | ——iatrogenic E24.2
库普弗细胞肉瘤[肝巨噬细胞肉瘤](**M9124/3**) **C22.3** | **Kupffer cell sarcoma (M9124/3) C22.3**
库珀 | **Cooper's**
一病[慢性囊性乳腺病] N60.1 | —disease N60.1
一疝(另见 疝，腹，特指部位 NEC) K45.8 | —hernia (see also Hernia, abdomen, specified site NEC) K45.8

kù 酷

酷刑折磨的受害者 **Z65.4** | **Torture, victim of Z65.4**

kuā 夸

夸赛纳森林病 - 现译名 基萨那森林病[凯萨努森林病] | **Kyasanur Forest disease**

kuài 快

快乐木偶综合征 Q93.5
快速
一第二产程(分娩) O62.3
一一影响到胎儿或新生儿 P03.5
一微弱脉搏，由于损伤后休克引起的 T79.4
一心脏(搏动) R00.0
一一心因性 F45.3

Happy puppet syndrome Q93.5
Rapid
—second stage (delivery) O62.3
——affecting fetus or newborn P03.5
—feeble pulse, due to shock, following injury T79.4
—heart(beat) R00.0
——psychogenic F45.3

kuān 宽

宽或上浮 β 脂蛋白血症 E78.2
宽颅缝，新生儿 P96.3

Broad- or floating- betalipoproteinemia E78.2
Wide cranial sutures, newborn P96.3

kuān 髋

髋
一扁平 M91.2
一内翻(后天性) M21.1
一一佝偻病的晚期效应 E64.3
一一先天性 Q65.8
一外翻(后天性) M21.0
一一佝偻病的晚期效应 E64.3
一一先天性 Q65.8
髋的 - 见情况
髋关节病 M16.9
一创伤后(单侧) M16.5
一一双侧 M16.4
一发育不良(单侧) M16.3
一一双侧 M16.2
一继发性 NEC(单侧) M16.7
一一双侧 M16.6
一原发性(单侧) M16.1
一一双侧 M16.0
髋关节炎 M13.1
髋痛(非结核性) M25.5
一结核性 A18.0† M01.1*

Coxa
—plana M91.2
—vara (acquired) M21.1
—late effect of rickets E64.3
——congenital Q65.8
—valga (acquired) M21.0
——late effect of rickets E64.3
——congenital Q65.8
Hip - see condition
Coxarthrosis M16.9
—post-traumatic (unilateral) M16.5
——bilateral M16.4
—dysplastic (unilateral) M16.3
——bilateral M16.2
—secondary NEC (unilateral) M16.7
——bilateral M16.6
—primary (unilateral) M16.1
——bilateral M16.0
Coxitis M13.1
Coxalgia, coxalgic (nontuberculous) M25.5
—tuberculous A18.0† M01.1*

kuáng 狂

狂暴，意指狂犬病 - 见 狂犬病

Rage, meaning rabies - see Rabies

kuàng 旷

kuàng 矿

kuàng 眶

kuī 窥

kuí 奎

kuì 溃

溃疡——*续前页*

—癌性(M8000/3) - 见 肿瘤，恶性
—巴雷特 K22.1
—包皮 N48.1
—贲门 K22.1
—贲门食管(消化性) K22.1
—鼻(腔)(感染性)(中隔) J34.0
——皮肤 - 见 溃疡，皮肤
——曲张性(出血) I86.8
—鼻甲 J34.8
—鼻咽 J39.2
—边缘性 NEC - 见 溃疡，胃空肠
—扁桃体 J35.8
—扁桃体周 J35.8
—伯鲁里 A31.1
—肠 K63.3
——阿米巴(另见 阿米巴病) A06.1
——边缘性(另见 溃疡，胃空肠) K28.9
——穿孔性 K63.1
———胎儿或新生儿 P78.0
——含粪的 K63.3
——结核性 A18.3† K93.0*
——曲张性 I86.8
——伤寒(热) A01.0
——十二指肠 - 见 溃疡，十二指肠
——原发性，小肠 K63.3
——直肠 K62.6
—出血性 NEC K27.4
—穿孔性 NEC K27.5
——皮肤 L98.4
—唇 K13.0
—大腿 - 见 溃疡，下肢
—胆囊 K82.8
—胆囊管 K82.8
—胆总管(肝总管) K83.8
—德里[皮肤利什曼病欧亚型] B55.1
—迪厄拉富瓦 K25.0
—动脉 I77.8
—恶性(M8000/3) - 见 肿瘤，恶性
—腭(软) K12.1
—肺 J98.4
——结核性(另见 结核，肺) A16.2

Sore, Ulcer, Ulcus, Ulcerated, Ulcerating, Ulceration, Ulcerative——*continued*

—cancerous (M8000/3) - see Neoplasm, malignant
—Barrett's K22.1
—prepuce N48.1
—cardia K22.1
—cardioesophageal (peptic) K22.1
—nose, nasal (passage) (infective) (septum) J34.0
——skin - see Ulcer, skin
——varicose (bleeding) I86.8
—turbinate J34.8
—nasopharynx J39.2
—marginal NEC - see Ulcer, gastrojejunal
—tonsil J35.8
—peritonsillar J35.8
—Buruli A31.1
—bowel, intestine, intestinal K63.3
——amebic (see also Amebiasis) A06.1
——marginal (see also Ulcer, gastrojejunal) K28.9
——perforating K63.1
———fetus or newborn P78.0
——stercoraceous, stercoral K63.3
——tuberculous A18.3† K93.0*
——varicose I86.8
——typhoid (fever) A01.0
——duodenal - see Ulcer, duodenum
——primary, small intestine K63.3
——rectum K62.6
—bleeding NEC K27.4
—perforating NEC K27.5
——skin L98.4
—lip K13.0
—thigh - see Ulcer, lower limb
—gallbladder K82.8
—cystic duct K82.8
—bile duct (common) (hepatic) K83.8
—Delhi B55.1
—Dieulafoy's K25.0
—artery I77.8
—malignant (M8000/3) - see Neoplasm, malignant
—palate (soft) K12.1
—lung J98.4
——tuberculous (see also Tuberculosis, pulmonary) A16.2

溃疡——*续前页*

—匐行性角膜 H16.0
—腐肉形成性 NEC - 见 溃疡，皮肤
—肛门(括约肌)(孤立性) K62.6
—肛门直肠 K62.6
——曲张(性) - 见 曲张(性)，溃疡，肛门
—膏药性 L89.-
——分期
———Ⅰ期 L89.0
———Ⅱ期 L89.1
———Ⅲ期 L89.2
———Ⅳ期 L89.3
—睾丸 N50.8
—跟(另见 溃疡，下肢) L97
—宫颈(褥疮性)(营养性) N86
——伴有宫颈炎 N72
—巩膜 H15.0
—孤立性，肛门或直肠(括约肌) K62.6
—股 - 见 溃疡，下肢
—骨 M86.8
—腘间隙 - 见 溃疡，下肢
—海绵体(慢性) N48.5
—含粪的 K63.3
——肛门或直肠 K62.6
—洪纳[全膀胱壁纤维变性] N30.1
—喉(阿弗他)(接触性) J38.7
——白喉性 A36.2
—喉炎(另见 喉炎) J04.0
—坏疽性(另见 坏疽) R02
—回肠(另见 溃疡，肠) K63.3
—会厌 J38.7
—脊柱(结核) A18.0† M49.0*
—颊侧(腔)(创伤性) K12.1
—脚趾 - 见 溃疡，下肢
—角膜(环状)(卡他性)(中心性)(感染性)(边缘性)(匐行性)(伴有穿孔) H16.0
——结核性(小泡性) A18.5† H19.2*
——树枝状(单纯性疱疹) B00.5† H19.1*
—角膜炎 H16.0
—结肠(另见 溃疡，肠) K63.3
—结核性 - 见 结核，溃疡
—结膜 H10.8
—精囊 N50.8

Sore, Ulcer, Ulcus, Ulcerated, Ulcerating, Ulceration, Ulcerative——*continued*

—serpens corneae H16.0
—sloughing NEC - see Ulcer, skin
—anus (sphincter) (solitary) K62.6
—anorectal K62.6
——varicose - see Varicose, ulcer, anus
—plaster L89.-
——stage
———I L89.0
———II L89.1
———III L89.2
———IV L89.3
—testis N50.8
—heel (see also Ulcer, lower limb) L97
—cervix (uteri) (decubitus) (trophic) N86
——with cervicitis N72
—sclera H15.0
—solitary, anus or rectum (sphincter) K62.6
—crural - see Ulcer, lower limb
—bone M86.8
—popliteal space - see Ulcer, lower limb
—corpus cavernosum (chronic) N48.5
—stercoraceous, stercoral K63.3
——anus or rectum K62.6
—Hunner's N30.1
—larynx (aphthous) (contact) J38.7
——diphtheritic A36.2
—laryngitis (see also Laryngitis) J04.0
—gangrenous (see also Gangrene) R02
—ileum (see also Ulcer, intestine) K63.3
—epiglottis J38.7
—spine (tuberculous) A18.0† M49.0*
—buccal (cavity) (traumatic) K12.1
—toe - see Ulcer, lower limb
—cornea (annular) (catarrhal) (central) (infectional) (marginal) (ring) (serpent) (serpiginous) (with perforation) H16.0
——tuberculous (phlyctenular) A18.5† H19.2*
——dendritic (herpes simplex) B00.5† H19.1*
—keratitis H16.0
—colon (see also Ulcer, intestine) K63.3
—tuberculous - see Tuberculosis, ulcer
—conjunctiva H10.8
—seminal vesicle N50.8

溃疡——*续前页*

一消化性——*续前页*

一一慢性 K27.7

一一一伴有

一一一一出血 K27.4

一一一一一和穿孔 K27.6

一一一一穿孔 K27.5

一一伴有

一一一出血 K27.4

一一一一和穿孔 K27.6

一一一穿孔 K27.5

一一新生儿 P78.8

一心脏瓣膜 I33.0

一压力性 L89.-

一一分期

一一一Ⅰ期 L89.0

一一一Ⅱ期 L89.1

一一一Ⅲ期 L89.2

一一一Ⅳ期 L89.3

一牙龈 K06.8

一雅司病 A66.4

一雅司病，初发 A66.0

一咽喉 J39.2

一咽喉痛性 J02.9

一一链球菌性 J02.0

一咽门 J39.2

一咽下部 J39.2

一眼睑(区) H01.8

一眼前房积脓(慢性)(亚急性) H16.0

一乙状结肠(另见 溃疡，肠) K63.3

一阴唇(大)(小) N76.6

一阴道 N76.5

一一子宫托 N89.8

一阴茎(慢性) N48.5

一阴囊 N50.8

一一结核性 A18.1† N51.8*

一一曲张性 I86.1

一龈 K06.8

一龈炎 K05.1

一应激性 - 见 溃疡，消化性

一营养性 - 见 溃疡，皮肤

Sore, Ulcer, Ulcus, Ulcerated, Ulcerating, Ulceration, Ulcerative——*continued*

—digestive, peptic——*continued*

——chronic K27.7

———with

————hemorrhage K27.4

—————and perforation K27.6

————perforation K27.5

——with

———hemorrhage K27.4

————and perforation K27.6

———perforation K27.5

——newborn P78.8

—valve, heart I33.0

—pressure L89.-

——stage

———Ⅰ L89.0

———Ⅱ L89.1

———Ⅲ L89.2

———Ⅳ L89.3

—gingiva K06.8

—yaws A66.4

—frambesial, initial A66.0

—pharynx, throat J39.2

—sore throat J02.9

——streptococcal J02.0

—fauces J39.2

—hypopharynx J39.2

—eyelid (region) H01.8

—hypopyon (chronic) (subacute) H16.0

—sigmoid (see also Ulcer, intestine) K63.3

—labium (majus) (minus) N76.6

—vagina N76.5

——pessary N89.8

—penis (chronic) N48.5

—scrotum N50.8

——tuberculous A18.1† N51.8*

——varicose I86.1

—gum K06.8

—gingivitis K05.1

—stress - see Ulcer, peptic

—trophic - see Ulcer, skin

溃疡——*续前页*	**Sore, Ulcer, Ulcus, Ulcerated, Ulcerating, Ulceration, Ulcerative**——*continued*
一硬下疳(梅毒性) A51.0	—durum (syphilitic) A51.0
——生殖器外的 A51.2	——extragenital A51.2
一幽门 - 见 溃疡，胃	—pyloric - see Ulcer, stomach
一幽门后壁 - 见 溃疡，十二指肠	—postpyloric - see Ulcer, duodenum
一幽门前 - 见 溃疡，胃	—prepyloric - see Ulcer, stomach
一由于	—due to
——X 线 L58.1	——X-ray L58.1
——辐射 NEC L59.8	——radiation NEC L59.8
——感染 NEC - 见 溃疡，皮肤	——infection NEC - see Ulcer, skin
——营养性障碍(任何部位) - 见 溃疡，皮肤	——trophic disturbance (any region) - see Ulcer, skin
一越南 B55.1	—Cochin-China B55.1
一支气管 J98.0	—bronchus J98.0
一直肠(括约肌)(孤立性) K62.6	—rectum (sphincter) (solitary) K62.6
一直肠乙状结肠 K63.3	—rectosigmoid K63.3
——含粪的 K62.6	——stercoraceous, stercoral K62.6
——曲张(性) - 见 曲张(性)，溃疡，肛门	——varicose - see Varicose, ulcer, anus
一坠积性 - 见 溃疡，曲张性	—hypostaticum - see Ulcer, varicose
一子宫 N85.8	—uterus N85.8
——(宫)颈 N86	——cervix, neck N86
———伴有宫颈炎 N72	———with cervicitis N72
一足(无痛)(另见 溃疡，下肢) L97	—foot (indolent) (see also Ulcer, lower limb) L97
——穿孔性 L97	——perforating L97
———麻风性 A30.1	———leprous A30.1
———梅毒性 A52.1	———syphilitic A52.1
——曲张性 I83.0	——varicose I83.0
———发炎或感染的 I83.2	———inflamed or infected I83.2

kūn 昆

昆虫	**Insect**
一咬伤 - 见 损伤，浅表	—bite - see Injury, superficial
一有毒的，中毒 NEC T63.4	—venomous, poisoning NEC T63.4
昆克病或昆克水肿[血管神经性水肿] T78.3	**Quincke's disease or edema T78.3**
一遗传性 D84.1	—hereditary D84.1
昆士兰热(澳大利亚) A77.3	**Queensland fever A77.3**

kùn 困

困难(于)	**Difficult, difficulty (in)**
一步行 R26.2	—walking R26.2
一插管，麻醉中 T88.4	—intubation, in anesthesia T88.4
一分娩[难产]，影响到胎儿或新生儿 P03.9	—birth, affecting fetus or newborn P03.9

困难——*续前页*
一工作
一一进度 Z56.3
一一情况 NEC Z56.5
一机械性，胃十二指肠造口 K91.8
一拼写(特异性) F81.1
一一伴有阅读障碍 F81.3
一一由于不充足的教学 Z55.8
一吞咽(另见 吞咽困难) R13
一喂养 R63.3
一一非器质性，婴儿或儿童 F98.2
一一新生儿 P92.9
一一一一乳房[母乳] P92.5
一一一一特指的 NEC P92.8
一文化适应 Z60.3
一阅读(发育性) F81.0
一一继发于情绪紊乱 F93.-
困坐 NEC R26.3
一需要提供医疗照料 Z74.0

Difficult, difficulty——*continued*
—work
——schedule Z56.3
——conditions NEC Z56.5
—mechanical, gastroduodenal stoma K91.8
—spelling (specific) F81.1
——with reading disorder F81.3
——due to inadequate teaching Z55.8
—swallowing (see also Dysphagia) R13
—feeding R63.3
——nonorganic, infant or child F98.2
——newborn P92.9
————breast P92.5
————specified NEC P92.8
—acculturation Z60.3
—reading (developmental) F81.0
——secondary to emotional disorders F93.-
Chairfast NEC R26.3
—requiring health care provider Z74.0

kuò 扩

扩张
一胆囊 K82.8
一胆囊管(后天性) K82.8
一一先天性 Q44.5
一胆总管(后天性) K83.8
一一先天性 Q44.5
一动脉(另见 动脉瘤) I72.9
一肺动脉(特发性) I28.8
一肛门 K59.8
一一小静脉 – 见 痔
一肛门括约肌 K62.8
一宫口 – 另见 机能不全，宫颈
一一不完全，不良，缓慢
一一一并发于分娩 O62.0
一一一影响到胎儿或新生儿 P03.6
一回肠 K59.8
一结肠 K59.3
一一先天性 Q43.2
一静脉 I86.8
一空肠 K59.8
一泪道或泪管 H04.6

Dilatation
—gallbladder K82.8
—cystic duct (acquired) K82.8
——congenital Q44.5
—common duct (acquired) K83.8
——congenital Q44.5
—artery (see also Aneurysm) I72.9
—pulmonary artery (idiopathic) I28.8
—anus K59.8
——venule – see Hemorrhoids
—sphincter ani K62.8
—cervix (uteri) – see also Incompetency, cervix
——incomplete, poor, slow
———complicating delivery O62.0
———affecting fetus or newborn P03.6
—ileum K59.8
—colon K59.3
——congenital Q43.2
—vein I86.8
—jejunum K59.8
—lacrimal passages or duct H04.6

扩张——*续前页*
—淋巴管 I89.0
—盲肠 K59.3
—毛细血管 I78.8
—梅克尔憩室[麦克尔憩室](先天性) Q43.0
—尿道(后天性) N36.8
—膀胱(括约肌) N32.8
—膀胱口 N32.8
——先天性 Q64.7
—气管，先天性 Q32.1
—器官或部位，先天性 NEC - 见 扭转
—前列腺 N42.8
—乳腺管 N60.4
—肾(盏)(收集结构)(囊性)(实质)(盂)(特发性) N28.8
—肾盏(由于阻塞) N13.3
—十二指肠 K59.8
—食管 K22.8
——先天性 Q39.5
—输尿管(特发性) N28.8
——先天性 Q62.2
—瞳孔 H57.0
—透明隔腔 Q06.8
—胃 K31.8
——急性 K31.0
——心因性 F45.3
—小静脉 NEC I86.8
—小囊，先天性 Q16.5
—心包 - 见 心包炎
—心肌(急性)(慢性)(另见 肥大，心脏) I51.7
—心室(急性)(慢性)(另见 肥大，心脏) I51.7
——大脑，先天性 Q04.8
—心脏(急性)(慢性)(另见 肥大，心脏) I51.7
——瓣膜 - 见 心内膜炎
——先天性(瓣膜) Q24.8
—血管 I99
—血管运动性 I73.9
—咽 J39.2
—咽鼓管，先天性 Q17.8
—胰管 K86.8
—支气管 J47
—直肠 K59.3

Dilatation——*continued*
—lymphatic vessel I89.0
—cecum K59.3
—capillaries I78.8
—Meckel's diverticulum (congenital) Q43.0
—urethra (acquired) N36.8
—bladder (sphincter) N32.8
—vesical orifice N32.8
——congenital Q64.7
—trachea, congenital Q32.1
—organ or site, congenital NEC - see Distortion
—prostate N42.8
—mammary duct N60.4
—kidney (calyx) (collecting structures) (cystic) (parenchyma) (pelvis) (idiopathic) N28.8
—calyx (due to obstruction) N13.3
—duodenum K59.8
—esophagus K22.8
——congenital Q39.5
—ureter (idiopathic) N28.8
——congenital Q62.2
—pupil H57.0
—cavum septi pellucidi Q06.8
—gastric, stomach K31.8
——acute K31.0
——psychogenic F45.3
—venule NEC I86.8
—saccule, congenital Q16.5
—pericardium - see Pericarditis
—myocardium (acute) (chronic) (see also Hypertrophy, cardiac) I51.7
—ventricular, ventricle (acute) (chronic) (see also Hypertrophy, cardiac) I51.7
——cerebral, congenital Q04.8
—cardiac, heart (acute) (chronic) (see also Hypertrophy, cardiac) I51.7
——valve - see Endocarditis
——congenital (valve) Q24.8
—blood vessel I99
—vasomotor I73.9
—pharynx J39.2
—eustachian tube, congenital Q17.8
—pancreatic duct K86.8
—bronchial J47
—rectum K59.3

扩张——*续前页*
－主动脉(局灶性)(全身性)(另见 动脉瘤，主动脉) I71.9
－－梅毒性 A52.0† I79.0*
－－破裂 I71.8
－－先天性 Q25.4
扩张过度 - 见 膨胀
扩张性 - 见 扩张

Dilatation——*continued*
－aorta (focal) (general) (see also Aneurysm, aorta) I71.9
－－syphilitic A52.0† I79.0*
－－ruptured I71.8
－－congenital Q25.4
Overdistension - see Distension
Dilated, dilation - see Dilatation

kuò 括

括约肌的 - 见情况
括约肌炎，奥迪括约肌(另见 胆管炎) K83.0

Sphincter - see condition
Sphincteritis, sphincter of Oddi (see also Cholangitis) K83.0

kuò 阔

阔筋膜过紧 M62.8
阔韧带 - 另见情况
－撕裂综合征 N83.8

Tight fascia (lata) M62.8
Broad ligament - see also condition
－laceration syndrome N83.8

L

lā 拉

là 蜡

lái 莱

莱里-魏尔综合征 **Q77.8** | **Leri-Weill syndrome Q77.8**

莱里骨化过度 **Q78.8** | **Leri's pleonosteosis Q78.8**

莱姆病 **A69.2** | **Lyme disease A69.2**

莱穆瓦耶综合征 **H81.3** | **Lermoyez' syndrome H81.3**

莱纳病[婴儿脱屑性红皮病] **L21.1** | **Leiner's disease L21.1**

莱施-尼汉综合征 **E79.1** | **Lesch-Nyhan syndrome E79.1**

莱特尔-西维 - 现译名 莱特勒-西韦 | **Letterer-Siwe**

莱特勒-西韦病(M9722/3) **C96.0** | **Letterer-Siwe's disease (M9722/3) C96.0**

莱特伍德-奥尔布赖特综合征[肾小管性酸中毒] **N25.8** | **Lightwood-Albright syndrome N25.8**

莱泽-特雷拉特病 **L82** | **Leser-Trélat disease L82**

lài 赖

赖氨酸和羟赖氨酸代谢紊乱 **E72.3** | **Lysine and hydroxylysine metabolism disorder E72.3**

赖芬斯坦综合征 **E34.5** | **Reifenstein's syndrome E34.5**

赖利-戴综合征[家族性自主神经机能异常] **G90.1** | **Riley-Day syndrome G90.1**

赖氏综合征 **G93.7** | **Reye's syndrome G93.7**

赖特[莱特尔]病、综合征或尿道炎 **M02.3** | **Reiter's disease, syndrome or urethritis M02.3**

赖特综合征 **G54.0** | **Wright's syndrome G54.0**

lán 兰

兰伯鞭毛虫病 **A07.1** | **Lambliasis, lambliosis A07.1**

兰伯特-伊顿综合征 **C80† G73.1*** | **Lambert-Eaton syndrome C80† G73.1***

－与肿瘤无关 G70.8 | －unassociated with neoplasm G70.8

兰道-克勒夫纳综合征 **F80.3** | **Landau-Kleffner syndrome F80.3**

兰德里-吉兰-巴雷综合征或瘫痪[急性感染性多神经炎] **G61.0** | **Landry-Guillain-Barrsyndrome or paralysis G61.0**

兰登·唐氏综合征[先天愚型](另见 三体性，21) **Q90.9** | **Langdon Down's syndrome (see also Trisomy, 21) Q90.9**

lán 阑

阑尾炎 **K37** | **Appendicitis K37**

－急性(卡他性)(暴发性)(坏疽性)(梗阻性)(盲肠后)(化脓性) K35.9 | －acute (catarrhal) (fulminating) (gangrenous) (obstructive) (retrocecal) (suppurative) K35.9

－－伴有 | －－with

－－－穿孔或破裂 K35.0 | －－－perforation, peritonitis or rupture K35.0

－－－腹膜脓肿 K35.1 | －－－peritoneal abscess K35.1

－－－腹膜炎，局限性 K35.9 | －－－peritonitis, localized K35.9

－－－－提及穿孔或破裂 K35.0 | －－－－with mention of perforation or rupture K35.0

－－－－弥漫性 K35.0 | －－－－generalized K35.0

－亚急性(粘连性) K36 | －subacute (adhesive) K36

－慢性(复发性) K36 | －chronic (recurrent) K36

lán 蓝

làn 滥

láng 狼

lǎng 朗

朗德里 – 现译名 兰德里	**Landry**
朗迪-奥斯勒-韦伯病或综合征[遗传性出血性毛细血管扩张] **I78.0**	**Rendu-Osler-Weber disease or syndrome I78.0**
朗杜齐-德热里纳营养不良或面肩肱萎缩 **G71.0**	**Landouzy-Déjerine dystrophy or facioscapulo-humeral atrophy G71.0**
朗杜齐病(出血性黄疸钩端螺旋体病) **A27.0**	**Landouzy's disease (icterohemorrhagic leptospirosis) A27.0**
朗瑟罗糖尿病 **E14.6**	**Lancereaux's diabetes E14.6**

láo 劳

劳埃德综合征(M8360/1) - 见 腺瘤病，内分泌性	**Lloyd's syndrome (M8360/1) - see Adenomatosis, endocrine**
劳恩-加农-莱文综合征 **I45.6**	**Lown-Ganong-Levine syndrome I45.6**
劳-穆-比综合征[劳伦斯-穆恩(-巴尔得)-比德尔] **Q87.8**	**Laurence-Moon(-Bardet)-Biedl syndrome Q87.8**
劳损 - 另见 扭伤	**Strain - see also Sprain**
一肌肉 M62.6	一muscle M62.6
一精神 NEC Z73.3	一mental NEC Z73.3
一一与工作有关的 Z56.6	一一work-related Z56.6
一躯体 NEC Z73.3	一physical NEC Z73.3
一一与工作有关的 Z56.6	一一work-related Z56.6
一体位性 M70.9	一postural M70.9
一下背 M54.5	一low back M54.5
一心理 NEC Z73.3	一psychological NEC Z73.3
一心脏 - 见 病，心脏	一heart - see Disease, heart
一眼 NEC H53.1	一eye NEC H53.1

láo 痨

痨	**Tabes, tabetic**
一肠系膜 A18.3† K93.0*	一mesenterica A18.3† K93.0*
痨病(另见 结核) **A16.9**	**Phthisis (see also Tuberculosis) A16.9**
一眼球(感染性) H44.5	一bulbi, eyeball (infectional)(due to infection) H44.5

lǎo 老

老年化(不伴有提及精神病) **R54**	**Senescence (without mention of psychosis) R54**
老年环(角膜) **H18.4**	**Arcus senilis (cornea) H18.4**
老年角膜线 **H18.4**	**Linea corneae senilis H18.4**
老年精神病态 **F03**	**Presbyophrenia F03**
老年聋 **H91.1**	**Presbycusis, presbyacusia H91.1**
老年性(角膜)环 **H18.4**	**Circulus senilis (cornea) H18.4**

lào 酪

lē 勒

léi 雷

léi 镭

lěi 垒

垒球指 **S63.1** **Baseball finger S63.1**

lěi 累

累积分泌物，前列腺 **N42.8** **Accumulation secretion, prostate N42.8**

lèi 肋

肋骨 - 另见情况	**Rib - see also condition**
一颈 Q76.5	—cervical Q76.5
肋骨软骨炎 **M94.0**	**Costochondritis M94.0**

lèi 泪

泪的 - 见情况	**Lacrimal - see condition**
泪点闭塞 **H04.5**	**Punctum lacrimale occlusion H04.5**
泪管狭窄 **H04.5**	**Dacryostenosis H04.5**
一先天性 Q10.5	—congenital Q10.5
泪管肿大 **H04.6**	**Dacryoma H04.6**
泪囊的 - 见情况	**Sac, lacrimal - see condition**
泪囊粘液溢 **H04.4**	**Dacryocystoblenorrhea H04.4**
泪囊膨出 **H04.6**	**Dacryocystocele H04.6**
泪囊炎(急性)(蜂窝织炎的) **H04.3**	**Dacryocystitis (acute) (phlegmonous) H04.3**
一慢性 H04.4	—chronic H04.4
一梅毒性 A52.7† H06.0*	—syphilitic A52.7† H06.0*
一一先天性(早期) A50.0† H06.0*	——congenital (early) A50.0† H06.0*
一沙眼性，活动 A71.1	—trachomatous, active A71.1
一新生儿 P39.1	—neonatal P39.1
泪囊周炎(急性)(亚急性) **H04.3**	**Dacryopericystitis (acute) (subacute) H04.3**
一慢性 H04.4	—chronic H04.4
泪石 **H04.5**	**Tear-stone H04.5**
泪石病 **H04.5**	**Dacryolith, dacryolithiasis H04.5**
泪腺炎(急性)(慢性) **H04.0**	**Dacryoadenitis, dacryadenitis (acute) (chronic) H04.0**
泪小管炎(急性)(泪器)(亚急性) **H04.3**	**Canaliculitis (acute) (lacrimal) (subacute) H04.3**
一放线菌 A42.8	—Actinomyces A42.8
一慢性 H04.4	—chronic H04.4
泪眼 **H04.1**	**Dacryops H04.1**
泪溢 - 现译名 溢泪	**Epiphora**

lèi 类

类阿片
—戒断状态 F11.3
—依赖综合征 F11.2
—有害性使用 F11.1
—中毒(急性) F11.0
类癌(瘤)(M8240/3) - 另见 肿瘤，恶性
—伴有卵巢甲状腺肿(M9091/1) D39.1
—杯形细胞(M8243/3)
——特指部位 - 见 肿瘤，恶性
——未特指部位 C18.1
—恶性(M8240/3) - 见 肿瘤，恶性
—复合性(M8244/3) - 见 肿瘤，恶性
—甲状腺肿性(M9091/1) D39.1
—阑尾(M8240/1) D37.3
—粘蛋白性(M8243/3)
——特指部位 - 见 肿瘤，恶性
——未特指部位 C18.1
—嗜银性(M8241/1) - 见 肿瘤，动态未定
——恶性(M8241/3) - 见 肿瘤，恶性
—支气管腺瘤型(M8240/3) - 见 肿瘤，肺，恶性
—综合征 E34.0
类白血病反应(淋巴细胞性)(单核细胞性)(中幼粒细胞) D72.8
类鼻疽 A24.4
—急性 A24.1
—亚急性 A24.2
—慢性 A24.2
—败血症 A24.1
—暴发性 A24.1
—肺(慢性) A24.2
——急性 A24.1
——亚急性 A24.2
—肺炎 A24.1
—特指的 NEC A24.3
类丹毒 A26.9
—败血症 A26.7
—播散性 A26.8
—皮肤(罗森巴赫) A26.0
—特指的 NEC A26.8

Opioid(s)
—withdrawal state F11.3
—dependence syndrome F11.2
—harmful use F11.1
—intoxication (acute) F11.0
Carcinoid (tumor) (M8240/3) - see also Neoplasm, malignant
—with struma ovarii (M9091/1) D39.1
—goblet cell (M8243/3)
——specified site - see Neoplasm, malignant
——unspecified site C18.1
—malignant (M8240/3) - see Neoplasm, malignant
—composite (M8244/3) - see Neoplasm, malignant
—strumal (M9091/1) D39.1
—appendix (M8240/1) D37.3
—mucinous (M8243/3)
——specified site - see Neoplasm, malignant
——unspecified site C18.1
—argentaffin (M8241/1) - see Neoplasm, uncertain behavior
——malignant (M8241/3) - see Neoplasm, malignant
—type bronchial adenoma (M8240/3) - see Neoplasm, lung, malignant
—syndrome E34.0
Leukemoid reaction (lymphocytic) (monocytic) (myelocytic) D72.8
Melioidosis A24.4
—acute A24.1
—subacute A24.2
—chronic A24.2
—septicemia A24.1
—fulminating A24.1
—pulmonary (chronic) A24.2
——acute A24.1
——subacute A24.2
—pneumonia A24.1
—specified NEC A24.3
Erysipeloid A26.9
—septicemia A26.7
—disseminated A26.8
—cutaneous (Rosenbach's) A26.0
—specified NEC A26.8

lěng 冷

lí 离

离 | Removal (from) (of)
一家，在童年(入收养所或公共机构) Z61.1 | —home in childhood (to foster home or institution) Z61.1

离婚，引起家庭破裂 Z63.5 | **Divorce, causing family disruption Z63.5**

离心性骨软骨发育不良 E76.2 | **Eccentro-osteochondrodysplasia E76.2**

lí 梨

梨浆虫病 B60.0 | **Piroplasmosis B60.0**

lǐ 里

里德尔 | **Riedel's**
一甲状腺肿、甲状腺炎或病 E06.5 | —struma, thyroiditis or disease E06.5
一叶，肝 Q44.7 | —lobe, liver Q44.7

里厄疝 - 见 疝，腹，特指部位 NEC | **Rieux's hernia - see Hernia, abdomen, specified site NEC**

里尔黑变病 L81.4 | **Riehl's melanosis L81.4**

里格尔异常或里格尔综合征 Q13.8 | **Rieger's anomaly or syndrome Q13.8**

里格斯病[边缘性牙周炎] K05.3 | **Riggs' disease K05.3**

里急后重(直肠的) R19.8 | **Tenesmus (rectal) R19.8**
一膀胱(排尿) R30.1 | —vesical R30.1

里加-费德病 K14.0 | **Riga-Fede disease K14.0**

里特病 - 见 新生儿剥脱性皮炎 | **Ritter's disease**

里希特疝 - 见 疝，腹，伴有梗阻 | **Richter's hernia - see Hernia, abdomen, with obstruction**

lì 立

立克次氏体 – 现译名 立克次体 | **Rickettsia**

立克次体病 NEC A79.9 | **Rickettsial disease, Rickettsiosis NEC A79.9**
一蜱媒介 A77.9 | —tick-borne A77.9
一水泡状 A79.1 | —vesicular A79.1
一特指类型 NEC A79.8 | —specified type NEC A79.8
一由于 | —due to
一一螨立克次体(立克次体痘) A79.1 | ——Rickettsia akari (rickettsialpox) A79.1
一一桑氏艾希体 A79.8 | ——Ehrlichia sennetsu A79.8

立克次体痘(螨立克次体)[疹热] A79.1 | **Rickettsialpox (Rickettsia akari), Kew Garden fever A79.1**

lì 利

利布曼-萨克斯病[非典型性赘疣性心内膜炎] M32.1† I39.8*	**Libman-Sacks disease M32.1† I39.8***
利尼亚克(-德托尼-范科尼-德勃雷)综合征 E72.0	**Lignac(-de Toni-Fanconi-Debré) syndrome E72.0**
利绍尔麻痹 A52.1	**Lissauer's paralysis A52.1**
利什曼斑，皮肤(另见 利什曼病，皮肤) B55.1	**Leishmanoid, dermal (see also Leishmaniasis, cutaneous) B55.1**
—黑热病后 B55.0	—post-kala-azar B55.0
利什曼病 B55.9	**Leishmaniasis B55.9**
—巴西 B55.2	—Brazilian B55.2
—鼻咽 B55.2	—nasopharyngeal B55.2
—旧大陆型 B55.1	—Old World B55.1
—口鼻 B55.2	—naso-oral B55.2
—美洲(粘膜皮肤) B55.2	—American (mucocutaneous) B55.2
——皮肤 B55.1	——cutaneous B55.1
—弥漫性皮肤 B55.1	—tegumentaria diffusa B55.1
—内脏 B55.0	—visceral B55.0
—粘膜皮肤(美洲)(新大陆型) B55.2	—mucocutaneous (American) (New World) B55.2
—皮肤(任何类型) B55.1	—cutaneous, dermal (any type) B55.1
——黑热病后 B55.0	——post-kala-azar B55.0
——眼睑 B55.1† H03.0*	——eyelid B55.1† H03.0*
—亚洲沙漠 B55.1	—Asian desert B55.1
—眼睑 B55.1† H03.0*	—eyelid B55.1† H03.0*
—婴儿 B55.0	—infantile B55.0
利氏病[亚急性坏死性脑脊髓病] G31.8	**Leigh's disease G31.8**
利斯特菌病 A32.9	**Listeriosis, listerellosis A32.9**
—怀疑损害到胎儿而影响妊娠处理的 O35.8	—suspected damage to fetus affecting management of pregnancy O35.8
—皮肤 A32.0	—cutaneous A32.0
—胎儿 P37.2	—fetal P37.2
—特指的 NEC A32.8	—specified NEC A32.8
—先天性(播散性) P37.2	congenital (disseminated) P37.2
—新生儿(播散性) P37.2	—neonatal (disseminated) P37.2
—眼腺型 A32.8	—oculoglandular A32.8
利特尔病[先天性四肢痉挛性强直] G80.9	**Little's disease G80.9**
利特雷	**Littré's**
—疝[憩室疝] - 见 疝，腹	—hernia - see Hernia, abdomen
—腺[男性尿道腺][包皮腺] - 见情况	—gland - see condition
利希泰姆病或利希泰姆综合征[脊髓亚急性联合变性] - 见 变性，混合	**Lichtheim's disease or syndrome - see Degeneration, combined**

lì 蛎

lì 粒

lì 痢

痢疾——*续前页*

一希斯-罗素　A03.1

一细菌性　A03.9

一一波氏　A03.2

一一弗氏　A03.1

一一关节炎　A03.9† M03.-*

一一施米茨(-施蒂策) A03.0

一一宋内　A03.3

一一特指类型　NEC A03.8

一一志贺(-克鲁泽) A03.0

一一志贺菌　A03.9

一一一A 族　A03.0

一一一B 族　A03.1

一一一C 族　A03.2

一一一D 族　A03.3

一一一波氏　A03.2

一一一弗氏　A03.1

一一一痢疾杆菌　A03.0

一一一宋内　A03.3

一一一特指类型　NEC A03.8

一小袋虫性　A07.0

一血吸虫性　B65.1

一原虫性　A07.9

一志贺(-克鲁泽) A03.0

一志贺菌　NEC(另见　痢疾，细菌性) A03.9

lián 连

连合部切开术后综合征　I97.0

连枷状

一二尖瓣(小叶) I34.1

一关节(麻痹性) M25.2

一胸　S22.5

一一新生儿(产伤) P13.8

连接不协调

一房室(先天性) Q20.5

一心室动脉　Q20.3

连接不正，骨折　M84.0

连通

一在...之间

一一肺动脉和肺静脉，先天性　Q25.7

一一心包囊和胸膜囊　Q34.8

一一主动脉底和肺动脉　Q21.4

Dysentery, dysenteric——*continued*

—Hiss-Russell A03.1

—bacillary A03.9

——Boyd A03.2

——Flexner A03.1

——arthritis A03.9† M03.-*

——Schmitz(-Stutzer) A03.0

——Sonne A03.3

——specified type NEC A03.8

——Shiga(-Kruse) A03.0

——Shigella A03.9

———group A A03.0

———group B A03.1

———group C A03.2

———group D A03.3

———boydii A03.2

———flexneri A03.1

———dysenteriae A03.0

———sonnei A03.3

———specified type NEC A03.8

—balantidial A07.0

—schistosomal B65.1

—protozoal A07.9

—Shiga(-Kruse) A03.0

—Shigella NEC (see also Dysentery, bacillary) A03.9

Postcommissurotomy syndrome I97.0

Flail

—mitral valve (leaflet) I34.1

—joint (paralytic) M25.2

chest S22.5

——newborn (birth injury) P13.8

Discordant connection

—atrioventricular (congenital) Q20.5

—ventriculoarterial Q20.3

Malunion, fracture M84.0

Communication

—between

——pulmonary artery and pulmonary vein, congenital Q25.7

——pericardial sac and pleural sac Q34.8

——base of aorta and pulmonary artery Q21.4

连通——*续前页*
一在...之间——*续前页*
一一子宫和消化道或泌尿道，先天性 Q51.7
一一左心室和右心房 Q20.5

Communication——*continued*
—between——*continued*
——uterus and digestive or urinary tract, congenital Q51.7
——left ventricle and right atrium Q20.5

lián 联

联合异常 - 另见 融合
一喉和气管 Q34.8
联胎 Q89.4
联体儿[联体双胎] Q89.4

Union, abnormal - see also Fusion
—larynx and trachea Q34.8
Siamese twin Q89.4
Conjoined twins Q89.4

lián 镰

镰状细胞性贫血(另见 病，镰状细胞) D57.1
一伴有危象 D57.0

Drepanocytic anemia, Sickle-cell anemia, Sicklemia (see also Disease, sickle-cell) D57.1
—with crisis D57.0

liàn 恋

恋尸症 F65.8
恋物癖 F65.0
一异装性 F65.1

Necrophilia F65.8
Fetishism F65.0
—transvestic F65.1

liàn 链

链杆菌病 A25.1
链霉菌病 B47.1
链球菌(性) - 另见情况
一肺炎，作为分类于他处疾病的原因 B95.3
一特指的 NEC，作为分类于他处疾病的原因 B95.4
一族
一一A，作为分类于他处疾病的原因 B95.0
一一B，作为分类于他处疾病的原因 B95.1
一一D，作为分类于他处疾病的原因 B95.2
一作为分类于他处疾病的原因 B95.5
链球菌性败血症(另见 败血症，链球菌性) A40.9
链丝菌病 A48.8

Streptobacillosis A25.1
Streptomycosis B47.1
Streptococcus, streptococcal - see also condition
—pneumoniae, as cause of disease classified elsewhere B95.3
—specified NEC, as cause of disease classified elsewhere B95.4
—group
——A, as cause of disease classified elsewhere B95.0
——B, as cause of disease classified elsewhere B95.1
——D, as cause of disease classified elsewhere B95.2
—as cause of disease classified elsewhere B95.5
Streptococcemia (see also Septicemia, streptococcal) A40.9
Streptotrichosis A48.8

liǎng 两

两侧共济失调，大脑，婴儿 G80.4 | **Diataxia, cerebral, infantile G80.4**
两性畸形[两性同体](真) Q56.0 | **Hermaphrodite, hermaphroditism (true) Q56.0**
—46,XX/46,XY Q99.0 | —46,XX/46,XY Q99.0
—46,XX 伴有条纹性腺 Q99.1 | —46,XX with streak gonads Q99.1
—46,XY 伴有条纹性腺 Q99.1 | —46,XY with streak gonads Q99.1
—异源嵌合体 46,XX/46,XY Q99.0 | —chimera 46,XX/46,XY Q99.0
两性胚细胞瘤[两性母细胞瘤](M8632/1) | **Gynandroblastoma (M8632/1)**
—特指部位 - 见 肿瘤，动态未定 | —specified site - see Neoplasm, uncertain behavior
—未特指部位 | —unspecified site
——男性 D40.1 | ——male D40.1
——女性 D39.1 | ——female D39.1
两性生殖器 Q56.4 | **Ambiguous genitalia Q56.4**

liàng 亮

亮滑皮 L90.8 | **Glossy skin L90.8**

liáo 疗

疗法 Z51.9 | **Therapy Z51.9**
—呼吸 Z50.1 | —breathing Z50.1
—解毒 | —detoxification
——酒精 Z50.2 | ——alcohol Z50.2
——药物 Z50.3 | ——drug Z50.3
—精神动力学 NEC Z50.4 | —psychodynamic NEC Z50.4
—静脉注射，未报告诊断的 Z51.8 | —intravenous (IV) without reported diagnosis Z51.8
——外科手术后 Z48.8 | ——following surgery Z48.8
—物理 NEC Z50.1 | —physical NEC Z50.1
—言语 Z50.5 | —speech Z50.5
—憎恶(行为) NEC Z50.4 | —aversive (behavior) NEC Z50.4
——酒精 Z50.2 | ——alcohol Z50.2
——药物 Z50.3 | ——drug Z50.3
—职业性 Z50.7 | —occupational, vocational Z50.7

liè 列

列蒂-格雷皮-米凯利贫血[微椭圆异形红细胞性贫血] D56.9 | **Rietti-Greppi-Micheli anemia D56.9**

liè 裂

裂——*续前页*
一阴蒂 Q52.6
一阴茎 Q55.6
一阴囊 Q55.2
一子宫 Q51.3
裂缝舌 K14.5
裂沟舌 K14.5
裂开
一会阴切开术 O90.1
一会阴伤口(产后) O90.1
一剖宫产伤口 O90.0
一手术后 NEC T81.3
一手术伤口 NEC T81.3
裂伤 - 见 撕裂伤
裂体吸虫病(另见 血吸虫病) B65.9
一肠 B65.1
一东方[肝吸虫] B65.2
一肺 NEC B65.- † J99.8*
一一肺炎 B65.- † J17.3*
一膀胱 B65.0
一热带血尿 B65.0
一乳糜尿 B65.0
一血性乳糜尿 B65.0
一脂肪尿 B65.0
裂头属，裂头绦虫病(阔节)(感染)(侵染) B70.0
一幼虫 B70.1
裂头绦虫病(肠) B70.0
一幼虫 B70.1
裂头蚴病 B70.1
裂隙，裂纹
一鼻 Q30.2
一唇 K13.0
一腭(先天性)(另见 裂，腭) Q35.9
一耳，耳垂，先天性 Q17.8
一肛门 K60.2
一一急性 K60.0
一一慢性 K60.1
一一先天性 Q43.8
一喉 J38.7
一一先天性 Q31.8
一会厌(先天性) Q31.8

Bifid, Cleft——*continued*
—clitoris Q52.6
—penis Q55.6
—scrotum Q55.2
—uterus Q51.3
Scrotal tongue K14.5
Plicated tongue K14.5
Dehiscence
—episiotomy O90.1
—perineal wound (postpartum) O90.1
—cesarean wound O90.0
—postoperative NEC T81.3
—operation wound NEC T81.3
Laceration
Bilharziasis (see also Schistosomiasis) B65.9
—intestinal B65.1
—oriental B65.2
—pulmonary NEC B65.-† J99.8*
——pneumonia B65.-† J17.3*
—vesical B65.0
—tropical hematuria B65.0
—chyluria, galacturia B65.0
—hematochyluria B65.0
—lipuria B65.0
Dibothriocephalus, dibothriocephaliasis (latus) (infection) (infestation) B70.0
—larval B70.1
Diphyllobothriasis (intestine) B70.0
—larval B70.1
Sparganosis B70.1
Fissure, fissured
—nose Q30.2
—lip K13.0
—palate (congenital) (see also Cleft, palate) Q35.9
—ear, lobule, congenital Q17.8
—anus, anal K60.2
——acute K60.0
——chronic K60.1
——congenital Q43.8
—larynx J38.7
——congenital Q31.8
—epiglottis (congenital) Q31.8

裂隙，裂纹——*续前页*
一脊柱(先天性)(另见 脊柱裂) Q05.9
一一伴有脑积水(另见 脊柱裂，伴有脑积水) Q05.4
一皮肤 R23.4
一乳头 N64.0
一一产褥期、产后或妊娠 O92.1
一舌(后天性) K14.5
一一先天性 Q38.3
裂牙 K00.2

Fissure, fissured——*continued*
—spine (congenital) (see also Spina bifida) Q05.9
——with hydrocephalus (see also Spina bifida, with hydrocephalus) Q05.4
—skin R23.4
—nipple N64.0
——puerperal, postpartum or gestational O92.1
—tongue (acquired) K14.5
——congenital Q38.3
Schizodontia K00.2

lín 林

林道(-冯·希佩尔)病[遗传性斑痣性错构瘤] Q85.8

Lindau(-von Hippel) disease Q85.8

lín 临

临产
一假 O47.9
一一妊娠 37 整周或以后的 O47.1
一一妊娠 37 整周前的 O47.0
临床研究调查(控制受试者) Z00.6

Labor
—false O47.9
——at or after 37 completed weeks of gestation O47.1
——before 37 completed weeks of gestation O47.0
Clinical research investigation (control subject) Z00.6

lín 淋

淋巴(管)的 - 见情况
淋巴(组织)发育不全，胸腺的 **D82.1**
淋巴管肌瘤**(M9174/0) D18.1**
淋巴管肌瘤病**(M9174/1) -** 见 肿瘤，结缔组织，动态未定
淋巴管扩张 **I89.0**
一感染后 I89.0
一结膜 H11.8
一阴囊 I89.0
淋巴管瘤**(M9170/0) D18.1**
一恶性(M9170/3) - 见 肿瘤，结缔组织，恶性
一海绵状(M9172/0) D18.1
一毛细(M9171/0) D18.1
一囊性(M9173/0) D18.1
淋巴管内皮瘤**(M9170/0) D18.1**
一恶性(M9170/3) - 见 肿瘤，结缔组织，恶性
淋巴管肉瘤**(M9170/3) -** 见 肿瘤，结缔组织，恶性

Lymphatic (vessel) - see condition
Alymphoplasia, thymic D82.1
Lymphangiomyoma (M9174/0) D18.1
Lymphangiomyomatosis (M9174/1) - see Neoplasm, connective tissue, uncertain behavior
Lymphangiectasis, Lymphectasia I89.0
—postinfectional I89.0
—conjunctiva H11.8
—scrotum I89.0
Lymphangioma (M9170/0) D18.1
—malignant (M9170/3) - see Neoplasm, connective tissue, malignant
—cavernous (M9172/0) D18.1
—capillary (M9171/0) D18.1
—cystic (M9173/0) D18.1
Lymphangioendothelioma (M9170/0) D18.1
—malignant (M9170/3) - see Neoplasm, connective tissue, malignant
Lymphangiosarcoma (M9170/3) - see Neoplasm, connective tissue, malignant

淋巴管炎 I89.1	**Lymphangitis I89.1**
一急性 - 见 蜂窝织炎	—acute - see Cellulitis
一亚急性(任何部位) I89.1	—subacute (any site) I89.1
一慢性(任何部位) I89.1	—chronic (any site) I89.1
一伴有	—with
一一蜂窝织炎 - 见 脓肿，按部位	——cellulitis - see Abscess, by site
一一脓肿 - 见 脓肿，按部位	——abscess - see Abscess, by site
一产褥期、产后、分娩 O86.8	—puerperal, postpartum, childbirth O86.8
一后	—following
一一流产(随后发生) O08.8	——abortion (subsequent episode) O08.8
一一一近期发生 - 见 流产	———current episode - see Abortion
一一异位妊娠或葡萄胎妊娠 O08.8	——ectopic or molar pregnancy O08.8
一坏疽性 I89.1	—gangrenous I89.1
一结核性(另见 结核，淋巴腺) A18.2	—tuberculous (see also Tuberculosis, lymph gland) A18.2
一瘰疬性，结核性 A18.2	—strumous, tuberculous A18.2
一乳房	—breast
一一产褥期、产后(非化脓性) O91.2	——puerperal, postpartum (nonpurulent) O91.2
一一一化脓性 O91.1	———purulent O91.1
一一妊娠 O91.2	——gestational O91.2
一软下疳性 A57	—chancroidal A57
一阴茎	—penis
一一急性 N48.2	——acute N48.2
一一淋球菌性(急性)(慢性) A54.0	——gonococcal (acute) (chronic) A54.0
一由于	—due to
一一斑氏吴策线虫 B74.0	——Wuchereria bancrofti B74.0
一一布鲁格(马来)丝虫 B74.1	——Brugia (malayi) B74.1
一一一帝汶丝虫 B74.2	———timori B74.2
淋巴结结核性 - 见情况	**Scrofulous - see condition**
淋巴结炎 I88.9	**Lymphadenitis I88.9**
一急性 L04.9	—acute L04.9
一一肩 L04.2	——shoulder L04.2
一一颈 L04.0	——neck L04.0
一一髋 L04.3	——hip L04.3
一一面部 L04.0	——face L04.0
一一躯干 L04.1	——trunk L04.1
一一特指部位 NEC L04.8	——specified site NEC L04.8
一一头部 L04.0	——head L04.0
一一腋 L04.2	——axilla L04.2
一一肢	——limb
一一一上 L04.2	———upper L04.2
一一一下 L04.3	———lower L04.3
一亚急性，未特指部位 I88.1	—subacute, unspecified site I88.1

淋巴瘤——*续前页*

－白血病性，成人 T 细胞(M9827/3) C91.5
－伯基特(小非核裂，弥漫性)(未分化)(M9687/3) C83.7
－－人类免疫缺陷病毒(HIV)病所致 B21.1
－成人 T 细胞(M9827/3) C91.5
－大细胞(弥漫性)(M9680/3) C83.3
－－Ki-1＋(M9714/3) C85.7
－－伴有
－－－小核裂，混合性，滤泡性(M9691/3) C82.1
－－－小细胞，混合性，弥漫性(M9675/3) C83.2
－－非核裂和核裂性(M9680/3) C83.3
－单核细胞样 B 细胞(M9711/3) C85.7
－地中海(M9764/3) C88.3
－非伯基特，未分化细胞性(M9686/3) C83.6
－非核裂(弥漫性)(M9682/3) C83.3
－－大细胞(弥漫性)(M9682/3) C83.3
－－－滤泡性(M9698/3) C82.2
－－滤泡性(M9698/3) C82.2
－－小细胞(弥漫性)(M9686/3) C83.0
－非霍奇金[何杰金]型 NEC(M9591/3) C85.9
－－人类免疫缺陷病毒(HIV)病所致 B21.2
－核裂细胞性(弥漫性)(M9672/3) C83.1
－－伴有
－－－大细胞，滤泡性(M9691/3) C82.1
－－－非核裂，大细胞(M9680/3) C83.3
－－大(弥漫性)(M9681/3) C83.3
－－－滤泡性(M9698/3) C82.2
－－滤泡性(M9695/3) C82.0
－－小(弥漫性)(M9672/3) C83.1
－混合细胞型
－－淋巴细胞组织细胞(弥漫性)(M9675/3) C83.2
－－－结节性(M9691/3) C82.1
－－滤泡性(M9691/3) C82.1
－－弥漫性(M9675/3) C83.2
－－小核裂和大细胞，滤泡性(M9691/3) C82.1
－－小细胞和大细胞(弥漫性)(M9675/3) C83.2
－霍奇金[何杰金](M9650/3) C81.9
－浆细胞性，浆细胞样(M9671/3) C83.8
－结节性(伴有或不伴有弥漫区)(M9690/3) C82.9
－－混合(细胞型)(M9691/3) C82.1

Lymphoma——*continued*

—leukemia, adult T-cell (M9827/3) C91.5
—Burkitt's (small noncleaved, diffuse) (undifferentiated) (M9687/3) C83.7
——resulting from HIV disease B21.1
—adult T-cell (M9827/3) C91.5
—large cell (diffuse) (M9680/3) C83.3
——Ki-1＋(M9714/3) C85.7
——with
———small cleaved, mixed, follicular (M9691/3) C82.1
———small cell, mixed diffuse (M9675/3) C83.2
——noncleaved and cleaved (M9680/3) C83.3
—monocytoid B-cell (M9711/3) C85.7
—Mediterranean (M9764/3) C88.3
—non-Burkitt's, undifferentiated cell (M9686/3) C83.6
—noncleaved (diffuse) (M9682/3) C83.3
——large cell (diffuse) (M9682/3) C83.3
———follicular (M9698/3) C82.2
——follicular (M9698/3) C82.2
——small cell (diffuse) (M9686/3) C83.0
—non-Hodgkin's type NEC (M9591/3) C85.9
——resulting from HIV disease B21.2
—cleaved cell (diffuse) (M9672/3) C83.1
——with
———large cell, follicular (M9691/3) C82.1
———noncleaved, large cell (M9680/3) C83.3
——large (diffuse) (M9681/3) C83.3
———follicular (M9698/3) C82.2
——follicular (M9695/3) C82.0
——small (diffuse) (M9672/3) C83.1
—mixed cell type
——lymphocytic-histiocytic (diffuse) (M9675/3) C83.2
———nodular (M9691/3) C82.1
——follicular (M9691/3) C82.1
——diffuse (M9675/3) C83.2
——small cleaved and large cell, follicular (M9691/3) C82.1
——small and large cell (diffuse) (M9675/3) C83.2
—Hodgkin's (M9650/3) C81.9
—plasmacytic, plasmacytoid (M9671/3) C83.8
—nodular (with or without diffuse areas) (M9690/3) C82.9
——mixed (cell type) (M9691/3) C82.1

淋巴瘤——*续前页*
－结节性——*续前页*
－－淋巴细胞(M9690/3) C82.9
－－－低分化(M9696/3) C82.7
－－－中分化(M9694/3) C82.7
－－－高分化(M9693/3) C82.7
－－淋巴细胞组织细胞混合性(M9691/3) C82.1
－－组织细胞(M9698/3) C82.2
－淋巴浆细胞性，淋巴浆细胞样(M9671/3) C83.8
－淋巴上皮样(M9704/3) C84.3
－淋巴细胞性(弥漫性)(M9670/3) C83.0
－－结节性(M9690/3) C82.9
－－－低分化(M9696/3) C82.7
－－－中分化(M9694/3) C82.7
－－－高分化(M9693/3) C82.7
－－小(M9670/3) C83.0
－－中分化，结节性(M9694/3) C82.7
－滤泡性(结节性)(伴有或不伴有弥漫区)(M9690/3) C82.9
－－大细胞(核裂)(非核裂)(M9698/3) C82.2
－－非核裂(大细胞)(M9698/3) C82.2
－－混合型(M9691/3) C82.1
－－小核裂细胞(M9695/3) C82.0
－－－和大细胞(M9691/3) C82.1
－－中心母细胞(M9697/3) C82.7
－－－中心细胞(M9692/3) C82.7
－－组织细胞(M9698/3) C82.2
－伦纳特(M9704/3) C84.3
－弥漫性(M9595/3) C83.9
－－大细胞(M9680/3) C83.3
－－－非核裂(M9682/3) C83.3
－－非核裂(M9682/3) C83.3
－－－大细胞(M9682/3) C83.3
－－－小细胞(M9686/3) C83.0
－－混合型(M9675/3) C83.2
－－－淋巴细胞组织细胞(M9675/3) C83.2
－－－小细胞和大细胞(M9675/3) C83.2
－－淋巴细胞(高分化)(M9670/3) C83.0
－－－低分化(M9672/3) C83.1
－－－中分化(M9673/3) C83.8
－－网状细胞肉瘤(M9593/3) C83.3

Lymphoma——*continued*
－nodular——*continued*
－－lymphocytic (M9690/3) C82.9
－－－poorly differentiated (M9696/3) C82.7
－－－intermediate differentiation (M9694/3) C82.7
－－－well differentiated (M9693/3) C82.7
－－mixed lymphocytic-histiocytic (M9691/3) C82.1
－－histiocytic (M9698/3) C82.2
－lymphoplasmatic, lymphoplasmacytoid (M9671/3) C83.8
－lymphoepithelioid (M9704/3) C84.3
－lymphocytic (diffuse) (M9670/3) C83.0
－－nodular (M9690/3) C82.9
－－－poorly differentiated (M9696/3) C82.7
－－－intermediate differentiation (M9694/3) C82.7
－－－well differentiated (M9693/3) C82.7
－－small (M9670/3) C83.0
－－intermediate differentiation, nodular (M9694/3) C82.7
－follicular (nodular) (with or without diffuse areas) (M9690/3) C82.9
－－large cell (cleaved) (noncleaved) (M9698/3) C82.2
－－noncleaved (large cell) (M9698/3) C82.2
－－mixed cell type (M9691/3) C82.1
－－small cleaved cell (M9695/3) C82.0
－－－and large cell (M9691/3) C82.1
－－centroblastic (M9697/3) C82.7
－－－centrocytic (M9692/3) C82.7
－－histiocytic (M9698/3) C82.2
－Lennert's (M9704/3) C84.3
－diffuse (M9595/3) C83.9
－－large cell (M9680/3) C83.3
－－－noncleaved (M9682/3) C83.3
－－noncleaved (M9682/3) C83.3
－－－large cell (M9682/3) C83.3
－－－small cell (M9686/3) C83.0
－－mixed cell type (M9675/3) C83.2
－－－lymphocytic-histiocytic (M9675/3) C83.2
－－－small and large cell (M9675/3) C83.2
－－lymphocytic (well differentiated) (M9670/3) C83.0
－－－poorly differentiated (M9672/3) C83.1
－－－intermediate differentiation (M9673/3) C83.8
－－reticulum cell sarcoma (M9593/3) C83.3

淋巴瘤性乳头状囊腺瘤[沃辛瘤](M8561/0) - 见 肿瘤，涎腺，良性	**Warthin's tumor (M8561/0) - see Neoplasm, salivary gland, benign**
淋巴肉瘤(弥漫性)(M9592/3) C85.0	**Lymphosarcoma (diffuse) (M9592/3) C85.0**
一滤泡性(M9690/3) C82.9	一follicular (M9690/3) C82.9
一一混合细胞型(M9691/3) C82.1	一一mixed cell type (M9691/3) C82.1
一细胞性白血病(M9850/3) C94.7	一cell leukemia (M9850/3) C94.7
淋巴肉芽肿，性病性 A55	**Poradenitis, nostras inguinalis or venerea A55**
淋巴肉芽肿(病)(恶性)(M9650/3) C81.9	**Lymphogranuloma, Lymphogranulomatosis (malignant) (M9650/3) C81.9**
一腹股沟 A55	一inguinale A55
一良性(伯克结节病)(绍曼) D86.1	一benign (Boeck's sarcoid) (Schaumann's) D86.1
一性病性(任何部位)(衣原体性) A55	一venereum (any site) (chlamydial) A55
一衣原体性 A55	一chlamydial A55
淋巴上皮瘤(M8082/3) - 见 肿瘤，恶性	**Lymphoepithelioma (M8082/3) - see Neoplasm, malignant**
淋巴水肿(另见 象皮肿) I89.0	**Lymphedema (see also Elephantiasis) I89.0**
一原发性 I89.0	一precox I89.0
一继发性 I89.0	一secondary I89.0
一乳房切除术后 I97.2	一postmastectomy I97.2
一手术的 NEC I97.8	一surgical NEC I97.8
一一乳房切除术后(综合征) I97.2	一一postmastectomy (syndrome) I97.2
一遗传性 Q82.0	一hereditary Q82.0
淋巴网状内皮细胞增生症，良性(接种的) A28.1	**Lymphoreticulosis, benign (of inoculation) A28.1**
淋巴细胞减少 D72.8	**Lymphopenia D72.8**
淋巴细胞瘤，良性 皮肤 L98.8	**Lymphocytoma, benign cutis L98.8**
淋巴细胞缺乏 D72.8	**Alymphocytosis D72.8**
一胸腺(伴有免疫缺陷) D82.1	一thymic (with immunodeficiency) D82.1
淋巴细胞性	**Lymphocytic**
一脉络丛脑膜炎(急性)(浆液性) A87.2† G02.0*	一choriomeningitis (acute) (serous) A87.2† G02.0*
一脉络丛脑炎(急性)(浆液性) A87.2† G05.1*	一chorioencephalitis (acute) (serous) A87.2† G05.1*
一脑膜脑炎 A87.2† G05.1*	一meningoencephalitis A87.2† G05.1*
淋巴细胞与组织细胞增多症，噬红细胞性 D76.1	**Lymphohistiocytosis, hemophagocytic D76.1**
淋巴细胞增多(症状性) D72.8	**Lymphocytosis (symptomatic) D72.8**
淋巴细胞增生，X 连锁病 D82.3	**Lymphoproliferation, X-linked disease D82.3**
一传染性(急性) B33.8	一infectious (acute) B33.8
淋巴腺病(全身性) R59.1	**Lymphadenopathy (generalized) R59.1**
一局限性 R59.0	一localized R59.0
一梅毒性(早期)(继发性) A51.4	一syphilitic (early) (secondary) A51.4
一人类免疫缺陷病毒(HIV)病所致 B23.1	一resulting from HIV disease B23.1
一血管成免疫细胞性(M9767/1) D47.7	一angioimmunoblastic (M9767/1) D47.7
一由于弓形虫病(后天性) B58.8	一due to toxoplasmosis (acquired) B58.8
一一先天性(急性)(慢性)(亚急性) P37.1	一一congenital (acute) (chronic) (subacute) P37.1
淋巴腺或淋巴结的 - 见情况	**Lymph gland or node - see condition**
淋巴样的 - 见情况	**Lymphoid - see condition**
淋巴溢 I89.8	**Lymphorrhea I89.8**

淋巴郁滞 I89.8

淋巴组织增生 R59.1

淋病(急性)(慢性) A54.9

一并发于妊娠、分娩或产褥期 O98.2

一一影响到胎儿或新生儿 P00.2

一宫颈 A54.0

一结膜，结膜炎(新生儿) A54.3† H13.1*

一精囊(急性)(慢性) A54.2† N51.8*

一精索(急性)(慢性) A54.2† N51.8*

一考珀腺[尿道球腺](伴有脓肿) A54.1

一卵巢(急性)(慢性) A54.2† N74.3*

一尿道 A54.0

一一伴有脓肿(副腺)(尿道周) A54.1

一膀胱 A54.0

一盆腔(急性)(慢性) A54.2

一一女性盆腔炎性疾病 A54.2† N74.3*

一前列腺(急性)(慢性) A54.2† N51.0*

一前庭大腺(急性)(慢性)(化脓性) A54.0

一一伴有脓肿(副腺)(尿道周) A54.1

一肾(急性)(慢性) A54.2† N29.1*

一输精管(急性)(慢性) A54.2† N51.8*

一输卵管(急性)(慢性) A54.2† N74.3*

一特指部位未列出(另见 淋球菌) A54.8

一外阴 A54.0

一下泌尿生殖道 A54.0

一一伴有脓肿(副腺)(尿道周) A54.1

一阴道 A54.0

一阴茎 A54.0

淋球菌(病)(感染)(另见情况) A54.9

一并发于妊娠、分娩或产褥期 O98.2

一一影响到胎儿或新生儿 P00.2

一肛门 A54.6

一关节 A54.4† M01.3*

一虹膜睫状体炎 A54.3† H22.0*

一滑囊，滑囊炎 A54.4† M73.0*

一腱鞘 A54.4† M68.0*

一结膜，结膜炎(新生儿) A54.3† H13.1*

一淋巴(腺)(结) A54.8

Lymphostasis I89.8

Lymphadenosis R59.1

Clap, Blennorrhagia, blennorrhagic, Gonorrhea (acute) (chronic) A54.9

—complicating pregnancy, childbirth or puerperium O98.2

——affecting fetus or newborn P00.2

—cervix A54.0

—conjunctiva, conjunctivitis (neonatorum) A54.3† H13.1*

—seminal vesicle (acute) (chronic) A54.2† N51.8*

—spermatic cord (acute) (chronic) A54.2† N51.8*

—Cowper's gland (with abscess) A54.1

—ovary (acute) (chronic) A54.2† N74.3*

—urethra A54.0

——with abscess (accessory gland) (periurethral) A54.1

—bladder A54.0

—pelvis (acute) (chronic) A54.2

——female pelvic inflammatory disease A54.2† N74.3*

—prostate (acute) (chronic) A54.2† N51.0*

—Bartholin's gland (acute) (chronic) (purulent) A54.0

——with abscess (accessory gland) (periurethral) A54.1

—kidney (acute) (chronic) A54.2† N29.1*

—vas deferens (acute) (chronic) A54.2† N51.8*

—fallopian tube (acute) (chronic) A54.2† N74.3*

—specified site not listed (see also Gonococcus) A54.8

—vulva A54.0

—lower genitourinary tract A54.0

——with abscess (accessory gland) (periurethral) A54.1

—vagina A54.0

—penis A54.0

Gonococcus, gonococcal (disease) (infection) (see also condition) A54.9

—complicating pregnancy, childbirth or puerperium O98.2

——affecting fetus or newborn P00.2

—anus A54.6

—joint A54.4† M01.3*

—iridocyclitis A54.3† H22.0*

—bursa, bursitis A54.4† M73.0*

—tendon sheath A54.4† M68.0*

—conjunctiva, conjunctivitis (neonatorum) A54.3† H13.1*

—lymphatic (gland) (node) A54.8

淋球菌——*续前页*
一泌尿生殖(器官)(系统)(道)(急性)
一一上(另见情况) A54.2
一一下 A54.0
一一一伴有脓肿(副腺)(尿道周) A54.1
一脑脊膜炎 A54.8† G01*
一尿道(急性)(慢性) A54.0
一一伴有脓肿(副腺)(尿道周) A54.1
一盆腔(急性)(慢性) A54.2
一盆腔腹膜炎 A54.2† N74.3*
一皮肤 A54.8† L99.8*
一输卵管(急性)(慢性) A54.2† N74.3*
一输卵管积脓(急性)(慢性) A54.2† N74.3*
一特指部位 NEC A54.8
一外阴(急性)(慢性) A54.0
一心内膜 A54.8† I39.8*
一心脏 A54.8† I52.0*
一咽 A54.5
一眼，新生儿 A54.3† H13.1*
一直肠 A54.6
淋球菌性血症 A54.8

Gonococcus, gonococcal——*continued*
—genitourinary (organ) (system) (tract) (acute)
——upper (see also condition) A54.2
——lower A54.0
———with abscess (accessory gland) (periurethral) A54.1
—meninges, meningitis A54.8† G01*
—urethra (acute) (chronic) A54.0
——with abscess (accessory gland) (periurethral) A54.1
—pelvis (acute) (chronic) A54.2
—pelviperitonitis A54.2† N74.3*
—skin A54.8† L99.8*
—fallopian tubes (acute) (chronic) A54.2† N74.3*
—pyosalpinx (acute) (chronic) A54.2† N74.3*
—specified site NEC A54.8
—vulva (acute) (chronic) A54.0
—endocardium A54.8† I39.8*
—heart A54.8† I52.0*
—pharynx A54.5
—eye, newborn A54.3† H13.1*
—rectum A54.6
Gonococcemia A54.8

lín 磷

磷丧失性肾小管疾患 N25.0
磷酸盐尿 E83.3
磷酸盐血症 E83.3

Phosphate-losing tubular disorder N25.0
Phosphaturia E83.3
Phosphatemia E83.3

lín 鳞

鳞毛病 A48.8
鳞状 - 另见情况
一上皮，于
一一宫颈管(先天性) Q51.8
一一子宫粘膜(先天性) Q51.8

Lepothrix A48.8
Squamous - see also condition
—epithelium in
——cervical canal (congenital) Q51.8
——uterine mucosa (congenital) Q51.8

liú 流

流产(完全)(不完全) O06.-

注：下列第四位数列表与 O03-O06,O08 类目一起使用。已经对“近期发生”和“随后发生”加以区分。即：近期发生是指对一种疾病或损伤及其所引起的并发症或临床表现一起进行治疗的医疗事件，而随后发生则是指对以前治疗疾病或损伤的并发症或临床表现进行治疗的医疗事件。

Abortion(complete)(incomplete) O06.-

Note: The following fourth-character list is provided to be used with categories O03-O06 and O08. A distinction is made between an episode care at which a disease or injury and resulting complications or manifestations are treated together -'current episode' - and an episode of care for complications or manifestations of diseases or injuries treated previously - 'subsequent episode'.

		流产并发症，近期发生(O03-O06)		以流产为结局的妊娠并发症，随后发生 (O08)
		完全或未特指的	不完全的	
一并发于	—complicated (by)	.8	.3	.9
——败血症	——septicemia	.5	.0	.0
——出血(延迟)(过多)	——hemorrhage(delayed)(excessive)	.6	.1	.1
——穿孔	——perforation			
———肠	———bowel	.8	.3	.6
———宫颈	———cervix	.8	.3	.6
———膀胱	———bladder	.8	.3	.6
———子宫	———uterus	.8	.3	.6
——代谢紊乱	——metabolic disorder	.8	.3	.5
——电解质失衡	——electrolyte imbalance	.8	.3	.5
——感染	——infection			
———泌尿道	———urinary tract	.8	.3	.8
———盆腔	———pelvic	.5	.0	.0
———生殖道	———genital	.5	.0	.0
——感染性休克	——septic shock	.5	.0	.0
——化学性损害	——chemical damage			
———肠	———bowel	.8	.3	.6
———宫颈	———cervix	.8	.3	.6
———阔韧带	———broad ligament	.8	.3	.6
———尿道周组织	———periurethral tissue	.8	.3	.6
———膀胱	———bladder	.8	.3	.6
———子宫	———uterus	.8	.3	.6
——裂伤	——laceration			
———肠	———bowel	.8	.3	.6
———宫颈	———cervix	.8	.3	.6
———阔韧带	———broad ligament	.8	.3	.6
———尿道周组织	———periurethral tissue	.8	.3	.6
———膀胱	———bladder	.8	.3	.6
———子宫	———uterus	.8	.3	.6

流产——续前页 **Abortion**——*continued*

		流产并发症，近期发生(O03-O06)		以流产为结局的妊娠并发症，随后发生(O08)
		完全或未特指的	不完全的	
一并发于——*续前页*	一complicated——*continued*			
——卵巢炎	——oophoritis	.5	.0	.0
——泌尿系感染	——urinary infection	.8	.3	.8
——尿闭	——renal shutdown	.8	.3	.4
——尿毒症	——uremia	.8	.3	.4
——脓毒症	——sepsis	.5	.0	.0
——盆腔腹膜炎	——pelvic peritonitis	.5	.0	.0
——盆腔器官或组织损伤 NEC	——damage to pelvic organs or tissue NEC	.8	.3	.6
——去纤维蛋白综合征	——defibrination syndrome	.6	.1	.1
——少尿	——oliguria	.8	.3	.4
——肾衰竭(急性)	——renal failure (acute)	.8	.3	.4
——肾小管坏死	——tubular necrosis (renal)	.8	.3	.4
——输卵管卵巢炎	——salpingo-oophoritis	.5	.0	.0
——输卵管炎	——salpingitis	.5	.0	.0
——栓塞	——embolism	.7	.2	.2
———败血症性	———septic	.7	.2	.2
———肥皂	———soap	.7	.2	.2
———肺	———pulmonary	.7	.2	.2
———空气	———air	.7	.2	.2
———脓毒败血症性	———septicopyemic	.7	.2	.2
———脓毒症性	———pyemic	.7	.2	.2
———血块	———blood clot	.7	.2	.2
———羊水	———amniotic fluid	.7	.2	.2
——撕裂	——tear			
———肠	———bowel	.8	.3	.6
———宫颈	———cervix	.8	.3	.6
———阔韧带	———broad ligament	.8	.3	.6
———尿道周组织	———periurethral tissue	.8	.3	.6
———膀胱	———bladder	.8	.3	.6
———子宫	———uterus	.8	.3	.6
——特指的情况 NEC	——specified condition NEC	.8	.3	.8
——纤维蛋白原缺乏血症	——afibrinogenemia	.6	.1	.1
——心脏停搏	——cardiac arrest	.8	.3	.8
——休克(手术后)	——shock (postoperative)	.8	.3	.3
——血管内凝血	——intravascular coagulation	.6	.1	.1
——循环萎陷	——circulatory collapse	.8	.3	.3
——子宫内膜炎	——endometritis	.5	.0	.0
——子宫旁组织炎	——parametritis	.5	.0	.0

流产——*续前页*
－企图——*续前页*
－－医疗——*续前页*
－－－并发——*续前页*
－－－－卵巢炎 O07.0
－－－－泌尿感染 O07.3
－－－－脓毒症 O07.0
－－－－盆腔腹膜炎 O07.0
－－－－盆腔器官的化学性损害 O07.3
－－－－盆腔器官的裂伤 O07.3
－－－－去纤维蛋白综合征 O07.1
－－－－少尿 O07.3
－－－－肾衰竭或尿闭 O07.3
－－－－肾小管坏死 O07.3
－－－－输卵管炎或输卵管卵巢炎 O07.0
－－－－栓塞(羊水)(血块)(肺)(脓毒性)(肥皂) O07.2
－－－－特指的情况 NEC O07.3
－－－－纤维蛋白原缺乏血症 O07.1
－－－－心脏停搏 O07.3
－－－－休克 O07.3
－－－－－感染性 O07.0
－－－－血管内凝血 O07.1
－－－－循环萎陷 O07.3
－－－－子宫内膜炎 O07.0
－－－－子宫旁组织炎 O07.0
－人工 O06.-
－－非医疗的 O05.-
－－为
－－－合法指征 O04.-
－－－精神病学指征 O04.-
－－－医疗指征 O04.-
－失败 - 见 流产，企图
－手术性 - 见 流产，医疗性
－输卵管 O00.1
－胎儿或新生儿 P96.4
－习惯性或复发性 N96
－－伴有近期流产 - 见类目 O03-O06
－－－胎儿 P01.8
－－不伴有近期妊娠 N96
－－近期妊娠的医疗 O26.2
－先兆(自然) O20.0
－先兆流产后的 O03.-
－－影响到胎儿或新生儿 P01.8

Abortion——*continued*
－attempted——*continued*
－－medical——*continued*
－－－complicated by——*continued*
－－－－oophoritis O07.0
－－－－urinary infection O07.3
－－－－sepsis O07.0
－－－－pelvic peritonitis O07.0
－－－－chemical damage of pelvic organ(s) O07.3
－－－－laceration of pelvic organ(s) O07.3
－－－－defibrination syndrome O07.1
－－－－oliguria O07.3
－－－－renal failure or shutdown O07.3
－－－－tubular necrosis (renal) O07.3
－－－－salpingitis or salpingo-oophoritis O07.0
－－－－embolism (amniotic fluid) (blood clot) (pulmonary) (septic) (soap) O07.2
－－－－specified condition NEC O07.3
－－－－afibrinogenemia O07.1
－－－－cardiac arrest O07.3
－－－－shock O07.3
－－－－－septic O07.0
－－－－intravascular coagulation O07.1
－－－－circulatory collapse O07.3
－－－－endometritis O07.0
－－－－parametritis O07.0
－induced O06.-
－－nonmedical O05.-
－－for
－－－legal indications O04.-
－－－psychiatric indications O04.-
－－－medical indications O04.-
－failed - see Abortion, attempted
－operative - see Abortion, medical
－tubal O00.1
－fetus or newborn P96.4
－habitual or recurrent N96
－－with current abortion - see categories O03-O06
－－－fetus P01.8
－－without current pregnancy N96
－－care in current pregnancy O26.2
－threatened (spontaneous) O20.0
－following threatened abortion O03.-
－－affecting fetus or newborn P01.8

流行性感冒——*续前页*
—伴有——*续前页*
——累及——*续前页*
———胃肠道 J11.8
————禽流感病毒已证实 J09
————其他流感病毒已证实 J10.8
——临床表现 NEC J11.8
———禽流感病毒已证实 J09
———其他流感病毒已证实 J10.8
——上呼吸道感染(急性) NEC J11.1
———禽流感病毒已证实 J09
———其他流感病毒已证实 J10.1
——胃肠炎 J11.8
———禽流感病毒已证实 J09
———其他流感病毒已证实 J10.8
——消化系表现 J11.8
———禽流感病毒已证实 J09
———其他流感病毒已证实 J10.8
——心肌炎 J11.8† I41.1*
———禽流感病毒已证实 J09
———其他流感病毒已证实 J10. 8† I41. 1*
——胸膜渗出 NEC J11.1
———禽流感病毒已证实 J09
———其他流感病毒已证实 J10.1
——咽炎 J11.1
———禽流感病毒已证实 J09
———其他流感病毒已证实 J10.1
—病毒被标明 J10.1
—呼吸道(上)(另见 流行性感冒，伴有，呼吸道表现) J11.1
—流行性 J11.1
—母体，影响到胎儿或新生儿 P00.2
—禽 J09
——其他 J10.1
—夏季，意大利的[白蛉热] A93.1
—支气管(另见 流行性感冒，伴有，呼吸道表现) J11.1

流行性感冒样病(另见 流行性感冒) J11.1

流行性腮腺炎 B26.9
—并发症 NEC B26.8
—多神经病 B26.8† G63.0*
—肝炎 B26.8† K77.0*
—睾丸炎 B26.0† N51.1*
—关节炎 B26.8† M01.5*
—卵巢炎 B26.8† N74.8*

Flu, Grippe, Grippal, Influenza——*continued*
—with——*continued*
——involvement of——*continued*
———gastrointestinal tract J11.8
————avian influenza virus identified J09
————other influenza virus identified J10.8
——manifestations NEC J11.8
———avian influenza virus identified J09
———other influenza virus identified J10.8
——upper respiratory infection (acute) NEC J11.1
———avian influenza virus identified J09
———other influenza virus identified J10.1
——gastroenteritis J11.8
———avian influenza virus identified J09
———other influenza virus identified J10.8
——digestive manifestations J11.8
———avian influenza virus identified J09
———other influenza virus identified J10.8
——myocarditis J11.8† I41.1*
———avian influenza virus identified J09
———other influenza virus identified J10.8† I41.1*
——pleural effusion NEC J11.1
———avian influenza virus identified J09
———other influenza virus identified J10.1
——pharyngitis J11.1
———avian influenza virus identified J09
———other influenza virus identified J10.1
—virus identified J10.1
—respiratory (upper) (see also Influenza, with, respiratory manifestations) J11.1
—epidemic J11.1
—maternal, affecting fetus or newborn P00.2
—avian J09
——other J10.1
—summer, of Italy A93.1
—bronchial (see also Influenza, with, respiratory manifestations) J11.1

Influenza-like disease (see also Influenza) J11.1

Mumps (parotitis) B26.9
—complication NEC B26.8
—polyneuropathy B26.8† G63.0*
—hepatitis B26.8† K77.0*
—orchitis B26.0† N51.1*
—arthritis B26.8† M01.5*
—oophoritis B26.8† N74.8*

流行性腮腺炎——*续前页*
—脑膜脑炎 B26.2† G05.1*
—脑膜炎(无菌性) B26.1† G02.0*
—脑炎 B26.2† G05.1*
—心肌炎 B26.8† I41.1*
—胰腺炎 B26.3† K87.1*
流行性肾病(普马拉汉坦病毒属) A98.5† N08.0*
流行性胸膜痛[鬼抓风] B33.0
流血，出血(另见 出血) R58
—不规则 N92.6
—家族性(另见 缺陷，凝血) D68.9
—接触性(性交后) N93.0
—经间期(规则) N92.3
——不规则 N92.1
—绝经后期 N95.0
—毛细血管 I78.8
——产褥期 O72.2
—排卵期 N92.3
—脐残端 P51.9
—青春期(过多，与月经来潮有关) N92.2
—倾向(另见 缺陷，凝血) D68.9
—手术后 T81.0
—特指的 NEC E51.8
—替代性 N94.8
—无张力性，分娩后 O72.1
—性交后 N93.0
—牙槽(拔牙后) T81.0
—阴道(异常的) N93.9
——功能障碍性或功能性 N93.8
——新生儿 P54.6
—直肠 K62.5
——新生儿 P54.2
—痔 NEC I84.8
—子宫 NEC N93.9
——更年期 N92.4
——更年前期或绝经前期 N92.4
——功能障碍性或功能性 N93.8
——绝经期 N92.4
——与月经周期无关 N93.9

Mumps——*continued*
—meningoencephalitis B26.2† G05.1*
—meningitis (aseptic) B26.1† G02.0*
—encephalitis B26.2† G05.1*
—myocarditis B26.8† I41.1*
—pancreatitis B26.3† K87.1*
Nephropathia epidemica (Puumala hantavirus) A98.5† N08.0*
Devil's grip B33.0
Bleeding (see also Hemorrhage) R58
—irregular N92.6
—familial (see also Defect, coagulation) D68.9
—contact (postcoital) N93.0
—intermenstrual (regular) N92.3
——irregular N92.1
—postclimacteric, postmenopausal N95.0
—capillary I78.8
——puerperal O72.2
—ovulation N92.3
—umbilical stump P51.9
—puberty (excessive, with onset of menstrual periods) N92.2
—tendencies (see also Defect, coagulation) D68.9
—postoperative T81.0
—specified NEC E51.8
—vicarious N94.8
—atonic, following delivery O72.1
—following intercourse, postcoital N93.0
—tooth socket (post-extraction) T81.0
—vagina, vaginal (abnormal) N93.9
——dysfunctional or functional N93.8
——newborn P54.6
—rectum, rectal K62.5
——newborn P54.2
—hemorrhoids NEC I84.8
—uterus, uterine NEC N93.9
——climacteric N92.4
——preclimacteric or premenopausal N92.4
——dysfunctional or functional N93.8
——menopausal N92.4
——unrelated to menstrual cycle N93.9

liú 硫

硫胺缺乏 **E51.9**

Aneurin (Thiamin) deficiency E51.9

硫化血红蛋白血症(后天性)(伴有高铁血红蛋白血症) **D74.8**

Sulfhemoglobinemia, sulphemoglobinemia (acquired) (with methemoglobinemia) D74.8

liú 瘤

瘤(M8000/1) - 另见 肿瘤，动态未定

Tumor (M8000/1) - see also Neoplasm, uncertain behavior

－G 细胞(M8153/1)	－G cell (M8153/1)
－－恶性(M8153/3)	－－malignant (M8153/3)
－－－特指部位 NEC - 见 肿瘤，恶性	－－－specified site NEC - see Neoplasm, malignant
－－－未特指部位 C25.4	－－－unspecified site C25.4
－－－胰腺 C25.4	－－－pancreas C25.4
－－特指部位 - 见 肿瘤，动态未定	－－specified site - see Neoplasm, uncertain behavior
－－未特指部位 D37.7	－－unspecified site D37.7
－α 细胞(M8152/0)	－alpha-cell (M8152/0)
－－恶性(M8152/3)	－－malignant (M8152/3)
－－－特指部位 NEC - 见 肿瘤，恶性	－－－specified site NEC - see Neoplasm, malignant
－－－未特指部位 C25.4	－－－unspecified site C25.4
－－－胰腺 C25.4	－－－pancreas C25.4
－－特指部位 NEC - 见 肿瘤，良性	－－specified site NEC - see Neoplasm, benign
－－未特指部位 D13.7	－－unspecified site D13.7
－－胰腺 D13.7	－－pancreas D13.7
－β 细胞(M8151/0)	－beta-cell (M8151/0)
－－恶性(M8151/3)	－－malignant (M8151/3)
－－－特指部位 NEC - 见 肿瘤，恶性	－－－specified site NEC - see Neoplasm, malignant
－－－未特指部位 C25.4	－－－unspecified site C25.4
－－－胰腺 C25.4	－－－pancreas C25.4
－－特指部位 NEC - 见 肿瘤，良性	－－specified site NEC - see Neoplasm, benign
－－未特指部位 D13.7	－－unspecified site D13.7
－－胰腺 D13.7	－－pancreas D13.7
－阿斯金(M8803/3) - 见 肿瘤，结缔组织，恶性	－Askin's (M8803/3) - see Neoplasm, connective tissue, malignant
－贝德纳尔(M8833/3) - 见 肿瘤，皮肤，恶性	－Bednar (M8833/3) - see Neoplasm, skin, malignant
－波特头皮浮胀 - 见 骨髓炎	－Pott's puffy - see Osteomyelitis
－伯基特(M9687/3) C83.7	－Burkitt's (M9687/3) C83.7
－布朗脂肪(M8880/0) - 见 脂肪瘤	－brown fat (M8880/0) - see Lipoma
－布鲁克(M8100/0) - 见 肿瘤，皮肤，良性	－Brooke's (M8100/0) - see Neoplasm, skin, benign
－布伦纳(M9000/0) D27	－Brenner (M9000/0) D27
－－恶性(M9000/3) C56	－－malignant (M9000/3) C56
－－交界恶性(M9000/1) D39.1	－－borderline malignancy (M9000/1) D39.1
－－增生性(M9000/1) D39.1	－－proliferating (M9000/1) D39.1

瘤——*续前页*	**Tumor**——*continued*
—动脉瘤性(另见 动脉瘤) I72.9	—aneurysmal (see also Aneurysm) I72.9
—多囊状卵黄(M9071/3)	—polyvesicular vitelline (M9071/3)
——特指部位 - 见 肿瘤，恶性	——specified site - see Neoplasm, malignant
——未特指部位	——unspecified site
———男性 C62.9	———male C62.9
———女性 C56	———female C56
—恶性(M8000/3) - 另见 肿瘤，恶性	—malignant (M8000/3) - see also Neoplasm, malignant
——混合性 NEC(M8940/3)	——mixed NEC (M8940/3)
——巨细胞(型)(M8003/3)	——giant cell (type) (M8003/3)
——梭形细胞(型)(M8004/3)	——fusiform cell, spindle cell (type) (M8004/3)
——未分类的(M8000/3)	——unclassified (M8000/3)
——小细胞(型)(M8002/3)	——small cell (type) (M8002/3)
—肥大细胞(M9740/1) D47.0	—mast cell (M9740/1) D47.0
——恶性(M9740/3) C96.2	——malignant (M9740/3) C96.2
—肺门细胞(M8660/0) D27	—hilar cell (M8660/0) D27
—冯•雷克林豪森 - 见 神经纤维瘤病	—von Recklinghausen's - see Neurofibromatosis
—附属器(皮肤)(M8390/0) - 见 肿瘤，皮肤，良性	—adnexal (skin) (M8390/0) - see Neoplasm, skin, benign
—钙化上皮性牙源性(M9340/0) D16.5	—calcifying epithelial odontogenic (M9340/0) D16.5
——上颌(骨) D16.4	——upper jaw (bone) D16.4
—睾丸基质[间质](M8590/1) D40.1	—testicular stromal (M8590/1) D40.1
—睾丸间质细胞[莱迪希细胞](M8650/1)	—Leydig cell (M8650/1)
——恶性(M8650/3)	——malignant (M8650/3)
———特指部位 - 见 肿瘤，恶性	———specified site - see Neoplasm, malignant
———未特指部位	———unspecified site
————男性 C62.9	————male C62.9
————女性 C56	————female C56
——良性(M8650/0)	——benign (M8650/0)
———特指部位 - 见 肿瘤，良性	———specified site - see Neoplasm, benign
———未特指部位	———unspecified site
————男性 D29.2	————male D29.2
————女性 D27	————female D27
——特指部位 - 见 肿瘤，动态未定	——specified site - see Neoplasm, uncertain behavior
——未特指部位	——unspecified site
———男性 D40.1	———male D40.1
———女性 D39.1	———female D39.1
—格拉维茨(M8312/3) C64	—Grawitz's (M8312/3) C64
—宫颈，在妊娠或分娩中 O34.4	—cervix, in pregnancy or childbirth O34.4
——引起梗阻性分娩 O65.5	——causing obstructed labor O65.5
———影响到胎儿或新生儿 P03.1	———affecting fetus or newborn P03.1
——影响到胎儿或新生儿 P03.8	——affecting fetus or newborn P03.8
—含牙，混合性(M9282/0) D16.5	—dentigerous, mixed (M9282/0) D16.5
——上颌(骨) D16.4	——upper jaw (bone) D16.4

瘤——*续前页*
一克鲁肯贝格(M8490/6) C79.6
一拉特克[颅咽管](M9350/1) D44.3
一类癌 - 见 类癌(M8240/3)
一良性(未分类的)(M8000/0) - 见 肿瘤，良性
一卵巢，在妊娠或分娩中 O34.8
——引起梗阻性分娩 O65.5
——影响到胎儿或新生儿 P03.8
一卵巢间质(M8590/1) D39.1
一卵巢门细胞(M8660/0) D27
一卵黄囊(M9071/3)
——特指部位 - 见 肿瘤，恶性
——未特指部位
———男性 C62.9
———女性 C56
一卵泡细胞(M8620/1) D39.1
——恶性(M8620/3) C56
——幼年型(M8622/1) D39.1
一卵泡细胞膜细胞(M8621/1) D39.1
一梅毒性，脑 A52.1† G94.8*
一梅克尔细胞(M8247/3) - 见 肿瘤，皮肤，恶性
一苗勒[米勒]混合(M8950/3)
——特指部位 - 见 肿瘤，恶性
——未特指部位 C54.9
一膜细胞(M8600/0) D27
一膜细胞卵泡细胞(M8621/1) D39.1
一内胚窦(M9071/3)
——特指部位 - 见 肿瘤，恶性
——未特指部位
———男性 C62.9
———女性 C56
一粘蛋白性，低度恶性可能(M8472/3)
——特指部位 - 见 肿瘤，恶性
——未特指部位 C56
一粘液表皮样(M8430/1) - 见 肿瘤，动态未定
一粘液类癌样(M8243/3)
——特指部位 - 见 肿瘤，恶性
——未特指部位 C18.1
一帕西尼(M9507/0) - 见 肿瘤，皮肤，良性
一潘科斯特(M8010/3) C34.1

Tumor——*continued*
—Krukenberg's (M8490/6) C79.6
—Rathke's pouch (M9350/1) D44.3
—carcinoid (M8240/3) - see Carcinoid
—benign (unclassified) (M8000/0) - see Neoplasm, benign
—ovary, in pregnancy or childbirth O34.8
——causing obstructed labor O65.5
——affecting fetus or newborn P03.8
—ovarian stromal (M8590/1) D39.1
—hilus cell (M8660/0) D27
—yolk sac (M9071/3)
——specified site - see Neoplasm, malignant
——unspecified site
———male C62.9
———female C56
—granulosa cell (M8620/1) D39.1
——malignant (M8620/3) C56
——juvenile (M8622/1) D39.1
—granulosa cell-theca cell (M8621/1) D39.1
—syphilitic, brain A52.1† G94.8*
—Merkel cell (M8247/3) - see Neoplasm, skin, malignant
—Müllerian, mixed (M8950/3)
——specified site - see Neoplasm, malignant
——unspecified site C54.9
—theca cell (M8600/0) D27
—theca cell-granulosa cell (M8621/1) D39.1
—endodermal sinus (M9071/3)
——specified site - see Neoplasm, malignant
——unspecified site
———male C62.9
———female C56
—mucinous, of low malignant potential (M8472/3)
——specified site - see Neoplasm, malignant
——unspecified site C56
—mucoepidermoid (M8430/1) - see Neoplasm, uncertain behavior
—mucocarcinoid (M8243/3)
——specified site - see Neoplasm, malignant
——unspecified site C18.1
—pacinian (M9507/0) - see Neoplasm, skin, benign
—Pancoast's (M8010/3) C34.1

瘤——*续前页*

—胚胎(混合性)(M9080/1) - 另见 肿瘤，动态未定

——肝(M9080/3) C22.7

—盆腔，在妊娠或分娩中 O34.8

——引起梗阻性分娩 O65.5

———影响到胎儿或新生儿 P03.1

——影响到胎儿或新生儿 P03.8

—皮肤附属物(M8390/0) - 见 肿瘤，皮肤，良性

—皮样 - 见 肿瘤，良性(M9084/0)

——伴有恶性变(M9084/3) C56

—皮脂腺(另见 囊肿，皮脂腺) L72.1

—平堡(M9340/0) D16.5

——上颌(骨) D16.4

—平滑肌(M8897/1) - 见 肿瘤，结缔组织，动态未定

—球旁细胞(M8361/1) D41.0

—曲张性(另见 静脉曲张) I83.9

—蝾螈，恶性(M9561/3) - 见 肿瘤，神经，恶性

—乳头状(M8050/0) - 另见 乳头状瘤

——浆液性，低度恶性可能(M8462/3)

———特指部位 - 见 肿瘤，恶性

———未特指部位 C56

——囊性(M8452/1) D37.7

——粘蛋白性，低度恶性可能(M8473/3) C56

———特指部位 - 见 肿瘤，恶性

———未特指部位 C56

—软骨瘤巨细胞(M9230/0) - 见 肿瘤，骨，良性

—软组织

——恶性(M8800/3) - 见 肿瘤，结缔组织，恶性

——良性(M8800/0) - 见 肿瘤，结缔组织，良性

—塞托利-睾丸间质细胞[莱迪希细胞](M8631/0)

——特指部位 - 见 肿瘤，良性

——未特指部位

———男性 D29.2

———女性 D27

Tumor——*continued*

—embryonal (mixed) (M9080/1) - see also Neoplasm, uncertain behavior

——liver (M9080/3) C22.7

—pelvic, in pregnancy or childbirth O34.8

——causing obstructed labor O65.5

———affecting fetus or newborn P03.1

——affecting fetus or newborn P03.8

—skin appendage (M8390/0) - see Neoplasm, skin, benign

—dermoid (M9084/0) - see Neoplasm, benign

——with malignant transformation (M9084/3) C56

—sebaceous (see also Cyst, sebaceous) L72.1

—Pindborg (M9340/0) D16.5

——upper jaw (bone) D16.4

—smooth muscle (M8897/1) - see Neoplasm, connective tissue, uncertain behavior

—juxtaglomerular (M8361/1) D41.0

—varicose (see also Varicose vein) I83.9

—Triton, malignant (M9561/3) - see Neoplasm, nerve, malignant

—papillary (M8050/0) - see also Papilloma

——serous, of low malignant potential (M8462/3)

———specified site - see Neoplasm, malignant

———unspecified site C56

——cystic (M8452/1) D37.7

——mucinous, of low malignant potential (M8473/3) C56

———specified site - see Neoplasm, malignant

———unspecified site C56

—chondromatous giant cell (M9230/0) - see Neoplasm, bone, benign

—soft tissue

——malignant (M8800/3) - see Neoplasm, connective tissue, malignant

——benign (M8800/0) - see Neoplasm, connective tissue, benign

—Sertoli-Leydig cell (M8631/0)

——specified site - see Neoplasm, benign

——unspecified site

———male D29.2

———female D27

瘤——*续前页*

一塞托利细胞(M8640/0)

一一伴有脂质贮积(M8641/0)

一一一特指部位 - 见 肿瘤，良性

一一一未特指部位

一一一一男性 D29.2

一一一一女性 D27

一一特指部位 - 见 肿瘤，良性

一一未特指部位

一一一男性 D29.2

一一一女性 D27

一桑普森[巧克力囊肿] N80.1

一上皮性

一一恶性(M8010/3) - 见 肿瘤，恶性

一一良性(M8010/0) - 见 肿瘤，良性

一神经外胚(周围)(M9364/3) - 另见 肿瘤，恶性 C80

一一原始性(M9473/3)

一一一特指部位 - 见 肿瘤，恶性

一一一未特指部位 C71.9

一肾上腺

一一皮质(良性)(M8370/0) D35.0

一一一恶性(M8370/3) C74.0

一一剩余(M8671/0) - 见 肿瘤，良性

一肾上腺样(M8311/1) - 见 肿瘤，动态未定

一生殖细胞(M9064/3) - 另见 肿瘤，恶性

一一混合性(M9085/3) C80

一施明克(M8082/3) - 见 肿瘤，鼻咽，恶性

一嗜铬细胞(M8700/0) - 另见 肿瘤，良性

一一恶性(M8700/3) - 见 肿瘤，恶性

一视网膜原基(M9363/0) - 见 肿瘤，良性

一栓子(M8000/6) - 见 肿瘤，继发性

一胎儿的，引起(对母体)梗阻性分娩 O66.3

一胎盘部位滋养层(M9104/1) D39.2

一头巾样(M8200/0) D23.4

一外阴或会阴，在妊娠或分娩中 O34.7

一一引起梗阻性分娩 O65.5

一一一影响到胎儿或新生儿 P03.1

一一影响到胎儿或新生儿 P03.8

一维尔姆斯(M8960/3) C64

一沃辛[乳头状淋巴性腺囊瘤](M8561/0) - 见 肿瘤，涎腺，良性

一无包膜硬化性(M8350/3) C73

Tumor——*continued*

—Sertoli cell (M8640/0)

——with lipid storage (M8641/0)

———specified site - see Neoplasm, benign

———unspecified site

————male D29.2

————female D27

——specified site - see Neoplasm, benign

——unspecified site

———male D29.2

———female D27

—Sampson's N80.1

—epithelial

——malignant (M8010/3) - see Neoplasm, malignant

——benign (M8010/0) - see Neoplasm, benign

—neuroectodermal (peripheral) (M9364/3) - see also Neoplasm, malignant C80

——primitive (M9473/3)

———specified site - see Neoplasm, malignant

———unspecified site C71.9

—adrenal

——cortical (benign) (M8370/0) D35.0

———malignant (M8370/3) C74.0

——rest (M8671/0) - see Neoplasm, benign

—hypernephroid (M8311/1) - see Neoplasm, uncertain behavior

—germ cell (M9064/3) - see also Neoplasm, malignant

——mixed (M9085/3) C80

—Schmincke's (M8082/3) - see Neoplasm, nasopharynx, malignant

—chromaffin (M8700/0) - see also Neoplasm, benign

——malignant (M8700/3) - see Neoplasm, malignant

—retinal anlage (M9363/0) - see Neoplasm, benign

—embolus (M8000/6) - see Neoplasm, secondary

—fetal, causing obstructed labor (mother) O66.3

—placental site trophoblastic (M9104/1) D39.2

—turban (M8200/0) D23.4

—vulva or perineum, in pregnancy or childbirth O34.7

——causing obstructed labor O65.5

———affecting fetus or newborn P03.1

——affecting fetus or newborn P03.8

—Wilms' (M8960/3) C64

—Warthin's (M8561/0) - see Neoplasm, salivary gland, benign

—nonencapsulated sclerosing (M8350/3) C73

瘤——*续前页*

一纤维瘤(M8890/0) - 见 平滑肌瘤

一涎腺型，混合(M8940/0) - 另见 肿瘤，涎腺，良性

一一恶性(M8940/3) - 见 肿瘤，涎腺，恶性

一腺类癌样(M8245/3) - 见 肿瘤，恶性

一腺瘤样(M9054/0) - 另见 肿瘤，良性

一一牙源性(M9300/0) D16.5

一一一上颌(骨) D16.4

一腺泡细胞(M8550/1)

一形骸细胞，牙源性(M9302/0) D16.5

一一上颌(骨) D16.4

一性索(-间质)(M8590/1) - 见 肿瘤，动态未定

一一伴有环状小管(M8623/1) D39.1

一性腺间质(M8590/1) - 见 肿瘤，动态未定

一胸骨乳突(先天性) Q68.0

一嗅神经源性(M9520/3) C30.0

一许特尔细胞(良性)(M8290/0) D34

一一恶性(M8290/3) C73

一血管内支气管肺泡 (M9134/1) D38.1

一血管球(M8711/0) D18.0

一一颈静脉(M8690/1) D44.7

一牙源性(M9270/1) D48.0

一一恶性(M9270/3) C41.1

一一一上颌(骨) C41.0

一一良性(M9270/0) D16.5

一一一上颌(骨) D16.4

一一钙化上皮性(M9340/0) D16.5

一一一上颌(骨) D16.4

一一鳞状(M9312/0) D16.5

一一一上颌(骨) D16.4

一一腺瘤样(M9300/0) D16.5

一一一上颌(骨) D16.4

一叶状(M9020/1) D48.6

一一恶性(M9020/3) - 见 肿瘤，乳房，恶性

一一良性(M9020/0) D24

一胰岛细胞(M8150/0)

一一恶性(M8150/3)

一一一特指部位 NEC - 见 肿瘤，恶性

一一一未特指部位 C25.4

一一一胰腺 C25.4

Tumor——*continued*

—fibroid (M8890/0) - see Leiomyoma

—salivary gland type, mixed (M8940/0) - see also Neoplasm, salivary gland, benign

——malignant (M8940/3) - see Neoplasm, salivary gland, malignant

—adenocarcinoid (M8245/3) - see Neoplasm, malignant

—adenomatoid (M9054/0) - see also Neoplasm, benign

——odontogenic (M9300/0) D16.5

———upper jaw (bone) D16.4

—acinar cell, acinic cell (M8550/1)

—ghost cell, odontogenic (M9302/0) D16.5

——upper jaw (bone) D16.4

—sex cord(-stromal) (M8590/1) - see Neoplasm, uncertain behavior

——with annular tubules (M8623/1) D39.1

—gonadal stromal (M8590/1) - see Neoplasm, uncertain behavior

—sternomastoid (congenital) Q68.0

—neurogenic olfactory (M9520/3) C30.0

—Hurthle cell (benign) (M8290/0) D34

——malignant (M8290/3) C73

—intravascular bronchial alveolar (M9134/1) D38.1

—glomus (M8711/0) D18.0

——jugulare (M8690/1) D44.7

—odontogenic (M9270/1) D48.0

——malignant (M9270/3) C41.1

———upper jaw (bone) C41.0

——benign (M9270/0) D16.5

———upper jaw (bone) D16.4

——calcifying epithelial (M9340/0) D16.5

———upper jaw (bone) D16.4

——squamous (M9312/0) D16.5

———upper jaw (bone) D16.4

——adenomatoid (M9300/0) D16.5

———upper jaw (bone) D16.4

—phyllodes (M9020/1) D48.6

——malignant (M9020/3) - see Neoplasm, breast, malignant

——benign (M9020/0) D24

—islet cell (M8150/0)

——malignant (M8150/3)

———specified site NEC - see Neoplasm, malignant

———unspecified site C25.4

———pancreas C25.4

瘤——*续前页*
一胰岛细胞——*续前页*
一一特指部位 NEC - 见 肿瘤，良性
一一未特指部位 D13.7
一一胰腺 D13.7
一阴道，在妊娠或分娩中 O34.6
一一引起梗阻性分娩 O65.5
一一一影响到胎儿或新生儿 P03.1
一一影响到胎儿或新生儿 P03.8
一硬化性间质(M8602/0) D27
一硬纤维(腹外)(M8821/1) - 另见 肿瘤，结缔组织，动态未定
一一腹部(M8822/1) D48.1
一尤因(M9260/3) - 见 肿瘤，骨，恶性
一支气管肺泡，血管内(M9134/1) D38.1
一脂肪性(M8850/0) - 见 脂肪瘤
一脂细胞，卵巢(M8670/0) D27
一脂样细胞，卵巢(M8670/0) D27
一痔 - 见 痔
一中胚层，混合性(M8951/3) - 另见 肿瘤，恶性
一一肝 C22.4
一中肾性(M9110/1) - 另见 肿瘤，动态未定
一一恶性(M9110/3) - 见 肿瘤，恶性
一主动脉体(M8691/1) D44.7
一转移性
一一至特指部位(M8000/6) - 见 肿瘤，继发性，按部位
一一自特指部位(M8000/3) - 见 肿瘤，恶性，按部位
一滋养层，胎盘部位(M9104/1) D39.2
一子宫(体)，在妊娠或分娩中 O34.1
一一引起梗阻性分娩 O65.5
一一一影响到胎儿或新生儿 P03.1
一一影响到胎儿或新生儿 P03.8
一子宫内膜样，低度恶性可能(M8380/1) - 见 肿瘤，动态未定

Tumor——*continued*
—islet cell——*continued*
——specified site NEC - see Neoplasm, benign
——unspecified site D13.7
——pancreas D13.7
—vagina, in pregnancy or childbirth O34.6
——causing obstructed labor O65.5
———affecting fetus or newborn P03.1
——affecting fetus or newborn P03.8
—sclerosing stromal (M8602/0) D27
—desmoid (extra-abdominal) (M8821/1) – see also Neoplasm, connective tissue, uncertain behavior
——abdominal (M8822/1) D48.1
—Ewing's (M9260/3) - see Neoplasm, bone, malignant
—bronchial alveolar, intravascular (M9134/1) D38.1
—fatty (M8850/0) - see Lipoma
—lipid cell, ovary (M8670/0) D27
—lipoid cell, ovary (M8670/0) D27
—hemorrhoidal - see Hemorrhoids
—mesodermal, mixed (M8951/3) - see also Neoplasm, malignant
——liver C22.4
—mesonephric (M9110/1) - see also Neoplasm, uncertain behavior
——malignant (M9110/3) - see Neoplasm, malignant
—aortic body (M8691/1) D44.7
—metastatic
——to specified site (M8000/6) - see Neoplasm, secondary, by site
——from specified site (M8000/3) - see Neoplasm, malignant, by site
—trophoblastic, placental site (M9104/1) D39.2
—uterus (body), in pregnancy or childbirth O34.1
——causing obstructed labor O65.5
———affecting fetus or newborn P03.1
——affecting fetus or newborn P03.8
—endometrioid, of low malignant potential(M8380/1) - see Neoplasm, uncertain behavior

liù 六

六胎儿，影响到胎儿或新生儿 P01.5
一妊娠 O30.8
六指[趾]畸形 Q69.9

Sextuplet, affecting fetus or newborn P01.5
—pregnancy O30.8
Hexadactylism Q69.9

lóng 龙

龙贝格病或龙贝格综合征[单侧面神经萎缩] G51.8

龙线虫病 B72

Romberg's disease or syndrome G51.8

Dracunculiasis, dracunculosis B72

lóng 聋

聋(后天性)(完全)(遗传性)(部分) H91.9

—伴有蓝巩膜和骨脆症 Q78.0
—传导性 H90.2
——单侧(对侧听觉不受限制) H90.1
——双侧 H90.0
——和感音神经性，混合的 H90.8
———单侧(对侧听觉不受限制) H90.7
———双侧 H90.6
—传导性和感音神经性混合的 H90.8
——单侧(对侧听觉不受限制) H90.7
——双侧 H90.6
—低频率 H91.9
—短暂性缺血性 H93.0
—耳毒性 H91.0
—感觉性 - 见 聋，感音神经性
—感受性 - 见 聋，感音神经性
—感音神经性 H90.5
——单侧(对侧听觉不受限制) H90.4
——双侧 H90.3
——和传导性，混合的 H90.8
———单侧(对侧听觉不受限制) H90.7
———双侧 H90.6
—高频率 H91.9
—功能性(癔症性) F44.6
—锅炉制造工 H83.3
—航空性 T70.0
—精神性 R48.8
—梅毒性 A52.1† H94.8*
—情绪性(癔症性) F44.6
—神经(性) - 见 聋，感音神经性
—特指类型 NEC H91.8
—听觉疲劳性 H91.8
—突发性(特发性) H91.2
—无语性 H91.3
—先天性 NEC H90.5

Deafness (acquired) (complete) (hereditary) (partial) H91.9

—with blue sclera and fragility of bone Q78.0
—conductive H90.2
——unilateral (unrestricted hearing other side) H90.1
——bilateral H90.0
——and sensorineural, mixed H90.8
———unilateral (unrestricted hearing other side) H90.7
———bilateral H90.6
—mixed conductive and sensorineural H90.8
——unilateral (unrestricted hearing other side) H90.7
——bilateral H90.6
—low frequency H91.9
—transient ischemic H93.0
—ototoxic H91.0
—sensory - see Deafness, sensorineural
—perceptive - see Deafness, sensorineural
—sensorineural H90.5
——unilateral (unrestricted hearing other side) H90.4
——bilateral H90.3
——and conductive, mixed H90.8
———unilateral (unrestricted hearing other side) H90.7
———bilateral H90.6
—high frequency H91.9
—functional (hysterical) F44.6
—boilermaker's H83.3
—aviation T70.0
—mental R48.8
—syphilitic A52.1† H94.8*
—emotional (hysterical) F44.6
—nerve, neural - see Deafness, sensorineural
—specified type NEC H91.8
—auditory fatigue H91.8
—sudden (idiopathic) H91.2
—nonspeaking H91.3
—congenital NEC H90.5

聋——*续前页*
一心因性(癔症性) F44.6
一癔症性 F44.6
一由于毒性物质 H91.0
一语词性(发育性) F80.2
一噪声性 H83.3
一中心性 - 见 聋，感音神经性
聋哑(后天性)(先天性) NEC H91.3
一梅毒性，先天性 A50.0† H94.8*
一癔症性 F44.6

lóng 隆

隆凸(下颌)(腭) K10.0

lòu 瘘

瘘 L98.8
一半规管 H83.1
一鼻 J34.8
一鼻窦(另见 鼻窦炎) J32.9
一鼻泪管 H04.6
一鼻旁窦(另见 鼻窦炎) J32.9
一鼻咽 J39.2
一一窦(另见 鼻窦炎) J32.9
一藏毛(感染性)(直肠) L05.9
一一伴有脓肿 L05.0
一肠 NEC K63.2
一肠结肠(腹部) K63.2
一肠膀胱 N32.1
一肠皮肤 K63.2
一肠输尿管 N28.8
一肠阴道 N82.4
一一大肠 N82.3
一一小肠 N82.2
一一先天性 Q52.2
一肠子宫 N82.4
一一先天性 Q51.7
一创伤性动静脉(另见 损伤，血管) T14.5
一唇 K13.0
一一先天性 Q38.0
一胆(道)(另见 瘘，胆管) K83.3

Deafness——*continued*
—psychogenic (hysterical) F44.6
—hysterical F44.6
—due to toxic agents H91.0
—word (developmental) F80.2
—noise-induced H83.3
—central - see Deafness, sensorineural
Deaf mutism, Deaf and dumb (acquired) (congenital) NEC H91.3
—syphilitic, congenital A50.0† H94.8*
—hysterical F44.6

Torus (mandibularis) (palatinus) K10.0

Fistula L98.8
—semicircular canals H83.1
—nose, nasal J34.8
—sinus (see also Sinusitis) J32.9
—lacrimonasal duct H04.6
—accessory sinuses (see also Sinusitis) J32.9
—nasopharynx J39.2
——sinus (see also Sinusitis) J32.9
—pilonidal (infected) (rectum) L05.9
——with abscess L05.0
—intestine NEC K63.2
—enterocolic, intestinocolonic (abdominal) K63.2
—intestinovesical N32.1
—enterocutaneous K63.2
—intestinoureteral N28.8
—enterovaginal, intestinovaginal N82.4
——large intestine N82.3
——small intestine N82.2
——congenital Q52.2
—enterouterine, intestinouterine N82.4
——congenital Q51.7
—traumatic arteriovenous (see also Injury, blood vessel) T14.5
—lip K13.0
——congenital Q38.0
—biliary (tract) (see also Fistula, bile duct) K83.3

瘘——*续前页*
一胆管(总)(肝) K83.3
——伴有结石 K80.5
一胆囊 K82.3
——伴有结石、胆石症、石(另见 胆石症) K80.2
一胆囊肠(另见 瘘，胆囊) K82.3
一胆囊管(另见 瘘，胆囊) K82.3
——先天性 Q44.5
一胆囊结肠(另见 瘘，胆囊) K82.3
一胆囊十二指肠(另见 瘘，胆囊) K82.3
一胆囊胃(另见 瘘，胆囊) K82.3
一胆总管十二指肠(另见 瘘，胆管) K83.3
一动静脉(后天性)(未破裂) I77.0
——创伤性 - 见 损伤，血管
——肺 I28.0
———先天性 Q25.7
——冠状动脉 I25.4
——脑 I67.1
———破裂 I60.8
———先天性 Q28.2
————破裂 I60.8
——手术形成的(为透析) Z99.2
———并发症 NEC T82.9
————感染或炎症 T82.7
————机械性 T82.5
————特指的 NEC T82.8
——先天性(周围) Q27.3
———肺 Q25.7
———脑 Q28.2
————破裂 I60.8
一动脉 I77.2
一额窦(另见 鼻窦炎，额窦) J32.1
一耳(外)(管) H61.8
一耳后 H70.1
一耳廓 H61.1
——先天性 Q18.1
一耳前(先天性) Q18.1
一放线菌病性 - 见 放线菌病
一肺 J86.0
——动静脉 I28.0
———先天性 Q25.7
——结核性(另见 结核，肺) A16.2

Fistula——*continued*
—bile duct (common) (hepatic) K83.3
——with calculus, stones K80.5
—gallbladder K82.3
——with calculus, cholelithiasis, stones (see also Cholelithiasis) K80.2
—cholecystenteric, cholecystointestinal (see also Fistula, gallbladder) K82.3
—cystic duct (see also Fistula, gallbladder) K82.3
——congenital Q44.5
—cholecystocolic, cholecystocolonic (see also Fistula, gallbladder) K82.3
—cholecystoduodenal (see also Fistula, gallbladder) K82.3
—cholecystogastric (see also Fistula, gallbladder) K82.3
—choledochoduodenal (see also Fistula, bile duct) K83.3
—arteriovenous (acquired) (nonruptured) I77.0
——traumatic - see Injury, blood vessel
——pulmonary I28.0
———congenital Q25.7
——coronary I25.4
——brain I67.1
———ruptured I60.8
———congenital Q28.2
————ruptured I60.8
——surgically created (for dialysis) Z99.2
———complication NEC T82.9
————infection or inflammation T82.7
————mechanical T82.5
————specified NEC T82.8
——congenital (peripheral) Q27.3
———pulmonary Q25.7
———brain Q28.2
————ruptured I60.8
—artery I77.2
—frontal sinus (see also Sinusitis, frontal) J32.1
—ear (external) (canal) H61.8
—postauricular, retroauricular H70.1
—auricle H61.1
——congenital Q18.1
—preauricular (congenital) Q18.1
—actinomycotic - see Actinomycosis
—lung, pulmonary J86.0
——arteriovenous I28.0
———congenital Q25.7
——tuberculous (see also Tuberculosis, pulmonary) A16.2

瘘——*续前页*
一会阴直肠 K60.4
一颊窝(感染性) K12.2
一颊窦(另见 鼻窦炎，上颌窦) J32.0
一甲状舌管 Q89.2
一甲状腺 E07.8
一结肠 K63.2
一结肠造口 K91.4
一结核性 - 作为结核病，按部位编码
一近中的，面部和颈部 Q18.8
一颈，外侧 Q18.1
一颈耳 Q18.1
一空肠 K63.2
一口腔(皮肤) K12.2
一一鼻(伴有腭裂)(另见 裂，腭) Q35.9
一一上颌 J32.0
一口腔上颌窦 J32.0
一眶 H05.8
一阑尾 K38.3
一肋部 J86.0
一泪(腺)(囊) H04.6
一淋巴 I89.8
一盲肠 K63.2
一盲肠乙状结肠 K63.2
一门静脉-肝动脉，先天性 Q26.6
一迷路 H83.1
一泌尿(道)(永存)(复发性) N36.0
一脑 G96.0
一一动静脉(后天性) I67.1
一一一先天性 Q28.2
一脑脊液 G96.0
一内耳(迷路) H83.1
一尿道 N36.0
一一结核性 A18.1† N37.8*
一一先天性 Q64.7
一尿道会阴 N36.0
一尿道会阴膀胱 N32.2
一尿道膀胱 N32.2
一尿道阴道 N82.1
一尿道阴囊 N50.8
一尿道直肠 N36.0
一一先天性 Q64.7

Fistula——*continued*
—perineorectal K60.4
—buccal cavity (infective) K12.2
—antrobuccal (see also Sinusitis, maxillary) J32.0
—thyroglossal duct Q89.2
—thyroid E07.8
—colon K63.2
—colostomy K91.4
—tuberculous - code as Tuberculosis, by site
—medial, face and neck Q18.8
—cervical, lateral Q18.1
—cervicoaural Q18.1
—jejunum K63.2
—oral, mouth (cutaneous) K12.2
——nasal (with cleft palate) (see also Cleft, palate) Q35.9
——maxillary J32.0
—oroantral J32.0
—orbit, orbital H05.8
—appendix, appendicular K38.3
—costal region J86.0
—lacrimal (gland) (sac) H04.6
—lymphatic I89.8
—cecum K63.2
—cecosigmoidal K63.2
—portal vein-hepatic artery, congenital Q26.6
—labyrinth H83.1
—urinary (tract) (persistent) (recurrent) N36.0
—brain G96.0
——arteriovenous (acquired) I67.1
———congenital Q28.2
—cerebrospinal (fluid) G96.0
—inner ear (labyrinth) H83.1
—urethra N36.0
——tuberculous A18.1† N37.8*
——congenital Q64.7
—urethroperineal N36.0
—urethroperineovesical N32.2
—urethrovesical N32.2
—urethrovaginal N82.1
—urethroscrotal N50.8
—urethrorectal N36.0
——congenital Q64.7

瘘——*续前页*

—膀胱-
——肠道 N32.1
——腹壁 N32.2
——宫颈阴道 N82.1
——会阴 N32.2
——结肠 N32.1
——尿道 N32.2
——尿道直肠 N32.1
——输尿管 N32.2
——输尿管阴道 N82.1
——乙状结肠 N32.1
——乙状结肠阴道 N82.3
——阴道 N82.0
——直肠 N32.1
——先天性 Q64.7
——子宫 N82.1
———先天性 Q51.7
——子宫直肠 N82.4
—膀胱(括约肌) NEC N32.2
—进入精囊 N32.2
—皮肤 L98.8
——通到生殖道(女性) N82.5
—脾结肠 D73.8
—脐尿 Q64.8
—脐尿管，先天性 Q64.4
—气管，先天性(外部)(内部) Q32.1
—气管食管 J86.0
——气管造口术后 J95.0
——先天性 Q39.2
———伴有食管闭锁 Q39.1
—前列腺 N42.8
—前庭大腺 N82.9
—乳(突)(区) H70.1
—乳房(腺) N61
——产褥期、产后或妊娠，由于乳腺炎(化脓性) O91.1
—乳头 N64.0
—腮(腺) K11.4
—鳃(裂) Q18.0
—鳃弓源性 Q18.0
—筛(另见 鼻窦炎，筛窦) J32.2
—上颌 J32.0

Fistula——*continued*

—vesico-
——enteric, intestinal N32.1
——abdominal N32.2
——cervicovaginal N82.1
——perineal N32.2
——colic N32.1
——urethral N32.2
——urethrorectal N32.1
——ureteral N32.2
——ureterovaginal N82.1
——sigmoidal N32.1
——sigmoidovaginal N82.3
——vaginal N82.0
——rectal N32.1
——congenital Q64.7
——uterine N82.1
———congenital Q51.7
——metrorectal N82.4
—bladder (sphincter) NEC N32.2
—into seminal vesicle N32.2
—cutaneous, skin L98.8
——to genital tract (female) N82.5
—splenocolic D73.8
—umbilicourinary Q64.8
—urachus, congenital Q64.4
—trachea, congenital (external) (internal) Q32.1
—tracheoesophageal J86.0
——following tracheostomy J95.0
——congenital Q39.2
———with atresia of esophagus Q39.1
—prostate N42.8
—Bartholin's gland N82.9
—aural (mastoid), mastoid (process) (region) H70.1
—breast, mammary (gland) N61
——puerperal, postpartum or gestational, due to mastitis (purulent) O91.1
—nipple N64.0
—parotid (gland) K11.4
—branchial (cleft) Q18.0
—branchiogenous Q18.0
—ethmoid (see also Sinusitis, ethmoidal) J32.2
—maxillary J32.0

瘘——*续前页*
一上颌窦(另见 鼻窦炎，上颌窦) J32.0
一舌下腺 K11.4
一肾 N28.8
一生殖道(女性) N82.9
——特指的 NEC N82.8
——通到
———肠 NEC N82.4
———皮肤 N82.5
一十二指肠 K31.6
一食管 K22.8
——先天性 Q39.2
———伴有食管闭锁 Q39.1
一食管皮肤 K22.8
一食管气管 J86.0
——先天性 Q39.2
———伴有食管闭锁 Q39.1
一食管胸膜皮肤 J86.0
一食管支气管 J86.0
——先天性 Q39.2
———伴有食管闭锁 Q39.1
一手术后，持续性 T81.8
——特指部位 - 见 瘘，按部位
一输卵管，外部 N82.5
一输尿管(永存) N28.8
一输尿管腹壁 N28.8
一输尿管膀胱 N32.2
一输尿管乙状结肠腹壁 N28.8
一输尿管阴道 N82.1
一输尿管直肠 N28.8
一外阴直肠 N82.4
——先天性 Q52.7
一尾骨 L05.9
——伴有脓肿 L05.0
一胃 K31.6
一胃结肠 K31.6
——结核性 A18.3† K93.0*
——先天性 Q40.2
一胃空肠 K31.6
一胃空肠结肠 K31.6
一胃小肠结肠 K31.6
一下颌下腺 K11.4
一先天性，部位未列出 - 见 异常，按部位

Fistula——*continued*
—antrum (see also Sinusitis, maxillary) J32.0
—sublingual gland K11.4
—kidney, renal N28.8
—genital tract (female) N82.9
——specified NEC N82.8
——to
———intestine NEC N82.4
———skin N82.5
—duodenum K31.6
—esophagus, oesophago, oesophagus K22.8
——congenital Q39.2
———with atresia of esophagus Q39.1
—esophagocutaneous K22.8
—esophagotracheal J86.0
——congenital Q39.2
———with atresia of esophagus Q39.1
—esophagopleural-cutaneous J86.0
—esophagobronchial J86.0
——congenital Q39.2
———with atresia of esophagus Q39.1
—postoperative, persistent T81.8
——specified site - see Fistula, by site
—fallopian tube, oviduct, external N82.5
—ureter (persistent) N28.8
—ureteroabdominal N28.8
—ureterovesical N32.2
—ureterosigmoido-abdominal N28.8
—ureterovaginal N82.1
—ureterorectal N28.8
—vulvorectal N82.4
——congenital Q52.7
—coccyx L05.9
——with abscess L05.0
—gastric, stomach K31.6
—gastrocolic K31.6
——tuberculous A18.3† K93.0*
——congenital Q40.2
—gastrojejunal K31.6
—gastrojejunocolic K31.6
—gastroenterocolic K31.6
—submandibular gland K11.4
—congenital, site not listed - see Anomaly, by site

瘘——*续前页*
—涎管或涎腺(任何) K11.4
——先天性 Q38.4
—陷窝，道格拉斯[直肠子宫] N82.9
—心包(胸膜)(囊) – 见 心包炎
—胸(壁) J86.0
—胸肠 J86.0
—胸腹 J86.0
—胸膜、胸膜皮肤或胸膜腹壁 J86.0
——结核性 NEC A16.5
—胸胃 J86.0
——管 I89.8
—牙槽窦(另见 鼻窦炎，上颌窦) J32.0
—咽 J39.2
—咽食管 J39.2
——鳃裂(先天性) Q18.0
—眼睑 H01.8
—眼球(角膜)(巩膜) H44.4
—腰，结核性 A18.0† M49.0*
—胰腺 K86.8
—胰腺十二指肠 K86.8
—乙状结肠 K63.2
——通到膀胱 N32.1
—阴唇(大)(小) N82.9
—阴道(壁) N82.9
—阴道肠道 NEC N82.4
——大肠 N82.3
——小肠 N82.2
—阴道会阴 N82.5
—阴道皮肤(产后) N82.5
—阴茎 N48.8
—阴囊(泌尿道) N50.8
——结核性 A18.1† N51.8*
—支气管皮肤、支气管纵隔、支气管胸膜、支气管胸膜纵膈(感染性) J86.0
——结核性 NEC A16.4
—支气管内脏 J86.0
—支气管食管 J86.0
——先天性 Q39.2
———伴有食管闭锁 Q39.1

Fistula——*continued*
—salivary duct or gland (any) K11.4
——congenital Q38.4
—cul-de-sac, Douglas' N82.9
—pericardium (pleura) (sac) – see Pericarditis
—chest, thoracic, thorax (wall) J86.0
—thoracointestinal J86.0
—thoracoabdominal J86.0
—pleura, pleural, pleurocutaneous or pleuroperitoneal J86.0
——tuberculous NEC A16.5
—thoracogastric J86.0
——duct I89.8
—alveolar antrum (see also Sinusitis, maxillary) J32.0
—pharynx J39.2
—pharyngoesophageal J39.2
——branchial cleft (congenital) Q18.0
—eyelid H01.8
—eyeball (cornea) (sclera) H44.4
—lumbar, tuberculous A18.0† M49.0*
—pancreatic K86.8
—pancreaticoduodenal K86.8
—sigmoid K63.2
——to bladder N32.1
—labium (majus) (minus) N82.9
—vagina (wall) N82.9
—vaginointestinal NEC N82.4
——large intestine N82.3
——small intestine N82.2
—vaginoperineal N82.5
—vaginocutaneous (postpartal) N82.5
—penis N48.8
—scrotum (urinary) N50.8
——tuberculous A18.1† N51.8*
—bronchial, bronchocutaneous, bronchomediastinal, bronchopleural, bronchopleuromediastinal (infective) J86.0
——tuberculous NEC A16.4
—bronchovisceral J86.0
—bronchoesophageal J86.0
——congenital Q39.2
———with atresia of esophagus Q39.1

瘘——*续前页*

－直肠(通到皮肤) K60.4
－－结核性 A18.3† K93.0*
－－先天性 Q43.6
－－－伴有缺失、闭锁和狭窄 Q42.0
－直肠尿道 N36.0
－－先天性 Q64.7
－直肠膀胱 N32.1
－－先天性 Q64.7
－直肠膀胱阴道 N82.3
－－先天性 Q64.7
－直肠输尿管 N28.8
－直肠外阴 N82.4
－－先天性 Q52.7
－直肠乙状结肠(互通性) K63.2
－直肠阴唇 N82.4
－直肠阴道 N82.3
－－结核性 A18.1† N74.1*
－－先天性 Q52.2
－直肠周 K60.4
－－结核性 A18.3† K93.0*
－直肠子宫 N82.4
－－先天性 Q51.7
－中耳 H74.8
－主动脉-十二指肠 I77.2
－子宫 N82.9
－子宫肠道 N82.4
－－先天性 Q51.7
－子宫腹壁 N82.5
－－先天性 Q51.7
－子宫尿道 Q51.7
－子宫膀胱 N82.1
－－先天性 Q51.7
－子宫输尿管 N82.1
－子宫阴道 N82.8
－子宫直肠 N82.4
－－先天性 Q51.7
－纵隔 J86.0
－纵隔皮肤 J86.0
－纵隔支气管 J86.0
－坐骨直肠(窝) K61.3

Fistula——*continued*

－rectum (to skin) K60.4
－－tuberculous A18.3† K93.0*
－－congenital Q43.6
－－－with absence, atresia and stenosis Q42.0
－rectourethral N36.0
－－congenital Q64.7
－rectovesical N32.1
－－congenital Q64.7
－rectovesicovaginal N82.3
－－congenital Q64.7
－rectoureteral N28.8
－rectovulval N82.4
－－congenital Q52.7
－rectosigmoid (intercommunicating) K63.2
－rectolabial N82.4
－rectovaginal N82.3
－－tuberculous A18.1† N74.1*
－－congenital Q52.2
－perirectal K60.4
－－tuberculous A18.3† K93.0*
－rectouterine N82.4
－－congenital Q51.7
－middle ear H74.8
－aorta-duodenal I77.2
－uterus N82.9
－uteroenteric, uterointestinal N82.4
－－congenital Q51.7
－uteroabdominal N82.5
－－congenital Q51.7
－uterourethral Q51.7
－uterovesical N82.1
－－congenital Q51.7
－uteroureteric N82.1
－uterovaginal N82.8
－uterorectal N82.4
－－congenital Q51.7
－mediastinal J86.0
－mediastinocutaneous J86.0
－mediastinobronchial J86.0
－ischiorectal (fossa) K61.3

lòu 漏

漏出	**Extravasation, Leak, leakage**
一脑脊液 G96.0	—cerebrospinal fluid G96.0
一一来自脊柱(腰)穿刺 G97.0	——from spinal (lumbar) puncture G97.0
一尿 R39.0	—urine R39.0
一乳糜液进入肠系膜 I89.8	—chyle into mesentery I89.8
一血(显微镜下)，胎儿的，进入母体循环影响妊娠或产褥期的处理 O43.0	—blood (microscopic), fetal, into maternal circulation. affecting management of pregnancy or puerperium O43.0
一血液 R58	—blood R58
一羊水(另见 破裂，胎膜，过早) O42.9	—amniotic fluid (see also Rupture, membranes, premature) O42.9
一一伴有产程延长 O75.6	——with delayed delivery O75.6
一装置、植入物或移植物(另见 并发症，按部位和类型) T85.6	—device, implant or graft (see also Complications, by site and type) T85.6
一一导管 NEC T85.6	——catheter NEC T85.6
一一一泌尿系(留置) T83.0	———urinary (indwelling) T83.0
一一一输注 NEC T82.5	———infusion NEC T82.5
一一一一脊髓(硬膜外)(硬膜下) T85.6	————spinal (epidural) (subdural) T85.6
一一一透析(肾) T82.4	———dialysis (renal) T82.4
一一一一腹膜内 T85.6	————intraperitoneal T85.6
一一动脉移植物 NEC T82.3	——arterial graft NEC T82.3
一一一冠状动脉(搭桥术) T82.2	———coronary (bypass) T82.2
一一矫形外科 NEC T84.4	——orthopedic NEC T84.4
一一泌尿系 NEC T83.1	——urinary NEC T83.1
一一一移植物 T83.2	———graft T83.2
一一脑室颅内分流 T85.0	——ventricular intracranial shunt T85.0
一一乳房(植入物) T85.4	——breast (implant) T85.4
一一生殖系 NEC T83.4	——genital NEC T83.4
一一特指的 NEC T85.6	specified NEC T85.6
一一胃肠(胆管)(食管) T85.5	——gastrointestinal (bile duct) (esophagus) T85.5
一一心脏 NEC T82.5	——heart NEC T82.5
瓣膜(假体) T82.0	———valve (prosthesis) T82.0
一一一一移植物 T82.2	————graft T82.2
一一血管 NEC T82.5	——vascular NEC T82.5
一一眼(角膜移植物)(眶植入物) NEC T85.3	——ocular (corneal graft) (orbital implant) NEC T85.3
一一一眼内晶状体 T85.2	———intraocular lens T85.2
漏斗	**Funnel**
一骨盆(后天性) M95.5	—pelvis (acquired) M95.5
一一伴有胎盆不称 O33.3	——with disproportion (fetopelvic) O33.3
一一一引起梗阻性分娩 O65.3	———causing obstructed labor O65.3
一一一影响到胎儿或新生儿 P03.1	———affecting fetus or newborn P03.1
一一先天性 Q74.2	——congenital Q74.2

漏斗——*续前页*
一胸(后天性) M95.4
——佝偻病的晚期效应 E64.3
——先天性 Q67.6
漏血心 - 见 心内膜炎

Funnel——*continued*
—breast, chest (acquired) M95.4
——late effect of rickets E64.3
——congenital Q67.6
Leaky heart - see Endocarditis

lú 卢

卢茨(-斯普伦多雷-德阿尔梅达)病(另见副球孢子菌病) B41.9
卢滕巴赫病或综合征[房间隔缺损合并二尖瓣狭窄] Q21.1

Lutz(-Splendore-de Almeida) disease (see also Paracoccidioidomycosis) B41.9
Lutembacher's disease or syndrome Q21.1

lú 颅

颅的 - 见情况
颅顶骨多孔畸形(颅) **Q75.8**
颅顶骨内面凹陷(颅) **Q75.8**
颅缝早闭 **Q75.0**
颅骨软化(原因不知) **M83.8**
一佝偻病性 E64.3
一梅毒性 A50.5
一新生儿 P96.3
颅骨锁骨发育不良 **Q74.0**
颅脊柱裂(全) **Q00.1**
颅联体 **Q89.4**
颅裂畸形 **Q75.8**
颅内的 - 见情况
颅腔积气 **G93.8**
颅腔隙 **Q75.8**
颅臀-指[趾]发育障碍 **Q87.0**
颅狭小 **Q75.0**
颅咽的 - 见情况
颅咽管瘤**(M9350/1) D44.4**

Cranial, Cranium - see condition
Craniofenestria (skull) Q75.8
Craniolacunia (skull) Q75.8
Craniosynostosis Q75.0
Craniotabes (cause unknown) M83.8
—rachitic E64.3
—syphilitic A50.5
—neonatal P96.3
Cleidocranial dysostosis Q74.0
Craniorachischisis (totalis) Q00.1
Craniopagus Q89.4
Cranioschisis Q75.8
Intracranial - see condition
Pneumocephalus G93.8
Lacunar skull Q75.8
Dyscranio-pygo-phalangy Q87.0
Craniostenosis Q75.0
Craniopharyngeal - see condition
Craniopharyngioma (M9350/1) D44.4

lǔ 鲁

鲁滨逊(出汗性)外胚层发育不良或鲁滨逊综合征 **Q82.4**
鲁宾斯坦-泰比综合征 **Q87.2**
鲁塞尔-西尔弗综合征 – 现译名 拉塞尔-西尔弗综合征
鲁斯特病(结核性颈脊柱炎) **A18.0† M49.0***
鲁西-莱维综合征[遗传性运动失调性起立困难] **G60.0**

Robinson's (hidrotic) ectodermal dysplasia or syndrome Q82.4
Rubinstein-Taybi syndrome Q87.2
Russell-Silver syndrome
Rust's disease (tuberculous cervical spondylitis) A18.0† M49.0*
Roussy-Lévy syndrome G60.0

lù 鹿

鹿角形结石(另见 结石，肾) N20.0 | Staghorn calculus (see also Calculus, kidney) N20.0

lù 路

路德维希咽峡炎或路德维希病 K12.2 | Ludwig's angina or disease K12.2

路易斯-巴尔综合征[共济失调性毛细血管扩张症] G11.3 | Louis-Bar syndrome G11.3

路易体(痴呆)(病) G31.8 | Lewy body (ies) (dementia)(disease) G31.8

lù 露

露阴癖 F65.2 | Exhibitionism F65.2

lǜ 绿

绿色瘤(M9930/3) C92.3 | Chloroma (M9930/3) C92.3

绿色盲(完全)(不完全) H53.5 | Deuteranopia (complete) (incomplete) H53.5

绿色弱视(异常的三色视者) H53.5 | Deuteranomaly (anomalous trichromat) H53.5

lǜ 滤

滤泡性的 - 见情况 | Follicular - see condition

滤泡性腺瘤，小梁性(M8332/3) C73 | Wuchernde Struma Langhans (M8332/3) C73

luán 挛

挛缩，狭窄(另见 狭窄) | Constriction, Contraction (see also Stricture)

—瘢痕(性) - 见 瘢痕 | —scar, cicatricial see Cicatrix

—包皮(后天性) N47 | —prepuce (acquired) N47

—肠(另见 梗阻，肠) K56.6 | —intestine (see also Obstruction, intestine) K56.6

—迟缓性 - 见 挛缩，麻痹性 | —flaccid - see Contraction, paralytic

—胆囊(另见 梗阻，胆囊) K82.0 | —gallbladder (see also Obstruction, gallbladder) K82.0

—迪皮特朗 M72.0 | —Dupuytren's M72.0

—福克曼(缺血性) T79.6 | —Volkmann's (ischemic) T79.6

—跟腱 M67.0 | —Achilles tendon M67.0

——先天性 Q66.8 | ——congenital Q66.8

—宫颈(另见 狭窄，宫颈) N88.2 | —cervix (see also Stricture, cervix) N88.2

—关节(外展)(后天性)(内收)(屈曲)(旋转) M24.5 | —joint (abduction) (acquired) (adduction) (flexion) (rotation) M24.5

——先天性 NEC Q68.8 | ——congenital NEC Q68.8

———髋 Q65.8 | ———hip Q65.8

——癔症性 F44.4 | ——hysterical F44.4

挛缩，狭窄——*续前页*
一喉 J38.6
一一先天性 Q31.9
一一一声门下 Q31.1
一一一特指的 NEC Q31.8
一肌(感染后)(体位性) NEC M62.4
一一伴有关节挛缩 M24.5
一一缺血性(福克曼) T79.6
一一先天性 Q79.8
一一心因性 F45.8
一一一转换反应 F44.4
一一眼外(另见 斜视) H50.8
一一一麻痹性 H49.9
一一癔症性 F44. 4
一脊柱 M43.9
一腱(鞘)(另见 短，腱) M67.1
一一伴有关节挛缩 M24.5
一脚趾 M20.5
一结膜，沙眼性，活动性 A71.1
一截肢残端(屈曲)(晚期)(手术的) T87.6
一痉挛性 - 见 痉挛
一髋(另见 挛缩，关节) M24.5
一麻痹性
一一关节(另见 挛缩，关节) M24.5
一一肌肉 M62.4
一一一眼(另见 斜视，麻痹性) H49.9
一尿道(另见 狭窄，尿道) N35.9
一器官或部位，先天性 NEC - 见 闭锁，按部位
一前列腺 N42.8
一韧带 M24.2
一一先天性 Q79.8
一沙漏状
一一胆囊 K82.8
一一一先天性 Q44.1
一一膀胱 N32.8
一一一先天性 Q64.7
一一胃 K31.8
一一一先天性 Q40.2
一一一心因性 F45.3
一一子宫(并发于分娩) O62.4
一一一影响到胎儿或新生儿 P03.6
一烧伤(陈旧性) - 见 瘢痕

Constriction, Contraction——*continued*
一larynx J38.6
一一congenital Q31.9
一一一subglottic Q31.1
一一一specified NEC Q31.8
一muscle (postinfective) (postural) NEC M62.4
一一with contracture of joint M24.5
一一ischemic (Volkmann's) T79.6
一一congenital Q79.8
一一psychogenic F45.8
一一一conversion reaction F44.4
一一extraocular, eye (extrinsic) (see also Strabismus) H50.8
一一一paralytic H49.9
一一hysterical F44.4
一spine M43.9
一tendon (sheath) (see also Short, tendon) M67.1
一一with contracture of joint M24.5
一toe M20.5
一conjunctiva, trachomatous, active A71.1
一amputation stump (flexion) (late) (surgical) T87.6
一spastic - see Spasm
一hip (see also Contraction, joint) M24.5
一paralytic
一一joint (see also Contraction, joint) M24.5
一一muscle M62.4
一一一ocular (see also Strabismus, paralytic) H49.9
一urethra (see also Stricture, urethra) N35.9
一organ or site, congenital NEC - see Atresia, by site
一prostate N42.8
一ligament M24.2
一一congenital Q79.8
一hourglass
一一gallbladder K82.8
一一一congenital Q44.1
一一bladder N32.8
一一一congenital Q64.7
一一stomach K31.8
一一一congenital Q40.2
一一一psychogenic F45.3
一一uterus (complicating delivery) O62.4
一一一affecting fetus or newborn P03.6
一burn (old) - see Cicatrix

luǎn 卵

卵黄管永存 **Q43.0** | **Vitelline duct, persistent Q43.0**

卵泡 | **Follicle**

—宫颈(纳博特)(破裂) N88.8 | —cervix (nabothian) (ruptured) N88.8

—纳博特 N88.8 | —nabothian N88.8

卵泡膜细胞增殖症，卵巢 E28.8 | **Hyperthecosis ovary E28.8**

卵形红细胞症(先天性)(遗传性)(另见 椭圆形红细胞增多症) D58.1 | **Ovalocytosis (congenital) (hereditary) (see also Elliptocytosis) D58.1**

卵圆孔(未关闭)(未闭)(永存) Q21.1 | **Foramen ovale (nonclosure) (patent) (persistent) Q21.1**

lún 伦

伦纳特淋巴瘤(M9704/3) C84.3 | **Lennert's lymphoma (M9704/3) C84.3**

伦诺克斯-加斯托综合征[小儿癫痫性脑病] G40.4 | **Lennox-Gastaut syndrome G40.4**

lún 轮

轮廓胎盘(另见 胎盘，异常的) O43.1 | **Circumvallate placenta (see also Placenta, abnormal) O43.1**

luó 罗

罗-阿窦[罗基坦斯基-阿绍夫窦](胆囊) K82.8 | **Rokitansky-Aschoff sinuses (gallbladder) K82.8**

罗阿丝虫病 **B74.3** | **Loiasis, Loa loa, loaiasis, loasis B74.3**

—伴有结膜侵染 B74.3† H13.0* | —with conjunctival infestation B74.3† H13.0*

—眼睑 B74.3† H03.0* | —eyelid B74.3† H03.0*

罗比诺-西尔弗曼-史密斯综合征 **Q87.1** | **Robinow-Silvermann-Smith syndrome Q87.1**

罗宾(-皮埃尔)综合征 **Q87.0** | **Robin(-Pierre) syndrome Q87.0**

罗伯特骨盆 **Q74.2** | **Robert's pelvis Q74.2**

—伴有胎盆不称 O33.0 | —with disproportion (fetopelvic) O33.0

——引起梗阻性分娩 O65.0 | ——causing obstructed labor O65.0

罗布尔斯病[中美洲盘尾丝虫病] B73 | **Robles' disease B73**

罗杰病[室间隔缺损] Q21.0 | **Roger's disease Q21.0**

罗森巴赫类丹毒 **A26.0** | **Rosenbach's erysipeloid A26.0**

罗森塔尔病或罗森塔尔综合征 **D68.1** | **Rosenthal's disease or syndrome D68.1**

罗斯巴赫病[胃酸过多] K31.8 | **Rossbach's disease K31.8**

—心因性 F45.3 | —psychogenic F45.3

罗斯河病或罗斯河热 **B33.1** | **Ross River disease or fever B33.1**

罗斯坦哮喘(另见 衰竭，心室，左) **I50.1** | **Rostan's asthma (see also Failure, ventricular, left) I50.1**

罗特(-伯恩哈特)病或综合征(感觉异样的股痛) **G57.1** | **Roth(-Bernhardt) disease or syndrome (meralgia paraesthetica) G57.1**

罗特蒙德(-汤姆森)综合征 **Q82.8** | **Rothmund(-Thomson) syndrome Q82.8**

罗托病或罗托综合征[慢性家族性非溶血性黄疸] **E80.6** | **Rotor's disease or syndrome E80.6**

luó 啰

啰音 **R09.8** | **Rales R09.8**

luó 螺

螺菌病 **A25.0** | **Spirillosis A25.0**
螺旋体病 **A69.9** | **Spirochetosis A69.9**
一出血性黄疸 A27.0 | 一icterohemorrhagic A27.0
螺旋体性的 - 见情况 | **Spirochetal - see condition**
螺旋状食管 **K22.4** | **Corkscrew esophagus K22.4**

luǒ 瘰

瘰疬，瘰疬质(颈淋巴结结核病) **A18.2** | **Scrofula, scrofulosis (tuberculosis of cervical lymph glands) A18.2**
瘰疬性皮肤结核(任何部位)(原发性) **A18.4** | **Scrofuloderma, scrofulodermia (any site) (primary) A18.4**

luò 洛

洛博病[瘢痕瘤性芽生菌病] **B48.0** | **Lobo's disease B48.0**
洛布斯坦(-埃克曼)综合征[成骨不全] **Q78.0** | **Lobstein(-Ekman) syndrome Q78.0**
洛兰(-勒维)身材矮小症[洛兰(-勒维)侏儒症] **E23.0** | **Lorain(-Levi) short stature syndrome E23.0**
洛努瓦-邦索德腺脂瘤病 **E88.8** | **Launois-Bensaude adenolipomatosis E88.8**
洛努瓦综合征 **E22.0** | **Launois' syndrome E22.0**
洛塞-米尔克曼(-德布雷)综合征 **M83.8** | **Looser-Milkman(-Debray) syndrome M83.8**
洛氏综合征 – 现译名 眼脑肾综合征 | **Lowe's syndrome**

luò 落

落后 | **Lack of**
一在校成绩 Z55.3 | 一achievement in school Z55.3
落基山(斑点)热 **A77.0** | **Rocky Mountain fever (spotted) A77.0**

M

má 麻

麻痹[瘫痪]，麻痹性(完全性)(不完全性)(另见 轻瘫) G83.9
—伴有梅毒 A52.1
—贝尔 G51.0
—贝内迪克特 I67.9† G46.3*
—臂 G83.2
—臂丛 NEC G54.0
——产伤性 P14.3
——新生儿 P14.3
——短暂性 R29.8
———创伤性 NEC(另见 损伤，神经，上肢) T11.3
——双 G83.0
——心因性 F44.4
——癔症性 F44. 4
—布朗-塞卡尔 G83.8
—步态 R26.1
—侧索 G12.2
—产伤性 P14.9
—肠梗阻(另见 肠梗阻) K56.0
—肠或结肠(另见 肠梗阻) K56.0
—痴呆 A52.1
—创伤性，短暂性 NEC(另见 损伤，神经) T14.4
—唇 K13.0
—唇舌(喉)(咽) G12.2
—卒中(近期发生) I64
—单瘫 - 见 单瘫
—迪谢内[脊髓性肌萎缩]
——产伤性 P14.0
——由于或与...有关
———运动神经元病 G12.2
———肌营养不良 G71.0
—动眼(神经) H49.0
——双外侧 H49.0
—短暂性
——臂或腿 NEC R29.8
——创伤性 NEC(另见 损伤，神经) T14.4
—厄尔布(-迪谢内)(出生)(新生儿) P14.0
—厄尔布梅毒性痉挛性脊髓 A52.1

Paralysis, paralytic, Paresis, Palsy (complete) (incomplete) (see also Paresis) G83.9
—with syphilis A52.1
—Bell's G51.0
—Benedikt's I67.9† G46.3*
—arm G83.2
—brachial plexus NEC G54.0
——birth injury P14.3
——newborn P14.3
——transient R29.8
———traumatic NEC (see also Injury, nerve, upper limb) T11.3
——both G83.0
——psychogenic F44.4
——hysterical F44.4
—Brown-Séquard G83.8
—gait R26.1
—lateral G12.2
—birth injury P14.9
—ileus (see also Ileus) K56.0
—bowel, colon or intestine (see also Ileus) K56.0
—dementia A52.1
—traumatic, transient NEC (see also Injury, nerve) T14.4
—lip K13.0
—labioglossal (laryngeal) (pharyngeal) G12.2
—stroke (current episode) I64
—monoplegic - see Monoplegia
—Duchenne's
——birth injury P14.0
——due to or associated with
———motor neuron disease G12.2
———muscular dystrophy G71.0
—oculomotor (nerve) H49.0
——external bilateral H49.0
—transient
——arm or leg NEC R29.8
——traumatic NEC (see also Injury, nerve) T14.4
—Erb(-Duchenne) (birth) (newborn) P14.0
—Erb's syphilitic spastic spinal A52.1

麻痹——*续前页*	**Paralysis, paralytic, Paresis, Palsy**——*continued*
一脊髓灰质炎(近期)(另见 脊髓灰质炎，麻痹性) A80.3	—poliomyelitis (current) (see also Poliomyelitis, paralytic) A80.3
一加压病 T70.3	—compressed air T70.3
一家族性(周期性)(复发性) G72.3	—familial (periodic) (recurrent) G72.3
一一痉挛性 G11.4	——spastic G11.4
一假肥大性(肌肉) G71.0	—pseudohypertrophic (muscle) G71.0
一假延髓病型 G12.2	—pseudobulbar G12.2
一姜酒中毒性 T62.2	—jake T62.2
一交感神经 G90.8	—sympathetic G90.8
一一颈 G90.2	——cervical G90.2
一一神经系统 - 见 神经病(变)，周围，自主	——nervous system - see Neuropathy, peripheral, autonomic
一交替性 G83.8	—alternating G83.8
一一动眼 G83.8	——oculomotor G83.8
一结肠 NEC K56.0	—colon NEC K56.0
一进行性(萎缩性)(延髓性)(脊髓) G12.2	—progressive (atrophic) (bulbar) (spinal) G12.2
一一全身性 A52.1	——general A52.1
一一婴儿急性(另见 脊髓灰质炎，麻痹性) A80.3	——infantile acute (see also Poliomyelitis, paralytic) A80.3
一颈交感神经 G90.2	—cervical sympathetic G90.2
一痉挛性 G83.9	—spastic G83.9
一一非婴儿或先天性(大脑) G83.9	——not infantile or congenital (cerebral) G83.9
一一家族性 G11.4	——familial G11.4
一一梅毒性(脊髓) A52.1	——syphilitic (spinal) A52.1
一一先天性(大脑) - 见 瘫痪，大脑性，痉挛性	——congenital (cerebral)(spinal) - see Palsy, cerebral, spastic
一一遗传性 G11.4	——hereditary G11.4
一一婴儿大脑 - 见 瘫痪，大脑性，痉挛性	——cerebral infantile - see Palsy, cerebral, spastic
一居布勒-米亚尔[交叉性面瘫偏瘫综合征] I67.9† G46.3*	—Gubler-Millard I67.9† G46.3*
一克隆普克(-德热里纳)(产伤性)(新生儿) P14.1	—Klumpke(-Déjerine) (birth injury) (newborn) P14.1
一兰德里 G61.0	—Landry's G61.0
一老年性 NEC G83.9	—senile NEC G83.9
一利绍尔 A52.1	—Lissauer's A52.1
一联合 G12.2	—association G12.2
一梅毒性(全身性) A52.1	—syphilitic (general) A52.1
一一先天性 A50.4	——congenital A50.4
一梅毒性痉挛性脊髓(厄尔布) A52.1	—syphilitic spastic spinal (Erb's) A52.1
一米亚尔-居布勒-福维尔[交叉性面瘫偏瘫综合征] I67.9† G46.3*	—Millard-Gubler-Foville I67.9† G46.3*
一面部(神经) G51.0	—facial (nerve) G51.0
一一产伤性 P11.3	——birth injury P11.3
一一新生儿 P11.3	——newborn P11.3
一尿毒症性 N18.8† G99.8*	—uremic N18.8† G99.8*

麻痹——*续前页*

—膀胱(神经源性)(括约肌) NEC N31.2

——产褥期、产后 O90.8

—膀胱括约肌(另见 麻痹，膀胱) N31.2

—蜱性 T63.4

—偏瘫性 - 见 偏瘫

—铅毒性 T56.0

—潜水员 T70.3

—全身性(进行性)(梅毒性) A52.1

——幼年型 A50.4

—缺血性，福克曼(并发创伤) T79.6

—桡神经 G56.3

——产伤性 P14.3

—塞斯坦-舍奈 I63.0† G46.3*

—散开[双眼外展](核性) H51.8

—上睑提肌 H02.4

—上行性(脊髓)，急性 G61.0

—上肢 G83.2

——双(另见 双侧瘫痪) G83.0

—舌 K14.8

—神经 - 另见 疾患，神经

——产伤性 P14.9

——第三[动眼] H49.0

——第四[滑车] H49.1

——第六[展] H49.2

——第七[面] G51.0

———新生儿(产伤性) P11.3

——膈(产伤性) P14.2

——梅毒性 A52.1† G59.8*

——面 G51.0

———产伤性 P11.3

———新生儿 P11.3

——桡 G56.3

———产伤性 P14.3

———新生儿 P14.3

——新生儿(产伤性) P14.9

—神经错乱性(梅毒性) A52.1

—声带 J38.0

—声门 J38.0

—食管 K22.8

—手 G83.2

——心因性 F44.4

——癔症性 F44.4

Paralysis, paralytic, Paresis, Palsy——*continued*

—bladder, vesical (neurogenic)(sphincter) NEC N31.2

——puerperal, postpartum O90.8

—sphincter, bladder (see also Paralysis, bladder) N31.2

—tick T63.4

—hemiplegic - see Hemiplegia

—lead, saturnine T56.0

—diver's T70.3

—general (progressive) (syphilitic) A52.1

——juvenile A50.4

—ischemic, Volkmann's (complicating trauma) T79.6

—radial nerve G56.3

——birth injury P14.3

—Cestan-Chenais I63.0† G46.3*

—divergence (nuclear) H51.8

—levator palpebrae superioris H02.4

—ascending (spinal), acute G61.0

—upper limb G83.2

——both (see also Diplegia) G83.0

—tongue K14.8

—nerve - see also Disorder, nerve

——birth injury P14.9

——third or oculomotor H49.0

——fourth or trochlear H49.1

——sixth or abducent H49.2

——seventh or facial G51.0

———newborn (birth injury) P11.3

——phrenic (birth injury) P14.2

——syphilitic A52.1† G59.8*

——facial G51.0

———birth injury P11.3

———newborn P11.3

——radial G56.3

———birth injury P14.3

———newborn P14.3

——newborn (birth injury) P14.9

—insane (syphilitic) A52.1

—vocal cords J38.0

—glottis J38.0

—esophagus K22.8

—hand G83.2

——psychogenic F44.4

——hysterical F44.4

麻痹——*续前页*

—咽门 J39.2

—延髓(大脑被盖) G83.8

—延髓性(慢性)(进行性) G12.2

——核上性 G12.2

——脊髓灰质炎的(另见 脊髓灰质炎，麻痹性) A80.3

——假 G12.2

——婴儿(另见 脊髓灰质炎，麻痹性) A80.3

—眼肌(外) NEC H49.9

——内 H52.5

—眼面，先天性(默比乌斯) Q87.0

—眼色素层腮腺炎型[葡萄膜腮腺炎型] D86.8

—腰部交替性 G83.8

—摇动性(另见 帕金森综合征) G20

—腋 G54.0

—癔症性 F44.4

—婴儿(另见 脊髓灰质炎，麻痹性) A80.3

——大脑性 - 见 麻痹，大脑性

——痉挛性 - 见 瘫痪，大脑性，痉挛性

——延髓性(另见 脊髓灰质炎，麻痹性) A80.3

—由于颅内或脊髓产伤引起的 - 见 麻痹，大脑性

—右侧 - 见 偏瘫

—幼年型全身性 A50.4

—运动性 NEC G83.9

—展(神经) H49.2

—震颤(另见 帕金森综合征) G20

——动脉硬化性 G21.4

—支气管 J98.0

—肢 NEC G83.3

——短暂性(原因不知) R29.8

——四(另见 四肢瘫痪) G82.5

—直肌(眼) H49.9

—中脑性 NEC G83.8

——被盖[中脑盖] G83.8

—周期性(家族性)(高血钾性)(低血钾性)(肌强直性)(血钾量正常的) G72.3

—周围自主神经系统 - 见 神经病(变)，周围，自主

—注视，同向性 H51.0

—综合征 G83.9

——特指的 NEC G83.8

—左侧 - 见 偏瘫

麻刺感(皮肤) R20.2

Paralysis, paralytic, Paresis, Palsy——*continued*

—fauces J39.2

—medullary (tegmental) G83.8

—bulbar (chronic) (progressive) G12.2

——supranuclear G12.2

——poliomyelitic (see also Poliomyelitis, paralytic) A80.3

——pseudo- G12.2

——infantile (see also Poliomyelitis, paralytic) A80.3

—eye muscle, ocular (extrinsic) NEC H49.9

——intrinsic H52.5

—oculofacial, congenital (Moebius) Q87.0

—uveoparotitic D86.8

—middle alternating G83.8

—shaking (see also Parkinsonism) G20

—axillary G54.0

—hysterical F44.4

—infantile (see also Poliomyelitis, paralytic) A80.3

——cerebral - see Palsy, cerebral

——spastic - see Palsy, cerebral, spastic

——bulbar (see also Poliomyelitis, paralytic) A80.3

—due to intracranial or spinal birth injury - see Palsy, cerebral

—right side - see Hemiplegia

—juvenile general A50.4

—motor NEC G83.9

—abducent (nerve) H49.2

—agitans, trembling (see also Parkinsonism) G20

— arteriosclerotic G21.4

—bronchial J98.0

—limb NEC G83.3

——transient (cause unknown) R29.8

——all four (see also Tetraplegia) G82.5

—rectus muscle (eye) H49.9

—mesencephalic NEC G83.8

——tegmental G83.8

—periodic (familial) (hyperkalemic) (hypokalemic) (myotonic) (normokalemic) G72.3

—peripheral autonomic nervous system - see Neuropathy, peripheral, autonomic

—gaze, conjugate H51.0

—syndrome G83.9

——specified NEC G83.8

—left side - see Hemiplegia

Tingling sensation (skin) R20.2

麻醉(另见 效应，有害，麻醉)	**Anesthesia, anesthetic, Narcosis (see also Effect, adverse, anesthesia)**
—并发症或反应 NEC(另见 并发症，麻醉) T88.5	—complication or reaction NEC (see also Complications, anesthesia) T88.5
——由于	——due to
———过量或给错药物 T41.-	———overdose or wrong substance given T41.-
————特指的麻醉药 - 见 药物和化学制剂表	————specified anesthetic - see Table of drugs and chemicals
———恰当使用正确的物质 T88.5	———correct substance properly administered T88.5
—二氧化碳(呼吸) R06.8	—carbon dioxide (respiratory) R06.8
—角膜 H18.8	—cornea H18.8
—死于	—death from
——产后，产褥期 O89.8	——postpartum, puerperal O89.8
——分娩中 O74.8	——during delivery O74.8
——过量或给错药物 T41.-	——overdose or wrong substance given T41.-
———特指的麻醉药 - 见 药物和化学制剂表	———specified anesthetic - see Table of drugs and chemicals
——恰当使用正确的物质 T88.2	——correct substance properly administered T88.2
——妊娠中 O29.9	——in pregnancy O29.9
—休克 T88.2	—shock T88.2
——过量或给错药物 T41.-	——overdose or wrong substance given T41.-
———特指的麻醉药 - 见 药物和化学制剂表	———specified anesthetic - see Table of drugs and chemicals
——恰当使用正确的物质 T88.2	——correct substance properly administered T88.2
—由于药物	—due to drug
——过量或给错或服错药物 T40.6	——overdose or wrong substance given or taken T40.6
———特指的药物 - 见 药物和化学制剂表	———specified drug - see Table of drugs and chemicals
——恰当使用正确的物质 R41.8	——correct substance properly administered R41.8
麻醉品瘾 - 见 依赖，按药物	**Narcotism - see Dependence, by drug**
—过量或给错或服错药物 T40.6	—overdose or wrong substance given or taken T40.6
——特指的药物 - 见 药物和化学制剂表	——specified drug - see Table of drugs and chemicals

mǎ 马

马鼻疽 A24.0	**Equinia A24.0**
马德隆	**Madelung's**
—病	—disease
——对称性脂肪瘤，颈 E88.8	——symmetrical lipomas, neck E88.8
——桡骨畸形 Q74.0	——radial deformity Q74.0
—畸形(桡骨) Q74.0	—deformity (radius) Q74.0
马登沃克综合征 Q89.7	**Marden Walker syndrome Q89.7**
马尔堡病毒病 A98.3	**Marburg virus disease A98.3**
马尔基亚法瓦(-比尼亚米)综合征或病[进行性胼胝体变性] G37.1	**Marchiafava(-Bignami) syndrome or disease G37.1**
马尔基亚法瓦-米凯利综合征[阵发性夜间血红蛋白尿] D59.5	**Marchiafava-Micheli syndrome D59.5**

马尔凯萨尼(-魏尔)综合征 Q87.0	**Marchesani(-Weill) syndrome Q87.0**
马凡 - 现译名 马方	**Marfan**
马方综合征 Q87.4	**Marfan's syndrome Q87.4**
马富奇综合征[内生软骨瘤病合并多发性皮肤或内脏血管瘤] Q78.4	**Maffucci's syndrome Q78.4**
马库斯-耿氏综合征 Q07.8	**Marcus Gunn's syndrome Q07.8**
马拉巴癣(任何部位) B35.5	**Malabar itch (any site) B35.5**
马拉色病(囊性)[睾丸囊肿] N50.8	**Malassez's disease (cystic) N50.8**
马勒布瘤(M8110/0) - 见 肿瘤，皮肤，良性	**Malherbe's tumor (M8110/0) - see Neoplasm, skin, benign**
马里-夏科-图思神经性肌萎缩 G60.0	**Marie-Charcot-Tooth neuropathic muscular atrophy G60.0**
马罗托-拉米综合征[粘多糖贮积病](轻度)(重度) E76.2	**Maroteaux-Lamy syndrome (mild) (severe) E76.2**
马洛里-魏斯综合征[马洛里-魏斯撕裂][食管贲门粘膜裂伤] K22.6	**Mallory-Weiss syndrome K22.6**
马洛里小体 **R89.7**	**Mallory's bodies R89.7**
马斯特斯-艾伦综合征[阔韧带撕裂] N83.8	**Masters-Allen syndrome N83.8**
马蹄内翻足(先天性)(畸形足) Q66.0	**Equinovarus (congenital) (talipes) Q66.0**
一后天性 M21.5	一acquired M21.5
马蹄形肾(先天性) Q63.1	**Horseshoe kidney (congenital) Q63.1**
马尾的 - 见情况	**Cauda equina - see condition**
马约基	**Majocchi's**
一病[毛细血管扩张性环状紫癜] L81.7	一disease L81.7
一肉芽肿 B35.8	一granuloma B35.8

mǎ 吗

吗啡狂 **F11.2**	**Morphinomania F11.2**
吗啡瘾 **F11.2**	**Morphinism F11.2**

mǎ 玛

玛丽	**Marie's**
一病或综合征(肢端肥大症) E22.0	一disease or syndrome (acromegaly) E22.0
一小脑性共济失调(晚期发病) G11.2	一cerebellar ataxia (late-onset) G11.2
玛丽-班贝格尔病[肥大性肺性骨关节病] M89.4	**Marie-Bamberger disease M89.4**
玛丽-施特伦佩尔关节炎、病或脊柱炎[类风湿性脊柱炎] M45	**Marie-Strümpell arthritis, disease or spondylitis M45**
玛丽昂病 N32.0	**Marion's disease N32.0**

mái 埋

埋伏牙 K01.0	**Embedded tooth, teeth K01.0**
一伴有位置异常(同一牙或邻近牙) K07.3	一with abnormal position (same or adjacent tooth) K07.3

mài 迈

迈博姆
—睑腺炎 H00.0
—囊肿，感染性[睑板腺囊肿] H00.0
—腺[睑板腺]的 - 见情况
迈诺特-冯·维勒布兰德-尤尔根斯病 D68.0

Meibomian
—sty, stye H00.0
—cyst, infected H00.0
—gland - see condition
Minot-von Willebrand-Jurgens disease D68.0

mài 麦

麦地那龙线虫病(感染)(侵染) B72
麦角骨化醇缺乏(另见 缺乏，骨化醇，维生素 D_2) E55.9
麦角中毒 T62.2
—以麦角为药(治疗偏头痛)
——过量或给错或服错药物 T48.0
——恰当使用正确的物质 G92
麦角甾醇缺乏(维生素 D) E55.9
—伴有
——成人骨软化 M83.8
——佝偻病(另见 佝偻病) E55.0
麦卡德尔(-施密德)(-皮尔逊)病(糖原贮积) E74.0
麦克尔 – 又译名 梅克尔
麦克劳德综合征 J43.0
麦粒肿 – 现译名 睑腺炎
麦丘恩-奥尔布赖特综合征 Q78.1
麦芽工人肺 J67.4

Dracontiasis, Guinea worm (infection) (infestation) B72
Viosterol deficiency (see also Deficiency, calciferol) E55.9
Ergotism T62.2
—from ergot used as drug (migraine therapy)
——overdose or wrong substance given or taken T48.0
——correct substance properly administered G92
Ergosterol deficiency (vitamin D) E55.9
—with
——adult osteomalacia M83.8
——rickets (see also Rickets) E55.0
McArdle(-Schmid)(-Pearson) disease (glycogen storage) E74.0
Meckel
MacLeod's syndrome J43.0
Hordeolum
McCune-Albright syndrome Q78.1
Maltworker's lung J67.4

mài 脉

脉(搏)
—二联 R00.8
—交替 R00.8
—弱 R09.8
—微弱，快速，由于损伤后休克引起的 T79.4
脉管曲张 - 见 静脉曲张
脉络丛脑膜炎(急性)(淋巴细胞性)(浆液性) A87.2† G02.0*
脉络丛脑炎(急性)(淋巴细胞性)(浆液性) A87.2† G05.1*
脉络膜病 H31.9
—变性性 H31.1
—遗传性 H31.2

Pulse
—bigeminal R00.8
—alternating R00.8
—weak R09.8
—feeble, rapid, due to shock following injury T79.4
Varices - see Varix
Choriomeningitis (acute) (lymphocytic) (serous) A87.2† G02.0*
Chorioencephalitis (acute) (lymphocytic) (serous) A87.2† G05.1*
Choroidopathy H31.9
—degenerative H31.1
—hereditary H31.2

脉络膜的 - 见情况 | Choroid - see condition

脉络膜视网膜病变，中心性浆液性 H35.7 | Chorioretinopathy, Choroidoretinopathy, central serous H35.7

脉络膜视网膜炎 H30.9 | Chorioretinitis, Choroidoretinitis H30.9

一播散性 H30.1 | —disseminated H30.1

——神经梅毒性 A52.1† H32.0* | ——in neurosyphilis A52.1† H32.0*

一见于(由于) | —in (due to)

——弓形虫病(后天性) B58.0† H32.0* | ——toxoplasmosis (acquired) B58.0† H32.0*

———先天性(活动) P37.1† H32.0* | ———congenital (active) P37.1† H32.0*

——结核病 A18.5† H32.0* | ——tuberculosis A18.5† H32.0*

——梅毒(继发性) - 见 脉络膜视网膜炎，梅毒性 | ——syphilis (secondary) - see Chorioretinitis, syphilitic

——组织胞浆菌病 B39.9† H32.0* | ——histoplasmosis B39.9† H32.0*

一结核性 A18.5† H32.0* | —tuberculous A18.5† H32.0*

一进行性近视(变性) H44.2 | —progressive myopia (degeneration) H44.2

一近乳头状 H30.0 | —juxtapapillary, juxtapapillaris H30.0

一局灶性(急性)(慢性)(中心性)(渗出性)(詹森) H30.0 | —focal (acute) (chronic) (central) (exudative) (Jensen's) H30.0

一梅毒性(继发性) A51.4† H32.0* | —syphilitic (secondary) A51.4† H32.0*

——晚期 A52.7† H32.0* | ——late A52.7† H32.0*

——先天性(早期) A50.0† H32.0* | ——congenital (early) A50.0† H32.0*

———晚期 A50.3† H32.0* | ———late A50.3† H32.0*

一特指的 NEC H30.8 | —specified NEC H30.8

一组织胞浆菌性 B39.9† H32.0* | —histoplasmic B39.9† H32.0*

脉络膜炎(另见 脉络膜视网膜炎) H30.9 | Choroiditis (see also Chorioretinitis) H30.9

一结核性 A18.5† H32.0* | —tuberculous A18.5† H32.0*

一麻风性 A30.- † H32.0* | —leprous A30.-† H32.0*

一梅毒性(继发性) A51.4† H32.0* | —syphilitic (secondary) A51.4† H32.0*

——晚期 A52.7† H32.0* | ——late A52.7† H32.0*

——先天性(早期) A50.0† H32.0* | ——congenital (early) A50.0† H32.0*

———晚期 A50.3† H32.0* | ———late A50.3† H32.0*

mán 鳗

鳗形线虫病(另见 类圆线虫病) B78.9 | Anguillulosis (see also Strongyloidiasis) B78.9

mán 螨

螨(侵染) B88.9 | Mite(s) (infestation) B88.9

螨病 B88.0 | Acariasis B88.0

一疥疮 B86 | —scabies B86

螨恐怖 F40.2 | Acarophobia F40.2

螨性皮炎(荨麻疹样) B88.0† L99.8* | Acarodermatitis (urticarioides) B88.0† L99.8*

màn 曼

màn 慢

máng 盲

盲——*续前页*
一情绪性(癔症性) F44.6
一日光(性) H31.0
一日蚀性(全部) H31.0
一色 H53.5
一文字(发育性) F81.0
一心因性 F44.6
一雪 H16.1
一夜 H53.6
一一维生素 A 缺乏 E50.5
一癔症性 F44.6
一由于损伤(近期发生) S05.9
一一后遗症 T90.4
一震荡性 S05.8
一支气管(先天性) Q32.4
一昼 H53.1
盲肠的 - 见情况
盲肠后的 - 见情况
盲肠炎 K52.9
一伴有穿孔、腹膜炎或破裂 K65.8

Blind, Blindness——*continued*
—emotional (hysterical) F44.6
—sun, solar H31.0
—eclipse (total) H31.0
—color H53.5
—word (developmental) F81.0
—psychic F44.6
—snow H16.1
—night H53.6
——vitamin A deficiency E50.5
—hysterical F44.6
—due to injury (current episode) S05.9
——sequelae T90.4
—concussion S05.8
—bronchus (congenital) Q32.4
—day H53.1
Cecum - see condition
Retrocecal - see condition
Cecitis K52.9
—with perforation, peritonitis, or rupture K65.8

māo 猫

猫
一耳 Q17.3
一叫综合征 Q93.4
猫叫综合征 Q93.4
猫抓(另见 损伤，浅表) T14.0
一病或热 A28.1

Cat
—ear Q17.3
—cry syndrome Q93.4
Cri-du-chat syndrome Q93.4
Catscratch, Scratch (see also Injury, superficial) T14.0
—disease or fever A28.1

máo 毛

毛孢子菌病 B36.8
一苍白 B36.2
一黑 B36.3
毛病 - 另见 病
一窦(另见 鼻窦炎) J32.9
一神经质 R45.0
一肾(另见 病，肾) N28.9
一心脏 - 见 病，心脏
毛滴虫病 - 现译名 滴虫病

Piedra B36.8
—white B36.2
—black B36.3
Trouble - see also Disease
—sinus (see also Sinusitis) J32.9
—nervous R45.0
—kidney (see also Disease, renal) N28.9
—heart - see Disease, heart
Trichomoniasis

méi 梅

梅毒——*续前页*
—二期——*续前页*
——溃疡 A51.3
——淋巴结炎 A51.4
——脉络膜视网膜炎，脉络膜炎 A51.4† H32.0*
——脑膜炎(急性) A51.4† G01*
——内脏 NEC A51.4
——粘膜 A51.3
——皮肤 A51.3
——特指形式 NEC A51.4
——外阴 A51.3
——腺病 A51.4
——咽 A51.3
—三期 A52.9
——多发性 NEC A52.7
——特指部位 NEC A52.7
——心血管 A52.0† I98.0*
——有症状 NEC A52.7
——中枢神经系统 A52.3
—早期 NEC A51.9
——复发(已治疗，未治疗) A51.9
——溃疡 A51.3
——皮肤 A51.3
——潜伏性(感染后少于两年)(没有临床表现) A51.5
———脑脊液试验阴性 A51.5
———血清学阳性 A51.5
———治疗后血清学复发 A51.5
——心血管 A52.0† I98.0*
有症状的 A51.9
———初期，除外生殖器以外的下疳 A51.0
———二期(另见 梅毒，二期) A51.3
————复发(已治疗，未治疗) A51.4
———生殖器以外的下疳 A51.2
—晚期 A52.9
——脊髓痨 A52.1
——麻痹性 A52.1
——潜伏性(感染后两年或以上)(没有临床表现) A52.8
———脑脊液试验阴性 A52.8
———血清学阳性 A52.8
——肾 A52.7† N29.0*
——特指部位 NEC A52.7
——心血管 A52.0† I98.0*

Syphilis, syphilitic——*continued*
—secondary——*continued*
——ulcer A51.3
——lymphadenitis A51.4
——chorioretinitis, choroiditis A51.4† H32.0*
——meningitis (acute) A51.4† G01*
——viscera NEC A51.4
——mucous membranes A51.3
——skin A51.3
——specified form NEC A51.4
——vulva A51.3
——adenopathy A51.4
——pharynx A51.3
—tertiary A52.9
——multiple NEC A52.7
——specified site NEC A52.7
——cardiovascular A52.0† I98.0*
——with symptoms NEC A52.7
——central nervous system A52.3
—early NEC A51.9
——relapse (treated, untreated) A51.9
——ulcer A51.3
——skin A51.3
——latent (less than 2 years after infection) (without manifestations) A51.5
———negative spinal fluid test A51.5
———serology positive A51.5
———serological relapse after treatment A51.5
——cardiovascular A52.0† I98.0*
——symptomatic A51.9
———primary, except extragenital chancre A51.0
———secondary (see also Syphilis, secondary) A51.3
————relapse (treated, untreated) A51.4
———extragenital chancre A51.2
—late A52.9
——tabes A52.1
——paresis A52.1
——latent (2 years or more after infection) (without manifestations) A52.8
———negative spinal fluid test A52.8
———serology positive A52.8
——kidney A52.7† N29.0*
——specified site NEC A52.7
——cardiovascular A52.0† I98.0*

梅毒——*续前页*
一晚期——*续前页*
一一有症状或有临床表现 A52.7
一一中枢神经系统 A52.3
一暗点(中心性) A52.7† H58.1*
一白斑病 A51.3† L99.8*
一一晚期 A52.7† L99.8*
一斑状皮萎缩 A51.3† L99.8*
一一条纹状 A52.7† L99.8*
一鼻(晚期) A52.7† J99.8*
一一鞍背状畸形 A50.5
一鼻窦(晚期) A52.7† J99.8*
一扁桃体(舌)(晚期) A52.7† J99.8*
一一初期 A51.2
一一二期 A51.3
一并发于妊娠、分娩或产褥期 O98.1
一一影响到胎儿或新生儿 P00.2
一玻璃体(混浊)(晚期) A52.7† H45.8*
一一出血 A52.7† H45.0*
一玻璃体(膜)炎 A52.7† H45.8*
一肠(晚期) A52.7† K93.8*
一迟发性遗传性(另见 梅毒,先天性,晚期) A50.7
一垂体(腺) A52.7† E35.8*
一唇 A51.3
一一下疳(初期) A51.2
一一一晚期 A52.7† K93.8*
一大脑 A52.1† G94.8*
一一脑脊膜血管 A52.1† G01*
一一神经(多发性麻痹) A52.1† G53.1*
一一血栓形成 A52.0† I68.8*
一一硬化 A52.1† G94.8*
一单瘫 A52.1
一胆囊(晚期) A52.7† K87.0*
一地方性 A65
一第七神经(麻痹) A52.1† G53.8*
一第八神经(神经炎) A52.1† H94.0*
一动脉闭塞病 A52.0† I79.8*
一动脉瘤(主动脉)(破裂) A52.0† I79.0*
一一先天性 A50.5† I79.0*
一一中枢神经系统 A52.0† I68.8*
一动脉中层炎 A52.0† I79.8*
一一脑 A52.0† I68.1*

Syphilis, syphilitic——*continued*
—late——*continued*
——symptomatic or with manifestations A52.7
——central nervous system A52.3
—scotoma (central) A52.7† H58.1*
—leukoderma A51.3† L99.8*
——late A52.7† L99.8*
—macular atrophy of skin A51.3† L99.8*
——striated A52.7† L99.8*
—nose (late) A52.7† J99.8*
——saddle back deformity A50.5
—nasal sinus (late) A52.7† J99.8*
—tonsil (lingual) (late) A52.7† J99.8*
——primary A51.2
——secondary A51.3
—complicating pregnancy, childbirth or puerperium O98.1
——affecting fetus or newborn P00.2
—vitreous (opacities) (late) A52.7† H45.8*
——hemorrhage A52.7† H45.0*
—hyalitis A52.7† H45.8*
—intestine (late) A52.7† K93.8*
—hereditaria tarda (see also Syphilis, congenital, late) A50.7
—pituitary (gland) A52.7† E35.8*
—lip A51.3
——chancre (primary) A51.2
———late A52.7† K93.8*
—cerebral A52.1† G94.8*
——meningovascular A52.1† G01*
——nerves (multiple palsies) A52.1† G53.1*
——thrombosis A52.0† I68.8*
——sclerosis A52.1† G94.8*
—monoplegia A52.1
—gallbladder (late) A52.7† K87.0*
—endemic A65
—seventh nerve (paralysis) A52.1† G53.8*
—eighth nerve (neuritis) A52.1† H94.0*
—occlusive arterial disease A52.0† I79.8*
—aneurysm (aorta) (ruptured) A52.0† I79.0*
——congenital A50.5† I79.0*
——central nervous system A52.0† I68.8*
—mesarteritis A52.0† I79.8*
——brain A52.0† I68.1*

梅毒——*续前页*
一虹膜，虹膜炎(二期) A51.4† H22.0*
一一晚期 A52.7† H22.0*
一喉(晚期) A52.7† J99.8*
一呼吸道(晚期) A52.7† J99.8*
一滑膜 A52.7† M68.0*
一滑囊(晚期) A52.7† M73.1*
一会厌(晚期) A52.7† J99.8*
一肌肉 A52.7† M63.0*
一脊(髓) A52.1
一脊髓变性 A52.1
一脊髓病性膀胱 A52.1
一脊髓痨(晚期) A52.1
一一幼年 A50.4
一脊髓痨型 A52.1
一一幼年 A50.4
一脊髓痨性麻痹性痴呆 A52.1
一一幼年 A50.4
一脊柱炎 A52.7† M49.3*
一甲状腺(晚期) A52.7† E35.0*
一腱(晚期) A52.7† M68.0*
一角膜，晚期 A52.7† H19.2*
一角膜炎(先天性)(间质性)(晚期) A50.3† H19.2*
一结肠(晚期) A52.7† K93.8*
一结节性浅表性(晚期) A52.7
一结膜(晚期) A52.7† H13.1*
一睫状体(二期) A51.4† H22.0*
一一晚期 A52.7† H22.0*
一近期后天性，有症状 NEC A51.9
一晶状体(晚期) A52.7† H28.8*
一精囊(晚期) A52.7† N51.8*
一精索(晚期) A52.7† N51.8*
一痉挛性脊髓麻痹 A52.1
一口腔(二期) A51.3
一一晚期 A52.7† K93.8*
一眶(晚期) A52.7† H06.3*
一溃疡(任何部位)(早期)(二期) A51.3
一一穿孔性 A52.7
一一一足 A52.1
一一晚期 A52.7
一扩张，主动脉 A52.0† I79.0*
一泪道(晚期) A52.7† H06.0*
一泪囊炎(晚期) A52.7† H06.0*

Syphilis, syphilitic——*continued*
—iris, iritis (secondary) A51.4† H22.0*
——late A52.7† H22.0*
—larynx (late) A52.7† J99.8*
—respiratory tract (late) A52.7† J99.8*
—synovium A52.7† M68.0*
—bursa (late) A52.7† M73.1*
—epiglottis (late) A52.7† J99.8*
—muscle A52.7† M63.0*
—spinal (cord) A52.1
—degeneration, spinal cord A52.1
—cord bladder A52.1
—tabes dorsalis (late) A52.1
——juvenile A50.4
—tabetic type A52.1
——juvenile A50.4
—taboparesis A52.1
——juvenile A50.4
—spondylitis A52.7† M49.3*
—thyroid (late) A52.7† E35.0*
—tendon (late) A52.7† M68.0*
—cornea, late A52.7† H19.2*
—keratitis (congenital) (interstitial) (late) A50.3† H19.2*
—colon (late) A52.7† K93.8*
—nodular superficial (late) A52.7
—conjunctiva (late) A52.7† H13.1*
—ciliary body (secondary) A51.4† H22.0*
——late A52.7† H22.0*
—recently acquired, symptomatic NEC A51.9
—lens (late) A52.7† H28.8*
—seminal vesicle (late) A52.7† N51.8*
—spermatic cord (late) A52.7† N51.8*
—spastic spinal paralysis A52.1
—mouth (secondary) A51.3
——late A52.7† K93.8*
—orbit (late) A52.7† H06.3*
—ulcer (any site) (early) (secondary) A51.3
——perforating A52.7
———foot A52.1
——late A52.7
—dilatation, aorta A52.0† I79.0*
—lacrimal passages (late) A52.7† H06.0*
—dacryocystitis (late) A52.7† H06.0*

梅毒——*续前页*

—利绍尔麻痹 A52.1

—两岁以下的 NEC(另见 梅毒，先天性，早期) A50.2

——后天性 A51.9

—两岁以下引起死亡的(另见 梅毒，先天性，早期) A50.2

——指出为后天性 A51.9

—淋巴结炎(二期) A51.4

—淋巴腺(早期)(二期) A51.4

——晚期 A52.7† I98.8*

—颅神经 A52.1† G53.8*

——多发性麻痹 A52.1† G53.1*

—卵巢(晚期) A52.7† N74.2*

—麻痹(全身性) A52.1

——幼年 A50.4

—麻痹性痴呆 A52.1

——幼年型 A50.4

—脉络膜视网膜炎 A51.4† H32.0*

——晚期 A52.7† H32.0*

—脉络膜炎 - 见 梅毒，脉络膜视网膜炎

—门静脉 A52.0† I98.0*

—泌尿生殖器(晚期) A52.7

—母体，影响到胎儿或新生儿 P00.2

——婴儿显现梅毒 - 见 梅毒，先天性

—脑 A52.1† G94.8*

—脑脊膜(粘连) A52.1† G01*

—脑脊膜血管 A52.1† G01*

——先天性 A50.4† G01*

—脑脊髓(脊髓痨型) A52.1

—脑膜脑炎 A52.1† G05.0*

—脑膜炎 A52.1† G01*

——急性(二期) A51.4† G01*

——先天性 A50.4† G01*

—脑桥损害 A52.1† G94.8*

—脑血管 A52.0† I68.8*

—内耳 A52.7† H94.8*

—内脏(腹部)(晚期) A52.7

——二期 A51.4

—粘膜皮肤(二期) A51.3

——晚期 A52.7

—粘液

——斑 A51.3

———先天性 A50.0

Syphilis, syphilitic——*continued*

—Lissauer's paralysis A52.1

—age under 2 years NEC (see also Syphilis,congenital, early) A50.2

——acquired A51.9

—causing death under 2 years of age (see also Syphilis, congenital, early) A50.2

——stated to be acquired A51.9

—lymphadenitis (secondary) A51.4

—lymph gland (early) (secondary) A51.4

——late A52.7† I98.8*

—cranial nerve A52.1† G53.8*

——multiple palsies A52.1† G53.1*

—ovary (late) A52.7† N74.2*

—paralysis, paresis (general) A52.1

——juvenile A50.4

—dementia paralytica A52.1

——juvenilis A50.4

—chorioretinitis, choroidoretinitis A51.4† H32.0*

——late A52.7† H32.0*

—choroiditis - see Syphilitic, chorioretinitis

—portal vein A52.0† I98.0*

—urogenital (late) A52.7

—maternal, affecting fetus or newborn P00.2

——manifest syphilis in infant - see Syphilis, congenital

—brain A52.1† G94.8*

—meninges (adhesive) (brain) (spinal cord) A52.1† G01*

—meningovascular A52.1† G01*

——congenital A50.4† G01*

—cerebrospinal (tabetic type) A52.1

—meningoencephalitis A52.1† G05.0*

—meningitis A52.1† G01*

——acute (secondary) A51.4† G01*

——congenital A50.4† G01*

—pontine lesion A52.1† G94.8*

—cerebrovascular A52.0† I68.8*

—internal ear A52.7† H94.8*

—viscera (abdominal) (late) A52.7

——secondary A51.4

—mucocutaneous (secondary) A51.3

——late A52.7

—mucous

——patches A51.3

———congenital A50.0

梅毒——*续前页*
—乳房(晚期) A52.7
—软骨膜炎，喉(晚期) A52.7† J99.8*
—舌(晚期) A52.7† K93.8*
—神经麻痹(任何颅神经) A52.1† G53.8*
——多发性 A52.1† G53.1*
—神经系统，中枢 A52.3
—神经炎 A52.1† G59.8*
——听 A52.1† H94.0*
—肾(晚期) A52.7† N29.0*
—肾病综合征(二期) A51.4† N08.0*
—肾上(腺)(伴有皮质机能减退) A52.7† E35.1*
—肾盂肾炎(晚期) A52.7† N16.0*
—生殖器(初期) A51.0
—湿疣(扁平) A51.3
—食管(晚期) A52.7† K23.8*
—视神经(萎缩)(神经炎)(乳头) A52.1† H48.0*
—视神经视网膜炎 A52.1† H36.8*
—视网膜，晚期 A52.7† H32.0*
—视网膜神经梅毒复发 A52.1† H36.8*
—输卵管(晚期) A52.7† N74.2*
—输卵管炎 A52.7† N74.2*
—输血引起的 A53.9
—树胶样肿 NEC A52.7
——先天性 A50.5
心血管系统 A52.0† I98.0*
——中枢神经系统 A52.3
—胎盘 O98.1
—特征(先天性) A50.5
—天疱疮(先天性) A50.0
—听神经 A52.1† H94.0*
—脱发(二期) A51.3† L99.8*
—外阴 A51.0
——二期 A51.3
——晚期 A52.7† N77.1*
—胃(晚期)(息肉病) A52.7† K93.8*
—无症状的 - 见 梅毒，潜伏性
—下垂(眼睑) A52.7† H03.1*
—下疳(多发性) A51.0
——罗莱 A51.0
——生殖器以外的 A51.2
—夏科关节 A52.1† M14.6*

Syphilis, syphilitic——*continued*
—breast (late) A52.7
—perichondritis, larynx (late) A52.7† J99.8*
—tongue (late) A52.7† K93.8*
—nerve palsy (any cranial nerve) A52.1† G53.8*
——multiple A52.1† G53.1*
—nervous system, central A52.3
—neuritis A52.1† G59.8*
——acoustic A52.1† H94.0*
—kidney (late) A52.7† N29.0*
—nephrotic syndrome (secondary) A51.4† N08.0*
—adrenal (gland) (with cortical hypofunction) A52.7† E35.1*
—pyelonephritis (late) A52.7† N16.0*
—genital (primary) A51.0
—condyloma (latum) A51.3
—esophagus, oesophagus (late) A52.7† K23.8*
—optic nerve (atrophy) (neuritis) (papilla) A52.1† H48.0*
—neuroretinitis A52.1† H36.8*
—retina, late A52.7† H32.0*
—neurorecidive of retina A52.1† H36.8*
—fallopian tube, oviduct (late) A52.7† N74.2*
—salpingitis A52.7† N74.2*
—due to blood transfusion A53.9
—gumma NEC A52.7
——congenital A50.5
——cardiovascular system A52.0† I98.0*
——central nervous system A52.3
—placenta O98.1
—stigmata (congenital) A50.5
—pemphigus (congenital) A50.0
—acoustic nerve A52.1† H94.0*
—alopecia (secondary) A51.3† L99.8*
—vulva A51.0
——secondary A51.3
——late A52.7† N77.1*
—gastric, stomach, ventriculi (late) (polyposis) A52.7† K93.8*
—asymptomatic - see Syphilis, latent
—ptosis (eyelid) A52.7† H03.1*
—chancre (multiple) A51.0
——Rollet's A51.0
——extragenital A51.2
—Charcot's joint A52.1† M14.6*

梅毒——*续前页*
－先天性 A50.9
－－早期或出生后少于两年 NEC A50.2
－－－潜伏性(没有临床表现) A50.1
－－－－脑脊液试验阴性 A50.1
－－－－血清学阳性 A50.1
－－－有临床表现 A50.0
－－－有症状的 A50.0
－－晚期，或出生后两年或以上 NEC A50.7
－－－基质性角膜炎 A50.3† H19.2*
－－－脉络膜视网膜炎，脉络膜炎 A50.3† H32.0*
－－－潜伏性(没有临床表现) A50.6
－－－－脑脊液试验阴性 A50.6
－－－－血清学阳性 A50.6
－－－有症状或有临床表现 NEC A50.5
－－－幼年神经梅毒 A50.4
－－伴有
－－－脊髓(痨) A50.4
－－－脊髓痨性麻痹性痴呆 A50.4
－－－麻痹(全身性) A50.4
－－基质性角膜炎 A50.3† H19.2*
－－脉络膜视网膜炎，脉络膜炎 A50.0† H32.0*
－－幼年神经梅毒 A50.4
－腺病(二期) A51.4
－小肠 A52.7† K93.8*
－心瓣炎 NEC A52.0† I39.8*
－心包 A52.0† I32.0*
－心动过速 A52.0† I52.0*
－心房纤颤 A52.0† I52.0*
－心肌 A52.0† I41.0*
－心内膜炎 A52.0† I39.8*
－－肺 A52.0† I39.3*
－－主动脉的 A52.0† I39.1*
－心血管 A52.0† I98.0*
－心脏(传导阻滞)(代偿失调)(病)(衰竭) A52.0† I52.0*
－－瓣膜 NEC A52.0† I39.8*
－心脏代偿失调 A52.0† I52.0*
－新生儿 - 见 梅毒，先天性
－胸(腺)(晚期) A52.7† E35.8*
－胸部 A52.7
－胸膜(晚期) A52.7† J99.8*
－悬雍垂(晚期)(穿孔性) A52.7† K93.8*

Syphilis, syphilitic——*continued*
－congenital A50.9
－－early, or less than 2 years after birth NEC A50.2
－－－latent (without manifestations) A50.1
－－－－negative spinal fluid test A50.1
－－－－serology positive A50.1
－－－with manifestations A50.0
－－－symptomatic A50.0
－－late, or 2 years or more after birth NEC A50.7
－－－interstitial keratitis A50.3† H19.2*
－－－chorioretinitis, choroiditis A50.3† H32.0*
－－－latent (without manifestations) A50.6
－－－－negative spinal fluid test A50.6
－－－－serology positive A50.6
－－－symptomatic or with manifestations NEC A50.5
－－－juvenile neurosyphilis A50.4
－－with
－－－tabes (dorsalis) A50.4
－－－taboparesis A50.4
－－－paresis (general) A50.4
－－interstitial keratitis A50.3† H19.2*
－－chorioretinitis, choroiditis A50.0† H32.0*
－－juvenile neurosyphilis A50.4
－adenopathy (secondary) A51.4
－small intestine A52.7† K93.8*
－valvulitis NEC A52.0† I39.8*
－pericardium A52.0† I32.0*
－tachycardia A52.0† I52.0*
－auricular fibrillation A52.0† I52.0*
－myocardium A52.0† I41.0*
－endocarditis A52.0† I39.8*
－－pulmonary A52.0† I39.3*
－－aortic A52.0† I39.1*
－cardiovascular A52.0† I98.0*
－heart (block) (decompensation) (disease) (failure) A52.0† I52.0*
－－valve NEC A52.0† I39.8*
－cardiac decompensation A52.0† I52.0*
－neonatorum - see Syphilis, congenital
－thymus (gland) (late) A52.7† E35.8*
－thorax A52.7
－pleura (late) A52.7† J99.8*
－uvula (late) (perforated) A52.7† K93.8*

梅毒——*续前页*
—中枢神经系统——*续前页*
——伴有——*续前页*
———脊髓痨性麻痹性痴呆 A52.1
————幼年 A50.4
———麻痹(全身性) A52.1
————幼年 A50.4
———全身麻痹 A52.1
————幼年 A50.4
——动脉瘤 A52.0† I68.8*
——特指性质或部位 NEC A52.1
——先天性 A50.4
——血管性 A52.0† I68.8*
——血清学可疑，阴性或阳性 A52.3
——幼年 A50.4
—周围神经 A52.7† G59.8*
—蛛网膜(粘连)(大脑)(脊髓) A52.1† G01*
—主动脉(腹)(弓)(胸) A52.0† I79.1*
——动脉瘤 A52.0† I79.0*
—主动脉(关闭不全)(回流)(狭窄) A52.0† I39.1*
——动脉瘤 A52.0† I79.0*
—子宫(晚期) A52.7† N74.2*
—纵隔(晚期) A52.7† J99.8*
梅毒(性病性)，梅毒性 – 见 梅毒
梅毒恐怖 F45.2
梅毒瘤 A52.7
—先天性 A50.5
—心血管系统 A52.0† I98.0*
—循环系统 A52.0† I98.0*
—中枢神经系统 A52.3
梅毒血清学
—复能的 A53.0
—假阳性 R76.2
—可疑的
——潜伏性梅毒的随诊 – 见 梅毒，潜伏性
——有体征或症状 – 作为梅毒. 按部位和分期编码
—阳性 A53.0
——假 R76.2
——有体征或症状 – 作为梅毒. 按部位和分期编码

Syphilis, syphilitic——*continued*
—central nervous system——*continued*
——with——*continued*
———taboparesis A52.1
————juvenile A50.4
———paresis (general) A52.1
————juvenile A50.4
———general paralysis A52.1
————juvenile A50.4
——aneurysm A52.0† I68.8*
——specified nature or site NEC A52.1
——congenital A50.4
——vascular A52.0† I68.8*
——serology doubtful, negative, or positive A52.3
——juvenile A50.4
—peripheral nerve A52.7† G59.8*
—arachnoid (adhesive) (cerebral) (spinal) A52.1† G01*
—aorta (abdominal) (arch) (thoracic) A52.0† I79.1*
——aneurysm A52.0† I79.0*
—aortic (insufficiency) (regurgitation) (stenosis) A52.0† I39.1*
——aneurysm A52.0† I79.0*
—uterus (late) A52.7† N74.2*
—mediastinum (late) A52.7† J99.8*
Lues (venerea), luetic – see Syphilis
Syphilophobia F45.2
Syphiloma A52.7
—congenital A50.5
—cardiovascular system A52.0† I98.0*
—circulatory system A52.0† I98.0*
—central nervous system A52.3
Serology for syphilis
—reactivated A53.0
—false-positive R76.2
—doubtful
——follow-up of latent syphilis – see Syphilis, latent
——with signs or symptoms – code as Syphilis, by site and stage
—positive A53.0
——false R76.2
——with signs or symptoms – code as Syphilis, by site and stage

梅毒疹　A51.3	**Syphilid A51.3**
一结节状(晚期) A52.7† L99.8*	一tubercular (late) A52.7† L99.8*
一一先天性　A50.0	一一congenital A50.0
一先天性　A50.0	一congenital A50.0
一新生儿　A50.0	一newborn A50.0
梅多综合征　Q86.1	**Meadow's syndrome Q86.1**
梅克尔-格鲁贝尔综合征　Q61.9	**Meckel-Gruber syndrome Q61.9**
梅克尔憩室炎、梅克尔憩室[麦克尔](移位)(肥大) Q43.0	**Meckel's diverticulitis, diverticulum (displaced) (hypertrophic) Q43.0**
梅克尔细胞瘤(M8247/3) - 见 肿瘤，皮肤，恶性	**Merkel cell tumor (M8247/3) - see Neoplasm, skin, malignant**
梅勒尼	**Meleney's**
一坏疽(皮肤) L98.4	一gangrene (cutaneous) L98.4
一溃疡(慢性潜行性) L98.4	一ulcer (chronic undermining) L98.4
梅内特里耶病或综合征　K29.6	**Ménétrier's disease or syndrome K29.6**
梅尼埃病[美尼尔病]、梅尼埃综合征或梅尼埃眩晕　H81.0	**Ménière's disease, syndrome or vertigo H81.0**
梅热综合征　Q82.0	**Meige's syndrome Q82.0**
梅耶尔-施维克拉特和魏尔综合征　Q87.0	**Meyer-Schwickerath and Weyer's syndrome Q87.0**

méi 煤

煤炭工肺或煤炭工肺尘埃沉着病　J60	**Coalworker's lung or pneumoconiosis J60**

méi 霉

霉菌 – 现译名　真菌	**Fungous**
霉菌性口炎 – 现译名　真菌性口炎	**Muguet**

měi 美

美尼尔 - 现译名　梅尼埃	**Meniere**
美洲钩虫病　B76.1	**Necatoriasis B76.1**
美洲钩虫感染或侵染　B76.1	**Necator americanus infection or infestation B76.1**
美洲利什曼病　B55.2	**Espundia B55.2**

měi 镁

镁代谢紊乱　E83.4	**Magnesium metabolism disorder E83.4**

mén 门

门德尔松综合征[肺部酸吸入综合征](由于麻醉) **J95.4**
—产后，产褥期 O89.0
—妊娠中 O29.0
—在产程和分娩中 O74.0
门的 - 见情况
门静脉炎 **K75.1**
门克 - 现译名 门克斯
门克斯病或综合征[钢发综合征][遗传性铜吸收障碍] **E83.0**
—意指槭糖尿病 E71.0

Mendelson's syndrome (due to anesthesia) J95.4
—postpartum, puerperal O89.0
—in pregnancy O29.0
—in labor and delivery O74.0
Hilum, Portal - see condition
Pylephlebitis K75.1
Menkes
Menkes' disease or syndrome E83.0
—meaning maple-syrup-urine disease E71.0

méng 萌

萌出
—牙，异常(不完全)(晚期)(过早)(序列) K00.6
萌牙综合征 **K00.7**

Eruption
—tooth, teeth, abnormal (incomplete) (late) (premature) (sequence) K00.6
Teething syndrome K00.7

méng 蒙

蒙多病 **I80.8**
蒙赫病[慢性高山病] **T70.2**
蒙克贝格动脉硬化、变性、病或硬化 **I70.2**
蒙泰贾骨折(-脱位)[尺骨骨干骨折兼桡骨头脱位] **S52.0**

Mondor's disease I80.8
Monge's disease T70.2
Mönckeberg's arteriosclerosis, degeneration, disease or sclerosis I70.2
Monteggia's fracture(-dislocation) S52.0

méng 朦

朦胧状态(非精神障碍性) **R40.1**
—癫痫性 G40.8
—阵发性 G40.8
朦胧状态(精神障碍性)
—癫痫性 F05.8
—心因性 F44.8

Clouded state R40.1
—epileptic G40.8
—paroxysmal G40.8
Twilight state
—epileptic F05.8
—psychogenic F44.8

mèng 梦

梦境状态，癔症性 F44.8
梦性精神病 **F23.2**
梦魇 **F51.5**

Dream state, hysterical F44.8
Oneirophrenia F23.2
Nightmares F51.5

mí 弥

mí 迷

mí 猕

mí 醚

mí 糜

mǐ 米

米贝利病(汗孔角化病) **Q82.8**	**Mibelli's disease (porokeratosis) Q82.8**
米尔克曼病或米尔克曼综合征[全身骨内多发性吸收] **M83.8**	**Milkman's disease or syndrome M83.8**
米尔罗伊病[遗传性下肢水肿] **Q82.0**	**Milroy's disease Q82.0**
米尔斯病[上行性偏瘫] **G81.9**	**Mills' disease G81.9**
米基迪-威尔逊病或综合征[肺发育未成熟] **P27.0**	**Mikity-Wilson disease or syndrome P27.0**
米库利奇病或综合征[米库利兹综合征][淋巴细胞性泪腺涎腺慢性肿大] **K11.8**	**Mikulicz' disease or syndrome K11.8**
米勒哮喘[喘鸣性喉痉挛] **J38.5**	**Millar's asthma J38.5**
米粒样小体 **M24.0**	**Rice bodies M24.0**
一膝 M23.4	—knee M23.4
米诺尔病(脊髓出血) **G95.1**	**Minor's disease (hematomyelia) G95.1**
米切尔病[红斑性肢痛病] **I73.8**	**Mitchell's disease I73.8**
米斯谢尔弹性组织瘤 **L87.2**	**Miescher's elastoma L87.2**
米亚尔-居布勒(-福维尔)麻痹或综合征[交叉性面瘫偏瘫综合征] **I67.9† G46.3***	**Millard-Gubler(-Foville) paralysis or syndrome I67.9† G46.3***
米耶特综合征 **Q87.2**	**Mietens' syndrome Q87.2**

mì 泌

泌尿生殖系统的 - 见情况	**Genitourinary system - see condition**
泌尿系的 - 见情况	**Urinary - see condition**

mì 密

密度	**Density**
一肺(结节性) J98.4	—lung (nodular) J98.4
一增加，骨(播散性)(全身性)(斑点) M85.8	—increased, bone (disseminated) (generalized) (spotted) M85.8
密螺旋体病，由于	**Treponematosis due to**
一苍白密螺旋体 - 见 梅毒	—Treponema pallidum - see Syphilis
一极细密螺旋体 - 见 雅司病	—Treponema pertenue - see Yaws

mì 蜜

蜜蜂螫伤(伴有变应性或过敏性休克) **T63.4**	**Bee sting (with allergic or anaphylactic shock) T63.4**

mián 棉

棉屑沉着病 **J66.0**	**Byssinosis J66.0**

miǎn 免

免疫后并发症或反应 - 见 并发症，接种	**Postimmunization complication or reaction - see Complications, vaccination**
免疫接种(另见 接种) Z26.9	**Immunization (see also Vaccination) Z26.9**
—ABO(另见 同种免疫，胎儿，ABO)	—ABO (see also Isoimmunization, fetus, ABO)
——影响妊娠处理 O36.1	——affecting management of pregnancy O36.1
———见于胎儿或新生儿 P55.1	———in fetus or newborn P55.1
—Rh 因子 - 另见 同种免疫，胎儿，Rh	—Rh factor - see also Isoimmunization, fetus, Rh
——影响妊娠处理 O36.0	——affecting management of pregnancy O36.0
——由于输血 T80.4	——from transfusion T80.4
—并发症 - 见 并发症，接种	—complication - see Complications, vaccination
免疫力缺乏 NEC D89.9	**Immune compromised NEC D89.9**
免疫疗法，预防性 Z29.1	**Immunotherapy, prophylactic Z29.1**
免疫缺陷 D84.9	**Immunodeficiency D84.9**
—EB 病毒遗传缺陷反应后的 D82.3	—following hereditary defective response to Epstein-Barr virus (EBV) D82.3
—伴有	—with
——部分白化病 D82.8	——partial albinism D82.8
——短肢身材 D82.2	——short-limbed stature D82.2
——抗体缺陷 D80.9	——antibody defects D80.9
———特指类型 NEC D80.8	———specified type NEC D80.8
——免疫球蛋白 M 增多(IgM) D80.5	——increased immunoglobulin in M (IgM) D80.5
——血小板减少和湿疹 D82.0	——thrombocytopenia and eczema D82.0
——严重缺陷 D82.9	——major defect D82.9
———特指类型 NEC D82.8	———specified type NEC D82.8
—常见变异型 D83.9	—common variable D83.9
——伴有	——with
———B 细胞数量和功能异常 D83.0	———abnormalities of B-cell numbers and function D83.0
———对 B 或 T 细胞的自身抗体 D83.2	———autoantibodies to B- or T-cells D83.2
———免疫调节的 T 细胞疾患 D83.1	———immunoregulatory T-cell disorders D83.1
特指类型 NEC D83.8	——specified type NEC D83.8
—抗体伴有	—antibody with
——高免疫球蛋白血症 D80.6	——hyperimmunoglobulinemia D80.6
——接近正常的免疫球蛋白 D80.6	——near-normal immunoglobulins D80.6
—联合 D81.9	—combined D81.9
——特指类型 NEC D81.8	——specified type NEC D81.8
——严重的(SCID) D81.9	——severe (SCID) D81.9
———伴有	———with
————低或正常数量的 B 细胞 D81.2	————low or normal B-cell numbers D81.2
————低数量的 T 和 B 细胞 D81.1	————low T—and B-cell numbers D81.1
————网状组织发育不全 D81.0	————reticular dysgenesis D81.0
—特指类型 NEC D84.8	—specified type NEC D84.8

免疫缺陷——*续前页*
一选择性，免疫球蛋白
——A(免疫球蛋白 A) D80.2
——G(免疫球蛋白 G)(亚类) G D80.3
——M(免疫球蛋白 M) D80.4
免疫细胞瘤(M9671/3) C83.0

Immunodeficiency——*continued*
—selective, immunoglobulin
——A (IgA) D80.2
——G (IgG) (subclasses) D80.3
——M (IgM) D80.4
Immunocytoma (M9671/3) C83.0

miàn 面

面部角膜皱缩 L98.8
面部两侧痉挛 G51.8
面的 - 另见情况
面颈神经痛，自主(另见 神经病(变)，周围，自主) G90.0
一先露，影响到胎儿或新生儿 P01.7

Rhytidosis facialis L98.8
Paraspasmus facialis G51.8
Face, facial - see also condition
Faciocephalalgia, autonomic (see also Neuropathy, peripheral, autonomic) G90.0
—presentation, affecting fetus or newborn P01.7

miáo 苗

苗勒[米勒]混合瘤(M8950/3)
一特指部位 - 见 肿瘤，恶性
一未特指部位 C54.9

Müllerian mixed tumor (M8950/3)
—specified site - see Neoplasm, malignant
—unspecified site C54.9

míng 明

明科夫斯基-肖法尔综合征(另见 球形红细胞增多症) D58.0
明希豪森 - 现译名 明肖森
明希迈尔综合征[弥漫性进行性骨化性多肌炎] M61.1
明肖森综合征[夸大综合征] F68.1

Minkowski-Chauffard syndrome (see also Spherocytosis) D58.0
Münchhausen
Münchmeyer's syndrome M61.1
Münchhausen's syndrome F68.1

mìng 命

命名不能症 R48.8

Anomia R48.8

mó 模

模仿言语 R48.8

Echolalia R48.8

mó 膜

膜 - 另见情况
一襞，先天性 - 见 蹼状
一玻璃体 H43.3
一继发性白内障 H26.4

Membrane(s), membranous - see also condition
—folds, congenital - see Web
—vitreous H43.3
—secondary cataract H26.4

膜——*续前页*
一杰克逊 Q43.3
一瞳孔 H21.4
一一永存 Q13.8
膜壳绦虫，膜壳绦虫病(长)(感染)(侵染)(短) B71.0
膜性晶状体后囊 Q13.8
膜状胎盘 O43.1
膜状子宫 N85.8

Membrane(s), membranous——*continued*
—Jackson's Q43.3
—pupillary H21.4
——persistent Q13.8
Hymenolepis, hymenolepiasis (diminuta) (infection) (infestation) (nana) B71.0
Membrana capsularis lentis posterior Q13.8
Membranacea placenta O43.1
Membranaceous uterus N85.8

mó 摩

摩擦(音)
一心前区 R01.2
一音，胸 R09.8
一震颤，心脏的 R01.2
一灼伤 - 见 烧伤，按部位
摩擦癖 F65.8

Friction
—precordial R01.2
—sounds, chest R09.8
—fremitus, cardiac R01.2
—burn - see Burn, by site
Frotteurism F65.8

mó 磨

磨工肺或磨工肺尘埃沉着病 **J62.8**
磨耗，牙(过度)(硬组织) **K03.0**
磨损，牙(邻面)(硬组织)(邻间)(殆面) **K03.0**
一牙(净齿剂)(习惯性)(硬组织)(职业性)(宗教仪式的)(传统性)(楔状缺损) K03.1
磨牙 **F45.8**
磨牙旁额外牙 **K00.1**
一引起密集 K07.3

Grinder's (Millstone maker's) lung or pneumoconiosis J62.8
Attrition, tooth, teeth (excessive) (hard tissues) K03.0
Wear, worn, tooth, teeth (approximal) (hard tissues) (interproximal) (occlusal) K03.0
—tooth, teeth (dentifrice) (habitual) (hard tissues) (occupational) (ritual) (traditional) (wedge defect) K03.1
Grinding, teeth F45.8
Paramolar K00.1
—causing crowding K07.3

mó 蘑

蘑菇工人病或蘑菇工人肺 **J67.5**

Mushroom-worker's disease or lung J67.5

mò 末

末端
一异常的 - 另见 错位，先天性
一一右肺静脉 Q26.3
末梢传导阻滞(心脏) **I45.5**

Termination
—anomalous - see also Malposition, congenital
——right pulmonary vein Q26.3
Arborization block (heart) I45.5

mò 莫

莫顿跖骨痛(神经痛)(神经瘤) **G57.6** | **Morton's metatarsalgia (neuralgia) (neuroma) G57.6**
莫基奥(-乌尔里克)(-布雷斯福德)病或综合征[粘多糖贮积症Ⅳ型] E76.2 | **Morquio (-Ullrich) (-Brailsford) disease or syndrome E76.2**
莫尔加尼 | **Morgagni's**
－囊肿、器官、囊或附件 | －cyst, organ, hydatid or appendage
－－男性(附睾) Q55.4 | －－male (epididymal) Q55.4
－－－睾丸 Q55.2 | －－－testicular Q55.2
－－女性 Q50.5 | －－female Q50.5
－综合征[额骨内面骨肥厚] M85.2 | －syndrome M85.2
莫尔加尼-斯托克斯-亚当斯综合征[莫-阿-斯综合征] **I45.9** | **Morgagni-Stokes-Adams syndrome I45.9**
莫尔加尼-特纳(-奥尔布赖特)综合征 **Q96.9** | **Morgagni-Turner(-Albright) syndrome Q96.9**
莫尔加尼器官(存留) | **Organ of Morgagni (persistence of)**
－男性(附睾) Q55.4 | －male (epididymal) Q55.4
－－睾丸 Q55.2 | －－testicular Q55.2
－女性 Q50.5 | －female Q50.5
莫尔万病或莫尔万综合征 **G60.8** | **Morvan's disease or syndrome G60.8**
莫尔综合征(Ⅰ和Ⅱ型) **Q87.0** | **Mohr's syndrome (types I and II) Q87.0**
莫克莱尔病或莫克莱尔骨软骨病 **M92.2** | **Mauclaire's disease or osteochondrosis M92.2**
莫拉-阿克森费尔德结膜炎[双杆菌结膜炎] **H10.2** | **Morax-Axenfeld conjunctivitis H10.2**
莫雷尔(-斯图尔特)(-莫尔加尼)综合征 **M85.2** | **Morel(-Stewart)(-Morgagni) syndrome M85.2**
莫雷尔-克雷珀林病(另见 精神分裂症) **F20.9** | **Morel-Kraepelin disease (see also Schizophrenia) F20.9**
莫伦溃疡(角膜) **H16.0** | **Mooren's ulcer (cornea) H16.0**
莫塞尔小体 **A75.2** | **Mooser's bodies A75.2**
莫斯科维茨病[血栓性血小板减少性紫癜] **M31.1** | **Moschowitz' disease M31.1**

mò 默

默比乌斯 | **Moebius**
－病(眼肌麻痹性偏头痛) G43.8 | －disease (ophthalmoplegic migraine) G43.8
－综合征 Q87.0 | －syndrome Q87.0
－－先天性眼面麻痹(伴有其他异常) Q87.0 | －－congenital oculofacial paralysis (with other anomalies) Q87.0
－－眼肌麻痹性偏头痛 G43.8 | －－ophthalmoplegic migraine G43.8
默勒舌炎[慢性舌乳头炎] **K14.0** | **Moeller's glossitis K14.0**

mǔ 母

母体情况，影响到胎儿或新生儿 **P00.9**
—癌瘤化疗 P04.1
—暴露于环境中化学物质 P04.6
—出血，妊娠 P02.1
—传染病和寄生虫病(A00-B99，J10-J11 中的情况) A00-B99，J10-J11) P00.2
—蛋白尿 P00.1
—毒血症(妊娠的) P00.0
—风湿性心脏病(慢性)(I05-I09 中的情况) P00.3
—风疹(B06 中的情况) P00.2
——婴儿或胎儿中表现的 P35.0
—肝坏死性 P00.8
—肝炎，急性、恶性或亚急性 P00.8
—高血压(O10-O11，O13-O16 中的情况) P00.0
—弓形虫病(B58.-中的情况) P00.2
——婴儿或胎儿中表现的(急性)(慢性)(亚急性) P37.1
—呼吸道疾病(J00-J99，Q30-Q34 中的情况) P00.3
—化学物质通过胎盘传播(另见 吸收不良，化学性，通过胎盘) P04.8
—急性黄色肝萎缩 P00.8
—疾病 NEC P00.9
—剧吐(妊娠性) P01.8
—瘤，阴道 O34.6
—流感 P00. 2
——婴儿的流感症状 P35.8
—麻醉或痛觉缺失 P04.0
—梅毒(A50-A53 中的情况) P00.2
——婴儿或胎儿的梅毒症状 A50.0
—泌尿道情况(N00-N39 中的情况) P00.1
—尿毒症 P00.1
—疟疾 P00.2
——婴儿或胎儿的疟疾症状 NEC P37.4
———恶性 P37.3
—呕吐(恶性)(持续性)(不良) P01.8
—妊娠并发症 NEC P01.9
—绒毛膜羊膜炎 P02.7
—肾病或肾衰竭 P00.1
—肾皮质坏死 P00.1
—肾小球病(N00-N08 中的情况) P00.1

Maternal condition, affecting fetus or newborn P00.9
—cancer chemotherapy P04.1
—exposure to environmental chemical substances P04.6
—hemorrhage, gestational P02.1
—infectious and parasitic diseases (conditions in A00-B99, J10-J11) P00.2
—proteinuria P00.1
—toxemia (of pregnancy) P00.0
—rheumatic heart disease (chronic) (conditions in I05-I09) P00.3
—rubella (conditions in B06) P00.2
——manifest rubella in the infant or fetus P35.0
—necrosis of liver P00.8
—hepatitis, acute, malignant or subacute P00.8
—hypertension (conditions in O10-O11, O13-O16) P00.0
—toxoplasmosis (conditions in B58.-) P00.2
——manifest toxoplasmosis (acute) (chronic) (subacute) in the infant or fetus P37.1
—respiratory disease (conditions in J00-J99, Q30-Q34) P00.3
—transmission of chemical substance through the placenta (see also Absorption, chemical, through placenta) P04.8
—acute yellow atrophy of liver P00.8
—disease NEC P00.9
—hyperemesis (gravidarum) P01.8
—tumor, vagina O34.6
—influenza P00.2
——manifest influenza in the infant P35.8
—anesthesia or analgesia P04.0
—syphilis (conditions in A50-A53) P00.2
——manifest syphilis in the infant or fetus A50.0
—urinary tract conditions (conditions in N00-N39) P00.1
—uremia P00.1
—malaria P00.2
——manifest malaria NEC in infant or fetus P37.4
———falciparum P37.3
—vomiting (pernicious) (persistent) (vicious) P01.8
—complication of pregnancy NEC P01.9
—chorioamnionitis P02.7
—renal disease or failure P00.1
—cortical necrosis of kidney P00.1
—glomerular diseases (conditions in N00-N08) P00.1

母体情况，影响到胎儿或新生儿——*续前页*

Maternal condition, affecting fetus or newborn ——*continued*

一肾炎、肾病综合征和肾病(N00-N08 中的情况) P00.1

一肾盂炎或肾盂肾炎 P00.1

一生殖道感染 NEC P00.8

一失血(妊娠) P02.1

一死亡 P01.6

一损伤(S00-T79 中的情况) P00.5

一糖尿病(E10-E14 中的情况) P70.1

一吸烟 P04.2

一细胞毒素性药物 P04.1

一先天性心脏病(Q20-Q24 中的情况) P00.3

一先兆子痫 P00.0

一血栓性静脉炎 P00.3

一循环系疾病(I00-I99，Q20-Q28 中的情况) P00.3

一以前的子宫或盆腔器官手术 P03.8

一阴道隔 P03.8

一阴道狭窄 P03.8

一饮酒 P04.3

一营养不良 P00.4

一营养疾患(E40-E64 中的情况) P00.4

一有害物质通过乳房、乳汁或胎盘传播 P04.9

一一特指的 NEC P04.8

一与近期妊娠无关的手术 P00.6

一一对子宫或盆腔器官 P03.8

一子痫 P00.0

—nephritis, nephrotic syndrome and nephrosis (conditions in N00-N08) P00.1

—pyelitis or pyelonephritis P00.1

—genital tract infections NEC P00.8

—blood loss (gestational) P02.1

—death P01.6

—injury (conditions in S00-T79) P00.5

—diabetes mellitus (conditions in E10-E14) P70.1

—tobacco use P04.2

—cytotoxic drug P04.1

—congenital heart disease (conditions in Q20-Q24) P00.3

—pre-eclampsia P00.0

—thrombophlebitis P00.3

—circulatory disease (conditions in I00-I99, Q20-Q28) P00.3

—previous surgery, uterus or pelvic organs P03.8

—septate vagina P03.8

—stenosis or stricture of vagina P03.8

—alcohol use P04.3

—malnutrition P00.4

—nutritional disorder (conditions in E40-E64) P00.4

—noxious influence transmitted via breast milk or placenta P04.9

——specified NEC P04.8

—operation (surgery) unrelated to current pregnancy P00.6

——to uterus or pelvic organs P03.8

—eclampsia P00.0

母体受放射线照射，影响到胎儿或新生儿 P00.7

Radiology, maternal, affecting fetus or newborn P00.7

mǔ 拇

拇指 - 另见情况

一吮吸(儿童问题) F98.8

拇指三指节畸形 Q74.0

Thumb - see also condition

—sucking (child problem) F98.8

Triphalangeal thumb Q74.0

mǔ 踇

踇	**Hallux**
一槌状(后天性) NEC M20.3	一malleus (acquired) NEC M20.3
一畸形(后天性) NEC M20.3	一deformity (acquired) NEC M20.3
一僵(后天性) M20.2	一rigidus (acquired) M20.2
一一佝偻病的晚期效应 E64.3	一一late effect of rickets E64.3
一一先天性 Q74.2	一一congenital Q74.2
一内翻(后天性) M20.3	一varus (acquired) M20.3
一一先天性 Q66.3	一一congenital Q66.3
一外翻(后天性) M20.1	一valgus (acquired) M20.1
一一先天性 Q66.8	一一congenital Q66.8
踇囊炎 M20.1	**Bunion M20.1**
踇内翻(双侧) Q66.3	**Primus varus (bilateral) Q66.3**

mù 木

木僵 R40.1	**Stupor R40.1**
一对异常应激反应的(短暂性) F43.0	一reaction to exceptional stress (transient) F43.0
一分离性 F44.2	一dissociative F44.2
一紧张性 F20.2	一catatonic F20.2
一心因性(无力性) F44.2	一psychogenic (anergic) F44.2
一抑郁 F32.8	一depressive F32.8
一躁狂-抑郁性 F31.8	一manic-depressive F31.8
一躁狂性 F30.2	一manic F30.2
木屑肺炎 J67.8	**Wood lung or pneumonitis J67.8**

mù 幕

幕下的 - 见情况	**Subtentorial - see condition**

mù 穆

穆尔综合征[腹性癫痫] G40.8	**Moore's syndrome G40.8**
穆哈-黑贝曼病[急性苔癣样糠疹] L41.0	**Mucha-Habermann disease L41.0**
穆里病(间歇性血红蛋白尿) D59.6	**Murri's disease (intermittent hemoglobinuria) D59.6**

N

nà 那

那加溃疡(另见 溃疡，皮肤) L98.4 | Naga sore (see also Ulcer, skin) L98.4

nà 纳

纳尔逊综合征 E24.1 | Nelson's syndrome E24.1
纳夫齐格综合征[斜角肌综合征] G54.0 | Naffziger's syndrome G54.0
纳格勒阿米巴病(伴有) B60.2 | Naegleriasis (with) B60.2
一脑膜脑炎 B60.2† G05.2* | —meningoencephalitis B60.2† G05.2*
纳归虫病 - 现译名 纳格勒阿米巴病 | Naegleriasis
纳贾 - 现译名 纳贾尔 | Najjar

nǎi 奶

奶酪工人肺 J67.8 | Cheese-worker's lung J67.8

nài 奈

奈瑟球菌感染 NEC - 见 淋球菌 | Neisserian infection NEC - see Gonococcus
奈泽洛夫综合征[胸腺发育异常综合征] D81.4 | Nezelof's syndrome D81.4

nài 耐

耐受不良 - 现译名 不耐受 | Intolerance
耐药(对) | Resistance, resistant (to)
一抗生素，按照菌株 | —antibiotic(s), by bacterial agent
一一甲氧西林 U80.1 | ——methicillin U80.1
一一多种 U88 | ——multiple U88
一一青霉素 U80.0 | ——penicillin U80.0
一一青霉素类 U80.8 | ——penicillin-related U80.8
一一特指的(单一的)NEC U89.8 | ——specified (single) NEC U89.8
一一一多种 U88 | ———multiple U88
一一万古霉素 U81.0 | ——vancomycin U81.0
一一万古霉素类 U81.8 | ——vancomycin-related U81.8

nán 男

男性化(女性)伴有肾上腺增生 E25.9	**Virilization, Virilism, Masculinization (female) with adrenal hyperplasia E25.9**
一先天性 E25.0	—congenital E25.0
男性母细胞瘤(M8630/1)	**Androblastoma, Arrhenoblastoma (M8630/1)**
一恶性(M8630/3)	—malignant (M8630/3)
一一特指部位 - 见 肿瘤，恶性	——specified site - see Neoplasm, malignant
一一未特指部位	——unspecified site
一一一男性 C62.9	———male C62.9
一一一女性 C56	———female C56
一良性(M8630/0)	—benign (M8630/0)
一一特指部位 - 见 肿瘤，良性	——specified site - see Neoplasm, benign
一一未特指部位	——unspecified site
一一一男性 D29.2	———male D29.2
一一一女性 D27	———female D27
一特指部位 - 见 肿瘤，动态未定	—specified site - see Neoplasm, uncertain behavior
一未特指部位	—unspecified site
一一男性 D40.1	——male D40.1
一一女性 D39.1	——female D39.1
一小管性(M8640/0)	—tubular (M8640/0)
一一伴有脂质贮积(M8641/0)	——with lipid storage (M8641/0)
一一一特指部位 - 见 肿瘤，良性	———specified site - see Neoplasm, benign
一一一未特指部位	———unspecified site
一一一一男性 D29.2	————male D29.2
一一一一女性 D27	————female D27
一一特指部位 - 见 肿瘤，良性	——specified site - see Neoplasm, benign
一一未特指部位	——unspecified site
一一一男性 D29.2	———male D29.2
一一一女性 D27	———female D27
男性色情狂 F52.7	**Satyriasis F52.7**
男性型[男性样]骨盆 Q74.2	**Male type [Android] pelvis Q74.2**
一伴有胎盆不称 O33.3	—with disproportion (fetopelvic) O33.3
一一引起梗阻性分娩 O65.3	——causing obstructed labor O65.3
一一影响到胎儿或新生儿 P03.1	——affecting fetus or newborn P03.1
男子乳腺发育 N62	**Gynecomastia N62**

nán 南

南美芽生菌病 - 现译名 阿尔梅达病	**Almeida's disease**

nán 难

难产 **O66.9**
一宫口梗阻性(低张性) O62.2
一一原发性 O62.0
一一继发性 O62.1
一一影响到胎儿或新生儿 P03.6
一肩(带) O66.0
一一引起梗阻性分娩 O66.0
一一影响到胎儿或新生儿 P03.1
一母体 O66.9
一一影响到胎儿或新生儿 P03.1
一收缩环性 O62.4
一一影响到胎儿或新生儿 P03.6
一胎儿 O66.9
一一特大 O66.2
一一异常 NEC O66.3
一一影响到胎儿或新生儿 P03.1
一胎位性 O64.9
一一影响到胎儿或新生儿 P03.1
一影响到胎儿或新生儿 P03.1
一子宫性 NEC O62.4
一一影响到胎儿或新生儿 P03.6

Dystocia O66.9
—cervical (hypotonic) O62.2
——primary O62.0
——secondary O62.1
——affecting fetus or newborn P03.6
—shoulder (girdle) O66.0
——causing obstructed labor O66.0
——affecting fetus or newborn P03.1
—maternal O66.9
——affecting fetus or newborn P03.1
—contraction ring O62.4
——affecting fetus or newborn P03.6
—fetal, fetus O66.9
——oversized O66.2
——abnormality NEC O66.3
——affecting fetus or newborn P03.1
—positional O64.9
——affecting fetus or newborn P03.1
—affecting fetus or newborn P03.1
—uterine NEC O62.4
——affecting fetus or newborn P03.6

nǎn 赧

赧颜恐怖[红色恐怖] F40.2

Erythrophobia F40.2

náng 囊

囊
一食管，先天性 Q39.6
一一后天性 K22.5
一胃 K31.4
一咽 Q38.7
一支气管 Q32.4
囊的 - 见情况
囊瘤(M8440/0) - 另见 肿瘤，良性
一浆液性(M8441/0)
一一特指部位 - 见 肿瘤，良性
一一未特指部位 D27
一粘蛋白性(M8470/0)
一一特指部位 - 见 肿瘤，良性
一一未特指部位 D27

Pouch
—esophagus, esophageal, congenital Q39.6
——acquired K22.5
—gastric K31.4
—pharynx Q38.7
—bronchus Q32.4
Capsule - see condition
Cystoma (M8440/0) - see also Neoplasm, benign
—serous(M8441/0)
——specified site - see Neoplasm, benign
——unspecified site D27
—mucinous (M8470/0)
——specified site - see Neoplasm, benign
——unspecified site D27

囊泡
一精 - 见情况
一皮肤 R23.8
囊尾蚴纤维素侵染 - 见 猪囊尾蚴病[囊虫病]
囊腺癌(M8440/3) - 另见 肿瘤，恶性
一胆管(M8161/3) C22.1
一假粘液性(M8470/3)
一一乳头状(M8471/3)
一一一特指部位 - 见 肿瘤，恶性
一一一未特指部位 C56
一一特指部位 - 见 肿瘤，恶性
一一未特指部位 C56
一浆液性(M8441/3)
一一乳头状(M8460/3)
一一一特指部位 - 见 肿瘤，恶性
一一一未特指部位 C56
一一特指部位 - 见 肿瘤，恶性
一一未特指部位 C56
一粘蛋白性(M8470/3)
一一乳头状(M8471/3)
一一一特指部位 - 见 肿瘤，恶性
一一一未特指部位 C56
一一特指部位 - 见 肿瘤，恶性
一一未特指部位 C56
一乳头状(M8450/3)
一一假粘液性(M8471/3)
一一一特指部位 - 见 肿瘤，恶性
一一一未特指部位 C56
一一浆液性(M8460/3)
一一一特指部位 - 见 肿瘤，恶性
一一一未特指部位 C56
一一粘蛋白性(M8471/3)
一一一特指部位 - 见 肿瘤，恶性
一一一未特指部位 C56
一一特指部位 - 见 肿瘤，恶性
一一未特指部位 C56
一子宫内膜样(M8380/3) - 见 肿瘤，恶性
一一特指部位 - 见 肿瘤，恶性
一一未特指部位
一一一男性 C61
一一一女性 C56

Vesicle
—seminal - see condition
—cutaneous, skin R23.8
Cysticercus cellulose infestation - see Cysticercosis
Cystadenocarcinoma (M8440/3) - see also Neoplasm, malignant
—bile duct (M8161/3) C22.1
—pseudomucinous (M8470/3)
——papillary (M8471/3)
———specified site - see Neoplasm, malignant
———unspecified site C56
——specified site - see Neoplasm, malignant
——unspecified site C56
—serous (M8441/3)
——papillary (M8460/3)
———specified site - see Neoplasm, malignant
———unspecified site C56
——specified site - see Neoplasm, malignant
——unspecified site C56
—mucinous (M8470/3)
——papillary (M8471/3)
———specified site - see Neoplasm, malignant
———unspecified site C56
——specified site - see Neoplasm, malignant
——unspecified site C56
—papillary (M8450/3)
——pseudomucinous (M8471/3)
———specified site - see Neoplasm, malignant
———unspecified site C56
——serous (M8460/3)
———specified site - see Neoplasm, malignant
———unspecified site C56
——mucinous (M8471/3)
———specified site - see Neoplasm, malignant
———unspecified site C56
——specified site - see Neoplasm, malignant
——unspecified site C56
—endometrioid (M8380/3) - see Neoplasm, malignant
——specified site - see Neoplasm, malignant
——unspecified site
———male C61
———female C56

囊腺瘤(M8440/0) - 另见 肿瘤，良性
－胆管(M8161/0) D13.4
－恶性(M8440/3) - 见 肿瘤，恶性
－假粘液性(M8470/0)
－－交界恶性(M8472/1)
－－－卵巢(M8472/3) C56
－－－特指部位 NEC - 见 肿瘤，动态未定
－－－未特指部位 C56
－－乳头状(M8471/0)
－－－交界恶性(M8473/1)
－－－－卵巢(M8473/3) C56
－－－－特指部位 NEC - 见 肿瘤，动态未定
－－－－未特指部位 C56
－－－特指部位 - 见 肿瘤，良性
－－－未特指部位 D27
－－特指部位 - 见 肿瘤，良性
－－未特指部位 D27
－浆液性(M8441/0)
－－交界恶性(M8442/1)
－－－卵巢(M8442/3) C56
－－－特指部位 NEC - 见 肿瘤，动态未定
－－－未特指部位 C56
－－乳头状(M8460/0)
－－－交界恶性(M8462/1)
－－－－卵巢(M8462/3) C56
－－－－特指部位 NEC - 见 肿瘤，动态未定
－－－－未特指部位 C56
－－－特指部位 - 见 肿瘤，良性
－－－未特指部位 D27
－－特指部位 - 见 肿瘤，良性
－－未特指部位 D27
－粘蛋白性(M8470/0)
－－交界恶性(M8472/1)
－－－卵巢(M8472/3) C56
－－－特指部位 NEC - 见 肿瘤，动态未定
－－－未特指部位 C56

Cystadenoma (M8440/0) - see also Neoplasm, benign
－bile duct (M8161/0) D13.4
－malignant (M8440/3) - see Neoplasm, malignant
－pseudomucinous (M8470/0)
－－borderline malignancy (M8472/1)
－－－ovary (M8472/3) C56
－－－specified site NEC - see Neoplasm, uncertain behavior
－－－unspecified site C56
－－papillary (M8471/0)
－－－borderline malignancy (M8473/1)
－－－－ovary (M8473/3) C56
－－－－specified site NEC - see Neoplasm, uncertain behavior
－－－－unspecified site C56
－－－specified site - see Neoplasm, benign
－－－unspecified site D27
－－specified site - see Neoplasm, benign
－－unspecified site D27
－serous (M8441/0)
－－borderline malignancy (M8442/1)
－－－ovary (M8442/3) C56
－－－specified site NEC - see Neoplasm, uncertain behavior
－－－unspecified site C56
－－papillary (M8460/0)
－－－borderline malignancy (M8462/1)
－－－－ovary (M8462/3) C56
－－－－specified site NEC - see Neoplasm, uncertain behavior
－－－－unspecified site C56
－－－specified site - see Neoplasm, benign
－－－unspecified site D27
－－specified site - see Neoplasm, benign
－－unspecified site D27
－mucinous (M8470/0)
－－borderline malignancy (M8472/1)
－－－ovary (M8472/3) C56
－－－specified site NEC - see Neoplasm, uncertain behavior
－－－unspecified site C56

囊腺瘤——*续前页*
—乳头状——*续前页*
——特指部位 - 见 肿瘤，良性
——未特指部位 D27
—子宫内膜样(M8380/0) - 另见 肿瘤，良性
——交界恶性(M8380/1) - 见 肿瘤，动态未定

囊腺纤维瘤(M9013/0)
—浆液性(M9014/0)
——特指部位 - 见 肿瘤，良性
——未特指部位 D27
—粘蛋白性(M9015/0)
——特指部位 - 见 肿瘤，良性
——未特指部位 D27
—透明细胞(M8313/0) - 见 肿瘤，良性
—特指部位 - 见 肿瘤，良性
—未特指部位 D27
—子宫内膜样(M8381/0) D27
——恶性(M8381/3) C56
——交界恶性(M8381/1) D39.1

囊形的 - 见情况

囊性 - 另见情况
—半月板 M23.0
—肺病 J98.4
——先天性 Q33.0
—肝，先天性 Q44.6
—管[胆囊管]的 - 见情况
—黄体(出血性) N83.1
—卵巢 N83.2
—乳房(慢性) N60.1
——伴有上皮增生 N60.3
—肾 Q61.9
——髓样 Q61.5
—髓样，肾 Q61.5
—纤维变性(另见 纤维化，囊性) E84.9
—眼球(先天性) Q11.0

囊性肾盂输卵管炎 N28.8

囊炎 - 现译名 滑囊炎

囊炎(关节) M77.9
—肝 K65.8
—粘连性 M77.9
——肩 M75.0

Cystadenoma——*continued*
—papillary——*continued*
——specified site - see Neoplasm, benign
——unspecified site D27
—endometrioid (M8380/0) - see also Neoplasm, benign
——borderline malignancy (M8380/1) - see Neoplasm, uncertain behavior

Cystadenofibroma (M9013/0)
—serous (M9014/0)
——specified site - see Neoplasm, benign
——unspecified site D27
—mucinous (M9015/0)
——specified site - see Neoplasm, benign
——unspecified site D27
—clear cell (M8313/0) - see Neoplasm, benign
—specified site - see Neoplasm, benign
—unspecified site D27
—endometrioid (M8381/0) D27
——malignant (M8381/3) C56
——borderline malignancy (M8381/1) D39.1

Saccular - see condition

Cystic - see also condition
—meniscus M23.0
—lung disease J98.4
——congenital Q33.0
—liver, congenital Q44.6
—duct - see condition
—corpus luteum (hemorrhagic) N83.1
—ovary N83.2
—breast (chronic) N60.1
——with epithelial proliferation N60.3
—kidney Q61.9
——medullary Q61.5
—medullary, kidney Q61.5
—fibrosis (see also Fibrosis, cystic) E84.9
—eyeball (congenital) Q11.0

Pyeloureteritis cystica N28.8

Bursitis

Capsulitis (joint) M77.9
—hepatic K65.8
—adhesive M77.9
——shoulder M75.0

囊肿(胶样)(粘液性)(潴留)(单纯性)

注：一般来讲，囊肿不是肿瘤性的，它们或被分类到特指条目，或被分类到特定解剖部位之疾病的适当类目。这一概念不适用于那些具有肿瘤性质的囊肿，如：皮样囊肿，也不适用于某些结构的囊肿，如：鳃裂，它们被分类到发育异常。

下表包括一些最常报告的囊肿部位以及指明囊肿类型的修饰词。这些修饰词在解剖部位下通常不再重复列出。由于为某部位所指定的编码可能随囊肿的类型而改变，因此编码员在考虑部位前，应先参阅列在囊肿特指类型下面的表。

Cyst (colloid) (mucous) (retention) (simple)

Note: In general, cysts are not neoplastic and are classified either as specific entities or to the appropriate category for disease of the specified anatomical site. This generalization does not apply to certain types of cysts which are neoplastic in nature, for example dermoid, or to cysts of certain structures, for example branchial cleft, which are classified as developmental anomalies.

The following listing includes some of the most frequently reported sites of cysts as well as qualifiers that indicate the type of cyst. The qualifiers are not usually repeated under the anatomical sites. Since the code assignment for a given site may vary depending on the type of cyst, the coder should refer to the listings under the specified type of cyst before considering the site.

一癌性(M8010/3) - 见 肿瘤，恶性	—carcinomatous (M8010/3) - see Neoplasm, malignant
一半月板，膝 M23.0	—meniscus, knee M23.0
一半月软骨(膝)(多发性) M23.0	—semilunar cartilage (knee) (multiple) M23.0
一包含体(表皮)(表皮样)(上皮性)(鳞状) L72.0	—inclusion (epidermal) (epidermoid) (epithelial) (squamous) L72.0
——非属皮肤的 - 见 囊肿，按部位	——not of skin - see Cyst, by site
一包皮 N48.8	—prepuce N48.8
——先天性 Q55.6	——congenital Q55.6
一贝克[腘窝滑囊囊肿] M71.2	—Baker's M71.2
——结核性 A18.0† M01.1*	——tuberculous A18.0† M01.1*
——破裂 M66.0	——ruptured M66.0
一鼻(甲) J34.1	—nose (turbinates) J34.1
——窦 J34.1	sinus J34.1
一鼻齿槽 K09.8	—nasoalveolar K09.8
一鼻唇 K09.8	—nasolabial K09.8
一鼻窦(旁窦) J34.1	—sinus (accessory) (nasal) J34.1
一鼻腭(管) K09.1	—nasopalatine (duct) K09.1
一鼻甲 J34.1	—turbinate (nose) J34.1
一鼻咽 J39.2	—nasopharynx J39.2
一扁桃体 J35.8	—tonsil J35.8
一表皮，表皮样(包含体)(另见 囊肿，皮肤) L72.0	—epidermal, epidermoid (inclusion) (see also Cyst, skin) L72.0
——口腔，口腔软组织 K09.8	——mouth, oral soft tissue K09.8
一玻璃体 H43.8	—vitreous body H43.8
一残余(牙根) K04.8	—residual (radicular) K04.8
一藏毛(感染的)(直肠) L05.9	—pilonidal (infected) (rectum) L05.9
——伴有脓肿 L05.0	——with abscess L05.0
——恶性(M9084/3) C44.5	——malignant (M9084/3) C44.5
一肠(大)(小) K63.8	—intestine (large) (small) K63.8

囊肿——*续前页*
—肠系膜 K66.8
——乳糜 I89.8
—肠源性 Q43.8
—出牙 K09.0
—处女膜 N89.8
——胚胎性 Q52.4
—垂体(管)(腺)(复发性) E23.6
——脑 E23.6
—唇(腺) K13.0
—大脑 - 见 囊肿，脑
—丹迪-沃克 Q03.1
—单一性
——骨 M85.4
——颌 K09.2
—胆囊，胆囊管 K82.8
—胆总管(肝总管) K83.5
—胆总管[胆总管囊性扩张]，先天性 Q44.4
—蝶鞍内 E23.6
—蝶鞍上 - 见 囊肿，脑
—蝶窦 J34.1
—窦 J34.1
—多房(卵巢)(M8000/1) D39.1
——良性(M8000/0) - 见 肿瘤，良性
—额窦 J34.1
—恶性(M8000/3) - 见 肿瘤，恶性
—腭(裂)(正中) K09.1
—腭乳头(颌) K09.1
—耳(外) Q18.1
—耳屏前 Q18.1
—耳前 Q18.1
—发育性 K09.1
——口腔(非牙源性) K09.1
——卵巢 Q50.1
——牙源性 K09.0
—肺 J98.4
——大泡性 J43.9
——先天性 Q33.0
—附睾 N50.8
—副中肾管
——男性 Q55.2
——女性 Q50.4

Cyst——*continued*
—mesentery, mesenteric K66.8
——chyle I89.8
—enterogenous Q43.8
—eruption K09.0
—hymen N89.8
——embryonic Q52.4
—hypophysis, hypophyseal, pituitary (duct) (gland) (recurrent) E23.6
——cerebri E23.6
—lip (gland) K13.0
—cerebral - see Cyst, brain
—Dandy-Walker Q03.1
—solitary
——bone M85.4
——jaw K09.2
—gallbladder, cystic duct K82.8
—bile duct (common) (hepatic) K83.5
—choledochus, congenital Q44.4
—intrasellar E23.6
—suprasellar - see Cyst, brain
—sphenoid sinus J34.1
—antrum J34.1
—multilocular (ovary) (M8000/1) D39.1
——benign (M8000/0) - see Neoplasm, benign
—frontal sinus J34.1
—malignant (M8000/3) - see Neoplasm, malignant
—palate (fissural) (median) K09.1
—palatine papilla (jaw) K09.1
—ear (external) Q18.1
—pretragal Q18.1
—preauricular Q18.1
—developmental K09.1
——oral region (nonodontogenic) K09.1
——ovary, ovarian Q50.1
——odontogenic K09.0
—lung J98.4
——giant bullous J43.9
——congenital Q33.0
—epididymis N50.8
—paramesonephric duct
——male Q55.2
——female Q50.4

囊肿——*续前页*
一腹膜 K66.8
一一乳糜性 I89.8
一腹膜后 K66.8
一钙化性牙源性(M9301/0) D16.5
一一上颌(骨) D16.4
一肝 K76.8
一一棘球蚴囊 B67.8† K77.0*
一一一多房 B67.5† K77.0*
一一一细粒 B67.0† K77.0*
一一先天性 Q44.7
一肛门 K62.8
一睾丸 N50.8
一格拉夫卵泡(出血性) N83.0
一根侧牙周 K09.0
一根尖(牙)(牙周) K04.8
一宫颈 NEC N88.8
一一纳博特 N88.8
一一胚胎性 Q51.6
一巩膜 H15.8
一骨(局部) NEC M85.6
一一单一性 M85.4
一一动脉瘤性 M85.5
一一颌 K09.2
一一一发育性(非牙源性) K09.1
一一一一牙源性 K09.0
一一一潜伏性 K10.0
一骨盆，女性 N94.8
一一在妊娠或分娩中 O34.8
一一一引起梗阻性分娩 O65.5
一关节 NEC M25.8
一腘 M71.2
一一破裂 M66.0
一含气，肺 J98.4
一含牙(下颌骨)(上颌骨) K09.0
一汗腺或汗管 L74.8
一颌(骨)(动脉瘤性)(出血性)(创伤性) K09.2
一一发育性(牙源性) K09.0
一虹膜(渗出性)(植入性)(寄生虫性) H21.3
一喉 J38.7
一滑膜 M71.3
一一破裂 M66.1

Cyst——*continued*
—peritoneum K66.8
——chylous I89.8
—retroperitoneal K66.8
—calcifying odontogenic (M9301/0) D16.5
——upper jaw (bone) D16.4
—liver K76.8
——hydatid B67.8† K77.0*
———multilocularis B67.5† K77.0*
———granulosus B67.0† K77.0*
——congenital Q44.7
—anus K62.8
—testis N50.8
—graafian follicle (hemorrhagic) N83.0
—lateral periodontal K09.0
—apical, periapical (tooth) (periodontal) K04.8
—cervix NEC N88.8
——nabothian N88.8
——embryonic Q51.6
—sclera H15.8
—bone (local) NEC M85.6
——solitary M85.4
——aneurysmal M85.5
——jaw K09.2
———developmental (nonodontogenic) K09.1
————odontogenic K09.0
———latent K10.0
—pelvis, female N94.8
in pregnancy or childbirth O34.8
———causing obstructed labor O65.5
—joint NEC M25.8
—popliteal M71.2
——ruptured M66.0
—air, lung J98.4
—dentigerous (mandible) (maxilla) K09.0
—sweat gland or duct L74.8
—jaw (bone) (aneurysmal) (hemorrhagic) (traumatic) K09.2
——developmental (odontogenic) K09.0
—iris (exudative) (implantation) (parasitic) H21.3
—larynx J38.7
—synovial M71.3
——ruptured M66.1

囊肿——*续前页*
一滑囊，粘液囊 NEC M71.3
——咽 J39.2
一黄斑 H35.3
一黄体素 N83.1
一会厌，会厌谷 J38.7
一棘球性(另见 棘球蚴) B67.9
一棘球蚴囊(另见 棘球蚴) B67.9
——肺 NEC B67.9† J99.8*
——肝(另见 囊肿，肝，棘球蚴囊) B67.8† K77.0*
——特指部位 NEC B67.9
一脊膜 G96.1
一寄生虫性 B89
一加特纳管[卵巢冠纵管] Q50.5
一颊侧 K09.8
一甲状(腺) E04.1
一甲状旁(腺) E21.4
一甲状舌管(感染的)(永存) Q89.2
一假粘液性(卵巢)(M8470/0) D27
一睑板腺 H00.1
一腱(鞘) M67.8
一腱鞘 M67.4
一角膜 H18.8
一结肠 K63.8
一结膜 H11.4
一睫状体(渗出性)(植入性)(寄生虫性) H21.3
一近中的，面部和颈部 Q18.8
一晶状体 H27.8
——先天性 Q12.8
一精囊 N50.8
一精索 N50.8
一颈外侧 Q18.1
一锯状缘 H33.1
一考珀腺[尿道球腺](良性)(感染的) N36.8
一口腔 K09.8
——区 K09.9
———发育性(非牙源性) K09.1
———特指的 NEC K09.8
——软组织 K09.9
———特指的 NEC K09.8
一眶 H05.8
一阔韧带(良性) N83.8
一拉特克囊 E23.6

Cyst——*continued*
—bursa, bursal NEC M71.3
——pharyngeal J39.2
—macula H35.3
—lutein N83.1
—epiglottis, vallecula, vallecular (epiglottis) J38.7
—echinococcal (see also Echinococcus) B67.9
—hydatid (see also Echinococcus) B67.9
——lung NEC B67.9† J99.8*
——liver (see also Cyst, liver, hydatid) B67.8† K77.0*
——specified site NEC B67.9
—spinal meninges G96.1
—parasitic B89
—Gartner's duct Q50.5
—buccal K09.8
—thyroid (gland) E04.1
—parathyroid (gland) E21.4
—thyroglossal duct (infected) (persistent) Q89.2
—pseudomucinous (ovary) (M8470/0) D27
—tarsal H00.1
—tendon (sheath) M67.8
—ganglion M67.4
—cornea H18.8
—colon K63.8
—conjunctiva H11.4
—ciliary body (exudative) (implantation) (parasitic) H21.3
—medial, face and neck Q18.8
—lens H27.8
——congenital Q12.8
—seminal vesicle N50.8
—spermatic cord N50.8
—cervical lateral Q18.1
—ora serrata H33.1
—Cowper's gland (benign) (infected) N36.8
—mouth, oral K09.8
——region K09.9
———developmental (nonodontogenic) K09.1
———specified NEC K09.8
——soft tissue K09.9
———specified NEC K09.8
—orbit H05.8
—broad ligament (benign) N83.8
—Rathke's pouch E23.6

囊肿——*续前页*
一蓝顶(乳房) N60.0
一阑尾 K38.8
一泪 H04.8
——道或囊 H04.6
——腺 H04.1
一粒层黄体素细胞(出血性) N83.1
一淋巴管瘤(M9173/0) D18.1
一淋巴上皮，口腔软组织 K09.8
一颅颊囊，颅咽囊 E23.6
一颅脑膜 G93.0
一颅内 - 见 囊肿，脑
一滤泡(闭锁)(出血性)(卵巢) N83.0
——牙源性 K09.0
一卵巢(扭转) NEC N83.2
——出血性 N83.2
——多房性(M8000/1) D39.1
——发育性 Q50.1
——假粘液性(M8470/0) D27
——浆液性 N83.2
——结核性 A18.1† N74.1*
——滤泡性(格拉夫)(出血性) N83.0
——泡膜黄体(出血性) N83.1
——皮样(M9084/0) D27
——巧克力 N80.1
——体
白 N83.2
———黄(出血性) N83.1
——由于衰竭或退化 NEC N83.2
——在妊娠或分娩中 O34.8
———伴有梗阻性分娩 O65.5
——粘连性 N83.2
——潴留 N83.2
一卵巢冠 Q50.5
一卵巢旁，卵巢旁体 Q50.5
一卵泡(格拉夫)(出血性) N83.0
——纳博特 N88.8
一马尾 G95.8
一迈博姆(腺)[睑板腺] H00.1
——感染的 H00.0
一脉络丛 G93.0
一毛发 L72.1

Cyst——*continued*
—blue dome (breast) N60.0
—appendix K38.8
—lacrimal H04.8
——passages or sac H04.6
——gland H04.1
—granulosal lutein (hemorrhagic) N83.1
—lymphangiomatous (M9173/0) D18.1
—lymphoepithelial, oral soft tissue K09.8
—craniobuccal pouch, craniopharyngeal pouch E23.6
—cranial meninges G93.0
—intracranial - see Cyst, brain
—follicular (atretic) (hemorrhagic) (ovarian) N83.0
——odontogenic K09.0
—ovary, ovarian (twisted) NEC N83.2
——hemorrhagic N83.2
——multilocular (M8000/1) D39.1
——developmental Q50.1
——pseudomucinous (M8470/0) D27
——serous N83.2
——tuberculous A18.1† N74.1*
——follicular (graafian) (hemorrhagic) N83.0
——theca lutein (hemorrhagic) N83.1
——dermoid (M9084/0) D27
——chocolate N80.1
——corpus
———albicans N83.2
———luteum (hemorrhagic) N83.1
——due to failure or involution NEC N83.2
——in pregnancy or childbirth O34.8
———with obstructed labor O65.5
——adherent N83.2
——retention N83.2
—epoophoron Q50.5
—parovarian, paroophoron Q50.5
—follicle (graafian) (hemorrhagic) N83.0
——nabothian N88.8
—cauda equina G95.8
—meibomian (gland) H00.1
——infected H00.0
—choroid plexus G93.0
—pilar, trichilemmal L72.1

囊肿——*续前页*
－毛囊
－－皮肤 L72.9
－－－特指的 NEC L72.8
－米勒管[苗勒管] Q50.4
－莫尔加尼(囊状附件)
－－男性(附睾) Q55.4
－－－睾丸 Q55.2
－－女性 Q50.5
－莫尔腺 H02.8
－木霉 L72.1
－纳博特(卵泡)[颈淋巴结囊肿](破裂) N88.8
－囊尾蚴(另见 猪囊尾蚴病[囊虫病]) B69.9
－囊状附件(另见 棘球蚴) B67.9
－－莫尔加尼
－－－男性(附睾) Q55.4
－－－－睾丸 Q55.2
－－－女性 Q50.5
－脑(后天性) G93.0
－－第三脑室(胶样)，先天性 Q04.6
－－棘球蚴囊(另见 棘球蚴) B67.9† G94.8*
－－先天性 Q04.6
－脑穿通性 Q04.6
－－后天性 G93.0
－脑膜(大脑) G93.0
－－脊 G96.1
－脑室周，后天性，新生儿 P91.1
－尿道(腺) N36.8
－尿道旁管，尿道旁腺 N36.8
－尿道球腺 N36.8
－尿道下 N36.8
－努克管(女性) N94.8
－－先天性 Q52.4
－女性外生殖器 NEC N90.7
－旁突体，脑，先天性 Q04.6
－膀胱(多发性)(口)(三角区) N32.8
－胚胎性，输卵管 Q50.4
－皮肤 L72.9
－－包涵体 L72.0
－－表皮，表皮样 L72.0
－－汗腺或汗管 L74.8
－－皮脂腺 L72.1
－－乳房 N60.8

Cyst——*continued*
－follicular
－－skin L72.9
－－－specified NEC L72.8
－muellerian duct Q50.4
－Morgagni (hydatid)
－－male (epididymal) Q55.4
－－－testicular Q55.2
－－female Q50.5
－gland of Moll H02.8
－trichodermal L72.1
－nabothian (follicle) (ruptured) N88.8
－cysticercus (see also Cysticercosis) B69.9
－hydatid (see also Echinococcus) B67.9
－－Morgagni
－－－male (epididymal) Q55.4
－－－－testicular Q55.2
－－－female Q50.5
－brain (acquired) G93.0
－－third ventricle (colloid), congenital Q04.6
－－hydatid (see also Echinococcus) B67.9† G94.8*
－－congenital Q04.6
－porencephalic Q04.6
－－acquired G93.0
－meninges (cerebral)/membrane, brain G93.0
－－spinal G96.1
－periventricular, acquired, newborn P91.1
－urethra, urethral (gland) N36.8
－paraurethral duct, Skene's gland N36.8
－bulbourethral gland N36.8
－suburethral N36.8
－canal of Nuck (female) N94.8
－－congenital Q52.4
－external female genital organs NEC N90.7
－paraphysis, cerebri, congenital Q04.6
－bladder, vesical (multiple) (orifice) (trigone) N32.8
－embryonic, fallopian tube Q50.4
－skin L72.9
－－inclusion L72.0
－－epidermal, epidermoid L72.0
－－sweat gland or duct L74.8
－－sebaceous L72.1
－－breast N60.8

囊肿——*续前页*
一皮肤——*续前页*
一一上皮性，表皮样 L72.0
一一上皮样 L72.0
一一生殖器官 NEC
一一一男性 N50.8
一一一女性 N90.7
一一眼睑 H02.8
一一阴囊 L72.9
一皮下，棕色真菌病(着色真菌病) B43.2† L99.8*
一皮样(M9084/0) - 另见 肿瘤，良性
一一伴有恶性变(M9084/3) C56
一一口腔 K09.8
一一口腔软组织 K09.8
一一植入性
一一一表皮(皮肤) NEC L72.0
一一一虹膜 H21.3
一一一外阴 N90.7
一一一阴道 N89.8
一皮脂腺(管)(腺) L72.1
一一乳房 N60.8
一一生殖器官 NEC
一一一男性 N50.8
一一一女性 N94.8
一一眼睑 H02.8
一一阴囊 L72.1
一脾 NEC D73.4
一一棘球蚴囊(另见 棘球蚴) B67.9† D77*
一脐尿管，先天性 Q64.4
一前房(眼)(渗出性)(植入性)(寄生虫性) H21.3
一前列腺 N42.8
一前庭大腺 N75.0
一巧克力(卵巢) N80.1
一鞘膜 N50.8
一切牙管 K09.1
一球颌突 K09.1
一韧带内 M24.2
一一膝 M23.8
一绒毛膜 O41.8
一乳房(良性)(蓝顶)(有蒂的) N60.0
一一皮脂腺 N60.8
一一退化 N60.8

Cyst——*continued*
—skin——*continued*
——epidermal, epidermoid L72.0
——epithelial L72.0
——genital organ NEC
———male N50.8
———female N90.7
——eyelid H02.8
——scrotum L72.9
—subcutaneous, pheomycotic (chromomycotic) B43.2† L99.8*
—dermoid (M9084/0) - see also Neoplasm, benign
——with malignant transformation (M9084/3) C56
——mouth K09.8
——oral soft tissue K09.8
——implantation
———external area or site (skin) NEC L72.0
———iris H21.3
———vulva N90.7
———vagina N89.8
—sebaceous (duct) (gland) L72.1
——breast N60.8
——genital organ NEC
———male N50.8
———female N94.8
——eyelid H02.8
——scrotum L72.1
—spleen NEC D73.4
——hydatid (see also Echinococcus) B67.9† D77*
—urachus, congenital Q64.4
—anterior chamber (eye) (exudative) (implantation) (parasitic) H21.3
—prostate N42.8
—Bartholin's gland N75.0
—chocolate (ovary) N80.1
—tunica vaginalis N50.8
—incisive canal K09.1
—globulomaxillary K09.1
—intraligamentous M24.2
——knee M23.8
—chorion O41.8
—breast (benign) (blue dome) (pedunculated) N60.0
——sebaceous N60.8
——involution N60.8

囊肿——*续前页*
一胸(腺) E32.8
一胸膜 J94.8
一血管瘤性(M9120/0) D18.0
一牙(根) K04.8
一一萌出 K09.0
一一原基性 K09.0
一牙根(残余) K04.8
一牙龈 K09.0
一牙源性，发育性 K09.0
一牙周 K04.8
一一根侧 K09.0
一咽(壁)[托伦瓦尔特] J39.2
一咽下部 J39.2
一眼 NEC H57.8
一眼睑(皮脂腺) H02.8
一一感染的 H00.0
一一先天性 Q15.8
一羊膜 O41.8
一胰腺(出血性)(真) K86.2
一一假 K86.3
一一先天性 Q45.2
一阴唇(大)(小) N90.7
一一皮脂腺 N90.7
一阴道(植入性)(包含体)(鳞状细胞)(壁) N89.8
一一胚胎性 Q52.4
一阴蒂 N90.7
一阴茎(皮脂腺) N48.8
一阴囊 L72.9
一一皮脂腺 L72.1
一硬膜下(大脑) G93.0
一一脊髓 G96.1
一硬脑脊膜(大脑) G93.0
一一脊柱 G96.1
一原基性(颌) K09.0
一正中
一一腭 K09.1
一一前上颌 K09.1
一支气管源性(纵隔的)(分离) J98.4
一一先天性 Q33.0
一直肠(上皮)(粘液) K62.8

Cyst——*continued*
—thymus (gland) E32.8
—pleura J94.8
—hemangiomatous (M9120/0) D18.0
—dental, tooth (root) K04.8
——eruption K09.0
——primordial K09.0
—radicular (residual) K04.8
—gingiva K09.0
—odontogenic, developmental K09.0
—periodontal K04.8
——lateral K09.0
—pharynx (wall), Thornwaldt's, Tornwaldt's J39.2
—hypopharynx J39.2
—eye NEC H57.8
—eyelid (sebaceous) H02.8
——infected H00.0
——congenital Q15.8
—amnion, amniotic O41.8
—pancreas, pancreatic (hemorrhagic) (true) K86.2
——false K86.3
——congenital Q45.2
—labium (majus) (minus) N90.7
——sebaceous N90.7
—vagina, vaginal (implantation) (inclusion) (squamous cell) (wall) N89.8
——embryonic Q52.4
—clitoris N90.7
—penis (sebaceous) N48.8
—scrotum L72.9
——sebaceous L72.1
—subdural (cerebral) G93.0
——spinal cord G96.1
—dura (cerebral) G93.0
——spinal G96.1
—primordial (jaw) K09.0
—median
——palatal K09.1
——anterior maxillary K09.1
—bronchogenic (mediastinal) (sequestration) J98.4
——congenital Q33.0
—rectum (epithelium) (mucous) K62.8

囊肿——*续前页*
—植入性(皮样)
——表皮(皮肤) NEC L72.0
——虹膜 H21.3
——外阴 N90.7
——阴道 N89.8
—中肾管
——男性 Q55.2
——女性 Q50.5
—肿瘤性(M8000/1) - 另见 肿瘤，动态未定
——良性(M8000/0) - 见 肿瘤，良性
—蛛网膜，脑(后天性) G93.0
——先天性 Q04.6
—子宫(体)(复发性) N85.8
——胚胎性 Q51.8
———宫颈 Q51.6
—子宫肌层 N85.8
—子宫内膜 N85.8
——异位(另见 子宫内膜异位) N80.9
—子宫韧带 N83.8
—眦 H11.4
—总(胆)管 K83.5
—纵隔，先天性 Q34.1
囊周炎，粘连性(肩) M75.0
囊状附件
—莫尔加尼
——男性(附睾) Q55.4
—— 睾丸 Q55.2
——女性 Q50.5
胎块 - 见 葡萄胎
囊状淋巴管瘤 I89.8

náo 蛲

蛲虫(病)(感染)(侵染) B80

nǎo 脑

脑 - 另见情况
—综合征 - 见 综合征，脑
脑(脊)膜 - 见情况

Cyst——*continued*
—implantation (dermoid)
——external area or site (skin) NEC L72.0
——iris H21.3
——vulva N90.7
——vagina N89.8
—mesonephric duct
——male Q55.2
——female Q50.5
—neoplastic (M8000/1) - see also Neoplasm, uncertain behavior
——benign (M8000/0) - see Neoplasm, benign
—arachnoid, brain (acquired) G93.0
——congenital Q04.6
—uterus (body) (corpus) (recurrent) N85.8
——embryonic Q51.8
———cervix Q51.6
—myometrium N85.8
—endometrium, endometrial (uterus) N85.8
——ectopic (see also Endometriosis) N80.9
—uterine ligament N83.8
—canthus H11.4
—common (bile) duct K83.5
—mediastinum, congenital Q34.1
Pericapsulitis, adhesive (shoulder) M75.0
Hydatid
—Morgagni
——male (epididymal) Q55.4
———testicular Q55.2
——female Q50.5
—mole - see Hydatidiform mole
Lymphocele I89.8

Enterobiasis, Enterobius vermicularis, Pinworm, Oxyuriasis, Oxyuris vermicularis, Seatworm, Threadworm (disease) (infection) (infestation) B80

Brain - see also condition
—syndrome - see Syndrome, brain
Meninges, meningeal - see condition

脑脊膜脊髓神经炎(另见 脑膜脑炎) G04.9	**Meningomyeloneuritis (see also Meningoencephalitis) G04.9**
脑脊膜脑脊髓病 G96.9	**Meningoencephalomyelopathy G96.9**
脑脊膜脑脊髓炎(另见 脑膜脑炎) G04.9	**Meningoencephalomyelitis (see also Meningo-encephalitis) G04.9**
一急性 NEC(病毒性) A86	—acute NEC (viral) A86
一一播散性(免疫后或疫苗接种后)(感染后) G04.0	——disseminated (postimmunization or postvaccination) (postinfectious) G04.0
一由于	—due to
一一放线菌病 A42.8† G05.0*	——actinomycosis A42.8† G05.0*
一一弓形虫或弓形虫病(后天性) B58.2† G05.2*	——toxoplasma or toxoplasmosis (acquired) B58.2† G05.2*
一一一先天性 P37.1† G05.2*	———congenital P37.1† G05.2*
一一溶组织隐球菌 B45.1† G05.2*	——Torula (histolytica) B45.1† G05.2*
脑脊膜神经根炎 - 见 脑膜炎	**Meningoradiculitis - see Meningitis**
脑脊膜血管的 - 见情况	**Meningovascular - see condition**
脑脊髓病 G96.9	**Encephalomyelopathy G96.9**
脑脊髓的 - 见情况	**Cerebrospinal - see condition**
脑脊髓灰质炎(急性)(前部) A80.9	**Polioencephalomyelitis (acute) (anterior) A80.9**
一伴有脚气病 E51.2† G32.8*	—with beriberi E51.2† G32.8*
脑脊髓脊神经根病 G96.9	**Encephalomyeloradiculopathy G96.9**
脑脊髓脊神经根神经炎(急性)(吉兰-巴雷[格林-巴利]) G61.0	**Encephalomyeloradiculoneuritis (acute) (Guillain-Barre) G61.0**
脑脊髓脑(脊)膜炎 - 见 脑膜脑炎	**Encephalomyelomeningitis - see Meningoencephalitis**
脑脊髓膨出(另见 脑膨出) Q01.9	**Encephalomyelocele (see also Encephalocele) Q01.9**
脑脊髓炎(另见 脑炎) G04.9	**Encephalomyelitis, Myeloencephalitis (see also Encephalitis) G04.9**
一风疹 B06.0† G05.1*	—rubella B06.0† G05.1*
一感染后 NEC G04.8	—postinfectious NEC G04.8
一肌痛性，良性 G93.3	—myalgic, benign G93.3
一急性播散性(人工免疫后) G04.0	—acute disseminated (postimmunization) G04.0
一一感染后 G04.0	——postinfectious G04.0
一良性肌痛性 G93.3	—benign myalgic G93.3
一麻疹后 B05.0† G05.1*	—postmeasles B05.0† G05.1*
一马型，委内瑞拉 A92.2† G05.1*	—equine Venezuelan A92.2† G05.1*
一水痘后 B01.1† G05.1*	—postchickenpox, postvaricella B01.1† G05.1*
一特指的 NEC G04.8	—specified NEC G04.8
一委内瑞拉马型 A92.2† G05.1*	—Venezuelan equine A92.2† G05.1*
一疫苗接种后 G04.0	—postvaccinal G04.0
一由于(任何)接种所致 G04.0	—due to or resulting from vaccination (any) G04.0
脑裂畸形 Q04.6	**Schizencephaly Q04.6**
脑膜脑病 G96.9	**Meningoencephalopathy G96.9**
脑膜脑炎(另见 脑炎) G04.9	**Meningoencephalitis, Meningocerebritis (see also Encephalitis) G04.9**
一病毒性 NEC A86	—virus NEC A86
一传染性(急性)(病毒性) A86	—infectious (acute) (viral) A86

脑膜脑炎——*续前页*
一二相性 A84.1
一肺炎球菌性 G00.1
一急性 NEC(另见 脑炎，病毒性) A86
一寄生虫性 NEC B89† G05.2*
一加利福尼亚 A83.5
一见于(由于)
一一非寄生性阿米巴 B60.2† G05.2*
一一弓形虫病(后天性) B58.2† G05.2*
一一一先天性 P37.1† G05.2*
一一广州副圆线虫 B83.2† G05.2*
一一流感嗜血杆菌 G04.2
一一流行性腮腺炎 B26.2† G05.1*
一一纳归虫(阿米巴)(病原体)(福氏) B60.2† G05.2*
一一芽生菌病 NEC B40.8† G05.2*
一结核性 A17.8† G05.0*
一利斯特菌性单核细胞增多症 A32.1† G05.0*
一链球菌性 G04.2
一淋巴细胞性(浆液性) A87.2† G05.1*
一流感性(流感嗜血杆菌) G04.2
一流行性 A39.8† G05.0*
一流行性腮腺炎 B26.2† G05.1*
一梅毒性 A52.1† G05.0*
一疱疹病毒性 B00.4† G05.1*
一葡萄球菌性 G04.2
一嗜酸细胞性 B83.2† G05.2*
一特异性(梅毒性) A52.1† G05.0*
一特指的病原体 NEC G04.8
一细菌性 NEC G04.2
一原发性阿米巴性 B60.2† G05.2*
一中毒性 NEC G92
脑膜膨出，脑脊膜膨出(另见 脊柱裂) Q05.9
一伴有脑积水(另见 脊柱裂，伴有脑积水) Q05.4
一大脑(另见 脑膨出) Q01.9
脑膜炎(基底)(大脑)(脊髓) G03.9
一艾柯病毒 A87.0† G02.0*
一孢子丝菌病 B42.8† G02.1*
一病毒性 NEC A87.9
一肠病毒性 A87.0† G02.0*
一虫媒病毒性 A87.8† G02.0*
一创伤性(损伤的并发症) T79.8
一大肠杆菌 G00.8

Meningoencephalitis——*continued*
—diphasic A84.1
—pneumococcal G00.1
—acute NEC (see also Encephalitis, viral) A86
—parasitic NEC B89† G05.2*
—California A83.5
—in (due to)
——free-living amebae B60.2† G05.2*
——toxoplasmosis (acquired) B58.2† G05.2*
———congenital P37.1† G05.2*
——Parastrongylus cantonensis B83.2† G05.2*
——Haemophilus influenzae (H. influenzae) G04.2
——mumps B26.2† G05.1*
——Naegleria (amebae) (organisms) (fowleri) B60.2† G05.2*
——blastomycosis NEC B40.8† G05.2*
—tuberculous A17.8† G05.0*
—Listeria monocytogenes A32.1† G05.0*
—streptococcal G04.2
—lymphocytic (serous) A87.2† G05.1*
—influenzal (Haemophilus influenzae) G04.2
—epidemic A39.8† G05.0*
—mumps B26.2† G05.1*
—syphilitic A52.1† G05.0*
—herpesviral B00.4† G05.1*
—staphylococcal G04.2
—eosinophilic B83.2† G05.2*
—specific (syphilitic) A52.1† G05.0*
—specified organism NEC G04.8
—bacterial NEC G04.2
—primary amebic B60.2† G05.2*
—toxic NEC G92
Meningocele (spinal) (see also Spina bifida) Q05.9
—with hydrocephalus (see also Spina bifida, with hydrocephalus) Q05.4
—cerebral (see also Encephalocele) Q01.9
Meningitis (basal) (cerebral) (spinal) G03.9
—echovirus A87.0† G02.0*
—sporotrichosis B42.8† G02.1*
—viral NEC A87.9
—enteroviral A87.0† G02.0*
—arbovirus A87.8† G02.0*
—traumatic (complication of injury) T79.8
—Escherichia coli (E. coli) G00.8

脑膜炎——*续前页*
—放线菌病性 A42.8† G01*
—非生脓性 NEC G03.0
—非特异的 G03.9
—非细菌性 NEC G03.0
—肺炎球菌性 G00.1
—弗里德伦德尔(芽胞杆菌) G00.8
—干酪样(结核) A17.0† G01*
—革兰氏阳性球菌性 NEC G00.9
—革兰氏阴性球菌性 NEC G00.9
—钩端螺旋体性(无菌性) A27.- † G01*
—骨化性 G96.1
—化脓性 G00.9
——特指的病原体 NEC G00.8
—脊髓灰质炎病毒性 A80.9† G01*
—见于(由于)
——病毒性疾病 NEC A87.8
——查加斯病(慢性) B57.4† G02.8*
——肠病毒 A87.0† G02.0*
——传染性单核细胞增多症 B27.- † G02.0*
——带状疱疹 B02.1† G02.0*
——非洲锥虫病 B56.- † G02.8*
——风疹 B06.0† G02.0*
——钩端螺旋体病 A27.- † G01*
——脊髓灰质炎病毒 A80.9† G02.0*
——寄生虫病 NEC B89† G02.8*
——莱姆病 A69.2† G01*
——利斯特菌性单核细胞增多症 A32.1† G01*
——流行性腮腺炎(病毒性) B26.1† G02.0*
——麻疹 B05.1† G02.0*
——疱疹病毒(单纯性) B00.3† G02.0*
———带状 B02.1† G02.0*
——球孢子菌病 B38.4† G02.1*
——沙门菌感染 A02.2† G01*
——伤寒 A01.0† G01*
——神经梅毒(晚期) A52.1† G01*
——水痘 B01.0† G02.0*
——炭疽 A22.8† G01*
——特指的原因 NEC G03.8
——腺病毒 A87.1† G02.0*
——预防性人工免疫或疫苗接种 G03.8
—结核性 A17.0† G01*
—局限性浆液性 NEC G03.0

Meningitis—*continued*
—actinomycotic A42.8† G01*
—nonpyogenic NEC G03.0
—nonspecific G03.9
—abacterial, nonbacterial NEC G03.0
—pneumococcal G00.1
—Friedländer (bacillus) G00.8
—caseous (tuberculous) A17.0† G01*
—Gram-positive cocci NEC G00.9
—Gram-negative cocci NEC G00.9
—leptospiral (aseptic) A27.-† G01*
—ossificans G96.1
—purulent, suppurative G00.9
——specified organism NEC G00.8
—poliovirus A80.9† G01*
—in (due to)
——viral disease NEC A87.8
——Chagas' disease (chronic) B57.4† G02.8*
——enterovirus A87.0† G02.0*
——infectious mononucleosis B27.-† G02.0*
——zoster B02.1† G02.0*
——African trypanosomiasis B56.-† G02.8*
——rubella B06.0† G02.0*
——leptospirosis A27.-† G01*
——poliovirus A80.9† G02.0*
——parasitic disease NEC B89† G02.8*
——Lyme disease A69.2† G01*
——Listeria monocytogenes A32.1† G01*
——mumps (virus) B26.1† G02.0*
——measles B05.1† G02.0*
——herpes (simplex) virus B00.3† G02.0*
———zoster B02.1† G02.0*
——coccidioidomycosis B38.4† G02.1*
——salmonella infection A02.2† G01*
——typhoid fever A01.0† G01*
——neurosyphilis (late) A52.1† G01*
——chickenpox, varicella B01.0† G02.0*
——anthrax A22.8† G01*
——specified cause NEC G03.8
——adenovirus A87.1† G02.0*
——preventive immunization, inoculation or vaccination G03.8
—tuberculous A17.0† G01*
—serosa circumscripta NEC G03.0

脑膜炎——*续前页*
一柯萨奇病毒 A87.0† G02.0*
一克雷白杆菌性 G00.8
一链球菌性(急性) G00.2
一良性复发性(莫拉利特) G03.2
一淋巴细胞性(急性)(良性)(浆液性) A87.2† G02.0*
一淋球菌性 A54.8† G01*
一流感性(流感嗜血杆菌) G00.0
一流行性 NEC A39.0† G01*
一麻疹后 B05.1† G02.0*
一慢性 NEC G03.1
一梅毒性(晚期)(三期) A52.1† G01*
一一急性 A51.4† G01*
一一继发性 A51.4† G01*
一一先天性 A50.4† G01*
一莫拉利特(良性复发性) G03.2
一奈瑟球菌脑脊膜炎 A39.0† G01*
一脑脊髓性 A39.0† G01*
一脑膜炎球菌性 A39.0† G01*
一念珠菌性 B37.5† G02.1*
一脓毒性 G00.9
一一特指的病原体 NEC G00.8
一葡萄球菌性 G00.3
一清晰脑脊液 NEC G03.0
一溶组织隐球菌性 B45.1† G02.1*
一沙门菌(亚利桑那)(猪霍乱)(小肠炎)(鼠伤寒) A02.2† G01*
一生脓性 G00.9
一一特指的病原体 NEC G00.8
一嗜酸细胞性 B83.2† G05.2*
一嗜血杆菌(流感) G00.0
一鼠疫耶尔森菌 A20.3† G01*
一双球菌性 A39.0† G01*
一特指的病原体 NEC G00.8
一无菌性(急性) NEC G03.0
一细菌性 G00.9
一一革兰氏阴性 NEC G00.9
一一特指病原体的 NEC G00.8
一纤维蛋白脓性 G00.9
一一特指的病原体 NEC G00.8
一腺病毒性 A87.1† G02.0*
一隐球菌性 B45.1† G02.1*
一真菌性 NEC B49† G02.1*

Meningitis——*continued*
—coxsackievirus A87.0† G02.0*
—Klebsiella G00.8
—streptococcal (acute) G00.2
—benign recurrent (Mollaret) G03.2
—lymphocytic (acute) (benign) (serous) A87.2† G02.0*
—gonococcal A54.8† G01*
—influenzal (Haemophilus influenzae) G00.0
—epidemic NEC A39.0† G01*
—postmeasles B05.1† G02.0*
—chronic NEC G03.1
—syphilitic (late) (tertiary) A52.1† G01*
——acute A51.4† G01*
——secondary A51.4† G01*
——congenital A50.4† G01*
—Mollaret (benign recurrent) G03.2
—Neisseria meningitidis A39.0† G01*
—cerebrospinal A39.0† G01*
—meningococcal A39.0† G01*
—candidal, monilial B37.5† G02.1*
—septic G00.9
——specified organism NEC G00.8
—staphylococcal G00.3
—clear cerebrospinal fluid NEC G03.0
—Torula histolytica (cryptococcal) B45.1† G02.1*
—Salmonella (arizonae) (cholerae-suis) (enteritidis) (typhimurium) A02.2† G01*
—pyogenic G00.9
——specified organism NEC G00.8
—eosinophilic B83.2† G05.2*
—Haemophilus (influenzae) G00.0
—Yersinia pestis A20.3† G01*
—diplococcal A39.0† G01*
—specified organism NEC G00.8
—aseptic, sterile (acute) NEC G03.0
—bacterial G00.9
——Gram-negative NEC G00.9
——specified organism NEC G00.8
—fibrinopurulent G00.9
——specified organism NEC G00.8
—adenoviral A87.1† G02.0*
—cryptococcal B45.1† G02.1*
—mycotic NEC B49† G02.1*

脑膜炎球菌性(另见情况) A39.9	**Meningococcus, meningococcal (see also condition) A39.9**
脑膜炎球菌血症 A39.4	**Meningococcemia A39.4**
一急性 A39.2	—acute A39.2
一慢性 A39.3	—chronic A39.3
脑幕的 - 见情况	**Tentorium - see condition**
脑脑(脊)膜脊髓炎 - 见 脑膜脑炎	**Encephalomeningomyelitis - see Meningoencephalitis**
脑脑膜膨出(另见 脑膨出) Q01.9	**Encephalomeningocele, Meningoencephalocele (see also Encephalocele) Q01.9**
一梅毒性 A52.1† G94.8*	—syphilitic A52.1† G94.8*
一一先天性 A50.4† G94.8*	——congenital A50.4† G94.8*
脑脑膜炎 - 见 脑膜脑炎	**Encephalomeningitis - see Meningoencephalitis**
脑膨出 Q01.9	**Cephalocele, Encephalocele Q01.9**
一鼻根部 Q01.1	—nasofrontal Q01.1
一额部 Q01.0	—frontal Q01.0
一特指的 NEC Q01.8	—specified NEC Q01.8
一枕部 Q01.2	—occipital Q01.2
脑强直(先天性) G80.1	**Cerebrospasticity (congenital) G80.1**
脑桥的 - 见情况	**Pons, pontine - see condition**
脑桥空洞症 G95.0	**Syringopontia G95.0**
脑软化(小脑)(大脑)(另见 软化，脑) G93.8	**Cerebromalacia, Encephalomalacia (brain) (cerebellar) (cerebral) (see also Softening, brain) G93.8**
脑室炎(另见 脑炎) G04.9	**Ventriculitis (cerebral)(see also Encephalitis) G04.9**
脑下垂体嗅剂吸入者病 J67.8	**Pituitary-snuff-taker's disease J67.8**
脑炎(慢性)(出血性)(特发性)(非流行性)(假性)(亚急性) G04.9	**Cephalitis, Encephalitis, Phrenitis (chronic) (hemorrhagic) (idiopathic) (nonepidemic) (spurious) (subacute) G04.9**
一澳大利亚 A83.4	—Australian A83.4
一巴西(病毒性) A83.8	—Ilheus (virus) A83.8
一病毒感染后 NEC A86	—postviral NEC A86
一病毒性 A86	—viral, virus A86
一一节肢动物媒介 NEC A85.2	——arthropod-borne NEC A85.2
一一蜱媒介 A84.9	——tick-borne A84.9
一一一特指的 NEC A84.8	———specified NEC A84.8
一一特指类型 NEC A85.8	——specified type NEC A85.8
一一蚊媒介 A83.9	——mosquito-borne A83.9
一一一特指的 NEC A83.8	———specified NEC A83.8
一播散性，急性 G04.0	—disseminated, acute G04.0
一波瓦生(加拿大) A84.8	—Powassan A84.8
一虫媒病毒性 NEC A85.2	—arboviral, arbovirus NEC A85.2
一传染性(急性)，病毒性 NEC A86	—infectious (acute), viral NEC A86
一创伤性 T79.8	—traumatic T79.8
一串酵母菌性[圆酿母菌性](隐球菌性) B45.1† G05.2*	—Torula, torular (cryptococcal) B45.1† G05.2*
一带状疱疹性 B02.0† G05.1*	—herpes zoster B02.0† G05.1*

脑炎——*续前页*

—道森(包含体) A81.1

—地方性(病毒性) A86

—俄罗斯

——春夏型(针叶林地) A84.0

——秋季 A83.0

—耳炎 NEC H66.4† G05.8*

—感染后 NEC G04.8

—红斑狼疮，系统性 M32.1† G05.8*

—化脓性 G04.8

—昏睡性(急性)(传染性) A85.8

—急性(另见 脑炎，病毒性) A86

——播散性(人工免疫后)(感染后)(疫苗接种后) G04.0

——非流行性 G04.9

—加利福尼亚(病毒性) A83.5

—见于(由于)

——查加斯病(慢性) B57.4† G05.2*

——肠病毒 A85.0† G05.1*

——传染病 NEC B99† G05.2*

——带状疱疹 B02.0† G05.1*

——放线菌病 A42.8† G05.0*

——非洲锥虫病 B56.- † G05.2*

——风疹 B06.0† G05.1*

——弓形虫病(后天性) B58.2† G05.2*

———先天性 P37.1† G05.2*

——脊髓灰质炎病毒 A80.9† G05.1*

——寄生虫病 NEC B89† G05.2*

——结核病 A17.8† G05.0*

——巨细胞病毒 B25.8† G05.1*

——利斯特菌病 A32.1† G05.0*

——流感(具体病毒未证实) J11.8† G05.1*

———其他流感病毒已证实 J10.8† G05.1*

———禽流感病毒已证实 J09† G05.1*

——流行性腮腺炎 B26.2† G05.1*

——麻疹 B05.0† G05.1*

——梅毒

———晚期 A52.1† G05.0*

———先天性 A50.4† G05.0*

——纳格勒阿米巴病 B60.2† G05.2*

——疱疹(单纯性)病毒 B00.4† G05.1*

——系统性红斑狼疮 M32.1† G05.8*

——腺病毒 A85.1† G05.1*

Encephalitis——*continued*

—Dawson's (inclusion body) A81.1

—endemic (viral) A86

—Russian

——spring-summer (taiga) A84.0

——autumnal A83.0

—otitic NEC H66.4† G05.8*

—postinfectious NEC G04.8

—lupus erythematosus, systemic M32.1† G05.8*

—suppurative G04.8

—lethargica (acute) (infectious) A85.8

—acute (see also Encephalitis, viral) A86

——disseminated (postimmunization) (postinfectious) (postvaccination) G04.0

——nonepidemic G04.9

—California (virus) A83.5

—in (due to)

——Chagas' disease (chronic) B57.4† G05.2*

——enterovirus A85.0† G05.1*

——infectious disease NEC B99† G05.2*

——zoster B02.0† G05.1*

——actinomycosis A42.8† G05.0*

——African trypanosomiasis B56.-† G05.2*

——rubella B06.0† G05.1*

——toxoplasmosis (acquired) B58.2† G05.2*

———congenital P37.1† G05.2*

——poliovirus A80.9† G05.1*

——parasitic disease NEC B89† G05.2*

——tuberculosis A17.8† G05.0*

——cytomegalovirus B25.8† G05.1*

——listeriosis A32.1† G05.0*

——influenza (specific virus not identified) J11.8† G05.1*

———other influenza virus identified J10.8† G05.1*

———avian influenza virus identified J09† G05.1*

——mumps B26.2† G05.1*

——measles B05.0† G05.1*

——syphilis

———late A52.1† G05.0*

———congenital A50.4† G05.0*

——naegleriasis B60.2† G05.2*

——herpes (simplex) virus B00.4† G05.1*

——systemic lupus erythematosus M32.1† G05.8*

——adenovirus A85.1† G05.1*

脑炎——*续前页*
—节肢动物媒介 NEC(病毒性) A85.2
—捷克斯洛伐克 A84.1
—拉克罗斯 A83.5
—里奥布拉沃(美国-墨西哥交界) A85.8
—淋巴性 A87.2† G05.1*
—流行性 NEC(病毒性) A86
—麻疹后 B05.0† G05.1*
—马型(急性)(传染性)(病毒性) A83.9
——东方 A83.2
——委内瑞拉 A92.2† G05.1*
——西方 A83.1
—门哥(乌干达) A85.8
—墨累山谷(澳洲) A83.4
—脑膜炎球菌性 A39.8† G05.0*
—疱疹病毒性 B00.4† G05.1*
—铅毒性 T56.0
—人工免疫后 G04.0
—日本(乙型) A83.0
—圣路易(美国) A83.3
—水痘后 B01.1† G05.1*
—特指的 NEC G04.8
—同心性(轴周性)(弥漫性) G37.5
—维也纳(瑞士) A85.8
—委内瑞拉马型 A92.2† G05.1*
—西尼罗(病毒) A92.3
—细菌性 G04.8
—型
——乙 A83.0
——丙 A83.3
—腺病毒性 A85.1
—旋毛虫病 B75† G05.2*
—羊跳跃病 A84.8
—疫苗接种后 G04.0
—疫苗接种或其他免疫接种后 G04.0
—远东(蜱媒介) A84.0
—中毒性 NEC G92
—中欧(蜱媒介) A84.1

脑炎后综合征 F07.1

脑叶切断术综合征 F07.0

脑震荡后综合征 F07.2

Encephalitis——*continued*
—arthropod-borne NEC (viral) A85.2
—Czechoslovakian A84.1
—La Crosse A83.5
—Rio Bravo A85.8
—lymphatica A87.2† G05.1*
—epidemic NEC (viral) A86
—postmeasles B05.0† G05.1*
—equine (acute) (infectious) (viral) A83.9
——Eastern A83.2
——Venezuelan A92.2† G05.1*
——Western A83.1
—Mengo A85.8
—Murray Valley A83.4
—meningococcal A39.8† G05.0*
—herpesviral B00.4† G05.1*
—lead, saturnine T56.0
—postimmunization G04.0
—Japanese (B type) A83.0
—St Louis A83.3
—postchickenpox, postvaricella B01.1† G05.1*
—specified NEC G04.8
—periaxialis (concentrica) (diffuse) G37.5
—Vienna A85.8
—Venezuelan equine A92.2† G05.1*
—West Nile (viral) A92.3
—bacterial G04.8
—type
——B A83.0
——C A83.3
—adenoviral A85.1
—trichinosis B75† G05.2*
—louping ill A84.8
—postvaccinal G04.0
—following vaccination or other immunization procedure G04.0
—Far Eastern (tick-borne) A84.0
—toxic NEC G92
—Central European (tick-borne) A84.1

Postencephalitic syndrome F07.1

Lobotomy syndrome F07.0

Postconcussional syndrome F07.2

nèi 内

内阿米巴(病) - 见 阿米巴病
内部的 - 见情况
内滴虫病 A07.8
内翻(瘢痕性)(睑)(麻痹性)(老年性)(痉挛性) H02.0
—宫颈 N88.8
—膀胱 N32.8
—先天性 Q10.2
——眼睑 Q10.2
—阴道(子宫切除术后) N99.3
—子宫(慢性) N85.5
——产后 O71.2
内分泌的 - 见情况
内分泌障碍 E34.9
内格勒骨盆 M95.5
—伴有胎盆不称 O33.0
——引起梗阻性分娩 O65.0
内格利
—白血病，单核细胞性(M9863/3) C92.1
—病 Q82.8
内拉东综合征 G60.8
内皮瘤，骨(M9260/3) - 见 肿瘤，骨，恶性
内皮增生(出血感染性) D69.8
内生软骨瘤(M9220/0) - 见 肿瘤，骨，良性
内生软骨瘤病(软骨)(多发性) Q78.4
内收挛缩，髋或其他关节 - 见 挛缩，关节
内特尔希普综合征[着色性荨麻疹] Q82.2
内陷
—乳头 N64.5
——产褥期、产后 O92.0
——妊娠 O92.0
——先天性 Q83.8
—视乳头 Q14.2
内斜视(交替性)(单眼) H50.0
—间歇性 H50.3
内旋转斜视 H50.4
内旋转隐斜 H50.5
内隐斜 H50.5
—集中[辐凑]，过度 H51.1
—散开[双眼外展]，机能不全 H51.8

Entamebic, entamebiasis - see Amebiasis
Internal - see condition
Embadomoniasis A07.8
Entropion, Inversion (cicatricial) (eyelid) (paralytic) (senile) (spastic) H02.0
—cervix N88.8
—bladder N32.8
—congenital Q10.2
——eyelid Q10.2
—vagina (posthysterectomy) N99.3
—uterus (chronic) N85.5
——postpartum O71.2
Endocrine - see condition
Dysendocrinism E34.9
Nägele's pelvis M95.5
—with disproportion (fetopelvic) O33.0
——causing obstructed labor O65.0
Naegeli's
—leukemia, monocytic (M9863/3) C92.1
—disease Q82.8
Nelaton's syndrome G60.8
Endothelioma, bone (M9260/3) - see Neoplasm, bone, malignant
Endotheliosis (hemorrhagic infectious) D69.8
Enchondroma (M9220/0) - see Neoplasm, bone, benign
Enchondromatosis (cartilaginous) (multiple) Q78.4
Adduction contracture, hip or other joint - see Contraction, joint
Nettleship's syndrome Q82.2
Inversion
—nipple N64.5
——puerperal, postpartum O92.0
——gestational O92.0
——congenital Q83.8
—optic papilla Q14.2
Cross-eye, Esotropia (alternating) (monocular) H50.0
—intermittent H50.3
Incyclotropia H50.4
Incyclophoria H50.5
Esophoria H50.5
—convergence, excess H51.1
—divergence, insufficiency H51.8

néng 能

ní 尼

nì 逆

nì 溺

nián 年

nián 粘

粘蛋白沉积症(皮肤)(局灶性)(丘疹性) **L98.5**
一口腔 K13.7
粘多糖贮积症[粘多糖贮积病] E76.3
一特指的 NEC E76.2
一心脏病 E76.3† I52.8*
一型
一一Ⅰ E76.0
一一Ⅱ E76.1
一一Ⅲ，Ⅳ，Ⅵ，Ⅶ E76.2
粘多糖贮积症 IS 型 E76.0
粘膜白斑病
一声带 J38.3
一烟碱性腭 K13.2
粘膜皮肤利什曼病 B55.1
粘膜下的 - 见情况
粘膜疹，病毒性 B09
粘液 - 另见情况
一斑(梅毒性) A51.3
一一先天性 A50.0
一大便内 R19.5
一栓(另见 窒息，粘液) T17.9
一一吸入，新生儿 P24.1
一一气管支气管的 T17.8
一一一新生儿 P24.1
一窒息(另见 窒息，粘液) T17.9
一一新生儿 P24.1
粘液瘤(M8840/0) - 另见 肿瘤，结缔组织，良性
一神经鞘(M9562/0) - 见 肿瘤，神经，良性
一牙源性(M9320/0) D16.5
一一上颌(骨) D16.4
粘液囊病(另见 滑囊炎) M71.9
一特指的 NEC M71.8
粘液囊炎 - 现译名 滑囊炎
粘液囊肿
一鼻窦(旁窦) J34.1
一鼻甲(骨)(中) J34.1
一胆囊 K82.1
一颊窝 K13.7
一阑尾 K38.8
一泪囊 H04.4
一涎腺(任何) K11.6

Mucinosis (cutaneous) (focal) (papular) (skin) L98.5
一oral K13.7
Mucopolysaccharidosis E76.3
一specified NEC E76.2
一cardiopathy E76.3† I52.8*
一type
一一Ⅰ E76.0
一一Ⅱ E76.1
一一Ⅲ, Ⅳ, Ⅵ, Ⅶ E76.2
Scheie's syndrome E76.0
Leukokeratosis
一vocal cord J38.3
一nicotina palati K13.2
Uta B55.1
Submucous - see condition
Enanthema, viral B09
Mucous, Mucus - see also condition
一patches (syphilitic) A51.3
一一congenital A50.0
一in stool R19.5
一plug (see also Asphyxia, mucus) T17.9
一一aspiration, newborn P24.1
一一tracheobronchial T17.8
一一一newborn P24.1
一asphyxia or suffocation (see also Asphyxia, mucus) T17.9
一一newborn P24.1
Myxoma (M8840/0) - see also Neoplasm, connective tissue, benign
一nerve sheath (M9562/0) - see Neoplasm, nerve, benign
一odontogenic (M9320/0) D16.5
一一upper jaw (bone) D16.4
Bursopathy (see also Bursitis) M71.9
一specified NEC M71.8
Bursitis
Mucocele
一nasal sinus, sinus (accessory) (nasal) J34.1
一turbinate (bone) (middle) (nasal) J34.1
一gallbladder K82.1
一buccal cavity K13.7
一appendix K38.8
一lacrimal sac H04.4
一salivary gland (any) K11.6

粘液粘稠病 E84.9

—伴有胎粪性肠梗阻 E84.1† P75*

粘液肉瘤(M8840/3) - 见 肿瘤，结缔组织，恶性

粘液软骨肉瘤(M9220/3) - 见 肿瘤，软骨，恶性

粘液纤维瘤(M8811/0) - 见 肿瘤，结缔组织，良性

—牙源性(M9320/0) D16.5

——上颌(骨) D16.4

粘液纤维肉瘤(M8811/3) – 见 肿瘤，结缔组织，恶性

粘液性水肿(婴儿)(另见 甲状腺功能减退症) E03. 9

—昏迷 E03.5

—皮肤 L98.5

—丘疹性 L98.5

—先天性 E00.1

粘液性眼 H10.0

粘液样脂肪肉瘤(M8852/3) - 见 肿瘤，结缔组织，恶性

粘液脂肪瘤(M8852/0) D17.9

粘液脂瘤 - 见 脂肪瘤(M8852/0)

粘液脂肉瘤(M8852/3) - 见 肿瘤，结缔组织，恶性

粘脂贮积症[粘脂贮积病]

—Ⅰ型 E77.1

—Ⅱ型，Ⅲ型 E77.0

—Ⅳ型 E75.1

niǎn 捻

捻发音

—关节 M24.8

——膝 M23.8

—头部 Q75.8

niǎn 碾

碾压 T07

—特指部位 – 见 损伤，按部位

Mucoviscidosis E84.9

—with meconium obstruction E84.1† P75*

Myxosarcoma (M8840/3) - see Neoplasm, connective tissue, malignant

Myxochondrosarcoma (M9220/3) - see Neoplasm, cartilage, malignant

Myxofibroma (M8811/0) - see Neoplasm, connective tissue, benign

—odontogenic (M9320/0) D16.5

——upper jaw (bone) D16.4

Myxofibrosarcoma (M8811/3) - see Neoplasm, connective tissue, malignant

Myxedema (infantile) (see also Hypothyroidism) E03.9

—coma E03.5

—cutis L98.5

—papular L98.5

—congenital E00.1

Sticky eye H10.0

Myxoliposarcoma (M8852/3) - see Neoplasm, connective tissue, malignant

Myxolipoma (M8852/0) D17.9

Lipomyxoma (M8852/0) - see Lipoma

Lipomyxosarcoma (M8852/3) - see Neoplasm, connective tissue, malignant

Mucolipidosis

—Ⅰ E77.1

—Ⅱ, Ⅲ E77.0

—Ⅳ E75.1

Crepitus

—joint M24.8

knee M23.8

—caput Q75.8

Mangled T07

—specified site – see Injury by site

niàn 念

念珠菌病，念珠菌性 B37.9
一败血症 B37.7
一播散性 B37.8
一擦烂 B37.2
一肺 B37.1† J99.8*
一肺炎 B37.1† J17.2*
一龟头炎 B37.4† N51.2*
一甲 B37.2
一甲床炎 B37.2
一甲沟炎 B37.2
一口腔 B37.0
一泌尿生殖器 NEC B37.4
一脑膜炎 B37.5† G02.1*
一尿道炎 B37.4† N37.0*
一皮肤 B37.2
一全身性 B37.8
一人类免疫缺陷病毒(HIV)病所致 B20.4
一特指部位 NEC B37.8
一外阴 B37.3† N77.1*
一外阴阴道炎 B37.3† N77.1*
一先天性 P37.5
一新生儿 P37.5
一心内膜炎 B37.6† I39.8*
一阴道 B37.3† N77.1*
念珠菌疹 L30.2
念珠状发(先天性) Q84.1

Candidiasis, candidal, Candidosis, Moniliasis B37.9
—septicemia B37.7
—disseminated B37.8
—intertrigo B37.2
—lung B37.1† J99.8*
—pneumonia B37.1† J17.2*
—balanitis B37.4† N51.2*
—nails B37.2
—onychia B37.2
—paronychia B37.2
—mouth B37.0
—urogenital site NEC B37.4
—meningitis B37.5† G02.1*
—urethritis B37.4† N37.0*
—skin B37.2
—systemic B37.8
—resulting from HIV disease B20.4
—specified site NEC B37.8
—vulva B37.3† N77.1*
—vulvovaginitis B37.3† N77.1*
—congenital P37.5
—neonatal P37.5
—endocarditis B37.6† I39.8*
—vagina B37.3† N77.1*
Candidid L30.2
Beaded hair, Monilethrix (congenital) Q84.1

niǎo 鸟

鸟
一好鸟者病或好鸟者肺 J67.2
一面 Q75.8
鸟氨酸代谢紊乱 E72.4
鸟氨酸血症(Ⅰ型)(Ⅱ型) E72.4
鸟疫 A70
一伴有肺炎 A70† J17.8*

Bird
—fancier's disease or lung J67.2
—face Q75.8
Ornithine metabolism disorder E72.4
Ornithinemia (type I) (type II) E72.4
Ornithosis A70
—with pneumonia A70† J17.8*

niào 尿

尿关节炎，传染性(赖特[莱特尔]病) M02.3	**Uroarthritis, infectious (Reiter's) M02.3**
尿汗症 L74.8	**Urhidrosis, uridrosis L74.8**
尿黑酸 1，2-二氧化酶缺乏 E70.2	**Homogentisate l,2-dioxygenase deficiency E70.2**
尿黑酸尿 E70.2	**Alcaptonuria,Alkaptonuria E70.2**
尿流缓慢 R39.1	**Slowing, urinary stream R39.1**
尿路病 N39.9	**Uropathy N39.9**
一反流性 N13.9	一reflux N13.9
一一特指的 NEC N13.8	一一specified NEC N13.8
一梗阻性 N13.9	一obstructive N13.9
一一特指的 NEC N13.8	一一specified NEC N13.8
一膀胱输尿管，与反流有关 N13.7	一vesicoureteral, reflux-associated N13.7
一一伴有肾盂肾炎(慢性) N11.0	一一with pyelonephritis (chronic) N11.0
尿脓毒病 N39.0	**Urosepsis N39.0**
尿频(夜间) R35	**Frequency of micturition, Pollakiuria (nocturnal) R35**
一心因性 F45.3	一psychogenic F45.3
尿沙(泌尿系)(另见 结石) N20.9	**Gravel (urinary) (see also Calculus) N20.9**
尿石病(另见 结石，泌尿道) N20.9	**Urolithiasis (see also Calculus, urinary) N20.9**
尿素	**Urea**
一血中，高(另见 尿毒症) N19	一blood, high (see also Uremia) N19
一循环代谢紊乱 E72.2	一cycle metabolism disorder E72.2
尿酸尿 R82.9	**Uricosuria R82.9**
尿酸血症(无症状) E79.0	**Uricacidemia, Uricemia (asymptomatic) E79.0**
尿酸盐尿 R82.9	**Lithuria R82.9**
尿酸盐血症 E79.0	**Lithemia E79.0**
尿中管型 R82.9	**Casts in urine R82.9**

niè 颞

颞的 - 见情况	**Temple, Temporal - see condition**
颞蝶的 - 见情况	**Temporosphenoidal - see condition**

níng 凝

凝结物，结石 - 另见 结石	**Concretion - see also Calculus**
一包皮(男性) N47	一prepuce (male) N47
一扁桃体 J35.8	一tonsil J35.8
一结膜 H11.1	一conjunctiva H11.1
一精囊 N50.8	一seminal vesicle N50.8
一阑尾 K38.1	一appendicular K38.1
一泪道 H04.5	一lacrimal passages H04.5
一泪小管 H04.5	一canaliculus H04.5
一眼睑 H02.8	一eyelid H02.8
一阴蒂 N90.8	一clitoris N90.8

凝块肾 Q63.1
凝血，血管内(弥漫性)(播散性)(另见 去纤维蛋白) D65
一胎儿或新生儿 P60
凝血障碍(另见 缺陷，凝血) D68.9
一消耗性 D65
一一新生儿 P60

Clump, kidney Q63.1
Coagulation, intravascular (diffuse)(disseminated) (see also Defibrination) D65
—fetus or newborn P60
Coagulopathy (see also Defect, coagulation) D68.9
—consumption D65
——newborn P60

niú 牛

牛痘(全身性)(局部性) B08.0
一先天性 P35.8
一眼睑 B08.0† H03.1*
牛皮癣 - 现译名 银屑病
牛心 - 见 肥大，心脏
牛眼(先天性) Q15.0

Cowpox, Vaccinia (generalized) (localized) B08.0
—congenital P35.8
—eyelid B08.0† H03.1*
Psoriasis
Bovine heart - see Hypertrophy, cardiac
Buphthalmia, buphthalmos (congenital) Q15.0

niǔ 扭

扭曲鼻[鼻中隔偏曲] J34.2
扭伤，捩伤，劳损(关节)(韧带) T14.3
一半月板
一一膝 S83.6
一一一伴有近期撕裂 S83.2
一一一陈旧性 M23.2
一半月软骨(膝) S83.6
一一伴有近期撕裂 S83.2
一一陈旧性 M23.2
一背部 T09.2
一鼻 S03.5
一髌骨 S83.6
一尺肱关节 S53.4
一耻骨股骨 S73.1
一耻骨联合 S33.7
一骶(椎) S33.7
一骶骨结核 S33.7
一骶髂(区) S33.7
一一关节 S33.6
一一慢性或陈旧性 M53.2
一骶尾 S33.7
一多发性 T03.9
一一颈部伴有
一一一身体其他部位 NEC T03.8
一一一头部 T03.0

Crooked septum, nasal J34.2
Sprain, strain (joint) (ligament) T14.3
—meniscus
——knee S83.6
———with current tear S83.2
———old M23.2
—semilunar cartilage (knee) S83.6
——with current tear S83.2
——old M23.2
—back T09.2
—nose S03.5
—patella S83.6
—ulnohumeral S53.4
—pubofemoral S73.1
—symphysis pubis S33.7
—sacral (spine) S33.7
—sacrotuberous S33.7
—sacroiliac (region) S33.7
——joint S33.6
——chronic or old M53.2
—sacrococcygeal S33.7
—multiple T03.9
——neck with
———other body regions NEC T03.8
———head T03.0

扭伤，捩伤，劳损——*续前页*
－多发性——*续前页*
－－躯干 T03.1
－－身体部位 NEC T03.8
－－特指的 NEC T03.8
－－头部伴有
－－－颈部 T03.0
－－－身体其他部位 T03.8
－－胸部伴有下背和骨盆 T03.1
－－肢
－－－上 T03.2
－－－－伴有
－－－－－下肢 T03.4
－－－－－胸部、下背和骨盆 T03.8
－－－下 T03.3
－－－－伴有
－－－－－上肢 T03.4
－－－－－胸部、下背和骨盆 T03.8
－腓副韧带，膝 S83.4
－腓跟韧带 S93.4
－跗骨 S93.6
－跗骨间 S93.6
－跗跖 S93.6
－跟腱 S86.0
－跟腓(韧带) S93.4
－股骨头 S73.1
－骨盆 NEC S33.7
－颌(关节盘)(软骨) S03.4
－踝 S93.4
－喙锁 S43.7
－喙肱 S43.4
－环甲软骨关节 S13.5
－环韧带，髋 S73.1
－环杓软骨关节或韧带 S13.5
－寰椎、寰枢、寰枕 S13.4
－回旋套(肌腱) S46.0
－－关节囊 S43.4
－脊椎 T09.2
－－骶 S33.7
－－颈 S13.4
－－尾 S33.7
－－胸 S23.3
－－腰 S33.5
－甲状软骨或甲状腺区 S13.5

Sprain, strain——*continued*
—multiple——*continued*
——trunk T03.1
——body regions NEC T03.8
——specified NEC T03.8
——head with
———neck T03.0
———other body regions T03.8
——thorax with lower back and pelvis T03.1
——limb
———upper T03.2
————with
—————lower limb(s) T03.4
—————thorax, lower back and pelvis T03.8
———lower T03.3
————with
—————upper limb(s) T03.4
—————thorax, lower back and pelvis T03.8
—fibular collateral, knee S83.4
—fibulocalcaneal S93.4
—tarsal S93.6
—midtarsal S93.6
—tarsometatarsal S93.6
—Achilles tendon S86.0
—calcaneofibular S93.4
—femur, head S73.1
—pelvis NEC S33.7
—jaw (articular disk) (cartilage) S03.4
—ankle S93.4
—coracoclavicular S43.7
—coracohumeral S43.4
—cricothyroid articulation S13.5
—orbicular, hip S73.1
—cricoarytenoid articulation or ligament S13.5
—atlas, atlanto-axial, atlanto-occipital S13.4
—rotator cuff (tendon) S46.0
——capsule S43.4
—spine, vertebra T09.2
——sacral S33.7
——cervical S13.4
——coccyx S33.7
——thoracic S23.3
——lumbar S33.5
—thyroid cartilage or region S13.5

扭伤，捩伤，劳损——*续前页*
一肩关节 S43.4
一一板 S43.7
一一带 NEC S43.7
一肩锁关节或韧带 S43.5
一肩胛骨 S43.7
一剑突软骨 S23.4
一脚趾 S93.5
一胫侧，膝 S83.4
一胫骨(近端) S83.6
一胫腓韧带
一一上 S83.6
一一远侧 S93.4
一颈、颈背、颈胸 S13.4
一颈部 NEC S13.6
一距腓 S93.4
一髋 S73.1
一阔韧带 S37.8
一肋骨(胸廓) S23.4
一肋软骨 S23.4
一肋与肋软骨、肋软骨胸骨 S23.4
一拇指 S63.6
一内侧副韧带，踝 S93.4
一内侧副韧带，膝 S83.4
一颞下颌 S03.4
一髂股 S73.1
一前纵(韧带)，颈部 S13.4
一桡腕 S63.5
一桡肱 S53.4
一软骨
一一半月(膝) S83.6
一一一伴有近期撕裂 S83.2
一一甲状腺区 S13.5
一一剑突 S23.4
一一肋 S23.4
一三角肌，踝 S93.4
一十字韧带，膝 S83.5
一手 S63.7
一手指 S63.6
一外侧副韧带，膝 S83.4
一腕(楔骨)(舟骨)(半月骨) S63.5
一腕骨 S63.5
一腕骨间 S63.7

Sprain, strain——*continued*
—shoulder joint S43.4
——blade S43.7
——girdle NEC S43.7
—acromioclavicular joint or ligament S43.5
—scapula(r) S43.7
—xiphoid cartilage S23.4
—toe(s) S93.5
—tibial collateral, knee S83.4
—tibia (proximal end) S83.6
—tibiofibular
——superior S83.6
——distal S93.4
—cervical, cervicodorsal, cervicothoracic S13.4
—neck NEC S13.6
—talofibular S93.4
—hip S73.1
—broad ligament S37.8
—rib (cage) S23.4
—costal cartilage S23.4
—chondrocostal, chondrosternal S23.4
—thumb S63.6
—internal collateral, ankle S93.4
—medial collateral, knee S83.4
—temporomandibular S03.4
—iliofemoral S73.1
—anterior longitudinal, cervical S13.4
—radiocarpal S63.5
—radiohumeral S53.4
—cartilage
——semilunar (knee) S83.6
———with current tear S83.2
——thyroid region S13.5
——xiphoid S23.4
——costal S23.4
—deltoid, ankle S93.4
—cruciate, knee S83.5
—hand S63.7
—finger(s) S63.6
—lateral collateral, knee S83.4
—wrist (cuneiform) (scaphoid) (semilunar) S63.5
—carpal S63.5
—midcarpal S63.7

扭转(肠)(结肠) K56.2
一肠或结肠 K56.2
一肠系膜或网膜 K56.2
一胆囊 K82.8
一一先天性 Q44.1
一胆囊管 K82.8
一胆总管(肝总管) K83.8
一一先天性 Q44.5
一附睾 N44
一附件(女性) N83.5
一副卵管 N83.5
一睾丸 N44
一宫颈(另见 错位，子宫) N85.4
一胫骨 M21.8
一精索 N44
一痉挛 - 见 张力失常，扭转
一卵巢(蒂) N83.5
一一先天性 Q50.2
一毛发(先天性) Q84.1
一梅克尔憩室[麦克尔憩室](先天性) Q43.0
一莫尔加尼囊状附件
一一男性 N44
一一女性 N83.5
一脾 D73.5
一脐带，胎儿或新生儿的 P02.5
一器官或部位，先天性 NEC - 见 异常，按部位
一肾(蒂)(导致梗死) N28.0
一输卵管 N83.5
一胎儿或新生儿的脐带 P02.5
一胃(由于胃结肠韧带的缺失) K31.8
一先天性 Q43.8
一阴茎 N48.8
一一先天性 Q55.6
一张力失常 - 见 张力失常，扭转
一子宫(另见 错位，子宫) N85.4

Distortion, Torsion, Twist, twisted, Volvulus (bowel) (colon) (intestine) K56.2
—bowel, colon or intestine K56.2
—mesentery or omentum K56.2
—gallbladder K82.8
——congenital Q44.1
—cystic duct K82.8
—bile duct (common) (hepatic) K83.8
——congenital Q44.5
—epididymis N44
—adnexa (female) N83.5
—accessory tube N83.5
—testis, testicle N44
—cervix (see also Malposition, uterus) N85.4
—tibia M21.8
—spermatic cord N44
—spasm - see Dystonia, torsion
—ovary (pedicle) N83.5
——congenital Q50.2
—hair (congenital) Q84.1
—Meckel's diverticulum (congenital) Q43.0
—hydatid of Morgagni
——male N44
——female N83.5
—spleen D73.5
—umbilical cord in fetus or newborn P02.5
—organ or site, congenital NEC - see Anomaly, by site
—kidney (pedicle) (leading to infarction) N28.0
—fallopian tube, oviduct N83.5
—umbilical cord in fetus or newborn P02.5
—stomach (due to absence of gastrocolic ligament) K31.8
—congenital Q43.8
—penis N48.8
——congenital Q55.6
—dystonia - see Dystonia, torsion
—uterus (see also Malposition, uterus) N85.4

niǔ 纽

纽结
一动脉 I77.1
一回肠(另见 梗阻，肠) K56.6
一静脉 I87.8

Kink
—artery I77.1
—ileum or intestine (see also Obstruction, intestine) K56.6
—vein(s) I87.8

纽结——*续前页*
—莱恩(另见 梗阻，肠) K56.6
—器官或部位，先天性 NEC - 见 异常，按部位
—输尿管(肾盂接合处) N13.5
——伴有
———肾积水 N13.1
————伴有感染 N13.6
———肾盂肾炎(慢性) N11.1
——先天性 Q62.3
纽结头发(后天性) L67.8
纽孔畸形(手指) M20.0

Kink——*continued*
—Lane's (see also Obstruction, intestine) K56.6
—organ or site, congenital NEC - see Anomaly, by site
—ureter (pelvic junction) N13.5
——with
———hydronephrosis N13.1
————with infection N13.6
———pyelonephritis (chronic) N11.1
——congenital Q62.3
Kinking hair (acquired) L67.8
Buttonhole deformity (finger) M20.0

nóng 农

农民
—肺 J67.0
—皮肤 L57.8
农内-米尔罗伊综合征 Q82.0

Farmer's
—lung J67.0
—skin L57.8
Nonne-Milroy syndrome Q82.0

nóng 脓

脓毒败血症 - 见 败血症
脓毒性 - 另见情况
—臂(伴有淋巴管炎) L03.1
—扁桃体，慢性 J35.0
—胆囊(急性) K81.0
—关节 M00.9
—甲 L03.0
—脚趾(伴有淋巴管炎) L03.0
—脾(急性) D73.8
—脐带 P38
—手(伴有淋巴管炎) L03.1
—手指(伴有淋巴管炎) L03.0
—栓子 - 见 栓塞
—痛(另见 脓肿) L02.9
——咽喉 J02.0
———链球菌性 J02.0
—腿(伴有淋巴管炎)，除外趾 L03.1
—血栓 - 见 血栓形成
—咽喉(另见 咽炎) J02.0
—子宫(另见 子宫内膜炎) N71.9
—足(伴有淋巴管炎)，除外趾 L03.1

Pyosepticemia - see Septicemia
Septic - see also condition
—arm (with lymphangitis) L03.1
—tonsils, chronic J35.0
—gallbladder (acute) K81.0
—joint M00.9
—nail L03.0
—toe (with lymphangitis) L03.0
—spleen (acute) D73.8
—umbilical cord P38
—hand (with lymphangitis) L03.1
—finger (with lymphangitis) L03.0
—embolus - see Embolism
—sore (see also Abscess) L02.9
——throat J02.0
———streptococcal J02.0
—leg (with lymphangitis), except toe(s) L03.1
—thrombus - see Thrombosis
—throat (see also Pharyngitis) J02.0
—uterus (see also Endometritis) N71.9
—foot (with lymphangitis), except toe(s) L03.1

脓毒症(全身性)(化脓性)(另见 败血症) A41.9

一产褥期、产后、分娩中的(盆腔) O85
一关节 M00.9
一后
一一流产(随后发生) O08.0
一一一近期发生 - 见 流产
一一免疫接种 T88.0
一一输注、治疗性注射或输血 T80.2
一一异位妊娠或葡萄胎妊娠 O08.0
一结核性 - 见 结核，粟粒性
一局部，手术伤口中 T81.4
一泌尿系 N39.0
一盆腔，产褥期、产后、分娩中的 O85
一脐(新生儿)(病原体未特指的) P36.-
一一破伤风 A33
一气管造口术吻合口 J95.0
一细菌性，新生儿 P36.9
一一特指类型 NEC P36.8
一一由于
一一一大肠杆菌 P36.4
一一一链球菌 NEC P36.1
一一一一B 族 P36.0
一一一葡萄球菌 NEC P36.3
一一一一金黄色 P36.2
一一一厌氧菌 NEC P36.5
一新生儿 NEC P36.9
一一特指的 NEC P36.8
一一由于
一一一大肠杆菌 P36.4
一一一链球菌 NEC P36.1
一一一一B 族 P36.0
一一一葡萄球菌 NEC P36.3
一一一一金黄色 P36.2
一一一厌氧菌 NEC P36.5
一眼内 H44.0
一疫苗接种后 T88.0
一由于装置、植入物或移植物(另见 并发症，按部位和类型，感染或炎症) T85.7
一一导管 NEC T85.7
一一一泌尿系(留置) T83.5
一一一输注 NEC T82.7
一一一一脊髓(硬膜外)(硬膜下) T85.7
一一一透析(肾) T82.7
一一一一腹膜内 T85.7

Pyemia, pyemic, Sepsis (generalized) (purulent) (see also Septicemia) A41.9

—puerperal, postpartum, childbirth (pelvic) O85
—joint M00.9
—following
——abortion (subsequent episode) O08.0
———current episode - see Abortion
——immunization T88.0
——infusion, therapeutic injection or transfusion T80.2
——ectopic or molar pregnancy O08.0
—tuberculous - see Tuberculosis, miliary
—localized, in operation wound T81.4
—urinary N39.0
—pelvic, puerperal, postpartum, childbirth O85
—umbilical (newborn) (organism unspecified) P36.-
——tetanus A33
—tracheostomy stoma J95.0
—bacterial, newborn P36.9
——specified type NEC P36.8
——due to
———Escherichia coli P36.4
———streptococcus NEC P36.1
————group B P36.0
———Staphylococcus NEC P36.3
————aureus P36.2
———anaerobes NEC P36.5
—newborn NEC P36.9
——specified NEC P36.8
——due to
———Escherichia coli P36.4
———streptococcus NEC P36.1
————group B P36.0
———Staphylococcus NEC P36.3
————aureus P36.2
———anaerobes NEC P36.5
—intraocular H44.0
—postvaccinal T88.0
—due to device, implant or graft (see also Complications, by site and type, infection or inflammation) T85.7
——catheter NEC T85.7
———urinary (indwelling) T83.5
———infusion NEC T82.7
————spinal (epidural) (subdural) T85.7
———dialysis (renal) T82.7
————intraperitoneal T85.7

脓毒症——*续前页*
—由于装置、植入物或移植物——*续前页*
——电(极)(脉冲发生器)(刺激器)
———骨 T84.7
———泌尿系 T83.5
———神经系统(脑)(周围神经)(脊髓) T85.7
———心脏 T82.7
——动脉移植物 NEC T82.7
——关节假体 T84.5
——矫形外科 NEC T84.7
——泌尿系 NEC T83.5
——脑室颅内分流 T85.7
——内固定(矫形外科) NEC T84.6
———矫形外科 NEC T84.7
——乳房(植入物) T85.7
——生殖系 NEC T83.6
——特指的 NEC T85.7
——胃肠道(胆管)(食管) T85.7
——心脏 NEC T82.7
———瓣膜(假体) T82.6
————移植物 T82.7
——血管 NEC T82.7
——眼(角膜移植物)(眶植入物) NEC T85.7
脓尿(细菌性) N39.0
脓疱(非恶性) L08.9
脓疱病(任何器官)(任何部位)(环形)(触染性)(单纯性) L01.0
—伯克哈特 L01.0
—大疱性 L01.0
—溃疡性 L01.0
—滤泡性 L01.0
—疱疹样 L40.1
—外耳 L01.0† H62.4*
—新生儿 L01.0
—寻常性 L01.0
—眼睑 L01.0† H03.8*
脓疱性皮疹 L08.0
—恶性 A22.0
脓皮病 NEC L08.0
—坏疽性 L88
—蚀疮性 L88
—新生儿 P39.4
—增殖性 L08.8

Pyemia, pyemic, Sepsis——*continued*
—due to device, implant or graft——*continued*
——electronic (electrode) (pulse generator) (stimulator)
———bone T84.7
———urinary T83.5
———nervous system (brain) (peripheral nerve) (spinal) T85.7
———cardiac T82.7
——arterial graft NEC T82.7
——joint prosthesis T84.5
——orthopedic NEC T84.7
——urinary NEC T83.5
——ventricular intracranial shunt T85.7
——fixation, internal (orthopedic) NEC T84.6
———orthopedic NEC T84.7
——breast (implant) T85.7
——genital NEC T83.6
——specified NEC T85.7
——gastrointestinal (bile duct) (esophagus) T85.7
——heart NEC T82.7
———valve (prosthesis) T82.6
————graft T82.7
——vascular NEC T82.7
——ocular (corneal graft) (orbital implant) NEC T85.7
Pyuria (bacterial) N39.0
Pustule (nonmalignant) L08.9
Impetigo (any organism) (any site) (circinate) (contagiosa) (simplex) L01.0
—Bockhart's L01.0
—bullous, bullosa L01.0
—ulcerative L01.0
—follicularis L01.0
—herpetiformis L40.1
—external ear L01.0† H62.4*
—neonatorum L01.0
—vulgaris L01.0
—eyelid L01.0† H03.8*
Pustular rash L08.0
—malignant A22.0
Pyoderma, pyodermia NEC L08.0
—gangrenosum L88
—phagedenic L88
—newborn P39.4
—vegetans L08.8

脓气心包 I30.1
脓气胸(感染性) J86.9
一伴有瘘 J86.0
一结核性 NEC A16.5
脓性
一大便 R19.5
一尿 N39.0
脓性卡他(急性)(慢性)(另见 淋病) A54.9
一下泌尿生殖道(淋球菌性) A54.0
一新生儿(淋球菌性眼炎) A54.3† H13.1*
脓性卵巢炎(另见 输卵管卵巢炎) N70.9
脓性膀胱炎(另见 膀胱炎) N30.8
脓性皮炎 L08.0
一增殖性 L08.8
脓性肾炎 N12
脓胸 J86.9
一伴有瘘 J86.0
一结核性 NEC A16.5
脓癣(脓性发癣) B35.0
脓溢 K05.3
脓肿(栓子)(感染性)(转移性)(多发性)(生脓性)(脓毒性) L02.9
一阿米巴 A06.4
一一肺(和肝)(不伴有提及脑脓肿) A06.5† J99.8*
一一肝(不伴有提及脑或肺脓肿) A06.4
一一脑(和肝或肺脓肿) A06.6† G07*
一一脾 A06.8
一一特指部位 NEC A06.8
一伴有
一一肠憩室病 K57.8
一一一大 K57.2
一一一一和小 K57.4
一一一小 K57.0
一一淋巴管炎 - 按脓肿项下部位编码
一背(任何部分，除外臀部) L02.2
一贝佐尔德 H70.0
一鼻(外)(窝)(中隔) J34.0
一鼻后部 J34.0
一鼻旁窦(慢性)(另见 鼻窦炎) J32.9
一一急性(另见 鼻窦炎，急性) J01.9
一鼻咽 J39.1
一一窦(慢性)(另见 鼻窦炎) J32.9

Pyopneumopericardium I30.1
Pyopneumothorax (infective) J86.9
—with fistula J86.0
—tuberculous NEC A16.5
Pus (in)
—stool R19.5
—urine N39.0
Blennorrhea (acute) (chronic) (see also Gonorrhea) A54.9
—lower genitourinary tract (gonococcal) A54.0
—neonatorum (gonococcal ophthalmia) A54.3† H13.1*
Pyo-oophoritis (see also Salpingo-oophoritis) N70.9
Pyocystitis (see also Cystitis) N30.8
Pyodermatitis L08.0
—vegetans L08.8
Pyonephritis N12
Pyothorax J86.9
—with fistula J86.0
—tuberculous NEC A16.5
Kerion (celsi) B35.0
Pyorrhea K05.3
Abscess (embolic) (infective) (metastatic)(multiple) (pyogenic) (septic) L02.9
—amebic A06.4
——lung (and liver) (without mention of brain abscess) A06.5† J99.8*
——liver (without mention of brain or lung abscess) A06.4
——brain (and liver or lung abscess) A06.6† G07*
——spleen A06.8
——specified site NEC A06.8
—with
——diverticular disease (intestine) K57.8
———large K57.2
————and small K57.4
———small K57.0
——lymphangitis - code by site under Abscess
—back (any part, except buttock) L02.2
—Bezold's H70.0
—nose (external) (fossa) (septum) J34.0
—postnasal J34.0
—accessory sinus (chronic) (see also Sinusitis) J32.9
——acute (see also Sinusitis, acute) J01.9
—nasopharyngeal J39.1
——sinus (chronic) (see also Sinusitis) J32.9

脓肿——*续前页*	**Abscess**——*continued*
一臂(任何部分) L02.4	—arm (any part) L02.4
一扁桃体，扁桃体内 J36	—tonsil(s), intratonsillar J36
一扁桃体咽 J36	—tonsillopharyngeal J36
一扁桃体周 J36	—peritonsillar J36
一髌前 L02.4	—prepatellar L02.4
一玻璃体(液) H44.0	—vitreous (humor) H44.0
一布罗迪[骨骺端脓肿](慢性)(局部性) M86.8	—Brodie's (chronic) (localized) M86.8
一部位 NEC L02.8	—regional NEC L02.8
一藏毛 L05.0	—pilonidal L05.0
一产褥期 - 按产褥期，脓肿项下部位编码	—puerperal - code by site under Puerperal, abscess
一肠 NEC K63.0	—bowel, intestine, intestinal NEC K63.0
一肠系膜 K65.0	—mesentery, mesenteric K65.0
——直肠 K61.1	——rectal K61.1
一垂体(腺) E23.6	—pituitary (gland) E23.6
一唇 K13.0	—lip K13.0
一大脑(栓子) G06.0	—cerebral (embolic) G06.0
一大腿 L02.4	—thigh L02.4
一丹毒(另见 丹毒) A46	—erysipelatous (see also Erysipelas) A46
一胆囊 K81.0	—gallbladder K81.0
一道格拉斯[直肠子宫]陷窝或囊(另见 腹膜炎，盆腔，女性) N73.5	—Douglas' cul-de-sac or pouch, pouch of Douglas (see also Peritonitis, pelvic, female) N73.5
一骶骨(结核性) A18.0† M49.0*	—sacrum (tuberculous) A18.0† M49.0*
——非结核性 M46.2	——nontuberculous M46.2
一蝶(窦)(慢性) J32.3	—sphenoidal (sinus) (chronic) J32.3
一顶区(头皮) L02.8	—parietal region (scalp) L02.8
一动脉(壁) I77.8	—artery (wall) I77.8
一窦(旁窦)(慢性)(鼻)(另见 鼻窦炎) J32.9	—sinus (accessory) (chronic) (nasal) (see also Sinusitis) J32.9
一额窦(慢性) J32.1	frontal sinus (chronic) J32.1
一恶性 NEC L02.9	—pernicious NEC L02.9
一腭(软) K12.2	—palate (soft) K12.2
——硬 K10.2	——hard K10.2
一耳(中) H66.4	—ear (middle) H66.4
一耳廓 H60.0	—auricle, ear H60.0
——急性 H66.0	——acute H66.0
——外 H60.0	——external H60.0
一肺(粟粒性)(腐败性) J85.2	—lung, pulmonary (miliary) (putrid) J85.2
——阿米巴(伴有肝脓肿) A06.5† J99.8*	——amebic (with liver abscess) A06.5† J99.8*
———伴有	———with
————肺炎 A06.5† J17.0*	————pneumonia A06.5† J17.0*
————脑脓肿 A06.6† G07*	————brain abscess A06.6† G07*
——伴有肺炎 J85.1	——with pneumonia J85.1
———由于特指的病原体 - 见 肺炎，见于(由于)	———due to specified organism - see Pneumonia, in (due to)

脓肿——*续前页*	**Abscess**——*continued*
一冯·贝佐尔德 H70.0	—von Bezold's H70.0
一腐肉形成性 NEC L02.9	—sloughing NEC L02.9
一附睾 N45.0	—epididymis N45.0
一腹	—abdomen, abdominal
一一壁 L02.2	——wall L02.2
一一腔 K65.0	——cavity K65.0
一腹股沟(区) L02.2	—groin, inguinal (region) L02.2
一一淋巴腺或淋巴结 L04.1	——lymph gland or node L04.1
一腹膜(穿孔性)(破裂) K65.0	—peritoneum, peritoneal (perforated) (ruptured) K65.0
一一伴有阑尾炎 K35.1	——with appendicitis K35.1
一一产褥期、产后、分娩 O85	——puerperal, postpartum, childbirth O85
一一后	——following
一一一流产(随后发生) O08.0	———abortion (subsequent episode) O08.0
一一一异位妊娠或葡萄胎妊娠 O08.0	———ectopic or molar pregnancy O08.0
一一结核性 A18.3† K67.3*	——tuberculous A18.3† K67.3*
一一盆腔	——pelvic
一一一男性 K65.0	———male K65.0
一一一女性(另见 腹膜炎，盆腔，女性) N73.5	———female (see also Peritonitis, pelvic, female) N73.5
一一手术后 T81.4	——postoperative T81.4
一腹膜后 K65.0	—retroperitoneal K65.0
一腹膜内 K65.0	—intraperitoneal K65.0
一腹膜外 K65.0	—extraperitoneal K65.0
一腹内(另见 脓肿，腹膜) K65.0	—intra-abdominal (see also Abscess, peritoneum) K65.0
一腹盆腔 K65.0	—abdominopelvic K65.0
一肝(胆管炎性)(血源性)(淋巴源性)(门静脉炎性) K75.0	—hepatic, liver (cholangitic) (hematogenic) (lymphogenic) (pylephlebitic) K75.0
一一阿米巴 A06.4	——amebic A06.4
一一一伴有	———with
一一一一肺脓肿 A06.5† J99.8*	————lung abscess A06.5† J99.8*
一一一一脑脓肿(和肺脓肿) A06.6† G07*	————brain abscess (and lung abscess) A06.6† G07*
一一由于溶组织内阿米巴(另见 脓肿，肝，阿米巴) A06.4	——due to Entamoeba histolytica (see also Abscess,liver, amebic) A06.4
一肝下 K65.0	—subhepatic K65.0
一肛门 K61.0	—anus K61.0
一肛门缘 K61.0	—marginal, anus K61.0
一肛门直肠 K61.2	—anorectal K61.2
一肛周 K61.0	—perianal K61.0
一睾丸 N45.0	—testis N45.0
一膈 K65.0	—diaphragm, diaphragmatic K65.0
一膈下 K65.0	—subdiaphragmatic, subphrenic K65.0
一一手术后 T81.4	——postoperative T81.4

脓肿——*续前页*
一颞蝶 G06.0
一脓血症性 - 见 败血症
一一新生儿(另见 败血症，新生儿) P36.9
一旁窦(另见 鼻窦炎) J32.9
一一颅内静脉(任何) G06.0
一膀胱(壁) N30.8
一膀胱-子宫囊(另见 腹膜炎，盆腔，女性) N73.5
一膀胱后 N30.8
一膀胱周 N30.8
一盆腔
一一男性，腹膜 K65.0
一一女性(另见 病，盆腔，炎性) N73.9
一皮肤(另见 脓肿，按部位) L02.9
一皮下(另见 脓肿，按部位) L02.9
一一棕色真菌病(着色真菌病) B43.2† L99.8*
一脾 D73.3
一一阿米巴 A06.8
一破裂(自发性) NEC L02.9
一蹼间隙 L02.4
一脐 L02.2
一一新生儿 P38
一气管 J39.8
一髂(区) L02.2
一前额 L02.0
一前列腺，前列腺周 N41.2
一一淋球菌性(急性)(慢性) A54.2† N51.0*
一前庭大腺 N75.1
一鞘膜 N49.1
一球后 H05.0
一躯干 L02.2
一蠕虫样阑尾 K35.1
一乳房(急性)(慢性)(非产褥期的) N61
一一产褥期、产后 O91.1
一一妊娠 O91.1
一一新生儿 P39.0
一乳房后 - 见 脓肿，乳房
一乳房内 - 见 脓肿，乳房
一乳房前 - 见 脓肿，乳房
一乳房下 - 见 脓肿，乳房
一乳头 N61
一一产褥期、产后或妊娠 O91.0

Abscess——*continued*
—temporosphenoidal G06.0
—pyemic - see Septicemia
——newborn (see also Septicemia, newborn) P36.9
—parasinus (see also Sinusitis) J32.9
——intracranial venous (any) G06.0
—bladder, vesical (wall) N30.8
—vesico-uterine pouch (see also Peritonitis, pelvic, female) N73.5
—retrovesical N30.8
—perivesical N30.8
—pelvis, pelvic
——male, peritoneal K65.0
——female (see also Disease, pelvis, inflammatory) N73.9
—cutaneous, skin (see also Abscess, by site) L02.9
—subcutaneous (see also Abscess, by site) L02.9
——pheomycotic (chromomycotic) B43.2† L99.8*
—spleen D73.3
——amebic A06.8
—rupture (spontaneous) NEC L02.9
—web space L02.4
—navel, umbilicus L02.2
——newborn P38
—trachea J39.8
—iliac (region) L02.2
—forehead L02.0
—prostate, periprostatic N41.2
——gonococcal (acute) (chronic) A54.2† N51.0*
—Bartholin's gland N75.1
—tunica vaginalis N49.1
—retrobulbar H05.0
—trunk L02.2
—vermiform appendix K35.1
—breast (acute) (chronic) (nonpuerperal) N61
——puerperal, postpartum O91.1
——gestational O91.1
——newborn P39.0
—retromammary - see Abscess, breast
—intramammary - see Abscess, breast
—premammary - see Abscess, breast
—submammary - see Abscess, breast
—nipple N61
——puerperal, postpartum or gestational O91.0

脓肿——*续前页*

一乳突 H70.0

一乳腺 - 见 脓肿，乳房

一乳晕(急性)(慢性)(非产褥期的) N61

一一产褥期、产后或妊娠 O91.0

一乳晕下(另见 脓肿，乳房) N61

一一产褥期、产后 O91.1

一软骨 M94.8

一腮(管)(腺) K11.3

一筛(骨)(慢性)(窦) J32.2

一伤寒后 A01.0

一伤口 T81.4

一上颌窦(慢性)(海默尔)(另见 鼻窦炎，上颌窦) J32.0

一上颌骨，上颌 K10.2

一一窦(慢性) J32.0

一上呼吸道 J39.8

一舌(葡萄球菌性) K14.0

一舌下 K12.2

一一腺 K11.3

一肾 N15.1

一一伴有结石 N20.0

一一一伴有肾积水 N13.6

一一并发于妊娠 O23.0

一一一影响到胎儿或新生儿 P00.1

一一产褥期、产后 O86.2

一肾炎(另见 脓肿，肾) N15.1

一肾周(组织)，肾周炎的(另见 脓肿，肾) N15.1

一生殖器官或生殖道 NEC

一一男性 N49.9

一一一多部位 N49.8

一一一特指的 NEC N49.8

一一女性(外) N76.4

一一一后

一一一一流产(随后发生) O08.0

一一一一异位妊娠或葡萄胎妊娠 O08.0

一声带 J38.3

一食管 K20

一蚀疮性 NEC L02.9

一一软下疳 A57

一视网膜 H30.0

一手 L02.4

一手术后(任何部位) T81.4

Abscess——*continued*

—mastoid H70.0

—mammary gland - see Abscess, breast

—areola (acute) (chronic) (nonpuerperal) N61

——puerperal, postpartum or gestational O91.0

—subareolar (see also Abscess, breast) N61

——puerperal, postpartum O91.1

—cartilage M94.8

—parotid (duct) (gland) K11.3

—ethmoid (bone) (chronic) (sinus) J32.2

—post-typhoid A01.0

—wound T81.4

—antrum (chronic) (Highmore) (see also Sinusitis, maxillary) J32.0

—maxilla, maxillary K10.2

——sinus (chronic) J32.0

—respiratory, upper J39.8

—lingual, tongue (staphylococcal) K14.0

—sublingual K12.2

——gland K11.3

—kidney, renal N15.1

——with calculus N20.0

———with hydronephrosis N13.6

——complicating pregnancy O23.0

———affecting fetus or newborn P00.1

——puerperal, postpartum O86.2

—nephritic (see also Abscess, kidney) N15.1

—perirenal (tissue), perinephric, perinephritic (see also Abscess, kidney) N15.1

—genital organ or tract NEC

——male N49.9

———multiple sites N49.8

———specified NEC N49.8

——female (external) N76.4

———following

————abortion (subsequent episode) O08.0

————ectopic or molar pregnancy O08.0

—vocal cord J38.3

—esophagus K20

—phagedenic NEC L02.9

——chancroid A57

—retina H30.0

—hand L02.4

—postoperative (any site) T81.4

脓肿——*续前页*
—胸部 J86.9
——伴有瘘 J86.0
—胸肌(区) L02.2
—胸膜 J86.9
——伴有瘘 J86.0
—牙(根) K04.7
——伴有(牙槽)窦道 K04.6
——支持结构 NEC K05.2
—牙槽 K04.7
——伴有窦道 K04.6
—牙髓 K04.0
—牙龈 K05.2
—牙周(壁) K05.2
——伴有(牙槽)窦道 K04.6
—牙周膜 K05.2
—咽喉(外侧) J39.1
—咽后 J39.0
—咽门 J39.1
—咽旁，咽周 J39.0
—岩骨 H70.2
—眼 H44.0
—眼睑 H00.0
—腰(结核性) A18.0† M49.0*
——非结核性 L02.2
—腰背(区) L02.2
—腰肌，非结核性 M60.0
—腋(区) L02.4
——淋巴腺或淋巴结 L04.2
—胰腺(管) K85.-
—乙状结肠 K63.0
—阴唇(大)(小) N76.4
——并发于妊娠 O23.5
——产褥期、产后 O86.1
—阴道(壁)(另见 阴道炎) N76.0
—阴道旁 N76.0
—阴道直肠(另见 阴道炎) N76.0
—阴阜 L02.2
—阴茎 N48.2
——淋球菌性(副腺)(尿道周) A54.1
—阴囊 N49.2
—龈 K05.2

Abscess——*continued*
—thorax J86.9
——with fistula J86.0
—pectoral (region) L02.2
—pleura J86.9
——with fistula J86.0
—dental, tooth, teeth (root) K04.7
——with sinus (alveolar) K04.6
——supporting structures NEC K05.2
—alveolar, dentoalveolar K04.7
——with sinus K04.6
—pulp, pulpal (dental) K04.0
—gingival K05.2
—paradontal, peridental, periodontal (parietal) K05.2
——with sinus (alveolar) K04.6
—pericemental K05.2
—pharynx, pharyngeal, throat (lateral) J39.1
—postpharyngeal, retropharyngeal J39.0
—fauces J39.1
—parapharyngeal, peripharyngeal J39.0
—petrous bone H70.2
—eye H44.0
—eyelid H00.0
—lumbar (tuberculous) A18.0† M49.0*
——nontuberculous L02.2
—loin (region) L02.2
—psoas, nontuberculous M60.0
—axilla (region) L02.4
——lymph gland or node L04.2
—pancreas (duct) K85.-
—sigmoid K63.0
—labium (majus) (minus) N76.4
——complicating pregnancy O23.5
——puerperal, postpartum O86.1
—vagina (wall) (see also Vaginitis) N76.0
—paravaginal N76.0
—vaginorectal (see also Vaginitis) N76.0
—mons pubis L02.2
—penis N48.2
——gonococcal (accessory gland) (periurethral) A54.1
—scrotum N49.2
—gum K05.2

脓肿——*续前页*
一硬膜外 G06.2
一一脊髓 G06.1
一一脑 G06.0
一硬膜下 G06.2
一一脊髓 G06.1
一一脑 G06.0
一圆韧带(另见 病，盆腔，炎性) N73.2
一掌(间隙) L02.4
一针眼 T81.4
一支气管 J98.0
一肢(下)(上) L02.4
一直肠，直肠旁 K61.1
一直肠膀胱 N30.8
一直肠周 K61.1
一肘窝[肘前间隙] L02.4
一蛛网膜下 G06.2
一一脊髓 G06.1
一一脑 G06.0
一椎管内 G06.1
一一非结核性 M46.2
一子宫(壁)(另见 子宫内膜炎) N71.9
一一颈(另见 宫颈炎) N72
一一韧带(另见 病，盆腔，炎性) N73.2
一子宫后(另见 腹膜炎，盆腔，女性) N73.5
一子宫旁(组织)(另见 病，盆腔，炎性) N73.2
一子宫周(另见 病，盆腔，炎性) N73.2
一纵隔 J85.3
一眦 H10.5
一足(任何部分) L02.4
一坐骨直肠(窝) K61.3

Abscess——*continued*
—epidural, extradural G06.2
——spinal cord G06.1
——brain G06.0
—subdural G06.2
——spinal cord G06.1
——brain G06.0
—round ligament (see also Disease, pelvis, inflammatory) N73.2
—palmar (space) L02.4
—stitch T81.4
—bronchi J98.0
—limb (lower) (upper) L02.4
—rectum, pararectal K61.1
—rectovesical N30.8
—perirectal K61.1
—antecubital space L02.4
—subarachnoid G06.2
——spinal cord G06.1
——brain G06.0
—intraspinal G06.1
——nontuberculous M46.2
—uterus, uterine (wall) (see also Endometritis) N71.9
——neck (see also Cervicitis) N72
——ligament (see also Disease, pelvis, inflammatory) N73.2
—retrouterine (see also Peritonitis, pelvic, female) N73.5
—parauterine, parametric, parametrium (see also Disease, pelvis, inflammatory) N73.2
—perimetric, periuterine (see also Disease, pelvis, inflammatory) N73.2
—mediastinum J85.3
—canthus H10.5
—foot (any part) L02.4
—ischiorectal (fossa) K61.3

nǔ 努

努恩膝 M70.4
努南综合征[假特纳综合征] Q87.1

Nun's knee M70.4
Noonan's syndrome Q87.1

nǚ 女

女性恐怖 F40.1
女性色情狂 F52.7
女阴蚀疮 A55
女子男化[女性假两性畸形] Q56.0

Gynephobia F40.1
Nymphomania F52.7
Esthiomene A55
Gynandrism Q56.0

nüè 疟

疟疾 B54

－伴有

－－黑尿热 B50.8

－－－血红蛋白尿性(胆汁) B50.8

－－血红蛋白尿 B50.8

－并发于妊娠、分娩或产褥期 O98.6

－持续性(热) B50.9

－弛张性 B54

－恶性(间日)，急性 B50.9

－－伴有并发症 NEC B50.8

－－－大脑型 B50.0† G94.8*

－－严重的 B50.8

－复发性 B54

－寒冷型 B50.9

－寄生虫学证实的 NEC B53.8

－间日(良性)(伴有) B51.9

－－并发症 NEC B51.8

－－恶性 B50.9

－－脾破裂 B51.0† D77*

－临床诊断为(不伴有寄生虫学的证实) B54

－卵形 B53.0

－脑型 B50.0† G94.8*

－疟原虫

－－恶性 NEC(另见 疟疾，恶性) B50.9

－－－伴有其他疟原虫(另见 疟疾，恶性) B50.-

－－猴 B53.1

－－－伴有三日疟原虫(另见 疟疾，三日) B52.-

－－－－和间日(另见 疟疾，间日) B51.-

－－－－－和恶性(另见 疟疾，恶性) B50

－－间日 NEC B51.9

－－－伴有恶性疟原虫(另见 疟疾，恶性) B50.-

－－卵形 B53.0

－－－伴有三日疟原虫(另见 疟疾，三日) B52.-

－－－－和间日(另见 疟疾，间日) B51.-

－－－－－和恶性(另见 疟疾，恶性) B50.-

Cameroon fever, Malaria, malarial (fever), Paludism B54

－with

－－blackwater fever B50.8

－－－hemoglobinuric (bilious) B50.8

－－hemoglobinuria B50.8

－complicating pregnancy, childbirth or puerperium O98.6

－continued (fever) B50.9

－remittent B54

－falciparum, malignant (tertian), pernicious, acute, subtertian (fever) B50.9

－－with complications NEC B50.8

－－－cerebral B50.0† G94.8*

－－severe B50.8

－recurrent B54

－algid B50.9

－parasitologically confirmed NEC B53.8

－tertian (benign), vivax (with) B51.9

－－complications NEC B51.8

－－malignant B50.9

－－ruptured spleen B51.0† D77*

－clinically diagnosed (without parasitological confirmation) B54

－ovale B53.0

－cerebral B50.0† G94.8*

－Plasmodium (P.)

－－falciparum NEC (see also Malaria, falciparum) B50.9

－－－with other Plasmodium (see also Malaria, falciparum) B50.-

－－simian B53.1

－－－with Plasmodium malariae (see also Malaria, malariae) B52.-

－－－－and vivax (see also Malaria, vivax) B51.-

－－－－－and falciparum (see also Malaria, falciparum) B50

－－vivax NEC B51.9

－－－with Plasmodium falciparum (see also Malaria falciparum) B50.-

－－ovale B53.0

－－－with Plasmodium malariae (see also Malaria, malariae) B52.-

－－－－and vivax (see also Malaria, vivax) B51.-

－－－－－and falciparum (see also Malaria, falciparum) B50.-

疟疾——*续前页*
一疟原虫——*续前页*
——三日 NEC B52.9
———伴有疟原虫
————恶性(和间日)(另见 疟疾，恶性) B50.-
————间日(另见 疟疾，间日) B51.-
—————和恶性(另见 疟疾，恶性) B50.-
一热带 B50.9
一日发(另见 疟疾，恶性) B50.9
一三日(伴有) B52.9
——并发症 NEC B52.8
——肾小球疾患 B52.0† N08.0*
一特指型 NEC(寄生虫学证实的) B53.8
一夏秋季 B50.9
一先天性 NEC P37.4
——恶性 P37.3
一意外诱发(治疗性) - 见 疟疾，按类型

Malaria——*continued*
—Plasmodium——*continued*
——malariae NEC B52.9
———with Plasmodium
————falciparum (and vivax) (see also Malaria, falciparum) B50.-
————vivax (see also Malaria, vivax) B51.-
—————and falciparum (see also Malaria, falciparum) B50.-
—tropical B50.9
—quotidian (see also Malaria, falciparum) B50.9
—malariae, quartan (with) B52.9
——complications NEC B52.8
——glomerular disorder B52.0† N08.0*
—specified type NEC (parasitologically confirmed) B53.8
—estivo-autumnal B50.9
—congenital NEC P37.4
——falciparum P37.3
—accidentally induced (therapeutically) - see Malaria, by type

nüè 虐

虐待，受虐
一儿童 NEC T74.9
——躯体，嫌疑 Z61.6
——特指的 NEC T74.8
——性，嫌疑(被)
———家族成员 Z61.4
———家族以外人员 Z61.5
一个人史 Z91.8
一躯体(成人)(儿童) T74.1
一心理上的(成人)(儿童) T74.3
一性 T74.2
——儿童，嫌疑(被)
———家族成员 Z61.4
———家族以外人员 Z61.5
一综合征
——成人(受虐)(的效应) T74.9
——儿童(受虐)(的效应) T74.9

Abuse, Maltreatment (of)
—child NEC T74.9
——physical, alleged Z61.6
——specified NEC T74.8
——sexual, alleged (by)
———family member Z61.4
———person outside family Z61.5
—personal history of Z91.8
—physical (adult) (child) T74.1
—psychological (adult) (child) T74.3
—sexual T74.2
——child, alleged (by)
———family member Z61.4
———person outside family Z61.5
—syndrome
——abuse of adult (effects of) T74.9
——child abuse (effects of) T74.9

nuò 诺

O

ōu 欧

欧洲芽生菌病(另见 隐球菌病) B45.9

European blastomycosis (see also Cryptococcosis) B45.9

ǒu 呕

呕吐(另见 剧吐) R11
一胆汁(原因不知) R11
一一胃肠道手术后 K91.0
一冬季(流行性) A08.1
一粪，粪便物 R11
一流行性 A08.1
一尿毒症性 - 见 尿毒症
一妊娠期或并发于妊娠的 O21.9
一一早期(怀孕 22 周之前)(轻度) O21.0
一一一伴有代谢紊乱 O21.1
一一晚期(怀孕 22 整周之后) O21.2
一一由于
一一一分类于他处的疾病 O21.8
一一一特指原因 NEC O21.8
一妊娠性 - 见 剧吐，妊娠
一神经性，神经症性 F50.5
一胃肠道手术后 K91.0
一一心因性 F50.5
一心因性 F50.5
一新生儿 P92.0
一血(另见 呕血) K92.0
一癔症性 F50. 5
一引起窒息或气哽(另见 窒息，食物) T17.9
一周期性 R11
一一心因性 F50.5

呕血 K92.0
一伴有溃疡 - 作为溃疡，按部位，伴有出血编码 K27.4
一新生儿 P54.0
一一吞咽母血引起的 P78.2

Emesis, Vomiting (see also Hyperemesis) R11
—bilious (cause unknown) R11
——following gastrointestinal surgery K91.0
—winter (epidemic) A08.1
—stercoral, fecal matter R11
—epidemic A08.1
—uremic - see Uremia
—of or complicating pregnancy O21.9
——early (before the end of the 22nd week of gestation) (mild) O21.0
———with metabolic disturbance O21.1
——late (after 22 completed weeks' gestation) O21.2
——due to
———diseases classified elsewhere O21.8
———specific cause NEC O21.8
—gravidarum - see Hyperemesis, gravidarum
—nervous, neurotic F50.5
—following gastrointestinal surgery K91.0
——psychogenic F50.5
—psychogenic F50.5
—newborn P92.0
—blood (see also Hematemesis) K92.0
—hysterical F50.5
—causing asphyxia, choking or suffocation (see also Asphyxia,food) T17.9
—cyclical, periodic R11
——psychogenic F50.5

Hematemesis K92.0
—with ulcer - code as Ulcer, by site, with hemorrhage K27.4
—newborn, neonatal P54.0
——due to swallowed maternal blood P78.2

P

pà 帕

帕金森病、综合征或震颤(另见 帕金森综合征) G20	**Parkinson's disease, syndrome or tremor (see also Parkinsonism) G20**
帕金森综合征(特发性)(原发性) G20	**Parkinsonism (idiopathic) (primary) G20**
－伴有直立性低血压(特发性)(症状性) G90.3	－with orthostatic hypotension (idiopathic) (symptomatic) G90.3
－痴呆由于 G20† F02.3*	－dementia in G20† F02.3*
－动脉硬化性 G21.4	－arteriosclerotic G21.4
－继发性 G21.9	－secondary G21.9
－－特指的 NEC G21.8	－－specified NEC G21.8
－－由于	－－due to
－－－动脉硬化 G21.4	－－－arteriosclerosis G21.4
－－－梅毒 A52.1† G22*	－－－syphilis A52.1† G22*
－－－脑炎 G21.3	－－－encephalitis G21.3
－－－外因 NEC G21.2	－－－external agents NEC G21.2
－－－药物 NEC G21.1	－－－drugs NEC G21.1
－－－－抗精神病药 G21.0	－－－－neuroleptic G21.0
－梅毒性 A52.1† G22*	－syphilitic A52.1† G22*
－脑炎后 G21.3	－postencephalitic G21.3
－血管性 G21.4	－vascular G21.4
－由于药物 G21.1	－due to drugs G21.1
－－抗精神病药 G21.0	－－neuroleptic G21.0
－治疗诱发的 NEC G21.1	－treatment-induced NEC G21.1
帕克斯顿病[发结节病] B36.8	**Paxton's disease B36.8**
帕里-龙贝格综合征[单侧面神经萎缩] G51.8	**Parry-Romberg syndrome G51.8**
帕里病[毒性结节性甲状腺肿] E05.0	**Parry's disease E05.0**
帕里诺	**Parinaud's**
－结膜炎[帕里诺眼淋巴结综合征] H10.8	－conjunctivitis H10.8
－眼肌麻痹 H49.8	－ophthalmoplegia H49.8
－眼腺型综合征[帕里诺眼淋巴结综合征] H10.8	－oculoglandular syndrome H10.8
－综合征(眼肌麻痹) H49.8	－syndrome (ophthalmoplegia) H49.8
帕帕尼古劳涂片，宫颈 Z12.4	**Papanicolaou smear, cervix Z12.4**
－常规 Z01.4	－routine Z01.4
－对可疑肿瘤 Z12.4	－for suspected neoplasm Z12.4
－－未发现疾病 Z03.1	－－no disease found Z03.1
－作为妇科常规检查的一部分 Z01.4	－as part of routine gynecological examination Z01.4
帕帕尼科拉乌 - 现译名 帕帕尼古劳	**Papanicolaou**
帕皮永-利奇和普沙乌梅综合征 Q87.0	**Papillon-Leage and Psaume syndrome Q87.0**
帕森内奇-奥尔德雷-特纳综合征 G54.5	**Parsonage-Aldren-Turner syndrome G54.5**

帕套综合征(另见 三体性，13) Q91.7 **Patau's syndrome (see also Trisomy, 13) Q91.7**

帕特南(-达纳)病或综合征[亚急性脊髓联合变性] - 见 变性，混合 **Putnam(-Dana) disease or syndrome - see Degeneration, combined**

帕西尼瘤(M9507/0) - 见 肿瘤，皮肤，良性 **Pacinian tumor (M9507/0) - see Neoplasm, skin, benign**

pái 排

排斥 **Rejection**
—食物，心因性 F50.8 —food, psychogenic F50.8
—移植 T86.9 —transplant T86.9
——肠 T86.8 ——intestine T86.8
——肺 T86.8 ——lung(s) T86.8
———伴有心脏 T86.3 ———with heart T86.3
——肝 T86.4 ——liver T86.4
——骨 T86.8 ——bone T86.8
———髓 T86.0 ———marrow T86.0
——皮肤(同种异基因移植物)(自体移植物) T86.8 ——skin (allograft) (autograft) T86.8
——器官(免疫或非免疫原因) T86.9 ——organ (immune or nonimmune cause) T86.9
——肾 T86.1 ——kidney T86.1
——特指的 NEC T86.8 ——specified NEC T86.8
——心脏 T86.2 ——heart T86.2
———伴有肺 T86.3 ———with lung(s) T86.3
——胰腺 T86.8 ——pancreas T86.8

排出(物)(自) **Discharge (from)**
—鼻后部 - 见 鼻窦炎 —postnasal - see Sinusitis
—耳 H92.1 —ear H92.1
—过多尿 R35 —excessive urine R35
—毛滴虫性或由于毛滴虫引起的(阴道) A59.0 —trichomonal or due to Trichomonas (vaginalis) A59.0
—内有异常所见 - 见 异常的，标本 —abnormal finding in - see Abnormal, specimen
—尿道 R36 —urethral R36
—乳房(女性)(男性) N64.5 —breast (female) (male) N64.5
—乳头 N64.5 —nipple N64.5
—阴道 N89.8 —vaginal N89.8
—阴茎 R36 —penile R36

排出物(阴道) N89.8 **Fluor (vaginalis) N89.8**

排卵(周期) **Ovulation (cycle)**
—衰竭或缺乏 N97.0 —failure or lack of N97.0
—痛 N94.0 —pain N94.0

排尿 **Micturition**
—踌躇 R39.1 —hesitancy R39.1
—频繁(夜间) R35 —frequency (nocturnal) R35
——心因性 F45.3 ——psychogenic F45.3

排尿——*续前页*
一疼痛 R30.9
——心因性 F45.3
一障碍 NEC R39.1
——心因性 F45.3
排尿踌躇 R39.1
排尿困难 R30.0
一心因性 F45.3
排尿疼痛 R30.9

Micturition——*continued*
—painful R30.9
——psychogenic F45.3
—disorder NEC R39.1
——psychogenic F45.3
Hesitancy of micturition R39.1
Dysuria R30.0
—psychogenic F45.3
Urination, painful R30.9

pài 派

派尔综合征[干骺端发育不良] **Q78.5**

Pyle's syndrome Q78.5

pān 潘

潘科斯特综合征或潘科斯特瘤[肺尖癌](**M8010/3**) **C34.1**
潘内病[肱骨小头骨软骨病] **M92.0**

Pancoast's syndrome or tumor (M8010/3) C34.1
Panner's disease M92.0

pán 盘

盘尾丝虫病 **B73† H45.1***
一眼 NEC B73† H45.1*
一眼睑 B73† H03.0*
盘形
一半月板(先天性) M23.1
一半月软骨(先天性) M23.1

Onchocerciasis, onchocercosis, River blindness B73† H45.1*
—eye NEC B73† H45.1*
—eyelid B73† H03.0*
Discoid
—meniscus (congenital) M23.1
—semilunar cartilage (congenital) M23.1

pán 蹒

蹒跚步态 **R26.0**
一癔症性 F44.4

Staggering gait R26.0
—hysterical F44.4

pàn 袢

袢
一肠(另见 扭转) K56.2
一血管，(视)乳头上 Q14.2

Loop
—intestine (see also Volvulus) K56.2
—vascular, on papilla (optic) Q14.2

páng 膀

膀胱出血 **N32.8**
膀胱的 - 见情况

Cystorrhagia N32.8
Bladder, Vesical - see condition

膀胱会阴的 - 见情况
膀胱结肠的 - 见情况
膀胱麻痹 N31.2
膀胱尿道膨出(另见 膀胱膨出)
一男性 N32.8
一女性 N81.1
膀胱尿道炎(另见 尿道炎) N34.2
膀胱尿道直肠的 - 见情况
膀胱膨出(-尿道膨出)
一男性 N32.8
一女性 N81.1
一一伴有子宫脱垂 - 见 脱垂，子宫
一在妊娠或分娩中 O34.8
一一引起梗阻性分娩 O65.5
一一一影响到胎儿或新生儿 P03.1
一一影响到胎儿或新生儿 P03.8
膀胱三角区炎(假膜的) N30.3
膀胱上组织炎(另见 膀胱炎) N30.9
膀胱肾盂炎(另见 肾盂肾炎) N12
膀胱石病 N21.0
膀胱下垂 N32.8
膀胱炎(渗出性)(出血性)(脓毒性)(化脓性) N30.9
一急性 N30.0
一亚急性 N30.2
一慢性 N30.2
一一间质性 N30.1
一一特指的 NEC N30.2
一阿米巴 A06.8
一白喉性 A36.8† N33.8*
一伴有前列腺炎 N41.3
一包绕性 N30.8
一变应性 N30.8
一并发于妊娠 O23.1
一一影响到胎儿或新生儿 P00.1
一产褥期、产后 O86.2
一大疱性 N30.8
一辐照 N30.4
一坏疽性 N30.8
一间质性(慢性) N30.1
一结核性 A18.1† N33.0*
一结石性 N21.0
一淋病性(淋球菌性) A54.0

Vesicoperineal - see condition
Vesicocolic - see condition
Cystoplegia N31.2
Cystourethrocele (see also Cystocele)
—male N32.8
—female N81.1
Cystourethritis (see also Urethritis) N34.2
Vesicourethrorectal - see condition
Cystocele-(-urethrocele)
—male N32.8
—female N81.1
——with prolapse of uterus - see Prolapse, uterus
—in pregnancy or childbirth O34.8
——causing obstructed labor O65.5
———affecting fetus or newborn P03.1
——affecting fetus or newborn P03.8
Trigonitis (bladder) (pseudomembranous) N30.3
Epicystitis (see also Cystitis) N30.9
Cystopyelitis (see also Pyelonephritis) N12
Cystolithiasis N21.0
Cystoptosis N32.8
Cystitis (exudative) (hemorrhagic) (septic) (suppurative) N30.9
—acute N30.0
—subacute N30.2
—chronic N30.2
——interstitial N30.1
——specified NEC N30.2
—amebic A06.8
—diphtheritic A36.8† N33.8*
—with prostatitis N41.3
—encysted N30.8
—allergic N30.8
—complicating pregnancy O23.1
——affecting fetus or newborn P00.1
—puerperal, postpartum O86.2
—bullous N30.8
—irradiation N30.4
—gangrenous N30.8
—interstitial (chronic) N30.1
—tuberculous A18.1† N33.0*
—calculous N21.0
—blennorrhagic (gonococcal) A54.0

膀胱炎——*续前页*	**Cystitis**——*continued*
一淋球菌性　A54.0	—gonococcal A54.0
一毛滴虫性　A59.0† N33.8*	—trichomonal A59.0† N33.8*
一梅毒性(晚期) A52.7† N33.8*	—syphilitic (late) A52.7† N33.8*
一囊性　N30.8	—cystic(a) N30.8
一粘膜下　N30. 1	—submucous N30.1
一嗜酸细胞性　N30.8	—eosinophilic N30.8
一特指的　NEC N30.8	—specified NEC N30.8
一衣原体性　A56.0	—chlamydial A56.0
膀胱阴道的 - 见情况	**Vesicovaginal - see condition**
膀胱造口	**Cystostomy**
一维护　Z43.5	—attention to Z43.5
一状态　Z93.5	—status Z93.5
膀胱直肠的 - 见情况	**Vesicorectal - see condition**

pào 泡

泡膜细胞瘤(M8600/0) D27	**Thecoma (M8600/0) D27**
一恶性(M8600/3) C56	—malignant (M8600/3) C56
一黄体化(M8601/0) D27	—luteinized (M8601/0) D27
泡翼线虫病　B81.8	**Physalopteriasis B81.8**

pào 炮

炮弹休克[震吓痴呆症](近期) F43.0	**Shellshock (current) F43.0**
一持续状态　F43.1	—lasting state F43.1

pào 疱

疱疹(性) B00.9	**Herpes, herpetic B00.9**
一败血症　B00.7	—septicemia B00.7
一瘭疽[化脓性指头炎] B00.8	—whitlow B00.8
一唇　B00.1	—labialis, lip B00.1
一带状(另见情况) B02.9	—zoster (see also condition) B02.9
一一并发　NEC B02.8	——complicated NEC B02.8
一一播散性　B02.7	——disseminated B02.7
一一多神经病　B02.2† G63.0*	——polyneuropathy B02.2† G63.0*
一一耳部　B02.2† H94.0*	——auricularis, oticus B02.2† H94.0*
一一角膜炎(基质性) B02.3† H19.2*	——keratitis (interstitial) B02.3† H19.2*
一一脑膜炎　B02.1† G02.0*	——meningitis B02.1† G02.0*
一一脑炎　B02.0† G05.1*	——encephalitis B02.0† G05.1*
一一三叉神经痛　B02.2† G53.0*	——trigeminal neuralgia B02.2† G53.0*
一一神经炎、神经痛　B02.2† G53.0*	——neuritis, neuralgia B02.2† G53.0*
一一特指的并发症　NEC B02.8	——specified complication NEC B02.8

疱疹——*续前页*
—带状——*续前页*
——膝状神经节炎 B02.2† G53.0*
——眼(睑) B02.3† H03.1*
——眼部 NEC B02.3† H58.8*
—单纯性 B00.9
——并发 NEC B00.8
——肝炎 B00.8† K77.0*
——角膜炎(基质性) B00.5† H19.1*
——内脏 B00.8
——特指的并发症 NEC B00.8
——外耳 B00.1† H62.1*
——先天性 P35.2
——眼睑 B00.5† H03.1*
—发热性 B00.1
—肛门生殖器 A60.9
—肛周皮肤 A60.1
—虹膜睫状体炎(单纯性) B00.5† H22.0*
——带状 B02.3† H22.0*
—虹膜炎(单纯性) B00.5† H22.0*
—环形 B35.4
——大疱性 L12.0
—环状(大疱型多形红斑) L51.1
—睑炎(带状) B02.3† H03.1*
—单纯性 B00.5† H03.1*
—角膜 - 见 疱疹(性)，角膜炎
—角膜结膜炎(单纯性) B00.5† H19.1*
——带状 B02.3† H19.2*
—角膜炎(单纯性)(树状)(盘状)(基质性) B00.5† H19.1*
——带状(基质性) B02.3† H19.2*
—结膜炎 B02.3† H13.1*
—口炎 B00.2
—面部 B00.1
—脑膜炎(单纯性) B00.3† G02.0*
——带状 B02.1† G02.0*
—脑炎 B00.4† G05.1*
—内脏 B00.8
—人类免疫缺陷病毒(HIV)病所致 B20.3
—妊娠 O26.4
—生殖器 A60.0
——男性 A60.0† N51.-*
——女性 A60.0† N77.-*
—秃发 B35.0

Herpes——*continued*
—zoster——*continued*
——geniculate ganglionitis B02.2† G53.0*
——eye(lid) B02.3† H03.1*
——ophthalmicus NEC B02.3† H58.8*
—simplex B00.9
——complicated NEC B00.8
——hepatitis B00.8† K77.0*
——keratitis (interstitial) B00.5† H19.1*
——visceral B00.8
——specified complication NEC B00.8
——external ear B00.1† H62.1*
——congenital P35.2
——eyelid B00.5† H03.1*
—febrilis B00.1
—anogenital A60.9
—perianal skin A60.1
—iridocyclitis (simplex) B00.5† H22.0*
——zoster B02.3† H22.0*
—iritis (simplex) B00.5† H22.0*
—circinatus B35.4
——bullosus L12.0
—iris (vesicular erythema multiforme) L51.1
—blepharitis (zoster) B02.3† H03.1*
—simplex B00.5† H03.1*
—cornea - see Herpes, keratitis
—keratoconjunctivitis (simplex) B00.5† H19.1*
——zoster B02.3† H19.2*
—keratitis (simplex) (dendritic) (disciform) (interstitial) B00.5† H19.1*
——zoster (interstitial) B02.3† H19.2*
—conjunctivitis B02.3† H13.1*
—stomatitis B00.2
—facialis B00.1
—meningitis (simplex) B00.3† G02.0*
——zoster B02.1† G02.0*
—encephalitis B00.4† G05.1*
—visceral B00.8
—resulting from HIV disease B20.3
—gestational, gestationis O26.4
—genital, genitalis A60.0
——male A60.0† N51.-*
——female A60.0† N77.-*
—tonsurans B35.0

pēi 胚

péi 培

péi 赔

pèi 佩

佩尔格-许特异常或综合征 D72.0 **Pelger-Huet anomaly or syndrome D72.0**
佩尔曼综合征 Q87.8 **Perlmans syndrome Q87.8**
佩尔特斯病[股骨头骨骺的骨软骨病] M91.1 **Perthes' disease M91.1**
佩尔危象[脊髓痨性眼危象] A52.1 **Pel's crisis A52.1**
佩吉特病 **Paget's disease**
—伴有浸润性导管癌(M8541/3) - 见 肿瘤，乳房，恶性 —with infiltrating duct carcinoma (M8541/3) see Neoplasm, breast, malignant
—变形性骨炎 M88.9 —osteitis deformans M88.9
—导管内癌(M8543/3) - 见 肿瘤，乳房，恶性 —intraductal carcinoma (M8543/3) - see Neoplasm, breast, malignant
—恶性(M8540/3) —malignant (M8540/3)
——乳房 C50.0 ——breast C50.0
——特指部位 NEC(M8542/3) - 见 肿瘤，皮肤，恶性 ——specified site NEC (M8542/3) - see Neoplasm, skin, malignant
——未特指部位 C50.0 ——unspecified site C50.0
—骨 M88.9 —bone M88.9
——颅 M88.0 ——skull M88.0
——特指的 NEC M88.8 ——specified NEC M88.8
——在(M9184/3)中的骨肉瘤(M9184/3) - 见 肿瘤，骨，恶性 ——osteosarcoma in (M9184/3) - see Neoplasm, bone, malignant
—乳房(M8540/3) C50.0 —breast, mammary (M8540/3) C50.0
—乳房以外的(M8542/3) - 另见 肿瘤，皮肤，恶性 —extramammary (M8542/3) - see also Neoplasm, skin, malignant
——肛门(M8542/3) C21.0 ——anus (M8542/3) C21.0
———皮肤(M8542/3) C44.5 ———skin (M8542/3) C44.5
———缘(M8542/3) C44.5 ———margin (M8542/3) C44.5
—乳头(M8540/3) C50.0 —nipple (M8540/3) C50.0
佩莱格里尼-施蒂达病或综合征[膝关节内侧副韧带钙化] M76.4 **Pellegrini-Stieda disease or syndrome M76.4**
佩利措伊斯-梅茨巴赫病[家族性脑白质病] E75.2 **Pelizaeus-Merzbacher disease E75.2**
佩利齐综合征[骨骺综合征] E34.8 **Pellizzi's syndrome E34.8**
佩罗尼病[阴茎海绵体硬结症] N48.6 **Peyronie's disease N48.6**
佩娜-绍克尔(I)(II)综合征 Q99.8 **Pena-Shokier (I) (II) syndrome Q99.8**
佩特森(-布朗) -凯利综合征 D50.1 **Paterson(-Brown)-Kelly syndrome D50.1**

pèi 配

配偶间相处不良 Z63.0 **Conjugal maladjustment Z63.0**

pēn 喷

喷沙工哮喘、喷沙工肺或喷沙工肺尘埃沉着病 J62.8 **Sandblaster's asthma, lung or pneumoconiosis J62.8**
喷嚏(顽固性) R06.7 **Sneezing (intractable) R06.7**

pí 皮

皮-罗畸形或皮-罗综合征 Q87.0	**Pierre Robin deformity or syndrome Q87.0**
皮安病(另见 雅司病) A66.9	**Pian (see also Yaws) A66.9**
皮安瘤 A66.1	**Pianoma A66.1**
皮层下的 - 见情况	**Subcortical - see condition**
皮橙色病(皮肤) E67.1	**Carotinosis (cutis) (skin) E67.1**
皮多肌炎 M33.9	**Dermatopolymyositis M33.9**
—肿瘤疾病 NEC 引起的(M8000/1)(另见 肿瘤) D48.9† M36.0*	—in neoplastic disease NEC (M8000/1) (see also Neoplasm) D48.9† M36.0*
皮尔逊病或皮尔逊骨软骨病 M91.0	**Pierson's disease or osteochondrosis M91.0**
皮肥厚，厚皮病 L85.9	**Pachyderma, pachydermia L85.9**
—喉(疣状) J38.7	—larynx (verrucosa) J38.7
皮肤 - 另见情况	**Cutis, Skin - see also condition**
—大理石色 R23.8	—marmorata R23.8
—高弹性 Q82.8	—hyperelastica Q82.8
——后天性 L57.4	——acquired L57.4
—骨质生成 L94.2	—osteosis L94.2
—回状(头皮) Q82.8	—verticis gyrata Q82.8
——后天性 L91.8	——acquired L91.8
—颈部菱形 L57.2	—rhomboidalis nuchae L57.2
—湿冷 R23.1	—clammy R23.1
—松弛症(高弹性)(另见 皮肤松垂) Q82.8	—laxa, pendula (hyperelastica) (see also Dermatolysis) Q82.8
——老年性 L57.4	——senilis L57.4
皮肤变色 L81.9	**Dyschromia (skin) L81.9**
皮肤病 L98.9	**Dermatosis L98.9**
—鲍恩(M8081/2) - 见 肿瘤，皮肤，原位	—Bowen's (M8081/2) - see Neoplasm, skin, in situ
—剥脱性 L26	—exfoliativa L26
—大疱性 L13.9	—bullous L13.9
——特指的 NEC L13.8	——specified NEC L13.8
—短暂性皮肤棘层松解性 L11.1	—transient acantholytic L11.1
—黑色丘疹性 L82	—papulosa nigra L82
—淋球菌性 A54.8† L99.8*	—gonococcal A54.8† L99.8*
—疱疹样 L13.0	—herpetiformis L13.0
—热性嗜中性 L98.2	—febrile neutrophilic L98.2
—人为性 L98.1	—factitial L98.1
—色素 L81.9	—pigmentary L81.9
——进行性 L81.7	——progressive L81.7
——尚贝格[进行性色素沉着性紫癜性皮病] L81.7	——Schamberg's L81.7
—嗜中性，热性 L98.2	—neutrophilic, febrile L98.2
—小脓疱性，角质层下 L13.1	—pustular, subcorneal L13.1

皮肤病——*续前页*
一心因性 F54
一眼睑(非传染性) H01.1
一月经 NEC L98.8
一职业性(另见 皮炎，由于) L25.9
一着色紫癜性 L81.7
皮肤病的脓疱化 NEC L01.1
皮肤橙色病 E67.1
皮肤的 - 见情况
皮肤多神经炎[红皮水肿性多神经病] T56.1
皮肤发炎 L30.4
皮肤干燥病 - 另见 鱼鳞病
一后天性 L85.0
一一眼睑 H01.1
一维生素 A 缺乏 E50.8† L86*
一着色性 Q82.1
皮肤感觉障碍(深部)(振动性) R20.8
皮肤骨化病 L94.2
皮肤棘层松解 L11.9
皮肤角化病(先天性)(掌跖)(对称性) Q82.8
一点状 L85.2
一后天性 L85.1
一经绝期 L85.1
一赖特[莱特尔] M02.3† L86*
一淋病性 A54.8† L86*
一淋球菌性 A54.8† L86*
皮肤瘰疬(原发性)(结核) A18.4
皮肤毛细血管破裂 Q82.8
一后天性 L57.4
皮肤粘膜肌炎 M33.1
皮肤粘膜色素斑-肠道多发息肉综合征[波伊茨-耶格综合征][色素沉着息肉综合征][] Q85.8
皮肤皮脂缺乏症 L85.3
皮肤松弛(有斑) L90.8
一施韦宁格-布齐 L90.1
一雅达松-佩利扎里 L90.2
皮肤松垂 NEC Q82.8
皮肤松垂(剥脱性)(先天性) Q82.8
一后天性 L57.4
一睑皮 H02.3
一老年性 L57.4
一眼睑 H02.3

Dermatosis——*continued*
—psychogenic F54
—eyelid (noninfectious) H01.1
—menstrual NEC L98.8
—occupational (see also Dermatitis, due to) L25.9
—purpuric, pigmented L81.7
Impetiginization of dermatoses NEC L01.1
Aurantiasis, cutis E67.1
Dermal - see condition
Dermatopolyneuritis T56.1
Chafing L30.4
Xeroderma - see also Ichthyosis
—acquired L85.0
——eyelid H01.1
—vitamin A deficiency E50.8† L86*
—pigmentosum Q82.1
Sensibility disturbance of skin (deep) (vibratory) R20.8
Osteosis cutis L94.2
Acantholysis L11.9
Keratoderma, keratodermia (congenital) (palmaris et plantaris)(symmetrical) Q82.8
—punctata L85.2
—acquired L85.1
—climactericum L85.1
—Reiter's M02.3† L86*
—gonorrheal A54.8† L86*
—gonococcal A54.8† L86*
Scrofulide (primary) (tuberculous) A18.4
Dermatorrhexis Q82.8
—acquired L57.4
Dermatomucosomyositis M33.1
Peutz-Jeghers disease or syndrome Q85.8
Asteatosis cutis L85.3
Anetoderma (maculosum) (of) L90.8
—Schweniger-Buzzi L90.1
—Jadassohn-Pellizzari L90.2
Dermatomegaly NEC Q82.8
Dermatolysis (exfoliativa) (congenital) Q82.8
—acquired L57.4
—palpebrarum H02.3
—senile L57.4
—eyelids H02.3

皮肤萎缩 L90.9
一斑状 L90.8
一一梅毒性 A51.3† L99.8*
一一条纹状体 L90.8
一一一由于梅毒引起的 A52.7† L99.8*
一老年性 L90.8
一一由于(非电离)(日光性)辐射 L57.8
一弥漫性(特发性) L90.4
一面部对称性网状 L66.4
一蠕虫形(颊) L66.4
一神经性 L90.8
一特发性 L90.3
一着色性 Q82.1
皮肤纤维瘤(豆状)(M8832/0) - 见 肿瘤，皮肤，良性
皮肤纤维肉瘤(M8832/3) - 另见 肿瘤，皮肤，恶性
一隆凸性(M8832/3)
一一色素沉着的(M8833/3)
皮肤癣菌病(表皮癣菌)(感染)(小孢子菌) (癣)(毛癣菌) B35.9
一播散性 B35.8
一腹股沟 B35.6
一肛周(区) B35.6
一甲 B35.1
一肉芽肿性 B35.8
一深位的 B35.8
一手 B35.2
一特指的 NEC B35.8
一体 B35.4
一头部，头皮 B35.0
一须 B35.0
一足 B35.3
皮肤异色病 L81.6
一西瓦特 L57.3
一先天性 Q82.8
一血管萎缩性 L94.5
皮革状胃(M8142/3) C16.9
皮肌炎(急性)(慢性) M33.1
一伴有累及肺 M33.- † J99.1*
一幼年 M33.0
一肿瘤疾病 NEC 引起的(M8000/1)(另见 肿瘤) D48.9† M36.0*
皮角 L85.8

Atrophoderma, atrophodermia (of) L90.9
一maculatum L90.8
一一syphilitic A51.3† L99.8*
一一et striatum L90.8
一一一due to syphilis A52.7† L99.8*
一senile L90.8
一一due to radiation (nonionizing) (solar) L57.8
一diffusum (idiopathic) L90.4
一reticulatum symmetricum faciei L66.4
一vermiculata (cheeks) L66.4
一neuriticum L90.8
一Pasini and Pierini L90.3
一pigmentosum Q82.1
Dermatofibroma (lenticulare) (M8832/0) - see Neoplasm, skin, benign
Dermatofibrosarcoma (M8832/3) - see also Neoplasm, skin, malignant
一protuberans (M8832/3)
一一pigmented (M8833/3)
Dermatophytosis, Dermophytosis (epidermophyton) (infection) (Microsporum) (tinea) (Trichophyton) B35.9
一disseminated B35.8
一groin B35.6
一perianal (area) B35.6
一nail B35.1
一granulomatous B35.8
一deep-seated B35.8
一hand B35.2
一specified NEC B35.8
一body, corporis B35.4
一capitis, scalp B35.0
一beard B35.0
一foot B35.3
Poikiloderma L81.6
一Civatte's L57.3
一congenital Q82.8
一vasculare atrophicans L94.5
Leather bottle stomach, Linitis (gastric) plastica (M8142/3) C16.9
Dermatomyositis (acute) (chronic) M33.1
一with lung involvement M33.-† J99.1*
一juvenile M33.0
一in (due to) neoplastic disease NEC (M8000/1) (see also Neoplasm) D48.9† M36.0*
Cornu cutaneum L85.8

皮克
一病或综合征(脑) G31.0
一一引起痴呆 G31.0† F02.0*
一小管性腺瘤(M8640/0)
一一特指部位 - 见 肿瘤，良性
一一未特指部位
一一一男性 D29.2
一一一女性 D27
皮克-尼曼病[神经鞘磷脂沉积病] E75.2
皮毛工人肺 J67.8
皮霉菌病 B36.9
一花斑糠疹 B36.0
一特指类型 NEC B36.8
皮神经炎，儿童的 T56.1
皮下，表皮下的 - 见情况
皮炎 L30.9
一阿米巴 A06.7
一白喉性 A36.3
一斑蝥 L24.8
一变应性(接触性)(另见 皮炎，由于) L23.9
一表皮脱落性，剥脱性(全身性) L26
一糙皮病性 E52
一传染性湿疹样 L30.3
一创伤性 NEC L30.4
一刺激性(接触性)(另见 皮炎，由于) L24.9
一大疱性 L13.9
一一季节性 L30.8
一一粘膜粘连性，萎缩性 L12.1
一一特指的 NEC L13.8
一冬令 L30.8
一冻伤 T69.1
一发部乳头状[瘢痕瘤性毛囊炎] L73.0
一匐行性 L40.2
一腐蚀性 - 见 烧伤
一干性 L85.3
一感染性 L30.3
一光线性[光化性](由于日光) L57.8
一一非日光性 L59.8
一光接触性 L56.2
一化脓性 L08.0
一坏疽性 L88
一一婴儿 R02
一火激 L59.0

Pick's
—disease or syndrome (brain) G31.0
——dementia in G31.0† F02.0*
—tubular adenoma (M8640/0)
——specified site - see Neoplasm, benign
——unspecified site
———male D29.2
———female D27
Pick-Niemann disease E75.2
Furrier's lung J67.8
Dermatomycosis B36.9
—furfuracea B36.0
—specified type NEC B36.8
Dermatoneuritis of children T56.1
Subcutaneous, subcuticular - see condition
Dermatitis, Itch L30.9
—amebic A06.7
—diphtheritica A36.3
—blister beetle L24.8
—allergic (contact) (see also Dermatitis, due to) L23.9
—exfoliative, exfoliativa (generalized) L26
—pellagrous E52
—infectious eczematoid L30.3
—traumatic NEC L30.4
—irritant (contact) (see also Dermatitis, due to) L24.9
—bullous, bullosa L13.9
——seasonal L30.8
——mucosynechial, atrophic L12.1
——specified NEC L13.8
—hiemalis L30.8
—congelationis T69.1
—papillaris capillitii L73.0
—repens L40.2
—escharotica - see Burn
—dry skin L85.3
—infective L30.3
—actinic (due to sun) L57.8
——other than from sun L59.8
—photocontact L56.2
—purulent, suppurative L08.0
—gangrenosa, gangrenous L88
——infantum R02
—ab igne L59.0

皮炎——*续前页*
—季节性大疱性 L30.8
—接触性(职业性)(另见 皮炎，由于) L25.9
——变应性 L23.9
——刺激性 L24.9
—静脉曲张性 I83.1
——伴有溃疡 I83.2
—口周性 L71.0
—裂体吸虫[血吸虫] B65.3
—螨(所致的) B88.0† L99.8*
—毛虫 L24.8
—摩擦 L30.4
—尿布 L22
—脓毒性 L08.0
—脓球菌性 L08.0
—疱疹病毒性，水泡状(耳)(唇) B00.1
—疱疹样(大疱性)(红斑性)(小脓疱性)(水泡状) L13.0
——老年性 L12.0
——青少年 L12.2
—皮脂溢 L21.9
——特指的 NEC L21.8
——婴儿 L21.1
—钱币状 L30.0
—秋螨 B88.0† L99.8*
—屈部 NEC L20.8
—燃烧[火激] L59.0
——由于烧伤或烫伤 - 见 烧伤
—热 L59.0
—热激性 L59.0
——由于烧伤或烫伤 - 见 烧伤
—人为性 L98.1
—瘙痒性 NEC L30.8
—尚贝格[进行性色素沉着性紫癜性皮病] L81.7
—砷性(内服的) L27.8
—生脓性 L08.0
—湿疹性 NEC L30.9
—饰物[香料皮炎] L56.2
—水泡状，疱疹病毒性 B00.1
—苔癣化 NEC L28.0
—糖尿病性(另见 E10-E14 伴有第四位数.6) E14.6† L99.8*
—特应性[遗传过敏性] L20.9
——特指的 NEC L20.8
—特指的 NEC L30.8

Dermatitis——*continued*
—seasonal bullous L30.8
—contact (occupational) (see also Dermatitis, due to) L25.9
——allergic L23.9
——irritant L24.9
—varicose I83.1
——with ulcer I83.2
—perioral L71.0
—schistosome B65.3
—mite, acarine B88.0† L99.8*
—caterpillar L24.8
—friction L30.4
—diaper, Jacquet's, napkin L22
—septic L08.0
—pyococcal L08.0
—herpesviral, vesicular (ear) (lip) B00.1
—herpetiformis (bullous) (erythematous) (pustular) (vesicular) L13.0
——senile L12.0
——juvenile L12.2
—seborrheic L21.9
——specified NEC L21.8
——infantile L21.1
—nummular L30.0
—harvest mite B88.0† L99.8*
—flexural NEC L20.8
—combustionis L59.0
——due to burn or scald - see Burn
—heat L59.0
—calorica L59.0
——due to burn or scald - see Burn
—artefacta, facta, factitia, factitial L98.1
—pruritic NEC L30.8
—Schamberg's L81.7
—arsenical (ingested) L27.8
—pyogenica L08.0
—eczematous NEC L30.9
—berlock, berloque L56.2
—vesicular, herpesviral B00.1
—lichenified NEC L28.0
—diabetic (see also E10-E14 with fourth character .6) E14.6† L99.8*
—atopic L20.9
——specified NEC L20.8
—specified NEC L30.8

皮炎——*续前页*	**Dermatitis**——*continued*
－由于——*续前页*	－due to——*continued*
－－尼龙(变应性)(接触性) L23.5	－－nylon (allergic) (contact) L23.5
－－－刺激性 L24.5	－－－irritant L24.5
－－粘固粉[水泥剂](接触性) L25.3	－－cement (contact) L25.3
－－－刺激性 L24.5	－－－irritant L24.5
－－－变应性 L23.5	－－－allergic L23.5
－－镍(变应性)(接触性) L23.0	－－nickel (allergic) (contact) L23.0
－－－刺激性 L24.8	－－－irritant L24.8
－－漆树(槲叶)(毒葛)(野葛)(毒性)(变应性)(接触性) L23.7	－－lacquer tree, Rhus (diversiloba) (radicans) (toxicodendron) (venenata) (verniciflua) (allergic) (contact) L23.7
－－去污剂(接触性)(刺激性) L24.0	－－detergents (contact) (irritant) L24.0
－－染料(接触性) L25.2	－－dyes (contact) L25.2
－－－变应性 L23.4	－－－allergic L23.4
－－－刺激性 L24.8	－－－irritant L24.8
－－热	－－hot
－－－天气或场所 L59.0	－－－weather or places L59.0
－－－物体和材料 - 见 烧伤	－－－objects and materials - see Burn
－－溶剂(接触性)(刺激性)(在 T52-T53 中的物质) L24.2	－－solvents (contact) (irritant) (substances in T52-T53) L24.2
－－杀昆虫剂，接触皮肤 L25.3	－－insecticide, in contact with skin L25.3
－－－变应性 L23.5	－－－allergic L23.5
－－－刺激性 L24.5	－－－irritant L24.5
－－砷(内服的) L27.8	－－arsenic (ingested) L27.8
－－石油产品(接触性)(刺激性)(在 T52.-中的物质) L24.2	－－petroleum products (contact) (irritant) (substances in T52.-) L24.2
－－食物(内服的) L27.2	－－food (ingested) L27.2
－－－接触皮肤 L25.4	－－－in contact with skin L25.4
－－－－变应性 L23.6	－－－－allergic L23.6
－－－－刺激性 L24.6	－－－－irritant L24.6
－－四氯乙烯(接触性)(刺激性) L24.2	－－tetrachlorethylene (contact) (irritant) L24.2
－－松脂[松节油](接触性) L25.3	－－turpentine (contact) L25.3
－－－变应性 L23.5	－－－allergic L23.5
－－－刺激性 L24.2	－－－irritant L24.2
－－塑料(变应性)(接触性) L23.5	－－plastic (allergic) (contact) L23.5
－－－刺激性 L24.5	－－－irritant L24.5
－－酸类(接触性)(刺激性) L24.5	－－acids (contact) (irritant) L24.5
－－特指的物质 NEC(接触性) L25.8	－－specified agent NEC (contact) L25.8
－－－变应性 L23.8	－－－allergic L23.8
－－－刺激性 L24.8	－－－irritant L24.8
－－涂料溶剂(接触性)(刺激性) L24.2	－－paint solvents (contact) (irritant) L24.2
－－豚草(变应性)(接触性) L23.7	－－ragweed (allergic) (contact) L23.7
－－外部刺激 NEC L24.9	－－external irritant NEC L24.9
－－橡胶(变应性)(接触性) L23.5	－－rubber (allergic) (contact) L23.5

皮炎——*续前页*

－由于——*续前页*

－－橡皮膏(任何)(变应性)(接触性) L23.1

－－－刺激性 L24.5

－－咽下，内服的物质 L27.9

－－－化学制剂 NEC L27.8

－－－食物 L27.2

－－－特指的 NEC L27.8

－－－药物和药剂(恰当使用正确的物质)(全身性)(另见 皮炎，由于，药物) L27.0

－－－－给错或服错药物 T50.9

－－－－－特指的物质 - 见 药物和化学制剂表

－－－－局部性皮炎 L27.1

－－阳光 NEC L57.8

－－－急性 L56.8

－－药物和药剂(恰当使用正确的物质)(全身性)(内服的) L27.0

－－－给错或服错药物 T50.9

－－－－特指的物质 - 见 药物和化学制剂表

－－－接触皮肤 L25.1

－－－－变应性 L23.3

－－－－刺激性 L24.4

－－－局部性皮疹 L27.1

－－－外用(另见 皮炎，由于，药物，接触皮肤)

－－－－给错或服错药物 T49.9

－－－－－特指的物质 - 见 药物和化学制剂表

－－油类 NEC(接触性)(刺激性) L24.1

－－粘贴剂(变应性)(接触性)(橡皮膏) L23.1

－－－刺激性 L24.5

－－脂类 NEC(接触性)(刺激性) L24.1

－－脂螨属 B88.0

－－植物 NEC(接触性) L25.5

－－－变应性 L23.7

－－－刺激性 L24.7

－－重铬酸盐(变应性) L23.0

－－－刺激性 L24.5

－－紫外线(日光 NEC)(慢性暴露) L57.8

－－－急性 L56.8

－增殖型 L10.1

Dermatitis——*continued*

－due to——*continued*

－－plasters (adhesive) (any) (allergic) (contact) L23.1

－－－irritant L24.5

－－ingestion, ingested substance L27.9

－－－chemicals NEC L27.8

－－－food L27.2

－－－specified NEC L27.8

－－－drugs and medicaments (correct substance properly administered)(generalized)(see also Dermatitis, due to, drugs) L27.0

－－－－wrong substance given or taken T50.9

－－－－－specified substance - see Table of drugs and chemicals

－－－－localized skin eruption L27.1

－－sunshine NEC L57.8

－－－acute L56.8

－－drugs and medicaments (correct substance properly administered) (generalized) (internal use) L27.0

－－－wrong substance given or taken T50.9

－－－－specified substance - see Table of drugs and chemicals

－－－in contact with skin L25.1

－－－－allergic L23.3

－－－－irritant L24.4

－－－localized skin eruption L27.1

－－－external (see also Dermatitis, due to, drugs, in contact with skin)

－－－－wrong substance given or taken T49.9

－－－－－specified substance - see Table of drugs and chemicals

－－oils NEC (contact) (irritant) L24.1

－－adhesives (allergic) (contact) (plaster) L23.1

－－－irritant L24.5

－－greases NEC (contact) (irritant) L24.1

－－Demodex species B88.0

－－plants NEC (contact) L25.5

－－－allergic L23.7

－－－irritant L24.7

－－dichromate (allergic) L23.0

－－－irritant L24.5

－－ultraviolet rays (sun NEC) (chronic exposure) L57.8

－－－acute L56.8

－vegetans L10.1

皮炎——*续前页*	**Dermatitis**——*continued*
一真菌 B36.9	—fungus B36.9
——特指类型 NEC B36.8	——specified type NEC B36.8
一致敏 NEC L23.9	—sensitization NEC L23.9
一坠积性 I83.1	—hypostatic, hypostatica I83.1
——伴有溃疡 I83.2	——with ulcer I83.2
一灼伤，由于烧伤或烫伤 – 见 烧伤	—ambustionis, due to burn or scald – see Burn
一紫外线(日光)(慢性暴露) L57.8	—ultraviolet (sun) (chronic exposure) L57.8
——急性 L56.8	——acute L56.8
皮样(囊肿)(M9084/0) – 另见 肿瘤，良性	**Dermoid (cyst) (M9084/0) – see also Neoplasm, benign**
一伴有恶性变(M9084/3) C56	—with malignant transformation (M9084/3) C56
一由于辐射(非电离) L57.8	—due to radiation (nonionizing) L57.8
皮真菌病 – 现译名 皮肤癣菌病	**Dermatophytosis, Dermophytosis**
皮癣菌疹(另见 皮肤癣菌病) L30.2	**Dermatophytid, Dermaphytid, Dermatophytide (see also Dermatophytosis) L30.2**
皮疹 R21	**Rash R21**
一溃烂 A38	—canker A38
一免疫接种后 T88.1	—following immunization T88.1
一尿布(银屑病样) L22	—diaper, napkin (psoriasiform) L22
一脓疱性 L08.0	—pustular L08.0
一热 L74.0	—heat L74.0
一食物(另见 皮炎，由于，食物) L27.2	—food (see also Dermatitis, due to, food) L27.2
一猩红 A38	—scarlet A38
一血清性(预防性)(治疗性) T80.6	—serum (prophylactic) (therapeutic) T80.6
一荨麻(另见 荨麻疹) L50.9	—nettle (see also Urticaria) L50.9
一药物(内服的) L27.0	—drug (internal use) L27.0
——接触性(另见 皮炎，由于，药物，外用) L25.1	——contact (see also Dermatitis, due to, drugs, external) L25.1
一游走性，舌的 K14.1	—wandering, tongue K14.1
皮脂囊肿 L72.1	**Steatoma L72.1**
一眼睑(囊性) H01.1	—eyelid (cystic) H01.1
——感染的 H00.0	——infected H00.0
皮脂囊肿病 L72.2	**Steatocystoma multiplex L72.2**
皮脂腺的 – 另见情况	**Sebaceous – see also condition**
一囊肿(另见 囊肿，皮脂腺) L72.1	—cyst (see also Cyst, sebaceous) L72.1
皮脂腺囊肿(另见 囊肿，皮脂腺) L72.1	**Wen (see also Cyst, sebaceous) L72.1**
皮脂溢出(性) R23.8	**Seborrhea, seborrheic, Pityriasis R23.8**
一干燥性 L21.0	—sicca L21.0
一角化病 L82	—keratosis L82
一皮炎 L21.9	—dermatitis L21.9
——婴儿 L21.1	——infantile L21.1
一湿疹 L21.9	—eczema L21.9
——婴儿 L21.1	——infantile L21.1
一头部 L21.0	—capitis L21.0
一干性 L21.0	—furfuracea L21.0

皮质的 - 见情况 Cortical - see condition

皮赘(肥大的皮肤)(感染的) L91.8 **Tag (hypertrophied skin) (infected) L91.8**

一处女膜 N89.8 —hymen N89.8

一肛门 I84.6 —anus I84.6

一会阴 N90.8 —perineal N90.8

一尿道 N36.8 —urethra, urethral N36.8

一皮肤 L91.8 —skin L91.8

一一副(先天性) Q82.8 ——accessory (congenital) Q82.8

一一先天性 Q82.8 ——congenital Q82.8

一外阴 N90.8 —vulva N90.8

一直肠 I84.6 —rectum I84.6

一痔 I84.6 —hemorrhoidal I84.6

pí 铍

铍中毒(肺) J63.2 **Berylliosis (lung) J63.2**

pí 疲

疲惫(全身 NEC) R53 **Exhaustion (physical NEC) R53**

一精神性 F48.0 —mental F48.0

一神经性 F48.0 —nervous F48.0

疲劳 R53 **Fatigue, Tiredness R53**

一并发于妊娠 O26.8 —complicating pregnancy O26.8

一操作性 F48.8 —operational F48.8

一肌肉 M62.6 —muscle M62.6

一老年性 R54 —senile R54

一神经性 F48.0 —nervous, neurosis F48.0

一声音 R49.8 —voice R49.8

一心肌(另见 衰竭，心力) I50.9 —myocardium (see also Failure, heart) I50.9

一心因性(全身性) F48.0 —psychogenic (general) F48.0

一战斗 F43.0 —combat F43.0

一中暑(短暂性) T67.6 —heat (transient) T67.6

一综合征 F48.0 —syndrome F48.0

pí 脾

脾被膜炎 D73.8 **Episplenitis D73.8**

脾病 D73.9 **Splenopathy D73.9**

脾大 R16.1 **Splenomegaly, splenomegalia R16.1**

一埃及 B65.1 —Egyptian B65.1

一伴有肝大 R16.2 —with hepatomegaly R16.2

一充血性(慢性) D73.2 —congestive (chronic) D73.2

一戈谢 E75.2 —Gaucher's E75.2

偏侧无脑畸形 Q00.0

偏侧舞蹈症 G25.5

偏侧震颤 R25.1

偏离，偏曲，偏移

一鼻中隔(后天性) J34.2

一一先天性 Q67.4

一气管 J39.8

一器官或部位，先天性 NEC - 见 错位，先天性

一食管(后天性) K22.8

一输尿管，先天性 Q62.6

一同向性(眼)(痉挛性) H51.8

一性欲 F65.9

一一爱童癖 F65.4

一一多相 F65.6

一一窥阴癖 F65.3

一一恋尸症 F65.8

一一恋物癖，恋物性 F65.0

一一一异装症 F65.1

一一露阴癖 F65.2

一一摩擦癖 F65.8

一一男性色情狂 F52.7

一一女性色情狂 F52.7

一一色情狂 F52.7

一一施虐癖[施虐狂] F65.5

一一施虐受虐癖[施虐受虐狂] F65.5

一一受虐癖[受虐狂] F65.5

一一兽奸 F65.8

一一特指类型 NEC F65.8

一一异装症 F64.1

一牙，中线 K07.2

一眼，斜视 H51.8

一中线(牙弓)(颌)(牙) K07.2

一一特指部位 NEC - 见 错位

偏盲(两鼻侧，内侧)(两外侧，颞侧)(异侧性)(同侧性)(鼻侧)(外周性) H53.4

一梅毒性 A52.7† H58.1*

偏曲[弯曲]

一鼻甲 J34.2

一鼻中隔(后天性) J34.2

一脊柱 - 见 弯曲，脊柱

一桡骨 M21.8

Hemianencephaly Q00.0

Hemichorea G25.5

Hemitremor R25.1

Deviation

—nasal septum, septum (nasal) (acquired) J34.2

——congenital Q67.4

—trachea J39.8

—organ or site, congenital NEC - see Malposition, congenital

—esophagus (acquired) K22.8

—ureter, congenital Q62.6

—conjugate (eye) (spastic) H51.8

—sexual F65.9

——pederosis, pedophilia F65.4

——multiple F65.6

——voyeurism F65.3

——necrophilia F65.8

——fetishism, fetishistic F65.0

———transvestism F65.1

——exhibitionism F65.2

——frotteurism F65.8

——satyriasis F52.7

——nymphomania F52.7

——erotomania F52.7

——sadism, sadomasochism F65.5

——sadism, sadomasochism F65.5

——masochism F65.5

——bestiality F65.8

——specified type NEC F65.8

——transvestism F64.1

—teeth, midline K07.2

—eye, skew H51.8

—midline (dental arch) (jaw) (teeth) K07.2

——specified site NEC - see Malposition

Hemianopia, hemianopsia (binasal) (bitemporal) (heteronymous) (homonymous) (nasal) (peripheral) H53.4

—syphilitic A52.7† H58.1*

Deflection

—turbinate (nose) J34.2

—septum (acquired) (nasal) (nose) J34.2

—spine - see Curvature, spine

—radius M21.8

偏执——*续前页*
一倾向 F61
一人格 F60.0
一特征 F61
一状态 F22.0
一一单纯性 F22.0
一一更年期 F22.8
一一绝经期 F22.8
一一老年性 F03
一一特指的 NEC F22.8
一一退化 F22.8
一一药物引起的 - 见 F11-F19 伴有第四位数.5

偏执狂 F22.0

Paranoid——*continued*
—tendencies F61
—personality F60.0
—traits F61
—state F22.0
——simple F22.0
——climacteric F22.8
——menopausal F22.8
——senile F03
——specified NEC F22.8
——involution F22.8
——induced by drug - see F11-F19 with fourth character .5

Paranoia F22.0

pián 胼

胼胝(感染的) L84
胼胝形成(后天性) L84
一舌 K13.2
一掌跖(先天性)(遗传性) Q82.8
一后天性 L85.1

Callositas, callosity, Callus (infected) L84
Tylosis (acquired) L84
—linguae K13.2
—palmaris et plantaris (congenital) (inherited) Q82.8
—acquired L85.1

piàn 片

片山病[日本血吸虫病]或片山热 B65.2
片形吸虫病 B66.3

Katayama's disease or fever B65.2
Fascioliasis B66.3

piāo 漂

漂变[连续变异]，尺骨 M21.8

Drift, ulnar M21.8

pín 贫

贫穷 NEC Z59.6
一极度 Z59.5
贫血 D64.9
一埃及 B76.9† D63.8*
一艾迪生(-比尔默)[恶性贫血] D51.0
一氨基酸缺乏 D53.0
一巴格达春季[溶血性贫血] D55.0
一靶细胞 D64.8

Poverty NEC Z59.6
—extreme Z59.5
Anemia D64.9
—Egyptian B76.9† D63.8*
—Addison(-Biermer) D51.0
—amino-acid-deficiency D53.0
—Baghdad spring D55.0
—target cell D64.8

贫血——*续前页*

一发育不全性，红细胞 D61.9

一一先天性或家族性 D61.0

一范科尼[先天性再生障碍性贫血] D61.0

一非典型性(原发性) D64.9

一非球形红细胞性溶血性 - 见 贫血，溶血性，非球形红细胞性

一钩虫性 B76.9† D63.8*

一谷胱甘肽还原酶缺乏 D55.1

一骨髓痨性 D61.9

一骨髓纤维化 (M9960/1) D47.1† D63.0*

一骨髓增生性(M9960/1) D47.1

一骨髓增生异常性(M9989/1) D46.9

一骨硬化性 D64.8

一赫里克(另见 病，镰状细胞) D57.1

一红细胞生成不良性(先天性) D64.4

一红细胞性谷胱甘肽缺乏 D55.1

一极重度 D64.9

一己糖激酶缺乏 D55.2

一脊髓病性 D64.8

一继发于

一一出血(慢性) D50.0

一一一急性 D62

一一失血(慢性) D50.0

一一一急性 D62

一家族性幼红细胞性 D56.1

一结肠肠袋虫 A07.0

一结核性 A18.8† D63.8*

一进行性 D64.9

一巨红细胞性 D53.1

一巨幼细胞性 D53.1

一一妊娠期或并发于妊娠的 O99.0

一一乳清酸性酸尿症 D53.0

一一特指类型 NEC D53.1

一一顽固性 D53.1

一一遗传性 D51.1

一一营养性 D52.0

一绝对素食者 D51.3

一库利(幼红细胞性) D56.1

一矿工 B76.9† D63.8*

一莱德勒(溶血性) D59.1

一联合性系统疾病 NEC D51.0† G32.0*

一一由于饮食性维生素 B_{12} 缺乏 D51.3† G32.0*

Anemia——*continued*

—hypoplasia, hypoplastic, red blood cells D61.9

——congenital or familial D61.0

—Fanconi's D61.0

—atypical (primary) D64.9

—nonspherocytic hemolytic - see Anemia, hemolytic, nonspherocytic

—brickmaker's, hookworm B76.9† D63.8*

—glutathione-reductase deficiency D55.1

—myelophthisic D61.9

—myelofibrosis (M9960/1) D47.1† D63.0*

—myeloproliferative (M9960/1) D47.1

—myelodysplastic (M9989/1) D46.9

—osteosclerotic D64.8

—Herrick's (see also Disease, sickle-cell) D57.1

—dyserythropoietic (congenital) D64.4

—erythrocytic glutathione deficiency D55.1

—profound D64.9

—hexokinase deficiency D55.2

—myelopathic D64.8

—secondary to

——hemorrhage (chronic) D50.0

———acute D62

——blood loss (chronic) D50.0

———acute D62

—familial erythroblastic D56.1

—Balantidium coli A07.0

—tuberculous A18.8† D63.8*

—progressive D64.9

—megalocytic D53.1

—megaloblastic D53.1

——of or complicating pregnancy O99.0

——orotic aciduria D53.0

——specified type NEC D53.1

——refractory D53.1

——hereditary D51.1

——nutritional D52.0

—vegan D51.3

—Cooley's (erythroblastic) D56.1

—miner's B76.9† D63.8*

—Lederer's (hemolytic) D59.1

—combined system disease NEC D51.0† G32.0*

——due to dietary vitamin B_{12} deficiency D51.3† G32.0*

贫血——*续前页*

一缺乏——*续前页*

一一铁 D50.9

一一一继发于失血(慢性) D50.0

一一维生素 B_{12} D51.9

一一一特指类型 NEC D51.8

一一一饮食 D51.3

一一一由于

一一一一内在因子缺乏 D51.0

一一一一选择性维生素 B_{12} 吸收不良伴有蛋白尿 D51.1

一一叶酸，叶酸盐 D52.9

一一一药物性 D52.1

一一一饮食 D52.0

一一营养性 D53.9

一一一伴有

一一一一特指的缺乏 NEC D53.8

一一一一铁质吸收不良 D50.8

一一转钴胺素Ⅱ D51.2

一缺铁性(顽固性) D50.9

一热带 B76.9† D63.8*

一一大红细胞性 D52.8

一妊娠期或并发于妊娠的 O99.0

一一影响到胎儿或新生儿 P00.8

一溶血性 D58.9

一一急性 D59.9

一一一莱德勒 D59.1

一一一胎儿或新生儿(另见 病，溶血性) P55.9

一一一由于酶缺乏，特指类型 NEC D55.8

一一慢性 D58.9

一一一特发性 D59.9

一一非球形红细胞性

一一一Ⅰ型 D55.1

一一一Ⅱ型 D55.2

一一一先天性或遗传性 NEC D55.8

一一一一Ⅰ型 I D55.1

一一一一Ⅱ型 D55.2

一一一一丙酮酸盐激酶缺乏 D55.2

一一一一葡萄糖-6-磷酸脱氢酶缺乏 D55.0

一一非自身免疫性 D59.4

一一一药物性 D59.2

Anemia——*continued*

—deficiency——*continued*

——iron D50.9

———secondary to blood loss (chronic) D50.0

——vitamin B_{12} D51.9

———specified type NEC D51.8

———dietary D51.3

———due to

————intrinsic factor deficiency D51.0

————selective vitamin B_{12} malabsorption with proteinuria D51.1

——folic acid, folate D52.9

———drug-induced D52.1

———dietary D52.0

——nutritional D53.9

———with

————specified deficiency NEC D53.8

————poor iron absorption D50.8

——transcobalamin II D51.2

—sideropenic (refractory) D50.9

—tropical B76.9† D63.8*

——macrocytic D52.8

—of or complicating pregnancy O99.0

——affecting fetus or newborn P00.8

—hemolytic D58.9

——acute D59.9

———Lederer's D59.1

———fetus or newborn (see also Disease, hemolytic) P55.9

———due to enzyme deficiency specified type NEC D55.8

——chronic D58.9

———idiopathic D59.9

——nonspherocytic

———type I D55.1

———type II D55.2

———congenital or hereditary NEC D55.8

————type I D55.1

————type II D55.2

————pyruvate kinase deficiency D55.2

————glucose-6-phosphate dehydrogenase deficiency D55.0

——nonautoimmune D59.4

———drug-induced D59.2

贫血——*续前页*

－溶血性——*续前页*

－－后天性 D59.9

－－－伴有血红蛋白尿 NEC D59.6

－－－传染性 D59.4

－－－非自身免疫性 NEC D59.4

－－－－药物性 D54.2

－－－特指类型 NEC D59.8

－－－中毒性 D59.4

－－－自身免疫性 NEC D59.1

－－机械性 D59.4

－－继发性 D59.4

－－－自身免疫性 D59.1

－－－－药物性 D59.0

－－家族性 D58.9

－－冷型(继发性)(症状性) D59.1

－－斯特兰斯基-里加拉型(另见 血红蛋白病) D58.2

－－特发性(慢性) D59.9

－－特指的(遗传性)类型 NEC D58.8

－－微血管病性 D59.4

－－温型(继发性)(症状性) D59.1

－－先天性(球形红细胞)(另见 球形红细胞增多症) D58.0

－－遗传性 D58.9

－－－特指类型 NEC D58.8

－－－由于酶障碍 D55.9

－－－－特指类型 NEC D55.8

－－由于

－－－存在血管分流或其他内脏假体装置 D59.4

－－－酶障碍 D55.9

－－－－药物性 D59.2

－－－心脏情况 D59.4

－－－药物(非自身免疫性) D59.2

－－－－自身免疫性 D59.0

－－症状性 D59.4

－－－自身免疫性 D59.1

－－中毒性 NEC D59.4

－－自身免疫性 D59.1

－－－药物性 D59.0

－乳清酸尿性 D53.0

－山羊乳(喂养性) D52.0

Anemia——*continued*

－hemolytic——*continued*

－－acquired D59.9

－－－with hemoglobinuria NEC D59.6

－－－infectious D59.4

－－－non-autoimmune NEC D59.4

－－－－drug-induced D54.2

－－－specified type NEC D59.8

－－－toxic D59.4

－－－autoimmune NEC D59.1

－－mechanical D59.4

－－secondary D59.4

－－－autoimmune D59.1

－－－－drug-induced D59.0

－－familial D58.9

－－cold type (secondary) (symptomatic) D59.1

－－Stransky-Regala type (see also Hemoglobinopathy) D58.2

－－idiopathic (chronic) D59.9

－－specified (hereditary) type NEC D58.8

－－microangiopathic D59.4

－－warm type (secondary) (symptomatic) D59.1

－－congenital (spherocytic) (see also Spherocytosis) D58.0

－－hereditary D58.9

－－－specified type NEC D58.8

－－－due to enzyme disorder D55.9

－－－－specified type NEC D55.8

－－due to

－－－presence of shunt or other internal prosthetic device D59.4

－－－enzyme disorder D55.9

－－－－drug-induced D59.2

－－－cardiac conditions D59.4

－－－drugs (nonautoimmune) D59.2

－－－－autoimmune D59.0

－－symptomatic D59.4

－－－autoimmune D59.1

－－toxic NEC D59.4

－－autoimmune D59.1

－－－drug-induced D59.0

－orotaciduric D53.0

－goat's milk D52.0

贫血——*续前页*

—失利用性 D53.1

—髓细胞性 D64.8

—胎儿或新生儿 P61.4

——胎儿失血后的 P61.3

——由于

———ABO(抗体)(同种免疫)(母体/胎儿血型不配合) P55.1

———Rh(抗体)(同种免疫)(母体/胎儿血型不配合) P55.0

—特发性 D64.9

——溶血性，慢性 D59.9

——再生障碍性 D61.3

—特指类型 NEC D64.8

—铁粒幼细胞性 D64.3

——低色性，性连锁 D64.0

——继发性(由于)

———病 D64.1

———药物和中毒 D64.2

——特指类型 NEC D64.3

——遗传性 D64.0

——吡哆醇有效性 NEC D64.3

—铁缺乏性 D50.9

——继发于失血(慢性) D50.0

——特指类型 NEC D50.8

—椭圆形红细胞增多症(另见 椭圆形红细胞增多症) D58.1

—顽固性(M9980/1) D46.4

——伴有

———胚细胞过多(M9983/1) D46.2

—————伴有转化中的(M9984/1) D46.3

———铁粒幼细胞(M9982/1) D46.1

———血色病(M9982/1) D46.1

——不伴有铁粒幼细胞(M9981/1) D46.0

——缺铁性 D50.8

——铁粒幼细胞性(M9982/1) D46.1

—威茨 D50.8

—微椭圆异形红细胞性(列蒂-格雷皮-米凯利) D56.9

—维生素 B_6 有效性 D64.3

—维生素 C 缺乏性 D53.2

—萎黄病性 D50.8

—胃酸缺乏性 D50.8

Anemia——*continued*

—achrestic D53.1

—myelogenous D64.8

—fetus or newborn P61.4

——following fetal blood loss P61.3

——due to

———ABO (antibodies) (isoimmunization) (maternal/fetal incompatibility) P55.1

———(antibodies) (isoimmunization) (maternal/fetal incompatibility) P55.0

—essential, idiopathic D64.9

——hemolytic, chronic D59.9

——aplastic D61.3

—specified type NEC D64.8

—sideroblastic D64.3

——hypochromic, sex-linked D64.0

——secondary (due to)

———disease D64.1

———drugs and toxins D64.2

——specified type NEC D64.3

——hereditary D64.0

——pyridoxine-responsive NEC D64.3

—asiderotic, iron deficiency D50.9

——secondary to blood loss (chronic) D50.0

——specified type NEC D50.8

—elliptocytosis (see also Elliptocytosis) D58.1

—refractory (M9980/1) D46.4

——with

———excess of blasts (M9983/1) D46.2

—————with transformation (M9984/1) D46.3

———sideroblasts (M9982/1) D46.1

———hemochromatosis (M9982/1) D46.1

——without sideroblasts (M9981/1) D46.0

——sideropenic D50.8

——sideroblastic (M9982/1) D46.1

—Witts' D50.8

—microelliptopoikilocytic (Rietti-Greppi-Micheli) D56.9

—vitamin B_6-responsive D64.3

—scorbutic D53.2

—chlorotic D50.8

—achlorhydric D50.8

贫血——*续前页*

一先天性 P61.4

一一海因茨小体[球形包涵体] D58.2

一一红细胞生成不良性，造血不良性 D64.4

一一胎儿失血后 P61.3

一一遗传性溶血性 NEC D58.9

一一由于同种免疫 NEC P55.9

一小红细胞性 D50.8

一一低色性 D50.8

一一家族性 D56.8

一一由于失血(慢性) D50.0

一一一急性 D62

一新生儿 P61.4

一一出血后(胎儿) P61.3

一新生儿假白血病性 D64.8

一血红蛋白缺乏 D64.9

一血小板减少性(另见 血小板减少) D69.6

一压迫性 D64.8

一雅克什[婴儿假白血病性贫血] D64.8

一叶酸盐(叶酸)缺乏 D52.9

一婴儿 D64.9

一营养(缺乏)性 D53.9

一一伴有铁质吸收不良 D50.8

一一巨幼细胞性 D52.0

一一特指的 NEC D53.8

一营养不良 D53.9

一由于

一一出血(慢性) D50.0

一一一急性 D62

一一酶障碍 D55.9

一一粘液水肿 E03.9† D63.8*

一一缺乏

一一一氨基酸 D53.0

一一一蛋白 D53.0

一一一钼 D53.8

一一一铜 D53.8

一一一锌 D53.8

一一一叶酸盐(叶酸) D52.9

一一一一药物性 D52.1

一一一一饮食 D52.0

一一失血(慢性) D50.0

一一一急性 D62

一一胎儿失血 P61.3

Anemia——*continued*

—congenital P61.4

——Heinz body D58.2

——dyserythropoietic, dyshematopoietic D64.4

——following fetal blood loss P61.3

——hereditary hemolytic NEC D58.9

——due to isoimmunization NEC P55.9

—microcytic D50.8

——hypochromic D50.8

——familial D56.8

——due to blood loss (chronic) D50.0

———acute D62

—newborn P61.4

——posthemorrhagic (fetal) P61.3

—pseudoleukemica infantum D64.8

—hemoglobin deficiency D64.9

—thrombocytopenic (see also Thrombocytopenia) D69.6

—pressure D64.8

—von Jaksch's D64.8

—folate (folic acid) deficiency D52.9

—infantile D64.9

—nutritional (deficiency) D53.9

——with poor iron absorption D50.8

——megaloblastic D52.0

——specified NEC D53.8

—malnutrition D53.9

—due to

——hemorrhage (chronic) D50.0

———acute D62

——enzyme disorder D55.9

——myxedema E03.9† D63.8*

——dcficiency

———amino-acid D53.0

———protein D53.0

———molybdenum D53.8

———copper D53.8

———zinc D53.8

———folate (folic acid) D52.9

————drug-induced D52.1

————dietary D52.0

——loss of blood (chronic) D50.0

———acute D62

——fetal blood loss P61.3

贫血——*续前页*
－由于——*续前页*
－－紊乱
－－－谷胱甘肽代谢 D55.1
－－－核苷酸代谢 D55.3
－－选择性维生素 B_{12} 吸收不良伴有蛋白尿 D51.1
－－饮食性维生素 B_{12} 缺乏 D51.3
－－早产 P61.2
－－转钴胺素Ⅱ缺乏 D51.2
－幼白红细胞性 D64.8
－幼红细胞性
－－家族性 D56.1
－－胎儿或新生儿(另见 病，溶血性) P55.9
－－童年的 D56.1
－原发性 D64.9
－再生障碍性 D61.9
－－红细胞(单纯性) D60.9
－－－短暂性 D60.1
－－－慢性 D60.0
－－－特指类型 NEC D60.8
－－－先天性 D61.0
－－特发性 D61.3
－－特指类型 NEC D61.8
－－体质性 D61.0
－－先天性 D61.0
－－药物性 D61.1
－－由于
－－－辐射 D61.2
－－－感染 D61.2
－－－外因 NEC D61.2
－－－药物 D61.1
－－中毒性 D61.2
－早产的 P61.2
－造血不良性(先天性) D64.4
－增生低下性(折射性) D61.9
－沼泽(另见 疟疾) B54† D63.8*
－正常红细胞性(感染) D64.9
－－骨髓痨性 D61.9
－－由于(慢性)失血 D50.0
－－－急性 D62
－中毒性 D61.2
－肿瘤疾病引起的 NEC(M8000/1)(另见 肿瘤) D48.9† D63.0*
－珠蛋白生成障碍性[地中海贫血] D56.9

Anemia——*continued*
－due to——*continued*
－－disorder of
－－－glutathione metabolism D55.1
－－－nucleotide metabolism D55.3
－－selective vitamin B_{12} malabsorption with proteinuria D51.1
－－dietary vitamin B_{12} deficiency D51.3
－－prematurity P61.2
－－transcobalamin II deficiency D51.2
－leukoerythroblastic D64.8
－erythroblastic
－－familial D56.1
－－fetus or newborn (see also Disease, hemolytic) P55.9
－－of childhood D56.1
－primary D64.9
－aplastic D61.9
－－red cell (pure) D60.9
－－－transient D60.1
－－－chronic D60.0
－－－specified type NEC D60.8
－－－congenital D61.0
－－idiopathic D61.3
－－specified type NEC D61.8
－－constitutional D61.0
－－congenital D61.0
－－drug-induced D61.1
－－due to
－－－radiation D61.2
－－－infection D61.2
－－－external agents NEC D61.2
－－－drugs D61.1
－－toxic D61.2
－of prematurity P61.2
－dyshematopoietic (congenital) D64.4
－hypoproliferative (refractive) D61.9
－marsh, paludal (see also Malaria) B54† D63.8*
－normocytic (infection) D64.9
－－myelophthisic D61.9
－－due to blood loss (chronic) D50.0
－－－acute D62
－toxic D61.2
－in neoplastic disease NEC (M8000/1) (see also Neoplasm) D48.9† D63.0*
－thalassemia D56.9

pǐn 品

品他病 A67.9	**Carate, Pinta A67.9**
一白斑 A67.2	—vitiligo A67.2
一红斑 A67.1	—erythematous plaques A67.1
一角化过度 A67.1	—hyperkeratosis A67.1
一浓染性损害 A67.1	—hyperchromic lesions A67.1
一皮肤损害(无色性)(瘢痕性)(变色性) A67.2	—skin lesions (achromic) (cicatricial) (dyschromic) A67.2
一一混合性(无色性和浓染性) A67.3	——mixed (achromic and hyperchromic) A67.3
一一浓染性 A67.1	——hyperchromic A67.1
一丘疹(初期) A67.0	—papule (primary) A67.0
一损害 A67.9	—lesions A67.9
一一初期 A67.0	——primary A67.0
一一中期 A67.1	——intermediate A67.1
一一晚期 A67.2	——late A67.2
一一混合性 A67.3	——mixed A67.3
一一浓染性 A67.1	——hyperchromic A67.1
一一皮肤(无色性)(瘢痕性)(变色性) A67.2	——skin (achromic) (cicatricial) (dyschromic) A67.2
一一一混合性(无色性和浓染性) A67.3	———mixed (achromic and hyperchromic) A67.3
一一一浓染性 A67.1	———hyperchromic A67.1
一一心血管性 A67.2† I98.1*	——cardiovascular A67.2† I98.1*
一下疳(初期) A67.0	—chancre (primary) A67.0
一心血管损害 A67.2† I98.1*	—cardiovascular lesions A67.2† I98.1*
品他疹 A67.1	**Pintids A67.1**
品行障碍 - 见 障碍，品行	**Conduct disorder - see Disorder, conduct**

píng 平

平 - 见 扁平	**Flat**
平堡瘤(M9340/0) D16.5	**Pindborg tumor (M9340/0) D16.5**
一上颌(骨)(M9340/0) D16.4	—upper jaw (bone) (M9340/0) D16.4
平滑肌瘤(M8890/0) - 另见 肿瘤，结缔组织，良性	**Leiomyoma (M8890/0) - see also Neoplasm, connective tissue, benign**
一奇异性(M8893/0) - 见 肿瘤，结缔组织，良性	—bizarre (M8893/0) - see Neoplasm, connective tissue, benign
一上皮样(M8891/0) - 见 肿瘤，结缔组织，良性	—epithelioid (M8891/0) - see Neoplasm, connective tissue, benign
一细胞性(M8892/0) - 见 肿瘤，结缔组织，良性	—cellular (M8892/0) - see Neoplasm, connective tissue, benign
一血管性(M8894/0) - 见 肿瘤，结缔组织，良性	—vascular (M8894/0) - see Neoplasm, connective tissue, benign
一子宫(颈)(体) D25.9	—uterus (cervix) (corpus) D25.9
一一壁内 D25.1	——intramural D25.1
一一浆膜下层 D25.2	——subserosal D25.2
一一粘膜下 D25.0	——submucous D25.0

平滑肌瘤病(血管内)(M8890/1) - 见 肿瘤，结缔组织，动态未定

Leiomyomatosis (intravascular) (M8890/1) - see Neoplasm, connective tissue, uncertain behavior

平滑肌肉瘤(M8890/3) - 另见 肿瘤，结缔组织，恶性

Leiomyosarcoma (M8890/3) - see also Neoplasm, connective tissue, malignant

一粘液样(M8896/3) - 见 肿瘤，结缔组织，恶性

—myxoid (M8896/3) - see Neoplasm, connective tissue, malignant

一上皮样(M8891/3) - 见 肿瘤，结缔组织，恶性

—epithelioid (M8891/3) - see Neoplasm, connective tissue, malignant

平滑肌纤维瘤(M8890/0) - 另见 肿瘤，结缔组织，良性

Leiomyofibroma (M8890/0) - see also Neoplasm, connective tissue, benign

一子宫(颈)(体) D25.9

—uterus (cervix) (corpus) D25.9

平滑纤维肌瘤(M8890/0) – 另见 平滑肌瘤

Leiofibromyoma (M8890/0) – see also Leiomyoma

一子宫(颈)(体) – 见 平滑肌瘤，子宫

—uterus (cervix) (corpus) – see Leiomyoma, uterus

平库斯病(光泽苔藓) L44.1

Pinkus' disease (lichen nitidus) L44.1

píng 评

评价(为)

Evaluation (for) (of)

一儿童迅速生长期 Z00.2

—period of rapid growth in childhood Z00.2

一发育状态

—development state

一一儿童迅速生长期 Z00.2

——period of rapid growth in childhood Z00.2

一一青春期 Z00.3

——puberty Z00.3

一一青少年 Z00.3

——adolescent Z00.3

一一婴儿或儿童 Z00.1

——infant or child Z00.1

一精神卫生(状态) Z00.4

—mental health (status) Z00.4

一一接受权威机构要求的 Z04.6

——requested by authority Z04.6

一可疑情况(另见 观察) Z03.9

—suspected condition (see also Observation) Z03.9

一生长和发育状态(迅速生长期) Z00.2

—growth and developmental state (period of rapid growth) Z00.2

一一儿童 Z00.1

——child Z00.1

píng 苹

苹果皮综合征 Q41.1

Apple peel syndrome Q41.1

pò 迫

迫害

Persecution

一社会 Z60.5

—social Z60.5

一妄想 F22.0

—delusion (of) F22.0

pò 破

破产引起焦虑 Z59.8

Bankruptcy, anxiety concerning Z59.8

破骨细胞瘤(M9250/1) D48.0

Osteoclastoma (M9250/1) D48.0

一恶性(M9250/3) – 见 肿瘤，骨，恶性

—malignant (M9250/3) – see Neoplasm, bone, malignant

破坏(性)(另见 损害)
—鼻中隔 J34.8
—骨 M89.8
——梅毒性 A52.7† M90.2*
—鼓室，鼓膜(非创伤性) H73.8
—关节，关节小面 M24.8
——骶髂 M53.3
——膝 M23.8
——椎骨(另见 脊椎关节强硬) M47.9
—活胎儿[毁胎]以促进(母体)分娩 O83.4
——对胎儿 P03.8
—手术[毁胎术]以促进分娩 O83.4
—直肠括约肌 K62.8
—椎骨盘 - 见 变性，椎间盘
破坏性胎块(M9100/1) D39.2
破裂
—瓣膜(心脏) - 见 心内膜炎
—半月软骨，膝 S83.2
—边缘窦(胎盘)(伴有出血) O46.8
——伴有前置胎盘 O44.1
———影响到胎儿或新生儿 P02.0
——影响到胎儿或新生儿 P02.1
—扁桃体 J35.8
—肠 NEC(非创伤性) K63.1
——产伤 O71.5
——创伤性 S36.9
胎儿或新生儿 P78.0
—肠系膜(非创伤性) K66.8
—耻骨联合
——产科性 O71.6
——创伤性 S33.4
—处女膜(无意的)(非创伤性) N89.8
—创伤性
——耻骨联合 S33.4
——肝 S36.1
——膈 S27.8
——鼓膜，鼓室(膜) S09.2
——踝韧带 S93.2
——肌肉或肌腱 - 见 损伤，肌
——内部器官 - 见 损伤，按部位
——脾 S36.0

Destruction, destructive (see also Damage)
—septum (nasal) J34.8
—bone M89.8
——syphilitic A52.7† M90.2*
—tympanum, tympanic membrane (nontraumatic) H73.8
—joint, articular facet M24.8
——sacroiliac M53.3
——knee M23.8
——vertebra (see also Spondylosis) M47.9
—live fetus to facilitate delivery (mother) O83.4
——fetus P03.8
—operation to facilitate delivery O83.4
—rectal sphincter K62.8
—vertebral disk - see Degeneration, intervertebral disk
Mola destruens (M9100/1) D39.2
Disruption, Rupture, ruptured
—valve, valvular (heart) - see Endocarditis
—semilunar cartilage, knee S83.2
—marginal sinus (placental) (with hemorrhage) O46.8
——with placenta previa O44.1
———affecting fetus or newborn P02.0
——affecting fetus or newborn P02.1
—tonsil J35.8
—bowel, intestine NEC (nontraumatic) K63.1
——obstetric trauma O71.5
——traumatic S36.9
fetus or newborn P78.0
—mesentery (nontraumatic) K66.8
—symphysis pubis
——obstetric O71.6
——traumatic S33.4
—hymen (nonintentional) (nontraumatic) N89.8
—traumatic
——symphysis pubis S33.4
——liver S36.1
——diaphragm S27.8
——membrana tympani, tympanum, tympanic (membrane) S09.2
——ankle ligament S93.2
——muscle or tendon - see Injury, muscle
——internal organ - see Injury, by site
——spleen S36.0

破裂——*续前页*
一创伤性——*续前页*
——韧带(另见 扭伤) T14.3
———尺侧副 S53.3
———尺腕 S63.3
———副(手) S63.4
————腕 S63.3
———桡侧副 S53.2
———桡腕 S63.3
———腕(副) S63.3
———腕骨(桡腕)(尺腕) S63.3
———掌 S63.4
———掌指和指间关节处的手指(副)(掌)(掌板) S63.4
———足 S93.2
——肾 S37.0
——输尿管 S37.1
——外部 - 见 伤口，开放性，按部位
——胃 S36.3
——眼(另见 破裂，眼) S05.3
——胰腺 S36.2
——乙状结肠 S36.5
——阴道 S31.4
——直肠 S36.6
——主动脉(胸) S25.0
———腹 S35.0
——椎间盘 T09.2
———颈 S13.0
———胸 S23.0
———腰 S33.0
——子宫 S37.6
一大脑动脉瘤(先天性)(见 出血，蛛网膜下)
一胆囊，胆囊管 K82.2
一胆总管(肝总管) K83.2
一动静脉瘘，脑 I60.8
一动脉 I77.2
——创伤性(并发症)(另见 损伤，血管) T14.5
——肺 I28.8
——冠状(另见 梗死，心肌) I21.9
——脑(另见 出血，脑内) I61.9
——心脏(另见 梗死，心肌) I21.9
一动脉瘤 - 见 动脉瘤

Rupture——*continued*
—traumatic——*continued*
——ligament (see also Sprain) T14.3
———ulnar collateral S53.3
———ulnocarpal S63.3
———collateral (hand) S63.4
————wrist S63.3
———radial collateral S53.2
———radiocarpal S63.3
———wrist (collateral) S63.3
———carpus (radiocarpal) (ulnocarpal) S63.3
———palmar S63.4
———finger at metacarpo-and interphalangeal joint(s) (collateral) (palmar) (volar plate) S63.4
———foot S93.2
——kidney S37.0
——ureter S37.1
——external site - see Wound, open, by site
——stomach S36.3
——eye (see also Rupture, eye) S05.3
——pancreas S36.2
——sigmoid S36.5
——vagina S31.4
——rectum S36.6
——aorta (thoracic) S25.0
———abdominal S35.0
——intervertebral disk T09.2
———cervical S13.0
———thoracic S23.0
———lumbar S33.0
——uterus S37.6
—cerebral aneurysm (congenital) (see Hemorrhage, subarachnoid)
—gallbladder, cystic duct K82.2
—bile duct (common) (hepatic) K83.2
—arteriovenous fistula, brain I60.8
—artery I77.2
——traumatic (complication) (see also Injury, blood vessel) T14.5
——pulmonary I28.8
——coronary (see also Infarct, myocardium) I21.9
——brain (see also Hemorrhage, intracerebral) I61.9
——heart (see also Infarct, myocardium) I21.9
—aneurysm - see Aneurysm

破裂——*续前页*

—耳鼓(非创伤性)(另见 穿孔，鼓膜) H72.9

——伴有中耳炎 - 见 耳炎，中

——创伤性，近期发生 S09.2

—二尖(瓣) I34.8

—肺

——瓣膜(心脏) I37.8

——动脉 I28.8

——血管 I28.8

—肝 S36.1

——产伤 P15.0

—冈上肌(完全性)(不完全性)(非创伤性) M75.1

—肛门(括约肌) - 见 撕裂，肛门

—格拉夫卵泡(血肿) N83.0

—膈，创伤性 S27.8

—宫颈

——产伤 O71.3

——创伤性 S37.6

—巩膜 S05.3

—鼓膜，鼓室(膜)(非创伤性)(另见 穿孔，鼓膜) H72.9

——创伤性 S09.2

——多发性 H72.8

——全部 H72.8

—关节 - 见 脱位

关节囊 - 见 扭伤

—冠状(动脉)(血栓形成性)(另见 梗死，心肌) I21.9

—虹膜 NEC H21.5

——创伤性 - 见 破裂，眼

—滑膜(囊肿) M66.1

—寰枢椎 S13.1

—寰枕 S13.1

—黄体(感染的)(卵巢) N83.1

—回肠(非创伤性) K63.1

——产伤 O71.5

——创伤性 S36.4

——胎儿或新生儿 P78.0

—回旋套(完全)(不完全)(非创伤性) M75.1

Rupture——*continued*

—ear drum (nontraumatic) (see also Perforation, tympanic membrane) H72.9

——with otitis media - see Otitis media

——traumatic, current episode S09.2

—mitral (valve) I34.8

—pulmonary

——valve (heart) I37.8

——artery I28.8

——vessel I28.8

—liver S36.1

——birth injury P15.0

—supraspinatus (complete) (incomplete) (nontraumatic) M75.1

—anus (sphincter) - see Laceration, anus

—graafian follicle (hematoma) N83.0

—diaphragm, traumatic S27.8

—cervix (uteri)

——obstetrical trauma O71.3

——traumatic S37.6

—sclera S05.3

—membrana tympani, tympanum, tympanic (membrane) (nontraumatic) (see also Perforation, tympanic membrane) H72.9

——traumatic S09.2

——multiple H72.8

——total H72.8

—joint - see Dislocation

joint capsule - see Sprain

—coronary (artery) (thrombotic) (see also Infarct, myocardium) I21.9

—iris NEC H21.5

——traumatic see Rupture, eye

—synovium (cyst) M66.1

—atlantoaxial S13.1

—atlanto-occipital S13.1

—corpus luteum (infected) (ovary) N83.1

—ileum (nontraumatic) K63.1

——obstetric trauma O71.5

——traumatic S36.4

——fetus or newborn P78.0

—rotator cuff (complete) (incomplete) (nontraumatic) M75.1

破裂——*续前页*
一会阴(非产科)(非创伤性) N90.8
——并发于分娩 O70.9
———Ⅰ度 O70.0
———Ⅱ度 O70.1
———Ⅲ度 O70.2
———Ⅳ度 O70.3
一婚姻 Z63.0
——涉及离婚 Z63.5
一肌肉(创伤性) NEC - 见 损伤，肌
——非创伤性 M62.1
一肌腱连接点 NEC，非创伤性 M66.5
一脊髓(另见 损伤，脊髓，按部位) T09.3
——胎儿或新生儿(产伤) P11.5
一家庭 Z63.8
——涉及离婚或分居 Z63.5
一腱(创伤性) - 另见 损伤，肌
——非创伤性 M66.5
——自发性 M66.5
———屈肌 M66.3
———伸肌 M66.2
———特指的 NEC M66.4
一角膜(创伤性) - 见 破裂，眼
一结肠(非创伤性) K63.1
——产伤 O71.5
——创伤性 S36.5
——胎儿或新生儿 P78.0
一睫状体 NEC H21.5
一晶状体(白内障)(创伤性) H26.1
一静脉曲张 - 见 静脉曲张
一空肠(非创伤性) K63.1
——产伤 O71.5
——创伤性 S36.4
——胎儿或新生儿 P78.0
一阑尾炎(伴有腹膜炎) K35.0
一泪管(创伤性) S05.8
一淋巴管 I89.8
一卵巢 N83.8
——黄体囊肿 N83.1
——卵泡(格拉夫) N83.0
一脉络膜(直接)(间接)(创伤性) H31.3
一盲肠(伴有腹膜炎) K65.0
一毛细血管 I78.8

Rupture——*continued*
—perineum (nonobstetric) (nontraumatic) N90.8
——complicating delivery O70.9
———first degree O70.0
———second degree O70.1
———third degree O70.2
———fourth degree O70.3
—marital Z63.0
——involving divorce Z63.5
—muscle (traumatic) NEC - see Injury, muscle
——nontraumatic M62.1
—musculotendinous junction NEC, nontraumatic M66.5
—spinal cord (see also Injury, spinal cord, by region) T09.3
——fetus or newborn (birth injury) P11.5
—family Z63.8
——involving divorce or separation Z63.5
—tendon (traumatic) - see also Injury, muscle
——nontraumatic M66.5
——spontaneous M66.5
———flexor M66.3
———extensor M66.2
———specified NEC M66.4
—cornea (traumatic) - see Rupture, eye
—colon (nontraumatic) K63.1
——obstetric trauma O71.5
——traumatic S36.5
——fetus or newborn P78.0
—ciliary body NEC H21.5
—lens (cataract) (traumatic) H26.1
—varicose vein, varix - see Varicose vein
—jejunum, jejunal (nontraumatic) K63.1
——obstetric trauma O71.5
——traumatic S36.4
——fetus or newborn P78.0
—appendix (with peritonitis) K35.0
—lacrimal duct (traumatic) S05.8
—lymphatic vessel I89.8
—ovary, ovarian N83.8
——corpus luteum cyst N83.1
——follicle (graafian) N83.0
—choroid (direct) (indirect) (traumatic) H31.3
—cecum (with peritonitis) K65.0
—capillaries I78.8

破裂——*续前页*

—囊肿 - 见 囊肿

—脑

——出血性(另见 出血，脑内) I61.9

——动脉瘤(先天性)(另见 出血，蛛网膜下) I60.9

———梅毒性 A52.0† I68.8*

—脑膜动脉 I60.8

—内部器官，创伤性 - 见 损伤，按部位

—内脏 R19.8

—尿道(非创伤性) N36.8

——产伤 O71.5

——创伤性 S37.3

——流产后 O08.6

—脓肿(自发性) - 作为脓肿，按部位编码

—膀胱(非创伤性)(括约肌)(自发性) N32.4

——产伤 O71.5

——创伤性 S37.2

——流产后 O08.6

—盆腔

——底，并发于分娩 O70.1

——器官 NEC，产伤 O71.5

—脾(创伤性) S36.0

——产伤 P15.1

——非创伤性 D73.5

——先天性(产伤) P15.1

——由于间日疟原虫 B51.0† D77*

——自发性 D73.5

—脾静脉 R58

—脐带，并发于分娩 O69.8

——影响到胎儿或新生儿 P50.1

—憩室(肠)(另见 憩室) K57.8

—前列腺(创伤性) S37.8

—腔静脉 R58

—韧带 - 另见 扭伤

——膝

———陈旧性(慢性) M23.5

———近期损伤 - 见 脱位，膝

———自发性 NEC M23.6

—乳头肌 NEC I51.2

——急性心肌梗死后(近期并发症) I23.5

Rupture——*continued*

—cyst - see Cyst

—brain

——hemorrhagic (see also Hemorrhage, intracerebral) I61.9

——aneurysm (congenital) (see also Hemorrhage, subarachnoid) I60.9

———syphilitic A52.0† I68.8*

—meningeal artery I60.8

—internal organ, traumatic - see Injury, by site

—viscus R19.8

—urethra (nontraumatic) N36.8

——obstetrical trauma O71.5

——traumatic S37.3

——following abortion O08.6

—abscess (spontaneous) - code as Abscess, by site

—bladder (nontraumatic) (sphincter) (spontaneous) N32.4

——obstetrical trauma O71.5

——traumatic S37.2

——following abortion O08.6

—pelvic

——floor, complicating delivery O70.1

——organ NEC, obstetrical trauma O71.5

—spleen (traumatic) S36.0

——birth injury P15.1

——nontraumatic D73.5

——congenital (birth injury) P15.1

——due to Plasmodium vivax malaria B51.0† D77*

——spontaneous D73.5

—splenic vein R58

—umbilical cord, complicating delivery O69.8

——affecting fetus or newborn P50.1

—diverticulum (intestine) (see also Diverticula) K57.8

—prostate (traumatic) S37.8

—vena cava R58

—ligament(s) - see also Sprain

——knee

———old (chronic) M23.5

———current injury - see Dislocation, knee

———spontaneous NEC M23.6

—papillary muscle NEC I51.2

——following acute myocardial infarction (current complication) I23.5

破裂——*续前页*
一三尖(瓣)(心脏) I07.8
一伤口
一一会阴(产科性) O90.1
一一会阴切开术 O90.1
一一手术 T81.3
一一一剖宫产 O90.0
一肾 S37.0
一一产伤 P15.8
一一非创伤性 N28.8
一十二指肠残端 K31.8
一食管 K22.3
一视网膜(创伤性)(不伴有脱离) H33.3
一一伴有脱离 H33.0
一手术伤口，手术后伤口 T81.3
一输卵管 NEC(非产科)(非创伤性) N83.8
一一脓肿(另见 输卵管卵巢炎) N70.9
一一由于妊娠引起的 O00.1
一输卵管积脓(另见 输卵管卵巢炎) N70.9
一输尿管(创伤性) S37.1
一一非创伤性 N28.8
一胎膜(自发性)
一一分娩延迟，在(破膜)后 O75.6
一一一影响到胎儿或新生儿 P01.1
一一过早[早破] O42.9
一一一产程开始
一一一一由于治疗而延迟 O42.2
一一一一在 24 小时以后 O42.1
一一一一在 24 小时之内 O42.0
一一一影响到胎儿或新生儿 P01.1
一一一由于治疗而使产程延迟 O42.2
一一人工
一一一分娩延迟，在(人工破膜)后 O75.5
一一一一影响到胎儿或新生儿 P01.1
一特塞梅特膜 H18.3
一一创伤性 - 见 破裂，眼
一外阴，并发于分娩 O70.0
一威利斯环[大脑动脉环] I60.6
一胃(非创伤性)(自发性) K31.8
一一创伤性 S36.3
一一血管 K92.2

Rupture——*continued*
—tricuspid (heart) (valve) I07.8
—wound
——perineal (obstetric) O90.1
——episiotomy O90.1
——operation T81.3
———cesarean O90.0
—kidney S37.0
——birth injury P15.8
——nontraumatic N28.8
—duodenal stump K31.8
—esophagus K22.3
—retina, retinal (traumatic) (without detachment) H33.3
——with detachment H33.0
—operation wound, postoperative wound T81.3
—fallopian tube, oviduct, tube, tubal NEC (nonobstetric)(nontraumatic) N83.8
——abscess (see also Salpingo-oophoritis) N70.9
——due to pregnancy O00.1
—pyosalpinx (see also Salpingo-oophoritis) N70.9
—ureter (traumatic) S37.1
——nontraumatic N28.8
—membranes (spontaneous)
——delayed delivery following O75.6
———affecting fetus or newborn P01.1
——premature O42.9
———onset of labor
————delayed by therapy O42.2
————after 24 hours O42.1
————within 24 hours O42.0
———affecting fetus or newborn P01.1
———labor delayed by therapy O42.2
——artificial
———delayed delivery following O75.5
————affecting fetus or newborn P01.1
—Descemet's membrane H18.3
——traumatic - see Rupture, eye
—vulva, complicating delivery O70.0
—circle of Willis I60.6
—gastric, stomach (nontraumatic) (spontaneous) K31.8
——traumatic S36.3
——vessel K92.2

破裂——*续前页*

－心(壁) I21.9

－－创伤性 S26.8

－－急性心肌梗死后(近期并发症) I23.3

－－－伴有心包积血 I23.0

－－同时伴有急性心肌梗死 - 见 梗死，心肌

－心肌(另见 梗死，心肌) I21.9

－－创伤性 S26.8

－囟门 P13.1

－胸导管 I89.8

－血管(另见 出血) R58

－－创伤性(并发症)(另见 损伤，血管) T14.5

－－肺 I28.8

－－脑(另见 出血，脑内) I61.9

－－心(另见 梗死，心肌) I21.9

－眼(不伴有眼内组织脱出或缺失) S05.3

－－伴有眼内组织脱出或缺失 S05.2

－眼球(创伤性) - 见 破裂，眼

－胰腺(非创伤性) K86.8

－－创伤性 S36.2

－乙状结肠(非创伤性) K63.1

－－产伤 O71.5

－－创伤性 S36.5

－－胎儿或新生儿 P78.0

－阴道 S31.4

－－并发于分娩(另见 撕裂伤，阴道，并发于分娩) O71.4

－真菌性动脉瘤引起大脑出血(另见 出血，蛛网膜下) I60.9

－直肠(非创伤性) K63.1

－－产伤 O71.5

－－创伤性 S36.6

－－胎儿或新生儿 P78.0

－主动脉(另见 动脉瘤，主动脉) I71.8

－－瓣膜或尖(另见 心内膜炎，主动脉) I35.8

－－创伤性(胸) S25.0

－－－腹 S35.0

－－腹 I71.3

－－弓 I71.1

－－横 I71.1

－－降 I71.8

－－－腹部 I71.3

－－－胸部 I71.1

Rupture——*continued*

－cardiac, heart (wall) I21.9

－－traumatic S26.8

－－following acute myocardial infarction (current complication) I23.3

－－－with hemopericardium I23.0

－－concurrent with acute myocardial infarction - see Infarct, myocardium

－myocardium, myocardial (see also Infarct, myocardium) I21.9

－－traumatic S26.8

－fontanel P13.1

－thoracic duct I89.8

－blood vessel (see also Hemorrhage) R58

－－traumatic (complication) (see also Injury, blood vessel) T14.5

－－pulmonary I28.8

－－brain (see also Hemorrhage, intracerebral) I61.9

－－heart (see also Infarct, myocardium) I21.9

－eye (without prolapse or loss of intraocular tissue) S05.3

－－with prolapse or loss of intraocular tissue S05.2

－globe (eye) (traumatic) - see Rupture, eye

－pancreas (nontraumatic) K86.8

－－traumatic S36.2

－sigmoid (nontraumatic) K63.1

－－obstetric trauma O71.5

－－traumatic S36.5

－－fetus or newborn P78.0

－vagina S31.4

－－complicating delivery (see also Laceration, vagina, complicating delivery) O71.4

－mycotic aneurysm causing cerebral hemorrhage (see also Hemorrhage, subarachnoid) I60.9

－rectum (nontraumatic) K63.1

－－obstetric trauma O71.5

－－traumatic S36.6

－－fetus or newborn P78.0

－aorta, aortic (see also Aneurysm, aorta) I71.8

－－valve or cusp (see also Endocarditis, aortic) I35.8

－－traumatic (thoracic) S25.0

－－－abdominal S35.0

－－abdominal I71.3

－－arch I71.1

－－transverse I71.1

－－descending I71.8

－－－abdominal I71.3

－－－thoracic I71.1

破裂——*续前页*
一主动脉——*续前页*
——梅毒性 A52.0† I79.0*
——升 I71.1
——胸 I71.1
一子宫(创伤性) S37.6
——产程中或产程后 O71.1
———影响到胎儿或新生儿 P03.8
——非产褥期的，非创伤性 N85.8
——妊娠(产程期间) O71.1
———分娩前 O71.0
一子宫骶骨韧带(非产科)(非创伤性) N83.8

破片[裂片] - 作为损伤，浅表性，按部位编码
破伤风，强直性(头部)(抽搐) A35
一伴有流产或异位妊娠 A34
一产科性 A34
一产褥期、产后、分娩 A34
一接种 Z23.5
——反应(由于血清) - 见 并发症，接种
一新生儿 A33

Rupture——*continued*
—aorta——*continued*
——syphilitic A52.0† I79.0*
——ascending I71.1
——thorax, thoracic I71.1
—uterus (traumatic) S37.6
——during or after labor O71.1
———affecting fetus or newborn P03.8
——nonpuerperal, nontraumatic N85.8
——pregnant (during labor) O71.1
———before labor O71.0
—uterosacral ligament (nonobstetric) (nontraumatic) N83.8

Splinter - code **as Injury, superficial, by site**
Tetanus, tetanic (cephalic) (convulsions) A35
—with abortion or ectopic gestation A34
—obstetric A34
—puerperal, postpartum, childbirth A34
—inoculation Z23.5
——reaction (due to serum) - see Complications, vaccination
—neonatorum A33

pōu 剖

剖腹产 - 见 剖宫产
剖宫产
一急症 O82.1
一手术 NEC(另见 分娩，剖宫产) O82.9
——伴有子宫切除术 O82.2
——死后的，影响到胎儿或新生儿 P01.6
——以前的，影响妊娠处理 O34.2
——影响到胎儿或新生儿 P03.4
——早产 NEC O60.1
———伴有自然临产 O60.1
———不伴有自然临产 O60.3

Cesarean section
Cesarean
—emergency O82.1
—operation or section NEC (see also Delivery, cesarean) O82.9
——with hysterectomy O82.2
——post mortem, affecting fetus or newborn P01.6
——previous, affecting management of pregnancy O34.2
——affecting fetus or newborn P03.4
——preterm NEC O60.1
———with spontaneous labor O60.1
———without spontaneous labor O60.3

pū 扑

扑动
一心房 I48
一心室 I49.0
一心脏 I49.8
扑翼样震颤 R27.8

Flutter
—atrial or auricular I48
—ventricular I49.0
—heart I49.8
Asterixis R27.8

pú 葡

葡萄球菌(性) - 另见情况	**Staphylococcus, staphylococcal - see also condition**
一金黄色，作为分类于他处疾病的原因 B95.6	一aureus, as cause of disease classified elsewhere B95.6
一特指的 NEC，作为分类于他处疾病的原因 B95.7	一specified NEC, as cause of disease classified elsewhere B95.7
一作为分类于他处疾病的原因 B95.8	一as cause of disease classified elsewhere B95.8
葡萄球菌菌血症 A41.2	**Staphylococcemia A41.2**
葡萄球菌性烫伤样皮肤综合征 L00	**Staphylococcal scalded skin syndrome L00**
葡萄胎(良性)(并发于妊娠)(娩出)(未娩出)(另见胎块，水泡状)(M9100/0) O01.9	**Hydatidiform mole (benign) (complicating pregnancy) (delivered) (undelivered) (see also Mole, hydatidiform) (M9100/0) O01.9**
一部分(M9103/0) O01.1	一partial (M9103/0) O01.1
一典型(M9100/0) O01.0	一classical (M9100/0) O01.0
一恶性(M9100/1) D39.2	一malignant (M9100/1) D39.2
一侵袭性(M9100/1) D39.2	一invasive (M9100/1) D39.2
一完全(M9100/0) O01.0	一complete (M9100/0) O01.0
一以前的，影响妊娠处理 Z35.1	一previous, affecting management of pregnancy Z35.1
葡萄糖-半乳糖吸收不良 E74.3	**Glucose-galactose malabsorption E74.3**
葡萄糖对羟苯甘氨酸尿 E72.5	**Glucoglycinuria E72.5**
葡萄肿(前)(睫状体)(赤道)(后)(巩膜) H15.8	**Staphyloma (anterior) (ciliary) (equatorial) (posterior) (sclera) H15.8**
一角膜 H18.7	一cornea H18.7

pǔ 普

普遍(存在)肠系膜(过多) Q43.3	**Universal mesentery Q43.3**
普拉德-威利综合征 Q87.1	**Prader-Willi syndrome Q87.1**
普赖泽尔病[外伤后腕舟骨骨质疏松及萎缩] M87.2	**Preiser's disease M87.2**
普劳特(-樊尚)感染 - 见 樊尚，感染	**Plaut(-Vincent) infection - see Vincent's, infection**
普林格尔病[皮脂腺腺瘤] Q85.1	**Pringle's disease Q85.1**
普-文综合征[普卢默-文森综合征][缺铁性吞咽困难综合征] D50.1	**Plummer-Vinson syndrome D50.1**
普卢默病[毒性结节性甲状腺肿] E05.2	**Plummer's disease E05.2**
普罗非谢病 M79.8	**Profichet's disease M79.8**
普通	**Common**
一易变型免疫缺陷 - 见 免疫缺陷，普通易变型	一variable immunodeficiency - see Immunodeficiency, common variable

pǔ 蹼

蹼状	**Web, webbed**
一腘综合征 Q87.8	一popliteal syndrome Q87.8
一喉(声门)(声门下) Q31.0	一larynx (glottic) (subglottic) Q31.0
一脚趾 Q70.3	一toes Q70.3
一颈 Q18.3	一neck Q18.3
一食管 Q39.4	一esophagus Q39.4
一手指 Q70.1	一fingers Q70.1

Q

qī 七

七日热[钩端螺旋体病] A27.8 | **Nanukayami A27.8**

qī 期

期前收缩 (室上性) I49.4 | **Extrasystoles-(supraventricular) I49.4**
一交界性 I49.2 | —junctional I49.2
一心房 I49.1 | —atrial，auricular I49.1
一心室 I49.3 | —ventricular I49.3

qí 齐

齐恩-奥本海姆病[变形性肌张力障碍] G24.1 | **Ziehen-Oppenheim disease G24.1**
齐夫综合征 **K70.0** | **Zieve's syndrome K70.0**

qí 奇

奇德尔病[婴儿维生素 C 缺乏症] **E54** | **Cheadle's disease E54**

qí 歧

歧视 | **Discrimination**
一性别 Z60.5 | —sex Z60.5
一政治性 Z60.5 | —political Z60.5
一种族 Z60.5 | —ethnic, racial Z60.5
一宗教 Z60.5 | —religious Z60.5

qí 脐

脐肠系膜管，永存 **Q43.0** | **Omphalomesenteric duct, persistent Q43.0**
脐出血，新生儿 **P51.9** | **Omphalorrhagia, newborn P51.9**
脐带 - 另见情况 | **Cord - see also condition**
一绕颈(紧紧地)(伴有压迫) | —around neck (tightly) (with compression)
一一并发于分娩 O69.1 | ——complicating delivery O69.1
一一影响到胎儿或新生儿 P02.5 | ——affecting fetus or newborn P02.5
脐带结扎不当(引起出血) **P51.8** | **Improperly tied umbilical cord (causing hemorrhage) P51.8**
脐的 - 见情况 | **Navel - see condition**
脐积水(出生以来) **Q45.8** | **Hydromphalos (since birth) Q45.8**
脐尿管 - 另见情况 | **Urachus - see also condition**
一未闭或永存 Q64.4 | —patent or persistent Q64.4

脐膨出 Q79.2

脐炎(先天性)(新生儿)(伴有轻度出血) P38

－非新生儿 L08.9

－破伤风 A33

qí 骑

骑士骨 M61.5

qí 畸

畸形 - 见 畸形[拼音：jī xíng(发音：机形)]

qǐ 起

起诉引起焦虑 Z65.3

起源于围生期的情况

注：起源于围生期的情况，即使在以后发病或死亡也应尽可能编码到第十六章。此章优先于那些包括按照解剖部位编码疾病的各章。

不包括：先天性畸形、变形和染色体异常(Q00-Q99)
内分泌、营养和代谢疾病(E00-E99)
损伤、中毒和外因的某些其他后果(S00-T99)
肿瘤(C00-D48)
新生儿破伤风(A33)

－ABO 溶血病(胎儿或新生儿) P55.1

－Rh(因子)

－－溶血性疾病(胎儿或新生儿) P55.0

－－血型不配合，免疫接种或致敏，胎儿或新生儿 P55.0

－－阴性母亲影响到胎儿或新生儿 P55.0

－双胎(妊娠)(胎儿或新生儿) P01.5

－三胎，影响到胎儿或新生儿 P01.5

－四胎，影响到胎儿或新生儿 P01.5

－五胎，影响到胎儿或新生儿 P01.5

－六胎，影响到胎儿或新生儿 P01.5

－阿普加(评分)

－－1 分钟为 0-3 分，伴有窒息 P21.0

－－1 分钟为 4-7 分，伴有窒息 P21.1

－－低 NEC，伴有窒息 P21.9

Omphalocele Q79.2

Omphalitis (congenital) (newborn) (with mild hemorrhage) P38

－not of newborn L08.9

－tetanus A33

Rider's bone M61.5

Deformity, Malformation

Prosecution, anxiety concerning Z65.3

Conditions arising in the perinatal period

Note:Conditions arising in the perinatal period, even though death or morbidity occurs later, should, as far as possible, be coded to chapter XVI, which takes precedence over chapters containing codes for diseases by their anatomical site.

Exclude: Congenital malformations, deformations and chromosomal abnormalities (Q00-Q99)
Endocrine, nutritional and metabolic diseases (E00-E99)
Injury, poisoning and certain other consequences of external causes (S00-T99)
Neoplasms (C00-D48)
Tetanus neonatorum (A33)

－ABO hemolytic disease(fetus or newborn) P55.1

－Rh(factor)

－－hemolytic disease(fetus or newborn) P55.0

－－incompatibility, immunization or sensitization, fetus or newborn P55.0

－－negative mother affecting fetus or newborn P55.0

－twin(pregnancy)(fetus or newborn) P01.5

－triplet, affecting fetus or newborn P01.5

－quadruplet, affecting fetus or newborn P01.5

－quintuplet, affecting fetus or newborn P01.5

－sextuplet, affecting fetus or newborn P01.5

－apgar(score)

－－0-3 at 1 minute, with asphyxia P21.0

－－4-7 at 1 minute, with asphyxia P21.1

－－low NEC, with asphyxia P21.9

起源于围生期的情况——*续前页*

一埃(-迪)麻痹[埃尔布(-迪谢内)](产伤)(新生儿) P14.0

一埃尔布麻痹(臂丛)(出生)(新生儿) P14.0

一安德伍德病[新生儿硬化病] P83.0

一白蛋白尿(急性)(慢性)(亚急性)

一一先兆子痫，影响到胎儿或新生儿 P00.0

一白质软化，脑，新生儿 P91.2

一败血症(性)(全身性)(化脓性) (另见 起源于围生期的情况，脓毒症)

一一不动杆菌，新生儿 P36.8

一一肠杆菌(产气杆菌)(阴沟)，新生儿 P36.8

一一大肠杆菌，新生儿 P36.8

一一弗里德兰德杆菌，新生儿 P36.8

一一链球菌(性)，新生儿 P36.1

一一柠檬杆菌，新生儿 P36.8

一一新生儿 NEC (另见 起源于围生期的情况，脓毒症，新生儿) P36.9

一班德尔环[病理性子宫收缩环](挛缩)，并发于分娩

一一影响到胎儿或新生儿 P03.6

一瘢痕

一一母体宫颈

一一一在妊娠或分娩中，影响到胎儿或新生儿 P03.8

一一母体子宫

一一一在妊娠或分娩中，影响到胎儿或新生儿 P03.8

一一由于以前的剖宫产术，并发于妊娠或分娩

一一一影响到胎儿或新生儿 P03.8

一奔马律

一一胎儿 P20.9

一一新生儿 P29.1

一鼻塞(非梅毒性)，新生儿 P28.8

一闭锁

一一母体宫颈(后天性)，在妊娠或分娩中

一一一引起梗阻性分娩

一一一一影响到胎儿或新生儿 P03.1

一边缘窦，破裂或出血，母体，影响到胎儿或新生儿 P02.1

一一伴有前置胎盘，影响到胎儿或新生儿 P02.0

Conditions arising in the perinatal period
——*continued*

—Erb(-Duchenne) paralysis(birth injury)(newborn) P14.0

—Erb's palsy, paralysis(brachial)(birth)(newborn) P14.0

—Underwood's disease P83.0

—albuminuria, albuminuric(acute)(chronic)(subacute)

——pre-eclamptic, affecting fetus or newborn P00.0

—leukomalacia, cerebral, newborn P91.2

—septicemia, septicemic(generalized)(suppurative)(see also Conditions originating in the perinatal period, sepsis)

——Actinobacter, newborn P36.8

——Enterobacter(aerogenes)(clocae), newborn P36.8

——Bacillus coli, newborn P36.8

——Friedländer', newborn P36.8

——Streptococcus, streptococcal, neonatal P36.1

——Citobacter, newborn P36.8

——newborn NEC(see also Conditions originating in the perinatal period，sepsis, newborn) P36.9

—Bandl's ring(contraction), complicating delivery

——affecting fetus or newborn P03.6

—scar, scarring

——cervix, maternal

———in pregnancy or childbirth, affecting fetus or newborn P03.8

——uterus, maternal

———in pregnancy or childbirth, affecting fetus or newborn P03.8

——due to previous cesarean section, complicating pregnancy or childbirth

———affecting fetus or newborn P03.8

—gallop rhythm

——fetal P20.9

——newborn P29.1

—snuffles(non—syphilitic), newborn P28.8

—atresia, atretic

——cervix, maternal(acquired), in pregnancy or childbirth

———causing obstructed labor

————affecting fetus or newborn P03.1

—sinus, marginal, ruptured or bleeding, maternal, affecting fetus or newborn P02.1

——with placenta previa, affecting fetus or newborn P02.0

起源于围生期的情况——*续前页*

Conditions arising in the perinatal period ——*continued*

起源于围生期的情况——*续前页*

Conditions arising in the perinatal period
——*continued*

起源于围生期的情况——*续前页*

一出生——*续前页*
——损伤——*续前页*
———撕裂
————被手术刀 P15.8
————脑 P10.1
————周围神经 P14.9
———特指部位或类型 NEC P15.8
———头皮 P12.9
———外生殖器 P15.5
———外阴 P15.5
———小脑 P11.1
———新生儿皮下脂肪坏死 P15.6
———胸骨乳突的(血肿) P15.2
———眼 P15.3
———阴茎 P15.5
———阴囊 P15.5
———硬脑膜下出血 P10.0
———中枢神经系统 NEC P11.9
———蛛网膜下腔出血 P10.3
——体重
———出生体重 4500 克或以上 P08.0
———低(出生体重在 1000—2499 克之间) P07.1
————极低(出生体重在 999 克或以下) P07.0
——新生儿瘫痪或麻痹，NEC(产伤) P14.9
——新生儿休克 P96.8
——延迟，胎儿 P03.8
——早产儿 P07.3
一出生于卫生间(另见 分娩，急产，胎儿或新生儿) P03.5
一出血(另见 起源于围生期的情况，出血)
——脐带残端 P51.9
——新生儿阴道(异常的) P54.6
——新生儿直肠 P54.2
一出血(性)
——并发于分娩
———影响到胎儿或新生儿 P02.1
———由于
————创伤，影响到胎儿或新生儿 P03.8
————低位胎盘，影响到胎儿或新生儿 P02.0

Conditions arising in the perinatal period ——*continued*

—birth——*continued*
——injury——*continued*
———laceration
————by scalpel P15.8
————brain P10.1
————peripheral nerve P14.9
———specified site or type NEC P15.8
———scalp P12.9
———external genitalia P15.5
———vulva P15.5
———cerebellum P11.1
———subcutaneous fat necrosis P15.6
———sternomastoid(hematoma) P15.2
———eye P15.3
———penis P15.5
———scrotum P15.5
———subdural hemorrhage P10.0
———central nervous system NEC P11.9
———subarachnoid hemorrhage P10.3
——weight
———4500 grams or more P08.0
———low(between 1000 and 2499 grams at birth) P07.1
————extremely(999 grams or less at birth) P07.0
——palsy or paralysis, newborn, NEC(birth injury) P14.9
——shock, newborn P96.8
——delayed, fetus P03.8
——premature(infant) P07.3
—born in toilet(see also Birth, precipitate fetus or newborn) P03.5
—bleeding(see also Conditions originating in perinatal period, hemorrhage)
——umbilical stump P51.9
——vagina, vaginal(abnormal), newborn P54.6
——rectum, rectal, newborn P54.2
—hemorrhage, hemorrhagic
——complicating delivery
———affecting fetus or newborn P02.1
———due to
————trauma, affecting fetus or newborn P03.8
————low-lying placenta, affecting fetus or newborn P02.0

起源于围生期的情况——*续前页*

－出血——*续前页*

－－妊娠——*续前页*

－－－由于——*续前页*

－－－－纤维蛋白原缺乏血症或其他凝血缺陷(在类目 D65-D68 中的情况)，影响到胎儿或新生儿 P02.1

－－－－子宫平滑肌瘤，影响到胎儿或新生儿 P02.1

－－－－早期，影响到胎儿或新生儿 P02.1

－－胎儿(另见 起源于围生期的情况，出血，按特指部位) P50.9

－－－进入

－－－－母体循环 P50.4

－－－－双胎之另一胎儿 P50.3

－－－特指的 NEC P50.8

－－－自

－－－－断裂的脐带 P50.1

－－－－双胎脐带断端 P50.5

－－－－胎盘 P50.2

－－－－血管前置 P50.0

－－胎儿-母体 P50.4

－－胎儿或新生儿

－－－大脑(缺氧性) P52.4

－－－－产伤 P10.1

－－－后颅凹(非创伤性) P52.6

－－－疾病 P53

－－－脊(髓)(产伤) P11.5

－－－颅内(非创伤性) P52.9

－－－－产伤 P10.9

－－－－特指的 NEC P52.8

－－－脑幕(创伤性) NEC (产伤) P10.4

－－－脑内(非创伤性) P52.4

－－－－产伤 P10.1

－－－脑室内(非创伤性) P52.3

－－－－产伤 P10.2

－－－－程度

－－－－－－一度 P52.0

－－－－－－二度 P52.1

－－－－－－三度 P52.2

－－－皮肤 P54.5

Conditions arising in the perinatal period——*continued*

－hemorrhage, hemorrhagic——*continued*

－－pregnancy——*continued*

－－－due to——*continued*

－－－－afibrinogenemia, or other coagulation defect (conditions in category D65-D68), affecting fetus or newborn P02.1

－－－－leiomyoma, uterus, affecting fetus or newborn P02.1

－－－－early, affecting fetus or newborn P02.1

－－fetal, fetus(see also Conditions arising in the perinatal period, hemorrhage, by specified sites) P50.9

－－－into

－－－－maternal circulation P50.4

－－－－co-twin P50.3

－－－specified NEC P50.8

－－－from

－－－－ruptured cord P50.1

－－－－cut end of co－twin's cord P50.5

－－－－placenta P50.2

－－－－vasa previa P50.0

－－fetal-maternal P50.4

－－fetus or newborn

－－－cerebral, cerebrum (anoxic) P52.4

－－－－birth injury P10.1

－－－posterior fossa(nontraumatic) P52.6

－－－disease P53

－－－spinal(cord)(birth injury) P11.5

－－－intracranial (nontraumatic) P52.9

－－－－birth injury P10.9

－－－－specified NEC P52.8

－－－tentorium(traumatic) NEC, (birth injury) P10.4

－－－intracerebral(nontraumatic) P52.4

－－－－birth injury P10.1

－－－intraventricular (nontraumatic) P52.3

－－－－birth injury P10.2

－－－－grade

－－－－－－1 P52.0

－－－－－－2 P52.1

－－－－－－3 P52.2

－－－cutaneous, skin P54.5

起源于围生期的情况——*续前页*

—出血——*续前页*
——胎儿或新生儿——*续前页*
———室管膜下 P52.0
————伴有脑室内扩散 P52.1
—————和大脑内扩散 P52.2
———小脑(非创伤性) P52.6
———硬膜外(缺氧性)(非创伤性) P52.8
————产伤 P10.8
———蛛网膜下(非创伤性) P52.5
————产伤 P10.3
——胎盘 NEC，影响到胎儿或新生儿 P02.1
———前置，影响到胎儿或新生儿 P02.0
———由于手术或器械的损伤，影响到胎儿或新生儿 P02.1
——新生儿 P54.9
———鼻 P54.8
———鼻甲 P54.8
———肠 P54.3
———肺 P26.9
————大量 P26.1
————特指的 NEC P26.8
———肺泡、肺 P26.8
———肺泡内 P26.8
———结膜 P54.8
———内部(器官) NEC P54.8
———内脏 NEC P54.8
———粘膜 NEC P54.8
———脐 P51.9
———脐带(残端) P51.9
————大量 P51.0
———气管支气管 P26.0
———肾上腺(髓样) P54.4
———胃 P54.3
———特指的 NEC P54.8
———胃肠道 P54.3
———阴道(异常的) P54.6
———直肠(括约肌) P54.2
——血管前置，影响到胎儿或新生儿 P50.0
——意外的产前，影响到胎儿或新生儿 P02.1
——硬膜下(急性)
———胎儿或新生儿(非创伤性)(缺氧性) P52.8
————产伤 P10.0

Conditions arising in the perinatal period
——*continued*

—hemorrhage, hemorrhagic——*continued*
——fetus or newborn——*continued*
———subependymal P52.0
————with intraventricular extension P52.1
—————and intracerebral extension P52.2
———cerebellar, cerebellum(nontraumatic) P52.6
———extradural (anoxic)(nontraumatic) P52.8
————birth injury P10.8
———subarachnoid (nontraumatic) P52.5
————birth injury P10.3
——placenta NEC, affecting fetus or newborn P02.1
———previa, affecting fetus or newborn P02.0
———from surgical or instrumental damage, affecting fetus or newborn P02.1
——newborn P54.9
———nose P54.8
———nasal turbinate P54.8
———bowel P54.3
———lung, pulmonary P26.9
————massive P26.1
————specified NEC P26.8
———alveolar, lung P26.8
———intra—alveolar(lung) P26.8
———conjunctiva P54.8
———internal(organs) NEC P54.8
———viscera NEC P54.8
———mucous membrane NEC P54.8
———navel P51.9
———cord (stump) P51.9
————massive umbilical P51.0
———tracheobronchial P26.0
———adrenal,suprarenal(capsule)(gland) P54.4
———stomach P54.3
———specified NEC P54.8
———gastroenteric, gastrointestinal(tract) P54.3
———vagina(abnormal) P54.6
———rectum(sphincter) P54.2
——vasa previa, affecting fetus or newborn P50.0
——accidental antepartum, affecting fetus or newborn P02.1
——subdural(acute)
———fetus or newborn (nontraumatic) (anoxic) (hypoxic) P52.8
————birth injury P10.0

起源于围生期的情况——*续前页*

Conditions arising in the perinatal period
——*continued*

一出血斑[瘀斑](另见 起源于围生期的情况，出血)
—ecchymosis (see also Conditions originating in the perinatal period，hemorrhage)

一一胎儿或新生儿 P54.5
——fetus or newborn P54.5

一除脏术，产伤 P15.8
—evisceration, birth injury P15.8

一穿孔(非创伤性)(另见 起源于围生期的情况，破裂)
—perforation, perforated(nontraumatic)(see also Conditions originating in the perinatal period, rupture)

一一肠(结肠)(回肠)(空肠)(直肠)(乙状结肠)，胎儿或新生儿 P78.0
——intestine(bowel)(colon)(ileum)(jejunum) (rectum)(sigmoid), fetus or newborn P78.0

一穿颅术，胎儿 P03.8
—craniotomy, fetus P03.8

一喘鸣，先天性(喉) NEC P28.8
—stridor, congenital(larynx) NEC P28.8

一创伤，(另见 起源于围生期的情况，损伤)
—trauma, traumatism(see also Conditions originating in the perinatal period，injury)

一一出生 - 见 起源于围生期的情况，出生，损伤
——birth - see Conditions originating in the perinatal period, birth, injury

一一母体，在妊娠中，影响到胎儿或新生儿 P00.5
——maternal, during pregnancy, affecting fetus or newborn P00.5

一卒中(脑)(麻痹性)，出血性，新生儿 P52.4
—stroke(apoplectic)(brain)(paralytic), hemorrhagic, newborn P52.4

一挫伤(皮肤表面完整)
—contusion(skin surface intact)

一一胎儿或新生儿 P54.5
——fetus or newborn P54.5

一一头皮，由于产伤 P12.3
——scalp, due to birth injury P12.3

一打结(真性)，脐带，影响到胎儿或新生儿 P02.5
—knot(true), umbilical cord, affecting fetus or newborn P02.5

一大于胎龄儿 NEC (胎儿或婴儿) P08.1
—large-for-dates NEC (fetus or infant) P08.1

一一特大(4500 克及以上) P08.0
——exceptionally(4500 g or more) P08.0

一单纯性疱疹，先天性 P35.2
—herpes simplex, congenital P35.2

一胆汁浓缩综合征(新生儿) P59.1
—inspissated bile syndrome(newborn) P59.1

一蛋白尿，先兆子痫，影响到胎儿或新生儿 P00.0
—proteinuria, pre-eclamptic, affecting fetus or newborn P00.0

一低
—low

一一出生体重(2499 克及以下)(另见 起源于围生期的情况，体重) P07.1
——birthweight(2499 grams or less)(see also Conditions originating in the perinatal period, weight) P07.1

一一一对胎龄而言 P05.0
———for gestational age P05.0

一一一极度(999 克及以下) P07.0
———extreme(999 grams or less) P07.0

一一新生儿心排血量 P29.8
——cardiac, output, newborn P29.8

一低(体)温(意外的)(由于)
—hypothermia(accidental)(due to)

一一新生儿 P80.9
——neonatal P80.9

一一一环境性(轻度) NEC P80.8
———environmental(mild) NEC P80.8

一一一轻度 P80.8
———mild P80.8

一一一特指的 NEC P80.8
———specified NEC P80.8

一一一严重的(慢性)(冷伤综合征) P80.0
———severe(chronic)(cold injury syndrome) P80.0

一低钙血症，新生儿 P71.1
—hypocalcemia, neonatal P71.1

一一磷酸盐-负荷(新生儿) P71.1
——phosphate-loading(newborn) P71.1

一一牛乳性 P71.0
——due to cow's milk P71.0

起源于围生期的情况——*续前页*

—低镁血症，新生儿 P71.2
—低凝血酶原血症(先天性)(遗传性)(特发性)，新生儿，短暂性 P61.6
—低体重儿(婴儿) P05.0
——和小样儿 P05.1
—低血糖症(自发性)
——见于糖尿病母亲的婴儿 P70.1
———妊娠糖尿病 P70.0
——新生儿(暂时性) P70.4
———母体糖尿病 P70.1
————妊娠 P70.0
———医源性 P70.3
—迪谢内麻痹，产伤 P14.0
—毒血症，母体(妊娠)，影响到胎儿或新生儿 P00.0
—短，缩短
——脐带，并发于分娩，影响到胎儿或新生儿 P02.6
—断头术，胎儿(以促进分娩) P03.8
—多(胎)
——出生，影响到胎儿或新生儿 P01.5
—多泡肺综合征 P27.0
—二联律
——胎儿 P20.9
——新生儿 P29.1
—二联脉
——胎儿 P20.9
——新生儿 P29.1
—发热(原因不明)，新生儿，环境引起的 P81.0
—发热，新生儿 P81.9
——环境性 P81.0
—发育
——不完全 P05.9
——停止，胎儿 P05.9
—发育不全
——肺(叶)(先天性)，与妊娠期短有关 P28.0
——肺，与妊娠期短有关 P28.0
—发育迟缓
——身体，胎儿 P05.9
——生长，胎儿 P05.9
———子宫内 P05.9

Conditions arising in the perinatal period
——*continued*

—hypomagnesemia, neonatal P71.2
—hypoprothrombinemia (congenital) (hereditary) (idiopathic), newborn, transient P61.6
—light-for-dates(infant) P05.0
——and small-for-dates P05.1
—hypoglycemia (spontaneous)
——in infant of diabetic mother P70.1
———gestational diabetes P70.0
——neonatal(transitory) P70.4
———maternal diabetes P70.1
————gestational P70.0
———iatrogenic P70.3
—Duchenne'sparalysis, birth injury P14.0
—toxemia, maternal (of pregnancy), affecting fetus or newborn P00.0
—short, shortening, shortness
——cord(umbilical), complicating delivery, affecting fetus or newborn P02.6
—decapitation, fetal(to facilitate delivery) P03.8
—multiple, multiplex
——birth, affecting fetus or newborn P01.5
—bubbly lung syndrome P27.0
—coupled rhythm
——fetal P20.9
——newborn P29.1
—bigeminal pulse
——fetal P20.9
——newborn P29.1
—pyrexia(of unknown origin), newborn, environmentally-induced P81.0
—fever, newborn P81.9
——environmental P81.0
—development
——incomplete P05.9
——arrested, fetus P05.9
—hypoplasia, hypoplastic
——lung(congenital)(lobe), associated with short gestation P28.0
——pulmonary, associated with short gestation P28.0
—retardation
——physical, fetus P05.9
——growth, fetus P05.9
———intrauterine P05.9

起源于围生期的情况——*续前页*

Conditions arising in the perinatal period ——*continued*

－分娩——*续前页*
－－吸杯 NEC，影响到胎儿或新生儿 P03.3
－－压迫 NEC，影响到胎儿或新生儿 P03.8
－－延长，影响到胎儿或新生儿 P03.8
－－异常 NEC，影响到胎儿或新生儿 P03.9
－－引产，影响到胎儿或新生儿 P03.8
－－早产 NEC，影响到胎儿或新生儿 P07.3
－－真空吸引器，影响到胎儿或新生儿 P03.3
－粪石[肠石](嵌塞)，先天性 P76.8
－风疹
－－母体，影响到胎儿或新生儿 P00.2
－－－婴儿风疹表现 P35.0
－－先天性 P35.0
－蜂窝织炎(弥漫性)(伴有淋巴管炎)
－－新生儿脐部 P38
－腹膜炎(粘连性)(纤维蛋白性)(伴有渗出)
－－胎粪(新生儿) P78.0
－－先天性 NEC P78.1
－－新生儿 P78.1
－－－胎粪 P78.0
－腹泻(病)(地方性)(婴儿)(夏季)(另见 起源于围生期的情况，小肠炎)
－－新生儿(非感染性) P78.3
－肝炎
－－病毒性(急性)，先天性 P35.3
－－弓形虫病，先天性(活动性) P37.1† K77.0*
－－胎儿或新生儿 P59.2
－－新生儿(中毒性) P59.2
－感染(性)(机会性)(另见 起源于围生期的情况，炎症)
－－肠道细菌(属)(阴沟)，新生儿 P37.8
－－大肠杆菌 NEC，先天性 P39.8
－－－脓毒症 P36.4
－－风疹，先天性 P35.0
－－呼吸(道) NEC
－－－胎儿 P28.8
－－－新生儿 P28.8
－－巨细胞病毒(性)，先天性 P35.1
－－利斯特菌性单核细胞增多症，先天性 P37.2

－birth,delivery——*continued*
－－ventouse NEC, affecting fetus or newborn P03.3
－－forced NEC, affecting fetus or newborn P03.8
－－prolonged, affecting fetus or newborn P03.8
－－abnormal NEC, affecting fetus or newborn P03.9
－－induced, affecting fetus or newborn P03.8
－－premature or preterm NEC, affecting fetus or newborn P07.3
－－vacuum extractor, affecting fetus or newborn P03.3
－fecalith(impaction), congenital P76.8
－rubella
－－maternal, affecting fetus or newborn P00.2
－－－manifest rubella in infant P35.0
－－congenital P35.0
－cellulitis(diffuse)(with lymphangitis)
－－navel, umbilicus, newborn P38
－peritonitis(adhesive)(fibrinous)(with effusion)
－－meconium(newborn) P78.0
－－congenital NEC P78.1
－－neonatal P78.1
－－－meconium P78.0
－diarrhea, diarrheal (disease) (endemic) (infantile) (summer) (see also Conditions originating in the perinatal period, enteritis)
－－neonatal(noninfective) P78.3
－hepatitis
－－viral, virus(acute), congenital P35.3
－－in toxoplasmosis, congenital(active) P37.1† K77.0*
－－fetus or newborn P59.2
－－neonatal(toxic) P59.2
－infection, infected(opportunistic)(see also Conditions originating in the perinatal period, inflammation)
－－Enterobacter(cloacae), newborn P37.8
－－Escherichia(E.) coli NEC, congenital P39.8
－－－sepsis P36.4
－－rubella, congenital P35.0
－－respiratory(tract) NEC
－－－fetus P28.8
－－－newborn, neonatal P28.8
－－cytomegalovirus, cytomegaloviral, congenital P35.1
－－Listeria monocytogenes, congenital P37.2

起源于围生期的情况——*续前页*

－感染——*续前页*
－－链球菌(性) NEC
－－－先天性 P39.8
－－－－脓毒症 P36.1
－－－－－B 族 P36.0
－－泌尿(道) NEC
－－－母体，并发于妊娠，影响到胎儿或新生儿 P00.1
－－－新生儿 P39.3
－－母体肾(皮质)(血源性)
－－－并发于妊娠，影响到胎儿或新生儿 P00.1
－－母体生殖器官或生殖道
－－－并发于妊娠，影响到胎儿或新生儿 P00.8
－－念珠菌属(白色)(热带)
－－－先天性 P37.5
－－－新生儿 P37.5
－－柠檬酸细菌属，新生儿 P37.8
－－疱疹(单纯性)，先天性 P35.2
－－皮肤(局部)(葡萄球菌性)(链球菌(性))
－－－新生儿 P39.4
－－葡萄球菌性 NEC
－－－新生儿 P37.8
－－－新生儿溶血性 P36.3
－－沙门菌(亚利桑那)(猪霍乱)(小肠炎)(鼠伤寒)
－－－先天性 P39.8
－－梭状芽胞杆菌，先天性 P39.8
－－胎儿(另见 起源于围生期的情况，感染，先天性) P39.9
－－－羊膜内 NEC P39.2
－－围生期 NEC P39.9
－－－特指类型 NEC P39.8
－－先天性 NEC P39.9
－－－病毒 P35.9
－－－－特指类型 NEC P35.8
－－－传染病或寄生虫病 P37.9
－－－－特指的 NEC P37.8
－－－大肠杆菌 P39.8
－－－－脓毒症 P36.4
－－－单纯疱疹 P35.2
－－－恶性疟原虫 P37.3
－－－风疹 P35.0

Conditions arising in the perinatal period
——*continued*

－infection, infected——*continued*
－－streptococcal NEC
－－－congenital P39.8
－－－－sepsis P36.1
－－－－－group B P36.0
－－urinary(tract) NEC
－－－maternal, complicating pregnancy, affecting fetus or newborn P00.1
－－－newborn P39.3
－－kidney, maternal(cortex)(hematogenous)
－－－complicating pregnancy, affecting fetus or newborn P00.1
－－genital organ or tract, maternal
－－－complicating pregnancy, affecting fetus or newborn P00.8
－－Candida (albicans) (tropicalis)
－－－congenital P37.5
－－－neonatal P37.5
－－Citrobacter, newborn P37.8
－－herpes(simplex), congenital P35.2
－－skin(local) (staphylococcal) (streptococcal)
－－－newborn P39.4
－－staphylococcal NEC
－－－newborn P37.8
－－－hemolytic, newborn P36.3
－－Salmonella (arizonae) (cholerae-suis) (enteritidis) (typhimurium)
－－－congenital P39.8
－－Clostridium, congenital P39.8
－－fetus(see also Conditions originating in the perinatal period, infection，congenital) P39.9
－－－intra－amniotic NEC P39.2
－－perinatal period NEC P39.9
－－－specified type NEC P39.8
－－congenital NEC P39.9
－－－virus P35.9
－－－－specified type NEC P35.8
－－－infectious or parasitic disease P37.9
－－－－specified NEC P37.8
－－－Escherichia coli P39.8
－－－－sepsis P36.4
－－－herpes simplex P35.2
－－－Plasmodium falciparum P37.3
－－－rubella P35.0

起源于围生期的情况——*续前页*	**Conditions arising in the perinatal period** ——*continued*
一感染——*续前页*	一infection, infected——*continued*
一一先天性——*续前页*	一一congenital——*continued*
一一一肝炎，病毒 P35.3	一一一hepatitis, viral P35.3
一一一弓形虫病(急性)(慢性)(亚急性) P37.1	一一一toxoplasmosis(acute)(chronic)(subacute) P37.1
一一一脊髓灰质炎 P35.8	一一一poliomyelitis P35.8
一一一结核 P37.0	一一一tuberculosis P37.0
一一一巨细胞病毒 P35.1	一一一cytomegalovirus P35.1
一一一利斯特菌病(播散性) P37.2	一一一listeriosis(disseminated) P37.2
一一一链球菌(性) NEC P39.8	一一一streptococcal NEC P39.8
一一一一脓毒症 P36.1	一一一一sepsis P36.1
一一一一一B 族 P36.0	一一一一一group B P36.0
一一一泌尿(道) P39.3	一一一urinary(tract) P39.3
一一一念珠菌属(白色) P37.5	一一一Candida(albicans) P37.5
一一一牛痘 P35.8	一一一vaccinia P35.8
一一一疟疾 NEC P37.4	一一一malaria NEC P37.4
一一一一恶性 P37.3	一一一一falciparum P37.3
一一一皮肤 P39.4	一一一skin P39.4
一一一沙门菌 P39.8	一一一salmonella P39.8
一一一梭状芽胞杆菌，除外破伤风杆菌 P39.8	一一一clostridium, other than Clostridium tetani P39.8
一一新生儿 P39.9	一一newborn,neonatal P39.9
一一一多种微生物 P37.9	一一一polymicrobial, newborn P37.9
一一一念珠菌病 P37.5	一一一Monilia, neonatal P37.5
一一一皮肤 P39.4	一一一skin P39.4
一一一脐 P38	一一一navel, umbilicus, newborn P38
一一一特指类型 NEC (另见 起源于围生期的情况，感染，先天性) P39.8	一一一specified type NEC(see also Conditions originating in the perinatal period, infection, congenital) P39.8
一一羊水或羊膜腔，影响到胎儿或新生儿 P02.7	一一amniotic fluid, sac or cavity, affecting fetus or newborn P02.7
一一子宫内(并发于妊娠)	一一intrauterine(complicating pregnancy)
一一一胎儿或新生儿 P00.8	一一一fetus or newborn P00.8
一一一特指感染 NEC，胎儿 P39.2	一一一specified infection NEC, fetus P39.2
一高胆红素血症 NEC	一hyperbilirubinemia NEC
一一新生儿(短暂性)(另见 起源于围生期的情况，黄疸，胎儿或新生儿) P59.9	一一neonatal(transient)(see also Conditions originating in the perinatal period，jaundice, fetus or newborn) P59.9
一一一早产的 P59.0	一一一of prematurity P59.0
一高胆红素血症性脑病，新生儿 P57.9	一encephalopathia hyperbilirubinemica, newborn P57.9
一一由于同种免疫(P55.-中的情况) P57.0	一一due to isoimmunization(conditions in P55.-) P57.0
一高镁血症，新生儿 P71.8	一hypermagnesemia, neonatal P71.8
一高热(原因不明)，新生儿，环境性 P81.0	一hyperthermia(of unknown origin), newborn, environmental P81.0

起源于围生期的情况——*续前页*

一骨折(外展性)(内收性)(撕脱性)(粉碎性)(压缩性)(错位性)(斜性)(分离性)
——股骨，产伤 P13.2
——骨 NEC，产伤 P13.9
——颅骨，产伤 P13.0
——锁骨(肩峰端)(韧带间)(干)，产伤 P13.4
——椎骨(背)(体)(柱)(神经弓)(弓根)(棘突)(横突)，产伤 P11.5
一关闭不全，宫颈(口)关闭不全，母体
——妊娠中，影响到胎儿或新生儿 P01.0
一过(度)
——长脐带(缠绕)，影响到胎儿或新生儿 P02.5
——大，胎儿或婴儿 P08.0
——短脐带，影响到胎儿或新生儿 P02.6
一过大胎儿 P08.1
——特大(超过 4500 克) P08.0
——引起胎盆不称，影响到胎儿或新生儿 P03.1
一过快
——第二产程(分娩)，影响到胎儿或新生儿 P03.5
——心脏(搏动)
———胎儿 P20.9
———新生儿 P29.1
一过熟儿(胎儿或新生儿) P08.2
一过月(妊娠)，婴儿 P08.2
一过早
——产程，新生儿 NEC P07.3
——出生，新生儿 NEC P07.3
——破裂，胎膜或羊膜，影响到胎儿或新生儿 P01.1
一黑粪，新生儿 P54.1
——由于吞咽母血引起的 P78.2
一横(位)
——产式
———分娩前，影响到胎儿或新生儿 P01.7
———引起梗阻性分娩，影响到胎儿或新生儿 P03.1
——阻滞(深部)，产程中，影响到胎儿或新生儿 P03.1

Conditions arising in the perinatal period ——*continued*

—fracture (abduction) (adduction) (avulsion) (comminuted) (compression) (dislocation) (oblique) (separation)
——femur, femoral, birth injury P13.2
——bone NEC, birth injury P13.9
——skull, birth injury P13.0
——clavicle(acromial end)(interligamentous)(shaft), birth injury P13.4
——vertebra, vertebral(back)(body)(column)(neural arch) (pedicle) (spinous process)(transverse process), birth injury P11.5
—incompetency, incompetent cervix, cervical(os), maternal
——in pregnancy, affecting fetus or newborn P01.0
—excess, excessive, excessively
——long umbilical cord(entangled), affecting fetus or newborn P02.5
——large, fetus or infant P08.0
——short umbilical cord, affecting fetus or newborn P02.6
—oversize fetus P08.1
——exceptionally large(more than 4500 g) P08.0
——causing disproportion, affecting fetus or newborn P03.1
—rapid
——second stage(delivery), affecting fetus or newborn P03.5
——heart(beat)
———fetal P20.9
———newborn P29.1
—hypermaturity, postmaturity, postmature(fetus or newborn) P08.2
—postterm(pregnancy), infant P08.2
—premature
——labor, newborn NEC P07.3
——birth/delivery, newborn NEC P07.3
——rupture, membranes or amnion, affecting fetus or newborn P01.1
—melena, newborn, neonatal P54.1
——due to swallowed maternal blood P78.2
—transverse
——lie
———before labor, affecting fetus or newborn P01.7
———causing obstructed labor, affecting fetus or newborn P03.1
——arrest(deep), in labor, affecting fetus or newborn P03.1

起源于围生期的情况——*续前页*

一红斑(性)
一一新生儿 P83.8
一一一皮疹 P83.8
一一一中毒性 NEC P83.1
一红斑狼疮，系统性(盘状)(局限性)
一一母体，影响到胎儿或新生儿 P00.8
一红细胞增多(原发性)(猩红)(真性)，新生儿 P61.1
一喉痉挛(喘鸣性)，先天性 P28.8
一呼吸产物，新生儿 P28.5
一呼吸机能不全或不良，新生儿 NEC P28.5
一呼吸急促，暂时性，新生儿 P22.1
一呼吸疾患，新生儿 P28.8
一呼吸窘迫综合征(新生儿) P22.0
一呼吸困难(夜间)(阵发性)，新生儿 P22.8
一呼吸停顿，新生儿 P28.5
一呼吸暂停(小发作)，新生儿 NEC P28.4
一一睡眠(原发性) P28.3
一化疗(期间)(为)
一一母体癌瘤，影响到胎儿或新生儿 P04.1
一坏死(性)(缺血性)(坏死性)
一一母体肝(细胞)
一一一并发于妊娠或分娩，影响到胎儿或新生儿 P00.8
一一脐带，影响到胎儿或新生儿 P02.6
一一肾(双侧)
一一一小管，并发于妊娠 ，影响到胎儿或新生儿 P00.1
一一胎儿或新生儿皮下脂肪 P83.8
一一脂肪(全身性)
一一一皮下，由于产伤 P15.6
一环
一一班德尔，胎儿或新生儿 P03.6
一一收缩(子宫)，并发于分娩，影响到胎儿或新生儿 P03.6
一一缩复，子宫，病理性，影响到胎儿或新生儿 P03.6
一换气不完全，肺(新生儿) NEC P28.1
一黄疸(黄色)
一一核，新生儿 - 见 起源于围生期的情况，新生儿胆红素脑病
一一母乳(抑制剂) P59.3

Conditions arising in the perinatal period
——*continued*

一erythema, erythematous
一一neonatorum P83.8
一一一rash P83.8
一一toxic, toxicum NEC P83.1
一lupus erythematosus, systemic (discoid) (local)
一一maternal, affecting fetus or newborn P00.8
一polycythemia(primary)(rubra)(vera), neonatorum P61.1
一laryngismus(stridulus), congenital P28.8
一compromise, respiratory, newborn P28.5
一respiration, insufficient, or poor, newborn NEC P28.5
一tachypnea, transitory, of newborn P22.1
一catastrophe, catastrophy, cardiorespiratory, newborn P28.8
一R.D.S.(newborn) P22.0
一dyspnea(nocturnal)(paroxysmal), newborn P22.8
一standstill respiration, respiratory, newborn P28.5
一apnea, apneic(spells), newborn NEC P28.4
一一sleep(primary) P28.3
一chemotherapy(session)(for)
一一cancer, maternal, affecting fetus or newborn P04.1
一necrosis, necrotic(ischemic)(necrotizing)
一一liver(cell), maternal
一一一complicating pregnancy or childbirth, affecting fetus or newborn P00.8
一一umbilical cord, affecting fetus or newborn P02.6
一一kidney(bilateral)
一一一tubular, complicating pregnancy, affecting fetus or newborn P00.1
一一subcutaneous fat, fetus or newborn P83.8
一一fat(generalized)
一一一subcutaneous, due to birth injury P15.6
一ring(s)
一一Bandl's, fetus or newborn P03.6
一一contraction, complicating delivery, affecting fetus or newborn P03.6
一一retraction, uterus, pathological, affecting fetus or newborn P03.6
一imperfect aeration, lung(newborn) NEC P28.1
一jaundice(yellow)
一一nuclear, newborn - see Conditions originating in the perinatal period, kernicterus of newborn
一一breast-milk(inhibitor) P59.3

起源于围生期的情况——*续前页*

Conditions arising in the perinatal period
——*continued*

起源于围生期的情况——*续前页*

Conditions arising in the perinatal period ——*continued*

一疾患——*续前页*	一disorder(of)——*continued*
一一新生儿——*续前页*	一一neonatal——*continued*
一一一肌肉紧张度 P94.9	一一一muscle tone P94.9
一一一一特指的 NEC P94.8	一一一一specified NEC P94.8
一一一甲状(腺)功能 NEC，暂时性 P72.2	一一一thyroid(gland) function NEC, transitory P72.2
一一一喂养 P92.9	一一一feeding P92.9
一一羊膜或羊水，影响到胎儿或新生儿 P02.9	一一membranes or fluid, amniotic, affecting fetus or newborn P02.9
一脊髓出血(中心性)，胎儿或新生儿(产伤) P11.5	一hematomyelia(central), fetus or newborn (birth injury) P11.5
一脊髓灰质炎(急性)(前角)(流行性)，先天性 P35.8	一poliomyelitis(acute)(anterior)(epidemic), congenital P35.8
一脊椎关节强硬，母体	一spondylosis, maternal
一一伴有胎盆不称，影响到胎儿或新生儿 P03.1	一一with disproportion(fetopelvic), affecting fetus or newborn P03.1
一脊椎滑脱，母体，腰骶区	一spondylolysis, maternal, lumbosacral region
一一一伴有胎盆不称，影响到胎儿或新生儿 P03.1	一一一with disproportion(fetopelvic), affecting fetus or newborn P03.1
一脊椎前移，母体(后天性)	一spondylolisthesis, maternal(acquired)
一一伴有胎盆不称，影响到胎儿或新生儿 P03.1	一一with disproportion(fetopelvic), affecting fetus or newborn P03.1
一甲状旁腺功能减退症，新生儿，暂时性 P71.4	一hypoparathyroidism, neonatal, transitory P71.4
一甲状腺毒症，新生儿 P72.1	一thyrotoxicosis, neonatal P72.1
一甲状腺功能减退症(后天性)，新生儿，暂时性 P72.2	一hypothyroidism(acquired), neonatal, transitory P72.2
一甲状腺功能亢进症(淡漠型)(潜伏性)(成人前的)(复发性)，新生儿，暂时性 P72.1	一hyperthyroidism (apathetic) (latent) (pre-adult) (recurrent), neonatal, transitory P72.1
一甲状腺肿(游动性)(胸骨后)	一goiter(plunging)(substernal)
一一先天性(非毒性)，暂时性，伴有正常功能 P72.0	一一congenital(nontoxic), transitory, with normal functioning P72.0
一一新生儿 NEC P72.0	一一neonatal NEC P72.0
一假麻痹，无张力性，先天性 P94.2	一pseudoparalysis, atonic, congenital P94.2
一假硬化病，新生儿 P83.8	一pseudosclerema, newborn P83.8
一假月经(新生儿) P54.6	一pseudomenses，pseudomenstruation (newborn) P54.6
一肩嵌顿，影响到胎儿或新生儿 P03.1	一impaction, impacted shoulder, affecting fetus or newborn P03.1
一交替脉或三联律	一pulsus alternans or trigeminus
一一胎儿 P20.9	一一fetal P20.9
一一新生儿 P29.1	一一newborn P29.1
一节律障碍(心脏)，新生儿 P29.1	一dysrhythmia(cardiac), newborn P29.1
一结核，结核性(干酪样)(变性)(坏疽)(坏死)	一tuberculosis, tubercular, tuberculous (caseous) (degeneration) (gangrene) (necrosis)
一一母体，并发于妊娠或分娩，影响到胎儿或新生儿 P00.2	一一maternal, complicating pregnancy or childbirth, affecting fetus or newborn P00.2
一一先天性 P37.0	一一congenital P37.0

起源于围生期的情况——*续前页*

一结膜炎(见于)(由于)
——新生儿 P39.1
———衣原体性 P39.1
一截瘫(下肢)，新生儿 P91.8
——产伤 P11.9
一戒断状态、症状、综合征，新生儿
——恰当使用正确的治疗物质 P96.2
——有药瘾母亲的婴儿 P96.1
——治疗性物质，新生儿 P96.2
一浸软胎儿或新生儿(原因未述及) P95
一惊厥(特发性)，新生儿 P90
一痉挛(性)(状态)(另见情况)
——宫颈，母体，并发于分娩，影响到胎儿或新生儿 P03.6
——子宫，母体，并发于分娩，影响到胎儿或新生儿 P03.6
一静脉曲张(破裂)，脐带，影响到胎儿或新生儿 P02.6
一窘迫
——胎儿(综合征) P20.-
———首先察觉到
————在产程开始前 P20.0
————在产程和分娩中 P20.1
——心脏
———先天性 P20.9
———新生儿 P29.8
新生儿
———呼吸 P22.9
————特指的 NEC P22.8
———心肺 P96.8
———心脏呼吸[呼吸循环] P96.8
———循环 P96.8
——子宫内 – 见 起源于围生期的情况，窘迫，胎儿
一酒精中毒(急性)(慢性)，并发于妊娠或分娩
——影响到胎儿或新生儿 P04.3
一剧吐(另见 起源于围生期的情况，呕吐)
——妊娠性，母体(轻度)，影响到胎儿或新生儿 P01.8

Conditions arising in the perinatal period
——*continued*

—conjunctivitis(in)(due to)
——neonatal P39.1
———chlamydial P39.1
—paraplegia(lower), newborn P91.8
——birth injury P11.9
—withdrawal state, symptoms, syndrome, newborn
——correct therapeutic substance properly administered P96.2
——infant of dependent mother P96.1
——therapeutic substance, neonatal P96.2
—maceration of fetus or newborn(cause not stated) P95
—convulsions(idiopathic)/fit, newborn P90
—spasm(s), spastic, spasticity(see also condition)
——cervix, maternal, complicating delivery, affecting fetus or newborn P03.6
——uterus, maternal, complicating labor, affecting fetus or newborn P03.6
—varicose vein/ varix (ruptured), umbilical cord, affecting fetus or newborn P02.6
—distress,embarrassment
——fetal(syndrome) P20.-
———first noted
————before onset of labor P20.0
————during labor and delivery P20.1
——cardiac
———congenital P20.9
———newborn P29.8
——newborn
———respiratory P22.9
————specified NEC P22.8
———cardiopulmonary P96.8
———cardiorespiratory P96.8
———circulatory P96.8
——intrauterine – see Conditions originating in the perinatal period, distress,fetal
—alcoholism(acute)(chronic), complicating pregnancy or childbirth
——affecting fetus or newborn P04.3
—hyperemesis(see also Conditions originating in the perinatal period，vomiting)
——gravidarum, maternal(mild), affecting fetus or newborn P01.8

起源于围生期的情况——*续前页*

Conditions arising in the perinatal period ——*continued*

一菌血症	一bacteremia
一一由于细菌病原体 NEC - 另见 起源于围生期的情况，感染，按特指病原体	一一due to bacterial organisms NEC - see also Conditions originating in the perinatal period, infection, by specified organism
一一一新生儿 P36.9	一一一newborn P36.9
一咯血，新生儿 P26.9	一hemoptysis, newborn P26.9
一抗体(血型)(另见起源于围生期的情况，不配合)	一antibodies(blood group)(see also Conditions originating in the perinatal period, incompatibility)
一一抗-D，胎儿或新生儿 P55.0	一一anti-D, fetus or newborn P55.0
一克隆普克(-德热里纳)瘫痪[麻痹](出生)(新生儿) P14.1	一Klumpke(-Déjerine) palsy, paralysis (birth) (newborn) P14.1
一克汀病，呆小病(先天性)(地方性)(非甲状腺肿)(散发性)	一cretin, cretinism(congenital)(endemic)(nongoitrous) (sporadic)
一一母体骨盆，伴有胎盆不称，影响到胎儿或新生儿 P03.1	一一pelvis, maternal, with disproportion(fetopelvic), affecting fetus or newborn P03.1
一宽颅缝，新生儿 P96.3	一wide cranial sutures, newborn P96.3
一溃疡(形成)	一ulcer, ulcerated, ulcerating, ulceration, ulcerative
一一肠，穿孔性，胎儿或新生儿 P78.0	一一intestine, intestinal, perforating, fetus or newborn P78.0
一一消化道(部位未特指)，新生儿 P78.8	一一peptic(site unspecified), newborn P78.8
一困难(于)	一difficult, difficulty(in)
一一分娩[难产]，影响到胎儿或新生儿 P03.9	一一birth, affecting fetus or newborn P03.9
一一喂养，新生儿 P92.9	一一feeding, newborn P92.9
一一一母乳 P92.5	一一一breast P92.5
一一一特指的 NEC P92.8	一一一specified NEC P92.8
一一新生儿呼吸 P28.8	一一respiratory, newborn P28.8
一泪囊炎(急性)(蜂窝织炎性)，新生儿 P39.1	一dacryocystitis(acute)(phlegmonous), neonatal P39.1
一类人猿骨盆，母体	一anthropoid pelvis, maternal
一一伴有胎盆不称，影响到胎儿或新生儿 P03.1	一一with disproportion(fetopelvic), affecting fetus or newborn P03.1
一冷伤综合征(新生儿) P80.0	一cold injury syndrome(newborn) P80.0
一利斯特菌病，先天性(播散性) P37.2	一listeriosis, listerellosis, congenital(disseminated) P37.2
一一胎儿 P37.2	一一fetal P37.2
一一新生儿(播散性) P37.2	一一neonatal(disseminated) P37.2
一连枷胸，新生儿(产伤) P13.8	一flail chest, newborn(birth injury) P13.8
一淋巴结病(全身性)，由于弓形虫病	一lymphadenopathy(generalized), due to toxoplasmosis
一一先天性(急性)(慢性)(亚急性) P37.1	一一congenital(acute)(chronic)(subacute) P37.1
一淋病(急性)(慢性)	一gonorrhea(acute)(chronic)
一一母体，并发于妊娠或分娩	一一maternal, complicating pregnancy or childbirth
一一一影响到胎儿或新生儿 P00.2	一一一affecting fetus or newborn P00.2
一淋球菌(病)(感染)(另见情况)	一gonococcus, gonococcal(disease)(infection)(see also condition)
一一母体，并发于妊娠或分娩	一一maternal, complicating pregnancy or childbirth
一一一影响到胎儿或新生儿 P00.2	一一一affecting fetus or newborn P00.2

起源于围生期的情况——*续前页*	**Conditions arising in the perinatal period** ——*continued*
—流产(完全)(不完全)	—abortion(complete)(incomplete)
——合法(人工)，胎儿 P96.4	——legal(induced), fetus P96.4
——胎儿或新生儿 P96.4	——fetus or newborn P96.4
——习惯性或复发性，伴有近期流产，胎儿 P01.8	——habitual or recurrent, with current abortion, fetus P01.8
——先兆(自然)，影响到胎儿或新生儿 P01.8	——threatened (spontaneous), affecting fetus or newborn P01.8
——医疗性，胎儿 P96.4	——medical, fetus P96.4
——治疗性，胎儿 P96.4	——therapeutic, fetus P96.4
——自然，胎儿 P01.8	——spontaneous, fetus P01.8
———先兆，影响到胎儿或新生儿 P01.8	———threatened, affecting fetus or newborn P01.8
—流产者，习惯性或复发性 NEC	—aborter, habitual or recurrent NEC
——近期流产，影响到胎儿或新生儿 P01.8	——current abortion, affecting fetus or newborn P01.8
—流感(具体病毒未证实)	—influenza(specific virus not identified)
——母体，影响到胎儿或新生儿 P00.2	——maternal, affecting fetus or newborn P00.2
—漏斗骨盆，母体(后天性)	—funnel pelvis, maternal(acquired)
——伴有胎盆不称，影响到胎儿或新生儿 P03.1	——with disproportion(fetopelvic), affecting fetus or newborn P03.1
—漏气(支气管)(胸腔内)(肺)(胸膜)(胸腔)，新生儿 P25.1	—leak, leakage of air (bronchus) (intrathoracic) (lung) (pleural) (pulmonary) (thorax), newborn P25.1
—颅骨软化(原因不明)，新生儿 P96.3	—craniotabes(cause unknown), neonatal P96.3
—挛缩	—contraction, contracture, contracted
——班德尔环[病理性子宫收缩环](并发于分娩)，影响到胎儿或新生儿 P03.6	——ring (Bandl's) (complicating delivery), affecting fetus or newborn P03.6
——母体骨盆(后天性)(全身性)	——pelvis, maternal(acquired)(general)
———伴有胎盆不称，影响到胎儿或新生儿 P03.1	———with disproportion (fetopelvic), affecting fetus or newborn P03.1
——母体子宫异常 NEC，影响到胎儿或新生儿 P03.6	——uterus, maternal, abnormal NEC, affecting fetus or newborn P03.6
——沙漏状子宫(并发于分娩)，影响到胎儿或新生儿 P03.6	——hourglass uterus(complicating delivery), affecting fetus or newborn P03.6
—酪氨酸血症，新生儿，暂时性 P74.5	—tyrosinemia, newborn, transitory P74.5
—麻痹，瘫痪(完全性)(不完全性)	—paralysis/palsy, paralytic(complete)(incomplete)
——埃尔布(-迪谢内)(出生)(新生儿) P14.0	——Erb(-Duchenne)(birth)(newborn) P14.0
——臂丛 NEC，产伤 P14.3	——brachial plexus NEC, birth injury P14.3
———新生儿 P14.3	———newborn P14.3
——产伤 P14.9	——birth injury P14.9
——迪谢内[脊髓性肌萎缩]，产伤 P14.0	——Duchenne's, birth injury P14.0
——克隆普克(-德热里纳)(产伤)(新生儿) P14.1	——Klumpke(-Déjerine)(birth injury)(newborn) P14.1
——面(神经)，产伤 P11.3	——facial(nerve), birth injury P11.3
———新生儿 P11.3	———newborn P11.3
——桡神经，产伤(新生儿) P14.3	——radial nerve, birth injury(newborn) P14.3
——神经	——nerve
———产伤 P14.9	———birth injury P14.9
———第七[面](产伤)(新生儿) P11.3	———seventh or facial(birth injury)(newborn) P11.3

起源于围生期的情况——*续前页*	**Conditions arising in the perinatal period** ——*continued*
—麻痹，瘫痪——*续前页*	—paralysis/palsy, paralytic——*continued*
——神经——*续前页*	——nerve——*continued*
———膈(产伤)(新生儿) P14.2	———phrenic(birth injury)(newborn) P14.2
———面，产伤(新生儿) P11.3	———facial, birth injury(newborn) P11.3
———桡，产伤(新生儿) P14.3	———radial, birth injury(newborn) P14.3
———新生儿(产伤) P14.9	———newborn(birth injury) P14.9
——新生儿 P91.8	——newborn P91.8
———产伤 P11.9	———birth injury P11.9
—脉(搏)	—pulse
——二联	——bigeminal
———胎儿 P20.9	———fetal P20.9
———新生儿 P29.1	———newborn P29.1
——交替	——alternating
———胎儿 P20.9	———fetal P20.9
———新生儿 P29.1	———newborn P29.1
—脉络膜视网膜炎，由于弓形虫病，先天性(活动性) P37.1† H32.0*	—chorioretinitis, in toxoplasmosis, congenital (active) P37.1† H32.0*
—慢	—slow
——进食，新生儿 P92.2	——feeding, newborn P92.2
——胎儿生长 NEC P05.9	——fetal growth NEC P05.9
——心(跳)	——heart(beat)
———胎儿 P20.9	———fetal P20.9
———新生儿 P29.1	———newborn P29.1
—梅毒(性)，母体(后天性)，影响到胎儿或新生儿 P00.2	—syphilis, syphilitic, maternal(acquired), affecting fetus or newborn P00.2
——并发于妊娠或分娩 P00.2	——complicating pregnancy or childbirth P00.2
—米基迪-威尔逊病或综合征[肺发育未成熟] P27.0	—Mikity-Wilson disease or syndrome P27.0
—免疫	—immunization
——ABO(另见 起源于围生期的情况，同种免疫，ABO)	——ABO(see also Conditions originating in the perinatal period，isoimmunization, ABO)
———胎儿或新生儿，影响妊娠处理 P55.1	———affecting management of pregnancy, in fetus or newborn P55.1
—面先露，影响到胎儿或新生儿 P01.7	—face, facial presentation, affecting fetus or newborn P01.7
—母体情况，影响到胎儿或新生儿 P00.9	—maternal condition, affecting fetus or newborn P00.9
——癌瘤化疗 P04.1	——cancer chemotherapy P04.1
——扁骨盆，伴有胎盆不称	——platypelloid pelvis, with disproportion(fetopelvic)
———影响到胎儿或新生儿 P03.1	———affecting fetus or newborn P03.1
——暴露于环境中化学物质 P04.6	——exposure to environmental chemical substances P04.6
——出血，孕期 P02.1	——hemorrhage, gestational P02.1
——传染性疾病和寄生虫病(在 A00-B99，J10-J11 中的情况) P00.2	——infectious and parasitic diseases (conditions in A00-B99, J10-J11) P00.2
——蛋白尿 P00.1	——proteinuria P00.1

起源于围生期的情况——*续前页*

－母体情况——*续前页*
－－肾盂炎或肾盂肾炎 P00.1
－－生殖道感染 NEC P00.8
－－失血(孕期) P02.1
－－双角子宫，在妊娠或分娩中
－－－影响到胎儿或新生儿 P03.8
－－死亡 P01.6
－－损伤(在 S00-T79 中的情况) P00.5
－－糖尿病(在 E10-E14 中的情况) P70.1
－－吸烟 P04.2
－－细胞[中]毒类药 P04.1
－－先天性心脏病(在 Q20-Q24 中的情况) P00.3
－－先兆子痫 P00.0
－－悬吊子宫，在妊娠或分娩中
－－－引起梗阻性分娩，影响到胎儿或新生儿 P03.1
－－血栓性静脉炎 P00.3
－－循环系疾病(在 I00-I99，Q20-Q28 中的情况) P00.3
－－药物滥用 P04.4
－－以前的子宫或盆腔器官手术 P03.8
－－阴道隔 P03.8
－－阴道狭窄 P03.8
－－饮酒 P04.3
－－营养不良 P00.4
－－营养疾患(在 E40-E64 中的情况) P00.4
－－有害物质经母乳或胎盘传播 P04.9
－－－特指的 NEC P04.8
－－与近期妊娠无关的手术 P00.6
－－－对子宫或盆腔器官 P03.8
－－猿样骨盆，伴有胎盆不称
－－－影响到胎儿或新生儿 P03.1
－－子宫内圈 P01.8
－－子痫 P00.0
－难产
－－宫口梗阻性，母体(低张性)，影响到胎儿或新生儿 P03.6
－－肩(带)，影响到胎儿或新生儿 P03.1
－－母体，影响到胎儿或新生儿 P03.1
－－胎儿，影响到胎儿或新生儿 P03.1

Conditions arising in the perinatal period
——*continued*

－maternal condition——*continued*
－－pyelitis or pyelonephritis P00.1
－－genital tract infections NEC P00.8
－－blood loss(gestational) P02.1
－－bicornate or bicornis uterus, in pregnancy or childbirth
－－－affecting fetus or newborn P03.8
－－death P01.6
－－injury(conditions in S00-T79) P00.5
－－diabetes mellitus(conditions in E10-E14) P70.1
－－tobacco use P04.2
－－cytotoxic drug P04.1
－－congenital heart disease(conditions in Q20-Q24) P00.3
－－pre-eclampsia P00.0
－－suspended uterus, in pregnancy or childbirth
－－－causing obstructed labor, affecting fetus or newborn P03.1
－－thrombophlebitis P00.3
－－circulatory disease(conditions in I00-I99, Q20-Q28) P00.3
－－drug abuse P04.4
－－previous surgery, uterus or pelvic organs P03.8
－－septate vagina P03.8
－－stenosis or stricture of vagina P03.8
－－alcohol use P04.3
－－malnutrition P00.4
－－nutritional disorder(conditions in E40-E64) P00.4
－－noxious influence transmitted via breast milk or placenta P04.9
－－－specified NEC P04.8
－－operation/surgery unrelated to current pregnancy P00.6
－－－to uterus or pelvic organs P03.8
－－pithecoid pelvis, with disproportion(fetopelvic)
－－－affecting fetus or newborn P03.1
－－intrauterine coil P01.8
－－eclampsia P00.0
－dystocia
－－cervical, maternal(hypotonic), affecting fetus or newborn P03.6
－－shoulder(girdle), affecting fetus or newborn P03.1
－－maternal, affecting fetus or newborn P03.1
－－fetal, fetus, affecting fetus or newborn P03.1

起源于围生期的情况——*续前页*

—脓毒症(全身性)(另见 起源于围生期的情况，败血症)
——脐(新生儿)(病原体未特指的) P38
——细菌性，新生儿 P36.9
———特指类型 NEC P36.8
———由于
————大肠杆菌 P36.4
————链球菌属 NEC P36.1
—————B 族 P36.0
————葡萄球菌 NEC P36.3
—————金黄色 P36.2
————厌氧菌 NEC P36.5
——新生儿 NEC P36.9
———特指的 NEC P36.8
———由于
————大肠杆菌 P36.4
————链球菌属 NEC P36.1
—————B 族 P36.0
————葡萄球菌 NEC P36.3
—————金黄色 P36.2
————厌氧菌 NEC P36.5
—脓皮病 NEC，新生儿 P39.4
—脓肿(栓子)(感染性)(转移性)(多发性)(穿孔性)(化脓性)(脓毒性)
——母体肾，并发于妊娠
———影响到胎儿或新生儿 P00.1
——新生儿脐 P38
——新生儿乳房(急性)(慢性)(非产褥期的) P39.0
—疟疾，先天性 NEC P37.4
——恶性 P37.3
—呕吐(另见 起源于围生期的情况，剧吐)
——新生儿 P92.0
—呕血，新生儿 P54.0
——由于吞咽母血引起的 P78.2
—膀胱膨出(-直肠膨出)，母体，在妊娠或分娩中
——引起梗阻性分娩
———影响到胎儿或新生儿 P03.1
——影响到胎儿或新生儿 P03.8
—膀胱炎，母体(渗出性)(出血性)(脓毒性)(化脓性)
——并发于妊娠，影响到胎儿或新生儿 P00.1

Conditions arising in the perinatal period
——*continued*

—sepsis(generalized)(see also Conditions originating in the perinatal period，septicemia)
——umbilical(newborn)(organism unspecified) P38
——bacterial, newborn P36.9
———specified type NEC P36.8
———due to
————Escherichia coli P36.4
————streptococcus NEC P36.1
—————group B P36.0
————Staphylococcus NEC P36.3
—————aureus P36.2
————anaerobes NEC P36.5
——newborn NEC P36.9
———specified NEC P36.8
———due to
————Escherichia coli P36.4
————streptococcus NEC P36.1
—————group B P36.0
————Staphylococcus NEC P36.3
—————aureus P36.2
————anaerobes NEC P36.5
—pyoderma, pyodermia NEC, newborn P39.4
—abscess (embolic) (infective) (metastatic) (multiple) (perforated) (pyogenic) (septic)
——kidney, maternal, complicating pregnancy
———affecting fetus or newborn P00.1
——navel, umbilicus, newborn P38
——breast(acute)(chronic)(nonpuerperal), newborn P39.0
—malaria, malarial fever, congenital NEC P37.4
——falciparum P37.3
—vomiting (see also Conditions originating in the perinatal period，hyperemesis)
——newborn P92.0
—hematemesis, newborn, neonatal P54.0
——due to swallowed maternal blood P78.2
—cystocele(-rectocele), maternal, in pregnancy or childbirth
——causing obstructed labor
———affecting fetus or newborn P03.1
——affecting fetus or newborn P03.8
—cystitis, maternal(exudative)(hemorrhagic)(septic)(suppurative)
——complicating pregnancy, affecting fetus or newborn P00.1

起源于围生期的情况——*续前页*

—偏瘫，新生儿 NEC P91.8
——产伤 P11.9
—贫血
——母体，妊娠期或并发于妊娠的
———影响到胎儿或新生儿 P00.8
——胎儿或新生儿 P61.4
———出血后 P61.3
———急性溶血性(另见 起源于围生期的情况，疾病，溶血性) P55.9
———胎儿失血后的 P61.3
———由于
————ABO(抗体)(同种免疫)(母体/胎儿血型不配合) P55.1
————Rh(抗体)(同种免疫)(母体/胎儿血型不配合) P55.0
———幼红细胞性(另见 起源于围生期的情况，疾病，溶血性) P55.9
——先天性 P61.4
———胎儿失血后的 P61.3
———由于同种免疫 NEC P55.9
——新生儿出血后(慢性) P61.3
——由于
———胎儿失血 P61.3
———早产 P61.2
——早产的 P61.2
—破裂 - 另见 起源于围生期的情况，穿孔
——边缘窦(胎盘)(伴有出血)，影响到胎儿或新生儿 P02.1
———伴有前置胎盘，影响到胎儿或新生儿 P02.0
——肠(结肠)(回肠)(空肠)(直肠)(乙状结肠)，胎儿或新生儿 P78.0
——肝，产伤 P15.0
——脊髓，胎儿或新生儿(产伤) P11.5
——母体子宫
———在产程中或产程后，影响到胎儿或新生儿 P03.8
——脾(创伤性)
———产伤 P15.1
———先天性 P15.1
——脐带，并发于分娩，影响到胎儿或新生儿 P50.1
——肾，产伤 P15.8

Conditions arising in the perinatal period
——*continued*

—hemiplegia, newborn NEC P91.8
——birth injury P11.9
—anemia
——maternal, of or complicating pregnancy
———affecting fetus or newborn P00.8
——fetus or newborn P61.4
———posthemorrhagic P61.3
———hemolytic, acute (see also Conditions originating in the perinatal period, disease, hemolytic) P55.9
———following fetal blood loss P61.3
———due to
————ABO(antibodies)(isoimmunization)(maternal/fetal incompatibility) P55.1
————Rh(antibodies)(isoimmunization)(maternal/fetal incompatibility) P55.0
———erythroblastic (see also Conditions originating in the perinatal period, disease, hemolytic) P55.9
——congenital P61.4
———following fetal blood loss P61.3
———due to isoimmunization NEC P55.9
——posthemorrhagic(chronic), newborn P61.3
——due to
———fetal blood loss P61.3
———prematurity P61.2
——of prematurity P61.2
—rupture, ruptured - see also Conditions originating in the perinatal period, perforation
——marginal sinus(placental)(with hemorrhage), affecting fetus or newborn P02.1
———with placenta previa, affecting fetus or newborn P02.0
——intestine(bowel)(colon)(ileum)(jejunum)(rectum) (sigmoid), fetus or newborn P78.0
——liver, birth injury P15.0
——spinal cord, fetus or newborn(birth injury) P11.5
——uterus, maternal
———during or after labor, affecting fetus or newborn P03.8
——spleen(traumatic)
———birth injury P15.1
———congenital P15.1
——umbilical cord, complicating delivery, affecting fetus or newborn P50.1
——kidney, birth injury P15.8

起源于围生期的情况——*续前页*

Conditions arising in the perinatal period
——*continued*

起源于围生期的情况——*续前页*

一缺乏(症)，不足
一一表面活性物质 P28.0
一一凝血
一一一母体产前，影响到胎儿或新生儿 P02.1
一一一新生儿，短暂性 P61.6
一一新生儿维生素 K P53
一缺陷，凝血缺陷(因子)
一一母体产前伴有出血，影响到胎儿或新生儿 P02.1
一一新生儿，短暂性 P61.6
一缺血，缺血性
一一大脑(慢性)(全身性)
一一一新生儿 P91.0
一一一产前 P91.0
一一新生儿心肌，短暂性 P29.4
一缺氧
一一胎儿 - 见 起源于围生期的情况，窘迫，胎儿
一一新生儿(另见 起源于围生期的情况，窒息，新生儿) P21.9
一一一大脑(另见 起源于围生期的情况，窒息，新生儿) P21.9
一一子宫内 P20.9
一一一首先察觉到的
一一一一在产程开始前 P20.0
一一一一在产程和分娩中 P20.1
一缺氧血症 - 见 起源于围生期的情况，缺氧
一热带毛孢子菌，胎儿或新生儿(产伤)(由于真空吸引器) P12.1
一妊娠(单胎)(子宫)
一一双胎，影响到胎儿或新生儿 P01.5
一一三胎，影响到胎儿或新生儿 P01.5
一一四胎，影响到胎儿或新生儿 P01.5
一一五胎，影响到胎儿或新生儿 P01.5
一一六胎，影响到胎儿或新生儿 P01.5
一一多胎 NEC，影响到胎儿或新生儿 P01.5
一一腹部(异位)，影响到胎儿或新生儿 P01.4
一一卵巢，胎儿或新生儿 P01.4
一一输卵管(伴有流产)(伴有破裂)，影响到胎儿或新生儿 P01.4
一一输卵管子宫间，胎儿或新生儿 P01.4

Conditions arising in the perinatal period ——*continued*

—deficiency, deficient
——surfactant P28.0
——coagulation
———antepartum, maternal, affecting fetus or newborn P02.1
———newborn, transient P61.6
——vitamin K, of newborn P53
—defect, defective coagulation(factor)
——antepartum with hemorrhage, maternal, affecting fetus or newborn P02.1
——newborn, transient P61.6
—ischemia, ischemic
——cerebral(chronic)(generalized)
———newborn P91.0
———prenatal P91.0
——myocardium, myocardial, transient, of newborn P29.4
—anoxia, hypoxia
——fetal - see Conditions originating in the perinatal period, distress, fetal
——newborn(see also Conditions originating in the perinatal period， asphyxia， newborn) P21.9
———cerebral (see also Conditions originating in the perinatal period, asphyxia, newborn) P21.9
——intrauterine P20.9
———first noted
————before onset of labor P20.0
————during labor and delivery P20.1
—anoxemia - see Conditions originating in the perinatal period, anoxia
—chignon, fetus or newborn(birth injury)(from vacuum extraction) P12.1
—pregnancy(single)(uterine)
——twin, affecting fetus or newborn P01.5
——triplet, affecting fetus or newborn P01.5
——quadruplet, affecting fetus or newborn P01.5
——quintuplet, affecting fetus or newborn P01.5
——sextuplet, affecting fetus or newborn P01.5
——multiple NEC, affecting fetus or newborn P01.5
——abdominal(ectopic), affecting fetus or newborn P01.4
——ovarian, fetus or newborn P01.4
——tubal(with abortion)(with rupture), affecting fetus or newborn P01.4
——mural, fetus or newborn P01.4

起源于围生期的情况——*续前页*

Conditions arising in the perinatal period ——*continued*

－失败，不能——*续前页*
－－试产(随后通过剖宫产分娩)，影响到胎儿或新生儿 P03.1
－－胎头进入骨盆边缘，影响到胎儿或新生儿 P03.1
－－胎头下降(到位)，影响到胎儿或新生儿 P03.1
－－吸杯 NEC (随后通过剖宫产分娩)，影响到胎儿或新生儿 P03.1
－－新生儿换气 P28.5
－－真空吸引器 NEC (随后通过剖宫产分娩)，影响到胎儿或新生儿 P03.1
－失调，新生儿 - 另见 起源于围生期的情况，病
－－钾平衡 P74.3
－－钠平衡 P74.2
－－内分泌(腺)，暂时性 P72.9
－－－特指的 NEC P72.8
－－体温调节 P81.9
－－－特指的 NEC P81.8
－失衡，电解质
－－新生儿，暂时性 NEC P74.4
－－－钾 P74.3
－－－钠 P74.2
－湿肺，新生儿 P22.1
－石胎 P95
－使用有害的成药，母体，影响到胎儿或新生儿 P04.1
－手术
－－母体，与近期分娩无关，影响到胎儿或新生儿 P00.6
－－为分娩进行的，影响到胎儿或新生儿(另见起源于围生期的情况，分娩，按类型，影响到胎儿) P03.8
－手术，母体以前的，在妊娠或分娩中
－－宫颈
－－－引起梗阻性分娩，影响到胎儿或新生儿 P03.1
－－盆腔软组织 NEC
－－－引起梗阻性分娩，影响到胎儿或新生儿 P03.1
－－－影响到胎儿或新生儿 P03.8
－－子宫
－－－引起梗阻性分娩，影响到胎儿或新生儿 P03.1

－failed——*continued*
－－trial of labor (with subsequent cesarean section), affecting fetus or newborn P03.1
－－fetal head to enter pelvic brim, affecting fetus or newborn P03.1
－－descent of head(at term), affecting fetus or newborn P03.1
－－ventouse NEC(with subsequent cesarean section), affecting fetus or newborn P03.1
－－ventilatory, newborn P28.5
－－vacuum extraction NEC(with subsequent cesarean section), affecting fetus or newborn P03.1
－disturbance, newborn - see also Conditions originating in the perinatal period, disease
－－potassium balance P74.3
－－sodium balance P74.2
－－endocrine(gland), transitory P72.9
－－－specified NEC P72.8
－－temperature regulation P81.9
－－－specified NEC P81.8
－imbalance, electrolyte
－－neonatal, transitory NEC P74.4
－－－potassium P74.3
－－－sodium P74.2
－wet lung, newborn P22.1
－lithopedion P95
－use(of) harmful patent medicines, maternal, affecting fetus or newborn P04.1
－operation
－－maternal, unrelated to current delivery, affecting fetus or newborn P00.6
－－for delivery, affecting fetus or newborn (see also Conditions originating in the perinatal period, delivery, by type, affecting fetus) P03.8
－surgery, maternal previous, in pregnancy or childbirth
－－cervix
－－－causing obstructed labor, affecting fetus or newborn P03.1
－－pelvic soft tissues NEC
－－－causing obstructed labor, affecting fetus or newborn P03.1
－－－affecting fetus or newborn P03.8
－－uterus
－－－causing obstructed labor, affecting fetus or newborn P03.1

起源于围生期的情况——*续前页*

Conditions arising in the perinatal period ——*continued*

一双子宫，母体，在妊娠或分娩中
——影响到胎儿或新生儿 P03.8
一水痘，先天性 P35.8
一水肿，脑水肿
——可归类到 R60.-的胎儿或新生儿 NEC P83.3
——可归类到 R60.-的新生儿 P83.3
——胎儿或新生儿(缺氧) P52.4
———产伤 P11.0
——由于产伤 P11.0
一睡眠呼吸暂停，新生儿 P28.3
一撕裂，撕裂伤(创伤性) - 另见 起源于围生期的情况，伤口
——大脑(弥漫性)，分娩中 P10.8
———伴有出血 P10.1
——脊髓(脑脊膜)，胎儿或新生儿(产伤) P11.5
——颅内 NEC，产伤 P10.9
——脑(任何部分)(皮质)(弥漫性)(膜)，分娩中 P10.8
———伴有出血 P10.1
——脑幕，出生时 P10.4
——脐带，影响到胎儿或新生儿 P50.1
一死产 NEC P95
一死产胎儿 P95
一死亡
——母体产科(原因不知)，影响到胎儿或新生儿 P01.6
——胎儿(原因未述及)(子宫内) P95
——新生儿 NEC P96.8
——婴儿，自子宫内 P00.7
一四肢瘫痪，新生儿 NEC P11.9
一酸中毒(乳酸性)(呼吸性)
——代谢性 NEC
———晚期，新生儿 P74.0
———新生儿 - 见 起源于围生期的情况，窘迫，胎儿
——胎儿 - 见 起源于围生期的情况，窘迫，胎儿
——子宫内 - 见 起源于围生期的情况，窘迫，胎儿
一碎胎术(以促进分娩)，胎儿 P03.8

—double uterus, maternal, in pregnancy or childbirth
——affecting fetus or newborn P03.8
—chickenpox/varicella, congenital P35.8
—edema, edematous brain
——fetus or newborn NEC, classifiable to R60.- P83.3
——newborn, classifiable to R60.- P83.3
——fetus or newborn(anoxia or hypoxia) P52.4
———birth injury P11.0
——due to birth injury P11.0
—sleep apnea, newborn P28.3
—tear, torn/laceration(traumatic) - see also Conditions originating in the perinatal period，wound
——cerebral (diffuse), during birth P10.8
———with hemorrhage P10.1
——spinal cord(meninges), fetus or newborn(birth injury) P11.5
——intracranial NEC, birth injury P10.9
——brain (any part) (cortex) (diffuse) (membrane), during birth P10.8
———with hemorrhage P10.1
——tentorial, at birth P10.4
——umbilical cord, affecting fetus or newborn P50.1
—stillbirth NEC P95
—deadborn fetus P95
—death
——obstetric, maternal(cause unknown), affecting fetus or newborn P01.6
——fetus, fetal(cause not stated)(intrauterine) P95
——neonatal NEC P96.8
——infant, from intrauterine coil P00.7
—quadriplegia, newborn NEC P11.9
—acidosis(lactic)(respiratory)
——metabolic NEC
———late, of newborn P74.0
———newborn - see Conditions originating in the perinatal period, distress, fetal
——fetal - see Conditions originating in the perinatal period, distress, fetal
——intrauterine - see Conditions originating in the perinatal period, distress, fetal
—embryotomy(to facilitate delivery), fetus P03.8

起源于围生期的情况——*续前页*

－损害
－－脑(非创伤性)
－－－缺氧性
－－－－出生时 P21.9
－－－－胎儿 P20.9
－－－－新生儿 P21.9
－－－－子宫内 P20.9
－－－新生儿 P11.2
－－－－缺血性 P91.0
－－－由于产伤 P11.2
－－眼，产伤 P15.3
－损害，血管(非创伤性)
－－脐带，并发于分娩
－－－影响到胎儿或新生儿 P02.6
－损伤(另见 特指的损伤类型)
－－出生[产伤](胎儿或新生儿)(另见 起源于围生期的情况，出生，损伤) P15.9
－－分娩[产伤](胎儿或新生儿) P15.9
－－骨骼，产伤 P13.9
－－－特指部位 NEC P13.8
－－母体，在妊娠中，影响到胎儿或新生儿 P00.5
－－脑，缺氧性
－－－出生时 P21.9
－－－新生儿 P21.9
－－胎儿或新生儿头皮(产伤) P12.9
－－－特指的 NEC P12.8
－－－由于监测(电极)(采样(标本)切口) P12.4
－－新生儿臂丛 P14.3
－－新生儿面部神经 P11.3
－锁骨切断术，胎儿或新生儿 P03.8
－胎儿或新生儿脐带扭转 P02.5
－胎儿水肿或新生儿水肿(特发性) P83.2
－－由于
－－－ABO 同种免疫 P56.0
－－－Rh 血型不配合 P56.0
－－－溶血性疾病 NEC P56.9
－－－同种免疫(ABO)(Rh) P56.0
－胎儿死亡 P95
－胎儿碎颅术 P03.8

Conditions arising in the perinatal period ——*continued*

－damage
－－brain(nontraumatic)
－－－anoxic, hypoxic
－－－－at birth P21.9
－－－－fetal P20.9
－－－－newborn P21.9
－－－－intrauterine P20.9
－－－newborn P11.2
－－－－ischemic P91.0
－－－due to birth injury P11.2
－－eye, birth injury P15.3
－lesion, vascular(nontraumatic)
－－umbilical cord, complicating delivery
－－－affecting fetus or newborn P02.6
－injury, injuries(see also specified injury type)
－－birth/childbirth(fetus or newborn)(see also Conditions originating in the perinatal period, birth, injury) P15.9
－－delivery(fetus or newborn) P15.9
－－skeleton, skeletal, birth injury P13.9
－－－specified part NEC P13.8
－－maternal, during pregnancy, affecting fetus or newborn P00.5
－－brain, anoxic
－－－at birth P21.9
－－－newborn P21.9
－－scalp, fetus or newborn(birth injury) P12.9
－－－specified NEC P12.8
－－－due to monitoring(electrode)(sampling incision) P12.4
－－brachial plexus, newborn P14.3
－－nerve, facial, newborn P11.3
－cleidotomy, fetus or newborn P03.8
－torsion/twist, twisted umbilical cord in fetus or newborn P02.5
－hydrops fetal(is) or newborn(idiopathic) P83.2
－－due to
－－－ABO isoimmunization P56.0
－－－Rh incompatibility P56.0
－－－hemolytic disease NEC P56.9
－－－isoimmunization(ABO)(Rh) P56.0
－demise, fetal P95
－cranioclasis, fetus P03.8

起源于围生期的情况——*续前页*

一胎粪
一一腹膜炎 P78.0
一一梗阻，胎儿或新生儿 P76.0
一一染色，胎儿或新生儿 P20.9
一一栓塞综合征(新生儿) NEC P76.0
一胎块(色素沉着)，水泡状[葡萄胎](良性)(并发于妊娠)(娩出)(未娩出)
一一新生儿 P02.2
一胎膜炎，影响到胎儿或新生儿 P02.7
一胎盘(另见情况)
一一边缘(出血)(破裂)，影响到胎儿或新生儿 P02.0
一一梗死，影响到胎儿或新生儿 P02.2
一一机能不全，影响到胎儿或新生儿 P02.2
一一疾病 NEC，影响到胎儿或新生儿 P02.2
一一前置(中心性)(完全性)(边缘性)(部分)(全部)(伴有出血，影响到胎儿或新生儿 P02.0
一一胎盘早剥，影响到胎儿或新生儿 P02.1
一一异常的，异常 NEC
一一一伴有出血，影响到胎儿或新生儿 P02.1
一一一影响到胎儿或新生儿 P02.2
一一早期剥离，影响到胎儿或新生儿 P02.1
一胎盘炎，影响到胎儿或新生儿 P02.7
一胎盘早剥，影响到胎儿或新生儿 P02.1
一胎盆不称，影响到胎儿或新生儿 P03.1
一胎头变形(分娩中) P13.1
一胎头水肿[先锋头] P12.8
一糖尿病(性)，多尿症(已控制的)(家族性)(使用胰岛素的)(严重的)(未控制的)
一一母体并发于妊娠或分娩，影响到胎儿或新生儿 P70.1
一一一发生在妊娠中的，影响到胎儿或新生儿 P70.0
一一一妊娠，影响到胎儿或新生儿 P70.0
一一母体发生在妊娠中的，影响到胎儿或新生儿 P70.0
一一新生儿(短暂性) P70.2
一体重
一一出生时在 999 克及以下(极低) P07.0
一一出生时在 1000-2499 克(低) P07.1
一体重不足胎龄 P05.0

Conditions arising in the perinatal period
——*continued*

—meconium
——peritonitis P78.0
——obstruction, fetus or newborn P76.0
——stain, fetus or newborn P20.9
——plug syndrome(newborn) NEC P76.0
—mole(pigmented), hydatid, hydatidiform(benign) (complicating pregnancy) (delivered) (undelivered)
——newborn P02.2
—membranitis, affecting fetus or newborn P02.7
—placenta, placental(see also condition)
——marginal(hemorrhage)(rupture), affecting fetus or newborn P02.0
——infarction, affecting fetus or newborn P02.2
——insufficiency , affecting fetus or newborn P02.2
——disease NEC, affecting fetus or newborn P02.2
——previa(central)(complete)(marginal)(partial) (total) (with hemorrhage,affecting fetus or newborn P02.0
——abruptio, affecting fetus or newborn P02.1
——abnormal, abnormality NEC
———with hemorrhage, affecting fetus or newborn P02.1
———affecting fetus or newborn P02.2
——ablatio, affecting fetus or newborn P02.1
—placentitis, affecting fetus or newborn P02.7
—abruptio placentae, affecting fetus or newborn P02.1
—disproportion(fetopelvic), affecting fetus or newborn P03.1
—molding, head(during birth) P13.1
—caput succedaneum P12.8
—diabetes, diabetic(controlled)(familial)(mellitus)(on insulin)(severe)(uncontrolled)
——complicating pregnancy or childbirth, maternal, affecting fetus or newborn P70.1
———arising in pregnancy, affecting fetus or newborn P70.0
———gestational, affecting fetus or newborn P70.0
——arising in pregnancy, maternal, affecting fetus or newborn P70.0
——neonatal(transient) P70.2
—weight
——999 grams or less at birth(extremely low) P07.0
——1000-2499 grams at birth(low) P07.1
—underweight for gestational age P05.0

起源于围生期的情况——*续前页*

Conditions arising in the perinatal period
——*continued*

起源于围生期的情况——*续前页*

一威尔逊-米基迪综合征 P27.0
一萎陷
一一新生儿呼吸 P28.8
一一新生儿心脏呼吸[呼吸循环] P29.8
一未成熟(儿)(28 整周及以上但小于 37 整周) P07.3
一一低体重儿(胎儿或婴儿) - 见 起源于围生期的情况，低体重儿
一一呼吸(器) P28.0
一一极度(小于 28 整周) P07.2
一一胎儿 P07.3
一一胎儿或新生儿肺 P28.0
一一新生儿 P07.3
一一婴儿 P07.3
一未扩张，肺(新生儿) P28.0
一喂养过量，新生儿 P92.4
一喂养问题，新生儿 P92.9
一一特指的 NEC P92.8
一温度，寒冷，所致创伤，新生儿 P80.0
一紊乱 - 另见 起源于围生期的情况，病
一一电解质
一一一新生儿，暂时性 P74.4
一一一一钾平衡 P74.3
一一一一钠平衡 P74.2
一一一一特指类型 NEC P74.4
一一新生儿代谢，暂时性 P74.9
一一一钙和镁 P71.9
一一一一特指类型 NEC P71.8
一一一碳水化合物代谢 P70.9
一一一一特指类型 NEC P70.8
一一一特指的 NEC P74.8
一问题(有关的)(伴有)(另见 起源于围生期的情况，疾病)
一一喂养新生儿 P92.9
一一一进食缓慢 P92.2
一一一母乳 P92.5
一一一特指的 NEC P92.8
一一一喂养过量 P92.4
一一一营养不良 P92.3
一无法生存的 P07.2
一无尿，新生儿 P96.0

Conditions arising in the perinatal period
——*continued*

—Wilson-Mikity syndrome P27.0
—collapse
——respiratory, newborn P28.8
——cardiopulmonary, newborn P29.8
—immaturity(28 completed weeks or more but less than 37 completed weeks) P07.3
——fetus or infant light-for-dates - see Conditions originating in the perinatal period, light-for-dates
——respiratory P28.0
——extreme, gross (less than 28 completed weeks) P07.2
——fetal, fetus P07.3
——pulmonary, fetus or newborn P28.0
——newborn P07.3
——infant P07.3
—nonexpansion, lung(newborn) P28.0
—overfeeding, newborn P92.4
—feeding problem, newborn P92.9
——specified NEC P92.8
—temperature, cold, trauma from, newborn P80.0
—disturbance - see also Conditions originating in the perinatal period, disease
——electrolyte
———newborn, transitory P74.4
————potassium balance P74.3
————sodium balance P74.2
————specified type NEC P74.4
——metabolism, neonatal, transitory P74.9
———calcium and magnesium P71.9
————specified type NEC P71.8
———carbohydrate metabolism P70.9
————specified type NEC P70.8
———specified NEC P74.8
—problem(related to)(with)(see also Conditions originating in the perinatal period, disease)
——feeding newborn P92.9
———slow P92.2
———breast P92.5
———specified NEC P92.8
———overfeeding P92.4
———underfeeding P92.3
—nonviable P07.2
—anuria, newborn P96.0

起源于围生期的情况——*续前页*

－吸杯分娩 NEC，影响到胎儿或新生儿 P03.3

－吸入，误吸

－－奶(新生儿) P24.3

－－胎粪(新生儿) P24.0

－－胎脂(新生儿) P24.8

－－新生儿(大量吸入综合征) P24.9

－－－胎粪 P24.0

－－血液，新生儿 P24.2

－－羊水，羊膜液(新生儿) P24.1

－－粘液，新生儿 P24.1

－吸收不良

－－化学(物质)

－－－经胎盘(胎儿或新生儿) P04.8

－－－－产科麻醉或镇痛药 P04.0

－－－－环境物质 P04.6

－－－－营养性物质 P04.5

－－母体药物 NEC 经胎盘(胎儿或新生儿) P04.1

－－药物 NEC(胎儿或新生儿) - 另见 起源于围生期的情况，反应，药物

－－－经胎盘 P04.1

－－－－产科麻醉或镇痛剂 P04.0

－－－－成瘾性 P04.4

－息肉

－－母体宫颈，在妊娠或分娩中，影响到胎儿或新生儿 P03.8

－－母体子宫(体)(粘液性)，在妊娠或分娩中，影响到胎儿或新生儿 P03.8

－－新生儿脐 P83.6

－膝状神经节炎，新生儿(产伤) P11.3

－狭窄(瘢痕性)

－－母体宫颈(管)，在妊娠或分娩中

－－－引起梗阻性分娩，影响到胎儿或新生儿 P03.1

－－－影响到胎儿或新生儿 P03.8

－－母体阴道，在妊娠或分娩中

－－－引起梗阻性分娩，影响到胎儿或新生儿 P03.1

－－－影响到胎儿或新生儿 P03.8

－－子宫环，导致难产，影响到胎儿或新生儿 P03.6

Conditions arising in the perinatal period
——*continued*

－ventouse delivery NEC, affecting fetus or newborn P03.3

－aspiration/inhalation

－－milk(newborn) P24.3

－－meconium(newborn) P24.0

－－vernix caseosa(newborn) P24.8

－－newborn(massive)(syndrome) P24.9

－－－meconium P24.0

－－blood, newborn P24.2

－－amniotic fluid, liquor(amnii)(newborn) P24.1

－－mucus, newborn P24.1

－absorption

－－chemical

－－－through placenta(fetus or newborn) P04.8

－－－－obstetric anesthetic or analgesic drug P04.0

－－－－environmental substance P04.6

－－－－nutritional substance P04.5

－－maternal medication NEC through placenta(fetus or newborn) P04.1

－－drug NEC(fetus or newborn) - see also Conditions arising in the perinatal period, reaction, drug

－－－through placenta P04.1

－－－－obstetric anesthetic or analgesic medication P04.0

－－－－addictive P04.4

－polyp, polypus

－－cervix(uteri), maternal, in pregnancy or childbirth, affecting fetus or newborn P03.8

－－uterus(body)(corpus)(mucous), maternal, in pregnancy or childbirth，affecting fetus or newborn P03.8

umbilical, newborn P83.6

－ganglionitis geniculate, newborn(birth injury) P11.3

－constriction/stenosis/stricture(cicatricial)

－－cervix, cervical(canal), maternal, in pregnancy or childbirth

－－－causing obstructed labor, affecting fetus or newborn P03.1

－－－affecting fetus or newborn P03.8

－－vagina, maternal, in pregnancy or childbirth

－－－causing obstructed labor, affecting fetus or newborn P03.1

－－－affecting fetus or newborn P03.8

－－ring dystocia(uterus), affecting fetus or newborn P03.6

起源于围生期的情况——*续前页*

Conditions arising in the perinatal period
——*continued*

一先露，胎儿	—presentation, fetal
一一臀(位)	——breech
一一一伴有产前外转胎位术，影响到胎儿或新生儿 P01.7	———with external version before labor, affecting fetus or newborn P01.7
一一一分娩前，影响到胎儿或新生儿 P01.7	———before labor, affecting fetus or newborn P01.7
一一一引起梗阻性分娩，胎儿或新生儿 P03.0	———causing obstructed labor, fetus or newborn P03.0
一一异常的	——abnormal
一一一分娩前，影响到胎儿或新生儿 P01.7	———before labor, affecting fetus or newborn P01.7
一一一引起梗阻性分娩，影响到胎儿或新生儿(任何，除外臀(位)) P03.1	———causing obstructed labor, affecting fetus or newborn (any, except breech) P03.1
一一一一臀(位) P03.0	————breech P03.0
一先兆	—threatened
一一产程(另见 起源于围生期的并发症，产程，假)	——labor(see also Complications originating in the perinatal period, labor，false)
一一一影响到胎儿 P01.8	———affecting fetus P01.8
一一流产，影响到胎儿 P01.8	——abortion, affecting fetus P01.8
一一早产，影响到胎儿 P01.8	——premature delivery, affecting fetus P01.8
一一自然流产，影响到胎儿 P01.8	——miscarriage, affecting fetus P01.8
一先兆子痫，影响到胎儿或新生儿 P00.0	—pre-eclampsia, affecting fetus or newborn P00.0
一纤维(瘤)，母体	—fibroid(tumor), maternal
一一在妊娠或分娩中，影响到胎儿或新生儿 P03.8	——in pregnancy or childbirth, affecting fetus or newborn P03.8
一纤维化，纤维变性	—fibrosis, fibrotic
一一肺，先天性 P27.8	——pulmonary, congenital P27.8
一一肺(萎缩性)(毛细管)(慢性)(融合性)(大块)(肺泡周)(支气管周)，先天性 P27.8	——lung(atrophic)(capillary)(chronic)(confluent) (massive) (perialveolar) (peribronchial), congenital P27.8
一一母体会阴，在妊娠或分娩中	——perineum, maternal, in pregnancy or childbirth
一一一引起梗阻性分娩，影响到胎儿或新生儿 P03.1	———causing obstructed labor, affecting fetus or newborn P03.1
一纤维肌瘤，母体	—fibromyoma, maternal
一一子宫(体)，在妊娠或分娩中，影响到胎儿或新生儿 P03.8	——uterus(corpus), in pregnancy or childbirth, affecting fetus or newborn P03.8
一小	—small(ness)
一一母体骨盆，伴有胎盆不称，影响到胎儿或新生儿 P03.1	——pelvis, maternal, with disproportion(fetopelvic), affecting fetus or newborn P03.1
一一胎儿或新生儿胎龄 P05.1	——fetus or newborn for gestational age P05.1
一小肠结肠炎(另见 起源于围生期的情况，腹泻)	—enterocolitis(see also Conditions originating in the perinatal period, diarrhea)
一一胎儿或新生儿坏死性(慢性) P77	——necrotizing(chronic), fetus or newborn P77
一小肠炎(急性)(腹泻)(出血性)(另见 起源于围生期的情况，腹泻)	—enteritis (acute) (diarrheal) (hemorrhagic) (see also Conditions originating in the perinatal period, diarrhea)
一一胎儿或新生儿坏死性 P77	——necrotizing of fetus or newborn P77
一小头(畸形)，由于弓形虫病引起的(先天性) P37.1	—microcephalus, microcephalic, microcephaly, due to toxoplasmosis (congenital) P37.1

起源于围生期的情况——*续前页*

一小样低体重儿(婴儿) P05.1
一小样儿(婴儿) P05.1
一效应，有害 NEC
一一在产程和分娩中的麻醉，影响到胎儿或新生儿 P04.0
一斜颈(间歇性)(痉挛性)，由于产伤 P15.2
一心包积气
一一胎儿或新生儿 P25.3
一一先天性 P25.3
一心包积血，新生儿 P54.8
一心搏过缓
一一胎儿 P20.9
一一新生儿 P29.1
一心搏异常感
一一胎儿 P20.9
一一新生儿 P29.1
一心动过缓(任何类型)(窦房性)(窦性)(迷走神经性)
一一胎儿 - 见 起源于围生期的情况，窘迫，胎儿
一一新生儿 P29.1
一心动过速
一一胎儿 - 见 起源于围生期的情况，窘迫，胎儿
一一新生儿 P29.1
一心悸(心脏)
一一胎儿 P20.9
一一新生儿 P29.1
一心律不齐(心脏)(心室)，新生儿 P29.1
一心跳感
一一异常
一一一胎儿 P20.9
一一一新生儿 P29.1
一一意识
一一一胎儿 P20.9
一一一新生儿 P29.1
一新生儿胆红素脑病 P57.9
一一特指类型 NEC P57.8
一一由于同种免疫(在 P55.-中的情况) P57.0
一新生儿红皮病 P83.8
一一中毒性 P83.1
一新生儿呼吸间断 P28.8

Conditions arising in the perinatal period ——*continued*

—small-and-light-for-dates(infant) P05.1
—small-for-dates(infant) P05.1
—effect, adverse NEC
——anesthesia in labor and delivery, affecting fetus or newborn P04.0
—torticollis(intermittent)(spastic), due to birth injury P15.2
—pneumopericardium
——fetus or newborn P25.3
——congenital P25.3
—hemopericardium, newborn P54.8
—brachycardia
——fetal P20.9
——newborn P29.1
—awareness of heart beat
——fetal P20.9
——newborn P29.1
—bradycardia(any type)(sinoatrial)(sinus)(vagal)
——fetal - see Conditions originating in the perinatal period, distress, fetal
——newborn P29.1
—tachycardia
——fetal - see Conditions originating in the perinatal period, distress, fetal
——newborn P29.1
—palpitations (heart)
——fetal P20.9
——newborn P29.1
—arrhythmia(cardiac)(ventricular), newborn P29.1
—heart beat
——abnormality
———fetal P20.9
———newborn P29.1
——awareness
———fetal P20.9
———newborn P29.1
—kernicterus of newborn P57.9
——specified type NEC P57.8
——due to isoimmunization(conditions in P55.-) P57.0
—erythroderma neonatorum P83.8
——toxic P83.1
—anaerosis of newborn P28.8

起源于围生期的情况——*续前页*

Conditions arising in the perinatal period ——*continued*

－新生儿黄疸(另见 起源于围生期的情况，黄疸，胎儿或新生儿) P59.9
－icterus neonatorum(see also Conditions originating in the perinatal period, jaundice, fetus or newborn) P59.9
－新生儿荨麻疹 P83.8
－urticaria neonatorum P83.8
－新生儿眼炎，新生儿 P39.1
－ophthalmia neonatorum, newborn P39.1
－新生儿脂肪坏死 P83.8
－adiponecrosis neonatorum P83.8
－兴奋增盛，大脑，新生儿 P91.3
－irritable, irritability, cerebral, in newborn P91.3
－休克(急性)
－shock(acute)
－－败血症性，新生儿 P36.9
－－septicemic, newborn P36.9
－－出生后，胎儿或新生儿 NEC P96.8
－－birth, fetus or newborn NEC P96.8
－－肺，新生儿 P22.0
－－lung, newborn P22.0
－－脓毒性(另见 起源于围生期的情况，败血症)
－－septic(see also Conditions originating in the perinatal period, septicemia)
－－－新生儿 P36.9
－－－newborn P36.9
－悬垂腹，母体，在妊娠或分娩中
－pendulous abdomen, maternal, in pregnancy or childbirth
－－影响到胎儿或新生儿 P03.8
－－affecting fetus or newborn P03.8
－旋转(胎位)，手法，影响到胎儿或新生儿 P03.8
－rotation, manual, affecting fetus or newborn P03.8
－血管内凝血(弥漫性)(播散性)
－coagulation, intravascular(diffuse)(disseminated)
－－产前，影响到胎儿或新生儿 P02.1
－－antepartum, affecting fetus or newborn P02.1
－－胎儿或新生儿 P60
－－fetus or newborn P60
－血管前置
－vasa previa
－－导致出血，影响到胎儿或新生儿 P50.0
－－hemorrhage from, affecting fetus or newborn P50.0
－－影响到胎儿或新生儿 P02.6
－－affecting fetus or newborn P02.6
－血栓形成，血栓形成性(多发性)(进行性)(脓毒性)(静脉)(管)
－thrombosis, thrombotic (multiple) (progressive) (septic) (vein) (vessel)
－－脐带(血管)，并发于分娩，影响到胎儿或新生儿 P02.6
－－umbilical cord(vessels), complicating delivery, affecting fetus or newborn P02.6
－血栓性静脉炎，母体
－thrombophlebitis, maternal
－－产前(浅表性)，影响到胎儿或新生儿 P00.3
－－antepartum(superficial), affecting fetus or newborn P00.3
－－妊娠(浅表性)，影响到胎儿或新生儿 P00.3
－－pregnancy(superficial), affecting fetus or newborn P00.3
－血小板减少(性)
－thrombocytopenia, thrombocytopenic
－－新生儿，暂时性 P61.0
－－neonatal, transitory P61.0
－－由于
－－due to
－－－换血疗法 P61.0
－－－exchange transfusion P61.0
－－－特发性母体血小板减少 P61.0
－－－idiopathic maternal thrombocytopenia P61.0
－－－同种免疫 P61.0
－－－isoimmunization P61.0
－血型不配合
－incompatibility
－－胎儿或新生儿 ABO 血型 P55.1
－－ABO, fetus or newborn P55.1
－－胎儿或新生儿 Rh(血型)(因子) P55.0
－－Rh(blood group)(factor), fetus or newborn P55.0
－－血(型)(达菲)(K 型(凯尔))(基德)(刘易斯)(M 型)(S 型) NEC
－－blood(group)(Duffy)(K(ell))(Kidd)(Lewis)(M)(S) NEC
－－－胎儿或新生儿 P55.8
－－－fetus or newborn P55.8

起源于围生期的情况——*续前页*

—血胸(细菌性)(非结核性)，新生儿　P54.8
—血质不调，胎儿或新生儿　P61.9
——特指类型　NEC P61.8
—血肿(创伤性)(皮肤表面完整)
——产伤　NEC P15.8
——肝(包膜下)，产伤　P15.0
——睾丸，产伤　P15.5
——脊(髓)(脑脊膜)
———胎儿或新生儿(产伤) P11.5
——面部，产伤　P15.4
——脐带，并发于分娩，影响到胎儿或新生儿　P02.6
——胎儿或新生儿
———脑(创伤性) NEC P52.4
————产伤 P10.1
———浅表性　P54.5
———外阴(产伤) P15.5
———硬膜下(局部) P52.8
————产伤　P10.0
———蛛网膜下(非创伤性) P52.5
————产伤　P10.3
——胸锁乳突肌，产伤　P15.2
——阴茎，产伤　P15.5
——阴囊，浅表性，产伤　P15.5
—循环
——衰竭(周围)
———胎儿或新生儿　P29.8
——胎儿，持续性　P29.3
压力，压迫
——出生，胎儿或新生儿　NEC P15.9
——出生时脑损伤　NEC　P11.1
——增加，颅内(良性)，出生时损伤　P11.0
—烟草(烟碱[尼古丁])，母体使用，影响到胎儿或新生儿　P04.2
—延长
——产程，影响到胎儿或新生儿　P03.8
——分娩中子宫收缩，影响到胎儿或新生儿　P03.6
—延迟
——闭合，动脉导管(博塔洛) P29.3
——分娩　NEC，影响到胎儿或新生儿　P03.8

Conditions arising in the perinatal period ——*continued*

—hemothorax(bacterial)(nontuberculous), newborn P54.8
—blood dyscrasia/dyscrasia, blood, fetus or newborn P61.9
——specified type NEC P61.8
—hematoma(traumatic)(skin surface intact)
——birth injury NEC P15.8
——liver(subcapsular), birth injury P15.0
——testis, birth injury P15.5
——spinal(cord)(meninges)
———fetus or newborn(birth injury) P11.5
——face, birth injury P15.4
——umbilical cord, complicating delivery, affecting fetus or newborn P02.6
——fetus or newborn
———brain(traumatic) NEC P52.4
————birth injury P10.1
———superficial P54.5
———vulva (birth injury) P15.5
———subdural (localized) P52.8
————birth injury P10.0
———subarachnoid (nontraumatic) P52.5
————birth injury P10.3
——sternomastoid/sternocleidomastoid, birth injury P15.2
——penis, birth injury P15.5
——scrotum, superficial, birth injury P15.5
circulation
——failure(peripheral)
———fetus or newborn P29.8
——fetal, persistent P29.3
—pressure
——birth, fetus or newborn, NEC P15.9
——brain injury at birth NEC P11.1
——increased, intracranial(benign), injury at birth P11.0
—tobacco(nicotine), maternal use, affecting fetus or newborn P04.2
—prolonged
——labor, affecting fetus or newborn P03.8
——uterine contractions in labor, affecting fetus or newborn P03.6
—delay, delayed
——closure, ductus arteriosus(Botalli) P29.3
——birth or delivery NEC, affecting fetus or newborn P03.8

起源于围生期的情况——*续前页*

—异常——*续前页*
——母体阴道(后天性)(先天性)，在妊娠或分娩中
———引起梗阻性分娩
————影响到胎儿或新生儿 P03.1
——母体子宫，在妊娠或分娩中
———引起梗阻性分娩
————影响到胎儿或新生儿 P03.1
———影响到胎儿或新生儿 P03.8
——脐带，影响到胎儿或新生儿 P02.6
——绒毛膜，影响到胎儿或新生儿 P02.9
——胎儿
———引起胎盆不称，影响到胎儿或新生儿 P03.1
——胎膜(胎儿)
———特指类型 NEC，影响到胎儿或新生儿 P02.8
———影响到胎儿或新生儿 P02.9
——先露(胎儿)
———分娩前，影响到胎儿或新生儿 P01.7
———引起梗阻性分娩，影响到胎儿或新生儿(任何，除外臀) P03.1
————臀 P03.0
——新生儿抗凝血(短暂性) P61.6
——新生儿凝血，短暂性 P61.6
——羊膜、羊水，影响到胎儿或新生儿 P02.9
—抑制，新生儿
——大脑 P91.4
——呼吸 P28.8
——生命中枢 P91.4
——中枢神经系统 NEC P91.4
—意外(伤害)
——出生 - 见 起源于围生期的情况，产伤
——母亲在妊娠中，影响到胎儿或新生儿 P00.5
—阴道炎，母体(急性)，并发于妊娠，影响到胎儿或新生儿 P00.8
—引产术，影响到胎儿或新生儿 P03.8
—婴儿 - 另见 起源于围生期的情况，婴儿期
——糖尿病母亲(综合征)的 P70.1
———妊娠糖尿病 P70.0

Conditions arising in the perinatal period
——*continued*

—abnormal——*continued*
——vagina, maternal(acquired)(congenital), in pregnancy or childbirth
———causing obstructed labor
————affecting fetus or newborn P03.1
——uterus, maternal, in pregnancy or childbirth
———causing obstructed labor
————affecting fetus or newborn P03.1
———affecting fetus or newborn P03.8
——umbilical cord, affecting fetus or newborn P02.6
——chorion, affecting fetus or newborn P02.9
——fetus, fetal
———causing disproportion, affecting fetus or newborn P03.1
——membranes(fetal)
———specified type NEC, affecting fetus or newborn P02.8
———affecting fetus or newborn P02.9
——presentation(fetus)
———before labor, affecting fetus or newborn P01.7
———causing obstructed labour, affecting fetus or newborn(any, except breech) P03.1
————breech P03.0
——anticoagulation, newborn(transient) P61.6
——coagulation, newborn, transient P61.6
——amnion, amniotic fluid, affecting fetus or newborn P02.9
—depression, newborn
——cerebral P91.4
——respiration, respiratory P28.8
——vital centers P91.4
——central nervous system(CNS) NEC P91.4
—accident
——birth - see Conditions originating in the perinatal period, birth, injury
——during pregnancy, to mother, affecting fetus or newborn P00.5
—vaginitis, maternal(acute), complicating pregnancy, affecting fetus or newborn P00.8
—induction of labor, affecting fetus or newborn P03.8
—infant(s) - see also Conditions originating in the perinatal period, infancy
——of diabetic mother(syndrome of) P70.1
———gestational diabetes P70.0

起源于围生期的情况——*续前页*

－婴儿松弛综合征(非特异性) P94.2
－婴儿型
－－骨盆，母体
－－－伴有胎盆不称，影响到胎儿或新生儿 P03.1
－－生殖器，母体(青春期后)
－－－在妊娠或分娩中 NEC，影响到胎儿或新生儿 P03.8
－营养不良
－－母体，影响到胎儿或新生儿 P00.4
－－新生儿 P92.3
－－子宫内或胎儿 P05.2
－－－低体重儿 P05.0
－－－小样儿 P05.1
－硬变(肝)
－－肝(慢性)(肝脾的)(肥大性)(结节性)(脾大性)
－－－先天性 P78.8
－硬化病[硬肿病](新生儿) P83.0
－－水肿性 P83.0
－－新生儿 P83.0
－硬皮病(弥漫性)(全身性)，新生儿 P83.8
－硬肿病[硬化病]，新生儿 P83.0
－永存[存留](先天性)胎循环 P29.3
－－枕后位或枕横(位)，影响到胎儿或新生儿 P03.1
－瘀点，胎儿或新生儿 P54.5
－孕期(周期) - 另见 起源于围生期的情况，妊娠
－－小于 28 周 P07.2
－－28 周及以上但小于 37 周 P07.3
－－42 整周及以上 P08.2
－晕厥，心动过缓
－－胎儿 P20.9
－－新生儿 P29.1
－早产 NEC (小于 37 整周)(另见 起源于围生期的情况，未成熟) P07.3
－－婴儿 NEC P07.3
－－－低体重儿 P05.0
－早产儿，新生儿 NEC P07.3
－粘连，粘连性(感染后)
－－羊膜，影响到胎儿或新生儿 P02.8

Conditions arising in the perinatal period
——*continued*

－baby, floppy(syndrome)/floppy baby syndrome (nonspecific) P94.2
－infancy, infantile, infantilism
－－pelvis, maternal
－－－with disproportion(fetopelvic), affecting fetus or newborn P03.1
－－genitalia, genitals, maternal (after puberty)
－－－in pregnancy or childbirth NEC, affecting fetus or newborn P03.8
－malnutrition/underfeeding
－－maternal, affecting fetus or newborn P00.4
－－newborn P92.3
－－intrauterine or fetal P05.2
－－－light-for-dates P05.0
－－－small-for-dates P05.1
－cirrhosis, cirrhotic(hepatic)
－－liver (chronic) (hepatolienal) (hypertrophic) (nodular) (splenomegalic)
－－－congenital P78.8
－sclerema(newborn) P83.0
－－edematosum P83.0
－－adiposum P83.0
－scleroderma, sclerodermia(diffuse)(generalized), newborn P83.8
－scleredema, newborn P83.0
－persistence, persistent(congenital) fetal circulation P29.3
－－occipitoposterior or transverse(position), affecting fetus or newborn P03.1
－petechia, petechiae, fetus or newborn P54.5
－gestation(period) - see also Conditions originating in the perinatal period，pregnancy
－－less than 28 weeks P07.2
－－28 weeks but less than 37 weeks P07.3
－－42 or more completed weeks P08.2
－syncope, bradycardia
－－fetal P20.9
－－newborn P29.1
－prematurity NEC(less than 37 completed weeks)(see also Conditions originating in the perinatal period, immaturity) P07.3
－－infant NEC P07.3
－－－light-for-dates P05.0
－preterm infant, newborn NEC P07.3
－adhesions, adhesive(postinfective)
－－amnion to fetus, affecting fetus or newborn P02.8

起源于围生期的情况——*续前页*

—张力过低 NEC，先天性(良性) P94.2

—张力过高，高张性

——先天性 P94.1

——子宫(收缩)(并发于分娩)，影响到胎儿或新生儿 P03.6

—张力缺失，弛缓(性)

——母体子宫，产程期间

———影响到胎儿或新生儿 P03.6

——先天性 P94.2

—障碍 - 另见 起源于围生期的情况，病

——新生儿大脑 P91.9

———特指的 NEC P91.8

——新生儿喂养 P92.9

—肢端发绀，新生儿 P28.2

—直肠膨出，母体，在妊娠或分娩中

——引起梗阻性分娩，影响到胎儿或新生儿 P03.1

—纸样胎 P95

—窒息(在...期间)

——出生前(另见 起源于围生期的情况，窘迫，胎儿) P20.9

——出生(另见 起源于围生期的情况，窒息，新生儿) P21.9

——出生后 - 见 起源于围生期的情况，窒息，新生儿

——胎儿(另见 起源于围生期的情况，窘迫，胎儿) P20.9

——围生期 - 见 起源于围生期的情况，窒息，新生儿

——新生儿 P21.9

———轻度或中度 P21.1

———重度 P21.0

———伴有 1 分钟阿普加评分

————0-3 分 P21.0

————4-7 分 P21.1

————低 NEC P21.9

———苍白 P21.0

———青紫 P21.1

———摄入食物或异物 P24.3

———吸入粘液 P24.1

——子宫内(另见 起源于围生期的情况，窘迫，胎儿) P20.9

—滞产，影响到胎儿或新生儿 P03.8

Conditions arising in the perinatal period
——*continued*

—hypotonia, hypotonicity, hypotony NEC, congenital (benign) P94.2

—hypertony, hypertonia, hypertonicity

——congenital P94.1

——uterus, uterine (contractions) (complicating delivery), affecting fetus or newborn P03.6

—atonia, atony, atonic

——uterus, maternal, during labor

———affecting fetus or newborn P03.6

——congenital P94.2

—disturbance - see also Conditions originating in the perinatal period, disease

——cerebral status, newborn P91.9

———specified NEC P91.8

——feeding, newborn P92.9

—acrocyanosis, newborn P28.2

—rectocele, maternal, in pregnancy or childbirth

——causing obstructed labor, affecting fetus or newborn P03.1

—papyraceous fetus P95

—asphyxia, asphyxiation(by)

——antenatal/prenatal(see also Conditions originating in the perinatal period, distress，fetal) P20.9

——birth(see also Conditions originating in the perinatal period, asphyxia，newborn) P21.9

——postnatal - see Conditions originating in the perinatal period, asphyxia，newborn

——fetal(see also Conditions originating in the perinatal period, distress, fetal) P20.9

——perinatal - see Conditions originating in the perinatal period, asphyxia，newborn

——newborn P21.9

———mild or modcratc P21.1

———severe P21.0

———with 1-minute Apgar score

————0-3 P21.0

————4-7 P21.1

————low NEC P21.9

———pallida, white P21.0

———blue, livida P21.1

———food or foreign body(in) P24.3

———mucus(in) P24.1

——intrauterine(see also Conditions originating in the perinatal period，distress, fetal) P20.9

—long labor, affecting fetus or newborn P03.8

起源于围生期的情况——*续前页*

－中性粒细胞减少症(先天性)(药物性)(周期性)(原发性)(脾)(毒性)
－－新生儿，暂时性(同种免疫性)(母体转移) P61.5
－肿瘤，母体
－－宫颈，在妊娠或分娩中
－－－引起梗阻性分娩，影响到胎儿或新生儿 P03.1
－－－影响到胎儿或新生儿 P03.8
－－卵巢，在妊娠或分娩中
－－－影响到胎儿或新生儿 P03.8
－－盆腔，在妊娠或分娩中
－－－引起梗阻性分娩，影响到胎儿或新生儿 P03.1
－－－影响到胎儿或新生儿 P03.8
－－外阴或会阴，在妊娠或分娩中
－－－引起梗阻性分娩，影响到胎儿或新生儿 P03.1
－－－影响到胎儿或新生儿 P03.8
－－阴道，在妊娠或分娩中
－－－引起梗阻性分娩，影响到胎儿或新生儿 P03.1
－－－影响到胎儿或新生儿 P03.8
－－子宫(体)，在妊娠或分娩中
－－－引起梗阻性分娩，影响到胎儿或新生儿 P03.1
－－－影响到胎儿或新生儿 P03.8
－中毒 NEC，药物，新生儿 P93
－重于胎龄 NEC (胎儿或婴儿) P08.1
－－特(4500 克及以上) P08.0
－助产[帮助分娩] NEC，影响到胎儿或新生儿 P03.8
－转胎位术，伴有牵引术，影响到胎儿或新生儿 P01.7
－椎管内出血，胎儿或新生儿(产伤) P11.5
－子宫乏力，产程期间
－－影响到胎儿或新生儿 P03.6
－子宫功能障碍，并发于分娩
－－影响到胎儿或新生儿 P03.6
－子宫后倾，母体，在妊娠或分娩中
－－引起梗阻性分娩，影响到胎儿或新生儿 P03.1
－子宫内避孕装置，影响到胎儿或新生儿 P00.8

Conditions arising in the perinatal period
——*continued*

－neutropenia, neutropenic (congenital) (cyclic) (drug-induced) (periodic) (primary) (splenic) (toxic)
－－neonatal, transitory(isoimmune)(maternal transfer) P61.5
－tumor, maternal
－－cervix, in pregnancy or childbirth
－－－causing obstructed labor, affecting fetus or newborn P03.1
－－－affecting fetus or newborn P03.8
－－ovary, in pregnancy or childbirth
－－－affecting fetus or newborn P03.8
－－pelvic, in pregnancy or childbirth
－－－causing obstructed labor, affecting fetus or newborn P03.1
－－－affecting fetus or newborn P03.8
－－vulva or perineum, in pregnancy or childbirth
－－－causing obstructed labor, affecting fetus or newborn P03.1
－－－affecting fetus or newborn P03.8
－－vagina, in pregnancy or childbirth
－－－causing obstructed labor, affecting fetus or newborn P03.1
－－－affecting fetus or newborn P03.8
－－uterus(body), in pregnancy or childbirth
－－－causing obstructed labor, affecting fetus or newborn P03.1
－－－affecting fetus or newborn P03.8
－intoxication NEC, drug, newborn P93
－heavy-for-dates NEC(fetus or infant) P08.1
－－exceptionally(4500 g or more) P08.0
－forced birth or delivery NEC, affecting fetus or newborn P03.8
－version, with extraction, affecting fetus or newborn P01.7
－hematorachis, hematorrhachis, fetus or newborn (birth injury) P11.5
－inertia uterus, uterine during labor
－－affecting fetus or newborn P03.6
－dysfunction uterus, complicating delivery
－－affecting fetus or newborn P03.6
－retroversion, retroverted uterus, uterine, maternal, in pregnancy or childbirth
－－causing obstructed labor, affecting fetus or newborn P03.1
－device, contraceptive, intrauterine, affecting fetus or newborn P00.8

起源于围生期的情况——*续前页*

－子宫内膜炎(非特异性)(化脓性)(脓毒性)

－－母体，并发于妊娠，影响到胎儿或新生儿 P00.8

－子宫切开术，影响到胎儿或新生儿 P03.8

－子痫(性)(昏迷)(抽搐)(谵妄)(伴有原有的或与妊娠有关的高血压) NEC

－－妊娠，影响到胎儿或新生儿 P00.0

－紫癜，血小板减少性(先天性)(遗传性)，新生儿，暂时性 P61.0

－综合征 - 另见 起源于围生期的情况，疾病

－－胆汁浓缩(新生儿) P59.1

－－低位神经根，新生儿(产伤) P14.8

－－低心排血量，新生儿 P29.8

－－多泡肺 P27.0

－－肺发育未成熟(威尔逊-米基迪) P27.0

－－灌注，新生儿 P28.8

－－呼吸窘迫(特发性)(新生儿) P22.0

－－灰白(新生儿) P93

－－戒断，药物

－－－有药瘾母亲的婴儿 P96.1

－－－治疗性使用，新生儿 P96.2

－－冷伤(新生儿) P80.0

－－青铜色婴儿 P83.8

－－去纤维蛋白，胎儿或新生儿 P60

－－神经根 NEC，上肢，新生儿(产伤) P14.3

－－湿肺，新生儿 P22.1

－－输血，胎儿母体的 P50.4

双胎(之间)输血，胎儿或新生儿 P02.3

－－松弛，婴儿 P94.2

－－胎儿母体的功能障碍 P02.2

－－胎儿输血 P02.3

－－胎粪栓塞(新生儿) P76.0

－－胎盘

－－－机能不全，影响到胎儿或新生儿 P02.2

－－－机能障碍，影响到胎儿或新生儿 P02.2

－－－输血，胎儿或新生儿 P02.3

－－糖尿病母亲的婴儿 P70.1

－－－妊娠糖尿病 P70.0

－－特发性心脏呼吸窘迫，新生儿 P22.0

Conditions arising in the perinatal period
——*continued*

－endometritis (nonspecific) (purulent) (septic) (suppurative)

－－maternal, complicating pregnancy, affecting fetus or newborn P00.8

－hysterotomy, affecting fetus or newborn P03.8

－eclampsia, eclamptic(coma)(convulsions) (delirium) (with pre-existing or pregnancy-related hypertension) NEC

－－pregnancy, affecting fetus or newborn P00.0

－purpura, thrombocytopenic(congenital)(hereditary), neonatal, transitory P61.0

－syndrome - see also Conditions originating in the perinatal period, disease

－－inspissated bile(newborn) P59.1

－－lower radicular, newborn(birth injury) P14.8

－－low cardiac output, newborn P29.8

－－bubbly lung P27.0

－－pulmonary dysmaturity(Wilson-Mikity) P27.0

－－perfusion, newborn P28.8

－－respiratory distress(idiopathic)(newborn) P22.0

－－gray(newborn) P93

－－withdrawal, drug

－－－infant of dependent mother P96.1

－－－therapeutic use, newborn P96.2

－－cold injury(newborn) P80.0

－－bronze baby P83.8

－－defibrination, fetus or newborn P60

－－radicular NEC, upper limbs, newborn (birth injury) P14.3

wet lung, newborn P22.1

－－transfusion, fetomaternal P50.4

－－twin(to twin) transfusion, in fetus or newborn P02.3

－－floppy, baby P94.2

－－fetomaternal dysfunctional P02.2

－－fetal transfusion P02.3

－－meconium plug(newborn) P76.0

－－placental

－－－insufficiency, affecting fetus or newborn P02.2

－－－dysfunction, affecting fetus or newborn P02.2

－－－transfusion, in fetus or newborn P02.3

－－infant of diabetic mother P70.1

－－－gestational diabetes P70.0

－－idiopathic cardiorespiratory distress, newborn P22.0

起源于围生期的情况——*续前页*

Conditions arising in the perinatal period ——*continued*

一综合征——*续前页*
一一吸入，新生儿(大量) P24.9
一一一胎粪 P24.0
一一先天性风疹(表现) P35.0
一一心脏呼吸窘迫(特发性)，新生儿 P22.0
一一药物戒断，有药瘾母体的婴儿 P96.1
一纵隔积气，先天性或围生儿(新生儿) P25.2
一阻断
一一新生儿呼吸 P28.8
一一新生儿氧循环 P28.8
一阻滞
一一深部横位，影响到胎儿或新生儿 P03.1

一syndrome——*continued*
一一aspiration, of newborn(massive) P24.9
一一一meconium P24.0
一一congenital rubella(manifest) P35.0
一一cardiorespiratory distress(idiopathic), newborn P22.0
一一drug withdrawal, infant of dependent mother P96.1
一pneumomediastinum, congenital or perinatal (newborn) P25.2
一interruption (of)
一一respiration, newborn P28.8
一一oxygen cycle, newborn P28.8
一arrest, arrested
一一deep transverse, affecting fetus or newborn P03.1

qì 气

气锤(钻)综合征 T75.2
气鼓(腹部)(肠) R14
一胸部 R09.8
气管的 - 见情况
气管粘膜疝样突出(外)(内) J39.8
一先天性 Q32.1
气管软化 J39.8
一先天性 Q32.0
气管狭窄 J39.8
气管咽炎(急性) J06.8
一慢性 J42
一由于外部物质 - 见 炎症，呼吸道，上，由于
气管炎(急性)(卡他性)(婴儿)(膜性)(成形性)(肺炎球菌性)(病毒性) J04.1
一白喉性 A36.8
一伴有
一一喉炎(急性) J04.2
一一一慢性 J37.1
一一一结核性 NEC A16.4
一一支气管炎(15 岁及以上) J40
一一一15 岁以下 J20.-
一一一急性或亚急性(另见 支气管炎，急性) J20.9
一一一慢性 J42
一一一结核性 NEC A16.4

Pneumatic hammer (drill) syndrome T75.2
Tympanites, Tympany (abdominal) (intestinal) R14
一chest R09.8
Trachea - see condition
Tracheocele (external) (internal) J39.8
一congenital Q32.1
Tracheomalacia J39.8
一congenital Q32.0
Tracheostenosis J39.8
Tracheopharyngitis (acute) J06.8
一chronic J42
一due to external agent - see Inflammation, respiratory, upper, due to
Tracheitis (acute)(catarrhal)(infantile)(membranous) (plastic) (pneumococcal) (viral) J04.1
一diphtheritic A36.8
一with
一一laryngitis (acute) J04.2
一一一chronic J37.1
一一一tuberculous NEC A16.4
一一bronchitis (15 years of age and above) J40
一一一under 15 years of age J20.-
一一一acute or subacute (see also Bronchitis, acute) J20.9
一一一chronic J42
一一一tuberculous NEC A16.4

气体——*续前页*
一窒息，吸入，中毒 NEC T59.9
——特指气体 - 见 药物和化学制剂表
气胸 J93.9
一急性 J93.8
一慢性 J93.8
一创伤性 S27.0
——伴有血胸 S27.2
一结核性 NEC(另见 结核，肺) A16.2
一特指的 NEC J93.8
一围生期 P25.1
一先天性 P25.1
一由于胸壁或肺的手术性损伤 J95.8
——意外穿刺或撕裂 T81.2
一张力性(自发性) J93.0
一自发性 NEC J93.1
——胎儿或新生儿 P25.1
——张力性 J93.0
气血心包 I31.2
一风湿性 I09.2
气血胸 - 另见 血胸
一创伤性 S27.2
气压病 T70.3
气压伤(航空性) T70.2
一鼻窦 T70.1
一牙痛 T70.2
一中耳 T70.0
气压损伤性耳炎 T70.0
气压损伤性中耳炎 T70.0
气压性鼻窦炎 T70.1
气压性牙痛 T70.2
气胀 R14
一心因性 F45.3
气窒(减压病造成的) T70.3
气肿 - 见 栓塞，空气
气肿(萎缩性)(慢性)(小叶间)(肺)(阻塞性)(老年性) J43.9
一层状组织 T79.7
——手术的 T81.8
一创伤性(皮下) T79.7
一大疱性 J43.9
一代偿性 J98.3

Gas——*continued*
—asphyxia, asphyxiation, inhalation, poisoning, suffocation NEC T59.9
——specified gas - see Table of drugs and chemicals
Pneumothorax J93.9
—acute J93.8
—chronic J93.8
—traumatic S27.0
——with hemothorax S27.2
—tuberculous NEC (see also Tuberculosis, pulmonary) A16.2
—specified NEC J93.8
—perinatal period P25.1
—congenital P25.1
—due to operative injury of chest wall or lung J95.8
——accidental puncture or laceration T81.2
—tension (spontaneous) J93.0
—spontaneous NEC J93.1
——fetus or newborn P25.1
——tension J93.0
Pneumohemopericardium I31.2
—rheumatic I09.2
Pneumohemothorax - see also Hemothorax
—traumatic S27.2
Dysbarism T70.3
Barotrauma T70.2
—sinus T70.1
—odontalgia T70.2
—otitic T70.0
Aerotitis T70.0
Barotitis T70.0
Barosinusitis T70.1
Barodontalgia T70.2
Flatulence R14
—psychogenic F45.3
Chokes (resulting from bends) T70.3
Aerocele - see Embolism, air
Emphysema (atrophic) (chronic) (interlobular) (lung) (obstructive) (pulmonary) (senile) J43.9
—laminated tissue T79.7
——surgical T81.8
—traumatic (subcutaneous) T79.7
—bullous J43.9
—compensatory J98.3

气肿——*续前页*	**Emphysema**——*continued*
一单侧 J43.0	—unilateral J43.0
一间质性 J98.2	—interstitial J98.2
一一围生期 P25.0	——perinatal period P25.0
一一先天性 P25.0	——congenital P25.0
一结缔组织(创伤性) T79.7	—connective tissue (traumatic) T79.7
一一手术的 T81.8	——surgical T81.8
一结膜 H11.8	—conjunctiva H11.8
一眶 H05.8	—orbit, orbital H05.8
一皮下(创伤性) T79.7	—subcutaneous (traumatic) T79.7
一一操作后 T81.8	——postprocedural T81.8
一一手术的 T81.8	——surgical T81.8
一全腺泡性 J43.1	—panacinar J43.1
一全叶性 J43.1	—panlobular J43.1
一手术的 T81.8	—surgical T81.8
一水泡状 J43.9	—vesicular J43.9
一胎儿或新生儿(间质性) P25.0	—fetus or newborn (interstitial) P25.0
一特指的 NEC J43.8	—specified NEC J43.8
一细胞性组织(创伤性) T79.7	—cellular tissue (traumatic) T79.7
一一手术的 T81.8	——surgical T81.8
一先天性(间质性) P25.0	—congenital (interstitial) P25.0
一小叶中心性 J43.2	—centrilobular J43.2
一眼睑 H02.8	—eyelid(s) H02.8
一一创伤性 T79.7	——traumatic T79.7
一一手术的 T81.8	——surgical T81.8
一由于化学制剂、气体、烟雾或蒸气 J68.4	—due to chemicals, gases, fumes or vapors J68.4
一纵隔 J98.2	—mediastinal J98.2
一一胎儿或新生儿 P25.2	——fetus or newborn P25.2
气哽感觉 R06.8	**Choking sensation R06.8**

qì 弃

弃婴 Z76.1	**Foundling Z76.1**

qì 槭

槭糖尿病 E71.0	**Maple-syrup-urine disease E71.0**

qì 器

器官距离过远(眼眶) Q75.2	**Hypertelorism (ocular) (orbital) Q75.2**
器质性的 - 见情况	**Organic - see condition**

qì 憩

憩室，憩室炎，憩室病(急性)(多发性) K57.9

一贲门 K22.5
一岑克尔(食管) K22.5
一肠 K57.9
一一伴有脓肿、穿孔或腹膜炎 K57.8
一一大 K57.3
一一一伴有脓肿、穿孔或腹膜炎 K57.2
一一大和小 K57.5
一一一伴有脓肿、穿孔或腹膜炎 K57.4
一一小 K57.1
一一一伴有脓肿、穿孔或腹膜炎 K57.0
一一先天性 Q43.8
一回肠(另见 憩室，肠，小) K57.1
一结肠(另见 憩室，肠，大) K57.3
一一先天性 Q43.8
一精囊 N50.8
一空肠(另见 憩室，肠，小) K57.1
一阑尾(非炎性) K38.2
一盲肠(另见 憩室，肠，大) K57.3
一一先天性 Q43.8
一梅克尔[麦克尔](移位的)(肥大性) Q43.0
一尿道(后天性) N36.1
一一先天性 Q64.7
一膀胱(括约肌) N32.3
一一先天性 Q64.6
一气管(后天性) J39.8
一肾盏 N28.8
一十二指肠(另见 憩室，肠，小) K57.1
一一先天性 Q43.8
一食管(先天性) Q39.6
一一后天性(膈上的)(内压性)(牵引性) K22.5
一输卵管 N83.8
一输尿管(后天性) N28.8
一输尿管膀胱口 N28.8
一一先天性 Q62.8
一胃(后天性) K31.4
一一先天性 Q40.2
一心包(先天性)(囊肿) Q24.8
一心室，左(先天性) Q24.8
一心脏(先天性) Q24.8
一咽(先天性) Q38.7

Diverticula, diverticulitis, diverticulosis, diverticulum (acute)(multiple) K57.9

—cardia (stomach) K22.5
—Zenker's (esophagus) K22.5
—intestine K57.9
——with abscess, perforation or peritonitis K57.8
——large K57.3
———with abscess, perforation or peritonitis K57.2
——both large and small K57.5
———with abscess, perforation or peritonitis K57.4
——small K57.1
———with abscess, perforation or peritonitis K57.0
——congenital Q43.8
—ileum (see also Diverticula, intestine, small) K57.1
—colon (see also Diverticula, intestine, large) K57.3
——congenital Q43.8
—seminal vesicle N50.8
—jejunum (see also Diverticula, intestine, small) K57.1
—appendix (noninflammatory) K38.2
—cecum (see also Diverticula, intestine, large) K57.3
——congenital Q43.8
—Meckel's (displaced) (hypertrophic) Q43.0
—urethra (acquired) N36.1
——congenital Q64.7
—bladder, vesical (sphincter) N32.3
——congenital Q64.6
—trachea (acquired) J39.8
—calyx, calyceal (kidney) N28.8
—duodenum (see also Diverticula, intestine, small) K57.1
——congenital Q43.8
—esophagus (congenital) Q39.6
——acquired (epiphrenic) (pulsion) (traction) K22.5
—fallopian tube N83.8
—ureter (acquired) N28.8
—ureterovesical orifice N28.8
——congenital Q62.8
—gastric, stomach (acquired) K31.4
——congenital Q40.2
—pericardium (congenital) (cyst) Q24.8
—ventricle, left (congenital) Q24.8
—heart (congenital) Q24.8
—pharynx (congenital) Q38.7

憩室——*续前页*	**Diverticula**——*continued*
—咽鼓管 H69.8	—eustachian tube H69.8
—咽食管(先天性) Q39.6	—pharyngoesophageal (congenital) Q39.6
——后天性 K22.5	——acquired K22.5
—乙状结肠(另见 憩室，肠，大) K57.3	—sigmoid (see also Diverticula, intestine, large) K57.3
——先天性 Q43.8	——congenital Q43.8
—支气管(先天性) Q32.4	—bronchus (congenital) Q32.4
——后天性 J98.0	——acquired J98.0
—直肠(另见 憩室，肠，大) K57.3	—rectum (see also Diverticula, intestine, large) K57.3
—直肠乙状结肠(另见 憩室，肠，大) K57.3	—rectosigmoid (see also Diverticula, intestine, large) K57.3
——先天性 Q43.8	——congenital Q43.8
憩室炎(大脑)(另见 脑炎) G04.9	**Diverticulitis (cerebrum) (see also Encephalitis) G04.9**
憩室周炎(肠)(另见 憩室) K57.9	**Peridiverticulitis (intestine) (see also Diverticula) K57.9**

qiǎ 髂

髂的 – 见情况	**Iliac – see condition**

qiān 牵

牵连感觉 R20.8	**Synesthesia R20.8**
牵引术	**Extraction**
—胎臀 NEC O83.0	—breech NEC O83.0
——影响到胎儿或新生儿 P03.0	——affecting fetus or newborn P03.0
—用钩(胎儿) P03.8	—with hook (fetus) P03.8
—用手 NEC O83.2	—manual NEC O83.2
—真空(分娩) O81.4	—vacuum (delivery) O81.4
—转胎位术后 O83.2	—after version O83.2

qiān 铅

铅毒的 – 见情况	**Saturnine – see condition**
铅绞痛 T56.0	**Devonshire colic T56.0**
铅矿工肺 J63.8	**Lead miner's lung J63.8**
铅中毒 T56.0	**Plumbism, Saturnism T56.0**

qián 荨

荨[旧读音：钱]麻疹 – 见 荨[现读音：寻]麻疹	**Urticaria**

qián 前

前β脂蛋白血症(家族性) E78.1	**Prebetalipoproteinemia (familial) E78.1**
前臂的 - 见情况	**Forearm - see condition**
前的 - 见情况	**Anterior - see condition**
前房积脓 H20.0	**Hypopyon (eye) (anterior chamber) H20.0**
前房积血 H21.0	**Hyphema H21.0**
一创伤性 S05.1	—traumatic S05.1
前房角粘连 H21.5	**Goniosynechiae H21.5**
前房出血 - 现译名 前房积血	**Hyphema**
前列腺病态 N40	**Prostatism N40**
前列腺的 - 见情况	**Prostate, prostatic - see condition**
前列腺膀胱炎 N41.3	**Prostatocystitis N41.3**
前列腺炎(充血性)(化脓性) N41.9	**Prostatitis (congestive) (suppurative) N41.9**
一急性 N41.0	—acute N41.0
一亚急性 N41.1	—subacute N41.1
一慢性 N41.1	—chronic N41.1
一伴有膀胱炎 N41.3	—with cystitis N41.3
一肥大性 N41.1	—hypertrophic N41.1
一结核性 A18.1† N51.0*	—tuberculous A18.1† N51.0*
一淋球菌性(急性)(慢性) A54.2† N51.0*	—gonococcal (acute) (chronic) A54.2† N51.0*
一毛滴虫性 A59.0† N51.0*	—trichomonal A59.0† N51.0*
一肉芽肿性 N41.1	—granulomatous N41.1
一特指类型 NEC N41.8	—specified type NEC N41.8
一纤维性 N41.1	—fibrous N41.1
一由于(阴道)毛滴虫引起的 A59.0† N51.0*	—due to Trichomonas (vaginalis) A59.0† N51.0*
前列腺液溢 N42.8	**Prostatorrhea N42.8**
前列腺周炎(另见 前列腺炎) N41.9	**Periprostatitis (see also Prostatitis) N41.9**
前磨牙化，尖牙 K00.2	**Premolarization, cuspids K00.2**
前磨牙磨牙化 K00.2	**Molarization of premolars K00.2**
前脑无裂畸形 Q04.2	**Holoprosencephaly Q04.2**
前倾	**Anteversion**
一宫颈(另见 前倾，子宫) N85.4	—cervix (see also Anteversion, uterus) N85.4
一股骨(颈)，先天性 Q65.8	—femur (neck), congenital Q65.8
一子宫(宫颈)(感染后)(产后，陈旧性) N85.4	—uterus, uterine (cervix) (postinfectional) (postpartal, old) N85.4
一一先天性 Q51.8	——congenital Q51.8
一一在妊娠或分娩中 O34.5	——in pregnancy or childbirth O34.5
一一一引起梗阻性分娩 O65.5	———causing obstructed labor O65.5
一一一一影响到胎儿或新生儿 P03.1	————affecting fetus or newborn P03.1
一一一影响到胎儿或新生儿 P03.8	———affecting fetus or newborn P03.8
前屈 - 见 前倾	**Anteflexion - see Anteversion**

前庭大腺炎(化脓性) N75.8

－淋球菌性(急性)(慢性)(伴有脓肿) A54.1

前庭炎(耳) H83.0

－鼻(外) J34.8

前脱位，髋，先天性 Q65.6

前置

－胎盘(伴有出血)(另见 胎盘，前置) O44.1

－－影响到胎儿或新生儿 P02.0

－血管 O69.4

－－影响到胎儿或新生儿 P02.6

前置血管 – 现译名 血管前置

qián 箝

箝闭[嵌顿]

－虹膜，伤口内 S05.2

－晶状体，伤口内 S05.2

－疝(另见 疝，按部位，伴有梗阻) K46.0

－伴有坏疽(另见 疝，按部位，伴有坏疽) K46.1

－子宫 N85.8

－－妊娠 O34.5

－－－引起梗阻性分娩 O65.5

qián 潜

潜涵病 T70.3

潜水员麻痹或压缩 T70.3

潜血

－大便 R19.5

潜蚤病 B88.1

潜蚤病[由刚果嗜皮菌造成的放线菌病] A48.8

qiǎn 浅

浅髋臼 M24.8

qiàn 嵌

嵌

－甲(指)(趾) L60.0

－毛发(须) L73.1

嵌顿包茎(先天性)(由于感染) N47

Bartholinitis (suppurating) N75.8

—gonococcal (acute) (chronic) (with abscess) A54.1

Vestibulitis (ear) H83.0

—nose (external) J34.8

Preluxation, hip, congenital Q65.6

Previa

—placenta (with hemorrhage) (see also Placenta, previa) O44.1

——affecting fetus or newborn P02.0

—vasa O69.4

——affecting fetus or newborn P02.6

Vasa previa

Incarceration, incarcerated

—iris, in wound S05.2

—lens, in wound S05.2

—hernia (see also Hernia, by site, with obstruction) K46.0

—with gangrene (see also Hernia, by site, with gangrene) K46.1

—uterus N85.8

——gravid O34.5

———causing obstructed labor O65.5

Caisson disease T70.3

Diver's palsy, paralysis or squeeze T70.3

Occult

—blood in feces R19.5

Tungiasis B88.1

Dermatophilosis A48.8

Shallowness, acetabulum M24.8

Ingrowing

—nail (finger) (toe) L60.0

—hair (beard) L73.1

Paraphimosis, Phimosis (congenital)(due to infection) N47

嵌顿胎盘(伴有出血) O72.0 | **Trapped placenta (with hemorrhage) O72.0**
—不伴有出血 O73.0 | —without hemorrhage O73.0
嵌甲 L60.0 | **Onychocryptosis, Unguis incarnatus L60.0**
嵌塞，嵌顿性 | **Impaction, impacted**
—鼻甲 J34.8 | —turbinate J34.8
—肠、结肠或直肠(结石性)(粪便) NEC K56.4 | —bowel, intestine, colon or rectum (fecal) NEC K56.4
——胆石性，伴有肠梗阻 K56.3 | ——gallstone, with ileus K56.3
—胆囊(另见 胆石症) K80.2 | —gallbladder (see also Cholelithiasis) K80.2
—胆石性(另见 胆石症) K80.2 | —gallstone(s) (see also Cholelithiasis) K80.2
——肠内，伴有梗阻(任何部分) K56.3 | ——in intestine, with obstruction (any part) K56.3
——胆囊管 K80.2 | ——cystic duct K80.2
——胆总管(肝管) K80.5 | ——bile duct (common) (hepatic) K80.5
—耵聍(耳)(外) H61.2 | —cerumen (ear) (external) H61.2
—粪便 K56.4 | —fecal, feces K56.4
—骨折 - 见 骨折，按部位 | —fracture - see Fracture, by site
—肩 O66.0 | —shoulder O66.0
——引起梗阻性分娩 O66.0 | ——causing obstructed labor O66.0
——影响到胎儿或新生儿 P03.1 | ——affecting fetus or newborn P03.1
—结石 - 见 结石 | —calculus - see Calculus

qiāng 枪

枪伤 - 另见 伤口，开放性 | **Gunshot wound - see also Wound, open**
—骨折 - 作为骨折，按部位编码 | —fracture - code as Fracture, by site
—内部器官 - 见 损伤，按部位 | —internal organs - see Injury, by site

qiāng 腔

腔 | **Cavity**
—肺 - 见 肺空洞 | —lung, pulmonary - see Cavitation of lung
—视乳头 Q14.2 | —optic papilla Q14.2

qiáng 强

强光眼炎 H16.1 | **Photophthalmia H16.1**
强奸 T74.2 | **Rape T74.2**
强直 - 另见情况 | **Rigid, rigidity - see also condition**
—处女膜(后天性)(先天性) N89.6 | —hymen (acquired) (congenital) N89.6
—腹部 R19.3 | —abdominal R19.3
——伴有严重的腹痛 R10.0 | ——with severe abdominal pain R10.0

强直——*续前页*	**Rigid, rigidity**——*continued*
一宫颈	—cervix (uteri)
一一在妊娠或分娩中 O34.4	——in pregnancy or childbirth O34.4
一一一引起梗阻性分娩 O65.5	———causing obstructed labor O65.5
一一一一影响到胎儿或新生儿 P03.1	————affecting fetus or newborn P03.1
一一一影响到胎儿或新生儿 P03.8	———affecting fetus or newborn P03.8
一关节，多发性，先天性 Q68.8	—articular, multiple, congenital Q68.8
一会阴或外阴	—perineum or vulva
一一在妊娠或分娩中 O34.7	——in pregnancy or childbirth O34.7
一一一引起梗阻性分娩 O65.5	———causing obstructed labor O65.5
一一一一影响到胎儿或新生儿 P03.1	————affecting fetus or newborn P03.1
一脊柱 M53.8	—spine M53.8
一盆底	—pelvic floor
一一在妊娠或分娩中 O34.8	——in pregnancy or childbirth O34.8
一一一引起梗阻性分娩 O65.5	———causing obstructed labor O65.5
一一一一影响到胎儿或新生儿 P03.1	————affecting fetus or newborn P03.1
一一一影响到胎儿或新生儿 P03.8	———affecting fetus or newborn P03.8
一阴道	—vagina
一一在妊娠或分娩中 O34.6	——in pregnancy or childbirth O34.6
一一一引起梗阻性分娩 O65.5	———causing obstructed labor O65.5
一一一一影响到胎儿或新生儿 P03.8	————affecting fetus or newborn P03.8
强直性瞳孔 H57.0	**Tonic pupil H57.0**

qiǎng 羟

羟氨酸血症 E72.5	**Hydroxyprolinemia E72.5**
羟基犬尿氨酸尿 E70.8	**Hydroxykynureninuria E70.8**
羟赖氨酸血症 E72.3	**Hydroxylysinemia E72.3**

qiǎng 强

强迫(思维) F42.0	**Obsession, obsessional F42.0**
一方式 F42.1	—rituals F42.1
一观念和精神映像 F42.0	—ideas and mental images F42.0
一穷思竭虑 F42.0	—ruminations F42.0
一神经症 F42.0	—neurosis F42.0
一思维 F42.0	—thoughts F42.0
一状态 F42.0	—state F42.0
一一合并有强迫性行为 F42.2	——mixed with compulsive acts F42.2
一综合征 F42.0	—syndrome F42.0
强迫性	**Compulsion, compulsive**
一抽动和痉挛 F95.9	—tics and spasms F95.9
一赌博 F63.0	—gambling F63.0

强迫性——*续前页*
一发誓 F42.8
一一在日勒·德拉图雷特综合征[抽动秽语综合征]中 F95.2
一人格 F60.5
一神经症 F42.1
一状态 F42.1
一一混合，伴有强迫性想法 F42.2
强迫性神经症或强迫性反应 F42.9

Compulsion, compulsive——*continued*
—swearing F42.8
——in Gilles de la Tourette's syndrome F95.2
—personality F60.5
—neurosis F42.1
—states F42.1
——mixed with obsessional thoughts F42.2
Obsessive-compulsive neurosis or reaction F42.9

qiáo 桥

桥本甲状腺毒症(短暂性) E06.3

Hashitoxicosis (transient) E06.3

qiǎo 巧

巧克力囊肿(卵巢) N80.1

Chocolate cyst (ovary) N80.1

qiào 鞘

鞘(腱)的 - 见情况
鞘膜积液(精索)(睾丸)(鞘膜) N43.3
一包绕性 N43.0
一感染性 N43.1
一脊柱(另见 脊柱裂) Q05.9
一一伴有脑积水(另见 脊柱裂，伴有脑积水) Q05.4
一努克管 N94.8
一女性 NEC N94.8
一胎儿或新生儿 P83.5
一特指的 NEC N43.2
一外阴 N90.8
一先天性 P83.5
一圆韧带 N94.8

Sheath (tendon) - see condition
Hydrocele (spermatic cord) (testis) (tunica vaginalis) N43.3
—encysted N43.0
—infected N43.1
—spinalis (see also Spina bifida) Q05.9
——with hydrocephalus (see also Spina bifida, with hydrocephalus) Q05.4
—canal of Nuck N94.8
—female NEC N94.8
—fetus or newborn P83.5
—specified NEC N43.2
—vulva N90.8
—congenital P83.5
—round ligament N94.8

qiē 切

切迪阿克-东(-施泰因布林克)异常、病或综合征[遗传性白细胞颗粒异常综合征] E70.3
切断 - 另见 缺失，按四肢或器官，后天性
一残端(手术)
一一异常，疼痛或伴有并发症(晚期) T87.6
一一愈合的或陈旧的 NEC Z89.9

Chediak-Higashi (-Steinbrinck) anomaly, disease or syndrome E70.3
Amputation, Section - see also Absence, by limb or organ, acquired
—stump (surgical)
——abnormal, painful, or with complication (late) T87.6
——healed or old NEC Z89.9

切断——*续前页*

一创伤性(完全)(部分) T14.7

——鼻 S08.8

——臂

———上 S48.9

————在肩关节 S48.0

————在肩和肘之间 S48.1

———意指上肢 - 见 切断，创伤性，肢，上

——大腿 S78.9

———在髋关节 S78.0

———在髋和膝之间 S78.1

——多发性 T05.9

———特指部位 NEC T05.8

——耳 S08.1

——腹部、下背和骨盆 NEC S38.3

——睾丸 S38.2

——骨盆 S38.3

——肩 S48.9

———在肩关节 S48.0

——脚趾

———一个 S98.1

————伴有足的其他部分 S98.3

———两个或多个 S98.2

————伴有足的其他部分 S98.3

——髋(和大腿) S78.9

———在髋关节 S78.0

拇指 S68.0

——前臂 S58.9

———在肘和腕之间 S58.1

———在肘水平 S58.0

——躯干 NEC T09.6

——上肢 T11.6

———和下肢，任何水平 T05.6

———双 T05.2

——生殖器(外) S38.2

——手 S68.9

———和另一上肢(臂)(任何水平，除外手) T05.1

———和腕 S68.9

————部位 NEC S68.8

———双 T05.0

———在腕水平 S68.4

Amputation, Section——*continued*

—traumatic (complete) (partial) T14.7

——nose S08.8

——arm

———upper S48.9

————at shoulder joint S48.0

————between shoulder and elbow S48.1

———meaning upper limb - see Amputation, traumatic, limb, upper

——thigh S78.9

———at hip joint S78.0

———between hip and knee S78.1

——multiple T05.9

———specified site NEC T05.8

——ear S08.1

——abdomen, lower back and pelvis NEC S38.3

——testis S38.2

——pelvis S38.3

——shoulder S48.9

———at shoulder joint S48.0

——toe

———one S98.1

————with other parts of foot S98.3

———two or more S98.2

————with other parts of foot S98.3

——hip (and thigh) S78.9

———at hip joint S78.0

——thumb S68.0

——forearm S58.9

———between elbow and wrist S58.1

———at elbow level S58.0

——trunk NEC T09.6

——upper limb(s) T11.6

———with lower limb(s), any level(s) T05.6

———both T05.2

——genital organ(s) (external) S38.2

——hand S68.9

———and other upper limb(s) (arm) (any level, except hand) T05.1

———and wrist S68.9

————parts NEC S68.8

———both T05.0

———at wrist level S68.4

切断——*续前页*
—创伤性——*续前页*
——手指
———一个(除外拇指) S68.1
————伴有腕和手的其他部分 S68.3
———两个或多个(除外拇指) S68.2
————伴有腕和手的其他部分 S68.3
——头部
———鼻 S08.8
———部分 S08.9
————特指的 NEC S08.8
————头皮 S08.0
———耳 S08.1
———砍头(在颈水平) S18
——腿
———小 S88.9
————和另一足 T05.4
————双(任何水平) T05.5
————在膝和踝之间 S88.1
————在膝水平 S88.0
———意指下肢 - 见 切断，创伤性，肢，下
——外阴 S38.2
——腕 S68.9
———部位 NEC S68.8
——下肢，除外趾 T13.6
——胸部，一部分 S28.1
——阴唇(大)(小) S38.2
——阴茎 S38.2
——阴囊 S38.2
——肢 T14.7
———上 T11.6
————和另一手 T05.1
————双 T05.2
———下 T13.6
————和另一足 T05.4
————双 T05.5
——足 S98.4
———和另一下肢(腿)(任何水平，除外足) T05.4
———两个或多个脚趾 S98.2
———其他部分 S98.3
———双 T05.3
———一个脚趾 S98.1

Amputation, Section——*continued*
—traumatic——*continued*
——finger
———one (except thumb) S68.1
————with other parts of wrist and hand S68.3
———two or more (except thumb) S68.2
————with other parts of wrist and hand S68.3
——head
———nose S08.8
———part S08.9
————specified NEC S08.8
————scalp S08.0
———ear S08.1
———decapitation (at neck level) S18
——leg
———lower S88.9
————and other foot T05.4
————both (any level) T05.5
————between knee and ankle S88.1
————at knee level S88.0
———meaning lower limb - see Amputation, traumatic, limb, lower
——vulva S38.2
——wrist S68.9
———parts NEC S68.8
——lower limb(s) except toe(s) T13.6
——thorax, part of S28.1
——labium (majus) (minus) S38.2
——penis S38.2
——scrotum S38.2
——limb T14.7
———upper T11.6
————and other hand T05.1
————both T05.2
———lower T13.6
————and other foot T05.4
————both T05.5
——foot S98.4
———and other lower limb(s) (leg) (any level, except foot) T05.4
———two or more toes S98.2
———other parts S98.3
———both T05.3
———one toe S98.1

切断——*续前页*
一创伤性——*续前页*
一一足——*续前页*
一一一在踝水平 S98.0
一一一足和趾的一部分 S98.3
一宫颈 Z90.7
一一在妊娠或分娩中 O34.4
一神经，创伤性 – 见 损伤，神经
一神经瘤 T87.3
一胎儿任何部分的，以促进分娩 P03.8
切恩-斯托克斯呼吸(呼吸音) R06.3
切开
一肌肉(近期)(部分或完全)(另见 损伤，肌) T14.6
一一伴有开放性伤口 – 见 伤口，开放性
一脊髓 – 见 损伤，脊髓，按部位
一韧带(近期)(部分或完全)(另见 扭伤) T14.3
一一伴有开放性伤口 – 见 伤口，开放性
一神经(创伤性) – 见 损伤，神经
切开的伤口
一内部器官 – 见 损伤，按部位
一外部 – 见 伤口，开放性
切开术
一剖宫产(另见 分娩，剖宫产) O82.9
一一死后的，影响到胎儿或新生儿 P01.6
一一以前的，在妊娠或分娩中 O34.2
一一一影响到胎儿或新生儿 P03.8
一一影响到胎儿或新生儿 P03.4
切口(外) 另见 伤口，开放性
一创伤性
一一内部器官 – 见 损伤，按部位
一一外部 – 见 伤口，开放性
一肌肉 – 见 损伤，肌
一疝 – 见 疝，腹
一手术，并发症 – 见 并发症，手术操作
切肢者(双侧)(陈旧性) Z89.9

Amputation, Section——*continued*
—traumatic——*continued*
— —foot——*continued*
— — —at ankle level S98.0
— — —parts of foot and toe(s) S98.3
—cervix (uteri) Z90.7
— —in pregnancy or childbirth O34.4
—nerve, traumatic – see Injury, nerve
—neuroma T87.3
—any part of fetus, to facilitate delivery P03.8
Cheyne-Stokes breathing (respiration) R06.3
Division
—muscle (current) (partial or complete) (see also Injury, muscle) T14.6
— —with open wound – see Wound, open
—spinal cord – see Injury, spinal cord, by region
—ligament (current) (partial or complete) (see also Sprain) T14.3
— —with open wound – see Wound, open
—nerve (traumatic) – see Injury, nerve
Incised wound
—internal organs – see Injury, by site
—external – see Wound, open
Section
—cesarean (see also Delivery, cesarean) O82.9
— —postmortem, affecting fetus or newborn P01.6
— —previous, in pregnancy or childbirth O34.2
— — —affecting fetus or newborn P03.8
— —affecting fetus or newborn P03.4
Cut, Incision, incisional (external) – see also Wound, open
—traumatic
— —internal organs – see Injury, by site
— —external – see Wound, open
—muscle – see Injury, muscle
—hernia – see Hernia, ventral
—surgical, complication – see Complications, surgical procedure
Amputee (bilateral) (old) Z89.9

qīn 侵

侵染 B88.9

注：寄生虫病可能被描述为“感染”或“侵染”；因此两个主导词都应查阅。

—鞭虫 B79
—并殖吸虫(卫斯特曼) B66.4
—布鲁格丝虫(马来) B74.1
——帝汶 B74.2
—布氏姜片虫(肠) B66.5
—肠 NEC B82.9
—穿皮潜蚤 B88.1
—迭宫属幼虫 B70.1
—短小绦虫 B71.0
—粪类圆线虫(另见 类圆线虫病) B78.9
—副圆线虫
——哥斯达黎加 B81.3
——广州 B83.2
—肝片吸虫 B66.3
—弓蛔虫(犬)(猫) B83.0
—钩虫 B76.9
—后睾吸虫(猫)(麝猫) B66.0
—后殖吸虫(横川) B66.8
—蛔虫(大) NEC B82.0
——蛔虫病 B77.-
—鸡皮刺螨 B88.0
—棘唇属(常现)(链尾) B74.4
—棘球蚴(另见 棘球蚴) B67.9
—寄生虫 B89
——肠道 NEC B82.9
——皮肤 B88.9
——眼睑 B89† H03.0*
—节肢动物 NEC B88.2
—结肠肠袋虫 A07.0
—结节线虫(猴) B81.8
—疥疮 B86
—疥螨 B86
—巨大殖孔绦虫 B71.8
—剧扰四爪螨 B88.0
—眶，寄生虫 NEC B89† H06.1*
—阔节绦虫 B70.0
——幼虫 B70.1
—兰伯贾第虫[肠兰伯鞭毛虫] A07.1

Infestation B88.9

Note: Parasitic diseases may be described as either 'infections' or 'infestations'; both lead terms should therefore be consulted.

—Trichocephalus, whipworm B79
—Paragonimus (westermani) B66.4
—Brugia (malayi) B74.1
——timori B74.2
—Fasciolopsis (buski) (intestine) B66.5
—intestinal NEC B82.9
—Tunga penetrans B88.1
—Spirometra larvae B70.1
—dwarf tapeworm B71.0
—Strongyloides stercoralis (see also Strongyloidiasis) B78.9
—Parastrongylus
——costaricensis B81.3
——cantonensis B83.2
—Distoma hepaticum B66.3
—Toxocara (canis) (cati) (felis) B83.0
—hookworm B76.9
—Opisthorchis (felineus) (viverrini) B66.0
—Metagonimus (yokogawai) B66.8
—Ascaris lumbricoides, roundworm (large) NEC B82.0
——Ascariasis B77.-
—Dermanyssus gallinae B88.0
—Acanthocheilonema (perstans) (streptocerca) B74.4
—Echinococcus (see also Echinococcus) B67.9
—parasite, parasitic B89
——intestinal NEC B82.9
——skin B88.9
——eyelid B89† H03.0*
—arthropod NEC B88.2
—Balantidium coli A07.0
—Oesophagostomum (apiostomum) B81.8
—scabies B86
—Sarcoptes scabiei B86
—Diplogonoporus (grandis) B71.8
—Tetranychus molestissimus B88.0
—orbit, parasitic NEC B89† H06.1*
—broad tapeworm B70.0
——larval B70.1
—Giardia lamblia A07.1

侵染——*续前页*
—利什曼原虫 - 见 利什曼病
—镰形星隙吸虫 B66.8
—裂头属(阔节) B70.0
——幼虫 B70.1
—裂头绦虫(成虫)(肠)(阔节)(太平洋区) B70.0
——幼虫 B70.1
—裂头蚴(巴克斯特)(幼虫)(曼森)(芽殖) B70.1
—螺旋蝇(另见 蝇蛆病) B87.9
—罗阿丝虫 B74.3
——结膜 B74.3† H13.0*
—麦地那龙线虫 B72
—螨 B88.9
——痒 B86
—曼森线虫(奥扎尔德)(常现)(链尾) B74.4
—猫肝吸虫 B66.0
—猫绦虫 B71.0
—毛滴虫 - 见 感染，毛滴虫
—毛首鞭虫 B79
—毛细线虫 - 见 感染，毛细线虫
—毛圆线虫 B81.2
—美洲钩虫 B76.1
—美洲吸血异脂螨 B88.0
—膜壳绦虫(长)(短) B71.0
—蛲虫 B80
—内阿米巴(溶组织) - 见 阿米巴病
—牛肉绦虫 B68.1
—皮肤 NEC B88.9
—皮蝇属(人)(另见 蝇蛆病) B87.9
—片吸虫(大)(肝)(印度) B66.3
—球虫 A07.3
—蛆(另见 蝇蛆病) B87.9
—犬复孔绦虫 B71.1
—犬绦虫 B71.1
—人似腹盘吸虫 B66.8
—蠕虫 B83.9
——肠道 B82.0
———混合的(可分类到超过标题 B65.0-B81.3 和 B81.8 一个以上型) B81.4
———特指类型 NEC B81.8
——特指类型 NEC B83.8
—沙蚤[穿皮潜蚤] B88.1

Infestation——*continued*
—Leishmania - see Leishmaniasis
—Stellantchasmus falcatus B66.8
—Bothriocephalus, Dibothriocephalus (latus) B70.0
——larval B70.1
—Diphyllobothrium (adult) (intestinal) (latum) (pacificum) B70.0
——larval B70.1
—Sparganum (baxteri) (larval) (mansoni) (proliferum) B70.1
—screw worms (see also Myiasis) B87.9
—Loa loa B74.3
——conjunctival B74.3† H13.0*
—Dracunculus medinensis, guinea worm, Medina (worm) B72
—mites B88.9
——scabic B86
—Mansonella (ozzardi) (perstans) (streptocerca) B74.4
—cat liver fluke B66.0
—rat tapeworm B71.0
—Trichomonas - see Infection, Trichomonas
—Trichuris (trichiura) B79
—Capillaria - see Infection, Capillaria
—Trichostrongylus B81.2
—Necator americanus, Uncinaria americana B76.1
—Liponyssoides sanguineus B88.0
—Hymenolepis (diminuta) (nana) B71.0
—Enterobius (Oxyuris) vermicularis, pinworm, threadworm B80
—Entamoeba (histolytica) - see Amebiasis
—beef tapeworm B68.1
—skin NEC B88.9
—Dermatobia (hominis) (see also Myiasis) B87.9
—Fasciola (gigantica) (hepatica) (indica) B66.3
—coccidial A07.3
—maggots (see also Myiasis) B87.9
—Dipylidium caninum B71.1
—dog tapeworm B71.1
—Gastrodiscoides hominis B66.8
—helminth, worms B83.9
——intestinal B82.0
———mixed (types classifiable to more than one of the rubrics B65.0-B81.3 and B81.8) B81.4
———specified type NEC B81.8
——specified type NEC B83.8
—chigo, chigoe, sandflea B88.1

侵染——*续前页*
一舌形虫 B88.8
一虱 B85.2
一一混合的(可分类到超过标题 B85.0-B85.3 一个以上的) B85.4
一一体(人)(任何部位) B85.1
一一头部(人)(任何部位) B85.0
一一阴部(任何部位) B85.3
一十二指肠钩虫(巴西)(犬)(斯里兰卡) B76.0
一一特指类型 NEC B76.8
一水蛭(水生)(陆地)(另见 水蛭病) B88.3
一丝虫 B74.9
一一结膜 B74.-† H13.0*
一一特指类型 NEC B74.8
一缩小三齿线虫 B81.8
一绦虫 NEC B71.9
一一阔节 B70.0
一一一幼虫 B70.1
一一缩小膜壳 B71.0
一一牛肉 B68.1
一一犬 B71.1
一一缩小 B71.0
一一特指类型 NEC B71.8
一一鱼 B70.0
一一一幼虫 B70.1
一一猪肉 B68.0
一绦虫病 B68.9
一一牛肉 B68.1
一一无钩 B68.1
一一猪肉(肠型) B68.0
一一一幼虫型(另见 猪囊尾蚴病[囊虫病]) B69.9
一特指类型 NEC B88.8
一筒线虫 B83.8
一胃蝇属(肠)(另见 蝇蛆病) B87.9
一吴策线虫(斑氏) B74.0
一吸虫 NEC B66.9
一一肠 B66.5
一一肺(东方) B66.4
一一肝(羊) B66.3
一一一东方 B66.1
一一一由于华支睾吸虫 B66.1
一一一中华 B66.1
一一猫肝 B66.0

Infestation——*continued*
—Linguatula, Pentastoma B88.8
—Pediculus, lice, louse B85.2
——mixed (classifiable to more than one of the rubrics B85.0-B85.3) B85.4
——corporis (humanus) (any site) B85.1
——capitis (humanus) (any site) B85.0
——pubis (any site) B85.3
—Ancylostoma (braziliense) (caninum) (ceylanicum) (duodenal) B76.0
——specified type NEC B76.8
—leeches (aquatic) (land) (see also Hirudiniasis) B88.3
—filarial B74.9
——conjunctiva B74.-† H13.0*
——specified type NEC B74.8
—Ternidens diminutus B81.8
—cestodes, tapeworm NEC B71.9
——broad B70.0
———larval B70.1
——rat B71.0
——beef B68.1
——dog B71.1
——dwarf B71.0
——specified type NEC B71.8
——fish B70.0
———larval B70.1
——pork B68.0
—Taenia B68.9
——saginata B68.1
——mediocanellata B68.1
——solium (intestinal form) B68.0
———larval form (see also Cysticercosis) B69.9
—specified type NEC B88.8
—Gongylonema B83.8
—Gasterophilus (intestinalis) (see also Myiasis) B87.9
—Wuchereria (bancrofti) B74.0
—fluke, trematode(s) NEC B66.9
——intestinal B66.5
——lung (oriental) B66.4
——liver (sheep) B66.3
———oriental B66.1
———due to Clonorchis sinensis B66.1
———Chinese B66.1
——cat liver B66.0

侵染——*续前页*
一支睾吸虫(华支睾吸虫)(肝) B66.1
一支双腔吸虫 B66.2
一脂螨属(毛囊) B88.0
一一眼睑 B88.0† H03.0*
一猪囊尾蚴(另见 猪囊尾蚴病[囊虫病]) B69.9
一猪肉绦虫(成虫) B68.0
侵袭性甲状腺炎 E06.5

Infestation——*continued*
—Clonorchis (sinensis) (liver) B66.1
—Dicrocoelium dendriticum B66.2
—Demodex (folliculorum) B88.0
——eyelid B88.0† H03.0*
—Cysticercus cellulosae (see also Cysticercosis) B69.9
—pork tapeworm (adult) B68.0
Ligneous thyroiditis E06.5

qīng 青

青斑(环状)(网状) R23.1
青春期(发育状态) Z00.3
一出血(过度) N92.2
一过早 E30.1
一一由于
一一一垂体(前叶[腺垂体])机能亢进 E22.8
一一一肾上腺皮质机能亢进 E25.8
一一一松果体瘤 E34.8
一延迟 E30.0
一早熟 E30.1
一一中枢性 E22.8
青春型精神分裂症，青春痴呆(精神分裂症) F20.1
青光眼 H40.9
一急性 H40.2
一一继发性 NEC H40.5
一一狭角性 H40.2
一慢性 H40.1
一一闭角型 H40.2
一一单纯性[原发性开角型青光眼] H40.1
一一非充血性 H40.1
一一开角型 H40.1
一伴有晶状体假性剥脱 H40.1
一闭角型(急性)(慢性)(间歇性)(原发性)(残余期) H40.2
一创伤性 H40.3
一一新生儿(产伤) P15.3
一单纯性(慢性) H40.1
一低张力 H40.1
一恶性 H40.2
一非充血性(慢性) H40.1
一非梗阻性 H40.1
一分泌过多性 H40.8
一感染后 H40.4

Livedo (annularis) (racemosa) (reticularis) R23.1
Puberty (development state) Z00.3
—bleeding (excessive) N92.2
—premature E30.1
——due to
———pituitary (anterior) hyperfunction E22.8
———adrenal cortical hyperfunction E25.8
———pineal tumor E34.8
—delayed E30.0
—precocious E30.1
——central E22.8
Hebephrenia, hebephrenic (schizophrenia) F20.1
Glaucoma H40.9
—acute H40.2
——secondary NEC H40.5
——narrow angle H40.2
—chronic H40.1
——angle-closure H40.2
——simple H40.1
——noncongestive H40.1
——open-angle H40.1
—with pseudoexfoliation of lens H40.1
—angle-closure, closed angle (acute) (chronic) (intermittent) (primary) (residual state) H40.2
—traumatic H40.3
——newborn (birth injury) P15.3
—simple, simplex (chronic) H40.1
—low-tension H40.1
—malignant H40.2
—noncongestive (chronic) H40.1
—nonobstructive H40.1
—hypersecretion H40.8
—postinfectious H40.4

青光眼——*续前页*
一梗阻性 H40.2
一一由于晶状体改变 H40.5
一继发性 NEC(另见 青光眼，见于) H40.5
一见于(由于)
一一代谢性疾病 NEC E88.9† H42.0*
一一淀粉样变 E85.- † H42.0*
一一过熟期白内障 H40.5
一一虹膜发红 H40.5
一一虹膜睫状体炎 H40.4
一一晶状体疾患 NEC H40.5
一一晶状体脱位 H40.5
一一里格尔异常 Q13.8† H42.8*
一一内分泌病 NEC E34.9† H42.0*
一一盘尾丝虫病 B73† H42.8*
一一视网膜性静脉闭塞 H40.5
一一无虹膜 Q13.1† H42.8*
一一眼
一一一创伤 H40.3
一一一炎症 H40.4
一一眼疾患 NEC H40.5
一一眼脑肾综合征 E72.0† H42.0*
一一眼球震荡 H40.3
一一眼球肿瘤 H40.5
一一药物 H40.6
一交界性 H40.0
一结核性 A18.5† H42.8*
一晶状体溶解性 H40.5
一绝对期 H44.5
一开角型(原发性)(残余期) H40.1
一可疑 H40.0
一梅毒性 A52.7† H42.8*
一囊膜性(伴有晶状体假性剥脱) H40.1
一皮质类固醇诱发性 H40.6
一色素性 H40.1
一特指的 NEC H40.8
一狭角性 H40.2
一先天性 Q15.0
一新生儿 Q15.0
一婴儿 Q15.0
青光眼斑(囊下) H26.2
青霉病 B48.4
青年角膜弓 Q13.4

Glaucoma——*continued*
—obstructive H40.2
——due to lens changes H40.5
—secondary NEC (see also Glaucoma, in) H40.5
—in (due to)
——metabolic disease NEC E88.9† H42.0*
——amyloidosis E85.-† H42.0*
——hypermature cataract H40.5
——rubeosis of iris H40.5
——iridocyclitis H40.4
——disorder of lens NEC H40.5
——dislocation of lens H40.5
——Rieger's anomaly Q13.8† H42.8*
——endocrine disease NEC E34.9† H42.0*
——onchocerciasis B73† H42.8*
——retinal vein occlusion H40.5
——aniridia Q13.1† H42.8*
——eye
———trauma H40.3
———inflammation H40.4
——ocular disorders NEC H40.5
——Lowe's syndrome E72.0† H42.0*
——concussion of globe H40.3
——tumor of globe H40.5
——drugs H40.6
—borderline H40.0
—tuberculous A18.5† H42.8*
—phacolytic H40.5
—absolute H44.5
—open-angle (primary) (residual stage) H40.1
—suspect H40.0
—syphilitic A52.7† H42.8*
—capsular (with pseudoexfoliation of lens) H40.1
—corticosteroid-induced H40.6
—pigmentary H40.1
—specified NEC H40.8
—narrow angle H40.2
—congenital Q15.0
—newborn Q15.0
—infantile Q15.0
Glaucomatous flecks (subcapsular) H26.2
Penicillosis B48.4
Embryotoxon Q13.4

青铜色婴儿综合征 P83.8	**Bronze baby syndrome P83.8**
青枝型骨折 – 作为骨折，按部位编码	**Greenstick fracture** – code **as Fracture, by site**
青肿(皮肤表面完整)(另见 挫伤) T14.0	**Bruise (skin surface intact) (see also Contusion) T14.0**
一伴有开放性伤口 – 见 伤口，开放性	—with open wound – see Wound, open
一内部器官 – 见 损伤，按部位	—internal organ – see Injury, by site
一脐带 O69.5	—umbilical cord O69.5
一一影响到胎儿或新生儿 P02.6	——affecting fetus or newborn P02.6
一胎儿或新生儿 P54.5	—fetus or newborn P54.5
一头皮，由于产伤，新生儿 P12.3	—scalp, due to birth injury, newborn P12.3
青紫心脏病 I24.9	**Cyanotic heart disease I24.9**
一先天性 Q24.9	—congenital Q24.9

qīng 轻

轻(于)	**Light**
一胎龄的胎儿或新生儿 P05.0	—fetus or newborn, for gestational age P05.0
一头[头晕目眩] R42	—headedness R42
轻昏迷 R40.1	**Semicoma R40.1**
轻截瘫(另见 截瘫) G82.2	**Paraparesis (see also Paraplegia) G82.2**
轻偏瘫(另见 偏瘫) G81.9	**Hemiparesis (see also Hemiplegia) G81.9**
轻热(持续性)(单纯性) R50.9	**Febricula (continued) (simple) R50.9**
轻瘫(另见 麻痹) G83.9	**Paresis (see also Paralysis) G83.9**
一伯恩哈特 G57.1	—Bernhardt's G57.1
一假肥大性 G71.0	—pseudohypertrophic G71.0
一膀胱(括约肌)(另见 麻痹，膀胱) N31.2	—bladder (sphincter) (see also Paralysis, bladder) N31.2
一一脊髓痨性 A52.1	——tabetic A52.1
一周围进行性(特发性) G60.3	—peripheral progressive (idiopathic) G60.3
轻躁狂，亚躁狂反应 F30.0	**Hypomania, hypomanic reaction F30.0**

qīng 倾

倾倒综合征(胃切除术后) K91.1	**Dumping syndrome (postgastrectomy) K91.1**
倾向	**Tendency**
一出血(另见 缺陷，凝血) D68.9	—bleeding (see also Defect, coagulation) D68.9
一跌倒 R29.6	—to fall R29.6
一妄想狂样 F61	—paranoid F61
一自杀 R45.8	—suicide R45.8
一一精神障碍的组成部分 – 见情况	——constituting part of a mental disorder – see condition
倾斜脊椎 M43.8	**Tilting vertebra M43.8**

qíng 情

情感淡漠 R45.3 | **Apathy R45.3**
情况 - 见 病 | **Condition - see Disease**
情绪，病理性 F60.3 | **Emotionality, pathological F60.3**

qiū 丘

丘-斯综合征[丘格-斯特劳斯][变应性肉芽肿性血管炎] M30.1 | **Churg-Strauss syndrome M30.1**
丘疹 R23.8 | **Papule(s), Pimple R23.8**
丘疹病，淋巴瘤样 L41.2 | **Papulosis, lymphomatoid L41.2**
—戈特龙 L94.4 | —Gottron's L94.4
—品他病(初期) A67.0 | —carate, pinta (primary) A67.0
—纤维性，鼻的(M8724/0) D22.3 | —fibrous, of nose (M8724/0) D22.3

qiú 球

球孢子菌病 B38.9 | **Coccidioidomycosis, coccidioidosis B38.9**
—播散性 B38.7 | —disseminated B38.7
—肺 B38.2† J99.8* | —pulmonary B38.2† J99.8*
——急性 B38.0† J99.8* | ——acute B38.0† J99.8*
——慢性 B38.1† J99.8* | ——chronic B38.1† J99.8*
—脑脊膜 B38.4† G02.1* | —meninges B38.4† G02.1*
—皮肤 B38.3† L99.8* | —cutaneous, skin B38.3† L99.8*
—前列腺 B38.8† N51.0* | —prostate B38.8† N51.0*
—全身性 B38.7 | —generalized B38.7
—特指的 NEC B38.8 | —specified NEC B38.8
球虫病(肠道) A07.3 | **Coccidiosis (intestinal) A07.3**
球后的 - 见情况 | **Retrobulbar - see condition**
球结膜水肿 H11.4 | **Chemosis, conjunctiva H11.4**
球空洞症 - 现译名 延髓空洞症 | **Syringobulbia**
球拍状胎盘 - 见 胎盘，异常的 | **Battledore placenta - see Placenta, abnormal**
球形包涵体贫血，先天性 D58.2 | **Heinz body anemia, congenital D58.2**
球形红细胞增多症(先天性)(家族性)(遗传性) D58.0 | **Spherocytosis (congenital) (familial) (hereditary) D58.0**
—镰状细胞(病) D57.8 | —sickle-cell (disease) D57.8
—血红蛋白病 D58.0 | —hemoglobin disease D58.0
球形角膜 H18.7 | **Keratoglobus H18.7**
—先天性 Q15.8 | —congenital Q15.8
——伴有青光眼 Q15.0 | ——with glaucoma Q15.0
球形晶状体(先天性) Q12.4 | **Spherophakia, Lentiglobus (congenital) Q12.4**
—后部 Q12.8 | —posterior Q12.8
球形增加，晶状体(先天性) Q12.4 | **Sphericity, increased, lens (congenital) Q12.4**

qū 曲

曲 - 见 屈曲
曲解
一家中交往 Z63.8
曲霉(黄曲霉)(烟曲霉)(感染)(土曲霉)(另见曲霉病) B44.9
曲霉病，曲霉肿 B44.9
一伴有肺炎 B44.-† J17.2*
一扁桃体 B44.2† J99.8*
一播散性 B44.7
一肺 NEC B44.1† J99.8*
一一侵袭性 B44.0† J99.8*
一全身性 B44.7
一特指的 NEC B44.8
曲张(性)
一动脉瘤(破裂) I77.0
一静脉(下肢)(破裂) I83.9
一一产褥期(生殖)(下肢) O87.8
一一一肛门或直肠 O87.2
一一发炎或感染的 I83.1
一一一伴有溃疡 I83.2
一一肛门 - 见 痔
一一溃疡性 I83.0
一一一发炎或感染的 I83.2
一一盆腔 I86.2
一一脐带，影响到胎儿或新生儿 P02.6
一一妊娠(下肢) O22.0
一一一肛门或直肠 O22.4
一一一生殖系(会阴、阴道或外阴) O22.1
一一舌下 I86.0
一一食管(溃疡性) I85.9
一一一出血 I85.0
一一特指部位 NEC I86.8
一一外阴 I86.3
一一先天性(周围) Q27.8
一一阴囊(溃疡性) I86.1
一一直肠 - 见 痔，内
一静脉炎 - 见 静脉曲张，发炎
一溃疡(下肢，任何部分) I83.0
一一鼻中隔 I86.8
一一发炎或感染的 I83.2

Flexure - see Flexion
Distortion
—intrafamilial communications Z63.8
Aspergillus (flavus) (fumigatus) (infection) (terreus) (see also Aspergillosis) B44.9
Aspergillosis, aspergilloma B44.9
—with pneumonia B44.-† J17.2*
—tonsillar B44.2† J99.8*
—disseminated B44.7
—pulmonary NEC B44.1† J99.8*
——invasive B44.0† J99.8*
—generalized B44.7
—specified NEC B44.8
Varicose
—aneurysm (ruptured) I77.0
—vein (lower limb) (ruptured) I83.9
——puerperium (genital) (lower limb) O87.8
———anus or rectum O87.2
——inflamed or infected I83.1
———with ulcer I83.2
——anus - see Hemorrhoids
——ulcerated I83.0
———inflamed or infected I83.2
——pelvis I86.2
——umbilical cord, affecting fetus or newborn P02.6
——pregnancy (lower limb) O22.0
———anus or rectum O22.4
———genital (perineum, vagina or vulva) O22.1
——sublingual I86.0
——esophagus (ulcerated) I85.9
———bleeding I85.0
——specified site NEC I86.8
——vulva I86.3
——congenital (peripheral) Q27.8
——scrotum (ulcerated) I86.1
——rectum - see Hemorrhoids, internal
—phlebitis - see Varicose vein, inflamed
—ulcer (lower limb, any part) I83.0
——nasal septum I86.8
——inflamed or infected I83.2

曲张——*续前页*	**Varicose**——*continued*
一溃疡——*续前页*	—ulcer——*continued*
——肛门 I84.8	——anus I84.8
———内 I84.1	———internal I84.1
———外 I84.4	———external I84.4
——食管 I85.9	——esophagus I85.9
———出血 I85.0	———bleeding I85.0
——特指部位 NEC I86.8	——specified site NEC I86.8
——阴囊 I86.1	——scrotum I86.1
——直肠 - 见 曲张(性)，溃疡，肛门	——rectum - see Varicose, ulcer, anus
—瘤 - 见 静脉曲张	—tumor - see Varicose vein
—皮炎 I83.1	—dermatitis I83.1
—湿疹 I83.1	—eczema I83.1
—胎盘血管 O43.8	—placental vessel O43.8
—血管 I83.9	—vessel I83.9
——胎盘 O43.8	——placenta O43.8

qū 驱

驱血法 - 见 出血	**Exsanguination - see Hemorrhage**

qū 屈

屈光不正 **H52.7**	**Ametropia H52.7**
屈光参差(先天性) **H52.3**	**Anisometropia (congenital) H52.3**
屈光误差 **H52.7**	**Refractive error H52.7**
屈梅尔病或屈梅尔脊柱炎[脊柱压缩性骨折] **M48.3**	**Kümmell's disease or spondylitis M48.3**
屈曲	**Flexion**
—畸形，关节 M21.2	—deformity, joint M21.2
——髋，先天性 Q65.8	——hip, congenital Q65.8
—挛缩，关节(另见 挛缩，关节) M24.5	—contracture, joint (see also Contraction, joint) M24.5

qū 躯

躯干的 – 见情况	**Trunk – see condition**
躯干横切(腹部)(胸部) **T05.8**	**Transection, trunk (abdomen) (thorax) T05.8**
躯干前屈症[驼背](癔症性) **F44.4**	**Camptocormia (hysterical) F44.4**
躯体化反应，躯体性反应 – 见 障碍，躯体形式	**Somatization reaction, somatic reaction – see Disorder, somatoform**
躯体完全分解 **R68.8**	**Disintegration, complete, of the body R68.8**

qǔ 取

取出，更换
一避孕装置 Z30.5
一缝线 Z48.0
一敷料 Z48.0
一固定装置(内) Z47.0
一一外 Z47.8
一基施纳丝 Z47.0
一夹板，外 Z47.8
一留置导管 Z46.6
一起搏器 Z45.0
一牵引装置 Z47.8
一石膏绷带 Z47.8
取胎术 - 见 牵引术
取消的(手术)操作 Z53.9
一接种 Z28.9
一一由于
一一一病人的决定 NEC Z28.2
一一一一信仰或群体压力的原因 Z28.1
一一一禁忌证 Z28.0
一一一特指的理由 NEC Z28.8
一由于
一一病人的决定 NEC Z53.2
一一一信仰或群体压力的原因 Z53.1
一一禁忌证 Z53.0
一一特指的理由 NEC Z53.8

Change(s)
—contraceptive device Z30.5
—suture Z48.0
—dressing Z48.0
—fixation device (internal) Z47.0
——external Z47.8
—Kirschner wire Z47.0
—splint, external Z47.8
—indwelling catheter Z46.6
—pacemaker Z45.0
—traction device Z47.8
—plaster cast Z47.8
Extraction
Cancelled procedure (surgical) Z53.9
—vaccination Z28.9
——because of
———patient's decision NEC Z28.2
————for reasons of belief or group pressure Z28.1
———contraindication Z28.0
———specified reason NEC Z28.8
—because of
——patient's decision NEC Z53.2
———for reasons of belief or group pressure Z53.1
——contraindication Z53.0
——specified reason NEC Z53.8

qǔ 龋

龋
一初始 K02.0
一牙 K02.9
一牙本质(急性)(慢性) K02.1
一牙骨质 K02.2
一一静止 K02.3
一一特指的 NEC K02.8
一釉质(急性)(慢性，初期) K02.0
龋牙 K02.9

Caries
—initial K02.0
—dental, tooth, teeth K02.9
—dentin (acute) (chronic) K02.1
—cementum K02.2
——arrested K02.3
——specified NEC K02.8
—enamel (acute) (chronic, incipient) K02.0
Carious teeth K02.9

qù 去

去除(自)	**Removal (from) (of)**
－板(骨折) Z47.0	－plate (fracture) Z47.0
－导管(留置的)(泌尿) Z46.6	－catheter (indwelling) (urinary) Z46.6
－－血管 NEC Z45.2	－－vascular NEC Z45.2
－－自人工造口 - 见 维护，人工，造口	－－from artificial opening - see Attention to, artificial, opening
－钉 Z47.0	－pin Z47.0
－缝线 Z48.0	－suture Z48.0
－敷料 Z48.0	－dressing Z48.0
－杆 Z47.0	－rod Z47.0
－鼓膜切开术装置(移植片固定模)(管) Z45.8	－myringotomy device (stent) (tube) Z45.8
－基施纳钢丝 Z47.0	－Kirschner wire Z47.0
－夹板，外部 Z47.8	－splint, external Z47.8
－螺丝钉 Z47.0	－screw Z47.0
－器官，预防性(为肿瘤处理) Z40.0	－organ, prophylactic (for neoplasm management) Z40.0
－牵引装置，外部 Z47.8	－traction device, external Z47.8
－石膏绷带 Z47.8	－plaster cast Z47.8
－心脏脉冲发生器(电池)(寿命到期) Z45.0	－cardiac pulse generator (battery) (end-of-life) Z45.0
－血管通路装置或导管 Z45.2	－vascular access device or catheter Z45.2
－装置	－device
－－避孕 Z30.5	－－contraceptive Z30.5
－－固定(内部) Z47.0	－－fixation (internal) Z47.0
－－－外部 Z47.8	－－－external Z47.8
－－牵引 Z47.8	－－traction Z47.8
去极化 – 现译名 除极	**Depolarization**
去纤维蛋白(综合征) D65	**Defibrination (syndrome) D65**
产后 O72.3	postpartum O72.3
－产前 O46.0	－antepartum O46.0
－－影响到胎儿或新生儿 P02.1	－－affecting fetus or newborn P02.1
－产时 O67.0	－intrapartum O67.0
－后	－following
－－流产(随后发生) O08.1	－－abortion (subsequent episode) O08.1
－－－近期发生 - 见 流产	－－－current episode - see Abortion
－－异位妊娠或葡萄胎妊娠 O08.1	－－ectopic or molar pregnancy O08.1
－胎儿或新生儿 P60	－fetus or newborn P60

quán 全

全瓣膜病(未特指病因) I08.9	**Panvalvular disease (unspecified origin) I08.9**
－特指的 NEC(未特指病因) I08.8	－specified NEC (unspecified origin) I08.8

quán 拳

quán 醛

quē 缺

缺乏(症)，不足

—11 羟化酶 E25.0
—21 羟化酶 E25.0
—3β 羟甾类脱氢酶 E25.0
—5-α 还原酶(伴有男性假两性同体) E29.1
—AC 球蛋白(先天性)(遗传性) D68.2
——后天性 D68.4
—NADH-正铁血红蛋白还原酶(先天性) D74.0
—NADH 黄递酶或还原酶(先天性) D74.0
—PTA(血浆凝血激酶前质) D68.1
—PTC(血浆凝血激酶成分) D67
—SPCA(因子 VII) D68.2
—α1 抗胰蛋白酶 E88.0
—β 葡萄糖醛酸酶 E76.2
—氨基酸类 E72.9
—半乳糖-1-磷酸盐尿苷酸转移酶 E74.2
—半乳糖激酶 E74.2
—苯丙氨酸羟化酶 E70.1
—吡哆胺，吡哆醛 E53.1
—吡哆醇(衍生物) E53.1
—必需脂肪酸 E63.0
—丙酮酸盐
——脱氢酶 E74.4
——羧酶 E74.4
—补体 1 酯酶抑制剂 D84.1
—不稳定因子(先天性)(遗传性) D68.2
——后天性 D68.4
—财源 Z59.6
—产前保健，影响妊娠处理 Z35.3
—充足的食物 NEC Z59.4
—垂体素(单一的) E23.0
—次黄嘌呤(-鸟嘌呤)磷酸核糖转移酶 E79.1
—促性腺激素(孤立的) E23.0
—蛋白(另见 营养不良) E46
——C D68.5
——S D68.5
—道德(精神病性) F60.2
—碘 E61.8
——先天性综合征(另见 综合征，缺碘，先天性) E00.9

Deficiency, deficient, Deficit, Insufficiency, Lack of

—11-hydroxylase E25.0
—21-hydroxylase E25.0
—3βhydroxysteroid dehydrogenase E25.0
—5-α-reductase (with male pseudohermaphroditism) E29.1
—AC globulin (congenital) (hereditary) D68.2
——acquired D68.4
—NADH-methemoglobin reductase (congenital) D74.0
—NADH diaphorase or reductase (congenital) D74.0
—PTA (plasma thromboplastin antecedent) D68.1
—PTC (plasma thromboplastin component) D67
—SPCA (factor VII) D68.2
—α-1-antitrypsin E88.0
—β-glucoronidase E76.2
—amino-acids E72.9
—galactose-1-phosphate uridyl transferase E74.2
—galactokinase E74.2
—phenylalanine hydroxylase E70.1
—pyridoxamine, pyridoxal E53.1
—pyridoxine (derivatives) E53.1
—essential fatty acid (EFA) E63.0
—pyruvate
——dehydrogenase E74.4
——carboxylase E74.4
—C1 esterase inhibitor (C1-INH) D84.1
—labile factor (congenital) (hereditary) D68.2
——acquired D68.4
—financial resources Z59.6
—prenatal care, affecting management of pregnancy Z35.3
—adequate food NEC Z59.4
—pituitary hormone (isolated) E23.0
—hypoxanthine(-guanine)-phosphoribosyltransferase (HG-PRT) (total H-PRT) E79.1
—gonadotropin (isolated) E23.0
—protein (see also Malnutrition) E46
——C D68.5
——S D68.5
—moral F60.2
—iodine E61.8
——congenital syndrome (see also Syndrome, iodine-deficiency, congenital) E00.9

缺乏(症)，不足——*续前页*
一多种营养元素 E61.7
一多腺体 E31.8
一一自身免疫性 E31.0
一二糖酶 E73.9
一钒 E61.6
一泛酸 E53.8
一分泌
一一卵巢 E28.3
一一尿 R34
一一涎腺(任何) K11.7
一父母对儿童的监督和管教 Z62.0
一腹肌(缺乏)综合征 Q79.4
一钙(饮食性) E58
一肝磷酸化酶 E74.0
一铬 E61.4
一供能(另见 营养不良) E46
一一严重的(另见 营养不良，重度) E43
一骨化醇，维生素 D_2 E55.9
一一伴有
一一一成人骨软化症 M83.8
一一一佝偻病(另见 佝偻病) E55.0
一果糖-1, 6-二磷酸 E74.1
一果糖激酶 E74.1
一哈格曼因子 D68.2
一核黄素 E53.0
一胡萝卜素 E50.9
一肌磷酸化酶 E74.0
一肌肉肉毒碱(棕榈酰转移酶) E71.3
一激素
一一垂体 E23.0
一一睾丸 E29.1
一一前垂体(部分) NEC E23.0
一一一生长 E23.0
一一生长(单一的) E23.0
一记忆(另见 遗忘症) R41.3
一一轻度，器质性脑损害后 F06.7
一甲状旁(腺) E20.9
一钾 E87.6
一假胆碱酯酶 E88.0
一抗坏血酸 E54
一抗凝血酶 D68.5

Deficiency, Insufficiency, Lack of——*continued*
—multiple nutrient elements E61.7
—polyglandular E31.8
——autoimmune E31.0
—disaccharidase E73.9
—vanadium E61.6
—pantothenic acid E53.8
—secretion
——ovary E28.3
——urine R34
——salivary gland (any) K11.7
—parental supervision or control of child Z62.0
—abdominal muscle syndrome Q79.4
—calcium (dietary) E58
—hepatophosphorylase E74.0
—chromium E61.4
—energy supply (see also Malnutrition) E46
——severe (see also Malnutrition, severe) E43
—calciferol E55.9
——with
———adult osteomalacia M83.8
———rickets (see also Rickets) E55.0
—fructose 1,6-diphosphatase E74.1
—fructokinase E74.1
—Hageman factor D68.2
—riboflavin E53.0
—carotene E50.9
—myophosphorylase E74.0
—muscle carnitine (palmityltransferase) E71.3
—hormone
——pituitary E23.0
——testicular E29.1
——anterior pituitary (partial) NEC E23.0
———growth E23.0
——growth (isolated) E23.0
—memory (see also Amnesia) R41.3
——mild, following organic brain damage F06.7
—parathyroid (gland) E20.9
—kalium, potassium (K) E87.6
—pseudocholinesterase E88.0
—ascorbic acid E54
—antithrombin D68.5

缺乏(症)，不足——*续前页*
－维生素——*续前页*
－－P E56.8
－－PP(预防糙皮病) E52
－－硫胺素 E51.9
－－－脚气病(另见 脚气病) E51.1
－－特指的 NEC E56.8
－稳定因子(先天性)(遗传性) D68.2
－－后天性 D68.4
－物质资源[收入] Z59.6
－硒(饮食性) E59
－纤维蛋白稳定因子(先天性)(遗传性) D68.2
－－后天性 D68.4
－纤维蛋白原(先天性)(遗传性) D68.2
－－后天性 D65
－腺苷脱氨酶(ADA) D81.3
－协调 R27.8
－锌，饮食 E60
－性
－－乐 F52.1
－－欲 F52.0
－休息(影响生活方式) Z73.2
－血红蛋白 D64.9
－血浆凝血激酶
－－成分(PTC) D67
－－前质(PTA) D68.1
－血浆铜蓝蛋白(威尔逊) E83.0
－血清抗胰蛋白酶，家族性 E88.0
－血液中丙种球蛋白 D80.1
－－遗传性 D80.0
－牙数目(另见 无牙症) K00.0
－亚硫酸盐氧化酶 E72.1
－烟酸，烟酰胺(-色氨酸) E52
－盐 E87.1
－氧(另见 缺氧) R09.0
－－全身性(由于窒息)(环境中缺氧含量) T71
－叶酸，叶酸盐 E53.8
－胰抗脂肪肝素 K86.8
－因子 - 另见 缺乏，凝血
－－Ⅰ(先天性)(遗传性) D68.2
－－Ⅱ(先天性)(遗传性) D68.2
－－Ⅴ(先天性)(遗传性) D68.2

Deficiency, Insufficiency, Lack of——*continued*
－vitamin ——*continued*
－－P E56.8
－－PP (pellagra-preventing) E52
－－thiamine E51.9
－－－beriberi (see also Beriberi) E51.1
－－specified NEC E56.8
－stable factor (congenital) (hereditary) D68.2
－－acquired D68.4
－material resources Z59.6
－selenium (dietary) E59
－fibrin-stabilizing factor (congenital) (hereditary) D68.2
－－acquired D68.4
－fibrinogen (congenital) (hereditary) D68.2
－－acquired D65
－adenosine deaminase (ADA) D81.3
－coordination R27.8
－zinc, dietary E60
－sexual
－－enjoyment F52.1
－－desire F52.0
－relaxation (affecting lifestyle) Z73.2
－hemoglobin D64.9
－plasma thromboplastin
－－component (PTC) D67
－－antecedent (PTA) D68.1
－ceruloplasmin (Wilson) E83.0
－serum antitrypsin, familial E88.0
－gammaglobulin in blood D80.1
－－hereditary D80.0
－number of teeth (see also Anodontia) K00.0
－sulfite oxidase E72.1
－nicotinic acid, nicotinamide, niacin (amide) (-tryptophan) E52
－salt E87.1
－oxygen (see also Anoxia) R09.0
－－systemic (by suffocation) (low content in atmosphere) T71
－folic acid, folate E53.8
－lipocaic K86.8
－factor - see also Deficiency, coagulation
－－Ⅰ (congenital) (hereditary) D68.2
－－Ⅱ (congenital) (hereditary) D68.2
－－Ⅴ (congenital) (hereditary) D68.2

缺乏的效应——*续前页*
一水 T73.1
一特指的 NEC T73.8
一维生素类(另见 缺乏，维生素) E56.9
一症状，综合征，(麻醉类)药 - 编码于 F10-F19 伴有第四位数.3
缺乏教养或因此在思想感情上受到的震扰 Z60.3
缺乏免疫(系统) NEC D89.9
缺过氧化氢酶血，过氧化氢酶缺乏症 E80.3
缺如(另见 不发生)
一鼻 Q30.1
一臂(完全) Q71.0
一髌骨 Q74.1
一肠(小) Q41.9
一一大 Q42.9
一一一特指的 NEC Q42.8
一尺骨 Q71.5
一处女膜 Q52.4
一垂体(腺) Q89.2
一唇 Q38.0
一胆管或胆道 Q44.5
一胆囊 Q44.0
一骶骨 Q76.4
一动脉(周围) Q27.9
一一冠状 Q24.5
一一脑 Q28.3
一一脐 Q27.0
一一特指的 NEC Q27.8
一耳 Q16.9
一一廓 Q16.0
一一叶 Q17.8
一腓骨 Q72.6
一跗骨 Q72.3
一肝 Q44.7
一肛门，肛(管) Q42.3
一一伴有瘘 Q42.2
一睾丸 Q55.0
一膈(伴有疝) Q79.1
一宫颈 Q51.5
一肱骨 Q71.8
一股骨 Q72.4
一骨 NEC Q79.9
一骨道(耳) Q16.1
一核性 Q07.8

Deprivation (effects) ——*continued*
—water T73.1
—specified NEC T73.8
—vitamins (see also Deficiency, vitamin) E56.9
—symptoms, syndrome, drug (narcotic) - code to F10-F19 with fourth character .3
Cultural deprivation or shock Z60.3
Compromised immune (system) NEC D89.9
Acatalasemia, acatalasia E80.3
Agenesis, Absence
—nose Q30.1
—arm (complete) Q71.0
—patella Q74.1
—intestine (small) Q41.9
——large Q42.9
———specified NEC Q42.8
—ulna Q71.5
—hymen Q52.4
—pituitary (gland) Q89.2
—lip Q38.0
—bile duct or passage Q44.5
—gallbladder Q44.0
—sacrum Q76.4
—artery (peripheral) Q27.9
——coronary Q24.5
——brain Q28.3
——umbilical Q27.0
——specified NEC Q27.8
—ear Q16.9
——auricle Q16.0
——lobe Q17.8
—fibula Q72.6
—tarsus Q72.3
—hepatic, liver Q44.7
—anus, anal (canal) Q42.3
——with fistula Q42.2
—testicle Q55.0
—diaphragm (with hernia) Q79.1
—cervix Q51.5
—humerus Q71.8
—femur Q72.4
—bone NEC Q79.9
—osseous meatus (ear) Q16.1
—nuclear Q07.8

缺如——*续前页*

—阑尾 Q42.8

—肋骨 Q76.6

—泪点 Q10.4

—泪管 Q10.4

—泪器 Q10.4

—颅(骨) Q75.8

——伴有

———脑积水 Q03.9

—————伴有脊柱裂(另见 脊柱裂，伴有脑积水) Q05.4

———脑膨出(另见 脑膨出) Q01.9

———无脑儿 Q00.0

———小头畸形 Q02

—卵巢 Q50.0

—盲肠 Q42.8

—毛发 Q84.0

—泌尿道 NEC Q64.8

—面

——骨 NEC Q75.8

——特指部位 NEC Q18.8

—膜迷路 Q16.5

—脑 Q00.0

——部分 Q04.3

—内分泌(腺) NEC Q89.2

—尿道 Q64.5

—膀胱 Q64.5

—盆腔带(完全)(部分) Q74.2

—脾 Q89.0

—胼胝体 Q04.0

—气管(软骨) Q32.1

—器官

——或部位未列出 - 见 异常，按部位

——科尔蒂[螺旋器] Q16.5

—前列腺 Q55.4

—腔静脉(下)(上) Q26.8

—桡尺骨 Q71.8

—桡骨 Q71.4

—乳房(伴有乳头存在) Q83.8

——伴有乳头缺失 Q83.0

—乳头 Q83.2

—软骨 Q79.9

—腮腺 Q38.4

Agenesis, Absence——*continued*

—appendix Q42.8

—rib Q76.6

—punctum lacrimale Q10.4

—canaliculus lacrimalis Q10.4

—lacrimal apparatus Q10.4

—skull (bone) Q75.8

——with

———hydrocephalus Q03.9

—————with spina bifida (see also Spina bifida, with hydrocephalus) Q05.4

———encephalocele (see also Encephalocele) Q01.9

———anencephaly Q00.0

———microcephaly Q02

—ovary Q50.0

—cecum Q42.8

—hair Q84.0

—urinary tract NEC Q64.8

—face

——bones NEC Q75.8

——specified part NEC Q18.8

—labyrinth, membranous Q16.5

—brain Q00.0

——of part of Q04.3

—endocrine (gland) NEC Q89.2

—urethra Q64.5

—bladder Q64.5

—pelvic girdle (complete) (partial) Q74.2

—spleen Q89.0

—corpus callosum Q04.0

—trachea (cartilage) Q32.1

—organ

——or site not listed - see Anomaly, by site

——of Corti Q16.5

—prostate Q55.4

—vena cava (inferior) (superior) Q26.8

—radioulnar Q71.8

—radius Q71.4

—breast (with nipple present) Q83.8

——with absent nipple Q83.0

—nipple Q83.2

—cartilage Q79.9

—parotid gland(s) Q38.4

缺如——*续前页*
一上肢 Q71.0
一一伴有手存在 Q71.1
一舌 Q38.3
一射精管 Q55.4
一神经，神经系统，部位 NEC Q07.8
一肾(部分) Q60.2
一一单侧 Q60.0
一一双侧 Q60.1
一肾上(腺) Q89.1
一生殖器，生殖(器官)
一一男性 Q55.8
一一女性 Q52.8
一一一内 NEC Q52.8
一一一外 Q52.7
一声门 Q31.8
一十二指肠 Q41.0
一食管 Q39.8
一手(和手指)(完全)(部分) Q71.3
一输精管 Q55.4
一输卵管 Q50.6
一输尿管 Q62.4
一锁骨 Q74.0
一腿
一一小 Q72.8
一一一和足 Q72.2
一一意指下肢 Q72.0
外阴 Q52.7
一腕骨 Q71.3
一尾骨 Q76.4
一胃 Q40.2
一下颌骨，上颌骨 K07.0
一涎腺 Q38.4
一消化器官或消化道(完全)(部分) NEC Q45.8
一一上 Q40.8
一小脑，小脑蚓部 Q04.3
一心包 Q24.8
一心脏 Q24.8
一一瓣膜 NEC Q24.8
一胸(腺) Q89.2
一胸骨 Q76.7
一悬雍垂 Q38.5
一循环系统，部位 NEC Q28.9

Agenesis, Absence——*continued*
—upper limb Q71.0
——with hand present Q71.1
—tongue Q38.3
—ejaculatory duct Q55.4
—nerve, nervous system, part NEC Q07.8
—kidney(s), renal (partial) Q60.2
——unilateral Q60.0
——bilateral Q60.1
—adrenal (gland) Q89.1
—genitalia, genital (organ(s))
——male Q55.8
——female Q52.8
———internal NEC Q52.8
———external Q52.7
—glottis Q31.8
—duodenum Q41.0
—esophagus, oesophagus Q39.8
—hand (and fingers) (complete) (partial) Q71.3
—vas deferens Q55.4
—fallopian tube, oviduct Q50.6
—ureter Q62.4
—clavicle Q74.0
—leg
——lower Q72.8
———and foot Q72.2
——meaning lower limb Q72.0
—vulva Q52.7
—carpus Q71.3
—coccyx Q76.4
—gastric, stomach Q40.2
—mandible, maxilla K07.0
—salivary gland Q38.4
—digestive organ(s) or tract, alimentary tract (complete) (partial) NEC Q45.8
——upper Q40.8
—cerebellum, vermis of cerebellum Q04.3
—pericardium Q24.8
—heart Q24.8
——valve NEC Q24.8
—thymus (gland) Q89.2
—sternum Q76.7
—uvula Q38.5
—circulatory system, part NEC Q28.9

缺如——*续前页*
一咽鼓(管)(外) Q16.1
一眼 Q11.1
一一附器 Q15.8
一眼睑(皱折) Q10.3
一胰腺 Q45.0
一阴唇(大)(小) Q52.7
一阴道 Q52.0
一阴蒂 Q52.6
一阴茎 Q55.5
一阴囊 Q55.2
一圆韧带 Q52.8
一掌骨 Q71.3
一砧骨 Q16.3
一支气管 Q32.4
一肢(完全) Q73.0
一一上 Q71.0
一一下 Q72.0
一跖骨 Q72.3
一直肠 Q42.1
一一伴有瘘 Q42.0
一主动脉 Q25.4
一子宫 Q51.0
一足(和趾)(完全)(部分) Q72.3
缺少 - 见 缺失
缺失[缺如](器官或部位)(完全或部分)
一鼻(先天性) Q30.1
一一后天性 Z90.0
一臂(后天性)(单侧) Z89.2
一一伴有腿(任何水平) Z89.8
一一双侧(任何水平) Z89.3
一一一伴有腿(任何水平) Z89.8
一一先天性 Q71.9
一髌骨，先天性 Q74.1
一常染色体 Q93.9
一一特指的 NEC Q93.8
一长臂染色体 18 或 21 综合征 Q93.5
一一伴有复合体重排 NEC Q93.7
一一特指的 NEC Q93.8
一肠(后天性)(小) Z90.4

Agenesis, Absence——*continued*
—auditory, eustachian tube (canal) (external) Q16.1
—eye Q11.1
——adnexa Q15.8
—eyelid (fold) Q10.3
—pancreas Q45.0
—labium (majus) (minus) Q52.7
—vagina Q52.0
—clitoris Q52.6
—penis Q55.5
—scrotum Q55.2
—round ligament Q52.8
—metacarpus Q71.3
—incus Q16.3
—bronchus Q32.4
—limb (complete) Q73.0
——upper Q71.0
——lower Q72.0
—metatarsus Q72.3
—rectum Q42.1
——with fistula Q42.0
—aorta Q25.4
—uterus Q51.0
—foot (and toes) (complete) (partial) Q72.3
Absence
Absence, Deletion, Depletion, Loss (of), Missing (organ or part) (complete or partial)
—nose (congenital) Q30.1
——acquired Z90.0
—arm (acquired) (unilateral) Z89.2
——with leg (any level) Z89.8
——bilateral (any level) Z89.3
———with leg(s) (any level) Z89.8
——congenital Q71.9
—patella, congenital Q74.1
—autosome Q93.9
——specified NEC Q93.8
—long arm chromosome 18 or 21 syndrome Q93.5
——with complex rearrangements NEC Q93.7
——specified NEC Q93.8
—intestine (acquired) (small) Z90.4

缺失——*续前页*
一腔静脉(下)(上)，先天性 Q26.8
一染色体
一一伴有复合体重排 NEC Q93.7
一一部分 Q93.5
一一短臂
一一一4 Q93.3
一一一5 Q93.4
一一一特指部位 NEC Q93.5
一一仅见于前中期 Q93.6
一一特指部位 NEC Q93.5
一桡骨，先天性 Q71.4
一热感 R20.8
一乳房(后天性) Z90.1
一一先天性 Q83.8
一乳头，先天性 Q83.2
一上臂和前臂，伴有手存在，先天性 Q71.1
一上腔静脉，先天性 Q26.8
一舌，先天性 Q38.3
一射精管(先天性) Q55.4
一肾(后天性) Z90.5
一肾上(腺)(先天性) Q89.1
一一后天性 E89.6
一一先天性 Q60.2
一一一单侧 Q60.0
一一一双侧 Q60.1
一生殖器官
一一后天性(女性)(男性) Z90.7
一一男性，先天性 Q55.8
一一女性，先天性 Q52.8
一一一内 NEC Q52.8
一一一外 Q52.7
一声门，先天性 Q31.8
一十二指肠(后天性) Z90.4
一一先天性 Q41.0
一食管(先天性) Q39.8
一一后天性(部分) Z90.4
一手和腕(后天性)(单侧) Z89.1
一一伴有下肢(任何水平) Z89.8
一一双侧 Z89.3
一一一伴有下肢(任何水平) Z89.8
一一先天性 Q71.3

Absence, Loss (of), Missing——*continued*
—vena cava (inferior) (superior), congenital Q26.8
—chromosome
——with complex rearrangements NEC Q93.7
——part Q93.5
——short arm
———4 Q93.3
———5 Q93.4
———specified part NEC Q93.5
——seen only at prometaphase Q93.6
——specified part NEC Q93.5
—radius, congenital Q71.4
—heat sense R20.8
—breast(s) (acquired) Z90.1
——congenital Q83.8
—nipple, congenital Q83.2
—upper arm and forearm with hand present, congenital Q71.1
—superior vena cava, congenital Q26.8
—tongue, congenital Q38.3
—ejaculatory duct (congenital) Q55.4
—kidney(s) (acquired) Z90.5
—adrenal (gland) (congenital) Q89.1
——acquired E89.6
——congenital Q60.2
———unilateral Q60.0
———bilateral Q60.1
—genital organs
——acquired (female) (male) Z90.7
——male, congenital Q55.8
——female, congenital Q52.8
———internal NEC Q52.8
———external Q52.7
—glottis, congenital Q31.8
—duodenum (acquired) Z90.4
——congenital Q41.0
—esophagus (congenital) Q39.8
——acquired (partial) Z90.4
—hand and wrist (acquired) (unilateral) Z89.1
——with lower limb (any level) Z89.8
——bilateral Z89.3
———with lower limb (any level) Z89.8
——congenital Q71.3

缺失——*续前页*
—直肠(先天性) Q42.1
——伴有瘘 Q42.0
——后天性 Z90.4
—中性粒细胞 D70
—主动脉(先天性) Q25.4
—子宫(后天性) Z90.7
——先天性 Q51.0
—足和踝(后天性)(单侧) Z89.4
——伴有上肢(任何水平) Z89.8
——双侧 Z89.7
———伴有上肢(任何水平) Z89.8
——先天性 Q72.3
缺损 Q13.0
—艾森门格尔 Q21.8
—充盈
——膀胱 R93.4
——肾 R93.4
——输尿管 R93.4
—发育性 - 另见 异常
——马尾 Q06.3
—房间隔(第二孔)[继发孔型房间隔缺损](Ⅱ型) Q21.1
——第一孔(Ⅰ型) Q21.2
——急性心肌梗死后(近期并发症) I23.1
—房室
——管 Q21.2
——间隔 Q21.2
—腹壁，先天性 Q79.5
—膈
——伴有升高、膨升或疝 - 见 疝，膈
先天性 Q79.1
———伴有疝 Q79.0
———严重的(伴有疝) Q79.0
—冠状动脉窦 Q21.1
—虹膜 Q13.0
—呼吸系统，先天性 Q34.9
—间隔(心脏) NEC Q21.9
——房
———急性心肌梗死后(近期并发症) I23.1
———同时伴有急性心肌梗死 - 见 梗死，心肌

Absence, Loss (of), Missing——*continued*
—rectum (congenital) Q42.1
——with fistula Q42.0
——acquired Z90.4
—neutrophil D70
—aorta (congenital) Q25.4
—uterus (acquired) Z90.7
——congenital Q51.0
—foot and ankle (acquired) (unilateral) Z89.4
——with upper limb (any level) Z89.8
——bilateral Z89.7
———with upper limb (any level) Z89.8
——congenital Q72.3
Coloboma, defective Q13.0
—Eisenmenger's Q21.8
—filling
——bladder R93.4
——kidney R93.4
——ureter R93.4
—developmental - see also Anomaly
——cauda equina Q06.3
—atrial, interatrial, interauricular (septal) (ostium secundum) (type Ⅱ) Q21.1
——ostium primum (type Ⅰ) Q21.2
——following acute myocardial infarction (current complication) I23.1
—atrioventricular
——canal Q21.2
——septum Q21.2
—abdominal wall, congenital Q79.5
—diaphragm
——with elevation, eventration or hernia - see Hernia, diaphragm
——congenital Q79.1
———with hernia Q79.0
———gross (with hernia) Q79.0
—coronary sinus Q21.1
—iris Q13.0
—respiratory system, congenital Q34.9
—septal (heart) NEC Q21.9
——atrial
———following acute myocardial infarction (current complication) I23.1
———concurrent with acute myocardial infarction - see Infarct, myocardium

缺损——*续前页*
一间隔——*续前页*
——后天性(房)(心房)(心室)(陈旧性) I51.0
——心室(另见 缺损，心室间隔) Q21.0
一晶状体 Q12.2
一静脉窦 Q21.1
一孔
——第一 Q21.2
——第二 Q21.1
一肾盂 Q63.8
——梗阻性 Q62.3
一食管，先天性 Q39.9
一室间隔 Q21.0
——伴有主动脉右位、肺动脉狭窄和右心室肥大 Q21.3
——法洛[法乐]四联症的 Q21.3
一视神经盘 Q14.2
一特塞梅特膜，先天性 Q13.8
一外胚层，先天性 Q82.9
一先天性，器官或部位未列出 - 见 异常，按部位
一楔状，牙(磨损) K03.1
一心房间隔 Q21.1
一心内膜垫 Q21.2
一心室间隔 Q21.0
——法洛[法乐]四联症的 Q21.3
——急性心肌梗死后(近期并发症) I23.2
——同时伴有急性心肌梗死 - 见 梗死，心肌
一血管(局部) I99
——先天性 Q27.9
一循环系统 I99
——先天性 Q28.9
——新生儿 Q28.9
一延髓性间隔 Q21.0
一眼底 Q14.8
一眼睑 Q10.3
一主动脉肺动脉间隔 Q21.4

缺损(圆形)，穿孔
一黄斑 H35.3
一视网膜(不伴有脱离) H33.3
——伴有脱离 H33.0

Coloboma, defective——*continued*
—septal——*continued*
——acquired (atrial) (auricular) (ventricular) (old) I51.0
——ventricular (see also Defect, ventricular septal) Q21.0
—lens Q12.2
—sinus venosus Q21.1
—ostium
——primum Q21.2
——secundum Q21.1
—renal pelvis Q63.8
——obstructive Q62.3
—esophagus, congenital Q39.9
—interventricular septal Q21.0
——with dextroposition of aorta, pulmonary stenosis and hypertrophy of right ventricle Q21.3
——in tetralogy of Fallot Q21.3
—optic disk Q14.2
—Descemet's membrane, congenital Q13.8
—ectodermal, congenital Q82.9
—congenital, organ or site not listed - see Anomaly, by site
—wedge, tooth, teeth (abrasion) K03.1
—auricular septal Q21.1
—cushion, endocardial Q21.2
—ventricular septal Q21.0
——in tetralogy of Fallot Q21.3
——following acute myocardial infarction (current complication) I23.2
——concurrent with acute myocardial infarction - see Infarct, myocardium
—vascular (local) I99
——congenital Q27.9
—circulation I99
——congenital Q28.9
——newborn Q28.9
—bulbar septum Q21.0
—fundus Q14.8
—eyelid Q10.3
—aortopulmonary septum Q21.4

Hole (round)
—macula H35.3
—retina (without detachment) H33.3
——with detachment H33.0

缺陷	**Defect, defective, Deficiency, deficient**
一11 羟化酶 E25.0	—11-hydroxylase E25.0
一21 羟化酶 E25.0	—21-hydroxylase E25.0
一3β 羟甾类脱氢酶 E25.0	—3βhydroxysteroid dehydrogenase E25.0
一κ 轻链 D80.8	—kappa light chain D80.8
一变体，溶酶体酶，翻译后 E77.0	—modification, lysosomal enzymes, post-translational E77.0
一补体系统 D84.1	—complement system D84.1
一传导 I45.9	—conduction I45.9
一一骨 - 见 聋，传导性	——bone - see Deafness, conductive
一代谢(先天性) - 见 障碍，代谢	—ametropia - see disorder, metabolism
一胆红素分泌 NEC E80.6	—bilirubin excretion NEC E80.6
一股骨，近端局灶性[近侧股骨灶性缺损](先天性) Q72.4	—femoral, proximal focal (congenital) Q72.4
一过氧化氢酶，过氧化物酶 E80.3	—catalase, peroxidase E80.3
一哈格曼(因子) D68.2	—Hageman (factor) D68.2
一甲状(腺)(另见 甲状腺功能减退症) E03.9	—thyroid (gland) (see also Hypothyroidism) E03.9
一精神(家族性)(遗传性) - 见 发育迟缓，精神	—mental (familial) (hereditary) - see Retardation, mental
一抗体免疫 D80.9	—antibody immunodeficiency D80.9
一淋巴细胞机能抗原 1 D84.0	—lymphocyte function antigen-1 (LFA-1) D84.0
一颅面轴 Q75.0	—craniofacial axis Q75.0
一酶	—enzyme
一一过氧化氢酶，过氧化物酶 E80.3	——catalase, peroxidase E80.3
一免疫(另见 免疫缺陷) D84.9	—immunity, immuno (see also Immunodeficiency) D84.9
一一联合 D81.9	——combined D81.9
一一体液 D80.9	——humoral D80.9
一一细胞间接 D84.8	——cell-mediated D84.8
一内分泌 E34.9	—endocrine E34.9
一凝血(因子)(另见 缺乏，因子) D68.9	—coagulation (factor) (see also Deficiency, factor) D68.9
一一产后 O72.3	——postpartum O72.3
一一产前伴有出血 O46.0	——antepartum with hemorrhage O46.0
一一一胎盘早期剥离 O45.0	———premature separation of placenta O45.0
一一一影响到胎儿或新生儿 P02.1	———affecting fetus or newborn P02.1
一一产时 O67.0	——intrapartum O67.0
一一新生儿，短暂性 P61.6	——newborn, transient P61.6
一溶酶体酶翻译后变体 E77.0	—lysosomal enzyme, post-translational modification E77.0
一伸肌系带 M62.8	—extensor retinaculum M62.8
一神经管 Q07.9	—neural tube Q07.9
一生物合成，(睾丸)雄激素 E29.1	—biosynthesis, androgen (testicular) E29.1
一声音 R49.8	—voice R49.8
一视力 NEC H54.9	—vision NEC H54.9
一视野 H53.4	—visual field H53.4

缺血——*续前页*
一心性 - 见 病，心脏，缺血性
一心脏(慢性或伴有提及持续时间超过 4 周者) I25.9
一一急性或伴有提及持续时间在 4 周或小于 4 周者 I24.9
一一衰竭 I25.5

缺氧，缺氧症 R09.0
一新生儿(另见 窒息，新生儿) P21.9
一病理性 R09.0
一大脑 G93.1
一一并发
一一一分娩(剖宫产)(器械的) O75.4
一一一麻醉(全身)(局部)或其他镇静剂
一一一一产后，产褥期 O89.2
一一一一妊娠中 O29.2
一一一一在产程和分娩中 O74.3
一一新生儿(另见 窒息，新生儿) P21.9
一一在操作中或由于操作所致 G97.8
一高海拔，高原 T70.2
一胎儿 - 见 窘迫，胎儿
一一影响妊娠处理(与产程或分娩无关) O36.3
一心肌(另见 供血不足，冠状动脉) I24.8
一心脏 - 见 供血不足，冠状动脉
一新生儿(另见 窒息，新生儿) P21.9
一由于淹溺 T75.1
一子宫内 P20.9
一一首先察觉到
一一一在产程和分娩中 P20.1
一一一在产程开始前 P20.0

Ischemia——*continued*
—cardiac - see Disease, heart, ischemic
—heart (chronic or with a stated duration of over 4 weeks) I25.9
——acute or with a stated duration of 4 weeks or less I24.9
——failure I25.5

Anoxia, Hypoxia,Anoxemia R09.0
—newborn (see also Asphyxia, newborn) P21.9
—pathological R09.0
—cerebral G93.1
——complicating
———delivery (cesarean) (instrumental) O75.4
———anesthesia (general) (local) or other sedation
————postpartum, puerperal O89.2
————in pregnancy O29.2
————in labor and delivery O74.3
——newborn (see also Asphyxia, newborn) P21.9
——during or resulting from a procedure G97.8
—high altitude T70.2
—fetal - see Distress, fetal
——affecting management of pregnancy (unrelated to labor or delivery) O36.3
—myocardial (see also Insufficiency, coronary) I24.8
—heart - see Insufficiency, coronary
—newborn (see also Asphyxia, newborn) P21.9
—due to drowning T75.1
—intrauterine, intrauterine P20.9
——first noted
———during labor and delivery P20.1
———before onset of labor P20.0

què 雀

雀斑 L81.2
一恶性黑(色素)瘤于(M8742/3) - 见 黑色素瘤
一黑素(哈钦森)(M8742/2) - 见 黑色素瘤，原位

雀斑痣(先天性)，小痣 L81.4
一恶性(M8742/2) - 另见 黑色素瘤，原位
一一黑(色素)瘤(M8742/3) - 见 黑色素瘤

Ephelis, ephelides, Freckle(s) L81.2
—malignant melanoma in (M8742/3) - see Melanoma
—melanotic (Hutchinson's) (M8742/2) - see Melanoma, in situ

Lentigo (congenital) L81.4
—maligna (M8742/2) - see also Melanoma, in situ
——melanoma (M8742/3) - see Melanoma

R

rǎn 染

染色，牙(硬组织)(外)(由于) K03.6 — **Staining, tooth, teeth (hard tissues) (extrinsic) (due to) K03.6**

—沉着(槟榔)(黑色)(绿色)(白垢)(橙色)(软)(烟草) K03.6 — —deposits (betel) (black) (green) (materia alba) (orange) (soft) (tobacco) K03.6

—金属(铜)(银) K03.7 — —metals (copper) (silver) K03.7

—内[内源性染色] NEC K00.8 — —intrinsic NEC K00.8

—牙髓出血 K03.7 — —pulpal bleeding K03.7

—增积物 K03.6 — —accretions K03.6

染色体 - 见涉及染色体的情况 — **Chromosome - see condition by chromosome involved**

—D(1) - 见染色体 13 的情况 — —D(1) - see Condition, chromosome 13

—E(3) - 见染色体 18 的情况 — —E(3) - see Condition, chromosome 18

—G - 见染色体 21 的情况 — —G - see Condition, chromosome 21

—长臂 18 或 21 综合征 Q93.5 — —long arm 18 or 21 syndrome Q93.5

ráo 桡

桡神经的 - 见情况 — **Radial nerve - see condition**

rè 热

热，发热 R50.9 — **Fever, Febris, febrile R50.9**

—Q 热 A78 — —quadrilateral A78

—阿弗他 B08.8 — —aphthous B08.8

—阿根廷出血热 A96.0 — —Argentinian hemorrhagic A96.0

—阿萨姆(印度)[黑热病] B55.0 — —Assam B55.0

—奥罗普什(病毒性) A93.0 — —Oropouche (viral) A93.0

—奥罗亚[巴尔通体病] A44.0 — —Oroya A44.0

—奥尼昂尼昂[奥绒绒热](非洲)(病毒性) A92.1 — —O'nyong-nyong (viral) A92.1

—澳大利亚 Q 热[立克次体病] A78 — —Australian Q A78

—巴尔马森林病毒 A92.8 — —Barmah forest A92.8

—巴尔通体热 A44.0 — —Bartonella A44.0

—巴拿马(疟疾性) B50.9 — —Panama (malarial) B50.9

—巴西紫热 A48.4 — —Brazilian purpuric A48.4

—白蛉热 A93.1 — —Pappataci, phlebotomus, sandfly A93.1

—斑疹热 A77.9 — —spotted A77.9

——哥伦比亚 A77.0 — ——Colombian A77.0

——落基山 A77.0 — ——Rocky Mountain A77.0

——美洲 A77.0 — ——American A77.0

热，发热——*续前页*	**Fever, Febris, febrile**——*continued*
一三日疟(疟疾) B52.9	—quartan (malaria) B52.9
一三日热 A93.1	—three-day A93.1
一山地热 A23.0	—mountain A23.0
一一蜱热(美洲)(病毒性) A93.2	——tick (American) (viral) A93.2
一一意指落基山斑点热 A77.0	——meaning Rocky Mountain spotted fever A77.0
一伤寒(顿挫性)(出血性)(间歇性)(恶性)(另见 伤寒) A01.0	—typhoid, typhus (abortive) (hemorrhagic) (intermittent) (malignant)(see also Typhus) A01.0
一伤寒胃肠性 A01.0	—typhogastric A01.0
一圣保罗(巴西) A77.0	—Sao Paulo A77.0
一圣华金河(谷)[球孢子菌病] B38.0† J99.8*	—San Joaquin (Valley) B38.0† J99.8*
一湿地 A27.9	—swamp A27.9
一手术后(由于感染) T81.4	—postoperative (due to infection) T81.4
一鼠咬热 A25.9	—rat-bite A25.9
一一由于	——due to
一一一螺菌 A25.0	———Spirillum A25.0
一一一念珠状链杆菌[鼠放线菌] A25.1	———Streptobacillus moniliformis A25.1
一水疱 B00.1	—blister B00.1
一水泡状口炎 A93.8	—vesicular stomatitis A93.8
一松戈 A98.5† N08.0*	—Songo A98.5† N08.0*
一苏门答腊螨热 A75.3	—Sumatran mite A75.3
一塔希纳 B33.8	—Tahyna B33.8
一泰国出血热 A91	—Thailand hemorrhagic A91
一土拉热(另见 土拉菌病) A21.9	—rabbit (see also Tularemia) A21.9
一兔热(另见 土拉菌病) A21.9	—deer fly (see also Tularemia) A21.9
一韦塞尔斯布伦(病毒性) A92.8	—Wesselsbron (viral) A92.8
一委内瑞拉马型 A92.2	—Venezuelan equine A92.2
一胃疟疾(另见 疟疾) B54	—gastromalarial (see also Malaria) B54
一蚊媒介(病毒性) A92.9	—mosquito-borne (viral) A92.9
一一出血 A92.8	——hemorrhagic A92.8
一五日热 A79.0	—quintan A79.0
一西部	—West
一一非洲 B50.8	——African B50.8
一一尼罗河(病毒性) A92.3	——Nile (viral) A92.3
一溪谷热 B38.0† J99.8*	—valley B38.0† J99.8*
一夏-秋季(疟疾性) B50.9	—estivo-autumnal (malarial) B50.9
一夏科(胆)(肝)(间歇性) K80.5	—Charcot's (biliary) (hepatic) (intermittent) K80.5
一腺热 B27.9	—glandular B27.9
一新加坡出血热 A91	—Singapore hemorrhagic A91
一新生儿 P81.9	—newborn P81.9
一一环境性 P81.0	——environmental, environmentally-induce P81.0
一猩红热 A38	—rubra, scarlet A38
一血红蛋白尿性(胆汁性)(疟疾性) B50.8	—hemoglobinuric (bilious) (malarial) B50.8
一血尿性，胆汁性 B50.8	—hematuric, bilious B50.8

热，发热——*续前页*	**Fever, Febris, febrile**——*continued*
一亚丁(也门)(登革热) A90	—Aden (dengue) A90
一咽结膜 B30.2† H13.1*	—pharyngoconjunctival B30.2† H13.1*
一眼色素层腮腺炎[葡萄膜腮腺炎] D86.8	—uveoparotid D86.8
一恙虫热 A75.3	—kedani, tsutsugamushi A75.3
一伊朗回归热 A68.1	—mianeh A68.1
一印地安纳(美国) A93.8	—Indiana A93.8
一印度类登革热 A93.1	—Chitral A93.1
一鹦鹉热 A70	—parrot A70
一营养不良性 A75.0	—famine A75.0
一营养缺乏性 R50.9	—inanition R50.9
一原因不明性 R50.9	—unknown origin R50.9
一战壕热 A79.0	—Meuse, trench, Wolhynian A79.0
一瘴毒性(另见 疟疾) B54	—miasmatic (see also Malaria) B54
一沼地热 A27.9	—mud A27.9
一沼泽热(另见 疟疾) B54	—marsh, paludal (see also Malaria) B54
一直布罗陀(西班牙) A23.0	—Gibraltar A23.0
一中暑(效应) T67.0	—heat (effects), due to heat, thermic T67.0
一中亚出血热 A98.0	—Central Asian hemorrhagic A98.0
一周期性(地中海) E85.0	—periodic (Mediterranean) E85.0
一朱宁(病毒性)出血热 A96.0	—Junin (virus) hemorrhagic A96.0
热带的 - 见情况	**Tropical - see condition**
热带溃疡(另见 溃疡，皮肤) L98.4	**Veldt sore (see also Ulcer, skin) L98.4**
热带毛孢子菌(病) B36.8	**Chignon (disease) B36.8**
一胎儿或新生儿(产伤)(由于真空吸引器) P12.1	—fetus or newborn (birth injury) (from vacuum extraction) P12.1
热效应 T67.9	**Heat (effects) T67.9**
一痱子，粟疹 L74.0	—prickly L74.0
一过度 T67.9	—excessive T67.9
一一特指的效应 NEC T67.8	——specified effect NEC T67.8
一红斑 - 作为 烧伤，按部位编码，伴有第四位数.1	—erythema - code as Burn, by site, with fourth character .1
一皮炎或湿疹 L59.0	—dermatitis or eczema L59.0
一皮疹 L74.0	—rash L74.0
一晒伤(另见 晒伤) L55.9	—sunburn (see also Sunburn) L55.9
一烧伤 - 见 烧伤	—burn - see Burn
一特指的效应 NEC T67.8	—specified effect NEC T67.8
热恩病[窒息性胸廓发育不良] Q77.2	**Jeune's disease Q77.2**
热利诺综合征[发作性睡病] G47.4	**Gineau's syndrome G47.4**
热能缺乏(另见 营养不良) E46	**Calorie deficiency (see also Malnutrition) E46**
热球蛋白血症 NEC E88.0	**Pyroglobulinemia NEC E88.0**
热射病 T67.0	**Thermoplegia T67.0**
热性发热(原因不明) R50.9	**Pyrexia (of unknown origin) R50.9**
一持续性 R50.8	—persistent R50.8

rén 人

人(类)	**Human**
－T 细胞亲淋巴病毒-1 型感染 B33.3	－T-cell lymphotropic virus type-1 (HTLV-1) infection B33.3
－－携带者 Z22.6	－－carrier Z22.6
－－作为分类于他处疾病的原因 B97.3	－－as cause of disease classified elsewhere B97.3
－被咬伤(开放性伤口) - 另见 伤口，开放性	－bite (open wound) - see also Wound, open
－－完整的皮肤表面 - 见 挫伤	－－intact skin surface - see Contusion
－免疫缺陷病毒[HIV]病(感染) B24	－immunodeficiency virus (HIV) disease (infection) B24
－－暴露于 Z20.6	－－exposure to Z20.6
－－痴呆 B22.0† F02.4*	－－dementia B22.0† F02.4*
－－导致	－－resulting in
－－－病毒感染 NEC B20.3	－－－viral infection NEC B20.3
－－－伯基特淋巴瘤 B21.1	－－－Burkitt's lymphoma B21.1
－－－痴呆 B22.0† F02.4*	－－－dementia B22.0† F02.4*
－－－传染病 NEC B20.9	－－－infectious disease NEC B20.9
－－－－特指的 NEC B20.8	－－－－specified NEC B20.8
－－－多处	－－－multiple
－－－－恶性肿瘤 B21.7	－－－－malignant neoplasms B21.7
－－－－分类于他处的疾病 B22.7	－－－－diseases classified elsewhere B22.7
－－－－感染 B20.7	－－－－infections B20.7
－－－非霍奇金[何杰金]淋巴瘤 NEC B21.2	－－－non-Hodgkin's lymphoma NEC B21.2
－－－肺炎，间质性，淋巴组织 B22.1	－－－pneumonitis, interstitial, lymphoid B22.1
－－－分枝杆菌性感染 B20.0	－－－mycobacterial infection B20.0
－－－感染 B20.9	－－－infection B20.9
－－－－病毒性 NEC B20.3	－－－－viral NEC B20.3
－－－－多发性 B20.7	－－－－multiple B20.7
－－－－分枝杆菌性 B20.0	－－－－mycobacterial B20.0
－－－－寄生虫性 NEC B20.8	－－－－parasitic NEC B20.8
－－－－结核性 B20.0	－－－－tuberculous B20.0
－－－－巨细胞病毒性 B20.2	－－－－cytomegaloviral B20.2
－－－－卡氏肺囊虫性(肺炎) B20.6	－－－－Pneumocystis carinii (pneumonia) B20.6
－－－－念珠菌性 B20.4	－－－－candidal B20.4
－－－－疱疹病毒 B20.3	－－－－herpesvirus B20.3
－－－－乳头多瘤空泡病毒 B20.3	－－－－papovavirus B20.3
－－－－特指的 NEC B20.8	－－－－specified NEC B20.8
－－－－细菌性 NEC B20.1	－－－－bacterial NEC B20.1
－－－－耶氏肺囊虫性(肺炎) B20.6	－－－－Pneumocystis jirovecii (pneumonia) B20.6
－－－－隐孢子虫 B20.8	－－－－Cryptosporidium B20.8
－－－－真菌性 NEC B20.5	－－－－fungus/mycotic NEC B20.5

人格(障碍) F60.9
一爆发型 F60.3
一悖德型 F60.2
一被动(-依赖)型 F60.7
一被动-攻击型 F60.8
一边缘型 F60.3
一变化无常型 F60.8
一表演型 F60.4
一病理性 NEC F60.9
一不成熟型 F60.8
一不稳定(情绪)型 F60.3
一多重 F44.8
一反社会型 F60.2
一非社交型 F60.2
一分裂样 F60.1
一改变(持久性)(在...后)(由于) F62.9
一一长期处于恐怖环境 F62.0
一一烦扰型 F61
一一集中营经历 F62.0
一一继发性(非特异的) F61
一一精神科疾病 F62.1
一一酷刑折磨 F62.0
一一慢性疼痛性 F62.8
一一特指的 NEC F62.8
一一灾难，灾难性经历 F62.0
一攻击型 F60.3
一古怪型 F60.8
一好诉讼性 F60.0
一环性，环性心境 F34.0
一回避型 F60.6
一混合型(非特异的) F61
一假性迟滞性(器质性) F07.0
一假性精神病态(器质性) F07.0
一焦虑型 F60.6
一精神病态型 F60.2
一精神神经症型 NEC F60.8
一夸大性偏执 F60.0
一狂信型 F60.0
一类型缺陷或障碍 F60.9
一敏感性偏执型 F60.0
一虐待狂型 F60.8
一偏执型 F60.0
一器质性 F07.0

Personality (disorder) F60.9
—explosive F60.3
—amoral F60.2
—passive(-dependent) F60.7
—passive-aggressive F60.8
—borderline F60.3
—haltlose type F60.8
—histrionic F60.4
—pathologic NEC F60.9
—immature F60.8
—labile, unstable (emotional) F60.3
—multiple F44.8
—antisocial F60.2
—asocial F60.2
—schizoid F60.1
—change (enduring) (after) (due to) F62.9
——prolonged exposure to terrorism F62.0
——troublesome F61
——concentration camp experience F62.0
——secondary (nonspecific) F61
——psychiatric illness F62.1
——torture F62.0
——chronic pain F62.8
——specified NEC F62.8
——disaster, catastrophic experience F62.0
—aggressive F60.3
—eccentric F60.8
—querulant F60.0
—cycloid, cyclothymic F34.0
—avoidant F60.6
—mixed (nonspecific) F61
—pseudoretarded (organic) F07.0
—pseudopsychopathic (organic) F07.0
—anxious F60.6
—psychopathic F60.2
—psychoneurotic NEC F60.8
—expansive paranoid F60.0
—fanatic F60.0
—pattern defect or disturbance F60.9
—sensitive paranoid F60.0
—sadistic F60.8
—paranoid F60.0
—organic F07.0

rèn 认

rèn 韧

rèn 妊

妊娠(单胎)(子宫)	**Pregnancy (single) (uterine)**
一并发(另见 妊娠，影响处理，由于)	—complicated by (see also Pregnancy, management, affected by)
——Rh 免疫接种，血型不配合或致敏 O36.0	——Rh immunization, incompatibility or sensitization O36.0
——白蛋白尿 O12.1	——albuminuria O12.1
———伴有	———with
————高血压(另见 先兆子痫) O14.9	————hypertension (see also Pre-eclampsia) O14.9
————水肿 O12.2	————edema O12.2
——败血症(在 A40.-，A41.-中的情况) O98.8	——septicemia (conditions in A40.-, A41.-) O98.8
——背、骨盆及下肢的骨和关节疾患 O99.8	——bone and joint disorders of back, pelvis and lower limbs O99.8
——病毒性疾病(在 A80-B09，B25-B34 中的情况) O98.5	——viral diseases (conditions in A80-B09, B25-B34) O98.5
——不稳定产式 O32.0	——unstable lie O32.0
——初孕妇	——primigravida
———高龄(仅为监督) Z35.5	———elderly (supervision only) Z35.5
———极年轻(仅为监督) Z35.6	———very young (supervision only) Z35.6
——出血 NEC	——hemorrhage NEC
———产前(另见 出血，产前) O46.9	———antepartum (see also Hemorrhage, antepartum) O46.9
———妊娠 22 整周前 O20.9	———before 22 completed weeks' gestation O20.9
—————特指的 NEC O20.8	—————specified NEC O20.8
———先兆流产 O20.0	———threatened abortion O20.0
———由于早期剥离，胎盘 O45.9	———due to premature separation, placenta O45.9
———早期 O20.9	———early O20.9
————特指的 NEC O20.8	————specified NEC O20.8
——传染病或寄生虫病 NEC O98.9	——infectious or parasitic disease NEC O98.9
——错位	——malposition
———胎儿 - 见 先露，胎儿	———fetus - see Presentation, fetal
———子宫 O34.5	———uterus O34.5
——代谢紊乱 O99.2	——metabolic disorders O99.2
——蛋白尿 O12.1	——proteinuria O12.1
———伴有	———with
————高血压(另见 先兆子痫) O14.9	————hypertension (see also Pre-eclampsia) O14.9
————水肿 O12.2	————edema O12.2
——毒血症(另见 先兆子痫) O14.9	——toxemia (see also Pre-eclampsia) O14.9
——多涎 O26.8	——ptyalism O26.8
——复合性先露 O32.6	——compound presentation O32.6
——肝疾患 O26.6	——disorders of liver O26.6
——肝脂肪变态 O26.6	——fatty metamorphosis of liver O26.6
——感染	——infection(s)
———泌尿(道) O23.4	———urinary (tract) O23.4
————特指部位 NEC O23.3	————specified part NEC O23.3

妊娠——*续前页*

－并发——*续前页*

－－疾病——*续前页*

－－－血液 NEC (在 D65-D77 中的情况) O99.1

－－－眼和附器(在 H00-H59 中的情况) O99.8

－－假临产(痛)(另见 临产，假) O47.9

－－结核病(在 A15-A19 中的情况) O98.0

－－精神病或精神神经病，精神障碍(在 F00-F99 中的情况) O99.3

－－静脉血栓形成(浅表性) O22.2

－－－深部 O22.3

－－酒精依赖(F10.2) O99.3

－－剧吐(妊娠性) - 见 剧吐，妊娠

－－均小骨盆 O33.1

－－－出口 O33.3

－－－入口 O33.2

－－颏先露 O32.3

－－淋球菌性感染 O98.2

－－瘤

－－－卵巢 O34.8

－－－盆腔器官或组织 NEC O34.8

－－－子宫(体) O34.1

－－－－宫颈 O34.4

－－流涎(过度) O26.8

－－卵巢炎 O23.5

－－麻醉的有害效应 O29.9

－－梅毒(在 A50-A53 中的情况) O98.1

－－免疫疾患 NEC (在 D80-D89 中的情况) O99.1

－－面先露 O32.3

－－脑积水胎儿(胎盆不称) O33.6

－－脑血管疾患(在 I60-I69 中的情况) O99.4

－－内分泌疾病 NEC O99.2

－－尿道炎 O23.2

－－脓肿或蜂窝织炎

－－－膀胱 O23.1

－－－生殖器官或生殖道 O23.5

－－疟疾 O98.6

－－呕吐(另见 剧吐，妊娠) O21.9

－－－由于分类于他处的疾病 O21.8

－－膀胱膨出 O34.8

－－膀胱炎 O23.1

Pregnancy——*continued*

－complicated by——*continued*

－－diseases of——*continued*

－－－blood NEC (conditions in D65-D77) O99.1

－－－eye and adnexa (conditions in H00-H59) O99.8

－－false labor (pains), spurious labor pains (see also Labor, false) O47.9

－－tuberculosis (conditions in A15-A19) O98.0

－－psychosis or psychoneurosis, mental disorders (conditions in F00-F99) O99.3

－－phlebothrombosis (superficial) O22.2

－－－deep O22.3

－－alcohol dependence (F10.2) O99.3

－－hyperemesis (gravidarum) - see Hyperemesis, gravidarum

－－contracted pelvis (general) O33.1

－－－outlet O33.3

－－－inlet O33.2

－－mentum presentation O32.3

－－gonococcal infection O98.2

－－tumor

－－－ovary O34.8

－－－pelvic organs or tissues NEC O34.8

－－－uterus (body) O34.1

－－－－cervix O34.4

－－salivation (excessive) O26.8

－－oophoritis O23.5

－－adverse effect of anesthesia O29.9

－－syphilis (conditions in A50-A53) O98.1

－－immune disorders NEC (conditions in D80-D89) O99.1

－－face presentation O32.3

－－hydrocephalic fetus (disproportion) O33.6

－－cerebrovascular disorders (conditions in I60-I69) O99.4

－－endocrine diseases NEC O99.2

－－urethritis O23.2

－－abscess or cellulitis

－－－bladder O23.1

－－－genital organ or tract O23.5

－－malaria O98.6

－－vomiting (see also Hyperemesis, gravidarum) O21.9

－－－due to diseases classified elsewhere O21.8

－－cystocele O34.8

－－cystitis O23.1

妊娠——*续前页*
－并发——*续前页*
－－双角子宫 O34.0
－－水肿，积液 O12.0
－－－胎儿 NEC O36.2
－－－胎膜[羊水过多] O40
－－－伴有妊娠高血压，轻度(另见 先兆子痫) O13
－－胎儿
－－－胎盆不称，由于畸形(胎儿) O33.7
－－－问题 O36.9
－－－－特指的 NEC O36.8
－－胎儿缺氧体征(与产程或分娩无关) O36.3
－－胎儿死亡(接近足月) O36.4
－－－早期妊娠 O02.1
－－胎儿先露异常(另见 先露，胎儿) O32.9
－－－特指的 NEC O32.8
－－－在多胎妊娠中 O32.5
－－胎膜早破 - 见 破裂，胎膜，过早
－－胎盘
－－－剥离，过早(另见 胎盘早剥) O45.9
－－－错位(伴有出血) O44.1
－－－－不伴有出血 O44.0
－－－低置(伴有出血) O44.1
－－－－不伴有出血 O44.0
－－－梗死 O43.8
－－－机能障碍 O43.8
－－－畸形 O43.1
－－－疾病 O43.9
－－－前置(伴有出血) O44.1
－－－－不伴有出血 O44.0
－－－输血综合征 O43.0
－－－脱离或剥离(另见 胎盘早剥) O45.9
－－－异常 O43.1
－－胎盘炎 O41.1
－－胎盆不称 - 见 胎盆不称
－－胎头不能进入骨盆边缘 O32.4
－－糖尿病 O24.9
－－体重过度增加 NEC O26.0
－－体重增加过低 O26.1
－－同期复孕 O30.8

Pregnancy——*continued*
－complicated by——*continued*
－－bicornis or bicornuate uterus O34.0
－－edema, hydrops O12.0
－－－fetalis NEC O36.2
－－－amnii O40
－－－with gestational hypertension, mild (see also Pre-eclampsia) O13
－－fetal
－－－disproportion due to deformity (fetal) O33.7
－－－problem O36.9
－－－－specified NEC O36.8
－－signs of fetal hypoxia (unrelated to labor or delivery) O36.3
－－death of fetus (near term) O36.4
－－－early pregnancy O02.1
－－malpresentation of fetus (see also Presentation, fetal) O32.9
－－－specified NEC O32.8
－－－in multiple gestation O32.5
－－premature rupture of membranes - see Rupture, membranes,premature
－－placenta, placental
－－－detachment, separation, premature (see also Apruptio placentae) O45.9
－－－malposition (with hemorrhage) O44.1
－－－－without hemorrhage O44.0
－－－low implantation (with hemorrhage) O44.1
－－－－without hemorrhage O44.0
－－－infarction O43.8
－－－dysfunction O43.8
－－－malformation O43.1
－－－disease O43.9
－－－previa (with hemorrhage) O44.1
－－－－without hemorrhage O44.0
－－－transfusion syndrome O43.0
－－－abruptio or ablatio (see also Abruptio placentae) O45.9
－－－abnormality O43.1
－－placentitis O41.1
－－disproportion - see Disproportion
－－failure, fetal head, to enter pelvic brim O32.4
－－diabetes (mellitus) O24.9
－－excessive weight gain NEC O26.0
－－insufficient weight gain O26.1
－－superfecundation O30.8

妊娠——*续前页*
－并发——*续前页*
－－蜕膜炎 O41.1
－－臀(位)先露 O32.1
－－脱垂，子宫 O34.5
－－萎缩(急性)(亚急性)(黄色)，肝 O26.6
－－先天性畸形、变形和染色体异常 NEC O99.8
－－先兆
－－－分娩 O47.9
－－－－妊娠 37 整周前 O47.0
－－－－妊娠 37 整周或以后的 O47.1
－－－流产 O20.0
－－先兆子痫 O14.9
－－－轻度 O13
－－－中度 O14.0
－－－重度 O14.1
－－纤维(瘤)(子宫) O34.1
－－斜产式或产位 O32.2
－－心血管病(在 I00-I09，I20-I46.1，I47.0-I52，I70-I95.8，I97.0-I97.9 中的情况) O99.4
－－性病 NEC (在 A64 中的情况) O98.3
－－血栓形成 O22.9
－－－静脉(浅表性) O22.9
－－－－深部 O22.3
－－血栓性静脉炎(浅表性) O22.2
－－羊膜炎 O41.1
－－羊水过多 O40
－－羊水过少 NEC O41.0
－－药物依赖(在 F11-F19，第四位数.2 中的情况) O99.3
－－遗留的
－－－死卵 O02.0
－－－子宫内避孕装置 O26.3
－－移位，子宫 NEC O34.5
－－以前的
－－－不良产科史 Z35.2
－－－非产科情况 Z35.8
－－－早产 Z35.2
－－－滋养层病(在 O01.-中的情况) Z35.1
－－溢液 O42.9

Pregnancy——*continued*
－complicated by——*continued*
－－deciduitis O41.1
－－breech presentation O32.1
－－prolapse, uterus O34.5
－－atrophy (acute) (subacute) (yellow), liver O26.6
－－congenital malformations, deformations and chromosomal abnormalities NEC O99.8
－－threatened
－－－delivery O47.9
－－－－before 37 completed weeks of gestation O47.0
－－－－at or after 37 completed weeks of gestation O47.1
－－－abortion O20.0
－－pre-eclampsia O14.9
－－－mild O13
－－－moderate O14.0
－－－severe O14.1
－－fibroid (tumor) (uterus) O34.1
－－oblique lie or presentation O32.2
－－cardiovascular diseases (conditions in I00-I09, I20-I46.1, I47.0-I52, I70-I95.8, I97.0-I97.9) O99.4
－－venereal disease NEC (conditions in A64) O98.3
－－thrombosis O22.9
－－－venous (superficial) O22.9
－－－－deep O22.3
－－thrombophlebitis (superficial) O22.2
－－amnionitis O41.1
－－hydramnios, polyhydramnios O40
－－oligohydramnios NEC O41.0
－－drug dependence (conditions in F11-F19, fourth character .2) O99.3
－－retention, retained
－－－dead ovum O02.0
－－－intrauterine contraceptive device O26.3
－－displacement, uterus NEC O34.5
－－previous
－－－poor obstetric history Z35.2
－－－nonobstetric condition Z35.8
－－－premature delivery Z35.2
－－－trophoblastic disease (conditions in O01.-) Z35.1
－－hydrorrhea O42.9

妊娠——*续前页*
－并发——*续前页*
－－异常的
－－－宫颈 O34.4
－－－骨盆(骨性)(主要的) NEC O33.0
－－－会阴或外阴 O34.7
－－－盆腔器官或组织 O34.9
－－－－特指的 NEC O34.8
－－－－影响胎儿或新生儿 P03.8
－－－－造成梗阻性分娩 O65.5
－－－－－影响胎儿或新生儿 P03.1
－－－葡萄糖耐量 NEC O99.8
－－－脐带 O69.9
－－－胎盘(血管) O43.1
－－－位置
－－－－胎盘 O44.1
－－－－－不伴有出血 O44.0
－－－－子宫 O34.5
－－－子宫(先天性) O34.0
－－异期复孕 O30.8
－－阴道炎或外阴炎 O23.5
－－营养不良(在 E40-E46 中的情况) O25
－－营养性疾病 NEC O99.2
－－原虫病 O98.6
－－在下列类目中的情况
－－－A00-A07 O98.8
－－－A08 O98.5
－－－A09 O98.8
－－－A15-A19 O98.0
－－－A24-A49 O98.8
－－－A50-A53 O98.1
－－－A54.- O98.2
－－－A55-A64 O98.3
－－－A65-A79 O98.8
－－－A80-B09, B25-B34 O98.8
－－－B15-B19 O98.4
－－－B25-B34 O98.5
－－－B35-B49 O98.8
－－－B50-B64 O98.6
－－－B65-B88 O98.8
－－－B89 O98.2
－－－B90-B94 O98.8
－－－C00-D48 O99.8

Pregnancy——*continued*
－complicated by——*continued*
－－abnormal, abnormality
－－－cervix O34.4
－－－pelvis (bony) (major) NEC O33.0
－－－perineum or vulva O34.7
－－－pelvic organs or tissues O34.9
－－－－specified NEC O34.8
－－－－affecting fetus or newborn P03.8
－－－－causing obstructed labour O65.5
－－－－－affecting fetus or newborn P03.1
－－－glucose tolerance NEC O99.8
－－－cord (umbilical) O69.9
－－－placenta, placental (vessel) O43.1
－－－position
－－－－placenta O44.1
－－－－－without hemorrhage O44.0
－－－－uterus O34.5
－－－uterus (congenital) O34.0
－－superfetation O30.8
－－vaginitis or vulvitis O23.5
－－malnutrition (conditions in E40-E46) O25
－－nutritional diseases NEC O99.2
－－protozoal diseases O98.6
－－conditions in
－－－A00-A07 O98.8
－－－A08 O98.5
－－－A09 O98.8
－－－A15-A19 O98.0
－－－A24-A49 O98.8
－－－A50-A53 O98.1
－－－A54.- O98.2
－－－A55-A64 O98.3
－－－A65-A79 O98.8
－－－A80-B09, B25-B34 O98.8
－－－B15-B19 O98.4
－－－B25-B34 O98.5
－－－B35-B49 O98.8
－－－B50-B64 O98.6
－－－B65-B88 O98.8
－－－B89 O98.2
－－－B90-B94 O98.8
－－－C00-D48 O99.8

妊娠——*续前页*
－并发——*续前页*
－－在下列类目中的情况——*续前页*
－－－D50-D64 O99.0
－－－D65-D89 O99.1
－－－E00-E07 O99.2
－－－E10-E14 O24.-
－－－E15-E34 O99.2
－－－E40-E46 O25
－－－E50-E89 O99.2
－－－F00-F52 O99.3
－－－F54-F99 O99.3
－－－G00-G99 O99.3
－－－H00-H95 O99.8
－－－I00-I09 O99.4
－－－原有的 I10.- O10.0
－－－原有的 I11.- O10.1
－－－原有的 I12.- O10.2
－－－原有的 I13.- O10.3
－－－原有的 I15.- O10.4
－－－I20-I99 O99.4
－－－J00-J99 O99.5
－－－K00-K66 O99.6
－－－K70-K77 O26.6
－－－K80-K93 O99.6
－－－L00-L99 O99.7
－－－M00-M82 O99.8
－－－M83.2-M99 O99.8
－－－N00-N07 O26.8
－－－N10-N12 O23.0
－－－N13.0-N13.5 O26.8
－－－N13.6 O23.3
－－－N13.7-N13.9 O26.8
－－－N14-N15.0 O99.8
－－－N15.1 O23.0
－－－N15.8-N15.9 O99.8
－－－N17-N19 O26.8
－－－N20-N39 O99.8
－－－N60-N64 O99.8
－－－N80-N90 O99.8
－－－N99.0 O75.4
－－－N99.8 O75.4
－－－N99.9 O75.4

Pregnancy—*continued*
－complicated by—*continued*
－－conditions in—*continued*
－－－D50-D64 O99.0
－－－D65-D89 O99.1
－－－E00-E07 O99.2
－－－E10-E14 O24.-
－－－E15-E34 O99.2
－－－E40-E46 O25
－－－E50-E89 O99.2
－－－F00-F52 O99.3
－－－F54-F99 O99.3
－－－G00-G99 O99.3
－－－H00-H95 O99.8
－－－I00-I09 O99.4
－－－I10.-, preexisting O10.0
－－－I11.-, preexisting O10.1
－－－I12.-, preexisting O10.2
－－－I13.-, preexisting O10.3
－－－I15.-, preexisting O10.4
－－－I20-I99 O99.4
－－－J00-J99 O99.5
－－－K00-K66 O99.6
－－－K70-K77 O26.6
－－－K80-K93 O99.6
－－－L00-L99 O99.7
－－－M00-M82 O99.8
－－－M83.2-M99 O99.8
－－－N00-N07 O26.8
－－－N10-N12 O23.0
－－－N13.0-N13.5 O26.8
－－－N13.6 O23.3
－－－N13.7-N13.9 O26.8
－－－N14-N15.0 O99.8
－－－N15.1 O23.0
－－－N15.8-N15.9 O99.8
－－－N17-N19 O26.8
－－－N20-N39 O99.8
－－－N60-N64 O99.8
－－－N80-N90 O99.8
－－－N99.0 O75.4
－－－N99.8 O75.4
－－－N99.9 O75.4

妊娠——*续前页*
—监督——*续前页*
——以前的
———不孕症 Z35.0
———死产 Z35.2
———新生儿死亡 Z35.2
——正常 NEC Z34.9
———初次 Z34.0
———特指的 NEC Z34.8
—阔韧带 O00.8
—卵巢 O00.2
——胎儿或新生儿 P01.4
—娩出 - 见 分娩
—确认 Z32.1
—韧带内 O00.8
—输卵管(伴有流产)(伴有破裂) O00.1
—输卵管峡部 O00.1
—输卵管子宫间 O00.8
——胎儿或新生儿 P01.4
——影响到胎儿或新生儿 P01.4
—双子宫内 O34.0
—双胎 O30.0
——影响到胎儿或新生儿 P01.5
—三胎 O30.1
——影响到胎儿或新生儿 P01.5
—四胎 O30.2
——影响到胎儿或新生儿 P01.5
—五胎 O30.8
——影响到胎儿或新生儿 P01.5
—六胎 O30.8
——影响到胎儿或新生儿 P01.5
—私生的(不想要的) Z64.0
——高危妊娠监督 Z35.7
—死于 NEC O95
—胎块 NEC O02.0
——水泡状(M9100/0)(另见 胎块，水泡状) O01.9
—异常 NEC O26.9
—异位(破裂) O00.9
——特指的 NEC O00.8
——影响到胎儿或新生儿 P01.4
—隐瞒的，隐匿的 Z35.3

Pregnancy——*continued*
—supervision ——*continued*
——previous
———infertility Z35.0
———stillbirth Z35.2
———neonatal death Z35.2
——normal NEC Z34.9
———first Z34.0
———specified NEC Z34.8
—broad ligament O00.8
—ovarian O00.2
——fetus or newborn P01.4
—delivered - see Delivery
—confirmed Z32.1
—intraligamentous O00.8
—fallopian, tubal (with abortion) (with rupture) O00.1
—isthmian O00.1
—interstitial, intramural, mural O00.8
——fetus or newborn P01.4
——affecting fetus or newborn P01.4
—in double uterus O34.0
—twin O30.0
——affecting fetus or newborn P01.5
—triplet O30.1
——affecting fetus or newborn P01.5
—quadruplet O30.2
——affecting fetus or newborn P01.5
—quintuplet O30.8
——affecting fetus or newborn P01.5
—sextuplet O30.8
——affecting fetus or newborn P01.5
—illegitimate (unwanted) Z64.0
——supervision of high-risk pregnancy Z35.7
—death from NEC O95
—molar NEC O02.0
——hydatiform (M9100/0) (see also Mole, hydatidiform) O01.9
—abnormal NEC O26.9
—ectopic (ruptured) O00.9
——specified NEC O00.8
——affecting fetus or newborn P01.4
—concealed, hidden Z35.3

妊娠——*续前页*
一影响处理，由于
——不良产科史(在 O10-O92 中的情况) Z35.2
——大于胎龄儿 O36.6
——低体重儿 O36.5
——多胎产妇(仅为监督) Z35.4
——高龄初孕妇(仅为监督) Z35.5
——高危妊娠 NEC - 见 妊娠，监督
——过度成熟 O48
——过期妊娠 O48
——极年轻初孕妇(仅为监督) Z35.6
——家族内遗传性疾病(可能)影响到胎儿 O35.2
——精神障碍(在 F00-F99 中的情况) O99.3
——抗体(母体)
———抗 D O36.0
———血型(ABO) O36.1
————Rh(猕) O36.0
——缺乏产前保健(仅为监督) Z35.3
——社会问题 Z35.7
——神经系统疾病(在 G00-G99 中的情况) O99.3
——胎儿(可疑的)
———过度生长 O36.6
———脊柱裂 O35.0
———窘迫 O36.3
———脑积水 O35.0
———染色体异常(在 Q90-Q99 中的情况) O35.1
———生长不良 O36.5
———生长发育迟缓 O36.5
———酸血症 O36.3
———损害，由于
————辐射 O35.6
————活检操作 O35.7
————母体
—————病毒感染 O35.3
—————风疹 O35.3
—————弓形虫病 O35.8
—————疾病 NEC O35.8
—————酒瘾 O35.4
—————巨细胞病毒感染 O35.3
—————利斯特菌病 O35.8
—————药物瘾 O35.5

Pregnancy—*continued*
—management affected by
——poor obstetric history (conditions in O10-O92) Z35.2
——large-for-dates fetus O36.6
——light-for-dates fetus O36.5
——multiparity (grand) (supervision only) Z35.4
——elderly primigravida (supervision only) Z35.5
——high-risk pregnancy NEC - see Pregnancy, supervision
——postmaturity O48
——prolonged pregnancy O48
——very young primigravida (supervision only) Z35.6
——hereditary disease in family, (possibly) affecting fetus O35.2
——mental disorder (conditions in F00-F99) O99.3
——antibodies (maternal)
———anti-D O36.0
———blood group (ABO) O36.1
————Rh(esus) O36.0
——insufficient prenatal care (supervision only) Z35.3
——social problem Z35.7
——diseases of the nervous system (conditions in G00-G99) O99.3
——fetal (suspected)
———excessive growth O36.6
———spina bifida O35.0
———distress O36.3
———hydrocephalus O35.0
———chromosal abnormality (conditions in Q90-Q99) O35.1
———poor growth O36.5
———growth retardation O36.5
———acidemia O36.3
———damage from
————radiation O35.6
————biopsy procedures O35.7
————maternal
—————viral infection O35.3
—————rubella O35.3
—————toxoplasmosis O35.8
—————disease NEC O35.8
—————alcohol addiction O35.4
—————cytomegalovirus infection O35.3
—————listeriosis O35.8
—————drug addiction O35.5

妊娠——*续前页*
－影响处理，由于——*续前页*
－－胎儿——*续前页*
－－－损害，由于——*续前页*
－－－－血液学研究 O35.7
－－－－羊膜腔穿刺术 O35.7
－－－－药物瘾 O35.5
－－－－医疗操作 NEC O35.7
－－－－子宫内避孕装置 O35.7
－－－－子宫内外科手术 O35.7
－－－无脑儿 O35.0
－－－心动过缓 O36.3
－－－遗传性疾病 O35.2
－－－异常或损害 O35.9
－－－－酸碱平衡 O36.3
－－－－特指的 NEC O35.8
－－－－心率或节律 O36.3
－－－中枢神经系统畸形 O35.0
－－－子宫内死亡 O36.4
－－胎儿母体的出血 O43.0
－－同种免疫(ABO) O36.1
－－－Rh(猕) O36.0
－－小于胎龄儿 O36.5
－－血型不配合，(ABO)血型 O36.1
－－－Rh(猕) O36.0
－－羊水中的胎粪 O36.3
－－以前的
－－－不孕症 Z35.0
－－－产钳术 Z35.2
－－－出血，产前或产后 Z35.2
－－－恶性(肿瘤) NEC Z35.8
－－－非产科情况 Z35.8
－－－困难分娩 Z35.2
－－－流产 Z35.1
－－－－习惯性 O26.2
－－－剖宫产 O34.2
－－－葡萄胎 Z35.1
－－－早产 Z35.2
－－－滋养层病(在 O01.-中的情况) Z35.1
－－异常
－－－胎儿(可疑的) O35.9
－－－－特指的 NEC O35.8
－－－胎盘 O43.1

Pregnancy——*continued*
－management affected by——*continued*
－－fetal ——*continued*
－－－damage from——*continued*
－－－－hematological investigation O35.7
－－－－amniocentesis O35.7
－－－－drug addiction O35.5
－－－－medical procedure NEC O35.7
－－－－intrauterine contraceptive device O35.7
－－－－intrauterine surgery O35.7
－－－anencephaly O35.0
－－－bradycardia O36.3
－－－hereditary disease O35.2
－－－abnormality or damage O35.9
－－－－acid-base balance O36.3
－－－－specified NEC O35.8
－－－－heart rate or rhythm O36.3
－－－central nervous system malformation O35.0
－－－intrauterine death O36.4
－－fetomaternal hemorrhage O43.0
－－isoimmunization (ABO) O36.1
－－－Rh(esus) O36.0
－－small-for-dates fetus O36.5
－－incompatibility, blood groups (ABO) O36.1
－－－Rh(esus) O36.0
－－meconium in liquor O36.3
－－previous
－－－infertility Z35.0
－－－forceps delivery Z35.2
－－－hemorrage, antepartum or postpartum Z35.2
－－－malignancy NEC Z35.8
－－－nonobstetrical condition Z35.8
－－－difficult delivery Z35.2
－－－abortion Z35.1
－－－－habitual O26.2
－－－cesarean section O34.2
－－－hydatidiform mole, vesicular mole Z35.1
－－－premature delivery Z35.2
－－－trophoblastic disease (conditions in O01.-) Z35.1
－－abnormal, abnormality
－－－fetus (suspected) O35.9
－－－－specified NEC O35.8
－－－placenta O43.1

妊娠——*续前页*
一影响处理，由于——*续前页*
一一子宫内死亡(晚期) O36.4
一子宫角 O00.8
一一胎儿或新生儿 P01.4
一子宫外(另见 妊娠，按部位) O00.9
一子宫系膜(壁) O00.8
妊娠(周期) - 另见 妊娠
一多胎 O30.9
一一特指的 NEC O30.8
一异位 - 见 妊娠，按部位

Pregnancy——*continued*
—management affected by——*continued*
——intrauterine death (late) O36.4
—cornual O00.8
——fetus or newborn P01.4
—extrauterine (see also Pregnancy, by site) O00.9
—mesometric (mural) O00.8
Gestation (period) - see also Pregnancy
—multiple O30.9
——specified NEC O30.8
—ectopic - see Pregnancy, by site

rì 日

日尔贝 - 又译名 吉尔伯特
日勒·德拉图雷特病或综合征[抽动秽语综合征] F95.2
日射病(中暑) T67.0

Gilbert
Gilles de la Tourette's disease or syndrome F95.2
Ictus solaris, solis, Insolation (sunstroke), Siriasis, Sunstroke T67.0

róng 绒

绒毛膜癌(女性) (M9100/3) C58
一男性 C62.9
一合并
一一畸胎瘤(M9101/3) - 见 肿瘤，恶性
一一胚胎性癌(M9101/3) - 见 肿瘤，恶性
一一其他生殖细胞成分(M9101/3) - 见 肿瘤，恶性
一特指部位 - 见 肿瘤，恶性
一未特指部位
一一男性 C62.9
一一女性 C58
绒毛膜上皮癌(M9100/3) - 见 绒毛膜癌
绒毛膜腺瘤(破坏性) (M9100/1) D39.2
绒毛膜血管瘤 O02.8
绒毛膜羊膜炎 O41.1
一胎儿或新生儿 P02.7
绒毛状的 - 见情况

Choriocarcinoma (female) (M9100/3) C58
—male C62.9
—combined with
——teratoma (M9101/3) - see Neoplasm, malignant
——embryonal carcinoma (M9101/3) - see Neoplasm, malignant
——other germ cell elements (M9101/3) - see Neoplasm, malignant
—specified site - see Neoplasm, malignant
—unspecified site
——male C62.9
——female C58
Chorioepithelioma, Chorionepithelioma (M9100/3) - see Choriocarcinoma
Chorioadenoma (destruens) (M9100/1) D39.2
Chorioangioma O02.8
Chorioamnionitis O41.1
—fetus or newborn P02.7
Villous - see condition

róng 溶

溶剂滥用 F18.1
溶血
—新生儿(过度) P58.8
—血管内
——伴有
———出血
————产前 - 见 出血，产前
————产时(另见 出血，并发，分娩) O67.0
———流产(随后发生) O08.1
————近期发生 - 见 流产
———异位妊娠或葡萄胎妊娠 O08.1
——产后 O72.3
溶血性的 - 见情况
溶血性黄疸贫血病(后天性) D59.9
—先天性(另见 球形红细胞增多症) D58.0
溶组织隐球菌性(感染)(另见 隐球菌病) B45.9

Solvent abuse F18.1
Hemolysis
—neonatal (excessive) P58.8
—intravascular
——with
———hemorrhage
————antepartum - see Hemorrhage, antepartum
————intrapartum (see also Hemorrhage, complicating, delivery) O67.0
———abortion (subsequent episode) O08.1
————current episode - see Abortion
———ectopic or molar pregnancy O08.1
——postpartum O72.3
Hemolytic - see condition
Icteroanemia, hemolytic (acquired) D59.9
—congenital (see also Spherocytosis) D58.0
Torula, torular (histolytica) (infection) (see also Cryptococcosis) B45.9

róng 融

融合(先天性)
—鼻后孔 Q30.0
—鼻孔，鼻 Q30.0
—处女膜 Q52.3
—骶髂(关节)(后天性) M43.28
——先天性 Q74.2
——操作后状态 Z98.1
——关节融合状态 Z98.1
—耳道 Q16.1
—肺叶 Q33.8
—睾丸 Q55.1
—关节(后天性) - 另见 关节强硬
——先天性 Q74.8
—喉和气管 Q34.8
—脊柱(后天性) NEC M43.2
——关节固定术状态 Z98.1
——手术后状态 Z98.1
——先天性 Q76.4
—脊椎(弓) - 见 融合，脊柱
—脚趾 Q70.2

Fusion, fused (congenital)
—choanal Q30.0
—nares, nose, nasal, nostril(s) Q30.0
—hymen Q52.3
—sacroiliac (acquired) (joint) M43.28
——congenital Q74.2
——postprocedural status Z98.1
——arthrodesis status Z98.1
—auditory canal Q16.1
—lobes, lung Q33.8
—testis Q55.1
—joint (acquired) - see also Ankylosis
——congenital Q74.8
—larynx and trachea Q34.8
—spine (acquired) NEC M43.2
——arthrodesis status Z98.1
——postoperative status Z98.1
——congenital Q76.4
—vertebra (arch) - see Fusion, spine
—toes Q70.2

融合——*续前页*	**Fusion, fused**——*continued*
一颈椎 – 见 融合，脊柱	一cervical spine – see Fusion, spine
一距舟骨 Q74.2	一astragaloscaphoid Q74.2
一肋骨 Q76.6	一ribs Q76.6
一气管和食管 Q39.8	一trachea and esophagus Q39.8
一器官或部位未列出 – 见 异常，按部位	一organ or site not listed – see Anomaly, by site
一舌下管伴有颌下管 Q38.4	一sublingual duct with submaxillary duct Q38.4
一肾(不完全) Q63.1	一kidneys (incomplete) Q63.1
一手指 Q70.0	一fingers Q70.0
一双胎(联体) Q89.4	一twins Q89.4
一双眼伴有实体感觉的缺陷 H53.3	一binocular with defective stereopsis H53.3
一听小骨 Q16.3	一ear ossicles Q16.3
一外阴 Q52.5	一vulva Q52.5
一小骨 Q79.9	一ossicles Q79.9
一一听觉的 Q16.3	一一auditory Q16.3
一心脏瓣膜尖 NEC Q24.8	一cusps, heart valve NEC Q24.8
一一二尖瓣 Q23.2	一一mitral Q23.2
一一肺动脉瓣 Q22.1	一一pulmonary Q22.1
一一三尖瓣 Q22.4	一一tricuspid Q22.4
一牙 K00.2	一tooth, teeth K00.2
一腰骶(后天性) M43.27	一lumbosacral (acquired) M43.27
一一先天性 Q76.4	一一congenital Q76.4
一一操作后状态 Z98.1	一一postprocedural status Z98.1
一一关节融合状态 Z98.1	一一arthrodesis status Z98.1
一阴唇(大)(小) Q52.5	一labium (majus) (minus) Q52.5
一阴道 Q52.4	一vagina Q52.4
一肢，先天性 Q74.8	一limb,congenital Q74.8
一一上 Q74.0	一一upper Q74.0
一一下 Q74.2	一一lower Q74.2
融合性的 – 见情况	**Confluent – see condition**

róu 柔

柔脑(脊)膜病 NEC G96.1	**Leptomeningopathy NEC G96.1**
柔脑(脊)膜炎(慢性)(局部)(出血性)(非化脓性)(另见 脑膜炎) G03.9	**Leptomeningitis (chronic)(circumscribed) (hemorrhagic) (nonsuppurative) (see also Meningitis) G03.9**
一结核性 A17.0† G01*	一tuberculous A17.0† G01*

ròu 肉

肉孢子虫病(肠道) A07.8	**Sarcocystosis, Sarcosporidiosis (intestinal) A07.8**
肉豆蔻肝 K76.1	**Nutmeg liver K76.1**

肉毒中毒(食物中毒) A05.1	**Botulism (foodborne intoxication) A05.1**
一伤口 A05.1	—wound A05.1
一婴儿 A05.1	—infant A05.1
肉阜(炎症性)	**Caruncle (inflamed)**
一处女膜痕 N89.8	—myrtiform N89.8
一泪 H04.3	—lacrimal H04.3
一尿道(良性) N36.2	—urethral (benign) N36.2
一阴唇(大)(小) N90.8	—labium (majus) (minus) N90.8
肉瘤(M8800/3) - 另见 肿瘤，结缔组织，恶性	**Sarcoma (M8800/3) - see also Neoplasm, connective tissue, malignant**
一成骨细胞(M9180/3) - 见 肿瘤，骨，恶性	—osteoblastic (M9180/3) - see Neoplasm, bone, malignant
一成釉细胞(M9330/3) C41.1	—ameloblastic (M9330/3) C41.1
一一上颌(骨) C41.0	——upper jaw (bone) C41.0
一多形性细胞(M8802/3)	—pleomorphic cell (M8802/3)
一肥大细胞(M9740/3) C96.2	—mast cell (M9740/3) C96.2
一杆状(M8963/3) - 见 肿瘤，恶性	—rhabdoid (M8963/3) - see Neoplasm, malignant
一骨膜(M8812/3) - 另见 肿瘤，骨，恶性	—periosteal (M8812/3) - see also Neoplasm, bone, malignant
一一骨源性(M9190/3) - 见 肿瘤，骨，恶性	——osteogenic (M9190/3) - see Neoplasm, bone, malignant
一骨源性(M9180/3) - 另见 肿瘤，骨，恶性	—osteogenic (M9180/3) - see also Neoplasm, bone, malignant
一一骨膜(M9190/3) - 见 肿瘤，骨，恶性	——periosteal (M9190/3) - see Neoplasm, bone, malignant
一一近皮质(M9190/3) - 见 肿瘤，骨，恶性	——juxtacortical (M9190/3) - see Neoplasm, bone, malignant
一黑素(M8720/3) - 见 黑色素瘤	—melanotic (M8720/3) - see Melanoma
一滑膜(M9040/3)	—synovial (M9040/3)
一一上皮样细胞(M9042/3)	——epithelioid cell (M9042/3)
一一双相分化(M9043/3)	——biphasic (M9043/3)
一一梭形细胞 (M9041/3)	——spindle cell (M9041/3)
一霍奇金[何杰金] (M9662/3) C81.7	—Hodgkin's (M9662/3) C81.7
一畸形细胞性(M9481/3)	—monstrocellular (M9481/3)
一一特指部位 - 见 肿瘤，恶性	——specified site - see Neoplasm, malignant
一一未特指部位 C71.9	——unspecified site C71.9
一间皮(M9050/3) - 见 间皮瘤	—mesothelial (M9050/3) - see Mesothelioma
一间叶性(M8800/3)	—mesenchymal (M8800/3)
一一混合的(M8990/3)	——mixed (M8990/3)
一间质(子宫内膜的)(M8930/3) C54.1	—stromal (endometrial) (M8930/3) C54.1
一一峡 (M8930/3) C54.0	——isthmus (M8930/3) C54.0
一浆细胞 (M9731/3) C90.2	—plasma cell (M9731/3) C90.2
一局限性(蛛网膜)小脑(M9471/3) C71.6	—circumscribed (arachnoidal) cerebellar (M9471/3) C71.6
一巨细胞(除外骨的)(M8802/3)	—giant cell (except of bone) (M8802/3)
一一骨(M9250/3) - 见 肿瘤，骨，恶性	——bone (M9250/3) - see Neoplasm, bone, malignant

肉芽肿——*续前页*
一霍奇金[何杰金](M9661/3) C81.7
一脊柱
——结核性 A18.0† M49.0*
——梅毒性(硬膜外) A52.1† G07*
一结肠 K63.8
一结膜 H10.4
一巨细胞(中心性)(颌骨)(修复性) K10.1
——牙龈(周围) K06.8
一口腔粘膜 K13.4
一眶 H05.1
一泪管 H04.6
一泪囊(非特异的) H04.6
一颅内(任何部位) G06.0
一马约基 B35.8
一毛细血管扩张性(皮肤) L98.0
一毛癣菌 B35.8
一面部 L92.2
一脑(任何部位) G06.0
——见于血吸虫病 B65.- † G07*
一念珠菌性(皮肤) B37.2
一尿道 N36.8
一铍(皮肤) L92.3
一脐 L92.8
——新生儿 P38
一前列腺 N42.8
一球孢子菌(原发性)(进行性) B38.7
——肺 B38.1† J99.8*
——脑脊膜 B38.4† G02.1*
一乳突后切除术空腔 H95.0
一肾(另见 感染，肾) N15.8
一生脓性，化脓性，脓毒性(皮肤) L98.0
——口腔粘膜 K13.4
——上颌牙槽嵴 K04.5
——牙龈 K06.8
一生殖器区-腹股沟 A58
一声带 J38.3
一嗜酸细胞性 D76.0
——肺 D76.0
——骨 D76.0
——口腔粘膜 K13.4
——皮肤 L92.2

Granuloma, Mycosis——*continued*
—Hodgkin's (M9661/3) C81.7
—spine
——tuberculous A18.0† M49.0*
——syphilitic (epidural) A52.1† G07*
—colon K63.8
—conjunctiva H10.4
—giant cell (central) (jaw) (reparative) K10.1
——gingiva (peripheral) K06.8
—oral mucosa K13.4
—orbit, orbital H05.1
—canaliculus lacrimalis H04.6
—lacrimal sac (nonspecific) H04.6
—intracranial (any site) G06.0
—Majocchi's B35.8
—telangiectaticum (skin) L98.0
—trichophyticum B35.8
—facial(e) L92.2
—brain (any site) G06.0
——in schistosomiasis B65. -† G07*
—candidal, monilial (cutaneous) B37.2
—urethra N36.8
—beryllium (skin) L92.3
—umbilicus L92.8
——newborn P38
—prostate N42.8
—coccidioidal (primary) (progressive) B38.7
——lung B38.1† J99.8*
——meninges B38.4† G02.1*
—postmastoidectomy cavity H95.0
—kidney (see also Infection, kidney) N15.8
—pyogenic, pyogenicum, septic (of) (skin) L98.0
——oral mucosa K13.4
——maxillary alveolar ridge K04.5
——gingiva K06.8
—genito-inguinale A58
—vocal cord J38.3
—eosinophilic D76.0
——lung D76.0
——bone D76.0
——oral mucosa K13.4
——skin L92.2

肉芽肿——*续前页*
－手术伤口　T81.8
－－滑石粉　T81.6
－－异物　T81.5
－－针眼　T81.8
－网状组织细胞瘤　D76.3
－下颌骨(中心性) K10.1
－腺(淋巴) I88.8
－心肌　I40.9
－性病性　A58
－蕈样(M9700/3) C84.0
－牙　K04.5
－牙髓，内(牙) K03.3
－眼睑　H01.8
－异物(软组织中) NEC M60.2
－－皮肤　L92.3
－－在手术伤口中　T81.5
－游泳池　A31.1
－针眼(手术后) T81.8
－直肠　K62.8
－致命性中线(面部) M31.2
－中耳　H71
－中线(致命性) M31.2
－椎管内(任何部分) G06.1
肉芽肿病　L92.9
－坏死性，呼吸道　M31.3
－进行性脓毒性　D71
－淋巴样(M9766/1) D47.7
－粟粒性(利斯特菌) A32.8
－特指的　NEC L92.8
－韦格纳　M31.3
肉芽肿组织(异常)(过度) L92.9
肉样胎块　O02.0

Granuloma, Mycosis——*continued*
－operation wound T81.8
－－talc T81.6
－－foreign body T81.5
－－stitch T81.8
－reticulohistiocytic D76.3
－mandible (central) K10.1
－gland (lymph) I88.8
－myocardial, myocardium I40.9
－venereum A58
－fungoides (M9700/3) C84.0
－dental K04.5
－pulp, internal (tooth) K03.3
－eyelid H01.8
－foreign body (in soft tissue) NEC M60.2
－－skin L92.3
－－in operation wound T81.5
－swimming pool A31.1
－stitch (postoperative) T81.8
－rectum K62.8
－lethal midline (facial) M31.2
－ear, middle H71
－midline (lethal) M31.2
－intraspinal (any part) G06.1
Granulomatosis L92.9
－necrotizing, respiratory M31.3
－progressive septic D71
－lymphoid (M9766/1) D47.7
－miliary (listerial) A32.8
－specified NEC L92.8
－Wegener's M31.3
Granulomatous tissue (abnormal) (excessive) L92.9
Carneous mole O02.0

rú 蠕

蠕虫(感染)(侵染)(另见 侵染) B83.9
－肠道内　NEC B82.0
－几内亚[麦地那龙线虫] B72

Worm(s) (infection) (infestation) (see also Infestation) B83.9
－in intestine NEC B82.0
－guinea B72

蠕虫病(另见 侵染) B83.9
一肠 B82.0
一一混合型(可分类到标题 B65.0-B81.3 和 B81.8 中一个以上的类型) B81.4
一一特指类型 NEC B81.8
一钩虫 B76.0
一混合型(肠)(可分类到标题 B65.0-B81.3 和 B81.8 中一个以上的类型) B81.4
一美洲钩虫 B76.1
一特指类型 NEC B83.8
蠕动，可见性或逆向 R19.2
蠕动过强 R19.2
一心因性 F45.3

Helminthiasis (see also Infestation) B83.9
—intestinal B82.0
——mixed types (types classifiable to more than one of the titles B65.0-B81.3 and B81.8) B81.4
——specified type NEC B81.8
—Ancylostoma B76.0
—mixed types (intestinal) (types classifiable to more than one of the titles B65.0-B81.3 and B81.8) B81.4
—Necator (americanus) B76.1
—specified type NEC B83.8
Peristalsis, visible or reversed R19.2
Hyperperistalsis R19.2
—psychogenic F45.3

rǔ 乳

乳(汁)
一病[乳毒病] T62.8
一过度分泌 O92.6
一中毒 T62.8
一潴留 O92.7
一痂 L21.0
乳白色尿 - 见 乳糜尿
乳毒病 T62.8
乳房(硬化性)腺病 N60.2
乳房 X 线照片(检查) Z12.3
一常规 Z01.6
乳房的 - 见情况
乳房发育过早 E30.8
乳房过大(另见 肥大，乳房) N62
乳房切除术后淋巴水肿(综合征) I97.2
乳房炎 - 见 乳腺炎
乳房组织增生 N62
乳管炎 N61
一妊娠、产褥期、产后 O91.2
乳碱病或乳碱综合征 E83.5
乳糜囊肿，肠系膜 I89.8
乳糜尿 R82.0
一非丝虫性 R82.0
一丝虫性(另见 丝虫病) B74.9
一血吸虫病(裂体吸虫病) B65.0
一由于
一一布鲁格(马来) B74.1
一一一帝汶 B74.2

Milk
—sickness T62.8
—excessive secretion O92.6
—poisoning T62.8
—retention O92.7
—crust L21.0
Milky urine - see Chyluria
Trembles T62.8
Adenosis (sclerosing) breast N60.2
Mammogram (examination) Z12.3
—routine Z01.6
Breast - see condition
Thelarche, premature E30.8
Macromastia (see also Hypertrophy, breast) N62
Postmastectomy lymphedema (syndrome) I97.2
Mammitis - see Mastitis
Mastoplastia N62
Galactophoritis N61
—gestational, puerperal, postpartum O91.2
Milk-alkali disease or syndrome, Burnett's syndrome E83.5
Chyle cyst, mesentery I89.8
Chyluria, Galacturia R82.0
—nonfilarial R82.0
—filarial (see also Filaria) B74.9
—schistosomiasis (bilharziasis) B65.0
—due to
——Brugia (malayi) B74.1
———timori B74.2

乳糜尿——*续前页*
—由于——*续前页*
——吴策线虫(斑氏) B74.0
——血吸虫病(裂体吸虫病) B65.0
乳糜心包 I31.3
乳糜性的 - 见情况
乳糜胸(非丝虫性) I89.8
—丝虫性(另见 丝虫病) B74.9† J91*
乳清酸尿症(先天性)(遗传性)(嘧啶缺乏) E79.8
—贫血 D53.0
乳痛症 N64.4
—心因性 F45.4
乳头的 - 见情况
乳头皲裂 N64.0
—产褥期、产后，妊娠 O92.1
乳头瘤，多发性，雅司病的 A66.1
乳头炎 N61
—产褥期、产后或妊娠 O91.0
—肛门 K62.8
—舌 K14.0
—直肠 K62.8
乳头状瘤(M8050/0) - 另见 肿瘤，良性
注：除在其他处另有说明外，列在下面的乳头状瘤的形态学类型应按部位以“肿瘤，良性”进行编码。
—导管内(弥漫性)(M8505/0) - 见 肿瘤，良性
—囊性，乳房 N60.1
—融合性网状 L83
—乳晕下管(M8506/0) D24
—表皮样(M8052/0)
—导管性，导管内(M8503/0)
—尖锐(肛门生殖器)(女性)(男性) A63.0
—浆液性表面(M8461/0)
——交界恶性(M8461/1)
———特指部位 - 见 肿瘤，动态未定
———未特指部位 D39.1
——特指部位 - 见 肿瘤，良性
——未特指部位 D27
—角化病的(M8052/0)
—角化不良性，角化不全性(M8052/0)
—角化过度的(M8052/0)

Chyluria, Galacturia——*continued*
—due to——*continued*
——Wuchereria (bancrofti) B74.0
——schistosomiasis (bilharziasis) B65.0
Chylopericardium I31.3
Chylous - see condition
Chylothorax (nonfilarial) I89.8
—filarial (see also Filaria) B74.9† J91*
Orotic aciduria (congenital) (hereditary) (pyrimidine deficiency) E79.8
—anemia D53.0
Mastodynia N64.4
—psychogenic F45.4
Nipple - see condition
Cracked nipple N64.0
—puerperal, postpartum, gestational O92.1
Papillomata, multiple, of yaws A66.1
Mammillitis, Papillitis, Thelitis N61
—puerperal, postpartum or gestational O91.0
—anus K62.8
—tongue K14.0
—rectum K62.8
Papilloma (M8050/0) - see also Neoplasm, benign
Note: Except where otherwise indicated, the morphological varieties of papilloma in the list below should be coded by site as for 'Neoplasm, benign'.
—intraductal (diffuse) (M8505/0) - see Neoplasm, benign
—cystic, breast N60.1
—confluent and reticulated L83
—subareolar duct (M8506/0) D24
—epidermoid (M8052/0)
—ductal, intraductal (M8503/0)
—acuminatum (anogenital) (female) (male) A63.0
—serous surface (M8461/0)
——borderline malignancy (M8461/1)
———specified site - see Neoplasm, uncertain behavior
———unspecified site D39.1
——specified site - see Neoplasm, benign
——unspecified site D27
—keratotic (M8052/0)
—dyskeratotic, parakeratotic (M8052/0)
—hyperkeratotic (M8052/0)

rù 入

rù 褥

褥疮，褥疮性(溃疡) L89.-
—宫颈[宫颈糜烂] N86
—期
——Ⅰ期 L89.0
——Ⅱ期 L89.1
——Ⅲ期 L89.2
——Ⅳ期 L89.3

Bedsore L89.-
—cervix N86
—stage
——Ⅰ L89.0
——Ⅱ L89.1
——Ⅲ L89.2
——Ⅳ L89.3

ruǎn 软

软 - 另见情况
—甲 L60.3
软骨成长不全[季肋成长不全] Q77.0
软骨的 - 见情况
软骨发育不良(伴有血管瘤) Q78.4
软骨发育不全[先天性骨硬化] Q77.4
—伴有血管瘤 Q78.4
—点状 Q77.3
—胎儿 Q77.4
—先天性钙化性 Q77.3
软骨发育异常 Q78.9
软骨钙沉着 M11.2
—家族性 M11.1
—特指的 NEC M11.2
软骨骨发育不良(莫基奥-布雷斯福德型) E76.2
软骨骨瘤(M9210/0) - 见 肿瘤，骨，良性
软骨骨营养障碍 E76.2
软骨结合
—异常的 Q78.8
—坐骨耻骨 M91.0
软骨瘤(M9220/0) - 另见 肿瘤，软骨，良性
软骨瘤病(M9220/1) - 另见 肿瘤，软骨，动态未定
—内 Q78.4
—骨膜(M9221/0) - 见 肿瘤，骨，良性
—近皮质(M9221/0) - 见 肿瘤，骨，良性
软骨膜炎
—鼻 J34.8
—耳(外) H61.0
—耳廓 H61.0

Soft - see also condition
—nails L60.3
Achondrogenesis, Hypochondrogenesis Q77.0
Cartilage - see condition
Dyschondroplasia (with hemangiomata) Q78.4
Achondroplasia [osteosclerosis congenital] Q77.4
—with hemangioma Q78.4
—punctata Q77.3
—fetalis Q77.4
—calcificans congenita Q77.3
Chondrodysplasia Q78.9
Chondrocalcinosis M11.2
—familial M11.1
—specified NEC M11.2
Chondro-osteodysplasia (Morquio-Brailsford type) E76.2
Chondro-osteoma (M9210/0) - see Neoplasm, bone, benign
Chondro-osteodystrophy E76.2
Synchondrosis
—abnormal Q78.8
—ischiopubic M91.0
Chondroma (M9220/0) - see also Neoplasm, cartilage, benign
Chondromatosis (M9220/1) - see also Neoplasm, cartilage, uncertain behavior
—internal Q78.4
—periosteal (M9221/0) - see Neoplasm, bone, benign
—juxtacortical (M9221/0) - see Neoplasm, bone, benign
Perichondritis
—nose J34.8
—ear (external) H61.0
—auricle, pinna H61.0

软骨膜炎——*续前页*
—喉 J38.7
——梅毒性 A52.7† J99.8*
—气管 J39.8
—外耳道 H61.0
—支气管 J98.0
软骨粘液肉瘤(M9220/3) - 见 肿瘤，软骨，恶性
软骨溶解 M94.3
软骨肉瘤(M9220/3) - 另见 肿瘤，软骨，恶性 C41.9
—间叶性(M9240/3) - 见 肿瘤，结缔组织，恶性
—近皮质(M9221/3) - 见 肿瘤，骨，恶性
—粘液样(M9231/3) - 见 肿瘤，软骨，恶性
软骨软化 M94.2
—髌骨 M22.4
—全身性 M94.2
软骨外胚层发育不良 Q77.6
软骨形成不全 Q77.4
软骨炎 M94.8
—化脓性 M94.8
—结核性 NEC A18.0† M01.1*
——椎间 A18.0† M49.0*
—肋 M94.0
——蒂策 M94.0
软骨营养不良(家族性)(胎儿)(发育不全性) Q78.9
—点状 Q77.3
—先天性钙化性 Q77.3
软化
—大脑 - 见 软化，脑
—骨 - 见 骨软化症
—脊髓 G95.8
—脑(坏死性)(进行性) G93.8
——闭塞 I63.5
——出血性(另见 出血，脑内) I61.9
——动脉硬化性 I63.8
——栓子 I63.4
——先天性 Q04.8
——血栓形成 I63.3
—脑脊髓 - 见 软化，脑
—软骨 M94.8

Perichondritis——*continued*
—larynx J38.7
——syphilitic A52.7† J99.8*
—trachea J39.8
—external auditory canal H61.0
—bronchus J98.0
Chondromyxosarcoma (M9220/3) - see Neoplasm, cartilage, malignant
Chondrolysis M94.3
Chondrosarcoma (M9220/3) - see also Neoplasm, cartilage,malignant C41.9
—mesenchymal (M9240/3) - see Neoplasm, connective tissue, malignant
—juxtacortical (M9221/3) - see Neoplasm, bone, malignant
—myxoid (M9231/3) - see Neoplasm, cartilage, malignant
Chondromalacia M94.2
—patella, patellae M22.4
—systemic M94.2
Chondroectodermal dysplasia Q77.6
Chondrogenesis imperfecta Q77.4
Chondritis M94.8
—purulent M94.8
—tuberculous NEC A18.0† M01.1*
——intervertebral A18.0† M49.0*
—costal M94.0
——Tietze's M94.0
Chondrodystrophy, chondrodystrophia (familial) (fetalis) (hypoplastic) Q78.9
—punctata Q77.3
—calcificans congenita Q77.3
Softening
—cerebral - see Softening, brain
—bone - see Osteomalacia
—spinal cord G95.8
—brain (necrotic) (progressive) G93.8
——occlusive I63.5
——hemorrhagic (see also Hemorrhage, intracerebral) I61.9
——arteriosclerotic I63.8
——embolic I63.4
——congenital Q04.8
——thrombotic I63.3
—cerebrospinal - see Softening, brain
—cartilage M94.8

软化——*续前页* | **Softening**——*continued*
—胃 K31.8 | —stomach K31.8
—小脑 - 见 软化，脑 | —cerebellar - see Softening, brain
—幼年(另见 佝偻病) E55.0 | —juvenile (see also Rickets) E55.0
软化，骨(成人) M83.9 | **Malacia, bone (adult) M83.9**
软化斑 | **Malacoplakia, Malakoplakia**
—尿道 N36.8 | —urethra N36.8
—膀胱 N32.8 | —bladder N32.8
—肾盂 N28.8 | —pelvis (kidney) N28.8
—输尿管 N28.8 | —ureter N28.8
软木沉着病 J67.3 | **Suberosis J67.3**
软木工人病或软木工人肺 J67.3 | **Corkworker's / Corkhandler's disease or lung J67.3**
软下疳(肛门)(生殖器)(直肠) A57 | **Chancroid (anus) (genital) (rectum) A57**

ruì 瑞

瑞列绦虫病 B71.8 | **Raillietiniasis B71.8**

ruò 弱

弱 R53 | **Weak, weakness R53**
—瓣膜 - 见 心内膜炎 | —valvular - see Endocarditis
—肌肉 M62.8 | —muscle M62.8
—精神 F70.- | —mind F70.-
—老年性 R54 | —senile R54
—膀胱(括约肌) R32 | —bladder (sphincter) R32
—盆底(肌肉) N81.8 | —pelvic fundus N81.8
—新生儿 P96.8 | —newborn P96.8
—心肌(另见 衰竭，心力) I50.9 | —myocardium (see also Failure, heart) I50.9
—心脏(另见 衰竭，心力) I50.9 | —heart, cardiac (see also Failure, heart) I50.9
—足(双) - 见 弱，足弓 | —foot (double) - see Weak, arches
—足弓(后天性) M21.4 | —arches (acquired) M21.4
——先天性 Q66.5 | ——congenital Q66.5
弱视(先天性)(剥夺性)(部分)(斜视性)(抑制) H53.0 | **Amblyopia (congenital) (deprivation) (partial) (strabismic) (suppression) H53.0**
—尿毒症性 - 见 尿毒症 | —uremic - see Uremia
—屈光参差性 H53.0 | —anisometropic H53.0
—失用性 H53.0 | —ex anopsia H53.0
—烟草性 H53.8 | —tobacco H53.8
—夜间 H53.6 | —nocturnal H53.6
——维生素 A 缺乏 E50.5† H58.1* | ——vitamin A deficiency E50.5† H58.1*
—癔症性 F44.6 | —hysterical F44.6
—中毒性 NEC H53.8 | —toxic NEC H53.8

S

sà 萨

萨顿痣[晕样痣] (M8723/0) D22.9	**Sutton's nevus (M8723/0) D22.9**
萨克斯-利布曼病 M32.1† I39.8*	**Sacks-Libman disease M32.1† I39.8***
萨克斯-泰氏病[泰-萨克斯病][家族黑矇性白痴] E75.0	**Sachs-Tay disease E75.0**
萨克斯家族黑矇性白痴或萨克斯病 E75.0	**Sachs' amaurotic familial idiocy or disease E75.0**

sāi 塞

塞，栓塞	**Plug**
一宫颈粘液(另见 窒息，粘液) T17.9	—mucus (see also Asphyxia, mucus) T17.9
一胎粪(新生儿)，综合征 P76.0	—meconium (newborn), syndrome P76.0
一支气管 NEC J98.0	—bronchus NEC J98.0

sāi 腮

腮腺的 - 见情况	**Parotid gland - see condition**
腮腺炎(急性)(慢性)(非流行性)(非特异中毒性)(脓性)(化脓性)(脓毒性) K11.2	**Parotitis, parotiditis (acute)(chronic) (nonepidemic)(nonspecific toxic)(not mumps)(purulent)(septic)(suppurative) K11.2**
一传染性(另见 流行性腮腺炎) B26.9	—infectious (see also Mumps) B26.9
一流行性(另见 流行性腮腺炎) B26.9	—epidemic (see also Mumps) B26.9
一手术后 K91.8	—postoperative K91.8
一外科性 K91.8	—surgical K91.8

sāi 鳃

鳃的 - 见情况	**Branchial - see condition**
一软骨，先天性 Q18.2	—cartilage, congenital Q18.2
鳃源性残余(颈部) Q18.0	**Branchiogenic remnant (in neck) Q18.0**

sài 塞

塞尔托利 - 现译名 塞托利	**Sertori**
塞弗病或塞弗骨软骨病[跟骨骨软骨病] M92.6	**Sever's disease or osteochondrosis M92.6**
塞克尔综合征[鸟头侏儒症] Q87.1	**Seckel's syndrome Q87.1**
塞米施溃疡(角膜) H16.0	**Saemisch's ulcer (cornea) H16.0**
塞尼尔-厄舍病或综合征[红斑性天疱疮] L10.4	**Senear-Usher disease or syndrome L10.4**
塞斯坦(-舍奈)麻痹或综合征 I63.0† G46.3*	**Cestan(-Chenais) paralysis or syndrome I63.0† G46.3***

塞托利睾丸间质细胞[莱迪希细胞]瘤 (M8631/0)
一特指部位 - 见 肿瘤，良性
一未特指部位
一一男性 D29.2
一一女性 D27
塞托利细胞
一癌 (M8640/3)
一一特指部位 - 见 肿瘤，恶性
一一未特指部位 C62.9
一一一男性 C62.9
一一一女性 C56
一瘤(M8640/0)
一一伴有脂质贮积(M8641/0)
一一一特指部位 - 见 肿瘤，良性
一一一未特指部位
一一一一男性 D29.2
一一一一女性 D27
一一特指部位 - 见 肿瘤，良性
一一未特指部位
一一一男性 D29.2
一一一女性 D27
一腺瘤(M8640/0)
一一特指部位 - 见 肿瘤，良性
一一未特指部位
一一一男性 D29.2
一一一女性 D27
塞乍里病、塞乍里网状细胞增多或塞乍里综合征 (M9701/3) C84.1

Sertoli-Leydig cell tumor (M8631/0)
—specified site - see Neoplasm, benign
—unspecified site
——male D29.2
——female D27
Sertoli cell
—carcinoma (M8640/3)
——specified site - see Neoplasm, malignant
——unspecified site C62.9
———male C62.9
———female C56
—tumor (M8640/0)
——with lipid storage (M8641/0)
———specified site - see Neoplasm, benign
———unspecified site
————male D29.2
————female D27
——specified site - see Neoplasm, benign
——unspecified site
———male D29.2
———female D27
—adenoma (M8640/0)
——specified site - see Neoplasm, benign
——unspecified site
———male D29.2
———female D27
Sézary's disease, reticulosis or syndrome(M9701/3) C84.1

sān 三

三倍体 **Q92.7**
三齿线虫病 **B81.8**
三重 - 见 副
三个 - 另见 副
一X 染色体，女性 Q97.0
一肾 Q63.0
一子宫 Q51.8
三甲胺尿 **E88.8**
三尖(瓣)的 - 见情况
三角头 **Q75.0**
三联律 **R00.8**

Triploidy Q92.7
Ternidensiasis B81.8
Triplication - see Accessory
Triple - see also Accessory
—X, female Q97.0
—kidneys Q63.0
—uteri Q51.8
Trimethylaminuria E88.8
Tricuspid (valve) - see condition
Trigonocephaly Q75.0
Trigeminy R00.8

三联症	**Triad**
一哈钦森(先天性梅毒) A50.5	—Hutchinson's (congenital syphilis) A50.5
一卡塔格内 Q89.3	—Kartagener Q89.3
一塞恩特(另见 疝，膈) K44.9	—Saint's (see also Hernia, diaphragm) K44.9
三裂的 - 另见 副	**Trifid - see also Accessory**
一舌 Q38.3	—tongue Q38.3
一肾(盂) Q63.8	—kidney (pelvis) Q63.8
三期的 - 见情况	**Tertiary - see condition**
三色视异常，正常色觉异常(先天性) H53.5	**Trichromat, trichromatopsia, anomalous (congenital) H53.5**
三室心(另见 心，三腔) Q20.8	**Trilocular heart (see also Cor triloculare) Q20.8**
三胎，影响到胎儿或新生儿 P01.5	**Triplet, affecting fetus or newborn P01.5**
一妊娠 O30.1	—pregnancy O30.1
三体性(综合征) Q92.9	**Trisomy (syndrome) Q92.9**
一13(部分性) Q91.7	—13 (partial) Q91.7
一一减数分裂不分离 Q91.4	——meiotic nondisjunction Q91.4
一一同源嵌合体 Q91.5	——mosaicism Q91.5
一一易位 Q91.6	——translocation Q91.6
一一有丝分裂不分离 Q91.5	——mitotic nondisjunction Q91.5
一18(部分性) Q91.3	—18 (partial) Q91.3
一一减数分裂不分离 Q91.0	——meiotic nondisjunction Q91.0
一一同源嵌合体 Q91.1	——mosaicism Q91.1
一一易位 Q91.2	——translocation Q91.2
一一有丝分裂不分离 Q91.1	——mitotic nondisjunction Q91.1
一20 Q92.8	—20 Q92.8
一21(部分性) Q90.9	—21 (partial) Q90.9
一一减数分裂不分离 Q90.0	——meiotic nondisjunction Q90.0
一一同源嵌合体 Q90.1	——mosaicism Q90.1
一一易位 Q90.2	——translocation Q90.2
一一有丝分裂不分离 Q90.1	——mitotic nondisjunction Q90.1
一22 Q92.8	—22 Q92.8
一部分性 NEC Q92.8	—partial NEC Q92.8
一一大(全臂或更多重复) Q92.2	——major (whole arm or more duplicated) Q92.2
一一特指的 NEC Q92.8	——specified NEC Q92.8
一一小(少于全臂重复) Q92.3	——minor (less than whole arm duplicated) Q92.3
一常染色体 NEC Q92.9	—autosomes NEC Q92.9
一大部分(全臂或更多重复) Q92.2	—major partial (whole arm or more duplicated) Q92.2
一全染色体 Q92.9	—whole chromosome Q92.9
一一部分 Q92.9	——partial Q92.9
一一减数分裂不分离 Q92.0	——meiotic nondisjunction Q92.0
一一特指的 NEC Q92.8	——specified NEC Q92.8
一一同源嵌合体 Q92.1	——mosaicism Q92.1
一一有丝分裂不分离 Q92.1	——mitotic nondisjunction Q92.1

三体性——*续前页*
一染色体特指的 NEC Q92.8
一一大(全臂或更多重复) Q92.2
一一轻微(少于全臂重复 Q92.3
一一全(非性染色体)
一一一减数分裂不分离 Q92.0
一一一同源嵌合体 Q92.1
一一一有丝分裂不分离 Q92.1
一特指的 NEC Q92.8
一小部分(少于全臂重复) Q92.3
三叶胎盘(另见 胎盘，异常的) O43.1
三肢瘫 G83.8
一先天性或婴儿 G80.8

Trisomy——*continued*
—chromosome specified NEC Q92.8
——major (whole arm or more duplicated) Q92.2
——minor (less than whole arm duplicated Q92.3
——whole (nonsex chromosome)
———meiotic nondisjunction Q92.0
———mosaicism Q92.1
———mitotic nondisjunction Q92.1
—specified NEC Q92.8
—minor partial (less than whole arm duplicated) Q92.3
Tripartite placenta (see also Placenta, abnormal) O43.1
Triplegia G83.8
—congenital or infantile G80.8

sàn 散

散发性的 – 见情况
散光(复合性)(先天性)(任何类型) H52.2
散囊肿(输卵管) Q50.4

Sporadic – see condition
Astigmatism (compound) (congenital) (any type) H52.2
Fimbrial cyst Q50.4

sāng 桑

桑德尔病(偏执狂) F22.0
桑德霍夫病 E75.0
桑格-布朗共济失调 G11.2
桑普森囊肿或桑普森瘤[巧克力囊肿] N80.1
桑葚状磨牙(先天性梅毒) A50.5

Sander's disease (paranoia) F22.0
Sandhoff's disease E75.0
Sanger-Brown ataxia G11.2
Sampson's cyst or tumor N80.1
Mulberry molars (congenital syphilis) A50.5

sàng 丧

丧失
一感觉
一一触觉 R20.8
一一味觉 R43.2
一一一和嗅觉，混合的 R43.8
一一嗅觉 R43.1
一感觉性 R44.8
一一分离性 F44.6
一迷路机能 H83.2
一生殖器反应 F52.2

Failure, Loss (of)
—sense of
——touch R20.8
——taste R43.2
———and smell, mixed R43.8
——smell R43.1
—sensory R44.8
——dissociative F44.6
—function of labyrinth H83.2
—genital response F52.2

sào 瘙

sè 色

色素沉着——*续前页*
—角膜，角膜缘 H18.0
—结膜 H11.1
—金属 L81.8
—视乳头，先天性 Q14.2
—视网膜，先天性(聚合性)(痣样) Q14.1
—铁 L81.8
—文身 L81.8
—阴囊，先天性 Q82.8
色素沉着过度 NEC (另见 色素沉着) L81.8
—黑色素 NEC L81.4
—炎症后 L81.0
色素沉着息肉综合征[波伊茨-耶格综合征][皮肤粘膜色素斑-肠道多发息肉综合征] Q85.8
色素失调症 Q82.3

Pigmentation——*continued*
—cornea, limbus corneae H18.0
—conjunctiva H11.1
—metals L81.8
—optic papilla, congenital Q14.2
—retina, congenital (grouped) (nevoid) Q14.1
—iron L81.8
—tattoo L81.8
—scrotum, congenital Q82.8
Hyperpigmentation NEC (see also Pigmentation) L81.8
—melanin NEC L81.4
—postinflammatory L81.0
Peutz-Jeghers disease or syndrome Q85.8
Incontinentia pigmenti Q82.3

shā 杀

杀人狂 F68.8

Amok F68.8

shā 沙

沙茨克环(后天性)(食管)(下部) K22.2
—先天性 Q39.3
沙尔科-玛丽 - 现译名 夏科-马里
沙漏状(挛缩) - 另见 挛缩，沙漏状
—胃 K31.8
——狭窄 K31.2
——先天性 Q40.2
沙门菌[又译名 沙门氏菌] - 见 感染，沙门菌
沙门菌病 A02.0
沙漠
—风湿病 B38.0† J99.8*
—痈(另见 溃疡，皮肤) L98.4
沙漠疮[热带溃疡](另见 溃疡，皮肤) L98.4
沙眼(性) A71.9
—初期 A71.0
—活动期 A71.1
—结膜挛缩 A71.1
—可疑 A71.0
—血管翳 A71.1
沙伊综合征 - 见 粘多糖贮积症 IS 型

Schatzki's ring (acquired) (esophagus) (lower) K22.2
—congenital Q39.3
Charcot-Marie
Hourglass (contracture) - see also Contraction, hourglass
—stomach K31.8
——stricture K31.2
——congenital Q40.2
Salmonella - see Infection, Salmonella
Salmonellosis A02.0
Desert
—rheumatism B38.0† J99.8*
—sore (see also Ulcer, skin) L98.4
Rot, Barcoo (see also Ulcer, skin) L98.4
Trachoma, trachomatous A71.9
—initial (stage) A71.0
—active (stage) A71.1
—contraction of conjunctiva A71.1
—dubium A71.0
—pannus A71.1
Scheie's syndrome

shāi 筛

筛窦炎(慢性)(非化脓性)(化脓性)(另见 鼻窦炎，筛窦) J32.2
—流感性(另见 流行性感冒，伴有，呼吸道表现) J11.1
—沃克斯 J33.1
筛骨的 - 见情况
筛选(为) Z13.9
—白喉 Z11.2
—白内障 Z13.5
—白血病 Z12.8
—百日咳 Z11.2
—半乳糖血 Z13.8
—暴露于辐射 Z13.8
—苯丙酮尿症 Z13.8
—病毒性脑炎(蚊或蜱媒介) Z11.5
—布氏菌病 Z11.2
—查加斯病 Z11.6
—产前 - 见 产前，筛选
—产褥期，染色体异常 Z13.7
—出血热 Z11.5
—代谢紊乱，先天性 Z13.8
—登革热 Z11.5
—动脉高血压 Z13.6
—多方面的 Z13.9
—发育性残疾 Z13.3
——见于童年早期 Z13.4
—放射性污染 NEC Z13.8
—非洲锥虫病[睡眠病] Z11.6
—肥胖症 Z13.8
—肺气肿 Z13.8
—风疹 Z11.5
—感染
——肠道(病) Z11.0
———蠕虫病 Z11.6
———特指的 NEC Z11.0
——寄生虫 NEC Z11.8
——真菌性 Z11.8
—高血压 Z13.6
—钩端螺旋体病 Z11.8
—呼吸情况 NEC Z13.8
——结核性 Z11.1
—黄热病 Z11.5

Ethmoiditis (chronic) (nonpurulent) (purulent) (see also Sinusitis, ethmoidal) J32.2
—influenzal (see also Influenza, with, respiratory manifestations) J11.1
—Woakes' J33.1
Ethmoid, ethmoidal - see condition
Screening (for) Z13.9
—diphtheria Z11.2
—cataract Z13.5
—leukemia Z12.8
—whooping cough Z11.2
—galactosemia Z13.8
—radiation exposure Z13.8
—phenylketonuria Z13.8
—viral encephalitis (mosquito—or tick-borne) Z11.5
—brucellosis Z11.2
—Chagas' disease Z11.6
—antenatal, prenatal - see Antenatal, screening
—postnatal, chromosomal abnormalities Z13.7
—hemorrhagic fever Z11.5
—metabolic errors, inborn Z13.8
—dengue fever Z11.5
—arterial hypertension Z13.6
—multiphasic Z13.9
—developmental handicap Z13.3
——in early childhood Z13.4
—contamination NEC Z13.8
—sleeping sickness Z11.6
—obesity Z13.8
—emphysema Z13.8
—rubella Z11.5
—infection
——intestinal (disease) Z11.0
———helminthiasis Z11.6
———specified NEC Z11.0
——parasitic NEC Z11.8
——mycotic Z11.8
—hypertension Z13.6
—leptospirosis Z11.8
—respiratory condition NEC Z13.8
——tuberculous Z11.1
—yellow fever Z11.5

筛选——*续前页*
一霍乱 Z11.0
一霍奇金[何杰金]病 Z12.8
一激素 Z04.0
一疾病或疾患 Z13.9
一一病毒性 NEC Z11.5
一一一肠道 Z11.0
一一一人类免疫缺陷病毒[HIV] Z11.4
一一查加斯 Z11.6
一一传染性 Z11.9
一一代谢性 NEC Z13.8
一一耳 NEC Z13.5
一一发育性 NEC Z13.3
一一一见于童年早期 Z13.4
一一风湿性 NEC Z13.8
一一呼吸道 NEC Z13.8
一一甲状腺 Z13.8
一一精神 Z13.3
一一立克次体 Z11.8
一一镰状细胞(遗传特性) Z13.0
一一螺旋体性 Z11.8
一一泌尿生殖系 NEC Z13.8
一一免疫 NEC Z13.0
一一内分泌 NEC Z13.8
一一皮肤 Z13.8
一一人类免疫缺陷病毒[HIV]感染 Z11.4
一一神经病性 Z13.8
一一特指的 NEC Z13.8
一一胃肠道 NEC Z13.8
一一细菌性 NEC Z11.2
一一心血管 NEC Z13.6
一一心脏 NEC Z13.6
一一性病性 Z11.3
一一性传播 NEC Z11.3
一一一人类免疫缺陷病毒[HIV] Z11.4
一一血管 NEC Z13.6
一一血液或造血器官 Z13.0
一一牙 Z13.8
一一眼 NEC Z13.5
一一衣原体 Z11.8
一一营养性 NEC Z13.2
一一原虫性 Z11.6
一一一肠道 Z11.0

Screening——*continued*
—cholera Z11.0
—Hodgkin's disease Z12.8
—hormones Z04.0
—disease or disorder Z13.9
——viral NEC Z11.5
———intestinal Z11.0
———human immunodeficiency virus (HIV) Z11.4
——Chagas' Z11.6
——infectious Z11.9
——metabolic NEC Z13.8
——ear NEC Z13.5
——developmental NEC Z13.3
———in early childhood Z13.4
——rheumatic NEC Z13.8
——respiratory NEC Z13.8
——thyroid Z13.8
——mental Z13.3
——rickettsial Z11.8
——sickle-cell (trait) Z13.0
——spirochetal Z11.8
——genitourinary NEC Z13.8
——immunity NEC Z13.0
——endocrine NEC Z13.8
——skin Z13.8
——human immunodeficiency virus (HIV) infection Z11.4
——neurological Z13.8
——specified NEC Z13.8
——gastrointestinal NEC Z13.8
——bacterial NEC Z11.2
——cardiovascular NEC Z13.6
——heart NEC Z13.6
——venereal Z11.3
——sexually transmitted NEC Z11.3
———human immunodeficiency virus (HIV) Z11.4
——vascular NEC Z13.6
——blood or blood-forming organ Z13.0
——dental Z13.8
——eye NEC Z13.5
——chlamydial Z11.8
——nutritional NEC Z13.2
——protozoal Z11.6
———intestinal Z11.0

筛选——*续前页*
一胃肠道情况 NEC Z13.8
一先天性
一一畸形或变形 Z13.7
一一髋脱位 Z13.7
一一眼疾患 Z13.5
一心血管疾患 NEC Z13.6
一兴奋剂 Z04.0
一行为障碍 Z13.3
一性病 Z11.3
一性传播疾病 NEC Z11.3
一一人类免疫缺陷病毒[HIV] Z11.4
一血红蛋白病 NEC Z13.0
一一产前 Z36.8
一血吸虫病 Z11.6
一牙疾患 Z13.8
一雅司病 Z11.8
一咽下放射性物质 Z13.8
一药物 Z04.0
一衣原体性病 Z11.8
一抑郁 Z13.3
一异常，先天性 Z13.7
一营养不良 Z13.2
一原虫病 Z11.6
一一肠道 Z11.0
一造血器官的恶性(肿瘤) Z12.8
一真菌病 Z11.8
一支气管炎，慢性 Z13.8
一中毒性(化学性)(重金属) Z13.8
一肿瘤 Z12.9
一一肠道 NEC Z12.1
一一宫颈 Z12.4
一一呼吸器官 Z12.2
一一淋巴(腺) Z12.8
一一膀胱 Z12.6
一一前列腺 Z12.5
一一乳房 Z12.3
一一特指部位 NEC Z12.8
一一胃 Z12.0
一一血液 Z12.8
一一造血系统 Z12.8
一锥虫病 Z11.6

Screening——*continued*
—gastrointestinal condition NEC Z13.8
—congenital
——malformation or deformation Z13.7
——dislocation of hip Z13.7
——eye disorder Z13.5
—cardiovascular disorder NEC Z13.6
—stimulants Z04.0
—behavioral disorder Z13.3
—venereal disease Z11.3
—sexually-transmitted disease NEC Z11.3
——human immunodeficiency virus (HIV) Z11.4
—hemoglobinopathies NEC Z13.0
——antenatal Z36.8
—schistosomiasis Z11.6
—dental disorder Z13.8
—yaws Z11.8
—ingestion of radioactive substance Z13.8
—drugs Z04.0
—chlamydial diseases Z11.8
—depression Z13.3
—anomaly, congenital Z13.7
—malnutrition Z13.2
—protozoal disease Z11.6
——intestinal Z11.0
—hematopoietic malignancy Z12.8
—mycoses Z11.8
—bronchitis, chronic Z13.8
—poisoning (chemical) (heavy metal) Z13.8
—neoplasm (of) Z12.9
——intestinal tract NEC Z12.1
——cervix Z12.4
——respiratory organs Z12.2
——lymph (glands) Z12.8
——bladder Z12.6
——prostate Z12.5
——breast Z12.3
——specified site NEC Z12.8
——stomach Z12.0
——blood Z12.8
——hematopoietic system Z12.8
—trypanosomiasis Z11.6

shài 晒

晒伤 L55.9
——一度 L55.0
——二度 L55.1
——三度 L55.2
—特指的 NEC L55.8

Sunburn L55.9
—first degree L55.0
—second degree L55.1
—third degree L55.2
—specified NEC L55.8

shān 山

山地病 T70.2
山黧豆中毒 T62.2

Mountain sickness T70.2
Lathyrism, Neurolathyrism T62.2

shǎn 闪

闪光幻觉 H53.1
闪回(饮酒或药物的残留效应) - 编码于 F10-F19 伴有第四位数.7

Photopsia H53.1
Flashbacks (residual to alcohol or drug use) - code to F10-F19 with fourth character .7

shàn 疝

疝(后天性)(复发性) K46.9
—伴有
——梗阻(另见 疝，按部位，伴有，梗阻) K46.0
——坏疽(另见 疝，按部位，伴有，坏疽) K46.1
—半月线 - 见 疝，腹壁
—闭孔 - 见 疝，腹，特指部位 NEC
—玻璃体(进入伤口) S05.2
——进入前房 H43.0
—不可复位的(另见 疝，按部位，伴有，梗阻) K46.0
——伴有坏疽(另见 疝，按部位，伴有，坏疽) K46.1
—肠 - 见 疝，按部位
—肠系膜(内) - 见 疝，腹
—大脑，先天性(另见 脑膨出) Q01.9
——耳内 Q01.8
—肺(皮下) J98.4
—腹 K46.9
——壁 - 见 疝，腹壁
——特指部位 NEC K45.8
———伴有
————梗阻 K45.0
————坏疽(和梗阻) K45.1

Hernia, hernial (acquired) (recurrent) K46.9
—with
——obstruction (see also Hernia, by site, with, obstruction) K46.0
——gangrene (see also Hernia, by site, with, gangrene) K46.1
—spigelian - see Hernia, ventral
—obturator - see Hernia, abdomen, specified site NEC
—vitreous (into wound) S05.2
——into anterior chamber H43.0
—irreducible (see also Hernia, by site, with obstruction) K46.0
——with gangrene (see also Hernia, by site, with gangrene) K46.1
—intestine, intestinal - see Hernia, by site
—mesenteric (internal) - see Hernia, abdomen
—cerebral, congenital (see also Encephalocele) Q01.9
——endaural Q01.8
—lung (subcutaneous) J98.4
—abdomen, abdominal K46.9
——wall - see Hernia, ventral
——specified site NEC K45.8
———with
————obstruction K45.0
————gangrene (and obstruction) K45.1

疝——*续前页*

—腹白线(半月) - 见 疝，腹壁

—腹壁 K43.9

——伴有

———梗阻 K43.0

———坏疽(和梗阻) K43.1

—腹股沟(直)(外)(精索)(斜)(内)(阴囊)(滑动) K40.9

——伴有

———梗阻 K40.3

———坏疽(和梗阻) K40.4

——单侧 K40.9

———伴有

————梗阻 K40.3

————坏疽(和梗阻) K40.4

——双侧 K40.2

———伴有

————梗阻 K40.0

————坏疽(和梗阻) K40.1

—腹膜后 - 见 疝，腹，特指部位 NEC

—腹内 - 见 疝，腹

—膈 K44.9

——伴有

———梗阻 K44.0

———坏疽(和梗阻) K44.1

——先天性 Q79.0

—梗阻性(另见 疝，按部位，伴有梗阻) K46.0

——伴有坏疽(另见 疝，按部位，伴有坏疽) K46.1

—股 K41.9

——伴有

———梗阻 K41.3

———坏疽(和梗阻) K41.4

——单侧 K41.9

———伴有

————梗阻 K41.3

————坏疽(和梗阻) K41.4

——双侧 K41.2

———伴有

————梗阻 K41.0

————坏疽(和梗阻) K41.1

—黑塞尔巴赫[筛筋膜疝] - 见 疝，股，按类型

—虹膜(创伤性) S05.2

Hernia, hernial——*continued*

—linea (alba) (semilunaris) - see Hernia, ventral

—ventral K43.9

——with

———obstruction K43.0

———gangrene (and obstruction) K43.1

—inguinal (direct) (external) (funicular) (indirect) (internal) (oblique) (scrotal) (sliding) K40.9

——with

———obstruction K40.3

———gangrene (and obstruction) K40.4

——unilateral K40.9

———with

————obstruction K40.3

————gangrene (and obstruction) K40.4

——bilateral K40.2

———with

————obstruction K40.0

————gangrene (and obstruction) K40.1

—retroperitoneal - see Hernia, abdomen, specified site NEC

—intra-abdominal - see Hernia, abdomen

—diaphragm, diaphragmatic K44.9

——with

———obstruction K44.0

———gangrene (and obstruction) K44.1

——congenital Q79.0

—obstructive (see also Hernia, by site, with obstruction) K46.0

——with gangrene (see also Hernia, by site, with gangrene) K46.1

—crural, femoral K41.9

——with

———obstruction K41.3

———gangrene (and obstruction) K41.4

——unilateral K41.9

———with

————obstruction K41.3

————gangrene (and obstruction) K41.4

——bilateral K41.2

———with

————obstruction K41.0

————gangrene (and obstruction) K41.1

—Hesselbach's - see Hernia, femoral, by type

—iris (traumatic) S05.2

疝——*续前页*
—滑动(腹股沟) - 另见 疝，腹股沟
——裂孔 - 见 疝，裂孔
—会阴 - 见 疝，腹，特指部位 NEC
—肌(鞘) M62.8
—肌腱 M67.8
—间质 - 见 疝，腹
—绞窄性(另见 疝，按部位，伴有梗阻) K46.0
——伴有坏疽(另见 疝，按部位，伴有坏疽) K46.1
—结肠 - 见 疝，腹
—睫状体(创伤性) S05.2
—筋膜 M62.8
—晶状体(创伤性) S05.2
—库珀 - 见 疝，腹，特指部位 NEC
—阑尾 - 见 疝，腹
—里厄[盲肠后疝] - 见 疝，腹，特指部位 NEC
—里希特[肠壁疝] - 见 疝，腹，伴有梗阻
—利特雷[憩室疝] - 见 疝，腹
—裂孔(食管)(滑动) K44.9
——伴有
———梗阻 K44.0
———坏疽(和梗阻) K44.1
——先天性 Q40.1
—泌尿道，先天性 Q64.7
—脑，先天性(另见 脑膨出) Q01.9
—尿道，先天性 Q64.7
—膀胱(粘膜)(括约肌)
——男性 N32.8
——女性 N81.1
——先天性(女性)(男性) Q64.7
—膀胱前 N32.8
—脐，脐旁 K42.9
—脐上 - 见 疝，腹壁
——伴有
———梗阻 K42.0
———坏疽(和梗阻) K42.1
——精(索) - 见 疝，腹股沟
—憩室，肠 - 见 疝，腹
—钳闭[嵌顿] - 另见 疝，按部位，伴有梗阻
——伴有坏疽 - 见 疝，按部位，伴有坏疽

Hernia, hernial——*continued*
—sliding (inguinal) - see also Hernia, inguinal
——hiatus - see Hernia, hiatal
—perineal - see Hernia, abdomen, specified site NEC
—muscle (sheath) M62.8
—tendon M67.8
—interstitial - see Hernia, abdomen
—strangulated (see also Hernia, by site, with obstruction) K46.0
——with gangrene (see also Hernia, by site, with gangrene) K46.1
—colon - see Hernia, abdomen
—ciliary body (traumatic) S05.2
—fascia M62.8
—lens (traumatic) S05.2
—Cooper's - see Hernia, abdomen, specified site NEC
—appendix - see Hernia, abdomen
—Rieux's, Riex's - see Hernia, abdomen, specified site NEC
—Richter's - see Hernia, abdomen, with obstruction
—Littré's - see Hernia, abdomen
—hiatal (esophageal) (sliding) K44.9
——with
———obstruction K44.0
———gangrene (and obstruction) K44.1
——congenital Q40.1
—urinary meatus, congenital Q64.7
—brain, congenital (see also Encephalocele) Q01.9
—urethra, congenital Q64.7
—bladder, vesical (mucosa) (sphincter)
——male N32.8
——female N81.1
——congenital (female) (male) Q64.7
—prevesical N32.8
—funicular (umbilical), umbilicus, umbilical, paraumbilical K42.9
—supra-umbilicus - see Hernia, ventral
——with
———obstruction K42.0
———gangrene (and obstruction) K42.1
——spermatic (cord) - see Hernia, inguinal
—diverticulum, intestine - see Hernia, abdomen
—incarcerated - see also Hernia, by site, with obstruction
——with gangrene - see Hernia, by site, with gangrene

疝——*续前页*
一鞘膜 Q55.2
一切口 - 见 疝，腹壁
一上腹 - 见 疝，腹
一食管裂孔 - 另见 疝，裂孔 K44.9
一一先天性 Q40.1
一食管旁 - 另见 疝，膈 K44.9
一一先天性 Q40.1
一手术后 - 见 疝，腹
一输卵管 N83.4
一双(腹股沟) - 见 疝，腹股沟，双侧
一特赖茨(窝)[十二指肠上隐窝疝] - 见 疝，腹，特指部位 NEC
一外(腹股沟) - 见 疝，腹股沟
一韦尔波[股血管前股疝] - 见 疝，股
一胃肠道 - 见 疝，腹
一斜(腹股沟) - 见 疝，腹股沟
一腰 - 见 疝，腹，特指部位 NEC
一腰三角 - 见 疝，腹，特指部位 NEC
一阴部 - 见 疝，腹，特指部位 NEC
一阴囊 - 见 疝，腹股沟
一枕骨大孔 G93.5
一一先天性 Q01.8
一直(腹股沟) - 见 疝，腹股沟
一纵隔 J98.5
一坐骨大孔 - 见 疝，腹，特指部位 NEC
一坐骨直肠 - 见 疝，腹，特指部位 NEC

疝形成，突出 - 另见 疝
一大脑 G93.5
一脑(干) G93.5
一髓核 - 见 移位，椎间盘
一纵隔 J98.5

Hernia, hernial——*continued*
—tunica vaginalis Q55.2
—incisional - see Hernia, ventral
—epigastric - see Hernia, ventral
—esophageal hiatus - see also Hernia, hiatal K44.9
——congenital Q40.1
—paraesophageal - see also Hernia, diaphragm K44.9
——congenital Q40.1
—postoperative - see Hernia, ventral
—fallopian tube N83.4
—double (inguinal) - see Hernia, inguinal, bilateral
—Treitz's (fossa) - see Hernia,abdomen, specified site NEC
—external (inguinal) - see Hernia, inguinal
—Velpeau's - see Hernia, femoral
—gastrointestinal tract - see Hernia, abdomen
—indirect, oblique (inguinal) - see Hernia, inguinal
—lumbar - see Hernia, abdomen, specified site NEC
—Petit's - see Hernia, abdomen, specified site NEC
—pudendal - see Hernia, abdomen, specified site NEC
—scrotum, scrotal - see Hernia, inguinal
—foramen magnum G93.5
——congenital Q01.8
—direct (inguinal) - see Hernia, inguinal
—mediastinum J98.5
—ischiatic, sciatic - see Hernia, abdomen, specified site NEC
—ischiorectal - see Hernia, abdomen, specified site NEC

Herniation - see also Hernia
—cerebral G93.5
—brain (stem) G93.5
—nucleus pulposus - see Displacement, intervertebral disk
—mediastinum J98.5

shāng 伤

伤寒(顿挫型)(逍遥型)(任何部位)(热)(出血性)(感染)(间歇性)(恶性)(风湿性) A01.0
一肺炎 A01.0† J17.0*
一接种反应 - 见 并发症，接种
伤寒肠炎 A01.0
伤寒腹膜炎 A01.0

Typhoid (abortive) (ambulant) (any site) (fever) (hemorrhagic) (infection) (intermittent) (malignant) (rheumatic) A01.0
—pneumonia A01.0† J17.0*
—inoculation reaction - see Complications, vaccination
Typhoenteritis A01.0
Typhoperitonitis A01.0

伤口，开放性(动物咬伤)(切口)(撕裂)(贯通性)(穿刺伤口)(射击伤)(伴有贯通性异物) T14.1

—包皮 S31.2
—背 S21.2
——下 S31.0
—鼻(中隔)(窦) S01.2
—鼻咽 S01.8
—臂
——上 S41.1
———和肩(水平)，多处 S41.7
——意指上肢 - 见 伤口，开放性，肢，上
—玻璃体(液) - 见 伤口，眼
—耻骨区 S31.1
—处女膜 S31.4
—唇 S01.5
—大腿 S71.1
——和髋，多处 S71.7
—骶骨区 S31.0
—骶髂部 S31.0
—多处 T01.9
——大腿(和髋) S71.7
——腹部、下背和骨盆 S31.7
——踝(和足) S91.7
——肩(和上臂) S41.7
——颈部 S11.7
———伴有
————身体其他部位 T01.8
————头部 T01.0
——髋(和大腿) S71.7
——前臂(和肘) S51.7
——上臂(和肩) S41.7
——手(和腕) S61.7
——特指部位 NEC T01.8
——头部 S01.7
———和
————颈部 T01.0
————身体其他部位 T01.8
——腕(和手) S61.7
——膝(和小腿) S81.7
——小腿 S81.7
——小腿(和膝) S81.7
——胸部 S21.7
———和
————腹部、下背和骨盆 T01.1

Wound, open (animal bite) (cut) (laceration) (penetrating) (puncture wound) (shot wound) (with penetrating foreign body) T14.1

—prepuce S31.2
—back S21.2
——lower S31.0
—nose, nasal (septum) (sinus) S01.2
—nasopharynx S01.8
—arm
——upper S41.1
———and shoulder (level), multiple S41.7
——meaning upper limb - see Wound, open, limb, upper
—vitreous (humor) - see Wound, ocular
—pubic region S31.1
—hymen S31.4
—lip S01.5
—thigh S71.1
——and hip, multiple S71.7
—sacral region S31.0
—sacroiliac region S31.0
—multiple T01.9
——thigh (and hip) S71.7
——abdomen, lower back and pelvis S31.7
——ankle (and foot) S91.7
——shoulder (and upper arm) S41.7
——neck S11.7
———with
————other body regions T01.8
————head T01.0
——hip (and thigh) S71.7
——forearm (and elbow) S51.7
——arm, upper (and shoulder) S41.7
hand (and wrist) S61.7
——specified sites NEC T01.8
——head S01.7
———with
————neck T01.0
————other body regions T01.8
——wrist (and hand) S61.7
——knee (and lower leg) S81.7
——calf S81.7
——leg, lower (and knee) S81.7
——thorax S21.7
———with
————abdomen, lower back and pelvis T01.1

伤口，开放性——*续前页*

一内部部位 NEC - 见 损伤，内部，按部位

一颞区 S01.8

一颞下颌区 S01.4

一皮肤 NEC T14.1

一脐区 S31.1

一气管(颈区) S11.0

一一胸内 S27.5

一髂(区) S31.1

一前臂 S51.9

一一多处 S51.7

一一特指的 NEC S51.8

一前额 S01.8

一鞘膜 S31.3

一躯干 NEC T09.1

一一多部位 T01.1

一乳房 S21.0

一乳突区 S01.8

一上腹区 S31.1

一舌 S01.5

一生殖器(外) NEC S31.5

一食管(胸部) S27.8

一一颈部 S11.2

一手 S61.9

一一和腕，多处 S61.7

一一特指的 NEC S61.8

一手术刀，胎儿或新生儿(产伤) P15.8

一手掌 S61.8

一手指 S61.0

一一伴有伤及指甲(床) S61.1

一锁骨上区 S11.8

一特塞梅特膜 - 见 伤口，眼

一头部 S01.9

一一多处 S01.7

一一特指的 NEC S01.8

一一头皮 S01.0

一头皮 S01.0

一腿

一一小 S81.9

一一一多处 S81.7

一一一和膝，多处 S81.7

一一一特指的 NEC S81.8

一一意指下肢 - 见 伤口，开放性，肢，下

Wound, open——*continued*

—internal site NEC - see Injury, internal, by site

—temple, temporal region S01.8

—temporomandibular area S01.4

—skin NEC T14.1

—umbilical region S31.1

—trachea (cervical region) S11.0

——intrathoracic S27.5

—iliac (region) S31.1

—forearm S51.9

——multiple S51.7

——specified NEC S51.8

—forehead S01.8

—tunica vaginalis S31.3

—trunk NEC T09.1

——multiple sites T01.1

—breast, mammary S21.0

—mastoid region S01.8

—epigastric region S31.1

—tongue S01.5

—genital organs (external) NEC S31.5

—esophagus (thoracic) S27.8

——cervical S11.2

—hand S61.9

——and wrist, multiple S61.7

——specified NEC S61.8

—scalpel, fetus or newborn (birth injury) P15.8

—palm S61.8

—finger(s) S61.0

——with damage to nail (matrix) S61.1

—supraclavicular region S11.8

—Descemet's membrane - see Wound, ocular

—head S01.9

——multiple S01.7

——specified NEC S01.8

——scalp S01.0

—scalp S01.0

—leg

——lower S81.9

———multiple S81.7

———and knee, multiple S81.7

———specified NEC S81.8

——meaning lower limb - see Wound, open, limb, lower

伤口，开放性——*续前页*	**Wound, open**——*continued*
一眼眦 S01.1	一canthus, eye S01.1
一腰背 S31.0	一loin S31.0
一腰区 S31.0	一lumbar region S31.0
一腋 S41.8	一axilla S41.8
一阴部 S31.4	一pudendum S31.4
一阴唇(大)(小) S31.4	一labium (majus) (minus) S31.4
一阴道 S31.4	一vagina S31.4
一阴蒂 S31.4	一clitoris S31.4
一阴茎 S31.2	一penis S31.2
一阴囊 S31.3	一scrotum S31.3
一龈 S01.5	一gum S01.5
一肢	一limb
一一上 NEC T11.1	一一upper NEC T11.1
一一一多部位 T01.2	一一一multiple sites T01.2
一一下 NEC T13.1	一一lower NEC T13.1
一一一多部位 T01.3	一一一multiple sites T01.3
一直肠阴道隔 S31.8	一rectovaginal septum S31.8
一指[趾]	一digit(s)
一一脚 S91.1	一一foot S91.1
一一一伴有伤及趾甲(床) S91.2	一一一with damage to nail (matrix) S91.2
一一手 S61.0	一一hand S61.0
一一一伴有伤及指甲(床) S61.1	一一一with damage to nail (matrix) S61.1
一肘 S51.0	一elbow S51.0
一足 S91.3	一foot S91.3
一足背 S91.3	一instep S91.3
一足跟 S91.3	一heel S91.3
一一和踝，多处 S91.7	一一and ankle, multiple S91.7

shāng 商

商店偷窃，不伴有精神障碍表现 **Z03.2**	**Shoplifting, without manifest psychiatric disorder Z03.2**

shàng 上

上腹部 - 见情况	**Epigastrium, epigastric - see condition**
上腹疝 - 见 疝，腹	**Epigastrocele - see Hernia, ventral**
上颌骨，上颌的 - 见情况	**Maxilla, maxillary - see condition**
上颌寄生胎畸胎 **Q89.4**	**Epignathus Q89.4**
上呼吸道的 - 见情况	**Upper respiratory - see condition**
上睑下垂 **H02.4**	**Blepharoptosis, Ptosis H02.4**
一先天性 Q10.0	一congenital Q10.0

上髁炎(肘)
—内 M77.0
—外 M77.1
上皮(性)的 - 见情况
上皮瘤(恶性)(M8011/3) - 另见 肿瘤，恶性
—鲍恩(M8081/2) - 见 肿瘤，皮肤，原位
—表皮内[雅达松](M8096/0) - 见 肿瘤，皮肤，良性
—钙化[马勒布](M8110/0) - 见 肿瘤，皮肤，良性
—基底细胞(M8090/3) - 见 肿瘤，皮肤，恶性
—良性(M8011/0) - 见 肿瘤，良性
—鳞状细胞 (M8070/3) - 见 肿瘤，恶性
—囊状腺样(M8100/0) - 见 肿瘤，皮肤，良性
—外部 - 见 肿瘤，皮肤，恶性
上皮瘤病，色素沉着性 Q82.1
上斜视 H50.2
上隐斜(交替性) H50.5

Epicondylitis (elbow)
—medial M77.0
—lateral M77.1
Epithelium, epithelial - see condition
Epithelioma (malignant) (M8011/3) - see also Neoplasm, malignant
—Bowen's (M8081/2) - see Neoplasm, skin, in situ
—intraepidermal, Jadassohn (M8096/0) - see Neoplasm, skin, benign
—calcifying, of Malherbe (M8110/0) - see Neoplasm, skin, benign
—basal cell (M8090/3) - see Neoplasm, skin, malignant
—benign (M8011/0) - see Neoplasm, benign
—squamous cell (M8070/3) - see Neoplasm, malignant
—adenoides cysticum (M8100/0) - see Neoplasm, skin, benign
—external site - see Neoplasm, skin, malignant
Epitheliomatosis, pigmented Q82.1
Hypertropia H50.2
Hyperphoria (alternating) H50.5

shàng 尚

尚贝格病(进行性色素沉着性皮肤病) L81.7

Schamberg's disease (progressive pigmentary dermatosis) L81.7

shāo 烧

烧伤(电流)(火焰)(热气体、液体或物体)(辐射)(蒸气)(热的) T30.0

注：下列第四位数亚目与 T20-T25，T29 和 T30 类目一起使用：

.0　未特指度数
.1　一度
　　红斑
.2　二度
　　水疱，表皮损失
.3　三度
　　下部组织深度坏死
　　全层皮肤损失

—一度 - 作为 烧伤，按部位编码，伴有第四位数.1
—二度 - 作为 烧伤，按部位编码，伴有第四位数.2
—三度 - 作为 烧伤，按部位编码，伴有第四位数.3
—四度 - 作为 烧伤，按部位编码，伴有第四位数.3

Burn (electricity) (flame) (hot gas, liquid or object) (radiation) (steam) (thermal) T30.0

Note: The following fourth-character subdivisions are for use with categories T20-T25, T29 and T30:

.0　Unspecified degree
.1　First degree
　　Erythema
.2　Second degree
　　Blisters, epidermal loss
.3　Third degree
　　Deep necrosis of underlying tissue
　　Full-thickness skin loss

—first degree - code as Burn, by site, with fourth character .1
—second degree - code as Burn, by site, with fourth character .2
—third degree - code as Burn, by site, with fourth character .3
—fourth degree - code as Burn, by site, with fourth character .3

烧伤——*续前页*
一背(下) T21.-
一鼻(中隔) T20.-
一臂(下)(上) - 见 烧伤，肢，上
一扁桃体 T28.0
一表皮丢失 - 作为 烧伤，按部位编码，伴有第四位数.2
一肠(大)(小) T28.2
一唇 T20.-
一大腿 T24.-
一耳(廓)(管)(鼓)(外) T20.-
一非全层皮肤损伤 - 作为 烧伤，按部位编码，伴有第四位数.2
一肺(伴有喉和气管) T27.1
一腐蚀伤(外)(内) - 见 腐蚀伤，按部位
一腐蚀性酸或苛性碱 - 见 腐蚀伤，按部位
一腹部(肌肉)(壁) T21.-
一腹股沟 T21.-
一肛门 T21.-
一睾丸 T21.-
一宫颈 T28.3
一巩膜 T26.3
一骨盆 T21.-
一红斑(性) - 作为 烧伤，按部位编码，伴有第四位数.1
一喉 T27.0
一一伴有肺 T27.1
一呼吸道 T27.3
一一特指部位 NEC T27.2
一化学性(酸类)(碱类)(腐蚀剂类)(外)(内) - 见 腐蚀伤，按部位
一踝(和足) T25.-
一一伴有腿 T29.-
一会阴 T21.-
一肩，肩胛区 T22.-
一肩胛间区 T21.-
一碱(苛性)(外)(内) - 见 腐蚀伤，按部位
一脚趾(甲)(趾甲下的) T25.-
一角膜(和结膜) T26.1
一一化学性 T26.6
一结肠 T28.2
一结膜(和角膜) T26.1
一一化学性 T26.6
一颈 T20.-

Burn——*continued*
—back (lower) T21.-
—nose (septum) T20.-
—arm (lower) (upper) - see Burn, limb, upper
—tonsil(s) T28.0
—epidermal loss - code as Burn, by site,with fourth character .2
—intestine (large) (small) T28.2
—lip(s) T20.-
—thigh(s) T24.-
—ear (auricle) (canal) (drum) (external) T20.-
—partial thickness skin damage – code as Burn, by site, with fourth character .2
—lung (with larynx and trachea) T27.1
—corrosion (external) (internal) - see Corrosion, by site
—caustic acid or alkaline - see Corrosion, by site
—abdomen, abdominal (muscle) (wall) T21.-
—groin T21.-
—anus T21.-
—testis T21.-
—cervix T28.3
—sclera T26.3
—pelvis T21.-
—erythema, erythematous - code as Burn,by site, with fourth character .1
—larynx T27.0
——with lung T27.1
—respiratory tract T27.3
——specified part NEC T27.2
—chemical (acids) (alkalines) (caustics) (external) (internal) - see Corrosion, by site
—ankle (and foot) T25.-
——with leg T29.-
—perineum T21.-
—shoulder(s), scapular region T22.-
—interscapular region T21.-
—alkaline (caustic) (external) (internal) - see Corrosion, by site
—toe(nail) (subungual) T25.-
—cornea (and conjunctiva) T26.1
——chemical T26.6
—colon T28.2
—conjunctiva (and cornea) T26.1
——chemical T26.6
—neck T20.-

烧伤——*续前页*
—口腔 T28.0
—髋 T24.-
—雷电 - 见 烧伤，按部位
—泪器、泪管、泪腺或泪囊 T26.3
——化学性 T26.8
—泌尿生殖器官
——内 T28.3
———由于苛性或腐蚀性物质 T28.8
——外 T21.-
—面部 T20.-
—摩擦 - 见 烧伤，按部位
—拇指 T23.-
—内部器官 NEC (另见 烧伤，按部位) T28.4
——由于(吞咽)苛性或腐蚀性物质 NEC (另见 腐蚀伤，按部位) T28.9
—颞部 T20.-
—皮肤 NEC T30.0
—气管 T27.0
——伴有肺 T27.1
—躯干 T21.-
—全层皮肤丢失 - 作为 烧伤，按部位编码，伴有第四位数.3
—全身 T29.-
—乳房 T21.-
—舌 T28.0
—身体多个部位(可归类于 T20-T28 中超过一个类目的部位) T29.0
——一度(仅，不伴有二度或三度) T29.1
——二度(伴有一度) T29.2
——三度(伴有一度和二度) T29.3
—食管 T28.1
—手(指)(和腕) T23.-
——伴有臂 T29.-
—手掌 T23.-
—手指(甲)(指甲下的) T23.-
—水疱 - 作为 烧伤，按部位编码，伴有第四位数.2
—酸(腐蚀性)(外)(内) - 见 腐蚀伤，按部位
—头(和面部)(和颈) T20.-
—头皮 T20.-
——仅眼部 - 见 烧伤，眼和附器
———特指部位 - 见 烧伤，按部位
—腿(小)(大) - 见 烧伤，肢，下

Burn——*continued*
—mouth T28.0
—hip(s) T24.-
—lightning - see Burn, by site
—lacrimal apparatus, duct, gland or sac T26.3
——chemical T26.8
—genitourinary organs
——internal T28.3
———from caustic or corrosive substance T28.8
——external T21.-
—face T20.-
—friction - see Burn, by site
—thumb(s) T23.-
—internal organs NEC (see also Burn, by site) T28.4
——from caustic or corrosive substance (swallowing) NEC (see also Corrosion, by site) T28.9
—temple T20.-
—skin NEC T30.0
—trachea T27.0
——with lung T27.1
—trunk T21.-
—full-thickness skin loss - code as Burn, by site, with fourth character .3
—entire body, total body T29.-
—breast(s) T21.-
—tongue T28.0
—multiple body regions (sites classifiable to more than one category in T20-T28) T29.0
——first degree (only, without second or third degree) T29.1
——second degree (with first degree) T29.2
——third degree (with first and second degree) T29.3
—oesophagus T28.1
—hand(s) (phalanges) (and wrist) T23.-
——with arm T29.-
—palm(s) T23.-
—finger(s) (nail) (subungual) T23.-
—blisters - code as Burn, by site, with fourth character .2
—acid (caustic) (external) (internal) - see Corrosion, by site
—head (and face) (and neck) T20.-
—scalp T20.-
——eye(s) only - see Burn, eye(s) and adnexa
———specified part - see Burn, by site
—leg(s) (lower) (upper) - see Burn, limb(s), lower

烧伤——*续前页*	**Burn**——*continued*
一阴茎 T21.-	一penis T21.-
一阴囊 T21.-	一scrotum T21.-
一由于内服的化学物质 - 见 腐蚀伤，按部位	一due to ingested chemical agent - see Corrosion, by site
一由于吞咽苛性或腐蚀性物质 NEC - 见 腐蚀伤，按部位	一from swallowing caustic or corrosive substance NEC - see Corrosion, by site
一肢	一limb(s), extremity
一一上(除外仅腕和手) T22.-	一一upper (except wrist and hand alone) T22.-
一一一伴有腕和手 T29.-	一一一with wrist and hand T29.-
一一下(除外仅踝或足) T24.-	一一lower (except ankle or foot alone) T24.-
一一一伴有踝和足 T29.-	一一一with ankle and foot T29.-
一直肠 T28.2	一rectum T28.2
一子宫 T28.3	一uterus T28.3
一足(和踝)(趾) T25.-	一foot (and ankle) (phalanges) T25.-
一一伴有腿 T29.-	一一with leg T29.-

sháo 杓

杓状的 - 见情况	**Arytenoid - see condition**

shǎo 少

少汗，少汗症 L74.4	**Hypohidrosis, hypoidrosis, Oligohidrosis L74.4**
少精液症 N46	**Oligospermia N46**
少尿 R34	**Oliguria R34**
一操作后 N99.0	一postprocedural N99.0
一后	一following
一一流产(随后发生) O08.4	一一abortion (subsequent episode) O08.4
一一一近期发生 - 见 流产	一一一current episode - see Abortion
一一异位妊娠或葡萄胎妊娠 O08.4	一一ectopic or molar pregnancy O08.4
少突神经胶质细胞瘤(M9450/3)	**Oligodendroglioma (M9450/3)**
一间变型 (M9451/3)	一anaplastic type (M9451/3)
一一特指部位 - 见 肿瘤，恶性	一一specified site - see Neoplasm, malignant
一一未特指部位 C71.9	一一unspecified site C71.9
一特指部位 - 见 肿瘤，恶性	一specified site - see Neoplasm, malignant
一未特指部位 C71.9	一unspecified site C71.9
少牙畸形(另见 无牙症) K00.0	**Oligodontia (see also Anodontia) K00.0**

shào 绍

绍曼	**Schaumann's**
一病或综合征(另见 结节病) D86.9	一disease or syndrome (see also Sarcoidosis) D86.9
一良性淋巴肉芽肿病 D86.1	一benign lymphogranulomatosis D86.1

shào 哨

哨型面 Q87.0	**Whistling face Q87.0**

shé 舌

舌 - 另见情况	**Lingua , Tongue - see also condition**
一地图 K14.1	一geographica K14.1
一黑(毛) K14.3	一nigra (villosa) K14.3
一裂沟 K14.5	一plicata K14.5
一胼胝 K13.2	一tylosis K13.2
一系带过短 Q38.1	一tie Q38.1
舌病 K14.9	**Glossopathy K14.9**
舌的 - 见情况	**Lingual - see condition**
舌麻痹 K14.8	**Glossoplegia K14.8**
舌苔 K14.3	**Coated tongue K14.3**
舌痛 K14.6	**Glossalgia, Glossodynia K14.6**
一剥脱性 K14.0	一exfoliativa K14.0
舌系带过短 Q38.1	**Ankyloglossia Q38.1**
舌下的 - 见情况	**Sublingual - see condition**
舌下囊肿 K11.6	**Ranula K11.6**
一先天性 Q38.4	一congenital Q38.4
舌下炎 - 见 舌炎	**Subglossitis - see Glossitis**
舌形虫病 B88.8	**Linguatulosis B88.8**
舌炎 K14.0	**Glossitis, Glottitis K14.0**
一糙皮病性 E52† K93.8*	一pellagrous E52† K93.8*
一亨特 D51.0	一Hunter's D51.0
一间质，硬化性 K14.0	一interstitial, sclerous K14.0
一局限性剥脱性 K14.1	一areata exfoliativa K14.1
一良性游走性 K14.1	一benign migratory K14.1
一慢性浅表性 K14.0	一chronic superficial K14.0
一默勒[慢性舌乳头炎] K14.0	一Moeller's K14.0
一皮质浅表性，硬化性 K14.0	一cortical superficial, sclerotic K14.0
一浅表性，慢性 K14.0	一superficial, chronic K14.0
一萎缩性 K14.4	一atrophic K14.4
一正中菱形 K14.2	一median rhomboid K14.2
舌粘连 - 见 舌系带过短	**Ankyloglossia**
舌灼痛 K14.6	**Glossopyrosis K14.6**

shé 蛇

蛇舌状虫病 B88.8	**Porocephaliasis B88.8**

shě 舍

舍恩莱因(-亨诺克)[过敏性]病或紫癜(原发性)(风湿性) **D69.0**	**Schönlein(-Henoch) disease or purpura (primary) (rheumatic) D69.0**
舍格伦-拉松综合征 **Q87.1**	**Sjögren-Larsson syndrome Q87.1**
舍格伦综合征或病(另见 干燥综合征) **M35.0**	**Sjögren's syndrome or disease (see also Sicca syndrome) M35.0**

shè 社

社会	**Social**
—技能不足 NEC Z73.4	—skills inadequacy NEC Z73.4
—排斥 Z60.4	—exclusion, rejection Z60.4
——由于歧视或迫害(感觉) Z60.5	——due to discrimination or persecution (perceived) Z60.5
—移居者 Z60.3	—transplantation Z60.3
—移民 Z59.0	—migrant Z59.0
——文化适应困难 Z60.3	——acculturation difficulty Z60.3
—职责冲突 NEC Z73.5	—role conflict NEC Z73.5
社交紊乱型行为，不伴有精神障碍表现 **Z03.2**	**Dissocial behavior, without manifest psychiatric disorder Z03.2**

shè 射

射精	**Ejaculation**
—过早[早泄] F52.4	—premature F52.4
—精子，疼痛性 N48.8	—semen, painful N48.8
——心因性 F52.6	——psychogenic F52.6

shè 摄

摄入	**Intake**
—口	—oral
——不足 R63.8	——poor R63.8
—液体	—fluid
——不足 R63.8	——poor R63.8

shēn 申

申策尔-吉迪恩综合征	**Schinzel-Gideon syndrome**
申克孢子丝菌感染 - 见 孢子丝菌病	**Sporothrix schenckii infection - see Sporotrichosis**
申克病[孢子丝菌病] **B42.1**	**Schenck's disease B42.1**

shēn 伸

伸长，神经 - 见 损伤，神经	**Stretching, nerve - see Injury, nerve**

shēn 身

身体不适 **R53**
身心 - 见 障碍，身心

Malaise R53
Psychosomatic - see Disorder, psychosomatic

shēn 砷

砷性色素沉着 **L81.8**
一由于药物或药剂 - 见 药物和化学制剂表

Arsenical pigmentation L81.8
一from drug or medicament - see Table of drugs and chemicals

shēn 深

深眠状态 **G47.8**
一非器质性原因 F51.9
深脓疮 **L08.0**
一传染性[触染性] B08.0
一坏疽性 L88

Parasomnia G47.8
一nonorganic origin F51.9
Ecthyma L08.0
一contagiosum, infectiosum B08.0
一gangrenosum L88

shén 神

神经病(变) **G62.9**
一癌旁(感觉中枢)(丹尼布朗) D48.9† G13.0*
一癌性 C80† G13.0*
一臂丛 G54.0
一德热里纳-索塔斯 G60.0
一骶丛 G54.1
一多发性(急性)(慢性) G62.9
一肥大性 G60.0
一一德热里纳-索塔斯 G60.0
一一进行性间质性 G60.0
一一夏科-马里-图思[进行性神经性肌萎缩] G60.0
一一婴儿期 G60.0
一肋间 G58.0
一慢性
一一复发性脱髓鞘性 G62.8
一一进行性，节段脱髓鞘性 G62.8
一面神经 G51.9
一尿毒症性 N18.8† G63.8*
一膀胱 N31.9
一一迟缓性(运动性)(感觉性) N31.2
一一反射性 N31.1
一一非反射性 N31.2

Neuropathy, neuropathic G62.9
一paraneoplastic (sensorial) (Denny Brown) D48.9† G13.0*
一carcinomatous C80† G13.0*
一brachial plexus G54.0
一Déjerine-Sottas G60.0
一sacral plexus G54.1
一multiple (acute) (chronic) G62.9
一hypertrophic G60.0
一一Déjerine-Sottas G60.0
一一interstitial progressive G60.0
一一Charcot-Marie-Tooth G60.0
一一of infancy G60.0
一intercostal G58.0
一chronic
一一relapsing, demyelinating G62.8
一一progressive, segmentally demyelinating G62.8
一facial nerve G51.9
一uremic N18.8† G63.8*
一bladder N31.9
一一atonic, flaccid (motor) (sensory) N31.2
一一reflex N31.1
一一nonreflex N31.2

神经胶质瘤——*续前页*
一室管膜下(M9383/1) D43.2
——特指部位 - 见 肿瘤，动态未定
——未特指部位 D43.2
一特指部位 NEC - 见 肿瘤，恶性
一未特指部位 C71.9
一星形细胞性(M9400/3)
——特指部位 - 见 肿瘤，恶性
——未特指部位 C71.9
神经胶质肉瘤(M9442/3)
一特指部位 - 见 肿瘤，恶性
一未特指部位 C71.9
神经胶质神经瘤(M9505/1) - 见 肿瘤，动态未定
神经胶质增生(大脑) G93.8
一脊髓 G95.8
神经节成神经细胞瘤[神经节神经母细胞瘤](M9490/3) - 见 肿瘤，神经，恶性
神经节瘤(M9490/0) D36.1
神经节瘤病(M9491/0) D36.1
一恶性(M9490/3) - 见 肿瘤，神经，恶性
神经节神经胶质瘤 (M9505/1) - 见 肿瘤， 动态未定
神经节细胞瘤[节旁体瘤，副神经节瘤](M8680/1)
一恶性(M8680/3)
——特指部位 - 见 肿瘤，恶性
——未特指部位 C75.5
一非嗜铬性(M8693/1)
——恶性(M8693/3)
———特指部位 - 见 肿瘤，恶性
———未特指部位 C75.5
——特指部位 - 见 肿瘤，动态未定
——未特指部位 D44.7
一副交感神经(M8682/1)
——特指部位 - 见 肿瘤，动态未定
——未特指部位 D44.7
一交感神经(M8681/1)
——特指部位 - 见 肿瘤，动态未定
——未特指部位 D44.7
一颈 (M8690/1) D44.7
一颈动脉体(M8692/1) D44.6
一颈静脉球(M8690/1) D44.7
一神经节细胞性(M8683/0)
——特指部位 - 见 肿瘤，良性
——未特指部位 D13.2

Glioma——*continued*
—subependymal (M9383/1) D43.2
——specified site - see Neoplasm, uncertain behavior
——unspecified site D43.2
—specified site NEC - see Neoplasm, malignant
—unspecified site C71.9
—astrocytic (M9400/3)
——specified site - see Neoplasm, malignant
——unspecified site C71.9
Gliosarcoma (M9442/3)
—specified site - see Neoplasm, malignant
—unspecified site C71.9
Glioneuroma (M9505/1) - see Neoplasm, uncertain behavior
Gliosis (cerebral) G93.8
—spinal G95.8
Ganglioneuroblastoma (M9490/3) - see Neoplasm, nerve, malignant
Ganglioneuroma, Gangliocytoma (M9490/0) D36.1
Ganglioneuromatosis (M9491/0) D36.1
—malignant (M9490/3) - see Neoplasm, nerve, malignant
Ganglioglioma (M9505/1) - see Neoplasm, uncertain behavior
Paraganglioma (M8680/1)
—malignant (M8680/3)
——specified site - see Neoplasm, malignant
——unspecified site C75.5
—nonchromaffin (M8693/1)
——malignant (M8693/3)
———specified site - see Neoplasm, malignant
———unspecified site C75.5
——specified site - see Neoplasm, uncertain behavior
——unspecified site D44.7
—parasympathetic (M8682/1)
——specified site - see Neoplasm, uncertain behavior
——unspecified site D44.7
—sympathetic (M8681/1)
——specified site - see Neoplasm, uncertain behavior
——unspecified site D44.7
—jugular (M8690/1) D44.7
—carotid body (M8692/1) D44.6
—glomus jugulare (M8690/1) D44.7
—gangliocytic (M8683/0)
——specified site - see Neoplasm, benign
——unspecified site D13.2

神经梅毒(静止期)(晚期)(复发性) A52.3	**Neurosyphilis, neurosyphilitic (arrested) (late) (recurrent) A52.3**
—伴有共济失调(小脑)(运动性)(痉挛性)(脊髓性) A52.1	—with ataxia (cerebellar) (locomotor) (spastic)(spinal) A52.1
—出血性 A52.3	—hemorrhagic A52.3
—动脉瘤(大脑) A52.0† I68.8*	—aneurysm (cerebral) A52.0† I68.8*
—动脉炎(任何动脉)(大脑) A52.0† I68.1*	—arteritis (any artery) (cerebral) A52.0† I68.1*
—脊髓痨(性)，脊髓痨性麻痹性痴呆 A52.1	—tabes, tabetic (dorsalis), taboparesis A52.1
——幼年型 A50.4	——juvenile A50.4
—麻痹性，全身性麻痹(另见 麻痹，全身性) A52.1	—paresis, paretic, general paresis (see also Paralysis, general) A52.1
—脑(脊)膜(粘连) A52.1† G01*	—meningeal, meninges (adhesive) A52.1† G01*
—脑膜血管性(弥漫性) A52.1† G01*	—meningovascular (diffuse) A52.1† G01*
—脑膜炎 A52.1† G01*	—meningitis A52.1† G01*
—软脑(脊)膜(无菌性) A52.1† G01*	—leptomeninges (aseptic) A52.1† G01*
—实质性(变性性) A52.1	—parenchymatous (degenerative) A52.1
—视萎缩 A52.1† H48.0*	—optic atrophy A52.1† H48.0*
—树胶样肿 A52.3	—gumma A52.3
—特指性质或部位 NEC A52.1	—specified nature or site NEC A52.1
—无症状型 A52.2	—asymptomatic A52.2
—先天性 A50.4	—congenital A50.4
—血管(大脑) NEC A52.0† I68.8*	—vascular (cerebral) NEC A52.0† I68.8*
—血清学(不伴有症状) A52.2	—serological (without symptoms) A52.2
—血栓形成(大脑) A52.0† I68.8*	—thrombosis (cerebral) A52.0† I68.8*
—硬脑(脊)膜 A52.1† G01*	—dura (mater) A52.1† G01*
—幼年型(无症状型)(脑膜) A50.4	—juvenile (asymptomatic) (meningeal) A50.4
—蛛网膜(粘连) A52.1† G01*	—arachnoid (adhesive) A52.1† G01*
神经盘炎 H46	**Papillitis H46**
—视 H46	—optic H46
神经鞘瘤(M9560/0) – 见 肿瘤，神经，良性	**Neurinoma, Neurilemmoma, Schwannoma (M9560/0) – see Neoplasm, nerve, benign**
—恶性(M9560/3) – 另见 肿瘤，神经，恶性	—malignant (M9560/3) – see also Neoplasm, nerve, malignant
——伴有成横纹肌细胞分化(M9561/3) – 见 肿瘤，神经，恶性	——with rhabdomyoblastic differentiation (M9561/3) – see Neoplasm, nerve, malignant
——听(神经) C72.4	——acoustic (nerve) C72.4
—黑素细胞性(M9560/0) – 见 肿瘤，神经，良性	—melanocytic (M9560/0) – see Neoplasm, nerve, benign
—色素沉着性(M9560/0) – 见 肿瘤，神经，良性	—pigmented (M9560/0) – see Neoplasm, nerve, benign
—听(神经) D33.3	—acoustic (nerve) D33.3
神经鞘瘤病(M9560/1) – 见 肿瘤，神经，动态未定	**Neurinomatosis (M9560/1) – see Neoplasm, nerve, uncertain behavior**
神经鞘粘液瘤(M9562/0) –见 肿瘤，神经，良性	**Neurothekeoma (M9562/0) – see Neoplasm, nerve, benign**
神经鞘肉瘤(M9560/3) – 见 肿瘤，神经，恶性	**Neurilemmosarcoma (M9560/3) – see Neoplasm, nerve, malignant**
神经鞘脂贮积症 E75.3	**Sphingolipidosis E75.3**
—特指的 NEC E75.2	—specified NEC E75.2

神经肉瘤(M9540/3) - 见 肿瘤，神经，恶性	**Neurosarcoma (M9540/3) - see Neoplasm, nerve, malignant**
神经上皮瘤(M9503/3) - 另见 肿瘤，恶性	**Neuroepithelioma (M9503/3) - see also Neoplasm, malignant**
一嗅神经(M9523/3) C30.0	—olfactory (M9523/3) C30.0
神经失用症 - 见 损伤，神经	**Neurapraxia - see Injury, nerve**
神经束膜内膜炎 - 见 疾患，神经	**Endoperineuritis - see Disorder, nerve**
神经束膜炎 NEC M79.2	**Perineuritis NEC M79.2**
神经衰弱 F48.0	**Neurasthenia F48.0**
一胃 F45.3	—gastric F45.3
一心脏 F45.3	—cardiac, heart F45.3
神经痛(急性)(另见 神经炎) M79.2	**Neuralgia, neuralgic (acute) (see also Neuritis) M79.2**
一带状疱疹后 NEC B02.2† G53.0*	—postherpetic NEC B02.2† G53.0*
一一三叉 B02.2† G53.0*	——trigeminal B02.2† G53.0*
一蝶腭(神经节) G44.8	—sphenopalatine (ganglion) G44.8
一耳 H92.0	—ear H92.0
一福瑟吉尔(另见 神经痛，三叉) G50.0	—Fothergill's (see also Neuralgia, trigeminal) G50.0
一亨特 B02.2† G53.0*	—Hunt's B02.2† G53.0*
一睫部 G44.0	—ciliary G44.0
一眶下(另见 神经痛，三叉) G50.0	—infraorbital (see also Neuralgia, trigeminal) G50.0
一颅	—cranial
一一带状疱疹后 B02.2† G53.0*	——postherpetic, postzoster B02.2† G53.0*
一一神经 - 另见 疾患，神经，颅	——nerve - see also Disorder, nerve, cranial
一一一第五或三叉(另见 神经痛，三叉) G50.0	———fifth or trigeminal (see also Neuralgia, trigeminal) G50.0
一颅神经 - 见 疾患，神经，颅	—nerve, cranial - see Disorder, nerve, cranial
一莫顿 G57.6	—Morton's G57.6
一偏头痛性 G44.0	—migrainous G44.0
一三叉 G50.0	—trigeminal, trifacial G50.0
一一带状疱疹后 B02.2† G53.0*	——postherpetic, postzoster B02.2† G53.0*
一舌下(神经) G52.3	—hypoglossal (nerve) G52.3
一舌咽(神经) G52.1	—glossopharyngeal (nerve) G52.1
一书写 F48.8	—writer's F48.8
一一器质性 G25.8	——organic G25.8
一特指的神经 NEC G58.8	—specified nerve NEC G58.8
一膝状神经节 G51.1	—facialis vera G51.1
神经维生素缺乏病 E56.9† G99.8*	**Neuroavitaminosis E56.9† G99.8***
神经系统囊虫病 B69.0† G99.8*	**Neurocysticercosis B69.0† G99.8***
神经细胞瘤(M9506/0) - 见 肿瘤，良性	**Neurocytoma (M9506/0) - see Neoplasm, benign**
神经纤维瘤(M9540/0) - 另见 肿瘤，神经，良性	**Neurofibroma (M9540/0) - see also Neoplasm, nerve, benign**
一丛状(M9550/0) - 见 肿瘤，神经，良性	—plexiform (M9550/0) - see Neoplasm, nerve, benign
一多发性 - 见 神经纤维瘤病	—multiple - see Neurofibromatosis
一黑素(M9541/0) - 见 肿瘤，神经，良性	—melanotic (M9541/0) - see Neoplasm, nerve, benign

神经纤维瘤病(多发性)(非恶性) (M9540/1) Q85.0	**Neurofibromatosis (multiple) (nonmalignant) (M9540/1) Q85.0**
一恶性(M9540/3) - 见 肿瘤，神经，恶性	—malignant (M9540/3) - see Neoplasm, nerve, malignant
神经纤维肉瘤(M9540/3) - 见 肿瘤，神经，恶性	**Neurofibrosarcoma (M9540/3) - see Neoplasm, nerve, malignant**
神经陷夹 - 见 神经病(变)，陷夹	**Entrapment, nerve - see Neuropathy, entrapment**
神经星形细胞瘤(M9505/1) - 见 肿瘤，动态未定	**Neuroastrocytoma (M9505/1) - see Neoplasm, uncertain behavior**
神经性肌强直(艾萨克) G71.1	**Neuromyotonia (Isaacs) G71.1**
神经性麻痹的 - 见情况	**Neuroparalytic - see condition**
神经性皮炎(局限性)(局部) L28.0	**Neurodermatitis (circumscribed) (circumscripta) (local) L28.0**
一变应性 L20.8	—atopic L20.8
一播散性 L20.8	—disseminated L20.8
一弥漫性(布罗克) L20.8	—diffuse (Brocq) L20.8
神经性食欲亢进 F50.2	**Hyperorexia nervosa F50.2**
神经性循环衰弱 F45.3	**Soldier's heart F45.3**
神经循环性衰弱 F45.3	**Neurocirculatory asthenia F45.3**
神经炎 M79.2	**Neuritis M79.2**
一臂 M54.1	—brachial M54.1
一一由于椎间盘移位 M50.1† G55.1*	——due to displacement, intervertebral disk M50.1† G55.1*
一产褥期、产后 O26.8	—puerperal, postpartum O26.8
一传染性(多发性) NEC G61.0	—infectious (multiple) NEC G61.0
一带状疱疹后 B02.2† G53.0*	—postherpetic, postzoster B02.2† G53.0*
一德热里纳-索塔斯 G60.0	—Déjerine-Sottas G60.0
一地方性，地方性多发性[脚气病] E51.1† G63.4*	—endemic, multiplex endemica E51.1† G63.4*
一淀粉样性，任何部位 E85.4† G63.3*	—amyloid, any site E85.4† G63.3*
一动眼(神经) H49.0	—oculomotor (nerve) H49.0
一多发性(另见 多神经病) G62.9	—multiple (see also Polyneuropathy) G62.9
一一地方性 E51.1† G63.4*	——endemic E51.1† G63.4*
一一感染性，急性 G61.0	——infective, acute G61.0
一分类于他处疾病中的 - 见 多神经病	—in disease classified elsewhere - see Polyneuropathy
一滑车(神经) H49.1	—trochlear (nerve) H49.1
一脊(神经)根(另见 神经根炎) M54.1	—spinal (nerve) root (see also Radiculitis) M54.1
一肩带 G54.5	—shoulder-girdle G54.5
一进行性肥大性间质性 G60.0	—progressive hypertrophic interstitial G60.0
一类风湿性(慢性) M79.2	—rheumatoid (chronic) M79.2
一颅神经	—cranial nerve
一一第二或视 H46	——second or optic H46
一一第三或动眼 H49.0	——third or oculomotor H49.0
一一第四或滑车 H49.1	——fourth or trochlear H49.1
一一第六或展 H49.2	——sixth or abducent H49.2
一一第七或面 G51.8	——seventh or facial G51.8
一一一新生儿(产伤) P11.3	———newborn (birth injury) P11.3
一一第八或听 H93.3	——eighth or acoustic or auditory H93.3

神经炎——*续前页*
一梅毒性 A52.1† G59.8*
一面 G51.8
一一新生儿(产伤) P11.3
一球后 H46
一一见于(由于)
一一一多发性硬化 G35† H48.1*
一一一脑膜炎球菌性感染 A39.8† H48.1*
一一一晚期梅毒 A52.1† H48.1*
一一梅毒性 A52.1† H48.1*
一一脑膜炎球菌性 A39.8† H48.1*
一全身性 - 见 多神经病
一妊娠中发生的 O26.8
一神经根(另见 神经根炎) M54.1
一视(遗传性)(交感神经) H46
一一伴有脱髓鞘 G36.0
一糖尿病性(多神经病)(另见 E10-E14 伴有第四位数.4) E14.4† G63.2*
一一单神经病 E14.4† G59.0*
一特指的神经 NEC G58.8
一听(神经) H93.3
一一见于(由于)
一一一传染病 NEC B99† H94.0*
一一一寄生虫病 NEC B89† H94.0*
一一梅毒性 A52.1† H94.0*
一痛风性 M10.0† G63.6*
一膝状神经节 G51.1
一一由于疱疹(带状疱疹) B02.2† G53.0*
一胸 M54.1
一嗅神经 G52.0
一腰骶 M54.1
一由于
一一脚气病 E51.1† G63.4*
一一疝形成，髓核 M51.1† G55.1*
一一一颈椎 M50.1† G55.1*
一一一胸椎、胸腰椎 M51.1† G55.1*
一一一腰骶 M51.1† G55.1*
一一椎间盘移位、脱出、突出或破裂 M51.1† G55.1*
一一一颈 M50.1† G55.1*
一一一胸、胸腰 M51.1† G55.1*
一一一腰骶 M51.1† G55.1*
一与妊娠有关的 O26.8
一展(神经) H49.2

Neuritis——*continued*
—syphilitic A52.1† G59.8*
—facial G51.8
——newborn (birth injury) P11.3
—retrobulbar H46
——in (due to)
———multiple sclerosis G35† H48.1*
———meningococcal infection A39.8† H48.1*
———late syphilis A52.1† H48.1*
——syphilitic A52.1† H48.1*
——meningococcal A39.8† H48.1*
—general - see Polyneuropathy
—arising during pregnancy O26.8
—nerve root (see also Radiculitis) M54.1
—optic (hereditary) (sympathetic) H46
——with demyelination G36.0
—diabetic (polyneuropathy) (see also E10-E14 with fourth character .4) E14.4† G63.2*
——mononeuropathy E14.4† G59.0*
—specified nerve NEC G58.8
—acoustic, auditory (nerve) H93.3
——in (due to)
———infectious disease NEC B99† H94.0*
———parasitic disease NEC B89† H94.0*
——syphilitic A52.1† H94.0*
—gouty M10.0† G63.6*
—geniculate ganglion G51.1
——due to herpes (zoster) B02.2† G53.0*
—thoracic M54.1
—olfactory nerve G52.0
—lumbar, lumbosacral M54.1
—due to
——beriberi E51.1† G63.4*
——herniation, nucleus pulposus M51.1† G55.1*
———cervical M50.1† G55.1*
———thoracic, thoracolumbar M51.1† G55.1*
———lumbar, lumbosacral M51.1† G55.1*
——displacement, prolapse, protrusion or rupture, intervertebral disk M51.1† G55.1*
———cervical M50.1† G55.1*
———thoracic, thoracolumbar M51.1† G55.1*
———lumbar, lumbosacral M51.1† G55.1*
—pregnancy-related O26.8
—abducens (nerve) H49.2

神经炎——*续前页*
—中毒性 NEC G62.2
—周围(神经) G62.9
——并发于妊娠或产褥期 O26.8
——单一 - 见 单神经炎
——多发性(另见 多神经病) G62.9
—坐骨大孔(神经) M54.3
——由于椎间盘移位 M51.1† G55.1*

神经硬化 - 见 疾患，神经
神经元蜡样脂褐质贮积症 E75.4
神经元炎 G58.9
—前庭 H81.2
神经源性 - 另见情况
—肠 NEC K59.2
—膀胱(另见 机能障碍，膀胱，神经肌肉) N31.9
——马尾综合征 G83.4
—心脏 F45.3
神经症(性)(另见情况) F48.9
—表皮脱落 L98.1
—肠 F45.3
—处境性 F48.8
—创伤性 F43.1
—动作失调 F45.8
——喉 F45.3
——声带 F45.3
反刍 F15.3
—更年期 N95.1
—功能性(另见 障碍，躯体形式) F45.9
—喉(感觉性) F45.3
——癔症性 F44.4
—呼吸 F45.3
—环境性 F48.8
—混合性 NEC F48.8
—肌肉骨骼 F45.8
—焦虑(状态) F41.1
—结肠 F45.3
—精神衰弱(型) F48.8
—绝经 N95.1
—恐惧性 F40.9
—内脏 F45.3
—膀胱 F45.3
—赔偿 F68.0

Neuritis——*continued*
—toxic NEC G62.2
—peripheral (nerve) G62.9
——complicating pregnancy or puerperium O26.8
——single - see Mononeuritis
——multiple (see also Polyneuropathy) G62.9
—sciatic (nerve) M54.3
——due to displacement of intervertebral disk M51.1† G55.1*

Neurosclerosis - see Disorder, nerve
Ceroid-lipofuscinosis, neuronal E75.4
Neuronitis G58.9
—vestibular H81.2
Neurogenic - see also condition
—bowel NEC K59.2
—bladder (see also Dysfunction, bladder, neuromuscular) N31.9
——cauda equina syndrome G83.4
—heart F45.3
Neurosis, Nervous, Neurotic (see also condition) F48.9
—excoriation L98.1
—intestine F45.3
—situational F48.8
—traumatic F43.1
—incoordination F45.8
——larynx F45.3
——vocal cord F45.3
—rumination F45.3
—climacteric N95.1
—functional (see also Disorder, somatoform) F45.9
—larynx (sensory) F45.3
——hysterical F44.4
—respiratory F45.3
—environmental F48.8
—mixed NEC F48.8
—musculoskeletal F45.8
—anxiety (state) F41.1
—colon F45.3
—psychasthenic (type) F48.8
—menopause N95.1
—phobic F40.9
—visceral F45.3
—bladder F45.3
—compensation F68.0

神经症——*续前页*
一皮肤 F45.8
一疲劳 F48.0
一器官(另见 障碍，躯体形式) F45.9
一强迫(动作) F42.1
一强迫(思维) F42.0
一强迫性 F42.9
一社会 F40.1
一手艺界 F48.8
一衰弱 F48.0
一特指类型 NEC F48.8
一铁路界 F48.8
一胃 F45.3
一胃肠 F45.3
一心血管 F45.3
一心脏(反射) F45.3
一性(偏好) F65.9
一性格 F60.9
一血管运动性 F45.3
一咽 F45.3
一眼 NEC F45.8
一疑病性 F45.2
一抑郁(反应)(型) F34.1
一癔症性 F44.9
一战争 F48.8
一职业性 F48.8
一直肠 F45.3
一转换性 F44.9
一状态 F48.9
一一伴有人格解体发作 F48.1
神经质(另见情况) R45.0
神经痣(M8725/0) - 见 痣
神经组织消耗 - 另见 疾患，神经
一周围，糖尿病性(另见 E10-E14 伴有第四位数.4) E14.4† G63.2*
神游症 R68.8
一癫痫发作后 G40.9
一对异常应激反应(短暂性) F43.0
一分离性 F44.1
一癔症性 F44.1
神智恍惚 R41.8
一癔症性 F44.3

Neurosis, Nervous, Neurotic——*continued*
—cutaneous F45.8
—fatigue F48.0
—organ (see also Disorder, somatoform) F45.9
—compulsive, compulsion F42.1
—obsessional F42.0
—anankastic, obsessive-compulsive F42.9
—social F40.1
—craft F48.8
—asthenic F48.0
—specified type NEC F48.8
—railroad F48.8
—gastric, stomach F45.3
—gastrointestinal F45.3
—cardiovascular F45.3
—cardiac, heart (reflex) F45.3
—sexual F65.9
—character F60.9
—vasomotor F45.3
—pharynx F45.3
—ocular NEC F45.8
—hypochondriacal F45.2
—depressive (reaction) (type) F34.1
—hysterical F44.9
—war F48.8
—occupational F48.8
—rectum F45.3
—conversion F44.9
—state F48.9
——with depersonalization episode F48.1
Nervous, Nervousness (see also condition) R45.0
Neuronevus (M8725/0) - see Nevus
Neurophthisis - see also Disorder, nerve
—peripheral, diabetic (see also E10-E14 with fourth character .4) E14.4† G63.2*
Fugue R68.8
—postictal in epilepsy G40.9
—reaction to exceptional stress (transient) F43.0
—dissociative F44.1
—hysterical F44.1
Trance R41.8
—hysterical F44.3

shèn 肾

肾病(变)(任何肾疾病)(另见 肾炎) N28.9

注：当一个术语只索引至三位数水平时，如：N07.-，则应参阅第一卷 N00-N08 的第四位数亚目列表。

一巴尔干(地方性) N15.0
一伴有
一一肾小球损害 - 见 肾小球肾炎
一一水肿 - 见 肾病
一淀粉样性，遗传性 E85.0
一高血压性(另见 高血压，肾性) I12.9
一化学性 - 见 肾病变，中毒性
一镰状细胞性(另见 病，镰状细胞) D57.1† N08.2*
一免疫球蛋白 A N02.8
一一伴有肾小球损害 N02.-
一一一局灶性和节段性透明变性或硬化 N02.1
一一一膜性(弥漫性) N02.2
一一一膜性增殖性(弥漫性) N02.5
一一一肾小球膜毛细血管性(弥漫性) N02.5
一一一肾小球膜性增殖性(弥漫性) N02.3
一一一特指病理学 NEC N02.8
一一一增生性 NEC N02.8
一铅毒性 N14.3
一肾小球膜性(免疫球蛋白 A/免疫球蛋白 G) - 见 肾病变，免疫球蛋白 A
一糖尿病性(另见 E10-E14 伴有第四位数.2) E14.2† N08.3*
一药物性 N14.2
一一特指的 NEC N14.1
一遗传性 NEC N07.-
一与妊娠有关的 O26.8
一增生性 NEC - 编码于 N00-N07 伴有第四位数.8
一镇痛剂 N14.0
一中毒性 NEC (由于) N14.4
一一药物 N14.2
一一一特指的 NEC N14.1
一一一镇痛药 N14.0
一一重金属 N14.3
一重金属诱发的 N14.3
一阻塞性 N13.8

肾病肾炎，出血性(地方性) A98.5† N08.0*

肾出血 N28.8

Nephropathy (see also Nephritis) N28.9

Note: Where a term is indexed only at the three-character level, e.g. N07.-, reference should be made to the list of fourth-character subdivisions in Volume 1 at N00-N08.

—Balkan (endemic) N15.0
—with
——glomerular lesion - see Glomerulonephritis
——edema - see Nephrosis
—amyloid, hereditary E85.0
—hypertensive (see also Hypertension, kidney) I12.9
—chemical - see Nephropathy, toxic
—sickle-cell (see also Disease, sickle-cell) D57.1† N08.2*
—IgA N02.8
——with glomerular lesion N02.-
———focal and segmental hyalinosis or sclerosis N02.1
———membranous (diffuse) N02.2
———membranoproliferative (diffuse) N02.5
———mesangiocapillary (diffuse) N02.5
———mesangial proliferative (diffuse) N02.3
———specified pathology NEC N02.8
———proliferative NEC N02.8
—lead, saturnine N14.3
—mesangial (IgA/IgG) –see Nephropathy, IgA
—diabetic (see also E10-E14 with fourth character .2) E14.2† N08.3*
—drug-induced N14.2
——specified NEC N14.1
—hereditary NEC N07.-
—pregnancy-related O26.8
—proliferative NEC - code to N00-N07 with fourth character .8
—analgesic N14.0
—toxic NEC (due to) N14.4
——drugs N14.2
———specified NEC N14.1
———analgesic N14.0
——heavy metals N14.3
—heavy metal-induced N14.3
—obstructive N13.8

Nephrosonephritis, hemorrhagic (endemic) A98.5† N08.0*

Nephrorrhagia N28.8

肾的 - 见情况
肾动脉硬化(另见 高血压，肾性) I12.9
肾钙沉着症 E83.5† N29.8*
肾化脓(另见 脓肿，肾) N15.1
肾积脓，肾积脓水，肾积脓尿 N13.6
—结核性 A18.1† N29.1*
肾积水(萎缩性)(早期)(无功能性)(间歇性)(原发性)(继发性) NEC N13.3
—伴有
——感染 N13.6
——输尿管狭窄 NEC N13.1
———伴有感染 N13.6
——阻塞(被)
———肾结石 N13.2
————伴有感染 N13.6
———输尿管 NEC N13.1
————伴有感染 N13.6
————结石 N13.2
—————伴有感染 N13.6
———输尿管肾盂连接处 N13.0
————伴有感染 N13.6
—结核性 A18.1† N29.1*
—先天性 Q62.0
肾瘤(M8960/3) C64
—中胚层性(M8960/1) D41.0
肾母细胞瘤(上皮性)(间叶性)(M8960/3) C64
肾膀胱炎，小脓疱性(另见 肾炎，肾小管间质) N12
肾胚细胞瘤 - 现译名 肾母细胞瘤
肾膨结线虫(感染)(侵染) B83.8
肾上腺(腺体)的 - 见情况
肾上腺机能病，结核性 A18.7† E35.1*
肾上腺机能减退 E27.4
—结核性 A18.7† E35.1*
—原发性 E27.1
肾上腺机能亢进 E27.5
肾上腺脑白质营养不良 E71.3
肾上腺皮质的 - 见情况
肾上腺皮质固酮机能亢进
—过量或给错或服错药物 T38.0
—恰当使用正确的物质 E24.2

Kidney, Renal - see condition
Arterionephrosclerosis (see also Hypertension, kidney) I12.9
Nephrocalcinosis E83.5† N29.8*
Nephropyosis (see also Abscess, kidney) N15.1
Pyonephrosis, Pyohydronephrosis, Hydropyonephrosis N13.6
—tuberculous A18.1† N29.1*
Hydronephrosis (atrophic)(early) (functionless) (intermittent) (primary) (secondary) NEC N13.3
—with
——infection N13.6
——ureteral stricture NEC N13.1
———with infection N13.6
——obstruction (by) (of)
———renal calculus N13.2
————with infection N13.6
———ureteral NEC N13.1
————with infection N13.6
————calculus N13.2
—————with infection N13.6
———ureteropelvic junction N13.0
————with infection N13.6
—tuberculous A18.1† N29.1*
—congenital Q62.0
Nephroma (M8960/3) C64
—mesoblastic (M8960/1) D41.0
Nephroblastoma, Wilms' tumor (epithelial) (mesenchymal) (M8960/3) C64
Nephrocystitis, pustular (see also Nephritis, tubulo-interstitial) N12
Nephroblastoma
Dioctophyme renalis (infection) (infestation) B83.8
Adrenal, Suprarenal (gland) - see condition
Adrenalism, tuberculous A18.7† E35.1*
Hypoadrenalism, hypoadrenia E27.4
—tuberculous A18.7† E35.1*
—primary E27.1
Hyperadrenalism E27.5
Adrenoleukodystrophy E71.3
Cortico-adrenal - see condition
Hypercorticosteronism
—overdose or wrong substance given or taken T38.0
—correct substance properly administered E24.2

肾上腺皮质机能减退 E27.4
—垂体 E23.0
—原发性 E27.1
肾上腺皮质机能亢进 E24.9
—垂体依赖性 E24.0
—过量或给错或服错药物 T38.0
—恰当使用正确的物质 E24.2
—先天性 E25.0
—医源性
——过量或给错或服错药物 T38.0
——恰当使用正确的物质 E24.2
—与库欣综合征无关 E27.0
肾上腺皮质机能障碍 E27.9
肾上腺皮质综合征 - 见 库欣综合征
肾上腺性征，先天性 E25.0
肾上腺性征综合征 E25.9
—先天性 E25.0
—后天性 E25.8
—失盐 E25.0
肾上腺炎 E27.8
—脑膜炎球菌性，出血性 A39.1† E35.1*
—自身免疫性 E27.1
肾上腺样瘤(M8312/3) C64
肾石病(先天性)(肾盂)(复发性)(另见 结石，肾) N20.0
—尿酸 M10.0† N22.8*
—痛风性 M10.0† N22.8*
肾素瘤(M8361/1) D41.0
肾痛 N23
肾下垂 N28.8
肾小球
—病，梅毒性 A52.7† N08.0*
—肾炎(另见 肾小球肾炎) N05.-
肾小球病(另见 肾小球肾炎) N05.-
肾小球肾炎(另见 肾炎) N05.-

注：当一个术语只索引至三位数水平时，如：N01.-，则应参阅第一卷 N00-N08 的第四位数亚目列表。

—急性 N00.-
—亚急性 - 见 肾炎，急进型
—慢性 N03.-
—伴有水肿(另见 肾病) N04.-

Hypoadrenocorticism E27.4
—pituitary E23.0
—primary E27.1
Hyperadrenocorticism, Hypercortisonism, Hypercorticalism E24.9
—pituitary-dependent E24.0
—overdose or wrong substance given or taken T38.0
—correct substance properly administered E24.2
—congenital E25.0
—iatrogenic
——overdose or wrong substance given or taken T38.0
——correct substance properly administered E24.2
—not associated with Cushing's syndrome E27.0
Dysadrenocortism E27.9
Adrenocortical syndrome - see Cushing's syndrome
Adrenogenitalism, congenital E25.0
Adrenogenital syndrome E25.9
—congenital E25.0
—acquired E25.8
—salt loss E25.0
Adrenalitis, adrenitis E27.8
—meningococcal, hemorrhagic A39.1† E35.1*
—autoimmune E27.1
Hypernephroma (M8312/3) C64
Nephrolithiasis (congenital) (pelvis) (recurrent)(see also Calculus, kidney) N20.0
—uric acid M10.0† N22.8*
—gouty M10.0† N22.8*
Reninoma (M8361/1) D41.0
Nephralgia N23
Nephroptosis N28.8
Glomerular
—disease in syphilis A52.7† N08.0*
—nephritis (see also Glomerulonephritis) N05.-
Glomerulopathy (see also Glomerulonephritis) N05.-
Glomerulonephritis (see also Nephritis) N05.-

Note: Where a term is indexed only at the three-character level, e.g. N01.-, reference should be made to the list of fourth-character subdivisions in Volume 1 at N00-N08.

—acute N00.-
—subacute - see Nephritis, rapidly progressive
—chronic N03.-
—with edema (see also Nephrosis) N04.-

肾小球肾炎——*续前页*
—低补体血性 - 见 肾小球肾炎，膜性增殖性
—分叶性，分叶结节状 - 见 肾小球肾炎，膜性增殖性
—坏死性 NEC - 编码于 N00-N07 伴有第四位数.8
—急进型 N01.-
—见于(由于)
——败血症 A41.-† N08.0*
——播散性血管内凝血 D65† N08.2*
——淀粉样变 E85.-† N08.4*
——多发性骨髓瘤(M9732/3) C90.0† N08.1*
——法布里(-安德森)病 E75.2† N08.4*
——肺出血肾炎综合征 M31.0† N08.5*
——亨诺克(-舍恩莱因)紫癜 D69.0† N08.2*
——类圆线虫病 B78.9† N08.0*
——冷球蛋白血症 D89.1† N08.2*
——镰状细胞疾患 D57.-† N08.2*
——裂体吸虫病 B65.-† N08.0*
——卵磷脂胆固醇酰基转移酶缺乏 E78.6† N08.4*
——去纤维蛋白综合征 D65† N08.2*
——溶血性尿毒症综合征 D59.3† N08.2*
——三日疟原虫 B52.0† N08.0*
——糖尿病(另见 E10-E14 伴有第四位数.2) E14.2† N08.3*
——瓦尔登斯特伦巨球蛋白血症(M9761/3) C88.0† N08.1*
——韦格纳肉芽肿病 M31.3† N08.5*
——系统性红斑狼疮 M32.1† N08.5*
——显微镜下多动脉炎 M31.7† N08.5*
——血栓形成性血小板减少性紫癜 M31.1† N08.5*
——血吸虫病 B65.-† N08.0*
——亚急性细菌性心内膜炎 I33.0† N08.8*
—结节性 - 见 肾小球肾炎，膜性增殖性
—局灶性(和节段性) - 编码于 N00-N07 伴有第四位数.1
—链球菌感染后 NEC N05.9
——急进型 N01.-
——急性 N00.-
——慢性 N03.-
—毛细血管内增殖性(弥漫性) NEC - 编码于 N00-N07 伴有第四位数.4
—毛细血管外 NEC - 编码于 N00-N07 伴有第四位数.7

Glomerulonephritis——*continued*
—hypocomplementemic - see Glomerulonephritis, membranoproliferative
—lobular, lobulonodular - see Glomerulonephritis, membranoproliferative
—necrotic, necrotizing NEC - code to N00-N07 with fourth character .8
—rapidly progressive N01.-
—in (due to)
——septicemia A41.-† N08.0*
——disseminated intravascular coagulation D65† N08.2*
——amyloidosis E85.-† N08.4*
——multiple myeloma (M9732/3) C90.0† N08.1*
——Fabry(-Anderson) disease E75.2† N08.4*
——Goodpasture's syndrome M31.0† N08.5*
——Henoch(-Schönlein) purpura D69.0† N08.2*
——strongyloidiasis B78.9† N08.0*
——cryglobulinemia D89.1† N08.2*
——sickle-cell disorders D57.-† N08.2*
——bilharziasis B65.-† N08.0*
——lecithin cholesterol acyltransferase deficiency E78.6† N08.4*
——defibrination syndrome D65† N08.2*
——hemolytic-uremic syndrome D59.3† N08.2*
——Plasmodium malariae B52.0† N08.0*
——diabetes mellitus (see also E10-E14 with fourth character .2) E14.2† N08.3*
——Waldenström's macroglobulinemia (M9761/3) C88.0† N08.1*
——Wegener's granulomatosis M31.3† N08.5*
——systemic lupus erythematosus M32.1† N08.5*
——microscopic polyangiitis M31.7† N08.5*
——thrombotic thrombocytopenic purpura M31.1† N08.5*
——schistosomiasis B65.-† N08.0*
——subacute bacterial endocarditis I33.0† N08.8*
—nodular - see Glomerulonephritis, membranoproliferative
—focal (and segmental) - code to N00-N07 with fourth character .1
—poststreptococcal NEC N05.9
——rapidly progressive N01.-
——acute N00.-
——chronic N03.-
—endocapillary proliferative (diffuse) NEC - code to N00-N07 with fourth character .4
—extracapillary NEC - code to N00-N07 with fourth character .7

注：当一个术语只索引至三位数水平时，如：N00.-，则应参阅第一卷 N00-N08 的第四位数亚目列表。

Note: Where a term is indexed only at the three-character level, e.g. N00.-, reference should be made to the list of fourth-character subdivisions in Volume 1 at N00-N08.

肾炎——*续前页*
一链球菌感染后 NEC N05.9
一一急进型 N01.-
一一急性 N00.-
一一慢性 N03.-
一淋球菌性(急性)(慢性) A54.2† N08.0*
一梅毒性(晚期) A52.7† N08.0*
一一先天性 A50.5† N08.0*
一一早期(继发性) A51.4† N08.0*
一弥漫性硬化性(另见 衰竭，肾，慢性) N18.9
一免疫复合物(循环性) NEC N05.8
一免疫球蛋白 A - 见 肾病变，免疫球蛋白 A
一膜性增殖性(弥漫性)(1 型)(3 型) - 编码于 N00-N07 伴有第四位数.5
一一2 型 - 编码于 N00-N07 伴有第四位数.6
一脓毒性 - 见 肾炎，肾小管间质
一铅毒性 N14.3
一上行性 - 见 肾炎，肾小管间质
一肾病性 - 见 肾病
一肾小管间质(见于) N12
一一急性(传染性) N10
一一慢性(传染性) N11.9
一一一非梗阻性 N11.8
一一一一与反流有关的 N11.0
一一一梗阻性 N11.1
一一一特指的 NEC N11.8
一一舍格伦综合征 M35.0† N16.4*
一特指病理学 NEC - 编码于 N00-N07 伴有第四位数.8
一小动脉性(另见 高血压，肾性) I12.9
一心血管性 - 见 高血压，肾性
一心源性 - 见 高血压，肾性，伴有，累及心脏
一血管性 - 见 高血压，肾性
一盐丢失性或消瘦 NEC N28.8
一硬化性(另见 硬化，肾) N26
一硬化性，弥漫性(另见 衰竭，肾，慢性) N18.9
一由于
一一糖尿病(另见 E10-E14 伴有第四位数.2) E14.2† N08.3*
一一系统性红斑狼疮(慢性) M32.1† N08.5*
一增生性 NEC - 编码于 N00-N07 伴有第四位数.8
一中毒性 - 见 肾病变，中毒性

Nephritis, nephritic——*continued*
—poststreptococcal NEC N05.9
——rapidly progressive N01.-
——acute N00.-
——chronic N03.-
—gonococcal (acute) (chronic) A54.2† N08.0*
—syphilitic (late) A52.7† N08.0*
——congenital A50.5† N08.0*
——early (secondary) A51.4† N08.0*
—diffuse sclerosing (see also Failure, renal, chronic) N18.9
—immune complex (circulating) NEC N05.8
—IgA - see Nephropathy, IgA
—membranoproliferative(diffuse) (type 1) (type 3) - code to N00-N07 with fourth character .5
——type 2 - code to N00-N07 with fourth character .6
—septic - see Nephritis, tubulo-interstitial
—lead, saturnine N14.3
—ascending - see Nephritis, tubulo-interstitial
—nephrotic - see Nephrosis
—tubulo-interstitial (in) N12
——acute (infectious) N10
——chronic (infectious) N11.9
———nonobstructive N11.8
————reflux-associated N11.0
———obstructive N11.1
———specified NEC N11.8
——Sjögren's syndrome M35.0† N16.4*
—specified pathology NEC - code to N00-N07 with fourth character .8
—arteriolar (see also Hypertension, kidney) I12.9
—cardiovascular - see Hypertension, kidney
—cardiac - see Hypertension, kidney, with heart involvement
—vascular - see Hypertension, kidney
—salt-losing or -wasting NEC N28.8
—cirrhotic (see also Sclerosis, renal) N26
—sclerosing, diffuse (see also Failure, renal, chronic) N18.9
—due to
——diabetes mellitus (see also E10-E14 with fourth character .2) E14.2† N08.3*
——systemic lupus erythematosus (chronic) M32.1† N08.5*
—proliferative NEC - code to N00-N07 with fourth character .8
—toxic - see Nephropathy, toxic

肾盂肾炎——*续前页*	**Pyelonephritis**——*continued*
一见于——*续前页*	一in——*continued*
一一威尔逊病 E83.0† N16.3*	一一Wilson's disease E83.0† N16.3*
一一移植排斥 T86.-† N16.5*	一一transplant rejection T86.-† N16.5*
一一阻塞 N11.1	一一obstruction N11.1
一结石性 N20.9	一calculous N20.9
一一伴有肾积水 N13.2	一一with hydronephrosis N13.2
一梅毒性 A52.7† N16.0*	一syphilitic A52.7† N16.0*
肾盂炎(先天性)(尿毒症性)(另见 肾盂肾炎) N12	**Pyelitis (congenital) (uremic) (see also Pyelonephritis) N12**
一急性 N10	一acute N10
一慢性 N11.9	一chronic N11.9
一一伴有结石 N20.9	一一with calculus N20.9
一一一伴有肾积水 N13.2	一一一with hydronephrosis N13.2
一伴有	一with
一一结石 N20.9	一一calculus N20.9
一一一伴有肾积水 N13.2	一一一with hydronephrosis N13.2
一一挛缩肾 N11.9	一一contracted kidney N11.9
一并发于妊娠 O23.0	一complicating pregnancy O23.0
一一影响到胎儿或新生儿 P00.1	一一affecting fetus or newborn P00.1
一产褥期(产后) O86.2	一puerperal (postpartum) O86.2
一结核性 A18.1† N29.1*	一tuberculous A18.1† N29.1*
一囊性 N28.8	一cystica N28.8
肾造口	**Nephrostomy**
一维护 Z43.6	一attention to Z43.6
一状态 Z93.6	一status Z93.6
肾盏积水(另见 肾积水) N13.3	**Hydrocalycosis (see also Hydronephrosis) N13.3**
肾盏扩张 N28.8	**Calicectasis N28.8**
肾周，肾周的，肾周炎的 - 见情况	**Perinephric, Perirenal, perinephritic - see condition**
肾周炎(另见 感染，肾) N15.9	**Perinephritis (see also Infection, kidney) N15.9**
一化脓性(另见 脓肿，肾) N15.1	一purulent (see also Abscess, kidney) N15.1

shèn 渗

渗出，渗出物	**Effusion**
一大脑 G93.6	一cerebral G93.6
一腹膜(慢性) R18	一peritoneal (chronic) R18
一关节 M25.4	一joint M25.4
一脊髓(另见 脑膜炎) G03.9	一spinal (see also Meningitis) G03.9
一颅内 G93.6	一intracranial G93.6
一脑(浆液性) G93.6	一brain (serous) G93.6
一脑脊膜，脑脊髓(另见 脑膜炎) G03.9	一meninges, cerebrospinal (see also Meningitis) G03.9
一乳糜样(胸膜) J94.0	一chylous, chyliform (pleura) J94.0

渗出，渗出物——*续前页*	**Effusion**——*continued*
一心包(非炎性) I31.3	—pericardium, pericardial (noninflammatory) I31.3
一一急性(另见 心包炎，急性) I30.9	——acute (see also Pericarditis, acute) I30.9
一胸 - 见 渗出，胸膜	—chest, thorax, thoracic – see Effusion, pleura
一胸膜，胸膜炎，胸膜心包 J90	—pleura, pleurisy, pleuritic, pleuropericardial J90
一一恶性 NEC C78.2	——malignant NEC C78.2
一一结核性 NEC A16.5	——tuberculous NEC A16.5
一一一原发性(进行性) A16.7	———primary (progressive) A16.7
一一一一伴有细菌学和组织学证实 A15.7	————with bacteriological and histological confirmation A15.7
一一流感性(另见 流行性感冒，伴有，呼吸道表现) J11.1	——influenzal (see also Influenza, with, respiratory manifestations) J11.1
一一乳糜样 J94.0	——chylous, chyliform J94.0
一一胎儿或新生儿 P28.8	——fetus or newborn P28.8
一羊水 - 见 破裂，胎膜，过早	—amniotic fluid - see Rupture, membranes, premature
渗出物，胸膜 – 见 渗出，胸膜	**Exudate, pleural – see Effusion, pleura**
渗出性的 – 见情况	**Exudative – see condition**
渗透性过高，毛细血管 I78.8	**Hyperpermeability, capillary I78.8**

shēng 升

升的 – 见情况	**Ascending – see condition**
升高	**Elevated, Elevation, Rise**
一白细胞分类计数 R72	—leukocyte count R72
一沉降率 R70.0	—sedimentation rate R70.0
一膈，先天性 Q79.1	—diaphragm, congenital Q79.1
一红细胞沉降率 R70.0	—erythrocyte sedimentation rate R70.0
一基础代谢率 R94.8	—basal metabolic rate R94.8
一肩胛骨，先天性 Q74.0	—scapula, congenital Q74.0
一静脉压 I87.8	—venous pressure I87.8
一抗体滴度 R76.0	—antibody titer R76.0
一免疫球蛋白水平 R76.8	—immunoglobulin level R76.8
尿内水平	—urine level of
一一17-甾酮类 R82.5	——17-ketosteroids R82.5
一一儿茶酚胺 R82.5	——catecholamines R82.5
一一类固醇 R82.5	——steroids R82.5
一一吲哚乙酸 R82.5	——indoleacetic acid R82.5
一乳酸脱氢酶水平 R74.0	—lactic acid dehydrogenase (LDH) level R74.0
一体温(原因不明) R50.9	—body temperature (of unknown origin) R50.9
一血压(另见 高血压) I10	—blood pressure (see also Hypertension) I10
一一读数(偶然)(孤立)(非特异)，无高血压诊断 R03.0	——reading (incidental) (isolated) (nonspecific), no diagnosis of hypertension R03.0
一转氨酶水平 R74.0	—transaminase level R74.0

shēng 生

生产 - 见 分娩	**Birth**
生长	**Growth**
一迅速，儿童期 Z00.2	一rapid, childhood Z00.2
生成过多 - 另见 分泌过多	**Overproduction - see also Hypersecretion**
一儿茶酚胺 E27.5	一catecholamine E27.5
一生长激素 E22.0	一growth hormone E22.0
生活力缺损 **R68.8**	**Abiotrophy R68.8**
生客恐怖 **F40.1**	**Xenophobia F40.1**
生脓性的 - 见情况	**Pyogenic - see condition**
生育酚缺乏 **E56.0**	**Tocopherol deficiency E56.0**
生殖-肛门直肠综合征 **A55**	**Genito-anorectal syndrome A55**
生殖的 - 见情况	**Genital - see condition**
生殖母细胞瘤(弥漫性)**(M9676/3) C83.2**	**Germinoblastoma (diffuse) (M9676/3) C83.2**
一滤泡性(M9692/3) C82.1	一follicular (M9692/3) C82.1
生殖细胞瘤**(M9064/3) -** 见 肿瘤，恶性	**Germinoma (M9064/3) - see Neoplasm, malignant**
生殖腺发育不全(先天性) - 见 性腺功能减退症	**Hypogenitalism (congenital) - see Hypogonadism**

shēng 声

声带的 - 见情况	**Vocal cord - see condition**
声带炎(纤维性)(结节性)(结节状) **J38.2**	**Chorditis (fibrinous) (nodosa) (tuberosa) J38.2**
声门的 - 见情况	**Glottis - see condition**
声嘶[声哑] **R49.0**	**Hoarseness R49.0**
声音	**Voice**
一改变 R49.8	一change R49.8
一丧失(另见 失声[失音]) R49.1	一loss (see also Aphonia) R49.1

shèng 圣

圣	**Saint**
一安东尼热(另见 丹毒) A46	一Anthony's fire (see also Erysipelas) A46
一维图斯舞蹈病 - 见 舞蹈症，西德纳姆	一Vitus' dance - see Chorea, Sydenham's
圣安东尼热[丹毒](另见 丹毒) **A46**	**Fire, Saint Anthony's (see also Erysipelas) A46**
圣保罗(巴西)热或圣保罗斑疹伤寒 **A77.0**	**Sao Paulo fever or typhus A77.0**
圣菲利波(**B** 型)(**C** 型)(**D** 型)综合征 **E76.2**	**Sanfilippo (type B) (type C) (type D) syndrome E76.2**
圣华金河(谷)热[球孢子菌病] **B38.0† J99.8***	**San Joaquin (Valley) fever B38.0† J99.8***
圣氏三联症(另见 疝，膈) **K44.9**	**Saint's triad (see also Hernia, diaphragm) K44.9**
圣休伯特病 **A82.9**	**St Hubert's disease A82.9**

shī 尸

尸碱(中毒) T62.9

Ptomaine (poisoning) T62.9

shī 失

失
—控，直肠括约肌 R15
——非器质性原因 F98.1
—声(另见 失声[失音]) R49.1
—血 - 见 出血

Loss (of)
—control, sphincter, rectum R15
——nonorganic origin F98.1
—voice (see also Aphonia) R49.1
—blood - see Hemorrhage

失败
—产程中扩张宫颈 O62.0
——影响到胎儿或新生儿 P03.6
—产钳术 NEC (以后通过剖宫产术分娩) O66.5
——影响到胎儿或新生儿 P03.1
—考试引起焦虑 Z55.2
—麻醉中插管 T88.4
——产后，产褥期 O89.6
——在产程和分娩中 O74.7
——在妊娠中 O29.6
—企图流产 - 见 流产，企图
—试产(以后通过剖宫产术分娩) O66.4
——影响到胎儿或新生儿 P03.1
—吸杯 NEC (以后通过剖宫产术分娩) O66.5
——影响到胎儿或新生儿 P03.1
—旋转
——肠 Q43.3
——结肠 Q43.3
——盲肠 Q43.3
——肾 Q63.2
—移植 T86.9
——肠 T86.8
——肺 T86.8
———和心脏 T86.3
——肝 T86.4
——骨 T86.8
———髓 T86.0
——皮肤(同种异基因移植物)(自体移植物) T86.8
——肾 T86.1
——特指的器官或组织 NEC T86.8
——心脏 T86.2
———和肺 T86.3
——胰腺 T86.8

Failure, failed
—cervical dilatation in labor O62.0
——affecting fetus or newborn P03.6
—forceps NEC (with subsequent delivery by cesarean section) O66.5
——affecting fetus or newborn P03.1
—examination(s), anxiety concerning Z55.2
—intubation during anesthesia T88.4
——postpartum, puerperal O89.6
——in labor and delivery O74.7
——during pregnancy O29.6
—attempted abortion - see Abortion, attempted
—trial of labor (with subsequent cesarean section) O66.4
——affecting fetus or newborn P03.1
—ventouse NEC (with subsequent cesarean section) O66.5
——affecting fetus or newborn P03.1
—rotation
——intestine Q43.3
——colon Q43.3
——cecum Q43.3
——kidney Q63.2
—transplant T86.9
——intestine T86.8
——lung(s) T86.8
———with heart T86.3
——liver T86.4
——bone T86.8
———marrow T86.0
——skin (allograft) (autograft) T86.8
——kidney T86.1
——specified organ or tissue NEC T86.8
——heart T86.2
———with lung(s) T86.3
——pancreas T86.8

失败——*续前页*
—引产(分娩的) O61.9
——机械性 O61.1
——流产 - 见 流产，企图
——器械 O61.1
——特指的 NEC O61.8
——通过
———后叶催产素 O61.0
———前列腺素 O61.0
——外科 O61.1
——医疗性 O61.0
—真空吸引器 NEC (以后通过剖宫产术分娩) O66.5
——影响到胎儿或新生儿 P03.1
失表情 R48.8
失弛缓症(贲门)(食管) K22.0
—先天性 Q39.5
—幽门 Q40.0
失读 R48.0
—发育性 F81.0
失衡 R26.8
—蛋白质能量(另见 营养不良) E46
—电解质 E87.8
——流产后 O08.5
——新生儿，暂时性 NEC P74.4
———钾 P74.3
———钠 P74.2
——由于妊娠剧吐 O21.1
—激素 E34.9
—交感神经 G90.8
—迷路 H83.2
—内分泌 E34.9
—摄入食物结构 E63.1
—眼肌 NEC H50.9
—癔症性 F44.4
—姿势 R29.3
—自主 G90.8
失活牙 K04.9
失禁(尿) R32
—充溢性 N39.4
—大便 R15
——非器质性原因 F98.1
—反射性 N39.4
—肛门括约肌 R15

Failure, failed——*continued*
—induction (of labor) O61.9
——mechanical O61.1
——abortion - see Abortion, attempted
——instrumental O61.1
——specified NEC O61.8
——by
———oxytocic drugs O61.0
———prostaglandins O61.0
——surgical O61.1
——medical O61.0
—vacuum extraction NEC (with subsequent cesarean section) O66.5
——affecting fetus or newborn P03.1
Amimia R48.8
Achalasia (cardia) (esophagus) K22.0
—congenital Q39.5
—pylorus Q40.0
Alexia R48.0
—developmental F81.0
Imbalance R26.8
—protein-energy (see also Malnutrition) E46
—electrolyte E87.8
——following abortion O08.5
——neonatal, transitory NEC P74.4
———potassium P74.3
———sodium P74.2
——due to hyperemesis gravidarum O21.1
—hormone E34.9
—sympathetic G90.8
—labyrinth H83.2
—endocrine E34.9
—constituents of food intake E63.1
—eye muscle NEC H50.9
—hysterical F44.4
—posture R29.3
—autonomic G90.8
Devitalized tooth K04.9
Incontinence R32
—overflow N39.4
—feces, fecal R15
——nonorganic origin F98.1
—reflex N39.4
—anal sphincter R15

失禁——*续前页*
一尿 R32
一一非器质性原因 F98.0
一一特指的 NEC N39.4
一一压力性(女性)(男性) N39.3
一尿道括约肌 R32
一心因性 F45.8
一压力性(女性)(男性) N39.3
一欲望性 N39.4
失眠，失眠症(器质性) G47.0
一非器质性原因 F51.0
一心因性 F51.0
一原发性 F51.0
失去
一父母，童年时 Z61.0
一家庭(成员)，童年时 Z61.0
一所爱亲属，童年时 Z61.0
一自尊，童年时 Z61.3
失认(体形)(触觉)(其他感觉) R48.1
一发育性 F88
一语言 R48.1
一一发育性 F80.2
一一视力 R48.1
一一听觉 R48.1
一一一发育性 F80.2
失声[失音] R49.1
一器质性 R49.1
一心因性 F44.4
一癔症性 F44.4
失算 R48.8
一发育性 F81.2
失调
一步态 R26.8
一一心因性 F44.4
一一癔症性 F44.4
一代谢，先天性 - 见 障碍，代谢
一电解质(另见 失衡，电解质) E87.8
一一新生儿，暂时性 P74.4
一一一钾平衡 P74.3
一一一钠平衡 P74.2
一一一特指类型 NEC P74.4
一果糖代谢 E74.1
一活动与注意力(伴有运动过度) F90.0

Incontinence——*continued*
—urine, urinary R32
——nonorganic origin F98.0
——specified NEC N39.4
——stress (female) (male) N39.3
—urethral sphincter R32
—psychogenic F45.8
—stress (female) (male) N39.3
—urge N39.4
Hyposomnia, Sleeplessness, Insomnia (organic) G47.0
—nonorganic origin F51.0
—psychogenic F51.0
—primary F51.0
Loss (of)
—parent in childhood Z61.0
—family (member) in childhood Z61.0
—love relationship in childhood Z61.0
—self-esteem, in childhood Z61.3
Agnosia (body image) (tactile) (other senses) R48.1
—developmental F88
—verbal R48.1
——developmental F80.2
——visual R48.1
——auditory R48.1
———developmental F80.2
Aphonia R49.1
—organic R49.1
—psychogenic F44.4
—hysterical F44.4
Acalculia R48.8
—developmental F81.2
Disturbance
—gait R26.8
——psychogenic F44.4
——hysterical F44.4
—metabolism, inborn - see Disorder, metabolism
—electrolyte (see also Imbalance, electrolyte) E87.8
——newborn, transitory P74.4
———potassium balance P74.3
———sodium balance P74.2
———specified type NEC P74.4
—fructose metabolism E74.1
—activity and attention (with hyperkinesis) F90.0

失调——*续前页*
一钾平衡，新生儿 P74.3
一节律，心脏 I49.9
一钠平衡，新生儿 P74.2
一内分泌(腺) E34.9
一一新生儿，暂时性 P72.9
一一一特指的 NEC P72.8
一平衡 R42
一酸碱平衡(混合性) E87.4
一胃肠(功能性) K30
一一心因性 F45.3
失写(绝对) R48.8
一发育性 F81.8
失业，引起的焦虑 Z56.0
一威胁 Z56.2
失用(典型)(观念)(意想性动作)(观念性动作)(运动性)(词语) R48.2
一动眼，先天性 H51.8
失用性弱视[废用性弱视]，象限性 H53.4
失语(遗忘性)(完全性)(命名性)(语义性)(语法性) R47.0
一发育性(感受型) F80.2
一一表达型 F80.1
一一韦尼克 F80.2
一感觉性 F80.2
一后天性，伴有癫痫(兰道-克勒夫纳综合征) F80.3
一进行性，孤立的 G31.0
一梅毒，三期 A52.1† G94.8*
一尿毒症的 N19
一听觉性(发育性) F80.2
一韦尼克(发育性) F80.2
失乐感 R48.8
一发育性 F80.8
失重(的效应) T75.8

Disturbance——*continued*
—potassium balance, newborn P74.3
—rhythm, heart I49.9
—sodium balance, newborn P74.2
—endocrine (gland) E34.9
——neonatal, transitory P72.9
———specified NEC P72.8
—equilibrium R42
—acid-base equilibrium (mixed) E87.4
—gastrointestinal (functional) K30
——psychogenic F45.3
Agraphia (absolute) R48.8
—developmental F81.8
Unemployment, anxiety concerning Z56.0
—threatened Z56.2
Apraxia (classic) (ideational)(ideokinetic)(ideomotor) (motor) (verbal) R48.2
—oculomotor, congenital H51.8
Anopsia, quadrant H53.4
Aphasia (amnestic) (global) (nominal) (semantic) (syntactic) R47.0
—developmental (receptive type) F80.2
——expressive type F80.1
——Wernicke's F80.2
—sensory F80.2
—acquired, with epilepsy (Landau-Kleffner syndrome) F80.3
—progressive isolated G31.0
—syphilis, tertiary A52.1† G94.8*
—uremic N19
—auditory (developmental) F80.2
—Wernicke's (developmental) F80.2
Amusia R48.8
—developmental F80.8
Weightlessness (effect of) T75.8

shī 虱

虱，虱病(侵染) B85.2
一伴有任何可分类到B85.0-B85.1和B85.3的侵染 B85.4
一耻骨部(阴虱)(任何部位) B85.3
一混合性(可归类到超过一个B85.0-B85.3亚目者) B85.4

Lice, Louse, lousiness, Pediculus, Pediculosis, Phthiriasis (infestation) B85.2
—with any infestation classifiable to B85.0-B85.1 and B85.3 B85.4
—pubis (pubic-louse) (any site) B85.3
—mixed (classifiable to more than one of the subcategories B85.0-B85.3) B85.4

shī 狮

shī 施

施特伦佩尔-玛丽脊椎炎[类风湿性脊椎炎] M45	**Strümpell-Marie spine M45**
施特伦佩尔-韦斯特法尔假硬化 E83.0	**Strümpell-Westphal pseudosclerosis E83.0**
施瓦茨(-让皮尔)综合征 Q78.8	**Schwartz(-Jampel) syndrome Q78.8**
施韦宁格-布齐皮肤松弛 L90.1	**Schweniger-Buzzi anetoderma L90.1**

shī 湿

湿冷皮肤 R23.1	**Clammy skin R23.1**
湿疣 A63.0	**Condyloma A63.0**
一扁平 A51.3	一latum, syphilitic A51.3
一一先天性 A50.0	一一congenital A50.0
一尖锐 A63.0	一acuminatum A63.0
一淋病 A54.0	一gonorrheal A54.0
一性病性，梅毒性 A51.3	一venereal, syphilitic A51.3
湿疹-血小板减少-免疫缺陷综合征[奥尔德里奇(-威斯科特)综合征] D82.0	**Aldrich(-Wiskott) syndrome D82.0**
湿疹(急性)(慢性)(红斑性)(裂隙性)(红色)(鳞状)(另见 皮炎) L30.9	**Eczema (acute) (chronic) (erythematous) (fissum) (rubrum) (squamous) (see also Dermatitis) L30.9**
一擦烂性 NEC L30.4	一intertriginous NEC L30.4
一一婴儿 L21.1	一一infantile L21.1
一出汗障碍[汗疱]性 L30.1	一dyshydrotic L30.1
一肥大性 L28.0	一hypertrophicum L28.0
一接种 T88.1	一vaccination, vaccinatum T88.1
一轮廓性(黑布腊) B35.6	一marginatum (hebrae) B35.6
一内因性(变应性) L20.8	一intrinsic (allergic) L20.8
一脓疱病性 L01.1	一impetiginous L01.1
一疱疹性 B00.0	一herpeticum B00.0
一曲张性 I83.1	一varicose I83.1
一苔癣化 NEC L28.0	一lichenified NEC L28.0
一停滞性 I83.1	一stasis I83.1
一外耳 H60.5	一external ear H60.5
一小脓疱性 L30.3	一pustular L30.3
一婴儿(由于任何物质) L20.8	一infantile (due to any substance) L20.8
一一擦烂性 L21.1	一一intertriginous L21.1
一一皮脂溢性 L21.1	一一seborrheic L21.1
一坠积性 I83.1	一hypostatic I83.1
湿疹样疹 L30.2	**Eczematid L30.2**

shí 十

十二指肠胆管炎(另见 胆管炎) K83.0	**Duodenocholangitis (see also Cholangitis) K83.0**
十二指肠的 - 见情况	**Duodenum, duodenal - see condition**
十二指肠钩虫 - 见 钩口线虫	**Ancylostoma**
十二指肠炎(非特异的)(消化性) K29.8	**Duodenitis (nonspecific) (peptic) K29.8**

shí 石

shí 实

shí 食

食物
—绞窄或窒息(另见 窒息，食物) T17.9
—缺乏 T73.0
——特指食物种类 NEC E63.8
—噎塞(另见 窒息，食物) T17.9
—窒息(由于吸入)(另见 窒息，食物) T17.9

Food
—strangulation or suffocation (see also Asphyxia, food) T17.9
—deprivation, lack of T73.0
——specified kind of food NEC E63.8
—choked on (see also Asphyxia, food) T17.9
—asphyxia (from aspiration or inhalation) (see also Asphyxia,food) T17.9

食欲
—变坏 F50.8
——童年 F98.3
—反常(癔症性) F50.8
—缺乏或不振(另见 厌食) R63.0
——非器质性原因 F50.8
——心因性 F50.8
—旺盛 R63.2

Appetite
—depraved F50.8
——in childhood F98.3
—perverted (hysterical) F50.8
—lack or loss (see also Anorexia) R63.0
——nonorganic origin F50.8
——psychogenic F50.8
—excessive R63.2

食欲变坏 F50.8
—儿童期 F98.3

Depraved appetite F50.8
—in childhood F98.3

食欲不振 R63.0
—心因性 F50.8

Dysorexia R63.0
—psychogenic F50.8

食欲倒错 NEC F50.8
—心因性 F50.8

Parorexia NEC F50.8
—psychogenic F50.8

食欲过盛(神经性) F50.2
—非典型 F50.3
—正常体重 F50.3

Bulimia (nervosa) F50.2
—atypical F50.3
—normal weight F50.3

shí 蚀

蚀疮性的 - 见情况

Phagedenic - see condition

shǐ 史

史-约[史蒂文斯-约翰逊]病或综合征 L51.1
史密斯-莱尔米-奥皮茨综合征 Q87.1
史密斯骨折(分离)[桡骨下端骨折] S52.5

Stevens-Johnson disease or syndrome L51.1
Smith-Lemli-Opitz syndrome Q87.1
Smith's fracture (separation) S52.5

shǐ 使

使用(另见 给予)
—阿司匹林，长期(近期) Z92.2
—抗凝血药，长期(近期) Z92.1
—烟草 Z72.0
—药剂，长期(近期) NEC Z92.2

Use (of) (see also Administration)
—aspirin for a long term (current) Z92.2
—anticoagulant for a long term (current) Z92.1
—tobacco Z72.0
—medicaments for a long term (current) NEC Z92.2

使用——*续前页*
—有害的 F1x.1
——成药 F55
———母体，影响到胎儿或新生儿 P04.1
——非处方药物，非致依赖物质 F55
——挥发性溶剂 F18.1
——酒精 F10.1
——吸入剂 F18.1
——药物 - 编码于 F11-F19 伴有第四位数.1

shì 事

事故 - 见 意外事故

shì 饰

饰物皮炎[香料皮炎] **L56.2**

shì 视

视(神经)盘水肿 **H47.1**
视力，视觉
—低下(双眼) H54.2
——单眼(另一眼正常) H54.6
———盲，另一眼 H54.4
—定向障碍(综合征) H53.8
—复(视) H53.2
—幻觉[幻视] R44.1
—检查 Z01.0
—模糊 H53.8
——癔症性 F44.6
—缺陷 NEC H54.9
—丧失 H54.9
——单眼 H54.5
——双眼 H54.1
——突然 H53.1
——完全，具有或不具有光感 - 见 盲
—视觉感受同步性不伴有融合 H53.3
—双眼，抑制 H53.3
—野，受限(缺陷) H53.4
—晕 H53.1
—障碍 H53.9
——癔症性 F44.6

Use (of)——*continued*
—harmful F1x.1
——patent medicines F55
———maternal, affecting fetus or newborn P04.1
——nonprescribed drugs, non-dependence producing F55
——volatile solvents F18.1
——alcohol F10.1
——inhalants F18.1
——drugs - code to F11-F19 with fourth character .1

Accident

Berlock (berloque) dermatitis L56.2

Papilledema (choked disk) H47.1
Vision, visual
—low (both eyes) H54.2
——one eye (other eye normal) H54.6
———blindness, other eye H54.4
—disorientation (syndrome) H53.8
—double H53.2
—hallucinations R44.1
—examination Z01.0
—blurred, blurring H53.8
——hysterical F44.6
—defect, defective NEC H54.9
—loss H54.9
——one eye H54.5
——both eyes H54.1
——sudden H53.1
——complete, with or without light perception - see Blindness
—perception, simultaneous without fusion H53.3
—binocular, suppression H53.3
—field, limitation (defect) H53.4
—halos H53.1
—disturbance H53.9
——hysterical F44.6

视神经的 - 见情况	**Optic nerve - see condition**
视神经脊髓炎 G36.0	**Ophthalmoneuromyelitis G36.0**
视神经脉络膜视网膜炎(另见 脉络膜视网膜炎) H30.9	**Neurochorioretinitis (see also Chorioretinitis) H30.9**
视神经脑脊髓病 G36.0	**Neuroencephalomyelopathy, optic G36.0**
视神经视网膜炎(另见 脉络膜视网膜炎) H30.9	**Neuroretinitis (see also Chorioretinitis) H30.9**
视神经炎 H46	**Fasciculitis optica H46**
视网膜(性)的 - 见情况	**Retina, retinal - see condition**
视网膜病(变)(背景性)(科茨)(渗出性)(高血压性) H35.0	**Retinopathy (background) (Coats) (exudative) (hypertensive) H35.0**
—动脉硬化性 I70.8† H36.8*	—arteriosclerotic I70.8† H36.8*
—环形 H35.0	—circinate H35.0
—见于(由于)	—in (due to)
——动脉硬化症 I70.8† H36.8*	——atherosclerosis I70.8† H36.8*
——镰状细胞疾患 D57.-† H36.8*	——sickle-cell disorders D57.-† H36.8*
——糖尿病(另见 E10-E14 伴有第四位数.3) E14.3† H36.0*	——diabetes (see also E10-E14 with fourth character .3) E14.3† H36.0*
—日光性 H31.0	—solar H31.0
—色素性[视网膜色素变性]，先天性 H35.5	—pigmentary, congenital H35.5
—糖尿病性(另见 E10-E14 伴有第四位数.3) E14.3† H36.0*	—diabetic (see also E10-E14 with fourth character .3) E14.3† H36.0*
—早产儿 H35.1	—of prematurity H35.1
—增生性 NEC H35.2	—proliferative NEC H35.2
——镰状细胞 D57.-† H36.8*	——sickle-cell D57.-† H36.8*
—中心性浆液性 H35.7	—central serous H35.7
视网膜剥离 H33.0	**Disinsertion, retina H33.0**
视网膜脉络膜炎(另见 脉络膜视网膜炎) H30.9	**Retinochoroiditis (see also Chorioretinitis) H30.9**
—播散性 H30.1	—disseminated H30.1
——梅毒性 A52.7† H32.0*	——syphilitic A52.7† H32.0*
—近乳头状 H30.0	—juxtapapillaris H30.0
—局灶性 H30.0	—focal H30.0
视网膜胚瘤(M9501/3) - 见 肿瘤，恶性	**Diktyoma (M9501/3) - see Neoplasm, malignant**
视网膜劈裂症 H33.1	**Retinoschisis H33.1**
—先天性 Q14.1	—congenital Q14.1
视网膜鞘 H35.0	**Sheathing, retinal vessels H35.0**
视网膜炎(另见 脉络膜视网膜炎) H30.9	**Retinitis (see also Chorioretinitis) H30.9**
—白蛋白尿性 N18.8† H32.8*	—albuminurica N18.8† H32.8*
—白点状 H35.5	—punctata albescens H35.5
—动脉硬化性 I70.8† H36.8*	—arteriosclerotic I70.8† H36.8*
—结核性 A18.5† H32.0*	—tuberculous A18.5† H32.0*
—近乳头状 H30.0	—juxtapapillaris H30.0
—局灶性 H30.0	—focal H30.0
—梅毒性(早期)(二期) A51.4† H32.0*	—luetic, syphilitic (early) (secondary) A51.4† H32.0*
——晚期 A52.7† H32.0*	——late A52.7† H32.0*
——先天性(早期) A50.0† H32.0*	——congenital (early) A50.0† H32.0*
——中心性，复发性 A52.7† H32.0*	——central, recurrent A52.7† H32.0*

视网膜炎——*续前页*
一盘形 H35.3
一妊娠性 O26.8
一色素性[视网膜色素变性] H35.5
一肾性 N18.8† H32.8*
一糖尿病性(另见 E10-E14 伴有第四位数.3) E14.3† H36.0*
视网膜粥肿栓塞 H34.2
视物变形 H53.1
视物显大，视物显大症 H53.1
视物显多症 H53.8
视物显小症 H53.1
视轴矫正训练 Z50.6

Retinitis——*continued*
—disciformis H35.3
—gravidarum O26.8
—pigmentosa H35.5
—renal N18.8† H32.8*
—diabetic (see also E10-E14 with fourth character .3) E14.3† H36.0*
Hollenhorst's plaque H34.2
Metamorphopsia H53.1
Macropsia, Megalopsia H53.1
Polyopia H53.8
Micropsia H53.1
Orthoptic training Z50.6

shì 拭

拭子意外遗留在手术伤口内 T81.5

Swab inadvertently left in operation wound T81.5

shì 适

适应不良
一处境(另见 反应，调节) F43.2
一单纯性，成人(另见 反应，调节) F43.2
一夫妇间 Z63.0
一婚姻 Z63.0
一一涉及离婚或疏远 Z63.5
一教育 Z55.4
一社会(由于) Z60.9
一一排斥 Z60.4
一一排斥和隔离 Z60.4
一一歧视和迫害(感觉) Z60.5
一一生活周期(生活期)转换 Z60.0
一一特指的理由 NEC Z60.8
一一文化适应困难 Z60.3
一职业 NEC Z56.7
适应反应 F43.2
适应性
一反应 F43.2
一障碍 F43.2

Maladaptation, Maladjustment
—situational (see also Reaction, adjustment) F43.2
—simple, adult (see also Reaction, adjustment) F43.2
—conjugal Z63.0
—marital Z63.0
——involving divorce or estrangement Z63.5
—educational Z55.4
—social (due to) Z60.9
——rejection Z60.4
——exclusion and isolation Z60.4
——discrimination and persecution (perceived) Z60.5
——life-cycle (phase of life) transition Z60.0
——specified reason NEC Z60.8
——acculturation difficulty Z60.3
—occupational NEC Z56.7
Adaptation reaction F43.2
Adjustment
—reaction F43.2
—disorder F43.2

shì 室

室管膜病 G93.8

Ependymopathy G93.8

室管膜瘤(上皮性)(恶性) (M9391/3) **Ependymoma (epithelial) (malignant) (M9391/3)**
一间变的 (M9392/3) —anaplastic (M9392/3)
——特指部位 - 见 肿瘤，恶性 ——specified site - see Neoplasm, malignant
——未特指部位 C71.9 ——unspecified site C71.9
一粘液乳头状(M9394/1) D43.2 —myxopapillary (M9394/1) D43.2
——特指部位 - 见 肿瘤，动态未定 ——specified site - see Neoplasm, uncertain behavior
——未特指部位 D43.2 ——unspecified site D43.2
一乳头状 (M9393/1) D43.2 —papillary (M9393/1) D43.2
——特指部位 - 见 肿瘤，动态未定 ——specified site - see Neoplasm, uncertain behavior
——未特指部位 D43.2 ——unspecified site D43.2
一特指部位 - 见 肿瘤，恶性 —specified site - see Neoplasm, malignant
一未特指部位 C71.9 —unspecified site C71.9
室管膜炎(急性)(大脑)(慢性)(颗粒性)(另见脑脊髓炎) G04.9 **Ependymitis (acute) (cerebral) (chronic)(granular) (see also Encephalomyelitis) G04.9**

shì 释

释放(自) **Discharge (from)**
一监狱，引起焦虑 Z65.2 —prison, anxiety concerning Z65.2

shì 嗜

嗜铬细胞瘤[副神经节瘤](M8700/0) - 另见肿瘤，良性 **Chromaffinoma, Pheochromocytoma (M8700/0) –see also Neoplasm, benign**
一恶性(M8700/3) - 见 肿瘤，恶性 —malignant (M8700/3) - see Neoplasm, malignant
——特指部位 - 见 肿瘤，恶性 ——specified site - see Neoplasm, malignant
——未特指部位 C74.1 ——unspecified site C74.1
一特指部位 - 见 肿瘤，良性 —specified site - see Neoplasm, benign
一未特指部位 D35.0 —unspecified site D35.0
嗜碱性粒细胞增多 D75.8 **Basophilia D75.8**
嗜碱性粒细胞增多症(肾上腺皮质的)(库欣)(垂体) E24.0 **Basophilism (cortico-adrenal) (Cushing's) (pituitary) E24.0**
嗜眠 R40.0 **Somnolence R40.0**
一非器质性原因 F51.1 —nonorganic origin F51.1
一周期性 G47.8 —periodic G47.8
嗜眠症(器质性) G47.1 **Hypersomnia (organic) G47.1**
一非器质性原因 F51.1 —nonorganic origin F51.1
一原发性 F51.1 —primary F51.1
嗜睡 R53 **Lethargy R53**
嗜酸性粒细胞减少 D72.8 **Eosinopenia, Hypoeosinophilia D72.8**
嗜酸性粒细胞增多(变应性)(遗传性) D72.1 **Eosinophilia (allergic) (hereditary) D72.1**
一肺 NEC J82 —pulmonary NEC J82
一热带(肺) J82 —tropical (pulmonary) J82
嗜酸性粒细胞增多-肌痛综合征 M35.8 **Eosinophilia-myalgia syndrome M35.8**
嗜酸细胞瘤(M8290/0) - 见 肿瘤，良性 **Oncocytoma (M8290/0) - see Neoplasm, benign**

嗜银细胞瘤(M8241/1) - 另见 肿瘤，动态未定
—恶性(M8241/3) - 见 肿瘤，恶性

Argentaffinoma (M8241/1) - see also Neoplasm, uncertain behavior
—malignant (M8241/3) - see Neoplasm, malignant

shì 噬

噬红细胞作用 D75.8

Erythrophagocytosis D75.8

shì 螫

螫伤(有毒动物)(伴有变态反应或过敏性休克) T63.9
—海葵 T63.6
—海生动物 NEC T63.6
—海星 T63.6
—海蛰(僧帽水母) T63.6
—节肢动物 NEC T63.4
—昆虫，有毒的 NEC (蜜蜂)(大黄蜂)(胡蜂) T63.4
——无毒的 - 见 损伤，浅表
—水生贝壳类动物 T63.6
—蝎子 T63.2
—鱼 T63.5
—植物 L24.7

Sting (venomous) (with allergic or anaphylactic shock) T63.9
—sea anemone T63.6
—marine animal NEC T63.6
—starfish T63.6
—jellyfish (Portuguese man-of-war) T63.6
—arthropod NEC T63.4
—insect, venomous NEC (bee) (hornet) (wasp) T63.4
——nonvenomous - see Injury, superficial
—shellfish T63.6
—scorpion T63.2
—fish T63.5
—plant L24.7

shōu 收

收割工人肺 J67.0
收缩
—过早
——房室 I49.4
——交界性 I49.2
——心房 I49.1
——心室 I49.3
——心脏 I49.4
—环(班德尔)(并发于分娩) O62.4
——影响到胎儿或新生儿 P03.6
—环状难产(子宫) O62.4
——影响到胎儿或新生儿 P03.6
—视野(功能性)(周围) H53.4
—造成的窒息 T71
—子宫 N85.8
——不良 O62.2
——不协调(并发于分娩) O62.4
——低张性 NEC O62.2

Harvester's lung J67.0
Constriction, contracted
—premature
——auriculoventricular I49.4
——junctional I49.2
——atrium I49.1
——ventricular I49.3
——heart I49.4
—ring (Bandl's) (complicating delivery) O62.4
——affecting fetus or newborn P03.6
—ring dystocia (uterus) O62.4
——affecting fetus or newborn P03.6
—visual field (functional) (peripheral) H53.4
—asphyxiation or suffocation by T71
—uterus N85.8
——poor O62.2
——dyscoordinate, incoordinate (complicating delivery) O62.4
——hypotonic NEC O62.2

收缩——*续前页*
一子宫——*续前页*
一一乏力
一一一原发性 O62.0
一一一继发性 O62.1
一一高张性 O62.4
一一强直性(并发于分娩) O62.4
一一沙漏式(并发于分娩) O62.4
一一异常的 NEC O62.9
一一一影响到胎儿或新生儿 P03.6
一一阵挛性(并发于分娩) O62.4

Constriction, contracted——*continued*
—uterus——*continued*
——inadequate
———primary O62.0
———secondary O62.1
——hypertonic O62.4
——tetanic (complicating delivery) O62.4
——hourglass (complicating delivery) O62.4
——abnormal NEC O62.9
———affecting fetus or newborn P03.6
——clonic (complicating delivery) O62.4

shǒu 手

手的 - 见情况
手动的 - 见情况
手枪伤 - 见 枪伤
手术 R69
一母体，与近期分娩无关，影响到胎儿或新生儿 P00.6
一为分娩的，影响到胎儿或新生儿(另见 分娩，按类型，影响到胎儿) P03.8
手术的 - 见情况
手术后的 - 见情况
手术后状态 NEC (另见 状态(后)) Z98.8
手淫(过度) F98.8
手指的 - 见情况
手足搐搦(由于) R29.0
一抽搐 R29.0
一一癔症性 F44.5
一多动 R29.0
一一癔症性 F44.5
一功能性(癔症性) F44.5
一呼吸过度 R06.4
一一心因性 F45.3
一一癔症性 F45.3
一甲状(旁)腺切除术后 E89.2
一甲状旁(腺) E20.9
一甲状旁腺缺失性 E89.2
一碱中毒 E87.3
一手术后 E89.2
一通气过度(另见 换气过度) R06.4
一一心因性 F45.3
一一癔症性 F45.3

Hand - see condition
Manual - see condition
Pistol wound - see Gunshot wound
Operation R69
—maternal, unrelated to current delivery, affecting fetus or newborn P00.6
—for delivery, affecting fetus or newborn (see also Delivery, by type, affecting fetus) P03.8
Operative - see condition
Postoperative - see condition
Postsurgery status NEC (see also Status (post)) Z98.8
Masturbation, Onanism (excessive) F98.8
Finger - see condition
Tetany (due to) R29.0
—convulsions R29.0
——hysterical F44.5
—hyperkinetic R29.0
——hysterical F44.5
—functional (hysterical) F44.5
—hyperpnea R06.4
——psychogenic F45.3
——hysterical F45.3
—post-(para)thyroidectomy E89.2
—parathyroid (gland) E20.9
—parathyroprival E89.2
—alkalosis E87.3
—postoperative E89.2
—hyperventilation (see also Hyperventilation) R06.4
——psychogenic F45.3
——hysterical F45.3

手足搐搦——*续前页*
一新生儿(不伴有钙或镁缺乏) P71.3
一心因性(转换反应) F44.5
一癔症性 F44. 5
一与佝偻病有关的 E55.0
手足发绀(又称 肢端发绀) I73.8
一新生儿 P28.2
手足徐动症(后天性) R25.8
一单侧 R25.8
一双侧(先天性) G80.3
一先天性(双侧) G80.3

shòu 受

受害人
一犯罪行为的 Z65.4
一恐怖主义的 Z65.4
一酷刑折磨的 NEC Z65.4
一灾害的 Z65.5
一战争的 Z65.5
受虐
一配偶综合征 T74.1
一婴儿或儿童(综合征) NEC T74.1
受损(另见 障碍，品行) F91.8
一调节反应 F43.2
受限
一活动，由于残疾 Z73.6
一心脏储备 - 见 病，心脏
受阻
一产程活跃期 O62.1
一一影响到胎儿或新生儿 P03.6
一横位(深部) O64.0
一深部横位 O64.0
一一影响到胎儿或新生儿 P03.1
一在盆腔的任何平面
一一并发于分娩 O66.9

shòu 授

授精，人工 Z31.1
授精(又称 受精)(辅助) NEC Z31.3
一体外 Z31.2

Tetany——*continued*
—neonatal (without calcium or magnesium deficiency) P71.3
—psychogenic (conversion reaction) F44.5
—hysterical F44.5
—associated with rickets E55.0
Acrocyanosis I73.8
—newborn P28.2
Athetosis (acquired) R25.8
—unilateral R25.8
—bilateral, double (congenital) G80.3
—congenital (bilateral) (double) G80.3

Victim (of)
—crime Z65.4
—terrorism Z65.4
—torture NEC Z65.4
—disaster Z65.5
—war Z65.5
Battered
—spouse syndrome T74.1
—baby or child (syndrome) NEC T74.1
Destructiveness (see also Disorder, conduct) F91.8
—adjustment reaction F43.2
Limitation, limited
—activities due to disability Z73.6
—cardiac reserve - see Disease, heart
Arrest
—active phase of labor O62.1
——affecting fetus or newborn P03.6
—transverse (deep) O64.0
—deep transverse O64.0
——affecting fetus or newborn P03.1
—any plane in pelvis
——complicating delivery O66.9

Insemination, artificial Z31.1
Fertilization (assisted) NEC Z31.3
—in vitro Z31.2

shòu 兽

兽奸 **F65.8** | **Bestiality F65.8**

shū 书

书写不能 - 见 失写症 | **Agraphia**
书写痉挛 **F48.8** | **Graphospasm F48.8**
一器质性 G25.8 | —organic G25.8
书写困难 **R27.8** | **Dysgraphia R27.8**

shū 舒

舒尔策型肢端感觉异常，单纯性 **I73.8** | **Schultze's type acroparesthesia, simple I73.8**
舒尔茨病[粒细胞缺乏症] **D70** | **Schultz's disease D70**
舒尔曼病或骨软骨病[幼年椎骨骺骨软骨病] **M42.0** | **Scheuermann's disease or osteochondrosis M42.0**
舒血管肠肽瘤(M8155/3) - 见 肿瘤，恶性 | **Vipoma (M8155/3) - see Neoplasm, malignant**

shū 疏

疏松，骨质 **M85.8** | **Rarefaction, bone M85.8**
疏远 **Z63.5** | **Estrangement Z63.5**

shū 输

输精管成形术，即往绝育术后的 **Z31.0** | **Vasoplasty, after previous sterilization Z31.0**
输精管的 - 见情况 | **Vas deferens - see condition**
输精管炎(结节性) **N49.1** | **Deferentitis, Vas deferentitis, Vasitis (nodosa) N49.1**
一结核性 A18.1† N51.8* | —tuberculous A18.1† N51.8*
一淋病性(急性)(慢性) A54.2† N51.8* | —gonorrheal (acute) (chronic) A54.2† N51.8*
输精管周炎(慢性) **N49.1** | **Perivasitis (chronic) N49.1**
输卵管 | **Fallopian**
一吹气术 Z31.4 | —insufflation Z31.4
一管的 - 见情况 | —tube - see condition
输卵管成形术，即往绝育术后的 **Z31.0** | **Tuboplasty, after previous sterilization Z31.0**
输卵管的 - 见情况 | **Oviduct - see condition**
输卵管腹膜炎(另见 输卵管卵巢炎) **N70.9** | **Perisalpingitis, Salpingoperitonitis (see also Salpingo-oophoritis) N70.9**
输卵管或输精管 - 另见情况 | **Tube, tubal, tubular - see also condition**
一为结扎而入院 Z30.2 | —ligation, admission for Z30.2
输卵管积脓，脓性输卵管炎(另见 输卵管卵巢炎) **N70.9** | **Pyosalpinx, pyosalpingitis (see also Salpingo-oophoritis) N70.9**
一急性 N70.0 | —acute N70.0
一慢性 N70.1 | —chronic N70.1

输卵管积水(滤泡性) N70.1

输卵管积血 N83.6

－伴有

－－阴道积血 N89.7

－－子宫积血 N85.7

－－－伴有阴道积血 N89.7

－感染性(另见 输卵管卵巢炎) N70.9

输卵管卵巢的 - 见情况

输卵管卵巢炎(化脓性)(破裂)(脓毒性) N70.9

－急性 N70.0

－－后

－－－流产(随后发生) O08.0

－－－－近期发生 - 见 流产

－－－异位妊娠或葡萄胎妊娠 O08.0

－－淋球菌性 A54.2† N74.3*

－慢性(另见 输卵管卵巢炎，按类型，慢性) N70.1

－并发于妊娠 O23.5

－－影响到胎儿或新生儿 P00.8

－产褥期 O86.1

－后

－－流产(随后发生) O08.0

－－－近期发生 - 见 流产

－－异位妊娠或葡萄胎妊娠 O08.0

－结核性(急性)(慢性) A18.1† N74.1*

－淋球菌性(急性)(慢性) A54.2† N74.3*

－特异性 A54.2† N74.3*

－性病性 A54.2† N74.3*

输卵管内膜瘤(M8932/0) D28.2

输卵管疝 N83.4

输卵管阻塞 N97.1

输卵管炎(另见 输卵管卵巢炎) N70.9

－急性 N70.0

－慢性 N70.1

－结核性(急性)(慢性) A18.1† N74.1*

－淋球菌性(急性)(慢性) A54.2† N74.3*

－特异性(急性)(慢性)(淋球菌性) A54.2† N74.3*

－性病性(急性)(慢性)(淋球菌性) A54.2† N74.3*

－衣原体性 A56.1† N74.4*

输尿管的 - 见情况

输尿管积脓 N28.8

－结核性 A18.1† N29.1*

Hydrosalpinx (fallopian tube) (follicularis) N70.1

Hematosalpinx, Hemosalpinx N83.6

－with

－－hematocolpos N89.7

－－hematometra N85.7

－－－with hematocolpos N89.7

－infectional (see also Salpingo-oophoritis) N70.9

Tubo-ovarian - see condition

Salpingo-oophoritis, Salpingo-ovaritis (purulent) (ruptured)(septic) (suppurative) N70.9

－acute N70.0

－－following

－－－abortion (subsequent episode) O08.0

－－－－current episode - see Abortion

－－－ectopic or molar pregnancy O08.0

－－gonococcal A54.2† N74.3*

－chronic (see also Salpingo-oophoritis, by type, chronic) N70.1

－complicating pregnancy O23.5

－－affecting fetus or newborn P00.8

－puerperal O86.1

－following

－－abortion (subsequent episode) O08.0

－－－current episode - see Abortion

－－ectopic or molar pregnancy O08.0

－tuberculous (acute) (chronic) A18.1† N74.1*

－gonococcal (acute) (chronic) A54.2† N74.3*

－specific A54.2† N74.3*

－venereal A54.2† N74.3*

Endosalpingioma (M8932/0) D28.2

Salpingocele N83.4

Nonpatent fallopian tube N97.1

Salpingitis (fallopian tube) (see also Salpingo-oophoritis) N70.9

－acute N70.0

－chronic N70.1

－tuberculous (acute) (chronic) A18.1† N74.1*

－gonococcal (acute) (chronic) A54.2† N74.3*

－specific (acute) (chronic) (gonococcal) A54.2† N74.3*

－venereal (acute) (chronic) (gonococcal) A54.2† N74.3*

－chlamydial A56.1† N74.4*

Ureter, ureteral - see condition

Pyoureter N28.8

－tuberculous A18.1† N29.1*

输尿管积水(另见 肾积水) N13.4 **Hydroureter (see also Hydronephrosis) N13.4**
一伴有感染 N13.6 —with infection N13.6
一先天性 Q62.3 —congenital Q62.3
输尿管积水性肾病(另见 肾积水) N13.3 **Hydroureteronephrosis (see also Hydronephrosis) N13.3**
一伴有感染 N13.6 —with infection N13.6
输尿管扩张(另见 输尿管积水) N13.4 **Ureterectasis (see also Hydroureter) N13.4**
一先天性 Q62.3 —congenital Q62.3
输尿管石(病)(另见 结石，输尿管) N20.1 **Ureterolith, ureterolithiasis (see also Calculus, ureter) N20.1**
输尿管痛 N23 **Ureteralgia N23**
输尿管脱垂 N28.8 **Ureterocele N28.8**
输尿管炎 N28.8 **Ureteritis N28.8**
一非特异性 N28.8 —nonspecific N28.8
一淋球菌性(急性)(慢性) A54.2† N29.1* —gonococcal (acute) (chronic) A54.2† N29.1*
一囊性 N28.8 —cystica N28.8
一由于结石 N20.1 —due to calculus N20.1
一一伴有肾结石 N20.2 ——with calculus, kidney N20.2
一一一伴有肾积水 N13.2 ———with hydronephrosis N13.2
输尿管阴道的 - 见情况 **Urethrovaginal - see condition**
输尿管造口 **Ureterostomy**
一维护 Z43.6 —attention to Z43.6
一状态 Z93.6 —status Z93.6
输尿管直肠的 - 见情况 **Urethrorectal - see condition**
输尿管周炎 N28.8 **Periureteritis N28.8**
输血 **Transfusion**
一反应(有害的) - 见 并发症，输血 —reaction (adverse) - see Complications, transfusion
一孪生儿对孪生儿的 O43.0 —twin-to-twin O43.0
一母体胎儿的(对母体) O43.0 —maternofetal (mother) O43.0
一胎儿母体的(对母体) O43.0 —fetomaternal (mother) O43.0
一胎盘(综合征)(对母体) O43.0 —placental (syndrome) (mother) O43.0
一一胎儿或新生儿的 P02.3 ——in fetus or newborn P02.3
一血液 —blood
一一不伴有报告诊断 Z51.3 ——without reported diagnosis Z51.3
一一反应或并发症 - 见 并发症，输血 ——reaction or complication - see Complications, transfusion
输注并发症，意外事故或反应 - 见 并发症，输注 **Infusion complication, misadventure or reaction - see Complications, infusion**

shǔ 鼠

鼠，关节 M24.0 **Mice, Mouse, joint M24.0**
一膝 M23.4 —knee M23.4

shù 术

shù 束

shù 树

树胶样肿(梅毒性) A52.7
一鼻 A52.7† J99.8*
一鼻咽 A52.7† J99.8*
一扁桃体 A52.7† J99.8*
一垂体 A52.7† E35.8*
一动脉 A52.0† I79.8*
一一大脑 A52.0† I68.8*
一腭(软) A52.7† K93.8*
一肝 A52.7† K77.0*
一骨 A52.7† M90.2*
一一雅司病的(晚期) A66.6† M90.2*
一虹膜 A52.7† H22.8*
一喉 A52.7† J99.8*
一脊髓 A52.1† G07*
一结核性 A18.4
一睫状体 A52.7† H22.8*
一眶 A52.7† H06.3*
一淋巴结(结核) A18.4
一颅内 A52.1† G07*
一马尾 A52.1† G07*
一脑 A52.1† G07*
一脑脊膜 A52.1† G07*
一皮肤 A52.7† L99.8*
一气管 A52.7† J99.8*
一软脑脊膜 A52.1† G07*
一舌 A52.7† K93.8*
一神经梅毒性 A52.3
一肾 A52.7† N29.0*
一输尿管 A52.7† N29.1*
一特指部位 NEC A52.7
一先天性 A50.5
一心包 A52.0† I32.0*
一心肌 A52.0† I41.0*
一心脏 A52.0† I52.0*
一雅司病，雅司病引起的溃疡性 A66.4
一一骨 A66.6† M90.2*
一咽 A52.7† J99.8*
一眼睑 A52.7† H03.1*
一阴茎 A52.7† N51.8*
一中枢神经系统 A52.3

Gumma (syphilitic) A52.7
—nose A52.7† J99.8*
—nasopharynx A52.7† J99.8*
—tonsil A52.7† J99.8*
—pituitary A52.7† E35.8*
—artery A52.0† I79.8*
——cerebral A52.0† I68.8*
—palate (soft) A52.7† K93.8*
—liver A52.7† K77.0*
—bone A52.7† M90.2*
——of yaws (late) A66.6† M90.2*
—iris A52.7† H22.8*
—larynx A52.7† J99.8*
—spinal cord A52.1† G07*
—tuberculous A18.4
—ciliary body A52.7† H22.8*
—orbit A52.7† H06.3*
—scrofulous (tuberculous) A18.4
—intracranial A52.1† G07*
—cauda equina A52.1† G07*
—brain A52.1† G07*
—meninges A52.1† G07*
—skin A52.7† L99.8*
—trachea A52.7† J99.8*
—leptomeninges A52.1† G07*
—tongue A52.7† K93.8*
—neurosyphilitic A52.3
—kidney A52.7† N29.0*
—ureter A52.7† N29.1*
—specified site NEC A52.7
—congenital A50.5
—pericardium A52.0† I32.0*
—myocardium A52.0† I41.0*
—heart A52.0† I52.0*
—yaws, ulcerative due to yaws A66.4
——bone A66.6† M90.2*
—pharynx A52.7† J99.8*
—eyelid A52.7† H03.1*
—penis A52.7† N51.8*
—central nervous system A52.3

shù 竖

竖起趾 **M20.5**

Cocked up toe M20.5

shuāi 衰

衰竭(全身 NEC) R53

Collapse, Exhaustion, Failure, Failed, Prostration (physical NEC) R53

一并发于妊娠 O26.8	—complicating pregnancy O26.8
一充血性(另见 衰竭，心力，充血性) I50.0	—congestive (see also Failure, heart, congestive) I50.0
一代偿性 - 见 病，心脏	—compensation - see Disease, heart
一窦房传导(另见 衰竭，心力) I50.9	—sinoauricular (see also Failure, heart) I50.9
一多腺体，自身免疫性 E31.0	—polyglandular, autoimmune E31.0
一二尖瓣 I05.8	—mitral I05.8
一肝 K72.9	—hepatic, liver K72.9
一一急性或亚急性 K72.0	——acute or subacute K72.0
一一慢性 K72.1	——chronic K72.1
一一伴有	——with
一一一其他器官衰竭，对每个部位编码(另见 衰竭，器官，多处 NEC)	———other organ failure, code each site (see also Failure organ multiple NEC)
一一酒精性(急性)(慢性)(亚急性)(伴有或不伴有肝昏迷) K70.4	——alcoholic (acute) (chronic) (subacute) (with or without hepatic coma) K70.4
一一手术后 K91.8	——postoperative K91.8
一一由于药物(急性)(慢性)(亚急性) K71.1	——due to drugs (acute) (chronic) (subacute) K71.1
一肝肾 K76.7	—hepatorenal K76.7
一睾丸内分泌功能 E29.1	—testicular endocrine function E29.1
一冠状动脉(另见 供血不足，冠状动脉) I24.8	—coronary (see also Insufficiency, coronary) I24.8
一呼吸 J96.9	—respiration, respiratory J96.9
一一急性 J96.0	——acute J96.0
一一慢性 J96.1	——chronic J96.1
一一伴有	——with
一一一其他器官衰竭，对每个部位编码(另见 衰竭，器官，多处 NEC)	———other organ failure, code each site (see also Failure organ multiple NEC)
一一操作后 J95.8	——postprocedural J95.8
一一新生儿 P28.5	——newborn P28.5
一一中枢 G93.8	——center G93.8
一精力 NEC Z73.0	—vital NEC Z73.0
一精神病性 F43.0	—psychosis F43.0
一老年性(全身性) R54	—old age, senile (general) R54
一卵巢功能(原发性) E28.3	—ovarian (primary) E28.3
一一操作后(部分切除后)(辐照后)(手术后) E89.4	——postprocedural (postablative) (postirradiation) (postsurgical) E89.4
一一医源性 E89.4	——iatrogenic E89.4
一泌尿系 - 见 衰竭，肾	—urinary - see Failure, renal
一母体，并发于分娩 O75.8	—maternal, complicating delivery O75.8
一一影响到胎儿或新生儿 P03.8	——affecting fetus or newborn P03.8

衰竭——*续前页*
一脑血管 I67.9
一器官 – 见 衰竭，按部位
一一多处 NEC R68.8
一热(另见 中暑，衰竭) T67.5
一神经循环性 F45.3
一肾 N19
一一急性 N17.9
一一一伴有
一一一一皮质坏死 N17.1
一一一一髓样坏死 N17.2
一一一一小管性坏死 N17.0
一一一特指的 NEC N17.8
一一慢性 N18.9
一一一高血压性(另见 高血压，肾性) I12.0
一一一肾终末期 N18.0
一一伴有
一一一高血压(另见 高血压，肾性) I12.0
一一一高血压心脏病(在 I11 中的情况) I13.1
一一一一伴有
一一一一一心力衰竭(充血性) I13.2
一一一一一其他器官衰竭，对每个部位编码(另见 衰竭，器官，多处 NEC)
一一一小管性坏死(急性) N17.0
一一操作后 N99.0
一一高血压性(另见 高血压，肾性) I12.0
一一后
一一一产程和分娩(急性) O90.4
一一一挤压 T79.5
一一一流产(随后发生) O08.4
一一一一近期发生 – 见 流产
一一一异位妊娠或葡萄胎妊娠 O08.4
一一先天性 P96.0
一一终末期(慢性) N18.0
一肾上腺 E27.2
一生命中枢，胎儿或新生儿 P91.8
一胎儿或新生儿 P96.8
一心肌(另见 衰竭，心力) I50.9

Collapse, Exhaustion, Failure, Failed——*continued*
—cerebrovascular I67.9
—organ – see Failure, by site
——multiple NEC R68.8
—heat (see also Heat, exhaustion) T67.5
—neurocirculatory F45.3
—kidney, renal N19
——acute N17.9
———with
————cortical necrosis N17.1
————medullary necrosis N17.2
————tubular necrosis N17.0
———specified NEC N17.8
——chronic N18.9
———hypertensive (see also Hypertension, kidney) I12.0
———end stage renal disease N18.0
——with
———hypertension (see also Hypertension, kidney) I12.0
———hypertensive heart disease (conditions in I11) I13.1
————with
—————heart failure (congestive) I13.2
—————other organ failure, code each site (see also Failure organ multiple NEC)
———tubular necrosis (acute) N17.0
——postprocedural N99.0
——hypertensive (see also Hypertension, kidney) I12.0
——following
———labor and delivery (acute) O90.4
———crushing T79.5
———abortion (subsequent episode) O08.4
————current episode – see Abortion
———ectopic or molar pregnancy O08.4
——congenital P96.0
——end stage (chronic) N18.0
—adrenal E27.2
—vital centers, fetus or newborn P91.8
—fetus or newborn P96.8
—myocardial, myocardium, myocardium, myocardial (see also Failure, heart) I50.9

shuān 栓

栓塞——*续前页*

一产褥期 - 见 栓塞，产科性

一肠，肠系膜(动脉)(静脉)(伴有坏疽) K55.0

一垂体 E23.6

一大脑(另见 闭塞，动脉，大脑) I66.9

一动脉 I74.9

——肠系膜(伴有坏疽) K55.0

——垂体 I66.8

——大脑(另见 闭塞，动脉，大脑) I66.9

——肺 - 见 栓塞，肺

——冠状(另见 梗死，心肌) I21.9

———未造成梗死 I24.0

——后交通 I66.8

——基底(另见 闭塞，动脉，基底) I65.1

——颈动脉(总)(内)(另见 闭塞，动脉，颈) I65.2

——脉络膜(前) I66.8

——迷路 I65.8

——脑桥 I66.8

——髂 I74.5

——入脑前(另见 闭塞，动脉，入脑前) I65.9

——肾 N28.0

——视网膜 H34.2

——特指的 NEC I74.8

——小脑(前下)(后下)(上)(另见 闭塞，动脉，小脑) I66.3

——眼 H34.2

——肢 I74.4

———上 I74.2

———下 I74.3

——周围 I74.4

——椎骨(另见 闭塞，动脉，椎) I65.0

一窦 - 见 栓塞，颅内，静脉窦

一多发性 NEC I74.9

一反常的 NEC I74.9

一肥皂，流产后 O08.2

一肺(动脉)(静脉)(大块) I26.9

——伴有急性肺心病 I26.0

——在妊娠、分娩或产褥期中 - 见 栓塞，产科性

一分娩，母亲 - 见 栓塞，产科性

Embolism——*continued*

—puerperal - see Embolism, obstetric

—intestine, mesenteric (artery) (vein) (with gangrene) K55.0

—pituitary E23.6

—cerebral (see also Occlusion, artery, cerebral) I66.9

—artery I74.9

——mesenteric (with gangrene) K55.0

——hypophyseal I66.8

——cerebral (see also Occlusion, artery, cerebral) I66.9

——pulmonary - see Embolism, pulmonary

——coronary (see also Infarct, myocardium) I21.9

———not resulting in infarction I24.0

——communicating posterior I66.8

——basilar (see also Occlusion, artery, basilar) I65.1

——carotid (common) (internal) (see also Occlusion, artery, carotid) I65.2

——choroidal (anterior) I66.8

——auditory, internal I65.8

——pontine I66.8

——iliac I74.5

——precerebral (see also Occlusion, artery, precerebral) I65.9

——renal N28.0

——retinal H34.2

——specified NEC I74.8

——cerebellar (anterior inferior) (posterior inferior) (superior) (see also Occlusion, artery, cerebellar) I66.3

——ophthalmic H34.2

——limb I74.4

———upper I74.2

———lower I74.3

——peripheral I74.4

——vertebral (see also Occlusion, artery, vertebral) I65.0

—sinus - see Embolism, intracranial, venous sinus

—multiple NEC I74.9

—paradoxical NEC I74.9

—soap, following abortion O08.2

—lung, pulmonary (artery)(vein)(massive) I26.9

——with acute cor pulmonale I26.0

——in pregnancy, childbirth or puerperium - see Embolism, obstetric

—birth, mother - see Embolism, obstetric

栓塞——*续前页*
—肝(静脉) I82.0
—股 I74.3
——静脉(浅) I80.1
—冠状(动脉或静脉)(全身性)(另见 梗死，心肌) I21.9
——未造成梗死 I24.0
—海绵窦(静脉) - 见 栓塞，颅内，静脉窦
—后
——流产(随后发生) O08.2
———近期发生 - 见 流产
——输注、治疗性注射或输血
———空气 T80.0
———血栓 T80.1
——异位妊娠或葡萄胎妊娠 O08.2
—脊髓 G95.1
——生脓性原因 G06.1
—颈(总)(内)动脉(另见 闭塞，动脉，颈) I65.2
—静脉 I82.9
——肠系膜(伴有坏疽) K55.0
——大脑 I67.6
——肺 - 见 栓塞，肺
——肝 I82.0
——冠状(另见 梗死，心肌) I21.9
———未造成梗死 I24.0
——门 I81
——肾 I82.3
——特指的 NEC I82.8
—空气(任何部位)(创伤性) T79.0
——后
———操作 NEC T81.7
———流产 - 见 栓塞，后，流产
———输注、治疗性注射或输血 T80.0
——在妊娠、分娩或产褥期中 O88.0
—颅内(另见 闭塞，动脉，大脑) I66.9
——静脉窦(任何) G08
———非生脓性 I67.6
—毛细血管 I78.8
—门(静脉) I81
—脑(另见 闭塞，动脉，大脑) I66.9
——在妊娠、分娩或产褥期中 O88.2

Embolism——*continued*
—hepatic (vein) I82.0
—femoral I74.3
——vein (superficial) I80.1
—coronary (artery or vein) (systemic) (see also Infarct, myocardium) I21.9
——not resulting in infarction I24.0
—cavernous sinus (venous) - see Embolism, intracranial venous sinus
—following
——abortion (subsequent episode) O08.2
———current episode - see Abortion
——infusion, therapeutic injection or transfusion
———air T80.0
———thrombus T80.1
——ectopic or molar pregnancy O08.2
—spinal cord G95.1
——pyogenic origin G06.1
—carotid (artery) (common) (internal) (see also Occlusion, artery, carotid) I65.2
—vein I82.9
——mesenteric (with gangrene) K55.0
——cerebral I67.6
——pulmonary - see Embolism, pulmonary
——hepatic I82.0
——coronary (see also Infarct, myocardium) I21.9
———not resulting in infarction I24.0
——portal I81
——renal I82.3
——specified NEC I82.8
—air (any site) (traumatic) T79.0
——following
———procedure NEC T81.7
———abortion - see Embolism, following, abortion
———infusion, therapeutic injection or transfusion T80.0
——in pregnancy, childbirth or puerperium O88.0
—intracranial (see also Occlusion, artery, cerebral) I66.9
——venous sinus (any) G08
———nonpyogenic I67.6
—capillary I78.8
—portal (vein) I81
—brain (see also Occlusion, artery, cerebral) I66.9
——in pregnancy, childbirth or puerperium O88.2

栓塞——*续前页*
一脑脊膜 I66.8
一脑血管(另见 闭塞，动脉，大脑) I66.9
一脓毒性(多发性)(另见 败血症) A41.9
一一产褥期、产后或分娩中(任何病原体) O88.3
一一肺炎球菌性 A40.3
一一一伴有肺炎 J13
一一后
一一一流产(随后发生) O08.2
一一一一近期发生 - 见 流产
一一一异位妊娠或葡萄胎妊娠 O08.2
一一链球菌性 A40.9
一一葡萄球菌性 A41.2
一一特指的病原体 NEC A41.8
一脾(动脉) I74.8
一腔静脉 I82.2
一入脑前动脉(另见 闭塞，动脉，入脑前) I65.9
一肾(动脉) N28.0
一一静脉 I82.3
一矢状窦(静脉) - 见 栓塞，颅内，静脉窦
一视网膜(性) H34.2
一手术后 T81.7
一腿 I80.3
一外侧窦(静脉) - 见 栓塞，颅内，静脉窦
一下肢 I80.3
一一动脉 I74.3
一心脏(脂肪性)(另见 梗死，心肌) I21.9
一一未造成梗死 I24.0
一血凝块
一一后
一一一流产 O08.2
一一在妊娠、分娩或产褥期中 O88.2
一血栓(血栓栓塞)，输注、治疗性注射或输血后 T80.1
一眼 H34.2
一羊水(肺) O88.1
一一流产后 - 见 栓塞，后，流产
一阴茎 N48.8

Embolism——*continued*
—meninges I66.8
—vessels of brain (see also Occlusion, artery, cerebral) I66.9
—pyemic (multiple) (see also Septicemia) A41.9
——puerperal, postpartal or in childbirth (any organism) O88.3
——pneumococcal A40.3
———with pneumonia J13
——following
———abortion (subsequent episode) O08.2
————current episode - see Abortion
———ectopic or molar pregnancy O08.2
——streptococcal A40.9
——staphylococcal A41.2
——specified organism NEC A41.8
—spleen, splenic (artery) I74.8
—vena cava I82.2
—precerebral artery (see also Occlusion, artery, precerebral) I65.9
—kidney, renal (artery) N28.0
——vein I82.3
—longitudinal sinus (venous) - see Embolism, intracranial, venous sinus
—retina, retinal H34.2
—postoperative T81.7
—leg I80.3
—lateral sinus (venous) - see Embolism, intracranial, venous sinus
—lower extremity I80.3
——arterial I74.3
—cardiac, heart (fatty) (see also Infarct, myocardium) I21.9
——not resulting in infarction I24.0
—blood clot
——following
———abortion O08.2
——in pregnancy, childbirth or puerperium O88.2
—thrombus (thromboembolism), following infusion, therapeutic injection or transfusion T80.1
—eye, ophthalmic H34.2
—amniotic fluid (pulmonary) O88.1
——following abortion - see Embolism, following, abortion
—penis N48.8

shuāng 双

双	**Double**
—出口	—outlet
——右心室 Q20.1	——right ventricle Q20.1
——左心室 Q20.2	——left ventricle Q20.2
—耳道 Q17.8	—auditory canal Q17.8
—宫颈 Q51.8	—cervix Q51.8
——伴有双子宫(和阴道) Q51.1	——with doubling of uterus (and vagina) Q51.1
——外口 Q51.8	——external os Q51.8
—畸胎 Q89.4	—monster Q89.4
—泌尿道 Q64.7	—urinary meatus Q64.7
—尿道 Q64.7	—urethra Q64.7
—尿道口 Q64.7	—meatus urinarius Q64.7
—膀胱 Q64.7	—bladder Q64.7
—清蛋白 E88.0	—albumin E88.0
—舌 Q38.3	—tongue Q38.3
—肾，伴有双(肾)盂 Q63.0	—kidney with double pelvis (renal) Q63.0
—肾盂，伴有双输尿管 Q62.5	—pelvis (renal) with double ureter Q62.5
—视力[复视] H53.2	—vision H53.2
—输尿管(单或双侧) Q62.5	—ureter (one or both sides) Q62.5
——伴有双(肾)盂 Q62.5	——with double pelvis (renal) Q62.5
—外阴 Q52.7	—vulva Q52.7
—心耳 Q20.8	—auricle (heart) Q20.8
—心室入口 Q20.4	—inlet ventricle Q20.4
—阴道 Q52.1	—vagina Q52.1
——伴有双子宫(和宫颈) Q51.1	——with double uterus (and cervix) Q51.1
—主动脉弓 Q25.4	—aortic arch Q25.4
—子宫 Q51.2	—uterus Q51.2
——伴有	——with
———双宫颈(和阴道) Q51.1	———double cervix (and vagina) Q51.1
———双阴道(和宫颈) Q51.1	———double vagina (and cervix) Q51.1
——在妊娠或分娩中 O34.0	——in pregnancy or childbirth O34.0
———引起梗阻性分娩 O65.5	———causing obstructed labor O65.5
———影响到胎儿或新生儿 P03.8	———affecting fetus or newborn P03.8
双白蛋白血症 E88.0	**Bisalbuminemia E88.0**
双侧的 - 见情况	**Bilateral - see condition**
双侧瘫痪(上肢) G83.0	**Diplegia (upper limbs) G83.0**
—下肢 G82.2	—lower limbs G82.2
—先天性(大脑) G80.8	—congenital (cerebral) G80.8
——痉挛性 G80.1	——spastic G80.1
双分	**Biparta, bipartite**
—髌骨 Q74.1	—patella Q74.1
—腕舟状骨 Q74.0	—carpal scaphoid Q74.0
—阴道 Q52.1	—vagina Q52.1

双格胃　K31.2
双角子宫　Q51.3
一在妊娠或分娩中　O34.0
一一引起梗阻性分娩　O65.5
一一影响到胎儿或新生儿　P03.8
双口子宫(上部单一性) Q51.3
双毛症　L68.8
双面联胎　Q89.4
双腔吸虫病　B66.2
双球菌性的 - 见情况
双人精神病 - 见 二联性精神病
双生牙　K00.2
双胎(妊娠)(胎儿或新生儿) P01.5
一并发于妊娠　O30.0
一联体　Q89.4
双胎交锁引起梗阻性分娩　O66.1
一影响到胎儿或新生儿　P03.1
双头畸胎，双头畸形　Q89.4
双阴茎畸胎　Q55.6
双重 - 现译名 重复畸形
双子宫(另见 双，子宫) Q51.2

Bilocular stomach K31.2
Bicornate or bicornis uterus Q51.3
—in pregnancy or childbirth O34.0
——causing obstructed labor O65.5
——affecting fetus or newborn P03.8
Biforis uterus (suprasimplex) Q51.3
Districhiasis L68.8
Janiceps Q89.4
Dicroceliasis B66.2
Diplococcus, diplococcal - see condition
Folie a deus
Gemination, tooth, teeth K00.2
Twin (pregnancy) (fetus or newborn) P01.5
—complicating pregnancy O30.0
—conjoined Q89.4
Locked twins causing obstructed labor O66.1
—affecting fetus or newborn P03.1
Dicephalus, dicephaly Q89.4
Diphallus Q55.6
Duplex, duplication
Didelphia, didelphys (see also Double, uterus) Q51.2

shuǐ　水

水
一负荷　E87.7
一裂(老年性白内障) H25.0
一缺乏　T73.1
一污染(暴露于) Z58.2
一癣　B76.9
一在
一一脑内 - 见 脑积水
一一胸内　J94.8
一中毒　E87.7
水痘　B01.9
一伴有
一一并发症　NEC B01.8
一一肺炎　B01.2† J17.1*
一一脑膜炎　B01.0† G02.0*
一一脑炎　B01.1† G05.1*
一先天性　P35.8
水囊瘤(先天性)(囊性)(M9173/0) D18.1
一髌前　M70.4

Water
—loading E87.7
—clefts (senile cataract) H25.0
—deprivation of, lack of T73.1
—pollution (exposure to) Z58.2
—itch B76.9
—on
——brain - see Hydrocephalus
——chest J94.8
—intoxication E87.7
Chickenpox, Varicella B01.9
—with
——complications NEC B01.8
——pneumonia B01.2† J17.1*
——meningitis B01.0† G02.0*
——encephalitis B01.1† G05.1*
—congenital P35.8
Hygroma (congenital) (cystic) (M9173/0) D18.1
—praepatellare, prepatellar M70.4

水疱(病)(另见 损伤，浅表) R23.8	**Blister, Hydroa (see also Injury, superficial) R23.8**
一多发性，皮肤，非创伤性 R23.8	—multiple, skin, nontraumatic R23.8
一发热 B00.1	—fever B00.1
一甲虫皮炎 L24.8	—beetle dermatitis L24.8
一牛痘样 L56.4	—vacciniforme L56.4
一夏令 L56.4	—estivale L56.4
一由于烧伤 - 见 烧伤，按部位，第二度	—due to burn - see Burn, by site, second degree
水泡状的 - 见情况	**Vesicular - see condition**
水眼[眼积水] Q15.0	**Hydrophthalmos Q15.0**
水杨酸中毒	**Salicylism**
一过量或给错或服错所致 T39.0	—overdose or wrong substance given or taken T39.0
一滥用 F55	—abuse F55
水蛭(外部)(另见 水蛭病) B88.3	**Leeches (external) (see also Hirudiniasis) B88.3**
一内部 B83.4	—internal B83.4
水肿 R60.9	**Choked, Edema, Edematous, Hydrops, Oedema, Oedematous R60.9**
一伴有肾炎(另见 肾病) N04.-	—with nephritis (see also Nephrosis) N04.-
一贝尔林(创伤性)[视网膜震荡] S05.8	—Berlin's (traumatic) S05.8
一鼻咽 J39.2	—nasopharynx J39.2
一并发于妊娠 O12.0	—complicating pregnancy O12.0
一传染性 R60.9	—infectious R60.9
一大脑 - 见 水肿，脑	—cerebral - see Edema, brain
一肺(急性) J81	—lung (acute) J81
一一慢性 J81	——chronic J81
一一一由于	———due to
一一一一化学制剂、气体、烟雾或蒸气(吸入) J68.4	————chemicals, gases, fumes or vapors (inhalation) J68.4
一一一一外部物质 J70.9	————external agent J70.9
一一一一一特指的 NEC J70.8	—————specified NEC J70.8
一一伴有心脏情况或衰竭(另见 衰竭，心室，左) I50.1	——with heart condition or failure (see also Failure, ventricular, left) I50.1
一一化学性(急性) J68.1	——chemical (acute) J68.1
一一一慢性 J68.4	———chronic J68.4
一一由于	——due to
一一一濒临淹死 T75.1	———near drowning T75.1
一一一辐射 J70.0	———radiation J70.0
一一一高海拔 T70.2	———high altitude T70.2
一一一化学制剂、 烟雾或蒸气(吸入) J68.1	———chemicals, fumes or vapors (inhalation) J68.1
一一一外部物质 J70.9	———external agent J70.9
一一一一特指的 NEC J70.8	————specified NEC J70.8
一一一意指衰竭，左心室 I50.1	———meaning failure, left ventricle I50.1
一一终末期 J81	——terminal J81
一高温性 T67.7	—heat T67.7
一睾丸 N50.8	—testis N50.8

水肿——*续前页*
一宫颈(急性) N88.8
一一产褥期、产后 O90.8
一关节 M25.4
一虹膜 H21.8
一喉(另见 水肿，声门) J38.4
一黄斑 H35.8
一会厌 - 见 水肿，声门
一饥饿性(另见 营养不良，重度) E43
一脊(髓)(非创伤性)(血管性) G95.1
一一创伤性 T09.3
一角膜 NEC H18.2
一结膜 H11.4
一截肢残端(手术的) T87.6
一精囊 N50.8
一精索 N50.8
一局限性 R60.0
一一由于静脉阻塞 I87.1
一眶 H05.2
一昆克[血管神经性] T78.3
一一遗传性 D84.1
一淋巴管内性 H81.0
一淋巴性 I89.0
一一由于乳房切除术 I97.2
一米尔罗伊 Q82.0
一脑，脑脊髓 G93.6
一一创伤性 S06.1
一一胎儿或新生儿(缺氧或缺氧) P52.4
一一一产伤 P11.0
一一由于产伤 P11.0
一鞘膜 N50.8
一全身性 R60.1
一妊娠 O12.0
一一伴有蛋白尿 O12.2
一声门(上)(下)(梗阻性)(被动的) J38.4
一一变应性 T78.3
一一一遗传性 D84.1
一食盐性 E87.0
一视(神经)盘或视神经 H47.1
一视乳头，视盘 H47.1
一视网膜 H35.8
一输精管 N50.8

Choked, Edema, Hydrops——*continued*
—cervix (uteri) (acute) N88.8
——puerperal, postpartum O90.8
—joint M25.4
—iris H21.8
—larynx (see also Edema, glottis) J38.4
—macula H35.8
—epiglottis - see Edema, glottis
—starvation (see also Malnutrition, severe) E43
—spinal (cord) (nontraumatic) (vascular) G95.1
——traumatic T09.3
—cornea NEC H18.2
—conjunctiva H11.4
—amputation stump (surgical) T87.6
—seminal vesicle N50.8
—spermatic cord N50.8
—localized R60.0
——due to venous obstruction I87.1
—orbit H05.2
—Quincke's T78.3
——hereditary D84.1
—endolymphatic H81.0
—lymphatic I89.0
——due to mastectomy I97.2
—Milroy's Q82.0
—brain, cerebrospinal G93.6
——traumatic S06.1
——fetus or newborn (anoxia or hypoxia) P52.4
———birth injury P11.0
——due to birth injury P11.0
—tunica vaginalis N50.8
—generalized R60.1
—gestational O12.0
——with proteinuria O12.2
—glottis, glottic, glottidis (supraglottic) (subglottic) (obstructive)(passive) J38.4
——allergic T78.3
———hereditary D84.1
—salt E87.0
—optic disk or nerve H47.1
—papilla, optic, disk H47.1
—retina H35.8
—vas deferens N50.8

水肿——*续前页*
一胎儿或新生儿 P83.2
一一NEC P83.3
一一特发性 P83.2
一一影响妊娠处理 O36.2
一一由于
一一一ABO 同种免疫 P56.0
一一一一影响妊娠处理 O36.1
一一一Rh 血型不配合 P56.0
一一一一影响妊娠处理 O36.0
一一一溶血性疾病 NEC P56.9
一一一同种免疫(ABO)(Rh) P56.0
一特发性，急性 T78.3
一一遗传性 D84.1
一腿 R60.0
一一由于静脉阻塞 I87.1
一外阴(急性) N90.8
一下肢 - 见 水肿，腿
一新生儿 P83.3
一心血管(另见 衰竭，心力，充血性) I50.0
一心源性(另见 衰竭，心力，充血性) I50.0
一心脏(另见 衰竭，心力，充血性) I50.0
一血管痉挛性 I73.9
一血管神经性(变应性)(急性)(任何部位)(伴有荨麻疹) T78.3
一一遗传性 D84.1
一咽 J39.2
一眼睑 NEC H02.8
一阴茎 N48.8
一阴囊 N50.8
一引起(对母体)梗阻性分娩 O66.3
一营养不良性(另见 营养不良，重度) E43
一营养缺乏性(另见 营养不良，重度) E43
一营养性(另见 营养不良，重度) E43
一一伴有色素沉着异常，皮肤和毛发 E40
一由于淋巴阻塞 I89.0
一指压性[压凹性] R60.9
一中毒性 NEC R60.9
一周期性 T78.3
一一遗传性 D84.1
水俣病 T56.1
水蛭病
一内部 B83.4
一外部 B88.3

Choked, Edema, Hydrops——*continued*
—fetal(is) or newborn P83.2
——NEC P83.3
——idiopathic P83.2
——affecting management of pregnancy O36.2
——due to
———ABO isoimmunization P56.0
————affecting management of pregnancy O36.1
———Rh incompatibility P56.0
————affecting management of pregnancy O36.0
———hemolytic disease NEC P56.9
———isoimmunization (ABO) (Rh) P56.0
—essential, acute T78.3
——hereditary D84.1
—legs R60.0
——due to venous obstruction I87.1
—vulva (acute) N90.8
—extremities, lower, lower limbs - see Edema, legs
—newborn P83.3
—cardiovascular (see also Failure, heart, congestive) I50.0
—cardiac (see also Failure, heart, congestive) I50.0
—heart (see also Failure, heart, congestive) I50.0
—angiospastic I73.9
—angioneurotic, circumscribed (allergic) (acute) (any site) (with urticaria) T78.3
——hereditary D84.1
—pharynx J39.2
—eyelid NEC H02.8
—penis N48.8
—scrotum N50.8
—causing obstructed labor (mother) O66.3
—famine (see also Malnutrition, severe) E43
—inanition (see also Malnutrition, severe) E43
—nutritional (see also Malnutrition, severe) E43
——with dyspigmentation, skin and hair E40
—due to lymphatic obstruction I89.0
—pitting R60.9
—toxic NEC R60.9
—periodic T78.3
——hereditary D84.1
Minamata disease T56.1
Hirudiniasis
—internal B83.4
—external B88.3

shuì 睡

shǔn 吮

shuō 说

shuò 朔

sī 丝

sī 私

私生(不想要的妊娠) Z64.0	**Illegitimacy (unwanted pregnancy) Z64.0**
一高危妊娠监督 Z35.7	—supervision of high-risk pregnancy Z35.7

sī 思

思乡病 F43.2	**Homesickness F43.2**

sī 斯

斯德奇(-韦伯)(-季米特里)(-卡利舍)病或综合征 Q85.8	**Sturge(-Weber)(-Dimitri)(-Kalischer) disease or syndrome Q85.8**
斯德奇 – 又译名 斯特奇	**Sturge**
斯蒂尔-里查森-奥尔谢夫斯基病或综合征 G23.1	**Steele-Richardson-Olszewski disease or syndrome G23.1**
斯蒂尔病或斯蒂尔综合征(幼年)[系统性幼年型类风湿关节炎] M08.2	**Still's disease or syndrome (juvenile) M08.2**
一成年型 M06.1	—adult-onset M06.1
斯凯尔杰沃病[非性病性梅毒] A65	**Skerljevo A65**
斯路德神经痛(综合征) G44.8	**Sluder's neuralgia (syndrome) G44.8**
斯内登-威尔金森病或综合征[角质层下小脓疱性皮炎] L13.1	**Sneddon-Wilkinson disease or syndrome L13.1**
斯潘塞病[流行性胃肠炎] A08.1	**Spencer's disease A08.1**
斯塔夫尼囊肿或斯塔夫尼腔 K10.0	**Stafne's cyst or cavity K10.0**
斯坦-勒旺塔尔综合征 E28.2	**Stein-Leventhal syndrome E28.2**
斯坦顿病(另见 类鼻疽) A24.4	**Stanton's disease (see also Melioidosis) A24.4**
斯坦纳特病[营养不良性肌强直] G71.1	**Steinert's disease G71.1**
斯图尔特(因子 X)缺乏病 D68.2	**Stuart deficiency disease (factor X) D68.2**
斯图尔特-莫雷尔综合征[额骨内面骨肥厚] M85.2	**Stewart-Morel syndrome M85.2**
斯图尔特-普劳厄因子(因子 X)缺乏 D68.2	**Stuart-Prower factor deficiency (factor X) D68.2**
斯托克斯-亚当斯病或综合征 - 见 阿-斯综合征	
斯托克维斯(-塔尔玛)病[肠原性紫绀] D74.8	**Stokvis(-Talma) disease D74.8**
斯威夫特(-菲尔)病[肢痛症] T56.1	**Swift(-Feer) disease T56.1**
斯威特病或斯威特皮肤病 L98.2	**Sweet's disease or dermatosis L98.2**

sī 撕

撕裂，撕裂伤(创伤性) – 另见 伤口，开放性 T14.1	**Laceration, Tear, torn (traumatic) - see also Wound, open T14.1**
一半月板(膝)(近期损伤) S83.2	—meniscus (knee) (current injury) S83.2
一一陈旧性(前角)(外侧)(内侧)(后角) M23.2	——old (anterior horn) (lateral) (medial) (posterior horn) M23.2
一一桶柄状 S83.2	——bucket handle S83.2
一一一陈旧性(前角)(外侧)(内侧)(后角) M23.2	———old (anterior horn) (lateral) (medial) (posterior horn) M23.2
一一膝以外部位 - 见 扭伤，按部位编码	——site other than knee - code as Sprain, by site

撕裂，撕裂伤——*续前页*	**Laceration, Tear, torn**——*continued*
一会阴——*续前页*	—perineum, perineal——*continued*
一一并发于分娩——*续前页*	——complicating delivery——*continued*
一一一涉及——*续前页*	———involving——*continued*
一一一一括约肌(肛门) O70.2	————sphincter (anal) O70.2
一一一一一伴有肛门或直肠粘膜 O70.3	—————with anal or rectal mucosa O70.3
一一一一盆底 O70.1	————pelvic floor O70.1
一一一一皮肤 O70.0	————skin O70.0
一一一一外阴 O70.0	————vulva O70.0
一一一一阴唇，阴唇系带 O70.0	————labia, fourchette O70.0
一一一一阴道 O70.0	————vagina O70.0
一一一一阴道肌肉 O70.1	————vaginal muscles O70.1
一一一一直肠阴道隔 O70.2	————rectovaginal septum O70.2
一一一一一伴有肛门或直肠粘膜 O70.3	—————with anal or rectal mucosa O70.3
一一一中心性 O70.9	———central O70.9
一一陈旧性(产后) N81.8	——old (postpartal) N81.8
一一肌肉，并发于分娩 O70.1	——muscles, complicating delivery O70.1
一一继发性(产后) O90.1	——secondary (postpartal) O90.1
一一男性 S31.0	——male S31.0
一肌肉 - 见 损伤，肌	—muscle - see Injury, muscle
一脊髓(脑脊膜)(另见 损伤，脊髓，按部位) T09.3	—spinal cord (meninges) (see also Injury, spinal cord, by region) T09.3
一一胎儿或新生儿(产伤) P11.5	——fetus or newborn (birth injury) P11.5
一腱(另见 损伤，肌(腱)) T14.6	—tendon (see also Injury, muscle (tendon)) T14.6
一一跟 S86.0	——Achilles S86.0
一心腱索 NEC I51.1	—chordae tendineae NEC I51.1
一一复发伴有急性心肌梗死 - 见 梗死，心肌	——recurrent with acute myocardial infarction - see Infarction, myocardial
一一急性心肌梗死后(近期并发症) I23.4	——following acute myocardial infarction (current combination) I23.4
一阔韧带	—broad ligament
一一产伤 O71.6	——obstetric trauma O71.6
一一撕裂综合征 N83.8	——laceration syndrome N83.8
一一综合征(撕裂) N83.8	——syndrome (laceration) N83.8
一颅内 NEC S06.2	—intracranial NEC S06.2
一一产伤 P10.9	——birth injury P10.9
一脑(任何部分)(皮质)(弥漫性)(膜) S06.2	—brain (any part) (cortex) (diffuse) (membrane) S06.2
一脑脊膜 S06.2	—meninges S06.2
一脑幕，出生时 P10.4	—tentorial, at birth P10.4
一内部器官 - 见 损伤，按部位	—internal organ - see Injury, by site
一尿道，产伤 O71.5	—urethra, obstetric trauma O71.5
一尿道周组织 S37.8	—periurethral tissue S37.8
一一产伤 O71.5	——obstetric trauma O71.5

撕裂，撕裂伤——*续前页*
一眼睑 S01.1
——伴有眼内组织脱出或缺失 S05.2
——贯通性 S05.6
——附器 NEC S01.1
一意外，在手术中 T81.2
一阴唇，并发于分娩 O70.0
一阴唇系带，并发于分娩 O70.0
一阴道(高位) S31.4
——并发于分娩 O71.4
———伴有会阴 O70.0
————肌肉 O70.1
——陈旧性(产后) N89.8
——非产褥期，非创伤性 N89.8
一引起宫颈外翻(陈旧性) N86
一直肠阴道(隔) S31.8
——并发于分娩 O71.4
———伴有会阴 O70.2
————涉及肛门或直肠粘膜 O70.3
——陈旧性(产后) N89.8
——非产褥期，非创伤性 N89.8
一中心性(会阴)，并发于分娩 O70.9
一子宫 S37.6
——产伤 NEC O71.1
——陈旧性(产后) N85.8
——非产褥期，非创伤性 N85.8
撕去 - 见 撕脱
撕脱(创伤性) T14.7
一耻骨联合软骨(内部)，并发于分娩 O71.6
一骨 - 见 骨折，按部位
一关节(另见 脱位，按部位) T14.3
——囊 - 见 扭伤，按部位
一肌肉 - 见 损伤，肌
一腱 - 见 损伤，肌
一内部器官或部位 - 见 损伤，按部位
一皮肤和皮下组织 - 见 伤口，开放性，按部位
一韧带 - 见 扭伤，按部位
一软骨(另见 脱位，按部位) T14.3
——耻骨联合(内部)，并发于分娩 O71.6
一神经(根) - 见 损伤，神经
一四肢以外的其他外部 - 见 伤口，开放性，按部位

Laceration, Tear, torn——*continued*
—eyelid S01.1
——with prolapse or loss of intraocular tissue S05.2
——penetrating S05.6
——adnexa NEC S01.1
—accidental, complicating surgery T81.2
—labia, complicating delivery O70.0
—fourchette, complicating delivery O70.0
—vagina (high) S31.4
——complicating delivery O71.4
———with perineum O70.0
————muscles O70.1
——old (postpartal) N89.8
——nonpuerperal, nontraumatic N89.8
—causing eversion of cervix uteri (old) N86
—rectovaginal (septum) S31.8
——complicating delivery O71.4
———with perineum O70.2
————involving anal or rectal mucosa O70.3
——old (postpartal) N89.8
——nonpuerperal, nontraumatic N89.8
—central (perineal), complicating delivery O70.9
—uterus S37.6
——obstetric trauma NEC O71.1
——old (postpartal) N85.8
——nonpuerperal, nontraumatic N85.8
Evulsion - see Avulsion
Avulsion (traumatic) T14.7
—symphyseal cartilage (inner), complicating delivery O71.6
—bone - see Fracture, by site
—joint (see also Dislocation, by site) T14.3
——capsule - see Sprain, by site
—muscle - see Injury, muscle
—tendon - see Injury, muscle
—internal organ or site - see Injury, by site
—skin and subcutaneous tissue - see Wound, open, by site
—ligament - see Sprain, by site
—cartilage (see also Dislocation, by site) T14.3
——symphyseal (inner), complicating delivery O71.6
—nerve (root) - see Injury, nerve
—external site other than limb - see Wound,open, by site

撕脱——*续前页*
一头(颅内) NEC S08.9
——头皮 S08.0
——外部 NEC S08.8
——完全 S18
一头皮 S08.0
一血管 - 见 损伤，血管
一牙 S03.2
一眼 S05.7
一肢 - 另见 切断，创伤性，按部位
——皮肤和皮下组织 - 见 伤口，开放性，按部位

sǐ 死

死
一卵，遗留的 O02.0
一迷路 H83.2
一胎儿，遗留的(对母体) O36.4
——早期妊娠 O02.1
死产(胎儿) NEC P95
死骨片
一鼻窦(旁窦)的(另见 鼻窦炎) J32.9
一骨的 M86.6
一颌骨的 K10.2
一眶的 H05.1
一牙的 K10.2
死精症 N46
死亡
一产后(原因未述及)(突然) O95
一产科(原因不知) O95
——影响到胎儿或新生儿 P01.6
——在产后 42 天至 1 年之间 O96
——在产后 1 年或以上 O97
一家庭成员 Z63.4
一麻醉药
——产后，产褥期 O89.8
——分娩中 O74.8
——妊娠中 O29.8
——由于
———过量或给错药物 T41.-
————特指的麻醉药 - 见 药物和化学制剂表
———恰当使用正确的物质 T88.2

Avulsion——*continued*
—head NEC (intracranial) S08.9
——scalp S08.0
——external site NEC S08.8
——complete S18
—scalp S08.0
—blood vessel - see Injury, blood vessel
—tooth S03.2
—eye S05.7
—limb - see also Amputation, traumatic, by site
——skin and subcutaneous tissue - see Wound,open, by site

Dead
—ovum, retained O02.0
—labyrinth H83.2
—fetus, retained (mother) O36.4
——early pregnancy O02.1
Deadborn, Stillbirth (fetus) NEC P95
Sequestrum
—sinus (accessory) (nasal) (see also Sinusitis) J32.9
—bone M86.6
—jaw bone K10.2
—orbit H05.1
—dental K10.2
Necrospermia N46
Death, Died
—after delivery (cause not stated) (sudden) O95
—obstetric (cause unknown) O95
——affecting fetus or newborn P01.6
——between 42 days and one year after delivery O96
——one year or more after delivery O97
—family member Z63.4
—anesthetic
——postpartum, puerperal O89.8
——during delivery O74.8
——in pregnancy O29.8
——due to
———overdose or wrong substance given T41.-
————specified anesthetic - see Table of drugs and chemicals
———correct substance properly administered T88.2

死亡——*续前页*
—麻醉下 NEC
——分娩中 O74.8
——由于
———过量或给错药物 T41.-
————特指的麻醉药 - 见 药物和化学制剂表
———恰当使用正确的物质 T88.2
—没有
——疾病体征 R96.1
——医疗照顾(原因不知) R98
—脑
——缺氧性(另见 缺氧，大脑) G93.1
—瞬间不明原因的 R96.0
—胎儿(原因未述及)(子宫内) P95
——晚期，影响妊娠处理 O36.4
——早期，伴有潴留 O02.1
—突然不明原因的(原因不知) R96.0
——产褥期间 O95
——分娩中 O95
——婴儿 R95
—无疾病体征的 R96.1
—无人在场的(原因不知) R98
—新生儿 NEC P96.8
—心脏病，突然 I46.1
—已知非由于暴力或瞬发，但又不能发现其原因 R96.1
—婴儿(猝死) R95
—原因不知 R99
—孕产妇 - 见 死亡，产科
—子宫内(晚期)，并发于妊娠 O36.4
死亡，原因不知 R99

Death, Died——*continued*
—under anesthesia NEC
——during delivery O74.8
——due to
———overdose or wrong substance given T41.-
————specified anesthetic - see Table of drugs and chemicals
———correct substance properly administered T88.2
—without
——sign of disease R96.1
——medical attention (cause unknown) R98
—brain
——anoxic (see also Anoxia, cerebral) G93.1
—instantaneous unexplained R96.0
—fetus, fetal (cause not stated) (intrauterine) P95
——late, affecting management of pregnancy O36.4
——early, with retention O02.1
—sudden (cause unknown) unexplained R96.0
——puerperal, during puerperium O95
——during delivery O95
——infant R95
—without sign of disease R96.1
—unattended (cause unknown) R98
—neonatal NEC P96.8
—cardiac, sudden I46.1
—known not to be violent or instantaneous, cause unknown R96.1
—cot, crib R95
—cause unknown R99
—maternal - see Death, obstetric
—intrauterine (late), complicating pregnancy O36.4
Mortality, unknown cause R99

sì 四

四尖的主动脉瓣 Q23.8
四胎，影响到胎儿或新生儿 P01.5
—妊娠 O30.2
四肢瘫痪 G82.5
—创伤性 T91.3
——近期发生 S14.1
—痉挛性 G82.4
——先天性 (大脑) G80.0
—栓子性(近期发生) I63.4

Quadricuspid aortic valve Q23.8
Quadruplet, affecting fetus or newborn P01.5
—pregnancy O30.2
Quadriplegia, Tetraplegia G82.5
—traumatic T91.3
——current episode S14.1
—spinal G82.4
——congenital (cerebral) G80.0
—embolic (current episode) I63.4

四肢瘫痪——*续前页*	**Quadriplegia, Tetraplegia**——*continued*
—松弛性 G82.3	—flaccid G82.3
——先天性 (大脑) G80.8	——congenital (cerebral) G80.8
———痉挛性 G80.0	———spastic G80.0
—先天性(大脑性) G80.8	—congenital (cerebral) G80.8
——痉挛性 G80.0	——spastic G80.0
—新生儿 NEC P11.9	—newborn NEC P11.9
—血栓形成性(近期发生) I63.3	—thrombotic (current episode) I63.3

sì 似

似腹盘吸虫病 B66.8	**Gastrodisciasis, gastrodiscoidiasis B66.8**

sì 饲

饲肥星形细胞瘤(M9411/3)	**Gemistocytoma (M9411/3)**
—特指部位 - 见 肿瘤，恶性	—specified site - see Neoplasm, malignant
—未特指部位 C71.9	—unspecified site C71.9

sōng 松

松弛，弛缓 - 另见 休息	**Lax, laxity, Relaxation - see also Relaxation**
—背部韧带 M53.2	—back ligaments M53.2
—贲门食管 K21.9	—cardioesophageal K21.9
—骶髂(关节) M53.2	—sacroiliac (joint) M53.2
—肛门(括约肌) K62.8	—anus (sphincter) K62.8
——心因性 F45.8	——psychogenic F45.8
—膈 J98.6	—diaphragm J98.6
—弓(足) M21.4	—arch (foot) M21.4
——先天性 Q66.5	——congenital Q66.5
—关节(囊)(麻痹性) M25.2	—joint (capsule) (paralytic) M25.2
——先天性 NEC Q74.8	——congenital NEC Q74.8
—会阴 N81.8	—perineum N81.8
—尿道(括约肌) N36.8	—urethra (sphincter) N36.8
—膀胱(括约肌) N31.2	—bladder, vesical (sphincter) N31.2
—盆底 N81.8	—pelvic floor N81.8
—皮肤(后天性) L57.4	—skin (acquired) L57.4
——先天性 Q82.8	——congenital Q82.8
—韧带 M24.2	—ligament(ous) M24.2
——家族性 M35.7	——familial M35.7
——膝 M23.8	——knee M23.8
—腰骶(关节) M53.2	—lumbosacral (joint) M53.2
—阴囊 N50.8	—scrotum N50.8

松弛，弛缓——*续前页* | **Lax, laxity, Relaxation**——*continued*
一直肠(括约肌) K62.8 | —rectum (sphincter) K62.8
一姿势 R29.3 | —posture R29.3
松弛(心脏括约肌) K21.9 | **Chalasia (cardiac sphincter) K21.9**
松弛嵴 K06.8 | **Flabby ridge K06.8**
松果体或松果腺的 - 见情况 | **Pineal body or gland - see condition**
松果体机能减退 E34.8 | **Hypopinealism E34.8**
松果体机能亢进 E34.8 | **Hyperpinealism E34.8**
松果体瘤(M9360/1) D44.5 | **Pinealoma (M9360/1) D44.5**
松果体细胞瘤(M9361/1) D44.5 | **Pineocytoma (M9361/1) D44.5**
松解，脊椎 M81.9 | **Dissolution, vertebra M81.9**
松散 | **Bulky**
一大便 R19.5 | —stools R19.5

sòng 宋

宋内痢疾 A03.3 | **Sonne dysentery A03.3**

sòng 诵

诵读困难 R48.0 | **Dyslexia R48.0**
一发育性 F81.0 | —developmental F81.0

sù 诉

诉讼引起的焦虑 Z65.3 | **Litigation, anxiety concerning Z65.3**

sù 素

素质 | **Diathesis**
一出血(家族性) D69.9 | —hemorrhagic (familial) D69.9
一痛风[关节炎体质] M10.9 | —gouty M10.9

sù 宿

宿醉(酒精) F10.0 | **Hangover (alcohol) F10.0**

sù 粟

粟粒性的 - 见情况 | **Miliary - see condition**
粟粒疹 L72.0 | **Milium L72.0**
一胶状 L57.8 | —colloid L57.8

suān 酸

suǐ 髓

髓核的 - 见情况	**Nucleus pulposus - see condition**
髓鞘破坏，脑桥，中枢性 G37.2	**Myelinolysis, pontine, central G37.2**
髓上皮瘤(M9501/3) - 另见 肿瘤，恶性	**Medulloepithelioma (M9501/3) - see also Neoplasm, malignant**
一畸胎样(M9502/3) - 见 肿瘤，恶性	一teratoid (M9502/3) - see Neoplasm, malignant
髓石(牙髓) K04.2	**Denticles (pulp) K04.2**
髓细胞性的 - 见情况	**Myelogenous - see condition**
髓样的 - 见情况	**Myeloid - see condition**
髓质的 - 见情况	**Medulla - see condition**
髓质囊性肾 Q61.5	**Medullary cystic kidney Q61.5**

suì 碎

碎颅术，胎儿 P03.8	**Cranioclasis, fetus P03.8**
碎胎术(对母体)(以促进分娩) O83.4	**Embryotomy (mother) (to facilitate delivery) O83.4**
一胎儿 P03.8	一fetus P03.8

sǔn 损

损害(非创伤性)	**Damage, Impaired/Impairment(function), Lesion (nontraumatic)**
一X 线(辐射) NEC T66	一X-ray (radiation) NEC T66
一瓣膜 - 见 心内膜炎	一valvular - see Endocarditis
一贲门 K22.9	一cardia K22.9
一鼻(内) J34.8	一nose (internal) J34.8
一鼻窦(旁窦) J34.8	一sinus (accessory) (nasal) J34.8
一臂丛 G54.0	一brachial plexus G54.0
一扁桃体窝 J35.9	一tonsillar fossa J35.9
一变性性 - 见 变性	一degenerative - see Degeneration
一肠 K63.9	一intestine K63.9
一创伤性 NEC (另见 损伤，按部位和类型) T14.9	一traumatic NEC (see also Injury, by site and type) T14.9
一唇 K13.0	一lip K13.0
一大脑 NEC - 见 损害，脑	一cerebral NEC - see Damage, brain
一胆管(另见 病，胆总管) K83.9	一bile duct (see also Disease, bile duct (common)) K83.9
一骶髂(关节)(陈旧性) M53.3	一sacroiliac (joint) (old) M53.3
一动脉硬化性 - 见 动脉硬化	一arteriosclerotic - see Arteriosclerosis
一二尖瓣 I05.9	一mitral I05.9
一非对抗疗法 - 见 损害，生物力学	一nonallopathic - see Lesion, biomechanical
一肺 J98.4	一pulmonary J98.4
一一瓣膜 I37.9	一一valve I37.9
一肺(钱币形) R91	一lung (coin) R91

损害——*续前页*
一梅毒性 - 见 梅毒
一囊性 - 见 囊肿
一脑(非创伤性) G93.9
一一儿童 NEC G80.9
一一缺氧性 G93.1
一一一操作所致 G97.8
一一一出生时 P20.9
一一一胎儿 P21.9
一一一新生儿 P21.9
一一一子宫内 P20.9
一一先天性 Q04.9
一一一非新生儿 G80.9
一一新生儿 P11.2
一一血管 I67.9
一一一变性性 I67.9
一一由于产伤 P11.2
一一子宫内 G80.9
一脑内 - 见 损害，脑
一脑血管 I67.9
一盆腔
一一关节或韧带，分娩中 O71.6
一一器官 NEC
一一一分娩中 O71.5
一一一后
一一一一流产(随后发生) O08.6
一一一一一近期发生 - 见 流产
一一一一异位妊娠或葡萄胎妊娠 O08.6
一皮肤 L98.9
一一化脓性 L08.0
一脾 D73.8
一品他病 - 见 品他病，损害
一器官或部位 NEC - 见 病，按部位
一一创伤性 - 见 损伤，按部位
一钱币形，肺 R91
一认知(功能)
一一持续性(由于)
一一一酒精 F10.7
一一一使用致幻剂 F16.7
一一一镇静剂 F13.7
一一轻度 F06.7
一三尖(瓣) I07.9
一一非风湿性 I36.9

Damage, Impaired/Impairment——*continued*
—syphilitic - see Syphilis
—cystic - see Cyst
—brain (nontraumatic) G93.9
——child NEC G80.9
——anoxic, hypoxic G93.1
———resulting from a procedure G97.8
———at birth P20.9
———fetal P21.9
———newborn P21.9
———intrauterine P20.9
——congenital Q04.9
———not newborn G80.9
——newborn P11.2
——vascular I67.9
———degenerative I67.9
——due to birth injury P11.2
——intrauterine G80.9
—intracerebral - see Lesion, brain
—cerebrovascular I67.9
—pelvic
——joint or ligament, during delivery O71.6
——organ NEC
———during delivery O71.5
———following
————abortion (subsequent episode) O08.6
—————current episode - see Abortion
————ectopic or molar pregnancy O08.6
—skin L98.9
——suppurative L08.0
—spleen D73.8
—carate, pinta - see Pinta, lesions
—organ or site NEC - see Disease, by site
——traumatic - see Injury, by site
—coin, lung R91
—cognitive(function)
——persisting (due to)
———alcohol F10.7
———hallucinogen use F16.7
———sedatives F13.7
——mild F06.7
—tricuspid (valve) I07.9
——nonrheumatic I36.9

损坏
—会阴(产科性) O90.1
—神经 F48.8
—装置、移植物或植入物(另见 并发症，按部位和类型，机械性) T85.8
——导管 NEC T85.6
———泌尿系(留置) T83.0
———输注 NEC T82.5
————脊髓(硬膜外)(硬膜下) T85.6
———透析(肾) T82.4
————腹膜内的 T85.6
——电(极)(脉冲发生器)(刺激器)
———骨 T84.3
———泌尿系 T83.1
———神经系统(脑)(周围神经)(脊髓) T85.1
———心脏 T82.1
——动脉移植物 NEC T82.3
———冠状动脉(搭桥术) T82.2
——关节假体 T84.0
——矫形外科 NEC T84.4
———骨移植物 T84.3
——角膜 T85.3
——泌尿系 NEC T83.1
———移植物 T83.2
——脑室颅内分流 T85.0
——内固定(矫形外科) NEC T84.2
———四肢骨 T84.1
——乳房 T85.4
——生殖系 NEC T83.4
———子宫内避孕装置 T83.3
——特指的 NEC T85.6
——胃肠(胆管)(食管) T85.5
——心脏 NEC T82.5
———瓣膜(假体) T82.0
————移植物 T82.2
——血管 NEC T82.5
——眼(角膜移植物)(眶植入物) NEC T85.3
———眼内晶状体 T85.2

损伤(另见特指的损伤类型) T14.9
—X 线 NEC T66
—包皮 S39.9
—背 S39.9
—鼻(中隔)(窦) S09.9

Breakdown
—perineum (obstetric) O90.1
—nervous F48.8
—device, graft or implant (see also Complications, by site and type, mechanical) T85.8
——catheter NEC T85.6
———urinary (indwelling) T83.0
———infusion NEC T82.5
————spinal (epidural) (subdural) T85.6
———dialysis (renal) T82.4
————intraperitoneal T85.6
——electronic (electrode) (pulse generator) (stimulator)
———bone T84.3
———urinary T83.1
———nervous system (brain) (peripheral nerve) (spinal) T85.1
———cardiac T82.1
——arterial graft NEC T82.3
———coronary (bypass) T82.2
——joint prosthesis T84.0
——orthopedic NEC T84.4
———bone graft T84.3
——corneal T85.3
——urinary NEC T83.1
———graft T83.2
——ventricular intracranial shunt T85.0
——fixation, internal (orthopedic) NEC T84.2
———bones of limb T84.1
——breast T85.4
——genital NEC T83.4
———intrauterine contraceptive device T83.3
——specified NEC T85.6
——gastrointestinal (bile duct) (esophagus) T85.5
——heart NEC T82.5
———valve (prosthesis) T82.0
————graft T82.2
——vascular NEC T82.5
——ocular (corneal graft) (orbital implant) NEC T85.3
———intraocular lens T85.2

Injury (see also specified injury type) T14.9
—X-ray NEC T66
—prepuce S39.9
—back S39.9
—nasal, nose (septum) (sinus) S09.9

注：部位可分类于同一个三位数或四位数标题的多处损伤，应分类于该标题。
可分类于同一节内不同三位数类目的多处损伤，应指定到该身体部位用于多处损伤的亚目。
可分类于不同身体部位的多处损伤，应编码到 T00-T07。

Note: Multiple injuries of sites classifiable to the same three- or four-character rubric should be classified to that rubric.
Multiple injuries classifiable to different three-character categories within the same block should be assigned to the subcategory for multiple injuries of that body region.
Multiple injuries of sites classifiable to different body regions should be coded to T00-T07.

损伤——*续前页*
一多处——*续前页*
一一上臂(和肩) S49.7
一一手(和腕) S69.7
一一特指的 NEC T06.8
一一头部 S09.7
一一腕(和手) S69.7
一一膝 NEC S83.7
一一一和小腿 S89.7
一一小腿(和膝) S89.7
一一胸 S29.7
一一一内 S27.7
一一胸内器官 S27.7
一一血管 T06.3
一一足(和踝) S99.7
一额 S09.9
一腭(硬)(软) S09.9
一耳(廓)(外)(管) S09.9
一耳道(外) S09.9
一肺 S27.3
一一伴有
一一一气胸 S27.0
一一一气血胸 S27.2
一一一血气胸 S27.2
一一一血胸 S27.1
一一特指的 NEC S27.3
一辐射 NEC T66
一附睾 S39.9
一腹部 S39.9
一一伴有盆腔器官 S39.6
一一特指的 NEC S39.8
一腹股沟 S39.9
一腹膜，腹膜后 S36.8
一腹内器官 S36.9
一一伴有胸内(和盆腔)器官 T06.5
一一多处 S36.7
一一特指的 NEC S36.8
一腹腔神经节或腹腔丛 S34.5
一腹下丛 S34.5
一肝，肝管 S36.1
一肛门 S39.9
一睾丸 S39.9
一膈 S27.8

Injury——*continued*
—multiple sites——*continued*
——arm, upper (and shoulder) S49.7
——hand (and wrist) S69.7
——specified NEC T06.8
——head S09.7
——wrist (and hand) S69.7
——knee NEC S83.7
———and lower leg S89.7
——leg, lower (and knee) S89.7
——thorax, thoracic S29.7
———internal S27.7
——intrathoracic organs S27.7
——blood vessels T06.3
——foot (and ankle) S99.7
—brow S09.9
—palate (hard) (soft) S09.9
—ear (auricle) (external) (canal) S09.9
—auditory canal (external) (meatus) S09.9
—lung S27.3
——with
———pneumothorax S27.0
———pneumohemothorax S27.2
———hemopneumothorax S27.2
———hemothorax S27.1
——specified NEC S27.3
—radiation NEC T66
—epididymis S39.9
—abdomen, abdominal S39.9
——with pelvic organs S39.6
——specified NEC S39.8
—groin S39.9
—peritoneum, retroperitoneal S36.8
—intra-abdominal organ S36.9
——with intrathoracic (and pelvic) organs T06.5
——multiple S36.7
——specified NEC S36.8
—celiac ganglion or plexus S34.5
—hypogastric plexus S34.5
—liver, hepatic duct S36.1
—anus S39.9
—testis S39.9
—diaphragm S27.8

损伤——*续前页*
—肌——*续前页*
——多处——*续前页*
———肩(和上臂)水平 S46.7
———髋(和大腿)水平 S76.7
———前臂(水平) S56.7
———屈肌，腕(和手)水平 S66.6
———上臂(和肩)水平 S46.7
———伸肌，腕(和手)水平 S66.7
———腿
————大 S76.7
————小 S86.7
——腓侧肌群，在小腿水平 S86.3
——腹部 S39.0
——骨盆 S39.0
——后肌(群)
———大腿水平 S76.3
———小腿水平 S86.1
——踝(水平) S96.9
———和足，多处 S96.7
———特指的 NEC S96.8
——肩 S46.9
———和上臂水平，多处 S46.7
———回旋套 S46.0
———特指的 NEC S46.8
——颈(水平) S16
——髋(水平) NEC S76.0
———和大腿，多处 S76.7
——内
———踝和足水平 S96.2
———拇指，在腕和手水平 S66.4
———手指(拇指以外)，在腕和手水平 S66.5
———足(水平) S96.2
——前臂(水平) S56.8
———多处 S56.7
——前部肌群，在小腿水平 S86.2
——躯干 T09.5
——屈肌
———多处，腕(和手)水平 S66.6
———脚趾(长)(踝水平)(足水平) S96.0
———拇指，长(腕和手水平) S66.0
————前臂水平 S56.0
———前臂水平，特指的 NEC S56.2

Injury——*continued*
—muscle ——*continued*
——multiple——*continued*
———shoulder (and upper arm) level S46.7
———hip (and thigh) level S76.7
———forearm (level) S56.7
———flexor, wrist (and hand) level S66.6
———arm, upper (and shoulder) level S46.7
———extensor, wrist (and hand) level S66.7
———leg
————upper S76.7
————lower S86.7
——peroneal muscle group, at lower leg level S86.3
——abdomen S39.0
——pelvis S39.0
——posterior muscle (group)
———thigh level S76.3
———leg level, lower S86.1
——ankle (level) S96.9
———and foot, multiple S96.7
———specified NEC S96.8
——shoulder S46.9
———and upper arm level, multiple S46.7
———rotator cuff S46.0
———specified NEC S46.8
——neck (level) S16
——hip (level) NEC S76.0
———and thigh, multiple S76.7
——intrinsic
———ankle and foot level S96.2
———thumb, at wrist and hand level S66.4
———finger (other than thumb), at wrist and hand level S66.5
———foot (level) S96.2
——forearm (level) S56.8
———multiple S56.7
——anterior muscle group, at leg level (lower) S86.2
——trunk T09.5
——flexor
———multiple, wrist (and hand) level S66.6
———toe (long) (ankle level) (foot level) S96.0
———thumb, long (wrist and hand level) S66.0
————forearm level S56.0
———forearm level, specified NEC S56.2

损伤——*续前页*
一脊髓——*续前页*
——颈部 S14.1
———伴有脑(多处) T06.0
——神经根 NEC T09.4
———背 S24.2
———骶 S34.2
———颈 S14.2
———胸 S24.2
———腰骶 S34.2
——胸部 S24.1
——腰部 S34.1
一脊(椎) T09.9
——背椎 S29.9
——骶椎 S39.9
——寰枢椎 S19.9
——寰枕椎 S19.9
——寰椎 S19.9
——颈椎 S19.9
——枢椎 S19.9
——尾椎 S39.9
——胸椎 S39.9
——腰椎 S39.9
——腰骶椎 S39.9
一颊(壁)，颊区 S09.9
一甲状(腺) NEC S19.8
一尖锐 - 见 伤口
一肩 S49.9
——和上臂水平，多处 S49.7
——特指的 NEC S49.8
一肩胛区 S49.9
一腱(另见 损伤，肌，按部位) T14.6
——腹部 S39.0
——跟腱 S86.0
——盆腔器官 S39.0
——下背 S39.0
一脚趾 S99.9
一角膜 S05.8
——磨损 S05.0
一结肠 S36.5
一结膜(浅)，结膜下 S05.0
一筋膜 - 见损伤，肌
一晶状体(眼) S05.8
——贯通性 S05.6

Injury——*continued*
—spinal cord——*continued*
——cervical (neck) S14.1
———with brain (multiple) T06.0
——nerve root NEC T09.4
———dorsal S24.2
———sacral S34.2
———cervical S14.2
———thoracic S24.2
———lumbar, lumbosacral S34.2
——thoracic S24.1
——lumbar S34.1
—spine or spinal T09.9
——dorsal S29.9
——sacral S39.9
——atlanto axil S19.9
——atlanto occipital S19.9
——atlas S19.9
——cervical S19.9
——axis S19.9
——coccyx S39.9
——thoracic S39.9
——lumbar S39.9
——lumbar sacral S39.9
—cheek (wall), malar region S09.9
—thyroid (gland) NEC S19.8
—sharp - see Wound
—shoulder S49.9
——and upper arm level, multiple S49.7
——specified NEC S49.8
—scapular region S49.9
—tendon (see also Injury, muscle, by site) T14.6
——abdomen S39.0
——Achilles S86.0
——pelvic organs S39.0
——lower back S39.0
—toe S99.9
—cornea S05.8
——abrasion S05.0
—colon S36.5
—conjunctiva (superficial), subconjunctival S05.0
—fascia - see Injury, muscle
—lens (eye) S05.8
——penetrating S05.6

损伤——*续前页*	**Injury**——*continued*
－脑——*续前页*	－brain——*continued*
－－弥漫性 S06.2	－－diffuse S06.2
－－特指的 NEC S06.8	－－specified NEC S06.8
－脑膜，脑脊膜(大脑) S06.8	－membrane, brain, meninges (cerebral) S06.8
－脑膜动脉 S06.5	－meningeal artery S06.5
－内部 T14.8	－internal T14.8
注：对异物经自然腔口进入所致的内部器官损伤(如：吸入、摄入、吞入) - 见 异物，经腔口进入。	Note: For injury of internal organ(s) by foreign body entering through a natural orifice (e.g. inhaled, ingested or swallowed) - see Foreign body, entering through orifice.
－－多处 T06.5	－－multiple T06.5
－－－腹内器官 S36.7	－－－intra-abdominal organs S36.7
－－－－－伴有胸内器官 T06.5	－－－－－with intrathoracic organ(s) T06.5
－－－盆腔器官 S37.7	－－－pelvic organs S37.7
－－－胸内器官 S27.7	－－－intrathoracic organs S27.7
－－－－－伴有腹内器官 T06.5	－－－－－with intra-abdominal organ(s) T06.5
－－宫颈 S37.6	－－cervix (uteri) S37.6
－－－产伤 O71.3	－－－obstetric trauma O71.3
－－膀胱(括约肌) S37.2	－－bladder (sphincter) S37.2
－－－产伤 O71.5	－－－obstetric trauma O71.5
－－盆腔(器官) S37.9	－－pelvis, pelvic (organ) S37.9
－－－产伤 NEC O71.5	－－－obstetric trauma NEC O71.5
－－－－－破裂或穿孔 O71.1	－－－－－rupture or perforation O71.1
－－－和腹部、下背，多处 S39.7	－－－and abdomen, lower back, multiple S39.7
－－－后	－－－following
－－－－－流产(随后发生) O08.6	－－－－－abortion (subsequent episode) O08.6
－－－－－－近期发生 - 见 流产	－－－－－－current episode - see Abortion
－－－－－异位妊娠或葡萄胎妊娠(随后发生) O08.6	－－－－－ectopic or molar pregnancy (subsequent episode) O08.6
－－－－－－近期发生 - 见 妊娠，按部位	－－－－－－current episode - see Pregnancy, by site
－－－特指的 NEC S39.8	－－－specified NEC S39.8
－－胸(另见 损伤，胸内器官) S27.9	－－chest (see also Injury, intrathoracic organ) S27.9
－内脏(腹部) S36.8	－viscera, visceral (abdominal) S36.8
－－多处 S36.7	－－multiple S36.7
－－胸部 NEC S27.8	－－thoracic NEC S27.8
－－－多处 S27.7	－－－multiple S27.7
－尿道(括约肌) S37.3	－urethra (sphincter) S37.3
－尿道周组织 S37.3	－periurethral tissue S37.3
－－并发于分娩 O71.5	－－complicating delivery O71.5
－颞，颞区 S09.9	－temple, temporal region S09.9
－膀胱(括约肌) S37.2	－bladder, vesical (sphincter) S37.2
－－产伤 O71.5	－－obstetric trauma O71.5

损伤——*续前页*
—盆腔(底) S39.9
——并发于分娩 O70.1
——关节或韧带，并发于分娩 O71.6
——器官 S37.9
———伴有
————腹部器官 S39.6
————胸内器官 T06.5
———产伤 NEC O71.5
———流产的并发症 - 编码于 O03-O07 伴有第四位数.3 或.8
——特指的 NEC S39.8
—皮肤，单纯 - 另见 损伤，浅表 T14.9
——表面完整 - 见 损伤，浅表
—皮感觉神经 - 见 损伤，神经，皮感觉
—皮下 NEC T14.0
—皮质(大脑) S06.8
——视 S04.0
—脾 S36.0
—气管(颈) NEC S19.8
——胸 S27.5
—器械(手术中) T81.2
——产科 O71.9
———高位阴道 O71.4
———宫颈 O71.3
———会阴 NEC O70.9
———尿道 O71.5
———膀胱 O71.5
———子宫 O71.5
————伴有破裂或穿孔 O71.1
——产伤 - 见 产伤
——非手术(另见 损伤，按部位) T14.9
—髂部 S39.9
—前臂 S59.9
——和肘，多处 S59.7
——特指的 NEC S59.8
—前额 S09.9
—前房，眼 S05.8
—前列腺 S37.8
—浅表(对于挫伤，首先见 挫伤) T14.0
——包皮 S30.8
——背部，下部 S30.8
——鼻(中隔) S00.3

Injury——*continued*
—pelvis, pelvic (floor) S39.9
——complicating delivery O70.1
——joint or ligament, complicating delivery O71.6
——organ S37.9
———with
————abdominal organ(s) S39.6
————intrathoracic organs T06.5
———obstetric trauma NEC O71.5
———complication of abortion - code to O03-O07 with fourth character .3 or .8
——specified NEC S39.8
—skin, alone - see also Injury, superficial T14.9
——surface intact - see Injury, superficial
—cutaneous sensory nerve - see Injury, nerve, cutaneous sensory
—subcutaneous NEC T14.0
—cortex (cerebral) S06.8
——visual S04.0
—spleen S36.0
—trachea (cervical) NEC S19.8
——thoracic S27.5
—instrumental (during surgery) T81.2
——obstetric O71.9
———high vaginal O71.4
———cervix O71.3
———perineal NEC O70.9
———urethra O71.5
———bladder O71.5
———uterus O71.5
————with rupture or perforation O71.1
——birth injury - see Birth injury
——nonsurgical (see also Injury, by site) T14.9
—iliac region S39.9
—forearm S59.9
——and elbow, multiple S59.7
——specified NEC S59.8
—forehead S09.9
—anterior chamber, eye S05.8
—prostate S37.8
—superficial (for contusions, see first Contusion) T14.0
——prepuce S30.8
——back, lower S30.8
——nasal, nose (septum) S00.3

损伤——*续前页*
－浅表——*续前页*
－－臂
－－－上 S40.9
－－－－和肩，多处 S40.7
－－－－特指的 NEC S40.8
－－－意指上肢 - 见 损伤，浅表，肢，上
－－耻骨区 S30.8
－－唇 S00.5
－－大腿 S70.9
－－－和髋，多处 S70.7
－－－特指的 NEC S70.8
－－骶骨区 S30.8
－－顶区 S00.0
－－多处 T00.9
－－－臂
－－－－上(和肩) S40.7
－－－－意指上肢 - 见 损伤，浅表，多处，肢，上
－－－大腿(和髋) S70.7
－－－腹部、下背和盆腔区(伴有) S30.7
－－－－身体其他部位 T00.8
－－－－胸部 T00.1
－－－踝(和足) S90.7
－－－肩(和上臂) S40.7
－－－颈(伴有) S10.7
－－－－身体其他部位 T00.8
－－－－头部 T00.0
－－－髋(和大腿) S70.7
－－－前臂(和肘) S50.7
－－－躯干 T09.0
－－－身体部位 NEC T00.8
－－－手(和腕) S60.7
－－－特指的 NEC T00.8
－－－头(伴有) S00.7
－－－－颈 T00.0
－－－－身体其他部位 T00.8
－－－腿
－－－－小(和膝) S80.7
－－－－意指下肢 - 见 损伤，浅表，多处，肢，下
－－－腕(和手) S60.7
－－－膝(和小腿) S80.7

Injury——*continued*
－superficial——*continued*
－－arm
－－－upper S40.9
－－－－and shoulder, multiple S40.7
－－－－specified NEC S40.8
－－－meaning upper limb - see Injury, superficial, limb, upper
－－pubic region S30.8
－－lip S00.5
－－thigh S70.9
－－－and hip, multiple S70.7
－－－specified NEC S70.8
－－sacral region S30.8
－－parietal region S00.0
－－multiple T00.9
－－－arm
－－－－upper (and shoulder) S40.7
－－－－meaning upper limb - see Injury, superficial, multiple, limb, upper
－－－thigh (and hip) S70.7
－－－abdominal, lower back and pelvic regions (with) S30.7
－－－－other body regions T00.8
－－－－thorax T00.1
－－－ankle (and foot) S90.7
－－－shoulder (and upper arm) S40.7
－－－neck (with) S10.7
－－－－other body regions T00.8
－－－－head T00.0
－－－hip (and thigh) S70.7
－－－forearm (and elbow) S50.7
－－－trunk T09.0
－－－body regions NEC T00.8
－－－hand (and wrist) S60.7
－－－specified NEC T00.8
－－－head (with) S00.7
－－－－neck T00.0
－－－－other body regions T00.8
－－－leg
－－－－lower (and knee) S80.7
－－－－meaning lower limb - see Injury, superficial, multiple, limb, lower
－－－wrist (and hand) S60.7
－－－knee (and lower leg) S80.7

损伤——*续前页*

—浅表——*续前页*

——多处——*续前页*

———小腿 S80.7

———胸部(伴有) S20.7

————腹部、下背和盆腔区 T00.1

————身体其他部位 T00.8

———肢

————上(伴有) T00.2

—————腹部、下背和盆腔区 T00.8

—————下肢 T00.6

—————胸部 T00.8

————下(伴有) T00.3

—————腹部、下背和盆腔区 T00.8

—————上肢 T00.6

—————胸部 T00.8

———足(和踝) S90.7

——额 S00.1

——腭 S00.5

——耳(廓)(管)(外) S00.4

——耳道(外)(口) S00.4

——附睾 S30.8

——附器，眼 NEC S05.8

——腹部 S30.9

———伴有下背和盆腔区，多处 S30.7

———壁 S30.8

———特指的 NEC S30.8

——腹股沟，腹股沟区 S30.8

——肛门 S30.8

——睾丸 S30.8

——巩膜 S05.8

——骨盆 S30.9

———伴有腹部和下背区，多处 S30.7

———特指的 NEC S30.8

——鼓室，鼓膜 S00.4

——腘间隙 S80.9

——颌，颌下区 S00.8

——喉 S10.1

Injury——*continued*

—superficial——*continued*

——multiple——*continued*

———calf S80.7

———thorax (with) S20.7

————abdominal, lower back and pelvic regions T00.1

————other body regions T00.8

———limb

————upper (with) T00.2

—————abdominal, lower back and pelvic regions T00.8

—————lower limb(s) T00.6

—————thorax T00.8

————lower (with) T00.3

—————abdominal, lower back and pelvic regions T00.8

—————upper limb(s) T00.6

—————thorax T00.8

———foot (and ankle) S90.7

——brow S00.1

——palate S00.5

——ear, pinna (auricle) (canal) (external) S00.4

——auditory canal (external) (meatus) S00.4

——epididymis S30.8

——adnexa, eye NEC S05.8

——abdomen, abdominal S30.9

———with lower back and pelvic regions, multiple S30.7

———wall S30.8

———specified NEC S30.8

——groin, inguinal region S30.8

——anus S30.8

——testis S30.8

——sclera S05.8

——pelvis S30.9

———with abdominal and lower back regions, multiple S30.7

———specified NEC S30.8

——tympanum, tympanic membrane S00.4

——popliteal space S80.9

——jaw, submaxillary region S00.8

——larynx S10.1

损伤——*续前页*
－浅表——*续前页*
－－踝 S90.9
－－－和足，多处 S90.7
－－－特指的 NEC S90.8
－－会厌 S10.8
－－会阴 S30.8
－－肌肉 T14.6
－－颊(外)，颊部 S00.8
－－－内 S00.5
－－甲
－－－脚趾 S90.9
－－－手指 S60.9
－－肩(和上臂) S40.9
－－－多处 S40.7
－－－特指的 NEC S40.8
－－肩胛间区 S20.4
－－肩胛区 S40.9
－－角膜 S05.0
－－－伴有异物 T15.0
－－结膜 S05.0
－－－伴有异物(结膜囊中) T15.1
－－结膜下 S05.8
－－颈 S10.9
－－－多处 S10.7
－－－特指部位 NEC S10.8
－－颏，颏下区 S00.8
－－口腔 S00.5
－－髋 S70.9
－－－和大腿，多处 S70.7
－－－特指的 NEC S70.8
－－眶区 S00.2
－－眶上 S00.8
－－肋部 S20.8
－－－多处 S20.7
－－－后 S20.4
－－－前 S20.3
－－泪(器)(腺)(囊) S05.8
－－眉毛 S00.1
－－面部 NEC S00.8
－－拇指 S60.8
－－内部部位 NEC - 见 损伤，内部，按部位
－－颞，颞区 S00.8
－－皮肤，皮下 NEC T14.0

Injury——*continued*
－superficial——*continued*
－－ankle S90.9
－－－and foot, multiple S90.7
－－－specified NEC S90.8
－－epiglottis S10.8
－－perineum S30.8
－－muscle T14.6
－－cheek (external), malar region S00.8
－－－internal S00.5
－－nail
－－－toe S90.9
－－－finger S60.9
－－shoulder (and upper arm) S40.9
－－－multiple S40.7
－－－specified NEC S40.8
－－interscapular region S20.4
－－scapular region S40.9
－－cornea S05.0
－－－with foreign body T15.0
－－conjunctiva S05.0
－－－with foreign body (in conjunctival sac) T15.1
－－subconjunctival S05.8
－－neck S10.9
－－－multiple S10.7
－－－specified part NEC S10.8
－－chin, submental region S00.8
－－mouth, oral cavity S00.5
－－hip S70.9
－－－and thigh, multiple S70.7
－－－specified NEC S70.8
－－orbital region S00.2
－－supraorbital S00.8
－－costal region S20.8
－－－multiple S20.7
－－－back S20.4
－－－front S20.3
－－lacrimal (apparatus) (gland) (sac) S05.8
－－eyebrow S00.1
－－face NEC S00.8
－－thumb S60.8
－－internal site NEC - see Injury, internal, by site
－－temple, temporal region S00.8
－－skin, subcutaneous NEC T14.0

损伤——*续前页*
—浅表——*续前页*
——气管(颈) S10.1
———胸 S27.5
——髂部 S30.8
——前臂 S50.9
———和肘(水平)，多处 S50.7
———特指的 NEC S50.8
——前额 S00.8
——鞘膜 S30.8
——躯干 NEC T09.0
——乳房 S20.1
——乳突部 S00.8
——上腹部 S30.8
——上肢 NEC T11.0
———伴有身体其他部位 T00.8
——舌 S00.5
——声带 S10.1
——食管(胸) S27.8
———颈 S10.1
——手 S60.9
———和腕，多处 S60.7
———特指的 NEC S60.8
——手指 S60.8
——锁骨上窝 S10.8
——头部 S00.9
———多处 S00.7
———特指的 NEC S00.8
———头皮 S00.0
——头皮 S00.0
——腿
———小 S80.9
————多处 S80.7
————和膝，多处 S80.7
————特指的 NEC S80.8
———意指下肢 - 见 损伤，浅表，肢，下
——臀部 S30.8
——外生殖器 S30.8
——外阴 S30.8
——腕 S60.9
———和手，多处 S60.7
———特指的 NEC S60.8

Injury——*continued*
—superficial——*continued*
——trachea (cervical) S10.1
———thoracic S27.5
——iliac region S30.8
——forearm S50.9
———and elbow (level), multiple S50.7
———specified NEC S50.8
——forehead S00.8
——tunica vaginalis S30.8
——trunk NEC T09.0
——breast, mammary S20.1
——mastoid region S00.8
——epigastric region S30.8
——upper limb NEC T11.0
———with other body regions T00.8
——tongue S00.5
——vocalcord(s) S10.1
——esophagus (thoracic) S27.8
———cervical S10.1
——hand S60.9
———and wrist, multiple S60.7
———specified NEC S60.8
——finger(s) S60.8
——supraclavicular fossa S10.8
——head S00.9
———multiple S00.7
———specified NEC S00.8
———scalp S00.0
——scalp S00.0
——leg
———lower S80.9
————multiple S80.7
————and knee, multiple S80.7
————specified NEC S80.8
———meaning lower limb - see Injury, superficial, limb, lower
——buttock S30.8
——genital organs, external S30.8
——vulva S30.8
——wrist S60.9
———and hand, multiple S60.7
———specified NEC S60.8

损伤——*续前页*
—浅表——*续前页*
——眦，眼 S00.2
——足 S90.9
———和踝，多处 S90.7
———特指的 NEC S90.8
——足跟 S90.9
—腔静脉(上) S25.2
——下 S35.1
—鞘膜 S39.9
—躯干 T09.9
——内部，多处 T06.5
——特指类型 NEC T09.8
—乳房 NEC S29.9
—乳突区 S09.9
—上腹部 S39.9
—上颌骨 S09.9
—舌 S09.9
—神经 T14.4
——臂
———上(水平) S44.9
—————多处 S44.7
—————和肩，多处 S44.7
—————特指的 NEC S44.8
—————腋 S44.3
———意指上肢 T11.3
——臂丛 S14.3
——尺(前臂(水平)) S54.0
———上臂(水平) S44.0
———手(水平) S64.0
———腕(水平) S64.0
——丛
———臂 S14.3
———肠系膜，下 S34.5
———腹腔 S34.5
———脊 T09.4
—————多部位 T06.1
——大腿(水平) S74.9
———股 S74.1
———和髋(水平)，多处 S74.7
———皮感觉 S74.2
———特指的 NEC S74.8
———坐骨大孔 S74.0
——第一颅[嗅] S04.8

Injury——*continued*
—superficial——*continued*
——canthus, eye S00.2
——foot S90.9
———and ankle, multiple S90.7
———specified NEC S90.8
——heel S90.9
—vena cava (superior) S25.2
——inferior S35.1
—tunica vaginalis S39.9
—trunk T09.9
——internal, multiple T06.5
——specified type NEC T09.8
—breast NEC S29.9
—mastoid region S09.9
—epigastric region S39.9
—maxilla S09.9
—tongue S09.9
—nerve T14.4
——arm
———upper (level) S44.9
—————multiple S44.7
—————and shoulder, multiple S44.7
—————specified NEC S44.8
—————axillary S44.3
———meaning upper limb T11.3
——brachial plexus S14.3
——ulnar (forearm (level)) S54.0
———upper arm (level) S44.0
———hand (level) S64.0
———wrist (level) S64.0
——plexus
———brachial S14.3
———mesenteric, inferior S34.5
———celiac, coeliac S34.5
———spinal T09.4
—————multiple sites T06.1
——thigh (level) S74.9
———femoral S74.1
———and hip (level), multiple S74.7
———cutaneous sensory S74.2
———specified NEC S74.8
———sciatic S74.0
——first cranial (olfactory) S04.8

损伤——*续前页*
—神经——*续前页*
——腿
———大 - 见 损伤，神经，大腿
———小 S84.9
————多处 S84.7
————皮感觉 S84.2
————特指的 NEC S84.8
———意指下肢 T13.3
——腕(水平) S64.9
———尺 S64.0
———和手(水平)，多处 S64.7
———桡 S64.2
———特指的 NEC S64.8
———正中 S64.1
——下
———背 S34.8
————周围 S34.6
———肢 T13.3
——胸 S24.6
———交感 S24.4
———特指的 NEC S24.5
———周围 S24.3
——嗅 S04.8
——腋 S44.3
——展 S04.4
——正中(前臂(水平)) S54.1
———上臂(水平) S44.1
———手(水平) S64.1
———腕(水平) S64.1
——指[趾]
———脚 S94.8
———拇 S64.3
———手 S64.4
——周围 T14.4
———多处 T06.2
———腹 S34.6
———骨盆 S34.6
———颈 S14.4
———特指的 NEC T14.4
———下背 S34.6
——足 S94.9
———腓深 S94.2
———和踝，多处 S94.7

Injury——*continued*
—nerve——*continued*
——leg
———upper - see Injury, nerve, thigh
———lower S84.9
————multiple S84.7
————cutaneous sensory S84.2
————specified NEC S84.8
———meaning lower limb T13.3
——wrist (level) S64.9
———ulnar S64.0
———and hand (level), multiple S64.7
———radial S64.2
———specified NEC S64.8
———median S64.1
——lower
———back S34.8
————peripheral S34.6
———limb T13.3
——thorax S24.6
———sympathetic S24.4
———specified NEC S24.5
———peripheral S24.3
——olfactory S04.8
——axillary S44.3
——abducent S04.4
——median (forearm (level)) S54.1
———upper arm (level) S44.1
———hand (level) S64.1
———wrist (levcl) S64.1
——digital
———toe S94.8
———thumb S64.3
———finger S64.4
——peripheral T14.4
———multiple T06.2
———abdomen S34.6
———pelvis S34.6
———neck S14.4
———specified NEC T14.4
———lower back S34.6
——foot S94.9
———deep peroneal S94.2
———and ankle, multiple S94.7

损伤——*续前页*
一胸 S29.9
——多处 S29.7
——内部 S27.9
———特指的 NEC S27.8
——腔 S27.9
———多处 S27.7
——外部 S29.9
———特指的 NEC S29.8
——胸内器官 S27.9
———多处 S27.7
———特指的 NEC S27.8
一胸(腺) S27.8
一胸部 S29.9
一胸膜 S27.6
一胸内器官 S27.9
——伴有腹内(和盆腔)器官 T06.5
——多处 S27.7
——特指的 NEC S27.8
一胸正中区 NEC S29.9
一悬雍垂 S09.9
一血管 NEC T14.5
——背 S95.8
———动脉，足 S95.0
———静脉，足 S95.2
——臂
———动脉 S45.1
———静脉 S45.2
———上(水平) S45.9
————和肩，多处 S45.7
————特指的 NEC S45.8
———意指上肢 - 见 损伤，血管，肢，上
——肠系膜(下)(上) S35.9
———动脉 S35.2
———静脉 S35.3
——尺动脉(前臂(水平)) S55.0
———手和腕(水平) S65.0
——大脑(动脉)(静脉) S06.8
——大腿(水平) S75.9
———和髋，多处 S75.7
———特指的 NEC S75.8
——大隐静脉(小腿水平) S85.3
———髋和大腿水平 S75.2

Injury——*continued*
—thorax, thoracic S29.9
——multiple S29.7
——internal S27.9
———specified NEC S27.8
——cavity S27.9
———multiple S27.7
——external S29.9
———specified NEC S29.8
——intrathoracic organ S27.9
———multiple S27.7
———specified NEC S27.8
—thymus (gland) S27.8
—sternal region S29.9
—pleura S27.6
—intrathoracic organ S27.9
——with intra-abdominal (and pelvic) organs T06.5
——multiple S27.7
——specified NEC S27.8
—midthoracic region NEC S29.9
—uvula S09.9
—blood vessel NEC T14.5
——dorsal S95.8
———artery, foot S95.0
———vein, foot S95.2
——arm, brachial
———artery S45.1
———vein S45.2
———upper (level) S45.9
————and shoulder, multiple S45.7
————specified NEC S45.8
———meaning upper limb - see Injury, blood vessel, limb, upper
——mesenteric (inferior) (superior) S35.9
———artery S35.2
———vein S35.3
——ulnar artery (forearm (level)) S55.0
———hand and wrist (level) S65.0
——cerebral (artery) (vein) S06.8
——thigh (level) S75.9
———and hip, multiple S75.7
———specified NEC S75.8
——greater saphenous vein (lower leg level) S85.3
———hip and thigh level S75.2

损伤——*续前页*
—血管——*续前页*
——肩 S45.9
———和上臂水平，多处 S45.7
———浅静脉 S45.3
———特指的 NEC S45.8
——胫骨动脉(前)(后) S85.1
——颈 S15.9
———内 S15.3
———多处 S15.7
———特指的 NEC S15.8
——颈(动脉)(总)(外)(内) S15.0
———静脉(总)(外)(内) S15.8
——颈静脉(外) S15.2
———内 S15.3 [2003 年补充]
——髋(水平) S75.9
———和大腿，多处 S75.7
———特指的 NEC S75.8
——肋间(动脉)(静脉) S25.5
——颅内 S06.9
——卵巢(动脉)(静脉) S35.8
——门静脉 S35.3
——拇指 S65.4
——脾 S35.9
———动脉 S35.2
———静脉 S35.3
——髂(动脉)(静脉) S35.5
——前臂 S55.9
———尺动脉 S55.0
———多处 S55.7
———静脉 S55.2
———桡骨动脉 S55.1
———特指的 NEC S55.8
——腔静脉(上) S25.2
———下 S35.1
——桡骨动脉(前臂(水平)) S55.1
———手和腕(水平) S65.1
——乳房(动脉)(静脉) S25.8
——入脑前 S15.9
———动脉或静脉 S15.8
——上臂(水平) S45.9
———浅静脉 S45.3
——肾(动脉)(静脉) S35.4
——手(水平) S65.9

Injury——*continued*
—blood vessel——*continued*
——shoulder S45.9
———and upper arm level, multiple S45.7
———superficial vein S45.3
———specified NEC S45.8
——tibial artery (anterior) (posterior) S85.1
——neck S15.9
———internal S15.3
———multiple S15.7
———specified NEC S15.8
——carotid (artery) (common) (external) (internal) S15.0
———vein (common) (external) (internal) S15.8
——jugular vein (external) S15.2
———internal S15.3 [2003 年补充]
——hip (level) S75.9
———and thigh, multiple S75.7
———specified NEC S75.8
——intercostal (artery) (vein) S25.5
——intracranial S06.9
——ovarian (artery) (vein) S35.8
——portal vein S35.3
——thumb S65.4
——splenic S35.9
———artery S35.2
———vein S35.3
——iliac (artery) (vein) S35.5
——forearm S55.9
———ulnar artery S55.0
———multiple S55.7
———vein S55.2
———radial artery S55.1
———specified NEC S55.8
——vena cava (superior) S25.2
———inferior S35.1
——radial artery (forearm (level)) S55.1
———hand and wrist (level) S65.1
——mammary (artery) (vein) S25.8
——precerebral S15.9
———artery or vein S15.8
——upper arm (level) S45.9
———superficial vein S45.3
——renal (artery) (vein) S35.4
——hand (level) S65.9

损伤——*续前页*
－血管——*续前页*
－－隐静脉(大)(小腿水平) S85.3
－－－髋和大腿水平 S75.2
－－－小 S85.4
－－由于在操作中意外穿刺或撕裂 T81.2
－－掌动静脉弓(浅) S65.2
－－－深 S65.3
－－肢 T14.5
－－－上 T11.4
－－－－多处 T06.3
－－－下 T13.4
－－－－多处 T06.3
－－椎动脉 S15.1
－－子宫(动脉)(静脉) S35.5
－－足(水平) S95.9
－－－和踝，多处 S95.7
－－－特指的 NEC S95.8
－－足底动脉(深)(足) S95.1
－牙 S09.9
－牙槽(突) S09.9
－咽 S09.9
－咽鼓管 S09.9
－咽喉 NEC S19.8
－眼 S05.9
－－特指的 NEC S05.8
－眼睑 S09.9
－－浅表 S00.2
－眼内 S05.6
－眼球 S05.8
－－贯通性 S05.6
－－－伴有
－－－－眼内组织脱出或缺失 S05.2
－－－－异物 S05.5
－－－不伴有眼内组织脱出或缺失 S05.3
－－浅表 S05.8
－－特指的 NEC S05.8
－腰骶(区) S39.9
－－丛 S34.4
－腋 S49.9
－胰腺 S36.2
－阴部 S39.9

Injury——*continued*
－blood vessel——*continued*
－－saphenous vein (greater) (lower leg level) S85.3
－－－hip and thigh level S75.2
－－－lesser S85.4
－－due to accidental puncture or laceration during procedure T81.2
－－palmar arch (superficial) S65.2
－－－deep S65.3
－－extremity, limb T14.5
－－－upper T11.4
－－－－multiple T06.3
－－－lower T13.4
－－－－multiple T06.3
－－vertebral artery S15.1
－－uterine (artery) (vein) S35.5
－－foot (level) S95.9
－－－and ankle, multiple S95.7
－－－specified NEC S95.8
－－plantar artery (deep) (foot) S95.1
－tooth S09.9
－alveolar (process) S09.9
－pharynx S09.9
－eustachian tube S09.9
－throat NEC S19.8
－eye, globe (eye) S05.9
－－specified NEC S05.8
－eyelid S09.9
－－superficial S00.2
－intraocular S05.6
－eyeball S05.8
－－penetrating S05.6
－－－with
－－－－prolapse or loss of intraocular tissue S05.2
－－－－foreign body S05.5
－－－without prolapse or loss of intraocular tissue S05.3
－－superficial S05.8
－－specified NEC S05.8
－lumbar, lumbosacral (region) S39.9
－－plexus S34.4
－axilla S49.9
－pancreas S36.2
－pudendum S39.9

suō 梭

梭，克鲁肯贝格 H18.0 **Spindle, Krukenberg's H18.0**
梭菌螺菌病[樊尚咽峡炎] A69.1 **Fusospirillosis A69.1**

suō 缩

缩小三齿线虫感染或侵染 B81.8 **Ternidens diminutus infection or infestation B81.8**
缩窄 - 现译名 狭窄 **Narrowing**
缩窄性的 - 见情况 **Constrictive - see condition**

suǒ 索

索恩综合征[失盐综合征] N28.8 **Thorn's syndrome N28.8**
索托斯综合征 Q87.3 **Sotos' syndrome Q87.3**

suǒ 锁

锁定 **Locking**
一关节(另见 紊乱，关节) M24.8 —joint (see also Derangement, joint) M24.8
一一膝 M23.8 ——knee M23.8
锁骨颅骨发育不良 Q74.0 **Craniocleidodysostosis Q74.0**
锁骨切断术，胎儿或新生儿 P03.8 **Cleidotomy, fetus or newborn P03.8**
一以促进分娩 O83.4 —to facilitate delivery O83.4

T

tā 塌

塌
—背(癔症性) F44.4
—鼻 M95.0
——先天性 Q67.4
塌方，损伤
—挤压(严重的) T14.7
—窒息 T71
塌陷[萎陷] R55
—气管 J39.8
—气管支气管 J98.0
—椎体 NEC M48.5
——见于(由于)
———骨质疏松症(另见 骨质疏松症) M80.9
———转移性恶性肿瘤 (M8000/6) C79.5† M49.5*

Bent
—back (hysterical) F44.4
—nose M95.0
——congenital Q67.4
Cave-in, injury
—crushing (severe) T14.7
—suffocation T71
Collapse R55
—trachea J39.8
—tracheobronchial J98.0
—vertebra NEC M48.5
——in (due to)
———osteoporosis (see also Osteoporosis) M80.9
———metastasis (M8000/6) C79.5† M49.5*

tǎ 塔

塔比综合征 Q87.2
塔尔玛病[后天性肌强直] M62.8
塔那痘(病毒病) B08.8
塔皮亚综合征 G52.7
塔希纳热 B33.8

Taybi's syndrome Q87.2
Talma's disease M62.8
Tanapox (virus disease) B08.8
Tapia's syndrome G52.7
Tahyna fever B33.8

tāi 胎

胎儿 - 另见情况
—酒精综合征(畸形的) Q86.0
—压扁(对母体) O31.0
—乙内酰脲综合征 Q86.1
—纸样(对母体) O31.0
胎粪(性)
—肠梗阻，胎儿或新生儿 E84.1† P75*
—腹膜炎 P78.0
—梗阻，胎儿或新生儿 P76.0
——见于粘液粘稠病 E84.1† P75*
—排出 - 见 窘迫，胎儿
—栓塞综合征(新生儿) NEC P76.0
—羊水内 - 另见 窘迫，胎儿
——并发产程和分娩 O68.1

Fetus, Fetal - see also condition
—alcohol syndrome (dysmorphic) Q86.0
—compressus (mother) O31.0
—hydantoin syndrome Q86.1
—papyraceous (mother) O31.0
Meconium
—ileus, fetus or newborn E84.1† P75*
—peritonitis P78.0
—obstruction, fetus or newborn P76.0
——in mucoviscidosis E84.1† P75*
—passage of - see Distress, fetal
—plug syndrome (newborn) NEC P76.0
—in liquor - see also Distress, fetal
——complicating labor and delivery O68.1

胎块	**Mole**
一恶性，意指	一malignant, meaning
一一恶性葡萄胎(M9100/1) D39.2	一一malignant hydatidiform mole (M9100/1) D39.2
一一黑(色素)瘤(M8720/3) - 见 黑色素瘤	一一melanoma (M8720/3) - see Melanoma
一非水泡状 O02.0	一nonhydatidiform O02.0
一破坏性(M9100/1) D39.2	一destructive (M9100/1) D39.2
一侵袭性(水泡状[葡萄胎]) (M9100/1) D39.2	一invasive (hydatidiform) (M9100/1) D39.2
一妊娠 NEC O02.0	一pregnancy NEC O02.0
一肉样 O02.0	一carneous, fleshy O02.0
一输卵管 O00.1	一tubal O00.1
一水泡状[葡萄胎](良性)(并发于妊娠)(娩出)(未娩出)(M9100/0) O01.9	一hydatid, hydatidiform, vesicular (benign) (complicating pregnancy) (delivered) (undelivered) (M9100/0) O01.9
一一完全(M9100/0) O01.0	一一complete (M9100/0) O01.0
一一不完全(M9103/0) O01.1	一一incomplete (M9103/0) O01.1
一一部分(M9103/0) O01.1	一一partial (M9103/0) O01.1
一一典型(M9100/0) O01.0	一一classical (M9100/0) O01.0
一一恶性(M9100/1) D39.2	一一malignant (M9100/1) D39.2
一一侵袭性(M9100/1) D39.2	一一invasive (M9100/1) D39.2
一一以前的，影响妊娠处理 Z35.1	一一previous, affecting management of pregnancy Z35.1
一血性 O02.0	一blood O02.0
一血肿性 O02.0	一Breus' O02.0
胎块妊娠 NEC (M9100/0) O02.0	**Molar pregnancy NEC (M9100/0) O02.0**
胎膜 - 另见情况	**Membrane(s), membranous - see also condition**
一未破(引起窒息) - 见 窒息，新生儿	一unruptured (causing asphyxia) - see Asphyxia, newborn
一早破 - 见 破裂，胎膜，过早	一premature rupture - see Rupture, membranes, premature
一滞留(并发于分娩)(伴有出血) O72.2	一retained (complicating delivery) (with hemorrhage) O72.2
一一不伴有出血 O73.1	一一without hemorrhage O73.1
胎膜炎 O41.1	**Membranitis O41.1**
一影响到胎儿或新生儿 P02.7	一affecting fetus or newborn P02.7
胎盘(另见情况)	**Placenta, placental (see also condition)**
一剥离(正常植入)(部分)(过早)(伴有出血)(另见胎盘早剥) O45.9	一separation (normally implanted) (partial) (premature) (with hemorrhage) (see also Abruptio placentae) O45.9
一边缘(出血)(破裂) O44.1	一marginal (hemorrhage) (rupture) O44.1
一一影响到胎儿或新生儿 P02.0	一一affecting fetus or newborn P02.0
一病 NEC O43.9	一disease NEC O43.9
一一影响到胎儿或新生儿 P02.2	一一affecting fetus or newborn P02.2
一出血 O46.8	一hemorrhage O46.8
一一前置胎盘 O44.1	一一placenta previa O44.1
一一胎盘早剥(另见 胎盘早剥) O45.9	一一abruptio placentae (see also Abruptio placentae) O45.9
一错位(另见 胎盘，前置) O44.1	一malposition (see also Placenta, previa) O44.1

胎盘——*续前页*
—低位植入(伴有出血) O44.1
—低置(另见 胎盘，前置) O44.1
—多隔性 O43.1
—多叶 O43.1
—副 O43.1
—梗死 O43.8
——影响到胎儿或新生儿 P02.2
—化学物质传递 - 见 吸收不良，化学性，通过胎盘
—坏死 O43.8
—机能不全
——影响到胎儿或新生儿 P02.2
——影响妊娠处理 O36.5
—机能障碍 O43.8
—畸形 O43.1
—假 O43.1
—轮廓 O43.1
—梅毒性 O98.1
—膜状 O43.1
—囊(羊膜) O43.1
—前置(中心性)(完全性)(边缘性)(部分性)(全部)(伴有出血) O44.1
——不伴有出血 O44.0
——影响到胎儿或新生儿 P02.0
—嵌顿(伴有产后出血) O72.0
——不伴有出血 O73.0
—侵入性(伴有出血) O72.0
——不伴有出血 O73.0
—球拍状 O43.1
—缺陷 - 见 胎盘，机能不全
—软化(过早) O43.8
—三叶 O43.1
—双叶 O43.1
—脱离(部分)(过早)(伴有出血)(另见 胎盘早剥) O45.9
——影响到胎儿或新生儿 P02.1
—外侧(另见 胎盘，前置) O44.1
—息肉 O90.8
—纤维变性 O43.8
—小 - 见 胎盘，机能不全
—血管曲张 O43.8
—血肿 O43.8

Placenta, placental——*continued*
—low implantation or insertion (with hemorrhage) O44.1
—low-lying (see also Placenta, previa) O44.1
—septuplex O43.1
—multilobed, multipartita O43.1
—succenturiata O43.1
—infarction O43.8
——affecting fetus or newborn P02.2
—transmission of chemical substance - see Absorption, chemical, through placenta
—necrosis O43.8
—insufficiency
——affecting fetus or newborn P02.2
——affecting management of pregnancy O36.5
—dysfunction O43.8
—malformation O43.1
—spuria O43.1
—circumvallata O43.1
—syphilitic O98.1
—membranacea O43.1
—cyst (amniotic) O43.1
—previa (central) (complete) (marginal) (partial) (total) (with hemorrhage) O44.1
——without hemorrhage O44.0
——affecting fetus or newborn P02.0
—trapped (with postpartum hemorrhage) O72.0
——without hemorrhage O73.0
—accreta (with hemorrhage) O72.0
——without hemorrhage O73.0
—battledore O43.1
—deficiency - see Placenta, insufficiency
—softening (premature) O43.8
—tripartita, triplex O43.1
—bipartita, dimidiata, duplex O43.1
—ablatio, detachment (partial) (premature) (with hemorrhage) (see also Abruptio placentae) O45.9
——affecting fetus or newborn P02.1
—lateral (see also Placenta, previa) O44.1
—polyp O90.8
—fibrosis O43.8
—small - see Placenta, insufficiency
—varicose vessels O43.8
—hematoma O43.8

胎盘——*续前页*
一异常的 NEC O43.1
一一伴有出血 O46.8
一一一产前 NEC O46.8
一一一产时 O67.8
一一一影响到胎儿或新生儿 P02.1
一一影响到胎儿或新生儿 P02.2
一有窗 O43.1
一早剥(另见 胎盘早剥) O45.9
一一影响到胎儿或新生儿 P02.1
一增生 O43.8
一粘连(伴有产后出血) O72.0
一一不伴有出血 O73.0
一植入(伴有产后出血) O72.0
一一不伴有出血 O73.0
一植入，恶性(另见 胎盘，前置) O44.1
一滞留(伴有产后出血) O72.0
一一不伴有出血 O73.0
一一碎片，并发于产褥期(延迟出血) O72.2
一一一不伴有出血 O73.1
胎盘后的 - 见情况
胎盘炎
一并发于妊娠 O41.1
一影响到胎儿或新生儿 P02.7
胎盘早剥 O45.9
一伴有凝血缺陷 O45.0
一影响到胎儿或新生儿 P02.1
胎盘植入(伴有出血) O72.0
一不伴有出血 O73.0
胎盆不称 O33.9
一母体和胎儿混合性原因 O33.4
一起因于
一一均小骨盆 O33.1
一一一出口 O33.3
一一一入口 O33.2
一一一引起梗阻 O65.1
一一联体儿[联体双胎] O33.7
一一脑积水胎儿 O33.6
一一盆腔，异常(骨性) NEC O33.0
一一一引起梗阻性分娩 O65.0
一一胎儿
一一一骶骨畸胎瘤 O33.7
一一一腹水 O33.7

Placenta, placental——*continued*
—abnormal, abnormality NEC O43.1
——with hemorrhage O46.8
———antepartum NEC O46.8
———intrapartum O67.8
———affecting fetus or newborn P02.1
——affecting fetus or newborn P02.2
—fenestrata O43.1
—abruptio (see also Abruptio placentae) O45.9
——affecting fetus or newborn P02.1
—hyperplasia O43.8
—adherent (with postpartum hemorrhage) O72.0
——without hemorrhage O73.0
—increta, percreta (with postpartum hemorrhage) O72.0
——without hemorrhage O73.0
—insertion, vicious (see also Placenta, previa) O44.1
—retention (with postpartum hemorrhage) O72.0
——without hemorrhage O73.0
——fragments, complicating puerperium (delayed hemorrhage) O72.2
———without hemorrhage O73.1
Retroplacental - see condition
Placentitis
—complicating pregnancy O41.1
—affecting fetus or newborn P02.7
Abruptio placentae O45.9
—with coagulation defect O45.0
—affecting fetus or newborn P02.1
Accreta placenta (with hemorrhage) O72.0
—without hemorrhage O73.0
Disproportion (fetopelvic) O33.9
—mixed maternal and fetal origin O33.4
—caused by
——contraction pelvis (general) O33.1
———outlet O33.3
———inlet O33.2
———causing obstruction O65.1
——conjoined twins O33.7
——hydrocephalic fetus O33.6
——pelvis, pelvic, abnormality (bony) NEC O33.0
———causing obstructed labor O65.0
——fetal
———sacral teratoma O33.7
———ascites O33.7

胎盆不称——*续前页*
－起因于——*续前页*
－－胎儿——*续前页*
－－－畸形 NEC O33.7
－－－脊髓脊膜膨出 O33.7
－－－瘤 O33.7
－－－脑积水 O33.6
－－－水肿 O33.7
－－特大胎儿 O33.5
－胎儿(伴有胎儿形成正常) O33.5
－特指的 NEC O33.8
－头盆 O33.9
－－引起梗阻性分娩 O65.4
－纤维型 G71.2
－引起梗阻性分娩 O65.4
－影响到胎儿或新生儿 P03.1
胎生牙 K00.6
胎头变形(分娩中) P13.1
胎位不正(另见 先露，胎儿) O32.9
胎型子宫 Q51.8
胎记 Q82.5

Disproportion——*continued*
－caused by——*continued*
－－fetal——*continued*
－－－deformity NEC O33.7
－－－meningomyelocele O33.7
－－－tumor O33.7
－－－hydrocephalus O33.6
－－－hydrops O33.7
－－unusually large fetus O33.5
－fetal (with normally formed fetus) O33.5
－specified NEC O33.8
－cephalopelvic O33.9
－－causing obstructed labor O65.4
－fibre-type G71.2
－causing obstructed labor O65.4
－affecting fetus or newborn P03.1
Natal tooth, teeth K00.6
Molding, head (during birth) P13.1
Mal lie (see also Presentation, fetal) O32.9
Fetalis uterus Q51.8
Birthmark Q82.5

tāi 苔

苔癣 L28.0
－白色 L90.0
－－阴茎 N48.0
－－外阴 N90.4
－扁平(慢性) L43.9
－－大疱性 L43.1
－－肥厚性 L43.0
－－环状 L43.8
－－毛囊性 L66.1
－－念珠状 L44.3
－－热带 L43.3
－－特指的 NEC L43.8
－－威尔逊 L43.9
－－亚急性(活动性) L43.3
－－疣状 L43.0
－单纯性(慢性)(局限性) L28.0
－淀粉样变 E85.4† L99.0*
－光泽 L44.1

Lichen L28.0
－albus L90.0
－－penis N48.0
－－vulva N90.4
－planus (chronicus) L43.9
－－bullous L43.1
－－hypertrophic L43.0
－－annularis L43.8
－－follicular L66.1
－－moniliformis L44.3
－－tropicus L43.3
－－specified NEC L43.8
－－of Wilson L43.9
－－subacute (active) L43.3
－－verrucosus L43.0
－simplex (chronicus) (circumscriptus) L28.0
－amyloidosis E85.4† L99.0*
－nitidus L44.1

苔癣——*续前页* | **Lichen**——*continued*

一红 | 一ruber
一一扁平 L43.9 | 一一planus L43.9
一一念珠状 L44.3 | 一一moniliformis L44.3
一瘰疬性(原发性)(结核) A18.4 | 一scrofulosus (primary) (tuberculous) A18.4
一毛发 Q82.8 | 一pilaris Q82.8
一毛发扁平 L66.1 | 一planopilaris L66.1
一一后天性 L85.8 | 一一acquired L85.8
一粘液水肿性 L98.5 | 一myxedematosus L98.5
一条纹状 L44.2 | 一striatus L44.2
一萎缩 L90.0 | 一atrophicus L90.0
一一阴茎 N48.0 | 一一penis N48.0
一一外阴 N90.4 | 一一vulva N90.4
一先天性 Q82.8 | 一congenital Q82.8
一荨麻疹性 L28.2 | 一urticatus L28.2
一硬化(萎缩) L90.0 | 一sclerosus (et atrophicus) L90.0
一一阴茎 N48.0 | 一一penis N48.0
一一外阴 N90.4 | 一一vulva N90.4

苔癣化 L28.0 | **Lichenification L28.0**

苔癣样结核(原发性) A18.4 | **Lichenoides tuberculosis (primary) A18.4**

苔癣性粘液水肿 L98.5 | **Scleromyxedema L98.5**

tài 泰

泰-萨克斯黑矇性家族性白痴或病 E75.0 | **Tay-Sachs amaurotic familial idiocy or disease E75.0**

泰森病[非热带性口炎性腹泻或乳糜泻] K90.0 | **Thaysen's disease K90.0**

tān 贪

贪食 – 现译名 多食 | **Polyphagia**

tān 瘫

瘫痪[麻痹](另见 麻痹) G83.9 | **Palsy (see also Paralysis) G83.9**

一贝尔(另见 瘫痪，面部) G51.0 | 一Bell's (see also Palsy, facial) G51.0
一臂丛 NEC G54.0 | 一brachial plexus NEC G54.0
一一胎儿或新生儿(产伤) P14.3 | 一一fetus or newborn (birth injury) P14.3
一尺神经(迟发性) G56.2 | 一ulnar nerve (tardy) G56.2
一大脑性[脑瘫](先天性) G80.9 | 一cerebral (congenital) G80.9
一一单瘫 NEC G80.8 | 一一monoplegic NEC G80.8
一一一痉挛性 G80.1 | 一一一spastic G80.1
一一非先天性，急性 I64 | 一一not congenital, acute I64
一一共济失调 G80.4 | 一一ataxic G80.4

瘫痪——*续前页*
一潜水员 T70.3
一桡神经(急性) G56.3
一舌咽 G52.1
一神经性 G58.9
一一特指的 NEC G58.8
一萎缩性弥漫性(进行性) G12.2
一消瘦性 G12.2
一延髓性(慢性)(进行性) G12.2
一一核上性 NEC G12.2
一一假 NEC G12.2
一一童年(法齐奥-隆德) G12.1
一震颤(另见 帕金森综合征) G20
一正中神经(迟发性) G56.1

Palsy—*continued*
—diver's T70.3
—radial nerve (acute) G56.3
—glossopharyngeal G52.1
—nerve G58.9
——specified NEC G58.8
—atrophic diffuse (progressive) G12.2
—wasting G12.2
—bulbar (chronic) (progressive) G12.2
——supranuclear NEC G12.2
——pseudo- NEC G12.2
——of childhood (Fazio-Londe) G12.1
—shaking (see also Parkinsonism) G20
—median nerve (tardy) G56.1

tán 弹

弹力纤维瘤(M8820/0) - 见 肿瘤，结缔组织，良性
弹力组织肌纤维变性 I42.4
弹响
一髋 M24.8
一一涉及髂胫带 M76.3
一膝 M23.8
一一涉及髂胫带 M76.3
一指 M65.3
弹响髋(新生儿) R29.4
弹性假黄色瘤 Q82.8
弹性皮肤 Q82.8
一后天性 L57.4
弹性组织变性
一匐行穿孔性 L87.2
一光线性[光化性]，日光性 L57.8
一老年性 L57.4
一萎缩性(老年性) L57.4
弹性组织瘤(少年期) Q82.8
一米斯谢尔 L87.2

Elastofibroma (M8820/0) - see Neoplasm, connective tissue, benign
Elastomyofibrosis I42.4
Snapping
—hip M24.8
——involving iliotibial band M76.3
—knee M23.8
——involving iliotibial band M76.3
—finger M65.3
Clicking hip (newborn) R29.4
Pseudoxanthoma elasticum Q82.8
Elastic skin Q82.8
—acquired L57.4
Elastosis
—perforans serpiginosa L87.2
—actinic, solar L57.8
—senilis L57.4
—atrophicans (senile) L57.4
Elastoma (juvenile) Q82.8
—Miescher's L87.2

tán 痰

痰
一带血 R04.2
一过多(原因不知) R09.3

Sputum
—blood-stained R04.2
—excessive (cause unknown) R09.3

tàn 叹

tàn 炭

tàn 碳

tāng 汤

táng 唐

táng 糖

糖尿 R81
一肾性 E74.8
糖尿病(性)，多尿症(已控制的)(家族性)(严重的) E14.-
一Ⅰ型 E10.-
一Ⅱ型(非肥胖)(肥胖) E11.-
一白内障 - 编码于 E10-E14 伴有第四位数.3
一丙酮血症 - 编码于 E10-E14 伴有第四位数.1
一并发于妊娠、分娩或产褥期(母体) O24.-
一一出现于妊娠中 O24.4
一一一影响到胎儿或新生儿 P70.0
一一妊娠 O24.4
一一一影响到胎儿或新生儿 P70.0
一一影响到胎儿或新生儿 P70.1
一一原有的 O24.3
一一一非胰岛素依赖性 O24.1
一一一胰岛素依赖性 O24.0
一一一与营养不良有关的 O24.2
一不稳定性 E10.-
一成年型(非肥胖)(肥胖) E11.-
一成熟期发病(非肥胖)(肥胖) E11.-
一出现于妊娠中 O24.4
一一影响到胎儿或新生儿 P70.0
一脆弱型 E10.-
一非酮症性 E11.-
一非胰岛素依赖性(青年的) E11.-
一骨改变 - 编码于 E10-E14 伴有第四位数.6
一虹膜炎 - 编码于 E10-E14 伴有第四位数.3
一化学性 R73.0
一坏疽 - 编码于 E10-E14 伴有第四位数.5
一昏迷(高血糖性)(高渗性) - 编码于 E10-E14 伴有第四位数.0
一朗瑟罗(伴有胰腺疾病及消瘦) E14.6
一类固醇性
一一过量或给错或服错药物 T38.0
一一恰当使用正确的物质 E13.-
一磷 E83.3
一毛细血管内肾小球硬化症 - 编码于 E10-E14 伴有第四位数.2
一尿崩症 E23.2
一一垂体 E23.2
一一后叶加压素抵抗 N25.1
一一肾性 N25.1

Glycosuria R81
—renal E74.8
Diabetes, diabetic (mellitus) (controlled) (familial) (severe) E14.-
—type Ⅰ E10.-
—type Ⅱ (nonobese) (obese) E11.-
—cataract - code to E10-E14 with fourth character .3
—acetonemia - code to E10-E14 with fourth character .1
—complicating pregnancy, childbirth or puerperium (maternal) O24.-
——arising in pregnancy O24.4
———affecting fetus or newborn P70.0
——gestational O24.4
———affecting fetus or newborn P70.0
——affecting fetus or newborn P70.1
——pre-existing O24.3
———non-insulin-dependent O24.1
———insulin-dependent O24.0
———malnutrition-related O24.2
—unstable E10.-
—adult-onset (nonobese) (obese) E11.-
—maturity-onset (nonobese) (obese) E11.-
—arising in pregnancy O24.4
——affecting fetus or newborn P70.0
—brittle E10.-
—nonketotic E11.-
—non-insulin-dependent (of the young) E11.-
—bone change - code to E10-E14 with fourth character .6
—iritis - code to E10-E14 with fourth character .3
—chemical R73.0
—gangrene - code to E10-E14 with fourth character .5
—coma (hyperglycemic) (hyperosmolar)- code to E10-E14 with fourth character .0
—Lancereaux's E14.6
—steroid-induced
——overdose or wrong substance given or taken T38.0
——correct substance properly administered E13.-
—phosphate E83.3
—intracapillary glomerulosclerosis - code to E10-E14 with fourth character .2
—insipidus E23.2
——pituitary E23.2
——vasopressin resistant N25.1
——nephrogenic N25.1

tàng 烫

烫伤 - 见 烧伤	**Scald - see Burn**

tāo 绦

绦虫感染或侵染(另见 侵染，绦虫) B71.9	**Cestode, Cestodiasis, Tapeworm, infection or infestation (see also Infestation, tapeworm) B71.9**
绦虫病(肠道)感染或侵染 B68.9	**Taenia infection or infestation (intestine) B68.9**
一牛肉 B68.1	一saginata B68.1
一特指类型 NEC B71.8	一specified type NEC B71.8
一无钩 B68.1	一mediocanellata B68.1
一猪肉(肠型) B68.0	一solium (intestinal form) B68.0
一一幼虫型(另见 猪囊尾蚴病[囊虫病]) B69.9	一一larval form (see also Cysticercosis) B69.9

táo 陶

陶-宾综合征[陶西格-宾] Q20.1	**Taussig-Bing syndrome Q20.1**
陶工	**Potter's**
一肺 J62.8	一lung J62.8
一哮喘 J62.8	一asthma J62.8
陶里病[糖原贮积病] E74.0	**Tauri's disease E74.0**
陶西格-宾综合征 - 现译名 陶-宾综合征	**Taussig-Bing syndrome**

tào 套

套叠(肠)(结肠)(直肠) K56.1	**Intussusception, Invagination (bowel) (colon) (intestine) (rectum) K56.1**
一阑尾 K38.8	一appendix K38.8
一输尿管(伴有梗阻) N13.5	一ureter (with obstruction) N13.5
一先天性 Q43.8	一congenital Q43.8

tè 特

特发性的 - 见情况	**Essential, Idiopathic - see condition**
特发性皮肤萎缩 L90.3	**Pasini and Pierini's atrophoderma L90.3**
特赖茨疝[十二指肠上隐窝疝] - 见 疝，腹，特指部位 NEC	**Treitz's hernia - see Hernia,abdomen, specified site NEC**
特雷彻科林斯综合征[下颌与面骨发育不全] Q75.4	**Treacher Collins syndrome Q75.4**
特纳	**Turner's**
一发育不全(牙) K00.4	一hypoplasia (tooth) K00.4
一牙 K00.4	一tooth K00.4
一综合征[性腺发育障碍症] Q96.9	一syndrome Q96.9
一一特指的 NEC Q96.8	一一specified NEC Q96.8
特纳-乌尔里克综合征 Q96.9	**Turner-Ullrich syndrome Q96.9**
特塞梅特膜的 - 见情况	**Descemet's membrane - see condition**

特性	**Trait(s)**
一A 型人格 Z73.1	—type A personality Z73.1
一悖德型 F61	—amoral F61
一反社会型 F61	—antisocial F61
一个性品质，增强 Z73.1	—personality, accentuated Z73.1
一镰状细胞 D57.3	—sickle-cell D57.3
一一伴有椭圆形或球形红细胞增多症 D57.3	——with elliptocytosis or spherocytosis D57.3
一社交紊乱型 F61	—dissocial F61
一妄想狂样 F61	—paranoid F61
一血红蛋白	—hemoglobin
一一C(另见 病，血红蛋白 C) D58.2	——C (see also Disease, hemoglobin C) D58.2
一一一伴有椭圆形红细胞增多症 D58.1	———with elliptocytosis D58.1
一一S(血红蛋白-S) D57.3	——S (Hb-S) D57.3
一一异常 NEC D58.2	——abnormal NEC D58.2
一一一伴有地中海贫血 D56.3	———with thalassemia D56.3
一血红蛋白-AS D57.3	—Hb-AS D57.3
一血红蛋白-S D57.3	—Hb-S D57.3
特异反应性(另见 变态反应) T78.4	**Idiosyncrasy (see also Allergy) T78.4**
一药物、药剂和生物学的 - 见 变态反应，药物	—drug, medicament and biological - see Allergy, drug
特异性，特指的 - 见情况	**Specific, specified - see condition**
特应性 - 见 过敏	**Atopy - see Hypersensitivity**
特指症状 NEC R68.8	**Symptoms specified NEC R68.8**
一涉及	—involving
一一发育 NEC R62.8	——development NEC R62.8
一一腹部 NEC R19.8	——abdomen NEC R19.8
一一呼吸系统 NEC R09.8	——respiratory system NEC R09.8
一一肌肉骨骼系统 NEC R29.8	——musculoskeletal system NEC R29.8
一一泌尿系统 NEC R39.8	——urinary system NEC R39.8
一一盆腔 NEC R19.8	——pelvis NEC R19.8
一一皮肤和体被 NEC R23.8	——skin and integument NEC R23.8
一一情绪 NEC R45.8	——emotional state NEC R45.8
一一认知功能 NEC R41.8	——cognitive functions NEC R41.8
一一摄入食物和液体 R63.8	——food and fluid intake R63.8
一一神经系统 NEC R29.8	——nervous system NEC R29.8
一一外貌 NEC R46.8	——appearance NEC R46.8
一一消化系统 NEC R19.8	——digestive system NEC R19.8
一一心血管系统 NEC R09.8	——cardiovascular system NEC R09.8
一一行为 NEC R46.8	——behavior NEC R46.8
一一胸部 NEC R09.8	——chest NEC R09.8
一一循环系统 NEC R09.8	——circulatory system NEC R09.8
一一一般知觉和感觉 R44.8	——general perceptions and sensations R44.8
一一意识 NEC R41.8	——awareness NEC R41.8
一神经症性 F48.8	—neurotic F48.8
一做作性，自发性 F68.1	—factitious, self-induced F68.1

téng 疼

疼痛性 - 另见 痛	**Painful, Ache(s) - see also Pain**
一勃起 N48.3	—erection N48.3
一呼吸 R07.1	—respiration R07.1
一排尿 R30.9	—micturition R30.9
一射精 N48.8	—ejaculation (semen) N48.8
一一心因性 F52.6	——psychogenic F52.6
一性交	—coitus
一一男性 N48.8	——male N48.8
一一女性 N94.1	——female N94.1
一一心因性 F52.6	——psychogenic F52.6
一月经(另见 痛经) N94.6	—menstruation (see also Dysmenorrhea) N94.6
一一心因性 F45.8	——psychogenic F45.8
疼痛性勃起(持久性) N48.3	**Erection, painful (persistent) N48.3**

tī 锑

锑剂霍乱 T56.8	**Antimonial cholera T56.8**

tǐ 体

体，小体	**Body, bodies, Corpora, Corpus**
一阿绍夫(另见 心肌炎，风湿性) I09.0	—Aschoff's (see also Myocarditis, rheumatic) I09.0
一胞样(视网膜) H34.2	—cytoid (retina) H34.2
一玻璃疣(变性性)(斑)(视网膜性) H35.3	—drusen (degenerative) (macula) (retinal) H35.3
一一视神经盘 H47.3	——optic disk H47.3
一淀粉样，前列腺 N42.8	—amylacea, prostate N42.8
一马洛里 R89.7	—Mallory's R89.7
一米粒样 M24.0	—rice M24.0
一一膝 M23.4	——knee M23.4
一莫塞尔 A75.2	—Mooser's A75.2
一异物 - 见 异物	—foreign - see Foreign body
一阴茎海绵 - 见情况	—cavernosa - see condition
一游离	—loose
一一关节，除外膝 M24.0	——joint, except knee M24.0
一一一膝 M23.4	———knee M23.4
一一鞘，腱 M67.8	——sheath, tendon M67.8
体检 - 见 健康查体	**Check-up**
体力耗尽(状态) Z73.0	**Burn-out (state) Z73.0**

体液不调
—多腺体，多个腺体 E31.9
—血液(伴有) D75.9
——产前出血 O46.0
——产褥期、产后 O72.3
——产时出血 O67.0
——胎儿或新生儿 P61.9
———特指类型 NEC P61.8
体质性的 - 见情况
体重
—出生时在 999 克或以下(极低) P07.0
—出生时在 1000-2499 克(低) P07.1
—减轻(异常的)(原因不知的) R63.4
—增长(异常的)(过度的) R63.5
——妊娠中 O26.0
———低 O26.1
体重不足 R62.8
—对胎龄而言 P05.0
体重增长(异常的)(过度)(另见 体重，增长) R63.5
—妊娠 O26.0

Dyscrasia
—polyglandular, pluriglandular E31.9
—blood (with) D75.9
——antepartum hemorrhage O46.0
——puerperal, postpartum O72.3
——intrapartum hemorrhage O67.0
——fetus or newborn P61.9
———specified type NEC P61.8
Constitutional - see condition
Weight
—999 grams or less at birth (extremely low) P07.0
—1000-2499 grams at birth (low) P07.1
—loss (abnormal) (cause unknown) R63.4
—gain (abnormal) (excessive) R63.5
——in pregnancy O26.0
———low O26.1
Underweight R62.8
—for gestational age P05.0
Gain in weight (abnormal) (excessive) (see also Weight,gain) R63.5
—pregnancy O26.0

tì 替

替代性障碍 F44.9
替代症
—癫痫性(精神性) G40.2
—惊厥(腹部的) G40.8

Substitution disorder F44.9
Equivalent
—epileptic (psychic) G40.2
—convulsive (abdominal) G40.8

tiān 天

天氨酰葡萄糖胺尿症 E77.1
天鹅颈状变形(手指) M20.0
天花(重型)(类天花) B03
天疱疮 L10.9
—巴西 L10.3
—红斑性 L10.4
—坏疽性(另见 坏疽) R02
—结膜 L12.1† H13.3*
—良性家族性(慢性) Q82.8
—落叶型 L10.2
—梅毒性(先天性) A50.0
—特指的 NEC L10.8
—新生儿 L00

Aspartylglucosaminuria E77.1
Swan-neck deformity (finger) M20.0
Smallpox, Variola (major) (minor) B03
Pemphigus L10.9
—Brazilian L10.3
—erythematosus L10.4
—gangrenous (see also Gangrene) R02
—conjunctiva L12.1† H13.3*
—benign familial (chronic) Q82.8
—foliaceous L10.2
—syphilitic (congenital) A50.0
—specified NEC L10.8
—neonatorum L00

天疱疮——*续前页* | **Pemphigus**——*continued*
一寻常型 L10.0 | —vulgaris L10.0
一眼 L12.1† H13.3* | —ocular L12.1† H13.3*
一药物性 L10.5 | —drug-induced L10.5
一野火型 L10.3 | —wildfire L10.3
一增殖型 L10.1 | —vegetans L10.1
天气效应 | **Weather, effects (of) (on)**
一寒冷的 NEC T69.9 | —cold NEC T69.9
一一特指的效应 NEC T69.8 | ——specified effect NEC T69.8
一皮肤的 L57.8 | —skin L57.8
一热的(另见 热) T67.9 | —hot (see also Heat) T67.9
天使综合征 – 现译名 安格曼综合征 | **Angelman syndrome**

tián 填

填塞器的 – 见情况 | **Obturator – see condition**

tiáo 条

条索状 | **Streak(s)**
一卵巢 Q50.3 | —ovarian Q50.3

tiáo 调

调节(疾患)(麻痹)(痉挛)(另见情况) **H52.5** | **Accommodation, Adjustment, Regulation (disorder) (paresis) (spasm) (see also condition) H52.5**
一假体，外 - 见 安装 | —prosthesis, external - see Fitting
一喂养(高龄)(婴儿) R63.3 | —feeding (elderly) (infant) R63.3
一癔症性麻痹 F44. 8 | —hysterical paralysis of F44.8
一月经 Z30.3 | —menstrual Z30.3
一植入装置 - 见 管理 | —implanted device - see Management
调节痉挛 **H52.5** | **Cyclospasm H52.5**
调整 – 见 调节 | **Adjustment**

tiě 铁

铁沉着病(肺) **J63.4** | **Siderosis (lung) J63.4**
一眼(球) H44.3 | —eye (globe) H44.3
铁道脊柱 **F48.8** | **Railway spine F48.8**
铁的 – 见情况 | **Iron – see condition**
铁矾土纤维化(肺的) **J63.1** | **Bauxite fibrosis (of lung) J63.1**
铁硅[矽]尘肺 **J62.8** | **Siderosilicosis J62.8**
铁矿工肺 **J63.4** | **Iron-miner's lung J63.4**
铁路员工神经症 **F48.8** | **Railroad neurosis F48.8**

tīng 听

tíng 停

tōng 通

tóng 同

同胞竞争 **F93.3**
—影响儿童 Z61.2
同期复孕 O30.8
同血缘 Z84.3
—咨询 Z71.8
同源嵌合体 (常染色体)
—45X
——46, XX　Q96.3
——46, XY　Q96.3
——细胞系 NEC 伴有异常的性染色体 Q96.4
—性染色体
——男性 NEC Q98.7
——女性 NEC Q97.8
———细胞系伴有不同数量的 X 染色体 Q97.2
同种免疫 NEC (另见 不配合)
—胎儿或新生儿 P55.9
——ABO　P55.1
——Rh　P55.0
——伴有
———胆红素脑病[核黄疸] P57.0
———胎儿水肿 P56.0
——特指类型 NEC P55.8
同种血清性肝炎(预防性)(治疗性)(另见 肝炎，病毒性，乙型) B16.9

Rivalry, sibling F93.3
—affecting child Z61.2
Superfecundation O30.8
Consanguinity Z84.3
—counseling Z71.8
Mosaicism, mosaic (autosomal) (chromosomal)
—45X
——46, XX　Q96.3
——46, XY　Q96.3
——cell lines NEC with abnormal sex chromosome Q96.4
—sex chromosome
——male NEC Q98.7
——female NEC Q97.8
———lines with various numbers of X chromosomes Q97.2
Isoimmunization NEC (see also Incompatibility)
—fetus or newborn P55.9
——ABO　P55.1
——Rh　P55.0
——with
———kernicterus P57.0
———hydrops fetalis P56.0
——specified type NEC P55.8
Homologous serum hepatitis (prophylactic) (therapeutic) (see also Hepatitis, viral, type B) B16.9

tóng 铜

铜屑沉着症 H44.3
—角膜 H18.0
—晶状体 H26.2
—视网膜 H35.8

Chalcosis H44.3
—cornea H18.0
—crystalline lens H26.2
—retina H35.8

tóng 童

童年期性身份障碍，精神性 F64.2
童年时家庭关系模式的改变影响儿童 Z61.2

Psychosexual identity disorder of childhood F64.2
Altered pattern of family relationships affecting child Z61.2

tóng 酮

酮病 NEC E88.8
一糖尿病性 - 编码于 E10-E14 伴有第四位数.1
酮尿 R82.4
酮症酸中毒 NEC E87.2
一糖尿病性 - 编码于 E10-E14 伴有第四位数.1

Ketosis NEC E88.8
—diabetic - code to E10-E14 with fourth character .1
Ketonuria R82.4
Ketoacidosis NEC E87.2
—diabetic - code to E10-E14 with fourth character .1

tóng 瞳

瞳孔闭合 H21.4
瞳孔不等(瞳孔) H57.0
一先天性 Q13.2
瞳孔紧张症 H57.0
瞳孔开大 H57.0
瞳孔膜(永存) Q13.8
瞳孔缩小 H57.0
瞳孔异位 Q13.2

Occlusio pupillae H21.4
Anisocoria (pupil) H57.0
—congenital Q13.2
Pupillotonia H57.0
Mydriasis (pupil) H57.0
Pupillary membrane (persistent) Q13.8
Miosis, Myosis (pupil) H57.0
Corectopia Q13.2

tǒng 桶

桶柄状骨折或撕裂(半月软骨)(另见 撕裂，半月板) S83.2
桶状胸 M95.4

Bucket-handle fracture or tear (semilunar cartilage) (see also Tear, meniscus) S83.2
Barrel chest M95.4

tǒng 筒

筒线虫病 B83.8

Gongylonemiasis B83.8

tòng 痛

痛 R52.9
一急性 NEC R52.0
一慢性 NEC R52.2
一一特指的 NEC R52.2
一一顽固性 R52.1
一背(体位性) M54.9
一一特指的 NEC M54.8
一一下 M54.5
一一心因性 F45.4
一鼻 J34.8
一鼻咽 J39.2
一臂 M79.6

Pain(s), Sore, Tic R52.9
—acute NEC R52.0
—chronic NEC R52.2
——specified NEC R52.2
——intractable R52.1
—back (postural) M54.9
——specified NEC M54.8
——low M54.5
——psychogenic F45.4
—nasal, nose J34.8
—nasopharynx J39.2
—arm M79.6

痛——*续前页*	**Pain(s), Sore, Tic**——*continued*
一耳 H92.0	—ear H92.0
一临产，假性 - 见 临产，假	—labor, false or spurious - see Labor, false
一腹 R10.4	—abdominal R10.4
一一上 R10.1	——upper abdomen R10.1
一一下 R10.3	——lower abdomen R10.3
一一一盆腔或会阴的 R10.2	———pelvic or perineal R10.2
一一严重的 R10.0	——severe R10.0
一腹股沟 R10.3	—groin R10.3
一肛门 K62.8	—anus K62.8
一睾丸 N50.8	—testis N50.8
一一心因性 F45.4	——psychogenic F45.4
一骨 M89.8	—bone M89.8
一关节 M25.5	—joint M25.5
一一心因性 F45.4	——psychogenic F45.4
一冠状动脉 - 见 心绞痛	—coronary - see Angina
一颌 K10.8	—jaw K10.8
一呼吸 R07.1	—respiration R07.1
一会阴 R10.2	—perineal R10.2
一肌肉 M79.1	—muscle M79.1
一脊神经根(另见 神经根炎) M54.1	—radicular, root, spinal root (spinal) (see also Radiculitis) M54.1
一脊椎源性(综合征) M54.8	—vertebrogenic (syndrome) M54.8
一假(临产) - 见 临产，假	—false (labor) - see Labor, false
一肩 M25.5	—shoulder M25.5
一脚趾 M79.6	—toe M79.6
一结肠 R10.4	—colon R10.4
一胫骨 M89.8	—tibia M89.8
一精囊 N50.8	—seminal vesicle N50.8
一精索 N50.8	—spermatic cord N50.8
一经间 N94.0	—intermenstrual N94.0
一颈 NEC M54.2	—neck NEC M54.2
一一心因性 F45.4	——psychogenic F45.4
一口腔 K13.7	—mouth K13.7
一眶区 H57.1	—orbital region H57.1
一眶下(另见 神经痛，三叉) G50.0	—infra-orbital (see also Neuralgia, trigeminal) G50.0
一肋骨 R07.3	—rib R07.3
一类风湿样，肌肉 M79.1	—rheumatoid, muscular M79.1
一卵巢 N94.8	—ovary N94.8
一盲肠 R10.3	—cecum R10.3
一面部 R51	—face, facial R51
一一非典型 G50.1	——atypical G50.1
一女性生殖器官 NEC N94.8	—female genital organs NEC N94.8
一排卵期 N94.0	—ovulation N94.0

痛——*续前页*

一膀胱 R39.8
一盆腔 R10.2
一气(肠) R14
一全身 R52.9
一乳房 N64.4
一一心因性 F45.4
一乳突 H92.0
一三叉神经(另见 神经痛，三叉) G50.0
一一非典型 G50.1
一上腹 R10.1
一上颌 K10.8
一舌 K14.6
一神经 NEC M79.2
一神经肌肉 M79.2
一肾 N23
一生殖器官
一一男性 N50.8
一一女性 N94.8
一一心因性 F45.4
一手 M79.6
一手指 M79.6
一输尿管 N23
一头(另见 头痛) R51
一腿 M79.6
一尾骨 M53.3
一胃 R10.1
一一心因性 F45.4
一下背 M54.5
一下腹 R10.3
一一盆腔或会阴 R10.2
一胁腹 R10.4
一心包(另见 痛，心前区) R07.2
一心前区 R07.2
一一心因性 F45.4
一心因性(任何部位)(持续) F45.4
一心脏(另见 痛，心前区) R07.2
一胸 R07.4
一一呼吸时 R07.1
一一前壁 R07.3
一一缺血性 I20.9
一胸膜，胸膜炎性 R07.3

Pain(s), Sore, Tic——*continued*

—bladder, vesical R39.8
—pelvic R10.2
—gas (intestinal) R14
—generalized R52.9
—breast N64.4
——psychogenic F45.4
—mastoid H92.0
—douloureux, trigeminal (see also Neuralgia, trigeminal) G50.0
——atypical G50.1
—epigastric, epigastrium R10.1
—maxilla K10.8
—tongue K14.6
—nerve NEC M79.2
—neuromuscular M79.2
—kidney N23
—genital organ
——male N50.8
——female N94.8
——psychogenic F45.4
—hand M79.6
—finger M79.6
—ureter N23
—head (see also Headache) R51
—leg M79.6
—coccyx M53.3
—gastric, stomach R10.1
——psychogenic F45.4
—low back M54.5
—lower abdomen R10.3
——pelvic or perineal R10.2
—flank R10.4
—pericardial (see also Pain, precordial) R07.2
—precordial, over heart (region) R07.2
——psychogenic F45.4
—psychogenic (any site) (persistent) F45.4
—heart (see also Pain, precordial) R07.2
—chest R07.4
——on breathing R07.1
——anterior wall R07.3
——ischemic I20.9
—pleura, pleural, pleuritic R07.3

痛——*续前页*
－由于装置、植入物或移植物引起的——*续前页*
－－内固定(矫形外科) NEC T84.8
－－乳房(植入物) T85.8
－－生殖系 NEC T83.8
－－输注 NEC T85.8
－－特指的 NEC T85.8
－－胃肠(胆管)(食管) T85.8
－－心脏 NEC T82.8
－－血管 NEC T82.8
－－眼(角膜移植物)(眶植入物) NEC T85.8
－掌指(关节) M25.5
－肢(下)(上) M79.6
－跖趾(关节) M25.5
－直肠 K62.8
－子宫 NEC N94.8
－－心因性 F45.4
－足 M79.6
－坐骨大孔 M54.3
痛风(性) M10.9
－原发性 M10.0
－继发性 NEC M10.4
－梅毒性 A52.7† M14.8*
－铅毒性 M10.1
－特发性 M10.0
－痛风石性 NEC M10.9
－－耳 M10.9† H62.8*
－－心脏 M10.0† I43.8*
－药物性 M10.2
－由于肾功能损害引起的 M10.3
痛风石(另见 痛风) M10.-
痛经(特发性)(表皮脱落性) N94.6
－原发性 N94.4
－继发性 N94.5
－充血性(综合征) N94.6
－心因性 F45.8
痛觉过度，痛觉过敏 R20.8
痛觉减退 R20.8
痛觉缺失(另见 麻醉) R20.0
痛性肥胖症 E88.2

Pain(s), Sore, Tic——*continued*
－due to device, implant or graft——*continued*
－－fixation, internal (orthopedic) NEC T84.8
－－breast (implant) T85.8
－－genital NEC T83.8
－－infusion NEC T85.8
－－specified NEC T85.8
－－gastrointestinal (bile duct) (esophagus) T85.8
－－heart NEC T82.8
－－vascular NEC T82.8
－－ocular (corneal graft) (orbital implant) NEC T85.8
－metacarpophalangeal (joint) M25.5
－limb (lower) (upper) M79.6
－metatarsophalangeal (joint) M25.5
－rectum K62.8
－uterus NEC N94.8
－－psychogenic F45.4
－foot M79.6
－sciatic M54.3
Gout, gouty M10.9
－primary M10.0
－secondary NEC M10.4
－syphilitic A52.7† M14.8*
－lead-induced, saturnine M10.1
－idiopathic M10.0
－tophi NEC M10.9
－－ear M10.9† H62.8*
－－heart M10.0† I43.8*
－drug-induced M10.2
－in (due to) renal impairment M10.3
Tophi (see also Gout) M10.-
Dysmenorrhea (essential) (exfoliative) N94.6
－primary N94.4
－secondary N94.5
－congestive (syndrome) N94.6
－psychogenic F45.8
Hyperpathia, Hyperalgesia R20.8
Hypalgesia R20.8
Analgesia (see also Anesthesia) R20.0
Dercum's disease E88.2

痛性痉挛　R25.2
一报务员　F48.8
一一器质性　G25.8
一肠　R10.4
一一心因性　F45.3
一打字员　F48.8
一一器质性　G25.8
一胆囊　R10.4
一一心因性　F45.3
一腹部　R10.4
一肌肉(全身性)(肢) R25.2
一一心因性　F45.8
一一由于浸泡　T75.1
一浸泡　T75.1
一莱诺铸排机排字工人的　F48.8
一一器质性　G25.8
一缺盐性　E87.1
一书写　F48.8
一一器质性　G25.8
一司炉工　T67.2
一消防队员　T67.2
一游泳，游泳者　T75.1
一肢(下)(上) NEC R25.2
一职业性(手) F48.8
一一器质性　G25.8
一中暑性　T67.2
一子宫　N94.8
一一月经(另见　痛经) N94.6
痛性尿淋漓　R30.0
痛性神经营养不良　M89.0
痛性阴茎勃起(非性病性) N48.8
一淋球菌性　A54.0
一先天性　Q54.4

Cramp(s) R25.2
—telegrapher's F48.8
——organic G25.8
—intestinal R10.4
——psychogenic F45.3
—typist's F48.8
——organic G25.8
—colic R10.4
——psychogenic F45.3
—abdominal R10.4
—muscle (general) (limb) R25.2
——psychogenic F45.8
——due to immersion T75.1
—immersion T75.1
—linotypist's F48.8
——organic G25.8
—salt-depletion E87.1
—writer's F48.8
——organic G25.8
—stoker's T67.2
—fireman T67.2
—bathing, swimmer's T75.1
—limb (lower) (upper) NEC R25.2
—occupational (hand) F48.8
——organic G25.8
—heat T67.2
—uterus N94.8
menstrual (see also Dysmenorrhea) N94.6
Strangury R30.0
Algoneurodystrophy M89.0
Chordee (nonvenereal) N48.8
—gonococcal A54.0
—congenital Q54.4

tōu 偷

偷窃狂 F63.2
偷窃行为
一病理性(强迫性) F63.2
一儿童 F91.8
一一与他人结伙 F91.2

Kleptomania F63.2
Stealing
—pathological (compulsive) F63.2
—child problem F91.8
——in company with others F91.2

tóu 头

头
一捻发音 Q75.8
一脐周静脉曲张[水母头] I86.8
一胎头水肿[先锋头] P12.8
头不全畸胎 Q89.7
头部倒经 N94.8
头的 - 见情况
头发打结 L67.8
头巾样瘤(M8200/0) D23.4
头颅血肿(钙化)
一创伤性 S09.8
一胎儿或新生儿(产伤) P12.0
头盆的 - 见情况
头皮的 - 见情况
头皮松垂[回状头皮] Q82.8
头皮屑 L21.0
头疼(另见 头痛) R51
一非器质性原因 F45.4
头痛 R51
一变应性 NEC G44.8
一创伤后，慢性 G44.3
一丛集性(慢性)(发作性) G44.0
一非器质性原因 F45.4
一脊髓和硬膜外麻醉引起的 T88.5
一一产程和分娩 O74.5
一一产后，产褥期 O89.4
一一妊娠 O29.4
一脊髓液丢失(穿刺后) G97.1
一紧张性(慢性)(发作性) G44.2
一偏(型) G43.9
一情绪性 F45.4
一特指的综合征 NEC G44.8
一心因性 F45.4
一血管性 G44.1

Caput
—crepitus Q75.8
—medusae I86.8
—succedaneum P12.8
Paracephalus Q89.7
Cephalomenia N94.8
Cephalic, Head - see condition
Knotting of hair L67.8
Turban tumor (M8200/0) D23.4
Cephalematoma, cephalhematoma (calcified)
—traumatic S09.8
—fetus or newborn (birth injury) P12.0
Cephalopelvic - see condition
Scalp - see condition
Gyrate scalp Q82.8
Dandruff, Furfur L21.0
Cephalgia, cephalalgia (see also Headache) R51
—nonorganic origin F45.4
Headache R51
—allergic NEC G44.8
—post-traumatic, chronic G44.3
—cluster (chronic) (episodic) G44.0
—nonorganic origin F45.4
—spinal and epidural anesthesia-induced (in) T88.5
——labor and delivery O74.5
——postpartum, puerperal O89.4
——pregnancy O29.4
—spinal fluid loss (from puncture) G97.1
—tension (chronic) (episodic) G44.2
—migraine (type) G43.9
—emotional F45.4
—specified syndrome NEC G44.8
—psychogenic F45.4
—vascular G44.1

头痛——*续前页*
—腰穿后，腰椎穿刺后 G97.1
—药物性 NEC G44.4
—组胺性 G44.0
头狭窄 Q75.8
头血囊肿
—创伤性 S09.8
—胎儿或新生儿 P52.8
——产伤 P10.8
头晕 R42
—心因性 F45.8
—癔症性 F44.8

Headache——*continued*
—postspinal puncture, lumbar puncture G97.1
—drug-induced NEC G44.4
—histamine G44.0
Stenocephaly Q75.8
Cephalematocele, cephal(o)hematocele
—traumatic S09.8
—fetus or newborn P52.8
——birth injury P10.8
Dizziness R42
—psychogenic F45.8
—hysterical F44.8

tóu 投

投药 - 见 给予

Administration

tòu 透

透明变性
—局灶性和节段性(肾小球) - 编码于 N00-N07 伴有第四位数.1
—皮肤(粘膜) E78.8
透明蛋白斑，巩膜，老年性 H15.8
透明肺，单侧 J43.0
透明膜[玻璃膜](病)(肺)(新生儿) P22.0
透析(间歇性)(治疗)
—腹膜 Z49.2
——仅为准备性医疗(不伴有治疗) Z49.0
肾 Z49.1
——仅为准备性医疗(不伴有治疗) Z49.0
—视网膜(性) H33.0
—特指类型 NEC Z49.2
——仅为准备性医疗(不伴有治疗) Z49.0
—体外 Z49.1
——仅为准备性医疗(不伴有治疗) Z49.0

Hyalinosis
—focal and segmental (glomerular)– code to N00-N07 with fourth character .1
—cutis (et mucosae) E78.8
Hyalin plaque, sclera, senile H15.8
Transparency, lung, unilateral J43.0
Hyaline membrane (disease) (lung) (newborn) P22.0
Dialysis (intermittent) (treatment)
—peritoneal Z49.2
——preparatory care only (without treatment) Z49.0
—renal Z49.1
——preparatory care only (without treatment) Z49.0
—retina, retinal H33.0
—specified type NEC Z49.2
——preparatory care only (without treatment) Z49.0
—extracorporeal Z49.1
——preparatory care only (without treatment) Z49.0

tū 凸

凸出
—眼植入物(球)(眼球) T85.3
—椎间盘 - 见 移位，椎间盘
凸耳(先天性) Q17.5
凸颌畸形[下颌前突](下颌)(上颌) K07.1

Extrusion
—eye implant (ball) (globe) T85.3
—intervertebral disk - see Displacement, intervertebral disk
Prominence of auricle (congenital) (ear) Q17.5
Prognathism (mandibular) (maxillary) K07.1

tū 秃

秃发(另见 脱发) L65.9 **Baldness (see also Alopecia) L65.9**

一男性型(另见 脱发，雄激素性) L64.9 —male-pattern (see also Alopecia, androgenic) L64.9

tū 突

突变 **Mutation**

一凝血酶原基因[凝血因子V莱顿突变] D68.5 —prothrombin gene [factor V Leiden mutation] D68.5

突变瘤(黑素)(M9363/0) - 见 肿瘤，良性 **Progonoma (melanotic) (M9363/0) - see Neoplasm, benign**

突出，前突 **Hernia, Protrusion, protrusio**

一脊柱(另见 脊柱裂) Q05.9 —spinal (see also Spina bifida) Q05.9

一一伴有脑积水(另见 脊柱裂，伴有脑积水) Q05.4 ——with hydrocephalus (see also Spina bifida, with hydrocephalus) Q05.4

一髋臼(进入骨盆) M24.7 —acetabulum (into pelvis) M24.7

一卵巢 N83.4 —ovary N83.4

一妊娠子宫 O34.5 —pregnant uterus O34.5

一软骨，脊椎 - 见 移位，椎间盘 —cartilage, vertebra - see Displacement, intervertebral disk

一输卵管 N83.4 —oviduct N83.4

一输尿管 N28.8 —ureter N28.8

一髓核 - 见 移位，椎间盘 —nucleus pulposus - see Displacement, intervertebral disk

一网膜 - 见 疝，腹 —omental - see Hernia, abdomen

一阴道(前)(壁) N81.1 —vaginal (anterior) (wall) N81.1

一直肠阴道 N81.6 —rectovaginal N81.6

一装置、植入物或移植物(另见 并发症，按部位和类型，机械性) T85.6 —device, implant or graft (see also Complications, by site and type, mechanical) T85.6

一一导管 NEC T85.6 ——catheter NEC T85.6

一一一泌尿系(留置) T83.0 ———urinary (indwelling) T83.0

一一一输注 NEC T82.5 ———infusion NEC T82.5

一一一一脊髓(硬膜外)(硬膜下) T85.6 ————spinal (epidural) (subdural) T85.6

一一一透析(肾) T82.4 ———dialysis (renal) T82.4

一一一一腹膜内 T85.6 ————intraperitoneal T85.6

一一电(极)(脉冲发生器)(刺激器) ——electronic (electrode) (pulse generator) (stimulator)

一一一骨 T84.3 ———bone T84.3

一一一神经系统(脑)(周围神经)(脊髓) T85.1 ———nervous system (brain) (peripheral nerve) (spinal) T85.1

一一动脉移植物 NEC T82.3 ——arterial graft NEC T82.3

一一一冠状动脉(搭桥术) T82.2 ———coronary (bypass) T82.2

一一关节假体 T84.0 ——joint prosthesis T84.0

一一矫形外科 NEC T84.4 ——orthopedic NEC T84.4

一一一骨移植物 T84.3 ———bone graft T84.3

一一泌尿系 NEC T83.1 ——urinary NEC T83.1

一一一移植物 T83.2 ———graft T83.2

突出，前突——*续前页*
—装置、植入物或移植物——*续前页*
——脑室颅内分流 T85.0
——内固定(矫形外科) NEC T84.2
———四肢骨 T84.1
——乳房(植入物) T85.4
——生殖系 NEC T83.4
———子宫内避孕装置 T83.3
——特指的 NEC T85.6
——胃肠(胆管)(食管) T85.5
——心脏 NEC T82.5
———瓣膜(假体) T82.0
————移植物 T82.2
——血管 NEC T82.5
——眼(角膜移植物)(眶植入物) NEC T85.3
———眼内晶状体 T85.2
—椎间软骨或椎间盘 - 见 移位，椎间盘
—子宫 N81.4
——妊娠 O34.5

突出的坐骨棘或骶骨岬
—伴有胎盆不称 O33.0
——引起梗阻性分娩 O65.0
——影响到胎儿或新生儿 P03.1

突冠
—阴蒂 Q52.6
—阴茎 Q55.6

突然
—死亡，原因不知 R96.0
——产科 O95
——产褥期、产后 O95
——分娩中 O95
——婴儿 R95
—心力衰竭(另见 衰竭，心力) I50.9
—婴儿猝死综合征 R95

突眼 H05.2
—搏动性 H05.2
—甲状腺毒性，促甲状腺激素性 E05.0† H06.2*
—甲状腺机能障碍性 E05.0† H06.2*
—甲状腺肿 E05.0† H06.2*
—间歇性 NEC H05.2
—先天性 Q15.8
—由于甲状腺毒症(甲状腺功能亢进症) E05.0† H06.2*

Hernia, Protrusion, protrusio——*continued*
—device, implant or graft——*continued*
——ventricular intracranial shunt T85.0
——fixation, internal (orthopedic) NEC T84.2
———bones of limb T84.1
——breast (implant) T85.4
——genital NEC T83.4
———intrauterine contraceptive device T83.3
——specified NEC T85.6
——gastrointestinal (bile duct) (esophagus) T85.5
——heart NEC T82.5
———valve (prosthesis) T82.0
————graft T82.2
——vascular NEC T82.5
——ocular (corneal graft) (orbital implant) NEC T85.3
———intraocular lens T85.2
—intervertebral cartilage or disk - see Displacement, intervertebral disk
—uterus N81.4
——pregnant O34.5

Prominent ischial spine or sacral promontory
—with disproportion (fetopelvic) O33.0
——causing obstructed labor O65.0
——affecting fetus or newborn P03.1

Hooded
—clitoris Q52.6
—penis Q55.6

Sudden
—death, cause unknown R96.0
——obstetric O95
——puerperal, postpartum O95
——during childbirth O95
——infant R95
—heart failure (see also Failure, heart) I50.9
—infant death syndrome R95

Exophthalmos, Proptosis (ocular) H05.2
—pulsating H05.2
—thyrotoxic, thyrotropic E05.0† H06.2*
—dysthyroid E05.0† H06.2*
—goiter E05.0† H06.2*
—intermittent NEC H05.2
—congenital Q15.8
—due to thyrotoxicosis (hyperthyroidism) E05.0† H06.2*

tú 图

图雷特综合征[抽动秽语综合征] **F95.2**

Tourette's syndrome F95.2

tǔ 土

土拉菌病(又称 兔热病) **A21.9**
一败血症 A21.7
一肺(任何) A21.2† J17.0*
一腹部 A21.3
一结膜炎 A21.1† H13.1*
一溃疡腺型 A21.0
一全身性 A21.7
一伤寒性 A21.7
一特指的 NEC A21.8
一胃肠 A21.3
一咽下 A21.3
一眼 A21.1
一眼腺型 A21.1

Tularemia A21.9
—septicemia A21.7
—pneumonia (any), pneumonic A21.2† J17.0*
—abdominal A21.3
—conjunctivitis A21.1† H13.1*
—ulceroglandular A21.0
—generalized A21.7
—typhoidal A21.7
—specified NEC A21.8
—gastrointestinal A21.3
—ingestion A21.3
—ophthalmic A21.1
—oculoglandular A21.1

tù 兔

兔唇(完全)(不完全)(另见 裂，唇) **Q36.9**
兔热病 - 又称 土拉菌病
兔眼(眼睑)(神经性) **H02.2**
一角膜结膜炎 H16.2

Harelip (complete) (incomplete) (see also Cleft, lip) Q36.9
Tularemia
Lagophthalmos (eyelid) (nervous) H02.2
—keratoconjunctivitis H16.2

tuǐ 腿

腿的 - 见情况

Leg - see condition

tuì 退

退缩
一前房角(眼) H21.5
一牙龈(广泛性)(局部性)(感染后)(手术后) K06.0

Recession
—chamber angle (eye) H21.5
—gingival (generalized) (localized) (postinfective) (postoperative) K06.0

tuì 蜕

蜕膜炎(急性)，影响到胎儿或新生儿 **P00.8**

Deciduitis (acute), affecting fetus or newborn P00.8

tūn 吞

吞气症(心因性) F45.3	**Aerophagy, aerophagia, Pneumophagia (psychogenic) F45.3**
吞噬细胞功能不良，先天性 D71	**Dysphagocytosis, congenital D71**
吞咽不能 R63.0	**Aphagia R63.0**
—心因性 F50.1	—psychogenic F50.1
吞咽困难 R13	**Dysphagia R13**
—功能性(癔症性) F45.8	—functional (hysterical) F45.8
—缺铁性 D50.1	—sideropenic D50.1
—神经性(癔症性) F45.8	—nervous (hysterical) F45.8
—心因性 F45.8	—psychogenic F45.8
—癔症性 F45.8	—hysterical F45.8
吞咽麻痹 R13	**Deglutition paralysis R13**
—癔症性 F44.4	—hysterical F44.4
吞咽异物(另见 异物) T18.9	**Swallowed foreign body (see also Foreign body) T18.9**

tún 臀

臀(位)	**Breech**
—分娩 NEC O83.1	—delivery NEC O83.1
——影响到胎儿或新生儿 P03.0	——affecting fetus or newborn P03.0
——助产 NEC O83.1	——assisted NEC O83.1
—牵引术 O83.0	—extraction O83.0
——影响到胎儿或新生儿 P03.0	——affecting fetus or newborn P03.0
—先露(对母体) O32.1	—presentation (mother) O32.1
——分娩前，影响到胎儿或新生儿 P01.7	——before labor, affecting fetus or newborn P01.7
——分娩中，影响到胎儿或新生儿 P03.0	——during labor, affecting fetus or newborn P03.0
——引起梗阻性分娩 O64.1	——causing obstructed labor O64.1
臀部的 - 见情况	**Buttock - see condition**
臀联双胎 Q89.4	**Pygopagus Q89.4**

tuō 托

托德	**Todd's**
—肝硬变 K74.3	—cirrhosis K74.3
—瘫痪[麻痹](癫痫后的) G83.8	—paralysis (postepileptic) G83.8
托马塞利病	**Tommaselli's disease**
—过量或给错或服错药物 T37.2	—overdose or wrong substance given or taken T37.2
—恰当使用正确的物质 R31	—correct substance properly administered R31

tuō 脱

脱垂，女性(另见 脱垂，子宫) N81.9
一特指的 NEC N81.8
脱垂，脱出
一臂或手 O32.2
一一胎儿或新生儿的 P03.1
一一引起梗阻性分娩 O64.4
一玻璃体(液) H43.0
一一伤口内 S05.2
一肠(小) K63.4
一二尖(瓣) I34.1
一肝 K76.8
一肛门，肛(管)(括约肌)[脱肛] K62.2
一宫颈(残端)(肥大的) N81.2
一一产后，陈旧性 N81.2
一一前唇，梗阻性分娩 O65.5
一一先天性 Q51.8
一虹膜(创伤性) S05.2
一一非创伤性 H21.8
一喉肌或喉室 J38.7
一回肠造口术(开口) K91.4
一会阴，女性 N81.8
一结肠(有蒂的) K63.4
一结肠造口术(开口) K91.4
一睫状体(创伤性) S05.2
一卵巢 N83.4
一盲肠 K63.4
一盲肠造口术(开口) K91.4
一泌尿道 N36.3
一一先天性 Q64.7
一尿道，尿道口(后天性)(感染的)(粘膜) N36.3
一一先天性 Q64.7
一膀胱(粘膜)(括约肌)(后天性)
一一男性 N32.8
一一女性 N81.1
一一先天性(女性)(男性) Q64.7
一盆底，女性 N81.8
一脾 D73.8
一脐带
一一并发于分娩 O69.0
一一影响到胎儿或新生儿 P02.4
一脐尿管，先天性 Q64.4

Prolapsus, female (see also Prolapse, uterus) N81.9
—specified NEC N81.8
Prolapse, prolapsed
—arm or hand O32.2
——in fetus or newborn P03.1
——causing obstructed labor O64.4
—vitreous (humor) H43.0
——in wound S05.2
—intestine (small) K63.4
—mitral (valve) I34.1
—liver K76.8
—anus, anal (canal) (sphincter) K62.2
—cervix, cervical (stump) (hypertrophied) N81.2
——postpartal, old N81.2
——anterior lip, obstructing labor O65.5
——congenital Q51.8
—iris (traumatic) S05.2
——nontraumatic H21.8
—laryngeal muscles or ventricle J38.7
—ileostomy bud K91.4
—perineum, female N81.8
—colon (pedunculated) K63.4
—colostomy K91.4
—ciliary body (traumatic) S05.2
—ovary N83.4
—cecum K63.4
—cecostomy K91.4
—urinary meatus N36.3
——congenital Q64.7
—urethra, meatus urinarius (acquired) (infected) (mucosa) N36.3
——congenital Q64.7
—bladder (mucosa) (sphincter) (acquired)
——male N32.8
——female N81.1
——congenital (female) (male) Q64.7
—pelvic floor, female N81.8
—spleen D73.8
—umbilical cord
——complicating delivery O69.0
——affecting fetus or newborn P02.4
—urachus, congenital Q64.4

脱发(遗传性)(脂溢性) L65.9
—X 线 L58.1
—瘢痕性 L66.9
——特指的 NEC L66.8
—产后 L65.0
—感染后 NEC L65.8
—静止期 L65.0
—局限性[斑秃] L63.9
——特指的 NEC L63.8
—梅毒性(继发性) A51.3† L99.8*
—粘蛋白性 L65.2
—全(头部)[全秃] L63.0
—全身[普秃] L63.1
—特异性(梅毒性) A51.3† L99.8*
—特指的 NEC L65.8
—先天性 Q84.0
—雄激素性 L64.9
——特指的 NEC L64.8
——药物性 L64.0
—由于细胞毒素药物 NEC L65.8
—再生期 L65.1
—早老性 L64.8
脱钙
—骨 M81.9
—牙 K03.8
脱矿质，骨(另见 骨质疏松症) M81.9
脱离
—半月板(膝)(由于) M23.3
——陈旧性撕裂或损伤 M23.2
——近期损伤 S83.2
—玻璃(体) H43.8
—宫颈，环状 O71.3
——并发于分娩 O71.3
—脉络膜(陈旧性)(感染后)(单纯性)(自发性) H31.4
—韧带 - 见 扭伤
—软骨(另见 扭伤) T14.3
—视网膜(不伴有视网膜性断裂)(部分切除) H33.2
——伴有视网膜性断裂 H33.0
——浆液性 H33.2
——裂孔性 H33.0
——牵引 H33.4
——色素上皮 H35.7
——特指的 NEC H33.5

Alopecia, Calvities, Effluvium (hereditaria) (seborrheica) L65.9
—X-ray L58.1
—cicatricial L66.9
——specified NEC L66.8
—postpartum L65.0
—postinfective NEC L65.8
—telogen L65.0
—areata, circumscripta L63.9
——specified NEC L63.8
—syphilitic (secondary) A51.3† L99.8*
—mucinosa L65.2
—totalis (capitis) L63.0
—universalis (entire body) L63.1
—specific (syphilitic) A51.3† L99.8*
—specified NEC L65.8
—congenital, congenitalis Q84.0
—androgenic L64.9
——specified NEC L64.8
——drug-induced L64.0
—due to cytotoxic drugs NEC L65.8
—anagen L65.1
—premature L64.8
Decalcification
—bone M81.9
—teeth K03.8
Demineralization, bone (see also Osteoporosis) M81.9
Ablatio, Ablation, Abruption, Detachment
—meniscus (knee) (due to) M23.3
——old tear or injury M23.2
——current injury S83.2
—vitreous (body) H43.8
—cervix, annular O71.3
——complicating delivery O71.3
—choroid (old) (postinfectional) (simple) (spontaneous) H31.4
—ligament - see Sprain
—cartilage (see also Sprain) T14.3
—retina, retinae (without retinal break) H33.2
——with retinal break H33.0
——serous H33.2
——rhegmatogenous H33.0
——traction H33.4
——pigment epithelium H35.7
——specified NEC H33.5

脱离——*续前页*
—胎盘(过早)(另见 胎盘早剥)(部分切除) O45.9
——影响到胎儿或新生儿 P02.1
—子宫 Z90.7
脱离通风机或呼吸机(机械性) Z51.8
脱落
—过早，初齿[乳牙] K00.6
—甲 L60.8
—睫毛 H02.7
—皮肤 R23.4
—头发(另见 脱发) L65.9
—牙齿，由于全身性疾病 K08.0
脱水，缺水血症 E86
—新生儿 P74.1
脱髓鞘
—播散性，急性 G36.9
——特指的 NEC G36.8
—胼胝体(中心性) G37.1
—视神经炎的 G36.0
—中枢神经系统 G37.9
——特指的 NEC G37.8
脱位(关节) T14.3
—伴有骨折 - 见 骨折
—半月板(膝) - 见 撕裂，半月板
——部位特指的，除外膝 - 作为 脱位，按部位编码
—半月软骨，膝 - 见 撕裂，半月板
—背 T09.2
—鼻(中隔软骨) S03.1
—鼻中隔(陈旧性) J34.2
—臂，意指上肢 - 见 脱位，肢，上
—髌骨 S83.0
——复发性 M22.0
——先天性 Q74.1
—病理性 NEC M24.3
——骶髂 M53.2
——脊柱 M53.2
——腰骶关节 M53.2
—陈旧性 M24.8
—尺骨
——近端 S53.1
——远端 S63.0
—尺肱(关节) S53.1

Ablatio, Ablation, Abruption, Detachment——*continued*
—placenta, placentae (premature) (see also Abruptio placentae) O45.9
——affecting fetus or newborn P02.1
—uterus Z90.7
Weaning from ventilator or respirator (mechanical) Z51.8
Defluvium, Exfoliation, Scaling, Shedding
—premature, primary (deciduous) teeth K00.6
—nail, unguium L60.8
—ciliorum H02.7
—skin R23.4
—capillorum (see also Alopecia) L65.9
—teeth, due to systemic causes K08.0
Anhydration, Anhydremia, Dehydration E86
—newborn P74.1
Demyelination, demyelinization
—disseminated, acute G36.9
——specified NEC G36.8
—corpus callosum (central) G37.1
—in optic neuritis G36.0
—central nervous system G37.9
——specified NEC G37.8
Dislocation, Luxation (articular) T14.3
—with fracture - see Fracture
—meniscus (knee) - see Tear, meniscus
——sites specified, other than knee - code as Dislocation, by site
—semilunar cartilage, knee - see Tear, meniscus
—back T09.2
—nose (septal cartilage) S03.1
septum (nasal) (old) J34.2
—arm, meaning upper limb - see Dislocation, limb, upper
—patella S83.0
——recurrent M22.0
——congenital Q74.1
—pathological NEC M24.3
——sacroiliac M53.2
——spine M53.2
——lumbosacral joint M53.2
—old M24.8
—ulna
——proximal end S53.1
——distal end S63.0
—ulnohumeral (joint) S53.1

脱位——*续前页*

—耻骨联合 S33.3
——产科性(创伤性) O71.6
—大腿，近端 S73.0
—骶骨 S33.2
—骶髂(关节)(韧带) S33.2
——复发性 M53.2
——先天性 Q74.2
—骶尾 S33.2
—多发性[多处] T03.9
——颈部 S13.3
———和
————身体其他部位 T03.8
————头部 T03.0
——躯干 T03.1
——身体部位 NEC T03.8
——手指 S63.2
——特指的 NEC T03.8
——头部 S03.5
———和
————颈部 T03.0
————身体其他部位 T03.8
——胸部 S23.2
———伴有下背和骨盆 T03.1
————伴有四肢 T03.8
——肢
———上 T03.2
————和
—————下肢 T03.4
—————胸部、下背和骨盆 T03.8
———下 T03.3
————和
—————上肢 T03.4
—————胸部、下背和骨盆 T03.8
—腓骨
——近端 S83.1
——远端 S93.0
—复发性 M24.4
——髌骨 M22.0
——骶髂 M53.2
——关节 NEC M24.4
——肩 M24.4
——髋 M24.4
——膝 M24.4
——肘 M24.4

Dislocation, Luxation——*continued*

—symphysis pubis S33.3
——obstetric (traumatic) O71.6
—thigh, proximal end S73.0
—sacrum S33.2
—sacroiliac (joint) (ligament) S33.2
——recurrent M53.2
——congenital Q74.2
—sacrococcygeal S33.2
—multiple T03.9
——neck S13.3
———with
————other body regions T03.8
————head T03.0
——trunk T03.1
——body regions NEC T03.8
——fingers S63.2
——specified NEC T03.8
——head S03.5
———with
————neck T03.0
————other body regions T03.8
——thorax S23.2
———with lower back and pelvis T03.1
————with limbs T03.8
——limb
———upper T03.2
————with
—————lower limb(s) T03.4
—————thorax, lower back and pelvis T03.8
———lower T03.3
————with
—————upper limb(s) T03.4
—————thorax, lower back and pelvis T03.8
—fibula
——proximal end S83.1
——distal end S93.0
—recurrent M24.4
——patella M22.0
——sacroiliac M53.2
——joint NEC M24.4
——shoulder M24.4
——hip M24.4
——knee M24.4
——elbow M24.4

脱位——*续前页*

—跗(骨)(关节) S93.3
—跗骨间(关节) S93.3
—跗跖(关节) S93.3
—肱骨，近端　S43.0
—股骨
——近端　S73.0
——远端　S83.1
—骨折 - 见 骨折
—关节囊 - 作为 脱位，按部位编码
—关节盂，关节盂下　S43.0
—颌(软骨)(半月板) S03.0
—踝　S93.0
——舟状骨　S93.3
—环甲软骨关节　S13.2
—环杓软骨关节　S13.2
—寰枢，寰椎　S13.1
—喙突，喙突下　S43.0
—脊椎　T09.2
——神经　S13.1
——先天性　Q76.4
——胸　S23.1
——腰　S33.1
—甲状软骨　S13.2
—假体，内部 - 见 并发症，假体装置，按部位，机械性
—肩(板)(关节)(韧带) S43.0
——带　S43.3
——复发性　M24.4
——慢性　M24.4
——先天性　Q68.8
—肩胛骨　S43.3
—肩锁(关节) S43.1
—剑突软骨　S23.2
—脚趾　S93.1
—晶状体(陈旧性)(完全)(部分)(晶状)(自发性) H27.1
——创伤性　S05.8
——先天性　Q12.1
———梅毒性　A50.3† H28.8*
—胫骨
——近端　S83.1
——远端　S93.0

Dislocation, Luxation——*continued*

—tarsal (bone(s)) (joint(s)) S93.3
—midtarsal (joint) S93.3
—tarsometatarsal (joint(s)) S93.3
—humerus, proximal end S43.0
—femur
——proximal end S73.0
——distal end S83.1
—fracture - see Fracture
—capsule, joint - code as Dislocation, by site
—glenoid, subglenoid S43.0
—jaw (cartilage) (meniscus) S03.0
—ankle S93.0
——navicular bone S93.3
—cricothyroid articulation S13.2
—cricoarytenoid articulation S13.2
—atlantoaxial, atlas S13.1
—coracoid, infracoracoid S43.0
—spine T09.2
——cervical S13.1
——congenital Q76.4
——thoracic S23.1
——lumbar S33.1
—thyroid cartilage S13.2
—prosthesis, internal - see Complications, prosthetic device, by site, mechanical
—shoulder (blade) (joint) (ligament) S43.0
——girdle S43.3
recurrent M24.4
——chronic M24.4
——congenital Q68.8
—scapula S43.3
—acromioclavicular (joint) S43.1
—xiphoid cartilage S23.2
—toe(s) S93.1
—lens (old) (complete) (partial) (crystalline) (spontaneous) H27.1
——traumatic S05.8
——congenital Q12.1
———syphilitic A50.3† H28.8*
—tibia
——proximal end S83.1
——distal end S93.0

脱位——*续前页*
一胫腓(关节)
一一近端 S83.1
一一远端 S93.0
一颈部 S13.1
一一多发性 S13.3
一颈胸(椎)(脊椎) T03.8
一颈椎(脊椎) S13.1
一距骨 S93.0
一髋 S73.0
一一复发性 M24.4
一一先天性 Q65.2
一一一单侧 Q65.0
一一一双侧 Q65.1
一髋无名骨(耻骨联合)(骶骨联合) S33.3
一一髋臼 S73.0
一肋软骨 S23.2
一泪腺 H04.1
一慢性 - 见 脱位，复发性
一拇指 S63.1
一颞下颌(关节) S03.0
一气管 S23.2
一前臂 T11.2
一桡尺骨(关节)
一一近端 S53.1
一一远端 S63.0
一桡肱(关节) S53.0
一桡骨
一一近端 S53.0
一一远端 S63.0
一桡腕(关节) S63.0
一韧带 - 作为 脱位，按部位编码
一软骨(关节) - 作为 脱位，按部位编码
一手指 S63.1
一一多发性 S63.2
一枢椎 S13.1
一锁骨 S43.1
一听骨 H74.2
一头部，部位 NEC S03.3
一腿，意指下肢 - 见 脱位，肢，下
一腕(骨) S63.0
一腕(腕骨)(舟骨)(半月骨) S63.0
一腕骨间(关节) S63.0

Dislocation, Luxation——*continued*
—tibiofibular (joint)
——proximal S83.1
——distal S93.0
—neck S13.1
——multiple S13.3
—cervicothoracic (spine) (vertebra) T03.8
—cervical spine (vertebra) S13.1
—astragalus, talus S93.0
—hip S73.0
——recurrent M24.4
——congenital Q65.2
———unilateral Q65.0
———bilateral Q65.1
—innominate (pubic junction) (sacral junction) S33.3
——acetabulum S73.0
—costal cartilage, costochondral, rib S23.2
—lacrimal gland H04.1
—chronic - see Dislocation, recurrent
—thumb S63.1
—temporomandibular (joint) S03.0
—trachea S23.2
—forearm T11.2
—radioulnar (joint)
——proximal S53.1
——distal S63.0
—radiohumeral (joint) S53.0
—radius
——proximal end S53.0
——distal end S63.0
—radiocarpal (joint) S63.0
—ligament - code as Dislocation, by site
—cartilage (joint) - code as Dislocation, by site
—finger S63.1
——multiple S63.2
—axis S13.1
—clavicle S43.1
—ossicles, ear H74.2
—head, part NEC S03.3
—leg, meaning lower limb - see Dislocation, limb, lower
—carpal (bone) S63.0
—wrist (carpal bone) (scaphoid) (semilunar) S63.0
—midcarpal (joint) S63.0

脱位——*续前页* **Dislocation, Luxation**——*continued*
一肘 S53.1 —elbow S53.1
一一复发性 M24.4 ——recurrent M24.4
一一先天性 Q68.8 ——congenital Q68.8
一椎(关节突)(体) T09.2 —vertebra (articular process) (body) T09.2
一一颈 S13.1 ——cervical S13.1
一一颈胸 T03.8 ——cervicothoracic T03.8
一一先天性 Q76.4 ——congenital Q76.4
一一胸 S23.1 ——thoracic S23.1
一一腰 S33.1 ——lumbar S33.1
一籽骨 - 作为 脱位，按部位编码 —sesamoid bone - code as Dislocation, by site
一自发性 M24.3 —spontaneous M24.3
一足 S93.3 —foot S93.3
脱屑，皮肤 R23.4 **Desquamation, skin R23.4**

tuó 驼

驼背(后天性)(另见 脊柱后凸) M40.2 **Hunchback, Cyphosis (acquired) (see also Kyphosis) M40.2**
一先天性 Q76.4 —congenital Q76.4

tuǒ 椭

椭圆形红细胞增多症(先天性)(遗传性) D58.1 **Elliptocytosis (congenital) (hereditary) D58.1**
一镰状细胞(病) D57.8 —sickle-cell (disease) D57.8
一血红蛋白 C(病) D58.1 —Hb C (disease) D58.1
一血红蛋白病 D58.1 —hemoglobin disease D58.1

tuò 唾

唾液分泌过多 **K11.7** **Hypersalivation K11.7**
唾液分泌减少 **K11.7** **Hypoptyalism K11.7**
唾液管炎 – 现译名 涎管炎 **Sialadochitis**
唾液缺乏 **K11.7** **Aptyalism, Asialia K11.7**
唾液腺 - 现译名 涎腺 **Salivary glands**
唾液腺炎 - 现译名 涎腺炎 **Sialadenitis**

W

wā 挖

挖鼻孔 F98.8

wǎ 瓦

瓦尔登斯特伦

—高丙球蛋白血症 D89.0

—综合征或巨球蛋白血症(M9761/3) C88.0

瓦尔苏阿尼病 O99.0

瓦伦贝格病或综合征 I66.3† G46.3*

wài 外

外翻

—唇(后天性) K13.0

——先天性 Q38.0

—腹内容物(先天性) Q45.8

—宫颈 N86

——伴有宫颈炎 N72

—虹膜 H21.8

—泪点(感染后)(老年性) H04.5

—尿道(口) N36.3

—膀胱(后天性) N32.8

——先天性 Q64.1

—葡萄膜[眼色素膜] H21.8

—输尿管(口) N28.8

—眼睑(瘢痕性)(麻痹性)(老年性)(痉挛性) H02.1

——先天性 Q10.1

—子宫 N81.4

——并发于分娩 O71.2

—足 NEC M21.0

——先天性 Q66.6

外胫夹 T79.6

外科的

—操作并发症或意外事故 - 见 并发症，外科操作的

—肺气肿 T81.8

—手术 NEC R69

—休克 T81.1

Nose-picking F98.8

Waldenström's

—hypergammaglobulinemia D89.0

—syndrome or macroglobulinemia (M9761/3) C88.0

Valsuani's disease O99.0

Wallenberg's disease or syndrome I66.3† G46.3*

Ectropion, Eversion, Exstrophy, Extrophy, Extroversion

—lip (acquired) K13.0

——congenital Q38.0

—abdominal contents (congenital) Q45.8

—cervix (uteri) N86

——with cervicitis N72

—iris H21.8

—punctum lacrimale (postinfectional) (senile) H04.5

—urethra (meatus) N36.3

—bladder (acquired) N32.8

——congenital Q64.1

—uvea H21.8

—ureter (meatus) N28.8

—eyelid (cicatricial) (paralytic) (senile) (spastic) H02.1

——congenital Q10.1

—uterus N81.4

——complicating delivery O71.2

—foot NEC M21.0

——congenital Q66.6

Shin splints T79.6

Surgical

—procedures, complication or misadventure- see Complications, surgical procedures

—emphysema T81.8

—operation NEC R69

—shock T81.1

外科手术
—未做 - 见 操作(手术的)，未做
—选择性 Z41.9
——毛发移植 Z41.0
——乳房增大或还原(美容性) Z41.1
——特指类型 NEC Z41.8
——整容(美容性) Z41.1
—以前的，在妊娠或分娩中
——宫颈 O34.4
———引起梗阻性分娩 O65.5
————影响到胎儿或新生儿 P03.1
——会阴或外阴 O34.7
——盆腔软组织 NEC O34.8
———引起梗阻性分娩 O65.5
————影响到胎儿或新生儿 P03.1
———影响到胎儿或新生儿 P03.8
——阴道 O34.6
——子宫 O34.2
———引起梗阻性分娩 O65.5
————影响到胎儿或新生儿 P03.1
—预防性 Z40.9
——特指的 NEC Z40.8
——与恶性肿瘤有关的危险因素的 Z40.0
—再建(损伤愈合或手术后) Z42.9
——躯干 Z42.2
———乳房 Z42.1
——乳房 Z42.1
——上肢 Z42.3
——特指的 NEC Z42.8
——头和颈 Z42.0
——下肢 Z42.4
—整形
——矫形，恢复 - 见 外科手术，再建
——美容性 Z41.1
———毛发移植 Z41.0
———乳房增大或还原 Z41.1
———整容 Z41.1
——损伤愈合或手术后的 - 见 外科手术，再建
——为体表不能接受的外貌而进行的 Z41.1

外貌
—不正常 R46.1
—个人卫生水平极差 R46.0
—特指的 NEC R46.8

Surgery
—not done - see Procedure (surgical), not done
—elective Z41.9
——hair transplant Z41.0
——breast augmentation or reduction (cosmetic) Z41.1
——specified type NEC Z41.8
——face-lift (cosmetic) Z41.1
—previous, in pregnancy or childbirth
——cervix O34.4
———causing obstructed labor O65.5
————affecting fetus or newborn P03.1
——perineum or vulva O34.7
——pelvic soft tissues NEC O34.8
———causing obstructed labor O65.5
————affecting fetus or newborn P03.1
———affecting fetus or newborn P03.8
——vagina O34.6
——uterus O34.2
———causing obstructed labor O65.5
————affecting fetus or newborn P03.1
—prophylactic Z40.9
——specified NEC Z40.8
——for risk factors related to malignant neoplasm Z40.0
—reconstructive (following healed injury or operation) Z42.9
——trunk Z42.2
———breast Z42.1
——breast Z42.1
——upper limb Z42.3
——specified NEC Z42.8
——head and neck Z42.0
——lower limb Z42.4
—plastic
——corrective, restorative - see Surgery, reconstructive
——cosmetic Z41.1
———hair transplant Z41.0
———breast augmentation or reduction Z41.1
———face-lift Z41.1
——following healed injury or operation - see Surgery, reconstructive
——for unacceptable cosmetic appearance Z41.1

Appearance
—bizarre R46.1
—very low level of personal hygiene R46.0
—specified NEC R46.8

外胚层发育不良(无汗的) Q82.4	**Ectodermal dysplasia (anhidrotic) Q82.4**
外渗 - 见 漏出	**Extravasation - see Extravasation**
外生骨疣 M89.9	**Exostosis M89.9**
一多发性，先天性 Q78.6	—multiple, congenital Q78.6
一骨软骨(M9210/0) - 见 肿瘤，骨，良性	—osteocartilaginous (M9210/0) - see Neoplasm, bone, benign
一颌(骨) K10.8	—jaw (bone) K10.8
一眶 H05.3	—orbit H05.3
一淋球菌性 A54.4† M90.2*	—gonococcal A54.4† M90.2*
一梅毒性 A52.7† M90.2*	—syphilitic A52.7† M90.2*
一软骨(M9210/0) - 见 肿瘤，骨，良性	—cartilaginous (M9210/0) - see Neoplasm, bone, benign
一外耳道 H61.8	—external ear canal H61.8
一先天性(多发性) Q78.6	—congenital (multiple) Q78.6
外生软骨瘤(M9210/0) - 见 肿瘤，骨，良性	**Ecchondroma (M9210/0) - see Neoplasm, bone, benign**
外生软骨瘤病(M9210/1) D48.0	**Ecchondrosis (M9210/1) D48.0**
外斜视(交替性)(单眼) H50.1	**Exotropia (alternating) (monocular) H50.1**
一间歇性 H50.3	—intermittent H50.3
外旋转斜视 H50.4	**Excyclotropia H50.4**
外旋转隐斜 H50.5	**Excyclophoria H50.5**
外阴的 - 见情况	**Vulva - see condition**
外阴干皱 N90.4	**Leukokraurosis vulva(e) N90.4**
外阴上皮内肿瘤 - 见 肿瘤，上皮内，外阴	**VIN - see Neoplasia, intraepithelial, vulva**
外阴炎(急性)(变应性)(阿弗他)(萎缩性)(坏疽性)(肥大性)(擦烂性)(老年性) N76.2	**Vulvitis (acute) (allergic) (aphthous) (atrophic) (gangrenous) (hypertrophic) (intertriginous) (senile) N76.2**
一亚急性或慢性 N76.3	—subacute or chronic N76.3
一白斑病 N90.4	—leukoplakic N90.4
一并发于妊娠 O23.5	—complicating pregnancy O23.5
一产褥期(产后) O86.1	—puerperal (postpartum) O86.1
一结核性 A18.1† N77.1*	—tuberculous A18.1† N77.1*
一淋病性(淋球菌性) A54.0	—blennorrhagic (gonococcal) A54.0
一一伴有脓肿(副腺)(尿道周) A54.1	——with abscess (accessory gland) (periurethral) A54.1
一毛滴虫性 A59.0† N77.1*	—trichomonal A59.0† N77.1*
一梅毒性(早期) A51.0	—syphilitic (early) A51.0
一一晚期 A52.7† N77.1*	——late A52.7† N77.1*
一念珠菌性 B37.3† N77.1*	—candidal, monilial B37.3† N77.1*
一衣原体性 A56.0	—chlamydial A56.0
一由于杜克雷嗜血杆菌 A57	—due to Haemophilus ducreyi A57
一粘连性，先天性 Q52.7	—adhesive, congenital Q52.7
外阴阴道炎(急性)(另见 阴道炎) N76.0	**Vulvovaginitis (acute) (see also Vaginitis) N76.0**
一亚急性或慢性 N76.1	—subacute or chronic N76.1
一见于(由于)	—in (due to)
一一蛲虫感染 B80† N77.1*	——pinworm infection B80† N77.1*
一一疱疹病毒性(单纯性疱疹)感染 A60.0† N77.1*	——herpesviral (herpes simplex) infection A60.0† N77.1*

wān 弯

wān 剜

剜出，眼(创伤性，近期) **S05.7** | **Enucleated eye (traumatic, current) S05.7**

wán 完

完全的 - 见情况 | **Complete - see condition**

wán 顽

顽固性便秘(另见 便秘) **K59.0** | **Obstipation (see also Constipation) K59.0**

wǎn 晚

晚期效应 - 见 后遗症 | **Late effect(s) - see Sequelae**

wàn 腕

腕的 - 见情况 | **Wrist - see condition**
腕管综合征 **G56.0** | **Carpal tunnel syndrome G56.0**
腕足痉挛(另见 手足搐搦) **R29.0** | **Carpopedal spasm (see also Tetany) R29.0**

wǎng 网

网膜的 - 见情况 | **Omentum, omental - see condition**
网膜肉芽脐疝 **Q79.2** | **Epiplosarcomphalocele Q79.2**
网膜疝(另见 疝，腹) K46.9 | **Epiplocele (see also Hernia, abdomen) K46.9**
网膜炎(另见 腹膜炎) **K65.9** | **Epiploitis, Omentitis (see also Peritonitis) K65.9**
网球肘 **M77.1** | **Tennis elbow M77.1**
网状淋巴肉瘤(弥漫性)(M9675/3) C83.2 | **Reticulolymphosarcoma (diffuse) (M9675/3) C83.2**
—结节性(M9691/3) C82.1 | —nodular (M9691/3) C82.1
—滤泡性(M9691/3) C82.1 | —follicular (M9691/3) C82.1
网状内皮细胞增殖 | **Reticuloendotheliosis**
白血病性(M9941/3) C91.4 | —leukemic (M9941/3) C91.4
—恶性(M9712/3) C85.7 | —malignant (M9712/3) C85.7
—非脂肪性(M9722/3) C96.0 | —nonlipid (M9722/3) C96.0
—急性，婴儿(M9722/3) C96.0 | —acute infantile (M9722/3) C96.0
网状细胞肉瘤(弥漫性)(M9591/3) C83.3 | **Reticulosarcoma (diffuse) (M9591/3) C83.3**
网状细胞增多症(皮肤) | **Reticulosis (skin)**
—多形性(M9713/3) C85.7 | —polymorphic (M9713/3) C85.7
—恶性(中线)(M9713/3) C85.7 | —malignant (midline) (M9713/3) C85.7
—非脂肪性(M9722/3) C96.0 | —nonlipid (M9722/3) C96.0
—急性，婴儿期 (M9722/3) C96.0 | —acute, of infancy (M9722/3) C96.0

wàng 妄

wàng 望

wēi 危

wēi 威

威茨贫血 **D50.8**	**Witts' anemia D50.8**
威尔金森-斯内登病或综合征 **L13.1**	**Wilkinson-Sneddon disease or syndrome L13.1**
威尔逊	**Wilson's**
一病或综合征 E83.0	—disease or syndrome E83.0
一肝豆状核变性 E83.0	—hepatolenticular degeneration E83.0
一红苔藓 L43.9	—lichen ruber L43.9
威尔逊-米基迪综合征 **P27.0**	**Wilson-Mikity syndrome P27.0**
威利斯环[大脑动脉环]的 – 见情况	**Circle of Willis – see condition**
威斯科特-奥尔德里奇综合征[湿疹-血小板减少-免疫缺陷综合征] **D82.0**	**Wiskott-Aldrich syndrome D82.0**
威胁	**Threatened**
一工作丢失的，引起焦虑 Z56.2	—job loss, anxiety concerning Z56.2
一失业的，引起焦虑 Z56.2	—unemployment, anxiety concerning Z56.2

wēi 微

微动脉瘤，视网膜性 **H35.0**	**Microaneurysm, retinal H35.0**
一糖尿病性(另见 E10-E14 伴有第四位数.3) E14.3† H36.0*	—diabetic (see also E10-E14 with fourth character .3) E14.3† H36.0*
微栓塞，视网膜性 **H34.2**	**Microembolism, retinal H34.2**
微小瘤 **(M8040/1)** – 见 肿瘤，动态未定	**Tumorlet (M8040/1) – see Neoplasm, uncertain behavior**
微斜视 **H50.4**	**Microtropia H50.4**
微血管病，血栓性 **M31.1**	**Microangiopathy, thrombotic M31.1**

wéi 韦

韦伯-奥斯勒综合征[家族性出血性毛细血管扩张] **I78.0**	**Weber-Osler syndrome I78.0**
韦伯-居布勒综合征[交叉性偏瘫] **I67.9† G46.3***	**Weber-Gubler syndrome I67.9† G46.3***
韦伯-科凯恩综合征(大疱性表皮松解症) **Q81.8**	**Weber-Cockayne syndrome (epidermolysis bullosa) Q81.8**
韦伯-莱登综合征 **I67.9† G46.3***	**Weber-Leyden syndrome I67.9† G46.3***
韦伯麻痹或综合征 **I67.9† G46.3***	**Weber's paralysis or syndrome I67.9† G46.3***
韦德尼希-霍夫曼	**Werdnig-Hoffmann**
一病或综合征[婴儿型脊髓性肌萎缩] G12.0	—disease or syndrome G12.0
一萎缩，肌肉的 G12.0	—atrophy, muscular G12.0
韦尔波疝[股血管前股疝] - 见 疝，股	**Velpeau's hernia - see Hernia, femoral**
韦尔霍夫病[特发性血小板减少性紫癜] **D69.3**	**Werlhof's disease D69.3**
韦尔内综合征 **G52.7**	**Vernet's syndrome G52.7**
韦尔斯病[嗜酸细胞性蜂窝织炎] **L98.3**	**Wells' disease L98.3**
韦弗综合征 **Q87.3**	**Weaver's syndrome Q87.3**
韦格纳肉芽肿病或韦格纳综合征 **M31.3**	**Wegener's granulomatosis or syndrome M31.3**
一伴有累及肺 M31.3† J99.1*	—with lung involvement M31.3† J99.1*

wéi 违

wéi 维

维拉雷综合征 G52.7	**Villaret's syndrome G52.7**
维勒布兰德-尤尔根斯血小板紊乱 D68.0	**Willebrand-Jurgens thrombopathy D68.0**
维利格-亨特病或综合征 G23.1	**Willige-Hunt disease or syndrome G23.1**
维生素 C 缺乏症(性) E54	**Scorbutus, Scurvy, Scorbutic E54**
一佝偻病 E54† M90.8*	一rickets E54† M90.8*
一贫血 D53.2	一anemia D53.2
一龈 E54† K93.8*	一gum E54† K93.8*
一婴儿 E54	一infantile E54
维生素 B_{12} 选择性吸收不良综合征 D51.1	**Imerslund(-Gräsbeck) syndrome D51.1**
维生素过多症(饮食性) NEC E67.8	**Hypervitaminosis (dietary) NEC E67.8**
一A E67.0	一A E67.0
一一对突然过量的反应 T45.2	一一reaction to sudden overdose T45.2
一B_6 E67.2	一B_6 E67.2
一D E67.3	一D E67.3
一一对突然过量的反应 T45.2	一一reaction to sudden overdose T45.2
一K E67.8	一K E67.8
一一过量或给错或服错 T45.7	一一overdose or wrong substance given or taken T45.7
一由于维生素制剂的过度给药或服用(慢性) E67.8	一from excessive administration or use of vitamin preparations (chronic) E67.8
一一对突然过量的反应 T45.2	一一reaction to sudden overdose T45.2
维生素缺乏(病)(多发性 NEC)(另见 缺乏，维生素) E56.9	**Avitaminosis, Hypovitaminosis, Vitamin deficiency (multiple NEC) (see also Deficiency, vitamin) E56.9**
一A E50.9	一A E50.9

wěi 尾

尾骨的 - 见情况	**Coccyx - see condition**
尾骨痛 M53.3	**Coccydynia, coccygodynia M53.3**

wěi 萎

萎黄病[绿色贫血] D50.8	**Chlorosis, Green sickness D50.8**
一埃及 B76.9† D63.8*	一Egyptian B76.9† D63.8*
一矿工 B76.9† D63.8*	一miner's B76.9† D63.8*
萎缩	**Atrophy, atrophic, Atrophia**
一白色(斑块状)(米利安) L95.0	一blanche (en plaque) (of Milian) L95.0
一斑疹性(皮肤病性) L90.8	一macular (dermatological) L90.8
一一梅毒性，皮肤 A51.3† L99.8*	一一syphilitic, skin A51.3† L99.8*
一一一纹状 A52.7† L99.8*	一一一striated A52.7† L99.8*
一瘢痕 L90.5	一scar L90.5
一半侧颜面 Q67.4	一hemifacial Q67.4
一一龙贝格[单侧面神经萎缩] G51.8	一一Romberg G51.8
一鼻甲 J34.8	一turbinate J34.8

萎缩——*续前页*
一鼻咽 J31.1
一肠 K63.8
一唇 K13.0
一大脑 - 见 萎缩，脑
一胆囊，胆囊管 K82.8
一胆总管(肝总管) K83.8
一德热里纳-托马斯[橄榄体脑桥小脑萎缩] G23.8
一迪谢内-阿朗[脊髓性肌萎缩] G12.2
一动脉硬化性 - 见 动脉硬化
一多个腺体 E31.8
一一自身免疫性 E31.0
一多关节炎 M15.9
一多系统(脑)[CNS] G90.3
一耳 H93.8
一肺(老年性) J98.4
一附睾 N50.8
一肝(黄色) K72.9
一一急性，亚急性 K72.0
一一慢性 K72.1
一橄榄体脑桥小脑 G23.8
一睾丸 N50.0
一宫颈(粘膜)(老年性)(子宫) N88.8
一一绝经期 N95.8
一骨(老年性) NEC M89.8
一一由于
一一一脊髓痨(神经源性) A52.1† M90.2*
一海绵体 N48.8
一虹膜(特发性)(进行性) H21.2
一喉 J38.7
一喉炎，感染性 J37.0
一黄色(另见 衰竭，肝) K72.9
一肌病性 NEC M62.5
一肌肉 M62.5
一一迪谢内-阿朗[脊髓性肌萎缩] G12.2
一一腓侧 G60.0
一一脊髓病性 - 见 萎缩，肌肉，脊柱
一一脊髓性 G12.9
一一一成人型 G12.1
一一一儿童期型，Ⅱ型 G12.1
一一一肩腓型 G12.1
一一一进行性 G12.2
一一一特指的 NEC G12.8

Atrophy, atrophic, Atrophia——*continued*
—nasopharynx J31.1
—intestine K63.8
—lip K13.0
—cerebral - see Atrophy, brain
—gallbladder, cystic duct K82.8
—bile duct (common) (hepatic) K83.8
—Déjerine-Thomas G23.8
—Duchenne-Aran G12.2
—arteriosclerotic - see Arteriosclerosis
—pluriglandular E31.8
——autoimmune E31.0
—polyarthritis M15.9
—multiple system (brain)(CNS) G90.3
—ear H93.8
—lung (senile) J98.4
—epididymis N50.8
—liver (yellow) K72.9
——acute, subacute K72.0
——chronic K72.1
—olivopontocerebellar G23.8
—testis N50.0
—cervix (mucosa) (senile) (uteri) N88.8
——menopausal N95.8
—bone (senile) NEC M89.8
——due to
———tabes dorsalis (neurogenic) A52.1† M90.2*
—corpus cavernosum N48.8
—iris (essential) (progressive) H21.2
—larynx J38.7
—laryngitis, infective J37.0
—yellow (see also Failure, hepatic) K72.9
—myopathic NEC M62.5
—muscle, muscular M62.5
——Duchenne-Aran G12.2
——peroneal G60.0
——myelopathic - see Atrophy, muscle, spinal
——spinal G12.9
———adult form G12.1
———childhood form, type II G12.1
———scapuloperoneal form G12.1
———progressive G12.2
———specified NEC G12.8

萎缩——*续前页*	**Atrophy, atrophic, Atrophia**——*continued*
—肌肉——*续前页*	—muscle, muscular——*continued*
——脊髓性——*续前页*	——spinal——*continued*
———遗传性 NEC G12.1	———hereditary NEC G12.1
———婴儿型，Ⅰ型(韦德尼希-霍夫曼) G12.0	———infantile, type Ⅰ (Werdnig-Hoffmann) G12.0
———幼年型，Ⅲ型(库格尔贝格-韦兰德) G12.1	———juvenile form, type Ⅲ (Kugelberg-Welander) G12.1
———远侧 G12.1	———distal G12.1
——假肥大性 G71.0	——pseudohypertrophic G71.0
——进行性(延髓性)(脊柱) G12.2	——progressive (bulbar) (spinal) G12.2
——梅毒性 A52.7† M63.8*	——syphilitic A52.7† M63.8*
——弥漫性 M62.5	——diffuse M62.5
——全身性 M62.5	——general M62.5
——神经病性(腓侧)(进行性) G60.0	——neuropathic (peroneal) (progressive) G60.0
——神经炎性 G58.9	——neuritic G58.9
——原发性(特发性) M62.5	——primary (idiopathic) M62.5
——肢(下)(上) M62.5	——limb (lower) (upper) M62.5
—脊(髓) G95.8	—spinal (cord) G95.8
—脊(柱) M48.8	—spine (column) M48.8
—脊椎(老年性) M48.8	—vertebra (senile) M48.8
——肌肉(另见 萎缩，肌肉，脊髓性) G12.9	——muscular (see also Atrophy, muscle, spinal) G12.9
——麻痹 G12.2	——paralysis G12.2
———意指 进行性肌肉萎缩 G12.2	———meaning progressive muscular atrophy G12.2
———婴儿(另见 脊髓灰质炎，麻痹性) A80.3	———infantile (see also Poliomyelitis, paralytic) A80.3
—颊窝 K13.7	—buccal cavity K13.7
—甲 L60.3	—nail, unguium L60.3
——先天性 Q84.6	——congenita Q84.6
—甲状(腺)(后天性) E03.4	—thyroid (gland) (acquired) E03.4
——伴有呆小病 E03.1	——with cretinism E03.1
——先天性(伴有粘液水肿) E03.1	——congenital (with myxedema) E03.1
—假肥大性(肌肉) G71.0	—pseudohypertrophic (muscle) G71.0
—睑板眶壁筋膜，先天性 Q10.3	—tarso-orbital fascia, congenital Q10.3
—结膜(老年性) H11.8	—conjunctiva (senile) H11.8
—睫状体 H21.2	—ciliary body H21.2
—精囊，精索 N50.8	—seminal vesicle, spermatic cord N50.8
—眶 H05.3	—orbit H05.3
—莱伯视神经(遗传性) H47.2	—Leber's optic (hereditary) H47.2
—阑尾 K38.8	—appendix K38.8
—朗杜齐-德热里纳 G71.0	—Landouzy-Déjerine G71.0
—老年性 R54	—old age, senile R54
——皮肤病性 L90.8	——dermatological L90.8
———由于(非电离)(日光性)辐射 L57.8	———due to radiation (nonionizing) (solar) L57.8
——由于(非电离)(日光性)辐射 L57.8	——due to radiation (nonionizing) (solar) L57.8

萎缩——*续前页*
一心肌，心脏(另见 变性，心肌) I51.5
一胸腺(脂肪性) E32.8
一血管性 I99
一牙槽突或牙槽嵴(无牙) K08.2
一咽 J39.2
一眼睑(老年性) H02.7
一眼球 H44.5
一胰(腺)(老年性) K86.8
一阴道(老年性) N95.2
一阴茎 N48.8
一阴囊 N50.8
一龈 K06.0
一婴儿麻痹，急性(另见 脊髓灰质炎，麻痹性) A80.3
一脂肪(性)，胸(腺) E32.8
一子宫(老年性) N85.8
一一宫颈 N88.8
一一由于辐射(预期效应) N85.8
一一一有害效应或意外事故 N99.8
一子宫肌层(老年性) N85.8
一一宫颈 N88.8
一子宫内膜(老年性) N85.8
一一宫颈 N88.8
一祖德克[创伤后骨质疏松] M89.0

萎缩卵 O02.0

萎缩纹(皮肤) L90.6

萎陷[塌陷] R55
一瓣膜 – 见 心内膜炎
一鼻 M95.0
一肺(大量)(另见 肺不张) J98.1
一一由于(全身)(局部)麻醉或其他镇静剂引起的压迫 T88.2
一一一产后，产褥期 O89.0
一一一妊娠中 O29.0
一一一在产程和分娩中 O74.1
一肺(另见 肺不张) J98.1
一膜迷路(先天性) Q16.5
一神经 F48.8
一外耳道 H61.3
一心肌 – 见 病，心脏

Atrophy, atrophic, Atrophia——*continued*
—myocardium, cardiac (see also Degeneration, myocardial) I51.5
—thymus (fatty) E32.8
—vascular I99
—alveolar process or ridge (edentulous) K08.2
—pharynx J39.2
—eyelid (senile) H02.7
—eyeball, globe H44.5
—pancreas (duct) (senile) K86.8
—vagina (senile) N95.2
—penis N48.8
—scrotum N50.8
—gum K06.0
—infantile paralysis, acute (see also Poliomyelitis, paralytic) A80.3
—fatty, thymus (gland) E32.8
—uterus, uterine (senile) N85.8
——cervix N88.8
——due to radiation (intended effect) N85.8
———adverse effect or misadventure N99.8
—myometrium (senile) N85.8
——cervix N88.8
—endometrium (senile) N85.8
——cervix N88.8
—Sudeck's M89.0

Blighted ovum O02.0

Striae albicantes, atrophicae or distensae (cutis) L90.6

Collapse R55
—valvular – see Endocarditis
—nose M95.0
—lung (massive) (see also Atelectasis) J98.1
——pressure due to anesthesia (general) (local) or other sedation T88.2
———postpartum, puerperal O89.0
———in pregnancy O29.0
———during labor and delivery O74.1
—pulmonary (see also Atelectasis) J98.1
—labyrinth, membranous (congenital) Q16.5
—nervous F48.8
—external ear canal H61.3
—myocardial – see Disease, heart

wèi 未

未发育(另见 发育不全)	**Undeveloped, Nondevelopment (see also Hypoplasia)**
一大脑(先天性) Q02	—cerebral (congenital) Q02
一肺 Q33.6	—lung Q33.6
一睾丸 E29.1	—testis E29.1
一脑(先天性) Q02	—brain (congenital) Q02
一一部分 Q04.3	——part of Q04.3
一器官或部位，先天性 NEC - 见 发育不全	—organ or site, congenital NEC - see Hypoplasia
一心脏 Q24.8	—heart Q24.8
一子宫 E30.0	—uterus E30.0
未关闭 - 另见 不完全，闭合	**Nonclosure - see also Imperfect, closure**
一动脉导管(博塔洛) Q25.0	—ductus arteriosus (botalli) Q25.0
一孔	—foramen
一一博塔洛 Q21.1	——botalli Q21.1
一一卵圆 Q21.1	——ovale Q21.1
未见恐惧主诉 Z71.1	**Feared complaint unfounded Z71.1**
未降 - 另见 错位，先天性	**Undescended - see also Malposition, congenital**
一睾丸 Q53.9	—testicle Q53.9
一一单侧 Q53.1	——unilateral Q53.1
一一双侧 Q53.2	——bilateral Q53.2
一结肠 Q43.3	—colon Q43.3
一盲肠 Q43.3	—cecum Q43.3
未扩张，肺(新生儿) P28.0	**Nonexpansion, lung (newborn) P28.0**
未特指原因的	**Unspecified cause**
一疾病 R69	—morbidity R69
一死亡 R99	—mortality R99
未下降(先天性) - 另见 错位，先天性	**Nondescent (congenital) - see also Malposition, congenital**
一睾丸 Q53.9	—testicle Q53.9
一一单侧 Q53.1	——unilateral Q53.1
一一双侧 Q53.2	——bilateral Q53.2
未衔接	**Nonengagement**
一胎头 NEC O32.4	—head NEC O32.4
一一分娩中，引起梗阻性分娩 O64.8	——in labor, causing obstructed labor O64.8
未旋转 - 见 旋转不良	**Nonrotation - see Malrotation**
未诊断的(病) R69	**Undiagnosed (disease) R69**

wèi 位

位置	**Position**
一胎儿，异常(另见 先露，胎儿) O32.9	—fetus, abnormal (see also Presentation, fetal) O32.9
一牙，不当 K07.3	—teeth, faulty K07.3
位置觉缺失 R20.8	**Topagnosis R20.8**

wèi 味

味觉倒错 R43.2
一心因性 F45.8
味觉缺失 R43.2
味觉障碍 R43.2

Parageusia R43.2
—psychogenic F45.8
Ageusia R43.2
Dysgeusia R43.2

wèi 畏

畏光 H53.1

Photophobia H53.1

wèi 胃

胃癌(M8010/3) - 见 肿瘤，恶性，胃
胃病性胃液缺乏 K31.8
一心因性 F45.3
胃肠病(另见 胃肠炎) A09.9
一急性，由于诺沃克组(病毒) A08.1
一传染性 A09.0
一非传染性 K52.9
胃肠的 - 见情况
胃肠石 T18.9
胃肠下垂 K63.4
胃肠炎(急性)(另见小肠炎) A09.9
一慢性(非传染性) K52.9
一伴有败血症 NEC A09.0
一变应性 K52.2
一病毒性 A08.4
一一急性传染性 A08.3
一一流行性 A08.1
一一一诺沃克型 A08.1
一一轮状病毒性 A08.0
一一诺沃克组 A08.1
一一特指类型 NEC A08.3
一一严重的，婴儿的 A08.3
一一婴儿(急性) A08.3
一传染性(另见 小肠炎，传染性) A09.0
一非传染性 K52.9
一一特指的 NEC K52.8
一非细菌性，婴儿期的 A08.5
一流行性 A09.0
一轮状病毒性 A08.0
一脓毒性 A09.0

Gastrocarcinoma (M8010/3) - see Neoplasm, malignant, stomach
Achylia gastrica K31.8
—psychogenic F45.3
Gastroenteropathy (see also Gastroenteritis) A09.9
—acute, due to Norwalk agent A08.1
—infectious A09.0
—noninfectious K52.9
Gastrointestinal - see condition
Bezoar T18.9
Gastroenteroptosis K63.4
Gastroenteritis (acute) (*see also* Enteritis) A09.9
—chronic (noninfectious) K52.9
—with septicemia NEC A09.0
—allergic K52.2
—viral A08.4
——acute infectious A08.3
——epidemic A08.1
———type Norwalk A08.1
——rotaviral A08.0
——Norwalk agent A08.1
——specified type NEC A08.3
——severe, of infants A08.3
——infantile (acute) A08.3
—infectious (see also Enteritis, infectious) A09.0
—noninfectious K52.9
——specified NEC K52.8
—nonbacterial, of infancy A08.5
—epidemic A09.0
—rotaviral A08.0
—septic A09.0

胃肠炎——*续前页*
一沙门菌 A02.0
一食物过敏性 K52.2
一嗜酸细胞性 K52.8
一饮食性 K52.2
一由于
一一辐射 K52.0
一一食物中毒(另见 中毒[2]，食物中毒) A05.9
一一隐孢子虫 A07.2
一中毒性 K52.1
胃出血 K92.2
一心因性 F45.3
胃的 – 见情况
胃结肠的 – 见情况
胃痉挛(神经源性)(反射) K31.8
一神经症性 F45.3
一心因性 F45.3
胃空肠的 – 见情况
胃空肠结肠的 – 见情况
胃空肠炎，非传染性 (另见 小肠炎) K52.9
胃扩张 K31.8
一心因性 F45.3
胃泌素瘤(M8153/1)
一恶性(M8153/3)
一一特指部位 NEC – 见 肿瘤，恶性
一一未特指部位 C25.4
一一胰腺 C25.4
一特指部位 – 见 肿瘤，动态未定
一未特指部位 D37.7
胃内毛团 T18.2
胃气胀 R14
胃切除术后倾倒综合征 K91.1
胃软化 K31.8
胃渗血 K92.2
胃十二指肠炎 K29.9
一病毒性 A08.4
一一特指类型 NEC A08.3
胃石 K31.8
胃酸(高)(低) K31.8
一心因性 F45.3
胃酸不足 K31.8
一心因性 F45.3

Gastroenteritis——*continued*
—Salmonella A02.0
—food hypersensitivity K52.2
—eosinophilic K52.8
—dietetic K52.2
—due to
——radiation K52.0
——food poisoning (see also Intoxication, foodborne) A05.9
——Cryptosporidium A07.2
—toxic K52.1
Gastrorrhagia K92.2
—psychogenic F45.3
Gastric, Stomach – see condition
Gastrocolic – see condition
Gastrospasm (neurogenic) (reflex) K31.8
—neurotic F45.3
—psychogenic F45.3
Gastrojejunal – see condition
Gastrojejunocolic – see condition
Gastrojejunitis, noninfectious (see also Enteritis) K52.9
Gastrectasis K31.8
—psychogenic F45.3
Gastrinoma (M8153/1)
—malignant (M8153/3)
——specified site NEC – see Neoplasm, malignant
——unspecified site C25.4
——pancreas C25.4
—specified site – see Neoplasm, uncertain behavior
—unspecified site D37.7
Hairball in stomach T18.2
Bloating R14
Postgastrectomy dumping syndrome K91.1
Gastromalacia K31.8
Gastrostaxis K92.2
Gastroduodenitis K29.9
—virus, viral A08.4
——specified type NEC A08.3
Gastroliths K31.8
Acidity, gastric (high) (low) K31.8
—psychogenic F45.3
Subacidity, gastric K31.8
—psychogenic F45.3

胃酸过多(胃的) K31.8
一神经症性 F45.3
一心因性 F45.3
胃酸过少 K31.8
一神经症性 F45.3
一心因性 F45.3
胃酸缺乏(性)(神经源性) K31.8
一腹泻 K31.8
一继发于迷走神经切断术 K91.1
一贫血 D50.8
一心因性 F45.3
胃痛 R10.1
一心因性 F45.4
胃狭窄 K31.8
胃下垂 K31.8
胃炎(单纯性) K29.7
一急性(糜烂性) K29.1
一一出血性 K29.0
一慢性(窦)(底) K29.5
一一浅表性 K29.3
一一萎缩性 K29.4
一变应性 K29.6
一病毒性 NEC A08.4
一肥大性(粘膜) K29.6
一结核性 A18.8† K93.8*
一酒精性 K29.2
一巨大肥厚性 K29.6
一肉芽肿性 K29.6
一神经性 F54
一嗜酸细胞性 K52.8
一特指的 NEC K29.6
一萎缩性(慢性) K29.4
一饮食咨询和监督 Z71.3
一由于营养缺乏 E63.9† K93.8*
胃液分泌过多(持续性)(间歇性) K31.8
一神经症性 F45.3
一心因性 F45.3
胃造口
一维护 Z43.1
一状态 Z93.1
胃灼热[吞酸嘈杂] R12
一心因性 F45.3

Hyperacidity, Hyperchlorhydria (gastric) K31.8
—neurotic F45.3
—psychogenic F45.3
Hypoacidity, Hypochlorhydria, gastric K31.8
—neurotic F45.3
—psychogenic F45.3
Achlorhydria, achlorhydric, Anacidity gastric (neurogenic) K31.8
—diarrhea K31.8
—secondary to vagotomy K91.1
—anemia D50.8
—psychogenic F45.3
Gastralgia, Gastrodynia R10.1
—psychogenic F45.4
Gastrostenosis K31.8
Gastroptosis K31.8
Gastritis (simple) K29.7
—acute (erosive) K29.1
——hemorrhagic K29.0
—chronic (antral) (fundal) K29.5
——superficial K29.3
——atrophic K29.4
—allergic K29.6
—viral NEC A08.4
—hypertrophic (mucosa) K29.6
—tuberculous A18.8† K93.8*
—alcoholic K29.2
—giant hypertrophic K29.6
—granulomatous K29.6
—nervous F54
—eosinophilic K52.8
—specified NEC K29.6
—atrophic (chronic) K29.4
—dietary counseling and surveillance Z71.3
—due to nutritional deficiency E63.9† K93.8*
Gastrosuccorrhea, Hyperchylia gastrica (continuous) (intermittent) K31.8
—neurotic F45.3
—psychogenic F45.3
Gastrostomy
—attention to Z43.1
—status Z93.1
Brash (water), Heartburn, Pyrosis R12
—psychogenic F45.3

wèi 喂

喂养 Feeding
－不当 R63.3 －faulty R63.3
－不合适 R63.3 －improper R63.3
－常规检查(婴儿) Z00.1 －formula check (infant) Z00.1
－困难和照管不当 R63.3 －difficulties and mismanagement R63.3
－问题 R63.3 －problem R63.3
－－非器质性 F50.8 －－nonorganic F50.8
－－新生儿 P92.9 －－newborn P92.9
－－－特指的 NEC P92.8 －－－specified NEC P92.8
喂养不当 R63.3 **Mismanagement of feeding R63.3**
喂养不足，新生儿 P92.3 **Underfeeding, newborn P92.3**
喂养过量 R63.2 **Overfeeding R63.2**
－新生儿 P92.4 －newborn P92.4

wèi 魏

魏尔-马尔凯萨尼综合征 Q87.1 **Weil(l)-Marchesani syndrome Q87.1**
魏尔病[重型钩端螺旋体病] A27.0 **Weil's disease A27.0**
魏因加滕综合征[热带嗜酸细胞增多] J82 **Weingarten's syndrome J82**

wēn 温

温度 Temperature
－寒冷，所致创伤 T69.9 －cold, trauma from T69.9
－－特指的效应 NEC T69.8 －－specified effect NEC T69.8
－－新生儿 P80.0 －－newborn P80.0
－身体，高(原因不明) R50.9 －body, high (of unknown origin) R50.9

wén 文

文化适应困难 Z60.3 **Acculturation difficulty Z60.3**
文克巴赫(心脏)传导阻滞或文克巴赫现象 I44.1 **Wenckebach's block or phenomenon I44.1**
文盲 Z55.0 **Illiteracy Z55.0**
文森-普卢默综合征[缺铁性吞咽困难] D50.1 **Vinson-Plummer syndrome D50.1**
文身(标记) L81.8 **Tattoo (mark) L81.8**
文字 **Word**
－盲(先天性)(发育性) F81.0 －blindness (congenital) (developmental) F81.0

wén 纹

纹 **Streak(s)**
－黄斑，血管样 H35.3 －macula, angioid H35.3

wěn 吻

吻合	**Anastomosis**
一肠 K63.8	—intestinal K63.8
一一并发 NEC K91.8	——complicated NEC K91.8
一一一涉及泌尿道 N99.8	———involving urinary tract N99.8
一动静脉，破裂，脑 I60.8	—arteriovenous, ruptured, brain I60.8
一动脉瘤性 - 见 动脉瘤	—aneurysmal - see Aneurysm
一视网膜和脉络膜血管(先天性) Q14.8	—retinal and choroidal vessels (congenital) Q14.8

wěn 紊

紊乱 - 另见 病	**Derangement, Disorder (of) - see also Disease**
一β 氨基酸代谢 E72.8	—beta-amino-acid metabolism E72.8
一γ 谷氨酰(基)循环 E72.8	—gamma-glutamyl cycle E72.8
一氨基葡聚糖 E76.9	—glucosaminoglycan E76.9
一一特指的 NEC E76.8	——specified NEC E76.8
一氨基酸	—amino-acid
一一代谢 NEC (另见 障碍，代谢，氨基酸) E72.9	——metabolism NEC (see also Disturbance, metabolism, amino-acid) E72.9
一一一特指的 NEC E72.8	———specified NEC E72.8
一一肾转移 NEC E72.0	——renal transport NEC E72.0
一一新生儿，暂时性 P74.8	——neonatal, transitory P74.8
一一转移 NEC E72.0	——transport NEC E72.0
一半月板(前角)(后角)(外侧)(内侧) M23.3	—meniscus (anterior horn) (posterior horn) (lateral) (medial) M23.3
一一复发性 M24.4	——recurrent M24.4
一一由于陈旧性撕裂或损伤 M23.2	——due to old tear or injury M23.2
一半月软骨(膝内) M23.3	—semilunar cartilage (knee) M23.3
一一复发性 M24.4	——recurrent M24.4
一髌骨，特指的 NEC M22.3	—patella, specified NEC M22.3
一丙酸血症 E71.1	—propionic acidemia E71.1
一丙酮酸盐代谢 E74.4	—pyruvate metabolism E74.4
一卟啉代谢 E80.2	—porphyrin metabolism E80.2
一代谢 NEC E88.9	—metabolism NEC E88.9
一一氨 E72.2	——ammonia E72.2
一一氨基酸 E72.9	——amino-acid E72.9
一一一芳香类 E70.9	———aromatic E70.9
一一一载硫 E72.1	———sulfur-bearing E72.1
一一一支链 E71.2	———branched-chain E71.2
一一一直链 E72.8	———straight-chain E72.8
一一半乳糖 E74.2	——galactose E74.2
一一丙酮酸盐 E74.4	——pyruvate E74.4
一一卟啉 E80.2	——porphyrin E80.2

紊乱——*续前页*
一代谢——*续前页*
——操作后 E89.9
———特指的 NEC E89.8
——产程或分娩中 O75.8
——胆固醇 E78.9
——胆红素 E80.7
———特指的 NEC E80.6
——蛋氨酸 E72.1
——钙 E83.5
——甘油酸 E72.5
——高胱氨酸 E72.1
——谷酰胺 E72.8
——瓜氨酸 E72.2
——胱硫醚 E72.1
——果糖 E74.1
——精氨(基)琥珀酸 E72.2
——精氨酸 E72.2
——矿物质 E83.9
———特指的 NEC E83.8
——亮氨酸 E71.1
——赖氨酸 E72.3
——酪氨酸 E70.2
——磷 E83.3
——流产后 O08.5
——镁 E83.4
——嘧啶 E79.9
———特指的 NEC E79.8
——钠 NEC E87.8
——鸟氨酸 E72.4
——尿素循环 E72.2
——嘌呤 E79.9
———特指的 NEC E79.8
——羟赖氨酸 E72.3
——全身性 E88.9
——色氨酸 E70.8
——丝氨酸 E72.8
——苏氨酸[β-羟丁氨酸] E72.8
——碳水化合物 E74.9
———特指的 NEC E74.8
——糖胺聚糖[粘多糖] E76.9
———特指的 NEC E76.8

Derangement, Disorder——*continued*
—metabolism——*continued*
——postprocedural E89.9
———specified NEC E89.8
——in labor or delivery O75.8
——cholesterol E78.9
——bilirubin E80.7
———specified NEC E80.6
——methionine E72.1
——calcium E83.5
——glycine E72.5
——homocystine E72.1
——glutamine E72.8
——citrulline E72.2
——cystathionine E72.1
——fructose E74.1
——arginosuccinic acid E72.2
——arginine E72.2
——mineral E83.9
———specified NEC E83.8
——leucine E71.1
——lysine E72.3
——tyrosine E70.2
——phosphorus E83.3
——following abortion O08.5
——magnesium E83.4
——pyrimidine E79.9
———specified NEC E79.8
——sodium NEC E87.8
——ornithine E72.4
——urea cycle E72.2
——purine E79.9
———specified NEC E79.8
——hydroxylysine E72.3
——general E88.9
——tryptophan E70.8
——serine E72.8
——threonine E72.8
——carbohydrate E74.9
———specified NEC E74.8
——glycosaminoglycan E76.9
———specified NEC E76.8

紊乱——*续前页*

一激素 E34.9
一肩(内) M24.9
一一近期损伤(另见 脱位，肩) S43.0
一赖氨酸和羟赖氨酸代谢 E72.3
一嘧啶代谢 E79.9
一鸟氨酸代谢 E72.4
一尿素循环代谢 E72.2
一嘌呤代谢 E79.9
一平衡
一一电解质 E87.8
一一酸碱(混合的) E87.4
一一液体 NEC E87.8
一软骨(关节) NEC M24.1
一一复发性 M24.4
一一膝内，半月板(另见 紊乱，半月板) M23.3
一一一复发性 M24.4
一色氨酸代谢 E70.8
一碳水化合物
一一代谢(先天性) E74.9
一一一特指的 NEC E74.8
一一吸收不良，肠的 NEC E74.3
一糖蛋白代谢 E77.9
一一特指的 NEC E77.8
一糖异生 E74.4
一膝关节内 M23.9
一一复发性 M24.4
一一近期损伤 S83.2
一一特指的 NEC M23.8
一牙
一一结构，遗传性 NEC K00.5
一一萌出[出牙] K00.6
一一形成 K00.4
一液体平衡 E87.8
一异缬氨酸血症 E71.1
一月经 N92.6
一一特指的 NEC N92.5
一一心因性 F45.8
一载硫氨基酸代谢 E72.1
一支链氨基酸代谢 E71.2
一一特指的 NEC E71.1

Derangement, Disorder——*continued*

—hormones E34.9
—shoulder (internal) M24.9
——current injury (see also Dislocation, shoulder) S43.0
—lysine and hydroxylysine metabolism E72.3
—pyrimidine metabolism E79.9
—ornithine metabolism E72.4
—urea cycle metabolism E72.2
—purine metabolism E79.9
—balance
——electrolyte E87.8
——acid-base (mixed) E87.4
——fluid NEC E87.8
—cartilage (articular) NEC M24.1
——recurrent M24.4
——knee, meniscus (see also Derangement, meniscus) M23.3
———recurrent M24.4
—tryptophan metabolism E70.8
—carbohydrate
——metabolism (congenital) E74.9
———specified NEC E74.8
——absorption, intestinal NEC E74.3
—glycoprotein metabolism E77.9
——specified NEC E77.8
—gluconeogenesis E74.4
—knee M23.9
——recurrent M24.4
——current injury S83.2
——specified NEC M23.8
—tooth
——structure, hereditary NEC K00.5
——eruption K00.6
——formation K00.4
—fluid balance E87.8
—isovaleric acidemia E71.1
—menstrual N92.6
——specified NEC N92.5
——psychogenic F45.8
—sulfur-bearing amino-acid metabolism E72.1
—branched-chain amino-acid metabolism E71.2
——specified NEC E71.1

wèn 问

问题——*续前页*
一耳的 H93.9
一发声 R47.8
一房东 Z59.2
一房客 Z59.2
一父母的不适当压力 Z62.6
一父母亲 Z63.1
一父母与儿童 Z61.9
一个人卫生 Z91.2
一工作进度(紧张的) Z56.3
一公共机构养育，影响到孩子 Z62.2
一顾问 Z64.4
一合法 Z65.3
一婚姻 Z63.0
一一涉及
一一一离婚 Z63.5
一一一性身份 F66.2
一活动能力减少
一一需要提供照顾 Z74.0
一一由于长期卧床 R26.3
一家庭中酒精中毒 Z63.7
一家中或住处中有病人或残疾人 Z63.7
一一需要照料 Z63.6
一家中交往 Z63.8
一家族(家庭) Z63.9
一一特指的 NEC Z63.8
一监督缓刑犯的官员 Z64.4
一监禁或入狱 Z65.1
一监狱释放 Z65.2
一交往(发育性) F80.9
一教育 Z55.9
一一特指的 NEC Z55.8
一精神 F48.9
一精神病学 F99
一经产 Z64.1
一经济 Z59.9
一一特指的 NEC Z59.8
一咀嚼 K08.8
一考试不及格(学校) Z55.2
一老年
一一父母亲 Z63.1
一一人 NEC Z63.8
一一姻亲 Z63.1

Problem——*continued*
—ear H93.9
—voice production R47.8
—landlord Z59.2
—lodgers Z59.2
—inappropriate parental pressure Z62.6
—parent Z63.1
—parent-child Z61.9
—personal hygiene Z91.2
—work schedule (stressful) Z56.3
—institutionalization, affecting child Z62.2
—counsellor Z64.4
—legal Z65.3
—marital Z63.0
——involving
———divorce Z63.5
———gender identity F66.2
—impaired mobility
——requiring care provider Z74.0
——due to prolonged bedrest R26.3
—alcoholism in family Z63.7
—presence of sick or handicapped person in family or household Z63.7
——needing care Z63.6
—intrafamilial communication Z63.8
—primary support group (family) Z63.9
——specified NEC Z63.8
—probation officer Z64.4
—imprisonment or incarceration Z65.1
—release from prison Z65.2
—communication (developmental) F80.9
—education Z55.9
——specified NEC Z55.8
—mental F48.9
—psychiatric F99
—multiparity Z64.1
—economic Z59.9
——specified NEC Z59.8
—mastication K08.8
—failed examinations (school) Z55.2
—aged
——parent Z63.1
——person NEC Z63.8
——in-law Z63.1

问题——*续前页*
一胎儿的，影响妊娠处理 O36.9
一听力 H91.9
一童年时消极生活事件 Z61.9
——离家 Z61.1
——身体被虐待(据说) Z61.6
——失去
———所爱亲属 Z61.0
———自尊 Z61.3
——受惊吓的经历 Z61.7
——特指的事件 NEC Z61.8
——童年时家庭关系模式的改变 Z61.2
——性虐待(据说)(被)
———家族内成员 Z61.4
———家族以外人员 Z61.5
一吞咽 R13
一外界环境 Z58.9
——特指的 NEC Z58.8
——职业性 Z57.9
———特指的 NEC Z57.8
一味觉 R43.8
一喂养 R63.3
——非器质性 F50.8
——新生儿 P92.9
———进食缓慢 P92.2
———母乳 P92.5
———特指的 NEC P92.8
———喂养不足 P92.3
———喂养过量 P92.4
一卫生保健 Z75.9
——特指的 NEC Z75.8
一文化适应 Z60.3
一文盲 Z55.0
一无(未见恐惧主诉) Z71.1
一无家可归 Z59.0
一消化 K92.9
一新的继父母，影响到孩子 Z61.2
一行为(成人) F69
一性功能(非器质性) F52.9
一性心理(发育性) F66.9
一嗅觉 R43.8
一学术 Z55.8
一学习(发育性) F81.9

Problem——*continued*
—fetal, affecting management of pregnancy O36.9
—hearing H91.9
—negative life events in childhood Z61.9
——removal from home Z61.1
——physical abuse (alleged) Z61.6
——loss of
———love relationship Z61.0
———self-esteem Z61.3
——frightening experience Z61.7
——specified event NEC Z61.8
——altered pattern of family relationships Z61.2
——sexual abuse (alleged) (by)
———family member Z61.4
———person outside family Z61.5
—swallowing R13
—physical environment Z58.9
——specified NEC Z58.8
——occupational Z57.9
———specified NEC Z57.8
—taste R43.8
—feeding R63.3
——nonorganic F50.8
——newborn P92.9
———slow P92.2
———breast P92.5
———specified NEC P92.8
———underfeeding P92.3
———overfeeding P92.4
—health care Z75.9
——specified NEC Z75.8
—acculturation Z60.3
—illiteracy Z55.0
—none (feared complaint unfounded) Z71.1
—homelessness Z59.0
—digestive K92.9
—new step-parent, affecting child Z61.2
—behavioral (adult) F69
—sexual function (nonorganic) F52.9
—psychosexual (development) F66.9
—smell R43.8
—academic Z55.8
—learning (developmental) F81.9

wēng 翁

wō 窝

wò 沃

沃-(弗)综合征或沃-(弗)病[出血性肾上腺综合征] A39.1† E35.1*	Waterhouse(-Friderichsen) syndrome or disease (meningococcal) A39.1† E35.1*
沃-帕-怀综合征[沃尔夫-帕金森-怀特综合征] I45.6	Wolff-Parkinson-White syndrome I45.6
沃顿管[下颌腺管]的 - 见情况	Wharton's duct - see condition
沃尔夫-帕金森-怀特 - 现译名 沃-帕-怀	Wolff-Parkinson-White
沃尔夫-希绍恩综合征 Q93.3	Wolff-Hirschorn syndrome Q93.3
沃尔曼病 E75.5	Wolman's disease E75.5
沃克斯筛窦炎或沃克斯综合征 J33.1	Woakes' ethmoiditis or syndrome J33.1
沃森吸虫病 B66.8	Watsoniasis B66.8

wò 卧

卧床不起 NEC R26.3	Bedfast NEC R26.3
一需要提供医疗照料 Z74.0	—requiring health care provider Z74.0

wū 乌

乌尔巴赫-奥本海姆病[糖尿病脂质渐进性坏死] L92.1	Urbach-Oppenheim disease L92.1
乌尔巴赫-维特病[脂蛋白沉积症] E78.8	Urbach-Wiethe disease E78.8
乌尔巴赫脂蛋白沉着症 E78.8	Urbach's lipoid proteinosis E78.8
乌尔里克(-博纳维)(-特纳)综合征 Q87.1	Ullrich(-Bonnevie)(-Turner) syndrome Q87.1
乌尔里克-费克蒂格综合征 Q87.0	Ullrich-Feichtiger syndrome Q87.0

wū 污

污染，食物(另见 中毒[2]，食物中毒) A05.9	Contamination, food (see also Intoxication, foodborne) A05.9

wú 无

无	failed, Absence
一分裂 - 另见 融合	—segmentation - see also Fusion
一一脊椎 Q76.4	——vertebra Q76.4
一一一伴有脊柱侧弯 Q76.3	———with scoliosis Q76.3
一一脚趾 Q70.2	——toes Q70.2
一一手指 Q70.0	——fingers Q70.0
一乳(完全) O92.3	—lactation (complete) O92.3
一一部分 O92.4	——partial O92.4
一性高潮(女性)(男性)(心因性) F52.3	—orgasm (female) (male) (psychogenic) F52.3
一阴道，先天性 Q52.0	—vagina, congenital Q52.0
一月经，青春期(另见 闭经，原发性) N91.0	—menstruation at puberty (see also Amenorrhea, primary) N91.0
一子宫(后天性) Z90.7	—uterus (acquired) Z90.7
一一先天性 Q51.0	——congenital Q51.0

无丙球蛋白血症 D80.1
－X 连锁(伴有生长激素缺乏)(布鲁顿) D80.0
－伴有
－－淋巴细胞减少 D81.9
－－载有免疫球蛋白的 B 型淋巴细胞 D80.1
－布鲁顿 X 连锁 D80.0
－常染色体隐性(瑞士型) D80.0
－非家族性 D80.1
－后天性(继发性) D80.1
－淋巴细胞减少性 D81.9
－普通易变型 D80.1
－瑞士型(常染色体隐性) D80.0
－先天性性连锁 D80.0
－遗传性 D80.0
无胆色素尿性黄疸(家族性)(脾大性)(另见 球形红细胞增多症) D58.0
－后天性 D59.8
无耳垂畸形 Q17.3
无睾症 Q55.0
无功能
－胆囊 K82.8
－迷路 H83.2
－肾(另见 衰竭，肾) N19
无汗症 L74.4
无虹膜(先天性) Q13.1
无疾病(所见) Z03.9
无脊髓 Q06.0
无家可归 Z59.0
无甲(先天性) Q84.3
－后天性 L60.8
无睑畸形 Q10.3
无晶状体(后天性) H27.0
－先天性 Q12.3
无精子症 N46
无菌性的 - 见情况
无力
－膀胱(神经源性) N31.2
－胃 K31.8
－－心因性 F45.3
－心脏 - 见 病，心脏
－子宫收缩，产程期间 O62.2
－－继发性 O62.1
－－影响到胎儿或新生儿 P03.6
－－原发性 O62.0

Agammaglobulinemia D80.1
－X-linked (with growth hormone deficiency) (Bruton) D80.0
－with
－－lymphopenia D81.9
－－immunoglobulin-bearing B-lymphocytes D80.1
－Bruton's X-linked D80.0
－autosomal recessive (Swiss type) D80.0
－nonfamilial D80.1
－acquired (secondary) D80.1
－lymphopenic D81.9
－common variable (CVAgamma) D80.1
－Swiss type (autosomal recessive) D80.0
－congenital sex-linked D80.0
－hereditary D80.0
Acholuric jaundice (familial) (splenomegalic) (see also Spherocytosis) D58.0
－acquired D59.8
Aztec ear Q17.3
Anorchia, anorchism, anorchidism Q55.0
Nonfunctioning
－gallbladder K82.8
－labyrinth H83.2
－kidney (see also Failure, renal) N19
Anhidrosis, Anidrosis L74.4
Aniridia (congenital) Q13.1
No disease (found) Z03.9
Amyelia Q06.0
Homelessness Z59.0
Anonychia (congenital) Q84.3
－acquired L60.8
Ablepharia, ablepharon Q10.3
Aphakia (acquired) H27.0
－congenital Q12.3
Azoospermia N46
Aseptic - see condition
Disability, Inertia
－bladder, vesical (neurogenic) N31.2
－stomach K31.8
－－psychogenic F45.3
－heart - see Disease, heart
－uterus, uterine during labor O62.2
－－secondary O62.1
－－affecting fetus or newborn P03.6
－－primary O62.0

无颅盖 Q00.0 **Acrania Q00.0**

无脉络膜 H31.2 **Choroideremia H31.2**

无脑儿，无脑畸形 Q00.0 **Anencephalus, anencephaly Q00.0**

一胎儿(可疑的)，影响妊娠处理 O35.0 —fetus (suspected), affecting management of pregnancy O35.0

无脑回 Q04.3 **Agyria, Lissencephalia, Lissencephaly Q04.3**

无脑脊髓畸胎 Q00.0 **Amyelencephalus, amyelencephaly Q00.0**

无尿 R34 **Anuria R34**

一操作后 N99.0 —postprocedural N99.0

一创伤性(挤压后) T79.5 —traumatic (following crushing) T79.5

一后 —following

一一流产(随后发生) O08.4 ——abortion (subsequent episode) O08.4

一一一近期发生 - 见 流产 ———current episode - see Abortion

一一异位妊娠或葡萄胎妊娠 O08.4 ——ectopic or molar pregnancy O08.4

一磺胺 —sulfonamide

一一过量或给错或服错上述药物 T37.0 ——overdose or wrong substance given or taken T37.0

一一正确适当使用上述药物 R34 ——correct substance properly administered R34

一结石性(嵌顿性)(复发性)(另见 结石，泌尿道) N20.9 —calculous (impacted) (recurrent) (see also Calculus, urinary) N20.9

一新生儿 P96.0 —newborn P96.0

无排卵周期 N97.0 **Anovulatory cycle N97.0**

无膀胱畸形 Q64.5 **Acystia Q64.5**

无脾(先天性) Q89.0 **Asplenia (congenital) Q89.0**

一手术后 D73.0 —postsurgical D73.0

无乳(原发性) O92.3 **Agalactia (primary) O92.3**

无乳房畸形(伴有乳头存在) Q83.8 **Amastia (with nipple present) Q83.8**

一伴有乳头缺失 Q83.0 —with absent nipple Q83.0

无乳糖酶缺乏症，先天性 E73.0 **Alactasia, congenital E73.0**

一选择性、继发性或治疗性 O92.5 —elective, secondary or therapeutic O92.5

无舌(先天性) Q38.3 **Aglossia (congenital) Q38.3**

无舌-无指[趾]畸形综合征 Q87.0 **Aglossia-adactylia syndrome Q87.0**

无生机牙 K04.9 **Nonvital tooth K04.9**

无收缩(心脏)(另见 停止，心跳) I46.9 **Asystole (heart) (see also Arrest, cardiac) I46.9**

无髓牙 K04.9 **Pulpless tooth K04.9**

无头畸胎 Q00.0 **Acephalia, acephalism, acephalus, acephaly Q00.0**

无头无臂畸胎 Q89.8 **Acephalobrachia monster Q89.8**

无头无口畸胎 Q89.8 **Acephalostomus monster Q89.8**

无头无手畸胎 Q89.8 **Acephalochirus monster Q89.8**

无头无胸畸形 Q89.8 **Acephalothorax Q89.8**

无头胸上腹畸胎 Q89.8 **Acephalogaster Q89.8**

无显影，胆囊 R93.2 **Nonvisualization, gallbladder R93.2**

无纤维蛋白原 - 见 纤维蛋白原缺乏血症 **Afibrinogenemia**

无心畸胎 Q89.8 **Acardia, acardius Q89.8**

无心无定形畸胎 Q89.8 **Acardiacus amorphus Q89.8**

无性细胞瘤(M9060/3)	**Disgerminoma, Dysgerminoma (M9060/3)**
一特指部位 - 见 肿瘤，恶性	一specified site - see Neoplasm, malignant
一未特指部位	一unspecified site
一一男性 C62.9	一一male C62.9
一一女性 C56	一一female C56
无嗅脑 Q04.1	**Arhinencephaly Q04.1**
无牙症(完全)(部分)(真性) K00.0	**Anodontia (complete) (partial) (vera) K00.0**
一后天性 K08.1	一acquired K08.1
无眼畸胎(先天性)(眼球) Q11.1	**Anophthalmos, anophthalmus (congenital) (globe) Q11.1**
一后天性 Z90.0	一acquired Z90.0
无月经 - 现译名 闭经	**Amenorrhea**
无诊断(未见恐惧主诉) Z71.1	**No diagnosis (feared complaint unfounded) Z71.1**
无肢(畸形) Q73.0	**Amelia Q73.0**
一上肢 Q71.0	一upper limb Q71.0
一下肢 Q72.0	一lower limb Q72.0
无转铁蛋白血症，先天性 E88.0	**Atransferrinemia, congenital E88.0**

wú 吴

吴策线虫(斑氏)侵染 B74.0	**Wuchereria (bancrofti) infestation B74.0**
吴策线虫病 B74.0	**Wuchereriasis B74.0**

wǔ 五

五 X 染色体综合征 Q97.1	**Pentasomy X syndrome Q97.1**
五日热 A79.0	**Quintan fever A79.0**
五胎，影响到胎儿或新生儿 P01.5	**Quintuplet, affecting fetus or newborn P01.5**
一妊娠 O30.8	pregnancy O30.8

wǔ 舞

舞蹈病 - 现译名 舞蹈症	**Chorea**
舞蹈徐动症(阵发性) G25.5	**Choreoathetosis (paroxysmal) G25.5**
舞蹈症(重症)(痉挛性) G25.5	**Chorea (gravis) (spasmodic) G25.5**
一伴有	一with
一一风湿性心脏病(慢性)(非活动性)(静止的) - 编码于累及风湿性心脏病情况	一一rheumatic heart disease (chronic) (inactive) (quiescent) - code to rheumatic heart condition involved
一一累及心脏 I02.0	一一heart involvement I02.0
一一一活动性或急性(在 I01.-中的情况) I02.0	一一一active or acute (conditions in I01.-) I02.0
一卒中的 I64	一apoplectic I64
一风湿性(慢性) I02.9	一rheumatic (chronic) I02.9
一一伴有累及心脏 I02.0	一一with heart involvement I02.0

舞蹈症——*续前页*
一亨廷顿 G10
一进行性 G25.5
一一遗传性 G10
一老年性 G25.5
一慢性 G25.5
一偏瘫后的 G25.5
一西德纳姆 I02.9
一一伴有累及心脏 I02.0
一习惯性 F95.8
一小 I02.9
一一伴有心脏受累 I02.0
一药物性 G25.4
一遗传性 G10
一癔症性 F44.4

Chorea——*continued*
—Huntington's G10
—progressive G25.5
——hereditary G10
—senile G25.5
—chronic G25.5
—posthemiplegic G25.5
—Sydenham's I02.9
——with heart involvement I02.0
—habit F95.8
—minor I02.9
——with heart involvement I02.0
—drug-induced G25.4
—hereditary G10
—hysterical F44.4

wù 戊

戊糖尿(特发性) E74.8

Pentosuria (essential) E74.8

wù 物

物理治疗 NEC Z50.1

Physical therapy NEC Z50.1

wù 误

误差
一折射性 H52.7

Error
—refractive H52.7

X

xī 西

xī 吸

xī 矽

xī 希

希恩病或希恩综合征[产后全垂体功能减退综合征] E23.0	**Sheehan's disease or syndrome E23.0**
希尔德(-弗拉托)病[弥漫性硬化] G37.0	**Schilder(-Flatau) disease G37.0**
希尔德-艾迪生复征 E71.3	**Schilder-Addison complex E71.3**
希尔登布兰德病[流行性斑疹伤寒] A75.0	**Hildenbrand's disease A75.0**
希尔施普龙病或巨结肠[先天无神经节性巨结肠] Q43.1	**Hirschsprung's disease or megacolon Q43.1**
希罗德卡缝术，妊娠中 O34.3	**Shirodkar suture, in pregnancy O34.3**
希佩尔病 Q85.8	**Hippel's disease Q85.8**
希斯-罗素痢疾 A03.1	**Hiss-Russell dysentery A03.1**
希斯-维尔纳病[战壕热] A79.0	**His-Werner disease A79.0**

xī 息

息肉	**Polyp, polypus**
注：下面未列出的器官或部位的息肉，应编码到所涉及器官或部位之疾病的残余类目。	Note: Polyps of organs or sites that do not appear in the list below should be coded to the residual category for diseases of the organ or site concerned.
一鼻(粘液性) J33.9	—nasal, nose (mucous) J33.9
一一腔 J33.0	——cavity J33.0
一鼻后孔 J33.0	—choanal J33.0
一鼻甲，粘膜 J33.8	—turbinate, mucous membrane J33.8
一鼻旁窦 J33.8	—accessory sinus J33.8
一鼻咽 J33.0	—nasopharyngeal J33.0
一鼻中隔 J33.0	—septum (nasal) J33.0
一蝶(窦) J33.8	—sphenoidal (sinus) J33.8
一窦(旁窦)(筛)(额)(上颌)(蝶) J33.8	—antrum, sinus (accessory) (ethmoidal) (frontal) (maxillary) (sphenoidal) J33.8
一额(窦) J33.8	—frontal (sinus) J33.8
一恶性(M8000/3) - 见 肿瘤，恶性	—malignant (M8000/3) - see Neoplasm, malignant
一耳(中) H74.4	—ear (middle) H74.4
一肛门，肛(管) K62.0	—anus, anal (canal) K62.0
一宫颈 N84.1	—cervix (uteri) N84.1
一一粘液性 N84.1	——mucous N84.1
一一在妊娠或分娩中 O34.4	——in pregnancy or childbirth O34.4
一一一引起梗阻性分娩 O65.5	———causing obstructed labor O65.5
一一一影响到胎儿或新生儿 P03.8	———affecting fetus or newborn P03.8
一喉(粘液性) J38.1	—larynx (mucous) J38.1
一结肠 K63.5	—colon K63.5
一一腺瘤(M8210/0) - 见 息肉，腺瘤	——adenomatous (M8210/0) - see Polyp, adenomatous
一一炎性 K51.4	——inflammatory K51.4
一尿道 N36.2	—urethra N36.2

息肉——*续前页*
一子宫(体)(粘液性) N84.0
一一宫颈 N84.1
一一在妊娠或分娩中 O34.1
一一一引起梗阻性分娩 O65.5
一一一影响到胎儿或新生儿 P03.8
一子宫内膜 N84.0
一子宫体 N84.0
息肉病 - 另见 息肉
一肠(腺瘤)(M8220/0) D12.6
一一淋巴瘤，恶性(M9677/3) C83.8
一多发性，腺瘤(M8221/0)(另见 肿瘤，良性) D36.9
一家族性(M8220/0) D12.6
一结肠(腺瘤)(M8220/0) D12.6
一一在(M8220/3)内的癌 C18.9
一一在(M8220/3)内的腺癌 C18.9
息肉样的 - 见情况

Polyp, polypus——*continued*
—uterus (body) (corpus) (mucous) N84.0
——cervix N84.1
——in pregnancy or childbirth O34.1
———causing obstructed labor O65.5
———affecting fetus or newborn P03.8
—endometrium N84.0
—corpus uteri N84.0
Polyposis - see also Polyp
—intestinal (adenomatous) (M8220/0) D12.6
——lymphomatous, malignant (M9677/3) C83.8
—multiple, adenomatous (M8221/0) (see also Neoplasm, benign) D36.9
—familial (M8220/0) D12.6
—colon (adenomatous) (M8220/0) D12.6
——carcinoma in (M8220/3) C18.9
——adenocarcinoma in (M8220/3) C18.9
Polypoid - see condition

xī 硒

硒缺乏，饮食性 E59

Selenium deficiency, dietary E59

xī 锡

锡沉着病 J63.5
锡矿工肺 J63.5

Stannosis J63.5
Tin-miner's lung J63.5

xī 溪

溪谷热 B38.0† J99.8*

Valley fever B38.0† J99.8*

xī 膝

膝
一反屈(后天性) M21.8
一一佝偻病的晚期效应 E64.3
一一先天性 Q68.2
一佝偻病性(陈旧性) E64.3
一内翻(后天性) M21.1
一一佝偻病的晚期效应 E64.3
一一先天性 Q74.1
一外翻(后天性) M21.0
一一佝偻病的晚期效应 E64.3
一一先天性 Q74.1

Genu
—recurvatum (acquired) M21.8
——late effect of rickets E64.3
——congenital Q68.2
—rachitic (old) E64.3
—extrorsum, varum (acquired) M21.1
——late effect of rickets E64.3
——congenital Q74.1
—Knock knee, valgum (acquired) M21.0
——late effect of rickets E64.3
——congenital Q74.1

xí 习

xí 席

xǐ 洗

xì 系

xì 细

xiā 虾

xiá 狭

狭窄 R68.8

—二尖(瓣)(慢性)(非活动性) I05.0
——伴有
———关闭不全或回流 I05.2
———主动脉瓣疾病(未特指原因) I08.0
——活动性或急性 I01.1
———伴有风湿性或西德纳姆舞蹈症 I02.0
——梅毒性 A52.0† I39.0*
——特指的原因，除外风湿性 I34.2
——先天性 Q23.2
—三尖(瓣) I07.0
——伴有
———二尖瓣疾病(未特指原因) I08.1
————伴有主动脉(瓣)疾病(未特指原因) I08.3
———关闭不全或回流 I07.2
————伴有主动脉(瓣)疾病(未特指原因) I08.2
—————伴有二尖瓣疾病(未特指原因) I08.3
———主动脉(瓣)疾病(未特指原因) I08.2
——非风湿性 I36.0
———伴有关闭不全 I36.2
——先天性 Q22.4
—瓣膜(心脏)(另见 心内膜炎) I38
——先天性 Q24.8
—贲门 K22.2
—鼻 J34.8
—鼻管 H04.5
——先天性 Q10.5
—鼻孔(前)(后) J34.8
——梅毒性 A52.7† J99.8*
———先天性 A50.5† J99.8*
——先天性 Q30.0
—鼻泪管 H04.5
——先天性 Q10.5
—鼻咽 J39.2
——梅毒性 A52.7† J99.8*
—肠(另见 梗阻，肠) K56.6
——缺血性 K55.1
——先天性(小) Q41.9
———大 Q42.9
————特指的 NEC Q42.8
———特指的 NEC Q41.8

Contraction, Contracture, Contracted, Narrowing, Stenosis, Stricture R68.8

—mitral (valve) (chronic) (inactive) I05.0
——with
———incompetence, insufficiency or regurgitation I05.2
———aortic valve disease (unspecified origin) I08.0
——active or acute I01.1
———with rheumatic or Sydenham's chorea I02.0
——syphilitic A52.0† I39.0*
——specified cause, except rheumatic I34.2
——congenital Q23.2
—tricuspid (valve) I07.0
——with
———mitral (valve) disease (unspecified origin) I08.1
————with aortic (valve) disease (unspecified origin) I08.3
———incompetence, insufficiency or regurgitation I07.2
————with aortic (valve) disease (unspecified origin) I08.2
—————with mitral (valve) disease (unspecified origin) I08.3
———with aortic (valve) disease (unspecified origin) I08.2
——nonrheumatic I36.0
———with insufficiency I36.2
——congenital Q22.4
—valve (cardiac) (heart) (see also Endocarditis) I38
——congenital Q24.8
—cardia (stomach) K22.2
—nose J34.8
—nasal duct H04.5
——congenital Q10.5
—nares, nostril (anterior) (posterior) J34.8
——syphilitic A52.7† J99.8*
———congenital A50.5† J99.8*
——congenital Q30.0
—lacrimonasal duct H04.5
——congenital Q10.5
—nasopharynx J39.2
——syphilitic A52.7† J99.8*
—bowel, intestine (see also Obstruction, intestine) K56.6
——ischemic K55.1
——congenital (small) Q41.9
———large Q42.9
————specified NEC Q42.8
———specified NEC Q41.8

狭窄——*续前页*
—动脉——*续前页*
——先天性(周围) Q27.8
———大脑 Q28.3
———冠状 Q24.5
———视网膜性 Q14.1
——小脑 I66.3
——椎(另见 闭塞，动脉，椎) I65.0
———伴有其他入脑前动脉 I65.3
———双侧 I65.3
—腭 K07.8
—耳道(外)(先天性) Q16.1
——后天性 H61.3
—肺(动脉)
——瓣膜 I37.0
———伴有关闭不全 I37.2
———风湿性 I09.8
————伴有主动脉、二尖瓣或三尖瓣疾病(未特指原因) I08.8
———先天性 Q22.1
——动脉(先天性) Q25.6
———后天性 I28.8
——法洛[法乐]四联症的 Q21.3
——后天性 I28.8
——漏斗部 Q24.3
——血管 NEC I28.8
—肝管 K83.1
—肛门，肛(管)(括约肌) K62.4
——和直肠 K62.4
——先天性 Q42.3
———伴有瘘 Q42.2
——婴儿 Q42.3
———伴有瘘 Q42.2
—宫颈(管) N88.2
——先天性 Q51.8
——在妊娠或分娩中 O34.4
———引起梗阻性分娩 O65.5
————影响到胎儿或新生儿 P03.1
———影响到胎儿或新生儿 P03.8
—宫颈内口 – 见 狭窄，宫颈
—骨道(耳)(先天性) Q16.1
——后天性 H61.3

Contraction, Stenosis——*continued*
—artery——*continued*
——congenital (peripheral) Q27.8
———cerebral Q28.3
———coronary Q24.5
———retinal Q14.1
——cerebellar I66.3
——vertebral (see also Occlusion, artery, vertebral) I65.0
———with other precerebral artery I65.3
———bilateral I65.3
—palate K07.8
—auditory canal, ear canal (external) (congenital) Q16.1
——acquired H61.3
—pulmonary
——valve I37.0
———with insufficiency I37.2
———rheumatic I09.8
————with aortic, mitral or tricuspid (valve) disease (unspecified origin) I08.8
———congenital Q22.1
——artery (congenital) Q25.6
———acquired I28.8
——in tetralogy of Fallot Q21.3
——acquired I28.8
——infundibular Q24.3
——vessel NEC I28.8
—hepatic duct K83.1
—anus, anal (canal) (sphincter) K62.4
——and rectum K62.4
——congenital Q42.3
———with fistula Q42.2
——infantile Q42.3
———with fistula Q42.2
—cervix, cervical (canal) N88.2
——congenital Q51.8
——in pregnancy or childbirth O34.4
———causing obstructed labor O65.5
————affecting fetus or newborn P03.1
———affecting fetus or newborn P03.8
—endocervical os – see Stenosis, cervix
—osseous meatus (ear) (congenital) Q16.1
——acquired H61.3

狭窄——*续前页*
一骨盆(后天性)(全身性) M95.5
——伴有胎盆不称 O33.1
———出口 O33.3
———入口 O33.2
———引起梗阻性分娩 O65.1
———影响到胎儿或新生儿 P03.1
———中腔 O33.3
一骨盆出口 - 见 狭窄，骨盆
一冠状(动脉) I25.1
——先天性 Q24.5
一喉 J38.6
——梅毒性 A52.7† J99.8*
———先天性 A50.5† J99.8*
——先天性 NEC Q31.8
———声门下 Q31.1
一回肠 K56.6
——先天性 Q41.2
一睑裂 H02.5
一结肠(另见 梗阻，肠) K56.6
一结肠造口 K91.4
——先天性 Q42.9
———特指的 NEC Q42.8
一精索 N50.8
一静脉 I87.1
一空肠 K56.6
——先天性 Q41.1
一泪管、泪道、泪点或泪囊 H04.5
——先天性 Q10.5
一盲肠(另见 梗阻，肠) K56.6
一梅毒性 NEC A52.7
一泌尿道(另见 狭窄，尿道) N35.9
——先天性 Q64.3
一脑(血管) G93.8
一内孔(另见 狭窄，宫颈) N88.2
一尿道(前)(口)(器质性)(后)(痉挛性) N35.9
——操作后或手术后 N99.1
——创伤后，创伤性 N35.0
——导管插入术后 N99.1
——感染后，感染性 NEC N35.1
——后遗症
———分娩的 N35.0
———损伤的 N35.0

Contraction, Stenosis——*continued*
—pelvis (acquired) (general) M95.5
——with disproportion (fetopelvic) O33.1
———outlet O33.3
———inlet O33.2
———causing obstructed labor O65.1
———affecting fetus or newborn P03.1
———mid-cavity O33.3
—outlet (pelvis) - see Contraction, pelvis
—coronary (artery) I25.1
——congenital Q24.5
—larynx J38.6
——syphilitic A52.7† J99.8*
———congenital A50.5† J99.8*
——congenital NEC Q31.8
———subglottic Q31.1
—ileum K56.6
——congenital Q41.2
—palpebral fissure H02.5
—colon (see also Obstruction, intestine) K56.6
—colostomy K91.4
——congenital Q42.9
———specified NEC Q42.8
—spermatic cord N50.8
—vein I87.1
—jejunum K56.6
——congenital Q41.1
—lacrimal duct, passages, punctum or sac H04.5
——congenital Q10.5
—cecum (see also Obstruction, intestine) K56.6
—syphilitic NEC A52.7
—urinary meatus (see also Stricture, urethra) N35.9
——congenital Q64.3
—brain G93.8
—internal os (see also Stricture, cervix) N88.2
—urethra (anterior) (meatal) (organic) (posterior) (spasmodic) N35.9
——postprocedural or postoperative N99.1
——post-traumatic, traumatic N35.0
——postcatheterization N99.1
——postinfective, infective NEC N35.1
——sequela of
———childbirth N35.0
———injury N35.0

狭窄——*续前页*
—尿道——*续前页*
——淋球菌性，淋病性 A54.0
——梅毒性 A52.7† N37.8*
——损伤的晚期效应 N35.0
——特指的 NEC N35.8
——先天性 Q64.3
———襞(后) Q64.2
——与血吸虫病有关的 B65.0† N29.1*
——襞(后)，先天性 Q64.2
—尿道(襞) N35.9
——先天性 Q64.3
—膀胱 N32.8
—膀胱颈(后天性) N32.0
—膀胱尿道口 N32.0
——颈、括约肌或尿道口 N32.0
——先天性 Q64.3
—气管 J39.8
——结核性 NEC A16.4
——梅毒性 A52.7† J99.8*
——先天性 Q32.1
—器官或部位，先天性 NEC - 见 闭锁，按部位
—前列腺 N42.8
—腔静脉(下)(上) NEC I87.1
——先天性 Q26.0
—鞘膜 N50.8
—沙漏状，胃的 K31.2
—射精管 NEC N50.8
—神经管 M99.8
——不完全脱位性 M99.2
——骨性 M99.3
——结缔组织 M99.4
——椎间盘 M99.5
—肾动脉 I70.1
——先天性 Q27.1
—肾盂输尿管连接处 N13.5
——伴有
———肾积水 N13.0
————伴有感染 N13.6
———肾盂肾炎(慢性) N11.1
—声门，声门下 J38.6
——操作后 J95.5
——先天性 Q31.1

Contraction, Stenosis——*continued*
—urethra——*continued*
——gonococcal, gonorrheal A54.0
——syphilitic A52.7† N37.8*
——late effect of injury N35.0
——specified NEC N35.8
——congenital Q64.3
———valvular (posterior) Q64.2
——associated with schistosomiasis B65.0† N29.1*
——valvular (posterior), congenital Q64.2
—urethra (valve) N35.9
——congenital Q64.3
—vesical N32.8
—bladder-neck (acquired) N32.0
—vesicourethral orifice N32.0
——neck, sphincter or urethral orifice N32.0
——congenital Q64.3
—trachea J39.8
——tuberculous NEC A16.4
——syphilitic A52.7† J99.8*
——congenital Q32.1
—organ or site, congenital NEC - see Atresia, by site
—prostate N42.8
—vena cava (inferior) (superior) NEC I87.1
——congenital Q26.0
—tunica vaginalis N50.8
—hourglass, of stomach K31.2
—ejaculatory duct NEC N50.8
—neural canal M99.8
——subluxation M99.2
——osseous M99.3
——connective tissue M99.4
——intervertebral disk M99.5
—renal artery I70.1
——congenital Q27.1
—pelviureteric junction N13.5
——with
———hydronephrosis N13.0
————with infection N13.6
———pyelonephritis (chronic) N11.1
—glottis, subglottic J38.6
——postprocedural J95.5
——congenital Q31.1

狭窄——*续前页*
一十二指肠 K31.5
一一先天性 Q41.0
一食管 K22.2
一一梅毒性 A52.7† K23.8*
一一一先天性 A50.5† K23.8*
一一先天性 Q39.3
一输精管 N50.8
一一先天性 Q55.4
一输卵管 N97.1
一一结核性 A18.1† N74.1*
一一淋球菌性 A54.2† N74.3*
一输尿管(手术后) N13.5
一一伴有感染 N13.6
一一一肾积水 N13.1
一一一一伴有感染 N13.6
一一一肾盂肾炎(慢性) N11.1
一一结核性 A18.1† N29.1*
一一先天性 Q62.1
一输尿管膀胱口(感染后) N13.5
一一先天性 Q62.1
一输尿管肾盂连接处 N13.5
一一伴有
一一一肾积水 N13.0
一一一一伴有感染 N13.6
一一一肾盂肾炎(慢性) N11.1
一一伴有感染 N13.6
一一先天性 Q62.1
一外耳道(后天性) H61.3
一一先天性 Q16.1
一外阴(后天性) N90.5
一尾部(椎管) M48.0
一胃 K31.8
一一沙漏状 K31.2
一一先天性 Q40.2
一西尔维于斯导水管(先天性) Q03.0
一一伴有脊柱裂(另见 脊柱裂，伴有脑积水) Q05.4
一一后天性 G91.1
一涎管或涎腺(任何) K11.8
一心(另见 病，心脏) I51.9
一一口(胃) K22.2
一一瓣膜(另见 心内膜炎) I38
一心肌(另见 变性，心肌) I51.5

Contraction, Stenosis——*continued*
—duodenum K31.5
——congenital Q41.0
—esophagus, oesophagus K22.2
——syphilitic A52.7† K23.8*
———congenital A50.5† K23.8*
——congenital Q39.3
—vas deferens N50.8
——congenital Q55.4
—fallopian tube, oviduct, tubal N97.1
——tuberculous A18.1† N74.1*
——gonococcal A54.2† N74.3*
—ureter (postoperative) N13.5
——with infection N13.6
———hydronephrosis N13.1
————with infection N13.6
———pyelonephritis (chronic) N11.1
——tuberculous A18.1† N29.1*
——congenital Q62.1
—ureterovesical orifice (postinfectional) N13.5
——congenital Q62.1
—ureteropelvic junction N13.5
——with
———hydronephrosis N13.0
————with infection N13.6
———pyelonephritis (chronic) N11.1
——with infection N13.6
——congenital Q62.1
—external ear canal (acquired) H61.3
——congenital Q16.1
—vulva (acquired) N90.5
—caudal M48.0
—stomach K31.8
——hourglass K31.2
——congenital Q40.2
—aqueduct of Sylvius (congenital) Q03.0
——with spina bifida (see also Spina bifida, with hydrocephalus) Q05.4
——acquired G91.1
—salivary duct or gland (any) K11.8
—cardiac, heart (see also Disease, heart) I51.9
——orifice (stomach) K22.2
——valve (see also Endocarditis) I38
—myocardium, myocardial (see also Degeneration, myocardial) I51.5

狭窄——*续前页*
—心血管(另见 病，心血管) I51.6
—咽 J39.2
——先天性 Q17.8
—咽鼓管 H68.1
—咽下部 J39.2
—眼睑 H02.5
—乙状结肠(曲)(另见 梗阻，肠) K56.6
—癔症性 F44.4
—阴道(出口) N89.5
——先天性 Q52.4
——在妊娠或分娩中 O34.6
———引起梗阻性分娩 O65.5
————影响到胎儿或新生儿 P03.1
———影响到胎儿或新生儿 P03.8
—阴茎，异物引起的 T19.8
—幽门(后天性)(肥大性) K31.1
——NEC (另见 幽门痉挛) NEC K31.3
——成人 K31.1
——先天性 Q40.0
——心因性 F45.3
——婴儿 Q40.0
—由于装置、植入物或移植物的存在引起的(另见 并发症，按部位和类型，特指的 NEC) T85.8
——导管 T83.8
———泌尿系(留置) T83.8
———输注 NEC T82.8
————脊髓(硬膜外)(硬膜下) T85.8
———透析(肾) T82.8
————腹膜内 T85.8
——动脉移植物 NEC T82.8
——关节假体 T84.8
——矫形外科 NEC T84.8
——泌尿系 NEC T83.8
——脑室颅内分流 T85.8
——内固定(矫形外科) NEC T84.8
——乳房(植入物) T85.8
——生殖系 NEC T83.8
——特指的 NEC T85.8
——胃肠道(胆管)(食管) T85.8
——心脏 NEC T82.8
——血管 NEC T82.8
——眼(角膜移植物)(眶植入物) NEC T85.8

Contraction, Stenosis——*continued*
—cardiovascular (see also Disease, cardiovascular) I51.6
—pharynx J39.2
——congenital Q17.8
—eustachian tube H68.1
—hypopharynx J39.2
—eyelid H02.5
—sigmoid (flexure) (see also Obstruction, intestine) K56.6
—hysterical F44.4
—vagina (outlet) N89.5
——congenital Q52.4
——in pregnancy or childbirth O34.6
———causing obstructed labor O65.5
————affecting fetus or newborn P03.1
———affecting fetus or newborn P03.8
—penis, by foreign body T19.8
—pylorus (acquired) (hypertrophic) K31.1
——NEC (see also Pylorospasm) K31.3
——adult K31.1
——congenital Q40.0
——psychogenic F45.3
——infantile Q40.0
—due to presence of device, implant or graft (see also Complications, by site and type, specified NEC) T85.8
——catheter T83.8
———urinary (indwelling) T83.8
———infusion NEC T82.8
————spinal (epidural) (subdural) T85.8
———dialysis (renal) T82.8
————intraperitoneal T85.8
——arterial graft NEC T82.8
——joint prosthesis T84.8
——orthopedic NEC T84.8
——urinary NEC T83.8
——ventricular intracranial shunt T85.8
——fixation, internal (orthopedic) NEC T84.8
——breast (implant) T85.8
——genital NEC T83.8
——specified NEC T85.8
——gastrointestinal (bile duct) (esophagus) T85.8
——heart NEC T82.8
——vascular NEC T82.8
——ocular (corneal graft) (orbital implant) NEC T85.8

狭窄——*续前页*
－造口
－－肠造口术后 K91.4
－－结肠造口术后 K91.4
－－气管造口术后 J95.0
－－胃造口术后 K91.8
－支气管 J98.0
－－梅毒性 A52.7† J99.8*
－－先天性 Q32.3
－直肠(括约肌) K62.4
－－结核性 A18.3† K93.0*
－－淋球菌性 A54.6
－－梅毒性 A52.7† K93.8*
－－先天性 Q42.1
－－－伴有瘘 Q42.0
－－炎性(衣原体性) A55
－－由于
－－－辐照 K91.8
－－－衣原体淋巴肉芽肿 A55
－直肠乙状结肠 K56.6
－主动脉(升)(室上)(先天性) Q25.3
－－瓣上，先天性 Q25.3
－－动脉硬化性 I70.0
－－钙化性 I70.0
－主动脉瓣 I35.0
－－伴有关闭不全 I35.2
－－风湿性 I06.0
－－－伴有
－－－－二尖瓣疾病 I08.0
－－－－－伴有三尖瓣疾病 I08.3
－－－－关闭不全或回流 I06.2
－－－－－伴有二尖瓣疾病 I08.0
－－－－－－伴有三尖瓣疾病 I08.3
－－－－三尖瓣疾病 I08.2
－－－－－伴有二尖瓣疾病 I08.3
－－梅毒性 A52.0† I39.1*
－－特指的原因 NEC I35.0
－－先天性 Q23.0
－主动脉下(先天性) Q24.4
－－肥厚型 I42.1
－椎管 M48.0

Contraction, Stenosis——*continued*
－stoma, following
－－enterostomy K91.4
－－colostomy K91.4
－－tracheostomy J95.0
－－gastrostomy K91.8
－bronchus J98.0
－－syphilitic A52.7† J99.8*
－－congenital Q32.3
－rectum (sphincter) K62.4
－－tuberculous A18.3† K93.0*
－－gonococcal A54.6
－－syphilitic A52.7† K93.8*
－－congenital Q42.1
－－－with fistula Q42.0
－－inflammatory (chlamydial) A55
－－due to
－－－irradiation K91.8
－－－chlamydial lymphogranuloma A55
－rectosigmoid K56.6
－aorta (ascending)(supraventricular)(congenital) Q25.3
－－supravalvular, congenital Q25.3
－－arteriosclerotic I70.0
－－calcified I70.0
－aortic (valve) I35.0
－－with insufficiency I35.2
－－rheumatic I06.0
－－－with
－－－－mitral (valve) disease I08.0
－－－－－with tricuspid (valve) disease I08.3
－－－－incompetence, insufficiency or regurgitation I06.2
－－－－－with mitral (valve) disease I08.0
－－－－－－with tricuspid (valve) disease I08.3
－－－－tricuspid (valve) disease I08.2
－－－－－with mitral (valve) disease I08.3
－－syphilitic A52.0† I39.1*
－－specified cause NEC I35.0
－－congenital Q23.0
－subaortic (congenital) Q24.4
－－hypertrophic I42.1
－spinal M48.0

狭窄——*续前页*
一椎间孔 M99.8
一一不完全脱位性 M99.6
一一骨性 M99.6
一一结缔组织 M99.7
一一盘 M99.7
一子宫(粘连) N85.6
一一口(外)(内) - 见 狭窄，宫颈
一子宫口(另见 狭窄，宫颈) N88.2
一总(胆)管 K83.1
一一先天性 Q44.3

xià 下

下垂
一肠 K63.4
一腹部，在妊娠或分娩中 O34.8
一一影响到胎儿或新生儿 P03.8
一肝 K76.8
一结肠 K63.4
一脚趾 M20.5
一盲肠 K63.4
一内脏 K63.4
一脾 D73.8
一乳房 N64.8
一肾 N28.8
一手指 M20.0
一腕 M21.3
一胃 K31.8
一先天性(眼睑) Q10.0
一一特指部位 NEC - 见 异常，按部位
一眼睑(麻痹性) H02.4
一一先天性 Q10.0
一脂肪(假性) H02.4
一足 M21.3

下垂子宫 - 见 脱垂，子宫

下疳(生殖器)(硬)(原发性)(血清反应阴性的)(血清反应阳性的)(梅毒性) A51.0
一唇 A51.2
一单纯性 A57
一杜克雷 A57
一混合性 A51.0
一结膜 A51.2
一尿道 A51.0

Contraction, Stenosis——*continued*
—intervertebral foramina M99.8
——subluxation M99.6
——osseous M99.6
——connective tissue M99.7
——disk M99.7
—uterus, uterine (synechiae) N85.6
——os (external) (internal) - see Stricture, cervix
—os uteri (see also Stricture, cervix) N88.2
—common (bile) duct K83.1
——congenital Q44.3

Drop, Pendulous, Ptosis
—intestine K63.4
—abdomen, in pregnancy or childbirth O34.8
——affecting fetus or newborn P03.8
—liver K76.8
—colon K63.4
—toe M20.5
—cecum K63.4
—splanchnic, viscera K63.4
—spleen D73.8
—breast N64.8
—kidney, renal N28.8
—finger M20.0
—wrist M21.3
—gastric, stomach K31.8
—congenital (eyelid) Q10.0
——specified site NEC - see Anomaly, by site
—eyelid (paralytic) H02.4
——congenital Q10.0
—adiposa (false) H02.4
—foot M21.3

Descensus uteri - see Prolapse, uterus

Chancre (genital) (hard)(primary) (seronegative) (seropositive) (syphilitic) A51.0
—lip A51.2
—simple A57
—Ducrey's A57
—mixed A51.0
—conjunctiva A51.2
—urethra A51.0

下疳——*续前页*	**Chancre**——*continued*
一品他病的 A67.0	一of carate, pinta A67.0
一乳头 A51.2	一nipple A51.2
一软 A57	一soft A57
一一腭 A51.2	一一palate A51.2
一一腹股沟淋巴结炎 A57	一一bubo A57
一生殖器外的 A51.2	一extragenital A51.2
一雅司病的 A66.0	一of yaws A66.0
一眼睑 A51.2	一eyelid A51.2
一硬 A51.0	一hunterian A51.0
下颌的 – 见情况	**Jaw – see condition**
下颌后缩(下颌)(上颌) K07.1	**Retrognathia, retrognathism (mandibular) (maxillary) K07.1**
下颌前突(又称 凸颌畸形) K07.1	**Prognathism K07.1**
下颌下的 – 见情况	**Submaxillary – see condition**
下降，任何器官或部位 – 见 脱垂	**Falling, any organ or part – see Prolapse**
下腔静脉输尿管 Q62.6	**Postcaval ureter Q62.6**
下斜视 H50.2	**Hypotropia H50.2**
下行性 – 见情况	**Descending – see condition**
下隐斜 H50.5	**Hypophoria H50.5**

xià 夏

夏季的 – 见情况	**Summer – see condition**
夏科	**Charcot's**
一病(脊髓痨性关节病) – 见 夏科，关节病	一disease (tabetic arthropathy) – see Charcot's arthropathy
一肝硬变 K74.3	一cirrhosis K74.3
一关节病(脊髓痨性) A52.1† M14.6*	一arthropathy, joint (disease), (tabetic) A52.1† M14.6*
一一非梅毒性 NEC G98† M14.6*	一一nonsyphilitic NEC G98† M14.6*
一一脊髓空洞症性 G95.0† M49.4*	一一syringomyelic G95.0† M49.4*
一一糖尿病性 E14.6† M14.6*	一一diabetic E14.6† M14.6*
一综合征 I73.9	一syndrome I73.9
夏科-马里-图思病、麻痹或综合征[进行性神经性肌萎缩] G60.0	**Charcot-Marie-Tooth disease, paralysis or syndrome G60.0**
夏秋季疟疾(发热) B50.9	**Estivo-autumnal malaria (fever) B50.9**
夏伊-德雷格综合征 G90.3	**Shy-Drager syndrome G90.3**

xiān 先

先露，胎儿	**Presentation, fetal**
一臂(对母体) O32.2	一arm (mother) O32.2
一一引起梗阻性分娩 O64.4	一一causing obstructed labor O64.4
一不稳定 O32.0	一unstable O32.0

先露，胎儿——*续前页*
一额(对母体) O32.3
——引起梗阻性分娩　O64.3
一复合性　O32.6
——引起梗阻性分娩　O64.5
一横(位)(对母体) O32.2
——引起梗阻性分娩　O64.8
一肩(对母体) O32.2
——引起梗阻性分娩　O64.4
一颏(对母体) O32.3
——引起梗阻性分娩　O64.2
一面(对母体) O32.3
——对向耻骨　O32.8
———引起梗阻性分娩　O64.0
——引起梗阻性分娩　O64.2
一脐带　O69.0
一伸头(对母体) O32.3
——引起梗阻性分娩　O64.3
一手(对母体) O32.2
——引起梗阻性分娩　O64.4
一腿或足，NEC (对母体) O32.1
——引起梗阻性分娩　O64.1
一臀(对母体) O32.1
——伴有产程前外倒转术，影响到胎儿或新生儿 P01.7
——分娩前，影响到胎儿或新生儿　P01.7
——引起梗阻性分娩　O64.1
———胎儿或新生儿　P03.0
一斜(位)(对母体) O32.2
——引起梗阻性分娩　O64.4
一异常的，不正常的　O32.9
——分娩前，影响到胎儿或新生儿　P01.7
——特指的　NEC O32.8
——引起梗阻性分娩　O64.9
———特指的　NEC O64.8
———影响到胎儿或新生儿(任何，除外臀(位)) P03.1
————臀(位) P03.0
——在多胎妊娠中(一个或以上胎儿) O32.5
一枕后位(母体) O32.8
——引起梗阻性分娩　O64.0

先露异常，胎儿(另见　先露，胎儿) O32.9

先天无神经节性巨结肠[希尔施普龙病] Q43.1

Presentation, fetal——*continued*
—brow (mother) O32.3
——causing obstructed labor O64.3
—compound O32.6
——causing obstructed labor O64.5
—transverse (mother) O32.2
——causing obstructed labor O64.8
—shoulder (mother) O32.2
——causing obstructed labor O64.4
—chin, mentum (mother) O32.3
——causing obstructed labor O64.2
—face (mother) O32.3
——to pubes O32.8
———causing obstructed labor O64.0
——causing obstructed labor O64.2
—cord O69.0
—extended head (mother) O32.3
——causing obstructed labor O64.3
—hand (mother) O32.2
——causing obstructed labor O64.4
—leg or foot, NEC (mother) O32.1
——causing obstructed labor O64.1
—breech (mother) O32.1
——with external version before labor, affecting fetus or newborn P01.7
——before labor, affecting fetus or newborn P01.7
——causing obstructed labor O64.1
———fetus or newborn P03.0
—oblique (mother) O32.2
——causing obstructed labor O64.4
—abnormal O32.9
——before labor, affecting fetus or newborn P01.7
——specified NEC O32.8
——causing obstructed labor O64.9
———specified NEC O64.8
———affecting fetus or newborn (any, except breech) P03.1
————breech P03.0
——in multiple gestation (one or more) O32.5
—occipitoposterior (mother) O32.8
——causing obstructed labour O64.0

Malpresentation, fetus (see also Presentation, fetal) O32.9

Hirschsprung's disease Q43.1

先天性 - 另见情况 | **Congenital - see also condition**
一畸形 - 见 异常 | —malformation - see Anomaly
一内在因子缺乏 D51.0 | —intrinsic factor deficiency D51.0
一主动脉间隔 Q25.4 | —aortic septum Q25.4
先天性短颈综合征[费尔-克利佩尔综合征] Q76.1 | **Feil-Klippel syndrome Q76.1**
先天性睾丸发育不全 - 现译名 克兰费尔特综合征 | **Klinefelter's syndrome**
先天性肌发育不全 Q79.8 | **Amyoplasia congenita Q79.8**
先天性巨结肠(另见 巨结肠) Q43.1 | **Macrocolon (see also Megacolon) Q43.1**
先天性卵巢发育不全 - 现译名 特纳综合征 | **Turner's syndrome**
先天性梅毒特征 A50.5 | **Stigmata, congenital syphilis A50.5**
先天性脐疝 Q79.2 | **Exomphalos Q79.2**
一意指疝 - 见 疝，脐 | —meaning hernia - see Hernia, umbilicus
先天性鱼鳞癣(胎儿)[斑色胎儿] Q80.4 | **Harlequin (fetus) Q80.4**
先天愚型 - 现译名 唐氏综合征 | **Down syndrome**
先兆 | **Threatened, Aura**
一杰克逊(癫痫) G40.1 | —jacksonian G40.1
一临产(另见 临产，假) O47.9 | —labor (see also Labor, false) O47.9
一一影响到胎儿 P01.8 | ——affecting fetus P01.8
一流产 O20.0 | —abortion, miscarriage O20.0
一一伴有随后性流产 O03.- | ——with subsequent abortion O03.-
一一影响到胎儿 P01.8 | ——affecting fetus P01.8
一早产，影响到胎儿 P01.8 | —premature delivery, affecting fetus P01.8
先兆子痫 O14.9 | **Pre-eclampsia O14.9**
一伴有原有的高血压 O11 | —with pre-existing hypertension O11
一并发 O11 | —superimposed O11
一轻度 O13 | —mild O13
一中度 O14.0 | —moderate O14.0
一重度 O14.1 | —severe O14.1
一影响到胎儿或新生儿 P00.0 | —affecting fetus or newborn P00.0

xiān 纤

纤颤 | **Fibrillation**
一肌肉 M62.8 | —muscular M62.8
一心房(形成) I48 | —atrial or auricular (established) I48
一心室[心室颤动] I49.0 | —ventricular I49.0
一心性，心脏 I49.8 | —cardiac, heart I49.8
纤弱病(HIV 感染) B22.2 | **Slim disease (in HIV infection) B22.2**
纤维(瘤)(M8890/0) - 另见 肿瘤，结缔组织，良性 | **Fibroid (tumor) (M8890/0) - see also Neoplasm, connective tissue, benign**
一病，肺(慢性)(另见 纤维化，肺) J84.1 | —disease, lung (chronic) (see also Fibrosis, lung) J84.1
一肺炎(慢性)(另见 纤维化，肺) J84.1 | —pneumonia (chronic) (see also Fibrosis, lung) J84.1
一心脏(病)(另见 心肌炎) I51.4 | —heart (disease) (see also Myocarditis) I51.4
一硬结，肺(慢性)(另见 纤维化，肺) J84.1 | —induration, lung (chronic) (see also Fibrosis, lung) J84.1

纤维(瘤)——*续前页*
一在妊娠或分娩中 O34.1
一一引起梗阻性分娩 O65.5
一一影响到胎儿或新生儿 P03.8
一子宫 D25.9
纤维变性的 - 见 纤维化
纤维蛋白
一前房(眼)(明胶状渗出物) H20.0
一球或体，胸膜(囊) J94.1
纤维蛋白减少(遗传性)(另见 纤维蛋白原缺乏血症) D68.2
一后天性 D68.4
纤维蛋白脓性的 - 见情况
纤维蛋白溶解(后天性)(出血性) D65
一产前 O46.0
一产时 O67.0
一产后 O72.3
一后
一一流产(随后发生) O08.1
一一一近期发生 - 见 流产
一一异位妊娠或葡萄胎妊娠 O08.1
纤维蛋白溶解亢进 - 见 纤维蛋白溶解
纤维蛋白原减少 D68.8
一后天性 D65
一先天性 D68.2
纤维蛋白原缺乏血症(另见 缺陷，凝血) D68.8
一后天性 D65
一先天性 D68.2
纤维蛋白原溶解 - 见 纤维蛋白溶解
纤维骨瘤(M9262/0) - 见 肿瘤，骨，良性
纤维化，纤维变性
一瓣膜，心脏(另见 心内膜炎) I38
一表皮下结节性(M8832/0) - 见 肿瘤，皮肤，良性
一动脉毛细血管 - 见 动脉硬化
一肺(萎缩性)(毛细血管)(慢性)(融合性)(大量)(肺泡周)(支气管周) J84.1
一一伴有
一一一肺尘埃沉着病 NEC J64
一一一尘网形成 J64
一一一矾土肺 J63.0
一一一硅沉着病 J62.8
一一一硅末沉着病 J62.8

Fibroid (tumor)——*continued*
—in pregnancy or childbirth O34.1
——causing obstructed labor O65.5
——affecting fetus or newborn P03.8
—uterus D25.9
Fibrotic - see Fibrosis
Fibrin
—chamber, anterior (eye) (gelatinous exudate) H20.0
—ball or bodies, pleural (sac) J94.1
Fibrinopenia (hereditary) (see also Afibrinogenemia) D68.2
—acquired D68.4
Fibrinopurulent - see condition
Fibrinolysis (acquired) (hemorrhagic) D65
—antepartum O46.0
—intrapartum O67.0
—postpartum O72.3
—following
——abortion (subsequent episode) O08.1
———current episode - see Abortion
——ectopic or molar pregnancy O08.1
Hyperfibrinolysis - see Fibrinolysis
Fibrinogenopenia D68.8
—acquired D65
—congenital D68.2
Afibrinogenemia (see also Defect, coagulation) D68.8
—acquired D65
—congenital D68.2
Fibrinogenolysis - see Fibrinolysis
Fibro-osteoma (M9262/0) - see Neoplasm, bone, benign
Fibrosis, fibrotic
—valve, heart (see also Endocarditis) I38
—subepidermal nodular (M8832/0) - see Neoplasm, skin, benign
—arteriocapillary - see Arteriosclerosis
—lung, pulmonary (atrophic)(capillary) (chronic) (confluent) (massive) (perialveolar) (peribronchial) J84.1
——with
———pneumoconiosis NEC J64
———dust reticulation J64
———aluminosis J63.0
———silicosis J62.8
———gannister disease J62.8

纤维化，纤维变性——*续前页*	**Fibrosis, fibrotic**——*continued*
一肺——*续前页*	—lung, pulmonary——*continued*
一一伴有——*续前页*	——with——*continued*
一一一灰石沉着病 J62.8	———calcicosis J62.8
一一一煤硅肺病 J60	———anthracosilicosis J60
一一一棉屑沉着病 J66.0	———byssinosis J66.0
一一一农民肺 J67.0	———farmer's lung J67.0
一一一铍中毒 J63.2	———berylliosis J63.2
一一一石棉沉着病 J61	———asbestosis J61
一一一石末肺 J62.8	———chalicosis J62.8
一一一炭末沉着病 J60	———anthracosis J60
一一一铁质沉着病 J63.4	———siderosis J63.4
一一一锡沉着病 J63.5	———stannosis J63.5
一一一蔗尘肺 J67.1	———bagassosis J67.1
一一放射后 J70.1	——following radiation J70.1
一一硅沉着病 J62.8	——silicotic J62.8
一一结核性 - 见 结核，肺	——tuberculous - see Tuberculosis, pulmonary
一一弥漫性(特发性)(间质) J84.1	——diffuse (idiopathic) (interstitial) J84.1
一一特发性 J84.1	——idiopathic J84.1
一一先天性 P27.8	——congenital P27.8
一一炎症后 J84.1	——postinflammatory J84.1
一一由于	——due to
一一一滑石粉 J62.0	———talc J62.0
一一一化学制剂、气体、烟雾或蒸气(吸入) J68.4	———chemicals, gases, fumes or vapors (inhalation) J68.4
一一一石墨 J63.3	———graphite J63.3
一一一铁矾土 J63.1	———bauxite J63.1
一附睾 N50.8	—epididymis N50.8
一腹膜后，特发性(伴有输尿管阻塞) N13.5	—retroperitoneal, idiopathic (with ureteral obstruction) N13.5
一一伴有感染 N13.6	——with infection N13.6
一肝 K74.0	—hepatic, liver K74.0
一一伴有硬化 K74.2	——with sclerosis K74.2
一一一酒精性 K70.2	———alcoholic K70.2
一一酒精性 K70.2	——alcoholic K70.2
一肝脾(门脉高压) K76.6	—hepatolienal, hepatosplenic (portal hypertension) K76.6
一肛乳头 K62.8	—anal papillae K62.8
一睾丸 N50.8	—testis N50.8
一一慢性，由于梅毒引起的 A52.7† N51.1*	——chronic, due to syphilis A52.7† N51.1*
一宫颈 N88.8	—cervix N88.8
一海绵体(硬化性) N48.6	—corpus cavernosum (sclerosing) N48.6
一会阴，在妊娠或分娩中 O34.7	—perineum, in pregnancy or childbirth O34.7
一一引起梗阻性分娩 O65.5	——causing obstructed labor O65.5
一一一影响到胎儿或新生儿 P03.1	———affecting fetus or newborn P03.1

纤维化，纤维变性——*续前页*
—精囊 N50.8
—精索 N50.8
—静脉 I87.8
—酒精性 K70.2
—老年性 R54
—淋巴腺 I89.8
—毛细血管，肺(慢性)(另见 纤维化，肺) J84.1
—囊性(胰腺) E84.9
——伴有
———肠表现 E84.1
———肺表现 E84.0
———混合性表现 E84.8
——特指的 NEC E84.8
—脑脊膜 G96.1
—粘膜下(口腔)(舌) K13.5
—膀胱 N32.8
—皮肤 NEC L90.5
—脾 D73.8
——在血吸虫病中(裂体吸虫病) B65.-† D77*
—前列腺(慢性) N40
—鞘膜 N50.8
—绒毛膜 O41.8
—乳房 N60.3
—舌，粘膜下 K13.5
—射精管 N50.8
—肾(另见 硬化，肾) N26
—肾上(腺) E27.8
—输精管 N50.8
—输卵管 N83.8
—胎盘 O43.8
—心肌(另见 心肌炎) I51.4
—心内膜(另见 心内膜炎) I38
—心内膜心肌(热带) I42.3
—心脏(另见 心肌炎) I51.4
—胸(腺) E32.8
—胸膜 J94.1
—眼肌 H50.6
—羊膜 O41.8
—胰腺 K86.8
—阴道 N89.8
—阴茎 NEC N48.6
—阴囊，阴囊内 N50.8

Fibrosis, fibrotic——*continued*
—seminal vesicle N50.8
—spermatic cord N50.8
—vein I87.8
—alcoholic K70.2
—senile R54
—lymphatic gland I89.8
—capillary, lung (chronic) (see also Fibrosis, lung) J84.1
—cystic (of pancreas) E84.9
——with
———intestinal manifestations E84.1
———pulmonary manifestations E84.0
———combined manifestations E84.8
——specified NEC E84.8
—meninges G96.1
—submucous (oral) (tongue) K13.5
—bladder N32.8
—skin NEC L90.5
—spleen D73.8
——in schistosomiasis (bilharziasis) B65.-† D77*
—prostate (chronic) N40
—tunica vaginalis N50.8
—chorion O41.8
—breast N60.3
—tongue, submucous K13.5
—ejaculatory duct N50.8
—kidney (see also Sclerosis, renal) N26
—adrenal (gland) E27.8
—vas deferens N50.8
—oviduct N83.8
—placenta O43.8
—myocardium, myocardial (see also Myocarditis) I51.4
—endocardium (see also Endocarditis) I38
—endomyocardial (tropical) I42.3
—cardiac, heart (see also Myocarditis) I51.4
—thymus (gland) E32.8
—pleura J94.1
—eye muscle H50.6
—amnion O41.8
—pancreas K86.8
—vagina N89.8
—penis NEC N48.6
—scrotum, intrascrotal N50.8

纤维化，纤维变性——*续前页*
－由于装置、植入物或移植物引起的(另见并发症，按部位和类型，特指的 NEC) T85.8
－－导管 NEC T85.8
－－－泌尿系(留置) T83.8
－－－输注 NEC T82.8
－－－－脊髓(硬膜外)(硬膜下) T85.8
－－－透析(肾) T82.8
－－－－腹膜内 T85.8
－－电(极)(脉冲发生器)(刺激器)
－－－骨 T84.8
－－－泌尿系 T83.8
－－－神经系统(脑)(周围神经)(脊柱) T85.8
－－－心脏 T82.8
－－动脉移植物 NEC T82.8
－－关节假体 T84.8
－－矫形外科 NEC T84.8
－－泌尿系 NEC T83.8
－－脑室颅内分流 T85.8
－－内固定(矫形外科) NEC T84.8
－－乳房(植入物) T85.8
－－生殖系 NEC T83.8
－－特指的 NEC T85.8
－－胃肠(胆管)(食管) T85.8
－－心脏 NEC T82.8
－－血管 NEC T82.8
－－眼(角膜移植物)(眶植入物) NEC T85.8
－正中嵴 N40
－直肠括约肌 K62.8
－子宫(非肿瘤性) N85.8
－纵隔(特发性) J98.5
纤维黄瘤(M8830/0) - 另见 肿瘤，结缔组织，良性
－恶性(M8830/3) - 见 肿瘤，结缔组织，恶性
－非典型(M8830/1) - 见 肿瘤，结缔组织，动态未定
纤维黄肉瘤(M8830/3) - 见 肿瘤，结缔组织，恶性
纤维肌瘤(M8890/0) - 另见 肿瘤，结缔组织，良性
－子宫(体)(另见 平滑肌瘤) D25.9
－－在妊娠或分娩中 O34.1
－－－引起梗阻性分娩 O65.5
－－－影响到胎儿或新生儿 P03.8

Fibrosis, fibrotic——*continued*
—due to device, implant or graft (see also Complications, by site and type, specified NEC) T85.8
——catheter NEC T85.8
———urinary (indwelling) T83.8
———infusion NEC T82.8
————spinal (epidural) (subdural) T85.8
———dialysis (renal) T82.8
————intraperitoneal T85.8
——electronic (electrode) (pulse generator) (stimulator)
———bone T84.8
———urinary T83.8
———nervous system (brain) (peripheral nerve) (spinal) T85.8
———cardiac T82.8
——arterial graft NEC T82.8
——joint prosthesis T84.8
——orthopedic NEC T84.8
——urinary NEC T83.8
——ventricular intracranial shunt T85.8
——fixation, internal (orthopedic) NEC T84.8
——breast (implant) T85.8
——genital NEC T83.8
——specified NEC T85.8
——gastrointestinal (bile duct) (esophagus) T85.8
——heart NEC T82.8
——vascular NEC T82.8
——ocular (corneal graft) (orbital implant) NEC T85.8
—median bar N40
—rectal sphincter K62.8
—uterus (non-neoplastic) N85.8
—mediastinum (idiopathic) J98.5
Fibroxanthoma (M8830/0) - see also Neoplasm, connective tissue, benign
—malignant (M8830/3) - see Neoplasm, connective tissue, malignant
—atypical (M8830/1) - see Neoplasm, connective tissue, uncertain behavior
Fibroxanthosarcoma (M8830/3) - see Neoplasm, connective tissue, malignant
Fibromyoma (M8890/0) - see also Neoplasm, connective tissue, benign
—uterus (corpus) (see also Leiomyoma) D25.9
——in pregnancy or childbirth O34.1
———causing obstructed labor O65.5
———affecting fetus or newborn P03.8

纤维囊性
一病(另见 纤维化，囊性) E84.9
一一肺(先天性) E84.0
一一肝 Q44.6
一一乳房 N60.1
一一一伴有上皮增生 N60.3
一一胰腺 E84.9
一肾(先天性) Q61.8
纤维囊性乳腺病，乳房(慢性)(囊性)(弥漫性)(周期性)(节段性) N60.2
纤维粘液瘤(M8811/0) - 见 肿瘤，结缔组织，良性
纤维粘液肉瘤(M8811/3) - 见 肿瘤，结缔组织，恶性
纤维粘液脂肪瘤(M8852/0) D17.9
纤维脓性的 - 见情况
纤维肉瘤(M8810/3) - 另见 肿瘤，结缔组织，恶性
一成釉细胞(M9330/3) C41.1
一一上颌(骨) C41.0
一骨膜(M8812/3) - 见 肿瘤，骨，恶性
一筋膜(M8813/3)
一先天性(M8814/3)
一牙源性(M9330/3) C41.1
一一上颌(骨) C41.0
一婴儿(M8814/3)
纤维软骨肉瘤(M9220/3) - 见 肿瘤，软骨，恶性
弹力纤维增生症(心脏)(心内膜)(心内膜心肌) I42.4
纤维腺瘤(M9010/0)
一富细胞性小管内(M9020/0) D24
一巨型(M9016/0) D24
一前列腺 D29.1
一特指部位 NEC - 见 肿瘤，良性
一未特指部位 D24
一小管内(M9011/0)
一一富细胞性(M9020/0) D24
一一巨型(M9020/0) D24
一一特指部位 - 见 肿瘤，良性
一一未特指部位 D24
一小管周(M9012/0)
一一特指部位 - 见 肿瘤，良性
一一未特指部位 D24
一叶状(M9020/0) D24
一幼年型(M9030/0) D24

Fibrocystic
—disease (see also Fibrosis, cystic) E84.9
——lung (congenital) E84.0
——liver Q44.6
——breast N60.1
———with epithelial proliferation N60.3
——pancreas E84.9
—kidney (congenital) Q61.8
Fibroadenosis, breast (chronic)(cystic) (diffuse) (periodic) (segmental) N60.2
Fibromyxoma (M8811/0) - see Neoplasm, connective tissue, benign
Fibromyxosarcoma (M8811/3) - see Neoplasm, connective tissue, malignant
Fibromyxolipoma (M8852/0) D17.9
Fibropurulent - see condition
Fibrosarcoma (M8810/3) - see also Neoplasm, connective tissue, malignant
—ameloblastic (M9330/3) C41.1
——upper jaw (bone) C41.0
—periosteal (M8812/3) - see Neoplasm, bone, malignant
—fascial (M8813/3)
—congenital (M8814/3)
—odontogenic (M9330/3) C41.1
——upper jaw (bone) C41.0
—infantile (M8814/3)
Fibrochondrosarcoma (M9220/3) - see Neoplasm, cartilage,malignant
Fibroelastosis (cordis) (endocardial) (endomyocardial) I42.4
Fibroadenoma (M9010/0)
—cellular intracanalicular (M9020/0) D24
—giant (M9016/0) D24
—prostate D29.1
—specified site NEC - see Neoplasm, benign
—unspecified site D24
—intracanalicular (M9011/0)
——cellular (M9020/0) D24
——giant (M9020/0) D24
——specified site - see Neoplasm, benign
——unspecified site D24
—pericanalicular (M9012/0)
——specified site - see Neoplasm, benign
——unspecified site D24
—phyllodes (M9020/0) D24
—juvenile (M9030/0) D24

xián 涎

xiǎn 显

xiàn 现

现象——*续前页*
一文克巴赫 I44.1
一血管痉挛 I73.9
一血管迷走神经性 R55
一血管运动性 R55

Phenomenon——*continued*
—Wenckebach's I44.1
—vasospastic I73.9
—vasovagal R55
—vasomotor R55

xiàn 线

线
一博氏 L60.4
一哈里斯 M89.1
一赫德森，施特里[角膜色素线] H18.0
线虫病(肠道) NEC B82.0
一钩虫病 B76.0

Line(s)
—Beau's L60.4
—Harris' M89.1
—Hudson's, Stähli's (cornea) H18.0
Nematodiasis (intestinal) NEC B82.0
—ancylostomiasis B76.0

xiàn 陷

陷凹
一道格拉斯[直肠子宫]的 - 见情况
陷夹神经 - 见 神经病(变)，陷夹

Pouch
—Douglas' - see condition
Pinched nerve - see Neuropathy, entrapment

xiàn 腺

腺(性)的 - 见情况
腺癌(M8140/3) - 另见 肿瘤，恶性

注：下面的形容词性修饰语列表并不完全。对未出现在列表中的某种腺癌的描述应与具有同样描述的癌一样进行编码。因此，“混合性嗜酸-嗜碱细胞腺癌”也应与在“癌”列表下的“嗜酸-嗜碱细胞癌”以同样方式进行编码。除在其他处另有说明外，列在下面的腺癌的形态学类型应按部位以“肿瘤，恶性”进行编码。

一伴有
一一顶泌性汗腺化生(M8573/3)
一一骨(和软骨)化生(M8571/3)
一一鳞状化生(M8570/3)
一一软骨(和骨)化生(M8571/3)
一一梭形细胞化生(M8572/3)
一表面扩散性(M8143/3)
一产粘液性(M8481/3)

Gland, glandular - see condition
Adenocarcinoma (M8140/3) - see also Neoplasm, malignant

Note: The list of adjectival modifiers below is not exhaustive. A description of adenocarcinoma that does not appear in this list should be coded in the same manner as carcinoma with that description. Thus, ‘mixed acidophil-basophil adenocarcinoma’ should be coded in the same manner as ‘mixed acidophil-basophil carcinoma’, which appears in the list under ‘Carcinoma’.
Except where otherwise indicated, the morphological varieties of adenocarcinoma in the list below should be coded by site as for ‘Neoplasm, malignant’.

—with
——apocrine metaplasia (M8573/3)
——osseous (and cartilaginous) metaplasia (M8571/3)
——squamous metaplasia (M8570/3)
——cartilaginous (and osseous) metaplasia (M8571/3)
——spindle cell metaplasia (M8572/3)
—superficial spreading (M8143/3)
—mucin-producing (M8481/3)

腺癌——*续前页*

—肠型(M8144/3)

——特指部位 - 见 肿瘤，恶性

——未特指部位 C16.9

—胆管型(M8160/3) C22.1

——肝 C22.1

——特指部位 NEC - 见 肿瘤，恶性

——未特指部位 C22.1

—导管(M8500/3)

——浸润性(M8500/3)

———伴有佩吉特病[乳腺导管内癌](M8541/3) - 见 肿瘤，乳房，恶性

———特指部位 - 见 肿瘤，恶性

———未特指部位(女性) C50.9

—导管内(M8500/2)

——非浸润性(M8500/2)

———乳房 D05.1

———乳头状(M8503/2)

————伴有侵袭(M8503/3)

—————特指部位 - 见 肿瘤，恶性

—————未特指部位 C50.9

————乳房 D05.1

————特指部位 NEC - 见 肿瘤，原位

————未特指部位 D05.1

———特指部位 NEC - 见 肿瘤，原位

———未特指部位 D05.1

——乳房 D05.1

——乳头状(M8503/2)

——伴有侵袭(M8503/3)

————特指部位 - 见 肿瘤，恶性

————未特指部位 C50.9

—乳房 D05.1

———特指部位 - 见 肿瘤，原位

———未特指部位 D05.1

——特指部位 NEC - 见 肿瘤，原位

——未特指部位 D05.1

—耵聍(M8420/3) C44.2

—顶泌性汗腺(M8401/3)

——乳房 - 见 肿瘤，乳房，恶性

——特指部位 NEC - 见 肿瘤，皮肤，恶性

——未特指部位 C44.9

——原位(M8401/2)

———乳房 D05.7

———特指部位 NEC - 见 肿瘤，皮肤，原位

———未特指部位 D04.9

Adenocarcinoma—*continued*

—intestinal type (M8144/3)

——specified site - see Neoplasm, malignant

——unspecified site C16.9

—bile duct type (M8160/3) C22.1

——liver C22.1

——specified site NEC - see Neoplasm, malignant

——unspecified site C22.1

—duct (M8500/3)

——infiltrating (M8500/3)

———with Paget's disease (M8541/3)- see Neoplasm, breast, malignant

———specified site - see Neoplasm, malignant

———unspecified site (female) C50.9

—intraductal (M8500/2)

——noninfiltrating (M8500/2)

———breast D05.1

———papillary (M8503/2)

————with invasion (M8503/3)

—————specified site - see Neoplasm, malignant

—————unspecified site C50.9

————breast D05.1

————specified site NEC - see Neoplasm, in situ

————unspecified site D05.1

———specified site NEC - see Neoplasm, in situ

———unspecified site D05.1

——breast D05.1

——papillary (M8503/2)

———with invasion (M8503/3)

————specified site - see Neoplasm, malignant

————unspecified site C50.9

———breast D05.1

———specified site - see Neoplasm, in situ

———unspecified site D05.1

——specified site NEC - see Neoplasm, in situ

——unspecified site D05.1

—ceruminous (M8420/3) C44.2

—apocrine (M8401/3)

——breast - see Neoplasm, breast, malignant

——specified site NEC - see Neoplasm, skin, malignant

——unspecified site C44.9

——in situ (M8401/2)

———breast D05.7

———specified site NEC - see Neoplasm, skin, in situ

———unspecified site D04.9

腺癌——*续前页*
一肺泡(M8251/3) - 见 肿瘤，肺，恶性
一分泌粘液性(M8481/3)
一汗腺(M8400/3) - 见 肿瘤，皮肤，恶性
一和
一一表皮样癌，混合的(M8560/3)
一一类癌，合并(M8244/3)
一一鳞状细胞癌，混合的(M8560/3)
一呼吸细支气管(M8250/3) - 见 肿瘤，肺，恶性
一混合细胞(M8323/3)
一基底细胞(M8147/3)
一一特指部位 - 见 肿瘤，恶性
一一未特指部位 C08.9
一假粘液性(M8470/3)
一一特指部位 - 见 肿瘤，恶性
一一未特指部位 C56
一见于
一一管状绒毛状腺瘤(M8263/3)
一一绒毛状腺瘤(M8261/3)
一一息肉样腺瘤(M8210/3)
一一一多发性(M8221/3)
一一腺瘤
一一一结肠息肉病(M8220/3) C18.9
一一一一多发性(M8221/3)
一一一息肉(M8210/3)
一一小管性腺瘤(M8210/3)
一浆液性(M8441/3) - 另见 肿瘤，恶性
一一乳头状(M8460/3)
一一一特指部位 - 见 肿瘤，恶性
一一一未特指部位 C56
一胶样，胶状(M8480/3)
一浸润性导管(M8500/3)
一一伴有佩吉特病[乳腺导管内癌](M8541/3) - 见 肿瘤，乳房，恶性
一一特指部位 - 见 肿瘤，恶性
一一未特指部位 C50.9
一颗粒细胞(M8320/3)
一滤泡性(M8330/3)
一一伴有乳头状(M8340/3) C73
一一中度分化(M8332/3) C73
一一高度分化(M8331/3) C73
一一特指部位 - 见 肿瘤，恶性
一一未特指部位 C73
一一小梁性(M8332/3) C73

Adenocarcinoma——*continued*
—alveolar (M8251/3) - see Neoplasm, lung, malignant
—mucin-secreting (M8481/3)
—sweat gland (M8400/3) - see Neoplasm, skin, malignant
—and
——epidermoid carcinoma, mixed (M8560/3)
——carcinoid, combined (M8244/3)
——squamous cell carcinoma, mixed (M8560/3)
—bronchioloalveolar (M8250/3) - see Neoplasm, lung, malignant
—mixed cell (M8323/3)
—basal cell (M8147/3)
——specified site - see Neoplasm, malignant
——unspecified site C08.9
—pseudomucinous (M8470/3)
——specified site - see Neoplasm, malignant
——unspecified site C56
—in
——tubulovillous adenoma (M8263/3)
——villous adenoma (M8261/3)
——polypoid adenoma, polyp (adenomatous) (M8210/3)
———multiple (M8221/3)
——adenomatous
———polyposis coli (M8220/3) C18.9
————multiple (M8221/3)
———polyp (M8210/3)
——tubular adenoma (M8210/3)
—serous (M8441/3) - see also Neoplasm, malignant
——papillary (M8460/3)
———specified site - see Neoplasm, malignant
———unspecified site C56
—colloid, gelatinous (M8480/3)
—infiltrating duct (M8500/3)
——with Paget's disease (M8541/3) - see Neoplasm, breast, malignant
——specified site - see Neoplasm, malignant
——unspecified site C50.9
—granular cell (M8320/3)
—follicular (M8330/3)
——with papillary (M8340/3) C73
——moderately differentiated (M8332/3) C73
——well differentiated (M8331/3) C73
——specified site - see Neoplasm, malignant
——unspecified site C73
——trabecular (M8332/3) C73

腺癌——*续前页*

一弥漫型(M8145/3)

一一特指部位 - 见 肿瘤，恶性

一一未特指部位 C16.9

一囊内乳头状(M8504/3)

一粘蛋白性(M8480/3)

一粘液，粘液样(M8480/3)（另见 肿瘤，恶性）

一一细胞(M8300/3)

一一一特指部位 - 见 肿瘤，恶性

一一一未特指部位 C75.1

一胚胎性(M9070/3)

一皮脂腺(M8410/3) - 见 肿瘤，皮肤，恶性

一绒毛状(M8262/3)

一乳头状(M8260/3)

一一伴有滤泡性(M8340/3) C73

一一导管内(非浸润性)(M8503/2)

一一一伴有侵袭(M8503/3)

一一一一特指部位 - 见 肿瘤，恶性

一一一一未特指部位 C50.9

一一一乳房 D05.1

一一一特指部位 NEC - 见 肿瘤，原位

一一一未特指部位 D05.1

一一浆液性(M8460/3)

一一一特指部位 - 见 肿瘤，恶性

一一一未特指部位 C56

一一滤泡性变异(M8340/3) C73

一乳头状囊性(M8450/3)

一一特指部位 - 见 肿瘤，恶性

一一未特指部位 C56

一肾上腺皮质(M8370/3) C74.0

一肾细胞(M8312/3) C64

一嗜碱性粒细胞(M8300/3)

一一特指部位 - 见 肿瘤，恶性

一一未特指部位 C75.1

一嗜酸瘤细胞性(M8290/3)

一嗜酸性(M8290/3)

一嗜酸性粒细胞(M8280/3)

一一特指部位 - 见 肿瘤，恶性

一一未特指部位 C75.1

一水样透明细胞(M8322/3) C75.0

一髓样(M8510/3)

一透明细胞(中肾样)(M8310/3)

一无包膜硬化性(M8350/3) C73

Adenocarcinoma——*continued*

—diffuse type (M8145/3)

——specified site - see Neoplasm, malignant

——unspecified site C16.9

—intracystic papillary (M8504/3)

—mucinous (M8480/3)

—mucous, mucoid (M8480/3) (see also Neoplasm, malignant)

——cell (M8300/3)

———specified site - see Neoplasm, malignant

———unspecified site C75.1

—embryonal (M9070/3)

—sebaceous (M8410/3) - see Neoplasm, skin, malignant

—villous (M8262/3)

—papillary (M8260/3)

——with follicular (M8340/3) C73

——intraductal (noninfiltrating) (M8503/2)

———with invasion (M8503/3)

————specified site - see Neoplasm, malignant

————unspecified site C50.9

———breast D05.1

———specified site NEC - see Neoplasm, in situ

———unspecified site D05.1

——serous (M8460/3)

———specified site - see Neoplasm, malignant

———unspecified site C56

——follicular variant (M8340/3) C73

—papillocystic (M8450/3)

——specified site - see Neoplasm, malignant

——unspecified site C56

—adrenal cortical (M8370/3) C74.0

—renal cell (M8312/3) C64

—basophil (M8300/3)

——specified site - see Neoplasm, malignant

——unspecified site C75.1

—oncocytic (M8290/3)

—oxyphilic (M8290/3)

—acidophil, eosinophil (M8280/3)

——specified site - see Neoplasm, malignant

——unspecified site C75.1

—water-clear cell (M8322/3) C75.0

—medullary (M8510/3)

—clear cell (mesonephroid) (M8310/3)

—nonencapsulated sclerosing (M8350/3) C73

腺癌——*续前页*

—细支气管(M8250/3) - 见 肿瘤，肺，恶性

—嫌色细胞(M8270/3)

——特指部位 - 见 肿瘤，恶性

——未特指部位 C75.1

—腺泡，腺泡细胞(M8550/3)

—小管性(M8211/3)

—小梁性(M8190/3)

—小叶性(M8520/3)

——特指部位 - 见 肿瘤，恶性

——未特指部位 C50.9

——原位(M8520/2)

———乳房 D05.0

———特指部位 NEC - 见 肿瘤，原位

———未特指部位 D05.0

—许特尔细胞(M8290/3) C73

—炎性(M8530/3)

——特指部位 - 见 肿瘤，恶性

——未特指部位 C50.9

—胰岛细胞(M8150/3)

——伴有外分泌，混合的(M8154/3)

———特指部位 - 见 肿瘤，恶性

———未特指部位 C25.9

——特指部位 NEC - 见 肿瘤，恶性

——未特指部位 C25.4

——胰腺 C25.4

—印戒细胞(M8490/3)

—硬癌(M8141/3)

—圆柱状(M8200/3)

—中肾性(M9110/3)

—子宫内膜样(M8380/3)

——特指部位 - 见 肿瘤，恶性

——未特指部位

———男性 C61

———女性 C56

腺病(淋巴腺) R59.9

—肠系膜 R59.0

—腹股沟 R59.0

—结核性(另见 结核，淋巴腺) A18.2

——气管支气管的 A16.3

———原发性(进行性) A16.7

————伴有细菌学和组织学证实 A15.7

Adenocarcinoma——*continued*

—bronchiolar (M8250/3) - see Neoplasm, lung, malignant

—chromophobe (M8270/3)

——specified site - see Neoplasm, malignant

——unspecified site C75.1

—acinar, acinic cell (M8550/3)

—tubular (M8211/3)

—trabecular (M8190/3)

—lobular (M8520/3)

——specified site - see Neoplasm, malignant

——unspecified site C50.9

——in situ (M8520/2)

———breast D05.0

———specified site NEC - see Neoplasm, in situ

———unspecified site D05.0

—Hurthle cell (M8290/3) C73

—inflammatory (M8530/3)

——specified site - see Neoplasm, malignant

——unspecified site C50.9

—islet cell (M8150/3)

——with exocrine, mixed (M8154/3)

———specified site - see Neoplasm, malignant

———unspecified site C25.9

——specified site NEC - see Neoplasm, malignant

——unspecified site C25.4

——pancreas C25.4

—signet ring cell (M8490/3)

—scirrhous (M8141/3)

—cylindroid (M8200/3)

—mesonephric (M9110/3)

—endometrioid (M8380/3)

——specified site - see Neoplasm, malignant

——unspecified site

———male C61

———female C56

Adenopathy (lymph gland) R59.9

—mesentery R59.0

—inguinal R59.0

—tuberculous (see also Tuberculosis, lymph gland) A18.2

——tracheobronchial A16.3

———primary (progressive) A16.7

————with bacteriological and histological confirmation A15.7

腺病——*续前页*
—局部性 R59.0
—梅毒性(继发性) A51.4
—气管支气管的 R59.0
——结核性 A16.3
———原发性(进行性) A16.7
————伴有细菌学和组织学证实 A15.7
—全身性 R59.1
—纵隔的 R59.0
腺病毒，作为分类于他处疾病的原因 B97.0
腺肌瘤(非典型息肉状)(M8932/0) - 另见 肿瘤，良性
—前列腺 D29.1
腺棘皮癌(M8570/3) - 见 肿瘤，恶性
腺类癌(瘤)(M8245/3) - 见 肿瘤，恶性
腺淋巴瘤(M8561/0)
—特指部位 - 见 肿瘤，良性
—未特指部位 D11.9
腺瘤(M8140/0) - 另见 肿瘤，良性

注：除在其他处另有说明外，列在下面的腺瘤的形态学类型应按部位以“肿瘤，良性”进行编码 。

—恶性(M8140/3) - 见 肿瘤，恶性
—α 细胞(M8152/0)
——特指部位 NEC - 见 肿瘤，良性
——未特指部位 D13.7
——胰腺 D13.7
—β 细胞(M8151/0)
——特指部位 NEC - 见 肿瘤，良性
——未特指部位 D13.7
——胰腺 D13.7
—背(M8372/0) D35.0
—单形性(M8146/0)
—胆管(M8160/0) D13.4
——肝内 D13.4
——肝外 D13.5
——特指部位 NEC - 见 肿瘤，良性
——未特指部位 D13.4
——总 D13.5
—导管(M8503/0)
—耵聍(M8420/0) D23.2

Adenopathy——*continued*
—localized R59.0
—syphilitic (secondary) A51.4
—tracheobronchial R59.0
——tuberculous A16.3
———primary (progressive) A16.7
————with bacteriological and histological confirmation A15.7
—generalized R59.1
—mediastinal R59.0
Adenovirus, as cause of disease classified elsewhere B97.0
Adenomyoma (atypical polypoid) (M8932/0) - see also Neoplasm, benign
—prostate D29.1
Adenoacanthoma (M8570/3) - see Neoplasm, malignant
Adenocarcinoid (tumor) (M8245/3) - see Neoplasm, malignant
Adenolymphoma (M8561/0)
—specified site - see Neoplasm, benign
—unspecified site D11.9
Adenoma, Adenomatous (M8140/0) - see also Neoplasm, benign

Note: Except where otherwise indicated, the morphological varieties of adenoma in the list below should be coded by site as for 'Neoplasm, benign'.

—malignant (M8140/3) - see Neoplasm, malignant
—alpha-cell (M8152/0)
——specified site NEC - see Neoplasm, benign
——unspecified site D13.7
——pancreas D13.7
—beta-cell (M8151/0)
——specified site NEC - see Neoplasm, benign
——unspecified site D13.7
——pancreas D13.7
—black (M8372/0) D35.0
—monomorphic (M8146/0)
—bile duct (M8160/0) D13.4
——intrahepatic D13.4
——extrahepatic D13.5
——specified site NEC - see Neoplasm, benign
——unspecified site D13.4
——common D13.5
—duct (M8503/0)
—ceruminous (M8420/0) D23.2

腺瘤——*续前页*
一顶泌性汗腺(M8401/0)
一一乳房 D24
一一特指部位 NEC – 见 肿瘤，皮肤，良性
一一未特指部位 D23.9
一多发性内分泌性(M8360/1)
一一特指单一的部位 – 见 肿瘤，动态未定
一一特指两个或多个部位 D44.8
一一未特指部位 D44.8
一多形性(M8940/0)
一一癌(M8941/3) – 见 肿瘤，涎腺，恶性
一一一特指部位 – 见 肿瘤，恶性
一一一未特指部位 C08.9
一肺泡(M8251/0) D14.3
一肝细胞，肝细胞性(M8170/0) D13.4
一睾丸[男性细胞](M8640/0)
一一特指部位 – 见 肿瘤，良性
一一未特指部位
一一一男性 D29.2
一一一女性 D27
一管状绒毛状(M8263/0) – 另见 肿瘤，良性
一一腺癌(M8263/3) – 见 肿瘤，恶性
一一原位腺癌(M8263/2) – 见 肿瘤，原位
一汗腺(M8400/0) – 见 肿瘤，皮肤，良性
一混合细胞(M8323/0)
一基底细胞(M8147/0) D11.9
一甲状腺肿(非毒性) E04.9
一一伴有甲状腺功能亢进症 E05.2
一一中毒性 E05.2
一胶样(M8334/0)
一一特指部位 – 见 肿瘤，良性
一一未特指部位 D34
一巨滤泡性(M8334/0)
一一特指部位 – 见 肿瘤，良性
一一未特指部位 D34
一滤泡性(M8330/0)
一一特指部位 – 见 肿瘤，良性
一一未特指部位 D34
一囊内乳头状(M8504/0)

Adenoma, Adenomatous——*continued*
—apocrine (M8401/0)
——breast D24
——specified site NEC – see Neoplasm, skin, benign
——unspecified site D23.9
—multiple endocrine (M8360/1)
——single specified site – see Neoplasm, uncertain behavior
——two or more specified sites D44.8
——unspecified site D44.8
—pleomorphic (M8940/0)
——carcinoma in (M8941/3) – see Neoplasm, salivary gland, malignant
———specified site – see Neoplasm, malignant
———unspecified site C08.9
—alveolar (M8251/0) D14.3
—liver cell, hepatocellular (M8170/0) D13.4
—testicular (M8640/0)
——specified site – see Neoplasm, benign
——unspecified site
———male D29.2
———female D27
—tubulovillous (M8263/0) – see also Neoplasm, benign
——adenocarcinoma in (M8263/3) – see Neoplasm, malignant
——adenocarcinoma in situ (M8263/2) – see Neoplasm, in situ
—sudoriferous gland, sweat gland (M8400/0) – see Neoplasm, skin, benign
—mixed cell (M8323/0)
—basal cell (M8147/0) D11.9
—goiter (nontoxic) E04.9
——with hyperthyroidism E05.2
——toxic E05.2
—colloid (M8334/0)
——specified site – see Neoplasm, benign
——unspecified site D34
—macrofollicular (M8334/0)
——specified site – see Neoplasm, benign
——unspecified site D34
—follicular (M8330/0)
——specified site – see Neoplasm, benign
——unspecified site D34
—intracystic papillary (M8504/0)

腺瘤——*续前页*

—内分泌，多发性(M8360/1)

——特指单一的部位 - 见 肿瘤，动态未定

——特指两个或多个部位 D44.8

——未特指部位 D44.8

—粘蛋白性(M8480/0)

—粘液样细胞(M8300/0)

——特指部位 - 见 肿瘤，良性

——未特指部位 D35.2

—胚胎性(M8191/0)

—皮肤附属物(M8390/0) - 见 肿瘤，皮肤，良性

—皮克小管性(M8640/0)

——特指部位 - 见 肿瘤，良性

——未特指部位

———男性 D29.2

———女性 D27

—皮脂腺(M8410/0) - 见 肿瘤，皮肤，良性

—前列腺 D29.1

—绒毛腺性(M8263/0)

—绒毛状(M8261/1) - 见 肿瘤，动态未定

——腺癌(M8261/3) - 见 肿瘤，恶性

——原位腺癌(M8261/2) - 见 肿瘤，原位

—乳头(M8506/0) D24

—乳头状(M8260/0) - 另见 肿瘤，良性

——囊内(M8504/0)

——外分泌性(M8408/0) - 见 肿瘤，皮肤，良性

—乳头状小管性(M8263/0)

—塞托利细胞(M8640/0)

—特指部位 - 见 肿瘤，良性

——未特指部位

———男性 D29.2

———女性 D27

—肾上腺(皮质)(M8370/0) D35.0

——富色素变异(M8372/0) D35.0

——混合细胞(M8375/0) D35.0

——透明细胞(M8373/0) D35.0

——小球细胞(M8374/0) D35.0

——致密细胞(M8371/0) D35.0

—嗜碱-嗜酸细胞，混合的(M8281/0)

——特指部位 - 见 肿瘤，良性

——未特指部位 D35.2

Adenoma, Adenomatous——*continued*

—endocrine, multiple (M8360/1)

——single specified site - see Neoplasm, uncertain behavior

——two or more specified sites D44.8

——unspecified site D44.8

—mucinous (M8480/0)

—mucoid cell (M8300/0)

——specified site - see Neoplasm, benign

——unspecified site D35.2

—embryonal (M8191/0)

—skin appendage (M8390/0) - see Neoplasm, skin, benign

—Pick's tubular (M8640/0)

——specified site - see Neoplasm, benign

——unspecified site

———male D29.2

———female D27

—sebaceous (M8410/0) - see Neoplasm, skin, benign

—prostate D29.1

—villoglandular (M8263/0)

—villous (M8261/1) - see Neoplasm, uncertain behavior

——adenocarcinoma in (M8261/3) - see Neoplasm, malignant

——adenocarcinoma in situ (M8261/2) - see Neoplasm, in situ

—nipple (M8506/0) D24

—papillary (M8260/0) - see also Neoplasm, benign

——intracystic (M8504/0)

——eccrine (M8408/0) - see Neoplasm, skin, benign

—papillotubular (M8263/0)

—Sertoli cell (M8640/0)

——specified site - see Neoplasm, benign

——unspecified site

———male D29.2

———female D27

—adrenal (cortical) (M8370/0) D35.0

——heavily pigmented variant (M8372/0) D35.0

——mixed cell (M8375/0) D35.0

——clear cell (M8373/0) D35.0

——glomerulosa cell (M8374/0) D35.0

——compact cell (M8371/0) D35.0

—basophil-acidophil, mixed (M8281/0)

——specified site - see Neoplasm, benign

——unspecified site D35.2

腺瘤——*续前页*
一嗜碱性粒细胞(M8300/0)
——特指部位 - 见 肿瘤，良性
一外分泌性，乳头状(M8408/0) - 见 肿瘤，皮肤，良性
一微滤泡性(M8333/0)
——特指部位 - 见 肿瘤，良性
——未特指部位 D34
一微小囊性(M8202/0)
——特指部位 NEC - 见 肿瘤，良性
——未特指部位 D13.7
——胰腺 D13.7
一沃尔夫管(M9110/0)
一息肉样(M8210/0) - 另见 肿瘤，良性
——腺癌(M8210/3) - 见 肿瘤，恶性
——原位腺癌(M8210/2) - 见 肿瘤，原位
一嫌色细胞(M8270/0)
——特指部位 - 见 肿瘤，良性
——未特指部位 D35.2
一腺泡细胞(M8550/0)
一小管性(M8211/0) - 另见 肿瘤，良性
——皮克(M8640/0)
———特指部位 - 见 肿瘤，良性
———未特指部位
————男性 D29.2
————女性 D27
——腺癌(M8210/3) - 见 肿瘤，恶性
——原位腺癌(M8210/2) - 见 肿瘤，原位
一小梁性(M8190/0)
一许特尔细胞(M8290/0) D34
一胰岛细胞 (M8150/0)
——特指部位 NEC - 见 肿瘤，良性
——未特指部位 D13.7
——胰腺 D13.7
一支气管(M8140/1) D38.1
——类癌型(M8240/3) - 见 肿瘤，肺，恶性
——圆柱状型(M8200/3) - 见 肿瘤，肺，恶性
一中肾性(M9110/0)
一主细胞(M8321/0) D35.1
一子宫内膜样(M8380/0) - 另见 肿瘤，良性
——交界恶性(M8380/1) - 见 肿瘤，动态未定

Adenoma, Adenomatous——*continued*
—basophil (M8300/0)
——specified site - see Neoplasm, benign
—eccrine, papillary (M8408/0) - see Neoplasm, skin, benign
—microfollicular (M8333/0)
——specified site - see Neoplasm, benign
——unspecified site D34
—microcystic (M8202/0)
——specified site NEC - see Neoplasm, benign
——unspecified site D13.7
——pancreas D13.7
—wolffian duct (M9110/0)
—polypoid (M8210/0) - see also Neoplasm, benign
——adenocarcinoma in (M8210/3) - see Neoplasm, malignant
——adenocarcinoma in situ (M8210/2) - see Neoplasm, in situ
—chromophobe (M8270/0)
——specified site - see Neoplasm, benign
——unspecified site D35.2
—acinic cell, acinar (cell) (M8550/0)
—tubular (M8211/0) - see also Neoplasm, benign
——Pick's (M8640/0)
———specified site - see Neoplasm, benign
———unspecified site
————male D29.2
————female D27
——adenocarcinoma in (M8210/3) - see Neoplasm, malignant
——adenocarcinoma in situ (M8210/2) - see Neoplasm, in situ
—trabecular (M8190/0)
—Hurthle cell (M8290/0) D34
—islet cell (M8150/0)
——specified site NEC - see Neoplasm, benign
——unspecified site D13.7
——pancreas D13.7
—bronchial (M8140/1) D38.1
——carcinoid type (M8240/3) - see Neoplasm, lung, malignant
——cylindroid type (M8200/3) - see Neoplasm, lung, malignant
—mesonephric (M9110/0)
—chief cell (M8321/0) D35.1
—endometrioid (M8380/0) - see also Neoplasm, benign
——borderline malignancy (M8380/1) - see Neoplasm, uncertain behavior

xiàn 霰

xiāng 香

xiàng 象

象皮肿——*续前页*
一淋巴管扩张性 I89.0
一麻风性 A30.5
一毛细血管扩张性 I89.0
一手术 I97.8
一一乳房切除术后 I97.2
一丝虫性，血丝虫性(另见 丝虫病) B74.9
一外阴(非丝虫性) N90.8
一先天性(任何部位)(遗传性) Q82.0
一腺性 I89.0
一眼睑 H02.8
一阴囊(非丝虫性) I89.0
一由于
一一布鲁格(马来) B74.1
一一一帝汶 B74.2
一一乳房切除术 I97.2
一一吴策线虫(斑氏) B74.0

xiàng 橡

橡皮病 Q82.8

xiāo 肖

肖尔茨(-比-亨)病或综合征 E75.2

xiāo 消

消耗性 - 见 结核
消化不良(变应性)(先天性)(功能性)(胃肠)(胃酸过多性)(胆汁性)(职业性)(反射性) K30
一神经性 F45.3
一神经症性 F45.3
一无张力性 K30
一心因性 F45.3
消化的 - 见情况
消瘦[重度消瘦型营养不良] E41
一病 R64
一肠性 E41
一肌肉 NEC M62.5
一极度(由于营养不良) E41
一结核性 NEC (另见 结核) A16.9

Elephantiasis——*continued*
—lymphangiectatic I89.0
—graecorum A30.5
—telangiectodes I89.0
—surgical I97.8
——postmastectomy I97.2
—filarial, filariensis (see also Filaria, filarial, filariasis) B74.9
—vulva (nonfilarial) N90.8
—congenital (any site) (hereditary) Q82.0
—glandular I89.0
—eyelid H02.8
—scrotum (nonfilarial) I89.0
—due to
——Brugia (malayi) B74.1
———timori B74.2
——mastectomy I97.2
——Wuchereria (bancrofti) B74.0

India rubber skin Q82.8

Scholz(-Bielchowsky-Henneberg) disease or syndrome E75.2

Consumption - see Tuberculosis
Dyspepsia, Indigestion (allergic) (congenital) (functional) (gastrointestinal) (acid) (bilious) (occupational) (reflex) K30
—nervous F45.3
—neurotic F45.3
—atonic K30
—psychogenic F45.3
Digestive - see condition
Emaciation, Marasmus, Wasting E41
—disease R64
—intestinal E41
—muscle NEC M62.5
—extreme (due to malnutrition) E41
—tuberculous NEC (see also Tuberculosis) A16.9

消瘦——*续前页*
一老年性 R54
一营养性 E41
一由于营养不良 E41
一综合征，HIV 病所致 B22.2

Emaciation, Marasmus, Wasting ——*continued*
—senile R54
—nutritional E41
—due to malnutrition E41
—syndrome, resulting from HIV disease B22.2

xiǎo 小

小
一骨盆
一一伴有胎盆不称 O33.1
一一一引起梗阻性分娩 O65.1
一一一影响到胎儿或新生儿 P03.1
一卵巢(先天性) Q50.3
一肾(原因不知) N27.9
一一单侧 N27.0
一一双侧 N27.1
一胎儿或新生儿胎龄 P05.1
一阴道口 N89.6
一子宫 N85.8
小凹
一骶骨旁，藏毛或尾 L05.9
一一伴有脓肿 L05.0
小孢霉菌病(另见 皮肤癣菌病) **B35.9**
一黑色 B36.1
小孢子菌病 **B60.8**
一肠 A07.8
小肠的 - 见情况
小肠结肠炎(*另见* 结肠炎、腹泻、小肠炎、胃肠炎) A09.9
一暴发性缺血性 K55.0
一出血性(急性) K55.0
一传染性 NEC A09.0
一非传染性 NEC K52.9
一坏死性
一一胎儿或新生儿 P77
一一由于艰难梭状芽胞杆菌引起的 A04.7
一溃疡性(慢性) K51.0
一缺血性 K55.9
一由于艰难梭状芽胞杆菌引起的 A04.7
小肠膨出
一阴道(后天性)(先天性) NEC N81.5

Small(ness)
—pelvis
——with disproportion (fetopelvic) O33.1
———causing obstructed labor O65.1
———affecting fetus or newborn P03.1
—ovary (congenital) Q50.3
—kidney (unknown cause) N27.9
——unilateral N27.0
——bilateral N27.1
—fetus or newborn for gestational age P05.1
—introitus, vagina N89.6
—uterus N85.8
Dimple
—parasacral, pilonidal or postanal L05.9
——with abscess L05.0
Microsporosis (see also Dermatophytosis) B35.9
—nigra B36.1
Microsporidiosis B60.8
—intestinal A07.8
Enteric – see condition
Coloenteritis, Enterocolitis (see also Colitis, Diarrhea, Enteritis, Gastroenteritis) A09.9
—fulminant ischemic K55.0
—hemorrhagic (acute) K55.0
—infectious NEC A09.0
—noninfectious NEC K52.9
—necrotizing
——fetus or newborn P77
——due to Clostridium difficile A04.7
—ulcerative (chronic) K51.0
—ischemic K55.9
—due to Clostridium difficile A04.7
Enterocele
—vagina, vaginal (acquired) (congenital) NEC N81.5

小肠炎(腹泻)(出血性) A09.9
—伴有败血症 NEC A09.0
—急性 A09.9
——出血性 A09.0
—慢性(非传染性) K52.9
——溃疡性 K51.9
—阿米巴(另见 阿米巴病) A06.0
——非痢疾性 A06.2
——急性 A06.0
———伴有脓肿 - 见 脓肿，阿米巴
———非痢疾性 A06.2
——慢性 A06.1
———伴有脓肿 - 见 脓肿，阿米巴
———非痢疾性 A06.2
—埃尔托 A00.1
—变应性 K52.2
—病毒性 A08.4
——肠 A08.3
——特指的 NEC A08.3
——腺 A08.2
——小圆结构 A08.1
——轮状 A08.0
—传染性 NEC A09.0
——特指的病原体 NEC A08.5
——由于
———病毒 NEC A08.4
————特指类型 NEC A08.3
———产气肠杆菌 A04.8
———产气荚膜梭状芽胞杆菌 A04.8
———产气气杆菌 A04.8
———肠病毒 A08.3
————肠病原性 A04.0
————肠出血性 A04.3
————肠毒性 A04.1
————肠集合性 A04.4
————肠侵袭性 A04.2
————特指的 NEC A04.4
———大肠杆菌 A04.4
———葡萄球菌 A04.8
———特指的
————病毒 NEC A08.3
————细菌 NEC A04.8
———弯曲菌 A04.5

Enteritis (diarrheal) (hemorrhagic) A09.9
—with septicemia NEC A09.0
—acute A09.9
——bloody, hemorrhagic A09.0
—chronic (noninfectious) K52.9
——ulcerative K51.9
—amebic (see also Amebiasis) A06.0
——nondysenteric A06.2
——acute A06.0
———with abscess - see Abscess, amebic
———nondysenteric A06.2
——chronic A06.1
———with abscess - see Abscess, amebic
———nondysenteric A06.2
—eltor A00.1
—allergic K52.2
—viral A08.4
——enterovirus A08.3
——virus specified NEC A08.3
——adenovirus A08.2
——small round structured A08.1
——Rotavirus A08.0
—infectious NEC A09.0
——specified organism NEC A08.5
——due to
———virus NEC A08.4
————specified type NEC A08.3
———Enterobacter aerogenes A04.8
———Clostridium perfringens A04.8
———Acrobacter aerogenes A04.8
———enterovirus A08.3
————enteropathogenic A04.0
————enterohemorrhagic A04.3
————enterotoxigenic A04.1
————enteroaggregative A04.4
————enteroinvasive A04.2
————specified NEC A04.4
———Escherichia coli A04.4
———Staphylococcus A04.8
———specified
————virus NEC A08.3
————bacteria NEC A04.8
———Campylobacter A04.5

小口病[日本先天性夜盲症] H53.6	**Oguchi's disease H53.6**
小镰状细胞病 D56.8	**Microdrepanocytosis D56.8**
小梁形成，膀胱 N32.8	**Trabeculation, bladder N32.8**
小囊	**Sacculation**
一喉，喉内(先天性)(喉室) Q31.3	—larynx, intralaryngeal (congenital) (ventricular) Q31.3
一尿道 N36.1	—urethra N36.1
一膀胱 N32.3	—bladder N32.3
一器官或部位，先天性 – 见 扭转	—organ or site, congenital – see Distortion
一妊娠子宫 O34.5	—pregnant uterus O34.5
一输尿管 N28.8	—ureter N28.8
一主动脉(非梅毒性)(另见 动脉瘤，主动脉) I71.9	—aorta (nonsyphilitic) (see also Aneurysm, aorta) I71.9
一一梅毒性 A52.0† I79.0*	——syphilitic A52.0† I79.0*
一一破裂 I71.8	——ruptured I71.8
小脑的 – 见情况	**Cerebellum, cerebellar – see condition**
小脑回(先天性) Q04.3	**Microgyria (congenital) Q04.3**
小脑炎(另见 脑炎) G04.9	**Cerebellitis, Parencephalitis (see also Encephalitis) G04.9**
小球队员肘 M77.0	**Little leaguer's elbow M77.0**
小舌(先天性) Q38.3	**Hypoglossia, Microglossia (congenital) Q38.3**
小神经胶质细胞瘤(M9594/3) C85.7	**Microglioma (M9594/3) C85.7**
小生殖器，先天性	**Microgenitalia, congenital**
一男性 Q55.8	—male Q55.8
一女性 Q52.8	—female Q52.8
小水疱病(变应性)(角膜结膜炎)(非结核性) H16.2	**Phlyctenulosis (allergic) (keratoconjunctivitis) (nontuberculous) H16.2**
一角膜 H16.2	—cornea H16.2
一结核性 A18.5† H19.2*	—tuberculous A18.5† H19.2*
小头畸形 Q02	**Microcephalus, microcephalic, microcephaly Q02**
一由于弓形虫病(先天性) P37.1	—due to toxoplasmosis (congenital) P37.1
小胃(先天性) Q40.2	**Microgastria (congenital) Q40.2**
小星形细胞瘤，混合性(M9382/3)	**Oligoastrocytoma, mixed (M9382/3)**
一特指部位 – 见 肿瘤，恶性	—specified site – see Neoplasm, malignant
一未特指部位 C71.9	—unspecified site C71.9
小牙症 K00.2	**Microdontia K00.2**
小眼(先天性) Q11.2	**Microphthalmos, microphthalmia (congenital) Q11.2**
一由于弓形虫病 P37.1	—due to toxoplasmosis P37.1
小样低体重儿(婴儿) P05.1	**Small-and-light-for-dates (infant) P05.1**
一影响妊娠处理 O36.5	—affecting management of pregnancy O36.5
小叶(先天性) – 另见 异常，按部位	**Lobulation (congenital) – see also Anomaly, by site**
一肝，异常 Q44.7	—liver, abnormal Q44.7
小于胎龄(婴儿) P05.1	**Small-for-dates (infant) P05.1**
一影响妊娠处理 O36.5	—affecting management of pregnancy O36.5

xiào 哮

xiào 效

效应，有害(来自) NEC T78.9	**Effect, adverse (from) NEC T78.9**
－X 线 NEC T66	－X-rays NEC T66
－－皮炎或湿疹(另见 放射性皮炎) L58.9	－－dermatitis or eczema (see also Radiodermatitis) L58.9
－暴露的 - 见 暴露	－exposure - see Exposure
－钋 NEC T66	－polonium NEC T66
－电流，电(休克) T75.4	－electric current, electricity (shock) T75.4
－－烧伤 - 见 烧伤	－－burn - see Burn
－放射性、放射性物质、放射治疗 NEC T66	－radioactivity, radioactive substance, radiotherapy NEC T66
－－皮炎或湿疹(另见 放射性皮炎) L58.9	－－dermatitis or eczema (see also Radiodermatitis) L58.9
－辐射的(诊断性)(回降)(红外线)(天然源)(治疗性)(同位素示踪剂)(紫外线)(X 线) NEC T66	－radiation (diagnostic) (fallout) (infrared) (natural source) (therapeutic) (tracer) (ultraviolet) (X-ray) NEC T66
－－对胎儿可疑的损害，影响妊娠处理 O35.6	－－suspected damage to fetus, affecting management of pregnancy O35.6
－－肺临床表现	－－pulmonary manifestations
－－－急性 J70.0	－－－acute J70.0
－－－慢性 J70.1	－－－chronic J70.1
－－肺纤维变性 J70.1	－－fibrosis of lung J70.1
－－肺炎 J70.0	－－pneumonitis J70.0
－－皮肤 L59.9	－－skin L59.9
－－皮炎或湿疹 - 见 皮炎，由于，辐射	－－dermatitis or eczema - see Dermatitis, due to, radiation
－辐照 NEC T66	－irradiation NEC T66
－高海拔 NEC T70.2	－high altitude NEC T70.2
－－对	－－on
－－－鼻窦 T70.1	－－－sinuses T70.1
－－－耳 T70.0	－－－ears T70.0
－－红细胞增多 D75.1	－－polycythemia D75.1
－－缺氧 T70.2	－－anoxia T70.2
－高压液体的 T70.4	－high-pressure fluids T70.4
－工作环境的 Z56.5	－work environment Z56.5
－钴，放射性 T66	－cobalt, radioactive T66
－过热场所的(另见 热) T67.9	－overheated places (see also Heat) T67.9
－海拔(高)的 - 见 效应，有害，高海拔的	－altitude (high) - see Effect, adverse, high altitude
－寒冷(温度)(气候)的 T69.9	－cold (temperature) (weather) T69.9
－－冻疮 T69.1	－－chilblains T69.1
－－冻伤 - 见 冻伤	－－frostbite - see Frostbite
－－特指的效应 NEC T69.8	－－specified effect NEC T69.8
－红外(辐射)(线) NEC T66	－infrared (radiation) (rays) NEC T66
－－皮炎或湿疹 L59.8	－－dermatitis or eczema L59.8

效应，有害——*续前页*
—化学物质 NEC T65.9
——特指的 - 见 药物和化学制剂表
—回降(放射尘) NEC T66
—饥饿的 T73.0
—降温的 T69.9
——特指的效应 NEC T69.8
—菌苗(任何)的 - 见 并发症，接种
—抗毒素的 - 见 并发症，接种
—口渴的 T73.1
—劳累(过度)的 T73.3
—雷电的 T75.0
——烧伤 - 见 烧伤
—镭 NEC T66
—伦琴线(X 线)，X 线照相术，X 线透视 NEC T66
—麻醉(另见 麻醉) T88.5
——产后，产褥期 O89.9
——脊髓和硬膜外 T88.5
———产后，产褥期 O89.5
———见于
————产程和分娩 O74.6
————妊娠 O29.5
———头痛 T88.5
————产后，产褥期 O89.4
————见于
—————产程和分娩 O74.5
—————妊娠 O29.4
——见于
———产程和分娩 O74.9
————影响到胎儿或新生儿 P04.0
———妊娠 O29.9
——局部，毒性
———产后，产褥期 O89.3
———见于
————产程和分娩 O74.4
————妊娠 O29.3
——特指的 NEC T88.5
———产后，产褥期 O89.8
———见于
————产程和分娩 O74.8
————妊娠 O29.8
—免疫剂的 - 见 并发症，接种
—免疫接种的 - 见 并发症，接种

Effect, adverse——*continued*
—chemical substance NEC T65.9
——specified - see Table of drugs and chemicals
—fallout (radioactive) NEC T66
—hunger T73.0
—reduced temperature T69.9
——specified effect NEC T69.8
—vaccine (any) - see Complications, vaccination
—antitoxin - see Complications, vaccination
—thirst T73.1
—exertion (excessive) T73.3
—lightning T75.0
——burn - see Burn
—radium NEC T66
—roentgen rays, roentgenography, roentgenoscopy NEC T66
—anesthesia (see also Anesthesia) T88.5
——postpartum, puerperal O89.9
——spinal and epidural T88.5
———postpartum, puerperal O89.5
———in
————labor and delivery O74.6
————pregnancy O29.5
———headache T88.5
————postpartum, puerperal O89.4
————in
—————labor and delivery O74.5
—————pregnancy O29.4
——in
———labor and delivery O74.9
————affecting fetus or newborn P04.0
———pregnancy O29.9
——local, toxic
———postpartum, puerperal O89.3
———in
————labor and delivery O74.4
————pregnancy O29.3
——specified NEC T88.5
———postpartum, puerperal O89.8
———in
————labor and delivery O74.8
————pregnancy O29.8
—immunological agents - see Complications, vaccination
—immunization - see Complications, vaccination

效应，有害——*续前页*
—虐待的
——成人 T74.9
——儿童 T74.9
—气体、烟雾或蒸气的 T59.9
——特指的 NEC – 见 药物和化学制剂表
—气压(性) T70.9
——低 – 见 效应，有害，高海拔
——高 T70.3
——特指的效应 NEC T70.8
——由于爆炸 T70.8
—全血的 – 见 并发症，输血
—热的、热天气的(另见 热) T67.9
—生物学的，恰当使用正确的物质(另见 效应，有害，药物) T88.7
—失重的 T75.8
—食物的
——变态反应(另见 变态反应，食物) T78.1
——有毒 T62.9
———特指类型 NEC (另见 中毒[1]，按有毒食物的名称) T62.8
—适当应用正确药物的(另见 效应，有害，药物) T88.7
—输血的 – 见 并发症，输血
—输注的 – 见 并发症，输注
—水压 NEC T70.9
——特指的 NEC T70.8
—特指的 NEC T78.8
——外因 NEC T75.8
—同位素(放射性) NEC T66
—外因 NEC T75.8
—晚期 – 见 后遗症
—心理社会的，工作环境的 Z56.5
—新钍 NEC T66
—嗅胶(飞机)的 F18.1
—血清(预防性)(治疗性) NEC T80.6
—血液(衍生物)(血清)(输血)的 – 见 并发症，输血
—咽下或注射同位素(治疗性) NEC T66
—药物和药剂 NEC T88.7
——过量或给错或服错药物 T50.9
———特指的药物 - 见 药物和化学制剂表
——恰当使用正确的物质

Effect, adverse——*continued*
—abuse of
——adult T74.9
——child T74.9
—gases, fumes or vapors T59.9
——specified NEC – see Table of drugs and chemicals
—air pressure/atmospheric pressure T70.9
——low – see Effect, adverse, high altitude
——high T70.3
——specified effect NEC T70.8
——due to explosion T70.8
—whole blood – see Complications, transfusion
—heat，hot weather (see also Heat) T67.9
—biological, correct substance properly administered (see also Effect, adverse, drug) T88.7
—weightlessness T75.8
—foodstuffs
——allergic reaction (see also Allergy, food) T78.1
——noxious T62.9
———specified type NEC (see also Poisoning, by name of noxious foodstuff) T62.8
—medicinal substance, correct, properly administered (see also Effect, adverse, drug) T88.7
—transfusion – see Complications, transfusion
—infusion – see Complications, infusion
—water pressure NEC T70.9
——specified NEC T70.8
—specified NEC T78.8
——external cause NEC T75.8
—isotope (radioactive) NEC T66
—external cause NEC T75.8
—late – see Sequelae
—psychosocial, of work environment Z56.5
—mesothorium NEC T66
—glue (airplane) sniffing F18.1
—serum (prophylactic) (therapeutic) NEC T80.6
—blood (derivatives) (serum) (transfusion) – see Complications, transfusion
—ingestion or injection of isotope (therapeutic) NEC T66
—drugs and medicaments NEC T88.7
——overdose or wrong substance given or taken T50.9
———specified drug - see Table of drugs and chemicals
——correct substance properly administered T88.7

效应，有害——*续前页*
一医疗照顾的 T88.9
一一特指的 NEC T88.8
一异常引力或状态的 T75.8
一婴儿缺乏照料的 T74.0
一萤光屏检查[X 线透视] NEC T66
一铀 NEC T66
一远距放射疗法 NEC T66
一晕动的 T75.3
一噪声的，内耳 H83.3
一振动的 T75.2
一植入(可移去的)同位素或镭 NEC T66
一中毒性 - 见 中毒
一紫外(辐射)(线) NEC T66
一一皮炎或湿疹 - 见 皮炎，由于，紫外线
一一一急性 L56.8
一一烧伤 - 见 烧伤

xiē 楔

楔状脊椎或脊椎楔入 NEC M48.5

xié 协

协同动作不能 R27.8
协同动作障碍
一胆系 K83.8
一肌阵挛小脑性(亨特共济失调) G11.1

xié 斜

斜边骨折 S02.9
斜的 - 见情况
斜颈(间歇性)(痉挛性) M43.6
一创伤性，近期 NEC S13.4
一痉挛性 G24.3
一类风湿性 M06.8
一先天性(胸骨乳突的) Q68.0
一心因性 F45.8
一一转换反应 F44.4
一癔症性 F44.4
一由于产伤 P15.2

Effect, adverse——*continued*
—medical care T88.9
——specified NEC T88.8
—abnormal gravitational (G) forces or states T75.8
—lack of care of infants T74.0
—fluoroscopy NEC T66
—uranium NEC T66
—teletherapy NEC T66
—motion T75.3
—noise, on inner ear H83.3
—vibration T75.2
—implantation (removable) of isotope or radium NEC T66
—toxic - see Poisoning
—ultraviolet (radiation) (rays) NEC T66
——dermatitis or eczema - see Dermatitis, due to, ultraviolet rays
———acute L56.8
——burn - see Burn

Wedge-shaped or wedging vertebra NEC M48.5

Asynergia, asynergy R27.8
Dyssynergia
—biliary K83.8
—cerebellaris myoclonica (Hunt's ataxia) G11.1

Pond fracture S02.9
Oblique - see condition
Torticollis, Wry neck (intermittent) (spastic) M43.6
—traumatic, current NEC S13.4
—spasmodic G24.3
—rheumatoid M06.8
—congenital (sternomastoid) Q68.0
—psychogenic F45.8
——conversion reaction F44.4
—hysterical F44.4
—due to birth injury P15.2

斜视(交替性)(先天性)(非麻痹性) H50.9
—垂直 H50.2
—共同性[共转性] NEC H50.4
——集中性 H50.0
——散开性 H50.1
—机械性 H50.6
—集中性 H50.0
—间歇性 H50.3
—麻痹性 H49.9
——特指的 NEC H49.8
—散开性 H50.1
—特指的 NEC H50.8
—调节性 H50.0
—隐 H50.5
—由于瘢痕粘连引起的 H50.6
斜头畸形 Q67.3

Squint, Strabismus (alternating) (congenital) (nonparalytic) H50.9
—vertical H50.2
—concomitant NEC H50.4
——convergent H50.0
——divergent H50.1
—mechanical H50.6
—convergent H50.0
—intermittent H50.3
—paralytic H49.9
——specified NEC H49.8
—divergent H50.1
—specified NEC H50.8
—accommodative H50.0
—latent H50.5
—due to adhesions, scars H50.6
Plagiocephaly Q67.3

xié 携

携带者，病原携带者(可疑的)
—阿米巴病 Z22.1
—白喉 Z22.2
—传染性病原体 Z22.9
——特指的 NEC Z22.8
—肝炎
——澳大利亚抗原 Z22.5
——病毒性 Z22.5
——乙型肝炎表面抗原 Z22.5
———伴有急性 δ 因子(重复)感染 B17.0
—霍乱 Z22.1
—链球菌 Z22.3
—淋病 Z22.4
—梅毒 Z22.4
—脑膜炎球菌 Z22.3
—葡萄球菌 Z22.3
—人 T 亲淋巴 1 型病毒感染 Z22.6
—伤寒 Z22.0
—胃肠道致病菌 NEC Z22.1
—细菌性疾病 NEC Z22.3
—性病 NEC Z22.4
—乙型肝炎(核心)(表面)抗原 Z22.5

Carrier (suspected) of
—amebiasis Z22.1
—diphtheria Z22.2
—infectious organism Z22.9
——specified NEC Z22.8
—hepatitis
——Australia antigen (HAA) Z22.5
——viral Z22.5
——B surface antigen (HBAg) Z22.5
———with acute delta-(super)infection B17.0
—cholera Z22.1
—streptococci Z22.3
—gonorrhea Z22.4
—syphilis Z22.4
—meningococci Z22.3
—staphylococci Z22.3
—human T-cell lymphotropic virus type 1 (HTLV-1) infection Z22.6
—typhoid Z22.0
—gastrointestinal pathogens NEC Z22.1
—bacterial disease NEC Z22.3
—venereal disease NEC Z22.4
—HB(c)(s)Ag Z22.5

xiè 泄

泄殖腔(永存) **Q43.7**	**Cloaca (persistent) Q43.7**

xiè 谢

谢弗病 **J63.1**	**Shaver's disease J63.1**

xīn 心

心	**Cor**
一双腔 Q20.8	一biloculare Q20.8
一三腔 Q20.8	一triloculare Q20.8
一一两房 Q20.4	一一biatrium Q20.4
一一两室 Q21.1	一一biventriculare Q21.1
一三房 Q24.2	一triatriatum, triatrium Q24.2
一肺[肺心病](慢性) I27.9	一pulmonale (chronic) I27.9
一一急性 I26.0	一一acute I26.0
一牛，巨 - 见 肥大，心脏	一bovis, bovinum - see Hypertrophy, cardiac
心瓣病 - 见 心内膜炎	**Valvulopathy - see Endocarditis**
心瓣膜炎(另见 心内膜炎) I38	**Valvulitis (see also Endocarditis) I38**
一风湿性(慢性)(非活动性)(伴有舞蹈症) I09.1	一rheumatic (chronic) (inactive) (with chorea) I09.1
一一活动性或急性(主动脉瓣)(二尖瓣)(肺动脉瓣)(三尖瓣) I01.1	一一active or acute (aortic) (mitral)(pulmonary) (tricuspid) I01.1
一梅毒性 A52.0† I39.8*	一syphilitic A52.0† I39.8*
一一二尖瓣 A52.0† I39.0*	一一mitral A52.0† I39.0*
一一三尖瓣 A52.0† I39.2*	一一tricuspid A52.0† I39.2*
一一肺动脉瓣 A52.0† I39.3*	一一pulmonary A52.0† I39.3*
一一主动脉 A52.0† I39.1*	一一aortic A52.0† I39.1*
心包的 - 见情况	**Pericardium, pericardial - see condition**
心包积气(另见 心包炎) I31.9	**Pneumopericardium (see also Pericarditis) I31.9**
一创伤性(后) S26.8	一traumatic (post) S26.8
一胎儿或新生儿 P25.3	一fetus or newborn P25.3
一先天性 P25.3	一congenital P25.3
心包积水(另见 心包炎) I31.9	**Hydropericardium (see also Pericarditis) I31.9**
心包积血 I31.2	**Hemopericardium I31.2**
一创伤性 S26.0	一traumatic S26.0
一风湿性 I09.2	一rheumatic I09.2
一急性心肌梗死后(近期并发症) I23.0	一following acute myocardial infarction (current complication) I23.0
一新生儿 P54.8	一newborn P54.8
心包心内膜炎(另见 心内膜炎) I38	**Periendocarditis (see also Endocarditis) I38**

心动
—不规则 I49.9
——心因性 F45.3
—疾患 I49.9
心动过缓(窦房)(窦性)(迷走神经性) R00.1
—胎儿 - 见 窘迫，胎儿
心动过速 R00.0
—病态窦性 I49.5
—窦房性，窦性 R00.0
——阵发性 I47.1
—结性 I47.1
—室上性 I47.1
—胎儿 - 见 窘迫，胎儿
—心房 I47.1
—心室 I47.2
—心因性 F45.3
—阵发性 I47.9
——房室 I47.1
——交界性 I47.1
——结性 I47.1
——室上性 I47.1
——心房 I47.1
——心室 I47.2
心发育不全 Q24.9
心肌病(家族性)(特发性) I42.9
—病毒性 B33.2† I43.0*
—并发于妊娠 O99.4
—产后 O90.3
—充血性 I42.0
—代谢性 E88.9† I43.1*
—淀粉样 E85.4† I43.1*
—动脉硬化性 I25.1
—非洲原因不明的 I42.8
—肥厚型(非梗阻性) I42.2
——梗阻性 I42.1
———先天性 Q24.8
—风湿性 I09.0
—高血压性(另见 高血压，心脏) I11.9
—继发性 I42.9
—甲状腺毒性 E05.9† I43.8*
—见于
——查加斯病中的(慢性) B57.2† I41.2*
———急性 B57.0† I41.2*
——结节病中的 D86.8† I43.8*

Action, heart
—irregular I49.9
——psychogenic F45.3
—disorder I49.9
Brachycardia, Bradycardia (sinoatrial)(sinus) (vagal) R00.1
—fetal - see Distress, fetal
Tachycardia R00.0
—sick sinus I49.5
—sinoauricular, sinusal R00.0
——paroxysmal I47.1
—nodal I47.1
—supraventricular I47.1
—fetal - see Distress, fetal
—atrial, auricular I47.1
—ventricular I47.2
—psychogenic F45.3
—paroxysmal I47.9
——atrioventricular (AV) I47.1
——junctional I47.1
——nodal I47.1
——supraventricular I47.1
——atrial I47.1
——ventricular I47.2
Atelocardia Q24.9
Cardiomyopathy, Myocardiopathy (familial) (idiopathic) I42.9
—viral B33.2† I43.0*
—complicating pregnancy O99.4
—postpartum O90.3
—congestive I42.0
—metabolic E88.9† I43.1*
—amyloid E85.4† I43.1*
—arteriosclerotic I25.1
—obscure of Africa I42.8
—hypertrophic (nonobstructive) I42.2
——obstructive I42.1
———congenital Q24.8
—rheumatic I09.0
—hypertensive (see also Hypertension, heart) I11.9
—secondary I42.9
—thyrotoxic E05.9† I43.8*
—in
——Chagas' disease (chronic) B57.2† I41.2*
———acute B57.0† I41.2*
——sarcoidosis D86.8† I43.8*

心肌病——*续前页*
一脚气病 E51.1† I43.2*
一结核性 A18.8† I43.0*
一酒精性 I42.6
一扩张型 I42.0
一缺血性 I25.5
一缩窄性 NEC I42.5
一先天性 I42.4
一限制型 NEC I42.5
一营养性 E63.9† I43.2*
一由于
一一酒精 I42.6
一一外因 NEC I42.7
一一药物 I42.7
心肌的 – 见情况
心肌梗死后综合征 I24.1
心肌软化(另见 变性，心肌) I51.5
心肌心包炎(另见 心包炎) I31.9
一慢性风湿性 I09.2
心肌心内膜炎 – 见 心内膜炎
心肌炎(慢性)(纤维样)(间质性)(陈旧性)(进行性)(老年性)(伴有动脉硬化) I51.4
一急性或亚急性(间质性) I40.9
一一风湿性 I01.2
一一一伴有舞蹈症(急性)(风湿性)(西德纳姆)I02.0
一一特指的 NEC I40.8
一白喉性 A36.8† I41.0*
一瓣膜 – 见 心内膜炎
一病毒性 NEC I40.0
一一新生儿(柯萨奇(病毒性)) B33.2† I41.1*
一菲尔德(急性)(孤立性) I40.1
一风湿性(慢性)(非活动性)(伴有舞蹈症) I09.0
一一活动性或急性 I01.2
一一一伴有舞蹈症(急性)(风湿性)(西德纳姆)I02.0
一感染性 I40.0
一高血压性(另见 高血压，心脏) I11.9
一孤立性(急性) I40.1
一活动性 I40.9
一一风湿热 I01.2
一一一伴有舞蹈症(急性)(风湿性)(西德纳姆)I02.0

Cardiomyopathy, Myocardiopathy——*continued*
—beriberi E51.1† I43.2*
—tuberculous A18.8† I43.0*
—alcoholic I42.6
—dilated I42.0
—ischemic I25.5
—constrictive NEC I42.5
—congenital I42.4
—restrictive NEC I42.5
—nutritional E63.9† I43.2*
—due to
——alcohol I42.6
——external agents NEC I42.7
——drugs I42.7
Myocardium, myocardial – see condition
Dressler's syndrome I24.1
Cardiomalacia (see also myocardial) I51.5
Myopericarditis (see also Pericarditis) I31.9
—chronic rheumatic I09.2
Endomyocarditis, Myoendocarditis – see Endocarditis
Myocarditis (chronic) (fibroid) (interstitial) (old) (progressive) (senile) (with arteriosclerosis) I51.4
—acute or subacute (interstitial) I40.9
——rheumatic I01.2
———with chorea (acute) (rheumatic) (Sydenham's) I02.0
——specified NEC I40.8
—diphtheritic A36.8† I41.0*
—valvular – see Endocarditis
—virus, viral NEC I40.0
——of newborn (coxsackie(virus)) B33.2† I41.1*
—Fiedler's (acute) (isolated) I40.1
—rheumatic (chronic) (inactive) (with chorea) I09.0
——active or acute I01.2
———with chorea (acute) (rheumatic) (Sydenham's) I02.0
—infective I40.0
—hypertensive (see also Hypertension, heart) I11.9
—isolated (acute) I40.1
—active I40.9
——rheumatic (fever) I01.2
———with chorea (acute) (rheumatic) (Sydenham's) I02.0

心理治疗 Z50.4
心律失常(心脏的) I49.9
－期前收缩性 I49.4
－特指的 NEC I49.8
－新生儿 P29.1
－心室折返性 I47.0
－心因性 F45.3
心内膜 - 另见情况
－垫缺陷 Q21.2
心内膜下的 - 见情况
心内膜心肌纤维化 I42.3
心内膜炎(慢性)(非细菌性)(血栓形成性)(瓣膜) I38
－急性或亚急性 I33.9
－－风湿性(主动脉)(二尖瓣)(肺)(三尖瓣) I01.1
－－－和舞蹈症(急性)(风湿性)(西德纳姆) I02.0
－－感染性 I33.0
－亚急性 - 见 心内膜炎，急性
－二尖瓣(慢性)(双)(纤维瘤)(心脏)(非活动性)(瓣膜)(伴有舞蹈症) I05.9
－－伴有
－－－三尖瓣疾病 I08.1
－－－－－和主动脉(瓣)疾病 I08.3
－－－风湿热(I00 中的情况)
－－－－－非活动性或静止的(伴有舞蹈症) I05.9
－－－－－活动性 - 见 心内膜炎，急性，风湿性
－－－主动脉(瓣)疾病(未特指病因) I08.0
－－－－－和三尖瓣疾病(未特指病因) I08.3
－－－－－活动性或急性 I01.1
－－－－－－和舞蹈症(急性)(风湿性)(西德纳姆) I02.0
－－动脉硬化性 I34.8
－－非风湿性 I34.8
－－－急性或亚急性 I33.9
－－活动性或急性 I01.1
－－－和舞蹈症(急性)(风湿性)(西德纳姆) I02.0
－－特指的 NEC I05.8
－三尖瓣(慢性)(心脏)(非活动性)(风湿性)(瓣膜)(伴有舞蹈症) I07.8
－－伴有
－－－二尖瓣疾病 I08.1
－－－－和主动脉(瓣)疾病(未特指病因) I08.3

Psychotherapy Z50.4
Arrhythmia (cardiac) I49.9
－extrasystolic I49.4
－specified NEC I49.8
－newborn P29.1
－ventricular re-entry I47.0
－psychogenic F45.3
Endocardium, endocardial - see also condition
－cushion defect Q21.2
Subendocardium - see condition
Endomyofibrosis I42.3
Endocarditis (chronic) (nonbacterial) (thrombotic) (valvular) I38
－acute or subacute I33.9
－－rheumatic (aortic) (mitral) (pulmonary) (tricuspid) I01.1
－－－with chorea (acute) (rheumatic) (Sydenham's) I02.0
－－infective I33.0
－subacute - see Endocarditis, acute
－mitral (chronic) (double) (fibroid) (heart) (inactive) (valve) (with chorea) I05.9
－－with
－－－tricuspid (valve) disease I08.1
－－－－－with aortic (valve) disease I08.3
－－－rheumatic fever (conditions in I00)
－－－－－inactive or quiescent (with chorea) I05.9
－－－－－active - see Endocarditis, acute, rheumatic
－－－aortic (valve) disease (unspecified origin) I08.0
－－－－－with tricuspid (valve) disease (unspecified origin) I08.3
－－－－－active or acute I01.1
－－－－－－with chorea (acute) (rheumatic) (Sydenham's) I02.0
－－arteriosclerotic I34.8
－－nonrheumatic I34.8
－－－acute or subacute I33.9
－－active or acute I01.1
－－－with chorea (acute) (rheumatic) (Sydenham's) I02.0
－－specified NEC I05.8
－tricuspid (chronic) (heart) (inactive)(rheumatic) (valve) (with chorea) I07.8
－－with
－－－mitral (valve) disease I08.1
－－－－aortic (valve) disease (unspecified origin) I08.3

心内膜炎——*续前页*

—风湿性(慢性)(非活动性) - 另见情况，按瓣膜，风湿性
——活动性或急性(主动脉)(二尖瓣)(肺)(三尖瓣) I01.1
———和舞蹈症(急性)(风湿性)(西德纳姆) I02.0
—化脓性(急性)(任何瓣膜)(亚急性) I33.0
—结核性(另见 结核，心内膜炎) A18.8† I39.8*
—柯萨奇病毒 B33.2† I39.8*
—寇热 - 现译名 Q 热
—溃疡性(急性)(任何瓣膜)(亚急性) I33.0
—勒夫勒 I42.3
—利布曼-萨克斯 M32.1† I39.8*
—利斯特菌 A32.8† I39.8*
—链球菌性(急性)(任何瓣膜)(亚急性) I33.0
—淋球菌性 A54.8† I39.8*
—梅毒性 NEC A52.0† I39.8*
—脑膜炎球菌性 A39.5† I39.8*
—念珠菌性 B37.6† I39.8*
—脓毒性(急性)(任何瓣膜)(亚急性) I33.0
—伤寒 A01.0† I39.8*
—胎儿 I42.4
—细菌性(急性)(任何瓣膜)(亚急性) I33.0
—先天性 I42.4
—亚急性细菌性(急性)(任何瓣膜)(亚急性) I33.0
—由于假体心脏瓣膜 T82.6
—增殖性(急性)(任何瓣膜)(亚急性) I33.0
—真菌性(急性)(任何瓣膜)(亚急性) I33.0
—中毒性 I33.9
—主动脉(心脏)(非风湿性)(瓣膜) I35.8
——急性或亚急性 I33.9
——伴有
———二尖瓣疾病(未特指病因) I08.0
————和三尖瓣疾病(未特指病因) I08.3
————活动性或急性 I01.1
—————和舞蹈症(急性)(风湿性)(西德纳姆) I02.0
———三尖瓣疾病(未特指病因) I08.2
————和二尖瓣疾病(未特指病因) I08.3
———风湿热(I00 中的情况)
————非活动性或静止的(伴有舞蹈症) I06.9
————活动性 - 见 心内膜炎，急性，风湿性

Endocarditis—*continued*

—rheumatic (chronic) (inactive) - see also condition, by valve, rheumatic
——active or acute (aortic) (mitral) (pulmonary) (tricuspid) I01.1
———with chorea (acute) (rheumatic) (Sydenham's) I02.0
—purulent, suppurative (acute) (any valve) (subacute) I33.0
—tuberculous (see also Tuberculosis, endocarditis) A18.8† I39.8*
—coxsackie virus B33.2† I39.8*
—Q fever
—ulcerative (acute) (any valve) (subacute) I33.0
—Löffler's I42.3
—Libman-Sacks M32.1† I39.8*
—listerial A32.8† I39.8*
—streptococcal (acute) (any valve) (subacute) I33.0
—gonococcal A54.8† I39.8*
—syphilitic NEC A52.0† I39.8*
—meningococcal A39.5† I39.8*
—candidal, monilial B37.6† I39.8*
—septic (acute) (any valve) (subacute) I33.0
—typhoid A01.0† I39.8*
—fetal I42.4
—bacterial (acute) (any valve) (subacute) I33.0
—congenital I42.4
—lenta (acute) (any valve) (subacute) I33.0
—due to prosthetic cardiac valve T82.6
—vegetative (acute) (any valve) (subacute) I33.0
—mycotic (acute) (any valve) (subacute) I33.0
—toxic I33.9
—aortic (heart) (nonrheumatic) (valve) I35.8
——acute or subacute I33.9
——with
———mitral disease (unspecified origin) I08.0
————with tricuspid (valve) disease (unspecified origin) I08.3
————active or acute I01.1
—————with chorea (acute) (rheumatic) (Sydenham's) I02.0
———tricuspid (valve) disease (unspecified origin) I08.2
————with mitral (valve) disease (unspecified origin) I08.3
———rheumatic fever (conditions in I00)
————inactive or quiescent (with chorea) I06.9
————active - see Endocarditis, acute, rheumatic

心内膜炎——*续前页*

—主动脉——*续前页*

——动脉硬化性 I35.8

——风湿性 I06.9

———伴有二尖瓣疾病 I08.0

—————和三尖瓣疾病 I08.3

—————活动性或急性 I01.1

——————和舞蹈症(急性)(风湿性)(西德纳姆) I02.0

———活动性或急性 I01.1

—————和舞蹈症(急性)(风湿性)(西德纳姆) I02.0

———特指的 NEC I06.8

——梅毒性 A52.0† I39.1*

——特指的原因 NEC I35.8

—赘疣性(非典型)(非细菌性)(非风湿性) M32.1† I39.8*

心破裂(另见 梗死，心肌) I21.9

心前区痛 R07.2

—心因性 F45.4

心腔狭窄 – 见 病，心脏

心切开术后综合征 I97.0

心球(左心室)(永存) Q21.8

心肾病变(另见 高血压，心肾性) I13.9

心肾性的 – 见情况

心肾炎(另见 高血压，心肾性) I13.9

心室 – 另见情况

—反向 Q20.5

—脱逸 I49.3

心室内 – 见情况

心跳感 R00.2

心痛(另见 痛，心前区) R07.2

心外膜炎 – 见 心包炎

心血管的 – 见情况

心炎(急性)(慢性)(亚急性) I51.8

—病毒性 B33.2† I52.1*

—风湿性 – 见 病，心脏，风湿性

—类风湿性 M05.3† I52.8*

—脑膜炎球菌性 A39.5† I52.0*

心因性 – 另见情况

—因素，与躯体状况有关 F54

心硬化 I25.1

Endocarditis——*continued*

—aortic——*continued*

——arteriosclerotic I35.8

——rheumatic I06.9

———with mitral disease I08.0

————with tricuspid (valve) disease I08.3

————active or acute I01.1

—————with chorea (acute) (rheumatic) (Sydenham's) I02.0

———active or acute I01.1

————with chorea (acute) (rheumatic) (Sydenham's) I02.0

———specified NEC I06.8

——syphilitic A52.0† I39.1*

——specified cause NEC I35.8

—verrucous (atypical) (nonbacterial) (nonrheumatic) M32.1† I39.8*

Cardiorrhexis (see also Infarct, myocardium) I21.9

Precordial pain R07.2

—psychogenic F45.4

Cardiostenosis – see Disease, heart

Postcardiotomy syndrome I97.0

Bulbus cordis (left ventricle) (persistent) Q21.8

Cardionephropathy, Cardionephrosis (see also Hypertension, cardiorenal) I13.9

Cardiorenal – see condition

Cardionephritis (see also Hypertension, cardiorenal) I13.9

Ventricle, ventricular – see also condition

—inversion Q20.5

—escape I49.3

Intraventricular – see condition

Awareness of heart beat R00.2

Cardialgia (see also Pain, precordial) R07.2

Epicarditis – see Pericarditis

Cardiovascular – see condition

Carditis (acute) (chronic) (subacute) I51.8

—viral B33.2† I52.1*

—rheumatic – see Disease, heart, rheumatic

—rheumatoid M05.3† I52.8*

—meningococcal A39.5† I52.0*

Psychogenic – see also condition

—factors associated with physical conditions F54

Cardiosclerosis I25.1

xīn 辛

xīn 锌

xīn 新

新生儿——*续前页*	**Newborn**——*continued*
一多胎 Z38.8	—multiple (delivery) Z38.8
一一在医院内出生 Z38.6	——born in hospital Z38.6
一一在医院外出生 Z38.7	——born outside hospital Z38.7
新生儿剥脱性皮炎 L00	**Ritter's disease L00**
新生儿的 – 另见情况	**Neonatal, Neonatorum – see also condition**
一牙 K00.6	—tooth, teeth K00.6
新生儿呼吸间断 P28.8	**Anaerosis of newborn P28.8**
新生儿脂肪坏死 P83.8	**Adiponecrosis neonatorum P83.8**
新血管形成	**Neovascularization**
一虹膜 H21.1	—iris H21.1
一角膜 H16.4	—cornea H16.4
一睫状体 H21.1	—ciliary body H21.1
一视网膜 H35.0	—retina H35.0
新月形或圆锥形脉络膜，先天性 Q14.3	**Crescent or conus choroid, congenital Q14.3**

xīng 兴

兴奋	**Excitement**
一精神，反应性(由于情绪应激，心理创伤) F30.8	—mental, reactive (from emotional stress, psychological trauma) F30.8
一亚躁狂 F30.0	—hypomanic F30.0
一躁狂 F30.9	—manic F30.9
一状态，反应性(由于情绪应激，心理创伤) F30.8	—state, reactive (from emotional stress, psychological trauma) F30.8

xīng 星

星型神经胶质瘤(M9400/3)	**Astroglioma (M9400/3)**
一特指部位 – 见 肿瘤，恶性	—specified site – see Neoplasm, malignant
一未特指部位 C71.9	—unspecified site C71.9
星形细胞瘤(囊性)(M9400/3)	**Astrocytoma (cystic) (M9400/3)**
一大圆细胞性(M9411/3)	—gemistocytic (M9411/3)
一一特指部位 – 见 肿瘤，恶性	——specified site – see Neoplasm, malignant
一一未特指部位 C71.9	——unspecified site C71.9
一间变的(M9401/3)	—anaplastic (M9401/3)
一一特指部位 – 见 肿瘤，恶性	——specified site – see Neoplasm, malignant
一一未特指部位 C71.9	——unspecified site C71.9
一毛细胞性(M9421/3)	—pilocytic (M9421/3)
一一特指部位 – 见 肿瘤，恶性	——specified site – see Neoplasm, malignant
一一未特指部位 C71.9	——unspecified site C71.9

xīng 猩

xíng 行

性母细胞瘤(M9073/1)	**Gonocytoma (M9073/1)**
一特指部位 - 见 肿瘤，动态未定	—specified site - see Neoplasm, uncertain behavior
一未特指部位	—unspecified site
一一男性 D40.1	——male D40.1
一一女性 D39.1	——female D39.1
性取向，自我不和谐的(双性)(异性)(同性)(青春期前) F66.1	**Orientation, sexual, egodystonic (bisexual) (heterosexual) (homosexual) (prepubertal) F66.1**
性受虐癖[性受虐狂] F65.5	**Masochism (sexual) F65.5**
性腺功能减退症	**Hypogonadism**
一垂体 E23.0	—pituitary E23.0
一促性腺激素分泌不足 E23.0	—hypogonadotropic E23.0
一睾丸(原发性) E29.1	—testicular (primary) E29.1
一卵巢(原发性) E28.3	—ovarian (primary) E28.3
一男性 E29.1	—male E29.1
一女性 E28.3	—female E28.3
性腺机能亢进	**Hypergonadism**
一睾丸(婴儿)(原发性) E29.0	—testicular (infantile) (primary) E29.0
一卵巢 E28.8	—ovarian E28.8
性腺胚细胞瘤 - 现译名 成性腺细胞瘤	**Gonadoblastoma**
性厌恶 F52.1	**Aversion, sexual F52.1**
性欲，病理性(另见 偏离，性欲) F65.9	**Sexuality, pathologic (see also Deviation, sexual) F65.9**
性早熟(女性)(男性)(体质性)(原因不明的)(特发性) NEC E30.1	**Precocity, Pubertas praecox, sexual (female) (male) (constitutional) (cryptogenic) (idiopathic) NEC E30.1**
一伴有肾上腺增生 E25.9	—with adrenal hyperplasia E25.9
一一先天性 E25.0	——congenital E25.0

xiōng 凶

凶暴 R45.6	**Violence, physical R45.6**

xiōng 胸

胸 - 另见情况	**Pectus, Thorax, thoracic - see also condition**
一鸡(先天性) Q67.7	—carinatum (congenital) Q67.7
一一佝偻病性(晚期效应) E64.3	——rachitic (late effect) E64.3
一一后天性 M95.4	——acquired M95.4
一漏斗(先天性) Q67.6	—excavatum (congenital) Q67.6
一一佝偻病性(晚期效应) E64.3	——rachitic (late effect) E64.3
一一后天性 M95.4	——acquired M95.4
一肾 Q63.2	—kidney Q63.2
胸壁凹陷 M95.4	**Concavity chest wall M95.4**
胸的 - 见情况	**Chest, Pectoral - see condition**
胸腹裂(先天性) Q79.8	**Thoracogastroschisis (congenital) Q79.8**

胸骨联胎，胸联双胎 Q89.4
胸骨裂 Q76.7
胸骨痛(另见 心绞痛) I20.9
胸骨下甲状腺(先天性) Q89.2
一后天性 E04.9
胸膜的 - 见情况
胸膜肺炎(急性)(双侧)(脓毒性)(另见 肺炎) J18.8
一慢性(另见 纤维化，肺) J84.1
胸膜腔渗液(另见 胸膜炎，伴有，渗出) J90
胸膜痛(流行性) R07.3
一达布尼 B33.0
一流行性[鬼抓风] B33.0
胸膜心包炎(另见 心包炎) I31.9
胸膜炎(急性)(粘连性)(慢性)(双侧)(干性)(纤维蛋白性)(亚急性) R09.1
一伴有
一一结核病 - 见 胸膜炎，结核性(非原发性)
一一流感(另见 流行性感冒，伴有，呼吸道表现) J11.1
一一渗出 J90
一一一结核性 NEC (非原发性) A16.5
一一一一伴有细菌学和组织学证实 A15.6
一一一一原发性(进行性) A16.7
一一一一一伴有细菌学和组织学证实 A15.7
一一一流感性(另见 流行性感冒，伴有，呼吸道表现) J11.1
一一一乳糜样 J94.0
一包裹性(另见 胸膜炎，伴有，渗出) J90
一出血性(见 血胸)
一创伤性(近期)(过去) S27.6
一肺炎球菌性 J90
一化脓性(另见 脓胸) J86.9
一浆液脓性(另见 脓胸) J86.9
一浆液纤维蛋白性(另见 胸膜炎，伴有，渗出) J90
一浆液性(另见 胸膜炎，伴有，渗出) J90
一结核性(伴有渗出)(非原发性) A16.5
一一伴有细菌学和组织学证实 A15.6
一一原发性(进行性) A16.7
一一一伴有细菌学和组织学证实 A15.7
一链球菌性 J90

Sternopagus, Thoracopagus Q89.4
Sternum bifidum Q76.7
Sternalgia (see also Angina) I20.9
Retrosternal, Substernal thyroid (congenital) Q89.2
—acquired E04.9
Pleura, pleural - see condition
Pleuropneumonia (acute) (bilateral) (double) (septic) (see also Pneumonia) J18.8
—chronic (see also Fibrosis, lung) J84.1
Pleurorrhea (see also Pleurisy, with, effusion) J90
Grip, Pleuralgia, Pleurodynia R07.3
—Dabney's B33.0
—epidemic, devil's B33.0
Pleuropericarditis (see also Pericarditis) I31.9
Pleurisy (acute) (adhesive)(chronic) (double) (dry) (fibrinous) (subacute) R09.1
—with
——tuberculosis - see Pleurisy, tuberculous (non-primary)
——influenza, flu, or grippe (see also Influenza, with, respiratory manifestations) J11.1
——effusion J90
———tuberculous NEC (non-primary) A16.5
————with bacteriological and histological confirmation A15.6
————primary (progressive) A16.7
—————with bacteriological and histological confirmation A15.7
———influenzal (see also Influenza, with, respiratory manifestations) J11.1
———chylous, chyliform J94.0
—encysted (see also Pleurisy, with effusion) J90
—hemorrhagic (see Hemothorax)
—traumatic (current) (post) S27.6
—pneumococcal J90
—purulent, suppurative (see also Pyothorax) J86.9
—seropurulent (see also Pyothorax) J86.9
—serofibrinous (see also Pleurisy, with effusion) J90
—serous (see also Pleurisy, with effusion) J90
—tuberculous (with effusion) (non-primary) A16.5
——with bacteriological and histological confirmation A15.6
——primary (progressive) A16.7
———with bacteriological and histological confirmation A15.7
—streptococcal J90

胸膜炎——*续前页*
—流感性(另见 流行性感冒，伴有，呼吸道表现) J11.1
—脓毒性 J86.9
—葡萄球菌性 J86.9
—渗出性(另见 胸膜炎，伴有，渗出) J90
—纤维蛋白脓性，纤维脓性(另见 脓胸) J86.9

胸内 - 另见情况
—肾 Q63.2
胸水(又称 胸腔积液) J94.8
胸腔积液[胸水](双侧)(胸膜) J94.8
—创伤性 S27.8
—结核性 - 见 结核
—乳糜性(非丝虫性) I89.8
——丝虫性(另见 丝虫病) B74.9† J91*

胸腺的 - 见情况
胸腺瘤(良性)(M8580/0) D15.0
—恶性(M8580/3) C37
胸腺炎 E32.8

Pleurisy——*continued*
—influenzal (see also Influenza, with, respiratory manifestations) J11.1
—septic J86.9
—staphylococcal J86.9
—exudative (see also Pleurisy, with effusion) J90
—fibrinopurulent, fibropurulent (see also Pyothorax) J86.9

Intrathoracic - see also condition
—kidney Q63.2
Hydrothorax J94.8
Hydrothorax (double) (pleura) J94.8
—traumatic S27.8
—tuberculous - see Tuberculosis
—chylous (nonfilarial) I89.8
——filarial - see also Filaria, filarial, filariasis B74.9† J91*

Thymus, thymic (gland) - see condition
Thymoma (benign) (M8580/0) D15.0
—malignant (M8580/3) C37
Thymitis E32.8

xióng 雄

雄激素
—不敏感综合征[睾丸女性化综合征] E34.5
雄激素抵抗综合征 E34.5

Testicle, testicular
—feminization syndrome E34.5
Androgen resistance syndrome E34.5

xiū 休

休克 R57.9
—变应性 - 见 休克，过敏性
—产科性 O75.1
——流产后(随后发生) O08.3
———近期发生 - 见 流产
—出生后，胎儿或新生儿 NEC P96.8
—创伤性(延迟)(即刻) T79.4
—电 T75.4
—肺 J80
—感染性 A41.9
——后
———流产(随后发生) O08.0
————近期发生 - 见 流产
———异位妊娠或葡萄胎妊娠 O08.0

Shock R57.9
—allergic - see Shock, anaphylactic
—obstetric O75.1
——following abortion (subsequent episode) O08.3
———current episode - see Abortion
—birth, fetus or newborn NEC P96.8
—traumatic (delayed) (immediate) T79.4
—electric T75.4
—lung J80
—septic A41.9
——following
———abortion (subsequent episode) O08.0
————current episode - see Abortion
———ectopic or molar pregnancy O08.0

休克——*续前页*
一内毒素性 R57.8
——由于手术操作引起的 T81.1
——在操作中或操作后 T81.1
一肾上腺(皮质)(艾迪生病) E27.2
一食物(过敏性) T78.0
一手术后 T81.1
一输血 - 见 并发症，输血
一特指的 NEC R57.8
一外科 T81.1
一文化 F43.2
一心源性 R57.0
一血容量不足性 R57.1
——创伤性 T79.4
——手术 T81.1
一药物 T78.2
——过量或给错或服错药物 T50.9
———特指的药物 - 见 药物和化学制剂表
——恰当使用正确的物质 T88.6
一医疗中意外事故 NEC (另见 并发症) T81.1
一有害食物反应(过敏性) T78.0
一在产程和分娩中或以后 O75.1
一中毒性，综合征 A48.3

xiū 修

修复
一瘢痕组织 Z42.9
——躯干 Z42.2
——乳房 Z42.1
——上肢 Z42.3
——下肢 Z42.4
——特指的 NEC Z42.8
——头部和颈部 Z42.0
一盆腔底，以前的，在妊娠或分娩中 O34.8

xiù 嗅

嗅[闻吸]
一胶(飞机) F18.-
——瘾 F18.2
一可卡因(习惯性) F14.2
一汽油 F18.-
——瘾 F18.2

Shock——*continued*
—endotoxic R57.8
——due to surgical procedure T81.1
——during or following procedure T81.1
—adrenal (cortical) (Addisonian) E27.2
—food (anaphylactic) T78.0
—postoperative T81.1
—transfusion - see Complications, transfusion
—specified NEC R57.8
—surgical T81.1
—culture F43.2
—cardiogenic R57.0
—hypovolemic R57.1
——traumatic T79.4
——surgical T81.1
—drug T78.2
——overdose or wrong drug given or taken T50.9
———specified drug - see Table of drugs and chemicals
——correct substance properly administered T88.6
—therapeutic misadventure NEC (see also Complications) T81.1
—adverse food reaction (anaphylactic) T78.0
—during or after labor and delivery O75.1
—toxic, syndrome A48.3

Repair
—scarred tissue Z42.9
——trunk Z42.2
——breast Z42.1
——upper extremity Z42.3
——lower extremity Z42.4
——specified NEC Z42.8
——head and neck Z42.0
—pelvic floor, previous, in pregnancy or childbirth O34.8

Sniffing
—glue (airplane) F18.-
——addiction F18.2
—cocaine (habitual) F14.2
—gasoline/petrol F18.-
——addiction F18.2

嗅的 - 见情况	**Olfactory - see condition**
嗅觉倒错 R43.1	**Parosmia R43.1**
一心因性 F45.8	—psychogenic F45.8
嗅觉过敏 R43.1	**Hyperosmia R43.1**
嗅觉丧失(另见 障碍，感觉) R43.0	**Anosmia (see also Disturbance, sensation) R43.0**
一癔症性 F44.6	—hysterical F44.6

xiù 溴

溴中毒	**Bromidism, bromism**
一急性，过量或给错或服错药物 T42.6	—acute, overdose or wrong substance given or taken T42.6
一慢性(依赖) F13.2	—chronic (dependence) F13.2
一恰当使用正确的物质 G92	—correct substance properly administered G92

xū 须

须部假毛囊炎 L73.1	**Pseudofolliculitis barbae L73.1**
须疮 L73.8	**Sycosis L73.8**
一触染性(真菌性) B35.0	—contagiosa (mycotic) B35.0
一寄生虫性 B35.0	—parasitic B35.0
一狼疮样 L73.8	—lupoides L73.8
一寻常(非寄生虫性) L73.8	—barbae, vulgaris (not parasitic) L73.8
一真菌性 B35.0	—mycotic B35.0

xū 虚

虚弱，无力(慢性)(全身性)(另见 衰竭) R53	**Asthenia, Asthenic, Debility, Prostration, Worn out (chronic) (general) (see also Exhaustion) R53**
一老年性[衰老] R54	—old age, senile R54
一神经性 F48.0	nervous F48.0
一神经循环性 F45.3	—neurocirculatory F45.3
一先天性或新生儿 NEC P96.9	—congenital or neonatal NEC P96.9
虚脱 R55	**Collapse R55**
一全身性 R55	—general R55
一热 T67.1	—heat T67.1
一手术后(心血管) T81.1	—postoperative (cardiovascular) T81.1
一癔症性 F44.8	—hysterical F44.8
一在产程和分娩中或以后 O75.1	—during or after labor and delivery O75.1

xū 需

需排除的情况(另见 观察，可疑的) **Z03.9** | **Ruled out condition (see also Observation, suspected) Z03.9**

需要 | **Need for**

一接种 - 见 接种 | —vaccination - see Vaccination

一免疫接种 - 见 接种 | —immunization - see Vaccination

一提供照料人员，由于 | —care provider because (of)

一一活动能力降低 Z74.0 | ——impaired mobility Z74.0

一一特指的理由 NEC Z74.8 | ——specified reason NEC Z74.8

一一无其他家庭成员能给予照顾 Z74.2 | ——no other household member able to render care Z74.2

一一需要持续的监护 Z74.3 | ——continuous supervision required Z74.3

一一需要照料人员的帮助 Z74.1 | ——assistance with personal care Z74.1

需要鉴定人的证词 **Z04.8** | **Request for expert evidence Z04.8**

xǔ 许

许-克病或许-克综合征 **D76.0** | **Schüller-Christian disease or syndrome D76.0**

许特尔细胞 | **Hurthle cell**

一癌，腺癌(M8290/3) C73 | —carcinoma, adenocarcinoma (M8290/3) C73

一瘤，腺瘤(M8290/0) D34 | —tumor, adenoma (M8290/0) D34

xù 酗

酗酒(急性) **F10.1** | **Intemperance (acute) F10.1**

xù 续

续连症，骨干性 **Q78.6** | **Aclasis, diaphyseal Q78.6**

xù 蓄

蓄意装病 **Z76.5** | **Simulation, conscious (of illness) Z76.5**

xuán 悬

悬吊[上吊](窒息)(绞窄) **T71** | **Hanging (asphyxia) (strangulation) (suffocation) T71**

悬吊子宫 | **Suspended uterus**

一在妊娠或分娩中 O34.5 | —in pregnancy or childbirth O34.5

一一引起梗阻性分娩 O65.5 | ——causing obstructed labor O65.5

一一一影响到胎儿或新生儿 P03.1 | ———affecting fetus or newborn P03.1

悬浮物，玻璃体 **H43.3** | **Floater, vitreous H43.3**

悬雍垂的 - 见情况 | **Uvula - see condition**

悬雍垂炎(急性)(卡他性)(慢性)(坏疽性)(膜性)(化脓性)(溃疡性) **K12.2** | **Staphylitis, Uvulitis (acute)(catarrhal) (chronic) (gangrenous) (membranous) (suppurative) (ulcerative) K12.2**

xuán 旋

旋毛虫病，毛线虫病 B75	**Trichinellosis, trichiniasis, trichilelliasis, trichinosis B75**
旋毛虫感染，侵染 B75	**Trichinella spiralis infection, infestation B75**
旋前	**Pronation**
—踝 M21.6	—ankle M21.6
—足 M21.6	—foot M21.6
——先天性 Q74.2	——congenital Q74.2
旋转	**Rotation**
—脊柱，不全或不足 M43.8	—spine, incomplete or insufficient M43.8
—手法，影响到胎儿或新生儿 P03.8	—manual, affecting fetus or newborn P03.8
—牙 K07.3	—tooth, teeth K07.3
—异常的，不全或不足，肠 Q43.3	—anomalous, incomplete or insufficient, intestine Q43.3
—椎骨，不全或不足 M43.8	—vertebra, incomplete or insufficient M43.8
旋转不良	**Malrotation**
—肠 Q43.3	—intestine Q43.3
—结肠 Q43.3	—colon Q43.3
—盲肠 Q43.3	—cecum Q43.3
—肾 Q63.2	—kidney Q63.2
旋转斜视 H50.4	**Cyclotropia H50.4**
旋转隐斜 H50.5	**Cyclophoria H50.5**

xuǎn 癣

癣(横断性)(睑缘) B35.9	**Itch, Ringworm, Tinea (intersecta) (tarsi) B35.9**
—白 B36.2	—blanca B36.2
—叠瓦(任何部位) B35.5	—Imbricata, Malabar, Tokelau (any site) B35.5
—蜂窝 B35.0	—honeycomb B35.0
—腹股沟 B35.6	—groin B35.6
—肛周(区) B35.6	—perianal (area) B35.6
—股 B35.6	—cruris, jock B35.6
—黑 B36.1	—nigra B36.1
—黑斑，黑点 B35.0	—black dot B35.0
—花斑 B36.0	—versicolor B36.0
—甲 B35.1	—nails, unguium B35.1
—脚 B35.3	—pedis B35.3
—结节性(另见 毛孢子菌病) B36.8	—nodosa (see also Piedra) B36.8
—毛癣菌性(另见 皮肤癣菌病) B35.9	—trichophytic (see also Dermatophytosis) B35.9
—缅甸 B35.5	—Burmese B35.5
—脓 B35.0	—kerion B35.0
—热带花斑 B36.0	—flava B36.0
—石棉状 L44.8	—amiantacea L44.8

xuàn 眩

xuē 薛

xué 学

xuě 雪

xuè 血

血β-脂蛋白缺乏症 E78.6	**Abetalipoproteinemia E78.6**
血白蛋白减少 E88.0	**Hypoalbuminemia E88.0**
血卟啉病 - 见 卟啉病	**Hematoporphyria - see Porphyria**
血胆固醇过多 - 见 高胆固醇血症	**Hypercholesterinemia - see Hypercholesterolemia**
血氮过多 - 见 尿毒症	**Hyperazotemia - see Uremia**
血管 - 另见情况	**Vascular - see also condition**
一包鞘，视网膜 H35.0	—sheathing, retina H35.0
一视乳头袢 Q14.2	—loop on optic papilla Q14.2
一蜘蛛状 I78.1	—spider I78.1
血管病 I99	**Angiopathia, angiopathy, Vasculopathy I99**
一大脑 I67.9	—cerebral I67.9
一一淀粉样 E85.4† I68.0*	——amyloid E85.4† I68.0*
一坏死性 M31.9	—necrotizing M31.9
一梅毒性视网膜 A52.0† H36.8*	—retinae syphilitica A52.0† H36.8*
一糖尿病性(周围)(另见 E10-E14 伴有第四位数.5) E14.5† I79.2*	—diabetic (peripheral) (see also E10-E14 with fourth character .5) E14.5† I79.2*
一特指的 NEC M31.8	—specified NEC M31.8
一周围 I73.9	—peripheral I73.9
一一糖尿病性(另见 E10-E14 伴有第四位数.5) E14.5† I79.2*	——diabetic (see also E10-E14 with fourth character .5) E14.5† I79.2*
血管发育不良(盲肠)(结肠) K55.2	**Angiodysplasia (cecum) (colon) K55.2**
血管分布，非典型 Q27.9	**Distribution vessel, atypical Q27.9**
一入脑前 Q28.1	—precerebral Q28.1
血管肌瘤(M8894/0) - 见 肿瘤，结缔组织，良性	**Angiomyoma (M8894/0) - see Neoplasm, connective tissue, benign**
血管肌肉瘤(M8894/3) - 见 肿瘤，结缔组织，恶性	**Angiomyosarcoma (M8894/3) - see Neoplasm, connective tissue, malignant**
血管肌脂肪瘤(M8860/0) - 见 脂肪瘤	**Angiomyolipoma (M8860/0) - see Lipoma**
血管肌脂肪肉瘤(M8860/3) - 见 肿瘤，结缔组织，恶性	**Angiomyoliposarcoma (M8860/3) - see Neoplasm, connective tissue, malignant**
血管角质瘤(M9141/0) - 见 肿瘤，皮肤，良性	**Angiokeratoma (M9141/0) - see Neoplasm, skin, benign**
一弥漫性体 E75.2	—corporis diffusum E75.2
血管痉挛 I73.9	**Angiospasm, Vasospasm, Vasospastic I73.9**
一创伤性(足)(腿) I73.9	—traumatic (foot) (leg) I73.9
一大脑(动脉) G45.9	—cerebral (artery) G45.9
一视网膜(动脉) H34.2	—retina (artery) H34.2
一血管(周围) I73.9	—vessel (peripheral) I73.9
一周围 NEC I73.9	—peripheral NEC I73.9
血管扩张，血管异位 I99	**Angiectasis, angiectopia I99**
血管淋巴管瘤(M9175/0) D18.1	**Hemolymphangioma (M9175/0) D18.1**

血管瘤(M9120/0) D18.0 **Angioma, Hemangioma (M9120/0) D18.0**
—丛状(M9131/0) D18.0 —plexiform (M9131/0) D18.0
—单纯性(M9131/0) D18.0 —simplex (M9131/0) D18.0
—动静脉(M9123/0) D18.0 —arteriovenous (M9123/0) D18.0
—恶性(M9120/3) - 见 肿瘤，结缔组织，恶性 —malignant (M9120/3) - see Neoplasm, connective tissue, malignant
—匐行性 L81.7 —serpiginosum L81.7
—海绵状(M9121/0) D18.0 —cavernous (M9121/0) D18.0
—肌内(M9132/0) D18.0 —intramuscular (M9132/0) D18.0
—静脉(M9122/0) D18.0 —venous (M9122/0) D18.0
—老年性 I78.1 —senile I78.1
—毛细血管(M9131/0) D18.0 —capillary (M9131/0) D18.0
—葡萄状(蔓状)(M9123/0) D18.0 —racemose (M9123/0) D18.0
—上皮样(M9125/0) D18.0 —epithelioid (M9125/0) D18.0
—胎盘 O43.1 —placenta O43.1
—星状 I78.1 —stellate I78.1
—婴儿(M9131/0) D18.0 —infantile (M9131/0) D18.0
—硬化性(M8832/0) - 见 肿瘤，皮肤，良性 —sclerosing (M8832/0) - see Neoplasm, skin, benign
—疣性角化性(M9142/0) D18.0 —verrucous keratotic (M9142/0) D18.0
—幼年型(M9131/0) D18.0 —juvenile (M9131/0) D18.0
—蜘蛛 I78.1 —spider I78.1
—组织细胞样(M9126/0) D18.0 —histiocytoid (M9126/0) D18.0

血管瘤病 Q82.8 **Angiomatosis Q82.8**
—肝 K76.4 —liver K76.4
—脑三叉神经 Q85.8 —encephalotrigeminal Q85.8

血管迷走神经性发作(阵发性) R55 **Vasovagal attack (paroxysmal) R55**
—心因性 F45.3 —psychogenic F45.3

血管内皮瘤(M9130/1) - 另见 肿瘤，动态未定 D48.9 **Angioendothelioma, Hemangioendothelioma (M9130/1)- see also Neoplasm, uncertain behavior D48.9**
—恶性(M9130/3) - 见 肿瘤，结缔组织，恶性 —malignant (M9130/3) - see Neoplasm, connective tissue, malignant
—良性(M9130/0) D18.0 —benign (M9130/0) D18.0
—骨(弥漫性)(M9130/3) - 见 肿瘤，骨，恶性 —bone (diffuse) (M9130/3) - see Neoplasm, bone, malignant
—上皮样(M9133/1) - 另见 肿瘤，动态未定 —epithelioid (M9133/1) - see also Neoplasm, uncertain behavior
——恶性(M9133/3) - 见 肿瘤，恶性 ——malignant (M9133/3) - see Neoplasm, malignant
—神经系统(M9130/0) D18.0 —nervous system (M9130/0) D18.0
—尤因(M9260/3) - 见 肿瘤，骨，恶性 —Ewing's (M9260/3) - see Neoplasm, bone, malignant

血管内皮瘤病(M9712/3) C85.7 **Angioendotheliomatosis (M9712/3) C85.7**

血管粘液瘤(M8841/1) - 见 肿瘤，结缔组织，动态未定 **Angiomyxoma (M8841/1) - see Neoplasm, connective tissue, uncertain behavior**

血管平滑肌瘤(M8894/0) - 见 肿瘤，结缔组织，良性 **Angioleiomyoma (M8894/0) - see Neoplasm, connective tissue, benign**

血块(另见 栓塞) I74.9
—动脉(阻塞)(闭塞) I74.9
—冠状动脉(另见 梗死，心肌) I21.9
——未造成梗死 I24.0
—静脉(另见 血栓形成) I82.9
—脑(硬膜内或硬膜外)(另见 闭塞，动脉，大脑) I66.9
—膀胱 N32.8
—循环 I74.9
血量减少 - 见 贫血
血囊肿
—男性 N50.1
—女性 NEC N94.8
——伴有异位妊娠 O00.9
——卵巢 N83.8
血内 α 脂蛋白缺乏 E78.6
血内蛋白异常 E88.0
血内胰岛素不足，操作后 E89.1
血尿(特发性) R31
—持续性(另见 血尿，特发性) N02.-
—地方性(另见 血吸虫病) B65.0
—复发性(另见 血尿，特发性) N02.-
—磺胺性
——过量或给错或服错药物 T37.0
——恰当使用正确的物质 R31
—间歇性(另见 血尿，特发性) N02.-
—结核性 A18.1
良性(家族性)(儿童期)(另见 血尿，特发性) N02.-
—疟疾性 B50.8
—热带性(另见 血吸虫病) B65.0
—特发性 N02.-
——伴有肾小球损害
———局灶性和节段性透明变性或硬化 N02.1
———膜性(弥漫性) N02.2
———膜性增殖性(弥漫性) N02.5
———肾小球膜毛细血管性(弥漫性) N02.5
———肾小球膜性增殖性(弥漫性) N02.3
———特指病理学 NEC N02.8
———增殖性 NEC N02.8
—阵发性(另见 血尿，特发性) N02.-
——夜间 D59.5
血气胸 - 另见 血胸
—创伤性 S27.2

Clot (blood) (see also Embolism) I74.9
—artery (obstruction) (occlusion) I74.9
—coronary (see also Infarct, myocardium) I21.9
——not resulting in infarction I24.0
—vein (see also Thrombosis) I82.9
—brain (intradural or extradural) (see also Occlusion, artery, cerebral) I66.9
—bladder N32.8
—circulation I74.9
Oligemia - see Anemia
Hematocele
—male N50.1
—female NEC N94.8
——with ectopic pregnancy O00.9
——ovary N83.8
Analphalipoproteinemia E78.6
Dysproteinemia E88.0
Hypoinsulinemia, postprocedural E89.1
Hematuria (essential) R31
—persistent (see also Hematuria, idiopathic) N02.-
—endemic (see also Schistosomiasis) B65.0
—recurrent (see also Hematuria, idiopathic) N02.-
—sulfonamide(s)
——overdose or wrong substance given or taken T37.0
——correct substance properly administered R31
—intermittent (see also Hematuria, idiopathic) N02.-
—tuberculous A18.1
benign (familial) (of childhood) (see also Hematuria, idiopathic) N02.-
—malarial B50.8
—tropical (see also Schistosomiasis) B65.0
—idiopathic N02.-
——with glomerular lesion
———focal and segmental hyalinosis or sclerosis N02.1
———membranous (diffuse) N02.2
———membranoproliferative (diffuse) N02.5
———mesangiocapillary (diffuse) N02.5
———mesangial proliferative (diffuse) N02.3
———specified pathology NEC N02.8
———proliferative NEC N02.8
—paroxysmal (see also Hematuria, idiopathic) N02.-
——nocturnal D59.5
Hematopneumothorax, Hemopneumothorax - see also Hemothorax
—traumatic S27.2

血清白蛋白缺乏症 E88.0
血清性
一变态反应 T80.6
一一休克 T80.5
一并发症或反应 NEC T80.6
一肝炎(另见 肝炎，病毒性，乙型) B16.9
一疾病 NEC T80.6
一皮疹 NEC T80.6
一神经病 G61.1
一荨麻疹 T80.6
一中毒 NEC T80.6
血清肿 - 见 血肿
血容量不足 E86
一创伤性(休克) T79.4
一手术后休克 T81.1
血容量过多 E87.7
血色素沉着病[血色病](糖尿病性)(遗传性)(肝)(心肌)(原发性原因不明性)(继发性) E83.1
一伴有顽固性贫血(M9982/1) D46.1
血栓 - 见 血栓形成
血栓闭塞性血管炎[伯格病](全身性) I73.1
血栓动脉炎 - 见 动脉炎
血栓栓塞(另见 栓塞) I74.9
一冠状(动脉)(静脉)(另见 梗死，心肌) I21.9
一一未造成梗死 I24.0
一输注、治疗性注射或输血后 T80.1
血栓形成(性)(多发性)(进行性)(脓毒性)(静脉)(血管) I82.9
一二尖瓣 I34.8
一三尖瓣 I07.8
一产前 O22.9
一产褥期，产后 O87.9
一一大脑(动脉) O99.4
一一一静脉(窦) O87.3
一一脑(动脉) O99.4
一一一静脉(窦) O87.3
一一浅表性 O87.0
一一心脏 O99.4
一肠(伴有坏疽) K55.0
一肠系膜(动脉)(伴有坏疽) K55.0
一卒中 I63.3
一大脑(动脉)(另见 闭塞，动脉，大脑) I66.9

Analbuminemia E88.0
Serum
—allergy, allergic reaction T80.6
——shock T80.5
—complication or reaction NEC T80.6
—hepatitis (see also Hepatitis, viral, type B) B16.9
—disease, sickness NEC T80.6
—rash NEC T80.6
—neuropathy G61.1
—urticaria T80.6
—intoxication, poisoning NEC T80.6
Seroma - see Hematoma
Hypovolemia E86
—traumatic (shock) T79.4
—surgical shock T81.1
Hypervolemia E87.7
Hemochromatosis (diabetic) (hereditary) (liver) (myocardium) (primary idiopathic) (secondary) E83.1
—with refractory anemia (M9982/1) D46.1
Thrombus - see Thrombosis
Buerger's disease, Thromboangiitis obliterans (general) I73.1
Thromboarteritis - see Arteritis
Thromboembolism (see also Embolism) I74.9
—coronary (artery) (vein) (see also Infarct, myocardium) I21.9
——not resulting in infarction I24.0
—following infusion, therapeutic injection or transfusion T80.1
Thrombosis, thrombotic (multiple) (progressive) (septic) (vein) (vessel) I82.9
—mitral I34.8
—tricuspid I07.8
—antepartum O22.9
—puerperal, postpartum O87.9
——cerebral (artery) O99.4
———venous (sinus) O87.3
——brain (artery) O99.4
———venous (sinus) O87.3
——superficial O87.0
——cardiac O99.4
—intestine (with gangrene) K55.0
—mesenteric (artery) (with gangrene) K55.0
—apoplexy I63.3
—cerebral (artery) (see also Occlusion, artery, cerebral) I66.9

血栓形成——*续前页*
－动脉(感染后) I74.9
－－大脑(另见 闭塞，动脉，大脑) I66.9
－－小脑(前下)(后下)(上)(另见 闭塞，动脉，小脑) I66.3
－－肠系膜(伴有坏疽) K55.0
－－垂体 I66.8
－－肺(另见 栓塞，肺) I26.9
－－肝 I74.8
－－冠状动脉(另见 梗死，心肌) I21.9
－－－未造成梗死 I24.0
－－－由于梅毒引起的 A52.0† I52.0*
－－后交通支 I66.8
－－基底(另见 闭塞，动脉，基底) I65.1
－－脊柱，前或后 G95.1
－－颈动脉(总)(内)(另见 闭塞，动脉，颈) I65.2
－－脉络膜(前) I66.8
－－迷路 I65.8
－－脑膜，前或后 I66.8
－－脑桥 I66.8
－－髂 I74.5
－－入脑前(另见 闭塞，动脉，入脑前) I65.9
－－肾 N28.0
－－视网膜 H34.2
－－眼 H34.2
－－肢 I74.4
－－－上 I74.2
－－－下 I74.3
－－椎(另见 闭塞，动脉，椎) I65.0
－窦，颅内(任何)(另见 血栓形成，颅内，静脉窦) G08
－肺(动脉)(静脉)(另见 栓塞，肺) I26.9
－肝 I82.0
－－动脉 I74.8
－肛门 I84.3
－肛周 I84.3
－睾丸 N50.1
－股(浅表性) I80.1
－－动脉 I74.3

Thrombosis, thrombotic——*continued*
－artery, arteries (postinfectional) I74.9
－－cerebral (see also Occlusion, artery, cerebral) I66.9
－－cerebellar (anterior inferior) (posterior inferior) (superior) (see also Occlusion, artery, cerebellar) I66.3
－－mesenteric (with gangrene) K55.0
－－hypophyseal I66.8
－－pulmonary (see also Embolism, pulmonary) I26.9
－－hepatic I74.8
－－coronary (see also Infarct, myocardium) I21.9
－－－not resulting in infarction I24.0
－－－due to syphilis A52.0† I52.0*
－－communicating, posterior I66.8
－－basilar (see also Occlusion, artery, basilar) I65.1
－－spinal, anterior or posterior G95.1
－－carotid (common) (internal) (see also Occlusion, artery, carotid) I65.2
－－choroidal (anterior) I66.8
－－auditory, internal I65.8
－－meningeal, anterior or posterior I66.8
－－pontine I66.8
－－iliac I74.5
－－precerebral (see also Occlusion, artery, precerebral) I65.9
－－renal N28.0
－－retinal H34.2
－－ophthalmic H34.2
－－limb I74.4
－－－upper I74.2
－－－lower I74.3
－－vertebral (see also Occlusion, artery, vertebral) I65.0
－sinus, intracranial (any) (see also Thrombosis, intracranial venous sinus) G08
－lung, pulmonary (artery) (vein) (see also Embolism, pulmonary) I26.9
－hepatic, liver I82.0
－－artery I74.8
－anal I84.3
－perianal I84.3
－testis N50.1
－femoral (superficial) I80.1
－－artery I74.3

血栓形成——*续前页*
—腔静脉(下)(上) I82.2
—鞘膜 N50.1
—轻度 NEC I82.9
—任何存在的装置、植入物或移植物所致 - 见 并发症，按部位和类型，特指的 NEC
—妊娠 O22.9
——大脑静脉(窦) O22.5
——后
———流产(随后发生) O08.7
————近期发生 - 见 流产
———异位妊娠或葡萄胎妊娠 O08.7
——深静脉 O22.3
—入脑前动脉(另见 闭塞，动脉，入脑前) I65.9
—深部 I80.2
—肾(动脉) N28.0
——静脉 I82.3
—生殖器官
——男性 N50.1
——女性 NEC N94.8
———妊娠 O22.9
—矢状窦(静脉) - 见 血栓形成，颅内，静脉窦
—视网膜 H34.8
—输精管 N50.1
—特指部位 NEC I82.8
—腿 I80.3
——浅表性(血管) I80.0
——深部(血管) NEC I80.2
—网膜(伴有坏疽) K55.0
—无症状性 NEC I82.9
—下肢 - 见 血栓形成，腿
—心壁，心壁内(另见 梗死，心肌) I21.9
——未造成梗死 I24.0
——由于梅毒引起的 A52.0† I52.0*
—心内 NEC (尖)(房)(心房)(心室)(陈旧性) I51.3
—心内膜(另见 梗死，心肌) I21.9
——未造成梗死 I24.0
—心脏(另见 梗死，心肌) I21.9
——瓣膜 - 见 心内膜炎
——未造成梗死 I24.0
——由于梅毒引起的 A52.0† I52.0*

Thrombosis, thrombotic——*continued*
—vena cava (inferior) (superior) I82.2
—tunica vaginalis N50.1
—bland NEC I82.9
—resulting from presence of device, implant or graft (any) - see Complications, by site and type, specified NEC
—pregnancy O22.9
——cerebral venous (sinus) O22.5
——following
———abortion (subsequent episode) O08.7
————current episode - see Abortion
———ectopic or molar pregnancy O08.7
——deep-vein O22.3
—precerebral artery (see also Occlusion, artery, precerebral) I65.9
—deep I80.2
—kidney, renal (artery) N28.0
——vein I82.3
—genital organ
——male N50.1
——female NEC N94.8
———pregnancy O22.9
—longitudinal (venous) sinus - see Thrombosis, intracranial venous sinus
—retina, retinal H34.8
—vas deferens N50.1
—specified site NEC I82.8
—leg I80.3
——superficial (vessels) I80.0
——deep (vessels) NEC I80.2
—omentum (with gangrene) K55.0
—silent NEC I82.9
—lower limb - see Thrombosis, leg
—mural, parietal, intramural (see also Infarct, myocardium) I21.9
——not resulting in infarction I24.0
——due to syphilis A52.0† I52.0*
—intracardiac NEC (apical) (atrial) (auricular) (ventricular) (old) I51.3
—endocardial (see also Infarct, myocardium) I21.9
——not resulting in infarction I24.0
—cardiac (see also Infarct, myocardium) I21.9
——valve - see Endocarditis
——not resulting in infarction I24.0
——due to syphilis A52.0† I52.0*

血栓形成——*续前页*
一眼 H34.8
一乙状结肠(静脉)窦 - 见 血栓形成，颅内，静脉窦
一阴茎 N48.8
一阴囊 N50.1
一由于装置、植入物或移植物引起的(另见并发症，按部位和类型，特指的 NEC) T85.8
——导管 NEC T85.8
———泌尿系(留置) T83.8
———输注 NEC T82.8
————脊髓(硬膜外)(硬膜下) T85.8
———透析(肾) T82.8
————腹膜内 T85.8
——电(极)(脉冲发生器)(刺激器)
———骨 T84.8
———泌尿系 T83.8
———神经系统(脑)(周围神经)(脊髓) T85.8
———心脏 T82.8
——动脉移植物 NEC T82.8
——关节假体 T84.8
——矫形外科 NEC T84.8
——泌尿系 NEC T83.8
——脑室颅内分流 T85.8
——内固定(矫形外科) NEC T84.8
——乳房(植入物) T85.8
——生殖系 NEC T83.8
——特指的 NEC T85.8
——胃肠道(胆管)(食管) T85.8
——心脏 T82.8
——血管 NEC T82.8
——眼(角膜移植物)(眶植入物) NEC T85.8
一周围动脉 I74.4
一主动脉 I74.1
——鞍状 I74.0
——瓣膜 - 见 心内膜炎，主动脉
——分叉 I74.0
——腹 I74.0
——胸 I74.1
一椎管内静脉窦和静脉 G08
——非生脓性 G95.1
血栓形成倾向
一原发性 D68.5

Thrombosis, thrombotic——*continued*
—eye, ophthalmic H34.8
—sigmoid (venous) sinus - see Thrombosis, intracranial venous sinus
—penis, penile N48.8
—scrotum N50.1
—due to device, implant or graft (see also Complications, by site and type, specified NEC) T85.8
——catheter NEC T85.8
———urinary (indwelling) T83.8
———infusion NEC T82.8
————spinal (epidural) (subdural) T85.8
———dialysis (renal) T82.8
————intraperitoneal T85.8
——electronic (electrode) (pulse generator) (stimulator)
———bone T84.8
———urinary T83.8
———nervous system (brain) (peripheral nerve) (spinal) T85.8
———cardiac T82.8
——arterial graft NEC T82.8
——joint prosthesis T84.8
——orthopedic NEC T84.8
——urinary NEC T83.8
——ventricular intracranial shunt T85.8
——fixation, internal (orthopedic) NEC T84.8
——breast (implant) T85.8
——genital NEC T83.8
——specified NEC T85.8
——gastrointestinal (bile duct) (esophagus) T85.8
——heart T82.8
——vascular NEC T82.8
——ocular (corneal graft) (orbital implant) NEC T85.8
—peripheral arteries I74.4
—aorta, aortic I74.1
——saddle I74.0
——valve - see Endocarditis, aortic
——bifurcation I74.0
——abdominal I74.0
——thoracic I74.1
—intraspinal venous sinus and vein G08
——nonpyogenic G95.1
Thrombophilia
—primary D68.5

血栓性静脉炎——*续前页*
－游走性，移行性 I82.1
－在操作中或由于操作所致 NEC T81.7
－椎管内静脉窦和静脉 G08
－－非生脓性 G95.1
血栓性门静脉炎 K75.1
血水分过多症[稀血症] D64.8
血唾沫(另见 咯血) R04.2
血吸虫病 B65.9
－肠道 B65.1
－东方 B65.2
－肺 NEC B65.-† J99.8*
－－肺炎 B65.-† J17.3*
－结肠 B65.1
－曼森(肠道) B65.1
－泌尿生殖道 B65.0
－泌尿系 B65.0
－膀胱 B65.0
－皮肤 B65.3
－特指型 NEC B65.8
－血吸虫
－－埃及 B65.0
－－曼森 B65.1
－－日本 B65.2
－亚洲 B65.2
血吸虫侵染 - 见 血吸虫病
血小板病 D69.1
－粒细胞减少性 D69.1
－营养不良性 D69.1
血小板机能不全(格兰茨曼)(出血性)(遗传性) D69.1
血小板减少(性) D69.6
－产褥期、产后 O72.3
－短暂性新生儿 P61.0
－继发性 D69.5
－桡骨缺失 Q87.2
－特发性 D69.3
－稀释性 D69.5
－先天性 D69.4
－新生儿，暂时性 P61.0
－－由于
－－－换血疗法 P61.0
－－－特发性母体血小板减少 P61.0
－－－同种免疫 P61.0

Thrombophlebitis——*continued*
－migrans, migrating I82.1
－during or resulting from a procedure NEC T81.7
－intraspinal venous sinus and vein G08
－－nonpyogenic G95.1
Pylethrombophlebitis K75.1
Hydremia D64.8
Spitting blood (see also Hemoptysis) R04.2
Schistosomiasis B65.9
－intestinal B65.1
－Eastern, oriental B65.2
－lung, pulmonary NEC B65.-† J99.8*
－－pneumonia B65.-† J17.3*
－colon B65.1
－Manson's (intestinal) B65.1
－genitourinary tract B65.0
－urinary B65.0
－bladder, vesical B65.0
－cutaneous B65.3
－specified type NEC B65.8
－Schistosoma
－－haematobium B65.0
－－mansoni B65.1
－－japonicum B65.2
－Asiatic B65.2
Schistosoma infestation - see Schistosomiasis
Thrombocytopathy D69.1
－granulopenic D69.1
－dystrophic D69.1
Thromboasthenia (Glanzmann) (hemorrhagic) (hereditary) D69.1
Thrombocytopenia, thrombocytopenic, Thrombopenia D69.6
－puerperal, postpartum O72.3
－transient neonatal P61.0
－secondary D69.5
－with absent radius (TAR) Q87.2
－essential, idiopathic D69.3
－dilutional D69.5
－congenital D69.4
－neonatal, transitory P61.0
－－due to
－－－exchange transfusion P61.0
－－－idiopathic maternal thrombocytopenia P61.0
－－－isoimmunization P61.0

血液——*续前页*
－唾沫(另见 咯血) R04.2
－吸虫 NEC (另见 血吸虫病) B65.9
－血管破裂 – 见 出血
－血压
－－波动 I99
－－低(另见 低血压) I95.9
－－－偶然读数，不伴有低血压的诊断 R03.1
－－高(另见 高血压) I10
－－－偶然读数，不伴有高血压的诊断 R03.0
－－减少，由于损伤后休克 T79.4
－－仅为检查 Z01.3
血液透析 Z49.1
－仅为准备性医疗(不伴有治疗) Z49.0
血液坠积，肺，被动性(另见 水肿，肺) J81
血友病(家族性)(遗传性) D66
－A D66
－B D67
－C D68.1
－典型 D66
－非家族性(另见 缺陷，凝血) D68.4
－缺钙性(另见 缺陷，凝血) D68.4
－血管性 D68.0
血源性的 – 见情况
血中发现(通常不出现的未特指物质) R78.9
－阿片制剂 R78.1
－成瘾药 NEC R78.4
－酒精(水平过高) R78.0
－可卡因 R78.2
－类固醇剂 R78.6
－锂(水平异常) R78.8
－特指的物质 NEC R78.8
－影响精神的药物 R78.5
－致幻剂 R78.3
－重金属(水平异常) R78.7
血中尿酸(增加) E79.0
血肿(创伤性)(皮肤表面完整)(另见 损伤，浅表) T14.0
－伴有
－－开放性伤口 – 见 伤口，开放性
－－内部器官损伤 – 见 损伤，按部位

Blood——*continued*
－spitting (see also Hemoptysis) R04.2
－flukes NEC (see also Schistosomiasis) B65.9
－vessel rupture – see Hemorrhage
－pressure
－－fluctuating I99
－－low (see also Hypotension) I95.9
－－－incidental reading, without diagnosis of hypotension R03.1
－－high (see also Hypertension) I10
－－－incidental reading, without diagnosis of hypertension R03.0
－－decreased, due to shock following injury T79.4
－－examination only Z01.3
Hemodialysis Z49.1
－preparatory care only (without treatment) Z49.0
Hypostasis, pulmonary, passive (see also Edema, lung) J81
Hemophilia (familial) (hereditary) D66
－A D66
－B D67
－C D68.1
－classical D66
－nonfamilial (see also Defect, coagulation) D68.4
－calcipriva (see also Defect, coagulation) D68.4
－vascular D68.0
Hematogenous – see condition
Finding in blood (of substance not normally found in blood) R78.9
－opiate drug R78.1
－addictive drug NEC R78.4
－alcohol (excessive level) R78.0
－cocaine R78.2
－steroid agent R78.6
－lithium (abnormal level) R78.8
－specified substance NEC R78.8
－psychotropic drug R78.5
－hallucinogen R78.3
－heavy metals (abnormal level) R78.7
Uric acid in blood (increased) E79.0
Hematoma (traumatic) (skin surface intact) (see also Injury, superficial) T14.0
－with
－－open wound – see Wound, open
－－injury of internal organs – see Injury, by site

血肿——*续前页*
—并发于分娩(盆腔)(会阴)(阴道)(外阴) O71.7
—玻璃体 H43.1
—产科手术伤口 O90.2
—产伤 NEC P15.8
—大脑 - 见 血肿，脑
—动脉(并发创伤)(另见 损伤，血管) T14.5
—耳廓 S00.4
——非创伤性 H61.1
—附睾(非创伤性) N50.1
—腹膜后(非创伤性) K66.1
——创伤性 S36.8
—肝(包膜下)(非创伤性) K76.8
——产伤 P15.0
—肛周(非创伤性) I84.3
—睾丸(非创伤性) N50.1
——产伤 P15.5
—海绵体(非创伤性) N48.8
—会阴 S30.2
——并发于分娩 O71.7
—会阴切开术 O90.2
—肌肉 - 作为 挫伤，按部位编码
—脊(髓)(脑脊膜)(另见 损伤，脊髓，按部位) T09.3
——胎儿或新生儿(产伤) P11.5
—截肢残端(手术的) T87.6
—精囊(非创伤性) N50.1
——创伤性 S37.8
—精索(创伤性) S37.8
——非创伤性 N50.1
—眶(非创伤性) H05.2
——创伤性 S05.1
—阔韧带(非创伤性) N83.7
——创伤性 S37.8
—面部，产伤 P15.4
—脑(创伤性) S06.8
——伴有大脑撕裂或挫伤(弥漫性) S06.2
———局灶性 S06.3
——非创伤性(另见 出血，脑内) I61.9
———硬膜外 I62.1
———硬膜下(另见 出血，硬膜下) I62.0
———蛛网膜下(另见 出血，蛛网膜下) I60.9

Hematoma—— *continued*
—complicating delivery (pelvic) (perineal) (vagina) (vulva) O71.7
—vitreous H43.1
—obstetrical surgical wound O90.2
—birth injury NEC P15.8
—cerebral - see Hematoma, brain
—arterial (complicating trauma) (see also Injury, blood vessel) T14.5
—auricle, pinna S00.4
——nontraumatic H61.1
—epididymis (nontraumatic) N50.1
—retroperitoneal (nontraumatic) K66.1
——traumatic S36.8
—liver (subcapsular) (nontraumatic) K76.8
——birth injury P15.0
—perianal (nontraumatic) I84.3
—testis (nontraumatic) N50.1
——birth injury P15.5
—corpus cavernosum (nontraumatic) N48.8
—perineal S30.2
——complicating delivery O71.7
—episiotomy O90.2
—muscle - code as Contusion, by site
—spinal (cord) (meninges) (see also Injury, spinal cord, by region) T09.3
——fetus or newborn (birth injury) P11.5
—amputation stump (surgical) T87.6
—seminal vesicle (nontraumatic) N50.1
——traumatic S37.8
—spermatic cord (traumatic) S37.8
——nontraumatic N50.1
—orbit, orbital (nontraumatic) H05.2
——traumatic S05.1
—broad ligament (nontraumatic) N83.7
——traumatic S37.8
—face, birth injury P15.4
—brain (traumatic) S06.8
——with cerebral laceration or contusion (diffuse) S06.2
———focal S06.3
——nontraumatic (see also Hemorrhage, intracerebral) I61.9
———epidural or extradural I62.1
———subdural (see also Hemorrhage, subdural) I62.0
———subarachnoid (see also Hemorrhage, subarachnoid) I60.9

血肿——*续前页*
一脑——*续前页*
一一胎儿或新生儿 NEC P52.4
一一一产伤 P10.1
一一硬膜下，创伤性 S06.5
一一蛛网膜(下)，创伤性 S06.6
一内部器官 - 见 损伤，按部位
一盆腔(女性)(非产科)(非创伤性) N94.8
一一产科 O71.7
一一创伤性(另见 损伤，按部位) S37.9
一一一特指的器官 NEC (另见 损伤，按部位) S37.8
一剖宫产伤口 O90.2
一脐带，并发于分娩 O69.5
一一影响到胎儿或新生儿 P02.6
一浅表性，胎儿或新生儿 P54.5
一鞘膜(非创伤性) N50.1
一乳房(非创伤性) N64.8
一肾周 S37.0
一生殖器官 NEC (非创伤性)
一一创伤性(外部)，浅表性 S30.2
一一一内部 - 见 损伤，按部位
一一男性 N50.1
一一女性(非产科) N94.8
一手术后 T81.0
一输精管(非创伤性) N50.1
一一创伤性 S37.8
一输卵管系膜(非创伤性) N83.7
一一创伤性 S37.8
一胎盘 O43.8
一外阴(非产科)(非创伤性) N90.8
一一并发于分娩 O71.7
一一胎儿或新生儿(产伤) P15.5
一胸骨乳突，产伤 P15.2
一胸锁乳突肌，产伤 P15.2
一阴唇(非产科)(非创伤性) N90.8
一阴道(非创伤性) N89.8
一一并发于分娩 O71.7
一阴茎(非创伤性) N48.8
一一产伤 P15.5
一阴囊，浅表性 S30.2
一一产伤 P15.5
一硬膜外(创伤性) S06.4
一一脊柱 - 见 损伤，脊髓，按部位

Hematoma——*continued*
—brain——*continued*
——fetus or newborn NEC P52.4
———birth injury P10.1
——subdural, traumatic S06.5
——subarachnoid, arachnoid, traumatic S06.6
—internal organs - see Injury, by site
—pelvis (female) (nonobstetric) (nontraumatic) N94.8
——obstetric O71.7
——traumatic (see also Injury, by site) S37.9
———specified organ NEC (see also Injury, by site) S37.8
—cesarean section wound O90.2
—umbilical cord, complicating delivery O69.5
——affecting fetus or newborn P02.6
—superficial, fetus or newborn P54.5
—tunica vaginalis (nontraumatic) N50.1
—breast (nontraumatic) N64.8
—perirenal S37.0
—genital organ NEC (nontraumatic)
——traumatic (external site), superficial S30.2
———internal - see Injury, by site
——male N50.1
——female (nonobstetric) N94.8
—postoperative T81.0
—vas deferens (nontraumatic) N50.1
——traumatic S37.8
—mesosalpinx (nontraumatic) N83.7
——traumatic S37.8
—placenta O43.8
—vulva (nonobstetric) (nontraumatic) N90.8
——complicating delivery O71.7
——fetus or newborn (birth injury) P15.5
—sternomastoid, birth injury P15.2
—sternocleidomastoid, birth injury P15.2
—labia (nonobstetric) (nontraumatic) N90.8
—vagina (nontraumatic) N89.8
——complicating delivery O71.7
—penis (nontraumatic) N48.8
——birth injury P15.5
—scrotum, superficial S30.2
——birth injury P15.5
—epidural (traumatic) S06.4
——spinal - see Injury, spinal cord, by region

血肿——*续前页*
一硬膜下(创伤性) S06.5
——非创伤性(另见 出血，硬膜下) I62.0
——胎儿或新生儿(局部性) P52.8
———产伤 P10.0
一蛛网膜下(创伤性) S06.6
——非创伤性(另见 出血，蛛网膜下) I60.9
——胎儿或新生儿(非创伤性) P52.5
———产伤 P10.3
一主动脉，夹层 I71.0
一子宫韧带(阔)(非创伤性) N83.7
——创伤性 S37.8
一纵隔 S27.8
血肿性胎块 O02.0

Hematoma—— *continued*
—subdural (traumatic) S06.5
——nontraumatic (see also Hemorrhage, subdural) I62.0
——fetus or newborn (localized) P52.8
———birth injury P10.0
—subarachnoid (traumatic) S06.6
——nontraumatic (see also Hemorrhage, subarachnoid) I60.9
——fetus or newborn (nontraumatic) P52.5
———birth injury P10.3
—aorta, dissecting I71.0
—uterine ligament (broad) (nontraumatic) N83.7
——traumatic S37.8
—mediastinum S27.8
Breus' mole O02.0

xún 寻

寻求和接受已知是危险和有害的
一化学性、营养性或物理性干预措施 Z64.2
一行为或心理上的干预措施 Z64.3

Seeking and accepting known hazardous and harmful
—chemical, nutritional or physical interventions Z64.2
—behavioral or psychological interventions Z64.3

xún 巡

巡游型病人 F68.1

Peregrinating patient F68.1

xún 荨

荨麻疹(粗) L50.9
一伴有血管神经性水肿 T78.3
——遗传性 D84.1
一变应性 L50.0
一胆碱能性 L50.5
一非变应性 L50.1
一喉 T78.3
——遗传性 D84.1
一接触性 L50.6
一巨大 T78.3
——遗传性 D84.1
一慢性 L50.8
一皮肤划痕症性 L50.3
一丘疹性(黑布拉) L28.2
一热的(冷)(热) L50.2
一人为性 L50.3

Hives, Urticaria (bold) L50.9
—with angioneurotic edema T78.3
——hereditary D84.1
—allergic L50.0
—cholinergic L50.5
—nonallergic L50.1
—larynx T78.3
——hereditary D84.1
—contact L50.6
—giant T78.3
——hereditary D84.1
—chronic L50.8
—dermatographic L50.3
—papulosa (Hebra) L28.2
—thermal (cold) (heat) L50.2
—factitial L50.3

荨麻疹——*续前页*
一日光性 L56.3
一色素性 Q82.2
一特发性 L50.1
一特指类型 NEC L50.8
一新生儿 P83.8
一血清性 T80.6
一由于
——冷或热 L50.2
——食物 L50.0
——植物 L50.6
一振动性 L50.4
一周期复发性 L50.8
一着色性 Q82.2

Hives, Urticaria——*continued*
—solar L56.3
—pigmentosa Q82.2
—idiopathic L50.1
—specified type NEC L50.8
—neonatorum P83.8
—serum T80.6
—due to
——cold or heat L50.2
——food L50.0
——plants L50.6
—vibratory L50.4
—recurrent periodic L50.8
—xanthelasmoidea Q82.2

xún 循

循环
一侧支，任何部位 I99
一缺陷 I99
——先天性 Q28.9
一衰竭(周围) R57.9
——胎儿或新生儿 P29.8
一胎儿，永存 P29.3
一心脏，不完全 Q28.9
循环抗凝剂 D68.3
一分娩后 O72.3
循环系统的 - 见情况

Circulation
—collateral, any site I99
—defective I99
——congenital Q28.9
—failure (peripheral) R57.9
——fetus or newborn P29.8
—fetal, persistent P29.3
—heart, incomplete Q28.9
Circulating anticoagulants D68.3
—following childbirth O72.3
Circulatory system - see condition

xùn 训

训练
一日常生活活动 NEC Z50.8
一视轴矫正 Z50.6

Training (in)
—activities of daily living NEC Z50.8
—orthoptic Z50.6

xùn 蕈

蕈中毒 T62.0

Mycetismus T62.0

Y

yā 压

yā 鸦

鸦片 - 现译名 阿片	**Opium**

yá 牙

牙 - 另见情况	**Teeth - see also condition**
一磨 F45.8	一grinding F45.8
牙本质	**Dentin**
一不规则(牙髓内) K04.3	一irregular (in pulp) K04.3
一次生(牙髓内) K04.3	一secondary (in pulp) K04.3
一过敏 K03.8	一sensitive K03.8
牙本质发生不全 K00.5	**Dentinogenesis imperfecta K00.5**
牙本质瘤(M9271/0) D16.5	**Dentinoma (M9271/0) D16.5**
一上颌(骨) D16.4	一upper jaw (bone) D16.4
牙槽出血 K08.8	**Odontorrhagia K08.8**
牙槽的 - 见情况	**Alveolus, alveolar - see condition**
牙槽嵴 - 另见情况	**Ridge, alveolus - see also condition**
一松弛 K06.8	一flabby K06.8
牙成釉细胞瘤[牙釉质母细胞瘤] (M9311/0) D16.5	**Odontoameloblastoma (M9311/0) D16.5**
一上颌(骨) D16.4	一upper jaw (bone) D16.4
牙的 - 另见情况	**Dental, Tooth, teeth - see also condition**
一检查 Z01.2	一examination Z01.2
牙发生不全 K00.5	**Odontogenesis imperfecta K00.5**
牙发育不全(另见 无牙症) K00.0	**Hypodontia (see also Anodontia) K00.0**
牙发育不全，局部 K00.4	**Odontodysplasia, regional K00.4**
牙根未取出 K08.3	**Unextracted dental root K08.3**
牙垢(牙石) K03.6	**Tartar (teeth) (dental calculus) K03.6**
牙骨质瘤(M9272/0) D16.5	**Cementoma (M9272/0) D16.5**
一巨形(M9275/0) D16.5	一gigantiform (M9275/0) D16.5
一一上颌(骨) D16.4	一一upper jaw (bone) D16.4
一上颌(骨) D16.4	一upper jaw (bone) D16.4
牙骨质增生 K03.4	**Cementosis, Hypercementosis K03.4**
牙关紧闭 R25.2	**Lockjaw, Trismus R25.2**
一新生儿 A33	一neonatorum, newborn A33
一由于破伤风引起的(另见 破伤风) A35	一due to tetanus (see also Tetanus) A35
牙痕舌 K14.8	**Crenated tongue K14.8**
牙间隙异常 K07.3	**Spacing, abnormal, tooth, teeth K07.3**
牙瘤(M9280/0) D16.5	**Odontoma (M9280/0) D16.5**
一成釉细胞(M9311/0) D16.5	一ameloblastic (M9311/0) D16.5
一一上颌(骨) D16.4	一一upper jaw (bone) D16.4
一复合性(M9282/0) D16.5	一complex (M9282/0) D16.5
一一上颌(骨) D16.4	一一upper jaw (bone) D16.4
一混合性(M9281/0) D16.5	一compound (M9281/0) D16.5
一一上颌(骨) D16.4	一一upper jaw (bone) D16.4

牙瘤——续前页

—上颌(骨)(M9280/0) D16.4

—纤维成釉细胞(M9290/0) D16.5

——上颌(骨) D16.4

牙肉瘤，成釉细胞(M9290/3) C41.1

—上颌(骨) C41.0

牙髓腐败 K04.1

牙髓炎(急性)(慢性)(增生性)(化脓性)(溃疡性) K04.0

牙痛，牙疼 K08.8

牙龈的 - 见情况

牙龈瘤(纤维性)(巨细胞)(牙龈) K06.8

牙龈脓肿 K04.6

牙拥挤 K07.3

牙折断 K02.4

牙周变性(幼年型) K05.4

牙周病 K05.4

牙周膜炎(另见 牙周炎) K05.3

牙周炎(慢性)(复合性)(单纯性)(另见 冠周炎) K05.3

—急性 K05.2

—根尖 K04.5

——急性(牙髓源性) K04.4

yá 芽

芽胞杆菌 - 另见 感染，杆菌

—脆弱，作为分类于他处疾病的原因 B96.6

芽生菌病(性) B40.9

—巴西(另见 副球孢子菌病) B41.9

—瘢痕疙瘩性 B48.0

—北美 B40.9

—播散性 B40.7

—肺 B40.2† J99.8*

——急性 B40.0† J99.8*

——慢性 B40.1† J99.8*

—南美(另见 副球孢子菌病) B41.9

—欧洲(另见 隐球菌病) B45.9

—皮肤 B40.3† L99.8*

—全身性 B40.7

—特指的 NEC B40.8

—原发性肺 B40.0† J99.8*

芽生菌性指间糜烂 B37.2

Odontoma——*continued*

—upper jaw (bone) (M9280/0) D16.4

—fibroameloblastic (M9290/0) D16.5

——upper jaw (bone) D16.4

Odontosarcoma, ameloblastic (M9290/3) C41.1

—upper jaw (bone) C41.0

Putrescent pulp (dental) K04.1

Pulpitis (acute) (chronic) (hyperplastic) (suppurative) (ulcerative) K04.0

Odontalgia, Toothache K08.8

Gum - see condition

Epulis (fibrous) (giant cell) (gingiva) K06.8

Parulis K04.6

Crowding, tooth, teeth K07.3

Odontoclasia K02.4

Parodontosis, Periodontosis (juvenile) K05.4

Paradentosis K05.4

Pericementitis (see also Periodontitis) K05.3

Parodontitis, Periodontitis (chronic) (complex) (simplex) (see also Pericoronitis) K05.3

—acute K05.2

—apical K04.5

——acute (pulpal origin) K04.4

Bacillus - see also Infection, bacillus

—fragilis, as cause of disease classified elsewhere B96.6

Blastomycosis, blastomycotic B40.9

—Brazilian (see also Paracoccidioidomycosis) B41.9

—keloidal B48.0

—North American B40.9

—disseminated B40.7

—pulmonary B40.2† J99.8*

——acute B40.0† J99.8*

——chronic B40.1† J99.8*

—South American (see also Paracoccidioidomycosis) B41.9

—European (see also Cryptococcosis) B45.9

—cutaneous, skin B40.3† L99.8*

—generalized B40.7

—specified NEC B40.8

—primary pulmonary B40.0† J99.8*

Erosio interdigitalis blastomycetica B37.2

yǎ 哑

哑(另见 失语) R47.0 **Alalia, Dumbness, Mutism (see also Aphasia) R47.0**
—发育性 F80.0 —developmental F80.0
—聋(后天性)(先天性) NEC H91.3 —deaf (acquired) (congenital) NEC H91.3

yǎ 雅

雅达松 **Jadassohn's**
—表皮内上皮瘤(M8096/0) - 见 肿瘤，皮肤，良性 —intraepidermal epithelioma (M8096/0) - see Neoplasm, skin, benign
—蓝痣(M8780/0)(另见 痣，按部位) D22.9 —blue nevus (M8780/0) (see also Nevus, by site) D22.9

雅达松-佩利扎里病或皮肤松弛 L90.2 **Jadassohn-Pellizari's disease or anetoderma L90.2**
雅各布-克罗伊茨费尔特病或综合征[痉挛性假性硬化] A81.0 **Jakob-Creutzfeldt disease or syndrome A81.0**
—伴有痴呆 A81.0† F02.1* —with dementia A81.0† F02.1*
雅克什-吕泽病[婴儿假白血病性贫血] D64.8 **Jaksch-Luzet disease D64.8**
雅克什贫血或病[婴儿假白血病性贫血] D64.8 **Von Jaksch's anemia or disease D64.8**
雅库综合征 M12.0 **Jaccoud's syndrome M12.0**
雅内病 F48.8 **Janet's disease F48.8**
雅司病(热带) A66.9 **Yaws, Bouba, Frambesia, frambesial, Parangi (tropica) A66.9**
—初发损害 A66.0 —initial lesions A66.0
—早期(皮肤)(斑疹性)(斑丘疹性)(小丘疹性)(丘疹性) A66.2 —early (cutaneous) (macular) (maculopapular) (micropapular) (papular) A66.2
——皮肤损害 NEC A66.2 ——skin lesions NEC A66.2
——雅司皮损 A66.2 ——frambeside A66.2
—晚期结节性(溃疡性) A66.4 —late nodular (ulcerated) A66.4
—多发性乳头瘤 A66.1 —multiple papillomata A66.1
—骨膜炎(肥大性) A66.6† M90.1* —periostitis (hypertrophic) A66.6† M90.1*
—骨损害 A66.6† M90.2* —bone lesions A66.6† M90.2*
—骨炎 A66.6† M90.2* —osteitis A66.6† M90.2*
—关节积水 A66.6† M14.8* —hydrarthrosis A66.6† M14.8*
—关节旁结节 A66.7 —juxta-articular nodules A66.7
—关节损害 A66.6† M14.8* —joint lesions A66.6† M14.8*
—毁形性鼻咽炎 A66.5† J99.8* —gangosis, gangosa A66.5† J99.8*
—腱鞘囊肿 A66.6 —ganglion A66.6
—角化过度(早期)(晚期) A66.3 —hyperkeratosis (early) (late) A66.3
—结节性，晚期(溃疡性) A66.4 —nodular, late (ulcerated) A66.4
—溃疡 A66.4 —ulcers A66.4
—母亲 A66.0 —mother A66.0
—粘膜 A66.7 —mucosal A66.7
—皮肤，感染后少于 5 年 A66.2 —cutaneous, less than five years after infection A66.2

雅司病——*续前页*	**Yaws, Bouba, Frambesia, frambesial, Parangi** ——*continued*
一潜伏性(不伴有临床表现)(伴有血清学阳性) A66.8	—latent (without clinical manifestations) (with positive serology) A66.8
一乳头状瘤，足底或手掌 A66.1	—papilloma, plantar or palmar A66.1
一湿性角化过度性 A66.1	—wet crab A66.1
一树胶样肿 A66.4	—gumma, gummata, gummatous A66.4
一一骨 A66.6† M90.2*	——bone A66.6† M90.2*
一一骨膜炎 A66.6† M90.1*	——periostitis A66.6† M90.1*
一一骨炎 A66.6† M90.2*	——osteitis A66.6† M90.2*
一一雅司皮损 A66.4	——frambeside A66.4
一特指的 NEC A66.7	—specified NEC A66.7
一下疳 A66.0	—chancre A66.0
一眼睑 A66.-† H03.1*	—eyelid A66.-† H03.1*
雅司瘤 A66.1	**Frambesioma A66.1**
雅司皮损	**Frambeside**
一树胶样肿 A66.4	—gummatous A66.4
一早期雅司病的 A66.2	—of early yaws A66.2
一初发损害或溃疡 A66.0	—initial lesion or ulcer A66.0
一原发性 A66.0	—primary A66.0

yà 亚

亚巴痘病毒病 **B08.8**	**Yaba pox virus disease B08.8**
亚当斯-斯托克斯(-莫尔加尼)病或综合征 - 现译名 阿-斯综合征	**Stokes-Adams disease or syndrome**
亚急性的 - 见情况	**Subacute - see condition**
亚麻清铲工病 **J66.1**	**Flax-dresser's disease J66.1**
亚马孙河吸血鲇感染或侵染 **B88.8**	**Candiru infection or infestation B88.8**
亚硝基血红蛋白血症 **D74.8**	**Nitrosohemoglobinemia D74.8**
亚硝酸盐样危象或反应 - 见 危象，亚硝酸盐样	**Nitritoid crisis or reaction - see Crisis, nitritoid**

yān 咽

咽扁桃体炎 **J06.8**	**Pharyngotonsillitis J06.8**
一疱疹病毒性 B00.2	—herpesviral B00.2
咽的 - 见情况	**Pharynx, pharyngeal - see condition**
咽鼓管的 - 见情况	**Eustachian - see condition**
咽鼓管炎 **H68.0**	**Salpingitis, Tubotympanitis H68.0**
一耳 H68.0	—ear H68.0
一慢性 H65.2	—chronic H65.2
一咽鼓管 H68.0	—eustachian (tube) H68.0
咽喉的 - 见情况	**Throat - see condition**

咽喉炎(急性) J06.0	**Laryngopharyngitis, Pharyngolaryngitis (acute) J06.0**
一慢性 J37.0	—chronic J37.0
咽后的 - 见情况	**Retropharyngeal - see condition**
咽肌麻痹 J39.2	**Pharyngoplegia J39.2**
咽结膜炎，病毒性 B30.2† H13.1*	**Pharyngoconjunctivitis, viral B30.2† H13.1***
咽门的 - 见情况	**Fauces - see condition**
咽门炎 J02.9	**Faucitis J02.9**
咽囊肿[托伦瓦尔特囊肿或病] J39.2	**Tornwaldt's cyst or disease J39.2**
咽囊综合征 D82.1	**Pharyngeal pouch syndrome D82.1**
咽气管炎(急性) J06.8	**Pharyngotracheitis (acute) J06.8**
一慢性 J42	—chronic J42
咽上部炎(另见 鼻咽炎) J00	**Epipharyngitis (see also Nasopharyngitis) J00**
咽峡炎	**Angina**
一阿弗他 B08.5	—aphthous B08.5
一白喉性，膜性 A36.0	—diphtheritic, membranous A36.0
一单核细胞性(另见 单核细胞增多症，传染性) B27.9	—monocytic (see also Mononucleosis, infectious) B27.9
一樊尚 A69.1	—Vincent's A69.1
一假膜的 A69.1	—pseudomembranous A69.1
一粒细胞缺乏性 D70	—agranulocytic D70
一路德维希 K12.2	—Ludwig's K12.2
一膜性 J31.2	—membranous J31.2
一一白喉性 A36.0	——diphtheritic A36.0
一一樊尚 A69.1	——Vincent's A69.1
一脓毒性 J02.0	—septic J02.0
咽下部憩室(食管) K22.5	**Zenker's diverticulum (esophagus) K22.5**
咽下部炎(另见 咽喉炎) J06.0	**Hypopharyngitis (see also Laryngopharyngitis) J06.0**
咽炎(急性)(卡他性)(坏疽性)(感染性)(亚急性)(化脓性)(溃疡性) J02.9	**Pharyngitis (acute) (catarrhal)(gangrenous) (infective) (subacute) (suppurative) (ulcerative) J02.9**
一慢性(萎缩性)(颗粒性)(肥大性) J31.2	—chronic (atrophic) (granular) (hypertrophic) J31.2
一阿弗他 B08.5	—aphthous B08.5
一白喉性 A36.0	—diphtheritic A36.0
一伴有流感(另见 流行性感冒，伴有，呼吸道表现) J11.1	—with influenza, flu or grippe (see also Influenza, with, respiratory manifestations) J11.1
一病毒性 NEC J02.8	—viral NEC J02.8
一肠病毒水泡状 B08.5	—enteroviral vesicular B08.5
一肥大性 J31.2	—hypertrophic J31.2
一肺炎球菌性 J02.8	—pneumococcal J02.8
一腐败性 J02.9	—putrid J02.9
一干燥性 J31.2	—sicca J31.2
一化脓性 J02.9	—purulent J02.9

yān 烟

yān 阉

yān 淹

淹溺 T75.1

Drowned, drowning T75.1

yán 延

延长
—QT 区间 R94.3
—产程[滞产] O63.9
——第一 O63.0
——第二 O63.1
——影响到胎儿或新生儿 P03.8
—临产子宫收缩 O62.4
——影响到胎儿或新生儿 P03.6
延迟
—闭合，动脉导管(博塔洛) P29.3
—传导(心脏的)(心室) I45.8
—发育 R62.9
——拼写 F81.1
——生理 R62.9
———特指的阶段 NEC R62.0
——性 E30.0
——学习 F81.9
——言语 F80.9
——阅读 F81.0
——智力(特异性) F81.9
—发育指标 R62.0
—分娩 NEC O63.9
——第二双胎，三胎，等 O63.2
———影响到胎儿或新生儿 P03.8
——影响到胎儿或新生儿 P03.8
—骨盆内平面，并发于分娩 O66.9
—凝血(另见 缺陷，凝血) D68.9
—青春期(体质性) E30.0
—愈合，骨折 M84.2
—原发性呼吸(另见 窒息，新生儿) P21.9
—月经(原因不知) N91.0
延髓空洞症 G95.0
延髓性的 - 见情况

Prolonged
—QT interval R94.3
—labor O63.9
——first stage O63.0
——second stage O63.1
——affecting fetus or newborn P03.8
—uterine contractions in labor O62.4
——affecting fetus or newborn P03.6
Delay, delayed
—closure, ductus arteriosus (Botalli) P29.3
—conduction (cardiac) (ventricular) I45.8
—development R62.9
——spelling F81.1
——physiological R62.9
———specified stage NEC R62.0
——sexual E30.0
——learning F81.9
——speech F80.9
——reading F81.0
——intellectual (specific) F81.9
—milestone R62.0
—birth or delivery NEC O63.9
——second twin, triplet, O63.2
———affecting fetus or newborn P03.8
——affecting fetus or newborn P03.8
—plane in pelvis, complicating delivery O66.9
—coagulation (see also Defect, coagulation) D68.9
—puberty (constitutional) E30.0
—union, fracture M84.2
—primary respiration (see also Asphyxia, newborn) P21.9
—menstruation (cause unknown) N91.0
Syringobulbia G95.0
Bulbar - see condition

yán 言

言语不清　R47.8	**Slurring, slurred speech R47.8**
言语急促杂乱　F98.6	**Cluttering F98.6**
言语困难(发育性) F80.0	**Dyslalia (developmental) F80.0**
言语困难　R47.0	**Dysphasia R47.0**
一发育性　F80.0	—developmental F80.0
一一表达型　F80.1	——expressive type F80.1
一一感受型　F80.2	——receptive type F80.2
言语呐吃 – 现译名　构音不全	**Anarthria**
言语缺陷障碍，口吃　NEC R47.8	**Speech defect, disorder, disturbance, impediment NEC R47.8**
一心因性，在儿童期和青春期　F98.8	—psychogenic, in childhood and adolescence F98.8
言语重复　R48.8	**Palilalia R48.8**

yán 岩

岩部炎 - 现译名　岩锥炎	**Petrositis**
岩藻糖苷贮积症　E77.1	**Fucosidosis E77.1**
岩锥炎　H70.2	**Petrositis H70.2**

yán 炎

炎，炎症(性)，发炎(伴有渗出)(另见　感染)	**Inflammation, inflamed, inflammatory (with exudation) (see also Infection)**
一鼻窦(慢性)(另见　鼻窦炎) J32.9	—nasal sinus (chronic) (see also Sinusitis) J32.9
一鼻旁窦(慢性)(另见　鼻窦炎) J32.9	—accessory sinus (chronic) (see also Sinusitis) J32.9
一鼻咽 - 见　鼻咽炎	—nasopharynx - see Nasopharyngitis
一扁桃体(另见　扁桃体炎) J03.9	—tonsil (see also Tonsillitis) J03.9
一肠(任何部分) - 见　小肠炎	—intestine (any part) - see Enteritis
一唇　K13.0	—lip K13.0
一大脑(另见　脑炎) G04.9	—cerebral (see also Encephalitis) G04.9
一一膜 - 见　脑膜炎	——membrane - see Meningitis
一胆囊(另见　胆囊炎) K81.9	—gallbladder (see also Cholecystitis) K81.9
一胆总管(肝总管)或胆道(另见　胆管炎) K83.0	—bile duct (common) (hepatic) or passage (see also Cholangitis) K83.0
一蝶(窦)(另见　鼻窦炎，蝶窦) J32.3	—sphenoidal (sinus) (see also Sinusitis, sphenoidal) J32.3
一动脉 - 见　动脉炎	—artery - see Arteritis
一动眼(神经) H49.0	—oculomotor (nerve) H49.0
一窦(另见　鼻窦炎) J32.9	—antrum, sinus (see also Sinusitis) J32.9
一一慢性(另见　鼻窦炎，上颌窦) J32.0	——chronic (see also Sinusitis, maxillary) J32.0
一耳(中)(另见　耳炎，中) H66.9	—ear (middle) (see also Otitis, media) H66.9
一一内　H83.0	——inner H83.0
一一外　H60.9	——external H60.9

炎，炎症——*续前页*
一耳道(外) H60.9
一蜂窝组织 NEC L08.9
一附睾(另见 附睾炎) N45.9
一腹膜，腹膜后(另见 腹膜炎) K65.9
一肝管(另见 胆管炎) K83.0
一肛管，肛门 K62.8
一肛周 K62.8
一睾丸(另见 睾丸炎) N45.9
一宫颈(另见 宫颈炎) N72
一骨 - 见 骨髓炎
一鼓膜 - 见 鼓室炎
一关节 NEC M13.9
一一骶髂 M46.1
一颌(急性)(骨)(慢性)(下)(化脓性)(上) K10.2
一喉(另见 喉炎) J04.0
一一白喉性 A36.2
一呼吸道，上(另见 感染，呼吸(道)，上) J06.9
一一急性，由于辐射 J70.0
一一慢性，由于外部物质的 - 见情况，由于特指的外部物质
一一由于化学制剂、气体、烟雾或蒸气(吸入) NEC J68.2
一滑车(神经) H49.1
一滑液(皱壁)(膜) - 见 滑膜炎
一回肠(另见 小肠炎) A09.9
一一传染性 A09.0
一一非传染性 K52.9
一一局限性或末端性 K50.0
一会阴(女性)(男性) L08.9
一肌肉 M60.9
一脊
一一膜 - 见 脑膜炎
一一神经 - 见 疾患，神经
一一索(另见 脑炎) G04.9
一脊柱(另见 脊柱炎) M46.9
一甲状(腺)(另见 甲状腺炎) E06.9
一腱(鞘) NEC M65.9
一角膜(另见 角膜炎) H16.9
一结肠 - 见 小肠炎
一结缔组织(弥漫性) NEC M79.8

Inflammation——*continued*
—auditory meatus (external) H60.9
—areolar tissue NEC L08.9
—epididymis (see also Epididymitis) N45.9
—peritoneum, retroperitoneal (see also Peritonitis) K65.9
—hepatic duct (see also Cholangitis) K83.0
—anal canal, anus K62.8
—perianal K62.8
—testis (see also Orchitis) N45.9
—cervix (uteri) (see also Cervicitis) N72
—bone - see Osteomyelitis
—tympanic membrane - see Tympanitis
—joint NEC M13.9
——sacroiliac M46.1
—jaw (acute) (bone) (chronic) (lower) (suppurative) (upper) K10.2
—larynx (see also Laryngitis) J04.0
——diphtheritic A36.2
—respiratory, upper (see also Infection, respiratory, upper) J06.9
——acute, due to radiation J70.0
——chronic, due to external agent - see condition, due to specified external agent
——due to chemicals, gases, fumes or vapors (inhalation) NEC J68.2
—trochlear (nerve) H49.1
—synovial (fringe) (membrane) - see Synovitis
—ileum (see also Enteritis) A09.9
——infectious A09.0
——noninfectious K52.9
——regional or terminal K50.0
—perineum (female) (male) L08.9
—muscle M60.9
—spinal
——membrane - see Meningitis
——nerve - see Disorder, nerve
——cord (see also Encephalitis) G04.9
—spine (see also Spondylitis) M46.9
—thyroid (gland) (see also Thyroiditis) E06.9
—tendon (sheath) NEC M65.9
—cornea (see also Keratitis) H16.9
—colon - see Enteritis
—connective tissue (diffuse) NEC M79.8

炎，炎症——*续前页*
—结核性 NEC (另见 结核) A16.9
—筋膜 M60.9
—精囊(另见 精囊炎) N49.0
—精索 N49.1
—静脉(另见 静脉炎) I80.9
——颅内或椎管内(脓毒性) G08
——血栓形成性 I80.9
———腿 I80.3
————浅表性(血管) I80.0
————深部(血管) NEC I80.2
———下肢 I80.3
————浅表性(血管) I80.0
————深部(血管) NEC I80.2
—口腔 K12.1
—眶(慢性) H05.1
——急性 H05.0
—阔韧带(另见 病，盆腔，炎性) N73.2
—阑尾炎(另见 阑尾炎) K37
—泪
——道(管)(囊) H04.3
——腺 H04.0
—淋巴管(另见 淋巴管炎) I89.1
—淋巴腺或淋巴结(另见 淋巴结炎) I88.9
—颅神经 - 见 疾患，神经，颅
—卵巢(另见 输卵管卵巢炎) N70.9
—脉络膜(另见 脉络膜视网膜炎) H30.9
—慢性，乳突切除术后空腔 H95.1
—脑(另见 脑炎) G04.9
——膜 - 见 脑膜炎
—脑脊膜，脑膜或脊膜 - 见 脑膜炎
—脑脊髓，脑膜炎球菌性 A39.0† G01*
—尿道旁管或尿道旁腺(另见 尿道炎) N34.2
—膀胱，膀胱周(另见 膀胱炎) N30.9
—盆腔，女性(另见 病，盆腔，炎性) N73.9
—皮肤 L08.9
—皮下组织 L08.9
—脾(被膜) D73.8
—葡萄膜[色素层](前) NEC (另见 虹膜睫状体炎) H20.9
——后 - 见 脉络膜视网膜炎

Inflammation——*continued*
—tuberculous NEC (see also Tuberculosis) A16.9
—fascia M60.9
—seminal vesicle (see also Vesiculitis) N49.0
—spermatic cord N49.1
—vein (see also Phlebitis) I80.9
——intracranial or intraspinal (septic) G08
——thrombotic I80.9
———leg I80.3
————superficial (vessels) I80.0
————deep (vessels) NEC I80.2
———lower extremity I80.3
————superficial (vessels) I80.0
————deep (vessels) NEC I80.2
—mouth K12.1
—orbit (chronic) H05.1
——acute H05.0
—broad ligament (see also Disease, pelvis, inflammatory) N73.2
—appendix (see also Appendicitis) K37
—lacrimal
——passages (duct) (sac) H04.3
——gland H04.0
—lymphatic vessel (see also Lymphangitis) I89.1
—lymph gland or node (see also Lymphadenitis) I88.9
—cranial nerve - see Disorder, nerve, cranial
—ovary (see also Salpingo-oophoritis) N70.9
—choroid (see also Chorioretinitis) H30.9
—chronic, postmastoidectomy cavity H95.1
—brain (see also Encephalitis) G04.9
——membrane - see Meningitis
—meninges, membranes of brain or spinal cord - see Meningitis
—cerebrospinal, meningococcal A39.0† G01*
—Skene's duct or gland (see also Urethritis) N34.2
—bladder, perivesical (see also Cystitis) N30.9
—pelvis, female (see also Disease, pelvis, inflammatory) N73.9
—skin L08.9
—subcutaneous tissue L08.9
—spleen (capsule) D73.8
—uveal tract (anterior) NEC (see also Iridocyclitis) H20.9
——posterior - see Chorioretinitis

炎，炎症——*续前页*

—膝(关节) M13.1

——结核性 A18.0† M01.1*

—涎管或涎腺(任何)(化脓性) K11.2

—腺(淋巴)(另见 淋巴结炎) I88.9

—心包(另见 心包炎) I31.9

—心肌(另见 心肌炎) I51.4

—心脏(另见 心炎) I51.8

—胸(腺) E32.8

—胸膜 - 见 胸膜炎

—牙槽 K10.3

——维生素 C 缺乏性 E54† K93.8*

—咽，咽喉(急性)(另见 咽炎) J02.9

—咽鼓管(卡他性) H68.0

—岩骨(急性)(慢性) H70.2

—眼睑 H01.9

——特指的 NEC H01.8

—胰腺(急性) - 见 胰腺炎

—乙状结肠 - 见 小肠炎

—阴唇(大)(小)(另见 外阴炎) N76.2

—阴道(另见 阴道炎) N76.0

—阴茎，阴茎海绵体 N48.2

—阴囊 N49.2

—硬脑脊膜 - 见 脑膜炎

—由于装置、植入物或移植物引起的(另见并发症，按部位和类型) T85.7

——导管 NEC T85.7

———泌尿系(留置) T83.5

———输注 NEC T82.7

————脊髓(硬膜外)(硬膜下) T85.7

———透析(肾) T82.7

————腹膜内 T85.7

——电(极)(脉冲发生器)(刺激器)

———骨 T84.7

———泌尿系 T83.5

———神经系统(脑)(周围神经)(脊髓) T85.7

———心脏 T82.7

——动脉移植物 NEC T82.7

——关节假体 T84.5

——矫形外科 NEC T84.7

——泌尿系 NEC T83.5

——脑室颅内分流 T85.7

Inflammation——*continued*

—knee (joint) M13.1

——tuberculous A18.0† M01.1*

—salivary duct or gland (any) (suppurative) K11.2

—gland (lymph) (see also Lymphadenitis) I88.9

—pericardium (see also Pericarditis) I31.9

—myocardium (see also Myocarditis) I51.4

—heart (see also Carditis) I51.8

—thymus (gland) E32.8

—pleura - see Pleurisy

—alveoli, teeth K10.3

——scorbutic E54† K93.8*

—pharynx, throat (acute) (see also Pharyngitis) J02.9

—eustachian tube (catarrhal) H68.0

—petrous bone (acute) (chronic) H70.2

—eyelid H01.9

——specified NEC H01.8

—pancreas (acute) - see Pancreatitis

—sigmoid - see Enteritis

—labium (majus) (minus) (see also Vulvitis) N76.2

—vagina (see also Vaginitis) N76.0

—penis, corpora cavernosa N48.2

—scrotum N49.2

—dura mater - see Meningitis

—due to device, implant or graft (see also Complications, by site and type) T85.7

——catheter NEC T85.7

———urinary (indwelling) T83.5

———infusion NEC T82.7

————spinal (epidural) (subdural) T85.7

———dialysis (renal) T82.7

————intraperitoneal T85.7

——electronic (electrode) (pulse generator) (stimulator)

———bone T84.7

———urinary T83.5

———nervous system (brain) (peripheral nerve) (spinal) T85.7

———cardiac T82.7

——arterial graft NEC T82.7

——joint prosthesis T84.5

——orthopedic NEC T84.7

——urinary NEC T83.5

——ventricular intracranial shunt T85.7

炎，炎症——*续前页*
一由于装置、植入物或移植物引起的——*续前页*
一一内固定(矫形外科) NEC T84.6
一一乳房(植入物) T85.7
一一生殖系 NEC T83.6
一一特指的 NEC T85.7
一一胃肠(胆管)(食管) T85.7
一一心脏 NEC T82.7
一一一瓣膜(假体) T82.6
一一一一移植物 T82.7
一一血管 NEC T82.7
一一眼(角膜移植物)(眶植入物) NEC T85.7
一展(神经) H49.2
一支气管 - 见 支气管炎
一直肠，直肠周(另见 直肠炎) K62.8
一直肠乙状结肠 - 见 直肠乙状结肠炎
一蛛网膜 - 见 脑膜炎
一子宫(卡他性)(另见 子宫内膜炎) N71.9
一子宫韧带(另见 病，盆腔，炎性) N73.2
一子宫周(另见 病，盆腔，炎性) N73.2

Inflammation——*continued*
—due to device, implant or graft——*continued*
——fixation, internal (orthopedic) NEC T84.6
——breast (implant) T85.7
——genital NEC T83.6
——specified NEC T85.7
——gastrointestinal (bile duct) (esophagus) T85.7
——heart NEC T82.7
———valve (prosthesis) T82.6
————graft T82.7
——vascular NEC T82.7
——ocular (corneal graft) (orbital implant) NEC T85.7
—abducent (nerve) H49.2
—bronchi - see Bronchitis
—rectum, perirectal (see also Proctitis) K62.8
—rectosigmoid - see Rectosigmoiditis
—arachnoid - see Meningitis
—uterus (catarrhal) (see also Endometritis) N71.9
—uterine ligament (see also Disease, pelvis, inflammatory) N73.2
—periuterine (see also Disease, pelvis, inflammatory) N73.2

yán 严

严重急性呼吸道综合征[SARS] U04.9

Severe acute respiratory syndrome U04.9

yán 颜

颜面过红(异常的)(过度) R23.2

Blushing (abnormal) (excessive) R23.2

yǎn 眼

眼，眼球，眼睑的 - 见情况
眼病
一梅毒性 NEC A52.7† H58.8*
一一早期(继发性) A51.4† H58.8*
一一晚期 A52.7† H58.8*
一一先天性
一一一早期 A50.0† H58.8*
一一一晚期 A50.3† H58.8*
眼底的 - 见情况
眼动危象或眼动障碍 **H51.8**
一心因性 F45.8

Eye, eyeball, eyelid - see condition
Oculopathy
—syphilitic NEC A52.7† H58.8*
——early (secondary) A51.4† H58.8*
——late A52.7† H58.8*
——congenital
———early A50.0† H58.8*
———late A50.3† H58.8*
Fundus - see condition
Oculogyric crisis or disturbance H51.8
—psychogenic F45.8

yǎn 演

yàn 厌

yàn 咽

yáng 羊

yáng 阳

阳性——*续前页*
一试验，人类免疫缺陷病毒 R75
一血清学检验
一一假 R76.2
一一梅毒 A53.0
一一一有体征或症状 - 作为梅毒，按部位和分期编码

Positive——*continued*
—test, human immunodeficiency virus (HIV) R75
—serology
——false R76.2
——syphilis A53.0
———with signs or symptoms - code as Syphilis, by site and stage

yáng 扬

扬-比[扬斯基-比尔朔夫斯基]黑矇性白痴 E75.4

Jansky-Bielschowsky amaurotic idiocy E75.4

yǎng 痒

痒病 L29.9
一钩虫 B76.9
一谷 B88.0
一家禽饲养者 B88.0
一疥螨 B86
一挪威 B86
一砌砖工 L25.3
一一变应性 L23.5
一一刺激性 L24.5
一揉面 L25.4
一一变应性 L23.6
一一刺激性 L24.6
一乳酪 B88.0
一食品店员 B88.0
一收割期 B88.0
一水 B76.9
一丝虫性(另见 丝虫病) B74.9
一须癣 B35.0
一恙虫 B88.0
一意指疥疮 B86
痒疹 L28.2
一贝尼耶 L20.0
一黑布拉 L28.2
一结节性 L28.1
一轻症 L28.2
一夏令 L56.4
一心因性 F45.8

Itch L29.9
—coolie, dew, ground B76.9
—grain, straw B88.0
—poultryman's B88.0
—sarcoptic B86
—Norwegian B86
—bricklayer's L25.3
——allergic L23.5
——irritant L24.5
—baker's L25.4
——allergic L23.6
——irritant L24.6
—cheese B88.0
—grocer's B88.0
—harvest B88.0
—water B76.9
—filarial (see also Filaria, filarial, filariasis) B74.9
—barber's B35.0
—scrub B88.0
—meaning scabies B86
Prurigo L28.2
—Besnier's L20.0
—Hebra's L28.2
—nodularis L28.1
—mitis L28.2
—estivalis L56.4
—psychogenic F45.8

yàng 恙

yāo 腰

yǎo 咬

咬伤——*续前页*
一恙螨 B88.0
一有毒动物 T63.9
一一特指的 NEC T63.8
一蚤 - 见 损伤，浅表
一蜘蛛(有毒动物) T63.3
一一无毒的(另见 损伤，浅表) T14.0

Bite(s)——*continued*
—chigger B88.0
—poisonous, venomous T63.9
——specified NEC T63.8
—flea - see Injury, superficial
—spider (venomous) T63.3
——nonvenomous (see also Injury, superficial) T14.0

yào 药

药品中毒(由于过量)(给错或服错药物) T50.9
一特指的药物或物质 - 见 药物和化学制剂表

Medicine poisoning (by overdose) (wrong substance given or taken in error) T50.9
—specified drug or substance - see Table of drugs and chemicals

药物
一给错或服错药物 - 见 药物和化学制剂表
一过量 - 见 药物和化学制剂表
一解毒治疗 Z50.3
一康复措施 Z50.3
一滥用 NEC
一一为致死原因 F19.9
一滥用的咨询和监督 Z71.5
一热 R50.2
一习惯 - 编码于 F10-F19 伴有第四位数.2
一依赖 - 编码于 F10-F19 伴有第四位数.2
一瘾(另见 依赖) - 编码于 F10-F19 伴有第四位数.2
一有害效应 NEC，恰当使用正确的物质 T88.7
一有害性使用 - 编码于 F10-F19 伴有第四位数.1
一在细菌感染中的耐药菌株 - 见 耐药(对)，抗生素，按照菌株
一中毒 - 见 药物和化学制剂表

Drug
—wrong substance given or taken in error - see Table of drugs and chemicals
—overdose - see Table of drugs and chemicals
—detoxification therapy Z50.3
—rehabilitation measures Z50.3
—use NEC
——for mortality F19.9
—abuse counseling and surveillance Z71.5
—fever R50.2
—habit - code to F10-F19 with fourth character .2
—dependence - code to F10-F19 with fourth character .2
—addiction (see also Dependence) - code to F10-F19 with fourth character .2
—adverse effect NEC, correct substance properly administered T88.7
—harmful use - code to F10-F19 with fourth character .1
—resistant bacterial agent in bacterial infection - see Resistance (to), antibiotic by bacterial agent
—poisoning - see Table of drugs and chemicals

药物的误用 NEC F19.1

Misuse of drugs NEC F19.1

药物反应
一光变应性 L56.1
一光毒性 L56.0

Response, drug
—photoallergic L56.1
—phototoxic L56.0

yē 耶

耶尔森菌病 - 另见 感染，耶尔森菌
一肠的 A04.6
一肠外 A28.2

Yersiniosis - see also Infection, Yersinia
—intestinal A04.6
—extraintestinal A28.2

yē 椰

yē 噎

yè 叶

yè 夜

yè 液

液体——*续前页*
一关节 M25.4
一心脏(另见 衰竭，心力，充血性) I50.0
一胸，胸腔 J94.8

Fluid——*continued*
—joint M25.4
—heart (see also Failure, heart, congestive) I50.0
—chest, pleural cavity J94.8

yè 腋

腋窝毛发病 A48.8
腋下 - 另见情况
一乳房 Q83.1

Trichosis axillaris A48.8
Axilla, axillary - see also condition
—breast Q83.1

yī 一

一时性黑矇 R55

Blackout R55

yī 伊

伊顿-兰伯特综合征 C80† G73.1*
一与肿瘤无关 G70.8
伊尔斯病 H35.0
伊塞兰病或伊塞兰骨软骨病 M92.7

Eaton-Lambert syndrome C80† G73.1*
—unassociated with neoplasm G70.8
Eales' disease H35.0
Iselin's disease or osteochondrosis M92.7

yī 衣

衣氏放线菌(感染) - 见 放线菌病
衣原体(性) A74.9
一附睾炎 A56.1† N51.1*
一腹膜炎 A74.8† K67.0*
一睾丸炎 A56.1† N51.1*
一宫颈炎 A56.0
一结膜炎 A74.0† H13.1*
一尿道炎 A56.0
一女性
一一盆腔腹膜炎 A56.1† N74.4*
一一盆腔炎性病 A56.1† N74.4*
一膀胱炎 A56.0
一输卵管炎 A56.1† N74.4*
一特指的 NEC A74.8
一外阴阴道炎 A56.0
一性传播感染 NEC A56.8
一咽炎 A56.4
一鹦鹉热(感染) A70
一直肠炎 A56.3
一子宫内膜炎 A56.1† N74.4*
衣原体病(另见 衣原体) A74.9

Actinomyces israelii (infection) - see Actinomycosis
Chlamydia, chlamydial A74.9
—epididymitis A56.1† N51.1*
—peritonitis A74.8† K67.0*
—orchitis A56.1† N51.1*
—cervicitis A56.0
—conjunctivitis A74.0† H13.1*
—urethritis A56.0
—female
——pelviperitonitis A56.1† N74.4*
——pelvic inflammatory disease A56.1† N74.4*
—cystitis A56.0
—salpingitis A56.1† N74.4*
—specified NEC A74.8
—vulvovaginitis A56.0
—sexually transmitted infection NEC A56.8
—pharyngitis A56.4
—psittaci (infection) A70
—proctitis A56.3
—endometritis A56.1† N74.4*
Chlamydiosis (see also Chlamydia) A74.9

yī 医

医疗(随后的)	**Care (following)**
一产后	一postpartum
一一产后即刻 Z39.0	一一immediately after delivery Z39.0
一一常规随诊 Z39.2	一一routine follow-up Z39.2
一姑息性 Z51.5	一palliative Z51.5
一妊娠 - 见 孕产妇医疗	一pregnancy - see Maternal care
一为随后治疗的准备性 Z51.4	一preparatory, for subsequent treatment Z51.4
一一为透析 Z49.0	一一for dialysis Z49.0
一正牙 Z51.8	一orthodontic Z51.8
医院游击者综合征 F68.1	**Hospital hopper syndrome F68.1**

yī 依

依赖	**Dependence, Dependency**
一被动 F60.7	一passive F60.7
一反应(持久性) F60.7	一reactions (persistent) F60.7
一提供照料者 Z74.9	一care-provider Z74.9
一由于	一due to
一一阿片(生物碱)(衍生物)(酊) F11.2	一一opium (alkaloids) (derivatives) (tincture) F11.2
一一阿片酊 F11.2	一一laudanum F11.2
一一阿片樟脑酊 F11.2	一一paregoric F11.2
一一阿片制剂 F11.2	一一opiate F11.2
一一安定药 NEC F13.2	一一diazepam, tranquilizer NEC F13.2
一一巴比妥 F13.2	一一barbital(s) F13.2
一一巴比妥酸盐(化合物)(可归类到 T42.3 的药物) F13.2	一一barbiturate(s) (compounds) (drugs classifiable to T42.3) F13.2
一一苯巴比妥 F13.2	一一phenobarbital F13.2
一一苯丙胺(型) F15.2	一一amfetamine(s) (type) F15.2
一一苯环利定(苯环己哌啶)(和有关物质) F19.2	一一phencyclidine (PCP) (and related substances) F19.2
一一催眠剂 NEC F13.2	一一hypnotic NEC F13.2
一一大麻(叶) F12.2	一一bhang, ganja, hemp, marihuana, marijuana, dagga F12.2
一一大麻类(印度)(衍生物)(树脂)(型) F12.2	一一Cannabis (indica) (sativa) (derivatives) (resin) (type) F12.2
一一大麻提纯浸出物 F12.2	一一hashish F12.2
一一多种物质 F19.2	一一polysubstance F19.2
一一二甲-4-羟色胺，赛洛西宾 F16.2	一一psilocin, psilocybine F16.2
一一非巴比妥酸盐镇静剂和伴有类似效应的安定药 F13.2	一一nonbarbiturate sedatives and tranquilizers with similar effect F13.2
一一芬美曲秦 F15.2	一一phenmetrazine F15.2
一一复合药物 F19.2	一一combinations of drugs F19.2
一一格鲁米特［苯乙哌啶酮］［多睡丹］ F13.2	一一glutethimide F13.2

依赖——*续前页*	**Dependence, Dependency**——*continued*
一由于——*续前页*	—due to——*continued*
——古柯(叶)(衍生物) F14.2	——coca (leaf) (derivatives) F14.2
——海洛因(盐)(任何) F11.2	——heroin (salt) (any) F11.2
——挥发性溶剂 F18.2	——volatile solvents F18.2
——甲(基)	——methyl
———醇，酒精 F10.2	———alcohol F10.2
———吗啡 F11.2	———morphine F11.2
———溴化物 F13.2	———bromide F13.2
———哌醋(甲)酯 F15.2	———phenidate F15.2
——甲丙氨酯[安宁][眠尔通] F13.2	——meprobamate F13.2
——甲基苯丙胺 F15.2	——methamfetamine(s) F15.2
——甲喹酮 F13.2	——methaqualone F13.2
——胶(飞机)(嗅) F18.2	——glue (airplane) (sniffing) F18.2
——精神活性物质 NEC F19.2	——substance NEC F19.2
——精神兴奋剂 NEC F15.2	——psychostimulant NEC F15.2
——酒精(乙醇)(甲醇) F10.2	——alcohol (ethyl) (methyl) F10.2
———解毒治疗 Z50.2	———detoxification therapy Z50.2
———康复措施 Z50.2	———rehabilitation measures Z50.2
———咨询和监督 Z71.4	———counseling and surveillance Z71.4
——咖啡因 F15.2	——caffeine F15.2
——卡塔叶[阿拉伯茶树叶] F15.2	——khat F15.2
——抗焦虑药 NEC F13.2	——anxiolytic NEC F13.2
——可待因 F11.2	——codeine F11.2
——可卡因 F14.2	——cocaine F14.2
——类阿片药 F11.2	——opioids F11.2
——鲁米那 F13.2	——luminal F13.2
——氯氮䓬[利眠宁] F13.2	——chlordiazepoxide F13.2
——氯醛(甜菜碱)(水合) F13.2	——cloral (betaine) (hydrate) F13.2
——麻醉类(药) NEC F19.2	——narcotic (drug) NEC F19.2
——吗啡(硫酸盐)(亚硫酸盐)(型) F11.2	——morphine (sulfate) (sulfite) (type) F11.2
——麦角酰二乙胺(-25)(衍生物) F16.2	——LSD(-25) (derivatives) F16.2
——麦角酰二乙胺，麦角酸，右型麦角酰二乙胺 F16.2	——lysergide, lysergic acid, D-lysergic acid diethylamide F16.2
——美沙酮 F11.2	——methadone F11.2
——美司卡林 F16.2	——mescaline F16.2
——拍约他，仙人球膏[制自墨西哥仙人球的麻醉剂] F16.2	——peyote F16.2
——屈大麻酚 F12.2	——maconha F12.2
——三聚乙醛 F13.2	——paraldehyde F13.2
——司可巴比妥钠[速可眠] F13.2	——secobarbital (sodium) F13.2
——特指的药物 NEC F19.2	——specified drug NEC F19.2
——戊巴比妥钠 F13.2	——pentobarbital, pentobarbitone (sodium) F13.2

yí 胰

yí 移

移位——*续前页*
一黄斑(先天性) Q14.1
一甲(先天性) Q84.6
一一后天性 L60.8
一结肠(先天性) Q43.3
一晶状体，先天性 Q12.1
一口腔内沃顿管[下颌腺管]开口 Q38.4
一阑尾，盲肠后(先天性) Q43.8
一泪、泪器或泪管(先天性) Q10.6
一泪点(先天性) Q10.6
一泪小管，先天性 Q10.6
一卵巢(后天性) N83.4
一一进入疝囊 N83.4
一一先天性 Q50.3
一一游离于腹腔内(先天性) Q50.3
一脑干，尾部(先天性) Q04.8
一膀胱(后天性) N32.8
一一先天性 Q64.1
一脾(先天性) Q89.0
一气管(先天性) Q32.1
一器官或部位，先天性 NEC - 见 错位，先天性
一上皮
一一宫颈柱状 N87.9
一一骰形，超出外口的限界 Q51.8
一舌(向下)(先天性) Q38.3
一肾(后天性) N28.8
一肾上腺(先天性) Q89.1
一一先天性 Q63.2
一食管(后天性) K22.8
一食管粘膜，进入胃的贲门，先天性 Q39.8
一一先天性 Q39.8
一输卵管(后天性) N83.4
一一先天性 Q50.6
一一造口(先天性) Q50.6
一输卵管或输卵管子宫开口 Q50.6
一一先天性 Q50.6
一输尿管或输尿管孔或口(先天性) Q62.6
一听阈(暂时性) H93.2
一胃，先天性 Q40.2
一胃粘膜(先天性) Q40.2
一涎腺(任何)(先天性) Q38.4

Displacement, displaced, Shift——*continued*
—macula (congenital) Q14.1
—nail (congenital) Q84.6
——acquired L60.8
—colon (congenital) Q43.3
—lens, congenital Q12.1
—opening of Wharton's duct in mouth Q38.4
—appendix, retrocecal (congenital) Q43.8
—lacrymal, lacrimal apparatus or duct (congenital) Q10.6
—punctum lacrimale (congenital) Q10.6
—canuliculus (lacrimalis), congenital Q10.6
—ovary (acquired) N83.4
——into hernial sac N83.4
——congenital Q50.3
——free in peritoneal cavity (congenital) Q50.3
—brain stem, caudal (congenital) Q04.8
—bladder (acquired) N32.8
——congenital Q64.1
—spleen (congenital) Q89.0
—trachea (congenital) Q32.1
—organ or site, congenital NEC - see Malposition, congenital
—epithelium
——columnar, of cervix N87.9
——cuboidal, beyond limits of external os Q51.8
—tongue (downward) (congenital) Q38.3
—kidney (acquired) N28.8
—adrenal gland (congenital) Q89.1
——congenital Q63.2
—esophagus, oesophagus (acquired) K22.8
—esophageal mucosa into cardia of stomach, congenital Q39.8
——congenital Q39.8
—fallopian tube, oviduct (acquired) N83.4
——congenital Q50.6
——opening (congenital) Q50.6
—uterine opening of oviducts or fallopian tubes Q50.6
——congenital Q50.6
—ureter or ureteric opening or orifice (congenital) Q62.6
—auditory threshold (temporary) H93.2
—stomach, congenital Q40.2
—gastric mucosa (congenital) Q40.2
—salivary gland (any) (congenital) Q38.4

移位——*续前页*
—小脑，尾部(先天性) Q04.8
—心室间隔 Q21.0
——伴有未成熟心室 Q20.4
—心脏(先天性) Q24.8
——后天性 I51.8
—牙 K07.3
—眼球(后天性)(外侧)(陈旧性) H05.2
——先天性 Q15.8
—装置、植入物或移植物(另见 并发症，按部位和类型，机械性) T85.6
——导管 NEC T85.6
———泌尿系(留置) T83.0
———输注 NEC T82.5
————脊髓(硬膜外)(硬膜下) T85.6
———透析(肾) T82.4
————腹膜内 T85.6
——电(极)(脉冲发生器)(刺激器)
———骨 T84.3
———泌尿系 T83.1
———神经系统(脑)(周围神经)(脊髓) T85.1
———心脏 T82.1
——动脉移植物 NEC T82.3
———冠状动脉(搭桥术) T82.2
——关节假体 T84.0
——矫形外科 NEC T84.4
———骨移植物 T84.3
——泌尿系 NEC T83.1
———移植物 T83.2
——脑室颅内分流 T85.0
——内固定(矫形外科) NEC T84.2
———四肢骨 T84.1
——乳房(植入物) T85.4
——生殖系 NEC T83.4
———子宫内避孕装置 T83.3
——特指的 NEC T85.6
——胃肠(胆管)(食管) T85.5
——心脏 NEC T82.5
———瓣膜(假体) T82.0
————移植物 T82.2
——血管 NEC T82.5
——眼(角膜移植物)(眶植入物) NEC T85.3
———眼内晶状体 T85.2

Displacement, displaced, Shift——*continued*
—cerebellum, caudal (congenital) Q04.8
—ventricular septum Q21.0
——with rudimentary ventricle Q20.4
—heart (congenital) Q24.8
——acquired I51.8
—tooth, teeth K07.3
—eyeball, globe (acquired) (lateral) (old) H05.2
——congenital Q15.8
—device, implant or graft (see also Complications, by site and type, mechanical) T85.6
——catheter NEC T85.6
———urinary (indwelling) T83.0
———infusion NEC T82.5
————spinal (epidural) (subdural) T85.6
———dialysis (renal) T82.4
————intraperitoneal T85.6
——electronic (electrode) (pulse generator) (stimulator)
———bone T84.3
———urinary T83.1
———nervous system (brain) (peripheral nerve) (spinal) T85.1
———cardiac T82.1
——arterial graft NEC T82.3
———coronary (bypass) T82.2
——joint prosthesis T84.0
——orthopedic NEC T84.4
———bonc graft T84.3
——urinary NEC T83.1
———graft T83.2
——ventricular intracranial shunt T85.0
——fixation, internal (orthopedic) NEC T84.2
———bones of limb T84.1
——breast (implant) T85.4
——genital NEC T83.4
———intrauterine contraceptive device T83.3
——specified NEC T85.6
——gastrointestinal (bile duct) (esophagus) T85.5
——heart NEC T82.5
———valve (prosthesis) T82.0
————graft T82.2
——vascular NEC T82.5
——ocular (corneal graft) (orbital implant) NEC T85.3
———intraocular lens T85.2

移位——*续前页*
一椎间盘 NEC M51.2
一一伴有脊髓病 M51.0† G99.2*
一一颈，颈胸(伴有) M50.2
一一一伴有脊髓病 M50.0† G99.2*
一一一神经炎、神经根炎或神经根病 M50.1† G55.1
一一胸，胸腰(伴有) M51.2
一一一脊髓病 M51.0† G99.2*
一一一神经炎、神经根炎、神经根病 M51.1† G55.1
一一一特指的 NEC M51.2
一一一由于重大创伤 S23.1
一一腰骶(伴有) M51.2
一一一脊髓病 M51.0† G99.2*
一一一神经炎、神经根炎、神经根病或坐骨神经痛 M51.1† G55.1*
一一一特指的 NEC M51.2
一一由于重大创伤 - 见 脱位，脊椎
一子宫(另见 错位，子宫) N85.4
一纵隔 R93.8
移行 - 另见情况
一睾丸 Q55.2
移植(状态)
一并发症 NEC (另见 并发症，移植物) T86.8
一一皮肤 NEC (感染)(排斥) T86.8
一肠 Z94.8
一肺 Z94.2
一一和心脏 Z94.3
一肝 Z94.4
一骨 Z94.6
一一髓 Z94.8
一角膜 Z94.7
一毛发 Z41.0
一皮肤 Z94.5
一器官 Z94.9
一肾 Z94.0
一特指的器官或组织 NEC Z94.8
一心脏 Z94.1
一一瓣膜 Z95.4
一一一假体 Z95.2
一一一异种 Z95.3
一一和肺 Z94.3
一胰腺 Z94.8
一组织 Z94.9

Displacement, displaced, Shift——*continued*
—intervertebral disk NEC M51.2
——with myelopathy M51.0† G99.2*
——cervical, cervicothoracic (with) M50.2
———with myelopathy M50.0† G99.2*
———neuritis, radiculitis or radiculopathy M50.1† G55.1*
——thoracic, thoracolumbar (with) M51.2
———myelopathy M51.0† G99.2*
———neuritis, radiculitis, radiculopathy M51.1† G55.1*
———specified NEC M51.2
———due to major trauma S23.1
——lumbar, lumbosacral (with) M51.2
———myelopathy M51.0† G99.2*
———neuritis, radiculitis, radiculopathy or sciatica M51.1† G55.1*
———specified NEC M51.2
——due to major trauma - see Dislocation, vertebra
—uterus, uterine (see also Malposition, uterus) N85.4
—mediastinal R93.8
Migratory, migrating - see also condition
—testis Q55.2
Transplant(ed) (status)
—complication NEC (see also Complications, graft) T86.8
——skin NEC (infection) (rejection) T86.8
—intestine Z94.8
—lung(s) Z94.2
——and heart Z94.3
—liver Z94.4
—bone Z94.6
——marrow Z94.8
—cornea Z94.7
—hair Z41.0
—skin Z94.5
—organ Z94.9
—kidney Z94.0
—specified organ or tissue NEC Z94.8
—heart Z94.1
——valve Z95.4
———prosthetic Z95.2
———xenogenic Z95.3
——and lung(s) Z94.3
—pancreas Z94.8
—tissue Z94.9

移植物抗宿主病(骨髓) **T86.0**	**Graft-versus-host (GVH) disease (bone marrow) T86.0**

yí 遗

遗传梅毒[先天梅毒](另见 梅毒，先天性) **A50.9**	**Heredosyphilis (see also Syphilis, congenital) A50.9**
遗传性变性，斑疹性 **H35.5**	**Heredodegeneration, macular H35.5**
遗传性的 - 见情况	**Hereditary - see condition**
遗传性周期性麻痹 **G72.3**	**Adynamia episodica hereditaria G72.3**
遗精 **N50.8**	**Spermatorrhea N50.8**
遗留的(另见 潴留)	**Remnant, Retained (see also Retention)**
一半月板，膝 M23.3	—meniscus, knee M23.3
一扁桃体 J35.8	—tonsil J35.8
一一感染的(慢性) J35.0	——infected (chronic) J35.0
一甲状舌管 Q89.2	—thyroglossal duct Q89.2
一脐尿管 Q64.4	—urachus Q64.4
一手指甲 L60.8	—fingernail L60.8
一一先天性 Q84.6	——congenital Q84.6
遗尿 **R32**	**Enuresis R32**
一非器质性原因 F98.0	—nonorganic origin F98.0
一功能性 F98.0	—functional F98.0
一心因性 F98.0	—psychogenic F98.0
一夜间 R32	—nocturnal R32
一一心因性 F98.0	——psychogenic F98.0
遗弃(新生儿) **T74.0**	**Abandonment, Desertion (newborn) T74.0**
遗忘症 **R41.3**	**Amnesia R41.3**
一癫痫发作后 G40.9	—postictal in epilepsy G40.9
一分离性 F44.0	—dissociative F44.0
一逆行性 R41.2	—retrograde R41.2
一顺行性 R41.1	—anterograde R41.1
一听觉 R48.8	—auditory R48.8
一心因性 F44.0	—psychogenic F44.0
一癔症性 F44. 0	—hysterical F44.0
一暂时完全性 G45.4	—transient global G45.4
遗忘综合征	**Amnes(t)ic syndrome**
一酒精性 F10.6	—alcohol-induced F10.6
一药物性 - 见 F11-F19 伴有第四位数.6	—drug-induced - see F11-F19 with fourth character .6

yí 疑

疑病症，疑病患者(反应) **F45.2**	**Hypochondria, hypochondriac, hypochondriasis (reaction) F45.2**

yǐ 乙

乙醇中毒(另见 酒精中毒) F10.2 | Ethylism (see also Alcoholism) F10.2
乙状 - 另见情况 | Sigmoid - see also condition
一肾 Q63.1 | —kidney Q63.1
乙状结肠 - 另见情况 | Sigmoid - see also condition
一曲的 - 见情况 | —flexure - see condition
乙状结肠炎(另见 小肠炎) A09.9 | Sigmoiditis (see also Enteritis) A09.9
一传染性 A09.0 | —infectious A09.0
一非传染性 K52.9 | —noninfectious K52.9

yǐ 蚁

蚁走感 R20.2 | Formication R20.2

yì 异

异常(先天性)(未特指类型) Q89.9 | Anomaly, anomalous (congenital) (unspecified type) Q89.9
一阿克森费尔德 Q15.0 | —Axenfeld's Q15.0
一埃布斯坦 Q22.5 | —Ebstein's Q22.5
一奥尔德 D72.0 | —Alder's D72.0
一白细胞，遗传性 D72.0 | —leukocytes, genetic D72.0
一瓣膜(心脏) NEC Q24.8 | —valve (heart) NEC Q24.8
——肺 Q22.3 | ——pulmonary Q22.3
——冠状动脉窦 Q24.5 | ——coronary sinus, sinus coronario Q24.5
——下腔静脉 Q24.8 | ——inferior vena cava, venae cavae inferioris Q24.8
一包皮 Q55.6 | —prepuce Q55.6
一鼻(骨)(软骨)(鼻中隔)(窦) Q30.9 | —nose, nasal (bones) (cartilage) (septum) (sinus) Q30.9
——特指的 NEC Q30.8 | ——specified NEC Q30.8
一鼻窦(壁) Q30.9 | —nasal sinus (wall) Q30.9
一彼得 Q13.4 | —Peter's Q13.4
一臂 Q74.0 | —arm Q74.0
一髌骨 Q74.1 | —patella Q74.1
一玻璃体或玻璃液 Q14.0 | —vitreous body or humor Q14.0
一肠(大)(小) Q43.9 | —intestine (large) (small) Q43.9
——伴有异常的粘连、固定或旋转不良 Q43.3 | ——with anomalous adhesions, fixation or malrotation Q43.3
一肠系膜 Q45.9 | —mesentery Q45.9
一成颗粒或颗粒细胞，遗传性 D72.0 | —granulation or granulocyte, genetic D72.0
一尺骨 Q74.0 | —ulna Q74.0
一处女膜 Q52.4 | —hymen Q52.4
一垂体(腺) Q89.2 | —hypophyseal, pituitary (gland) Q89.2
一唇 Q38.0 | —lip Q38.0

异常——*续前页*
—骨——*续前页*
——面 Q75.9
——盆腔带 Q74.2
——腿 Q74.2
—骨道(耳) Q16.1
—骨骼 Q79.9
——全身性 Q78.9
—骨盆(骨性) NEC Q74.2
—固定，肠 Q43.3
—关节 NEC Q74.9
——特指的 NEC Q74.8
—冠状动脉或静脉 Q24.5
—颌 K07.9
——大小(大) K07.0
——特指的 NEC K07.8
—颌-颅底关系 K07.1
—颌下腺 Q38.4
—黑格林 D72.0
—虹膜 Q13.2
—喉(肌) Q31.9
——蹼(膈) Q31.0
—呼吸系统 Q34.9
——特指的 NEC Q34.8
—滑囊 Q79.9
—踝(关节) Q74.2
—环状软骨 Q31.8
—回肠 Q43.9
—回盲部(袢)(瓣膜) Q43.9
—会厌，会厌谷 Q31.8
—肌肉 Q79.9
——眼睑 Q10.3
—肌肉骨骼系统，除外四肢 Q79.9
—脊，脊椎 NEC Q76.4
——神经根 Q07.8
——索 Q06.9
——柱 NEC Q76.4
—加特纳管[卵巢冠纵管] Q50.6
—颊 Q18.9
—甲 Q84.6
—甲状(腺)，甲状旁腺 Q89.2
—肩(带)(关节) Q74.0
—肩胛骨 Q74.0

Anomaly, anomalous——*continued*
—bone——*continued*
——face Q75.9
——pelvic girdle Q74.2
——leg Q74.2
—osseous meatus (ear) Q16.1
—skeleton Q79.9
——generalized Q78.9
—pelvis (bony) NEC Q74.2
—fixation, intestine Q43.3
—joint NEC Q74.9
——specified NEC Q74.8
—coronary artery or vein Q24.5
—jaw K07.9
——size (major) K07.0
——specified NEC K07.8
—jaw-cranial base relationship K07.1
—submaxillary gland Q38.4
—Hegglin's D72.0
—iris Q13.2
—larynx, laryngeal (muscle) Q31.9
——web(bed) Q31.0
—respiratory system Q34.9
——specified NEC Q34.8
—bursa Q79.9
—ankle (joint) Q74.2
—cricoid cartilage Q31.8
—ileum Q43.9
—ileocecal (coil) (valve) Q43.9
—epiglottis, valleculae Q31.8
—muscle Q79.9
——eyelid Q10.3
—musculoskeletal system, except limbs Q79.9
—spine, spinal, vertebra NEC Q76.4
——nerve root Q07.8
——cord Q06.9
——column NEC Q76.4
—Gartner's duct Q50.6
—cheek Q18.9
—nail Q84.6
—thyroid (gland), parathyroid gland Q89.2
—shoulder (girdle) (joint) Q74.0
—scapula Q74.0

异常——*续前页*
一腱 Q79.9
一腱索 Q24.8
一脚趾 Q74.2
一角膜(形状) Q13.4
一结肠 Q43.9
一睫 Q10.3
一筋膜 Q79.9
一晶状体 Q12.9
一胫骨 NEC Q74.2
一精囊 Q55.4
一精索 Q55.4
一颈(任何部分) Q18.9
一静脉(周围) Q27.9
一一大 Q26.9
一一大脑 Q28.3
一一一特指的 NEC Q26.8
一一冠状动脉 Q24.5
一一脑 Q28.3
一静脉回流 Q26.8
一颏 Q18.9
一空肠 Q43.8
一口腔 Q38.6
一髋 NEC Q74.2
一眶(眼) Q10.7
一阔韧带 Q50.6
一阑尾 Q43.8
一肋骨 Q76.6
一一神经 Q76.5
一泪器或泪管 Q10.6
一泪小阜 Q10.6
一里格尔 Q13.8
一联合
一一环状软骨和甲状软骨 Q31.8
一一甲状软骨和舌骨 Q31.8
一一气管伴有喉 Q31.8
一连接
一一肺静脉 Q26.4
一一一部分 Q26.3
一一一全部 Q26.2
一一门静脉 Q26.5
一一肾动脉伴有肾 Q27.2

Anomaly, anomalous——*continued*
—tendon Q79.9
—chordae tendineae Q24.8
—toe Q74.2
—cornea (shape) Q13.4
—colon Q43.9
—cilia Q10.3
—fascia Q79.9
—lens Q12.9
—tibia NEC Q74.2
—seminal vesicles Q55.4
—spermatic cord Q55.4
—neck (any part) Q18.9
—vein(s) (peripheral) Q27.9
——great Q26.9
——cerebral Q28.3
———specified NEC Q26.8
——coronary Q24.5
——brain Q28.3
—venous return Q26.8
—chin Q18.9
—jejunum Q43.8
—mouth Q38.6
—hip NEC Q74.2
—orbit (eye) Q10.7
—broad ligament Q50.6
—appendix Q43.8
—rib Q76.6
——cervical Q76.5
—lacrimal apparatus or duct Q10.6
—caruncle, lacrimal Q10.6
—Rieger's Q13.8
—union
——cricoid cartilage and thyroid cartilage Q31.8
——thyroid cartilage and hyoid bone Q31.8
——trachea with larynx Q31.8
—connection
——pulmonary venous Q26.4
———partial Q26.3
———total Q26.2
——portal vein Q26.5
——renal artery with kidney Q27.2

异常——*续前页*
—膀胱(颈) Q64.7
—膀胱尿道口 NEC Q64.7
—佩尔格-许特 D72.0
—盆腔带 NEC Q74.2
—皮肤(附属物) Q82.9
—皮纹 Q82.8
—皮脂腺 Q82.9
—脾 Q89.0
—苹果皮综合征 Q41.1
—脐尿管 Q64.4
—起端
——动脉
———肺 Q25.7
———肾 Q27.2
———锁骨下 Q25.8
———无名动脉 Q25.8
—气管(软骨) Q32.1
—器官 NEC Q89.9
——科尔蒂[螺旋器] Q16.5
—髂骨 NEC Q74.2
—前臂 Q74.0
—前额(另见 异常，颅) Q75.8
—前列腺 Q55.4
—前庭大腺[巴多林腺] Q38.4
—腔静脉(下)(上) Q26.9
—切迪阿克-东(-施泰因布林克)[遗传性白细胞颗粒异常综合征] E70.3
—屈光 H52.7
—屈曲(关节) NEC Q74.9
——髋或大腿 Q65.8
—全身性骨骼 NEC Q78.9
—染色体 Q99.9
——D(1)的 - 见情况，染色体 13
——E(3)的 - 见情况，染色体 18
——G - 见染色体 21 的情况
——特指的 NEC Q99.8
——性
———(单纯性)性腺发育障碍症 Q99.1
———克兰费尔特 Q98.4
———男性表型 Q98.9
————特指的 NEC Q98.8
———女性表型 Q97.9
————特指的 NEC Q97.8

Anomaly, anomalous——*continued*
—bladder (neck) Q64.7
—vesicourethral orifice NEC Q64.7
—Pelger-Huet D72.0
—pelvic girdle NEC Q74.2
—skin (appendage) Q82.9
—dermatoglyphic Q82.8
—sebaceous gland Q82.9
—spleen Q89.0
—apple peel syndrome Q41.1
—urachus Q64.4
—origin
——artery
———pulmonary Q25.7
———renal Q27.2
———subclavian Q25.8
———innominate Q25.8
—trachea (cartilage) Q32.1
—organ NEC Q89.9
——of Corti Q16.5
—ilium NEC Q74.2
—forearm Q74.0
—forehead (see also Anomaly, skull) Q75.8
—prostate Q55.4
—Bartholin's duct Q38.4
—vena cava (inferior) (superior) Q26.9
—Chediak-Higashi(-Steinbrinck) E70.3
—refraction H52.7
—flexion (joint) NEC Q74.9
——hip or thigh Q65.8
—skeleton generalized NEC Q78.9
—chromosomes, chromosomal Q99.9
——D(1) - see condition, chromosome 13
——E(3) - see condition, chromosome 18
——G - see condition, chromosome 21
——specified NEC Q99.8
——sex
———gonadal dysgenesis (pure) Q99.1
———Klinefelter's Q98.4
———male phenotype Q98.9
————specified NEC Q98.8
———female phenotype Q97.9
————specified NEC Q97.8

异常——*续前页*
一染色体——*续前页*
一一性——*续前页*
一一一特纳 Q96.9
一一一一特指的 NEC Q96.8
一桡骨 Q74.0
一韧带 Q79.9
一一阔 Q50.6
一一圆 Q52.8
一乳房，乳头 Q83.9
一乳头肌 Q24.8
一入脑前血管 Q28.1
一腮(腺)，腮腺管 Q38.4
一三尖瓣(小叶)(瓣膜) Q22.9
一一埃布斯坦 Q22.5
一一闭锁或狭窄 Q22.4
一色素沉着 L81.9
一上肢 Q74.0
一杓会厌襞 Q31.8
一舌 Q38.3
一射精管 Q55.4
一神经 Q07.9
一一视 Q07.8
一一听 Q07.8
一神经系统(中枢) NEC Q07.9
一肾(盏)(盂) Q63.9
一一动脉 Q27.2
一一特指的 NEC Q63.8
一一盂 Q63.9
一一一特指的 NEC Q63.8
一肾上(腺) Q89.1
一生殖器官或生殖系统
一一男性 Q55.9
一一一特指的 NEC Q55.8
一一女性 Q52.9
一一一内 NEC Q52.9
一一一外 Q52.7
一声门 Q31.8
一十二指肠 Q43.9
一食管 Q39.9
一视
一一盘[视神经盘] Q14.2
一一神经 Q07.8

Anomaly, anomalous——*continued*
—chromosomes, chromosomal——*continued*
——sex——*continued*
———Turner's Q96.9
————specified NEC Q96.8
—radius Q74.0
—ligament Q79.9
——broad Q50.6
——round Q52.8
—breast, nipple Q83.9
—papillary muscles Q24.8
—precerebral vessel Q28.1
—parotid (gland), stenonian duct Q38.4
—tricuspid (leaflet) (valve) Q22.9
——Ebstein's Q22.5
——atresia or stenosis Q22.4
—pigmentation L81.9
—upper limb Q74.0
—aryteno-epiglottic folds Q31.8
—tongue Q38.3
—ejaculatory duct Q55.4
—nerve Q07.9
——optic Q07.8
——acoustic Q07.8
—nervous system (central) NEC Q07.9
—kidney(s), renal (calyx) (pelvis) Q63.9
——artery Q27.2
——specified NEC Q63.8
——pelvis Q63.9
———specified NEC Q63.8
—adrenal (gland) Q89.1
—genitalia, genital organ(s) or system
——male Q55.9
———specified NEC Q55.8
——female Q52.9
———internal NEC Q52.9
———external Q52.7
—glottis Q31.8
—duodenum Q43.9
—esophagus, oesophagus Q39.9
—optic
——disk Q14.2
——nerve Q07.8

异常——*续前页*
一心室
——束或襞 Q24.8
——心间隔 Q21.0
一心血管系统 Q28.8
一心脏 Q24.9
——瓣膜 NEC Q24.8
———肺 Q22.3
——耳 Q20.8
——间隔 Q21.9
———特指的 NEC Q21.8
———心房 Q21.1
———心室 Q21.0
——间隔闭合 Q21.9
———特指的 NEC Q21.8
——腔 Q20.9
———特指的 NEC Q20.8
——束或襞 Q24.8
——心室 Q20.8
一性染色体 NEC - 见 异常，染色体，性
一胸壁 Q67.8
——骨 Q76.9
一胸骨 NEC Q76.7
一胸膜(襞) Q34.0
一胸腺 Q89.2
——骨性 Q76.9
一悬雍垂 Q38.5
一旋转 - 另见 旋转不良
——髋或大腿 Q65.8
一血管 NEC Q27.9
——环 Q25.4
——脑 Q28.3
——入脑前 Q28.1
——视乳头 Q14.2
一循环系统 NEC Q28.9
一牙 NEC K00.9
——间隙 K07.3
——萌出[出牙] K00.6
——位置 K07.3
一牙弓关系 K07.2
一牙面 K07.9
——功能性 K07.5
——特指的 NEC K07.8

Anomaly, anomalous——*continued*
—ventricular
——bands or folds Q24.8
——septa Q21.0
—cardiovascular system Q28.8
—cardiac, heart Q24.9
——valve NEC Q24.8
———pulmonary Q22.3
——auricle Q20.8
——septum Q21.9
———specified NEC Q21.8
———auricular Q21.1
———ventricular Q21.0
——septal closure Q21.9
———specified NEC Q21.8
——chambers Q20.9
———specified NEC Q20.8
——bands or folds Q24.8
——ventricle Q20.8
—sex chromosomes NEC - see Anomaly, chromosomes, sex
—chest wall, thorax (wall) Q67.8
——bones Q76.9
—sternum NEC Q76.7
—pleural (folds) Q34.0
—thymus gland Q89.2
——bony Q76.9
—uvula Q38.5
—rotation - see also Malrotation
——hip or thigh Q65.8
—vascular, vessel(s) NEC Q27.9
——ring Q25.4
——brain Q28.3
——precerebral Q28.1
——optic papilla Q14.2
—circulatory system NEC Q28.9
—tooth, teeth NEC K00.9
——spacing K07.3
——eruption K00.6
——position K07.3
—dental arch relationship K07.2
—dentofacial K07.9
——functional K07.5
——specified NEC K07.8

异常——*续前页*
一咽，咽喉 Q38.8
一咽鼓管 Q17.8
一眼 Q15.9
一一后段 Q14.9
一一前段 Q13.9
一一特指的 NEC Q15.8
一眼肌 Q15.8
一眼睑(皱折) Q10.3
一腰骶(关节)(区) Q76.4
一胰腺或胰管 Q45.3
一乙状结肠(曲) Q43.9
一阴唇(大)(小) Q52.7
一阴道 Q52.4
一阴蒂 Q52.6
一阴茎(头) Q55.6
一阴囊 Q55.2
一龈 Q38.6
一硬(脑)脊膜 Q04.9
一一脊髓 Q06.9
一幽门 Q40.3
一尤尔[羊皮纸样右心室](心肌发育不全，右心室) Q24.8
一圆韧带 Q52.8
一猿褶 Q82.8
一造口，肺静脉 Q26.4
一掌骨 Q74.0
一正常色觉 H53.5
一支气管 Q32.4
一肢 Q74.9
一一上 Q74.0
一一下 NEC Q74.2
一一一短小变形 Q72.8
一跖骨 NEC Q74.2
一直肠 Q43.9
一致死性 Q77.1
一中耳 Q16.4
一中心凹 Q14.1
一周围血管系统 Q27.9
一肘 Q74.0
一主动脉(弓)，主动脉窦 NEC Q25.4
一一缩窄(导管前)(导管后) Q25.1
一主动脉尖或主动脉瓣 NEC Q23.9
一椎间软骨或椎间盘 Q76.4

Anomaly, anomalous——*continued*
—pharynx, throat Q38.8
—eustachian tube Q17.8
—eye Q15.9
——posterior segment Q14.9
——anterior segment Q13.9
——specified NEC Q15.8
—ocular muscle Q15.8
—eyelid, lid (fold) Q10.3
—lumbosacral (joint) (region) Q76.4
—pancreas or pancreatic duct Q45.3
—sigmoid (flexure) Q43.9
—labium (majus) (minus) Q52.7
—vagina Q52.4
—clitoris Q52.6
—penis (glans) Q55.6
—scrotum Q55.2
—gum Q38.6
—dura (brain) Q04.9
——spinal cord Q06.9
—pylorus Q40.3
—Uhl's (hypoplasia of myocardium, right ventricle) Q24.8
—round ligament Q52.8
—simian crease Q82.8
—opening, pulmonary veins Q26.4
—metacarpus Q74.0
—trichromata, trichromatopsia H53.5
—bronchus Q32.4
—limb Q74.9
——upper Q74.0
——lower NEC Q74.2
———reduction deformity Q72.8
—metatarsus NEC Q74.2
—rectum Q43.9
—thanatophoric Q77.1
—middle ear Q16.4
—fovea centralis Q14.1
—peripheral vascular system Q27.9
—elbow Q74.0
—aorta (arch), sinus of Valsalva NEC Q25.4
——coarctation (preductal) (postductal) Q25.1
—aortic cusp or valve NEC Q23.9
—intervertebral cartilage or disk Q76.4

异常——*续前页*
—子宫 Q51.9
——仅有一个功能角 Q51.8
——在妊娠或分娩中 NEC O34.0
———引起梗阻性分娩 O65.5
————影响到胎儿或新生儿 P03.1
———影响到胎儿或新生儿 P03.8
—眦 Q10.3
—足 NEC Q74.2
—足跟 NEC Q74.2
——内翻(先天性) Q66.3
—坐骨 NEC Q74.2
异常的 - 另见 异常
—X 线检查 - 见 异常的，诊断性影像
—白细胞 NEC R72
—白细胞分类计数(细胞) NEC R72
—标本
——宫颈 R87.-
——呼吸器官(支气管洗出物)(鼻分泌物)(胸膜液体)(痰)(咽喉刮屑) R84.-
——滑膜液 R89.-
——男性生殖器官(前列腺分泌物)(精子) R86.-
——女性生殖器官(分泌物)(涂片) R87.-
——乳头溢液 R89.-
——伤口分泌物 R89.-
——特指的器官、系统或组织 NEC R89.-
——外阴(分泌物)(涂片) R87.-
——消化器官(腹水)(唾液) R85.-
——胸部(支气管洗出物)(胸膜液) R84.-
——阴道(分泌物)(涂片) R87.-
—不随意运动 R25.8
—步态(另见 步态) R26.8
——癔症性 F44.4
—产程 NEC O75.8
——影响到胎儿或新生儿 P03.6
—产力 O62.9
——特指类型 NEC O62.8
——影响到胎儿或新生儿 P03.6
—肠音 R19.1
—常染色体 NEC Q99.9
——脆性位点 Q95.5

Anomaly, anomalous——*continued*
—uterus Q51.9
——with only one functioning horn Q51.8
——in pregnancy or childbirth NEC O34.0
———causing obstructed labor O65.5
————affecting fetus or newborn P03.1
———affecting fetus or newborn P03.8
—canthus Q10.3
—foot NEC Q74.2
—heel NEC Q74.2
——varus (congenital) Q66.3
—ischium NEC Q74.2
Abnormal, abnormality, abnormalities - see also Anomaly
—X-ray examination - see Abnormal, diagnostic imaging
—white blood cells NEC R72
—leukocyte (cell) (differential) NEC R72
—specimen
——cervix uteri R87.-
——respiratory organs (bronchial washings) (nasal secretions) (pleural fluid) (sputum) (throat scrapings) R84.-
——synovial fluid R89.-
——male genital organs (prostatic secretions) (semen) R86.-
——female genital organs (secretions) (smears) R87.-
——nipple discharge R89.-
——wound secretion R89.-
——specified organ, system or tissue NEC R89.-
——vulva (secretion) (smear) R87.-
——digestive organs (peritoneal fluid) (saliva) R85.-
——thorax (bronchial washings) (pleural fluids) R84.-
——vagina (secretion) (smear) R87.-
—involuntary movement R25.8
—gait (see also Gait) R26.8
——hysterical F44.4
—labor NEC O75.8
——affecting fetus or newborn P03.6
—forces of labor O62.9
——specified type NEC O62.8
——affecting fetus or newborn P03.6
—bowel sounds R19.1
—autosomes NEC Q99.9
——fragile site Q95.5

异常的——*续前页*

一脐带

一一并发于分娩 O69.9

一一影响到胎儿或新生儿 P02.6

一清蛋白 R77.0

一球蛋白 R77.1

一一甲状腺结合 E07.8

一一皮质醇结合 E27.8

一染色体 Q99.9

一一分析结果 R89.8

一一环状(染色体)替换 Q93.2

一一女性，伴有多于三个 X 染色体 Q97.1

一一双着丝粒(染色体)替换 Q93.2

一一胎儿的(可疑的)，影响妊娠处理 O35.1

一一特指的 NEC Q99.8

一一性 Q99.8

一一一结构的，男性 Q98.6

一一一男性表型 Q98.9

一一一一特指的 NEC Q98.8

一一一女性表型 Q97.9

一一一一特指的 NEC Q97.8

一热量试验 R94.1

一妊娠产物 O02.9

一一特指类型 NEC O02.8

一妊娠子宫形状 - 见 异常，子宫

一绒毛膜 O41.9

一一影响到胎儿或新生儿 P02.9

一软骨结合 Q78.8

一神经刺激反应 R94.1

一肾功能试验 R94.4

一肾小球，轻微 - 编码于 N00-N07 伴有第四位数.0

一生物合成，睾丸雄激素 E29.1

一视力激发电位 R94.1

一视网膜电图 R94.1

一视网膜对应 H53.3

一酸碱平衡(混合性) E87.4

一一胎儿 - 见 窘迫，胎儿

一所见

一一标本 - 见 异常的，标本

一一产前筛选，母亲 O28.9

一一一超声波 O28.3

一一一放射学 NEC O28.4

Abnormal, abnormality——*continued*

—umbilical cord

——complicating delivery O69.9

——affecting fetus or newborn P02.6

—albumin R77.0

—globulin R77.1

——thyroid-binding E07.8

——cortisol-binding E27.8

—chromosome, chromosomal Q99.9

——analysis result R89.8

——ring replacement Q93.2

——female with more than three X chromosomes Q97.1

——dicentric replacement Q93.2

——fetal (suspected), affecting management of pregnancy O35.1

——specified NEC Q99.8

——sex Q99.8

———structural, male Q98.6

———male phenotype Q98.9

————specified NEC Q98.8

———female phenotype Q97.9

————specified NEC Q97.8

—caloric test R94.1

—product of conception O02.9

——specified type NEC O02.8

—shape, gravid uterus - see Anomaly, uterus

—chorion O41.9

——affecting fetus or newborn P02.9

—synchondrosis Q78.8

—response to nerve stimulation R94.1

—renal function test R94.4

—glomerular, minor - code to N00-N07 with fourth character .0

—biosynthesis, testicular androgen E29.1

—visually evoked potential (VEP) R94.1

—electroretinogram (ERG) R94.1

—retinal correspondence H53.3

—acid-base balance (mixed) E87.4

——fetus - see Distress, fetal

—finding

——specimen - see Abnormal, specimen

——antenatal screening, mother O28.9

———ultrasonic O28.3

———radiological NEC O28.4

异常的——*续前页*
—所见——*续前页*
——产前筛选，母亲——*续前页*
———染色体 NEC O28.5
———生物化学 NEC O28.1
———特指的 NEC O28.8
———细胞学 NEC O28.2
———血液学 NEC O28.0
———遗传学 NEC O28.5
—胎儿
——酸碱平衡，并发产程和分娩 O68.3
——心率 - 见 窘迫，胎儿
——引起胎盆不称 O33.7
———伴有梗阻性分娩 O66.3
———影响到胎儿或新生儿 P03.1
——影响妊娠处理 O35.9
—胎膜
——并发于妊娠 O41.9
——特指类型 NEC，影响到胎儿或新生儿 P02.8
——影响到胎儿或新生儿 P02.9
—胎盘 NEC (另见 胎盘，异常的) O43.1
—痰(量)(颜色)(气味) R09.3
—体重下降 R63.4
—听骨，后天性 NEC H74.3
—听觉 NEC H93.2
—通道 - 见 瘘
—瞳孔功能(反应)(反射) H57.0
—头部运动 R25.0
—唾液 R85.-
—外阴和会阴(后天性)(先天性)，在妊娠或分娩中 O34.7
——引起梗阻性分娩 O65.5
———影响到胎儿或新生儿 P03.1
—位置 - 见 错位
—温度记录法 - 见 异常的，诊断性影像
—先露(胎儿)(另见 先露，胎儿，异常的) O32.9
——分娩前，影响到胎儿或新生儿 P01.7
—心(脏)
——率 NEC R00.8
———胎儿 - 见 窘迫，胎儿
——音 NEC R01.2
——阴影 R93.1

Abnormal, abnormality——*continued*
—finding——*continued*
——antenatal screening, mother——*continued*
———chromosomal NEC O28.5
———biochemical NEC O28.1
———specified NEC O28.8
———cytological NEC O28.2
———hematological NEC O28.0
———genetic NEC O28.5
—fetus, fetal
——acid-base balance, complicating labor and delivery O68.3
——heart rate - see Distress, fetal
——causing disproportion O33.7
———with obstructed labor O66.3
———affecting fetus or newborn P03.1
——affecting management of pregnancy O35.9
—membranes (fetal)
——complicating pregnancy O41.9
——specified type NEC, affecting fetus or newborn P02.8
——affecting fetus or newborn P02.9
—placenta NEC (see also Placenta, abnormal) O43.1
—sputum (amount) (color) (odor) R09.3
—loss of weight R63.4
—ear ossicles, acquired NEC H74.3
—auditory perception NEC H93.2
—communication - see Fistula
—pupillary function (reaction) (reflex) H57.0
—head movement R25.0
—saliva R85.-
—vulva and perineum (acquired) (congenital), in pregnancy or childbirth O34.7
——causing obstructed labor O65.5
———affecting fetus or newborn P03.1
—position - see Malposition
—thermography - see Abnormal, diagnostic imaging
—presentation (fetus) (see also Presentation, fetal, abnormal) O32.9
——before labor, affecting fetus or newborn P01.7
—heart
——rate NEC R00.8
———fetus - see Distress, fetal
——sounds NEC R01.2
——shadow R93.1

异常的——*续前页*
一心电图 R94.3
一心律(另见 心律失常) I49.9
一一胎儿 - 见 窘迫，胎儿
一心内电生理学检查 R94.3
一心向量图 R94.3
一心音图 R94.3
一形状
一一牙 K00.2
一一子宫 - 见 异常，子宫
一胸(摩擦)音(罗音) R09.8
一胸膜(层) Q34.0
一血红蛋白(病)(另见 病，血红蛋白) D58.2
一一特性 - 见 特性，血红蛋白，异常的
一血浆
一一蛋白 R77.9
一一一特指的 NEC R77.8
一一粘滞度 R70.1
一血气水平 R79.8
一血清水平
一一淀粉酶 R74.8
一一碱性磷酸酶 R74.8
一一酶(肝) R74.9
一一一特指的 NEC R74.8
一一三酰基甘油脂酶 R74.8
一一酸性磷酸酶 R74.8
一一脂酶 R74.8
一血液中...的水平
一一钴 R79.0
一一锂 R78.8
一一矿物质 NEC R79.0
一一镁 R79.0
一一铁 R79.0
一一铜 R79.0
一一锌 R79.0
一血液化学 R79.9
一一特指的 NEC R79.8
一血液学 NEC，HIV 病所致 B23.2
一牙(形状)(大小) K00.2
一牙间隙 K07.3
一咽鼓管通道 Q17.8
一眼电图 R94.1

Abnormal, abnormality——*continued*
—electrocardiogram (ECG) (EKG) R94.3
—rhythm, heart (see also Arrhythmia) I49.9
——fetus - see Distress, fetal
—electrophysiological intracardiac studies R94.3
—vectorcardiogram R94.3
—phonocardiogram R94.3
—form
——teeth K00.2
——uterus - see Anomaly, uterus
—chest sounds (friction) (rales) R09.8
—pleural (folds) Q34.0
—hemoglobin (disease) (see also Disease, hemoglobin) D58.2
——trait - see Trait, hemoglobin, abnormal
—plasma
——protein R77.9
———specified NEC R77.8
——viscosity R70.1
—blood-gas level R79.8
—serum level (of)
——amylase R74.8
——alkaline phosphatase R74.8
——enzymes (liver) R74.9
———specified NEC R74.8
——triacylglycerol lipase R74.8
——acid phosphatase R74.8
——lipase R74.8
—blood level (of)
——cobalt R79.0
——lithium R78.8
——mineral NEC R79.0
——magnesium R79.0
——iron R79.0
——copper R79.0
——zinc R79.0
—chemistry, blood R79.9
——specified NEC R79.8
—hematological NEC, resulting from HIV disease B23.2
—tooth, teeth (form) (size) K00.2
—spacing, tooth, teeth K07.3
—course, eustachian tube Q17.8
—electro-oculogram (EOG) R94.1

异位——*续前页*
—肛门 Q43.5
—睾丸(双侧)(单侧) Q53.0
—激素分泌 NEC E34.2
—晶状体 Q12.1
—脑，脑性 Q04.8
—膀胱[膀胱外翻] Q64.1
—器官或部位 NEC - 见 错位，先天性
—妊娠(另见 妊娠，按部位) O00.9
—乳房组织 Q83.8
—肾(交叉性)(肾盂) Q63.2
—输尿管 Q62.6
—胎块(另见 妊娠，按部位) O00.9
—瞳孔 H21.5
—胃粘膜 Q40.2
—心房搏动 I49.1
—心室搏动 I49.3
—心脏 Q24.8
—胰腺 Q45.3
—子宫内膜(另见 子宫内膜异位) N80.9
异位促肾上腺皮质激素综合征 E24.3
异位滑囊 M71.8
异位心 Q24.8
异位症
—间质(淋巴管内性)(M8931/1) D39.0
异物
—玻璃体(液) S05.5
—残留(非磁性)(陈旧性)(于)
——玻璃体 H44.7
———磁性 H44.6
——虹膜 H44.7
———磁性 H44.6
——肌肉 M79.5
——睫状体 H44.7
———磁性 H44.6
——晶状体 H44.7
———磁性 H44.6
——眶 H05.5
——前房(眼) H44.7
———磁性 H44.6
——球后 H05.5
——软组织 M79.5
——眼睑 H02.8

Ectopic, Heterotopia——*continued*
—anus Q43.5
—testis (bilateral) (unilateral) Q53.0
—hormone secretion NEC E34.2
—lens, lentis Q12.1
—brain, cerebralis Q04.8
—bladder, vesicae Q64.1
—organ or site NEC - see Malposition, congenital
—pregnancy (see also Pregnancy, by site) O00.9
—breast tissue Q83.8
—kidney, renal (crossed) (pelvis) Q63.2
—ureter Q62.6
—mole (see also Pregnancy, by site) O00.9
—pupil H21.5
—gastric mucosa Q40.2
—atrial beats I49.1
—ventricular beats I49.3
—cardiac, cordis, heart Q24.8
—pancreas Q45.3
—endometrium (see also Endometriosis) N80.9
ACTH ectopic syndrome E24.3
Adventitious bursa M71.8
Ectocardia Q24.8
Myosis
—stromal (endolymphatic) (M8931/1) D39.0
Foreign body
—vitreous (humor) S05.5
—retained (nonmagnetic) (old) (in)
——vitreous H44.7
———magnetic H44.6
——iris H44.7
———magnetic H44.6
——muscle M79.5
——ciliary body H44.7
———magnetic H44.6
——lens H44.7
———magnetic H44.6
——orbit H05.5
——anterior chamber (eye) H44.7
———magnetic H44.6
——retrobulbar H05.5
——soft tissue M79.5
——eyelid H02.8

异物——*续前页*
一残留——*续前页*
一一眼内 H44.7
一一一磁性 H44.6
一一眼球 H44.7
一一眼球后壁 H44.7
一一一磁性 H44.6
一操作中意外遗留的 T81.5
一陈旧性或残留，软组织 M79.5
一虹膜 S05.5
一呼吸道 T17.9
一一多处 T17.8
一一特指部位 NEC T17.8
一见于
一一穿刺伤口 - 见 伤口，开放性，按部位
一一软组织(残留) M79.5
一睫状体(眼) S05.5
一晶状体 S05.5
一经腔口进入
一一鼻(道) T17.1
一一鼻窦 T17.0
一一鼻孔 T17.1
一一鼻旁窦 T17.0
一一鼻咽 T17.2
一一扁桃体(窝) T17.2
一一肠(小) T18.3
一一一大 T18.4
一一窦(旁窦)(额)(上颌)(鼻) T17.0
一一窦(海默尔) T17.0
一一一梨状 T17.2
一一腭 T18.0
一一耳(外部) T16
一一耳道 T16
一一耳廓 T16
一一肺 T17.8
一一肛门 T18.5
一一宫颈(管)(子宫) T19.3
一一海默尔窦 T17.0
一一喉 T17.3
一一呼吸道 T17.9
一一一多处 T17.8
一一一特指部位 NEC T17.8
一一回肠 T18.3

Foreign body——*continued*
—retained——*continued*
——intraocular H44.7
———magnetic H44.6
——globe H44.7
——posterior wall of globe H44.7
———magnetic H44.6
—accidentally left during a procedure T81.5
—old or residual, soft tissue M79.5
—iris S05.5
—respiratory tract T17.9
——multiple parts T17.8
——specified part NEC T17.8
—in
——puncture wound - see Wound, open, by site
——soft tissue (residual) M79.5
—ciliary body (eye) S05.5
—lens S05.5
—entering through orifice
——nose (passage) T17.1
——nasal sinus T17.0
——nostril T17.1
——accessory sinus T17.0
——nasopharynx T17.2
——tonsil, tonsillar (fossa) T17.2
——intestine (small) T18.3
———large T18.4
——sinus (accessory) (frontal) (maxillary) (nasal) T17.0
——antrum (Highmore's) T17.0
———piriform T17.2
——palate T18.0
——ear (external) T16
——auditory canal T16
——auricle T16
——lung T17.8
——anus T18.5
——cervix (canal) (uteri) T19.3
——Highmore's antrum T17.0
——larynx T17.3
——respiratory tract T17.9
———multiple parts T17.8
———specified part NEC T17.8
——ileum T18.3

异物——*续前页*
一经腔口进入——*续前页*
——阴茎 T19.8
——龈 T18.0
——支气管(主) T17.5
——直肠 T18.5
——直肠乙状结肠(连接处) T18.5
——窒息，由于(另见 窒息，食物) T17.9
——子宫(任何部分) T19.3
——眦(内) T15.1
一眶 S05.4
——陈旧性，残留 H05.5
一内部器官，非经自然腔口进入 - 作为损伤，按部位编码
一前房(眼) S05.5
一浅表性，不伴有大的开放性伤口(另见 损伤，浅表) T14.0
一肉芽肿(陈旧性)(软组织) M60.2
——皮肤 L92.3
一视网膜 S05.5
一手术伤口，意外遗留的 T81.5
一吞咽 T18.9
一吸入(另见 窒息，食物) T17.9
一咽下，内服的 NEC T18.9
一眼肌 S05.4
——陈旧性，残留 H05.5
一眼睑 T15.1
一眼内 S05.5
——陈旧性，残留(非磁性) H44.7
———磁性 H44.6
一意外遗留在手术伤口内(引起粘连、梗阻或穿孔) T81.5
异形红细胞症 R71
异形吸虫，异形吸虫病(小肠) B66.8
异源嵌合体 46, XX/46, XY Q99.0
异装症(双重) F64.1
一恋物性 F65.1
异缬氨酸血症 E71.1

Foreign body——*continued*
—entering through orifice——*continued*
——penis T19.8
——gum T18.0
——bronchus (main) T17.5
——rectum T18.5
——rectosigmoid (junction) T18.5
——asphyxia due to, suffocation by (see also Asphyxia, food) T17.9
——uterus (any part) T19.3
——canthus (inner) T15.1
—orbit S05.4
——old, retained H05.5
—internal organ, not entering through a natural orifice - code as Injury, by site
—anterior chamber (eye) S05.5
—superficial, without major open wound (see also Injury, superficial) T14.0
—granuloma (old) (soft tissue) M60.2
——skin L92.3
—retina S05.5
—operation wound, left accidentally T81.5
—swallowed T18.9
—inhalation or inspiration (see also Asphyxia, food) T17.9
—ingestion, ingested NEC T18.9
—ocular muscle S05.4
——old, retained H05.5
—lid (eye) T15.1
—intraocular S05.5
——old, retained (nonmagnetic) H44.7
———magnetic H44.6
—inadvertently left in operation wound (causing adhesions, obstruction or perforation) T81.5
Poikilocytosis R71
Heterophyes, heterophyiasis (small intestine) B66.8
Chimera 46,XX/46,XY Q99.0
Transvestism, transvestitism (dual-role) F64.1
—fetishistic F65.1
Isovaleric acidemia E71.1

yì 抑

抑郁，忧郁 F32.9
—产后，产褥期 F53.0
—大(不伴有精神症状) F32.2
——伴有精神症状 F32.3
——复发性 - 见 障碍，抑郁，复发性
—单相 F33.9
—反应性(心因性)(单次发作) F32.9
——精神 F32.3
—非典型性(单次发作) F32.8
—非器质性精神(单次发作) F32.3
——复发性 F33.3
—复发性(另见 障碍，抑郁，复发性) F33.9
—更年期(单次发作) F32.8
—激越(单次发作) F32.2
—急性 F32.9
—季节性(另见 障碍，抑郁，复发性) F33.9
—焦虑性 F41.2
——持续性 F34.1
—精神 F32.9
—精神分裂后 F20.4
—精神分裂症后精神 F20.4
—精神神经症型 F34.1
—绝经期(单次发作) F32.8
—老年性 F03
—内源性(不伴有精神症状) F33.2
——伴有精神症状 F33.3
—神经，神经症性 F34.1
—特指的 NEC (单次发作) F32.8
—围生期 P96.8
—心因性(反应性)(单次发作) F32.9
—严重的，单次发作 F32.2
—癔症性 F44.8
—隐匿性(单次发作) F32.8
—躁狂-抑郁 - 见 障碍，抑郁，复发性
—致命性(复发性)(不伴有精神症状) F33.2
——伴有精神症状 F33.3
——单次发作 F32.2

抑制
—大脑 R29.8
——新生儿 P91.4

Depression F32.9
—postpartum, postnatal F53.0
—major (without psychotic symptoms) F32.2
——with psychotic symptoms F32.3
——recurrent - see Disorder, depressive, recurrent
—monopolar F33.9
—reactive (psychogenic) (single episode) F32.9
——psychotic F32.3
—atypical (single episode) F32.8
—psychotic (single episode) F32.3
——recurrent F33.3
—recurrent (see also Disorder, depressive, recurrent) F33.9
—climacteric, involutional (single episode) F32.8
—agitated (single episode) F32.2
—acute F32.9
—seasonal (see also Disorder, depressive, recurrent) F33.9
—anxiety F41.2
——persistent F34.1
—mental F32.9
—post-schizophrenic F20.4
—post-psychotic of schizophrenia F20.4
—psychoneurotic F34.1
—menopausal (single episode) F32.8
—senile F03
—endogenous (without psychotic symptoms) F33.2
——with psychotic symptoms F33.3
—nervous, neurotic F34.1
specified NEC (single episode) F32.8
—perinatal P96.8
—psychogenic (reactive) (single episode) F32.9
—severe, single episode F32.2
—hysterical F44.8
—masked (single episode) F32.8
—manic-depressive - see Disorder, depressive, recurrent
—vital (recurrent) (without psychotic symptoms) F33.2
——with psychotic symptoms F33.3
——single episode F32.2

Depression, Suppression
—cerebral R29.8
——newborn P91.4

抑制——*续前页*
—呼吸中枢 G93.8
—卵巢分泌 E28.3
—泌乳 O92.5
—尿，尿分泌 R34
—肾(另见 衰竭，肾) N19
—月经 N94.8
抑制，性高潮(女性)(男性) F52.3
抑制剂，系统性红斑狼疮，存在 D68.6

Depression, Suppression——*continued*
—respiratory center G93.8
—ovarian secretion E28.3
—lactation O92.5
—urine, urinary secretion R34
—renal (see also Failure, renal) N19
—menstruation N94.8
Inhibition, orgasm (female) (male) F52.3
Inhibitor, systemic lupus erythematosus, presence D68.6

yì 易

易半脱位髋 Q65.6
易出血者(家族性)(遗传性)(另见 缺陷，凝血) D68.9
易激(惹)
—肠(综合征) K58.9
——伴有腹泻 K58.0
——心因性 F45.3
—大脑，新生儿 P91.3
—回肠 K59.8
—交感神经 G90.8
—结肠 K58.9
——伴有腹泻 K58.0
——心因性 F45.3
—空肠 K59.8
—髋 M24.8
—尿道 N36.8
—膀胱 N32.8
—十二指肠 K59.8
—胃 K31.8
——心因性 F45.3
—心脏(心因性) F45.3
—婴儿 R68.1
—直肠 K59.8
易脱位髋，先天性 Q65.6
易位
—平衡
——常染色体 Q95.9
———正常个体的 Q95.0
——染色体 Q95.9
———正常个体的 Q95.0
—染色体 NEC Q99.8

Subluxatable hip Q65.6
Bleeder (familial) (hereditary) (see also Defect, coagulation) D68.9
Irritable
—bowel (syndrome) K58.9
——with diarrhea K58.0
——psychogenic F45.3
—cerebral, in newborn P91.3
—ileum K59.8
—sympathetic G90.8
—colon K58.9
——with diarrhea K58.0
——psychogenic F45.3
—jejunum K59.8
—hip M24.8
—urethra N36.8
—bladder N32.8
—duodenum K59.8
—stomach K31.8
——psychogenic F45.3
—heart (psychogenic) F45.3
—infant R68.1
—rectum K59.8
Dislocatable hip, congenital Q65.6
Translocation
—balanced
——autosomal Q95.9
———in normal individual Q95.0
——chromosomes Q95.9
———in normal individual Q95.0
—chromosomes NEC Q99.8

易位	**Translocation**
一三体性	一trisomy
一一13 Q91.6	一一13 Q91.6
一一18 Q91.2	一一18 Q91.2
一一21 Q90.2	一一21 Q90.2
一唐氏综合征[先天愚型] Q90.2	一Down's syndrome Q90.2
易性症 F64.0	**Transsexualism F64.0**

yì 疫

疫苗接种后反应或并发症 - 见 并发症，接种	**Postvaccinal reaction or complication - see Complications, vaccination**

yì 意

意识错乱，混浊 R41.0	**Confusion, confused R41.0**
一癫痫性 F05.8	一epileptic F05.8
一反应性(由于情绪应激，心理创伤) F44.8	一reactive (from emotional stress, psychological trauma) F44.8
一精神状态(心因性) F44.8	一mental state (psychogenic) F44.8
一心因性 F44.8	一psychogenic F44.8
意识丧失 R40.2	**Unconscious(ness) R40.2**
意外(损伤)	**Accident**
一出生 - 见 出生，损伤	一birth - see Birth, injury
一大脑[脑血管] I64	一cerebral I64
一冠状动脉(另见 梗死，心肌) I21.9	一coronary (see also Infarct, myocardium) I21.9
一脑血管，颅脑血管 I64	一vascular, brain, cerebrovascular, craniovascular I64
一一陈旧性 I69.4	一一old I69.4
一一出血性 I61.9	一一hemorrhagic I61.9
一心血管(另见 病，心血管) I51.6	一cardiovascular (see also Disease, cardiovascular) I51.6
一心脏(另见 梗死，心肌) I21.9	一cardiac (see also Infarct, myocardium) I21.9
一在妊娠中，对母亲	一during pregnancy, to mother
一一影响到胎儿或新生儿 P00.5	一一affecting fetus or newborn P00.5
意外的 - 见情况	**Accidental - see condition**
意外事故(预防性)(治疗性)(另见 并发症) T88.9	**Misadventure (prophylactic) (therapeutic) (see also Complications) T88.9**
一放射治疗 NEC T66	一radiotherapy NEC T66
一辐射 NEC T66	一radiation NEC T66
一给予胰岛素 T38.3	一administration of insulin T38.3
一接种或其他免疫学的操作 - 见 并发症，接种	一vaccination or other immunological procedure - see Complications, vaccination
一局部应用(热敷、膏药，等) T88.9	一local applications (of fomentations, plasters, etc.) T88.9
一一烧伤或烫伤 - 见 烧伤	一一burn or scald - see Burn
一一特指的 NEC T88.8	一一specified NEC T88.8

意外事故——*续前页* | **Misadventure**——*continued*

一手术操作(早期)(晚期) - 见 并发症，手术操作 | —surgical procedure (early) (late) - see Complications, surgical procedure

一输血 - 见 并发症，输血 | —transfusion - see Complications, transfusion

一输注 - 见 并发症，输注 | —infusion - see Complications, infusion

一特指的 NEC T88.8 | —specified NEC T88.8

一医疗照顾(早期)(晚期) T88.9 | —medical care (early) (late) T88.9

一一烧伤或烫伤 - 见 烧伤 | ——burn or scald - see Burn

一一特指的 NEC T88.8 | ——specified NEC T88.8

一一药物或化学制剂的有害效应 - 见 药物和化学制剂表 | ——adverse effect of drugs or chemicals - see Table of drugs and chemicals

意志缺失 R68.8 | **Abulia R68.8**

yì 溢

溢泪 H04.2 | **Epiphora H04.2**

溢液(鼻的)(另见 排出物) J34.8 | **Discharge, Hydrorrhea (nasal) (see also Discharge) J34.8**

一妊娠 - 见 破裂，胎膜，过早 | —pregnancy - see Rupture, membranes, premature

yì 翼

翼状胬肉(眼) H11.0 | **Pterygium (eye) H11.0**

一颈皮 Q18.3 | —colli Q18.3

yì 癔

癔症性癫痫 F44.5 | **Hysteroepilepsy F44.5**

癔症，癔症性(转换)(分离性状态) F44.9 | **Hysteria, hysterical (conversion) (dissociative state) F44.9**

一抽搐 F44.5 | —convulsions F44.5

一焦虑性 F41.8 | —anxiety F41.8

一精神病，急性 F44.9 | —psychosis, acute F44.9

癔症球 F45.8 | **Globus (hystericus) F45.8**

yīn 因

因经济情况而影响照料 Z59.9 | **Economic circumstances affecting care Z59.9**

因素 | **Factor(s)**

一精神性，与分类于他处的疾病有关的 F54 | —psychic, associated with diseases classified elsewhere F54

一心理学 | —psychological

一一或行为 | ——or behavioral

一一一影响全身性医疗情况 F54 | ———affecting general medical condition F54

一一影响躯体状况的 F54 | ——affecting physical conditions F54

yīn 阴

阴部的 - 见情况

阴唇的 - 见情况

阴道的 - 见情况

阴道积脓(另见 阴道炎) N76.0

阴道积血(伴有子宫积血或输卵管积血) N89.7

阴道积液(先天性) N89.8

阴道痉挛(反射) N94.2

－非器质性 F52.5

－继发性 N94.2

－心因性 F52.5

阴道旁炎(另见 阴道炎) N76.0

阴道膀胱炎(另见 阴道炎) N76.0

阴道疝[阴道脱垂] N81.1

阴道上皮内肿瘤 - 见 肿瘤，上皮内，阴道

阴道炎(急性) N76.0

－亚急性或慢性 N76.1

－慢性 N76.1

－并发于妊娠 O23.5

－－影响到胎儿或新生儿 P00.8

－产褥期(产后) O86.1

－后

－－流产(随后发生) O08.0

－－异位妊娠或葡萄胎妊娠 O08.0

－见于(由于)

－－蛲虫感染 B80† N77.1*

－－念珠菌病 B37.3† N77.1*

－－疱疹病毒性(单纯性疱疹)感染 A60.0† N77.1*

－结核性 A18.1† N77.1*

－绝经后萎缩性 N95.2

－老年性(萎缩性) N95.2

－淋病性，淋球菌性 A54.0

－－伴有脓肿(副腺)(尿道周) A54.1

－毛滴虫性 A59.0† N77.1*

－梅毒性(早期) A51.0

－－晚期 A52.7† N77.1*

－念珠菌性 B37.3† N77.1*

－萎缩性，绝经后期 N95.2

－性病性 NEC A64† N77.1*

－衣原体性 A56.0

－由于(阴道)毛滴虫引起的 A59.0† N77.1*

－真菌性(念珠菌性) B37.3† N77.1*

Pudenda, pudendum - see condition

Labia, labium - see condition

Vagina, vaginal - see condition

Pyocolpos (see also Vaginitis) N76.0

Hematocolpos (with hematometra or hematosalpinx) N89.7

Hydrocolpos (congenital) N89.8

Vaginismus (reflex) N94.2

－nonorganic F52.5

－secondary N94.2

－psychogenic F52.5

Paravaginitis (see also Vaginitis) N76.0

Colpocystitis (see also Vaginitis) N76.0

Colpocele N81.1

VAIN - see Neoplasia, intraepithelial, vagina

Colpitis, Vaginitis (acute) N76.0

－subacute or chronic N76.1

－chronic N76.1

－complicating pregnancy O23.5

－－affecting fetus or newborn P00.8

－puerperal (postpartum) O86.1

－following

－－abortion (subsequent episode) O08.0

－－ectopic or molar pregnancy O08.0

－in (due to)

－－pinworm infection B80† N77.1*

－－candidiasis B37.3† N77.1*

－－herpesviral (herpes simplex) infection A60.0† N77.1*

－tuberculous A18.1† N77.1*

－postmenopausal atrophic N95.2

－senile (atrophic) N95.2

－blennorrhagic, gonococcal A54.0

－－with abscess (accessory gland) (periurethral) A54.1

－trichomonal A59.0† N77.1*

－syphilitic (early) A51.0

－－late A52.7† N77.1*

－candidal, monilial B37.3† N77.1*

－atrophic, postmenopausal N95.2

－venereal NEC A64† N77.1*

－chlamydial A56.0

－due to Trichomonas (vaginalis) A59.0† N77.1*

－mycotic (candidal) B37.3† N77.1*

阴道周炎(另见 阴道炎) N76.0 **Perivaginitis (see also Vaginitis) N76.0**
阴蒂的 - 见情况 **Clitoris - see condition**
阴茎的 - 见情况 **Penis - see condition**
阴茎海绵体硬结症 N48.6 **Induratio penis plastica N48.6**
阴茎炎 N48.2 **Penitis N48.2**
阴茎异常勃起 N48.3 **Priapism N48.3**
阴冷 F52.0 **Frigidity F52.0**
阴囊的 - 见情况 **Scrotum - see condition**
阴囊乳糜肿(非丝虫性) I89.8 **Chylocele (nonfilarial) I89.8**
一鞘膜 N50.8 —tunica vaginalis N50.8
一一丝虫性(另见 丝虫病) B74.- † N51.8* ——filarial (see also Filaria) B74.-† N51.8*
一丝虫性(另见 丝虫病) B74.- † N51.8* —filarial (see also Filaria) B74.-† N51.8*
阴虱，意指耻骨区阴虱 B85.3 **Crabs, meaning pubic lice B85.3**
阴虱属侵染 - 见 虱病 **Phthirus infestation - see Phthiriasis**
阴影，肺 R91 **Shadow, lung R91**

yín 银

银沉着病，银质沉着病 NEC T56.8 **Argyria, argyriasis, argyrosis NEC T56.8**
一结膜 H11.1 —conjunctival H11.1
一由于药物或药剂 —from drug or medicament
一一过量或给错或服错药物 T37.8 ——overdose or wrong substance given or taken T37.8
一一恰当使用正确的物质 L81.8 ——correct substance properly administered L81.8
银屑病(曾译名 牛皮癣) L40.9 **Psoriasis L40.9**
一斑块状 L40.0 —plaque L40.0
一滴状 L40.4 —guttate L40.4
一关节病型 L40.5† M07.3* —arthropathic L40.5† M07.3*
一脓疱性(全身) L40.1 —pustular (generalized) L40.1
一一掌跖 L40.3 ——palmaris et plantaris L40.3
一钱币形 L40.0 —nummular L40.0
一屈侧 L40.8 —flexural L40.8
一特指的 NEC L40.8 —specified NEC L40.8
一寻常性 L40.0 —vulgaris L40.0

yín 龈

龈变性 K05.1 **Gingivosis K05.1**
龈出血 K06.8 **Ulorrhagia, ulorrhea K06.8**
龈口炎 K05.1 **Gingivostomatitis K05.1**
一坏死性溃疡性(急性) A69.1 —necrotizing ulcerative (acute) A69.1
一疱疹病毒性 B00.2 —herpesviral B00.2
龈舌炎 K14.0 **Gingivoglossitis K14.0**

龈炎 K05.1	**Gingivitis K05.1**
一急性 K05.0	一acute K05.0
一一坏死性 A69.1	一一necrotizing A69.1
一慢性(脱屑性)(增生性)(单纯边缘性)(溃疡性) K05.1	一chronic (desquamative) (hyperplastic) (simple marginal) (ulcerative) K05.1
一糙皮病性 E52† K93.8*	一pellagrous E52† K93.8*
一一急性坏死性 A69.1	一一acute necrotizing A69.1
一樊尚 A69.1	一Vincent's A69.1
一坏死性溃疡性(急性) A69.1	一necrotizing ulcerative (acute) A69.1

yǐn 引

引产术，影响到胎儿或新生儿 P03.8	**Induction of labor, affecting fetus or newborn P03.8**
引出	**Extraction**
一月经 Z30.3	一menstrual Z30.3

yǐn 饮

饮酒(史) F10.9	**Drinking (alcohol) (history of) F10.9**
一过量，过度 NEC F10.0	一excessive, to excess NEC F10.0
一一习惯性(频繁的) F10.2	一一habitual (continual) F10.2
一极度 F10.1	一heavy F10.1
一问题 F10.1	一problem F10.1
饮食	**Dietary**
一不足或缺乏 E63.9	一inadequacy or deficiency E63.9
一咨询和监督 Z71.3	一counseling and surveillance Z71.3
饮食过多 R63.2	**Hyperphagia R63.2**

yǐn 隐

隐孢子虫病 A07.2	**Cryptosporidiosis A07.2**
一人类免疫缺陷病毒(HIV)病所致 B20.8	一resulting from HIV disease B20.8
隐蔽型阴茎 Q55.6	**Concealed penis Q55.6**
隐睾症 Q53.9	**Cryptorchid, cryptorchism, cryptorchidism Q53.9**
一单侧 Q53.1	一unilateral Q53.1
一双侧 Q53.2	一bilateral Q53.2
隐孔吸虫病 B66.8	**Nanophyetiasis B66.8**
隐球菌病，隐球菌(感染)(新型细球菌) B45.9	**Cryptococcosis, Cryptococcus, Torulosis (infection) (neoformans) B45.9**
一播散性 B45.7	一disseminated B45.7
一大脑 B45.1† G05.2*	一cerebral B45.1† G05.2*
一大脑脑膜 B45.1† G02.1*	一meningocerebralis B45.1† G02.1*
一肺 B45.0† J99.8*	一pulmonary B45.0† J99.8*
一骨 B45.3† M90.2*	一bone, osseous B45.3† M90.2*

隐球菌病——*续前页*
—脑膜炎 B45.1† G02.1*
—皮肤 B45.2† L99.8*
—全身性 B45.7
—特指的 NEC B45.8
隐乳头炎(肛门) K62.8
隐窝炎(肛门)(直肠) K62.8
隐斜 H50.5
隐性的 - 见情况
隐眼 Q11.2
—综合征 Q87.0
隐子座菌病 J67.6

Cryptococcosis——*continued*
—meningitis B45.1† G02.1*
—cutaneous, skin B45.2† L99.8*
—generalized B45.7
—specified NEC B45.8
Cryptopapillitis (anus) K62.8
Cryptitis (anal) (rectal) K62.8
Heterophoria, Phoria H50.5
Latent - see condition
Cryptophthalmos Q11.2
—syndrome Q87.0
Cryptostromosis J67.6

yǐn 瘾

瘾(另见 依赖) - 编码于 F10-F19 伴有第四位数.2
—阿片和类阿片药 F11.2
—海洛因 F11.2
—甲醇 F10.2
—甲基类酒精 F10.2
—酒精(乙醇)(甲醇)(木醇) F10.2
——并发于妊娠、分娩或产褥期 O99.3
———影响到胎儿或新生儿 P04.3
——怀疑损害到胎儿而影响妊娠处理 O35.4
—苦艾酒 F10.2
—吗啡(类物质) F11.2
—烟草 F17.2
—烟碱[尼古丁] F17.2
—药物 F19.2
—乙醇 F10.2

Addiction (see also Dependence) - code to F10-F19 with fourth character .2
—opium and opioids F11.2
—heroin F11.2
—methyl alcohol F10.2
—methylated spirit F10.2
—alcohol, alcoholic (ethyl) (methyl) (wood) F10.2
——complicating pregnancy, childbirth or puerperium O99.3
———affecting fetus or newborn P04.3
——suspected damage to fetus affecting management of pregnancy O35.4
—absinthe F10.2
—morphine(-like substances) F11.2
—tobacco F17.2
—nicotine F17.2
—drug F19.2
—ethyl alcohol F10.2

yīng 婴

婴儿 - 另见 婴儿型
—不断哭闹，过度哭闹 R68.1
—活产(单胎) Z38.2
——出生于
———医院内 Z38.0
———医院外 Z38.1
——双胎 Z38.5
———出生于
————医院内 Z38.3
————医院外 Z38.4

Baby, Infant(s) - see also Infancy
—crying constantly, excessive crying R68.1
—liveborn (singleton) Z38.2
——born
———in hospital Z38.0
———outside hospital Z38.1
——twin Z38.5
———born
————in hospital Z38.3
————outside hospital Z38.4

婴儿——*续前页*
一活产(单胎) Z38.2
——多胎 NEC Z38.8
———出生于
————医院内 Z38.6
————医院外 Z38.7
一缺乏照料 T74.0
一松弛(综合征) P94.2
一糖尿病母亲的(综合征) P70.1
——妊娠糖尿病 P70.0
一易激惹儿童 R68.1
婴儿猝死综合征 R95
婴儿黑热病 B55.0
婴儿期多营养不良综合征 E40
婴儿松弛综合征(非特异性) P94.2
婴儿型，婴儿期 - 另见情况
一骨盆 M95.5
——伴有胎盆不称 O33.1
———引起梗阻性分娩 O65.1
———影响到胎儿或新生儿 P03.1
一乳糜泻 K90.0
一生殖器(青春期后) E30.0
——在妊娠或分娩中 NEC O34.8
———引起梗阻性分娩 O65.5
———影响到胎儿或新生儿 P03.8
一子宫(另见 婴儿型，生殖器) E30.0

Baby, Infant(s)——*continued*
—liveborn (singleton) Z38.2
——multiple NEC Z38.8
———born
————in hospital Z38.6
————outside hospital Z38.7
—lack of care T74.0
—floppy (syndrome) P94.2
—of diabetic mother (syndrome of) P70.1
——gestational diabetes P70.0
—irritable child R68.1
Cot death, Crib death R95
Ponos B55.0
Pluricarential syndrome of infancy E40
Floppy baby syndrome (nonspecific) P94.2
Infancy, infantile, infantilism - see also condition
—pelvis M95.5
——with disproportion (fetopelvic) O33.1
———causing obstructed labor O65.1
———affecting fetus or newborn P03.1
—celiac K90.0
—genitalia, genitals (after puberty) E30.0
——in pregnancy or childbirth NEC O34.8
———causing obstructed labor O65.5
———affecting fetus or newborn P03.8
—uterus (see also Infantile, genitalia) E30.0

yīng 鹦

鹦鹉病(早期先天性梅毒性假麻痹) A50.0

鹦鹉热 A70
一伴有肺炎 A70† J17.8*

Parrot's disease (early congenital syphilitic pseudoparalysis) A50.0
Parrot fever, Psittacosis A70
—with pneumonia A70† J17.8*

yíng 营

营养不良，营养障碍 E46
一贝克型[贝克肌营养不良] G71.0
一玻璃体视网膜 H35.5
一蛋白质 E46
——能量 E46
———轻度 E44.1
———中度 E44.0

Dystrophy, dystrophia, Malnutrition E46
—Becker's type G71.0
—vitreoretinal H35.5
—protein E46
——energy E46
———mild E44.1
———moderate E44.0

营养不良，营养障碍——*续前页*
一肌——*续前页*
——朗杜齐-德热里纳型 G71.0
——良性(贝克型)[贝克肌营养不良] G71.0
——面肩肱 G71.0
——先天性(遗传性)(进行性) G71.2
———肌强直性 G71.1
——严重的(迪谢内型) G71.0
——遗传性(进行性) G71.0
——远端 G71.0
——肢带 G71.0
一肌强直性 G71.1
一甲 L60.3
——先天性 Q84.6
一肩腓 G71.0
一交感神经(反射性) M89.0
一角膜(内皮性)(上皮性)(颗粒性)(遗传性)(格子状)(斑点状) H18.5
一莱登-默比乌斯 G71.0
一朗杜齐-德热里纳 G71.0
一卵巢 N83.8
一脉络膜(中心小区性)(广泛性)(回旋状)(遗传性)(视乳头周) H31.2
一毛发 L67.8
一母体，影响到胎儿或新生儿 P00.4
一皮肤 NEC L98.8
一缺乏照料，或被忽视(儿童)(婴儿) T74.8
一视网膜(白点状)(色素性)(卵黄性)(遗传性) H35.5
——见于
———全身性脂沉积症 E75.6† H36.8*
———脂贮积疾患 E75.-† H36.8*
一毯样视网膜 H35.5
一外阴 N90.4
一心肌(另见 变性，心肌) I51.5
一胸廓，窒息性 Q77.2
一眼 G71.0
一眼脑肾 E72.0
一眼咽 G71.0
一营养性 E45
一由于营养不良引起的 E45
一在妊娠、分娩或产褥期中 O25
一扎尔茨曼结节性 H18.4

Dystrophy, dystrophia, Malnutrition——*continued*
—muscular——*continued*
——Landouzy-Déjerine type G71.0
——benign (Becker type) G71.0
——facioscapulohumeral G71.0
——congenital (hereditary) (progressive) G71.2
———myotonic G71.1
——severe (Duchenne type) G71.0
——hereditary (progressive) G71.0
——distal G71.0
——limb-girdle G71.0
—myotonic, myotonica G71.1
—nail, unguium L60.3
——congenital Q84.6
—scapuloperoneal G71.0
—sympathetic (reflex) M89.0
—cornea (endothelial) (epithelial)(granular) (hereditary) (lattice) (macular) H18.5
—Leyden-Moebius G71.0
—Landouzy-Déjerine G71.0
—ovarian N83.8
—choroid (central areolar) (generalized) (gyrate) (hereditary) (peripapillary) H31.2
—hair L67.8
—maternal, affecting fetus or newborn P00.4
—skin NEC L98.8
—lack of care, or neglect (child) (infant) T74.8
—retinal (albipunctate) (pigmentary) (vitelliform) (hereditary) H35.5
——in
———systemic lipidoses E75.6† H36.8*
———lipid storage disorders E75.-† H36.8*
—tapetoretinal H35.5
—vulva N90.4
—myocardium, myocardial (see also Degeneration, myocardial) I51.5
—thoracic, asphyxiating Q77.2
—ocular G71.0
—oculocerebrorenal E72.0
—oculopharyngeal G71.0
—nutritional E45
—due to malnutrition E45
—in pregnancy, childbirth or puerperium O25
—Salzmann's nodular H18.4

yíng 蝇

硬变(肝)——*续前页*
一肝炎后的 K74.6
一梗阻性 – 见 硬变，胆汁性
一坏死后 K74.6
一一酒精性 K70.3
一混合型 K74.6
一间隔性 K74.6
一结节性 K74.6
一酒精性 K70.3
一克吕韦耶-鲍姆加滕 K74.6
一拉埃内克 K70.3
一一非酒精性 K74.6
一门静脉周的 K74.6
一门脉性 K74.6
一一酒精性 K70.3
一肾 – 见 硬化，肾
一停滞性 K76.1
一托德 K74.3
一萎缩性 – 见 硬变，肝
一夏科 K74.3
一小结节性 K74.6
一一酒精性 K70.3
一小梁性 K74.6
一心病性(肝的) K76.1
一胰腺(管) K86.8
一饮食性 K74.6
一印度儿童 K74.6
一营养性 K74.6
一一酒精性 K70.3
一原因不明的 - 见 硬变，肝

硬化(的)
一阿尔茨海默 G30.9
一一引起痴呆 G30.9† F00.9*
一斑块状 G35
一瓣膜(心脏) – 见 心内膜炎
一背侧索(脊髓) – 见 变性，混合
一播散性 G35
一侧索(肌萎缩型)(下行性)(原发性)(脊髓) G12.2
一大脑 – 见 硬化，脑
一岛屿状 G35
一动脉，小动脉性，动脉血管 – 见 动脉硬化

Cirrhosis, cirrhotic——*continued*
—posthepatitic K74.6
—obstructive – see Cirrhosis, biliary
—postnecrotic K74.6
——alcoholic K70.3
—mixed type K74.6
—septal K74.6
—nodular K74.6
—alcoholic K70.3
—Cruveilhier-Baumgarten K74.6
—Laennec's K70.3
——non-alcoholic K74.6
—periportal K74.6
—portal K74.6
——alcoholic K70.3
—kidney – see Sclerosis, renal
—stasis K76.1
—Todd's K74.3
—atrophic – see Cirrhosis, liver
—Charcot's K74.3
—micronodular K74.6
——alcoholic K70.3
—trabecular K74.6
—cardiac (of liver) K76.1
—pancreas (duct) K86.8
—dietary K74.6
—Indian childhood K74.6
—nutritional K74.6
——alcoholic K70.3
—cryptogenic - see Cirrhosis, liver

Sclerosis, sclerotic
—Alzheimer's G30.9
——dementia in G30.9† F00.9*
—plaques G35
—valve, valvular (heart) – see Endocarditis
—dorsolateral (spinal cord) – see Degeneration, combined
—disseminated G35
—lateral (amyotrophic) (descending) (primary) (spinal) G12.2
—cerebral – see Sclerosis, brain
—insular G35
—artery, arterial, arteriolar, arteriovascular – see Arteriosclerosis

硬化——*续前页*
—多发性(脑干)(大脑)(全身性)(脊髓) G35
—多腺体 E31.8
—二尖瓣 I05.8
—肺(另见 纤维化，肺) J84.1
——瓣膜(心脏)(另见 心内膜炎，肺) I37.8
——动脉 I27.0
—弗里德赖希(脊髓) G11.1
—肝 K74.1
——伴有纤维化 K74.2
———酒精性 K70.2
——酒精性 K70.2
——心源性 K76.1
—鼓膜 H73.8
—冠状(动脉) I25.1
—海绵体
——男性 N48.6
——女性 N90.8
—喉 J38.7
—后侧索(脊髓) - 见 变性，混合
—混合性(脊髓) - 另见 变性，混合
——多发性 G35
—肌萎缩型(外侧) G12.2
—脊(髓)(进行性) G95.8
——背侧索 - 见 变性，混合
——播散性 G35
——侧索(肌萎缩型) G12.2
——多发性 G35
——后索(梅毒性) A52.1† G32.8*
——混合性 - 另见 变性，混合
———多发性 G35
———梅毒性 A52.1† G32.0*
——遗传性(弗里德赖希)(混合型) G11.1
—角膜 H17.8
—结节性(脑) Q85.1
—进行性，全身性 M34.0
—晶状体，老年性核性 H25.1
—精索 N50.8
—静脉 I87.8
—局灶性和节段性(肾小球) - 编码于 N00-N07 伴有第四位数.1
—老年性(血管性) - 见 动脉硬化

Sclerosis, sclerotic——*continued*
—multiple (brain stem) (cerebral) (generalized) (spinal cord) G35
—pluriglandular, polyglandular E31.8
—mitral I05.8
—lung, pulmonary (see also Fibrosis, lung) J84.1
——valve (heart) (see also Endocarditis, pulmonary) I37.8
——artery I27.0
—Friedreich's (spinal cord) G11.1
—hepatic, liver K74.1
——with fibrosis K74.2
———alcoholic K70.2
——alcoholic K70.2
——cardiac K76.1
—tympanic membrane H73.8
—coronary (artery) I25.1
—corpus cavernosum
——male N48.6
——female N90.8
—larynx J38.7
—posterolateral (spinal cord) - see Degeneration, combined
—combined (spinal cord) - see also Degeneration, combined
——multiple G35
—amyotrophic (lateral) G12.2
—spinal (cord) (progressive) G95.8
——dorsolateral - see Degeneration, combined
——disseminated G35
——lateral (amyotrophic) G12.2
——multiple G35
——posterior (syphilitic) A52.1† G32.8*
——combined - see also Degeneration, combined
———multiple G35
———syphilitic A52.1† G32.0*
——hereditary (Friedreich's) (mixed form) G11.1
—cornea H17.8
—tuberous (brain) Q85.1
—progressive, systemic M34.0
—lens, senile nuclear H25.1
—funicular (spermatic cord) N50.8
—vein I87.8
—focal and segmental (glomerular)- code to N00-N07 with fourth character .1
—senile (vascular) - see Arteriosclerosis

硬化——*续前页*
一淋巴腺 I89.8
一卵巢 N83.8
一脉络膜 H31.1
一蒙克贝格 I70.2
一弥漫性(脑)(脊髓) G37.0
一脑 G37.9
一一播散性 G35
一一岛屿状 G35
一一动脉 I67.2
一一多发性 G35
一一干，多发性 G35
一一结节性 Q85.1
一一进行性家族性 E75.2
一一克拉伯 E75.2
一一老年性(动脉硬化性) I67.2
一一弥漫性 G37.0
一一一家族性(慢性)(婴儿) E75.2
一一一佩利措伊斯-梅茨巴赫型 E75.2
一一一婴儿(慢性)(家族性) E75.2
一一佩利措伊斯-梅茨巴赫[家族性脑白质病] E75.2
一一粟粒性 G35
一一叶萎缩性 G31.0
一一一引起痴呆 G31.0† F02.0*
一一婴儿(变性性)(弥漫性)(家族性) E75.2
一一早老性(阿尔茨海默) G30.0
一一一引起痴呆 G30.0† F00.0*
一脑脊髓(播散性)(多发性) G35
一脑血管 I67.2
一脑叶，萎缩性 G31.0
一一引起痴呆 G31.0† F02.0*
一球样体，弥漫性 E75.2
一全身性(血管)(另见 动脉硬化) M34.9
一一伴有
一一一肌病 M34.8† G73.7*
一一一累及肺 M34.8† J99.1*
一一进行性 M34.0
一一特指的 NEC M34.8
一一药物性 M34.2
一一由于化学制剂 NEC M34.2
一三尖(瓣)(心脏) I07.8
一上行性多发性 G35

Sclerosis, sclerotic——*continued*
—gland (lymphatic) I89.8
—ovary N83.8
—choroid H31.1
—Mönckeberg's I70.2
—diffuse (brain) (spinal cord) G37.0
—brain G37.9
——disseminated G35
——insular G35
——artery, arterial I67.2
——multiple G35
——stem, multiple G35
——tuberous Q85.1
——progressive familial E75.2
——Krabbe's E75.2
——senile (arteriosclerotic) I67.2
——diffuse G37.0
———familial (chronic) (infantile) E75.2
———Pelizaeus-Merzbacher type E75.2
———infantile (chronic) (familial) E75.2
——Pelizaeus-Merzbacher E75.2
——miliary G35
——atrophic lobar G31.0
———dementia in G31.0† F02.0*
——infantile (degenerative) (diffuse) (familial) E75.2
——presenile (Alzheimer's) G30.0
———dementia in G30.0† F00.0*
—cerebrospinal (disseminated) (multiple) G35
—cerebrovascular I67.2
—lobar, atrophic (of brain) G31.0
——dementia in G31.0† F02.0*
—globoid body, diffuse E75.2
—general, systemic (vascular) (see also Arteriosclerosis) M34.9
——with
———myopathy M34.8† G73.7*
———lung involvement M34.8† J99.1*
——progressive M34.0
——specified NEC M34.8
——drug-induced M34.2
——due to chemicals NEC M34.2
—tricuspid (heart) (valve) I07.8
—ascending multiple G35

硬化——*续前页*
一肾 N26
——伴有
———高血压(另见 高血压，肾性) I12.9
———高血压性心脏病(在 I11.-中的情况)(另见 高血压，心肾性) I13.9
———胱氨酸贮积病 E72.0† N29.8*
——小动脉性(玻璃样)(增生性)(另见 高血压，肾性) I12.9
一肾上(腺) E27.8
一视网膜(老年性)(血管性) H35.0
一同心性(巴洛) G37.5
一胃 K31.8
一希氏束 I44.3
一小脑 - 见 硬化，脑
一小叶中心性，家族性 E75.2
一心肌 I25.1
一心内膜下，先天性 I42.4
一心肾性(另见 高血压，心肾性) I13.9
一心血管(另见 病，心血管) I51.6
——肾(另见 高血压，心肾性) I13.9
一心脏 I25.1
一血管性 - 见 动脉硬化
一延髓，多发性 G35
一遗传性
——脊柱(弗里德赖希共济失调) G11.1
——小脑 G11.9
一胰腺 K86.8
一阴茎 N48.6
一原发性，侧索 G12.2
一早老性(阿尔茨海默) G30.0
——引起痴呆 G30.0† F00.0*
一周围动脉 I70.2
一主动脉 I70.0
——瓣膜(另见 心内膜炎，主动脉) I35.8
一锥体束外 G25.9

硬化病
一成人 M34.8
一水肿(新生儿)[新生儿硬化病] P83.0
一新生儿 P83.0

Sclerosis, sclerotic——*continued*
—kidney, renal N26
——with
———hypertension (see also Hypertension, kidney) I12.9
———hypertensive heart disease (conditions in I11.-) (see also Hypertension, cardiorenal) I13.9
———cystine storage disease E72.0† N29.8*
——arteriolar (hyaline) (hyperplastic) (see also Hypertension, kidney) I12.9
—adrenal (gland) E27.8
—retina (senile) (vascular) H35.0
—concentric (Baló) G37.5
—stomach K31.8
—bundle of His I44.3
—cerebellar - see Sclerosis, brain
—centrolobar, familial E75.2
—myocardium, myocardial I25.1
—subendocardial, congenital I42.4
—cardiorenal (see also Hypertension, cardiorenal) I13.9
—cardiovascular (see also Disease, cardiovascular) I51.6
——renal (see also Hypertension, cardiorenal) I13.9
—cardiac I25.1
—vascular - see Arteriosclerosis
—bulbar, multiple G35
—hereditary
——spinal (Friedreich's ataxia) G11.1
——cerebellar G11.9
—pancreas K86.8
—penis N48.6
—primary, lateral G12.2
—presenile (Alzheimer's) G30.0
——dementia in G30.0† F00.0*
—peripheral arteries I70.2
—aorta, aortic I70.0
——valve (see also Endocarditis, aortic) I35.8
—extrapyramidal G25.9

Sclerema
—adultorum M34.8
—edematosum (newborn) P83.0
—adiposum (newborn) P83.0

硬结(性)	**Induration, indurated**
一肺(慢性)(纤维瘤)(另见 纤维化，肺) J84.1	—lung (chronic) (fibroid) (see also Fibrosis, lung) J84.1
一肝(慢性) K76.8	—liver (chronic) K76.8
一静脉炎性 - 见 静脉炎	—phlebitic - see Phlebitis
一阔韧带 N83.8	—broad ligament N83.8
一脑 G93.8	—brain G93.8
一皮肤 R23.4	—skin R23.4
一乳房(纤维性) N64.5	—breast (fibrous) N64.5
一一产褥期、产后 O92.2	——puerperal, postpartum O92.2
一阴茎海绵体 N48.6	—corpora cavernosa (penis) (plastic) N48.6
硬膜外的 - 见情况	**Epidural - see condition**
硬膜下的 - 见情况	**Subdural - see condition**
硬囊卵巢综合征 E28.2	**Sclerocystic ovary syndrome E28.2**
硬脑(脊)膜炎(粘连性)(基底)(大脑)(脊髓)(另见 脑膜炎) G03.9	**Pachymeningitis, Perimeningitis (adhesive) (basal) (cerebral) (spinal) (see also Meningitis) G03.9**
硬皮病(弥漫性)(全身性) M34.9	**Dermatosclerosis, Scleroderma, sclerodermia (diffuse)(generalized) M34.9**
一肺 M34.8† J99.1*	—pulmonary M34.8† J99.1*
一局部性，局限性 L94.0	—localized, circumscribed L94.0
一线状 L94.1	—linear L94.1
一新生儿 P83.8	—newborn P83.8
硬纤维瘤(腹部外的)(瘤)(M8821/1) - 另见 肿瘤，结缔组织，动态未定	**Desmoid (extra-abdominal) (tumor)(M8821/1) - see also Neoplasm, connective tissue, uncertain behavior**
一腹部的(M8822/1) D48.1	—abdominal (M8822/1) D48.1
硬肿病	**Scleredema**
一布施克 M34.8	—Buschke's M34.8
一成人 M34.8	—adultorum M34.8
一新生儿[新生儿硬化病] P83.0	—newborn P83.0

yōng 拥

拥挤恐怖 F40.0	**Ochlophobia F40.0**

yōng 痈

痈(另见 脓肿，按部位) L02.9	**Carbuncle (see also Abscess, by site) L02.9**
一鼻 J34.0	—nose J34.0
一恶性 A22.0	—malignant A22.0
一耳(外)(中) H60.0	—ear (external) (middle) H60.0
一耳廓 H60.0	—auricle, ear H60.0
一海绵体 N48.2	—corpus cavernosum N48.2
一眶 H05.0	—orbit, orbital H05.0

痈——*续前页*
—泪
——道(管)(囊) H04.3
——腺 H04.0
—尿道 N34.0
—肾(另见 脓肿，肾) N15.1
—外耳道 H60.0
—外阴 N76.4
—眼睑 H00.0
—阴唇(大)(小) N76.4
—阴茎 N48.2

Carbuncle——*continued*
—lacrimal
——passages (duct) (sac) H04.3
——gland H04.0
—urethra N34.0
—kidney (see also Abscess, kidney) N15.1
—external auditory canal H60.0
—vulva N76.4
—eyelid H00.0
—labium (majus) (minus) N76.4
—penis N48.2

yǒng 永

永存[存留](先天性)
—玻璃样[透明样]
——动脉(一般为不完全性) Q14.0
——系统 Q14.8
—肠道内胰腺组织 Q43.8
—处女膜，在妊娠或分娩中 O34.7
—镫骨动脉 Q16.3
—动脉导管(博塔洛) Q25.0
—动脉干或共同干 Q20.0
—窦
——静脉，伴有右心房结合不良 Q26.8
——泌尿生殖
———男性 Q55.8
———女性 Q52.8
—房室管 Q21.2
—肛膜 Q42.3
——伴有瘘 Q42.2
—加特纳管[卵巢冠纵管] Q50.6
—甲，异常的 Q84.6
—甲状舌管 Q89.2
—睫状体视网膜动脉或静脉 Q14.8
—晶状体血管膜 Q12.2
—卷曲
——输卵管 Q50.6
——主动脉弓 Q25.4
—克洛凯管 Q14.0
—孔
——博塔洛 Q21.1
——卵圆 Q21.1

Persistence, persistent (congenital)
—hyaloid
——artery (generally incomplete) Q14.0
——system Q14.8
—pancreatic tissue in intestinal tract Q43.8
—hymen, in pregnancy or childbirth O34.7
—arteria stapedia Q16.3
—ductus arteriosus (botalli) Q25.0
—truncus arteriosus or communis Q20.0
—sinus
——venosus with imperfect incorporation in right auricle Q26.8
——urogenitalis
———male Q55.8
———female Q52.8
—atrioventricular canal Q21.2
—anal membrane Q42.3
——with fistula Q42.2
—Gartner's duct Q50.6
—nail(s), anomalous Q84.6
—thyroglossal duct Q89.2
—cilioretinal artery or vein Q14.8
—tunica vasculosa lentis Q12.2
—convolutions
——fallopian tube, oviduct, uterine tube Q50.6
——aortic arch Q25.4
—canal of Cloquet Q14.0
—foramen
——botalli Q21.1
——ovale Q21.1

永存——*续前页*	**Persistence, persistent**——*continued*
一口	一ostium
一一第一房间隔 Q21.2	一一primum Q21.2
一一第二房间隔[继发孔型房间隔缺损] Q21.1	一一secundum Q21.1
一一共同房室 Q21.2	一一atrioventriculare commune Q21.2
一卵黄管 Q43.0	一vitelline duct Q43.0
一梅克尔憩室[麦克尔憩室] Q43.0	一Meckel's diverticulum Q43.0
一囊(不透明的) Q12.8	一capsule (opaque) Q12.8
一脐肠系膜管 Q43.0	一omphalomesenteric duct Q43.0
一脐尿管 Q64.4	一urachus Q64.4
一鳃裂 Q18.0	一branchial cleft Q18.0
一双主动脉弓 Q25.4	一double aortic arch Q25.4
一输卵管内卵巢胎性剩余 Q50.6	一ovarian rests in fallopian tube Q50.6
一胎儿	一fetal
一一宫颈型 Q51.8	一一form of cervix (uteri) Q51.8
一胎毛 Q84.2	一lanugo Q84.2
一瞳孔膜 Q13.8	一pupillary membrane Q13.8
一泄殖腔 Q43.7	一cloaca Q43.7
一右位主动脉弓 Q25.4	一right aortic arch Q25.4
一原发性	一primary
一一玻璃体增生 Q14.0	一一vitreous hyperplasia Q14.0
一左	一left
一一后主静脉 Q26.8	一一posterior cardinal vein Q26.8
一一上腔静脉 Q26.1	一一superior vena cava Q26.1
一一主动脉根伴有右位主动脉弓 Q25.4	一一root with right arch of aorta Q25.4
一左心室内心球 Q21.8	一bulbus cordis in left ventricle Q21.8

yòng 用

用力过度(效应)(衰竭) T73.3	**Overexertion (effects) (exhaustion) T73.3**
用力呼吸(另见 通气过度) R06.4	**Labored breathing (see also Hyperventilation) R06.4**
用力综合征(心因性) F45.3	**Effort syndrome (psychogenic) F45.3**

yōu 忧

忧郁 - 见 抑郁	**Depression**
忧郁症 F32.9	**Melancholia F32.9**
一老年性 F03	一senile F03

yōu 幽

幽闭恐怖 F40.2	**Claustrophobia F40.2**
幽门的 - 见情况	**Pylorus, pyloric - see condition**

幽门痉挛(反射) NEC K31.3	**Pylorospasm (reflex) NEC K31.3**
一神经症性 F45.3	一neurotic F45.3
一先天性或婴儿 Q40.0	一congenital or infantile Q40.0
一心因性 F45.3	一psychogenic F45.3
幽门炎 K29.9	**Pyloritis K29.9**

yóu 尤

尤尔病[羊皮纸样右心室] **Q24.8**	**Uhl's disease Q24.8**
尤因肉瘤或瘤**(M9260/3) -** 见 肿瘤，骨，恶性	**Ewing's sarcoma or tumor (M9260/3) - see Neoplasm, bone, malignant**

yóu 由

由于或与躯体状况有关而引起的精神病发作 **F06.9**	**Psychotic episode due to or associated with physical condition F06.9**
由于有蔓母草引起的鱼寄生物感染 **B88.8**	**Ichthyoparasitism due to Vandellia cirrhosa B88.8**

yóu 疣

疣(普通)(指状)(丝状)(传染性)(幼年)(足底)(病毒性)(扁平)(幼年扁平型)(单纯性)(寻常) B07	**Wart(common)(digitate)(filiform)(infectious)(juvenile) (plantar) (viral) (plana)(plana juvenilis)(plantaris)(simplex)(vulgaris) B07**
一秘鲁 A44.1	一Peruvian A44.1
一肛门生殖器区(性病性) A63.0	一anogenital region (venereal) A63.0
一哈索尔(角膜的) H18.4	一Hassal-Henle's (of cornea) H18.4
一尖锐湿 A63.0	一acuminata A63.0
一结核性(原发性) A18.4	一tuberculosa (primary) A18.4
一老年性(皮脂溢性) L82	一senile (seborrheic) L82
一尸毒性(原发性)(结核性) A18.4	necrogenica (primary) (tuberculosa) A18.4
一外生殖器(性病性) A63.0	一external genital organs (venereal) A63.0
一性病湿 A63.0	一venereal A63.0
一脂溢性，皮脂溢性 L82	一seborrheic, seborrheica L82
疣症(另见 疣) B07	**Verrucosities (see also Verruca) B07**
疣状表皮发育不良 B07	**Epidermodysplasia verruciformis B07**

yóu 游

游动脾 D73.8	**Lien migrans D73.8**
游离 - 另见情况	**Loose - see also condition**
一体	一body
一一关节，除外膝 M24.0	一一joint, except knee M24.0
一一鞘，腱 M67.8	一一sheath, tendon M67.8
一一膝 M23.4	一一knee M23.4
一牙 K08.8	一tooth, teeth K08.8

yǒu 有

yòu 右

yòu 幼

yòu 釉

yū 纡

yū 瘀

yú 鱼

yú 愚

yǔ 与

yǔ 语

语词性	**Word**
一耳聋(先天性)(发育性) F80.2	—deafness (congenital) (developmental) F80.2
语法缺失 R48.8	**Agrammatism R48.8**
语言消失 R48.8	**Abolition, language R48.8**

yù 郁

郁滞 - 现译名 停滞	**Stasis**

yù 预

预防性	**Prophylactic**
一措施 Z29.9	—measure Z29.9
——特指的 NEC Z29.8	——specified NEC Z29.8
一化疗 Z29.2	—chemotherapy Z29.2
一给予	—administration of
——抗生素类 Z29.2	——antibiotics Z29.2
——免疫血清(免疫球蛋白) Z29.1	——immune sera (immunoglobulin) Z29.1
一绝育 Z30.2	—sterilization Z30.2
一免疫疗法 Z29.1	—immunotherapy Z29.1
一器官去除(为肿瘤处理) Z40.0	—organ removal (for neoplasia management) Z40.0
一手术 Z40.9	—surgery Z40.9
——特指的 NEC Z40.8	——specified NEC Z40.8
——与恶性肿瘤有关的危险因素的 Z40.0	——for risk factors related to malignant neoplasm Z40.0
预激房室传导 I45.6	**Pre-excitation atrioventricular conduction I45.6**

yuán 原

原虫 - 另见情况	**Protozoal - see also condition**
一病 B64	—disease B64
——特指的 NEC B60.8	——specified NEC B60.8
原单核细胞的 - 见情况	**Monoblastic - see condition**
原发性的 - 见情况	**Primary - see condition**
原发性肺动脉高压 I27.0	**Ayerza's disease or syndrome I27.0**
原淋巴细胞的 - 见情况	**Lymphoblastic - see condition**
原淋巴细胞瘤(弥漫性)(M9685/3) C83.5	**Lymphoblastoma (diffuse) (M9685/3) C83.5**
原田病或综合征 H30.8	**Harada's disease or syndrome H30.8**

原位癌(M8010/2) - 另见 肿瘤，原位

一表皮样(M8070/2) - 另见 肿瘤，原位
一一伴有可疑间质侵袭(M8076/2)
一一一宫颈 D06.9
一一一特指部位 NEC - 见 肿瘤，原位
一一一未特指部位 D06.9
一一鲍恩型(M8081/2) - 见 肿瘤，皮肤，原位

一导管内(M8500/2)
一一乳房 D05.1
一一特指部位 NEC - 见 肿瘤，原位
一一未特指部位 D05.1
一见于
一一息肉 NEC(M8210/2)
一一腺瘤息肉(M8210/2)
一鳞状细胞(M8070/2) - 另见 肿瘤，原位
一一伴有可疑间质侵袭 (M8076/2)
一一一宫颈 D06.9
一一一特指部位 NEC - 见 肿瘤，原位
一一一未特指部位 D06.9
一乳房 NEC D05.9
一乳头状(M8050/2) - 见 肿瘤，原位
一小叶性(M8520/2)
一一伴有
一一一导管内(M8522/2)
一一一一乳房 D05.7
一一一一特指部位 NEC - 见 肿瘤，原位
一一一一未特指部位 D05.7
一一一浸润性导管(M8522/3)
一一一一乳房 C50.9
一一一一特指部位 NEC - 见 肿瘤，恶性
一一一一未特指部位 C50.9
一一乳房 D05.0
一一特指部位 NEC - 见 肿瘤，原位
一一未特指部位 D05.0
一移行细胞(M8120/2) - 见 肿瘤，原位

原位腺癌(M8140/2) - 另见 肿瘤，原位

一见于
一一息肉，腺瘤(M8210/2)
一一腺瘤(息肉样)(小管性)(M8210/2)
一一一管状绒毛状(M8263/2)
一一一绒毛状(M8261/2)
一乳房 D05.9

Carcinoma in situ (M8010/2) - see also Neoplasm, in situ

—epidermoid (M8070/2) - see also Neoplasm, in situ
——with questionable stromal invasion (M8076/2)
———cervix D06.9
———specified site NEC - see Neoplasm, in situ
———unspecified site D06.9
——Bowen's type (M8081/2) - see Neoplasm, skin, in situ
—intraductal (M8500/2)
——breast D05.1
——specified site NEC - see Neoplasm, in situ
——unspecified site D05.1
—in
——polyp NEC (M8210/2)
——adenomatous polyp (M8210/2)
—squamous cell (M8070/2) - see also Neoplasm, in situ
——with questionable stromal invasion (M8076/2)
———cervix D06.9
———specified site NEC - see Neoplasm, in situ
———unspecified site D06.9
—breast NEC D05.9
—papillary (M8050/2) - see Neoplasm, in situ
—lobular (M8520/2)
——with
———intraductal (M8522/2)
————breast D05.7
————specified site NEC - see Neoplasm, in situ
————unspecified site D05.7
———infiltrating duct (M8522/3)
————breast C50.9
————specified site NEC - see Neoplasm, malignant
————unspecified site C50.9
——breast D05.0
——specified site NEC - see Neoplasm, in situ
——unspecified site D05.0
—transitional cell (M8120/2) - see Neoplasm, in situ

Adenocarcinoma in situ (M8140/2) - see also Neoplasm, in situ

—in
——polyp, adenomatous (M8210/2)
——adenoma (polypoid) (tubular) (M8210/2)
———tubulovillous (M8263/2)
———villous (M8261/2)
—breast D05.9

原因
—外部，全身性效应 T75.8
—未述及(疾病) R69
——为致死原因 R99
—未知(疾病) R69
——为致死原因 R99
原因不明的发热[PUO] R50.9
原因不确定 R69
原因不知的
—疾病 R69
—死亡 R99

Cause
—external, general effects T75.8
—not stated (morbidity) R69
——mortality R99
—unknown (morbidity) R69
——mortality R99
PUO (pyrexia of unknown origin) R50.9
Undetermined cause R69
Unknown cause of
—morbidity R69
—mortality R99

yuán 圆

圆形
—背(伴有楔形椎骨) M40.2
——佝偻病的晚期效应 E64.3
—蠕虫(大)(侵染) NEC B82.0
——蛔虫病 B77.-
圆柱瘤(M8200/3) - 另见 肿瘤，恶性
—皮肤(M8200/0) - 见 肿瘤，皮肤，良性
—外分泌性皮肤(M8200/0) - 见 肿瘤，皮肤，良性
圆锥(先天性)(任何类型) Q14.8
—后天性 H35.3
——角膜 H18.6
—脊髓综合征 G95.8
圆锥角膜 H18.6
—见于唐氏综合征 Q90.-† H19.8*
—先天性 Q13.4
圆锥晶状体(前)(先天性)(后) Q12.8
圆锥形
—宫颈(肥大性延长) N88.4
—角膜 H18.6
—牙 K00.2

Round
—back (with wedging of vertebrae) M40.2
——late effect of rickets E64.3
—worms (large) (infestation) NEC B82.0
——Ascariasis B77.-
Cylindroma (M8200/3) - see also Neoplasm, malignant
—skin (M8200/0) - see Neoplasm, skin, benign
—eccrine dermal (M8200/0) - see Neoplasm, skin, benign
Conus (congenital) (any type) Q14.8
—acquired H35.3
——cornea H18.6
medullaris syndrome G95.8
Keratoconus H18.6
—in Down's syndrome Q90.-† H19.8*
—congenital Q13.4
Lenticonus (anterior) (congenital) (posterior) Q12.8
Conical
—cervix (hypertrophic elongation) N88.4
—cornea H18.6
—teeth K00.2

yuán 猿

猿样骨盆 Q74.2
—伴有胎盆不称 O33.0
——引起梗阻性分娩 O65.0
——影响到胎儿或新生儿 P03.1

Pithecoid pelvis Q74.2
—with disproportion (fetopelvic) O33.0
——causing obstructed labor O65.0
——affecting fetus or newborn P03.1

yuǎn 远

远距放射疗法的有害效应 **NEC T66** **Teletherapy, adverse effect NEC T66**
远视(先天性) **H52.0** **Farsightedness, Hyperopia, Hypermetropia (congenital) H52.0**
远中殆 **K07.2** **Disto-occlusion K07.2**
远中磨牙(第四磨牙) **K00.1** **Distomolar (fourth molar) K00.1**
一引起拥挤 K07.3 —causing crowding K07.3

yuè 月

月经 **Menstruation, Menstrual**
一不规则 N92.6 —irregular N92.6
一一特指的 NEC N92.5 ——specified NEC N92.5
一代偿性(鼻的) N94.8 —vicarious (nasal) N94.8
一过多(伴有规则周期) N92.0 —excessive (with regular cycle) N92.0
一一伴有不规则周期 N92.1 ——with irregular cycle N92.1
一一青春期 N92.2 ——at puberty N92.2
一过少(另见 月经稀发) N91.5 —scanty (see also Oligomenorrhea) N91.5
一疾患 N92.6 —disorder N92.6
一一心因性 F45.8 ——psychogenic F45.8
一间隔缩短(不规则) N92.1 —shortened intervals (irregular) N92.1
一量多 N92.0 —heavy N92.0
一膜性 N92.5 —membranous N92.5
一逆行性 N92.5 —retrograde N92.5
一频繁 N92.0 —frequent N92.0
一妊娠中 O20.8 —during pregnancy O20.8
一少(另见 月经稀发) N91.5 —rare (see also Oligomenorrhea) N91.5
一疼痛(另见 痛经) N94.6 —painful (see also Dysmenorrhea) N94.6
一一原发性 N94.4 ——secondary N94.4
一一继发性 N94.5 ——primary N94.5
一一心因性 F45.8 ——psychogenic F45.8
一调节 Z30.3 —regulation Z30.3
一无 - 见 闭经 —absent - see Amenorrhea
一稀少(另见 月经稀发) N91.5 —infrequent (see also Oligomenorrhea) N91.5
一延长 N92.5 —protracted N92.5
一抑制 N94.8 —suppression N94.8
一引出 Z30.3 —extraction Z30.3
一隐性 N92.5 —latent N92.5
一早发 E30.1 —precocious E30.1
一周期，不规则 N92.6 —cycle, irregular N92.6
一周期，正常 Z71.1 —period, normal Z71.1
一潴留 N94.8 —retained N94.8

月经初潮	**Menarche**
一延迟 E30.0	—delayed E30.0
一早发 E30.1	—precocious E30.1
月经过多(原发性) N92.0	**Hypermenorrhea, Menorrhagia (primary) N92.0**
一更年期 N92.4	—climacteric N92.4
一一绝经期 N92.4	——menopausal N92.4
一更年前期或绝经前期 N92.4	—preclimacteric or premenopausal N92.4
一绝经后期 N95.0	—postclimacteric, postmenopausal N95.0
一绝经期 N92.4	—menopausal N92.4
一青春期(月经潴留) N92.2	—puberal (menses retained) N92.2
月经过频 N92.0	**Epimenorrhea N92.0**
月经过少(另见 月经稀发) N91.5	**Hypomenorrhea (see also Oligomenorrhea) N91.5**
月经频多 N92.1	**Menometrorrhagia N92.1**
月经频发 N92.0	**Polymenorrhea N92.0**
月经稀发 N91.5	**Oligomenorrhea N91.5**
一原发性 N91.3	—primary N91.3
一继发性 N91.4	—secondary N91.4
月经障碍 N92.6	**Paramenia N92.6**
月经潴留 N94.8	**Menses, retention N94.8**

yuè 阅

阅读不能 – 现译名 失读症	**Alexia**
阅读困难 – 现译名 诵读困难	**Dyslexia**

yūn 晕

晕动病(乘坐任何机动车造成的) T75.3	**Motion sickness (from any vehicle) T75.3**
晕厥(发作) R55	**Fainting, Syncope (fit) R55**
一颈动脉窦性 G90.0	—carotid sinus G90.0
一剧咳后 R05	tussive R05
一热性 T67.1	—heat T67.1
一心动过缓 R00.1	—bradycardia R00.1
一心因性 F48.8	—psychogenic F48.8
一心脏性 R55	—cardiac, heart R55
一血管收缩性 R55	—vasoconstriction R55
一由于脊柱(腰)穿刺引起的 G97.1	—due to spinal (lumbar) puncture G97.1
一原因不明致命性 R96.0	—fatal unexplained R96.0
晕轮，视力 H53.1	**Halo, visual H53.1**

yún 云

云林病(另见 结节病) D86.9	**Jüngling 's disease (see also Sarcoidosis) D86.9**
云翳，角膜 H17.8	**Nebula, cornea H17.8**

yùn 孕

孕产妇情况，影响到胎儿或新生儿 - 见 母体情况	**Maternal condition, affecting fetus or newborn**
孕产妇医疗(为)(已知)(可疑的)	**Maternal care (for) (known) (suspected)**
—不稳定产式 O32.0	—unstable lie O32.0
—多胎妊娠伴有一个或多个胎儿先露异常 O32.5	—multiple gestation with malpresentation of one fetus or more O32.5
—复合性先露 O32.6	—compound presentation O32.6
—腹腔妊娠中能活胎儿 O36.7	—viable fetus in abdominal pregnancy O36.7
—宫颈机能不全 O34.3	—cervical incompetence O34.3
—横产式和斜产式 O32.2	—transverse and oblique lie O32.2
—瘤，子宫体 O34.1	—tumor, corpus uteri O34.1
—面、额和颏先露 O32.3	—face, brow and chin presentation O32.3
—染色体异常，胎儿 O35.1	—chromosomal abnormality, fetus O35.1
—伤及胎儿，由于	—damage to fetus from
——辐射 O35.6	——radiation O35.6
——酒精 O35.4	——alcohol O35.4
——母体	——maternal
———病毒性疾病 O35.3	———viral disease O35.3
———风疹 O35.3	———rubella O35.3
———弓形虫病 O35.8	———toxoplasmosis O35.8
———酒精瘾 O35.4	———alcohol addiction O35.4
———巨细胞病毒感染 O35.3	———cytomegalovirus infection O35.3
———利斯特菌病 O35.8	———listeriosis O35.8
———药瘾 O35.5	———drug addiction O35.5
——药物 O35.5	——drugs O35.5
——医疗操作 NEC O35.7	——medical procedure NEC O35.7
—胎儿	—fetal
——脊柱裂 O35.0	——spina bifida O35.0
——缺氧(与产程和分娩无关) O36.3	——hypoxia (unrelated to labor and delivery) O36.3
——损伤 O35.9	——damage O35.9
———特指的 NEC O35.8	———specified NEC O35.8
——问题 O36.9	——problem O36.9
———特指的 NEC O36.8	———specified NEC O36.8
——无脑儿 O35.0	——anencephaly O35.0
——异常 O35.9	——abnormality O35.9
———特指的 NEC O35.8	———specified NEC O35.8
—胎儿过度生长 O36.6	—excessive fetal growth O36.6
—胎儿生长不良 O36.5	—poor fetal growth O36.5
—胎儿水肿 NEC (非由于同种免疫) O36.2	—hydrops fetalis NEC (not due to isoimmunization) O36.2
—胎盘机能不全 O36.5	—placental insufficiency O36.5

孕产妇医疗——*续前页*
一胎盆不称(由于) O33.9
一一母体骨盆变形 O33.0
一一母体骨盆出口狭窄 O33.3
一一母体骨盆入口狭窄 O33.2
一一母体和胎儿混合原因的 O33.4
一一母体均小骨盆 O33.1
一一脑积水胎儿 O33.6
一一胎儿变形 NEC O33.7
一一特大胎儿 O33.5
一一原因 NEC O33.8
一同种免疫(ABO) O36.1
一一Rh(猕因子)(抗 D) O36.0
一臀(位)先露 O32.1
一习惯性流产者(在妊娠中) O26.2
一先露异常(胎儿) O32.9
一一特指的 NEC O32.8
一先天性畸形，子宫 O34.0
一遗传性疾病，胎儿 O35.2
一异常 - 另见情况
一一宫颈 NEC O34.4
一一盆腔器官 O34.9
一一一特指的 NEC O34.8
一一妊娠子宫 NEC O34.5
一一外阴和会阴 O34.7
一一阴道 O34.6
一因以前手术所致的子宫瘢痕 O34.2
一中枢神经系统畸形，胎儿 O35.0
一子宫内死亡(晚期) O36.4
一足月头高(妊娠) O32.4

yùn 运

运动，张力障碍性 R25.8
运动不能 R29.8
运动不能性缄默 R41.8
运动过度，多动(症)(反应)(综合征)(青春期)(儿童)[注意缺陷障碍] F90.9
一伴有
一一活动与注意力障碍 F90.0
一一精神发育迟缓和刻板运动 F84.4
一一品行障碍 F90.1
一一特指的临床表现 NEC F90.8
一心脏 I51.8

Maternal care——*continued*
—disproportion (fetopelvic) (due to) O33.9
——deformity of maternal pelvic bones O33.0
——outlet contraction, maternal pelvis O33.3
——inlet contraction, maternal pelvis O33.2
——mixed maternal and fetal origin O33.4
——generally contracted maternal pelvis O33.1
——hydrocephalic fetus O33.6
——fetal deformity NEC O33.7
——unusually large fetus O33.5
——origin NEC O33.8
—isoimmunization (ABO) O36.1
——Rh (rhesus) (anti-D) O36.0
—breech presentation O32.1
—habitual aborter (during pregnancy) O26.2
—malpresentation (fetus) O32.9
——specified NEC O32.8
—congenital malformation, uterus O34.0
—hereditary disease, fetus O35.2
—abnormality - see also condition
——cervix uteri NEC O34.4
——pelvic organs O34.9
———specified NEC O34.8
——gravid uterus NEC O34.5
——vulva and perineum O34.7
——vagina O34.6
—uterine scar from previous surgery O34.2
—central nervous system malformation, fetus O35.0
—intrauterine death (late) O36.4
—high head at term (pregnancy) O32.4

Movements, dystonic R25.8
Akinesia R29.8
Akinetic mutism R41.8
Hyperkinesia, hyperkinetic (disease) (reaction) (syndrome) (adolescence) (childhood) F90.9
—with
——disturbance of activity and attention F90.0
——mental retardation and stereotyped movements F84.4
——conduct disorder F90.1
——specified manifestation NEC F90.8
—heart I51.8

yùn 晕

Z

zá 杂

杂色婴儿 **Q82.8**

杂音(心脏)(器质性) R01.1

一二尖(瓣) - 见 关闭不全，二尖瓣

一三尖(瓣) I07.9

一瓣膜 - 见 心内膜炎

一动脉 R09.8

一非器质性 R01.0

一肺动脉(瓣膜) I37.8

一弗林特 I35.1

一格雷厄姆-斯蒂尔 I37.1

一功能性 R01.0

一良性 R01.0

一收缩期(瓣膜) - 见 心内膜炎

一收缩前，二尖瓣 - 见 关闭不全，二尖瓣

一舒张期 - 见 心内膜炎

一无害性 R01.0

一主动脉(瓣膜)(另见 心内膜炎，主动脉) I35.8

一心脏 R01.1

Particolored infant Q82.8

Murmur, Bruit (cardiac) (heart) (organic) R01.1

—mitral (valve) - see Insufficiency, mitral

—tricuspid (valve) I07.9

—valvular - see Endocarditis

—arterial R09.8

—nonorganic R01.0

—pulmonic (valve) I37.8

—Flint I35.1

—Graham Steell I37.1

—functional R01.0

—benign R01.0

—systolic (valvular) - see Endocarditis

—presystolic, mitral - see Insufficiency, mitral

—diastolic - see Endocarditis

—innocent R01.0

—aortic (valve) (see also Endocarditis, aortic) I35.8

—cardiac R01.1

zài 再

再穿通，血栓 - 见 血栓形成

再生障碍

一红细胞(单纯性)(伴有胸腺瘤) D60.9

一一短暂性 D60.1

一一慢性 D60.0

一一特指类型 NEC D60.8

一一先天性 D61.0

一一婴儿的 D61.0

一一原发性 D61.0

一红细胞样，先天性 D61.0

Recanalization, thrombus - see Thrombosis

Aplasia

—red cell (pure) (with thymoma) D60.9

——transient D60.1

——chronic D60.0

——specified type NEC D60.8

——congenital D61.0

——of infants D61.0

——primary D61.0

—erythroid, congenital D61.0

zài 在

在分娩中或产后缺乏照料 **T74.0**

Inattention at or after birth T74.0

zàn 暂

暂缓照料 Z75.5

Respite care Z75.5

zǎo 早

早产 NEC (小于 37 整周) P07.3
一婴儿[未成熟儿] NEC P07.3
一一低体重儿 P05.0
早产儿，新生儿 NEC P07.3
早发
一月经 E30.1
一月经初潮 E30.1
早老 E34.8
早老性 - 另见情况
一痴呆 F03
一过早老年 E34.8
早熟
一乳房 E30.8
一性 E30.1
一一中枢性 E22.8

Premature, Prematurity NEC (less than 37 completed weeks) P07.3
一infant NEC P07.3
一一light-for-dates P05.0
Preterm infant, newborn NEC P07.3
Precocious
一menstruation E30.1
一menarche E30.1
Progeria E34.8
Presenile - see also condition
一dementia F03
一premature aging E34.8
Precocious
一thelarche E30.8
一puberty E30.1
一一central E22.8

zǎo 蚤

蚤叮咬 - 见 损伤，浅表

Flea bite - see Injury, superficial

zǎo 藻

藻菌病 - 见 接合菌病

Phycomycosis - see Zygomycosis

zào 皂

皂化，肠系膜的 K65.8

Saponification, mesenteric K65.8

zào 造

造血器官病 D75.9

Blood-forming organs, disease D75.9

zào 躁

zé 泽

zēng 增

增高(另见 升高)	**Hypertension, Raised (see also Elevated)**
一抗体滴度 R76.0	一antibody titre R76.0
一良性，颅内压 G93.2	一benign, intracranial G93.2
一颅内压(良性) G93.2	一intracranial (benign) G93.2
一眼内压 H40.0	一ocular H40.0
增积物，牙 K03.6	**Accretions, tooth, teeth K03.6**
增加	**Increase, increased**
一雌激素 E28.0	一estrogen E28.0
一分泌	一secretion
一一高血糖素 E16.3	一一glucagon E16.3
一一胃泌素 E16.4	一一gastrin E16.4
一一胰腺，内分泌 E16.9	一一pancreas, endocrine E16.9
一一一肠血管活性多肽 E16.8	一一一vasoactive-intestinal polypeptide E16.8
一一一生长激素释放素 E16.8	一一一growth hormone-releasing hormone E16.8
一一一生长抑制素 E16.8	一一一somatostatin E16.8
一一一胰多肽 E16.8	一一一pancreatic polypeptide E16.8
一功能	一function
一一垂体(腺)(前)(叶) E22.9	一一pituitary (gland) (anterior) (lobe) E22.9
一一肾上腺	一一adrenal
一一一皮质 - 见 库欣综合征	一一一cortex - see Cushing's syndrome
一一一髓质 E27.5	一一一medulla E27.5
一静脉压 I87.8	一venous pressure I87.8
一抗凝剂(抗凝血酶)(抗Ⅷa)(抗Ⅸa)(抗Ⅹa)(抗Ⅺa)(另见 循环抗凝剂) D68.3	一anticoagulants (antithrombin) (anti-Ⅷa) (anti-Ⅸa) (anti-Ⅹa) (anti-Ⅺa) (see also Circulating anticoagulants) D68.3
一冷感 R20.8	一cold sense R20.8
一颅内压(良性) G93.2	一intracranial pressure (benign) G93.2
一脾活动 D73.1	一splenic activity D73.1
一球形晶状体 Q12.4	一sphericity, lens Q12.4
一热感 R20.8	一heat sense R20.8
一渗透性，毛细血管 I78.8	一permeability, capillaries I78.8
增生(性)	**Hyperplasia, hyperplastic**
一C 细胞，甲状腺 E07.0	一C-cell, thyroid E07.0
一鼻	一nose
一一淋巴样 J34.8	一一lymphoid J34.8
一一息肉样 J33.9	一一polypoid J33.9
一扁桃体(咽门)(感染性)(舌的)(淋巴样) J35.1	一tonsils (faucial) (infective) (lingual) (lymphoid) J35.1
一一伴有腺样体 J35.3	一一with adenoids J35.3
一处女膜，先天性 Q52.4	一hymen, congenital Q52.4
一刺激性，无牙(牙槽嵴) K06.2	一irritative, edentulous (alveolar) K06.2
一单侧髁 K10.8	一unilateral condylar K10.8
一动脉纤维肌肉 I77.3	一artery, fibromuscular I77.3
一腭，乳头状(刺激性) K13.6	一palate, papillary (irritative) K13.6

增生——*续前页*
一网状内皮(细胞) D75.8
一席梅尔布施 N60.1
一下颌骨，下颌 K07.0
一一单侧髁 K10.8
一涎腺(任何) K11.1
一一先天性 Q38.4
一腺性囊性子宫(间质) N85.0
一腺样体 J35.2
一胸(腺)(永存) E32.0
一牙龈 K06.1
一咽(淋巴样) J39.2
一胰岛细胞 E16.9
一一α E16.8
一一一伴有过度
一一一一高血糖素 E16.3
一一一一胃泌素 E16.4
一一β E16.1
一义齿 K06.2
一阴唇 N90.6
一一上皮 N90.3
一阴蒂，先天性 Q52.6
一龈 K06.1
一子宫 N85.2
一一子宫内膜(腺性) N85.0
一一一非典型(腺瘤) N85.1
一一一腺瘤 N85.1
一子宫肌层 N85.2
一子宫内膜(囊性)(腺性)(腺性囊性)(息肉样) N85.0
一一宫颈 - 见 发育不良，宫颈
增生性的 - 见情况
增殖体 - 见情况
一腺样(鼻窝) J35.8
增殖腺炎(慢性) J35.0
一急性 J03.9
增殖性红斑(凯拉)(M8080/2)
一特指部位 - 见 肿瘤，皮肤，原位
一未特指部位 D07.4

zhā 扎

扎尔茨曼结节性营养不良 **H18.4**

Hyperplasia, hyperplastic——*continued*
—reticulo-endothelial (cell) D75.8
—Schimmelbusch's N60.1
—mandible, mandibular K07.0
——unilateral condylar K10.8
—salivary gland (any) K11.1
——congenital Q38.4
—glandularis cystica uteri (interstitialis) N85.0
—adenoids J35.2
—thymus (gland) (persistent) E32.0
—gingiva K06.1
—pharynx (lymphoid) J39.2
—pancreatic islet cells E16.9
——alpha E16.8
———with excess
————glucagon E16.3
————gastrin E16.4
——beta E16.1
—denture K06.2
—labia N90.6
——epithelial N90.3
—clitoris, congenital Q52.6
—gum K06.1
—uterus, uterine N85.2
——endometrium (glandular) N85.0
———atypical (adenomatous) N85.1
———adenomatous N85.1
—myometrium, myometrial N85.2
—endometrium, endometrial (cystic) (glandular) (glandular-cystic) (polypoid) N85.0
——cervix - see Dysplasia, cervix
Proliferative - see condition
Vegetation, vegetative
—adenoid (nasal fossa) J35.8
Adenoiditis (chronic) J35.0
—acute J03.9
Erythroplasia (Queyrat) (M8080/2)
—specified site - see Neoplasm, skin, in situ
—unspecified site D07.4

Salzmann's nodular dystrophy H18.4

zhǎ 眨

zhà 诈

zhān 粘

粘连——*续前页*
一子宫 N73.6
一一内 N85.6
一一与腹壁 N73.6
一子宫内 N85.6
一子宫周 N73.6
一纵隔 J98.5
一坐骨神经 G57.0

Adherent, Adhesions, adhesive——*continued*
—uterus N73.6
——internal N85.6
——to abdominal wall N73.6
—intra-uterine N85.6
—periuterine N73.6
—mediastinum J98.5
—sciatic nerve G57.0

zhān 詹

詹诺托-克罗斯蒂病 L44.4
詹森病[近视性视网膜脉络膜炎] H30.0

Giannotti-Crosti disease L44.4
Jensen's disease H30.0

zhān 谵

谵妄，妄想(急性或亚急性)(非酒精或药物性) F05.9
一产褥期 F05.8
一创伤性 - 见 损伤，颅内
一非附加于痴呆的 F05.0
一附加于痴呆的 F05.1
一混合性起源(痴呆和其他) F05.8
一甲状腺 E05.5
一酒精中毒性(急性)(震颤性)(戒断) F10.4
一一慢性 F10.6
一尿毒症的 N19
一衰竭 F43.0
一癔症性 F44.8
一由于(继发于)
一一苯丙胺(或相关物质)中毒(急性) F15.0
一一苯环利定(或相关物质)中毒(急性) F19.0
一一病因学未知 F05.9
一一大麻类中毒(急性) F12.0
一一多发性病因学 F05.8
一一戒断状态 - 编码于 F10-F19 伴有第四位数.4
一一精神活性物质 NEC
一一一戒断 F19.4
一一一中毒性 F19.0
一一酒精
一一一戒断 F10.4
一一一中毒性 F10.0

Delirium, delirious (acute or subacute) (not alcohol or drug-induced) F05.9
—puerperal F05.8
—traumatic - see Injury, intracranial
—not superimposed on dementia F05.0
—superimposed on dementia F05.1
—mixed origin (dementia and other) F05.8
—thyroid E05.5
—alcoholic (acute) (tremens) (withdrawal) F10.4
——chronic F10.6
—uremic N19
—exhaustion F43.0
—hysterical F44.8
—due to (secondary to)
——amfetamine (or related substance) intoxication (acute) F15.0
——phencyclidine (or related substance) intoxication (acute) F19.0
——unknown etiology F05.9
——cannabis intoxication (acute) F12.0
——multiple etiologies F05.8
——withdrawal state - code to F10-F19 with fourth character .4
——psychoactive substance NEC
———withdrawal F19.4
———intoxication F19.0
——alcohol
———withdrawal F10.4
———intoxication F10.0

谵妄，妄想——*续前页*　**Delirium, delirious**——*continued*
—由于——*续前页*　—due to——*continued*
——可卡因中毒(急性) F14.0　——cocaine intoxication (acute) F14.0
——类阿片中毒(急性) F11.0　——opioid intoxication (acute) F11.0
——全身性医疗情况 F05.0　——general medical condition F05.0
——吸入剂中毒(急性) F18.0　——inhalant intoxication (acute) F18.0
——镇静剂、催眠剂或抗焦虑药　——sedative, hypnotic or anxiolytic
———戒断 F13.4　———withdrawal F13.4
———中毒性 F13.0　———intoxication F13.0
——致幻剂中毒(急性) F16.0　——hallucinogen intoxication (acute) F16.0
—震颤性(酒精中毒性) F10.4　—tremens (alcohol-induced) F10.4
——药物戒断 – 编码于 F11-F19 伴有第四位数.4　——drug withdrawal – code to F11-F19 with fourth character .4

zhǎn 展

展长，延长(先天性) – 另见 扭转　**Elongated, elongation (congenital) – see also Distortion**
—柄(会厌) Q31.8　—petiolus (epiglottidis) Q31.8
—胆囊管 Q44.5　—cystic duct Q44.5
—胆总管 Q44.5　—common bile duct Q44.5
—宫颈 Q51.8　—cervix (uteri) Q51.8
——肥大性 N88.4　——hypertrophic N88.4
—结肠 Q43.8　—colon Q43.8
—韧带髌骨 Q74.1　—ligamentum patellae Q74.1
—系带，阴茎 Q55.6　—frenulum, penis Q55.6
—小阴唇(后天性) N90.6　—labia minora (acquired) N90.6
—牙 K00.2　—tooth, teeth K00.2

zhàn 战

战斗疲劳 F43.0　**Battle exhaustion, Combat fatigue F43.0**
战壕　**Trench**
—口腔 A69.1　—mouth A69.1
—热 A79.0　—fever A79.0
—足 T69.0　—foot T69.0
战壕热 A79.0　**Volhynian fever, Wolhynian fever A79.0**
战争神经症 F48.8　**War neurosis F48.8**

zhàn 站

站立不能(-行走不能)(癔症性) F44.4　**Astasia(-abasia) (hysterical) F44.4**

zhāng 张

张力过低，低张性，张力减退	**Hypotonia, hypotonicity, hypotony**
一膀胱 N31.2	—bladder N31.2
一先天性(良性) P94.2	—congenital (benign) P94.2
一眼 H44.4	—eye H44.4
张力过高，高张性	**Hypertony, hypertonia, hypertonicity**
一膀胱 N31.8	—bladder N31.8
一胃 K31.8	—stomach K31.8
一一心因性 F45.3	——psychogenic F45.3
一先天性 P94.1	—congenital P94.1
一子宫(挛缩)(并发于分娩) O62.4	—uterus, uterine (contractions) (complicating delivery) O62.4
一一影响到胎儿或新生儿 P03.6	——affecting fetus or newborn P03.6
张力缺失，弛缓(性)	**Atonia, atony, atonic**
一肠 K59.8	—intestine K59.8
一一心因性 F45.3	——psychogenic F45.3
一结肠 – 见 张力缺失，肠	—colon – see Atonia, intestine
一盲肠 K59.8	—cecum K59.8
一一心因性 F45.3	——psychogenic F45.3
一毛细血管 I78.8	—capillary I78.8
一膀胱(括约肌)(神经源性) N31.2	—bladder (sphincter) (neurogenic) N31.2
一食管 K22.8	—esophagus K22.8
一胃 K31.8	—stomach K31.8
一一神经症性或心因性 F45.3	——neurotic or psychogenic F45.3
一先天性 P94.2	—congenital P94.2
一子宫收缩，产程期间 O62.2	—uterus, during labor O62.2
一一影响到胎儿或新生儿 P03.6	——affecting fetus or newborn P03.6
张力失常 G24.9	**Dystonia G24.9**
一变形性 G24.1	—deformans progressive, musculorum deformans G24.1
一豆核性 G24.8	—lenticularis G24.8
一口面部(特发性) G24.4	—orofacial (idiopathic) G24.4
一扭转性(特发性) G24.1	—torsion (idiopathic) G24.1
一一症状性(非家族性) G24.2	——symptomatic (nonfamilial) G24.2
一特发性 G24.1	—idiopathic G24.1
一一非家族性 G24.2	——nonfamilial G24.2
一一家族性 G24.1	——familial G24.1
一一口面部 G24.4	——orofacial G24.4
一特指的 NEC G24.8	—specified NEC G24.8
一药物性 G24.0	—drug-induced G24.0
张力障碍性运动 R25.8	**Dystonic movements R25.8**

zhǎng 掌

掌 - 另见情况	**Palmar - see also condition**
一筋膜的 - 见情况	—fascia - see condition
掌骨骨折 S62.4	**Stave fracture S62.4**
掌跖汗疱 L30.1	**Cheiropompholyx L30.1**
掌跖脓疱病 L40.3	**Pustulosis palmaris et plantaris L40.3**

zhàng 胀

胀气[屁] R14	**Flatus R14**
一阴道气响 N89.8	—vaginalis N89.8

zhàng 障

障碍 - 另见 病	**Disorder, Disturbance - see also Disease**
一布里凯 F45.0	—Briquet's F45.0
一撤回性，童年或青少年 F93.2	—withdrawing, child or adolescent F93.2
一成人人格(和行为) F69	—adult personality (and behavior) F69
——特指的 NEC F68.8	——specified NEC F68.8
一持续性	—persisting, persistent
——情感性(心境) F34.9	——affective (mood) F34.9
——认知损害 R41.8	——cognitive impairment R41.8
———由于	———due to
————大麻类 F12.7	————cannabis F12.7
————酒精 F10.7	————alcohol F10.7
————特指的物质 NEC F19.7	————specified substance NEC F19.7
————镇静剂、催眠剂或抗焦虑药 F13.7	————sedatives, hypnotics or anxiolytics F13.7
————致幻剂 F16.7	————hallucinogens F16.7
——痛(躯体形式) F45.4	——pain (somatoform) F45.4
——遗忘性	——amnestic
———酒精中毒性 F10.6	———alcoholic F10.6
———镇静剂诱发的 F13.6	———sedative-induced F13.6
一冲动(控制) F63.9	—impulse (control) F63.9
一抽动 - 见 抽动	—tic - see Tic
一触觉 - 见 障碍，感觉	—touch - see Disturbance, sensation
一处境性(短暂性)(另见 反应，调节) F43.2	—situational (transient) (see also Reaction, adjustment) F43.2
——急性 F43.0	——acute F43.0
一创伤后应激 F43.1	—post-traumatic stress F43.1
一大脑	—cerebral
——神经 - 见 疾患，神经，颅	——nerve - see Disorder, nerve, cranial
——状态，新生儿 P91.9	——status, newborn P91.9
———特指的 NEC P91.8	———specified NEC P91.8

障碍——*续前页*

一代谢 - 见 紊乱，代谢

一一磷酸酶 E83.3

一动眼 H51.9

一一心因性 F45.8

一对立违抗性 F91.3

一多动 F90.9

一一特指的 NEC F90.8

一一与精神发育迟缓和刻板动作有关的 F84.4

一多腺体 E31.9

一一特指的 NEC E31.8

一多重人格 F44.8

一恶劣心境 F34.1

一发育性 F89

一一表达性书写 F81.8

一一共济(运动性) F82

一一混合的 F83

一一计算技能 F81.2

一一弥漫性[综合性] F84.9

一一一特指的 NEC F84.8

一一书写表达 F81.8

一一特指的 NEC F88

一一学习，学习技能 F81.9

一一一混合的 F81.3

一一一特指的 NEC F81.8

一一一计算 F81.2

一一一阅读 F81.0

一一言语 F80.9

一一一清晰度 F80.0

一一一和语言障碍 F80.9

一一语言(感受型) F80.2

一一一表达性 F80.1

一一语音学 F80.0

一一阅读 F81.0

一一运动共济或运动功能 F82

一一综合性[弥漫性] F84.9

一一一特指的 NEC F84.8

一反射 R29.2

一反应性依恋(童年) F94.1

一反刍(婴儿或儿童) F98.2

Disorder——*continued*

一metabolism – see Disorder, metabolism

一一phosphatases E83.3

一oculomotor H51.9

一一psychogenic F45.8

一oppositional defiant F91.3

一hyperkinetic, overactive F90.9

一一specified NEC F90.8

一一associated with mental retardation and stereotyped movements F84.4

一polyglandular E31.9

一一specified NEC E31.8

一multiple personality F44.8

一dysthymic F34.1

一developmental F89

一一expressive writing F81.8

一一coordination (motor) F82

一一mixed F83

一一arithmetical skills F81.2

一一pervasive F84.9

一一一specified NEC F84.8

一一written expression F81.8

一一specified NEC F88

一一learning, scholastic skills F81.9

一一一mixed F81.3

一一一specified NEC F81.8

一一一arithmetical F81.2

一一一reading F81.0

一一speech F80.9

一一一articulation F80.0

一一一and language disorder F80.9

一一language (receptive type) F80.2

一一一expressive F80.1

一一phonological F80.0

一一reading F81.0

一一motor coordination or function F82

一一pervasive F84.9

一一一specified NEC F84.8

一reflex R29.2

一reactive attachment (childhood) F94.1

一rumination (infant or child) F98.2

障碍——*续前页*
—非器质性精神(由于)(另见 精神病) F29
——苯丙胺(或相关物质)(中毒) F15.5
——苯环利定(苯环己哌啶)(或相关物质) F19.5
———急性中毒 F19.0
——残留性和晚期发病
———酒精中毒性 F10.7
———药物性 - 编码于 F11-F19 伴有第四位数.7
——大麻类 F12.5
——短暂的
———伴有精神分裂症样特征 F23.2
———不伴有精神分裂症样特征 F23.3
——短暂性(急性) F23.9
———特指的 NEC F23.8
——多形性，急性(不伴有精神分裂症症状) F23.0
———伴有精神分裂症症状 F23.1
——急性 F23.9
———特指的 NEC F23.8
——精神活性物质 NEC
———戒断 F19.3
———中毒性 F19.5
——酒精性，酒精中毒性 F10.5
———中毒性(急性) F10.5
——可卡因(中毒) F14.5
—类阿片中毒(急性) F11.5
——全身性医疗情况(继发性)伴有
———幻觉 F06.0
———妄想 F06.2
——妄想性 F22.0
———急性 F23.3
——吸入剂(中毒) F18.5
——诱发 F24
——镇静剂、催眠剂或抗焦虑药(中毒) F13.5
——致幻剂 F16.5
———戒断 F16.4
———中毒性(急性) F16.0
—非社会化攻击性 F91.1
—分离性 F44.9
——短暂的反应性 F43.0
——混合的 F44.7
——器质性 F06.5

Disorder——*continued*
—psychotic (due to) (see also Psychosis) F29
——amfetamine (or related substance) (intoxication) F15.5
——phencyclidine (PCP) (or related substance) F19.5
———acute intoxication F19.0
——residual and late-onset
———alcohol-induced F10.7
———drug-induced - code to F11-F19 with fourth character .7
——cannabis F12.5
——brief
———with schizophrenia-like features F23.2
———without schizophrenia-like features F23.3
——transient (acute) F23.9
———specified NEC F23.8
——polymorphic, acute (without symptoms of schizophrenia) F23.0
———with symptoms of schizophrenia F23.1
——acute F23.9
———specified NEC F23.8
——psychoactive substance NEC
———withdrawal F19.3
———intoxication F19.5
——alcohol(-induced), alcoholic F10.5
———intoxication (acute) F10.5
——cocaine (intoxication) F14.5
——opioid intoxication (acute) F11.5
——general medical condition (secondary) with
———hallucinations F06.0
———delusions F06.2
——delusional F22.0
———acute F23.3
——inhalant (intoxication) F18.5
——induced F24
——sedative, hypnotic or anxiolytic (intoxication) F13.5
——hallucinogens F16.5
———withdrawal F16.4
———intoxication (acute) F16.0
—unsocialized aggressive F91.1
—dissociative F44.9
——brief reactive F43.0
——mixed F44.7
——organic F06.5

障碍——*续前页*
一非器质性精神——*续前页*
一一影响
一一一感觉 F44.6
一一一运动功能 F44.4
一一一一和感觉 F44.7
一一由于(继发于)全身性医疗情况 F06.5
一分裂情感性 F25.9
一一混合型 F25.2
一一双相型 F25.2
一一特指的 NEC F25.8
一一抑郁型 F25.1
一一躁狂型 F25.0
一分裂型(人格) F21
一分裂样，童年的 F84.5
一复发性短暂抑郁 F38.1
一感觉(冷)(热)(局部)(触觉的分辨)(质地)(振动的) NEC R20.8
一一皮肤 R20.8
一一味觉 R43.2
一一嗅觉 R43.1
一一一和味觉(混合的) R43.8
一一癔症性 F44.6
一一由于致幻剂引起的 F16.7
一感受性语言 F80.2
一攻击型，非社会化 F91.1
一孤独 F84.0
一关系 F68.8
一一由于性取向 F66.2
一过度焦虑，童年期 F93.8
一环性气质 F34.0
一回避性，童年或青少年 F93.2
一混合性
一一焦虑和抑郁 F41.2
一一学习技能的(发育性) F81.3
一一语言感受性表达性 F80.2
一急性
一一非器质性精神(另见 精神病，急性) F23.9
一一一伴有精神分裂症样特征 F23.2
一一一特指的 NEC F23.8
一一应激 F43.0
一记忆(另见 遗忘症) R41.3
一一轻度，器质性脑损害后 F06.7

Disorder—*continued*
—psychotic—*continued*
——affecting
———sensation F44.6
———motor function F44.4
————and sensation F44.7
——due to (secondary to) general medical condition F06.5
—schizoaffective F25.9
——mixed type F25.2
——bipolar type F25.2
——specified NEC F25.8
——depressive type F25.1
——manic type F25.0
—schizotypal (personality) F21
—schizoid, of childhood F84.5
—recurrent brief depressive F38.1
—perception, sensation, sensory (cold)(heat) (localization) (tactile discrimination) (texture) (vibratory) NEC R20.8
——skin R20.8
——taste R43.2
——smell R43.1
———and taste (mixed) R43.8
——hysterical F44.6
——due to hallucinogens F16.7
—receptive language F80.2
—aggressive, unsocialized F91.1
—autistic F84.0
—relationship F68.8
——due to sexual orientation F66.2
—overanxious, of childhood F93.8
—cyclothymic F34.0
—avoidant, child or adolescent F93.2
—mixed
——anxiety and depressive F41.2
——of scholastic skills (developmental) F81.3
——receptive expressive language F80.2
—acute
——psychotic (see also Psychosis, acute) F23.9
———with schizophrenia-like features F23.2
———specified NEC F23.8
——stress F43.0
—memory (see also Amnesia) R41.3
——mild, following organic brain damage F06.7

障碍——*续前页*

—排尿 NEC R39.1

——心因性 F45.3

—拼写(特异性) F81.1

—品行(童年) F91.9

——伴有情绪紊乱 F92.9

———特指的 NEC F92.8

——对立违抗性 F91.3

——多动 F90.1

——非社会化 F91.1

——孤独攻击型 F91.1

——集体型 F91.2

——局限于家庭的 F91.0

——强迫性 F63.9

——社会化 F91.2

——特指的 NEC F91.8

——调节反应 F43.2

——挑衅性 F91.9

——抑郁 F92.0

—器质性

——分离性 F06.5

——感情不稳定(衰弱) F06.6

——焦虑性 F06.4

——紧张型 F06.1

——精神分裂症样 F06.2

——妄想性 F06.2

——心境(情感性) F06.3

—强迫性 F42.9

——强迫-强制混合的 F42.2

——特指的 NEC F42.8

——主要伴有

———强迫动作 F42.1

———强迫思维 F42.0

—轻度认知 F06.7

—情感(心境)(另见 障碍，心境) F39

——持续性 F34.9

———特指的 NEC F34.8

——复发性 NEC F38.1

——器质性(混合的) F06.3

——双相(另见 障碍，双相，情感性) F31.9

——特指的 NEC F38.8

——右半球，器质性 F07.8

Disorder——*continued*

—micturition NEC R39.1

——psychogenic F45.3

—spelling (specific) F81.1

—conduct (childhood) F91.9

——with emotional disorder F92.9

———specified NEC F92.8

——oppositional defiance F91.3

——hyperkinetic F90.1

——unsocialized F91.1

——solitary aggressive type F91.1

——group type F91.2

——confined to the family context F91.0

——compulsive F63.9

——socialized F91.2

——specified NEC F91.8

——adjustment reaction F43.2

——disruptive F91.9

——depressive F92.0

—organic

——dissociative F06.5

——emotionally labile (asthenic) F06.6

——anxiety F06.4

——catatonic F06.1

——schizophrenia-like F06.2

——delusional F06.2

——mood (affective) F06.3

—obsessive-compulsive F42.9

——mixed obsessions and compulsions F42.2

——specified NEC F42.8

——predominantly with

———compulsions F42.1

———obsessions F42.0

—mild cognitive F06.7

—affective (mood) (see also Disorder, mood) F39

——persistent F34.9

———specified NEC F34.8

——recurrent NEC F38.1

——organic (mixed) F06.3

——bipolar (see also Disorder, bipolar, affective) F31.9

——specified NEC F38.8

——right hemisphere, organic F07.8

障碍——*续前页*	**Disorder**——*continued*
一情绪性(持续性) F34.9	—emotional (persistent) F34.9
一一伴有品行障碍 F92.9	——with conduct disorder F92.9
一一童年的 F93.9	——of childhood F93.9
一一一特指的 NEC F93.8	———specified NEC F93.8
一躯体变形[惧畸障碍] F45.2	—body dysmorphic F45.2
一躯体化 F45.0	—somatization F45.0
一躯体形式 F45.9	—somatoform F45.9
一一躯体化(长期)(多种) F45.0	——somatization (long-lasting) (multiple) F45.0
一一特指的 NEC F45.8	——specified NEC F45.8
一一痛(持久性) F45.4	——pain (persistent) F45.4
一一未分化的 F45.1	——undifferentiated F45.1
一人格(模式)(特性)(另见 人格) F60.9	—personality (pattern) (trait) (see also Personality) F60.9
一一继发性改变，由于全身性医疗情况 F07.0	——change (secondary) due to general medical condition F07.0
一一爆发型 F60.3	——explosive F60.3
一一悖德型 F60.2	——amoral F60.2
一一被动(依赖)的 F60.7	——passive(-dependent) F60.7
一一被动-攻击型 F60.8	——passive-aggressive F60.8
一一表演型 F60.4	——histrionic F60.4
一一病理性 NEC F60.9	——pathological NEC F60.9
一一不成熟型 F60.8	——immature F60.8
一一不稳定(情绪性) F60.3	——labile, unstable (emotional) F60.3
一一道德缺乏 F60.2	——moral deficiency F60.2
一一乏力 F60.7	——inadequate F60.7
一一反社会型 F60.2	——antisocial F60.2
一一非社交型 F60.2	——asocial F60.2
一一分裂型 F21	——schizotypal F21
一一分裂样 F60.1	——schizoid F60.1
一一攻击型 F60.3	——aggressive F60.3
一一环性气质 F34.0	——cyclothymic F34.0
一一回避性 F60.6	——avoidant F60.6
一一混合的(非特异的) F61	——mixed (nonspecific) F61
一一焦虑性 F60.6	——anxious F60.6
一一交界 F60.3	——borderline F60.3
一一精神病态型 F60.2	——psychopathic F60.2
一一夸大性偏执 F60.0	——expansive paranoid F60.0
一一偏执型 F60.0	——paranoid F60.0
一一器质性 F07.9	——organic F07.9
一一器质性脑损害后 F07.0	——following organic brain damage F07.0
一一强迫性 F60.5	——anankastic, compulsive, obsessional, obsessive (-compulsive) F60.5
一一情感减退的 F34.1	——hypothymic F34.1
一一情感性 F34.0	——affective F34.0

障碍——*续前页*
－使用精神活性物质 F19.9
－使用酒精 F10.9
－使用咖啡因 F15.9
－使用抗焦虑药 F13.9
－使用可卡因 F14.9
－使用类阿片 F11.9
－使用吸入剂 F18.9
－使用烟碱[尼古丁] F17.9
－使用镇静剂 F13.9
－使用致幻剂 F16.9
－视觉 H53.9
－－特指的 NEC H53.8
－嗜眠，过度 G47.1
－双相 F31.9
－－Ⅰ型 F31.9
－－－最近发作
－－－－混合的 F31.6
－－－－亚躁狂 F31.0
－－－－抑郁
－－－－－轻度或中度 F31.3
－－－－－重度(不伴有精神症状) F31.4
－－－－－－伴有精神症状 F31.5
－－－－躁狂(不伴有精神症状) F31.1
－－－－－伴有精神症状 F31.2
－－Ⅱ型 F31.8
－－单次躁狂发作 F30.9
－－－轻度 F30.0
－－－中度 F30.1
－－－重度(不伴有精神症状) F30.1
－－－－伴有精神症状 F30.2
－－器质性 F06.3
－－情感性 F31.9
－－－处于缓解状态(目前) F31.7
－－－近期发生
－－－－伴有精神症状 F31.5
－－－－混合的 F31.6
－－－－轻度或中度抑郁 F31.3
－－－－重度抑郁(不伴有精神症状) F31.4
－－－－亚躁狂 F31.0
－－－－躁狂(不伴有精神症状) F31.1
－－－－－伴有精神症状 F31.2
－－－特指的 NEC F31.8

Disorder——*continued*
－psychoactive substance use F19.9
－alcohol use F10.9
－caffeine use F15.9
－anxiolytic use F13.9
－cocaine use F14.9
－opioid use F11.9
－inhalant use F18.9
－nicotine use F17.9
－sedative use F13.9
－hallucinogen use F16.9
－vision, visual H53.9
－－specified NEC H53.8
－somnolence, excessive G47.1
－bipolar F31.9
－－Ⅰ F31.9
－－－most recent episode
－－－－mixed F31.6
－－－－hypomanic F31.0
－－－－depressed
－－－－－mild or moderate severity F31.3
－－－－－severe (without psychotic symptoms) F31.4
－－－－－－with psychotic symptoms F31.5
－－－－manic (without psychotic symptoms) F31.1
－－－－－with psychotic symptoms F31.2
－－Ⅱ F31.8
－－single manic episode F30.9
－－－mild F30.0
－－－moderate F30.1
－－－severe (without psychotic symptoms) F30.1
－－－－with psychotic symptoms F30.2
－－organic F06.3
－－affective F31.9
－－－in remission (currently) F31.7
－－－current episode
－－－－with psychotic symptoms F31.5
－－－－mixed F31.6
－－－－mild or moderate depression F31.3
－－－－severe depression (without psychotic symptoms) F31.4
－－－－hypomanic F31.0
－－－－manic (without psychotic symptoms) F31.1
－－－－－with psychotic symptoms F31.2
－－－specified NEC F31.8

障碍——*续前页*

—涎腺分泌 K11.7
—消化 K30
——心因性 F45.3
—协调 R27.8
—心境(另见 障碍，情感) F39
——器质性 F06.3
——由于(继发于)
———苯丙胺(或相关物质) F15.8
———苯环利定(或相关物质) F19.8
———大麻类 F12.8
———挥发性溶剂 F18.8
———精神活性物质 NEC F19.8
———酒精 F10.8
———可卡因 F14.8
———类阿片 F11.8
———全身性医疗情况 F06.3
———吸入剂 F18.8
———镇静剂、催眠剂或抗焦虑药 F13.8
———致幻剂 F16.8
—心理 F99
——与...有关
———不能确定的性身份 F66.0
———分类于他处的疾病 F54
———性
————发育 F66.9
————关系 F66.2
———自我不和谐的性取向 F66.1
—心因性 NEC (另见情况) F45.9
——肠 F45.3
——单瘫 NEC F44.4
——风湿性 F45.8
——功能性 NEC F45.8
——关节 F45.8
——呼吸(系统) F45.3
——呼吸困难 F45.3
——换气过度 F45.3
——肌肉，肌肉骨骼 F45.8
——焦虑 F41.8
——恐怖性 F40.9
——淋巴(系统) F45.8
——麻痹性 NEC F44.4
——泌尿生殖(系统) F45.3

Disorder——*continued*

—salivary secretion K11.7
—digestive K30
——psychogenic F45.3
—coordination R27.8
—mood (see also Disorder, affective) F39
——organic F06.3
——due to (secondary to)
———amfetamine (or related substance) F15.8
———phencyclidine (or related substance) F19.8
———cannabis F12.8
———volatile solvents F18.8
———psychoactive substance NEC F19.8
———alcohol F10.8
———cocaine F14.8
———opioid F11.8
———general medical condition F06.3
———inhalant F18.8
———sedative, hypnotic or anxiolytic F13.8
———hallucinogen F16.8
—psychological F99
——associated with
———uncertainty about gender identity F66.0
———disease classified elsewhere F54
———sexual
————development F66.9
————relationship F66.2
———egodystonic orientation F66.1
—psychogenic NEC (see also condition) F45.9
——intestinal F45.3
——monoplegic NEC F44.4
——rheumatic F45.8
——functional NEC F45.8
——joint F45.8
——respiratory (system) F45.3
——dyspneic F45.3
——hyperventilatory F45.3
——muscle, musculoskeletal F45.8
——anxiety F41.8
——phobic F40.9
——lymphatic (system) F45.8
——paralytic NEC F44.4
——genitourinary (system) F45.3

障碍——*续前页*

一心因性 NEC——*续前页*

——内分泌(系统) F54

——排尿 F45.3

——皮肤(变应性)(湿疹性) F54

——强迫动作 F42.1

——强迫思维 F42.0

——躯体 NEC F45.8

——身体器官或部位 NEC F45.8

——身体特指部位 NEC F45.8

——神经循环性 F45.3

——食欲不振 F50.8

——衰弱 F48.0

——睡眠 F51.9

——痛经 F45.8

——胃 F45.3

——胃肠(系统) F45.3

——喂养 F50.8

——消化(系统) F45.3

——心血管(系统) F45.3

——心脏(功能)(节律) F45.3

——性(功能) F52.9

——学习 F81.9

——眼 NEC F45.8

——疑病 F45.2

——抑郁 F32.9

——月经 F45.8

——运动 F44.4

——肢 F45.8

——职业性 F48.8

——直肠 F45.3

一心脏，功能性(于 I44-I50 中的情况)

——手术后 I97.8

———心脏手术 I97.1

——由于(心脏)假体存在 I97.1

一行为 - 见 障碍，品行

一性

——成熟 F66.0

——非器质性 F52.9

——功能，心因性 F52.9

——关系 F66.2

——唤起，女性 F52.2

Disorder——*continued*

—psychogenic NEC——*continued*

——endocrine (system) F54

——micturition F45.3

——cutaneous, skin (allergic) (eczematous) F54

——compulsive F42.1

——obsessive F42.0

——physical NEC F45.8

——organ or part of body NEC F45.8

——specified part of body NEC F45.8

——neurocirculatory F45.3

——appetite F50.8

——asthenic F48.0

——sleep F51.9

——dysmenorrheic F45.8

——gastric, stomach F45.3

——gastrointestinal (system) F45.3

——feeding F50.8

——digestive (system) F45.3

——cardiovascular (system) F45.3

——heart (function) (rhythm) F45.3

——sexual (function) F52.9

——learning F81.9

——eye NEC F45.8

——hypochondriacal F45.2

——depressive F32.9

——menstrual F45.8

——motor F44.4

——limb F45.8

——occupational F48.8

——rectal F45.3

—heart, functional (conditions in I44-I50)

——postoperative I97.8

———cardiac surgery I97.1

——due to presence of (cardiac) prosthesis I97.1

—behavior - see Disorder, conduct

—sexual

——maturation F66.0

——nonorganic F52.9

——function, psychogenic F52.9

——relationship F66.2

——arousal, female F52.2

障碍——*续前页*
一性——*续前页*
——偏好(另见 偏离，性欲) F65.9
———恋物性异装症 F65.1
——取向(偏好)
———不能确定 F66.0
———关系效应 F66.2
———自我不和谐的 F66.1
——厌恶 F52.1
一性高潮(女性)(男性) F52.3
一性格 NEC F68.8
一性身份或性角色 F64.9
——不能确定 F66.0
——关系效应 F66.2
——青春期或成年期(非易性型) F64.1
——特指的 NEC F64.8
——童年 F64.2
——自我不和谐的 F66.1
一性心理的 F65.9
——发育 F66.9
———特指的 NEC F66.8
——身份，童年的 F64.2
一性欲低下 F52.0
一嗅觉 R43.1
——和味觉(混合的) R43.8
——心因性 F45.8
一嗅神经 R43.1
一学习(特异性) F81.9
一言语 NEC R47.8
——发育性 F80.9
——清晰度(功能性)(特异性) F80.0
一眼动，眼球旋动 H51.8
——心因性 F45.8
一依恋(童年)
——反应性 F94.1
——脱抑制性 F94.2
一遗忘(性)
——酒精中毒性 F10.6
——药物性 - 编码于 F11-F19 伴有第四位数.6
——由于(继发于)全身性医疗情况 F04
——镇静剂、催眠剂或抗焦虑药物性 F13.6
一疑病 F45.2

Disorder——*continued*
—sexual——*continued*
——preference (see also Deviation, sexual) F65.9
———fetishistic transvestism F65.1
——orientation (preference)
———uncertainty F66.0
———effect on relationship F66.2
———egodystonic F66.1
——aversion F52.1
—orgasmic (female) (male) F52.3
—character NEC F68.8
—gender-identity or -role F64.9
——uncertainty F66.0
——effect on relationship F66.2
——of adolescence or adulthood (nontranssexual) F64.1
——specified NEC F64.8
——childhood F64.2
——egodystonic F66.1
—psychosexual F65.9
——development F66.9
———specified NEC F66.8
——identity, of childhood F64.2
—hypoactive sexual desire F52.0
—smell R43.1
——and taste (mixed) R43.8
——psychogenic F45.8
—olfactory nerve R43.1
—earning (specific) F81.9
—speech NEC R47.8
——developmental F80.9
——articulation (functional) (specific) F80.0
—ocular motion H51.8
——psychogenic, oculogyric F45.8
—attachment (childhood)
——reactive F94.1
——disinhibited F94.2
—amnesic, amnestic
——alcohol-induced F10.6
——drug-induced - code to F11-F19 with fourth character .6
——due to (secondary to) general medical condition F04
——sedative, hypnotic or anxiolytic-induced F13.6
—hypochondriacal F45.2

障碍——*续前页*

—抑郁(另见 抑郁) F32.9

——大

———单次发作

————轻度 F32.0

————中度 F32.1

————重度(不伴有精神症状) F32.2

—————伴有精神症状 F32.3

———复发性 F33.9

——单次发作 - 见 发作，抑郁

——复发性 F33.9

———处于缓解状态 F33.4

———近期发生

————轻度 F33.0

————中度 F33.1

————重度(不伴有精神症状) F33.2

—————伴有精神症状 F33.3

———特指的 NEC F33.8

——器质性 F06.3

—应激 F43.9

——创伤后 F43.1

—右半球器质性情感性 F07.8

—与药物有关的，残留性 F19.7

—语言(发育性) F80.9

——表达性 F80.1

——感受性 F80.2

——感受性和表达性混合的 F80.2

—阅读 R48.0

——发育性(特异性) F81.0

—运动(神经系统) G25.9

——刻板性 F98.4

——特指的 NEC G25.8

——癔症性 F44.4

——治疗诱发的 G25.9

—躁狂 F30.9

——器质性 F06.3

—诈病(具有明显的动机) Z76.5

——不具有明显动机 F68.1

—知觉，由于

——苯丙胺(或相关物质)中毒(急性) F15.0

——苯环利定(或相关物质)中毒(急性) F19.0

Disorder——*continued*

—depressive (see also Depression) F32.9

——major

———single episode

————mild F32.0

————moderate F32.1

————severe (without psychotic symptoms) F32.2

—————with psychotic symptoms F32.3

———recurrent F33.9

——single episode - see Episode, depressive

——recurrent F33.9

———in remission F33.4

———current episode

————mild F33.0

————moderate F33.1

————severe (without psychotic symptoms) F33.2

—————with psychotic symptoms F33.3

———specified NEC F33.8

——organic F06.3

—stress F43.9

——post-traumatic F43.1

—right hemisphere organic affective F07.8

—drug-related, residual F19.7

—language (developmental) F80.9

——expressive F80.1

——receptive F80.2

——mixed receptive and expressive F80.2

—reading R48.0

——developmental (specific) F81.0

—movement (nervous system) G25.9

——stereotyped F98.4

——specified NEC G25.8

——hysterical F44.4

——treatment-induced G25.9

—manic F30.9

——organic F06.3

—feigned (with obvious motivation) Z76.5

——without obvious motivation F68.1

—perceptual due to

——amfetamine (or related substance) intoxication (acute) F15.0

——phencyclidine (or related substance) intoxication (acute) F19.0

zhāo 招

zháo 着

zhào 照

zhé 蛰

蛰伏脂瘤(M8880/0) - 见 脂肪瘤

Hibernoma (M8880/0) - see Lipoma

zhè 蔗

蔗尘病或蔗尘肺 J67.1

Bagasse disease or pneumonitis, Bagassosis J67.1

zhēn 针

针刺感(皮肤) R20.2
针孔状
一尿道口(另见 狭窄，尿道) N35.9
一子宫口(另见 狭窄，宫颈) N88.2
针眼
一脓肿 T81.4
一破裂(手术伤口中) T81.3

Pins and needles, Prickling sensation (skin) R20.2
Pinpoint, Pinhole
—meatus (see also Stricture, urethra) N35.9
—os (uteri) (see also Stricture, cervix) N88.2
Stitch
—abscess T81.4
—burst (in operation wound) T81.3

zhēn 珍

珍珠工病[珍珠工骨髓炎] M86.8

Pearl-worker's disease M86.8

zhēn 真

真菌
一病 NEC B49
一大脑 G93.5
一感染 - 见 感染，真菌
真菌病[霉菌病]，真菌性 NEC B49
一机会性 B48.7
一口腔 B37.0
一口炎 B37.0
一皮肤 NEC B36.9
一人类免疫缺陷病毒(HIV)病所致 B20.5
一特指的 NEC B48.8
一阴道炎(念珠菌性) B37.3† N77.1*
真菌性[霉菌性]口炎 B37.0
真菌性[霉菌性]足分支菌病 B47.0
真菌血症 NEC B49
真空
一吸引术(分娩) O81.4
一在鼻窦(旁窦)内 J34.8

Fungus, fungous
—disease NEC B49
—cerebral G93.5
—infection - see Infection, fungus
Mycosis, mycotic NEC B49
—opportunistic B48.7
—mouth B37.0
—stomatitis B37.0
—cutaneous, skin NEC B36.9
—resulting from HIV disease B20.5
—specified NEC B48.8
—vagina, vaginitis (candidal) B37.3† N77.1*
Muguet B37.0
Eumycetoma B47.0
Fungemia NEC B49
Vacuum
—extraction (delivery) O81.4
—in sinus (accessory) (nasal) J34.8

zhěn 诊

诊断推迟 **R69**

Diagnosis deferred R69

zhěn 枕

枕骨裂脑露畸形 **Q00.2**

Iniencephalus, iniencephaly Q00.2

zhěn 疹

疹
－多形性光(日光) L56.4
－匐行 B76.9
－哈钦森，夏季 L56.4
－环状 R23.8
－卡波西水疱样 B00.0
－尿布 L22
－皮肤(非特异的) R21
－－匐行(意指钩虫) B76.9
－－假 L98.1
－－卡波西水疱样 B00.0
－－类丹毒 A26.0
－－苔癣样 L28.0
－－意指皮炎 - 见 皮炎
－－由于预防性接种或疫苗接种(全身性)(另见皮炎，由于，菌苗) L27.0
－－－局部性 L27.1
－－中毒性 NEC L53.0
－水泡状 R23.8
－药(全身性)(内服) L27.0
－－接触皮肤 - 见 皮炎，由于，药物，接触皮肤
－－局部性 L27.1

疹病，急疹(另见 皮疹) R21
－伴有肠病毒水泡状口炎 B08.4
－病毒性 B09
－－特指类型 NEC B08.8
－波士顿 A88.0
－流行性，伴有脑膜炎 A88.0† G02.0*
－幼儿 B08.2

Eruption
－polymorphous light (sun) L56.4
－creeping B76.9
－Hutchinson, summer L56.4
－ringed R23.8
－Kaposi's varicelliform B00.0
－napkin L22
－skin (nonspecific) R21
－－creeping (meaning hookworm) B76.9
－－feigned L98.1
－－Kaposi's varicelliform B00.0
－－erysipeloid A26.0
－－lichenoid L28.0
－－meaning dermatitis - see Dermatitis
－－due to prophylactic inoculation or vaccination (generalized) (see also Dermatitis, due to, vaccine) L27.0
－－－localized L27.1
－－toxic NEC L53.0
－vesicular R23.8
－drug (generalized) (taken internally) L27.0
－－in contact with skin - see Dermatitis, due to, drugs, in contact with skin
－－localized L27.1

Exanthem, exanthema (see also Rash) R21
－with enteroviral vesicular stomatitis B08.4
－viral, virus B09
－－specified type NEC B08.8
－Boston A88.0
－epidemic with meningitis A88.0† G02.0*
－subitum B08.2

zhèn 阵

阵挛 **R25.8**

Clonus R25.8

zhèn 振

振动

一暴露于(职业性) Z57.7

一眩晕 T75.2

Vibration

—exposure (occupational) Z57.7

—vertigo T75.2

zhèn 震

震颤 R25.1

一汞毒性 T56.1

一家族性 G25.0

一老年性 R54

一帕金森(另见 帕金森综合征) G20

一特发性(良性) G25.0

一特指类型 NEC G25.2

一心因性(转换反应) F44.4

一药物性 G25.1

一遗传性 G25.0

一意向性 G25.2

一癔症性 F44.4

震颤麻痹(另见 帕金森综合征) G20

震颤摩擦，心脏的 R01.2

震荡(近期) S06.0

一冲击波(爆炸产生的)(空气)(水力)(浸泡)(水下)

一一耳 S09.8

一一腹部或胸部 - 见 损伤，按部位

一一脑 S06.0

一大脑 S06.0

一棘肌 - 见 损伤，脊髓，按部位

一脊髓 - 另见 损伤，脊髓，按部位 T09.3

一一神经 S14.0

一一胸 S24.0

一一腰 S34.0

一脊髓圆锥 S34.3

一马尾 S34.3

一脑 S06.0

一视网膜 S05.8

一眼 S05.8

一综合征 F07.2

Tremor R25.1

—mercurial T56.1

—familial G25.0

—senilis R54

—Parkinson's (see also Parkinsonism) G20

—essential (benign) G25.0

—specified type NEC G25.2

—psychogenic (conversion reaction) F44.4

—drug-induced G25.1

—hereditary G25.0

—intention G25.2

—hysterical F44.4

Shaking palsy or paralysis (see also Parkinsonism) G20

Fremitus, friction, cardiac R01.2

Commotio, Commotion, Concussion (current) S06.0

—blast (air) (hydraulic) (immersion) (underwater)

——ear S09.8

——abdomen or thorax - see Injury, by site

——brain S06.0

—cerebral S06.0

—spinalis - see Injury, spinal cord, by region

—spinal cord - see Injury, spinal cord, by region T09.3

——cervical S14.0

——thoracic S24.0

——lumbar S34.0

—conus medullaris S34.3

—cauda equina S34.3

—brain, cerebri S06.0

—retinae S05.8

—ocular S05.8

—syndrome F07.2

zhēng 蒸

蒸气烧伤 - 见 烧伤

Steam burn - see Burn

蒸气窒息 NEC T59.9
—特指的物质 - 见 药物和化学制剂表

zhèng 正

正常
—分娩 O80.-
—状态(未见恐惧主诉) Z71.1
正牙 Z51.8
—安装 Z46.4
—调节 Z46.4
正中 - 另见情况
正中额外牙，额外牙 K00.1
—引起拥挤 K07.3
正中旁尿道膀胱口 Q64.7
—嵴(前列腺)(膀胱口) N40
正中嵴，前列腺 N40

zhī 支

支睾吸虫病，支睾吸虫感染 B66.1
—肝 B66.1† K77.0*
支链氨基酸疾患 E71.2
支链淀粉病(分支酶缺乏) E74.0
支气管出血 - 见 咯血
支气管的 - 见情况
支气管肺的 - 见情况
支气管肺炎(另见 肺炎，支气管) J18.0
支气管结石症 J98.0
—结核性 NEC A16.4
——伴有细菌学和组织学证实 A15.5
支气管痉挛 J98.0
—伴有
——细支气管炎，急性 J21.9
——支气管炎，急性(在 J20.-中的情况)(另见 支气管炎，急性或亚急性) J20.9
支气管扩张(圆柱状)(弥漫性)(梭形)(局部性)(囊形的) J47
—结核性 NEC (另见 结核，肺) A16.2
—先天性 Q33.4
支气管螺旋体病 A69.8
—卡斯泰拉尼 A69.8

Vapor asphyxia or suffocation NEC T59.9
—specified agent - see Table of drugs and chemicals

Normal
—delivery O80.-
—state (feared complaint unfounded) Z71.1
Orthodontics Z51.8
—fitting Z46.4
—adjustment Z46.4
Median - see also condition
Mesiodens, mesiodentes K00.1
—causing crowding K07.3
Paramedial urethrovesical orifice Q64.7
—bar (prostate) (vesical orifice) N40
Bar, median, prostate N40

Clonorchiasis, clonorchis infection B66.1
—liver B66.1† K77.0*
Branched-chain amino-acid disorder E71.2
Amylopectinosis (brancher enzyme deficiency) E74.0
Bronchorrhagia - see Hemoptysis
Bronchi, bronchial, Bronchus - see condition
Bronchopulmonary - see condition
Bronchopneumonia, Bronchopneumonitis, Bronchopulmonitis (see also Pneumonia, broncho) J18.0
Broncholithiasis J98.0
—tuberculous NEC A16.4
——with bacteriological and histological confirmation A15.5
Bronchospasm J98.0
—with
——bronchiolitis, acute J21.9
——bronchitis, acute (conditions in J20.-) (see also Bronchitis, acute or subacute) J20.9
Bronchiectasis (cylindrical) (diffuse) (fusiform) (localized) (saccular) J47
—tuberculous NEC (see also Tuberculosis, pulmonary) A16.2
—congenital Q33.4
Bronchospirochetosis A69.8
—Castellani A69.8

支气管炎——*续前页* Bronchitis——*continued*

一由于气体、烟雾或蒸气(化学性) J68.0 —due to gases, fumes or vapors (chemical) J68.0

一阻塞性(慢性)(弥漫性) J44.8 —obstructive (chronic) (diffuse) J44.8

支气管真菌病 NEC B49† J99.8* **Bronchomycosis NEC B49† J99.8***

一念珠菌性 B37.8† J99.8* —candidal B37.8† J99.8*

zhī 芝

芝加哥病[北美芽生菌病] B40.9 **Chicago disease B40.9**

zhī 肢

肢的 - 见情况，按部位 **Extremity, Limb - see condition, by site**

肢端发绀(又称 手足发绀) I73.8 **Acrocyanosis I73.8**

一新生儿 P28.2 —newborn P28.2

肢端肥大症 E22.0 **Acromegaly, acromegalia E22.0**

肢端感觉异常(单纯性)(血管运动性) I73.8 **Acroparesthesia (simple) (vasomotor) I73.8**

肢端过小症 Q79.8 **Acromicria, acromikria Q79.8**

肢端汗腺瘤，外分泌性(M8402/0) - 见 肿瘤，皮肤，良性 **Acrospiroma, eccrine (M8402/0) - see Neoplasm, skin, benign**

肢端皮炎 L30.8 **Acrodermatitis L30.8**

一阿洛波[持续性肢端皮炎] L40.2 —Hallopeau's L40.2

一肠病性(遗传性) E83.2 —enteropathica (hereditary) E83.2

一持续脓疱性 L40.2 —pustulosa continua L40.2

一持续性(顽固性) L40.2 —continua (Hallopeau) L40.2

一顽固性 L40.2 —perstans L40.2

一萎缩性(慢性) L90.4 —atrophicans (chronica) L90.4

一婴儿丘疹性 L44.4 —infantile papular L44.4

一再钙化小脓疱性 L40.2 —recalcitrant pustular L40.2

肢端缺氧，慢性 I73.8 **Acroasphyxia, chronic I73.8**

肢端硬肿病，肢硬皮病，肢端变硬(另见 硬皮病) M34.8 **Acroscleriasis, acroscleroderma, acrosclerosis (see also Scleroderma) M34.8**

肢骨纹状肥大 M85.8 **Melorheostosis (bone) M85.8**

肢痛症 T56.1 **Acrodynia T56.1**

zhī 脂

脂沉积症，脂沉积 E75.6 **Lipidosis, Lipoidosis E75.6**

一胆固醇(脑) E75.5 —cholesterol (cerebral) E75.5

一硫[异染性脑白质营养不良] E75.2 —sulfatide E75.2

一脑(婴儿)(幼年)(晚期) E75.4 —cerebral (infantile) (juvenile) (late) E75.4

一脑苷 E75.2 —cerebroside E75.2

一脑视网膜性 E75.4 —cerebroretinal E75.4

一糖脂质 E75.2 —glycolipid E75.2

脂肪瘤——*续前页*
一部位分类——*续前页*
——颈部(皮肤)(皮下) D17.0
——面部(皮肤)(皮下) D17.0
——皮肤 NEC D17.3
——皮下 NEC D17.3
——躯干(皮肤)(皮下) D17.1
——四肢(皮肤)(皮下) D17.2
——特指部位 NEC D17.7
——头部(皮肤)(皮下) D17.0
——未特指的 D17.9
——胸内 D17.4
一多形性(M8854/0) D17.9
一肌内(M8856/0) D17.9
一浸润(M8856/0) D17.9
一梭形细胞(M8857/0) D17.9
一胎儿(M8881/0) D17.9
——脂肪细胞(M8880/0) D17.9
脂肪尿 R82.0
一血吸虫病(裂体吸虫病) B65.0
脂肪肉瘤(M8850/3) – 另见 肿瘤，结缔组织，恶性
一多形性(M8854/3)
一分化型 (M8851/3)
一高分化型(M8851/3)
一混合型(M8855/3)
一粘液样(M8852/3)
一胚胎性(M8852/3)
一去分化性(M8858/3)
一圆细胞(M8853/3)
脂肪肉芽肿，硬化性 L92.8
脂肪肉芽肿病 E78.8
脂肪软骨营养不良 E76.0
脂肪水肿 – 见 水肿
脂肪纤维瘤(M8851/0) – 见 脂肪瘤
脂肪腺瘤(M8324/0) – 见 肿瘤，良性
脂肪泻(慢性) K90.4
一热带性 K90.1
一特发性(成人)(婴儿) K90.0
一胰性 K90.3
脂肪营养不良 E88.1
一肠 K90.8
脂褐质贮积症，神经元(伴有蜡样质) E75.4
脂肌瘤(M8860/0) – 见 脂肪瘤

Lipoma——*continued*
—site classification——*continued*
——neck (skin) (subcutaneous) D17.0
——face (skin) (subcutaneous) D17.0
——skin NEC D17.3
——subcutaneous NEC D17.3
——trunk (skin) (subcutaneous) D17.1
——limbs (skin) (subcutaneous) D17.2
——specified site NEC D17.7
——head (skin) (subcutaneous) D17.0
——unspecified D17.9
——intrathoracic D17.4
—pleomorphic (M8854/0) D17.9
—intramuscular (M8856/0) D17.9
—infiltrating (M8856/0) D17.9
—spindle cell (M8857/0) D17.9
—fetal (M8881/0) D17.9
——fat cell (M8880/0) D17.9
Lipuria R82.0
—schistosomiasis (bilharziasis) B65.0
Liposarcoma (M8850/3) – see also Neoplasm, connective tissue, malignant
—pleomorphic (M8854/3)
—differentiated type (M8851/3)
—well differentiated type (M8851/3)
—mixed type (M8855/3)
—myxoid (M8852/3)
—embryonal (M8852/3)
—dedifferentiated (M8858/3)
—round cell (M8853/3)
Lipogranuloma, sclerosing L92.8
Lipogranulomatosis E78.8
Gargoylism, Lipochondrodystrophy E76.0
Lipedema – see Edema
Lipofibroma (M8851/0) – see Lipoma
Lipoadenoma (M8324/0) – see Neoplasm, benign
Steatorrhea (chronic) K90.4
—tropical K90.1
—idiopathic (adult) (infantile) K90.0
—pancreatic K90.3
Lipodystrophy E88.1
—intestinal K90.8
Lipofuscinosis, neuronal (with ceroidosis) E75.4
Lipomyoma (M8860/0) – see Lipoma

zhī 蜘

zhí 直

直肠膨出
一男性 K62.3
一女性 N81.6
一在妊娠或分娩中 O34.8
一一引起梗阻性分娩 O65.5
一一一影响到胎儿或新生儿 P03.1
直肠痛 K62.8
直肠突出 - 现译名 直肠膨出
直肠脱垂 K62.3
直肠炎 K62.8
一阿米巴(急性) A06.0
一辐射性 K62.7
一结核性 A18.3† K93.0*
一溃疡性(慢性) K51.2
一淋球菌性 A54.6
一疱疹性 A60.1† K93.8*
一衣原体性 A56.3
直肠乙状结肠连接处的 - 见情况
直肠乙状结肠炎 K63.8
一溃疡性(慢性) K51.3
直肠阴道的 - 见情况
直肠周的 - 见情况
直肠周炎 K62.8

Proctocele, Rectocele
—male K62.3
—female N81.6
—in pregnancy or childbirth O34.8
——causing obstructed labor O65.5
———affecting fetus or newborn P03.1
Rectalgia K62.8
Rectocele
Proctoptosis K62.3
Proctitis, Rectitis K62.8
—amebic (acute) A06.0
—radiation K62.7
—tuberculous A18.3† K93.0*
—ulcerative (chronic) K51.2
—gonococcal A54.6
—herpetic A60.1† K93.8*
—chlamydial A56.3
Rectosigmoid junction - see condition
Proctosigmoiditis, Rectosigmoiditis K63.8
—ulcerative (chronic) K51.3
Rectovaginal - see condition
Perirectal - see condition
Periproctitis K62.8

zhí 职

职业性
一问题 NEC Z56.7
一治疗 Z50.7
职业性康复 Z50.7

Occupational
—problems NEC Z56.7
—therapy Z50.7
Vocational rehabilitation Z50.7

zhí 植

植入性
一卵(体外受精) Z31.2
一囊肿
一一表皮(皮肤) NEC L72.0
一一虹膜 H21.3
一一外阴 N90.7
一一阴道 N89.8
一皮样(囊肿) - 见 植入性，囊肿
一胎盘，低或边缘(另见 胎盘，前置) O44.1
一异常 - 见 异常，按部位
一一输尿管 Q62.6

Implantation
—ovum (in vitro fertilization) Z31.2
—cyst
——external area or site (skin) NEC L72.0
——iris H21.3
——vulva N90.7
——vagina N89.8
—dermoid (cyst) - see Implantation, cyst
—placenta, low or marginal (see also Placenta, previa) O44.1
—anomalous - see Anomaly, by site
——ureter Q62.6

zhí 跖

zhǐ 纸

zhǐ 指

zhǐ 趾

zhì 志

zhì 制

制鞋工胸 **M95.4**

Shoemaker's chest M95.4

zhì 治

治疗 - 见 疗法

治疗性的 - 见情况

Therapy

Therapeutic - see condition

zhì 致

致敏，自身红细胞 **D69.2**

致命晕厥，不明原因的 **R96.0**

致死性侏儒或致死性身材矮小症 **Q77.1**

Sensitization, auto-erythrocytic D69.2

Fatal syncope, unexplained R96.0

Thanatophoric dwarfism or short stature Q77.1

zhì 痔

痔 **I84.9**

一并发

一一产褥期 O87.2

一一妊娠 O22.4

一出血、脱垂、绞窄性或溃疡性 NEC I84.8

一内 I84.2

一一出血、脱垂、绞窄性或溃疡性 I84.1

一一血栓性 I84.0

一外 I84.5

一一出血、脱垂、绞窄性或溃疡性 I84.4

一一血栓性 I84.3

一血栓性 NEC I84.7

Hemorrhoids, Piles I84.9

一complicating

一一puerperium O87.2

一一pregnancy O22.4

一bleeding, prolapsed, strangulated or ulcerated NEC I84.8

一internal I84.2

一一bleeding, prolapsed, strangulated or ulcerated I84.1

一一thrombosed I84.0

一external I84.5

一一bleeding, prolapsed, strangulated or ulcerated I84.4

一一thrombosed I84.3

一thrombosed NEC I84.7

zhì 窒

窒息 **R09.0**

一被褥类 T71

一病理性 R09.0

一产前(另见 窘迫，胎儿) P20.9

一产褥期(另见 窒息，新生儿) P21.9

一一机械性 T71

一沉没 T75.1

一出生(另见 窒息，新生儿) P21.9

一创伤性 NEC T71

一一由于胸部挤压伤 S28.0

一机械性 T71

一挤压 S28.0

Asphyxia, asphyxiation, Suffocation R09.0

一bedclothes T71

一pathological R09.0

一antenatal, prenatal (see also Distress, fetal) P20.9

一postnatal (see also Asphyxia, newborn) P21.9

一一mechanical T71

一submersion T75.1

一birth (see also Asphyxia, newborn) P21.9

一traumatic NEC T71

一一due to crushed chest S28.0

一mechanical T71

一crushing S28.0

窒息——*续前页*
一新生儿——*续前页*
一一苍白 P21.0
一一青紫 P21.1
一一轻度或中度 P21.1
一一重度 P21.0
一悬吊 T71
一压迫性 T71
一淹溺 T75.1
一一氧化碳 T58
一由于
一一床上用品 T71
一一绞窄 T71
一一塑料袋 T71
一一缩窄 T71
一一塌方 T71
一一吸入
一一一气体、烟雾或蒸气 NEC T59.9
一一一一特指的物质 - 见 药物和化学制剂表
一一一食物或异物(另见 窒息，食物) T17.9
一一一油或汽油(另见 窒息，食物) T17.9
一一小兔袋[塑料袋] T71
一一压闷 T71
一一压迫 T71
一一淹溺 T75.1
一重力改变 T71
一子宫内(另见 窘迫，胎儿) P20.9
窒息发作 R06.8

Asphyxia, asphyxiation, Suffocation——*continued*
—newborn——*continued*
——pallida, white P21.0
——blue, livida P21.1
——mild or moderate P21.1
——severe P21.0
—hanging T71
—pressure T71
—drowning T75.1
—carbon monoxide T58
—by
——bed clothes T71
——strangulation T71
——plastic bag T71
——constriction T71
——cave-in T71
——inhalation
———gases, fumes, or vapors NEC T59.9
————specified agent - see Table of drugs and chemicals
———food or foreign body (see also Asphyxia, food) T17.9
———oil or gasoline (see also Asphyxia, food) T17.9
——bunny bag T71
——overlying T71
——pressure T71
——drowning T75.1
—gravitational changes T71
—intrauterine (see also Distress, fetal) P20.9
Smothering spells R06.8

zhì 痣

痣(色素沉着)(M8720/0) D22.9
注：除在其他处另有说明外，列在下面的痣的形态学类型应按列在“痣，部位分类”下的部位进行编码。

一癌性(M8720/3) - 见 黑色素瘤
一表皮内(M8740/0)
一部位分类
一一包皮 D29.0
一一背 D22.5
一一鼻(外) D22.3
一一鼻唇沟 D22.3

Nevus, Mark, Mole (pigmented) (M8720/0) D22.9
Note: Except where otherwise indicated, the morphological varieties of nevus in the list below should be coded by site according to the list under 'Nevus, site classification'.

—cancerous (M8720/3) - see Melanoma
—intraepidermal (M8740/0)
—site classification
——foreskin, prepuce D29.0
——back D22.5
——nose (external) D22.3
——nasolabial groove D22.3

痣——*续前页*
一部位分类——*续前页*
一一球后 D31.6
一一躯干 NEC D22.5
一一乳房，乳房下襞 D22.5
一一上肢 NEC D22.6
一一生殖器(外) NEC
一一一男性 D29.9
一一一女性 D28.0
一一视网膜 D31.2
一一手，手指 D22.6
一一特指部位 NEC－见 肿瘤，良性
一一头皮 D22.4
一一腿 D22.7
一一臀部 D22.5
一一外口(耳) D22.2
一一外阴 D28.0
一一膝 D22.7
一一下肢 NEC D22.7
一一胁腹 D22.5
一一胸壁 D22.5
一一眼 D31.9
一一眼睑(下)(上) D22.1
一一腋襞 D22.5
一一阴部 D28.0
一一阴唇(大)(小) D28.0
一一阴茎 D29.0
一一阴囊 D29.4
一一眦(眼) D22.1
一一足，足跟 D22.7
一草莓 Q82.5
一单侧性 Q82.5
一多血性 Q82.5
一恶性(M8720/3)－见 黑色素瘤
一发育不良(M8727/0)
一非色素(M8730/0)
一非血管性(M8720/0)
一非肿瘤性 I78.1
一粉刺样 Q82.5
一复合(M8760/0)
一海绵状(M9121/0) D18.0
一黑(色素)(M8720/0)
一结膜(M8720/0)

Nevus, Mark, Mole——*continued*
—site classification——*continued*
——retrobulbar D31.6
——trunk NEC D22.5
——breast, submammary fold D22.5
——upper limb NEC D22.6
——genital organ (external) NEC
———male D29.9
———female D28.0
——retina D31.2
——hand, finger D22.6
——specified site NEC – see Neoplasm, benign
——scalp D22.4
——leg D22.7
——buttock, gluteal region, nates D22.5
——external meatus (ear) D22.2
——vulva D28.0
——knee D22.7
——lower limb NEC D22.7
——flank D22.5
——chest wall D22.5
——eye D31.9
——eyelid, palpebra (lower) (upper) D22.1
——axilla, axillary fold D22.5
——pudendum D28.0
——labium (majus) (minus) D28.0
——penis D29.0
——scrotum D29.4
——canthus (eye) D22.1
——foot D22.7
—strawberry Q82.5
—unius lateris Q82.5
—sanguineous Q82.5
—malignant (M8720/3) – see Melanoma
—dysplastic (M8727/0)
—nonpigmented (M8730/0)
—nonvascular (M8720/0)
—non-neoplastic I78.1
—comedonicus Q82.5
—compound (M8760/0)
—cavernous (M9121/0) D18.0
—melanotic (pigmented) (M8720/0)
—conjunctiva (M8720/0)

痣——*续前页*

Nevus, Mark, Mole——*continued*

一幼年(M8770/0)

—juvenile (M8770/0)

一晕，晕样(M8723/0)

—halo, Sutton's (M8723/0)

一蜘蛛，蛛形，蛛状 I78.1

—spider, stellar, araneus I78.1

痣癌(M8720/3) - 见 黑色素瘤

Nevocarcinoma (M8720/3) - see Melanoma

zhì 智

智力 - 另见情况

Mental - see also condition

一低下 - 见 发育迟缓，精神

—subnormality - see Retardation, mental

一发育迟缓 - 见 发育迟缓，精神

—retardation - see Retardation, mental

一机能不全(先天性)(另见 发育迟缓，精神) F79.-

—insufficiency (congenital) (see also Retardation, mental) F79.-

一缺陷 - 见 发育迟缓，精神

—deficiency - see Retardation, mental

智力功能，交界 R41.8

Functioning, intellectual, borderline R41.8

智力缺陷(另见 发育迟缓，精神) F79.-

Amentia (see also Retardation, mental) F79.-

智商 I.Q.

I.Q.

一低于 20 F73.-

—under 20 F73.-

—20-34 F72.-

—20-34 F72.-

—35-49 F71.-

—35-49 F71.-

—50-69 F70.-

—50-69 F70.-

zhì 置

置换，用人工或机械性装置或假体

Replacement by artificial or mechanical device or prosthesis of

一肠 Z96.8

—intestine Z96.8

一镫骨 Z96.2

—stapes Z96.2

一耳蜗 Z96.2

—cochlea Z96.2

一骨 NEC Z96.7

—bone NEC Z96.7

一关节 Z96.6

—joint Z96.6

一冠状动脉 Z95.5

—coronary artery Z95.5

一喉 Z96.3

—larynx Z96.3

一腱 Z96.7

—tendon Z96.7

一晶状体 Z96.1

—lens Z96.1

一膀胱 Z96.0

—bladder Z96.0

一器官 NEC Z96.8

—organ NEC Z96.8

一下颌骨 NEC (为牙根植入物) Z96.5

—mandible NEC (for tooth root implant(s)) Z96.5

一心脏 Z95.8

—heart Z95.8

一一瓣膜 NEC Z95.4

——valve NEC Z95.4

一血管 NEC Z95.8

—blood vessel NEC Z95.8

一一冠状(动脉) Z95.5

——coronary (artery) Z95.5

一牙 Z97.2

—teeth Z97.2

一牙根 Z96.5

—tooth root(s) Z96.5

置换——*续前页*	**Replacement**——*continued*
一咽鼓管 Z96.2	—eustachian tube Z96.2
一眼球 Z97.0	—eye globe Z97.0
一肢 Z97.1	—limb(s) Z97.1
一周围血管 NEC Z95.8	—peripheral vessel NEC Z95.8
一组织 NEC Z96.8	—tissue NEC Z96.8

zhōng 中

中	**Middle**
一耳的 - 见情况	—ear - see condition
一叶综合征 J98.1	—lobe syndrome J98.1
中断	**Stoppage**
一尿 R33	—urine R33
中脑炎(另见 脑炎) G04.9	**Mesencephalitis (see also Encephalitis) G04.9**
中肾瘤(恶性)(M9110/3) - 另见 肿瘤，恶性	**Mesonephroma (malignant) (M9110/3) - see also Neoplasm, malignant**
一良性(M9110/0) - 见 肿瘤，良性	—benign (M9110/0) - see Neoplasm, benign
中性粒细胞减少症(先天性)(药物性)(周期性)(原发性)(脾)(中毒性) D70	**Neutropenia, neutropenic(congenital) (cyclic) (drug-induced) (periodic) (primary) (splenic) (toxic) D70**
一新生儿，暂时性(同种免疫性)(母体转移) P61.5	—neonatal, transitory (isoimmune) (maternal transfer) P61.5
中幼粒细胞的 - 见情况	**Myelocytic - see condition**
中质层发育不全 Q13.8	**Mesostromal dysgenesia Q13.8**

zhōng 终

终止	**Termination**
一妊娠 - 见 流产	—pregnancy - see Abortion

zhǒng 肿

肿	**Phlegmasia**
一股白 O87.1	—alba dolens O87.1
一一非产褥期 I80.1	——nonpuerperal I80.1
一疼痛性蓝 I80.2	—cerulea dolens I80.2
肿大(另见 肿胀)	**Swollen, Tumefaction (see also Swelling)**
一肝(另见 肥大，肝) R16.0	—liver (see also Hypertrophy, liver) R16.0
一晶状体(眼)(白内障) H26.9	—lens (eye) (cataract) H26.9
肿块 - 另见 肿物	**Lump - see also Mass**
一腹内 R19.0	—intra-abdominal R19.0
一盆腔 R19.0	—pelvic R19.0
一乳房 N63	—breast N63

		恶性		原位	良性	动态未定或未知
		原发	继发			
肿瘤，肿瘤性	**Neoplasm, neoplastic**	**C80**	**C80**	**D09.9**	**D36.9**	**D48.9**

注：

1. 下表按肿瘤的解剖部位列出编码。根据肿瘤性质是否为恶性肿瘤(原发, 继发)、原位癌、良性肿瘤或者动态未定或性质未特指，在每个部位列有五种可能的编码。肿瘤的描述往往表明在五栏中哪一栏是恰当的，例如：皮肤恶性黑色素瘤、宫颈原位癌、乳房良性纤维腺瘤。

   当没有这样的描述时，应参考索引的其他部分，那里会指出所列的每一种形态学(组织学)类型的适当栏目。例如：中肾瘤 - 见 肿瘤，恶性，胚瘤 - 另见 肿瘤，动态未定；鲍恩病 - 见 肿瘤，皮肤，原位。不过，如有上述描述语之一时，索引中的指示则可以不予考虑。如：结肠恶性腺瘤编码于 C18.9，而不是 D12.6，因为有形容词“恶性”就可以不考虑“腺瘤 - 另见 肿瘤，良性”这一索引条目。

2. 当部位标有#号(例如：面 NEC #)时，如果肿瘤的类型是一种鳞状细胞癌或一种上皮细胞癌，则应分类于这些部位的皮肤恶性肿瘤；但如果肿瘤的类型是一种乳头状瘤(任何类型)，则应分类于这些部位的皮肤良性肿瘤。

3. 除了骨内性和牙源性以外， 部位标有◇符号的任何类型癌和腺癌均应认为是从一个未特指的原发部位转移而来，并编码于 C79.5。

Notes

1. The list below gives the code numbers for neoplasms by anatomical site. For each site there are five possible code numbers according to whether neoplasm in question is malignant (primary); malignant, secondary; in situ; benign; or of uncertain behavior or unspecified nature. The description of the neoplasm willoften indicate which of the five columns is appropriate, e.g. malignant melanoma of skin, carcinoma in situ of cervix uteri, benign fibroadenoma of breast.

   Where such descriptors are not present, the remainder of the Index should be consulted, where guidance is given to the appropriate column for each morphological (histological) variety listed, e.g. Mesonephroma - see Neoplasm, malignant, Embryoma -see also Neoplasm, uncertain behavior, Bowen's disease - see Neoplasm, skin, in situ. However, the guidance in the Index can be overridden if one of the descriptors mentioned above is present, e.g. malignant adenoma of colon is coded to C18.9 and not to D12.6 as the adjective 'malignant' overrides the Index entry 'Adenoma - see also Neoplasm, benign'.
2. Sites marked with the sign # (e.g. face NEC #) should be classified to malignant neoplasm of skin of these sites if the variety of neoplasm is a squamous cell carcinoma or an epidermoid carcinoma and to benign neoplasm of skin of these sites if the variety of neoplasm is a papilloma (any type).
3. Carcinomas and adenocarcinomas, of any type other than in traosseous orodontogenic, of sites marked with the sign ◇ (e.g. ischium ◇) should be considered as metastatic from an unspecified primary site and coded to C79.5.

一巴多林腺[前庭大腺]	—Bartholin's gland	C51.0	C79.8	D07.1	D28.0	D39.7
一半球，大脑的	—hemisphere, cerebral	C71.0	C79.3		D33.0	D43.0
一半月板，膝关节(外侧)(内侧)◇	—meniscus, knee joint (lateral) (medial) ◇	C40.2	C79.5		D16.2	D48.0
一包皮	—foreskin,prepuce	C60.0	C79.8	D07.4	D29.0	D40.7
一背部 NEC #	—back NEC #	C76.7	C79.8	D04.5	D36.7	D48.7
一贲门	—cardia (gastric)	C16.0	C78.8	D00.2	D13.1	D37.1
一贲门口(胃)	—cardiac orifice (stomach)	C16.0	C78.8	D00.2	D13.1	D37.1
一贲门食管	—cardioesophagus	C16.0	C78.8	D00.2	D13.1	D37.1
一贲门食管连接处	—cardioesophageal junction	C16.0	C78.8	D00.2	D13.1	D37.1

		恶性		原位	良性	动态未定或未知
		原发	继发			
肿瘤——*续前页*	**Neoplasm**——*continued*					
—鼻	—nose, nasal	C76.0	C79.8	D04.3	D36.7	D48.7
——窦 - 见 肿瘤，窦	——sinus - see Neoplasm, sinus					
——骨◇	——bone ◇	C41.0	C79.5		D16.4	D48.0
——后孔	——choana	C11.3	C79.8	D00.0	D10.6	D37.0
——甲(粘膜)	——turbinate (mucosa)	C30.0	C78.3	D02.3	D14.0	D38.5
———骨◇	———bone ◇	C41.0	C79.5		D16.4	D48.0
——内的	——internal	C30.0	C78.3	D02.3	D14.0	D38.5
——粘膜	——mucosa	C30.0	C78.3	D02.3	D14.0	D38.5
——皮肤	——skin	C44.3	C79.2	D04.3	D23.3	D48.5
——前庭	——vestibule	C30.0	C78.3	D02.3	D14.0	D38.5
——腔	——cavity	C30.0	C78.3	D02.3	D14.0	D38.5
——软骨	——cartilage	C30.0	C78.3	D02.3	D14.0	D38.5
——外部(皮肤)	——external (skin)	C44.3	C79.2	D04.3	D23.3	D48.5
——窝	——fossa	C30.0	C78.3	D02.3	D14.0	D38.5
——翼(外部的)	——ala (external)	C44.3	C79.2	D04.3	D23.3	D48.5
——中隔	——septum	C30.0	C78.3	D02.3	D14.0	D38.5
———后缘	———posterior margin	C11.3	C79.8	D00.0	D10.6	D37.0
—鼻唇沟	—nasolabial groove	C44.3	C79.2	D04.3	D23.3	D48.5
—鼻后间隙	—postnasal space	C11.9	C79.8	D00.0	D10.6	D37.0
—鼻后孔	—choana	C11.3	C79.8	D00.0	D10.6	D37.0
—鼻甲(骨)◇	—turbinate (bone) ◇	C41.0	C79.5		D16.4	D48.0
——鼻的	——nasal	C30.0	C78.3	D02.3	D14.0	D38.5
—鼻孔(前的)(后的)	—nares, naris, nostril (anterior) (posterior)	C30.0	C78.3	D02.3	D14.0	D38.5
—鼻泪管	—nasolacrimal duct	C69.5	C79.4	D09.2	D31.5	D48.7
—鼻旁窦- 见 肿瘤，窦	—accessory sinus - see Neoplasm, sinus					
—鼻咽	—nasopharynx	C11.9	C79.8	D00.0	D10.6	D37.0
——壁	——wall	C11.9	C79.8	D00.0	D10.6	D37.0
———外侧	———lateral	C11.2	C79.8	D00.0	D10.6	D37.0
———前	———anterior	C11.3	C79.8	D00.0	D10.6	D37.0
——底	——floor	C11.3	C79.8	D00.0	D10.6	D37.0
——顶	——roof	C11.0	C79.8	D00.0	D10.6	D37.0
——后	——posterior	C11.1	C79.8	D00.0	D10.6	D37.0
———上	———superior	C11.0	C79.8	D00.0	D10.6	D37.0
—鼻翼(外部的)	—ala nasi (external)	C44.3	C79.2	D04.3	D23.3	D48.5
—臂 NEC #	—arm NEC #	C76.4	C79.8	D04.6	D36.7	D48.7
—臂丛神经	—brachial plexus	C47.1	C79.8		D36.1	D48.2

		恶性		原位	良性	动态未定或未知
		原发	继发			
肿瘤——*续前页*	**Neoplasm**——*continued*					
一扁桃体	—tonsil	C09.9	C79.8	D00.0	D10.4	D37.0
——腭	——palatine	C09.9	C79.8	D00.0	D10.4	D37.0
——舌	——lingual	C02.4	C79.8	D00.0	D10.1	D37.0
——咽	——pharyngeal	C11.1	C79.8	D00.0	D10.6	D37.0
——咽门	——fauces, faucial	C09.9	C79.8	D00.0	D10.4	D37.0
——柱(前)(后)	——pillar (anterior) (posterior)	C09.1	C79.8	D00.0	D10.5	D37.0
一扁桃体窝	—tonsillar fossa	C09.0	C79.8	D00.0	D10.5	D37.0
一髌◇	—patella ◇	C40.3	C79.5		D16.3	D48.0
一病，全身性	—disease, generalized	C80				
一播散性	—disseminated	C80				
一残端，颈的	—stump, cervical	C53.8	C79.8	D06.7	D26.0	D39.0
一苍白球	—globus pallidus	C71.0	C79.3		D33.0	D43.0
一肠	—intestine, bowel, intestinal, enteric	C26.0	C78.5	D01.4	D13.9	D37.7
——大	——large	C18.9	C78.5	D01.0	D12.6	D37.4
———肝曲	———hepatic flexure	C18.3	C78.5	D01.0	D12.3	D37.4
———回盲肠	———ileocecum	C18.0	C78.5	D01.0	D12.0	D37.4
———结肠	———colon	C18.9	C78.5	D01.0	D12.6	D37.4
—————和直肠	—————with rectum	C19	C78.5	D01.1	D12.7	D37.5
—————横	—————transverse	C18.4	C78.5	D01.0	D12.3	D37.4
—————降	—————descending	C18.6	C78.5	D01.0	D12.4	D37.4
—————盆腔	—————pelvic	C18.7	C78.5	D01.0	D12.5	D37.4
—————升	—————ascending	C18.2	C78.5	D01.0	D12.2	D37.4
—————头(盲肠)	—————caput	C18.0	C78.5	D01.0	D12.0	D37.4
—————乙状(曲)	—————sigmoid (flexure)	C18.7	C78.5	D01.0	D12.5	D37.4
—————右	—————right	C18.2	C78.5	D01.0	D12.2	D37.4
—————远端	—————distal	C18.7	C78.5	D01.0	D12.5	D37.4
—————左	—————left	C18.6	C78.5	D01.0	D12.4	D37.4
———阑尾	———appendix	C18.1	C78.5	D01.0	D12.1	D37.3
———盲肠	———cecum	C18.0	C78.5	D01.0	D12.0	D37.4
———脾曲	———splenic flexure	C18.5	C78.5	D01.0	D12.3	D37.4
———乙状结肠曲	———sigmoid flexure	C18.7	C78.5	D01.0	D12.5	D37.4
——小	——small	C17.9	C78.4	D01.4	D13.3	D37.2
———回肠	———ileum	C17.2	C78.4	D01.4	D13.3	D37.2
———空肠	———jejunum	C17.1	C78.4	D01.4	D13.3	D37.2
———十二指肠	———duodenum	C17.0	C78.4	D01.4	D13.2	D37.2
——道 NEC	——tract NEC	C26.0	C78.5	D01.4	D13.9	D37.7
一肠系膜	—mesentery, mesenteric	C48.1	C78.6		D20.1	D48.4
一尺骨(任何部分)◇	—ulna (any part) ◇	C40.0	C79.5		D16.0	D48.0

		恶性		原位	良性	动态未定或未知
		原发	继发			
肿瘤——*续前页*	**Neoplasm**——*continued*					
一耻骨◇	一pubic bone ◇	C41.4	C79.5		D16.8	D48.0
一耻骨联合◇	一symphysis pubis◇	C41.4	C79.5		D16.8	D48.0
一处女膜	一hymen	C52	C79.8	D07.2	D28.1	D39.7
一垂体(窝)(腺)(叶)	一pituitary, hypophysis(body) (fossa) (gland) (lobe)	C75.1	C79.8	D09.3	D35.2	D44.3
一唇	一lip, labial	C00.9	C79.8	D00.0	D10.0	D37.0
一一唇膏区	一一lipstick area	C00.2	C79.8	D00.0	D10.0	D37.0
一一一上	一一一upper	C00.0	C79.8	D00.0	D10.0	D37.0
一一一下	一一一lower	C00.1	C79.8	D00.0	D10.0	D37.0
一一唇红缘	一一vermilion border	C00.2	C79.8	D00.0	D10.0	D37.0
一一一上	一一一upper	C00.0	C79.8	D00.0	D10.0	D37.0
一一一下	一一一lower	C00.1	C79.8	D00.0	D10.0	D37.0
一一沟(下)(上)	一一sulcus (lower) (upper)	C06.1	C79.8	D00.0	D10.3	D37.0
一一颊面 - 见 肿瘤，唇，内的	一一buccal aspect - see Neoplasm, lip, internal					
一一口腔面 - 见 肿瘤，唇，内的	一一oral aspect -see Neoplasm, lip, internal					
一一连合	一一commissure	C00.6	C79.8	D00.0	D10.0	D37.0
一一内	一一internal	C00.5	C79.8	D00.0	D10.0	D37.0
一一一上	一一一upper	C00.3	C79.8	D00.0	D10.0	D37.0
一一一下	一一一lower	C00.4	C79.8	D00.0	D10.0	D37.0
一一内面 - 见 肿瘤，唇，内	一一inner aspect - see Neoplasm, lip, internal					
一一粘膜 - 见 肿瘤，唇，内	一一mucosa - see Neoplasm, lip, internal					
一一皮肤(连合)(下的)(上的)	一一(commissure)(lower) (upper)	C44.0	C79.2	D04.0	D23.0	D48.5
一一上	一一upper	C00.0	C79.8	D00.0	D10.0	D37.0
一　一内	一一一internal	C00.3	C79.8	D00.0	D10.0	D37.0
一一外	一一external	C00.2	C79.8	D00.0	D10.0	D37.0
一一一上	一一一upper	C00.0	C79.8	D00.0	D10.0	D37.0
一一一下	一一一lower	C00.1	C79.8	D00.0	D10.0	D37.0
一一系带 - 见 肿瘤，唇，内	一一frenulum - see Neoplasm, lip, internal					
一一下	一一lower	C00.1	C79.8	D00.0	D10.0	D37.0
一一一内	一一一internal	C00.4	C79.8	D00.0	D10.0	D37.0
一唇红缘 - 见 肿瘤，唇	一vermilion border - see Neoplasm, lip					
一丛	一plexus					
一一臂	一一brachial	C47.1	C79.8		D36.1	D48.2
一一颈	一一cervical	C47.0	C79.8		D36.1	D48.2

		恶性		原位	良性	动态未定或未知
		原发	继发			
肿瘤——*续前页*	**Neoplasm**——*continued*					
一丛——*续前页*	—plexus——*continued*					
一一脉络丛	——choroid	C71.5	C79.3		D33.0	D43.0
一一腰骶	——lumbosacral	C47.5	C79.8		D36.1	D48.2
一一骶	——sacral	C47.5	C79.8		D36.1	D48.2
一大脑(皮质)(半球)(脑白质)	—cerebrum, cerebral (cortex) (hemisphere)(white matter)	C71.0	C79.3		D33.0	D43.0
一一脚	——peduncle	C71.7	C79.3		D33.1	D43.1
一一脑(脊)膜	——meninges	C70.0	C79.3		D32.0	D42.0
一一室(大脑的)(侧的)(第三)	——ventricle (cerebral) (lateral) (third)	C71.5	C79.3		D33.0	D43.0
一一一第四	———fourth	C71.7	C79.3		D33.1	D43.1
一大脑脚	—basis pedunculi	C71.7	C79.3		D33.1	D43.1
一大脑皮层	—pallium	C71.0	C79.3		D33.0	D43.0
一大腿 NEC #	—thigh NEC #	C76.5	C79.8	D04.7	D36.7	D48.7
一大血管 NEC	—great vessels NEC	C49.3	C79.8		D21.3	D48.1
一胆(道)	—bile or biliary (tract)	C24.9	C78.8	D01.5	D13.5	D37.6
一一管，小叶间的	——canals, interlobular	C22.1	C78.8	D01.5	D13.4	D37.6
一一管或道(总的)(囊的)(肝外)	——duct or passage (common) (cystic) (extrahepatic)	C24.0	C78.8	D01.5	D13.5	D37.6
一一一肝内	———intrahepatic	C22.1	C78.8	D01.5	D13.4	D37.6
一一一一和肝外	————with extrahepatic	C24.8	C78.8	D01.5	D13.5	D37.6
一一一小叶间	———interlobular	C22.1	C78.8	D01.5	D13.4	D37.6
一胆管(肝外)	—gall duct (extrahepatic)	C24.0	C78.8	D01.5	D13.5	D37.6
一一肝内	——intrahepatic	C22.1	C78.8	D01.5	D13.4	D37.6
一胆囊	—gallbladder	C23	C78.8	D01.5	D13.5	D37.6
一胆囊管	—cystic (bile) duct	C24.0	C78.8	D01.5	D13.5	D37.6
一胆总管	—choledochal duct, common (bile) duct	C24.0	C78.8	D01.5	D13.5	D37.6
一岛组织(胰腺)	—insular tissue (pancreas)	C25.4	C78.8	D01.7	D13.7	D37.7
一一脑	——brain	C71.0	C79.3		D33.0	D43.0
一道，外部的(耳)	—meatus, external (ear)	C44.2	C79.2	D04.2	D23.2	D48.5
一道格拉斯陷凹或囊(直肠子宫陷凹)	—Douglas' cul de sac or pouch	C48.1	C78.6		D20.1	D48.4
一底	—fundus					
一一胃	——stomach	C16.1	C78.8	D00.2	D13.1	D37.1
一一子宫	——uterus	C54.3	C79.8	D07.3	D26.1	D39.0
一骶骨(椎骨)◇	—sacrum, sacral (vertebra)◇	C41.4	C79.5		D16.8	D48.0
一骶骨前(区)	—presacral (region)	C76.3	C79.8		D36.7	D48.7
一骶骨子宫韧带	—sacrouterine ligament	C57.3	C79.8		D28.2	D39.7
一骶尾骨◇	—sacrococcyx,sacrococcygeal◇	C41.4	C79.5		D16.8	D48.0
一一区	——region	C76.3	C79.8	D09.7	D36.7	D48.7

		恶性		原位	良性	动态未定或未知
		原发	继发			
肿瘤——*续前页*	**Neoplasm**——*continued*					
一蝶鞍，骨◇	一sella turcica, bone ◇	C41.0	C79.5		D16.4	D48.0
一蝶鞍内	一intrasellar	C75.1	C79.8	D09.3	D35.2	D44.3
一蝶鞍旁	一parasellar	C72.9	C79.4		D33.9	D43.9
一蝶鞍上(区)	一suprasellar (region)	C71.9	C79.3		D33.2	D43.2
一蝶骨	一sphenoid	C31.3	C78.3	D02.3	D14.0	D38.5
一一窦	一一sinus	C31.3	C78.3	D02.3	D14.0	D38.5
一一骨◇	一一bone ◇	C41.0	C79.5		D16.4	D48.0
一顶叶	一parietal lobe	C71.3	C79.3		D33.0	D43.0
一动脉 - 见 肿瘤，结缔组织	一artery - see Neoplasm, connective tissue					
一窦(旁窦)	一sinus (accessory)	C31.9	C78.3	D02.3	D14.0	D38.5
一一鼻，鼻旁 NEC	一一nasal, paranasal NEC	C31.9	C78.3	D02.3	D14.0	D38.5
一一蝶骨	一一sphenoidal	C31.3	C78.3	D02.3	D14.0	D38.5
一一额	一一frontal	C31.2	C78.3	D02.3	D14.0	D38.5
一一骨(任何)◇	一一bone (any) ◇	C41.0	C79.5		D16.4	D48.0
一一梨状	一一piriform	C12	C79.8	D00.0	D10.7	D37.0
一一筛	一一ethmoidal	C31.1	C78.3	D02.3	D14.0	D38.5
一一上颌	一一maxillary	C31.0	C78.3	D02.3	D14.0	D38.5
一窦(海默尔)(上颌)	一antrum(Highmore)(maxillary)	C31.0	C78.3	D02.3	D14.0	D38.5
一一鼓	一一tympanicum	C30.1	C78.3	D02.3	D14.0	D38.5
一一幽门	一一pyloric	C16.3	C78.8	D00.2	D13.1	D37.1
一多发性，恶性(独立的原发部位)	一multiple, malignant (independent primary sites)	C97				
一多内分泌	一pluriendocrine	C75.8	C79.8	D09.3	D35.8	D44.8
一额(前)	一forehead	C44.3	C79.2	D04.3	D23.3	D48.5
一额	一frontal					
一一窦	一一sinus	C31.2	C78.3	D02.3	D14.0	D38.5
一一骨◇	一一bone ◇	C41.0	C79.5		D16.4	D48.0
一一极	一一pole	C71.1	C79.3		D33.0	D43.0
一一叶	一一lobe	C71.1	C79.3		D33.0	D43.0
一腭	一palate	C05.9	C79.8	D00.0	D10.3	D37.0
一一软	一一soft	C05.1	C79.8	D00.0	D10.3	D37.0
一一一鼻咽表面	一一一nasopharyngeal surface	C11.3	C79.8	D00.0	D10.6	D37.0
一一一后面	一一一posterior surface	C11.3	C79.8	D00.0	D10.6	D37.0
一一一上面	一一一superior surface	C11.3	C79.8	D00.0	D10.6	D37.0
一一硬	一一hard	C05.0	C79.8	D00.0	D10.3	D37.0
一一硬和软的连接处	一一junction of hard and soft	C05.8	C79.8	D00.0	D10.3	D37.0
一腭舌弓	一palatoglossal arch	C09.1	C79.8	D00.0	D10.5	D37.0
一腭咽弓	一palatopharyngeal arch	C09.1	C79.8	D00.0	D10.5	D37.0

		恶性		原位	良性	动态未定或未知
		原发	继发			
肿瘤——*续前页*	**Neoplasm**——*continued*					
一耳(外部)	一ear (external)	C44.2	C79.2	D04.2	D23.2	D48.5
一一垂	一一lobule	C44.2	C79.2	D04.2	D23.2	D48.5
一一耳廓	一一auricle	C44.2	C79.2	D04.2	D23.2	D48.5
一一管	一一canal	C44.2	C79.2	D04.2	D23.2	D48.5
一一内	一一inner	C30.1	C78.3	D02.3	D14.0	D38.5
一一皮肤	一一skin	C44.2	C79.2	D04.2	D23.2	D48.5
一一软骨	一一cartilage	C49.0	C79.8		D21.0	D48.1
一一外耳道	一一external meatus	C44.2	C79.2	D04.2	D23.2	D48.5
一一中	一一middle	C30.1	C78.3	D02.3	D14.0	D38.5
一耳垂	一earlobe	C44.2	C79.2	D04.2	D23.2	D48.5
一耳道(外部)	一auricular canal (external)	C44.2	C79.2	D04.2	D23.2	D48.5
一耳廓 NEC	一pinna, auricle (ear) NEC	C44.2	C79.2	D04.2	D23.2	D48.5
一一软骨	一一cartilage	C49.0	C79.8		D21.0	D48.1
一耳轮	一helix	C44.2	C79.2	D04.2	D23.2	D48.5
一耳屏	一tragus	C44.2	C79.2	D04.2	D23.2	D48.5
一法特壶腹	一ampulla of Vater	C24.1	C78.8	D01.5	D13.5	D37.6
一房，心的	一atrium, cardiac	C38.0	C79.8		D15.1	D48.7
一腓肠 #	一calf #	C76.5	C79.8	D04.7	D36.7	D48.7
一腓骨(任何部分)◇	一fibula (any part) ◇	C40.2	C79.5		D16.2	D48.0
一肺	一lung, pulmonary	C34.9	C78.0	D02.2	D14.3	D38.1
一一上叶	一一upper lobe	C34.1	C78.0	D02.2	D14.3	D38.1
一一中叶	一一middle lobe	C34.2	C78.0	D02.2	D14.3	D38.1
一一下叶	一一lower lobe	C34.3	C78.0	D02.2	D14.3	D38.1
一一奇叶	一一azygos lobe	C34.1	C78.0	D02.2	D14.3	D38.1
一一隆凸	一一carina	C34.0	C78.0	D02.2	D14.3	D38.1
一一门	一一hilus	C34.0	C78.0	D02.2	D14.3	D38.1
一一小舌	一一lingula	C34.1	C78.0	D02.2	D14.3	D38.1
一一主支气管	一一main bronchus	C34.0	C78.0	D02.2	D14.3	D38.1
一肺门	一hilus of lung	C34.0	C78.0	D02.2	D14.3	D38.1
一跗骨(任何骨)◇	一tarsus (any bone) ◇	C40.3	C79.5		D16.3	D48.0
一附件(子宫)	一adnexa (uterine)	C57.4	C79.8	D07.3	D28.7	D39.7
一附睾	一epididymis	C63.0	C79.8	D07.6	D29.3	D40.7
一阜	一mons					
一一阴阜	一一pubis, veneris	C51.9	C79.8	D07.1	D28.0	D39.7
一腹部，腹的	一abdomen, abdominal	C76.2	C79.8	D09.7	D36.7	D48.7
一一壁	一一wall	C44.5	C79.2	D04.5	D23.5	D48.5
一一内脏	一一viscera	C76.2	C79.8		D36.7	D48.7
一一器官	一一organ	C76.2	C79.8		D36.7	D48.7
一一腔	一一cavity	C76.2	C79.8	D09.7	D36.7	D48.7

		恶性		原位	良性	动态未定或未知
		原发	继发			
肿瘤——*续前页*	**Neoplasm**——*continued*					
一腹股沟 NEC #	一groin NEC #	C76.3	C79.8	D04.5	D36.7	D48.7
一腹股沟(区) #	一inguinal (region) #	C76.3	C79.8	D04.5	D36.7	D48.7
一腹膜	一peritoneum	C48.2	C78.6		D20.1	D48.4
一一壁	一一parietal	C48.1	C78.6		D20.1	D48.4
一一盆腔	一一pelvic	C48.1	C78.6		D20.1	D48.4
一一特指部分 NEC	一一specified part NEC	C48.1	C78.6		D20.1	D48.4
一腹膜后(间隙)(组织)	一retroperitoneal(space)(tissue)	C48.0	C78.6		D20.0	D48.3
一腹膜后腔	一retroperitoneum	C48.0	C78.6		D20.0	D48.3
一腹膜腔	一peritoneal cavity	C48.2	C78.6		D20.1	D48.4
一腹内	一intra-abdominal	C76.2	C79.8		D36.7	D48.7
一腹盆腔	一abdominopelvic	C76.8	C79.8		D36.7	D48.7
一盖(脑)	一operculum (brain)	C71.0	C79.3		D33.0	D43.0
一肝	一liver, hepatic	C22.9	C78.7	D01.5	D13.4	D37.6
一一管(胆)	一一duct (bile)	C24.0	C78.8	D01.5	D13.5	D37.6
一一曲(结肠)	一一flexure (colon)	C18.3	C78.5	D01.0	D12.3	D37.4
一一原发性	一一primary	C22.9		D01.5	D13.4	D37.6
一橄榄(脑)	一olive (brain)	C71.7	C79.3		D33.1	D43.1
一肛门	一anus, anal	C21.0	C78.5	D01.3	D12.9	D37.7
一一管	一一canal	C21.1	C78.5	D01.3	D12.9	D37.7
一一括约肌	一一sphincter	C21.1	C78.5	D01.3	D12.9	D37.7
一一皮肤	一一skin	C44.5	C79.2	D04.5	D23.5	D48.5
一一缘	一一margin	C44.5	C79.2	D04.5	D23.5	D48.5
一肛门周围(皮肤)	一perianal (skin)	C44.5	C79.2	D04.5	D23.5	D48.5
一睾丸	一testis	C62.9	C79.8	D07.6	D29.2	D40.1
一一未降	一一retained, undescended	C62.0	C79.8	D07.6	D29.2	D40.1
一一下降	一一descended	C62.1	C79.8	D07.6	D29.2	D40.1
一一异位	一一ectopic	C62.0	C79.8	D07.6	D29.2	D40.1
一一阴囊	一一scrotal	C62.1	C79.8	D07.6	D29.2	D40.1
一睾丸鞘膜	一tunica vaginalis	C63.7	C79.8	D07.6	D29.7	D40.7
一隔	一septum					
一一鼻	一一nasal	C30.0	C78.3	D02.3	D14.0	D38.5
一一一后缘	一一一posterior margin	C11.3	C79.8	D00.0	D10.6	D37.0
一一尿道阴道	一一urethrovaginal	C57.9	C79.8	D07.3	D28.9	D39.9
一一膀胱阴道	一一vesicovaginal	C57.9	C79.8	D07.3	D28.9	D39.9
一一直肠膀胱	一一rectovesical	C76.3	C79.8	D09.7	D36.7	D48.7
一一直肠阴道	一一rectovaginal	C76.3	C79.8	D09.7	D36.7	D48.7
一膈	一diaphragm	C49.3	C79.8		D21.3	D48.1

		恶性		原位	良性	动态未定或未知
		原发	继发			
肿瘤——*续前页*	**Neoplasm**——*continued*					
一宫颈	—cervix (uteri)	C53.9	C79.8	D06.9	D26.0	D39.0
一一残端	——stump	C53.8	C79.8	D06.7	D26.0	D39.0
一一管(输卵管)	——canal	C53.0	C79.8	D06.0	D26.0	D39.0
一一鳞柱状上皮连接处	——squamocolumnar junction	C53.8	C79.8	D06.7	D26.0	D39.0
一宫颈内膜(管)(腺)	—endocervix (canal) (gland)	C53.0	C79.8	D06.0	D26.0	D39.0
一一韧带	——ligament	C57.1	C79.8		D28.2	D39.7
一肱骨(任何部分)◇	—humerus (any part) ◇	C40.0	C79.5		D16.0	D48.0
一巩膜	—sclera	C69.4	C79.4	D09.2	D31.4	D48.7
一钩(回)	—uncus	C71.2	C79.3		D33.0	D43.0
一谷(会厌)	—vallecula (epiglottis)	C10.0	C79.8	D00.0	D10.5	D37.0
一股骨(任何部分)◇	—femur (any part) ◇	C40.2	C79.5		D16.2	D48.0
一骨(骨膜)◇	—bone (periosteum) ◇	C41.9	C79.5		D16.9	D48.0
一一背部 NEC	——back NEC	C41.2	C79.5		D16.6	D48.0
一一鼻	——nose, nasal	C41.0	C79.5		D16.4	D48.0
一一鼻甲	——turbinate	C41.0	C79.5		D16.4	D48.0
一一臂 NEC	——arm NEC	C40.0	C79.5		D16.0	D48.0
一一长的	——long	C40.9	C79.5		D16.9	D48.0
一一一上肢 NEC	———upper limbs NEC	C40.0	C79.5		D16.0	D48.0
一一一下肢 NEC	———lower limbs NEC	C40.2	C79.5		D16.2	D48.0
一一髌	——patella	C40.3	C79.5		D16.3	D48.0
一一尺骨(任何部分)	——ulna (any part)	C40.0	C79.5		D16.0	D48.0
一一耻骨	——pubic	C41.4	C79.5		D16.8	D48.0
一一骶骨	——sacrum	C41.4	C79.5		D16.8	D48.0
一一骶椎骨	——sacral vertebra	C41.4	C79.5		D16.8	D48.0
一一蝶鞍	——sella turcica	C41.0	C79.5		D16.4	D48.0
一一蝶骨	——sphenoid	C41.0	C79.5		D16.4	D48.0
一一顶骨	——parietal	C41.0	C79.5		D16.4	D48.0
一一短的	——short	C40.9	C79.5		D16.9	D48.0
一一一上肢	———upper limbs	C40.1	C79.5		D16.1	D48.0
一一一下肢	———lower limbs	C40.3	C79.5		D16.3	D48.0
一一额	——frontal	C41.0	C79.5		D16.4	D48.0
一一腓骨(任何部分)	——fibula (any part)	C40.2	C79.5		D16.2	D48.0
一一跗骨(任何)	——tarsus (any)	C40.3	C79.5		D16.3	D48.0
一一跟骨	——calcaneus	C40.3	C79.5		D16.3	D48.0
一一肱骨(任何部分)	——humerus (any part)	C40.0	C79.5		D16.0	D48.0
一一股骨(任何部分)	——femur (any part)	C40.2	C79.5		D16.2	D48.0
一一骨盆	——pelvic	C41.4	C79.5		D16.8	D48.0
一一骨骼 NEC	——skeleton, skeletal NEC	C41.9	C79.5		D16.9	D48.0
一一颌 - 见 肿瘤，颌，骨	——jaw - see Neoplasm, jaw, bone					

		恶性 原发	恶性 继发	原位	良性	动态未定或未知
肿瘤——*续前页*	**Neoplasm**——*continued*					
—骨——*续前页*	—bone——*continued*					
——颌骨(上)	——maxilla, maxillary (superior)	C41.0	C79.5		D16.4	D48.0
———下	———inferior	C41.1	C79.5		D16.5	D48.0
——寰椎	——atlas	C41.2	C79.5		D16.6	D48.0
——踝	——ankle	C40.3	C79.5		D16.3	D48.0
——脊柱	——spine, spinal (column)	C41.2	C79.5		D16.6	D48.0
———尾骨	———coccyx	C41.4	C79.5		D16.8	D48.0
———骶骨	———sacrum	C41.4	C79.5		D16.8	D48.0
——肩	——shoulder	C40.0	C79.5		D16.0	D48.0
——肩峰(突)	——acromion (process)	C40.0	C79.5		D16.0	D48.0
——肩胛(骨)(任何部分)	——scapula (any part)	C40.0	C79.5		D16.0	D48.0
——剑突	——xiphoid process	C41.3	C79.5		D16.7	D48.0
——胫骨(任何部分)	——tibia (any part)	C40.2	C79.5		D16.2	D48.0
——臼	——acetabulum	C41.4	C79.5		D16.8	D48.0
——距骨	——astragalus	C40.3	C79.5		D16.3	D48.0
——髋	——hip	C41.4	C79.5		D16.8	D48.0
——眶	——orbit	C41.0	C79.5		D16.4	D48.0
——肋骨	——rib	C41.3	C79.5		D16.7	D48.0
——肋软骨	——costal cartilage	C41.3	C79.5		D16.7	D48.0
——犁骨	——vomer	C41.0	C79.5		D16.4	D48.0
——颅	——skull, cranial	C41.0	C79.5		D16.4	D48.0
——颅盖骨	——calvarium	C41.0	C79.5		D16.4	D48.0
——面	——face	C41.0	C79.5		D16.4	D48.0
——拇指	——thumb	C40.1	C79.5		D16.1	D48.0
——颞骨	——temporal	C41.0	C79.5		D16.4	D48.0
——髂骨	——ilium	C41.4	C79.5		D16.8	D48.0
——前臂	——forearm	C40.0	C79.5		D16.0	D48.0
——颧骨	——zygomatic	C41.0	C79.5		D16.4	D48.0
——桡骨(任何部分)	——radius (any part)	C40.0	C79.5		D16.0	D48.0
——软骨 NEC	——cartilage NEC	C41.9	C79.5		D16.9	D48.0
——筛骨(迷路)	——ethmoid (labyrinth)	C41.0	C79.5		D16.4	D48.0
——舌骨	——hyoid	C41.0	C79.5		D16.4	D48.0
——手	——hand	C40.1	C79.5		D16.1	D48.0
——枢椎	——axis	C41.2	C79.5		D16.6	D48.0
——髓 NEC	——marrow NEC	C96.9	C79.5			D47.9
——锁骨	——clavicle	C41.3	C79.5		D16.7	D48.0
——腿 NEC	——leg NEC	C40.2	C79.5		D16.2	D48.0
——腕骨(任何)	——wrist, carpus (any)	C40.1	C79.5		D16.1	D48.0
——尾骨	——coccyx	C41.4	C79.5		D16.8	D48.0
——尾椎骨	——coccygeal vertebra	C41.4	C79.5		D16.8	D48.0

		恶性		原位	良性	动态未定或未知
		原发	继发			
肿瘤——*续前页*	**Neoplasm**——*continued*					
一骨——*续前页*	—bone——*continued*					
一一无名	——innominate	C41.4	C79.5		D16.8	D48.0
一一膝	——knee	C40.2	C79.5		D16.2	D48.0
一一下颌骨	——mandible	C41.1	C79.5		D16.5	D48.0
一一斜坡(蝶骨或枕骨)	——clivus	C41.0	C79.5		D16.4	D48.0
一一胸骨	——sternum	C41.3	C79.5		D16.7	D48.0
一一掌骨(任何)	——metacarpus (any)	C40.1	C79.5		D16.1	D48.0
一一枕骨	——occipital	C41.0	C79.5		D16.4	D48.0
一一肢 NEC	——limb NEC	C40.9	C79.5		D16.9	D48.0
一一一上(长骨)	———upper (long bones)	C40.0	C79.5		D16.0	D48.0
一一一一短骨	————short bones	C40.1	C79.5		D16.1	D48.0
一一一下(长骨)	———lower (long bones)	C40.2	C79.5		D16.2	D48.0
一一一一短骨	————short bones	C40.3	C79.5		D16.3	D48.0
一一跖骨(任何)	——metatarsus (any)	C40.3	C79.5		D16.3	D48.0
一一趾(任何)	——toe (any)	C40.3	C79.5		D16.3	D48.0
一一指(任何)	——finger (any)	C40.1	C79.5		D16.1	D48.0
一一指[趾]	——digital	C40.9	C79.5		D16.9	D48.0
一一一脚趾	———toe	C40.3	C79.5		D16.3	D48.0
一一一手指	———finger	C40.1	C79.5		D16.1	D48.0
一一指[趾]骨	——phalanges	C40.9	C79.5		D16.9	D48.0
一一一手	———hand	C40.1	C79.5		D16.1	D48.0
一一一足	———foot	C40.3	C79.5		D16.3	D48.0
一一肘	——elbow	C40.0	C79.5		D16.0	D48.0
一一椎间软骨或椎间盘	——intervertebral cartilage or disc	C41.2	C79.5		D16.6	D48.0
一一椎骨(柱)	——vertebra (column)	C41.2	C79.5		D16.6	D48.0
一一一骶骨	———sacrum	C41.4	C79.5		D16.8	D48.0
一一一尾骨	———coccyx	C41.4	C79.5		D16.8	D48.0
一一足	——foot	C40.3	C79.5		D16.3	D48.0
一一足跟	——heel	C40.3	C79.5		D16.3	D48.0
一一坐骨	——ischium	C41.4	C79.5		D16.8	D48.0
一骨膜 – 见 肿瘤，骨	—periosteum – see Neoplasm, bone					
一骨盆，盆腔	—pelvis, pelvic	C76.3	C79.8	D09.7	D36.7	D48.7
一一壁	——wall	C76.3	C79.8	D09.7	D36.7	D48.7
一一底	——floor	C76.3	C79.8	D09.7	D36.7	D48.7
一一骨◇	——bone ◇	C41.4	C79.5		D16.8	D48.0
一一内脏	——viscera	C76.3	C79.8		D36.7	D48.7
一一肾的	——renal	C65	C79.0	D09.1	D30.1	D41.1
一骨盆直肠连接处	—pelvirectal junction	C19	C78.5	D01.1	D12.7	D37.5

		恶性		原位	良性	动态未定或未知
		原发	继发			
肿瘤——*续前页*	**Neoplasm**——*continued*					
—骨骼 NEC ◇	—skeleton, skeletal NEC ◇	C41.9	C79.5		D16.9	D48.0
—鼓室腔	—tympanic cavity	C30.1	C78.3	D02.3	D14.0	D38.5
—关节 NEC (另见肿瘤，骨) ◇	—joint NEC (see also Neoplasm, bone) ◇	C41.9	C79.5		D16.9	D48.0
——肩锁◇	——acromioclavicular ◇	C40.0	C79.5		D16.0	D48.0
——肋椎◇	——costovertebral ◇	C41.3	C79.5		D16.7	D48.0
——粘液囊或滑膜 - 见肿瘤，结缔组织	——bursa or synovial membrane - see Neoplasm, connective tissue					
——颞下颌◇	——temporomandibular ◇	C41.1	C79.5		D16.5	D48.0
——胸肋◇	——sternocostal ◇	C41.3	C79.5		D16.7	D48.0
—管，道	—canal					
——耳(外部)	——auditory (external)	C44.2	C79.2	D04.2	D23.2	D48.5
——肛门	——anal	C21.1	C78.5	D01.3	D12.9	D37.7
——听(外部)	——auricular (external)	C44.2	C79.2	D04.2	D23.2	D48.5
—龟头	—glans penis	C60.1	C79.8	D07.4	D29.0	D40.7
—腘窝或间隙 #	—popliteal fossa or space #	C76.5	C79.8	D04.7	D36.7	D48.7
—海马回	—hippocampus	C71.2	C79.3		D33.0	D43.0
—汗腺(顶浆分泌)(外分泌)，部位未特指	—sweat gland (apocrine) (eccrine), site unspecified	C44.9	C79.2	D04.9	D23.9	D48.5
—颌	—jaw	C76.0	C79.8	D09.7	D36.7	D48.7
——癌(任何类型)	——carcinoma(any type)	C03.9	C79.8			
———上	———upper	C03.0	C79.8			
———下	———lower	C03.1	C79.8			
——骨	——bone	C41.1	C79.5		D16.5	D48.0
———上	———upper	C41.0	C79.5		D16.4	D48.0
———下	———lower	C41.1	C79.5		D16.5	D48.0
——皮肤	——skin	C44.3	C79.2	D04.3	D23.3	D48.5
——软组织	——soft tissues	C03.9	C79.8		D10.3	D37.0
———上	———upper	C03.0	C79.8		D10.3	D37.0
———下	———lower	C03.1	C79.8		D10.3	D37.0
—虹膜	—iris	C69.4	C79.4	D09.2	D31.4	D48.7
—喉 NEC	—larynx NEC	C32.9	C78.3	D02.0	D14.1	D38.0
——连合(前)(后)	——commissure (anterior) (posterior)	C32.0	C78.3	D02.0	D14.1	D38.0
——内部	——intrinsic	C32.0	C78.3	D02.0	D14.1	D38.0
——软骨(杓状)(环状)(楔状)(甲状)	——cartilage (arytenoid) (cricoid) (cuneiform) (thyroid)	C32.3	C78.3	D02.0	D14.1	D38.0
——室带	——ventricular bands	C32.1	C78.3	D02.0	D14.1	D38.0
——外部的 NEC	——extrinsic NEC	C32.1	C78.3	D02.0	D14.1	D38.0
———指咽下部	———meaning hypopharynx	C13.9	C79.8	D00.0	D10.7	D37.0

		恶性		原位	良性	动态未定或未知
		原发	继发			
肿瘤——*续前页*	**Neoplasm**——*continued*					
—喉室带	—ventricular band of larynx	C32.1	C78.3	D02.0	D14.1	D38.0
—喉咽	—laryngopharynx	C14.1	C79.8	D00.0	D10.9	D37.0
—后窝(颅)	—posterior fossa (cranial)	C71.9	C79.3		D33.2	D43.2
—呼吸	—respiratory					
——道 NEC	——tract NEC	C39.9	C78.3	D02.4	D14.4	D38.6
———上	———upper	C39.0	C78.3	D02.4	D14.4	D38.6
——器官或系统 NEC	——organs or system NEC	C39.9	C78.3	D02.4	D14.4	D38.6
—壶腹周	—periampullary	C24.1	C78.8	D01.5	D13.5	D37.6
—滑膜 - 见 肿瘤，结缔组织	—synovial membrane - see Neoplasm, connective tissue					
—踝 NEC #	—ankle NEC #	C76.5	C79.8	D04.7	D36.7	D48.7
—环咽	—cricopharynx	C13.0	C79.8	D00.0	D10.7	D37.0
—环状软骨	—cricoid	C13.0	C79.8	D00.0	D10.7	D37.0
——软骨(喉部)	——cartilage	C32.3	C78.3	D02.0	D14.1	D38.0
—环状软骨后(区)	—postcricoid (region)	C13.0	C79.8	D00.0	D10.7	D37.0
—寰椎◇	—atlas ◇	C41.2	C79.5		D16.6	D48.0
—回肠	—ileum	C17.2	C78.4	D01.4	D13.3	D37.2
—回盲肠(袢)(连接处)(瓣膜)	—ileocecum,ileocecal (coil) (junction) (valve)	C18.0	C78.5	D01.0	D12.0	D37.4
—会厌	—epiglottis	C32.1	C78.3	D02.0	D14.1	D38.0
——后(喉)表面	——posterior (laryngeal) surface	C32.1	C78.3	D02.0	D14.1	D38.0
——前面或前表面	——anterior aspect or surface	C10.1	C79.8	D00.0	D10.5	D37.0
——软骨	——cartilage	C32.1	C78.3	D02.0	D14.1	D38.0
——舌骨上部	——suprahyoid portion	C32.1	C78.3	D02.0	D14.1	D38.0
——游离边界(缘)	——free border (margin)	C10.1	C79.8	D00.0	D10.5	D37.0
—会阴	—perineum	C76.3	C79.8	D09.7	D36.7	D48.7
—肌 - 另见 肿瘤，结缔组织	—muscle - see also Neoplasm, connective tissue	C49.9	C79.8		D21.9	D48.1
——眼外	——extraocular	C69.6	C79.4	D09.2	D31.6	D48.7
—基底节	—basal ganglia	C71.0	C79.3		D33.0	D43.0
—基质，子宫内膜的	—stroma, endometrial	C54.1	C79.8	D07.0	D26.1	D39.0
—极	—pole					
——额	——frontal	C71.1	C79.3		D33.0	D43.0
——枕	——occipital	C71.4	C79.3		D33.0	D43.0
—脊髓圆锥	—conus medullaris	C72.0	C79.4		D33.4	D43.4
—脊柱◇	—spine, spinal (column) ◇	C41.2	C79.5		D16.6	D48.0
——骶骨◇	——sacrum ◇	C41.4	C79.5		D16.8	D48.0
——膜	——membrane	C70.1	C79.4		D32.1	D42.1
——脑(脊)膜	——meninges	C70.1	C79.4		D32.1	D42.1
——球(延髓)	——bulb	C71.7	C79.4		D33.1	D43.1

		恶性		原位	良性	动态未定或未知
		原发	继发			
肿瘤——*续前页*	**Neoplasm**——*continued*					
—脊柱——*续前页*	—spine, spinal——*continued*	C41.2	C79.5		D16.6	D48.0
——软脑(脊)膜	——pia mater	C70.1	C79.4		D32.1	D42.1
——神经 (根)	——nerve (root)	C47.9	C79.8		D36.1	D48.2
——索，带	——cord	C72.0	C79.4		D33.4	D43.4
——尾骨◇	——coccyx ◇	C41.4	C79.5		D16.8	D48.0
——腰骶的◇	——lumbosacral ◇	C41.2	C79.5		D16.6	D48.0
——硬脑(脊)膜	——dura mater	C70.1	C79.4		D32.1	D42.1
—加特纳管[卵巢冠纵管]	—Gartner's duct	C52	C79.8	D07.2	D28.1	D39.7
—颊	—cheek	C76.0	C79.8	D09.7	D36.7	D48.7
——内	——internal	C06.0	C79.8	D00.0	D10.3	D37.0
——内面	——inner aspect	C06.0	C79.8	D00.0	D10.3	D37.0
——粘膜	——mucosa	C06.0	C79.8	D00.0	D10.3	D37.0
——外	——external	C44.3	C79.2	D04.3	D23.3	D48.5
—颊(腔)	—buccal (cavity)	C06.9	C79.8	D00.0	D10.3	D37.0
——沟(下)(上)	——sulcus (lower) (upper)	C06.1	C79.8	D00.0	D10.3	D37.0
——粘膜	——mucosa	C06.0	C79.8	D00.0	D10.3	D37.0
—甲	—concha	C44.2	C79.2	D04.2	D23.2	D48.5
——鼻	——nose	C30.0	C78.3	D02.3	D14.0	D38.5
—甲状(腺)	—thyroid (gland)	C73	C79.8	D09.3	D34	D44.0
——软骨	——cartilage	C32.3	C78.3	D02.0	D14.1	D38.0
—甲状旁(腺)	—parathyroid (gland)	C75.0	C79.8	D09.3	D35.1	D44.2
—甲状舌管	—thyroglossal duct	C73	C79.8	D09.3	D34	D44.0
—肩 NEC #	—shoulder NEC #	C76.4	C79.8	D04.6	D36.7	D48.7
—肩峰(突)◇	—acromion (process) ◇	C40.0	C79.5		D16.0	D48.0
—肩胛(骨)(任何部分)◇	—scapula (any part) ◇	C40.0	C79.5		D16.0	D48.0
—肩胛区 #	—scapular region #	C76.1	C79.8	D04.5	D36.7	D48.7
—睑	—palpebra	C44.1	C79.2	D04.1	D23.1	D48.5
—剑突◇	—xiphoid process ◇	C41.3	C79.5		D16.7	D48.0
—腱(鞘)－见 肿瘤，结缔组织	—tendon (sheath) – see Neoplasm, connective tissue					
—腱膜 －另见 肿瘤，结缔组织	—aponeurosis – see also Neoplasm, connective tissue					
——掌	——palmar	C49.1	C79.8		D21.1	D48.1
——跖	——plantar	C49.2	C79.8		D21.2	D48.1
—交感神经或神经系统NEC	—sympathetic nerve or nervous system NEC	C47.9	C79.8		D36.1	D48.2
—角膜(缘)	—cornea (limbus), limbus of cornea	C69.1	C79.4	D09.2	D31.1	D48.7
—脚，大脑的	—peduncle, cerebral	C71.7	C79.3		D33.2	D43.1
—节旁体 NEC	—paraganglion NEC	C75.5	C79.8		D35.6	D44.7

		恶性		原位	良性	动态未定或未知
		原发	继发			
肿瘤——*续前页*	**Neoplasm**——*continued*					
—结肠(另见 肿瘤，肠，大)	—colon (see also Neoplasm, intestine, large)	C18.9	C78.5	D01.0	D12.6	D37.4
——和直肠	——with rectum	C19	C78.5	D01.1	D12.7	D37.5
—结肠系膜	—mesocolon	C48.1	C78.6		D20.1	D48.4
—结缔组织 NEC	—connective tissue NEC	C49.9	C79.8		D21.9	D48.1
——背部	——back	C49.6	C79.8		D21.6	D48.1
——臂	——arm	C49.1	C79.8		D21.1	D48.1
——大腿	——thigh	C49.2	C79.8		D21.2	D48.1
——大血管 NEC	——great vessels NEC	C49.3	C79.8		D21.3	D48.1
——骶骨前	——presacral	C49.5	C79.8		D21.5	D48.1
——骶尾骨区	——sacrococcygeal region	C49.5	C79.8		D21.5	D48.1
——额(前)	——forehead	C49.0	C79.8		D21.0	D48.1
——耳(外部)	——ear (external)	C49.0	C79.8		D21.0	D48.1
——耳廓	——auricle (ear)	C49.0	C79.8		D21.0	D48.1
——腓肠	——calf	C49.2	C79.8		D21.2	D48.1
——腹壁	——abdominal wall	C49.4	C79.8		D21.4	D48.1
——腹部	——abdomen	C49.4	C79.8		D21.4	D48.1
——腹股沟	——groin	C49.5	C79.8		D21.5	D48.1
——腹股沟(管)(区)	——inguinal (canal) (region)	C49.5	C79.8		D21.5	D48.1
——腹膜后	——retroperitoneal	C48.0	C78.6		D20.0	D48.3
——腹盆腔	——pelvoabdominal	C49.8	C79.8		D21.9	D48.1
——膈	——diaphragm	C49.3	C79.8		D21.3	D48.1
——骨盆(底)	——pelvis (floor)	C49.5	C79.8		D21.5	D48.1
——腘窝或间隙	——popliteal fossa or space	C49.2	C79.8		D21.2	D48.1
——颌	——jaw	C03.9	C79.8		D10.3	D37.0
——踝	——ankle	C49.2	C79.8		D21.2	D48.1
——会阴	——perineum	C49.5	C79.8		D21.5	D48.1
——颊	——cheek	C49.0	C79.8		D21.0	D48.1
——肩	——shoulder	C49.1	C79.8		D21.1	D48.1
——肩胛区	——scapular region	C49.3	C79.8		D21.3	D48.1
——颈(部)	——cervical region, neck	C49.0	C79.8		D21.0	D48.1
——颏	——chin	C49.0	C79.8		D21.0	D48.1
——颏下	——submental	C49.0	C79.8		D21.0	D48.1
——髋	——hip	C49.2	C79.8		D21.2	D48.1
——眶	——orbit	C69.6	C79.4		D31.6	D48.1
——面	——face	C49.0	C79.8		D21.0	D48.1
——拇指	——thumb	C49.1	C79.8		D21.1	D48.1
——尿道旁	——paraurethral	C49.5	C79.8		D21.5	D48.1
——尿道周的(组织)	——periurethral (tissue)	C49.5	C79.8		D21.5	D48.1
——颞(区)	——temple, temporal region	C49.0	C79.8		D21.0	D48.1

		恶性		原位	良性	动态未定或未知
		原发	继发			
肿瘤——*续前页*	**Neoplasm**——*continued*					
－结缔组织——*续前页*	－connective tissue——*continued*					
－－膀胱直肠	－－vesicorectal	C49.5	C79.8		D21.5	D48.1
－－脐	－－umbilicus	C49.4	C79.8		D21.4	D48.1
－－髂腰肌	－－iliopsoas muscle	C49.4	C79.8		D21.4	D48.1
－－前臂	－－forearm	C49.1	C79.8		D21.1	D48.1
－－前肘窝或间隙	－－antecubital fossa or space	C49.1	C79.8		D21.1	D48.1
－－躯干	－－trunk	C49.6	C79.8		D21.6	D48.1
－－手	－－hand	C49.1	C79.8		D21.1	D48.1
－－锁骨上区	－－supraclavicular region	C49.0	C79.8		D21.0	D48.1
－－锁骨下区	－－infraclavicular region	C49.3	C79.8		D21.3	D48.1
－－头	－－head	C49.0	C79.8		D21.0	D48.1
－－头皮	－－scalp	C49.0	C79.8		D21.0	D48.1
－－腿	－－leg	C49.2	C79.8		D21.2	D48.1
－－臀(部)	－－buttock, gluteal region, nates	C49.5	C79.8		D21.5	D48.1
－－腕	－－wrist	C49.1	C79.8		D21.1	D48.1
－－膝	－－knee	C49.2	C79.8		D21.2	D48.1
－－胁腹	－－flank	C49.6	C79.8		D21.6	D48.1
－－胸(壁)	－－chest, thorax (wall)	C49.3	C79.8		D21.3	D48.1
－－胸(导管)(壁)	－－thoracic (duct) (wall)	C49.3	C79.8		D21.3	D48.1
－－胸内	－－intrathoracic	C49.3	C79.8		D21.3	D48.1
－－眼睑	－－eyelid	C49.0	C79.8		D21.0	D48.1
－－腰(大)肌	－－psoas muscle	C49.4	C79.8		D21.4	D48.1
－－腋	－－axilla	C49.3	C79.8		D21.3	D48.1
－－翼状窝	pterygoid fossa	C49.0	C79.8		D21.0	D48.1
－－阴道旁	－－paravaginal	C49.5	C79.8		D21.5	D48.1
－－肢 NEC	－－limb,extremity NEC	C49.9	C79.8		D21.9	D48.1
－－－上	－－－upper	C49.1	C79.8		D21.1	D48.1
－－－下	－－－lower	C49.2	C79.8		D21.2	D48.1
－－直肠旁	－－pararectal	C49.5	C79.8		D21.5	D48.1
－－直肠膀胱	－－rectovesical	C49.5	C79.8		D21.5	D48.1
－－直肠外	－－extrarectal	C49.5	C79.8		D21.5	D48.1
－－直肠阴道隔或壁	－－rectovaginal septum or wall	C49.5	C79.8		D21.5	D48.1
－－直肠周(组织)	－－perirectal (tissue)	C49.2	C79.8		D21.2	D48.1
－－指	－－finger	C49.5	C79.8		D21.5	D48.1
－－趾	－－toe	C49.1	C79.8		D21.1	D48.1
－－肘	－－elbow	C49.1	C79.8		D21.1	D48.1
－－足	－－foot	C49.2	C79.8		D21.2	D48.1
－－足跟	－－heel	C49.2	C79.8		D21.2	D48.1
－－坐骨直肠窝	－－ischiorectal fossa	C49.5	C79.8		D21.5	D48.1

		恶性		原位	良性	动态未定或未知
		原发	继发			
肿瘤——*续前页*	**Neoplasm**——*continued*					
一结膜	一conjunctiva	C69.0	C79.4	D09.2	D31.0	D48.7
一睫状体	一ciliary body	C69.4	C79.4	D09.2	D31.4	D48.7
一筋膜(另见 肿瘤，结缔组织)	一fascia (see also Neoplasm, connective tissue)	C49.9	C79.8		D21.9	D48.1
一一掌	一一palmar	C49.1	C79.8		D21.1	D48.1
一一跖	一一plantar	C49.2	C79.8		D21.2	D48.1
一晶状体	一lens, crystalline	C69.4	C79.4	D09.2	D31.4	D48.7
一精囊	一seminal vesicle	C63.7	C79.8	D07.6	D29.7	D40.7
一精索，带	一spermatic cord	C63.1	C79.8	D07.6	D29.7	D40.7
一颈(部) NEC #	一cervical region, neck NEC #	C76.0	C79.8	D09.7	D36.7	D48.7
一颈动脉	一carotid (artery)	C49.0	C79.8		D21.0	D48.1
一一体	一一body	C75.4	C79.8		D35.5	D44.6
一胫骨(任何部分)◇	一tibia (any part) ◇	C40.2	C79.5		D16.2	D48.0
一考珀腺	一Cowper's gland	C68.0	C79.1	D09.1	D30.4	D41.3
一壳[豆状核]	一putamen	C71.0	C79.3		D33.0	D43.0
一颏	一chin	C44.3	C79.2	D04.3	D23.3	D48.5
一颏下	一submental	C76.0	C79.8	D09.7	D36.7	D48.7
一空肠	一jejunum	C17.1	C78.4	D01.4	D13.3	D37.2
一孔	一os					
一一内(宫颈)	一一internal	C53.0	C79.8	D06.0	D26.0	D39.0
一一外(宫颈)	一一external	C53.1	C79.8	D06.1	D26.0	D39.0
一口(腔)	一mouth, oral (cavity)	C06.9	C79.8	D00.0	D10.3	D37.0
一一底	一一floor	C04.9	C79.8	D00.0	D10.2	D37.0
一一一侧	一一一lateral	C04.1	C79.8	D00.0	D10.2	D37.0
一一一前	一一一anterior	C04.0	C79.8	D00.0	D10.2	D37.0
一一顶	一一roof	C05.9	C79.8	D00.0	D10.3	D37.0
一一粘膜 NEC	一一mucosa NEC	C06.9	C79.8	D00.0	D10.3	D37.0
一一前庭	一一vestibule	C06.1	C79.8	D00.0	D10.3	D37.0
一一特指部分 NEC	一一specified part NEC	C06.8	C79.8	D00.0	D10.3	D37.0
一口咽	一oropharynx	C10.9	C79.8	D00.0	D10.5	D37.0
一一侧壁	一一lateral wall	C10.2	C79.8	D00.0	D10.5	D37.0
一一后壁	一一posterior wall	C10.3	C79.8	D00.0	D10.5	D37.0
一一连接部	一一junctional region	C10.8	C79.8	D00.0	D10.5	D37.0
一髋 NEC #	一hip NEC #	C76.5	C79.8	D04.7	D36.7	D48.7
一眶	一orbit	C69.6	C79.4	D09.2	D31.6	D48.7
一一骨◇	一一bone ◇	C41.0	C79.5		D16.4	D48.0
一一软组织	一一soft parts	C69.6	C79.4		D31.6	D48.7
一一周围神经	一一peripheral nerves	C69.6	C79.4		D31.6	D48.7
一一自主神经	一一autonomic nerve	C69.6	C79.4		D31.6	D48.7
一眶内	一intraorbital	C69.6	C79.4	D09.2	D31.6	D48.7

		恶性		原位	良性	动态未定或未知
		原发	继发			
肿瘤——*续前页*	**Neoplasm**——*continued*					
一括约肌	一sphincter					
一一奥狄	一一of Oddi	C24.0	C78.8	D01.5	D13.5	D37.6
一一肛门	一一anal	C21.1	C78.5	D01.3	D21.9	D37.7
一阔韧带	一broad ligament	C57.1	C79.8		D28.2	D39.7
一拉特克囊	一Rathke's pouch	C75.1	C79.8	D09.3	D35.2	D44.3
一赖尔岛[脑岛]	一island of Reil	C71.0	C79.3		D33.0	D37.3
一阑尾	一appendix	C18.1	C78.5	D01.0	D12.1	D37.3
一阑尾系膜	一mesoappendix	C48.1	C78.6		D20.1	D48.4
一朗格汉斯胰岛	一Langerhans, islands or islets	C25.4	C78.8	D01.7	D13.7	D37.7
一肋(骨)◇	一rib ◇	C41.3	C79.5		D16.7	D48.0
一肋软骨◇	一costal cartilage ◇	C41.3	C79.5		D16.7	D48.0
一泪的	一lacrimal					
一一管(鼻)	一一duct (nasal)	C69.5	C79.4	D09.2	D31.5	D48.7
一一点	一一punctum	C69.5	C79.4	D09.2	D31.5	D48.7
一一囊	一一sac	C69.5	C79.4	D09.2	D31.5	D48.7
一一腺	一一gland	C69.5	C79.4	D09.2	D31.5	D48.7
一一小管	一一canaliculi	C69.5	C79.4	D09.2	D31.5	D48.7
一梨状窝或窦	一pyriform(piriform) fossa or sinus	C12	C79.8	D00.0	D10.7	D37.0
一连合	一commissure					
一一唇	一一labial, lip	C00.6	C79.8	D00.0	D10.0	D37.0
一一喉	一一laryngeal	C32.0	C78.3	D02.0	D14.1	D38.0
一连接处	一junction					
一一贲门食管	一一cardioesophageal	C16.0	C78.8	D00.2	D13.1	D37.1
一一肛门直肠	一一anorectal	C21.8	C78.5	D01.3	D12.9	D37.7
一一骨盆输尿管	一一pelviureteric	C65	C79.0	D09.1	D30.1	D41.1
一一骨盆直肠	一一pelvirectal	C19	C78.5	D01.1	D12.7	D37.5
一一回盲肠	一一ileocecal	C18.0	C78.5	D01.0	D12.0	D37.4
一一鳞柱状上皮，宫颈的	一一squamocolumnar, of cervix	C53.8	C79.8	D06.7	D26.0	D39.0
一一食管胃	一一esophagogastric	C16.0	C78.8	D00.2	D13.1	D37.1
一一胃食管	一一gastroesophageal	C16.0	C78.8	D00.2	D13.1	D37.1
一一硬腭和软腭	一一hard and soft palate	C05.8	C79.8	D00.0	D10.3	D37.0
一一直肠乙状结肠	一一rectosigmoid	C19	C78.5	D01.1	D12.7	D37.5
一镰(小脑)(大脑)	一falx (cerebelli) (cerebri)	C70.0	C79.3		D32.0	D42.0
一一管	一一tube	C57.0	C79.8	D07.3	D28.2	D39.7
一淋巴	一lymph, lymphatic					
一一管 NEC (另见 肿瘤，结缔组织)	一一channel, vessel NEC (see also Neoplasm,connective tissue)	C49.9	C79.8		D21.9	D48.1

		恶性		原位	良性	动态未定或未知
		原发	继发			
肿瘤——*续前页*	**Neoplasm**——*continued*					
－淋巴——*续前页*	－lymph, lymphatic——*continued*					
－－结 - 另见 肿瘤，淋巴，腺	－－node - see also Neoplasm, lymph, gland					
－－－原发性 - 按形态学类型、动态和部位编码	－－－primary - code by morphological type, behavior and site	C96.9				
－－腺(继发性)	－－gland (secondary)		C77.9		D36.0	D48.7
－－－闭孔	－－－obturator		C77.5		D36.0	D48.7
－－－臂	－－－arm, brachial		C77.3		D36.0	D48.7
－－－肠	－－－intestinal		C77.2		D36.0	D48.7
－－－肠系膜(下)(上)	－－－mesenteric (inferior) (superior)		C77.2		D36.0	D48.7
－－－耻骨联合前	－－－presymphysial		C77.5		D36.0	D48.7
－－－骶骨	－－－sacral		C77.5		D36.0	D48.7
－－－胆总管	－－－common duct		C77.2		D36.0	D48.7
－－－耳(前)(后)	－－－auricular (anterior) (posterior)		C77.0		D36.0	D48.7
－－－耳前	－－－preauricular		C77.0		D36.0	D48.7
－－－肺(门)	－－－pulmonary (hilar)		C77.1		D36.0	D48.7
－－－腹	－－－abdominal,celiac		C77.2		D36.0	D48.7
－－－腹股沟	－－－groin, inguina, inguinal		C77.4		D36.0	D48.7
－－－腹股沟下	－－－subinguinal		C77.4		D36.0	D48.7
－－－腹膜后	－－－retroperitoneal		C77.2		D36.0	D48.7
－－－腹内	－－－intra-abdominal		C77.2		D36.0	D48.7
－－－肝	－－－hepatic		C77.2		D36.0	D48.7
－－－肝门	－－－porta hepatis		C77.2		D36.0	D48.7
－－－膈	－－－diaphragmatic		C77.1		D36.0	D48.7
－－－宫颈旁	－－－paracervical		C77.5		D36.0	D48.7
－－－肱骨内上踝	－－－epitrochlear		C77.3		D36.0	D48.7
－－－股	－－－femoral		C77.4		D36.0	D48.7
－－－骨盆	－－－pelvic		C77.5		D36.0	D48.7
－－－腘	－－－popliteal		C77.4		D36.0	D48.7
－－－喉前	－－－prelaryngeal		C77.0		D36.0	D48.7
－－－回结肠	－－－ileocolic		C77.2		D36.0	D48.7
－－－肩胛下	－－－subscapular		C77.3		D36.0	D48.7
－－－结肠	－－－colic		C77.2		D36.0	D48.7
－－－胫骨	－－－tibial		C77.4		D36.0	D48.7
－－－颈	－－－neck, cervical, jugular		C77.0		D36.0	D48.7
－－－颈面	－－－cervicofacial		C77.0		D36.0	D48.7
－－－颏下	－－－submental		C77.0		D36.0	D48.7
－－－克洛凯	－－－Cloquet		C77.4		D36.0	D48.7

		恶性		原位	良性	动态未定或未知
		原发	继发			
肿瘤——*续前页*	**Neoplasm**——*continued*					
－淋巴——*续前页*	－lymph, lymphatic——*continued*					
－－腺——*续前页*	－－gland——*continued*					
－－－肋间	－－－intercostal		C77.1		D36.0	D48.7
－－－类目 C77.0-C77.5 中的多发性部位	－－－multiple sites in categories C77.0-C77.5		C77.8		D36.0	D48.7
－－－罗森米勒	－－－Rosenmüller's		C77.4		D36.0	D48.7
－－－门(肺)	－－－hilar (pulmonary), portal		C77.1		D36.0	D48.7
－－－－脾	－－－－splenic		C77.2		D36.0	D48.7
－－－面	－－－face		C77.0		D36.0	D48.7
－－－盆腔内	－－－intrapelvic		C77.5		D36.0	D48.7
－－－脾(门)	－－－splenic (hilar)		C77.2		D36.0	D48.7
－－－气管	－－－tracheal		C77.1		D36.0	D48.7
－－－气管前	－－－pretracheal		C77.0		D36.0	D48.7
－－－气管支气管	－－－tracheobronchial		C77.1		D36.0	D48.7
－－－髂	－－－iliac		C77.5		D36.0	D48.7
－－－腮腺	－－－parotid		C77.0		D36.0	D48.7
－－－上腹部，下	－－－epigastric, inferior		C77.5		D36.0	D48.7
－－－上颌下	－－－submaxillary		C77.0		D36.0	D48.7
－－－上肢	－－－upper limb		C77.3		D36.0	D48.7
－－－舌下	－－－sublingual		C77.0		D36.0	D48.7
－－－食管	－－－esophageal		C77.1		D36.0	D48.7
－－－锁骨上	－－－supraclavicular		C77.0		D36.0	D48.7
－－－锁骨下	－－－infraclavicular, subclavicular		C77.3		D36.0	D48.7
－－－头	－－－head		C77.0		D36.0	D48.7
－－－腿	－－－leg		C77.4		D36.0	D48.7
－－－胃	－－－gastric		C77.2		D36.0	D48.7
－－－魏尔啸	－－－Virchow's		C77.0		D36.0	D48.7
－－－无名	－－－innominate		C77.1		D36.0	D48.7
－－－下腹	－－－hypogastric		C77.5		D36.0	D48.7
－－－下颌[骨]	－－－mandibular		C77.0		D36.0	D48.7
－－－下颌下	－－－submandibular		C77.0		D36.0	D48.7
－－－下肢	－－－lower limb		C77.4		D36.0	D48.7
－－－斜角肌	－－－scalene		C77.0		D36.0	D48.7
－－－胸	－－－pectoral,thoracic		C77.3		D36.0	D48.7
－－－胸骨旁	－－－parasternal		C77.1		D36.0	D48.7
－－－胸内	－－－intrathoracic		C77.1		D36.0	D48.7
－－－咽后	－－－retropharyngeal		C77.0		D36.0	D48.7
－－－腰	－－－lumbar		C77.2		D36.0	D48.7
－－－腋	－－－axilla, axillary		C77.3		D36.0	D48.7

		恶性		原位	良性	动态未定或未知
		原发	继发			
肿瘤——*续前页*	**Neoplasm**——*continued*					
—淋巴——*续前页*	—lymph, lymphatic——*continued*					
——腺——*续前页*	——gland——*continued*					
———胰	———pancreatic		C77.2		D36.0	D48.7
———胰周	———peripancreatic		C77.2		D36.0	D48.7
———幽门	———pyloric		C77.2		D36.0	D48.7
———原发性 NEC	———primary NEC	C96.9				
———枕骨	———occipital		C77.0		D36.0	D48.7
———支气管	———bronchial		C77.1		D36.0	D48.7
———支气管肺	———bronchopulmonary		C77.1		D36.0	D48.7
———肢	———limb					
————上	————upper		C77.3		D36.0	D48.7
————下	————lower		C77.4		D36.0	D48.7
———中结肠	———midcolic		C77.2		D36.0	D48.7
———肘	———cubital		C77.3		D36.0	D48.7
———主动脉	———aortic		C77.2		D36.0	D48.7
———主动脉旁	———para-aortic		C77.2		D36.0	D48.7
———主动脉周	———periaortic		C77.2		D36.0	D48.7
———子宫旁	———parametrial		C77.5		D36.0	D48.7
———纵隔	———mediastinal		C77.1		D36.0	D48.7
—鳞柱状上皮连接处	—squamocolumnar junction	C53.8	C79.8	D06.7	D26.0	D39.0
—隆凸(气管的)	—carina (tracheal)	C34.0	C78.0	D02.2	D14.3	D38.1
—颅◇	—skull ◇	C41.0	C79.5		D16.4	D48.0
—颅(窝，任何)	—cranial (fossa, any)	C71.9	C79.3		D33.2	D43.2
——脑(脊)膜	——meninges	C70.0	C79.3		D32.0	D42.0
——神经，NEC	——nerve, NEC	C72.5	C79.4		D33.3	D43.3
—颅盖骨◇	—calvarium ◇	C41.0	C79.5		D16.4	D48.0
—颅内的 NEC	—intracranial NEC	C71.9	C79.3		D33.2	D43.2
—颅咽(管)(囊)	—craniopharyngeal (duct) (pouch)	C75.2	C79.8	D09.3	D35.3	D44.4
—卵巢	—ovary	C56	C79.6	D07.3	D27	D39.1
—卵巢冠	—parovarium	C57.1	C79.8	D07.3	D28.2	D39.7
—卵巢系膜	—mesovarium	C57.1	C79.8	D07.3	D28.2	D39.7
—罗森米勒窝	—Rosenmüller's fossa	C11.2	C79.8	D00.0	D10.6	D37.0
—马尾	—cauda equina	C72.1	C79.4		D33.4	D43.4
—迈博姆腺[睑板腺]	—meibomian gland	C44.1	C79.2	D04.1	D23.1	D48.5
—麦克尔憩室	—Meckel's diverticulum	C17.3	C78.4	D01.4	D13.3	D37.2
—脉络膜	—choroid	C69.3	C79.4	D09.2	D31.3	D48.7
——丛(侧脑室)(第三脑室)	——plexus (lateral ventricle) (third ventricle)	C71.5	C79.3		D33.0	D43.0
———第四脑室	———fourth ventricle	C71.7	C79.3		D33.1	D43.1

		恶性		原位	良性	动态未定或未知
		原发	继发			
肿瘤——*续前页*	**Neoplasm**——*continued*					
一盲肠	一cecum,caecum	C18.0	C78.5	D01.0	D12.0	D37.4
一盲肠后的	一retrocecal	C48.0	C78.6		D20.0	D48.3
一毛细胆管	一cholangiole	C22.1	C78.8	D01.5	D13.4	D37.6
一毛细管 - 见 肿瘤，结缔组织	一capillary - see Neoplasm, connective tissue					
一眉部	一brow	C44.3	C79.2	D04.3	D23.3	D48.5
一泌尿器官或系统 NEC	一urinary organ or system NEC	C68.9	C79.1	D09.1	D30.9	D41.9
一泌尿生殖道	一genitourinary tract					
一一男性	一一male	C63.9	C79.8	D07.6	D29.9	D40.9
一一女性	一一female	C57.9	C79.8	D07.3	D28.9	D39.9
一免疫增生性 NEC	一immunoproliferative NEC	C88.9				D47.9
一面 NEC #	一face NEC #	C76.0	C79.8	D04.3	D36.7	D48.7
一苗勒管	一Müllerian duct					
一一男性	一一male	C63.7	C79.8	D07.6	D29.7	D40.7
一一女性	一一female	C57.7	C79.8	D07.3	D28.7	D39.7
一磨牙后(区)(三角)(三角区)	一retromolar (area)(triangle)(trigone)	C06.2	C79.8	D00.0	D10.3	D37.0
一莫尔加尼隐窝	一crypt of Morgagni	C21.8	C78.5	D01.3	D12.9	D37.7
一拇指 NEC #	一thumb NEC #	C76.4	C79.8	D04.6	D36.7	D48.7
一幕(小脑的)	一tentorium (cerebelli)	C70.0	C79.3		D32.0	D42.0
一幕上(脑) NEC	一supratentorial (brain) NEC	C71.0	C79.3		D33.0	D43.0
一纳博特腺(滤泡)	一Nabothian gland (follicle)	C53.0	C79.8	D06.0	D26.0	D39.0
囊，精液的	一vesicle, seminal	C63.7	C79.8	D07.6	D29.7	D40.7
一囊，内的	一capsule, internal	C71.0	C79.3		D33.0	D43.0
一脑 NEC	一brain NEC	C71.9	C79.3		D33.2	D43.2
一一干	一一stem	C71.7	C79.3		D33.1	D43.1
一一脑(脊)膜	一一meninges	C70.0	C79.3		D32.0	D42.0
一脑白质(中枢)(大脑)	一white matter (central)(cerebral)	C71.0	C79.3		D33.0	D43.0
一脑岛	一insula	C71.0	C79.3		D33.0	D43.0
一脑(脊)膜	一meninges	C70.9	C79.4		D32.9	D42.9
一一大脑	一一cerebral	C70.0	C79.3		D32.0	D42.0
一一脊(髓)	一一spinal (cord)	C70.1	C79.4		D32.1	D42.1
一一颅	一一cranial	C70.0	C79.3		D32.0	D42.0
一一颅内	一一intracranial	C70.0	C79.3		D32.0	D42.0
一一脑	一一brain	C70.0	C79.3		D32.0	D42.0
一脑桥	一pons (varolii)	C71.7	C79.3		D33.1	D43.1
一内	一internal					
一一孔(宫颈)	一一os	C53.0	C79.8	D06.0	D26.0	D39.0
一一囊(大脑)	一一capsule	C71.0	C79.3		D33.0	D43.0

		恶性		原位	良性	动态未定或未知
		原发	继发			
肿瘤——*续前页*	**Neoplasm**——*continued*					
一内分泌腺 NEC	—endocrine gland NEC	C75.9	C79.8	D09.3	D35.9	D44.9
——多腺性	——pluriglandular	C75.8	C79.8	D09.3	D35.8	D44.8
一内脏 NEC	—viscera NEC	C76.7	C79.8		D36.7	D48.7
一粘膜	—mucosa					
——鼻	——nasal	C30.0	C78.3	D02.3	D14.0	D38.5
——唇 - 见 肿瘤，唇，内	——lip - see Neoplasm,lip, internal					
——颊	——buccal, cheek	C06.0	C79.8	D00.0	D10.3	D37.0
——口 NEC	——oral NEC	C06.9	C79.8	D00.0	D10.3	D37.0
——牙槽(嵴或突)	——alveolar (ridge or process)	C03.9	C79.8	D00.0	D10.3	D37.0
———上	———upper	C03.0	C79.8	D00.0	D10.3	D37.0
———下	———lower	C03.1	C79.8	D00.0	D10.3	D37.0
一粘液囊 - 见 肿瘤，结缔组织	—bursa - see Neoplasm, connective tissue					
一尿道(腺)	—urethra, urethral (gland)	C68.0	C79.1	D09.1	D30.4	D41.3
——口，内的	——orifice, internal	C67.5	C79.1	D09.0	D30.3	D41.4
一尿道旁	—paraurethral	C76.3	C79.8		D36.7	D48.7
——腺	——gland	C68.1	C79.1	D09.1	D30.7	D41.7
一尿道球腺	—bulbourethral gland	C68.0	C79.1	D09.1	D30.4	D41.3
一尿道阴道(隔膜)	—urethrovaginal (septum)	C57.9	C79.8	D07.3	D28.9	D39.9
一尿道周围组织	—periurethral tissue	C76.3	C79.8		D36.7	D48.7
一颞	—temporal					
——极或叶	——pole or lobe	C71.2	C79.3		D33.0	D43.0
——区	——region	C76.0	C79.8	D09.7	D36.7	D48.7
一颞部	—temple	C44.3	C79.2	D04.3	D23.3	D48.5
一盘，椎(骨)间◇	—disk, intervertebral ◇	C41.2	C79.5		D16.6	D48.0
一膀胱	—bladder, vesical (urinary)	C67.9	C79.1	D09.0	D30.3	D41.4
——三角区	——trigone	C67.0	C79.1	D09.0	D30.3	D41.4
——壁	——wall	C67.9	C79.1	D09.0	D30.3	D41.4
———侧	———lateral	C67.2	C79.1	D09.0	D30.3	D41.4
———后	———posterior	C67.4	C79.1	D09.0	D30.3	D41.4
———前	———anterior	C67.3	C79.1	D09.0	D30.3	D41.4
——颈	——neck	C67.5	C79.1	D09.0	D30.3	D41.4
——口	——orifice	C67.9	C79.1	D09.0	D30.3	D41.4
———尿道	———urethral	C67.5	C79.1	D09.0	D30.3	D41.4
———输尿管	———ureteric	C67.6	C79.1	D09.0	D30.3	D41.4
——括约肌	——sphincter	C67.8	C79.1	D09.0	D30.3	D41.4
——脐尿管	——urachus	C67.7	C79.1	D09.0	D30.3	D41.4
——圆顶	——dome	C67.1	C79.1	D09.0	D30.3	D41.4
一膀胱后	—retrovesical	C76.3	C79.8		D36.7	D48.7

		恶性		原位	良性	动态未定或未知
		原发	继发			
肿瘤——*续前页*	**Neoplasm**——*continued*					
—膀胱宫颈组织	—vesicocervical tissue	C57.9	C79.8	D07.3	D28.9	D39.9
—膀胱阴道	—vesicovaginal	C57.9	C79.8	D07.3	D28.9	D39.9
——隔	——septum	C57.9	C79.8	D07.3	D28.9	D39.9
—膀胱直肠	—vesicorectal	C76.3	C79.8	D09.7	D36.7	D48.7
—盆腔腹	—pelvoabdominal	C76.8	C79.8	D09.7	D36.7	D48.7
—皮肤(非黑变病的)	—skin, cutis, cutaneous (nonmelanotic)	C44.9	C79.2	D04.9	D23.9	D48.5
——包皮	——prepuce	C60.0	C79.8	D07.4	D29.0	D40.7
——背部	——back	C44.5	C79.2	D04.5	D23.5	D48.5
——鼻(外部)	——nose (external)	C44.3	C79.2	D04.3	D23.3	D48.5
——鼻翼	——ala nasi	C44.3	C79.2	D04.3	D23.3	D48.5
——臂	——arm	C44.6	C79.2	D04.6	D23.6	D48.5
——唇(下)(上)	——lip (lower) (upper)	C44.0	C79.2	D04.0	D23.0	D48.5
——大腿	——thigh	C44.7	C79.2	D04.7	D23.7	D48.5
——骶尾骨区	——sacrococcygeal region	C44.5	C79.2	D04.5	D23.5	D48.5
——额(前)	——forehead	C44.3	C79.2	D04.3	D23.3	D48.5
——耳(外部)	——ear (external)	C44.2	C79.2	D04.2	D23.2	D48.5
——耳道(外部)	——auricular(auditory) canal (external)	C44.2	C79.2	D04.2	D23.2	D48.5
——耳廓	——auricle,concha,pinna (ear)	C44.2	C79.2	D04.2	D23.2	D48.5
——耳轮	——helix	C44.2	C79.2	D04.2	D23.2	D48.5
——耳屏	——tragus	C44.2	C79.2	D04.2	D23.2	D48.5
——腓肠	——calf	C44.7	C79.2	D04.7	D23.7	D48.5
——腹壁	——abdominal wall	C44.5	C79.2	D04.5	D23.5	D48.5
——腹股沟(区)	——groin, inguinal region	C44.5	C79.2	D04.5	D23.5	D48.5
——肛门	——anus	C44.5	C79.2	D04.5	D23.5	D48.5
——肛门周围的	——perianal	C44.5	C79.2	D04.5	D23.5	D48.5
——腘窝或间隙	——popliteal fossa or space	C44.7	C79.2	D04.7	D23.7	D48.5
——颌	——jaw	C44.3	C79.2	D04.3	D23.3	D48.5
——黑变病的 - 见 黑瘤	——melanotic - see Melanoma					
——踝	——ankle	C44.7	C79.2	D04.7	D23.7	D48.5
——会阴	——perineum	C44.5	C79.2	D04.5	D23.5	D48.5
——颊	——cheek	C44.3	C79.2	D04.3	D23.3	D48.5
——肩	——shoulder	C44.6	C79.2	D04.6	D23.6	D48.5
——肩胛区	——scapular region	C44.5	C79.2	D04.5	D23.5	D48.5
——睑(下)(上)	——lid,palpebra (lower) (upper)	C44.1	C79.2	D04.1	D23.1	D48.5
——颈(部)	——neck, cervical region	C44.4	C79.2	D04.4	D23.4	D48.5
——颏	——chin	C44.3	C79.2	D04.3	D23.3	D48.5
——髋部	——hip	C44.7	C79.2	D04.7	D23.7	D48.5
——眉部	——brow	C44.3	C79.2	D04.3	D23.3	D48.5

		恶性		原位	良性	动态未定或未知
		原发	继发			
肿瘤——*续前页*	**Neoplasm**——*continued*					
－皮肤——*续前页*	－skin——*continued*					
－－面 NEC	－－face NEC	C44.3	C79.2	D04.3	D23.3	D48.5
－－拇指	－－thumb	C44.6	C79.2	D04.6	D23.6	D48.5
－－男性生殖器	－－male genital organ	C63.9	C79.8	D07.6	D29.9	D40.9
－－－包皮	－－－prepuce	C60.0	C79.8	D07.4	D29.0	D40.7
－－－阴茎 NEC	－－－penis NEC	C60.9	C79.8	D07.4	D29.0	D40.7
－－－阴囊	－－－scrotum	C63.2	C79.8	D07.6	D29.4	D40.7
－－颞部	－－temple	C44.3	C79.2	D04.3	D23.3	D48.5
－－女性生殖器	－－female genital organ	C51.9	C79.8	D07.1	D28.0	D39.7
－－－外阴	－－－vulva	C51.9	C79.8	D07.1	D28.0	D39.7
－－－阴部	－－－pudendum	C51.9	C79.8	D07.1	D28.0	D39.7
－－－阴唇 NEC	－－－labium NEC	C51.9	C79.8	D07.1	D28.0	D39.7
－－－－大	－－－－majus	C51.0	C79.8	D07.1	D28.0	D39.7
－－－－小	－－－－minus	C51.1	C79.8	D07.1	D28.0	D39.7
－－－阴蒂	－－－clitoris	C51.2	C79.8	D07.1	D28.0	D39.7
－－脐	－－umbilicus	C44.5	C79.2	D04.5	D23.5	D48.5
－－前臂	－－forearm	C44.6	C79.2	D04.6	D23.6	D48.5
－－躯干	－－trunk	C44.5	C79.2	D04.5	D23.5	D48.5
－－乳房	－－breast	C44.5	C79.2	D04.5	D23.5	D48.5
－－乳腺下襞	－－submammary fold	C44.5	C79.2	D04.5	D23.5	D48.5
－－手	－－hand	C44.6	C79.2	D04.6	D23.6	D48.5
－－锁骨区	－－clavicular area	C44.5	C79.2	D04.5	D23.5	D48.5
－－锁骨上区	－－supraclavicular region	C44.4	C79.2	D04.4	D23.4	D48.5
－－锁骨下区	－－infraclavicular region	C44.5	C79.2	D04.5	D23.5	D48.5
－－头 NEC	－－head NEC	C44.4	C79.2	D04.4	D23.4	D48.5
－－头皮	－－scalp	C44.4	C79.2	D04.4	D23.4	D48.5
－－腿	－－leg	C44.7	C79.2	D04.7	D23.7	D48.5
－－臀(部)	－－buttock, nates, gluteal region	C44.5	C79.2	D04.5	D23.5	D48.5
－－外阴	－－vulva	C51.9	C79.8	D07.1	D28.0	D39.7
－－腕	－－wrist	C44.6	C79.2	D04.6	D23.6	D48.5
－－膝	－－knee	C44.7	C79.2	D04.7	D23.7	D48.5
－－小柱(细胞)	－－columella	C44.3	C79.2	D04.3	D23.3	D48.5
－－胁腹	－－flank	C44.5	C79.2	D04.5	D23.5	D48.5
－－胸(壁)	－－chest, thoracic (wall)	C44.5	C79.2	D04.5	D23.5	D48.5
－－眼眉部	－－eyebrow	C44.3	C79.2	D04.3	D23.3	D48.5
－－眼睑	－－eyelid	C44.1	C79.2	D04.1	D23.1	D48.5
－－腋襞	－－axilla, axillary fold	C44.5	C79.2	D04.5	D23.5	D48.5
－－阴唇	－－labia	C51.9	C79.8	D07.1	D28.0	D39.7
－－－大	－－－majora	C51.0	C79.8	D07.1	D28.0	D39.7
－－－小	－－－minora	C51.1	C79.8	D07.1	D28.0	D39.7

		恶性		原位	良性	动态未定或未知
		原发	继发			
肿瘤——*续前页*	**Neoplasm**——*continued*					
－皮肤——*续前页*	－skin——*continued*					
－－阴蒂	－－clitoris	C51.2	C79.8	D07.1	D28.0	D39.7
－－阴阜	－－pubes	C44.5	C79.2	D04.5	D23.5	D48.5
－－阴茎 NEC	－－penis NEC	C60.9	C79.8	D07.4	D29.0	D40.7
－－阴囊	－－scrotum	C63.2	C79.8	D07.6	D29.4	D40.7
－－掌	－－palm	C44.6	C79.2	D04.6	D23.6	D48.5
－－肢 NEC	－－limb NEC	C44.9	C79.2	D04.9	D23.9	D48.5
－－－上	－－－upper	C44.6	C79.2	D04.6	D23.6	D48.5
－－－下	－－－lower	C44.7	C79.2	D04.7	D23.7	D48.5
－－跖(足)	－－plantar,sole (foot)	C44.7	C79.2	D04.7	D23.7	D48.5
－－指	－－finger	C44.6	C79.2	D04.6	D23.6	D48.5
－－趾	－－toe	C44.7	C79.2	D04.7	D23.7	D48.5
－－眦(眼)(内)(外)	－－canthus (eye) (inner) (outer)	C44.1	C79.2	D04.1	D23.1	D48.5
－－肘	－－elbow	C44.6	C79.2	D04.6	D23.6	D48.5
－－肘前间隙	－－antecubital space	C44.6	C79.2	D04.6	D23.6	D48.5
－－足	－－foot	C44.7	C79.2	D04.7	D23.7	D48.5
－－足跟	－－heel	C44.7	C79.2	D04.7	D23.7	D48.5
－皮下(结节)(组织) NEC – 见 肿瘤，结缔组织	－subcutaneous (nodule) (tissue) NEC – see Neoplasm, connective tissue					
－皮脂腺 – 见 肿瘤，皮肤	－sebaceous gland – see Neoplasm, skin					
－皮质	－cortex					
－－大脑的	－－cerebral	C71.0	C79.3		D33.0	D43.0
－－肾上腺	－－adrenal	C74.0	C79.7	D09.3	D35.0	D44.1
－脾 NEC	－spleen, splenic NEC	C26.1	C78.8		D13.9	D37.7
－－曲(结肠)	－－flexure (colon)	C18.5	C78.5	D01.0	D12.3	D37.4
－葡萄膜[眼色素层]	－uveal tract	C69.4	C79.4	D09.2	D31.4	D48.7
－脐	－umbilicus, umbilical	C44.5	C79.2	D04.5	D23.5	D48.5
－脐尿管	－urachus	C67.7	C79.1	D09.0	D30.3	D41.4
－气管(软骨)(粘膜)	－trachea,windpine (cartilage) (mucosa)	C33	C78.3	D02.1	D14.2	D38.1
－气管支气管	－tracheobronchial	C34.8	C78.0	D02.2	D14.2	D38.1
－髂骨◇	－ilium ◇	C41.4	C79.5		D16.8	D48.0
－前臂 NEC #	－forearm NEC #	C76.4	C79.8	D04.6	D36.7	D48.7
－前列腺	－prostate (gland)	C61	C79.8	D07.5	D29.1	D40.0
－前庭	－vestibule					
－－鼻	－－nose	C30.0	C78.3	D02.3	D14.0	D38.5
－－口	－－mouth	C06.1	C79.8	D00.0	D10.3	D37.0
－前庭大腺	－vestibular gland, greater	C51.0	C79.8	D07.1	D28.0	D39.7
－前肘窝或间隙 #	－antecubital fossa or space #	C76.4	C79.8	D04.6	D36.7	D48.7

		恶性		原位	良性	动态未定或未知
		原发	继发			
肿瘤——*续前页*	**Neoplasm**——*continued*					
—腔	—cavity					
——鼻	——nasal	C30.0	C78.3	D02.3	D14.0	D38.5
——腹膜	——peritoneal	C48.2	C78.6		D20.1	D48.4
——鼓室	——tympanic	C30.1	C78.3	D02.3	D14.0	D38.5
——颊	——buccal	C06.9	C79.8	D00.0	D10.3	D37.0
——口	——oral	C06.9	C79.8	D00.0	D10.3	D37.0
—腔静脉(腹)(下)	—vena cava (abdominal) (inferior)	C49.4	C79.8		D21.4	D48.1
——上	——superior	C49.3	C79.8		D21.3	D48.1
—穹隆	—fornix					
——咽	——pharyngeal	C11.3	C79.8	D00.0	D10.6	D37.0
——阴道	——vagina	C52	C79.8	D07.2	D28.1	D39.7
—丘脑	—thalamus	C71.0	C79.3		D33.0	D43.0
—球(血管)	—glomus					
——颈静脉	——jugularis	C75.5	C79.8		D35.6	D44.7
——尾骨	——coccygeal	C75.5	C79.8		D35.6	D44.7
—躯干 NEC #	—trunk NEC #	C76.7	C79.8	D04.5	D36.7	D48.7
—全身性	—generalized	C80				
—桡骨(任何部分)◇	—radius (any part) ◇	C40.0	C79.5		D16.0	D48.0
—韧带(另见 肿瘤，结缔组织)	—ligament (see also Neoplasm, connective tissue)	C49.9	C79.8		D21.9	D48.1
——骶骨子宫	——sacrouterine	C57.3	C79.8		D28.2	D39.7
——非子宫 - 见 肿瘤，结缔组织	——nonuterine - see Neoplasm, connective tissue					
——阔	——broad	C57.1	C79.8		D28.2	D39.7
——圆	——round	C57.2	C79.8		D28.2	D39.7
——子宫	——uterine	C57.3	C79.8		D28.2	D39.7
——子宫骶骨	——uterosacral	C57.3	C79.8		D28.2	D39.7
——子宫卵巢	——utero-ovarian	C57.1	C79.8		D28.2	D39.7
—乳房(结缔组织)(腺组织)(软组织)	—breast(connectivetissue) (glandular tissue) (soft parts)	C50.9	C79.8	D05.9	D24	D48.6
——内	——inner	C50.8	C79.8	D05.9	D24	D48.6
——外	——outer	C50.8	C79.8	D05.9	D24	D48.6
——上	——upper	C50.8	C79.8	D05.9	D24	D48.6
——下	——lower	C50.8	C79.8	D05.9	D24	D48.6
——上内象限	——upper-inner quadrant	C50.2	C79.8	D05.9	D24	D48.6
——上外象限	——upper-outer quadrant	C50.4	C79.8	D05.9	D24	D48.6
——下内象限	——lower-inner quadrant	C50.3	C79.8	D05.9	D24	D48.6
——下外象限	——lower-outer quadrant	C50.5	C79.8	D05.9	D24	D48.6
——皮肤	——skin	C44.5	C79.2	D04.5	D23.5	D48.5
——乳晕	——areola	C50.0	C79.8	D05.9	D24	D48.6

		恶性		原位	良性	动态未定或未知
		原发	继发			
肿瘤——*续前页*	**Neoplasm**——*continued*					
—乳房——*续前页*	—breast——*continued*	C50.9	C79.8	D05.9	D24	D48.6
——尾部(腋)	——tail (axillary)	C50.6	C79.8	D05.9	D24	D48.6
——腋尾部	——axillary tail	C50.6	C79.8	D05.9	D24	D48.6
——异位	——ectopic site	C50.8	C79.8	D05.9	D24	D48.6
——中线	——midline	C50.8	C79.8	D05.9	D24	D48.6
——中心部分	——central portion	C50.1	C79.8	D05.9	D24	D48.6
—乳头	—nipple	C50.0	C79.8	D05.9	D24	D48.6
—乳突(气房)(窦)(腔)	—mastoid (air cell) (antrum) (cavity)	C30.1	C78.3	D02.3	D14.0	D38.5
——骨或突◇	——bone or process ◇	C41.0	C79.5		D16.4	D48.0
—乳腺 - 见 肿瘤，乳房	—mammary gland - see Neoplasm, breast					
—乳晕	—areola	C50.0	C79.8	D05.9	D24	D48.6
—软骨(关节)(另见 肿瘤，骨)	—cartilage (articular)(joint) (see also Neoplasm, bone)	C41.9	C79.5		D16.9	D48.0
——半月形(膝)◇	——semilunar (knee) ◇	C40.2	C79.5		D16.2	D48.0
——鼻	——nose, nasal	C30.0	C78.3	D02.3	D14.0	D38.5
——耳(外部)	——auricular, ear (external)	C49.0	C79.8		D21.0	D48.1
——喉	——larynx, laryngeal	C32.3	C78.3	D02.0	D14.1	D38.0
——环状	——cricoid	C32.3	C78.3	D02.0	D14.1	D38.0
——会厌	——epiglottis	C32.1	C78.3	D02.0	D14.1	D38.0
——甲状	——thyroid	C32.3	C78.3	D02.0	D14.1	D38.0
——肋◇	——costal, rib ◇	C41.3	C79.5		D16.7	D48.0
——气管	——trachea	C33	C78.3	D02.1	D14.2	D38.1
——杓状	——arytenoid	C32.3	C78.3	D02.0	D14.1	D38.0
——楔状	——cuneiform	C32.3	C78.3	D02.0	D14.1	D38.0
——眼睑	——eyelid	C49.0	C79.8		D21.0	D48.1
——支气管	——bronchi	C34.0	C78.0	D02.2	D14.3	D38.1
—软脑(脊)膜	—pia mater	C70.9	C79.4		D32.9	D42.9
——大脑	——cerebral	C70.0	C79.3		D32.0	D42.0
——脊柱	——spinal	C70.1	C79.4		D32.1	D42.1
——颅	——cranial	C70.0	C79.3		D32.0	D42.0
—软组织 - 见 肿瘤，结缔组织	—soft parts or tissues - see Neoplasm, connective tissue					
—腮(管)(腺)	—parotid (duct) (gland)	C07	C79.8	D00.0	D11.0	D37.0
—鳃(裂)(遗迹)	—branchial (cleft) (vestiges)	C10.4	C79.8	D00.0	D10.5	D37.0
—筛(窦)	—ethmoid (sinus)	C31.1	C78.3	D02.3	D14.0	D38.5
——骨或迷路◇	——bone or labyrinth ◇	C41.0	C79.5		D16.4	D48.0

		恶性		原位	良性	动态未定或未知
		原发	继发			
肿瘤——*续前页*	**Neoplasm**——*continued*					
一上颌骨，上颌	一maxilla, maxillary (superior)	C41.0	C79.5		D16.4	D48.0
一一癌	一一carcinoma	C03.0	C79.8			
一一窦	一一antrum,sinus	C31.0	C78.3	D02.3	D14.0	D38.5
一一下 - 见 肿瘤，下颌骨	一一inferior - see Neoplasm, mandible					
一一牙槽	一一alveolar					
一一一癌(粘膜)	一一一carcinoma (mucosa)	C03.0	C79.8			
一一一嵴或突◇	一一一ridge or process	C41.0	C79.5		D16.4	D48.0
一一一粘膜	一一一mucosa	C03.0	C79.8	D00.0	D10.3	D37.0
一上颌下腺或导管	一submaxillary gland or duct	C08.0	C79.8	D00.0	D11.7	D37.0
一杓状(软骨)	一arytenoid (cartilage)	C32.3	C78.3	D02.0	D14.1	D38.0
一一褶 - 见 肿瘤，杓状会厌褶	一一fold - see Neoplasm, aryepiglottic fold					
一一边缘区	一一marginal zone	C13.1	C79.8	D00.0	D10.7	D37.0
一一喉面	一一laryngeal aspect	C32.1	C78.3	D02.0	D14.1	D38.0
一一咽下面	一一hypopharyngeal aspect	C13.1	C79.8	D00.0	D10.7	D37.0
一杓状会厌褶	一aryepiglottic fold	C13.1	C79.8	D00.0	D10.7	D37.0
一杓状软骨间襞	一interarytenoid fold	C13.1	C79.8	D00.0	D10.7	D37.0
一一边缘区	一一marginal zone	C13.1	C79.8	D00.0	D10.7	D37.0
一一喉面	一一laryngeal aspect	C32.1	C78.3	D02.0	D14.1	D38.0
一一咽下面	一一hypopharyngeal aspect	C13.1	C79.8	D00.0	D10.7	D37.0
一舌	一tongue, lingual	C02.9	C79.8	D00.0	D10.1	D37.0
一一扁桃体	一一tonsil	C02.4	C79.8	D00.0	D10.1	D37.0
一一表面(背的)	一一surface (dorsal)	C02.0	C79.8	D00.0	D10.1	D37.0
一一一腹侧	一一一ventral	C02.2	C79.8	D00.0	D10.1	D37.0
一一一基底	一一一base	C01	C79.8	D00.0	D10.1	D37.0
一一根	一一root	C01	C79.8	D00.0	D10.1	D37.0
一一固定部分	一一fixed part	C01	C79.8	D00.0	D10.1	D37.0
一一后(三分之一)	一一posterior (third)	C01	C79.8	D00.0	D10.1	D37.0
一一活动部分 NEC	一一mobile part NEC	C02.3	C79.8	D00.0	D10.1	D37.0
一一基底(背侧面)	一一base (dorsal surface)	C01	C79.8	D00.0	D10.1	D37.0
一一尖	一一tip	C02.1	C79.8	D00.0	D10.1	D37.0
一一连接带(区)	一一junctional zone	C02.8	C79.8	D00.0	D10.1	D37.0
一一前(三分之二) NEC	一一anterior(two-thirds) NEC	C02.3	C79.8	D00.0	D10.1	D37.0
一一一背侧面	一一一dorsal surface	C02.0	C79.8	D00.0	D10.1	D37.0
一一一腹侧面	一一一ventral surface	C02.2	C79.8	D00.0	D10.1	D37.0
一一系带	一一frenulum	C02.2	C79.8	D00.0	D10.1	D37.0
一一缘(外侧的)	一一border,margin (lateral)	C02.1	C79.8	D00.0	D10.1	D37.0
一一中线 NEC	一一midline NEC	C02.0	C79.8	D00.0	D10.1	D37.0
一舌腭襞	一glossopalatine fold	C09.1	C79.8	D00.0	D10.5	D37.0

		恶性		原位	良性	动态未定或未知
		原发	继发			
肿瘤——*续前页*	**Neoplasm**——*continued*					
—舌会厌襞	—glossoepiglottic fold(s)	C10.1	C79.8	D00.0	D10.5	D37.0
—舌下	—sublingual	C04.9	C79.8	D00.0	D10.2	D37.0
——腺或管	——gland or duct	C08.1	C79.8	D00.0	D11.7	D37.0
—舌咽沟	—glossopharyngeal sulcus	C09.0	C79.8	D00.0	D10.5	D37.0
—射精管	—ejaculatory duct	C63.7	C79.8	D07.6	D29.7	D40.7
—神经(神经节)	—nerve (ganglion)	C47.9	C79.8		D36.1	D48.2
——闭孔	——obturator	C47.2	C79.8		D36.1	D48.2
——臂	——brachial	C47.1	C79.8		D36.1	D48.2
——尺侧	——ulnar	C47.1	C79.8		D36.1	D48.2
——骶骨	——sacral	C47.5	C79.8		D36.1	D48.2
——动眼	——oculomotor	C72.5	C79.4		D33.3	D43.3
——耳	——auditory	C72.4	C79.4		D33.3	D43.3
——副(脊柱)	——accessory (spinal)	C72.5	C79.4		D33.3	D43.3
——副交感的 NEC (另见 肿瘤，神经，周围)	——parasympathetic NEC (see also Neoplasm, nerve, peripheral)	C47.9	C79.8		D36.1	D48.2
——股	——femoral	C47.2	C79.8		D36.1	D48.2
——滑车	——trochlear	C72.5	C79.4		D33.3	D43.3
——脊柱 NEC	——spinal NEC	C47.9	C79.8		D36.1	D48.2
———副	———accessory	C72.5	C79.4		D33.3	D43.3
——交感 NEC (另见 肿瘤，神经，周围)	——sympathetic NEC (see also Neoplasm,nerve,peripheral)	C47.9	C79.8		D36.1	D48.2
——肋间	——intercostal	C47.3	C79.8		D36.1	D48.2
——颅 NEC	——cranial, NEC	C72.5	C79.4		D33.3	D43.3
——迷走	——vagus	C72.5	C79.4		D33.3	D43.3
——面	——facial	C72.5	C79.4		D33.3	D43.3
——桡	——radial	C47.1	C79.8		D36.1	D48.2
——三叉的	——trigeminal	C72.5	C79.4		D33.3	D43.3
——舌下	——hypoglossal	C72.5	C79.4		D33.3	D43.3
——舌咽	——glossopharyngeal	C72.5	C79.4		D33.3	D43.3
——神经节 NEC (另见 肿瘤，神经，周围)	——ganglion NEC (see also Neoplasm, nerve, peripheral)	C47.9	C79.8		D36.1	D48.2
——视	——optic	C72.3	C79.4		D33.3	D43.3
——听	——acoustic	C72.4	C79.4		D33.3	D43.3
——嗅	——olfactory	C72.2	C79.4		D33.3	D43.3
——腰	——lumbar	C47.6	C79.8		D36.1	D48.2
——展(神经)	——abducens	C72.5	C79.4		D33.3	D43.3
——正中	——median	C47.1	C79.8		D36.1	D48.2

		恶性		原位	良性	动态未定或未知
		原发	继发			
肿瘤——*续前页*	**Neoplasm**——*continued*					
一神经——*续前页*	—nerve——*continued*					
——周围 NEC	——peripheral NEC	C47.9	C79.8		D36.1	D48.2
———背部	———back	C47.6	C79.8		D36.1	D48.2
———臂	———arm	C47.1	C79.8		D36.1	D48.2
———大腿	———thigh	C47.2	C79.8		D36.1	D48.2
———骶骨前	———presacral	C47.5	C79.8		D36.1	D48.2
———骶尾骨区	———sacrococcygeal region	C47.5	C79.8		D36.1	D48.2
———额(前)	———forehead	C47.0	C79.8		D36.1	D48.2
———耳(外部)	———ear (external)	C47.0	C79.8		D36.1	D48.2
———耳廓	———auricle (ear)	C47.0	C79.8		D36.1	D48.2
———腓肠	———calf	C47.2	C79.8		D36.1	D48.2
———腹壁	———abdominal wall	C47.4	C79.8		D36.1	D48.2
———腹部	———abdomen	C47.4	C79.8		D36.1	D48.2
———腹股沟	———groin	C47.5	C79.8		D36.1	D48.2
———腹股沟(管)(区)	———inguinal (canal) (region)	C47.5	C79.8		D36.1	D48.2
———腹盆腔	———pelvoabdominal	C47.8	C79.8		D36.1	D48.2
———骨盆(底)	———pelvis (floor)	C47.5	C79.8		D36.1	D48.2
———腘窝或间隙	———popliteal fossa or space	C47.2	C79.8		D36.1	D48.2
———踝	———ankle	C47.2	C79.8		D36.1	D48.2
———会阴	———perineum	C47.5	C79.8		D36.1	D48.2
———颊	———cheek	C47.0	C79.8		D36.1	D48.2
———肩	———shoulder	C47.1	C79.8		D36.1	D48.2
———肩胛区	———scapular region	C47.3	C79.8		D36.1	D48.2
———颈(部)	———neck, cervical region	C47.0	C79.8		D36.1	D48.2
———颏	———chin	C47.0	C79.8		D36.1	D48.2
———颏下	———submental	C47.0	C79.8		D36.1	D48.2
———髋	———hip	C47.2	C79.8		D36.1	D48.2
———眶	———orbit	C69.6	C79.4		D31.6	D48.7
———面	———face	C47.0	C79.8		D36.1	D48.2
———拇指	———thumb	C47.1	C79.8		D36.1	D48.2
———尿道旁	———paraurethral	C47.5	C79.8		D36.1	D48.2
———尿道周(组织)	———periurethral (tissue)	C47.5	C79.8		D36.1	D48.2
———颞部(区)	———temple, temporal region	C47.0	C79.8		D36.1	D48.2
———膀胱直肠	———vesicorectal	C47.5	C79.8		D36.1	D48.2
———脐	———umbilicus	C47.4	C79.8		D36.1	D48.2
———前臂	———forearm	C47.1	C79.8		D36.1	D48.2
———前肘窝或间隙	———antecubital fossa or space	C47.1	C79.8		D36.1	D48.2
———躯干	———trunk	C47.6	C79.8		D36.1	D48.2
———手	———hand	C47.1	C79.8		D36.1	D48.2

		恶性		原位	良性	动态未定或未知
		原发	继发			
肿瘤——*续前页*	**Neoplasm**——*continued*					
—神经——*续前页*	—nerve——*continued*					
——周围——*续前页*	——peripheral——*continued*					
———锁骨上区	———supraclavicular region	C47.0	C79.8		D36.1	D48.2
———锁骨下区	———infraclavicular region	C47.3	C79.8		D36.1	D48.2
———头	———head	C47.0	C79.8		D36.1	D48.2
———头皮	———scalp	C47.0	C79.8		D36.1	D48.2
———腿	———leg	C47.2	C79.8		D36.1	D48.2
———臀(部)	———buttock, nates, gluteal region	C47.5	C79.8		D36.1	D48.2
———腕	———wrist	C47.1	C79.8		D36.1	D48.2
———膝	———knee	C47.2	C79.8		D36.1	D48.2
———胁腹	———flank	C47.6	C79.8		D36.1	D48.2
———胸(壁)	———chest, thorax (wall)	C47.3	C79.8		D36.1	D48.2
———胸(导管)(壁)	———thoracic (duct) (wall)	C47.3	C79.8		D36.1	D48.2
———胸内	———intrathoracic	C47.3	C79.8		D36.1	D48.2
———眼睑	———eyelid	C47.0	C79.8		D36.1	D48.2
———腋	———axilla	C47.3	C79.8		D36.1	D48.2
———翼状窝	———pterygoid fossa	C47.0	C79.8		D36.1	D48.2
———阴道旁	———paravaginal	C47.5	C79.8		D36.1	D48.2
———肢 NEC	———limb,extremity NEC	C47.9	C79.8		D36.1	D48.2
————上	————upper	C47.1	C79.8		D36.1	D48.2
————下	————lower	C47.2	C79.8		D36.1	D48.2
———直肠旁	———pararectal	C47.5	C79.8		D36.1	D48.2
———直肠膀胱	———rectovesical	C47.5	C79.8		D36.1	D48.2
———直肠外	———extrarectal	C47.5	C79.8		D36.1	D48.2
———直肠阴道隔或壁	———rectovaginal septum or wall	C47.5	C79.8		D36.1	D48.2
———直肠周(组织)	———perirectal (tissue)	C47.5	C79.8		D36.1	D48.2
———指	———finger	C47.1	C79.8		D36.1	D48.2
———趾	———toe	C47.2	C79.8		D36.1	D48.2
———肘	———elbow	C47.1	C79.8		D36.1	D48.2
———足	———foot	C47.2	C79.8		D36.1	D48.2
———足跟	———heel	C47.2	C79.8		D36.1	D48.2
———坐骨直肠窝	———ischiorectal fossa	C47.5	C79.8		D36.1	D48.2
——自主 NEC (另见 肿瘤，神经，周围)	——autonomic NEC (see also Neoplasm, nerve, peripheral)	C47.9	C79.8		D36.1	D48.2
——坐骨	——sciatic	C47.2	C79.8		D36.1	D48.2
—神经节(另见 肿瘤，神经，周围)	—ganglia (see also Neoplasm, nerve, peripheral)	C47.9	C79.8		D36.1	D48.2
——基底	——basal	C71.0	C79.3		D33.0	D43.0

		恶性		原位	良性	动态未定或未知
		原发	继发			
肿瘤——*续前页*	**Neoplasm**——*continued*					
一神经系统(中枢的) NEC	一nervous system (central) NEC	C72.9	C79.4		D33.9	D43.9
一一副交感 - 见 肿瘤，神经，周围	一一parasympathetic - see Neoplasm, nerve, peripheral					
一一交感 - 见 肿瘤，神经，周围	一一sympathetic - see Neoplasm, nerve, peripheral					
一一自主 - 见 肿瘤，神经，周围	一一autonomic - see Neoplasm, nerve, peripheral					
一肾(实质)	一kidney, renal (parenchyma)	C64	C79.0	D09.1	D30.0	D41.0
一一门	一一hilus	C65	C79.0	D09.1	D30.1	D41.1
一一盂	一一pelvis	C65	C79.0	D09.1	D30.1	D41.1
一一盏	一一calyx	C65	C79.0	D09.1	D30.1	D41.1
一肾旁	一paranephric	C48.0	C78.6		D20.0	D48.3
一肾上腺	一suprarenal, adrenal (gland)	C74.9	C79.7	D09.3	D35.0	D44.1
一一囊	一一capsule	C74.9	C79.7	D09.3	D35.0	D44.1
一一皮质	一一cortex	C74.0	C79.7	D09.3	D35.0	D44.1
一一髓质	一一medulla	C74.1	C79.7	D09.3	D35.0	D44.1
一一腺	一一gland	C74.9	C79.7	D09.3	D35.0	D44.1
一肾上腺周	一periadrenal	C48.0	C78.6		D20.0	D48.3
一肾盂	一renal pelvis	C65	C79.0	D09.1	D30.1	D41.1
一肾周(组织)	一perinephric, perirenal (tissue)	C48.0	C78.6		D20.0	D48.3
一生殖器或生殖道	一genital organ or tract					
一一男性 NEC	一一male NEC	C63.9	C79.8	D07.6	D29.9	D40.9
一一一特指部位 NEC	一一一specified site NEC	C63.7	C79.8	D07.6	D29.7	D40.7
一一女性 NEC	一一female NEC	C57.9	C79.8	D07.3	D28.9	D39.9
一一一特指部位 NEC	一一一specified site NEC	C57.7	C79.8	D07.3	D28.7	D39.7
一声带(真)	一vocal cord (true)	C32.0	C78.3	D02.0	D14.1	D38.0
一一假	一一false	C32.1	C78.3	D02.0	D14.1	D38.0
一声门	一glottis	C32.0	C78.3	D02.0	D14.1	D38.0
一声门上	一supraglottis	C32.1	C78.3	D02.0	D14.1	D38.0
一声门下	一subglottis, subglottic	C32.2	C78.3	D02.0	D14.1	D38.0
一圣托理尼管	一Santorini's duct	C25.3	C78.8	D01.7	D13.6	D37.7
一十二指肠	一duodenum	C17.0	C78.4	D01.4	D13.2	D37.2
一十二指肠空肠连接处	一duodenojejunal junction	C17.8	C78.4	D01.4	D13.3	D37.2
一食管	一(o)esophagus	C15.9	C78.8	D00.1	D13.0	D37.7
一一上(三分之一)	一一upper (third)	C15.3	C78.8	D00.1	D13.0	D37.7
一一中(三分之一)	一一middle (third)	C15.4	C78.8	D00.1	D13.0	D37.7
一一下(三分之一)	一一lower (third)	C15.5	C78.8	D00.1	D13.0	D37.7
一一腹	一一abdominal	C15.2	C78.8	D00.1	D13.0	D37.7
一一近端	一一proximal (third)	C15.3	C78.8	D00.1	D13.0	D37.7
一一颈	一一cervical	C15.0	C78.8	D00.1	D13.0	D37.7

		恶性		原位	良性	动态未定或未知
		原发	继发			
肿瘤——*续前页*	**Neoplasm**——*continued*					
一食管——*续前页*	一(o)esophagus——*continued*	C15.9	C78.8	D00.1	D13.0	D37.7
一一胸	一一thoracic	C15.1	C78.8	D00.1	D13.0	D37.7
一一远端(三分之一)	一一distal (third)	C15.5	C78.8	D00.1	D13.0	D37.7
一食管胃连接处	一esophagogastric junction	C16.0	C78.8	D00.2	D13.1	D37.1
一实质，肾	一parenchyma, kidney	C64	C79.0	D09.1	D30.0	D41.0
一视交叉	一chiasma opticum	C72.3	C79.4		D33.3	D43.3
一视神经，交叉或道	一optic nerve, chiasm or tract	C72.3	C79.4		D33.3	D43.3
一视网膜	一retina	C69.2	C79.4	D09.2	D31.2	D48.7
一室	一ventricle	C71.5	C79.3		D33.0	D43.0
一一大脑	一一cerebral	C71.5	C79.3		D33.0	D43.0
一一一侧	一一一lateral	C71.5	C79.3		D33.0	D43.0
一一一底	一一一floor	C71.5	C79.3		D33.0	D43.0
一一一第三	一一一third	C71.5	C79.3		D33.0	D43.0
一一一第四	一一一fourth	C71.7	C79.3		D33.1	D43.1
一一心(左)(右)	一一cardiac (left) (right)	C38.0	C79.8		D15.1	D48.7
一室管膜(脑)	一ependyma (brain)	C71.5	C79.3		D33.0	D43.0
一手 NEC #	一hand NEC #	C76.4	C79.8	D04.6	D36.7	D48.7
一输精管	一vas deferens	C63.1	C79.8	D07.6	D29.7	D40.7
一输卵管	一fallopian tube, oviduct, salpinx	C57.0	C79.8	D07.3	D28.2	D39.7
一输卵管-卵巢	一tubo-ovarian	C57.8	C79.8	D07.3	D28.7	D39.7
一输卵管系膜	一mesosalpinx	C57.1	C79.8		D28.2	D39.7
一输尿管	一ureter	C66	C79.1	D09.1	D30.2	D41.2
一一口	一一orifice	C67.6	C79.1	D09.0	D30.3	D41.4
一书页式(嘴)	一book leaf (mouth)	C06.8	C79.8	D00.0	D10.3	D37.0
一斯基恩腺	一Skene's gland	C68.1	C79.1	D09.1	D30.7	D41.7
一斯滕森管[腮腺管]	一Stensen's duct	C07	C79.8	D00.0	D11.0	D37.0
一松果(体)(腺)	一pineal (body) (gland)	C75.3	C79.8		D35.4	D44.5
一髓(骨)	一marrow (bone)	C96.9	C79.5			D47.9
一髓核◇	一nucleus pulposus ◇	C41.2	C79.5		D16.6	D48.0
一髓质	一medulla					
一一肾上腺	一一adrenal	C74.1	C79.7	D09.3	D35.0	D44.1
一一延髓	一一oblongata	C71.7	C79.3		D33.1	D43.1
一索，带(真)(声)	一cord (true) (vocal)	C32.0	C78.3	D02.0	D14.1	D38.0
一一假	一一false	C32.1	C78.3	D02.0	D14.1	D38.0
一一椎(颈)(腰)(骨)(胸)	一一spinal (cervical) (lumbar) (sacral) (thoracic)	C72.0	C79.4		D33.4	D43.4
一一精囊	一一spermatic	C63.1	C79.8	D07.6	D29.7	D40.7
一锁骨◇	一clavicle ◇	C41.3	C79.5		D16.7	D48.0

		恶性		原位	良性	动态未定或未知
		原发	继发			
肿瘤——*续前页*	**Neoplasm**——*continued*					
一锁骨上区	一supraclavicular region	C76.0	C79.8	D09.7	D36.7	D48.7
一锁骨下(区)#	一infraclavicular (region) #	C76.1	C79.8	D04.5	D36.7	D48.7
一胎膜	一fetal membrane	C58	C79.8	D07.3	D26.7	D39.2
一胎盘	一placenta	C58	C79.8	D07.3	D26.7	D39.2
一毯(脑的)	一tapetum	C71.8	C79.3		D33.2	D43.2
一特指部位 NEC	一specified site NEC	C76.7	C79.8	D09.7	D36.7	D48.7
一体	一corpus					
一一胃	一一gastric	C16.2	C78.8	D00.2	D13.1	D37.1
一一纹状	一一striatum	C71.0	C79.3		D33.0	D43.0
一一阴蒂海绵	一一cavernosum	C60.2	C79.8	D07.4	D29.0	D40.7
一一阴茎	一一penis	C60.2	C79.8	D07.4	D29.0	D40.7
一一子宫	一一uteri	C54.9	C79.8	D07.3	D26.1	D39.0
一一一峡	一一一isthmus	C54.0	C79.8	D07.3	D26.1	D39.0
一一胼胝	一一callosum	C71.0	C79.3		D33.2	D43.2
一听，耳	一auditory					
一一内	一一internal	C30.1	C78.3	D02.3	D14.0	D38.5
一一道(外)	一一canal (external)	C44.2	C79.2	D04.2	D23.2	D48.5
一一一内	一一一internal	C30.1	C78.3	D02.3	D14.0	D38.5
一一管	一一tube	C30.1	C78.3	D02.3	D14.0	D38.5
一一一开口	一一一opening	C11.2	C79.8	D00.0	D10.6	D37.0
一一神经	一一nerve	C72.4	C79.4		D33.3	D43.3
一头 NEC #	一head NEC #	C76.0	C79.8	D04.4	D36.7	D48.7
一头皮	一scalp	C44.4	C79.2	D04.4	D23.4	D48.5
一腿 NEC #	一leg NEC #	C76.5	C79.8	D04.7	D36.7	D48.7
一臀(部) NEC #	一buttock, gluteal region NEC #	C76.3	C79.8	D04.5	D36.7	D48.7
一瓦尔代尔扁桃体环	一Waldeyer's ring	C14.2	C79.8	D00.0	D10.9	D37.0
一外	一external					
一一道(耳)	一一meatus (ear)	C44.2	C79.2	D04.2	D23.2	D48.5
一一子宫口	一一os uteri	C53.1	C79.8	D06.1	D26.0	D39.0
一外宫颈	一exocervix	C53.1	C79.8	D06.1	D26.0	D39.0
一外阴	一vulva	C51.9	C79.8	D07.1	D28.0	D39.7
一外阴阴道腺	一vulvovaginal gland	C51.0	C79.8	D07.1	D28.0	D39.7
一腕 NEC #	一wrist NEC #	C76.4	C79.8	D04.6	D36.7	D48.7
一网膜	一omentum	C48.1	C78.6		D20.1	D48.4
一维尔松管	一Wirsung's duct	C25.3	C78.8	D01.7	D13.6	D37.7
一尾骨◇	一coccyx，coccygeal◇	C41.4	C79.5		D16.8	D48.0
一一体或球	一一body or glomus	C75.5	C79.8		D35.6	D44.7
一一椎骨◇	一一vertebra ◇	C41.4	C79.5		D16.8	D48.0

		恶性		原位	良性	动态未定或未知
		原发	继发			
肿瘤——*续前页*	**Neoplasm**——*continued*					
一胃	一gastric, stomach, ventriculus	C16.9	C78.8	D00.2	D13.1	D37.1
一一贲门	一一cardia	C16.0	C78.8	D00.2	D13.1	D37.1
一一贲门口	一一cardiac orifice	C16.0	C78.8	D00.2	D13.1	D37.1
一一壁 NEC	一一wall NEC	C16.9	C78.8	D00.2	D13.1	D37.1
一一一后 NEC	一一一posterior NEC	C16.8	C78.8	D00.2	D13.1	D37.1
一一一前 NEC	一一一anterior NEC	C16.8	C78.8	D00.2	D13.1	D37.1
一一大弯 NEC	一一greater curvature NEC	C16.6	C78.8	D00.2	D13.1	D37.1
一一底	一一fundus	C16.1	C78.8	D00.2	D13.1	D37.1
一一窦	一一antrum	C16.3	C78.8	D00.2	D13.1	D37.1
一一体	一一body, corpus	C16.2	C78.8	D00.2	D13.1	D37.1
一一小弯 NEC	一一lesser curvature NEC	C16.5	C78.8	D00.2	D13.1	D37.1
一一幽门	一一pylorus	C16.4	C78.8	D00.2	D13.1	D37.1
一一幽门前	一一prepylorus	C16.4	C78.8	D00.2	D13.1	D37.1
一胃肠(道) NEC	一gastrointestinal (tract) NEC	C26.9	C78.8	D01.9	D13.9	D37.9
一胃食管连接处	一gastroesophageal junction	C16.0	C78.8	D00.2	D13.1	D37.1
一魏尔啸腺	一Virchow's gland	C77.0	C77.0		D36.0	D48.7
一窝	一fossa					
一一扁桃体	一一tonsillar	C09.0	C79.8	D00.0	D10.5	D37.0
一一垂体	一一pituitary	C75.1	C79.8	D09.3	D35.2	D44.3
一一后(颅)	一一posterior (cranial)	C71.9	C79.3		D33.2	D43.2
一一梨状	一一piriform	C12	C79.8	D00.0	D10.7	D37.0
一一颅	一一cranial	C71.9	C79.3		D33.2	D43.2
一一罗森米勒(咽隐窝)	一一Rosenmüller	C11.2	C79.8	D00.0	D10.6	D37.0
一一前(颅)	一一anterior (cranial)	C71.9	C79.3		D33.2	D43.2
一一翼状	一一pterygoid	C49.0	C79.8		D21.0	D48.1
一一中(颅)	一一middle (cranial)	C71.9	C79.3		D33.2	D43.2
一一坐骨直肠	一一ischiorectal	C76.3	C79.8		D36.7	D48.7
一沃顿管	一Wharton's duct	C08.0	C79.8	D00.0	D11.7	D37.0
一沃尔夫(体)(管)	一Wolffian (body) (duct)					
一一男性	一一male	C63.7	C79.8	D07.6	D29.7	D40.7
一一女性	一一female	C57.7	C79.8	D07.3	D28.7	D39.7
一膝 NEC #	一knee NEC #	C76.5	C79.8	D04.7	D36.7	D48.7
一系带	一frenulum					
一一唇 - 见 肿瘤，唇，内的	一一labii - see Neoplasm, lip, internal					
一一舌	一一linguae	C02.2	C79.8	D00.0	D10.1	D37.0
一细支气管	一bronchiole	C34.9	C78.0	D02.2	D14.3	D38.1
一下丘脑	一hypothalamus	C71.0	C79.3		D33.0	D43.0

		恶性		原位	良性	动态未定或未知
		原发	继发			
肿瘤——*续前页*	**Neoplasm**——*continued*					
一下颌骨	一mandible	C41.1	C79.5		D16.5	D48.0
一一牙槽	一一alveolar					
一一一癌(粘膜)	一一一carcinoma (mucosa)	C03.1	C79.8			
一一一粘膜	一一一mucosa	C03.1	C79.8	D00.0	D10.3	D37.0
一一一嵴或突	一一一ridge or process	C41.1	C79.5		D16.5	D48.0
一下颌下腺	一submandibular gland	C08.0	C79.8	D00.0	D11.7	D37.0
一纤维组织 - 见 肿瘤 结缔组织	一fibrous tissue - see Neoplasm, connective tissue					
一涎腺或涎管(大)	一salivary gland or duct (major)	C08.9	C79.8	D00.0	D11.9	D37.0
一一小 NEC	一一minor NEC	C06.9	C79.8	D00.0	D10.3	D37.0
一一上颌下	一一submaxillary	C08.0	C79.8	D00.0	D11.7	D37.0
一一下颌下	一一submandibular	C08.0	C79.8	D00.0	D11.7	D37.0
一一腮腺	一一parotid	C07	C79.8	D00.0	D11.0	D37.0
一一舌下	一一sublingual	C08.1	C79.8	D00.0	D11.7	D37.0
一腺(淋巴)(系统) - 另见 肿瘤，淋巴，腺	一gland,glandular (lymphatic) (system) - see also Neoplasm, lymph, gland					
一一内分泌 NEC	一一endocrine NEC	C75.9	C79.8	D09.3	D35.9	D44.9
一一涎 - 见 肿瘤，涎腺	一一salivary - see Neoplasm, salivary gland					
一腺样(组织)	一adenoid (tissue)	C11.1	C79.8	D00.0	D10.6	D37.0
一消化道 NEC	一alimentary canal or tract NEC	C26.9	C78.8	D01.9	D13.9	D37.9
一消化器官、系统、管或道 NEC	一digestive organs,system, tube or tract NEC	C26.9	C78.8	D01.9	D13.9	D37.9
一小管	一canaliculi					
一一胆	一一biliferi	C22.1	C78.8	D01.5	D13.4	D37.6
一一一肝内	一一一intrahepatic	C22.1	C78.8	D01.5	D13.4	D37.6
一小囊，前列腺	一utricle, prostatic	C68.0	C79.1	D09.1	D30.4	D41.3
一小脑	一cerebellum, cerebellar	C71.6	C79.3		D33.1	D43.1
一小脑脑桥	一cerebellopontine	C71.6	C79.3		D33.1	D43.1
一小舌，肺	一lingula, lung	C34.1	C78.0	D02.2	D14.3	D38.1
一小柱	一columnella	C44.3	C79.2	D04.3	D23.3	D48.5
一斜坡(蝶骨或枕骨)◇	一clivus ◇	C41.0	C79.5		D16.4	D48.0
一胁腹 NEC #	一flank NEC #	C76.7	C79.8	D04.5	D36.7	D48.7
一泄殖腔原性区	一cloacogenic zone	C21.2	C78.5	D01.3	D12.9	D37.7
一心包	一pericardium	C38.0	C79.8		D15.1	D48.7
一心肌	一myocardium	C38.0	C79.8		D15.1	D48.7
一心内膜	一endocardium	C38.0	C79.8		D15.1	D48.7
一心外膜	一epicardium	C38.0	C79.8		D15.1	D48.7
一心脏	一heart	C38.0	C79.8		D15.1	D48.7
一胸(壁) NEC	一chest (wall) NEC	C76.1	C79.8	D09.7	D36.7	D48.7

		恶性		原位	良性	动态未定或未知
		原发	继发			
肿瘤——*续前页*	**Neoplasm**——*continued*					
一胸(腔)(器官 NEC)	—thorax, thoracic (cavity) (organs NEC)	C76.1	C79.8	D09.7	D36.7	D48.7
一一壁 NEC	——wall NEC	C76.1	C79.8	D09.7	D36.7	D48.7
一一导管	——duct	C49.3	C79.8		D21.3	D48.1
一胸骨◇	—sternum ◇	C41.3	C79.5		D16.7	D48.0
一胸骨下	—substernal	C38.1	C78.1		D15.2	D38.3
一胸膜(腔)	—pleura, pleural (cavity)	C38.4	C78.2		D15.7	D38.2
一一壁	——parietal	C38.4	C78.2		D15.7	D38.2
一一内脏	——visceral	C38.4	C78.2		D15.7	D38.2
一胸膜下	—subpleural	C34.9	C78.0	D02.2	D14.3	D38.1
一胸内(腔)(器官 NEC)	—intrathoracic (cavity) (organs NEC)	C76.1	C79.8		D36.7	D48.7
一胸(腺)	—thymus (gland)	C37	C79.8	D09.3	D15.0	D38.4
一嗅脑	—rhinencephalon	C71.0	C79.3		D33.0	D43.0
一嗅神经或球	—olfactory nerve or bulb	C72.2	C79.4		D33.3	D43.3
一悬雍垂	—uvula	C05.2	C79.8	D00.0	D10.3	D37.0
一血管 - 见 肿瘤，结缔组织	—blood vessel, vein, venous, vascular - see Neoplasm, connective tissue					
一牙槽 NEC	—alveolus, alveolar, tooth socket NEC	C03.9	C79.8	D00.0	D10.3	D37.0
一一上	——upper	C03.0	C79.8	D00.0	D10.3	D37.0
一一下	——lower	C03.1	C79.8	D00.0	D10.3	D37.0
一一沟	——sulcus	C06.1	C79.8	D00.0	D10.3	D37.0
一一嵴或突◇	——ridge or process ◇	C41.1	C79.5		D16.5	D48.0
一一一上◇	———upper ◇	C41.0	C79.5		D16.4	D48.0
一一一下◇	———lower ◇	C41.1	C79.5		D16.5	D48.0
一一一癌	———carcinoma	C03.9	C79.8			
一一一一上	————upper	C03.0	C79.8			
一一一一下	————lower	C03.1	C79.8			
一一一粘膜	———mucosa	C03.9	C79.8	D00.0	D10.3	D37.0
一一一一上	————upper	C03.0	C79.8	D00.0	D10.3	D37.0
一一一一下	————lower	C03.1	C79.8	D00.0	D10.3	D37.0
一一粘膜	——mucosa	C03.9	C79.8	D00.0	D10.3	D37.0
一一一上	———upper	C03.0	C79.8	D00.0	D10.3	D37.0
一一一下	———lower	C03.1	C79.8	D00.0	D10.3	D37.0
一牙源性 - 见 肿瘤，颌骨，骨	—odontogenic - see Neoplasm, jaw, bone					
一牙周组织 NEC	—periodontal tissue NEC	C03.9	C79.8	D00.0	D10.3	D37.0

		恶性		原位	良性	动态未定或未知
		原发	继发			
肿瘤——*续前页*	**Neoplasm**——*continued*					
一咽	—pharynx, pharyngeal	C14.0	C79.8	D00.0	D10.9	D37.0
——壁(侧)(后)	——wall (lateral) (posterior)	C14.0	C79.8	D00.0	D10.9	D37.0
——扁桃体	——tonsil	C11.1	C79.8	D00.0	D10.6	D37.0
——穹窿	——fornix	C11.3	C79.8	D00.0	D10.6	D37.0
——区	——region	C14.0	C79.8	D00.0	D10.9	D37.0
——隐窝	——recess	C11.2	C79.8	D00.0	D10.6	D37.0
一咽鼓管	—eustachian tube	C30.1	C78.3	D02.3	D14.0	D38.5
一咽喉	—throat	C14.0	C79.8	D00.0	D10.9	D37.0
一咽后	—retropharyngeal	C14.0	C79.8	D00.0	D10.9	D37.0
一咽门 NEC	—fauces, faucial NEC	C10.9	C79.8	D00.0	D10.5	D37.0
——扁桃体	——tonsil	C09.9	C79.8	D00.0	D10.4	D37.0
——柱	——pillars	C09.1	C79.8	D00.0	D10.5	D37.0
一咽门柱	—pillars of fauces	C09.1	C79.8	D00.0	D10.5	D37.0
一咽系膜 - 见 肿瘤，口咽	—mesopharynx - see Neoplasm, oropharynx					
一咽下 NEC	—hypopharynx, hypopharyngeal NEC	C13.9	C79.8	D00.0	D10.7	D37.0
——后壁	——posterior wall	C13.2	C79.8	D00.0	D10.7	D37.0
一眼 NEC	—eye NEC	C69.9	C79.4	D09.2	D31.9	D48.7
一眼眉部	—eyebrow	C44.3	C79.2	D04.3	D23.3	D48.5
一眼内	—intraocular	C69.4	C79.4	D09.2	D31.4	D48.7
一眼球	—eyeball	C69.4	C79.4	D09.2	D31.4	D48.7
一眼球后的	—retrobulbar	C69.6	C79.4		D31.6	D48.7
一眼外肌	—extraocular muscle	C69.6	C79.4		D31.6	D48.7
一眼睑(下)(上)(皮肤)	—eyelid, lid (lower)(upper) (skin)	C44.1	C79.2	D04.1	D23.1	D48.5
——软骨	——cartilage	C49.0	C79.8		D21.0	D48.1
一腰骶丛	—lumbosacral plexus	C47.5	C79.8		D36.1	D48.2
一叶(肺)	—lobe (lung)					
——上	——upper	C34.1	C78.0	D02.2	D14.3	D38.1
——中	——middle	C34.2	C78.0	D02.2	D14.3	D38.1
——下	——lower	C34.3	C78.0	D02.2	D14.3	D38.1
——襞	——fold	C44.5	C79.2	D04.5	D23.5	D48.5
——顶	——parietal	C71.3	C79.3		D33.0	D43.0
——额	——frontal	C71.1	C79.3		D33.0	D43.0
——奇	——azygos	C34.1	C78.0	D02.2	D14.3	D38.1
——颞	——temporal	C71.2	C79.3		D33.0	D43.0
——枕	——occipital	C71.4	C79.3		D33.0	D43.0
一腋	—axilla, axillary	C76.1	C79.8	D09.7	D36.7	D48.7

		恶性		原位	良性	动态未定或未知
		原发	继发			
肿瘤——*续前页*	**Neoplasm**——*continued*					
一胰腺	一pancreas	C25.9	C78.8	D01.7	D13.6	D37.7
一一管(圣托理尼)(维尔松)	一一duct (of Santorini) (of Wirsung)	C25.3	C78.8	D01.7	D13.6	D37.7
一一颈	一一neck	C25.7	C78.8	D01.7	D13.6	D37.7
一一体	一一body	C25.1	C78.8	D01.7	D13.6	D37.7
一一头	一一head	C25.0	C78.8	D01.7	D13.6	D37.7
一一尾部	一一tail	C25.2	C78.8	D01.7	D13.6	D37.7
一一胰岛	一一islet cells	C25.4	C78.8	D01.7	D13.7	D37.7
一胰周	一peripancreatic	C48.0	C78.6		D20.0	D48.3
一乙状(曲)	一sigmoid (flexure)	C18.7	C78.5	D01.0	D12.5	D37.4
一翼状窝 NEC	一pterygoid fossa NEC	C49.0	C79.8		D21.0	D48.1
一一结缔组织	一一connective tissue	C49.0	C79.8		D21.0	D48.1
一一软组织	一一soft tissue	C49.0	C79.8		D21.0	D48.1
一一纤维组织	一一fibrous tissue	C49.0	C79.8		D21.0	D48.1
一一周围神经	一一peripheral nerve	C47.0	C79.8		D36.1	D48.2
一一自主神经系统	一一autonomic nervous system	C47.0	C79.8		D36.1	D48.2
一阴部(女性)	一pudenda, pudendum (female)	C51.9	C79.8	D07.1	D28.0	D39.7
一阴唇(皮肤)	一labia, labium (skin)	C51.9	C79.8	D07.1	D28.0	D39.7
一一大	一一majora, majus	C51.0	C79.8	D07.1	D28.0	D39.7
一一小	一一minora, minus	C51.1	C79.8	D07.1	D28.0	D39.7
一阴唇系带	一fourchette	C51.9	C79.8	D07.1	D28.0	D39.7
一阴道(穹窿)(壁)	一vagina, vaginal (fornix) (vault) (wall)	C52	C79.8	D07.2	D28.1	D39.7
一一隔	一一septum	C57.9	C79.8	D07.3	D28.9	D39.9
一阴道膀胱	一vaginovesical	C57.9	C79.8	D07.3	D28.9	D39.9
一阴道旁	一paravaginal	C76.3	C79.8		D36.7	D48.7
一阴蒂	一clitoris	C51.2	C79.8	D07.1	D28.0	D39.7
一阴茎	一penis	C60.9	C79.8	D07.4	D29.0	D40.7
一一龟头	一一glans	C60.1	C79.8	D07.4	D29.0	D40.7
一一皮肤 NEC	一一skin NEC	C60.9	C79.8	D07.4	D29.0	D40.7
一一体(海绵体)	一一body, corpus (cavernosum)	C60.2	C79.8	D07.4	D29.0	D40.7
一阴囊	一scrotum	C63.2	C79.8	D07.6	D29.4	D40.7
一龈(牙槽)(边缘)	一gum, gingiva (alveolar) (marginal)	C03.9	C79.8	D00.0	D10.3	D37.0
一一上	一一upper	C03.0	C79.8	D00.0	D10.3	D37.0
一一下	一一lower	C03.1	C79.8	D00.0	D10.3	D37.0
一一上颌	一一maxillary	C03.0	C79.8	D00.0	D10.3	D37.0
一一下颌	一一mandibular	C03.1	C79.8	D00.0	D10.3	D37.0
一蚓部，小脑	一vermis, cerebellum	C71.6	C79.3		D33.1	D43.1
一硬膜外	一epidural, extradural	C72.9	C79.4		D33.9	D43.9

		恶性		原位	良性	动态未定或未知
		原发	继发			
肿瘤——*续前页*	**Neoplasm**——*continued*					
一硬膜下	一subdural	C70.9	C79.4		D32.9	D42.9
一一大脑	一一cerebral	C70.0	C79.3		D32.0	D42.0
一一脊柱	一一spinal	C70.1	C79.4		D32.1	D42.1
一一颅	一一cranial	C70.0	C79.3		D32.0	D42.0
一硬脑(脊)膜	一dura (mater)	C70.9	C79.4		D32.9	D42.9
一幽门	一prepylorus, pylorus, pyloric	C16.4	C78.8	D00.2	D13.1	D37.1
一一窦	一一antrum	C16.3	C78.8	D00.2	D13.1	D37.1
一一管	一一canal	C16.4	C78.8	D00.2	D13.1	D37.1
一圆韧带	一round ligament	C57.2	C79.8		D28.2	D39.7
一造血组织 NEC	一hematopoietic, hemopoietic tissue NEC	C96.9				D47.9
一盏，肾的	一calyx, renal	C65	C79.0	D09.1	D30.1	D41.1
一掌骨(任何骨)◇	一metacarpus (any bone) ◇	C40.1	C79.5		D16.1	D48.0
一真皮 - 见 肿瘤，皮肤	一dermis - see Neoplasm, skin					
一枕叶或极	一occipital lobe or pole	C71.4	C79.3		D33.0	D43.0
一支气管	一bronchus	C34.9	C78.0	D02.2	D14.3	D38.1
一一肺上叶	一一upper lobe of lung	C34.1	C78.0	D02.2	D14.3	D38.1
一一肺中叶	一一middle lobe of lung	C34.2	C78.0	D02.2	D14.3	D38.1
一一肺下叶	一一lower lobe of lung	C34.3	C78.0	D02.2	D14.3	D38.1
一一隆凸	一一carina	C34.0	C78.0	D02.2	D14.3	D38.1
一一主	一一main	C34.0	C78.0	D02.2	D14.3	D38.1
一支气管源性(肺)	一bronchiogenic, bronchogenic (lung)	C34.9	C78.0	D02.2	D14.3	D38.1
一肢 #	一extremity, limb #	C76.7	C79.8	D04.8	D36.7	D48.7
一一上 #	一一upper #	C76.4	C79.8	D04.6	D36.7	D48.7
一一下 #	一一lower #	C76.5	C79.8	D04.7	D36.7	D48.7
一脂肪组织 - 见 肿瘤，结缔组织	一adipose, fatty,tissue - see Neoplasm, connective tissue					
一直肠(壶腹)	一rectum (ampulla)	C20	C78.5	D01.2	D12.8	D37.5
一一和结肠	一一with colon	C19	C78.5	D01.1	D12.7	D37.5
一直肠膀胱隔	一rectovesical septum	C76.3	C79.8	D09.7	D36.7	D48.7
一直肠肛门，肛门直肠(连接处)	一anorectum,anorectal (junction)	C21.8	C78.5	D01.3	D12.9	D37.7
一直肠旁	一pararectal	C76.3	C79.8		D36.7	D48.7
一直肠外	一extrarectal	C76.3	C79.8		D36.7	D48.7
一直肠乙状结肠(结肠)(连接处)	一rectosigmoid(colon) (junction)	C19	C78.5	D01.1	D12.7	D37.5
一直肠阴道隔或壁	一rectovaginal septum or wall	C76.3	C79.8	D09.7	D36.7	D48.7
一直肠周(组织)	一perirectal (tissue)	C76.3	C79.8		D36.7	D48.7
一直肠子宫凹	一rectouterine pouch	C48.1	C78.6		D20.1	D48.4
一跖(任何骨)◇	一metatarsus (any bone) ◇	C40.3	C79.5		D16.3	D48.0

		恶性		原位	良性	动态未定或未知
		原发	继发			
肿瘤——*续前页*	**Neoplasm**——*continued*					
一指 NEC #	一finger NEC #	C76.4	C79.8	D04.6	D36.7	D48.7
一指[趾]骨◇	一phalanges ◇	C40.9	C79.5		D16.9	D48.0
一一手◇	一一hand ◇	C40.1	C79.5		D16.1	D48.0
一一足◇	一一foot ◇	C40.3	C79.5		D16.3	D48.0
一趾 NEC #	一toe NEC #	C76.5	C79.8	D04.7	D36.7	D48.7
一痔区	一hemorrhoidal zone	C21.1	C78.5	D01.3	D12.9	D37.7
一中脑	一midbrain	C71.7	C79.3		D33.1	D43.1
一中枢	一central					
一一脑白质	一一white matter	C71.0	C79.3		D33.0	D43.0
一一神经系统 - 见肿瘤，神经系统	一一nervous system - see Neoplasm, nervous system					
一终丝(脊髓)	一filum terminale	C72.0	C79.4		D33.4	D43.4
一周围神经 NEC	一peripheral nerve NEC	C47.9	C79.8		D36.1	D48.2
一肘 NEC #	一elbow NEC #	C76.4	C79.8	D04.6	D36.7	D48.7
一蛛网膜	一arachnoid	C70.9	C79.4		D32.9	D42.9
一一大脑	一一cerebral	C70.0	C79.3		D32.0	D42.0
一一脊柱	一一spinal	C70.1	C79.4		D32.1	D42.1
一主动脉(胸)	一aorta (thoracic)	C49.3	C79.8		D21.3	D48.1
一一腹	一一abdominal	C49.4	C79.8		D21.4	D48.1
一主动脉旁体	一para-aortic body	C75.5	C79.8		D35.6	D44.7
一主动脉体	一aortic body	C75.5	C79.8		D35.6	D44.7
一柱，脊柱的 - 见肿瘤，脊柱	一column, spinal - see Neoplasm, spine					
一转移性，原发部位不知(多发性)	一metastatic,primary site unknown (multiple)	C80				
一椎间软骨或椎间盘◇	一intervertebral cartilage or disk ◇	C41.2	C79.5		D16.6	D48.0
一椎骨(柱)◇	一vertebral (column) ◇	C41.2	C79.5		D16.6	D48.0
一一骶骨◇	一一sacrum ◇	C41.4	C79.5		D16.8	D48.0
一一尾骨◇	一一coccyx ◇	C41.4	C79.5		D16.8	D48.0
一锥体(脑)	一pyramid (brain)	C71.7	C79.3		D33.1	D43.1
一子宫	一uterus, uteri, uterine, womb	C55	C79.8	D07.3	D26.9	D39.0
一一底	一一fundus	C54.3	C79.8	D07.3	D26.1	D39.0
一一附件	一一adnexa	C57.4	C79.8	D07.3	D28.7	D39.7
一一宫颈内膜(管)(腺)	一一endocervix (canal) (gland)	C53.0	C79.8	D06.0	D26.0	D39.0
一一角	一一cornu	C54.9	C79.8	D07.3	D26.1	D39.0
一一颈	一一cervix	C53.9	C79.8	D06.9	D26.0	D39.0
一一内孔	一一internal os	C53.0	C79.8	D06.0	D26.0	D39.0
一一韧带	一一ligament	C57.3	C79.8		D28.2	D39.7
一一一阔	一一一broad	C57.1	C79.8	D07.3	D28.2	D39.7
一一一圆	一一一round	C57.2	C79.8		D28.2	D39.7

		恶性 原发	恶性 继发	原位	良性	动态未定或未知
肿瘤——*续前页*	**Neoplasm**——*continued*					
一子宫——*续前页*	一uterus——*continued*	C55	C79.8	D07.3	D26.9	D39.0
一一体	一一body, corpus	C54.9	C79.8	D07.3	D26.1	D39.0
一一外宫颈	一一exocervix	C53.1	C79.8	D06.1	D26.0	D39.0
一一外孔	一一external os	C53.1	C79.8	D06.1	D26.0	D39.0
一一峡	一一isthmus	C54.0	C79.8	D07.3	D26.1	D39.0
一一下段	一一lower segment	C54.0	C79.8	D07.3	D26.1	D39.0
一子宫骶骨韧带	一uterosacral ligament	C57.3	C79.8		D28.2	D39.7
一子宫肌层	一myometrium	C54.2	C79.8		D26.1	D39.0
一子宫颈 - 见 宫颈	一cervix					
一子宫卵巢	一utero-ovarian	C57.8	C79.8		D28.7	D39.7
一子宫内膜(腺)(基质)	一endometrium (gland) (stroma)	C54.1	C79.8	D07.0	D26.1	D39.0
一子宫旁组织	一parametrium	C57.3	C79.8		D28.2	D39.7
一子宫峡	一isthmus uteri	C54.0	C79.8	D07.3	D26.1	D39.0
一自主神经或神经系统 - 见 肿瘤，神经，周围	一autonomic nerve or nervous system - see Neoplasm, nerve, peripheral					
一眦(眼)(内)(外)	一canthus(eye)(inner)(outer)	C44.1	C79.2	D04.1	D23.1	D48.5
一纵隔	一mediastinum, mediastinal	C38.3	C78.1		D15.2	D38.3
一一后	一一posterior	C38.2	C78.1		D15.2	D38.3
一一前	一一anterior	C38.1	C78.1		D15.2	D38.3
一足 NEC #	一foot NEC #	C76.5	C79.8	D04.7	D36.7	D48.7
一足跟 NEC #	一heel NEC #	C76.5	C79.8	D04.7	D36.7	D48.7
一祖克坎德耳器	一Zuckerkandl's organ	C75.5	C79.8		D35.6	D44.7
一坐骨◇	一ischium ◇	C41.4	C79.5		D16.8	D48.0
一坐骨直肠(窝)	一ischiorectal (fossa)	C76.3	C79.8		D36.7	D48.7

肿瘤(形成)(另见 肿瘤)
一内分泌，多发性(多发性内分泌腺瘤形成)(另见腺瘤病，内分泌性)(M8360/1) D44.8
一上皮内
一一宫颈(宫颈上皮内肿瘤) N87.9
一一一Ⅰ级 N87.0
一一一Ⅱ级 N87.1
一一一Ⅲ级(重度发育不良)(M8077/2) D06.9
一一外阴(外阴上皮内肿瘤) N90.3
一一一Ⅰ级 N90.0
一一一Ⅱ级 N90.1
一一一Ⅲ级(重度发育不良)(M8077/2) D07.1

Neoplasia (see also Neoplasm)
一endocrine, multiple (MEN)(M8360/1) (see also Adenomatosis, endocrine) D44.8
一intraepithelial
一一cervix (uteri) (CIN) N87.9
一一一grade I N87.0
一一一grade II N87.1
一一一grade III (severe dysplasia) (M8077/2) D06.9
一一vulva (VIN) N90.3
一一一grade I N90.0
一一一grade II N90.1
一一一grade III (severe dysplasia) (M8077/2) D07.1

肿瘤——*续前页*
一上皮内——*续前页*
一一阴道(阴道上皮内肿瘤) N89.3
一一一Ⅰ级 N89.0
一一一Ⅱ级 N89.1
一一一Ⅲ级(重度发育不良)(M8077/2) D07.2

肿瘤病毒，作为分类于他处疾病的原因 B97.3

肿物
一恶性(M8000/3) - 见 肿瘤，恶性
一肺 R91
一腹部，腹内(弥漫性)(全身性) R19.0
一颈部 R22.1
一局部(皮肤) R22.9
一一多部位 R22.7
一一颈部 R22.1
一一躯干 R22.2
一一头部 R22.0
一一胸部 R22.2
一一肢
一一一上 R22.3
一一一下 R22.4
一囊性 - 见 囊肿
一盆腔(弥漫性)(全身性) R19.0
一脐(弥漫性)(全身性) R19.0
一浅表(局部) R22.9
一乳房 N63
一肾 N28.8
一特指的器官 NEC - 见 病，按部位
一头部 R22.0
一胸 R22.2
一胸骨后甲状腺(另见 甲状腺肿) E04.9

肿胀
一臂 M79.8
一苍白 - 见 结核，关节炎
一肺(被动的)(另见 水肿，肺) J81
一腹部，腹内(与任何具体器官无关的) R19.0
一睾丸 N50.8
一关节 M25.4
一踝 M25.4
一脚趾 M79.8
一颈部(局部性) R22.1

Neoplasia——*continued*
—intraepithelial——*continued*
——vagina (VAIN) N89.3
———grade I N89.0
———grade II N89.1
———grade III (severe dysplasia) (M8077/2) D07.2

Oncovirus, as cause of disease classified elsewhere B97.3

Mass
—malignant (M8000/3) - see Neoplasm, malignant
—lung R91
—abdominal, intra-abdominal (diffuse) (generalized) R19.0
—neck R22.1
—localized (skin) R22.9
——multiple sites R22.7
——neck R22.1
——trunk R22.2
——head R22.0
——chest R22.2
——limb
———upper R22.3
———lower R22.4
—cystic - see Cyst
—pelvic (diffuse) (generalized) R19.0
—umbilical (diffuse) (generalized) R19.0
—superficial (localized) R22.9
—breast N63
—kidney N28.8
—specified organ NEC - see Disease, by site
—head R22.0
—chest R22.2
—substernal thyroid (see also Goiter) E04.9

Swelling (of), Engorgement
—arm M79.8
—white - see Tuberculosis, arthritis
—lung, pulmonary (passive) (see also Edema, lung) J81
—abdomen, intra-abdominal (not referable to any particular organ) R19.0
—testis N50.8
—joint M25.4
—ankle M25.4
—toe M79.8
—neck (localized) R22.1

肿胀——*续前页*
一颈淋巴结 R59.0
一静脉，视网膜 H34.8
一局部性(皮肤) R22.9
一一多部位 R22.7
一一颈部 R22.1
一一躯干 R22.2
一一头部 R22.0
一一胸部 R22.2
一一肢
一一一上 R22.3
一一一下 R22.4
一卡拉巴 B74.3
一盆腔 R19.0
一脐 R19.0
一乳房 N64.5
一一产褥期、产后 O92.2
一一新生儿 P83.4
一手，手指 M79.8
一头(局部性) R22.0
一腿 M79.8
一胃 K31.8
一腺体 R59.9
一一局部性 R59.0
一一全身性 R59.1
一小管性 N28.8
一胸部，局部性 R22.2
一炎性 - 见 炎症
一阴囊 N50.8
一游走性，由于棘颚口线虫 B83.1
一肢(下)(上) M79.8
一足 M79.8

Swelling——*continued*
—cervical gland R59.0
—venous, retina H34.8
—localized (skin) R22.9
——multiple sites R22.7
——neck R22.1
——trunk R22.2
——head R22.0
——chest R22.2
——limb
———upper R22.3
———lower R22.4
—Calabar B74.3
—pelvic R19.0
—umbilical R19.0
—breast N64.5
——puerperal, postpartum O92.2
——newborn P83.4
—hand, finger M79.8
—head (localized) R22.0
—leg M79.8
—stomach K31.8
—glands R59.9
——localized R59.0
——generalized R59.1
—tubular N28.8
—chest, localized R22.2
—inflammatory - see Inflammation
—scrotum N50.8
—wandering, due to Gnathostoma (spinigerum) B83.1
—extremity, limb (lower) (upper) M79.8
—foot M79.8

zhòng 中

中毒[1][主要为动植物、食物造成的中毒](急性)(另见 药物和化学制剂表) T65.9
一贝壳类(有毒的) T61.2
一一细菌性(另见 中毒[2]，食物中毒，按媒介物) A05.9
一蚕豆 D55.0
一海产品(有毒的) T61.9
一一特指的 NEC T61.8
一一细菌性(另见 中毒[2]，食物中毒，按媒介物) A05.9

Poisoning (acute) (see also Table of drugs and chemicals) T65.9
—mussels, shellfish (noxious) T61.2
——bacterial (see also Intoxication, foodborne, by agent) A05.9
—fava bean D55.0
—seafood (noxious) T61.9
——specified NEC T61.8
——bacterial (see also Intoxication, foodborne, by agent) A05.9

中毒[1] ——*续前页*

—浆果，有毒的 T62.1

—流行性，鱼(有毒的)(另见 中毒[1]，鱼中毒) T61.9

——细菌性 A05.9

—蘑菇(有毒的) T62.0

—葡萄球菌，食物 A05.0

—鲭鱼肉 T61.1

—肉毒，肉毒梭状芽胞杆菌 A05.1

—沙门菌(亚利桑那)(猪霍乱)(小肠炎)(鼠伤寒) A02.9

—食物(急性)(致病的)(感染的)(有毒的) NEC T62.9

——细菌性(另见 中毒[2]，食物中毒，按媒介物) A05.9

——有毒的或天然毒性的 T62.9

———海产品 T61.9

————特指的 NEC T61.8

———浆果 T62.1

———蘑菇 T62.0

———特指的 NEC T62.8

———鱼 NEC T61.2

————鲭鱼肉 T61.1

————鱼肉 T61.0

———植物 NEC T62.2

—细菌性毒素 NEC A05.9

—药物 – 见 药物和化学制剂表

—有毒食物 T62.9

特指的 NEC T62.8

—鱼肉毒素 T61.0

—鱼中毒 T61.9

——细菌性(另见 中毒[2]，食物中毒，按媒介物) A05.9

——由于

———贝壳类 NEC T61.2

———海产品 T61.9

————特指的 NEC T61.8

———鲭鱼肉 T61.1

———鱼(有毒的) NEC T61.2

———鱼肉毒 T61.0

—植物，有毒的 T62.2

Poisoning——*continued*

—berries, noxious T62.1

—epidemic, fish (noxious) (see also Poisoning, ichthyotoxism) T61.9

——bacterial A05.9

—mushroom (noxious) T62.0

—staphylococcus, food A05.0

—scombroid fish T61.1

—botulism, Clostridium botulinum A05.1

—Salmonella (arizonae) (cholerae-suis) (enteritidis) (typhimurium) A02.9

—food, ptomaine (acute) (diseased) (infected) (noxious) NEC T62.9

——bacterial (see also Intoxication, foodborne, by agent) A05.9

——noxious or naturally toxic T62.9

———seafood T61.9

————specified NEC T61.8

———berries T62.1

———mushrooms T62.0

———specified NEC T62.8

———fish NEC T61.2

————scombroid T61.1

————ciguatera T61.0

———plants NEC T62.2

—bacterial toxins NEC A05.9

—drug – see Table of drugs and chemicals

—noxious foodstuffs T62.9

——specified NEC T62.8

—ciguatera fish T61.0

—ichthyotoxism T61.9

——bacterial (see also Intoxication, foodborne, by agcnt) A05.9

——duc to

———shellfish NEC T61.2

———seafood T61.9

————specified NEC T61.8

———scombroid T61.1

———fish (noxious) NEC T61.2

———ciguatera T61.0

—plants, noxious T62.2

中毒[2][主要为物质的化学成分造成的中毒]	**Intoxication**
一苯丙胺(或相关物质)(急性) F15.0	—amfetamine (or related substnace) (acute) F15.0
一苯环利定(或相关物质)(急性) F19.0	—phencyclidine (or related substance) (acute) F19.0
一肠 K63.8	—intestinal K63.8
一催眠剂(急性) F13.0	—hypnotic (acute) F13.0
一大麻类(急性) F12.0	—cannabinoids (acute) F12.0
一感染性(另见 休克，感染性) A41.9	—septic (see also Shock, septic) A41.9
一一产程期间 O75.3	——during labor O75.3
一一产褥期、产后、分娩 O85	——puerperal, postpartum, childbirth O85
一一后	——following
一一一流产(随后发生) O08.0	———abortion (subsequent episode) O08.0
一一一一近期发生 - 见 流产	————current episode - see Abortion
一一一异位妊娠 O08.0	———ectopic gestation O08.0
一一全身性 A41.9	——general A41.9
一化学物质(另见 药物和化学制剂表) T65.9	—chemical (see also Table of drugs and chemicals) T65.9
一一经过胎盘或乳汁 - 见 吸收不良，化学性，通过胎盘	——via placenta or breast milk - see Absorption, chemical, through placenta
一挥发性溶剂(急性) F18.0	—volatile solvents (acute) F18.0
一甲醇(急性) F10.0	—methyl alcohol (acute) F10.0
一精神活性物质 NEC F19.0	—psychoactive substance NEC F19.0
一酒精(性)(乙醇)(异丙醇)(甲醇)(丙醇)(急性)(伴有) F10.0	—alcohol, alcoholic (Ethyl) (isopropyl) (methyl) (propanol) (methanol) (acute) (with) F10.0
一一病理性 F10.0	——pathological F10.0
一一戒断状态 F10.3	——withdrawal state F10.3
一一一伴有谵妄 F10.4	———with delirium F10.4
一一宿醉效应 F10.0	——hangover effects F10.0
一一特应性 F10.0	——idiosyncratic F10.0
一一谵妄 F10.0	——delirium F10.0
一咖啡因(急性) F15.0	—caffeine (acute) F15.0
一抗焦虑药(急性) F13.0	—anxiolytic (acute) F13.0
一可卡因(急性) F14.0	—cocaine (acute) F14.0
一类阿片(急性) F11.0	—opioid (acute) F11.0
一毛细血管，出血性 D69.0	—capillary, hemorrhagic D69.0
一母体药物，经过胎盘或乳汁 - 见 吸收不良，母体药物，通过胎盘	—maternal medication, via placenta or breast milk - see Absorption, maternal medication, through placenta
一尿毒症 - 见 尿毒症	—uremic - see Uremia
一食物 A05.9	—foodborne A05.9
一一肠原性中毒，葡萄球菌性 A05.0	——enterotoxin, staphylococcal A05.0
一一典型，由于肉毒梭状芽胞杆菌 A05.1	——classical, due to Clostridium botulinum A05.1
一一细菌性 A05.9	——bacterial A05.9
一一由于	——due to
一一一副溶血性弧菌 A05.3	———Vibrio parahaemolyticus A05.3
一一一蜡样芽胞杆菌 A05.4	———Bacillus cereus A05.4

中暑 T67.9 **Heat, Thermic (effects) T67.9**
—卒中 T67.0 —apoplexy, stroke T67.0
—高热 T67.0 —hyperpyrexia T67.0
—痉挛 T67.2 —cramps T67.2
—疲劳性(短暂性) T67.6 —fatigue (transient) T67.6
—热性 T67.0 —fever, pyrexia T67.0
—衰竭 T67.5 —exhaustion T67.5
——脱水 T67.3 ——anhydrotic T67.3
——由于 ——due to
———水缺失 T67.3 ———water depletion T67.3
————伴有盐缺失 T67.4 ————with salt depletion T67.4
———盐(和水)缺失 T67.4 ———salt (and water) depletion T67.4
—水肿 T67.7 —edema T67.7
—虚脱(另见 中暑，衰竭) T67.1 —collapse, prostration (see also Heat, exhaustion) T67.1
—晕厥 T67.1 —syncope T67.1

zhòng 重

重于胎龄儿 NEC (胎儿或婴儿) P08.1 **Heavy-for-dates NEC (fetus or infant) P08.1**
—特大(4500 克或以上) P08.0 —exceptionally (4500 g or more) P08.0
重症的 - 见情况 **Gravis - see condition**

zhōu 舟

舟状头 Q75.0 **Scaphocephaly Q75.0**

zhōu 周

周期(性) **Cycle, Periodic**
—无排卵 N97.0 —anovulatory N97.0
—月经，不规则 N92.6 —menstrual, irregular N92.6
周期性呕吐 R11 **Cyclical vomiting R11**
—心因性 F50.5 —psychogenic F50.5
周转斜视 - 现译名 旋转斜视 **Cyclotropia**

zhōu 粥

粥样斑(另见 动脉硬化) I70.9 **Atheroma, atheromatous (see also Arteriosclerosis) I70.9**
—二尖(瓣) I34.8 —mitral (valve) I34.8
—三尖(瓣)(心脏) I36.8 —tricuspid (heart) (valve) I36.8
—瓣膜 - 见 心内膜炎 —valve, valvular - see Endocarditis
—变性 - 见 动脉硬化 —degeneration - see Arteriosclerosis
—大脑(动脉) I67.2 —cerebral (arteries) I67.2

皱折，黄斑 H35.3

皱折，皱襞(异常的) – 另见 异常，按部位

一内眦赘皮 Q10.3

一特塞梅特膜 H18.3

一心脏 Q24.8

Puckering, macula H35.3

Fold, folds (anomalous) – see also Anomaly, by site

—epicanthic Q10.3

—Descemet's membrane H18.3

—heart Q24.8

zhòu 骤

骤增，血栓栓子性 - 见 栓塞

Shower, thromboembolic - see Embolism

zhū 侏

侏儒症 E34.3

一垂体性 E23.0

一季肋发育不全性 Q77.4

一拉伦型[拉伦侏儒症] E34.3

一洛兰(-勒维)型[洛兰(-勒维)侏儒症] E23.0

一软骨发育不全性 Q77.4

一肾病糖尿性(伴有血磷酸盐过少性佝偻病) E72.0† N16.3*

一肾性 N25.0

一体质性 E34.3

一先天性 E34.3

一心理社会性 E34.3

一胰腺性 K86.8

一婴儿 E34.3

一营养性 E45

一营养障碍性 Q77.8

一致死性 Q77.1

Dwarfism, Nanism, nanosomia E34.3

—hypophyseal, pituitary E23.0

—hypochondroplastic Q77.4

—Laron-type E34.3

—Lorain(-Levi) type E23.0

—achondroplastic Q77.4

—nephrotic-glycosuric (with hypophosphatemic rickets) E72.0† N16.3*

—renal, renis, renalis N25.0

—constitutional E34.3

—congenital E34.3

—psychosocial E34.3

—pancreatic K86.8

—infantile E34.3

—nutritional E45

—metatropic Q77.8

—thanatophoric Q77.1

zhū 珠

珠蛋白尿 R82.3

Globinuria R82.3

zhū 猪

猪腹病 A05.2

猪囊尾蚴病[囊虫病] B69.9

一伴有癫痫发作 B69.0† G94.8*

一大脑 B69.0† G94.8*

Pig-bel A05.2

Cysticercosis, cysticerciasis B69.9

—with epileptiform fits B69.0† G94.8*

—cerebral B69.0† G94.8*

猪囊尾蚴病——*续前页*
—脑 B69.0† G94.8*
—特指的 NEC B69.8
—眼 B69.1† H45.1*
—中枢神经系统 B69.0† G99.8*

Cysticercosis——*continued*
—brain B69.0† G94.8*
—specified NEC B69.8
—ocular B69.1† H45.1*
—central nervous system B69.0† G99.8*

zhū 蛛

蛛毒中毒 T63.3
蛛网膜下的 - 见情况
蛛网膜炎(急性)(粘连的)(基底)(脑脊髓)(另见脑膜炎) G03.9
—结核性 A17.0† G01*
—梅毒性(晚期)(三期) A52.1† G01*
—脑膜炎球菌性(慢性) A39.0† G01*

Arachnidism, Araneism T63.3
Subarachnoid - see condition
Arachnitis, Arachnoiditis (acute) (adhesive)(basal) (cerebrospinal) (see also Meningitis) G03.9
—tuberculous A17.0† G01*
—syphilitic (late) (tertiary) A52.1† G01*
—meningococcal (chronic) A39.0† G01*

zhū 潴

潴留，遗留
—半月板(另见 紊乱，半月板) M23.3
—产后物(分娩后)(伴有出血) O72.0
——伴有流产 - 见 流产，按类型
——并发于产褥期(延迟出血) O72.2
——不伴有出血 O73.0
——部分 O72.2
———不伴有出血 O73.1
—氮，肾外性 R39.2
—粪便(另见 便秘) K59.0
—卵巢综合征 N99.8
—囊肿 - 见 囊肿
—尿 R33
——心因性 F45.3
—妊娠产物
——后
———分娩(伴有出血) O72.2
————不伴有出血 O73.1
———流产 - 见 流产，按类型
——早期妊娠(死胎儿) O02.1
—乳牙 K00.6
—乳汁(产褥期、产后) O92.7
—水(组织内)(另见 水肿) R60.9

Retention, retained
—meniscus (see also Derangement, meniscus) M23.3
—secundines (following delivery) (with hemorrhage) O72.0
——with abortion - see Abortion, by type
——complicating puerperium (delayed hemorrhage) O72.2
——without hemorrhage O73.0
——partial O72.2
———without hemorrhage O73.1
—nitrogen, extrarenal R39.2
—fecal (see also Constipation) K59.0
—ovary syndrome N99.8
—cyst - see Cyst
—urine R33
——psychogenic F45.3
—products of conception
——following
———delivery (with hemorrhage) O72.2
————without hemorrhage O73.1
———abortion - see Abortion, by type
——early pregnancy (dead fetus) O02.1
—deciduous tooth K00.6
—milk (puerperal, postpartum) O92.7
—water (in tissues) (see also Edema) R60.9

潴留，遗留——*续前页*
一死的
一一卵 O02.0
一一胎儿(足月或近足月)(对母体) O36.4
一一一早期胎儿死亡 O02.1
一胎儿，死的 O36.4
一一早期 O02.1
一胎膜(并发于分娩)(伴有出血) O72.2
一一伴有流产 - 见 流产，按类型
一一不伴有出血 O73.1
一胎盘(全部)(伴有出血) O72.0
一一不伴有出血 O73.0
一一部分或碎片(伴有出血) O72.2
一一一不伴有出血 O73.1
一蜕膜(分娩后)(碎片)(伴有出血) O72.2
一一伴有流产 - 见 流产，按类型
一一不伴有出血 O73.1
一牙根 K08.3
一液体 R60.9
一异物 - 另见 异物，残留
一一近期创伤 - 作为异物，按部位或类型编码
一阴蒂垢 N90.8
一月经 N94.8
一子宫内避孕装置，妊娠中 O26.3

Retention, retained——*continued*
—dead
——ovum O02.0
——fetus (at or near term) (mother) O36.4
———early fetal death O02.1
—fetus, dead O36.4
——early O02.1
—membranes (complicating delivery) (with hemorrhage) O72.2
——with abortion - see Abortion, by type
——without hemorrhage O73.1
—placenta (total) (with hemorrhage) O72.0
——without hemorrhage O73.0
——portions or fragments (with hemorrhage) O72.2
———without hemorrhage O73.1
—decidua (following delivery) (fragments) (with hemorrhage) O72.2
——with abortion - see Abortion, by type
——without hemorrhage O73.1
—dental root K08.3
—fluid R60.9
—foreign body - see also Foreign body, retained
——current trauma - code as Foreign body, by site or type
—smegma, clitoris N90.8
—menses N94.8
—intrauterine contraceptive device, in pregnancy O26.3

zhú 竹

竹原病[过氧化氢酶缺乏] E80.3

Takahara's disease E80.3

zhǔ 主

主动脉的 - 见情况
主动脉动脉瘤 – 现译名 主动脉瘤
主动脉缩窄(导管前)(导管后) Q25.1
主动脉炎(非梅毒性)(钙化性) I77.6
一德勒-黑勒 A52.0† I79.1*
一动脉硬化性 I70.0
一风湿性(另见 心内膜炎，急性，风湿性) I01.1
一梅毒性 A52.0† I79.1*
一一先天性 A50.5† I79.1*
一特异性(梅毒性) A52.0† I79.1*

Aorta, aortic - see condition
Aortic aneurysm
Coarctation of aorta (preductal) (postductal) Q25.1
Aortitis (nonsyphilitic) (calcific) I77.6
—Doehle-Heller A52.0† I79.1*
—arteriosclerotic I70.0
—rheumatic (see also Endocarditis, acute, rheumatic) I01.1
—luetic/syphilitic A52.0† I79.1*
——congenital A50.5† I79.1*
—specific (syphilitic) A52.0† I79.1*

主动脉增宽(另见 动脉瘤，主动脉) I71.9
—破裂 I71.8
主动脉中层炎 - 见 主动脉炎
主诉 - 另见 病
—肠，功能性 K59.9
——心因性 F45.3

Widening aorta (see also Aneurysm, aorta) I71.9
—ruptured I71.8
Mesaortitis - see Aortitis
Complaint - see also Disease
—bowel, intestine, functional K59.9
——psychogenic F45.3

zhù 助

助产[强迫分娩] NEC O83.9
—影响到胎儿或新生儿 P03.8

Forced birth or delivery NEC O83.9
—affecting fetus or newborn P03.8

zhù 住

住院 - 见 入院

Admission

zhù 贮

贮积病，糖原性(另见 病，糖原贮积) E74.0

Thesaurismosis, glycogen (see also Disease, glycogen storage) E74.0

zhù 注

注射，创伤性喷射(空气)(工业性)(油漆或染料)(水) T70.4
注意力
—缺乏障碍或综合征 F98.8
——伴有多动 F90.0

Injection, traumatic jet (air) (industrial) (paint or dye) (water) T70.4
Attention
—deficit disorder or syndrome F98.8
——with hyperactivity F90.0

zhù 柱

柱，脊柱，椎骨的 - 见情况

Column, spinal, vertebral - see condition

zhuǎ 爪

爪形手(后天性) M21.5
—先天性(肌肉骨骼变形) Q68.1
爪形手(后天性) M21.5
—先天性(其他畸形) Q74.0
爪形趾(先天性) Q66.8
—后天性 M20.5
爪形足(先天性) Q66.8
—后天性 M21.5

Clawhand (acquired) M21.5
—congenital Q68.1
Main en griffe (acquired) M21.5
—congenital Q74.0
Clawtoe (congenital) Q66.8
—acquired M20.5
Clawfoot (congenital) Q66.8
—acquired M21.5

zhuǎn 转

转换性癔症、神经症或反应 F44.9
转胎位术
一伴有牵引术 O83.2
一一影响到胎儿或新生儿 P01.7
一宫颈(另见 错位，子宫) N85.4
一子宫(感染后)(产后，陈旧性)(另见 错位，子宫) N85.4
一一外侧 - 见 侧倾，子宫
一一向前 - 见 前倾，子宫
转移(性)
一癌瘤或肿瘤(M8000/6) C80
一一到特指部位(M8000/6) - 见 肿瘤，继发性，按部位
一一自特指部位(M8000/3) - 见 肿瘤，恶性，按部位
一播散(到)(M8000/6) - 见 肿瘤，继发性，按部位
一沉积(于)(M8000/6) - 见 肿瘤，继发性，按部位
一钙化 E83.5
一脓肿 - 见 脓肿
转置 - 见 错位

Conversion hysteria, neurosis or reaction F44.9
Version
—with extraction O83.2
——affecting fetus or newborn P01.7
—cervix (see also Malposition, uterus) N85.4
—uterus (postinfectional) (postpartal, old) (see also Malposition, uterus) N85.4
——lateral - see Lateroversion, uterus
——forward - see Anteversion, uterus
Metastasis, metastatic
—cancer or neoplasm (M8000/6) C80
——to specified site (M8000/6) - see Neoplasm, secondary, by site
——from specified site (M8000/3) - see Neoplasm, malignant, by site
—spread (to) (M8000/6) - see Neoplasm, secondary, by site
—deposits (in) (M8000/6) - see Neoplasm, secondary, by site
—calcification E83.5
—abscess - see Abscess
Transposed - see Transposition

zhuāng 装

装置
一避孕 - 见 避孕(用具)，装置
一大脑脑室(交通性)，原位 Z98.2
一引流，脑脊液，原位 Z98.2

Device
—contraceptive - see Contraceptive, device
—cerebral ventricle (communicating), in situ Z98.2
—drainage, cerebrospinal fluid, in situ Z98.2

zhuàng 状

状态
一不安 R45.1
一残留型精神分裂症性 F20.5
一产后 NEC (常规随诊) Z39.2
一一即刻医疗照顾 Z39.0
一肠搭桥术后 Z98.0
一大发作 G41.0
一大理石样 G80.3
一胆囊切除术后 Z90.4
一癫痫(持续) G41.9
一一部分 G41.8
一一大发作 G41.0

State (of), Status (post)
—restlessness R45.1
—residual schizophrenic F20.5
—postpartum NEC (routine follow-up) Z39.2
——care immediately after delivery Z39.0
—intestinal bypass Z98.0
—grand mal G41.0
—marmoratus G80.3
—cholecystectomy Z90.4
—epilepticus G41.9
——partial G41.8
——grand mal G41.0

状态——*续前页*
—癫痫——*续前页*
——复杂部分 G41.2
——精神运动性 G41.2
——局灶性运动性 G41.8
——颞叶 G41.2
——强直性阵挛性 G41.0
——特指的 NEC G41.8
——小发作 G41.1
—肺(完全)(部分)切除术后 Z90.2
—分离性 F44.9
—分流，脑脊液 Z98.2
—更年期，女性 N95.1
—关节固定术后 Z98.1
—冠状动脉血管成形术后 Z95.5
—喉切除术后 Z90.0
—幻觉，药物引起的 - 见 F11-F19 伴有第四位数.5
—回肠造口术后 Z93.2
—激越 R45.1
——急性应激反应 F43.0
—甲状腺切除术后(甲状腺功能减退症) E89.0
—焦虑(神经症性) F41.1
—结肠(完全)(部分)切除术后 Z90.4
—结肠造口术后 Z93.3
—戒断 - 见 戒断，状态
—紧张(情绪性) R45.7
—惊恐 F41.0
—惊厥(另见 惊厥) R56.8
—精力耗尽 Z73.0
精神病，器质性 F06.8
——老年性或早老性 NEC F03
——偏执和情感混合性 F06.8
—精神病态型(体质性) F60.2
—精神错乱(心因性) F44.8
——癫痫性 F05.8
——反应性(来自情绪性应激、心理创伤) F44.8
——急性或亚急性(另见 谵妄) F05.9
———伴有衰老或痴呆 F05.1
—绝经期 N95.1
——人工 N95.3
—恐怖 F40.9
—恐惧，忧虑 F41.1

State——*continued*
—epilepticus——*continued*
——complex partial G41.2
——psychomotor G41.2
——focal motor G41.8
——temporal lobe G41.2
——tonic-clonic G41.0
——specified NEC G41.8
——petit mal G41.1
—pneumonectomy (complete) (partial) Z90.2
—dissociative F44.9
—shunt, cerebrospinal fluid Z98.2
—climacteric, female N95.1
—arthrodesis Z98.1
—coronary artery angioplasty Z95.5
—laryngectomy Z90.0
—hallucinatory, induced by drug - see F11-F19 with fourth character .5
—ileostomy Z93.2
—agitated R45.1
——acute reaction to stress F43.0
—thyroidectomy (hypothyroidism) E89.0
—anxiety (neurotic) F41.1
—colectomy (complete) (partial) Z90.4
—colostomy Z93.3
—withdrawal, see Withdrawal, state
—stress (emotional) R45.7
—panic F41.0
—convulsive (see also Convulsions) R56.8
—vital exhaustion Z73.0
—psychotic, organic F06.8
——senile or presenile NEC F03
——mixed paranoid and affective F06.8
—psychopathic (constitutional) F60.2
—confusional (psychogenic) F44.8
——epileptic F05.8
——reactive (from emotional stress, psychological trauma) F44.8
——acute or subacute (see also Delirium) F05.9
———with senility or dementia F05.1
—menopausal N95.1
——artificial N95.3
—phobic F40.9
—apprehension F41.1

状态——*续前页*

一卵巢(双侧)(单侧)切除术后 Z90.7
一朦胧[暂时性意识丧失]
一一癫痫性 F05.8
一一心因性 F44.8
一梦样(精神分裂症样) F23.2
一模糊，癫痫性或阵发性 G40.8
一脑白质切断术后 F07.0
一脑震荡后 F07.2
一尿道造口术后 Z93.6
一膀胱切除术后 Z90.6
一膀胱造口术后 Z93.5
一脾切除术后 D73.0
一偏头痛 G43.2
一起搏器安装后
一一脑 Z96.8
一一特指的 NEC Z96.8
一一心脏 Z95.0
一器质性
一一幻觉(非酒精中毒性) F06.0
一一偏执(-幻觉) F06.2
一气管造口术后 Z93.0
一强迫动作 F42.1
一一合并有强迫思维 F42.2
一强迫思维 F42.0
一一合并有强迫动作 F42.2
一情感和偏执混合性，器质性精神病的 F06.8
一情绪冲动(紧张) R45.7
一人工造口术后 Z93.9
一一泌尿道 NEC Z93.6
一一特指的 NEC Z93.8
一一胃肠道 NEC Z93.4
一一阴道 Z93.8
一人类免疫缺陷病毒[HIV]感染，无症状 Z21
一妊娠(另见 妊娠) Z33
一乳房(双侧)(单侧)切除术后 Z90.1
一神经症性 NEC F48.9
一一伴有人格解体 F48.1
一肾(双侧)(单侧)切除术后 Z90.5
一肾上腺(双侧)(单侧)切除术后 E89.6
一肾透析 Z99.2
一肾造口术后 Z93.6

State——*continued*

—oophorectomy (bilateral) (unilateral) Z90.7
—twilight
——epileptic F05.8
——psychogenic F44.8
—oneiroid (schizophrenia-like) F23.2
—clouded epileptic or paroxysmal G40.8
—postleukotomy F07.0
—postcommotio cerebri F07.2
—urethrostomy Z93.6
—cystectomy (urinary bladder) Z90.6
—cystostomy Z93.5
—splenectomy D73.0
—migrainosus G43.2
—pacemaker
——brain Z96.8
——specified NEC Z96.8
——cardiac Z95.0
—organic
——hallucinatory (nonalcoholic) F06.0
——paranoid(-hallucinatory) F06.2
—tracheostomy Z93.0
—compulsive F42.1
——mixed with obsessional thoughts F42.2
—obsessional F42.0
——mixed with compulsive acts F42.2
—affective and paranoid, mixed, organic psychotic F06.8
—emotional shock (stress) R45.7
—artificial opening (of) Z93.9
——urinary tract NEC Z93.6
——specified NEC Z93.8
——gastrointestinal tract NEC Z93.4
——vagina Z93.8
—human immunodeficiency virus (HIV) infection, asymptomatic Z21
—pregnant (see also Pregnancy) Z33
—mastectomy (bilateral) (unilateral) Z90.1
—neurotic NEC F48.9
——with depersonalization F48.1
—nephrectomy (bilateral) (unilateral) Z90.5
—adrenalectomy (bilateral) (unilateral) E89.6
—renal dialysis Z99.2
—nephrostomy Z93.6

状态——*续前页*
—失神，癫痫性 G41.1
—手术后 NEC Z98.8
—输卵管卵巢(双侧)(单侧)切除术后 Z90.7
—输尿管造口术后 Z93.6
—特发性惊厥持续 G41.0
—体力耗尽 Z73.0
—妄想狂样 F22.0
——单纯性 F22.0
——更年期 F22.8
——绝经期 F22.8
——老年性 F03
——器质性 F06.2
——药物引起的 - 编码于 F10-F19 伴有第四位数.5
—危象 F43.0
—胃(完全)(部分)切除术后 Z90.3
—胃造口术后 Z93.1
—吻合术后 Z98.0
—小发作 G41.1
—哮喘持续 J46
—心因性，朦胧 F44.8
—药剂长期(近期)服用 NEC Z92.2
——阿司匹林 Z92.2
——抗凝剂 Z92.1
—移植术后 - 见 移植
—胰切除术后 Z90.4
—抑郁 NEC F32.9
——神经症性 F34.1
应激(精神性) F48.9
——特指的 NEC F48.8
—周围血管成形术后 NEC Z95.8
——冠状动脉 NEC Z95.5
—主动脉冠状动脉搭桥术后 Z95.1
—子宫(完全)(部分)切除术后 Z90.7

State——*continued*
—absence, epileptic G41.1
—postoperative, postsurgical NEC Z98.8
—salpingo-oophorectomy (bilateral) (unilateral) Z90.7
—ureterostomy Z93.6
—convulsivus idiopathicus G41.0
—burn-out Z73.0
—paranoid F22.0
——simple F22.0
——climacteric, involutional F22.8
——menopausal F22.8
——senile F03
——organic F06.2
——induced by drug - code to F10-F19 with fourth character .5
—crisis F43.0
—gastrectomy (complete) (partial) Z90.3
—gastrostomy Z93.1
—anastomosis Z98.0
—petit mal G41.1
—asthmaticus J46
—psychogenic, twilight F44.8
—medicament regimen for a long term (current) NEC Z92.2
——aspirin Z92.2
——anticoagulants Z92.1
—transplant - see Transplant
—pancreatectomy Z90.4
—depressive NEC F32.9
——neurotic F34.1
—tension (mental) F48.9
——specified NEC F48.8
—angioplasty (peripheral) NEC Z95.8
——coronary artery NEC Z95.5
—aortocoronary bypass Z95.1
—hysterectomy (complete) (partial) Z90.7

zhuī 椎

椎板切除术后综合征 NEC M96.1
椎骨的 - 见情况
椎管积水 Q06.4
椎管内出血 G95.1
—胎儿或新生儿(产伤) P11.5
椎间盘的 - 见情况

Postlaminectomy syndrome NEC M96.1
Vertebra, vertebral - see condition
Hydrorachis Q06.4
Hematorachis, hematorrhachis G95.1
—fetus or newborn (birth injury) P11.5
Intervertebral disk - see condition

zhuī 锥

zhuì 坠

zhuì 惴

zhuì 赘

zhǔn 准

准备性医疗，为随后的治疗 **NEC Z51.4**
一为透析 Z49.0

Preparatory care for subsequent treatment NEC Z51.4
—for dialysis Z49.0

zhuó 灼

灼痛
一感觉 R20.8
一舌 K14.6
一足综合征 E53.9
灼性神经痛 **G56.4**

Burning
—sensation R20.8
—tongue K14.6
—feet syndrome E53.9
Causalgia G56.4

zhuó 浊

浊音，心脏的(减少)(增加) **R01.2**

Dullness, cardiac (decreased) (increased) R01.2

zhuó 着

着色过浅，血细胞 **D50.8**
着色芽生菌病(另见 着色真菌病) **B43.9**
着色真菌病 **B43.9**
一大脑 B43.1† G07*
一脑脓肿 B43.1† G07*
一皮肤 B43.0† L99.8*
一皮下脓肿或囊肿 B43.2† L99.8*
一特指的 NEC B43.8

Hypochromasia, blood cells D50.8
Chromoblastomycosis (see also Chromomycosis) B43.9
Chromomycosis B43.9
—cerebral B43.1† G07*
—brain abscess B43.1† G07*
—cutaneous, skin B43.0† L99.8*
—subcutaneous abscess or cyst B43.2† L99.8*
—specified NEC B43.8

zī 咨

咨询 **Z71.9**
一避孕 Z30.0
一对未在场的第三方的 Z71.0
一一性行为和性取向有关的 Z70.2
一健康(指导)(教育)(另见 咨询，医疗) Z71.9
一酒精滥用 Z71.4
一男女乱交 Z70.1
一人类免疫缺陷病毒 Z71.7
一生育的 Z31.6
一特指的理由 NEC Z71.8

Counseling Z71.9
—contraceptive Z30.0
—for non-attending third party Z71.0
——related to sexual bahavior or orientation Z70.2
—health (advice) (education) (instruction) (see also Counseling, medical) Z71.9
—alcohol abuse Z71.4
—promiscuity Z70.1
—human immunodeficiency virus (HIV) Z71.7
—procreative Z31.6
—specified reason NEC Z71.8

咨询——*续前页*
一同血缘 Z71.8
一物质滥用 Z71.8
——酒精 Z71.4
——烟草 Z71.6
——药物 Z71.5
一吸烟 Z71.6
一性(有关) Z70.9
——代表第三方 Z70.2
——态度 Z70.0
——特指的理由 NEC Z70.8
——无反应性 Z70.1
——行为或取向 Z70.1
——综合涉及 Z70.3
一阳痿 Z70.1
一药物滥用 Z71.5
一医疗(为) Z71.9
——代表他人 Z71.0
———性行为或性取向有关的 Z70.2
——独自生活者 Z60.2
——公共机构居住者 Z59.3
——恐惧主诉但未发现疾病 Z71.1
——情况未证实 Z71.1
——人类免疫缺陷病毒 Z71.7
——特指的理由 NEC Z71.8
——同血缘 Z71.8
——住校者 Z59.3
一遗传 Z31.5
一饮食 Z71.3

Counseling——*continued*
—consanguinity Z71.8
—substance abuse Z71.8
——alcohol Z71.4
——tobacco Z71.6
——drug Z71.5
—tobacco use Z71.6
—sex, sexual (related to) Z70.9
——on behalf of third party Z70.2
——attitude(s) Z70.0
——specified reason NEC Z70.8
——non-responsiveness Z70.1
——behavior or orientation Z70.1
——combined concerns Z70.3
—impotence Z70.1
—drug abuse Z71.5
—medical (for) Z71.9
——on behalf of another Z71.0
———related to sexual behavior or orientation Z70.2
——person living alone Z60.2
——institutional resident Z59.3
——feared complaint and no disease found Z71.1
——condition not demonstrated Z71.1
——human immunodeficiency virus (HIV) Z71.7
——specified reason NEC Z71.8
——consanguinity Z71.8
——boarding school resident Z59.3
—genetic Z31.5
—dietary Z71.3

zī 姿

姿势，癔症性 F44.2
姿势异常 R29.3

Postures, hysterical F44.2
Malposture R29.3

zī 滋

滋养层病(M9100/0)(另见 胎块，水泡状) O01.9
一以前的，影响妊娠处理 Z35.1

Trophoblastic disease (M9100/0)(see also Mole, hydatidiform) O01.9
—previous, affecting management of pregnancy Z35.1

zǐ 子

子宫内膜炎——*续前页*
一后
一一流产(随后发生) O08.0
一一一近期发生 - 见 流产
一一异位妊娠或葡萄胎妊娠 O08.0
一结核性 A18.1† N74.1*
一老年性(萎缩性) N71.9
一淋病性，淋球菌性(急性)(慢性) A54.2† N74.3*
一衣原体性 A56.1† N74.4*
一增生性 N85.0
一一宫颈 N72
子宫内膜异位 N80.0
一肠 N80.5
一间质(M8931/1) D39.0
一卵巢 N80.1
一盆腔腹膜 N80.3
一皮肤(瘢痕) N80.6
一输卵管 N80.2
一特指部位 NEC N80.8
一阴道 N80.4
一直肠阴道隔 N80.4
一子宫 N80.0
子宫旁组织的 - 见情况
子宫旁组织炎(另见 病，盆腔，炎性) N73.2
子宫膀胱的 - 见情况
子宫破裂 - 见 破裂，子宫
子宫切除术，剖宫产 O82.2
子宫切开术，影响到胎儿或新生儿 P03.8
子宫渗血 N93.8
子宫输卵管炎(另见 输卵管卵巢炎) N70.9
子宫输卵管周炎(另见 输卵管卵巢炎) N70.9
子宫胎盘卒中(并发于分娩)(另见 胎盘早剥) O45.8
子宫痛，妊娠子宫 O26.8
子宫脱垂(另见 脱垂，子宫) N81.3
子宫外膜炎(另见 子宫内膜炎) N71.9
子宫外妊娠(另见 妊娠，按部位) O00.9
子宫炎(卡他性)(出血性)(脓毒性)(化脓性)(另见 子宫内膜炎) N71.9
一宫颈(另见 宫颈炎) N72

Endometritis——*continued*
—following
——abortion (subsequent episode) O08.0
———current episode - see Abortion
——ectopic or molar pregnancy O08.0
—tuberculous A18.1† N74.1*
—senile (atrophic) N71.9
—blenorrhagic, gonococcal, gonorrheal (acute) (chronic) A54.2† N74.3*
—chlamydial A56.1† N74.4*
—hyperplastic N85.0
——cervix N72
Adenomyosis, Endometriosis N80.0
—intestine N80.5
—stromal (M8931/1) D39.0
—ovary, ovarian N80.1
—pelvic peritoneum N80.3
—skin (scar) N80.6
—fallopian tube N80.2
—specified site NEC N80.8
—vagina N80.4
—rectovaginal septum N80.4
—uterus N80.0
Parametrium, parametric - see condition
Parametritis (see also Disease, pelvis, inflammatory) N73.2
Uterovesical - see condition
Disruptio uteri, Metrorrhexis - see Rupture, uterus
Hysterectomy, cesarean O82.2
Hysterotomy, affecting fetus or newborn P03.8
Metrostaxis N93.8
Metrosalpingitis (see also Salpingo-oophoritis) N70.9
Perimetrosalpingitis (see also Salpingo-oophoritis) N70.9
Couvelaire syndrome or uterus (complicating delivery)(see also Abruptio placentae) O45.8
Hysteralgia, pregnant uterus O26.8
Procidentia (uteri) (see also Prolapse, uterus) N81.3
Perimetritis (see also Endometritis) N71.9
Extrauterine gestation or pregnancy (see also Pregnancy, by site) O00.9
Metritis (catarrhal) (hemorrhagic)(septic) (suppurative) (see also Endometritis) N71.9
—cervical (see also Cervicitis) N72

子宫阴道的 - 见情况

子宫阴道积水 N89.8

子宫阴道炎(另见 子宫内膜炎) N71.9

子宫周的 - 见情况

子痫(性)(昏迷)(抽搐)(谵妄)(伴有原有的或与妊娠有关的高血压) NEC O15.9

—产后 O15.2
—产褥期 O15.2
—男性 R56.8
—妊娠 O15.0
——影响到胎儿或新生儿 P00.0
—与妊娠或分娩无关的 R56.8
—在产程和分娩中 O15.1

zǐ 籽

籽骨炎 M86.8

zǐ 紫

紫癜 D69.2
—暴发性 D65
—变应性 D69.0
—出血性 D69.3
——非由于血小板减少 D69.0
—传染性 D69.0
—单纯性 D69.2
—恶性 D69.0
—非血小板减少性 D69.2
——出血性 D69.0
——特发性 D69.0
—风湿性 D69.0
—腹 D69.0
—肝 K76.4
——伴有中毒性肝病 K71.8
—高丙球蛋白血症性(良性)(瓦尔登斯特伦) D89.0
—关节炎性 D69.0
—过敏性 D69.0
—亨诺克(-舍恩莱因) D69.0
—坏疽性 D65
—老年 D69.2
—冷球蛋白血症 D89.1

Uterovaginal - see condition

Hydrometrocolpos N89.8

Metrovaginitis (see also Endometritis) N71.9

Periuterine - see condition

Eclampsia, eclamptic (coma) (convulsions) (delirium) (with pre-existing or pregnancy-related hypertension) NEC O15.9

—postpartum O15.2
—puerperal O15.2
—male R56.8
—pregnancy O15.0
——affecting fetus or newborn P00.0
—not associated with pregnancy or childbirth R56.8
—during labor and delivery O15.1

Sesamoiditis M86.8

Pupura,Peliosis D69.2
—fulminans, fulminous D65
—allergic D69.0
—hemorrhagic, hemorrhagica D69.3
——not due to thrombocytopenia D69.0
—infectious D69.0
—simplex D69.2
—malignant D69.0
—nonthrombocytopenic, nonthrombopenic D69.2
——hemorrhagic D69.0
——idiopathic D69.0
—rheumatica D69.0
—abdominal D69.0
—hepatis K76.4
——with toxic liver disease K71.8
—hypergammaglobulinemic (benign) (Waldenström's) D89.0
—arthritic D69.0
—anaphylactoid D69.0
—Henoch(-Schönlein) D69.0
—gangrenous D65
—senile D69.2
—cryoglobulinemic D89.1

紫癜——*续前页*
一毛细血管脆性，特发性 D69.8
一毛细血管扩张性环状 L81.7
一内脏症状性 D69.0
一溶解血栓性(另见 纤维蛋白溶解) D65
一舍恩莱因(-亨诺克) D69.0
一神经性 D69.0
一特发性(血小板减少性) D69.3
一一非血小板减少性 D69.0
一维生素 C 缺乏性 E54† D77*
一细菌性 D69.0
一纤维蛋白溶解性(另见 纤维蛋白溶解) D65
一血管性 D69.0
一血栓形成性，血小板减少性 M31.1
一血小板减少性(先天性)(遗传性)(另见 血小板减少) D69.4
一一特发性 D69.3
一一新生儿，暂时性 P61.0
一一血栓形成性 M31.1
一症状性 D69.0
一中毒性 D69.0
紫绀 - 现译名 发绀

Pupura——*continued*
—capillary fragility, idiopathic D69.8
—annularis telangiectodes L81.7
—visceral symptoms D69.0
—thrombolytic (see also Fibrinolysis) D65
—Schönlein(-Henoch) D69.0
—nervosa D69.0
—idiopathic (thrombocytopenic) D69.3
——nonthrombocytopenic D69.0
—scorbutic E54† D77*
—bacterial D69.0
—fibrinolytic (see also Fibrinolysis) D65
—vascular D69.0
—thrombotic, thrombocytopenic M31.1
—thrombocytopenic, thrombopenic (congenital) (hereditary) (see also Thrombocytopenia) D69.4
——idiopathic D69.3
——neonatal, transitory P61.0
——thrombotic M31.1
—symptomatica D69.0
—toxic D69.0
Cyanosis

zì 自

自残
一史(个人) Z91.5
一一在家 Z81.8
一(声称)企图之后的观察 Z03.8
自动症
一癫痫性 G40.2
一阵发性，特发性 G40.2
自发性 - 另见情况
一骨折(原因不知) M84.4
自发性指[趾]脱落(阿洪病) L94.6
自服毒
一史(个人) Z91.5
一一家庭中 Z81.8
一在(可疑)企图后的观察 Z03.6
自解言语症 F80.0
自然流产 O03.-

Self-mutilation
—history (personal) Z91.5
——in family Z81.8
—observation following (alleged) attempt Z03.8
Automatism
—epileptic G40.2
—paroxysmal, idiopathic G40.2
Spontaneous – see also condition
—fracture (cause unknown) M84.4
Dactylolysis spontanea (ainhum) L94.6
Self-poisoning
—history (personal) Z91.5
——in family Z81.8
—observation following (alleged) attempt Z03.6
Idioglossia F80.0
Miscarriage O03.-

zōng　综

综合征——*续前页*
一白血病前期(M9989/1) D46.9
一败血症性肾上腺出血 A39.1† E35.1*
一瓣膜切开术后 I97.0
一背外侧髓性 I66.3† G46.4*
一笨拙儿童 F82
一臂丛 G54.0
一边缘性癫痫性人格 F07.0
一病毒 B34.9
一病毒感染后 NEC R53
一一疲劳 G93.3
一病窦 I49.5
一病态甲状腺机能正常 E07.8
一并腿畸形 Q87.2
一玻璃体(白内障手术后)(接触) H59.0
一玻璃体角膜 H59.0
一不动，固定(截瘫性) M62.3
一残留卵巢 N99.8
一苍白球色素变性(进行性) G23.0
一产后全垂体功能减退(希恩) E23.0
一常染色体(另见 异常的，常染色体 NEC) Q99.9
一肠系膜
一一动脉(上) K55.1
一一血管机能不全 K55.1
一肠系膜动脉性十二指肠闭塞 K31.5
一充血性痛经 N94.6
一创伤性血管痉挛 T75.2
一垂体功能减退 E23.0
一丛集性头痛 G44.0
一脆性 X 染色体 Q99.2
一大剂量维生素 B_6 E67.2
一大脑被盖 G93.8
一大脑动脉
一一前 I66.1† G46.1*
一一中 I66.0† G46.0*
一一后 I66.2† G46.2*
一单纯
一一感觉性腔隙 I67.9† G46.6*
一一运动性腔隙 I67.9† G46.5*
一单眼固定 H50.4
一胆囊切除术后 K91.5
一胆汁浓缩(新生儿) P59.1

Syndrome——*continued*
—preleukemic (M9989/1) D46.9
—septicemic adrenal hemorrhage A39.1† E35.1*
—postvalvulotomy I97.0
—dorsolateral medullary I66.3† G46.4*
—clumsiness, clumsy child F82
—brachial plexus G54.0
—limbic epilepsy personality F07.0
—virus B34.9
—postviral NEC R53
——fatigue G93.3
—sick sinus I49.5
—sick-euthyroid E07.8
—sirenomelia Q87.2
—vitreous (following cataract surgery) (touch) H59.0
—vitreal corneal H59.0
—immobility, immobilization (paraplegic) M62.3
—residual ovary N99.8
—pigmentary pallidal degeneration (progressive) G23.0
—postpartum panhypopituitary (Sheehan) E23.0
—autosomal (see also Abnormal, autosomes NEC) Q99.9
—mesenteric
——artery (superior) K55.1
——vascular insufficiency K55.1
—aortomesenteric duodenum occlusion K31.5
—congestive dysmenorrhea N94.6
—traumatic vasospastic T75.2
—hypopituitarism E23.0
—cluster headache G44.0
—fragile X Q99.2
—megavitamin-B_6 E67.2
—tegmental G93.8
—cerebral artery
——anterior I66.1† G46.1*
——middle I66.0† G46.0*
——posterior I66.2† G46.2*
—pure
——sensory lacunar I67.9† G46.6*
——motor lacunar I67.9† G46.5*
—monofixation H50.4
—postcholecystectomy K91.5
—inspissated bile (newborn) P59.1

综合征——*续前页*
—低
——背 M54.5
———心因性 F45.4
——气压 T70.2
—低钾血症 E87.6
—低钠 E87.1
—低钠血症 E87.1
—低位神经根，新生儿(产伤) P14.8
—低血钾 E87.6
—低血压，母体 O26.5
—第一鳃弓 Q87.0
—癫痫(另见 癫痫) G40.9
——特指的 G40.5
—动眼 H51.9
—豆状核，进行性 E83.0
—短肋 Q77.2
—多处手术 F68.1
—多动(另见 运动过度) F90.9
——心脏 I51.8
—多动腿 G25.8
—多脉管炎重叠 M30.8
—多泡肺 P27.0
—多腺体(代偿性)(M8360/1) D44.8
——自身免疫性 E31.0
—多营养不良，婴儿期 E40
—多种(营养)缺乏 E40
—额叶 F07.0
—恶性抗精神病药 G21.0
儿童受虐 NEC T74.9
—耳-腭-指[趾] Q87.0
—耳石 H81.8
—反应性气道动能不全 J68.3
—肥胖性生殖无能 E23.6
—肺
——动脉硬化 I27.0
——发育未成熟(威尔逊-米基迪) P27.0
——肾(出血性)(古德帕斯丘) M31.0
—肺泡毛细血管阻滞 J84.1
—肺心性肥胖症 E66.2
—跗骨小管 G57.5

Syndrome——*continued*
—low
——back M54.5
———psychogenic F45.4
——atmospheric pressure T70.2
—hypopotassemia E87.6
—hyponatremic E87.1
—hyponatraemia E87.1
—lower radicular, newborn (birth injury) P14.8
—hypokalemic E87.6
—hypotension, maternal O26.5
—first arch Q87.0
—epileptic (see also Epilepsy) G40.9
——special G40.5
—oculomotor H51.9
—lenticular, progressive E83.0
—short rib Q77.2
—multiple operations F68.1
—hyperkinetic (see also Hyperkinesia) F90.9
——heart I51.8
—restless legs G25.8
—polyangiitis overlap M30.8
—bubbly lung P27.0
—pluriglandular, polyglandular (compensatory) (M8360/1) D44.8
——autoimmune E31.0
—pluricarential, polycarential, of infancy E40
—plurideficiency E40
—frontal lobe F07.0
—malignant neuroleptic G21.0
—child maltreatment NEC T74.9
—oto-palatal-digital Q87.0
—otolith H81.8
—reactive airways dysfunction J68.3
—adiposogenital E23.6
—pulmonary
——arteriosclerosis I27.0
——dysmaturity (Wilson-Mikity) P27.0
——renal (hemorrhagic) (Goodpasture's) M31.0
—alveolocapillary block J84.1
—cardiopulmonary-obesity E66.2
—tarsal tunnel G57.5

综合征——*续前页*
一腹(型)
一一肌肉[腹肌]缺乏 Q79.4
一一急性[急腹症] R10.0
一一偏头痛 G43.1
一腹腔动脉压迫 I77.4
一干眼 H04.1
一干燥 M35.0
一肝曲 K59.8
一肝肾 K76.7
一一产后，产褥期，分娩后 O90.4
一一手术后或操作后 K91.8
一冈上肌 M75.1
一高免疫球蛋白 E(IgE) D82.4
一高血钾 E87.5
一睾丸女性化 E34.5
一更年期 N95.1
一共济失调-毛细血管扩张症 G11.3
一孤儿院(童年) F94.2
一骨髓增生(慢性)(M9960/1) D47.1
一骨髓增生异常(M9989/1) D46.9
一一特指的 NEC D46.7
一骨质疏松-骨软化症 M83.8
一冠状动脉
一一急性 NEC I24.9
一一中间型 I20.0
一腘蹼 Q87.8
一过敏性
一一大肠 K58.9
一一一伴有腹泻 K58.0
一一一心因性 F45.3
一一心脏(心因性) F45.3
一一虚弱 F48.0
一过早衰老 E34.8
一汗潴留 L74.0
一汉坦病毒(心)-肺综合征(HPS)(HCPS) B33.4† J17.1*
一颌动瞬目 Q07.8
一黑寡妇蜘蛛咬伤 T63.3
一红细胞碎裂 D59.4
一后颈交感神经 M53.0
一后天性免疫缺陷 – 见 人(类)，免疫缺陷病毒[HIV]病

Syndrome——*continued*
—abdominal
——muscle deficiency Q79.4
——acute R10.0
——migraine G43.1
—celiac artery compression I77.4
—dry eye H04.1
—sicca M35.0
—hepatic flexure K59.8
—hepatorenal K76.7
——postpartum, puerperal, following delivery O90.4
——postoperative or postprocedural K91.8
—supraspinatus M75.1
—hyperimmunoglobulin E (IgE) D82.4
—hyperkalemic E87.5
—testicular feminization E34.5
—climacteric N95.1
—ataxia-telangiectasia G11.3
—institutional (childhood) F94.2
—myeloproliferative (chronic) (M9960/1) D47.1
—myelodysplastic (M9989/1) D46.9
——specified NEC D46.7
—osteoporosis-osteomalacia M83.8
—coronary
——acute NEC I24.9
——intermediate I20.0
—popliteal web Q87.8
—irritable
——bowel K58.9
———with diarrhea K58.0
———psychogenic F45.3
——heart (psychogenic) F45.3
——weakness F48.0
—premature senility E34.8
—sweat retention L74.0
—Hantavirus (cardio)-pulmonary (HPS) (HCPS) B33.4† J17.1*
—jaw-winking Q07.8
—black widow spider bite T63.3
—erythrocyte fragmentation D59.4
—posterior cervical sympathetic M53.0
—acquired immunodeficiency – see Human, immunodeficiency virus (HIV) disease

综合征——*续前页*
一萌牙 K00.7
一迷路 H83.2
一迷走-舌下神经 G52.7
一迷走神经切断术后 K91.1
一免疫缺陷
一一合并 D81.9
一一后天性 - 见 人(类)，免疫缺陷病毒[HIV]病
一面痛，阵发性 G50.0
一母体低血压 O26.5
一纳尔逊 E24.1
一钠
一一低 N28.8
一一缺乏 E87.1
一一一由于热 NEC T67.8
一一一一引起热衰竭或虚脱 T67.4
一脑 F06.9
一一创伤后，非精神病性 F07.2
一一急性或亚急性(另见 谵妄) F05.9
一一精神病性 F06.8
一一酒精中毒性(慢性) F10.7
一一器质性 F06.9
一一一创伤后(非精神病性) F07.2
一一一一精神病性 F06.8
一一人格改变 F07.0
一一先天性 - 见 发育迟缓，精神
一脑白质切断术后 F07.0
一脑卒中 I64
一脑挫伤后 F07.2
一脑干卒中 I67.9† G46.3*
一脑桥 NEC G93.8
一脑血管病中血管 NEC I67.9† G46.8*
一脑炎后 F07.1
一脑叶切断术 F07.0
一脑震荡(后) F07.2
一内拉东 G60.8
一内脏幼虫移行 B83.0
一能生育的无睾 E23.0
一粘膜皮肤淋巴结(急性发热性)(MCLS) M30.3
一尿道 N34.3
一尿道-眼-关节 M02.3

Syndrome——*continued*
—teething K00.7
—labyrinthine H83.2
—vago-hypoglossal G52.7
—postvagotomy K91.1
—immunodeficiency
——combined D81.9
——acquired - see Human, immunodeficiency virus (HIV) disease
—facial pain, paroxysmal G50.0
—maternal hypotension O26.5
—Nelson's E24.1
—salt
——low N28.8
——depletion E87.1
———due to heat NEC T67.8
————causing heat exhaustion or prostration T67.4
—brain F06.9
——post-traumatic, nonpsychotic F07.2
——acute or subacute (see also Delirium) F05.9
——psychotic F06.8
——alcoholic (chronic) F10.7
——organic F06.9
———post-traumatic (nonpsychotic) F07.2
————psychotic F06.8
——personality change F07.0
——congenital - see Retardation, mental
—postleukotomy F07.0
—stroke I64
—postcontusional F07.2
—brain stem stroke I67.9† G46.3*
—pontine NEC G93.8
—vascular NEC in cerebrovascular disease I67.9† G46.8*
—postencephalitic F07.1
—lobotomy F07.0
—concussion, postconcussional F07.2
—Nelaton's G60.8
—visceral larva migrans B83.0
—fertile eunuch E23.0
—mucocutaneous lymph node (acute febrile) (MCLS) M30.3
—urethral N34.3
—urethro-oculo-articular M02.3

综合征——*续前页*
—尿毒症，慢性(另见 衰竭，肾，慢性) N18.9
—颞下颌关节-疼痛-功能紊乱 K07.6
—颞岩尖 H66.0
—帕金森(另见 帕金森综合征) G20
—盆腔充血纤维变性，女性 N94.8
—碰撞，肩 M75.4
—脾曲 K59.8
—疲劳 F48.0
——病毒感染后 G93.3
——慢性 G93.3
—偏头痛 G43.9
—平卧位低血压(母体) O26.5
—葡萄球菌性烫伤样皮肤 L00
—槭糖尿 E71.0
—器质性遗忘(非酒精性或药物性) F04
—气锤 T75.2
—髂胫带 M76.3
—前
——脊髓动脉 G95.1
———压迫 M47.0† G99.2*
——胸壁 R07.3
—腔静脉(下)(上)(阻塞) I87.1
—腔隙(深部)(后部) T79.6
——非创伤性 M62.2
—青铜色婴儿 P83.8
—倾倒(胃切除术后) K91.1
—丘脑 G93.8
—去纤维蛋白(另见 纤维蛋白溶解) D65
——伴有
———产前出血 O46.0
———产时出血 067.0
———胎盘早期剥离 O45.0
——产后 O72.3
——胎儿或新生儿 P60
—全身性，肿瘤性(恶性) C80
—全身炎症反应
——传染性病因的
———伴有器官衰竭 R65.1
———不伴有器官衰竭 R65.0
——非传染性病因的
———伴有器官衰竭 R65.3
———不伴有器官衰竭 R65.2
——未特指病因的 R65.9

Syndrome——*continued*
—uremia, chronic (see also Failure, renal, chronic) N18.9
—temporomandibular joint-pain-dysfunction K07.6
—temporal pyramidal apex H66.0
—parkinsonian (see also Parkinsonism) G20
—congestion-fibrosis (pelvic), female N94.8
—impingement, shoulder M75.4
—splenic flexure K59.8
—fatigue F48.0
——postviral G93.3
——chronic G93.3
—migraine G43.9
—supine hypotensive (maternal) O26.5
—staphylococcal scalded skin L00
—maple-syrup-urine E71.0
—organic amnesic (not alcohol- or drug-induced) F04
—pneumatic hammer T75.2
—iliotibial band M76.3
—anterior
——spinal artery G95.1
———compression M47.0† G99.2*
——chest wall R07.3
—vena cava (inferior) (superior) (obstruction) I87.1
—compartment (deep) (posterior) T79.6
——non-traumatic M62.2
—bronze baby P83.8
—dumping (postgastrectomy) K91.1
—thalamic G93.8
—defibrination (see also Fibrinolysis) D65
——with
———antepartum hemorrhage O46.0
———intrapartum hemorrhage O67.0
———premature separation of placenta O45.0
——postpartum O72.3
——fetus or newborn P60
—generalized, neoplastic (malignant) C80
—systemic inflammatory response
——infectious origin
———with organ failure R65.1
———without organ failure R65.0
——non-infectious origin
———with organ failure R65.3
———without organ failure R65.2
——unspecified origin R65.9

综合征——*续前页*
—遗忘(性)(虚谈)(由于) F1x.6
——酒精中毒性 F10.6
——器质性
———酒精中毒性 F10.6
———药物性 – 编码于 F11-F19 伴有第四位数.6
——药物性 – 编码于 F11-F19 伴有第四位数.6
——镇静或催眠剂 F13.6
—异位促肾上腺皮质激素 E24.3
—隐眼 Q87.0
—婴儿猝死 R95
—用力(心因性) F45.3
—由于...异常
——染色体 Q99.9
———特指的 NEC Q99.8
———性
————男性表型 Q98.9
————女性表型 Q97.9
—右
——心发育不全 Q22.6
——心室阻塞 – 见 衰竭，心力，充血性
—幼稚(垂体) E23.0
—月经 N94.3
—运动不良，发育性 F82
—运动过强 M35.7
—躁狂-抑郁(另见 障碍，双相，情感性) F31.9
—震颤麻痹(另见 帕金森综合征) G20
—阵发性面痛 G50.0
—直背 M40.3
——先天性 Q76.4
—中间型冠状动脉 I20.0
—中脑 NEC G93.8
—中叶(肺) J98.1
—中毒性休克 A48.3
—主动脉
——杈 I74.0
——弓 M31.4
—椎
——动脉 G45.0
———压迫 M47.0† G99.2*
——分流 G45.0

Syndrome——*continued*
—amnesic, amnestic (confabulatory) (due to) F1x.6
——alcohol-induced F10.6
——organic
———alcohol-induced F10.6
———drug-induced – code to F11-F19 with fourth character .6
——drug-induced – code to F11-F19 with fourth character .6
——sedative or hypnotic F13.6
—ectopic ACTH E24.3
—cryptophthalmos Q87.0
—sudden infant death R95
—effort (psychogenic) F45.3
—due to abnormality
——chromosomal Q99.9
———specified NEC Q99.8
———sex
————male phenotype Q98.9
————female phenotype Q97.9
—right
——heart, hypoplastic Q22.6
——ventricular obstruction – see Failure, heart, congestive
—infantilism (pituitary) E23.0
—menstruation N94.3
—dyspraxia, developmental F82
—hypermobility M35.7
—manic-depressive (see also Disorder, bipolar, affective) F31.9
—paralysis agitans (see also Parkinsonism) G20
—paroxysmal facial pain G50.0
—flat back, straight back M40.3
——congenital Q76.4
—intermediate coronary I20.0
—midbrain NEC G93.8
—middle lobe (lung) J98.1
—toxic shock A48.3
—aortic
——bifurcation I74.0
——arch M31.4
—vertebral
——artery G45.0
———compression M47.0† G99.2*
——steal G45.0

综合征——*续前页*
一椎-基底动脉 G45.0
一椎板切除术后 NEC M96.1
一锥体束外 G25.9
一一特指的 NEC G25.8
一灼热足 E53.9
一灼性神经痛 G56.4
一自身免疫性多腺体 E31.0
一自身红细胞致敏(加德纳-戴蒙德) D69.2
一组织细胞增多病 NEC D76.3
一左心发育不全 Q23.4

Syndrome——*continued*
—vertebro-basilar artery G45.0
—postlaminectomy NEC M96.1
—extrapyramidal G25.9
——specified NEC G25.8
—burning feet E53.9
—causalgia G56.4
—autoimmune polyglandular E31.0
—autoerythrocyte sensitization (Gardner-Diamond) D69.2
—histiocytosis NEC D76.3
—hypoplastic left-heart Q23.4

zōng 棕

棕色霉菌病 - 见 着色真菌病
棕色丝状霉菌病(另见 着色真菌病) B43.9

Pheomycosis - see Chromomycosis
Pheohyphomycosis (see also Chromomycosis) B43.9

zòng 纵

纵隔的 - 见情况
纵隔积气 J98.2
一先天性或围生儿 P25.2
纵隔心包炎(另见 心包炎) I31.9
一慢性风湿性 I09.2
纵隔炎(急性)(慢性) J98.5
一结核性 A16.8
一一伴有细菌学和组织学证实 A15.8
一梅毒性 A52.7† J99.8*
纵火
一病理性(强迫性) F63.1
一不伴有精神障碍表现 Z03.2
纵火狂 F63.1
纵纹或纵沟，甲 L60.8
一先天性 Q84.6

Mediastinum, mediastinal - see condition
Pneumomediastinum J98.2
—congenital or perinatal P25.2
Mediastinopericarditis (see also Pericarditis) I31.9
—chronic rheumatic I09.2
Mediastinitis (acute) (chronic) J98.5
—tuberculous A16.8
——with bacteriological and histological confirmation A15.8
—syphilitic A52.7† J99.8*
Fire-setting
—pathological (compulsive) F63.1
—without manifest psychiatric disorder Z03.2
Pyromania F63.1
Longitudinal stripes or grooves, nails L60.8
—congenital Q84.6

zǒu 走

走路不稳 R26.8
走马疳(感染性) A69.0
一耳廓 R02
一外阴 N76.8
一阴部 N76.8

Unsteadiness on feet R26.8
Noma (infective) A69.0
—auricle R02
—vulvae N76.8
—pudendi N76.8

zú 足

zú 卒

zǔ 阻

阻塞——*续前页*
一鼻泪管 H04.5
——先天性 Q10.5
一鼻咽 J39.2
一动脉(另见 栓塞，动脉) I74.9
——基底(完全性)(部分性)(另见 闭塞，动脉，基底) I65.1
——颈(完全性)(部分性)(另见 闭塞，动脉，颈) I65.2
——入脑前(另见 闭塞，动脉，入脑前) I65.9
——肾 N28.0
——视网膜 NEC H34.2
———短暂性 H34.0
———中央 H34.1
——椎(完全性)(部分性)(另见 闭塞，动脉，椎) I65.0
一耳道 H61.3
一肺 J98.4
——病，慢性 J44.9
一肺(心脏)瓣膜 I37.0
一粪便 K56.4
——伴有疝(另见 疝，按部位，伴有梗阻) K46.0
一肝 K76.8
——管(非结石性) K83.1
一冠状(动脉) I25.1
一喉 NEC J38.6
——先天性 Q31.8
一呼吸道，慢性 J44.9
一静脉 I87.1
——腔(下)(上) I87.1
——血栓形成性 – 见 血栓形成
一泪(管)(道) H04.5
——先天性 Q10.5
一淋巴管 I89.0
一门(循环)(静脉) I81
一门罗孔[室间孔](先天性) Q03.8
——伴有脊柱裂(另见 脊柱裂，伴有脑积水) Q05.4
一泌尿(中部) N13.9
——器官或道 N13.9
——前列腺瓣 N32.0
一尿道 NEC N36.8
——先天性 Q64.3

Obstructed——*continued*
—lacrimonasal, nasolacrimal duct H04.5
——congenital Q10.5
—nasopharynx J39.2
—artery (see also Embolism, artery) I74.9
——basilar (complete) (partial) (see also Occlusion, artery, basilar) I65.1
——carotid (complete) (partial) (see also Occlusion, artery, carotid) I65.2
——precerebral (see also Occlusion, artery, precerebral) I65.9
——renal N28.0
——retinal NEC H34.2
———transient H34.0
———central H34.1
——vertebral (complete) (partial) (see also Occlusion, artery, vertebral) I65.0
—canal, ear H61.3
—lung J98.4
——disease, chronic J44.9
—pulmonary valve (heart) I37.0
—fecal K56.4
——with hernia (see also Hernia, by site, with obstruction) K46.0
—hepatic K76.8
——duct (noncalculous) K83.1
—coronary (artery) I25.1
—larynx NEC J38.6
——congenital Q31.8
—respiratory, chronic J44.9
—vein, venous I87.1
——caval (inferior) (superior) I87.1
——thrombotic – see Thrombosis
—lacrimal (duct) (passages) H04.5
——congenital Q10.5
—lymphatic I89.0
—portal (circulation) (vein) I81
—foramen of Monro (congenital) Q03.8
——with spina bifida (see also Spina bifida, with hydrocephalus) Q05.4
—urinary (moderate) N13.9
——organ or tract N13.9
——prostatic valve N32.0
—urethra NEC N36.8
——congenital Q64.3

阻塞——*续前页*
一膀胱 NEC N32.0
一膀胱颈(后天性) N32.0
一膀胱尿道口 N32.0
一一先天性 Q64.3
一器官或部位，先天性 NEC - 见 闭锁，按部位
一气道 J98.8
一一伴有
一一一变应性肺泡炎 J67.9
一一一肺气肿 J43.9
一一一哮喘 NEC J45.9
一一一支气管扩张 J47
一一一支气管炎(慢性) J44.8
一一慢性 J44.9
一气管 J39.8
一气管造口术气道 J95.0
一前列腺 N40
一腔静脉(下)(上) I87.1
一腮管 K11.8
一上呼吸道，先天性 Q34.8
一射精管 N50.8
一肾
一一出口 N13.8
一一盂，先天性 Q62.3
一肾盂肾炎(慢性) N11.1
一肾盂输尿管连接处 N13.5
一食管 K22.2
一视网膜(血管) H34.9
一一特指的 NEC H34.8
一输卵管(双侧) N97.1
一输尿管(功能性) NEC N13.5
一一伴有
一一一肾积水 N13.1
一一一一和感染 N13.6
一一一肾盂肾炎(慢性) N11.1
一一肾盂连接处(伴有) N13.5
一一一肾积水 N13.0
一一一一和感染 N13.6
一一一肾盂肾炎(慢性) N11.1
一一先天性 Q62.3
一一由于结石(另见 结石，输尿管) N20.1
一斯滕森管[腮腺管] K11.8
一胎粪栓塞，新生儿 P76.0
一一粘液粘稠病中 E84.1† P75*

Obstructed——*continued*
—vesical NEC N32.0
—bladder-neck (acquired) N32.0
—vesicourethral orifice N32.0
——congenital Q64.3
—organ or site, congenital NEC - see Atresia, by site
—airway J98.8
——with
———allergic alveolitis J67.9
———emphysema J43.9
———asthma NEC J45.9
———bronchiectasis J47
———bronchitis (chronic) J44.8
——chronic J44.9
—trachea J39.8
—tracheostomy airway J95.0
—prostate N40
—caval veins, vena cava (inferior) (superior) I87.1
—parotid duct K11.8
—upper respiratory, congenital Q34.8
—ejaculatory duct N50.8
—renal
——outflow N13.8
——pelvis, congenital Q62.3
—pyelonephritis (chronic) N11.1
—pelviureteral junction N13.5
—esophagus K22.2
—retinal (vessels) H34.9
——specified NEC H34.8
—fallopian tube (bilateral) N97.1
—ureter (functional) NEC N13.5
——with
———hydronephrosis N13.1
————and infection N13.6
———pyelonephritis (chronic) N11.1
——pelvic junction (with) N13.5
———hydronephrosis N13.0
————and infection N13.6
———pyelonephritis (chronic) N11.1
——congenital Q62.3
——due to calculus (see also Calculus, ureter) N20.1
—Stensen's duct K11.8
—meconium plug, newborn P76.0
——in mucoviscidosis E84.1† P75*

阻塞——*续前页*
—胃 NEC K31.8
——先天性 Q40.2
——由于幽门痉挛 K31.3
—胃出口 K31.1
—西尔维于斯导水管 G91.1
——先天性 Q03.0
———伴有脊柱裂(另见 脊柱裂，伴有脑积水) Q05.
—下颌下管 K11.8
—涎腺管(任何) K11.8
—胸导管 I89.0
—血管 NEC I99
—血栓形成性 - 见 血栓形成
—循环系 I99
—咽 J39.2
—咽鼓管(完全性)(部分性) H68.1
—胰管 K86.8
—异物(引起的) - 见 异物
—阴道 N89.5
—幽门
——成人 K31.1
——先天性或婴儿 Q40.0
—由于异物意外遗留于手术伤口中 T81.5
—支气管 J98.0
—主动脉(心脏)(瓣膜)(另见 狭窄，主动脉) I35.0
——风湿性 I06.0
—装置、植入物或移植物(另见 并发症，按部位和类型) T85.6
——导管 NEC T85.6
———泌尿系(留置) T83.0
———输注 NEC T82.5
————脊髓(硬膜外)(硬膜下) T85.6
———透析(肾) T82.4
————腹膜内 T85.6
——动脉移植物 NEC T82.3
———冠状动脉(搭桥术) T82.2
——关节假体 T84.0
——矫形外科 NEC T84.4
——泌尿系 NEC T83.1
———移植物 T83.2
——脑室颅内分流 T85.0
——生殖道 NEC T83.4
———子宫内避孕装置 T83.3

Obstructed——*continued*
—stomach NEC K31.8
——congenital Q40.2
——due to pylorospasm K31.3
—gastric outlet K31.1
—aqueduct of Sylvius G91.1
——congenital Q03.0
———with spina bifida (see also Spina bifida,with hydrocephalus) Q05.4
—submandibular duct K11.8
—salivary duct (any) K11.8
—thoracic duct I89.0
—vessel NEC I99
—thrombotic - see Thrombosis
—circulatory I99
—pharynx J39.2
—eustachian tube (complete) (partial) H68.1
—pancreatic duct K86.8
—foreign body (causing) - see Foreign body
—vagina N89.5
—pylorus
——adult K31.1
——congenital or infantile Q40.0
—due to foreign body accidentally left in operation wound T81.5
—bronchus J98.0
—aortic (heart) (valve) (see also Stenosis, aortic) I35.0
——rheumatic I06.0
—device, implant or graft (see also Complications, by site and type) T85.6
——catheter NEC T85.6
———urinary (indwelling) T83.0
———infusion NEC T82.5
————spinal (epidural) (subdural) T85.6
———dialysis (renal) T82.4
————intraperitoneal T85.6
——arterial graft NEC T82.3
———coronary (bypass) T82.2
——joint prosthesis T84.0
——orthopedic NEC T84.4
——urinary NEC T83.1
———graft T83.2
——ventricular intracranial shunt T85.0
——genital NEC T83.4
———intrauterine contraceptive device T83.3

阻塞——*续前页*
一装置、植入物或移植物——*续前页*
——特指的 NEC T85.6
——胃肠(胆管)(食管) T85.5
——心脏 NEC T82.5
———瓣膜(假体) T82.0
————移植物 T82.2
——血管 NEC T82.5
——由于感染 T85.7
一子宫 N85.8
一总(胆)管(非结石性) K83.1

阻生
一磨牙 – 见 阻生，牙
一牙 K01.1
——伴有位置异常(同一牙或邻近牙) K07.3

阻滞(传导)
一二束 I45.2
一三束 I45.3
一传导 I45.9
一第四脑室正中孔(后天性) G91.1
——先天性 Q03.1
———伴有脊柱裂(另见 脊柱裂，伴有脑积水) Q05.4
一窦房 I45.5
一房室(不完全)(部分) I44.3
——Ⅰ和Ⅱ型 I44.1
——一度 I44.0
——二度(Ⅰ和Ⅱ型) I44.1
——特指的 NEC I44.3
——完全 I44.2
一肺泡毛细血管 J84.1
一肝静脉 I82.0
一结性 I45.5
一静脉 NEC I82.9
一门(静脉) I81
一默比茨(Ⅰ和Ⅱ型) I44.1
一脑室内(非特异的) I45.4
一器官或部位，先天性 NEC – 见 闭锁，按部位
一肾(另见 衰竭，肾) N19
——膀胱镜检查后或操作后 N99.0
一输卵管 N97.1
一树枝分枝性(心脏) I45.5

Obstructed——*continued*
—device, implant or graft——*continued*
——specified NEC T85.6
——gastrointestinal (bile duct) (esophagus) T85.5
——heart NEC T82.5
———valve (prosthesis) T82.0
————graft T82.2
——vascular NEC T82.5
——due to infection T85.7
—uterus N85.8
—common (bile) duct (noncalculous) K83.1

Impaction, impacted
—molar – see Impaction, tooth
—dental, tooth, teeth K01.1
——with abnormal position (same or adjacent tooth) K07.3

Block
—bifascicular I45.2
—trifascicular I45.3
—conduction I45.9
—foramen Magendie (acquired) G91.1
——congenital Q03.1
———with spina bifida (see also Spina bifida,with hydrocephalus) Q05.4
—sinoatrial, sinoauricular I45.5
—atrioventricular, auriculoventricular (incomplete) (partial) I44.3
——types I and II I44.1
——first degree I44.0
——second degree (types I and II) I44.1
——specified NEC I44.3
——complete I44.2
—alveolocapillary J84.1
—hepatic vein I82.0
—nodal I45.5
—vein NEC I82.9
—portal (vein) I81
—Möbitz (types I and II) I44.1
—intraventricular (nonspecific) I45.4
—organ or site, congenital NEC – see Atresia, by site
—kidney (see also Failure, renal) N19
——postcystoscopic or postprocedural N99.0
—tubal N97.1
—arborization (heart) I45.5

阻滞——*续前页*
一束(左) I44.6
一一前 I44.4
一一后 I44.5
一一右 I45.0
一束支(完全)(假)(不完全) I45.4
一一威尔逊型 I45.1
一一右 I45.0
一一一未特指的 I45.1
一一左 I44.6
一一一半传导阻滞 I44.6
一一一一前 I44.4
一一一一后 I44.5
一一一未特指的 I44.7
一文克巴赫(Ⅰ和Ⅱ型) I44.1
一心肌(另见 阻滞，心脏) I45.9
一心律失常性 I45.9
一心脏 I45.9
一一一度(房室) I44.0
一一二度(房室) I44.1
一一三度(房室) I44.2
一一特指类型 NEC I45.5
一一完全(房室) I44.2
一一先天性 Q24.6

Block——*continued*
—fascicular (left) I44.6
——anterior I44.4
——posterior I44.5
——right I45.0
—bundle-branch (complete) (false) (incomplete) I45.4
——Wilson's type I45.1
——right I45.0
———Unspecified I45.1
——left I44.6
———hemiblock I44.6
————anterior I44.4
————posterior I44.5
———Unspecified I44.7
—Wenckebach (types I and II) I44.1
—myocardial (see also Block, heart) I45.9
—arrhythmic I45.9
—cardiac, heart I45.9
——first degree (atrioventricular) I44.0
——second degree(atrioventricular) I44.1
——third degree (atrioventricular) I44.2
——specified type NEC I45.5
——complete (atrioventricular) I44.2
——congenital Q24.6

zǔ 组

组氨酸血症，组氨酸尿 E70.8
组织胞浆菌病 B39.9
一伴有肺炎 NEC B39.2† J17.2*
一达林 B39.4
一杜波依西变种 B39.5
一非洲 B39.5
一肺 NEC B39.2† J99.8*
一荚膜 B39.4
一一播散性 B39.3
一一肺 B39.2† J99.8*
一一一急性 B39.0† J99.8*
一一一慢性 B39.1† J99.8*
一一全身性 B39.3
一美洲 – 见 组织胞浆菌病，荚膜
组织的 – 见情况
组织内氧过多 T59.8

Histidinemia, histidinuria E70.8
Histoplasmosis B39.9
—with pneumonia NEC B39.2† J17.2*
—Darling's B39.4
—duboisii B39.5
—African B39.5
—lung NEC B39.2† J99.8*
—capsulati B39.4
——disseminated B39.3
——pulmonary B39.2† J99.8*
———acute B39.0† J99.8*
———chronic B39.1† J99.8*
——generalized B39.3
—American – see Histoplasmosis, capsulati
Tissue – see condition
Hyperoxia T59.8

组织细胞瘤(M8832/0) - 另见 肿瘤，皮肤，良性

Histiocytoma (M8832/0) - see also Neoplasm, skin, benign

—纤维(M8830/0) - 另见 肿瘤，皮肤，良性

—fibrous (M8830/0) - see also Neoplasm, skin, benign

——恶性(M8830/3) - 见 肿瘤，结缔组织，恶性

——malignant (M8830/3) - see Neoplasm, connective tissue,malignant

——非典型(M8830/1) - 见 肿瘤，结缔组织，动态未定

——atypical (M8830/1) - see Neoplasm, connective tissue, uncertain behavior

组织细胞增多症 D76.3

Histiocytosis D76.3

—X D76.0

—X D76.0

——急性(进行性)(M9722/3) C96.0

——acute (progressive) (M9722/3) C96.0

——慢性 D76.0

——chronic D76.0

—单核吞噬细胞 NEC D76.1

—mononuclear phagocytes NEC D76.1

——朗格汉斯细胞 D76.0

——Langerhans' cells D76.0

—窦，伴有大块性淋巴结病 D76.3

—sinus, with massive lymphadenopathy D76.3

—恶性(M9720/3) C96.1

—malignant (M9720/3) C96.1

—急性分化进行性(M9722/3) C96.0

—acute differentiated progressive (M9722/3) C96.0

—朗格汉斯细胞 NEC D76.0

—Langerhans' cell NEC D76.0

—综合征 NEC D76.3

—syndrome NEC D76.3

zǔ 祖

祖德克萎缩、祖德克病或祖德克综合征[创伤后骨质疏松] M89.0

Sudeck's atrophy, disease or syndrome M89.0

zuì 醉

醉酒 NEC F10.0

Drunkenness, Intoxicated, Intoxication NEC F10.0

—病理性 F10.0

—pathological F10.0

—病理性特应性 NEC F10.0

—pathologic NEC F10.0

—酒精中毒中的急性 F10.0

—acute in alcoholism F10.0

—慢性 F10.2

—chronic F10.2

醉癖 F10.0

Inebriety F10.0

zuǒ 左

左半侧结肠炎 K51.5

Hemicolitis, left K51.5

左位心(孤立性) Q24.1

Levocardia (isolated) Q24.1

左右心室衰竭(心脏) I50.0

Biventricular failure (heart) I50.0

左转位 Q20.5

Levotransposition Q20.5

zuǒ 佐

佐林格-埃利森综合征 E16.4

Zollinger-Ellison syndrome E16.4

zuò 坐

第二部分　损伤的外部原因索引

SECTION II　Alphabetical index to External causes of injury

主导词首字汉语拼音音节索引表

INDEXING LIST ACCORDING TO THE SYLLABLES OF THE PHONETIC TRANSCRIPTIONS OF THE FIRST CHINESE CHARACTERS

主导词首字笔画检字表

INDEXING LIST ACCORDING TO THE STROKES OF THE FIRST CHINESE CHARACTERS

损伤的外部原因索引正文

A

阿尔卑斯山病 **W94.-**
安第斯山地病 **W94.-**
暗杀(企图)(另见 加害) **Y09.-**

Alpine sickness W94.-
Andes disease W94.-
Assassination (attempt) (see also Assault) Y09.-

B

绊倒，撞倒
一与，被
一一地毯、勒马绳、街头的边石、旅行毯或(小)物体(另见 撞在...上，物体) W22.-
一一一伴有跌倒 W01.-
一一动物 W64.-
一一一伴有跌倒 W01.-
一一人员 W51.-
一一一伴有跌倒 W03.-
暴风雪 X37.-
暴风雨(自然灾害) X37.-
一引起洪水 X38.-
暴露(于，向，对)
一波
一一超声 W42.-
一一声 W42.-
一一亚声 W43.-
一长期在深度冷冻装置或冷藏器中 W93.-
一电(流) W87.-
一一被其他人员引起
一一一描述为
一一一一不能确定是意外还是故意造成的 Y33.-
一一一一故意的，他杀(企图) Y08.-
一一变压器(漏电) W86.-
一一操纵的仪器(漏电) W86.-
一一导体(漏电) W86.-
一一第三轨(电动机车上的输电轨) W86.-
一一发电厂，配电站 W86.-
一一发动机(漏电) W86.-
一一高压电缆 W85.-
一一描述为不能确定是意外还是故意造成的 Y33.-
一一器具(漏电) W86.-
一一闪电 X33.-
一一输电线路 W85.-
一一他杀(企图) Y08.-
一一特指的 NEC W86.-
一一依法处以死刑 Y35.5
一一载电轨 W86.-

Stumbling, Tripping
—over
——carpet, curb, kerb, rug or (small) object (see also Striking against, object) W22.-
———with fall W01.-
——animal W64.-
———with fall W01.-
——person W51.-
———with fall W03.-
Blizzard X37.-
Storm (cataclysmic) X37.-
—causing flood X38.-
Exposure (to)
—waves
——supersonic W42.-
——sound W42.-
——infrasound W43.-
—prolonged in deep-freeze unit or refrigerator W93.-
—electric (current) W87.-
——caused by other person
———stated as
————undetermined whether accidentally or purposely inflicted Y33.-
————intentional, homicide (attempt) Y08.-
——transformer (faulty) W86.-
——control apparatus (faulty) W86.-
——conductor (faulty) W86.-
——third rail W86.-
——electric power generating plant, distribution station W86.-
——motor (faulty) W86.-
——high-voltage cable W85.-
——stated as undetermined whether accidentally or purposely inflicted Y33.-
——appliance (faulty) W86.-
——lightning X33.-
——transmission lines W85.-
——homicide (attempt) Y08.-
——specified NEC W86.-
——legal execution Y35.5
——live rail W86.-

暴露——*续前页*
—火——*续前页*
——受控制的——*续前页*
———篝火 X03.-
———大楼或建筑物 X02.-
———火盆(大楼或建筑物中的) X02.-
————不在大楼或建筑物中 X03.-
———垃圾 X03.-
——他杀(企图) X97.-
——特指的 NEC X08.-
——无控制的
———不在大楼或建筑物中的(任何) X01.-
———在大楼或建筑物中的 X00.-
——由于...引起
———爆炸(另见 爆炸) W40.-
———闪电 NEC X09.-
——在...中，...的，在...上，开始于
———船舶(运输中)(非运输中) V91.-
————局部 V93.-
———电车(市内有轨电车)(行驶中) V82.8
———火车或铁路车辆 V81.8
———机动车(行驶中)(另见 意外事故，运输，乘员，按车辆类型) V87.8
———机器(另见 接触，与，按机器类型) W31.-
———运输车辆 NEC (另见 意外事故，运输，乘员，按车辆类型) V87.8
———作战行动(被起火装置或常规武器) Y36.3
————由于核爆炸 Y36.5
——帐篷失火 X03.-
——装置或家具(大楼中的)(无控制的) X00.-
——自己造成的(未特指是意外或故意的) Y26.-
———描述为故意的、有目的的，自杀(企图) X76.-
——自杀(企图) X76.-
—火焰(另见 暴露，火) X09.-
—机械性力量 NEC W49.-
——无生命 NEC W49.-
——有生命 NEC W64.-
—喷射，高压的(水力)(气体) W41.-
—气体喷射 W41.-
—热(自然) NEC (另见 热) X30.-
—日光 NEC X32.-

Exposure——*continued*
—fire——*continued*
——controlled——*continued*
———bonfire X03.-
———building or structure X02.-
———brazier (in building or structure) X02.-
————not in building or structure X03.-
———trash X03.-
——homicide (attempt) X97.-
——specified NEC X08.-
——uncontrolled
———not in building or structure (any) X01.-
———in building or structure X00.-
——resulting from
———explosion (see also Explosion) W40.-
———lightning NEC X09.-
——in, of, on, starting in
———watercraft (in transit) (not in transit) V91.-
————localized V93.-
———street car (in motion) V82.8
———railway train or vehicle V81.8
———motor vehicle (in motion) (see also Accident, transport, occupant, by type of vehicle) V87.8
———machinery (see also Contact, with, by type of machine) W31.-
———transport vehicle NEC (see also Accident, transport, occupant, by type of vehicle) V87.8
———war operations (by fire- producing device or conventional weapon) Y36.3
————from nuclear explosion Y36.5
——campfire X03.-
——fittings or furniture (in building or structure) (uncontrolled) X00.-
——self-inflicted (unspecified whether accidental or intentional) Y26.-
———stated as intentional, purposeful, suicide (attempt) X76.-
——suicide (attempt) X76.-
—flames (see also Exposure, fire) X09.-
—mechanical forces NEC W49.-
——inanimate NEC W49.-
——animate NEC W64.-
—jet, high-pressure (hydraulic) (pneumatic) W41.-
—pneumatic jet W41.-
—heat (natural) NEC (see also Heat) X30.-
—sunlight NEC X32.-

爆炸——*续前页*
一甲烷 W40.-
一军火(仓库)(工厂) W40.-
一空气罐(压缩的)(机器中) W36.-
一矿山(爆炸性气体) NEC W40.-
一雷管 W40.-
一煤气 W40.-
一描述为不能确定是意外还是故意造成的 Y25.-
一炮弹(火炮) NEC W40.-
一喷雾剂罐 W36.-
一气体 W40.-
一一汽缸或压力罐(机器中) W36.-
一汽油(烟雾)(罐)，不在行驶的机动车中 W40.-
一热水器，罐(机器中) W35.-
一手榴弹 NEC W40.-
一他杀(企图) X96.-
一压力，压缩
一一炊具 W38.-
一一管子 W37.-
一一轮胎 W37.-
一一气罐(机器中) W36.-
一一容器(机器中) W38.-
一一软管 W37.-
一烟火 W39.-
一乙炔 W40.-
一炸药 W40.-
一沼气[甲烷] W40.-
一蒸气或水管(机器中) W37.-
一自己造成的(未特指是意外或故意的) Y25.-
一一描述为故意的、有目的的，自杀(企图) X75.-
一自杀(企图) X75.-
一作战行动(另见 作战行动，爆炸) Y36.2

被夹在物体之间(运动)(静止和运动)(另见 夹住) W23.-
冰雹致伤 X39.-
冰冻(另见 暴露，寒冷) X31.-
并发症(迟延)(当时或随后)(腹腔镜检查)(激光)(医疗或手术操作) Y84.9
一伴有意外[医疗]事故(另见 意外[医疗]事故) Y69

Blowing up, Explosion——*continued*
—methane W40.-
—munitions (dump) (factory) W40.-
—air tank (compressed) (in machinery) W36.-
—in mine (of explosive gases) NEC W40.-
—detonator W40.-
—coal gas W40.-
—stated as undetermined whether accidentally or purposely inflicted Y25.-
—shell (artillery) NEC W40.-
—aerosol can W36.-
—gas W40.-
——cylinder or pressure tank (in machinery) W36.-
—gasoline (fumes) (tank) not in moving motor vehicle W40.-
—hot water heater, tank (in machinery) W35.-
—grenade NEC W40.-
—homicide (attempt) X96.-
—pressure, pressurized
——cooker W38.-
——pipe W37.-
——tire W37.-
——gas tank (in machinery) W36.-
——vessel (in machinery) W38.-
——hose W37.-
—fireworks W39.-
—acetylene W40.-
—dynamite W40.-
—fire-damp W40.-
—steam or water lines (in machinery) W37.-
—self-inflicted (unspecified whether accidental or intentional) Y25.-
——stated as intentional, purposeful, suicide (attempt) X75.-
—suicide (attempt) X75.-
—war operations (see also War operations, explosion) Y36.2

Pinched between objects (moving) (stationary and moving) (see also Caught) W23.-
Hailstones, injured by X39.-
Freezing (see also Exposure, cold) X31.-
Complication (delayed) (of or following) (laparoscopic) (laser) (medical or surgical procedure) Y84.9
—with misadventure (see also Misadventure) Y69

C

出血——*续前页*

—医疗和手术治疗期间的意外[医疗]事故(另见 意外[医疗]事故，切割，按操作类型) Y60.9

处私刑(另见 加害) Y09.-

处死，依法(任何方法) Y35.5

处置，依法(另见 依法处置) Y35.7

触电致死(意外的)(另见 暴露，电流) W87.-

穿刺(另见 接触，与，按物体或机器的类型) W49.-

—被

——海胆棘 X26.-

——植物刺、棘、锋利的叶子或其他机械作用力 NEC W60.-

—在医疗和手术治疗中的意外[医疗]事故(另见 意外[医疗]事故，切割，按操作类型) Y60.9

穿孔，在医疗和手术治疗期间的意外[医疗]事故(另见 意外[医疗]事故，切割，按操作类型) Y60.9

创伤，受伤(意外的) NEC (另见 损伤) X59.9

—射击(另见 发射，按火器类型) W34.-

—战斗(另见 作战行动) Y36.9

床铺着火 NEC X08.-

刺，刺入 X99.-

—意外的(另见 接触，与，被物体) W49.-

刺刀伤 W26.-

—在

——依法处置中 Y35.4

——作战行动中 Y36.4

刺入豪猪刺 W55.-

粗暴对待(在争吵、斗殴中) Y04.-

—依法处置 Y35.6

错误的液体，输入 Y65.1

Hemorrhage—*continued*

—during medical or surgical treatment as misadventure (see also Misadventure, cut, by type of procedure) Y60.9

Lynching (see also Assault) Y09.-

Execution, legal (any method) Y35.5

Intervention, legal (see also Legal intervention) Y35.7

Electrocution (accidental) (see also Exposure, electric current) W87.-

Piercing, Puncture, puncturing (see also Contact, with, by type of object or machine) W49.-

—by

——sea-urchin spine X26.-

——plant thorns, spines, sharp leaves or other mechanisms NEC W60.-

—during medical or surgical treatment as misadventure (see also Misadventure, cut, by type of procedure) Y60.9

Perforation during medical or surgical treatment as misadventure (see also Misadventure, cut, by type of procedure) Y60.9

Wound (accidental) NEC (see also Injury) X59.9

—gunshot (see also Discharge, by type of firearm) W34.-

—battle (see also War operations) Y36.9

Bed set on fire NEC X08.-

Stab, stabbing X99.-

—accidental (see also Contact, with, by object) W49.-

Bayonet wound W26.-

—in

legal intervention Y35.4

——war operations Y36.4

Implantation of quills of porcupine W55.-

Manhandling (in brawl, fight) Y04.-

—legal intervention Y35.6

Wrong fluid in infusion Y65.1

D

打击 X59.9
—被法律执行机构，警察(值勤中) Y35.6
——钝器 Y35.3
打在…上 – 见 撞在…上
打中，击中(意外的)，被 – 见 击中，被
大火灾 – 见 暴露，火
倒塌
—大楼 W20.-
——着火的(无控制性火焰) X00.-
—机器(另见 接触，与，按机器类型) W31.-
—建筑物 W20.-
——着火的(无控制性火焰) X00.-
—水坝或人造建筑物(引起地层移动) X36.-
低
—温(效应)(另见 暴露，寒冷) X31.-
—压(效应) W94.-
低气压病 W94.-
地层(表面)移动 NEC X36.-
地震(任何损伤) X34.-
电休克(意外)(被)(由于)(另见 暴露，电流) W87.-
掉落，(意外地)被其他人员运送或搀扶[支撑]时 W04.-
跌落，跌倒(意外) – 另见 坠落 W19.-
—被其他人员运送或搀扶[支撑]时 W04.-
—穿过地板、屋顶或窗户 W13.-
—进入
——暴雨水沟 W17.-
——采石场(石坑) W17.-
——储罐 W17.-
——地表面开口 NEC W17.-
——地窖 W17.-
——洞口 W17.-
——洞穴 W17.-
——火 – 见 暴露，火，按类型
——机器的运动部分(另见 接触，与，按机器类型) W31.-
——矿井 W17.-

Blow X59.9
—by law-enforcement agent, police (on duty)Y35.6
——blunt object Y35.3
Hitting against – see Striking against
Hit, hitting (accidental) by – see Struck by
Conflagration – see Exposure, fire
Collapse
—building W20.-
——burning (uncontrolled fire) X00.-
—machinery (see also Contact, with, by type of machine) W31.-
—structure W20.-
——burning (uncontrolled fire) X00.-
—dam or man-made structure (causing earth movement) X36.-
Low
—temperature (effects) (see also Exposure, cold) X31.-
—pressure (effects) W94.-
Hypobarism, hypobaropathy W94.-
Earth (surface) movement NEC X36.-
Earthquake (any injury) X34.-
Electric shock (accidental) (by) (in) (see also Exposure, electric current) W87.-
Dropped (accidentally) while being carried or supported by other person W04.-
Fall, falling (accidental) W19.-
—while being carried or supported by other person(s) W04.-
—through floor, roof or window W13.-
—into
——storm drain W17.-
——quarry W17.-
——tank W17.-
——opening in surface NEC W17.-
——pit W17.-
——hole W17.-
——cavity W17.-
——fire – see Exposure, fire, by type
——moving part of machinery (see also Contact, with, by type of machine) W31.-
——shaft W17.-

跌落，跌倒——*续前页*
－在…中——*续前页*
－－火车(不伴有先前的碰撞) V81.5
－－－伴有先前的碰撞 V81.3
－－－出轨时(不伴有先前的碰撞) V81.7
－－－－伴有先前的碰撞 V81.3
－－－在上或下(车)时 V81.4
－－机器(另见 接触，与，按机器类型) W31.-
－－脚手架 W12.-
－－楼梯、台阶(涉及冰或雪) W10.-
－－碰撞后的运输车辆 - 见 意外事故，运输，按车辆类型，碰撞
－－梯子 W11.-
－－物体边缘，尖或锐利的(伴有切割)(另见 跌落，按类型) W19.-
－－小物体 W01.-
－－斜坡(涉及冰或雪) W10.-
－－悬崖 W15.-
－－澡盆(浴盆) W18
－－自动梯 W10.-
－在火车、车辆或其他运动物体之前
－－描述为
－－－不能确定是意外或故意的 Y31.-
－－－故意的、有目的的，自杀(企图) X81.-
－自，脱离
－－(市内有轨)电车 NEC V82.6
－－－伴有先前的碰撞 NEC V82.3
－－－在上或下(车)时 V82.4
－－草堆 W17.-
－－厕所[盥洗室] W18.-
－－车辆(行驶中) NEC (另见 意外事故，运输) V89.9
－－－机动 NEC (另见 意外事故，运输，乘员，按车辆类型) V87.8
－－－静止，除外在下、上、进入、离开 W17.-
－－窗户 W13.-
－－床 W06.-
－－从一个平面到另一平面 NEC W17.-
－－－故意的、有目的的，自杀(企图) X80.-
－－－描述为不能确定是意外还是故意造成的 Y30.-

Fall, falling——*continued*
－in, on, over——*continued*
－－train (without antecedent collision) V81.5
－－－with antecedent collision V81.3
－－－during derailment (without antecedent collision) V81.7
－－－－with antecedent collision V81.3
－－－while boarding or alighting V81.4
－－machine, machinery (see also Contact, with, by type of machine) W31.-
－－scaffolding W12.-
－－staircase, stairs, steps (involving ice or snow) W10.-
－－transport vehicle after collision – see Accident, transport, by type of vehicle, collision
－－ladder W11.-
－－object, edged, pointed or sharp (with cut) (see also Fall, by type) W19.-
－－small object W01.-
－－ramp, incline (involving ice or snow) W10.-
－－cliff W15.-
－－bath(tub) W18
－－escalator W10.-
－before train, vehicle or other moving object
－－stated as
－－－undetermined whether accidental or intentional Y31.-
－－－intentional, purposeful, suicide (attempt) X81.-
－from, off
－－streetcar NEC V82.6
－－－with antecedent collision NEC V82.3
－－－while boarding or alighting V82.4
－－haystack W17.-
－－toilet W18.-
－－vehicle (in motion) NEC (see also Accident, transport) V89.9
－－－motor NEC (see also Accident, transport, occupant, by type of vehicle) V87.8
－－－stationary, except while alighting, boarding, entering, leaving W17.-
－－window W13.-
－－bed W06.-
－－one level to another NEC W17.-
－－－intentional, purposeful, suicide (attempt) X80.-
－－－stated as undetermined whether accidentally or purposely inflicted Y30.-

E

F

发射(意外的)

—BB 手枪[滑膛气枪](另见 发射，火器) W34.-
—步枪(军用)(狩猎)(另见 发射，火器，较大型的) W33.-
—火器 NEC W34.-
——较大型的 W33.-
———描述为不能确定是意外还是故意造成的 Y23.-
———他杀(企图) X94.-
———依法处置 Y35.0
———自己造成的(未特指是意外或故意的) Y23.-
———自杀(企图) X73.-
——描述为不能确定是意外还是故意造成的 Y24.-
——他杀(企图) X95.-
——依法处置 Y35.0
——自己造成的(未特指是意外或故意的) Y24.-
——自杀(企图) X74.-
—机枪(另见 发射，火器，较大型的) W33.-
—连发左轮手枪(另见 发射，手枪) W32.-
—猎枪(另见 发射，火器，较大型的) W33.-
—气枪(另见 发射，火器) W34.-
—枪 NEC (另见 发射，火器) W34.-
——BB 手枪[滑膛气枪](另见 发射，火器) W34.-
——单手用的(另见 发射，手枪) W32.-
——机(另见 发射，火器，较大型的) W33.-
——其他特指的(另见 发射，火器) W34.-
——气(另见 发射，火器) W34.-
——手(另见 发射，手枪) W32.-
——小子弹(另见 发射，火器) W34.-
—手枪(另见 发射，手枪) W32.-
——描述为不能确定是意外还是故意造成的 Y22.-
——闪光(另见 发射，火器) W34.-
——他杀(企图) X93.-
——维利式(另见 发射，火器) W34.-
——小子弹(另见 发射，火器) W34.-
——依法处置 Y35.0

Discharge (accidental)

—BB gun (see also Discharge, firearm) W34.-
—rifle (army) (hunting) (see also Discharge, firearm, larger) W33.-
—firearm NEC W34.-
——larger W33.-
———stated as undetermined whether accidentally or purposely inflicted Y23.-
———homicide (attempt) X94.-
———legal intervention Y35.0
———self-inflicted (unspecified whether accidental or intentional) Y23.-
———suicide (attempt) X73.-
——stated as undetermined whether accidentally or purposely inflicted Y24.-
——homicide (attempt) X95.-
——legal intervention Y35.0
——self-inflicted (unspecified whether accidental or intentional) Y24.-
——suicide (attempt) X74.-
—machine gun (see also Discharge, firearm, larger) W33.-
—revolver (see also Discharge, handgun)W32.-
—shotgun (see also Discharge, firearm, larger) W33.-
—airgun (see also Discharge, firearm) W34.-
—gun NEC (see also Discharge, firearm) W34.-
——BB (see also Discharge, firearm)W34.-
——for single hand use (see also Discharge, handgun) W32.-
——machine (see also Discharge, firearm, larger) W33.-
——other specified (see also Discharge, firearm) W34.-
——air (see also Discharge, firearm) W34.-
——hand (see also Discharge, handgun) W32.-
——pellet (see also Discharge, firearm) W34.-
—pistol, handgun (see also Discharge, handgun) W32.-
——stated as undetermined whether accidentally or purposely inflicted Y22.-
——flare (see also Discharge, firearm) W34.-
——homicide (attempt) X93.-
——Very (see also Discharge, firearm) W34.-
——pellet (see also Discharge, firearm) W34.-
——legal intervention Y35.0

发射——*续前页*
一手枪——*续前页*
一一自己造成的(未特指是意外或故意的) Y22.-
一一自杀(企图) X72.-
一烟火 W39.-
发现时已损伤(死亡) X59.9
一由于暴露 – 见 暴露
一在…上
一一公路、道路、街道 V89.9
一一铁路的道路用地 V81.9
翻倒(意外的)
一机器(另见 接触，与，按机器类型) W31.-
一小船、船、船舶(引起淹溺、沉没) V90.-
一一引起损伤，除外淹溺或沉没 V91.-
一运输车辆 NEC (另见 意外事故，运输) V89.9
反复性运动，过度的 X50.-
反应，医疗操作异常(另见 并发症，按操作类型) Y84.9
一伴有意外[医疗]事故(另见 意外[医疗]事故) Y69
一生物 – 见 药物和化学制剂表
一药物 – 见 药物和化学制剂表
一疫苗 – 见 药物和化学制剂表
房子着火(无控制的) X00.-
飞行员病 W94.-
分娩时或分娩后的疏忽(他杀企图)(杀婴儿企图)(另见 遗弃) Y06.9
焚化(意外的)(另见 暴露，火) X09.-
焚毁(由于火)(另见 暴露，火) X09.-
一睡衣 X05.-
一衣服 NEC X06.-
一一睡衣 X05.-
一珠宝，塑料的 X06.-
一装置或家具(着火的的建筑物)(无控制性火焰) X00.-
封闭于低氧环境 W81.-
服用
一毒物 – 见 药物和化学制剂表
一用药过量(药物) – 见 药物和化学制剂表

Discharge——*continued*
—pistol, handgun——*continued*
— —self-inflicted (unspecified whether accidental or intentional) Y22.-
— —suicide (attempt) X72.-
—firework(s) W39.-
Found injured (dead) X59.9
—from exposure (to) – see Exposure
—on
— —highway, road(way), street V89.9
— —railway right of way V81.9
Overturning (accidental)
—machinery (see also Contact, with, by type of machine) W31.-
—boat, ship, watercraft (causing drowning, submersion) V90.-
— —causing injury except drowning or submersion V91.-
—transport vehicle NEC (see also Accident, transport) V89.9
Repetitive movements, excessive X50.-
Reaction, abnormal to medical procedure (see also Complication, by type of procedure) Y84.9
—with misadventure (see also Misadventure) Y69
—biologicals – see Table of drugs and chemicals
—drugs – see Table of drugs and chemicals
—vaccine – see Table of drugs and chemicals
House fire (uncontrolled) X00.-
Aviator's disease W94.-
Inattention at or after birth (homicidal intent) (infanticidal intent) (see also Abandonment) Y06.9
Incineration (accidental) (see also Exposure, fire) X09.-
Melting (due to fire) (see also Exposure, fire) X09.-
—nightwear X05.-
—apparel，clothes, clothing NEC X06.-
— —nightwear X05.-
—jewelry, plastic X06.-
—fittings or furniture (burning building) (uncontrolled fire) X00.-
Confined in low-oxygen environment W81.-
Took
—poison – see Table of drugs and chemicals
—overdose (drug) – see Table of drugs and chemicals

辐射(暴露于) W91.-
－X线(硬性)(软性) W88.-
－γ 射线 W88.-
－病人不慎暴露于(接受检验或治疗) Y63.3
－电磁、电离 W88.-
－电离(粒子，人工加速的) W88.-
－放射性同位素(任何) W88.-
－－医疗和手术治疗中的意外[医疗]事故 Y63.2
－－原子能发电厂故障 W88.-
－光源(人造可见光和紫外线) W89.-
－－自然 X32.-
－过量(在医疗或手术操作中) Y63.2
－焊接弧光、炬或光 W89.-
－－过热，由于 W92.-
－红外线(加热器和灯) W90.-
－－过热，由于 W92.-
－弧光灯 W89.-
－激光 W90.-
－－医疗中的意外[医疗]事故 Y63.2
－－作战行动中 Y36.7
－雷达 W90.-
－镭 NEC W88.-
－医疗或手术操作的意外[医疗]事故 Y63.2
－人造可见光 W89.-
－日光 X32.-
－射频 W90.-
－同位素，放射性的(另见 辐射，放射性同位素) W88.-
－微波 W90.-
－医学放射治疗的并发症或异常反应 Y84.2
－原子能发电厂(故障) NEC W88.-
－在
－－作战行动中(由于或继后于核爆炸)(直接)(继发) Y36.5
－－－激光 Y36.7
－紫外线(光)(人造的) W89.-
－－自然 X32.-
－自然 NEC X39.-
覆盖(被单) W75.-

Radiation (exposure to) W91.-
—X-rays (hard) (soft) W88.-
—gamma rays W88.-
—inadvertent exposure of patient (receiving test or therapy) Y63.3
—electromagnetic, ionizing W88.-
—ionized, ionizing (particles, artificially accelerated) W88.-
—radioactive isotopes (any) W88.-
——misadventure in medical or surgical treatment Y63.2
——atomic power plant malfunction W88.-
—light sources (man-made visible and ultraviolet) W89.-
——natural X32.-
—overdose (in medical or surgical procedure) Y63.2
—welding arc, torch, or light W89.-
——excessive heat from W92.-
—infrared (heaters and lamps) W90.-
——excessive heat from W92.-
—arc lamps W89.-
—laser(s) W90.-
——misadventure in medical care Y63.2
——in war operations Y36.7
—radar W90.-
—radium NEC W88.-
—misadventure in medical or surgical procedure Y63.2
—man-made visible light W89.-
—sun X32.-
—radiofrequency W90.-
—isotopes, radioactive (see also Radiation, radioactive isotopes) W88.-
—microwave W90.-
—complication of or abnormal reaction to medical radiotherapy Y84.2
—atomic power plant (malfunction) NEC W88.-
—in
——war operations (from or following nuclear explosion) (direct) (secondary) Y36.5
———laser(s) Y36.7
—ultraviolet (light) (man-made) W89.-
——natural X32.-
—natural NEC X39.-
Overlaid W75.-

G

高
－放射性水平，效应 – 见 辐射
－海拔(效应) W94.-
－温，效应(另见 热) X30.-
－压(效应) W94.-

高空病 W94.-

高山病 W94.-

哽噎(任何物体，除外食物或呕吐物) W80.-
－呕吐物 W78.-
－粘液或粘痰，非新生儿 W80.-
－食物(骨头)(种子) W79.-

梗阻
－呼吸
－－被
－－－呕吐物(存在食管)(压迫气管) W78.-
－－－食物(存在食管) W79.-
－－－异物，除外食物或呕吐物(存在食管) W80.-
－气道、喉、呼吸道
－－被
－－－粘痰 W80.-
－－－粘液 W80.-
－－－呕吐物 W78.-
－－－食物，任何类型 W79.-
－－－物质或物体，除外食物或呕吐物 W80.-
－食管
－－被
－－－呕吐物 W44.-
－－－－伴有呼吸道梗阻，窒息 W78.-
－－－食物，任何类型 W44.-
－－－－伴有呼吸道梗阻，窒息(由于气道压迫) W79.-
－－－异物，除外食物或呕吐物 W44.-
－消化道，除外口或咽
－－被
－－－呕吐物 W44.-
－－－食物，任何类型 W44.-
－－－异物(任何) W44.-

High
—level of radioactivity, effects – see Radiation
—altitude (effects) W94.-
—temperature, effects (see also Heat) X30.-
—pressure (effects) W94.-

Altitude sickness W94.-

Mountain sickness W94.-

Choked, choking (on) (any object except food or vomitus) W80.-
—vomitus W78.-
—mucus or phlegm, not of newborn W80.-
—food (bone) (seed) W79.-

Obstruction
—respiration
——by
———vomitus (lodged in esophagus) (compression of trachea) W78.-
———food (lodged in esophagus) W79.-
———foreign body, except food or vomitus (lodged in esophagus) W80.-
—air passages, larynx, respiratory passages
——by
———phlegm W80.-
———mucus W80.-
———vomitus W78.-
———food, any type W79.-
———material or object except food or vomitus W80.-
—esophagus
——by
———vomitus W44.-
————with asphyxia, obstruction of respiratory passage, suffocation W78.-
———food, any type W44.-
————with asphyxia, obstruction of respiratory passage, suffocation (due to air passage compression) W79.-
———foreign body, except food or vomitus W44.-
—digestive tract, except mouth or pharynx
——by
———vomitus W44.-
———food, any type W44.-
———foreign body (any) W44.-

梗阻——*续前页*	**Obstruction**——*continued*
一咽	—pharynx
一一被	——by
一一一呕吐物 W78.-	———vomitus W78.-
一一一食物，任何类型 W79.-	———food, any type W79.-
一一一物质或物体，除外食物或呕吐物 W80.-	———material or object except food or vomitus W80.-
攻击，被动物 NEC W55.-	**Attack by mammal NEC W55.-**
狗咬伤 W54.-	**Dog bite W54.-**
骨折(未知或未特指的环境) X59.0	**Fracture (circumstances unknown or unspecified) X59.0**
一由于特指的原因 NEC X58.-	—due to specified cause NEC X58.-
关闭于(意外地)(另见 窒息)	**Shut in (accidentally) (see also Suffocation)**
一空气稀薄的地方，除外塑料袋 W81.-	—airtight space, except plastic bag W81.-
一冷藏库 W81.-	—refrigerator W81.-
一塑料袋(另见 窒息，在…中，塑料袋) W83.-	—plastic bag (see also Suffocation, in, plastic bag) W83.-
过度暴露于(意外的)	**Overexposure (accidental) (to)**
一恶劣天气 NEC X39.-	—weather NEC X39.-
一放射能量 W88.-	—radioactivity W88.-
一风 NEC X39.-	—wind NEC X39.-
一辐射 – 见 辐射	—radiation – see Radiation
一寒冷(另见 暴露，寒冷) X31.-	—cold (see also Exposure, cold) X31.-
一一由于人为的情况 W93.-	——due to man-made conditions W93.-
一热(另见 热) X30.-	—heat (see also Heat) X30.-
一太阳(晒伤) X32.-	—sun (sunburn) X32.-
过敏性休克，过敏症(另见 药物和化学制剂表) Y57.9	**Anaphylactic shock, anaphylaxis (see also Table of drugs and chemicals) Y57.9**
过热的(另见 热) X30.-	**Overheated (see also Heat) X30.-**

H

海上失事 NEC V92.-
—作战行动中 Y36.4
海啸(任何损伤) NEC X39.-
—暴风雨引起的 X37.-
寒冷，暴露于(意外)(过度)(极度)(自然)(地方) NEC (另见 暴露，寒冷) X31.-

航空
—病[航空晕] X51.-
航空性 – 现译名 气压性
航空性鼻窦炎 W94.-
核爆炸的火球效应，作战行动中 Y36.5

横躺在火车、车辆或其他运动物体前(未特指是意外或故意的) Y31.-

—描述为故意的、有目的的，自杀(企图) X81.-

洪水(任何损伤) X38.-
后遗症(…的) Y89.9
—故意自害(分类于 X60-X84) Y87.0

—机动车意外事故 Y85.0
—加害(他杀)(任何方式)(分类于 X85-Y09) Y87.1

—手术和医疗操作作为异常反应或晚期并发症的原因(分类于 Y83-Y84) Y88.3

—损伤不能确定是意外还是故意造成的(分类于 Y10-Y34) Y87.2
—他杀，企图(任何方式)(分类于 X85-Y09) Y87.1

—药物和生物制品引起的有害效应，在治疗中使用的(分类于 Y40-Y59) Y88.0
—医疗或手术操作引起的意外[医疗]事故 Y88.1

—依法处置 Y89.0
—意图不确定事件(分类于 Y10-Y34) Y87.2

—意外[医疗]事故，病人在医疗或手术操作中的(分类于 Y60-T69) Y88.1
—意外事故 NEC(分类于 W00-X59) Y86

Lost at sea NEC V92.-
—in war operations Y36.4
Tidal wave (any injury) NEC X39.-
—caused by storm X37.-
Cold, exposure to (accidental) (excessive) (extreme) (natural) (place) NEC (see also Exposure, cold) X31.-
Air
—sickness X51.-
Baro-
Aerosinusitis W94.-
Fireball effects from nuclear explosion in war operations Y36.5
Lying before train, vehicle or other moving object (unspecified whether accidental or intentional) Y31.-
—stated as intentional, purposeful, suicide (attempt) X81.-
Flood (any injury) X38.-
Sequelae (of) Y89.9
—intentional self-harm (classifiable to X60-X84) Y87.0
—motor vehicle accident Y85.0
—assault (homicidal) (any means) (classifiable to X85-Y09) Y87.1
—surgical and medical procedures as cause of abnormal reaction or later complication (classifiable to Y83-Y84) Y88.3
—injury undetermined whether accidentally or purposely inflicted (classifiable to Y10-Y34)Y87.2
—homicide, attempt (any means) (classifiable to X85-Y09) Y87.1
—drugs and biologicals causing adverse effects in therapeutic use (classifiable to Y40-Y59) Y88.0
—medical or surgical procedure, resulting from misadventure Y88.1
—legal intervention Y89.0
—event of undetermined intent (classifiable to Y10-Y34) Y87.2
—misadventure to patient during medical or surgical procedure (classifiable to Y60-Y69)Y88.1
—accident NEC (classifiable to W00-X59) Y86

后遗症——*续前页*
—有害事件，与诊断或治疗中使用的装置有关(分类于 Y70-Y82) Y88.2
—运输意外事故，除外机动车 Y85.9
—自杀(企图)(任何方式)(分类于 X60-X84) Y87.0
—作战行动 Y89.1

呼吸阻断(被)
—呕吐物(存在于食管) W78.-
—食物(存在于食管) W79.-
—异物，除外食物或呕吐物(存在于食管) W80.-

忽视[不顾](有罪的)(他杀企图)(另见 遗弃) Y06.9

划船，过度的 X50.-

滑倒(意外的)(在同一水平)(伴有跌倒) W01.-
—在…上
——表面(滑的)(湿的) NEC W01.-
——冰 W00.-
———伴有溜冰 W02.-
——泥 W01.-
——雪 W00.-
———伴有滑雪 W02.-
——油 W01.-

灰尘迷眼 W44.-

火(意外的)(另见 暴露，火) X09.-

火山爆发(任何损伤) X35.-

Sequelae——*continued*
—adverse incident associated with medical device in diagnostic or therapeutic use (classifiable to Y70-Y82) Y88.2
—transport accident, except motor vehicles Y85.9
—suicide (attempt) (any means) (classifiable to X60-X84) Y87.0
—war operations Y89.1

Interruption of respiration (by)
—vomitus (lodged in esophagus) W78.-
—food (lodged in esophagus) W79.-
—foreign body, except food or vomitus(lodged in esophagus) W80.-

Neglect (criminal) (homicidal intent) (see also Abandonment) Y06.9

Rowing, excessive X50.-

Slipping (accidental) (on same level) (with fall) W01.-
—on
——surface (slippery) (wet) NEC W01.-
——ice W00.-
———with skates W02.-
——mud W01.-
——snow W00.-
———with skis W02.-
——oil W01.-

Dust in eye W44.-

Fire (accidental) (see also Exposure, fire)X09.-

Volcanic eruption (any injury) X35.-

J

击中(意外地)，被
—冰雹 X39.-
—车辆(运输) NEC (另见 意外事故，运输) V09.9
——静止(由于起重机、液压起落设备、斜轨倒落) W20.-
—发射物
——火器(另见 发射，按火器类型) W34.-
——作战行动中 – 见 作战行动，发射物
—机器(另见 接触，与，按机器类型) W31.-
—警察(值勤中) Y35.6
——用钝器(警棍)(棍棒)(短棍) Y35.3
—雷电 X33.-
—其他人员 W50.-
——体育设施 W21.-
——用钝器 W22.-
———故意的，他杀(企图) Y00.-
———体育设施 W21.-
——被蜂拥人群挤倒 W52.-
—球(击打的)(投掷的) W21.-
—曲棍球棒或曲棍球 W21.-
—山崩 X36.-
—闪电 X33.-
—闪光/维利式信号枪(另见 发射，火器) W34.-
—体育设施 W21.-
—物体 NEC W22.-
——被爆炸引起运动的(另见 爆炸) W40.-
——抛掷 NEC W20.-
——投掷 NEC W20.-
——运动 NEC W20.-
——坠落 W20.-
———自，在…中，在…上
————大楼 W20.-
—————着火的(无控制性火焰) X00.-
————地震 X34.-
————机器(运行的)(另见 接触，与，按机器类型) W31.-

Struck (accidentally) by
—hailstones X39.-
—vehicle (transport) NEC (see also Accident, transport) V09.9
——stationary (falling from jack, hydraulic lift, ramp) W20.-
—missile
——firearm (see also Discharge, by type of firearm) W34.-
——in war operations – see War operations, missile
—machine (see also Contact, with, by type of machine) W31.-
—police (on duty) Y35.6
——with blunt object (baton) (stave)(truncheon) Y35.3
—thunderbolt X33.-
—other person(s) W50.-
——sports equipment W21.-
——with blunt object W22.-
———intentional, homicide (attempt) Y00.-
———sports equipment W21.-
——as, or caused by, a crowd or human stampede (with fall) W52.-
—ball (hit) (thrown) W21.-
—hockey stick or puck W21.-
—landslide X36.-
—lightning X33.-
—flare, Very pistol (see also Discharge, firearm) W34.-
—sports equipment W21.-
—object NEC W22.-
——set in motion by explosion (see also Explosion) W40.-
——thrown NEC W20.-
——projected NEC W20.-
——moving NEC W20.-
——falling W20.-
———from, in, on
————building W20.-
—————burning (uncontrolled fire) X00.-
————earthquake X34.-
————machine (in operation) (see also Contact, with, by type of machine) W31.-

击中——*续前页*
—物体——*续前页*
——坠落——*续前页*
———自——*续前页*
————建筑物 W20.-
—————着火的 X00.-
————塌方 W20.-
—————伴有窒息(另见 窒息，由于，塌方) W77.-
————运输车辆(行驶中) NEC (另见 意外事故，运输) V89.9
—————静止 W20.-
————自然灾害
—————暴风雨 X37.-
—————地层表面移动 NEC X36.-
—雪崩 X36.-
—运输车辆 NEC (另见 意外事故，运输) V09.9
——不能确定是意外或故意的 Y33.-
——故意的，他杀(企图) Y03.-
——机动 NEC (另见 意外事故，运输) V09.2
———不能确定是意外或故意的 Y33.-
———故意的，他杀(企图) Y03.-
—执法机构(值勤中) Y35.6
——用钝器(警棍)(棍棒)(短棍) Y35.3
—子弹(另见 发射，按火器类型) W34.-
——作战行动中 Y36.4
饥饿(另见 缺乏，食物) X53.-
—由于遗弃或忽视照料引起的(另见 遗弃) Y06.9
—造成的遗弃或忽视照料(另见 遗弃) Y06.9
鸡奸(企图)，被强迫 Y05.-
激烈运动(在娱乐或其他活动中) X50.-
急发症状
—暴晒(中暑) X30.-
—日晒(灼痛)(另见 热) X30.-
挤(意外地)，被其他人员(另见 推，被其他人员) W51.-

Struck——*continued*
—object——*continued*
——falling——*continued*
———from——*continued*
————structure W20.-
—————burning X00.-
————cave-in W20.-
—————with asphyxiation or suffocation (see also Suffocation, due to, cave-in) W77.-
————transport vehicle (in motion) NEC (see also Accident, transport) V89.9
—————stationary W20.-
————cataclysmic
—————storm X37.-
—————earth surface movement NEC X36.-
—avalanche X36.-
—transport vehicle NEC (see also Accident, transport) V09.9
——undetermined whether accidental or intentional Y33.-
——intentional, homicide (attempt) Y03.-
——motor NEC (see also Accident, transport) V09.2
———undetermined whether accidental or intentional Y33.-
———intentional, homicide (attempt) Y03.-
—law-enforcement agent (on duty) Y35.6
——with blunt object (baton) (stave) (truncheon) Y35.3
—bullet (see also Discharge, by type of firearm) W34.-
——in war operations Y36.4
Hunger, Starvation (see also Lack of, food) X53.-
—due to abandonment or neglect (see also Abandonment) Y06.9
—resulting from abandonment or neglect (see also Abandonment) Y06.9
Sodomy (attempted) by force Y05.-
Strenuous movements (in recreational or other activities) X50.-
Ictus
—solaris X30.-
—caloris (see also Heat) X30.-
Shoving (accidentally) by other person (see also Pushed, by other person) W51.-

挤压[压伤](意外地) X59.9

一被，由于

——蜂拥人群 W52.-

——机器 NEC (另见 接触，与，按机器类型) W31.-

——门(建筑物) W23.-

——爬行动物 NEC W59.-

——山崩 NEC X36.-

——蛇(无毒的) W59.-

———有毒的 X20.-

——塌方(伴有窒息)(另见 窒息，由于，塌方) W77.-

———不伴有窒息 W20.-

——雪崩 NEC X36.-

——坠落的

———飞行器 V95.9

————作战行动中 Y36.1

———泥土，物质(伴有窒息)(另见 窒息，由于，塌方) W77.-

————不伴有窒息 W20.-

———物体 NEC W20.-

——蜥蜴(无毒的) W59.-

一物体之间(运动)(静止和运动)(另见 夹住) W23.-

挤住[夹住](意外地)

一被(任何)部分

——脚踏车 V19.8

摩托车 V29.8

——运输车辆 NEC (另见 意外事故，运输) V89.9

一在…之间

——物体(运动)(静止和运动)(另见 夹住) W23.-

一在低氧环境中 W81.-

加害(他杀)(被)(在…中) Y09.-

一(身体)暴力(手)(拳)(脚) Y04.-

——性的 Y05.-

一暴力 NEC Y09.-

一爆炸物(材料) X96.-

一匕首 X99.-

一沉没 X92.-

一刺，身体任何部位 X99.-

一刀子 X99.-

一的后遗症 Y87.1

一的晚期效应 Y87.1

Crushed (accidentally) X59.9

—by, in

——crowd or human stampede W52.-

——machinery NEC (see also Contact, with, by type of machine) W31.-

——door (building) W23.-

——reptile NEC W59.-

——landslide NEC X36.-

——snake (nonvenomous) W59.-

———venomous X20.-

——cave-in (with asphyxia or suffocation) (see also Suffocation, due to, cave-in) W77.-

———without asphyxia or suffocation W20.-

——avalanche NEC X36.-

——falling

———aircraft V95.9

————in war operations Y36.1

———earth, material(with asphyxia or suffocation) (see also Suffocation, due to, cave-in)W77.-

————without asphyxia or suffocation W20.-

———object NEC W20.-

——lizard (nonvenomous) W59.-

—between objects (moving) (stationary and moving) (see also Caught) W23.-

Trapped (accidentally)

—of by part (any) of

——pedal cycle V19.8

——motorcycle V29.8

——transport vehicle NEC (see also Accident, transport) V89.9

—between

——objects (moving) (stationary and moving) (see also Caught) W23.-

—in low-oxygen environment W81.-

Assault (homicidal) (by) (in) Y09.-

—bodily force (hand) (fists) (foot) Y04.-

——sexual Y05.-

—violence NEC Y09.-

—explosive(s) (material) X96.-

—dagger X99.-

—submersion X92.-

—stab, puncture, any part of body X99.-

—knife X99.-

—sequelae of Y87.1

—late effect of Y87.1

加害——*续前页*
一射击(伤) NEC (另见 发射，按火器类型，他杀) X95.-
一酸(吞咽) X86.-
一损伤 NEC Y09.-
一一儿童的，由于非法流产企图 NEC Y08.-
一烫伤 X98.-
一特指的方式 NEC Y08.-
一推
一一到运动物体、火车、车辆前 Y02.-
一一自高处 Y01.-
一武器 NEC Y09.-
一一钝的 Y00.-
一一火器(另见 发射，按火器类型，他杀) X95.-
一一切割或穿刺 X99.-
一性的(被(身体)暴力) Y05.-
一悬吊 X91.-
一淹溺 X92.-
一咬伤(被人) Y08.-
一药物或生物制品 X85.-
一引发装置 X97.-
一有害物质 X90.-
一炸弹(杀伤性炸弹)(信)(汽油) X96.-
一炸药 X96.-
一蒸汽 X98.-
一争吵(手)(拳)(脚)(徒手) Y04.-
一植物食物 X89.-
一窒息 X91.-
一中毒 X90.-
一一化学 X90.-
一一一特指的 NEC X89.-
一一气体和蒸气(腐蚀性)，除外药物和生物制品 X88.-
一一药物或生物制品 X85.-
一一有害物质 NEC X90.-
一一一特指的 NEC X89.-

夹住
一包装货箱下(由于失去控制) W23.-
一被，在……中
一一机器(运动部分)(另见 接触，与，按机器类型) W31.-
一一物体 NEC W23.-
一一洗衣机的甩干机 W23.-

Assault——*continued*
—gunshot, shooting (wound) NEC (see also Discharge, by type of firearm, homicide) X95.-
—acid (swallowed) X86.-
—injury NEC Y09.-
— —to child due to criminal abortion attempt NEC Y08.-
—scalding X98.-
—specified means NEC Y08.-
—pushing
— —before moving object, train, vehicle Y02.-
— —from high place Y01.-
—weapon NEC Y09.-
— —blunt Y00.-
— —firearm (see also Discharge, by type of firearm, homicide) X95.-
— —cutting or piercing X99.-
—sexual (by bodily force) Y05.-
—hanging X91.-
—drowning X92.-
—bite (of human being) Y08.-
—drugs or biological substances X85.-
—incendiary device X97.-
—noxious substance X90.-
—bomb (antipersonnel) (letter) (petrol) X96.-
—dynamite X96.-
—steam X98.-
—brawl (hand) (fists) (foot) (unarmed) Y04.-
—plant food X89.-
—suffocation X91.-
—poisoning X90.-
— —chemical(s) X90.-
— — —specified NEC X89.-
— —gases and vapors (corrosive), except drugs and biological substances X88.-
— —drugs or biological substances X85.-
— —noxious substances NEC X90.-
— — —specified NEC X89.-

Caught
—under packing crate (due to losing grip)W23.-
—by, in
— —machinery (moving parts of) (see also Contact, with, by type of machine) W31.-
— —object NEC W23.-
— —washing-machine wringer W23.-

接触——*续前页*
－与——*续前页*
－－动物(无毒的)——*续前页*
－－－有毒的 X29.-
－－－－特指的 NEC X27.-
－－锻造机(金属制造用) W31.-
－－多毛毒蜘蛛 X21.-
－－发动机，热的 NEC X17.-
－－纺丝机 W31.-
－－飞机(金属)(木制) W27.-
－－－在空中 W31.-
－－飞镖 W21.-
－－－非投掷、发射或坠落的 W45.-
－－缝纫机(电动)(动力的) W29.-
－－－手动的 W27.-
－－斧头 W27.-
－－干冰 W93.-
－－干草叉 W27.-
－－干草起重机、割草机或耙草机 W30.-
－－钢丝索(升降和传送装置用) NEC W24.-
－－－农业操作 W30.-
－－割草机(动力的)(驾驶的) W28.-
－－－手动的 W27.-
－－－引起触电死 W86.-
－－工具 NEC W27.-
－－－动力的 NEC W29.-
－－－－热的 X17.-
－－管，热的 X16.-
－－罐头
－－－盖子 W45.-
－－－开启工具 W27.-
－－－－动力的 W29.-
－－灌木树篱修剪器(动力的) W29.-
－－滚转的弯曲滑坡铁路(娱乐用的) W31.-
－－海葵、海参或海胆(棘) X26.-
－－海生
－－－动物 W56.-
－－－植物，有毒的 X26.-
－－海蛰 X26.-
－－黑寡妇蜘蛛 X21.-
－－烘干机(旋转)(衣服)(动力的) W29.-
－－壶(热的) X15.-
－－胡蜂(黄蜂) X23.-

Contact——*continued*
－with——*continued*
－－animal (nonvenomous)——*continued*
－－－venomous X29.-
－－－－specified NEC X27.-
－－forging (metalworking) machine W31.-
－－tarantula X21.-
－－engine, hot NEC X17.-
－－spinning machine W31.-
－－plane (metal) (wood) W27.-
－－－overhead W31.-
－－dart W21.-
－－－not thrown, projected or falling W45.-
－－sewing-machine (electric) (powered) W29.-
－－－not powered W27.-
－－axe W27.-
－－dry ice W93.-
－－pitchfork W27.-
－－hay-derrick, -mover or –rake W30.-
－－wire (for lifting and transmission devices) NEC W24.-
－－－agricultural operations W30.-
－－lawnmower (powered) (ridden) W28.-
－－－unpowered W27.-
－－－causing electrocution W86.-
－－tool NEC W27.-
－－－powered NEC W29.-
－－－－hot X17.-
－－pipe, hot X16.-
－－can
－－－lid W45.-
－－－opener W27.-
－－－－powered W29.-
－－hedge-trimmer (powered) W29.-
－－roller coaster W31.-
－－sea anemone, cucumber or urchin (spine) X26.-
－－marine
－－－animal W56.-
－－－plant, venomous X26.-
－－jellyfish X26.-
－－black widow spider X21.-
－－drier (spin) (clothes) (powered) W29.-
－－kettle (hot) X15.-
－－wasp(s) X23.-

接触——*续前页*
一与——*续前页*
——绞盘 W24.-
———农业操作 W30.-
——节肢动物 NEC
———无毒的 W57.-
———有毒的 X25.-
——金环蛇 X20.-
——金属，热的(液体)(熔化的) NEC X18.-
——锯 W27.-
——锯床，金属 W31.-
———带(工业用) W31.-
———链 W29.-
———手 W27.-
————动力的 W29.-
———台(工业用) W31.-
——挖掘机(固定使用中的) W31.-
——烤面包器(热的) X15.-
——空气轮机 W31.-
——蝰蛇 X20.-
——昆虫(无毒的) NEC W57.-
——联合收割机 W30.-
——链式
———锯 W29.-
———起重机 W24.-
————农业操作 W30.-
——螺丝刀 W27.-
———动力的 W29.-
——蚂蚁 X25.-
——毛虫(有毒的) X25.-
——铆钉枪(动力的) W29.-
——蜜蜂 X23.-
——木刺 W45.-
——牛奶场设备 W31.-
——农场机器 W30.-
——爬行动物 NEC W59.-
——耙子 W27.-
——喷沙机 W29.-
———工业 W31.-
——平路机 – 见 意外事故，运输，建筑车辆
——起重机(链式)(轴式) NEC W24.-
———农业操作 W30.-

Contact——*continued*
—with——*continued*
——winch W24.-
———agricultural operations W30.-
——arthropods NEC
———nonvenomous W57.-
———venomous X25.-
——krait X20.-
——metal，hot (liquid)(molten) NEC X18.-
——saw W27.-
——sawing machine, metal W31.-
———band (industrial) W31.-
———chain W29.-
———hand W27.-
————powered W29.-
———bench (industrial) W31.-
——excavating machine (in stationary use) W31.-
——toaster (hot) X15.-
——gas turbine W31.-
——viper X20.-
——insect (nonvenomous) NEC W57.-
——combine (harvester) W30.-
——chain
———saw W29.-
———hoist W24.-
————agricultural operations W30.-
——screwdriver W27.-
———powered W29.-
——ants X25.-
——caterpillar (venomous) X25.-
——rivet gun (powered) W29.-
——bee(s) X23.-
——wood slivers W45.-
——dairy equipment W31.-
——farm machine W30.-
——reptile NEC W59.-
——rake W27.-
——sander W29.-
———industrial W31.-
——road scraper – see Accident, transport, construction vehicle
——hoist, crane, derrick (chain) (shaft) NEC W24.-
———agricultural operations W30.-

接触——*续前页*
—与——*续前页*
——射钉枪(动力的) W29.-
——升降机[电梯](大楼) W24.-
———谷物 W30.-
———农业操作 W30.-
——食物
———切片机(家用的) W29.-
————工业 W31.-
———研磨机(家用的) W29.-
————工业 W31.-
——收割机 W30.-
——手用
———工具(手动的) NEC W27.-
————动力的 W29.-
———锯 W27.-
————动力的 W29.-
——碎片(刺) W45.-
——索(升降或传送装置) NEC W24.-
———农业操作 W30.-
——台锯(工业用) W31.-
——体育设施 W21.-
——铁铲 W27.-
———蒸气(固定使用中的) W31.-
——脱粒机 W30.-
——挖掘犁 W31.-
——涡轮(气体)(水驱动) W31.-
——蜈蚣(有毒的) X24.-
——物体(钝的) NEC
———描述为不能确定是意外还是故意造成的 Y29.-
———热的 NEC X19.-
———锐利的 NEC W49.-
————描述为不能确定是意外还是故意造成的 Y28.-
————被他人造成 NEC W49.-
—————描述为
——————不能确定是意外或故意的 Y28.-
——————故意的，他杀(企图) X99.-
————依法处置 Y35.4
————自己造成的(未特指是意外或故意的) Y28.-
—————故意的、有目的的，自杀(企图) X78.-
———依法处置 Y35.3

Contact——*continued*
—with——*continued*
——staple gun (powered) W29.-
——elevator (building) W24.-
———grain W30.-
———agricultural operations W30.-
——meat
———slicer (domestic) W29.-
————industrial W31.-
———grinder (domestic) W29.-
————industrial W31.-
——harvester, reaper W30.-
——hand
———tool (not powered) NEC W27.-
————powered W29.-
———saw W27.-
————powered W29.-
——splinter W45.-
——rope (lifting or transmission device) NEC W24.-
———agricultural operations W30.-
——bench-saw (industrial) W31.-
——sports equipment W21.-
——shovel W27.-
———steam (in stationary use) W31.-
——thresher W30.-
——under-cutter W31.-
——turbine (gas) (water-driven) W31.-
——centipede (venomous) X24.-
——object (blunt) NEC
———stated as undetermined whether accidentally or purposely inflicted Y29.-
———hot NEC X19.-
———sharp NEC W49.-
————stated as undetermined whether accidentally or purposely inflicted Y28.-
————inflicted by other person NEC W49.-
—————stated as
——————undetermined whether accidental or intentional Y28.-
——————intentional, homicide (attempt) X99.-
————legal intervention Y35.4
————self-inflicted (unspecified whether accidental or intentional) Y28.-
—————intentional, purposeful, suicide(attempt) X78.-
———legal intervention Y35.3

接触——*续前页*
—与——*续前页*
——物质，热的 NEC X19.-
———熔化的(金属) X18.-
——蜥蜴(无毒的) W59.-
———有毒的 X20.-
——洗衣机(动力的) W29.-
——鲜黄色胡蜂 X23.-
——响尾蛇 X20.-
——蝎子 X22.-
——旋转式脱水机 W29.-
——轧棉机 W31.-
——眼镜蛇 X20.-
——液态气体、氢气、氮气 W93.-
——印刷机器 W31.-
——硬纸边 W45.-
——有柄平底锅(热的)(玻璃)(金属) X15.-
——有毒的
———动物 X29.-
————特指的 NEC X27.-
———海生动物 NEC X26.-
———海生植物 NEC X26.-
———节肢动物 X25.-
———千足虫(热带) X24.-
———蛇 X20.-
———蜥蜴 X20.-
———蜘蛛 X21.-
———植物 X29.-
————特指的 NEC X28.-
——圆锯 W31.-
——运输带 W24.-
——在空中的飞机 W31.-
——凿子 W27.-
——针 W27.-
———皮下 W46.-
——蒸气 X13.-
———发动机 W31.-
———管 X16.-
———铁铲(固定使用中的) W31.-
——蜘蛛(有毒的) X21.-
——植物刺、棘或锋利的叶片 W60.-
———毒性反应 X28.-

Contact——*continued*
—with——*continued*
——substance, hot NEC X19.-
———molten (metal) X18.-
——lizard (nonvenomous) W59.-
———venomous X20.-
——washing-machine (powered) W29.-
——yellow jacket X23.-
——rattlesnake X20.-
——scorpion X22.-
——spin-drier W29.-
——cotton gin W31.-
——cobra X20.-
——liquefied gas, liquid air, hydrogen, nitrogen W93.-
——printing machine W31.-
——edge of stiff paper W45.-
——saucepan (hot) (glass) (metal)X15.-
——venomous
———animal X29.-
————specified NEC X27.-
———marine animal NEC X26.-
———marine plant NEC X26.-
———arthropod X25.-
———millipede (tropical) X24.-
———snake X20.-
———lizard X20.-
———spider X21.-
———plant X29.-
————specified NEC X28.-
——circular saw W31.-
——conveyer belt W24.-
——overhead plane W31.-
——chisel W27.-
——needle W27.-
———hypodermic W46.-
——steam X13.-
———engine W31.-
———pipe X16.-
———shovel (in stationary use) W31.-
——spider (venomous) X21.-
——plant thorns, spines, or sharp leaves W60.-
———toxic reaction X28.-

K

L

拉，过度的 X50.-
勒杀[扼杀](意外的) W76.-
一被，由于，在…中
一一被褥、床单 W75.-
一一吊床、摇篮 W75.-
一一其他人员 NEC W76.-
一一一描述为不能确定是意外还是故意造成的 Y20.-
一一一在床上 W75.-
一一毯子 W75.-
一一围兜 W76.-
一一摇篮车 W75.-
一一婴儿车 W75.-
一一罩单(塑料的) W75.-
一一枕头 W75.-
一描述为不能确定是意外还是故意造成的 Y20.-
一他杀(企图) X91.-
一自己造成的(未特指是意外或故意的) Y20.-
一一描述为故意的、有目的的，自杀(企图) X70.-
一一意外的 W76.-
一自杀(企图) X70.-
勒死 – 见 勒杀
雷电 NEC X33.-
裂片，木的，接触 W45.-
凌辱(成人)(儿童)(精神的)(躯体的)(性的)(另见虐待) Y07.9
龙卷风(任何损伤) X37.-
旅行(效应)(病) X51.-
乱砍(意外地) NEC X59.9

Pulling, excessive X50.-
Strangulation (accidental) W76.-
—by, due to, in
——bed, bed linen W75.-
——cot, cradle W75.-
——other person NEC W76.-
———stated as undetermined whether accidentally or purposely inflicted Y20.-
———in bed W75.-
——blanket W75.-
——bib W76.-
——perambulator W75.-
——baby carriage W75.-
——sheet (plastic) W75.-
——pillow W75.-
—stated as undetermined whether accidentally or purposely inflicted Y20.-
—homicide (attempt) X91.-
—self-inflicted (unspecified whether accidental or intentional) Y20.-
——stated as intentional, purposeful, suicide (attempt) X70.-
——accidental W76.-
—suicide (attempt) X70.-
Strangling – see Strangulation
Thunderbolt NEC X33.-
Sliver, Splinter, wood, contact with W45.-
Abuse (adult) (child)(mental) (physical) (sexual) (see also Maltreatment) Y07.9
Tornado (any injury) X37.-
Travel (effects) (sickness) X51.-
Mangled (accidentally) NEC X59.9

M

N

泥石流(自然灾害) X36.- **Mudslide (of cataclysmic nature) X36.-**

泥土坠落(在...上)(伴有窒息(被压))(另见 窒息，由于，塌方) W77.- **Earth falling (on) (with asphyxia or suffocation (by pressure)) (see also Suffocation, due to, cave-in) W77.-**

一不伴有窒息 W20.- —without asphyxia or suffocation W20.-

碾过[踏过](意外地)(被) **Run over (accidentally) (by)**

一动物(不被驱赶) NEC W55.- —animal (not being ridden) NEC W55.-

一一被驱赶 V06.- ——being ridden V06.-

一机器(另见 接触，与，按机器类型) W31.- —machinery (see also Contact, with, by type of machine) W31.-

一运输车辆 NEC (另见 意外事故，运输) V09.9 —transport vehicle NEC (see also Accident, transport) V09.9

一一不能确定是意外或故意的 Y33.- ——undetermined whether accidental or intentional Y33.-

一一故意的，他杀(企图) Y03.- ——intentional, homicide (attempt) Y03.-

一一机动 NEC V09.2 ——motor NEC V09.2

一一一不能确定是意外或故意的 Y33.- ———undetermined whether accidental or intentional Y33.-

一一一故意的，他杀(企图) Y03.- ———intentional, homicide (attempt) Y03.-

拧扭，被人(意外地) W50.- **Twisted by person(s) (accidentally) W50.-**

扭倒，体育运动中 W03.- **Tackle in sport W03.-**

扭转，过度的 X50.- **Twisting, excessive X50.-**

虐待(综合征) NEC Y07.9 **Maltreatment (syndrome) NEC Y07.9**

一被 —by

一一父母 Y07.1 ——parent Y07.1

一一官方机构 Y07.3 ——official authorities Y07.3

一一配偶或伴侣 Y07.0 ——spouse or partner Y07.0

一一熟人或朋友 Y07.2 ——acquaintance or friend Y07.2

一一特指的人员 NEC Y07.8 ——specified person(s) NEC Y07.8

O

P

抛掷(意外地)
—向运输车辆的(任何)部分或运输车辆中的物体(行驶中) NEC - 见 意外事故，运输
—自，离开
——高处，故意的，他杀(企图) Y01.-
——机器(另见 接触，与，按机器类型) W31.-
——运输车辆 NEC (另见 意外事故，运输) V89.9
跑离，跑开
—动物(被驱赶)(另见 意外事故，运输) V80.9
——不被驱赶 W55.-
—公路、道路、街道
——运输车辆 NEC (另见 意外事故，运输) V89.9
—畜挽车 NEC (另见 意外事故，运输) V80.9
跑，奔跑
—过度的 X50.-
—在火车、车辆或其他运动物体之前(未特指是意外或故意的) Y31.-
——描述为故意的、有目的的，自杀(企图) X81.-
配错血，输血中 Y65.0
碰撞(意外的) NEC (另见 意外事故，运输) V89.9
碰撞，与(意外地)(另见 接触，与)
—人员(使用徒步运输工具)(另见 碰撞，行人) W51.-
——伴有跌倒 W03.-
——由于蜂拥人群所致的(伴有跌倒) W52.-
—体育设施 W21.-
—物体(静止) NEC W22.-
——伴有跌倒 W18.-
——体育设施 W21.-
——由于蜂拥人群所致的(伴有跌倒) W52.-
—行人(徒步运输工具) W51.-
——伴有跌倒 W03.-

Thrown (accidentally)
—against part (any) of or object in transport vehicle (in motion) NEC - see Accident, transport
—from, off
——high place, intentional, homicide (attempt) Y01.-
——machinery (see also Contact, with, by type of machine) W31.-
——transport vehicle NEC (see also Accident, transport) V89.9
Running off, away
—animal (being ridden) (see also Accident, transport) V80.9
——not being ridden W55.-
—highway, road (way), street
——transport vehicle NEC (see also Accident, transport) V89.9
—animal-drawn vehicle NEC (see also Accident, transport) V80.9
Running
—excessive X50.-
—before train, vehicle or other moving object (unspecified whether accidental or intentional) Y31.-
——stated as intentional, purposeful, suicide (attempt) X81.-
Mismatched blood in transfusion Y65.0
Collision (accidental) NEC (see also Accident, transport) V89.9
Bumping against, into (accidentally)(see also Contact, with)
—person(s) (using pedestrian conveyance) (see also Collision, pedestrian) W51.-
——with fall W03.-
——caused by crowd or human stampede (with fall) W52.-
—sports equipment W21.-
—object (stationary) NEC W22.-
——with fall W18.-
——sports equipment W21.-
——caused by crowd or human stampede (with fall) W52.-
—pedestrian (conveyance) W51.-
——with fall W03.-

Q

R

燃烧，自发的(另见 着火) X09.-	**Combustion, spontaneous (see also Ignition) X09.-**
燃烧，着火(意外的)(被)(由于)(在…上) X09.-	**Burn, burned, burning (accidental) (by) (from) (on) X09.-**
—被他人造成的	—inflicted by other person
——描述为	——stated as
———不能确定是意外或故意的 Y26.-	———undetermined whether accidental or intentional Y26.-
————被热物体或热蒸气 Y27.-	————by hot objects, hot vapor, or steam Y27.-
———故意的，他杀(企图) X97.-	———intentional, homicide (attempt) X97.-
————被热物体或热蒸气 X98.-	————by hot objects, hot vapor, or steam X98.-
—床垫 X08.-	—mattress X08.-
—床上用品 X08.-	—bedlinen X08.-
—炊具(热的) X15.-	—cooker (hot) X15.-
—打火机(雪茄)(香烟)(另见 暴露，火) X08.-	—lighter (cigar) (cigarette) (see also Exposure, fire) X08.-
——无控制的 X01.-	——uncontrolled X01.-
—灯(火焰)(另见 暴露，火) X08.-	—lamp (flame) (see also Exposure, fire) X08.-
—电加热器 X15.-	—hotplate X15.-
—电热毯 X16.-	—electric blanket X16.-
—发动机(热的) X17.-	—engine (hot) X17.-
—工具(热的) X17.-	—tool (hot) X17.-
—篝火、帐篷失火(受控制的) X03.-	—bonfire, campfire (controlled) X03.-
—焊枪(另见 暴露，火) X08.-	—torch, welding (see also Exposure, fire) X08.-
—壶(热的) X15.-	—kettle (hot) X15.-
—化学性(外部的)(内部的) X49.-	—chemical (external) (internal) X49.-
——作战行动(化学武器) Y36.7	——in war operations (chemical weapons) Y36.7
—火，火焰(另见 暴露，火) X09.-	—fire, flames (see also Exposure, fire) X09.-
—火柴(另见 暴露，火) X08.-	—matches (see also Exposure, fire) X08.-
—火炉(热的)(厨房) X15.-	—stove (hot) (kitchen) X15.-
—机器(热的) X17.-	—machinery (hot) X17.-
—加热器、散热器或散热管 X16.-	—heating appliance, radiator or pipe X16.-
—金属(热的)(液体)(熔化的) NEC X18.-	—metal (hot) (liquid) (molten) NEC X18.-
—烤面包器(热的) X15.-	—toaster (hot) X15.-
—苛性液体、物质(外部的)(内部的) NEC (另见药物和化学制剂表) X49.-	—caustic liquid, substance (external) (internal) NEC (see also Table of drugs and chemicals) X49.-
—垃圾火(受控制的)(另见 燃烧，篝火) X03.-	—trash fire (controlled) (see also Burn, bonfire) X03.-
—蜡烛(另见 暴露，火) X08.-	—candle (see also Exposure, fire) X08.-
—硫酸 X49.-	—vitriol X49.-

S

手术和医疗治疗的过早停止 Y66

手术施行不适当 Y65.5

受害人(…的)

—暴风雨(自然灾害的) NEC X37.-

——引起洪水 X38.-

—地层移动 NEC X36.-

—地震 X34.-

—洪水 X38.-

—火山爆发 X35.-

—山崩 X36.-

—闪电 X33.-

—雪崩 X36.-

受虐(婴儿)(儿童)(人)(综合征)(另见 虐待) Y07.9

鼠咬伤 W53.-

树倒在或击中(意外地)(人员) W20.-

衰竭，虚脱

—寒冷(另见 暴露，寒冷) X31.-

—热(另见 热) X30.-

—由于过度用力 X50.-

摔落，被

—动物(不被驱赶) NEC W55.-

——被驱赶(另见 意外事故，运输) V06.-

水俣病 X49.-

撕裂 NEC (另见 损伤) X59.9

死亡，由于一年或一年以前发生的损伤引起的(另见 后遗症) Y89.9

死刑(任何方式) Y35.5

损伤，受伤(意外) NEC X59.9

—被，引起，由于

——加害(另见 加害) Y09.-

——执法机构、警察在依法处置过程中(另见 依法处置) Y35.7

——自杀(企图)(另见 自杀) X84.-

—打击(被)

——执法机构在(试图)逮捕、平息骚乱、维护秩序的过程中(另见 依法处置) Y35.7

—故意(加害)被其他人员(另见 加害) Y09.-

Premature cessation of surgical and medical care Y66

Inappropriate operation performed Y65.5

Victim (of)

—storm (cataclysmic) NEC X37.-

——causing flood X38.-

—earth movement NEC X36.-

—earthquake X34.-

—flood X38.-

—volcanic eruption X35.-

—landslide X36.-

—lightning X33.-

—avalanche X36.-

Battered (baby) (child) (person) (syndrome) (see also Maltreatment) Y07.9

Rat bite W53.-

Tree falling on or hitting (accidentally) (person) W20.-

Exhaustion

—cold (see also Exposure, cold) X31.-

—heat (see also Heat) X30.-

—due to excessive exertion X50.-

Fallen on by

—animal (not being ridden) NEC W55.-

——being ridden (see also Accident, transport) V06.-

Minamata disease X49.-

Laceration NEC (see also Injury) X59.9

Death due to injury occurring one year or more previously (see also Sequelae) Y89.9

Capital punishment (any means) Y35.5

Injury, injured (accidental(ly)) NEC X59.9

by, caused by, from

——assault (see also Assault) Y09.-

——law-enforcement agent, police, in course of legal intervention (see also Legal intervention) Y35.7

——suicide (attempt) (see also Suicidc) X84.-

—inflicted (by)

——in course of arrest (attempted), suppression of disturbance, maintenance of order, by law-enforcement agents (see also Legal intervention) Y35.7

—purposely (inflicted) by other person(s) (see also Assault) Y09.-

损伤——*续前页*

一加害(被)

一一其他人员

一一一描述为

一一一一不能确定是意外或故意的(另见 损伤，描述为，不确定的) Y34.-

一一一一故意的，他杀(企图)(另见 加害) Y09.-

一一一一意外的 X59.9

一描述为

一一不能确定是意外还是故意造成的(被) Y34.-

一一一爆炸物(发射物) Y25.-

一一一沉没 Y21.-

一一一穿刺，刺(身体任何部位) Y28.-

一一一刀子 Y28.-

一一一勒杀 Y20.-

一一一切割(身体任何部位) Y28.-

一一一切割或穿刺器械 Y28.-

一一一射击(另见 发射，按火器类型，描述为不能确定是意外还是故意造成的) Y24.-

一一一特指的方式 NEC Y33.-

一一一物体(钝的) NEC Y29.-

一一一一锋利的(任何) Y28.-

一一一悬吊 Y20.-

一一一淹溺 Y21.-

一一一窒息 Y20.-

一一一自高处跌落 Y30.-

一他杀(另见 加害) Y09.-

一特指的原因 NEC X58.-

一由于

一一船舶发动机(不伴有运输意外事故) V93.-

一一斗殴(另见 加害，斗殴) Y04.-

一一市民暴动 – 见 作战行动

一一作战行动 – 见 作战行动

一自己造成的(未特指是意外或故意的) Y34.-

一一描述为

一一一故意的、有目的的，自杀(企图) X84.-

一一一意外的 X59.9

Injury——*continued*

—inflicted (by)

——other person

———stated as

————undetermined whether accidental or intentional (see also Injury, stated as, undetermined) Y34.-

————intentional, homicide (attempt) (see also Assault) Y09.-

————accidental X59.9

—stated as

——undetermined whether accidentally or purposely inflicted (by) Y34.-

———explosive(s) (missile) Y25.-

———submersion Y21.-

———puncture, stab (any part of body) Y28.-

———knife Y28.-

———strangulation Y20.-

———cut (any part of body) Y28.-

———cutting or piercing instrument Y28.-

———shooting (see also Discharge, by type of firearm, stated as undetermined whether accidentally or purposely inflicted) Y24.-

———specified means NEC Y33.-

———object (blunt) NEC Y29.-

————sharp (any) Y28.-

———hanging Y20.-

———drowning Y21.-

———suffocation Y20.-

———falling from high place Y30.-

—homicide (see also Assault) Y09.-

—specified cause NEC X58.-

—due to, in

——engine in watercraft (without transport accident) V93.-

——fight (see also Assault, fight) Y04.-

——civil insurrection – see War operations

——war operations – see War operations

—self-inflicted (unspecified whether accidental or intentional) Y34.-

——stated as

———intentional, purposeful, suicide (attempt) X84.-

———accidental X59.9

T

跳(下)	**Jumped, jumping**
一到火车、车辆或其他运动物体之前(未特指是意外或故意的) Y31.-	—before train, vehicle or other moving object (unspecified whether accidental or intentional) Y31.-
一一描述为故意的、有目的的，自杀(企图) X81.-	——stated as intentional, purposeful, suicide (attempt) X81.-
一入水中	—into water
一一伴有损伤(除外淹溺或沉没) W16.-	——with injury (other than drowning or submersion) W16.-
一一一淹溺或沉没(另见 淹溺) W74.-	———drowning or submersion (see also Drowning)W74.-
一一自，离开船舶 – 见 跳，自，小船	——from, off watercraft – see Jumped, from, boat
一自	—from
一一大楼(另见 跳跃，从，高处) W13.-	——building (see also Jumped, from, high place) W13.-
一一一着火的(无控制性火焰) X00.-	———burning (uncontrolled fire) X00.-
一一高处 NEC W17.-	——high place NEC W17.-
一一一描述为	———stated as
一一一一故意的、有目的的，自杀(企图) X80.-	————intentional, purposeful, suicide (attempt) X80.-
一一一一在不确定的事件中 Y30.-	————in undetermined circumstances Y30.-
一一建筑物(另见 跳跃，从，高处) W13.-	——structure (see also Jumped, from, high place) W13.-
一一一着火的(无控制性火焰) X00.-	———burning (uncontrolled fire) X00.-
一一小船(跳入水中，自愿地)，不伴有意外事故(小船)，伴有损伤(除外淹溺或沉没) W16.-	——boat (into water) voluntarily, without accident (to boat), with injury (other than drowning or submersion) W16.-
一一一伴有淹溺或沉没 W69.-	———with drowning or submersion W69.-
投掷酸(加害) X86.-	**Acid throwing (assault) X86.-**
推(意外的)(损伤)(用力过度) X50.-	**Pushed, pushing (accidental) (injury in)(overexertion) X50.-**
一被其他人员(意外的) W51.-	—by other person(s) (accidental) W51.-
一一伴有跌倒 W03.-	——with fall W03.-
一一到运动物体、火车、车辆之前	——before moving object, train, vehicle
一一一描述为	———stated as
一一一一不能确定是意外还是故意造成的 Y33.-	————undetermined whether accidentally or purposely inflicted Y33.-
一一一一故意的，他杀(企图) Y02.-	————intentional, homicide (attempt) Y02.-
一一由于蜂拥人群所致的(伴有跌倒) W52.-	——as, or caused by, a crowd or human stampede (with fall) W52.-
一一自	——from
一一一高处 NEC	———high place NEC
一一一一描述为	————stated as
一一一一一不能确定是意外还是故意造成的 Y30.-	—————undetermined whether accidentally or purposely inflicted Y30.-
一一一一一故意的，他杀(企图) Y01.-	—————intentional, homicide (attempt) Y01.-
一一一一意外的事件中 W17.-	————in accidental circumstances W17.-

推——*续前页*
一被其他人员——*续前页*
——自——*续前页*
———运输车辆 NEC (另见 意外事故，运输) V89.9
————描述为
—————不能确定是意外还是故意造成的 Y33.-
—————故意的，他杀(企图) Y08.-
吞咽
一毒物- 见 药物和化学制剂表
一物质
——苛性或腐蚀性 X49.-
——有毒的- 见 药物和化学制剂表
一异物(另见 异物，消化道) W44.-

拖曳，被运输车辆 NEC (另见 意外事故，运输) V09.9
脱水，由于缺水(另见 缺乏，水) X54.-

Pushed——*continued*
—by other person——*continued*
——from——*continued*
———transport vehicle NEC (see also Accident, transport) V89.9
————stated as
—————undetermined whether accidentally or purposely inflicted Y33.-
—————intentional, homicide (attempt) Y08.-
Swallowed, swallowing
—poison – see Table of drugs and chemicals
—substance
——caustic or corrosive X49.-
——poisonous – see Table of drugs and chemicals
—foreign body (see also Foreign body, alimentary canal) W44.-
Dragged by transport vehicle NEC (see also Accident, transport) V09.9
Dehydration from lack of water (see also Lack of, water) X54.-

W

弯曲造成的损伤 X50.-	**Bending, injury in X50.-**
晚期效应(另见 后遗症) Y89.9	**After-effect, late (see also Sequelae) Y89.9**
未给予	**Nonadministration (of)**
一手术和医疗治疗 Y66	—surgical and medical care Y66
一药物或生物制品(必要的) Y63.6	—drug or biological substance (necessary) Y63.6
物体	**Object**
一被…引起运动的	—set in motion by
一一火器(另见 发射，按火器类型) W34.-	——firearm (see also Discharge, by type of firearm) W34.-
一一机器(另见 接触，与，按机器类型) W31.-	——machine(ry) (see also Contact, with, by type of machine) W31.-
一一意外的爆炸或压力容器破裂 NEC W38.-	——accidental explosion or rupture of pressure vessel NEC W38.-
一自机器上、机器内坠落的，击中(另见 接触，与，按机器类型) W31.-	—falling from, in, on, hitting, machinery (see also Contact, with, by type of machine) W31.-

X

休克 | Shock

－电(另见 暴露，电流) W87.- | －electric (see also Exposure, electric current) W87.-

－由于(任何)电器(漏电) W86.- | －from electric appliance (any) (faulty) W86.-

悬吊(意外的) W76.- | **Hanging (accidental) W76.-**

－被其他人员 | －caused by other person

－－描述为 | －－stated as

－－－不能确定是意外或故意的 Y20.- | －－－undetermined whether accidental or intentional Y20.-

－－－故意的，他杀(企图) X91.- | －－－intentional, homicide (attempt) X91.-

－－意外事件中 W76.- | －－in accidental circumstances W76.-

－描述为不能确定是意外还是故意造成的 Y20.- | －stated as undetermined whether accidentally or purposely inflicted Y20.-

－他杀(企图) X91.- | －homicide (attempt) X91.-

－依法处死 Y35.5 | －legal execution Y35.5

－在床上或摇篮中 W75.- | －in bed or cradle W75.-

－自己造成的(未特指是意外或故意的) Y20.- | －self-inflicted (unspecified whether accidental or intentional) Y20.-

－－描述为故意的、有目的的，自杀(企图) X70.- | －－stated as intentional, purposeful, suicide (attempt) X70.-

－－意外事件中 W76.- | －－in accidental circumstances W76.-

－自杀(企图) X70.- | －suicide (attempt) X70.-

雪崩 X36.- | **Avalanche X36.-**

－坠落或击中 | －falling on or hitting

－－火车或铁路车辆(行驶中) X36.- | －－railway train or vehicle (in motion) X36.-

－－运输(机动)车辆(行驶中) X36.- | －－transport (motor) vehicle (in motion) X36.-

Y

淹溺——*续前页*

一由于——*续前页*

——倾盆大雨 X37.-

——雪崩 X36.-

——意外事故

———机器 NEC (另见 接触，与，按机器类型) W31.-

———运输- 见 意外事故，运输

——灾难性

———暴风雨 X37.-

———地层表面移动 NEC X36.-

——骤雨 X37.-

——自小船、船、船舶跳入水中(着火的)(挤压)(意外事故中受累及) V90.-

———不伴有船舶的意外事故 V92.-

一在…中

——采石场(坑) W69.-

———跌落后 W70.-

——淬火槽 W73.-

——水库

——特指的地方 NEC W73.-

——游泳池 W67.-

———跌落后 W68.-

——浴缸 W65.-

———跌落后 W66.-

——自然水域(湖)(公海)(河)(溪) W69.-

———跌落后 W70.-

——作战行动 Y36.4

一自己造成的(未特指是意外或故意的) Y21.-

——描述为故意的、有目的的，自杀(企图) X71.-

一自杀(企图) X71.-

岩石坠落或击中人(意外地) W20.-

咬伤，被

一哺乳动物 NEC W55.-

——海生 W56.-

——有毒的 X29.-

———特指的 NEC X27.-

一大毒蜥 X20.-

一短吻鳄 W58.-

一多毛毒蜘蛛 X21.-

一鳄鱼 W58.-

Drowning——*continued*

—due to——*continued*

——cloudburst X37.-

——avalanche X36.-

——accident

———machinery NEC (see also Contact, with, by type of machine) W31.-

———transport – see Accident, transport

——cataclysmic

———storm X37.-

———earth surface movement NEC X36.-

——torrential rain X37.-

——jumping into water from boat, ship, watercraft (burning) (crushed) (involved in accident) V90.-

———without accident to watercraft V92.-

—in

——quarry W69.-

———following fall W70.-

——quenching tank W73.-

——reservoir

——specified place NEC W73.-

——swimming-pool W67.-

———following fall W68.-

——bathtub W65.-

———following fall W66.-

——natural water (lake) (open sea) (river) (stream) W69.-

———following fall W70.-

——war operations Y36.4

—self-inflicted (unspecified whether accidental or intentional) Y21.-

——stated as intentional, purposeful, suicide (attempt) X71.-

—suicide (attempt) X71.-

Rock falling on or hitting (accidentally) person W20.-

Bite, bitten by

—mammal NEC W55.-

——marine W56.-

——venomous X29.-

———specified NEC X27.-

—Gila monster X20.-

—alligator W58.-

—tarantula X21.-

—crocodile W58.-

依法
—处死，任何方法 Y35.5
—处置(被)(损伤，由于) Y35.7
——爆炸物(炮弹) Y35.1
——处死，任何方法 Y35.5
——刺 Y35.4
——刺刀伤 Y35.4
——粗暴对待 Y35.6
——催泪瓦斯 Y35.2
——打击 NEC Y35.6
——短棍(警用) Y35.3
——钝器 Y35.3
——锋利的物体 Y35.4
——棍棒 Y35.3
——后遗症 Y89.0
——火器(发射)(任何) Y35.0
——警棍 Y35.3
——气体(窒息)(中毒) Y35.2
——切割或穿刺器械 Y35.4
——手榴弹 Y35.1
——特指的方式 NEC Y35.6
——晚期效应 Y89.0
——炸弹(任何) Y35.1
——炸药 Y35.1
遗弃(暴露于天气情况所引起)(故意伤害或杀害) NEC Y06.9
—被
——父母 Y06.1
——配偶或伴侣 Y06.0
——熟人或朋友 Y06.2
——特指的人员 NEC Y06.8
异物(意外进入的)
—鼻，鼻道(另见 异物，气道，鼻) W44.-
—耳(引起损伤或梗阻) W44.-
—喉(另见 异物，气道) W44.-
—结合膜囊 W44.-
—进入[吮吸](不伴有窒息，呼吸道梗阻) W44.-
——伴有呼吸道梗阻，窒息 W80.-
———呕吐物 W78.-
———食物 W79.-

Legal
—execution, any method Y35.5
—intervention (by) (injury from) Y35.7
——explosive(s) (shell) Y35.1
——execution, any method Y35.5
——stabbing Y35.4
——bayonet Y35.4
——manhandling Y35.6
——tear gas Y35.2
——blow NEC Y35.6
——truncheon Y35.3
——blunt object Y35.3
——sharp object Y35.4
——stave Y35.3
——sequelae (of) Y89.0
——firearm(s) (discharge) (any) Y35.0
——baton Y35.3
——gas (asphyxiation) (poisoning) (tear) Y35.2
——cutting or piercing instrument Y35.4
——grenade Y35.1
——specified means NEC Y35.6
——late effect (of) Y89.0
——bomb (any) Y35.1
——dynamite Y35.1
Abandonment (causing exposure to weather conditions) (with intent to injure or kill) NEC Y06.9
—by
——parent Y06.1
——spouse or partner Y06.0
——acquaintance or friend Y06.2
——specified person NEC Y06.8
Foreign body, object or material (entrance into (accidental))
—nose, nasal passage (see also Foreign body, air passage, nose) W44.-
—ear (causing injury or obstruction) W44.-
—larynx (see also Foreign body, air passage) W44.-
—conjunctival sac W44.-
—aspiration (without asphyxia, obstruction of respiratory passage, suffocation) W44.-
——with asphyxia, obstruction of respiratory passage, suffocation W80.-
———vomitus W78.-
———food W79.-

意外[医疗]事故——*续前页*
—失败——*续前页*
——无菌预防措施——*续前页*
———接种 Y62.3
———免疫法 Y62.3
———内窥镜检查 Y62.4
———取出导管或填塞物 Y62.8
———取血样 Y62.6
———输血 Y62.1
———输注 Y62.1
———特指的操作 NEC Y62.8
———透析(肾) Y62.2
———外科手术 Y62.0
———液体或组织的抽吸(穿刺或导管插入术，除外心脏) Y62.6
———针刺活组织检查 Y62.6
———注射 Y62.3
—施行不恰当手术 Y65.5
—输血(另见 意外[医疗]事故，按类型，输血) Y69
——过量的血 Y63.0
——配错血 Y65.0
—输注(另见 意外[医疗]事故，按类型，输注) Y69
——不正确的液体稀释 Y63.1
——错误的液体 Y65.1
——过量的液体 Y63.0
—特指的类型 NEC Y65.8
—晚期效应 Y88.1
—未给予必要的药物或生物制品 Y63.6
—血或其他液体过量，在输血或输注时 Y63.0
—医疗或生物材料(血、药物、液体)被污染 Y64.9
——用于(被)
———接种 Y64.1
———免疫 Y64.1
———输血 Y64.0
———输注 Y64.0
———特指的方式 NEC Y64.8
———注射 Y64.1

Misadventure——*continued*
—failure——*continued*
——sterile precautions——*continued*
———vaccination Y62.3
———immunization Y62.3
———endoscopic examination Y62.4
———removal of catheter or packing Y62.8
———blood sampling Y62.6
———transfusion Y62.1
———infusion Y62.1
———specified procedure NEC Y62.8
———dialysis (kidney) Y62.2
———surgical operation Y62.0
———aspiration of fluid or tissue (by puncture or catheterization, except heart) Y62.6
———needle biopsy Y62.6
———injection Y62.3
—performance of inappropriate operation Y65.5
—transfusion (see also Misadventure, by type, transfusion) Y69
——excessive amount of blood Y63.0
——mismatched blood Y65.0
—infusion (see also Misadventure, by type, infusion) Y69
——incorrect dilution of fluid Y63.1
——wrong fluid Y65.1
——excessive amount of fluid Y63.0
—specified type NEC Y65.8
—late effect (of) Y88.1
—nonadministration of necessary drug or biological substance Y63.6
—excessive amount of blood or other fluid during transfusion or infusion Y63.0
—contaminated medical or biological substance (blood, drug, fluid) Y64.9
——administered (by)
———vaccination Y64.1
———immunization Y64.1
———transfusion Y64.0
———infusion Y64.0
———specified means NEC Y64.8
———injection Y64.1

意外事故——*续前页*

—电车(市内有轨) NEC (另见 意外事故，运输) V82.9
—非机动车 NEC (非交通性)(另见 意外事故，运输) V89.1
——交通性 NEC V89.3
—飞行器(飞行中)(动力的) NEC (另见 意外事故，运输) V95.9
——由于自然灾害引起 – 见 自然灾害，按类型
—公共汽车 NEC (另见 意外事故，运输) V79.9
—后遗症 (另见 后遗症) Y86
—滑雪 W02.-
—机动车 NEC (交通性)(另见 意外事故，运输) V89.2
—机器 NEC (另见 接触，与，按机器的类型) W31.-
—脚踏车 NEC (另见 意外事故，运输) V19.9
—摩托车 NEC (另见 意外事故，运输) V29.9
—汽车 NEC (另见 意外事故，运输) V49.9
—潜水 W16.-
——伴有
———空气供给不足 W81.-
———淹溺或沉没(另见 淹溺) W74.-
—轻型货车或篷车(另见 意外事故，运输) V59.9
—牲畜骑手 NEC (另见 意外事故，运输) V80.9
—特指的原因 NEC X58.-
—铁路车辆(任何)(行驶中) NEC (另见 意外事故，运输) V81.9
——由于自然灾害 – 见 自然灾害，按类型
—晚期效应 (另见 后遗症) Y86
—小船，划船 NEC V94.-
—小汽车 NEC (另见 意外事故，运输) V49.9
—畜挽车 NEC (另见 意外事故，运输) V80.9
—引起，由于
——爆炸物(另见 爆炸) W40.-
——传送装置(另见 接触，与，按传送装置的类型) W24.-

Accident——*continued*

—streetcar NEC (see also Accident, transport) V82.9
—nonmotor vehicle NEC (nontraffic) (see also Accident, transport) V89.1
——traffic NEC V89.3
—aircraft (in transit)(powered) NEC (see also Accident, transport) V95.9
——due to, caused by cataclysm – see Cataclysm, by type
—bus NEC (see also Accident, transport) V79.9
—sequelae of (see also Sequelae) Y86
—ski(ing) W02.-
—motor vehicle NEC (traffic)(see also Accident, transport) V89.2
—machine, machinery NEC (see also Contact, with, by type of machine) W31.-
—pedal cycle NEC (see also Accident, transport) V19.9
—motorcycle NEC (see also Accident, transport) V29.9
—automobile NEC (see also Accident, transport) V49.9
—diving W16.-
——with
———insufficient air supply W81.-
———drowning or submersion (see also Drowning) W74.-
—pick-up truck or van (see also Accident, transport) V59.9
—animal-rider NEC (see also Accident, transport) V80.9
—specified cause NEC X58.-
—railway vehicle (any)(in motion) NEC (see also Accident, transport) V81.9
——due to cataclysm – see Cataclysm, by type
—late effect of (see also Sequelae) Y86
—boat, boating NEC V94.-
—car NEC (see also Accident, transport)V49.9
—animal-drawn vehicle NEC (see also Accident, transport) V80.9
—caused by, due to
——explosive material (see also Explosion) W40.-
——transmission device (see also Contact, with, by type of transmission device) W24.-

陆地运输意外事故表

受害者及运输方式 Victim and mode of transport	与…相撞或涉及 In collision with or involved in: 行人或动物 Pedestrian or animal	脚踏车 Pedal cycle	两轮或三轮摩托车 Two-or three-wheeled motor vehicle	小汽车、轻型货车或篷车 Car (automobile) pick-up truck or van	重型运输车或公共汽车 Heavy transport vehicle or bus (coach)	其他机动车辆 Other motor vehicle	火车或铁路车辆 Railway train or vehicle	其他非机动车辆包括畜挽车辆 Other nonmotor vehicle animaldrawn vehicle	固定或静止物体 Fixed or stationary object	非碰撞的运输事故 Noncollision transport accident	其他或未特指的运输事故 Other or unspecified transport accident
行人 Pedestrian	(W51.-)	V01.-	V02.-	V03.-	V04.-	V09.-	V05.-	V06.-	(W22.5)	—	V09.-
骑脚踏车人员 Pedal cyclist	V10.-	V11.-	V12.-	V13.-	V14.-	V19.-	V15.-	V16.-	V17.-	V18.-	V19.-
骑摩托车人员 Motorcycle rider	V20.-	V21.-	V22.-	V23.-	V24.-	V29.-	V25.-	V26.-	V27.-	V28.-	V29.-
…的乘员 Occupant of											
一三轮摩托车 three-wheeled motor vehicle	V30.-	V31.-	V32.-	V33.-	V34.-	V39.-	V35.-	V36.-	V37.-	V38.-	V39.-
一小汽车 car (automobile)	V40.-	V41.-	V42.-	V43.-	V44.-	V49.-	V45.-	V46.-	V47.-	V48.-	V49.-
一轻型货车或篷车 pick-up truck or van	V50.-	V51.-	V52.-	V53.-	V54.-	V59.-	V55.-	V56.-	V57.-	V58.-	V59.-
一重型运输车 heavy transport vehicle	V60.-	V61.-	V62.-	V63.-	V64.-	V69.-	V65.-	V66.-	V67.-	V68.-	V69.-
一公共汽车 bus (coach)	V70.-	V71.-	V72.-	V73.-	V74.-	V79.-	V75.-	V76.-	V77.-	V78.-	V79.-
一畜挽车辆(或骑动物者) animal-drawn vehicle (or animal rider)	V80.1	V80.2	V80.3	V80.4	V80.4	V80.5	V80.6	V80.7	V80.8	V80.0	V80.9

意外事故——*续前页*

—运输——*续前页*

——乘员——*续前页*

———全地带车辆(另见 意外事故，运输，全地带或越野车辆) V86.9

———人力车—另见 意外事故，运输，骑脚踏车人员 V09.9

————机动化 – 见 意外事故，运输，三轮机动车

————脚踏驱动 V19.9

———收割机(另见 意外事故，运输，农业车辆) V84.9

———铁路(火车)(车辆)(单轨)(双轨)(高架的)(地下的) V81.9

————碰撞(与)

—————各种铁路车辆 V81.2

—————机动车

——————非交通性 V81.0

——————交通性 V81.1

—————物体 NEC V81.3

———推土机(另见 意外事故，运输，建筑车辆) V85.9

———拖拉机(农场)(和拖车)(另见 意外事故，运输，农业车辆) V84.9

———无轨电车 V82.9

———小船 NEC V94.-

———小公共汽车 V49.9

———小汽车 V49.9

————缆车(在轨道上) V82.9

—————不在轨道上 V98

———畜挽车 V80.9

———蓄电池动力的车辆(飞机场车辆乘客)(卡车) V83.9

———悬吊-滑翔机 V96.1

———压路机(另见 意外事故，运输，建筑车辆) V85.9

———有轨电车 V82.9

———直升机 V95.0

———重型(运输)车辆 V69.9

———自行车 – 见 意外事故，运输，骑脚踏车人员

————机动化 – 见 意外事故，运输，骑摩托车人员

Accident——*continued*

—transport——*continued*

——occupant——*continued*

———all-terrain vehicle (ATV) (see also Accident, transport, all-terrain or off-road vehicle) V86.9

———rickshaw – see also Accident, transport, pedal cyclist V09.9

————motorized – see Accident, transport, three-wheeled motor vehicle

————pedal driven V19.9

———harvester (see also Accident, transport, agricultural vehicle) V84.9

———railway (train) (vehicle) (monorail) (two rail) (elevated) (subterranean) V81.9

————collision (with)

—————rolling stock V81.2

—————motor vehicle

——————nontraffic V81.0

——————traffic V81.1

—————object NEC V81.3

———bulldozer (see also Accident, transport, construction vehicle) V85.9

———tractor (farm) (and trailer) (see also Accident, transport, agricultural vehicle) V84.9

———trolley V82.9

———boat NEC V94.-

———minibus V49.9

———car V49.9

————cable car (on rails) V82.9

—————not on rails V98

———animal-drawn vehicle V80.9

———battery-powered vehicle (airport passenger vehicle) (truck) V83.9

———hang-glider V96.1

———road-roller (see also Accident, transport, construction vehicle) V85.9

———tram V82.9

———helicopter V95.0

———heavy (transport) vehicle V69.9

———bicycle – see Accident, transport, pedal cyclist

————motorized – see Accident, transport, motorcycle rider

意外事故——*续前页*
－运输——*续前页*
－－飞行器
－－－人员(被伤害)
－－－－－被从飞行器上坠落物体击中 V97.3
－－－－－被吸入喷气口 V97.3
－－－－－地面 V97.3
－－－－－自飞行器跌倒、跌落或跌出 V97.0
－－－－－飞行器上的机器 V97.8
－－－－－旋转推进器 V97.3
－－－－－在上或下(飞行器)时 V97.1
－－工业车辆(非交通性) V83.9
－－－乘客 V83.6
－－－交通性 V83.3
－－－－－乘客 V83.1
－－－－－司机 V83.0
－－－－－在(车)外面的人员 V83.2
－－－司机 V83.5
－－－在(车)外面的人员 V83.7
－－－在上或下(车)时 V83.4
－－公共汽车(中)乘员 V79.9
－－－翻车 V78.-
－－－非交通性 V79.3
－－－碰撞(机动车)(与) V79.6
－－－－－(市内有轨)电车 V76.-
－－－－－动物 V70.-
－－－－－－被驱赶 V76.-
－－－－－非机动车 V76.-
－－－－－非交通性 V79.2
－－－－－－乘客 V79.1
－－－－－－司机 V79.0
－－－－－公共汽车或重型运输车 V74.-
－－－－－固定或静止的物体 V77.-
－－－－－火车或铁路车辆 V75.-
－－－－－交通性 V79.6
－－－－－－乘客 V79.5
－－－－－－司机 V79.4
－－－－－脚踏车 V71.-
－－－－－两轮或三轮机动车 V72.-
－－－－－小汽车、轻型货车或篷车 V73.-
－－－－－行人 V70.-
－－－－－畜挽车 V76.-
－－－特指的 NEC V79.8
－－－无碰撞 V78.-

Accident——*continued*
－transport——*continued*
－－aircraft
－－－person (injured by)
－－－－－struck by object falling from aircraft V97.3
－－－－－sucked into jet V97.3
－－－－－on ground V97.3
－－－－－falling from, in or on aircraft V97.0
－－－－－machinery on aircraft V97.8
－－－－－rotating propeller V97.3
－－－－－while boarding or alighting V97.1
－－industrial vehicle (nontraffic) V83.9
－－－passenger V83.6
－－－traffic V83.3
－－－－－passenger V83.1
－－－－－driver V83.0
－－－－－person on outside V83.2
－－－driver V83.5
－－－person on outside V83.7
－－－while boarding or alighting V83.4
－－bus occupant (in) V79.9
－－－overturning V78.-
－－－nontraffic V79.3
－－－collision (motor vehicle) (with) V79.6
－－－－－streetcar V76.-
－－－－－animal V70.-
－－－－－－being ridden V76.-
－－－－－nonmotor vehicle V76.-
－－－－－nontraffic V79.2
－－－－－－passenger V79.1
－－－－－－driver V79.0
－－－－－bus or heavy transport vehicle V74.-
－－－－－fixed or stationary object V77.-
－－－－－railway train or vehicle V75.-
－－－－－traffic V79.6
－－－－－－passenger V79.5
－－－－－－driver V79.4
－－－－－pedal cycle V71.-
－－－－－two- or three-wheeled motor vehicle V72.-
－－－－－car, pick-up truck or van V73.-
－－－－－pedestrian V70.-
－－－－－animal-drawn vehicle V76.-
－－－specified NEC V79.8
－－－noncollision V78.-

意外事故——*续前页*
－运输——*续前页*
－－骑摩托车人员 V29.9
－－－翻车 V28.-
－－－非交通性 V29.3
－－－碰撞(机动车)(与) V29.6
－－－－电车(市内有轨) V26.-
－－－－动物 V20.-
－－－－－被驱赶 V26.-
－－－－非机动车 V26.-
－－－－非交通性 V29.2
－－－－－乘客 V29.1
－－－－－司机 V29.0
－－－－公共汽车或重型运输车 V24.-
－－－－固定或静止的物体 V27.-
－－－－火车或铁路车辆 V25.-
－－－－交通性 V29.6
－－－－－乘客 V29.5
－－－－－司机 V29.4
－－－－脚踏车 V21.-
－－－－两轮或三轮机动车 V22.-
－－－－小汽车、轻型货车或篷车 V23.-
－－－－行人 V20.-
－－－－畜挽车 V26.-
－－－特指的 NEC V29.8
－－－无碰撞 V28.-
－－轻型货车或篷车乘员 V59.9
－－－翻车 V58.-
－－－非交通性 V59.3
－－－碰撞(机动车)(与) V59.6
－－－－(市内有轨)电车 V56.-
－－－－动物 V50.-
－－－－－被驱赶 V56.-
－－－－非机动车 V56.-
－－－－非交通性 V59.2
－－－－－乘客 V59.1
－－－－－司机 V59.0
－－－－公共汽车或重型运输车 V54.-
－－－－固定或静止的物体 V57.-
－－－－火车或铁路车辆 V55.-
－－－－交通性 V59.6
－－－－－乘客 V59.5
－－－－－司机 V59.4
－－－－脚踏车 V51.-

Accident——*continued*
－transport——*continued*
－－motorcycle rider V29.9
－－－overturning V28.-
－－－nontraffic V29.3
－－－collision (motor vehicle) (with) V29.6
－－－－streetcar V26.-
－－－－animal V20.-
－－－－－being ridden V26.-
－－－－nonmotor vehicle V26.-
－－－－nontraffic V29.2
－－－－－passenger V29.1
－－－－－driver V29.0
－－－－bus or heavy transport vehicle V24.-
－－－－fixed or stationary object V27.-
－－－－railway train or vehicle V25.-
－－－－traffic V29.6
－－－－－passenger V29.5
－－－－－driver V29.4
－－－－pedal cycle V21.-
－－－－two- or three-wheeled motor vehicle V22.-
－－－－car, pick-up truck or van V23.-
－－－－pedestrian V20.-
－－－－animal-drawn vehicle V26.-
－－－specified NEC V29.8
－－－noncollision V28.-
－－pick-up truck or van occupant V59.9
－－－overturning V58.-
－－－nontraffic V59.3
－－－collision (motor vehicle) (with) V59.6
－－－－streetcar V56.-
－－－－animal V50.-
－－－－－being ridden V56.-
－－－－nonmotor vehicle V56.-
－－－－nontraffic V59.2
－－－－－passenger V59.1
－－－－－driver V59.0
－－－－bus or heavy transport vehicle V54.-
－－－－fixed or stationary object V57.-
－－－－railway train or vehicle V55.-
－－－－traffic V59.6
－－－－－passenger V59.5
－－－－－driver V59.4
－－－－pedal cycle V51.-

意外事故——*续前页*
—运输——*续前页*
——轻型货车或篷车乘员——*续前页*
———碰撞——*续前页*
————两轮或三轮机动车 V52.-
————小汽车、轻型货车或篷车 V53.-
————行人 V50.-
————畜挽车 V56.-
———特指的 NEC V59.8
———无碰撞 V58.-
——全地带或越野车辆(非交通性) V86.9
———乘客 V86.6
———交通性 V86.3
————乘客 V86.1
————司机 V86.0
————在(车)外面的人员 V86.2
———司机 V86.5
———在(车)外面的人员 V86.7
———在上或下(车)时 V86.4
——人员 NEC (未知的运输手段)(在…中) V99
———非机动车(碰撞)(无碰撞)(交通性) V87.9
————非交通性 V88.9
———碰撞(在…之间)
————公共汽车和重型运输车(交通性) V87.5
—————非交通性 V88.5
————机动车(交通性) NEC V87.7
—————非交通性 V88.7
————两轮或三轮机动车(交通性)(与)
—————机动车 NEC V87.1
——————非交通性 V88.1
————小汽车(与)
—————公共汽车(交通性) V87.3
——————非交通性 V88.3
—————火车或铁路车辆(交通性) V87.6
——————非交通性 V88.6
—————两轮或三轮机动车(交通性) V87.0
——————非交通性 V88.0
—————轻型货车或篷车(交通性) V87.2
——————非交通性 V88.2
—————重型运输车(交通性) V87.4
——————非交通性 V88.4

Accident——*continued*
—transport——*continued*
——pick-up truck or van occupant——*continued*
———collision——*continued*
————two- or three-wheeled motor vehicle V52.-
————car, pick-up truck or van V53.-
————pedestrian V50.-
————animal-drawn vehicle V56.-
———specified NEC V59.8
———noncollision V58.-
——all-terrain or off-road vehicle (nontraffic) V86.9
———passenger V86.6
———traffic V86.3
————passenger V86.1
————driver V86.0
————person on outside V86.2
———driver V86.5
———person on outside V86.7
———while boarding or alighting V86.4
——person NEC (unknown means of transportation) (in) V99
———nonmotor vehicle (collision) (noncollision) (traffic) V87.9
————nontraffic V88.9
———collision (between)
————bus and heavy transport vehicle (traffic) V87.5
—————nontraffic V88.5
————motor vehicle (traffic) NEC V87.7
—————nontraffic V88.7
————two- or three-wheeled motor vehicle (traffic) (with)
—————motor vehicle NEC V87.1
——————nontraffic V88.1
————car (with)
—————bus (traffic) V87.3
——————nontraffic V88.3
—————railway train or vehicle (traffic) V87.6
——————nontraffic V88.6
—————two- or three-wheeled motor vehicle (traffic) V87.0
——————nontraffic V88.0
—————pick-up truck or van (traffic) V87.2
——————nontraffic V88.2
—————heavy transport vehicle (traffic) V87.4
——————nontraffic V88.4

Z

窒息——*续前页*

一由于，被，被其他人员

——爆炸(另见　爆炸) W40.-

——被褥、床单　W75.-

——床上的另一个人　W75.-

——化学战中　Y36.7

——火(另见　暴露，火) X09.-

———作战行动中的　Y36.3

——机器(另见　接触，与，按机器类型) W31.-

——机械性手段(另见　窒息) W84.-

——描述为

———不能确定是意外还是故意造成的　Y20.-

———故意的，他杀(企图) X91.-

——粘痰(吸入)，非新生儿　W80.-

——粘液(吸入)，非新生儿　W80.-

——呕吐物(吸入) W78.-

——气体(另见　药物和化学制剂表) X47.-

———依法

————处决　Y35.5

————处置　Y35.2

———作战行动(化学武器) Y36.7

——任何物体，除外食物或呕吐物　W80.-

——山崩　X36.-

——食物(骨头)(种子) W79.-

——食物，任何类型(吸入)(食入) W79.-

——塑料袋(另见　窒息，在...中，塑料袋) W83.-

——塌方　W77.-

———自然灾害性的地层表面运动引起的　X36.-

——毯子　W75.-

——特指的方式　NEC W83.-

——围兜　W76.-

——物质或物体，除外食物或呕吐物　W80.-

——雪崩　X36.-

——异物，除外食物或呕吐物　W80.-

——在意外事件中　W84.-

——罩单(塑料的) W75.-

——枕头　W75.-

——坠落泥土或其他物质　W77.-

——着火(另见　着火) X09.-

——作战行动中的烟雾(化学武器) Y36.7

Suffocation, Asphyxia——*continued*

—due to, by, from, caused by other person

——explosion (see also Explosion) W40.-

——bed, bed linen W75.-

——another person in bed W75.-

——chemical in war operations Y36.7

——fire (see also Exposure, fire) X09.-

———in war operations Y36.3

——machine(ry) (see also Contact, with, by type of machine) W31.-

——mechanical means (see also Suffocation) W84.-

——stated as

———undetermined whether accidentally or purposely inflicted Y20.-

———intentional, homicide (attempt) X91.-

——phlegm (aspiration) (inhalation), not of newborn W80.-

——mucus (aspiration) (inhalation), not of newborn W80.-

——vomitus (aspiration) (inhalation) W78.-

——gas (see also Table of drugs and chemicals) X47.-

———legal

————execution Y35.5

————intervention Y35.2

———in war operations (chemical weapons) Y36.7

——any object, except food or vomitus W80.-

——landslide X36.-

——food (bone) (seed) W79.-

——food, any type (aspiration) (ingestion) (inhalation) W79.-

——plastic bag (see also Suffocation, in, plastic bag) W83.-

——cave-in W77.-

———caused by cataclysmic earth surface movement X36.-

——blanket W75.-

——specified means NEC W83.-

——bib W76.-

——material or object except food or vomitus W80.-

——avalanche X36.-

——foreign body, except food or vomitus W80.-

——in accidental circumstances W84.-

——sheet (plastic) W75.-

——pillow W75.-

——falling earth or other substance W77.-

——ignition (see also Ignition) X09.-

——fumes in war operations (chemical weapons) Y36.7

窒息——*续前页*
—在...中
——床 W75.-
——吊床，摇篮 W75.-
——封闭的地方 W81.-
——空气稀薄的地方 W81.-
——冷藏库 W81.-
——塑料袋(在意外事件中) W83.-
———描述为不能确定是意外还是故意造成的 Y20.-
———他杀(企图) X91.-
———自己造成的(未特指是意外或故意的) Y20.-
————描述为故意的、有目的的，自杀(企图) X70.-
————在意外的事件中 W83.-
———自杀(企图) X70.-
——摇篮车 W75.-
——婴儿车 W75.-
——着火的大楼 X00.-
—自己造成的 Y20.-
——描述为故意的、有目的的，自杀(企图) X70.-
——在意外事件中 W84.-
—自杀(企图) X70.-
窒息状态(另见 窒息) W84.-

中毒(意外的)(被)(另见 药物和化学制剂表) X49.-
—毒物 - 见 药物和化学制剂表
—废气
——产生于
———船舶(运输中)(非运输中) V93.-
———机动车 - 见 第一卷 V01.-前面的“运输事故的分类和编码规定”的注释 6
—气体
——依法处以死刑 Y35.5
——依法处置中的 Y35.2
—烟雾或烟，由于
——爆炸(另见 爆炸) W40.-
——火(另见 暴露，火) X09.-
——着火(另见 着火) X09.-
—药物 - 见 药物和化学制剂表

Suffocation, Asphyxia——*continued*
—in
——bed W75.-
——cot, cradle W75.-
——closed place W81.-
——airtight place W81.-
——refrigerator W81.-
——plastic bag (in accidental circumstances) W83.-
———stated as undetermined whether accidentally or purposely inflicted Y20.-
———homicide (attempt) X91.-
———self-inflicted (unspecified whether accidental or intentional) Y20.-
————stated as intentional, purposeful, suicide (attempt) X70.-
————in accidental circumstances W83.-
———suicide (attempt) X70.-
——perambulator W75.-
——baby carriage W75.-
——burning building X00.-
—self-inflicted Y20.-
——stated as intentional, purposeful, suicide (attempt) X70.-
——in accidental circumstances W84.-
—suicide (attempt) X70.-
Smothering, smothered (see also Suffocation) W84.-
Poisoning, intoxication (accidental) (by) (see also Table of drugs and chemicals) X49.-
—poison - see Table of drugs and chemicals
—exhaust gas
——generated by
———watercraft (in transit) (not in transit)V93.-
———motor vehicle - see Note 6, Volume 1, Classification and coding instructions for transport accidents before V01.-
—gas
——legal execution Y35.5
——in legal intervention Y35.2
—fumes or smoke due to
——explosion (see also Explosion) W40.-
——fire (see also Exposure, fire) X09.-
——ignition (see also Ignition) X09.-
—drug - see Table of drugs and chemicals

啄伤，被鸟 W64.-

自害 NEC (另见 按外部原因的类型，未确定是否为意外或故意的) Y34.-

—故意的(另见 自杀) X84.-

自己造成的(损伤) NEC (另见 按外部原因的类型，未确定是否为意外或故意的) Y34.-

—故意(另见 自杀) X84.-

—中毒 NEC (另见 药物和化学制剂表) X49.-

自然灾害(任何损伤) NEC X39.-

—暴风雨 X37.-

—地层表面运动 NEC X36.-

—地震 X34.-

—洪水 X38.-

—火山爆发 X35.-

—山崩 X36.-

—雪崩 X36.-

自杀(性)(企图)(用) X84.-

—爆炸物(物质) X75.-

—沉没 X71.-

—触电死 X83.-

—穿刺，刺(身体任何部位) X78.-

—创伤 NEC X84.-

—钝器 X79.-

—锋利的物体(任何) X78.-

—寒冷，极度的 X83.-

—企图， 后遗症 Y87.0

火，火焰 X76.-

—火器(另见 发射，按火器类型，自杀) X74.-

—苛性物质 X83.-

——吞咽 - 见 药物和化学制剂表

——中毒 - 见 药物和化学制剂表

—勒杀 X70.-

—碰撞，坠毁

——电车(市内有轨)，火车或有轨电车 X82.-

——飞行器 X83.-

——机动车 X82.-

——运输车辆 NEC X82.-

—切割(身体任何部位) X78.-

—切割或穿刺器械 X78.-

—燃烧 X76.-

——热的物体或蒸气 X77.-

Pecked by bird W64.-

Self-harm NEC (see also external cause by type, undetermined whether accidental or intentional) Y34.-

—intentional (see also Suicide) X84.-

Self-inflicted (injury) NEC (see also external cause by type, undetermined whether accidental or intentional) Y34.-

—intentional (see also Suicide) X84.-

—poisoning NEC (see also Table of drugs and chemicals) X49.-

Cataclysm, cataclysmic (any injury) NEC X39.-

—storm X37.-

—earth surface movement NEC X36.-

—earthquake X34.-

—flood X38.-

—volcanic eruption X35.-

—landslide X36.-

—avalanche X36.-

Suicide, suicidal (attempted) (by) X84.-

—explosive(s) (material) X75.-

—submersion X71.-

—electrocution X83.-

—puncture, stab (any part of body) X78.-

—wound NEC X84.-

—blunt object X79.-

—sharp object (any) X78.-

—cold, extreme X83.-

—sequelae of attempt Y87.0

—fire, flames X76.-

—firearm (see also Discharge, by type of firearm, suicide) X74.-

—caustic substance X83.-

——swallowed - see Table of drugs and chemicals

——poisoning - see Table of drugs and chemicals

—strangulation X70.-

—collision (of), crashing of

——streetcar, train or tram X82.-

——aircraft X83.-

——motor vehicle X82.-

——transport vehicle NEC X82.-

—cut (any part of body) X78.-

—cutting or piercing instrument X78.-

—burning, burns X76.-

——hot object, steam or vapor X77.-

作战行动——*续前页*
—榴弹 Y36.2
—路易士毒气 Y36.7
—糜烂性毒剂[起疱剂](化学)(烟雾)(气体) Y36.7
—炮弹(飞行器)(火炮)(加农炮)(陆军基地)(爆炸)(碎片) Y36.2
——海军基地 Y36.0
—迫击炮炸弹(爆炸)(碎片) Y36.2
—气体或烟雾 Y36.7
—燃烧，由于
——化学 Y36.7
——火，大火灾(引起起火装置或常规武器) Y36.3
———由于核爆炸 Y36.5
——气体 Y36.7
—燃烧、毁坏、爆炸或被击落的飞行器 Y36.1
—燃烧的飞行器 Y36.1
—热，由于核爆炸 Y36.5
—射击 Y36.4
——停止敌对行动以后 Y36.8
——小子弹(步枪)(猎枪) Y36.4
——子弹 Y36.4
—深水炸弹 Y36.0
—神经毒气 Y36.7
—生物战制剂 Y36.6
—手榴弹(爆炸)(碎片) Y36.2
—水雷 Y36.0
—水下爆炸 Y36.0
—碎片，由于炮弹、炸弹 NEC、手榴弹、导弹、地雷、火箭、榴弹 Y36.2
—停止敌对行动之后，损伤，由于 Y36.8
—晚期效应 Y89.1
—武器爆裂 Y36.2
—烟幕 Y36.7
—淹溺 Y36.4
—引起的损伤，但发生于停止敌对行动以后 Y36.8
—鱼雷 Y36.0
—炸弹(杀伤性炸弹)(迫击炮)(爆炸)(碎片) Y36.2
——停止敌对行动以后 Y36.8
—战斗创伤 NEC Y36.9

War operations——*continued*
—shrapnel Y36.2
—lewisite Y36.7
—vesicant (chemical) (fumes) (gas) Y36.7
—shell (aircraft) (artillery) (cannon) (land-based) (explosion) (fragments) Y36.2
——sea-based Y36.0
—mortar bomb (explosion) (fragments) Y36.2
—gas or fumes Y36.7
—burn from
——chemical Y36.7
——fire, conflagration (caused by fire-producing device or conventional weapon) Y36.3
———from nuclear explosion Y36.5
——gas Y36.7
—aircraft burned, destroyed, exploded, shot down Y36.1
—burning aircraft Y36.1
—heat from nuclear explosion Y36.5
—shooting Y36.4
——after cessation of hostilities Y36.8
——pellet(s) (rifle) (shotgun) Y36.4
——bullet(s) Y36.4
—depth-charge Y36.0
—nerve gas Y36.7
—biological warfare agents Y36.6
—grenade (explosion) (fragments) Y36.2
—marine mine Y36.0
—underwater blast Y36.0
—fragments from artillery shell, bomb NEC, grenade, guided missile, land-mine, rocket, shell, shrapnel Y36.2
—after cessation of hostilities, injury due to Y36.8
—late effect of Y89.1
—weapon burst Y36.2
—screening smoke Y36.7
—drowning Y36.4
—injury due to, but occurring after cessation of hostilities Y36.8
—torpedo Y36.0
—bomb (antipersonnel) (mortar) (explosion) (fragments) Y36.2
——after cessation of hostilities Y36.8
—battle wound NEC Y36.9

第三部分　药物和化学制剂表索引

SECTION III　Alphabetical index to Table of drugs and chemicals

主导词首字汉语拼音音节索引表

INDEXING LIST ACCORDING TO THE SYLLABLES OF THE PHONETIC TRANSCRIPTIONS OF THE FIRST CHINESE CHARACTERS

主导词首字笔画检字表

INDEXING LIST ACCORDING TO THE STROKES OF THE FIRST CHINESE CHARACTERS

药物和化学制剂表索引正文

品名		中毒				在治疗中使用的有害效应
		第19章	意外	故意自害	意图不确定的	
1-丙醇	1-Propanol	T51.3	X45.-	X65.-	Y15.-	
1-二氨基-8-二-精氨酸-加压素	DDAVP	T38.8	X44.-	X64.-	Y14.-	Y42.8
1605(农药) – 现译名 对硫磷	Thiofos	T60.0	X48.-	X68.-	Y18.-	
2-甲-4 氯丙酸	Mecoprop	T60.3	X48.-	X68.-	Y18.-	
2-甲氧乙醇	2-Methoxyethanol	T52.3	X46.-	X66.-	Y16.-	
2-脱氧-5-氟尿苷	2-Deoxy-5-fluorouridine	T45.1	X44.-	X64.-	Y14.-	Y43.1
2-氧基乙醇	2-Ethoxyethanol	T52.3	X46.-	X66.-	Y16.-	
2,3-丁基-4-羟基茴香醚	BHA	T50.9	X44.-	X64.-	Y14.-	Y57.4
2,3,7,8-四氯化二苯-对二噁英	2,3,7,8-Tetrachlorodibenzo-p-dioxin	T53.7	X46.-	X66.-	Y16.-	
2,4-二氯苯氧乙酸	2,4-Dichlorophenoxyacetic acid	T60.3	X48.-	X68.-	Y18.	
2,4,5-三氯苯氧乙酸	2,4,5-T	T60.3	X48.-	X68.-	Y18.-	
3-甲基苯乙妥因 - 现译名 美芬妥英	Phenantoin	T42.0	X41.-	X61.-	Y11.-	Y46.2
3,3'-二氯联苯胺	Dichlorbenzidine	T65.3	X49.-	X69.-	Y19.-	
4-氨基苯酚衍生物	4-Aminophenol derivatives	T39.1	X40.-	X60.-	Y10.-	Y45.5
4-氨基丁酸	4-Aminobutyric acid	T43.8	X41.-	X61.-	Y11.-	Y49.8
4-羟丁酸钠	Oxybate sodium	T41.2	X44.-	X64.-	Y14.-	Y48.2
5-甲氧沙林	5-Methoxypsoralen (5-MOP)	T50.9	X44.-	X64.-	Y14.-	Y57.8
5-脱氧-5-氟尿苷	5-Deoxy-5-fluorouridine	T45.1	X44.-	X64.-	Y14.-	Y43.1
6-氨基己酸(止血药)	Epsilon aminocaproic acid	T45.6	X44.-	X64.-	Y14.-	Y44.3
8-氨基喹啉药	8-Aminoquinoline drugs	T37.2	X44.-	X64.-	Y14.-	Y41.2
8-甲氧沙林	8-Methoxypsoralen (8-MOP)	T50.9	X44.-	X64.-	Y14.-	Y57.8
N'烷羧乙基-N-乙酰氨基吡啶	Undecoylium	T49.0	X44.-	X64.-	Y14.-	Y56.0
p-哌啶乙酰胺基苯甲酸乙酯	EPAB	T41.3	X44.-	X64.-	Y14.-	Y48.3
α-红细胞生成素	Epoetin alpha	T45.8	X44.-	X64.-	Y14.-	Y44.1
α-肾上腺素能阻断药	Alpha-adrenergic blocking drug	T44.6	X43.-	X63.-	Y13.-	Y51.6
β-半乳糖苷酶	Bcta-Galactosidasc	T47.5	X44.-	X64.	Y14.-	Y53.5
β-醋地高辛(强心药)	Bcta-acctyldigoxin	T46.0	X44.-	X64.-	Y14.-	Y52.0
β-谷甾醇	Beta-sitosterol(s)	T46.6	X44.-	X64.-	Y14.-	Y52.6
β-胡萝卜素 - 现译名 倍他胡萝卜素	Betacarotene	T45.2	X44.-	X64.-	Y14.-	Y57.7
β-肾上腺素能阻断剂，心脏	Beta-adrenergic blocking agent, heart	T44.7	X43.-	X63.-	Y13.-	Y51.7
β-亚苄基丁酰胺	Beta-benzalbutyramide	T46.6	X44.-	X64.-	Y14.-	Y52.6
β-优卡因	Beta-eucaine	T49.1	X44.-	X64.-	Y14.-	Y56.1
γ-氨酪酸	Gamma-aminobutyric acid, GABA	T43.8	X41.-	X61.-	Y11.-	Y49.8

A

品名		中毒 第19章	中毒 意外	中毒 故意自害	意图不确定的	在治疗中使用的有害效应
吖啶	Acridine	T65.6	X49.-	X69.-	Y19.-	
一蒸气	一vapor	T59.8	X47.-	X67.-	Y17.-	
吖啶黄(消毒防腐剂)	Acriflavinium chloride	T49.0	X44.-	X64.-	Y14.-	Y56.0
阿苯达唑[丙硫咪唑](驱蠕虫药)	Albendazole	T37.4	X44.-	X64.-	Y14.-	
阿布拉霉素 B - 现译名 色霉素 A3	Chromomycin A3	T45.1	X44.-	X64.-	Y14.-	Y43.3
阿布妥因(解痉药)	Albutoin	T42.0	X41.-	X61.-	Y11.-	Y46.2
阿地芬宁(解痉药)	Adiphenine	T44.3	X43.-	X63.-	Y13.-	Y51.3
阿地砜钠(抗菌药)	Aldesulfone sodium	T37.1	X44.-	X64.-	Y14.-	Y41.1
阿地西林(抗生素)	Adicillin	T36.0	X44.-	X64.-	Y14.-	Y40.0
阿度西林[叠氮西林](抗生素)	Azidocillin	T36.0	X44.-	X64.-	Y14.-	Y40.0
阿尔德林 - 现译名 艾氏剂	Aldrin (dust)	T60.1	X48.-	X68.-	Y18.-	
阿尔葡西酶 – 现译名 阿糖脑苷酶	Alglucerase	T45.3	X44.-	X64.-	Y14.-	Y43.6
阿尔噻嗪(利尿剂，降压药)	Altizide	T50.2	X44.-	X64.-	Y14.-	Y54.3
阿尔维林(解痉药)	Alverine	T44.3	X43.-	X63.-	Y13.-	Y51.3
阿伐斯汀(抗组胺药)	Acrivastine	T45.0	X44.-	X64.-	Y14.-	Y43.0
阿法多龙(麻醉药)	Alfadolone, Alphadolone	T41.1	X44.-	X64.-	Y14.-	Y48.1
阿法骨化醇[阿法西多](维生素类)	Alfacalcidol	T45.2	X44.-	X64.-	Y14.-	Y54.7
阿法罗定[安那度](镇痛药)	Alphaprodine	T40.4	X42.-	X62.-	Y12.-	Y45.0
阿法沙龙[羟-5α-孕烷二硐](麻醉药)	Alphaxalone, Alfaxalone	T41.1	X44.-	X64.-	Y14.-	Y48.1
阿法西多 - 现译名 阿法骨化醇	Alfacalcidol	T45.2	X44.-	X64.-	Y14.-	Y54.7
阿芬太尼(镇痛药)	Alfentanil	T40.4	X42.-	X62.-	Y12.-	Y45.0
阿夫唑嗪(氢氯化物)(抗高血压药)	Alfuzosin (hydrochloride)	T44.8	X43.-	X63.-	Y13.-	Y51.8
阿库铵(神经肌肉阻断药)	Alcuronium (chloride)	T48.1	X44.-	X64.-	Y14.-	Y55.1
阿拉明 - 现译名 间羟胺	Metaraminol	T44.4	X43.-	X63.-	Y13.-	Y51.4
阿拉普利(抗高血压药)	Alacepril	T46.4	X44.-	X64.-	Y14.-	Y52.4
阿立必利(镇吐药)	Alizapride	T45.0	X44.-	X64.-	Y14.-	Y43.0
阿利硫脲(外科用药)	Allylthiourea	T49.3	X44.-	X64.-	Y14.-	Y56.3
阿利马嗪(抗精神病药)	Alimemazine	T43.3	X41.-	X61.-	Y11.-	Y49.3
阿氯芬酸(抗炎镇痛药)	Alclofenac	T39.3	X40.-	X60.-	Y10.-	Y45.3
阿氯米松(肾上腺皮质激素类)	Alclometasone	T49.0	X44.-	X64.-	Y14.-	Y56.0
阿罗尼丁	Aplonidine	T44.4	X43.-	X63.-	Y13.-	Y51.4
阿洛巴比妥(镇静催眠药)	Allobarbital, Diallymal	T42.3	X41.-	X61.-	Y11.-	Y47.0
阿洛普令(镇痛药)	Aloxiprin	T39.0	X40.-	X60.-	Y10.-	Y45.1
阿洛西林(抗生素)	Azlocillin	T36.0	X44.-	X64.-	Y14.-	Y40.0
阿马灵 - 现译名 阿义马林	Ajmaline	T46.2	X44.-	X64.-	Y14.-	Y52.2
阿吗碱 - 现译名 萝巴新	Raubasine	T46.7	X44.-	X64.-	Y14.-	Y52.7
阿霉素[亚德里亚霉素]	Adriamycin	T45.1	X44.-	X64.-	Y14.-	Y43.3
阿米苯唑[氨苯唑](中枢兴奋药，解痉药)	Amiphenazole	T50.7	X44.-	X64.-	Y14.-	Y50.0
阿米夫胺(抗抑郁药)	Amiflamine	T43.1	X41.-	X61.-	Y11.-	Y49.1
阿米庚酸 - 现译名 安咪奈丁	Amineptine	T43.0	X41.-	X61.-	Y11.-	Y49.0

品名		中毒				在治疗中使用的有害效应
		第19章	意外	故意自害	意图不确定的	
阿米卡星[丁胺卡那霉素]	**Amikacin**	**T36.5**	**X44.-**	**X64.-**	**Y14.-**	**Y40.5**
阿米卡因[异戊卡因]，局部(麻醉药)	**Amylocaine, regional**	**T41.3**	**X44.-**	**X64.-**	**Y14.-**	**Y48.3**
阿米凯林(解痉药)	**Amikhelline**	**T46.3**	**X44.-**	**X64.-**	**Y14.-**	**Y52.3**
阿米雷司[氨苯噁唑啉](食欲抑制药)	**Aminorex**	**T50.5**	**X44.-**	**X64.-**	**Y14.-**	**Y57.0**
阿米洛利(利尿剂)	**Amiloride**	**T50.2**	**X44.-**	**X64.-**	**Y14.-**	**Y54.5**
阿米三嗪[烯丙哌三嗪](中枢兴奋药)	**Almitrine**	**T50.7**	**X44.-**	**X64.-**	**Y14.-**	**Y50.0**
阿米替林(抗抑郁药)	**Amitriptyline**	**T43.0**	**X41.-**	**X61.-**	**Y11.-**	**Y49.0**
阿米酮 - 现译名 美沙酮	**Methadone, Amidone**	**T40.3**	**X42.-**	**X62.-**	**Y12.-**	**Y45.0**
阿明洛芬(抗炎镇痛药)	**Alminoprofen**	**T39.3**	**X40.-**	**X60.-**	**Y10.-**	**Y45.2**
阿莫地喹(抗疟药)	**Amodiaquine**	**T37.2**	**X44.-**	**X64.-**	**Y14.-**	**Y41.2**
阿莫沙平(抗抑郁药)	**Amoxapine**	**T43.0**	**X41.-**	**X61.-**	**Y11.-**	**Y49.0**
阿莫西林[羟氨苄青霉素](抗生素)	**Amoxicillin**	**T36.0**	**X44.-**	**X64.-**	**Y14.-**	**Y40.0**
阿尼利定(镇痛药)	**Anileridine**	**T40.4**	**X42.-**	**X62.-**	**Y12.-**	**Y45.0**
阿尼林 - 现译名 苯胺	**Aniline**	**T65.3**	**X49.-**	**X69.-**	**Y19.-**	
阿尼普酶(溶纤维蛋白药)	**Anistreplase**	**T45.6**	**X44.-**	**X64.-**	**Y14.-**	**Y44.5**
阿帕西林(抗生素)	**Apalcillin**	**T36.0**	**X44.-**	**X64.-**	**Y14.-**	**Y40.0**
阿片酊	**Laudanum**	**T40.0**	**X42.-**	**X62.-**	**Y12.-**	**Y45.0**
阿片全碱(镇痛药)	**Papaveretum**	**T40.0**	**X42.-**	**X62.-**	**Y12.-**	**Y45.0**
阿片生物碱(总的)	**Opium alkaloids (total)**	**T40.0**	**X42.-**	**X62.-**	**Y12.-**	**Y45.0**
一标准化粉状的	一standardized powdered	T40.0	X42.-	X62.-	Y12.-	Y45.0
一酊剂(含樟脑的)	一tincture (camphorated)	T40.0	X42.-	X62.-	Y12.-	Y45.0
阿片樟脑酊 - 现译名 止痛剂	**Paregoric**	**T40.0**	**X42.-**	**X62.-**	**Y12.-**	**Y45.0**
阿片制剂 NEC	**Opiate NEC**	**T40.6**	**X42.-**	**X62.-**	**Y12.-**	**Y45.0**
阿扑吗啡(催吐药)	**Apomorphine**	**T47.7**	**X44.-**	**X64.-**	**Y14.-**	**Y53.7**
阿扑西林(抗生素)	**Aspoxicillin**	**T36.0**	**X44.-**	**X64.-**	**Y14.-**	**Y40.0**
阿朴长春 - 现译名 长春西丁	**Vinpocetine**	**T46.7**	**X44.-**	**X64.-**	**Y14.-**	**Y52.7**
阿普比妥(镇静催眠药)	**Allypropymal, Aprobarbital**	**T42.3**	**X41.-**	**X61.-**	**Y11.-**	**Y47.0**
阿普林定[安搏律定](抗心律失常药)	**Aprindine**	**T46.2**	**X44.-**	**X64.-**	**Y14.-**	**Y52.2**
阿普洛尔[心得舒](β受体阻滞药)	**Alprenolol**	**T44.7**	**X43.-**	**X63.-**	**Y13.-**	**Y51.7**
阿普唑仑(安定药)	**Alprazolam**	**T42.4**	**X41.-**	**X61.-**	**Y11.-**	**Y47.1**
阿奇霉素	**Azithromycin**	**T36.3**	**X44.-**	**X64.-**	**Y14.-**	**Y40.3**
阿曲可宁 - 现译名 苯磺阿曲库铵	**Atracurium besilate**	**T48.1**	**X44.-**	**X64.-**	**Y14.-**	**Y55.1**
阿柔比星[盐酸阿柔比星](抗生素)	**Aclarubicin**	**T45.1**	**X44.-**	**X64.-**	**Y14.-**	**Y43.3**
阿沙克肽(促皮质素类)	**Alsactide**	**T38.8**	**X44.-**	**X64.-**	**Y14.-**	**Y42.8**
阿舍西隆[蛇根混合碱](抗精神病药)	**Alseroxylon**	**T46.5**	**X44.-**	**X64.-**	**Y14.-**	**Y52.5**
阿司咪唑(抗组胺药)	**Astemizole**	**T45.0**	**X44.-**	**X64.-**	**Y14.-**	**Y43.0**
阿司米星[阿司霉素](抗生素)	**Astromicin**	**T36.5**	**X44.-**	**X64.-**	**Y14.-**	**Y40.5**
阿司匹林[乙酰水杨酸](铝)(可溶的)	**Aspirin (aluminum) (soluble)**	**T39.0**	**X40.-**	**X60.-**	**Y10.-**	**Y45.1**
一肠衣	一enteric coated	T39.0	X40.-	X60.-	Y10.-	Y45.1

品名		中毒				在治疗中使用的有害效应
		第19章	意外	故意自害	意图不确定的	
阿司匹林钙 - 现译名 钙，乙酰水杨酸甲酯	Calcium Acetylsalicylate	T39.0	X40.-	X60.-	Y10.-	Y45.1
阿糖胞苷[胞嘧啶阿拉伯糖苷](抗病毒药，抗肿瘤药)	Ara-C, Cytarabine, Cytosine arabinoside	T45.1	X44.-	X64.-	Y14.-	Y43.1
阿糖脑苷酶[阿尔葡西酶]	Alglucerase	T45.3	X44.-	X64.-	Y14.-	Y43.6
阿糖腺苷(抗病毒药)	Adenine arabinoside, Ara-A Vidarabine	T37.5	X44.-	X64.-	Y14.-	Y41.5
阿替卡因(局部麻醉药)	Articaine	T41.3	X44.-	X64.-	Y14.-	Y48.3
阿替洛尔(β受体阻滞剂)	Atenolol	T44.7	X43.-	X63.-	Y13.-	Y51.7
阿替普酶(纤维蛋白溶酶原激活药)	Alteplase	T45.6	X44.-	X64.-	Y14.-	Y44.5
阿托方 - 现译名 辛可芬	Cinchophen	T50.4	X44.-	X64.-	Y14.-	Y54.8
阿托卡因(局部麻醉药)	Aptocaine	T41.3	X44.-	X64.-	Y14.-	Y48.3
阿托品(抗胆碱药)	Atropine	T44.3	X43.-	X63.-	Y13.-	Y51.3
一硝酸甲酯	一methonitrate	T44.3	X43.-	X63.-	Y13.-	Y51.3
一衍生物	一derivative	T44.3	X43.-	X63.-	Y13.-	Y51.3
阿维A(抗牛皮癣药)	Acitretin	T50.9	X44.-	X64.-	Y14.-	Y57.8
阿维A酯(抗牛皮癣药)	Etretinate	T50.9	X44.-	X64.-	Y14.-	Y57.8
阿西美辛(抗炎镇痛药)	Acemetacin	T39.3	X40.-	X60.-	Y10.-	Y45.3
阿昔洛韦[无环鸟苷](核苷类抗病毒药)	Acyclovir, Aciclovir	T37.5	X44.-	X64.-	Y14.-	Y41.5
阿昔莫司[氧甲吡嗪](降血脂药)	Acipimox	T46.6	X44.-	X64.-	Y14.-	Y52.6
阿义马林[阿马灵][西萝芙木碱](抗心律失常药)	Ajmaline	T46.2	X44.-	X64.-	Y14.-	Y52.2
阿扎胞苷(抗肿瘤药)	Azacitidine	T45.1	X44.-	X64.-	Y14.-	Y43.1
阿扎丙宗(消炎药)	Azapropazone	T39.2	X40.-	X60.-	Y10.-	Y45.3
阿扎环醇(安定药)	Azacyclonol	T43.5	X41.-	X61.-	Y11.-	Y49.5
阿扎立平(外科用药)	Azaribine	T45.1	X44.-	X64.-	Y14.-	Y43.1
阿扎培汀(降压药)	Azapetine	T46.7	X44.-	X64.-	Y14.-	Y52.7
阿扎他定(抗过敏药)	Azatadine	T45.0	X44.-	X64.-	Y14.-	Y43.0
阿扎替派(抗肿瘤药)	Azatepa	T45.1	X44.-	X64.-	Y14.-	Y43.3
阿扎硝唑(抗滴虫药)	Azanidazole	T37.3	X44.-	X64.-	Y14.-	Y41.3
癌化学治疗药物方案	Cancer chemotherapy drug regimen	T45.1	X44.-	X64.-	Y14.-	Y43.3
艾芬地尔(血管扩张药)	Ifenprodil	T46.7	X44.-	X64.-	Y14.-	Y52.7
艾氟洛芬(抗炎镇痛药)	Esflurbiprofen	T39.3	X40.-	X60.-	Y10.-	Y45.2
艾氏剂[阿尔德林][氯甲桥萘](杀虫药)	Aldrin (dust)	T60.1	X48.-	X68.-	Y18.-	
艾司洛尔(β受体阻滞剂)	Esmolol	T44.7	X43.-	X63.-	Y13.-	Y51.7
艾司唑仑(安定药)	Estazolam	T42.4	X41.-	X61.-	Y11.-	Y47.1
爱庚嗪 - 现译名 依索庚嗪	Ethoheptazine	T40.4	X42.-	X62.-	Y12.-	Y45.0
爱普杷嗪 - 现译名 普罗吩胺	Ethopropazine	T44.3	X43.-	X63.-	Y13.-	Y51.3
安吖啶(抗肿瘤药)	Amsacrine	T45.1	X44.-	X64.-	Y14.-	Y43.3
安巴腙(消毒防腐剂)	Ambazone	T49.6	X44.-	X64.-	Y14.-	Y56.6
安贝氯铵[美斯的明]	Ambenonium (chloride)	T44.0	X43.-	X63.-	Y13.-	Y51.0
安搏律定 - 现译名 阿普林定	Aprindine	T46.2	X44.-	X64.-	Y14.-	Y52.2

品　名		中　毒				在治疗中使用的有害效应
		第19章	意外	故意自害	意图不确定的	
安布茶碱[氨异丁醇茶碱](利尿剂)	**Ambuphylline, Bufylline**	**T48.6**	**X44.-**	**X64.-**	**Y14.-**	**Y55.6**
安定[地西泮]	**Diazepam**	**T42.4**	**X41.-**	**X61.-**	**Y11.-**	**Y47.1**
安定药[精神安定药]NEC	**Tranquilizer, Ataractic drug NEC**	**T43.5**	**X41.-**	**X61.-**	**Y11.-**	**Y49.5**
—二甲胺	—dimethylamine	T43.3	X41.-	X61.-	Y11.-	Y49.3
—氨基甲酸酯	—carbamate	T43.5	X41.-	X61.-	Y11.-	Y49.5
—伴有催眠药或镇静剂	—with hypnotic or sedative	T42.6	X41.-	X61.-	Y11.-	Y47.5
—苯并二氮杂 NEC	—benzodiazepine NEC	T42.4	X41.-	X61.-	Y11.-	Y47.1
—丙胺	—propylamine	T43.3	X41.-	X61.-	Y11.-	Y49.3
—丁酰苯 NEC	—butyrophenone NEC	T43.4	X41.-	X61.-	Y11.-	Y49.4
—吩噻嗪 NEC	—penothiazine NEC	T43.3	X41.-	X61.-	Y11.-	Y49.3
—哌啶	—piperidine	T43.3	X41.-	X61.-	Y11.-	Y49.3
—哌嗪 NEC	—piperazine NEC	T43.3	X41.-	X61.-	Y11.-	Y49.3
—强的 NEC	—major NEC	T43.5	X41.-	X61.-	Y11.-	Y49.5
—羟嗪	—hydroxyzine	T43.5	X41.-	X61.-	Y11.-	Y49.5
—噻吨 NEC	—thioxanthene NEC	T43.5	X41.-	X61.-	Y11.-	Y49.5
—乙胺	—ethylamine	T43.3	X41.-	X61.-	Y11.-	Y49.3
安毒鼠 - 现译名 萘硫脲(安妥)	**Naphthylthiourea (ANTU)**	**T60.4**	**X48.-**	**X68.-**	**Y18.-**	
安非拉酮[二乙胺苯丙酮](食欲抑制药)	**Diethylpropion, Amfepramone**	**T50.5**	**X44.-**	**X64.-**	**Y14.-**	**Y57.0**
安非他明 NEC – 现译名 苯丙胺	**Amphetamine**	**T43.6**	**X41.-**	**X61.-**	**Y11.-**	**Y49.7**
安非他尼(精神兴奋药)	**Amfetaminil**	**T43.6**	**X41.-**	**X61.-**	**Y11.-**	**Y49.7**
安非他酮[丁氨苯丙酮](抗抑郁药)	**Amfebutamone, Bupropion**	**T43.2**	**X41.-**	**X61.-**	**Y11.-**	**Y49.2**
安氟醚 - 现译名 恩氟烷	**Enflurane**	**T41.0**	**X44.-**	**X64.-**	**Y14.-**	**Y48.0**
安福霉素[双霉素](抗生素)	**Amfomycin**	**T36.8**	**X44.-**	**X64.-**	**Y14.-**	**Y40.8**
安宫黄体酮(长效) - 现译名 醋酸甲羟孕酮	**Medroxyprogesterone acetate (depot)**	**T38.5**	**X44.-**	**X64.-**	**Y14.-**	**Y42.5**
安克痉 - 现译名 比哌立登	**Biperiden**	**T44.3**	**X43.-**	**X63.-**	**Y13.-**	**Y51.3**
安克洛酶(抗凝药)	**Ancrod**	**T45.6**	**X44.-**	**X64.-**	**Y14.-**	**Y44.9**
安拉非宁[安曲非宁](镇痛药)	**Antrafenine**	**T39.3**	**X40.-**	**X60.-**	**Y10.-**	**Y45.3**
安咪奈丁[阿米庚酸](抗抑郁药)	**Amineptine**	**T43.0**	**X41.-**	**X61.-**	**Y11.**	**Y49.0**
安眠药，丸剂	**Sleeping draught, pill**	**T42.7**	**X41.-**	**X61.-**	**Y11.-**	**Y47.9**
安那度 - 现译名 阿法罗定	**Alphaprodine**	**T40.4**	**X42.-**	**X62.-**	**Y12.-**	**Y45.0**
安乃近[去甲氨基比林](解热镇痛药)	**Metamizole sodium, Methampyrone, Sulpyrine, Noramidopyrine Analgin, Dipyrone**	**T39.2**	**X40.-**	**X60.-**	**Y10.-**	**Y45.8**
—甲磺酸盐	—methanesulfonate sodium	T39.2	X40.-	X60.-	Y10.-	Y45.8
安哌齐特(抗精神病药)	**Amperozide**	**T43.5**	**X41.-**	**X61.-**	**Y11.-**	**Y49.5**
安普乐定(氢氯化物)(眼科用药)	**Apraclonidine (hydrochloride)**	**T44.4**	**X43.-**	**X63.-**	**Y13.-**	**Y51.4**
安其敏 - 现译名 布克力嗪	**Buclizine**	**T45.0**	**X44.-**	**X64.-**	**Y14.-**	**Y43.0**
安曲非宁 - 现译名 安拉非宁	**Antrafenine**	**T39.3**	**X40.-**	**X60.-**	**Y10.-**	**Y45.3**
安莎霉素 - 现译名 利福布汀	**Ansamycin**	**T36.6**	**X44.-**	**X64.-**	**Y14.-**	**Y40.6**
安他唑林(抗心律失常，抗组胺药)	**Antazolin(e)**	**T45.0**	**X44.-**	**X64.-**	**Y14.-**	**Y43.0**
安体舒通 - 现译名 螺内酯	**Spironolactone**	**T50.0**	**X44.-**	**X64.-**	**Y14.-**	**Y54.1**

品名		中毒 第19章	意外	故意自害	意图不确定的	在治疗中使用的有害效应
安替比林[非那宗](解热镇痛药)	**Antipyrine, Phenazone, Fenazone**	**T39.2**	**X40.-**	**X60.-**	**Y10.-**	**Y45.8**
安妥(α-萘硫脲)	**ANTU (alpha naphthylthiourea)**	**T60.4**	**X48.-**	**X68.-**	**Y18.-**	
安妥明 - 现译名 氯贝丁酯	**Clofibrate**	**T46.6**	**X44.-**	**X64.-**	**Y14.-**	**Y52.6**
安西奈德 - 现译名 安西缩松	**Amcinonide**	**T49.0**	**X44.-**	**X64.-**	**Y14.-**	**Y56.0**
安西缩松[安西奈德](肾上腺皮质激素类)	**Amcinonide**	**T49.0**	**X44.-**	**X64.-**	**Y14.-**	**Y56.0**
安息香(酊)(中药)	**Benzoin (tincture)**	**T48.5**	**X44.-**	**X64.-**	**Y14.-**	**Y55.5**
安息香酸 - 现译名 苯甲酸	**Benzoic acid**	**T49.0**	**X44.-**	**X64.-**	**Y14.-**	**Y56.0**
桉树油[桉叶油]	**Eucalyptus oil**	**T49.7**	**X44.-**	**X64.-**	**Y14.-**	**Y56.7**
桉叶油 - 现译名 桉树油	**Eucalyptus oil**	**T49.7**	**X44.-**	**X64.-**	**Y14.-**	**Y56.7**
氨(烟雾)(气态)(蒸气)	**Ammonia(fumes)(gas)(vapor)**	**T59.8**	**X47.-**	**X67.-**	**Y17.-**	
一芳香酯剂	一aromatic spirit	T48.7	X44.-	X64.-	Y14.-	Y55.7
一液态(氨)(家用)	一liquid(household)	T54.3	X49.-	X69.-	Y19.-	
氨吖啶(抗生素)	**Aminoacridine**	**T49.0**	**X44.-**	**X64.-**	**Y14.-**	**Y56.0**
氨苯蝶啶[三氨苯喋啶](利尿剂)	**Triamterene**	**T50.2**	**X44.-**	**X64.-**	**Y14.-**	**Y54.5**
氨苯丁酯(局麻药)	**Butamben**	**T41.3**	**X44.-**	**X64.-**	**Y14.-**	**Y48.3**
氨苯砜[二氨基二苯砜](抗分枝杆菌药)	**Dapsone, DADPS, Diaminodiphenylsulfone**	**T37.1**	**X44.-**	**X64.-**	**Y14.-**	**Y41.1**
氨苯砜(抗麻风药)	**Diaphenylsulfone**	**T37.0**	**X44.-**	**X64.-**	**Y14.-**	**Y41.0**
氨苯磺胺 NEC - 现译名 磺胺	**Sulfonamide,Sulfanilamide**	**T37.0**	**X44.-**	**X64.-**	**Y14.-**	**Y41.0**
氨苯酞胺(抗真菌药)	**Amphotalide**	**T37.4**	**X44.-**	**X64.-**	**Y14.-**	**Y41.4**
氨苯唑 - 现译名 阿米苯唑	**Amiphenazole**	**T50.7**	**X44.-**	**X64.-**	**Y14.-**	**Y50.0**
氨苯噁唑啉 - 现译名 阿米雷司	**Aminorex**	**T50.5**	**X44.-**	**X64.-**	**Y14.-**	**Y57.0**
氨苄青霉素 - 现译名 氨苄西林	**Ampicillin**	**T36.0**	**X44.-**	**X64.-**	**Y14.-**	**Y40.0**
氨苄西林[氨苄青霉素](抗生素)	**Ampicillin**	**T36.0**	**X44.-**	**X64.-**	**Y14.-**	**Y40.0**
氨茶碱(平滑肌松弛药)	**Aminophylline, Theophyllamine**	**T48.6**	**X44.-**	**X64.-**	**Y14.-**	**Y55.6**
氨蝶呤钠[白血宁]	**Aminopterin sodium**	**T45.1**	**X44.-**	**X64.-**	**Y14.-**	**Y43.1**
氨丁三醇(酸碱平衡药)	**Tromethamine, Trometamol**	**T50.2**	**X44.-**	**X64.-**	**Y14.-**	**Y54.5**
氨芬酸(抗炎镇痛药)	**Amfenac**	**T39.3**	**X40.-**	**X60.-**	**Y10.-**	**Y45.3**
氨酚氧胂 - 现译名 氧芬胂	**Oxophenarsine**	**T37.3**	**X44.-**	**X64.-**	**Y14.-**	**Y41.3**
氨氟喹酮 - 现译名 氟喹酮	**Afloqualone**	**T42.8**	**X41.-**	**X61.-**	**Y11.-**	**Y46.8**
氨磺必利(抗精神失常药)	**Amisulpride**	**T43.5**	**X41.-**	**X61.-**	**Y11.-**	**Y49.5**
氨磺丁脲[依凡诺](降血糖药)	**Carbutamide**	**T38.3**	**X44.-**	**X64.-**	**Y14.-**	**Y42.3**
氨基苯酚	**Aminophenol**	**T54.0**	**X49.-**	**X69.-**	**Y19.-**	
氨基苯甲酸乙酯 - 现译名 苯佐卡因	**Benzocaine**	**T41.3**	**X44.-**	**X64.-**	**Y14.-**	**Y48.3**
氨基比林[匹拉米酮](解热镇痛药)	**Amidopyrine, Aminofena-zone, Aminophen-azone, Aminopyrine**	**T39.2**	**X40.-**	**X60.-**	**Y10.-**	**Y45.8**
氨基比林异丙酯	**Isopropylaminophenazone**	**T39.2**	**X40.-**	**X60.-**	**Y10.-**	**Y45.8**
氨基己酸(止血药)	**Aminocaproic acid**	**T45.6**	**X44.-**	**X64.-**	**Y14.-**	**Y44.3**
氨基甲酸酯(杀虫药)	**Carbamate (insecticide)**	**T60.0**	**X48.-**	**X68.-**	**Y18.-**	
氨基甲酰甲基胆碱[氯贝胆碱](胆碱能药)	**Bethanechol**	**T44.1**	**X43.-**	**X63.-**	**Y13.-**	**Y51.1**
一氯化物	一chloride	T44.1	X43.-	X63.-	Y13.-	Y51.1

品名		中毒				在治疗中使用的有害效应
		第19章	意外	故意自害	意图不确定的	
氨马尿酸[对氨马尿酸](诊断用药)	**Aminohippuric acid**	**T50.8**	**X44.-**	**X64.-**	**Y14.-**	**Y57.6**
氨基糖苷	**Aminoglycoside**	**T36.5**	**X44.-**	**X64.-**	**Y14.-**	**Y40.5**
氨基乙酸 - 现译名 甘氨酸	**Aminoacetic acid (derivatives)**	**T50.3**	**X44.-**	**X64.-**	**Y14.-**	**Y54.6**
氨基乙酸二羟化铝 - 现译名 甘羟铝	**Dihydroxyaluminum aminoacetate**	**T47.1**	**X44.-**	**X64.-**	**Y14.-**	**Y53.1**
氨己烯酸(抗惊厥药)	**Vigabatrin**	**T42.6**	**X41.-**	**X61.-**	**Y11.-**	**Y46.6**
氨甲苯酸(止血药)	**Aminomethylbenzoic acid**	**T45.6**	**X44.-**	**X64.-**	**Y14.-**	**Y44.3**
氨甲丙二酯 - 现译名 甲丙氨酯	**Meprobamate**	**T43.5**	**X41.-**	**X61.-**	**Y11.-**	**Y49.5**
氨甲环酸[止血环酸]	**Tranexamic acid**	**T45.6**	**X44.-**	**X64.-**	**Y14.-**	**Y44.3**
氨甲酸叔己酯 - 现译名 依米氨酯	**Emylcamate**	**T43.5**	**X41.-**	**X61.-**	**Y11.-**	**Y49.5**
氨来呫诺[氨氯地平]	**Amlexanox**	**T48.6**	**X44.-**	**X64.-**	**Y14.-**	**Y55.6**
氨氯地平 - 现译名 氨来呫诺	**Amlexanox**	**T48.6**	**X44.-**	**X64.-**	**Y14.-**	**Y55.6**
氨乙吡啶 - 现译名 倍他唑	**Betazole, Ametazole**	**T50.8**	**X44.-**	**X64.-**	**Y14.-**	**Y57.6**
氨异丁醇茶碱 - 现译名 安布茶碱	**Ambuphylline, Bufylline**	**T48.6**	**X44.-**	**X64.-**	**Y14.-**	**Y55.6**
铵	**Ammonium**					
－氨基磺酸(铵)	－sulfamate	T60.3	X48.-	X68.-	Y18.-	
－化合物(家用)NEC	－－compounds (household) NEC	T54.3	X49.-	X69.-	Y19.-	
－－工业的	－－industrial	T54.3	X49.-	X69.-	Y19.-	
－－烟雾(任何用途)	－－fumes (any usage)	T59.8	X47.-	X67.-	Y17.-	
－磺酸树脂	－sulfonate resin	T47.8	X44.-	X64.-	Y14.-	Y53.8
－酒石酸	－acid tartrate	T49.5	X44.-	X64.-	Y14.-	Y56.5
－氯化(铵)	－chloride	T50.9	X44.-	X64.-	Y14.-	Y43.5
－溴化(铵)	－bromide	T42.6	X41.-	X61.-	Y11.-	Y47.4
胺苯吖啶(抗肿瘤药)	**M-AMSA**	**T45.1**	**X44.-**	**X64.-**	**Y14.-**	**Y43.3**
胺苯冰酯 - 现译名 波那普令	**Bornaprine**	**T44.3**	**X43.-**	**X63.-**	**Y13.-**	**Y51.3**
胺碘苯丙酸钠(胆道造影剂)	**Iopodate, sodium**	**T50.8**	**X44.-**	**X64.-**	**Y14.-**	**Y57.5**
胺碘酮[乙胺碘呋酮](抗心律失常药，血管扩张药)	**Amiodarone**	**T46.2**	**X44.-**	**X64.-**	**Y14.-**	**Y52.2**
胺酸乙酯 - 现译名 长春西丁	**Vinpocetine**	**T46.7**	**X44.-**	**X64.-**	**Y14.-**	**Y52.7**
胺乙氧孕烷酮 - 现译名 米那索龙	**Minaxolone**	**T41.2**	**X44.-**	**X64.-**	**Y14.-**	**Y48.2**
昂丹司琼[奥丹亚龙][恩丹西酮](止吐药)	**Ondansetron**	**T45.0**	**X44.-**	**X64.-**	**Y14.-**	**Y43.0**
螯合剂 NEC	**Chelating agent NEC**	**T50.6**	**X44.-**	**X64.-**	**Y14.-**	**Y57.2**
奥布卡因(局部麻醉药)	**Oxybuprocaine, Benoxinate**	**T41.3**	**X44.-**	**X64.-**	**Y14.-**	**Y48.3**
奥丹亚龙 - 现译名 昂丹司琼	**Ondansetron**	**T45.0**	**X44.-**	**X64.-**	**Y14.-**	**Y43.0**
奥芬那君(氢氯化物)(解痉药)	**Orphenadrine (hydrochloride)**	**T42.8**	**X41.-**	**X61.-**	**Y11.-**	**Y46.7**
奥芬溴铵(抗胆碱能药)	**Oxyphenonium bromide**	**T44.3**	**X43.-**	**X63.-**	**Y13.-**	**Y51.3**
奥古蛋白(消炎药)	**Orgotein**	**T39.3**	**X40.-**	**X60.-**	**Y10.-**	**Y45.3**
奥卡西平(抗惊厥药)	**Oxcarbazepine**	**T42.1**	**X41.-**	**X61.-**	**Y11.-**	**Y46.4**
奥克太尔(抗蠕虫药)	**Oxantel**	**T37.4**	**X44.-**	**X64.-**	**Y14.-**	**Y41.4**
奥拉米特(保肝药)	**Orazamide**	**T50.9**	**X44.-**	**X64.-**	**Y14.-**	**Y57.1**
奥美拉唑(抗溃疡药)	**Omeprazole**	**T47.1**	**X44.-**	**X64.-**	**Y14.-**	**Y53.1**
奥美昔芬	**Ormeloxifene**	**T38.6**	**X44.-**	**X64.-**	**Y14.-**	**Y42.6**

品名		中毒				在治疗中使用的有害效应
		第19章	意外	故意自害	意图不确定的	
奥诺前列素(前列腺素类)	**Ornoprostil**	T47.1	X44.-	X64.-	Y14.-	Y53.1
奥匹哌醇(抗抑郁药)	**Opipramol**	T43.0	X41.-	X61.-	Y11.-	Y49.0
奥曲肽(胃肠道止血药)	**Octreotide**	T38.9	X44.-	X64.-	Y14.-	Y42.9
奥沙碘铵(解痉药)	**Oxapium iodide**	T44.3	X43.-	X63.-	Y13.-	Y51.3
奥沙拉秦(消炎药)	**Olsalazine**	T47.8	X44.-	X64.-	Y14.-	Y53.8
奥沙美辛(抗炎镇痛药)	**Oxametacin**	T39.3	X40.-	X60.-	Y10.-	Y45.3
奥沙米特(抗组胺药，平喘药)	**Oxatomide**	T45.0	X44.-	X64.-	Y14.-	Y43.0
奥沙尼喹(抗血吸虫药)	**Oxamniquine**	T37.4	X44.-	X64.-	Y14.-	Y41.4
奥沙西罗(消炎药)	**Oxaceprol**	T39.3	X40.-	X60.-	Y10.-	Y45.3
奥沙西泮[去甲羟安定](安定药)	**Oxazepam**	T42.4	X41.-	X61.-	Y11.-	Y47.1
奥生多龙(同化激素类)	**Oxendolone**	T38.5	X44.-	X64.-	Y14.-	Y42.5
奥索地平(钙通道阻滞剂)	**Oxodipine**	T46.1	X44.-	X64.-	Y14.-	Y52.1
奥索拉明(镇咳药)	**Oxolamine**	T48.3	X44.-	X64.-	Y14.-	Y55.3
奥索利酸(抗生素)	**Oxolinic acid**	T37.8	X44.-	X64.-	Y14.-	Y41.8
奥索马嗪(抗组胺药)	**Oxomemazine**	T43.3	X41.-	X61.-	Y11.-	Y49.3
奥他氯铵	**Octafonium (chloride)**	T49.3	X44.-	X64.-	Y14.-	Y56.3
奥替溴铵(抗胆碱能药，解痉药)	**Otilonium bromide**	T44.3	X43.-	X63.-	Y13.-	Y51.3
奥托硫胺(维生素类)	**Octotiamine**	T45.2	X44.-	X64.-	Y14.-	Y57.7
奥西那林(平喘药)	**Orciprenaline, Metaproterenol**	T48.2	X44.-	X64.-	Y14.-	Y55.2
奥昔布宁(解痉药)	**Oxybutynin**	T44.3	X43.-	X63.-	Y13.-	Y51.3
奥昔非君(冠脉扩张药)	**Oxyfedrine**	T46.3	X44.-	X64.-	Y14.-	Y52.3
奥昔卡因(局部麻醉药)	**Oxethazine, Oxetacaine**	T41.3	X44.-	X64.-	Y14.-	Y48.3
奥昔康唑(抗真菌药)	**Oxiconazole**	T49.0	X44.-	X64.-	Y14.-	Y56.0
奥昔拉定(枸橼酸盐)(镇咳药)	**Oxeladin (citrate)**	T48.3	X44.-	X64.-	Y14.-	Y55.3
奥昔氯生(消毒防腐剂)	**Oxychlorosene**	T49.0	X44.-	X64.-	Y14.-	Y56.0
奥昔哌汀(抗精神病药)	**Oxypertine**	T43.5	X41.-	X61.-	Y11.-	Y49.5
奥昔嘌醇(抗肿瘤药)	**Oxipurinol**	T50.4	X44.-	X64.-	Y14.-	Y54.8
奥昔托隆(镇痛药)	**Oxetorone**	T39.8	X40.-	X60.-	Y10.-	Y45.8
奥硝唑(抗寄生虫药)	**Ornidazole**	T37.3	X44.-	X64.-	Y14.-	Y41.3
澳洲莨菪碱 - 现译名 替格洛定	**Tigloidine**	T44.3	X43.-	X63.-	Y13.-	Y51.3

B

品名		中毒				在治疗中使用的有害效应
		第19章	意外	故意自害	意图不确定的	
八甲基焦磷酰胺[八甲磷胺](杀虫药)	**OMPA, Octamethyl pyrophosphoramide, Schradan**	**T60.0**	**X48.-**	**X68.-**	**Y18.-**	
八甲磷胺 - 现译名 八甲基焦磷酰胺	**OMPA, Octamethyl pyrophosphoramide, Schradan**	**T60.0**	**X48.-**	**X68.-**	**Y18.-**	
八角茴香油	**Anise oil**	**T47.5**	**X44.-**	**X64.-**	**Y14.-**	**Y53.5**
巴氨西林[巴坎西林](抗生素)	**Bacampicillin**	**T36.0**	**X44.-**	**X64.-**	**Y14.-**	**Y40.0**
巴比沙隆(镇癫痫药)	**Barbexaclone**	**T42.6**	**X41.-**	**X61.-**	**Y11.-**	**Y46.6**
巴比妥[二烯丙巴比妥]	**Barbital, Barbitone, Diemal**	**T42.3**	**X41.-**	**X61.-**	**Y11.-**	**Y47.0**
一钠	一sodium	T42.3	X41.-	X61.-	Y11.-	Y47.0
巴比妥类 NEC	**Barbiturate NEC**	**T42.3**	**X41.-**	**X61.-**	**Y11.-**	**Y47.0**
一伴有镇静剂	一with tranquillizer	T42.3	X41.-	X61.-	Y11.-	Y47.0
巴坎西林[巴氨西林]	**Bacampicillin**	**T36.0**	**X44.-**	**X64.-**	**Y14.-**	**Y40.0**
巴黎绿(染料)	**Paris green, Schweinfurth green**	**T57.0**	**X49.-**	**X69.-**	**Y19.-**	
一杀虫药	一insecticide	T57.0	X48.-	X68.-	Y18.-	
巴龙霉素(抗生素)	**Paromomycin**	**T36.5**	**X44.-**	**X64.-**	**Y14.-**	**Y40.5**
巴氯芬(解痉药)	**Baclofen**	**T42.8**	**X41.-**	**X61.-**	**Y11.-**	**Y46.8**
(硫酸)巴美生[丁酚胺](血管扩张药)	**Bamethan (sulfate)**	**T46.7**	**X44.-**	**X64.-**	**Y14.-**	**Y52.7**
巴米茶碱(中枢兴奋药)	**Bamifylline**	**T48.6**	**X44.-**	**X64.-**	**Y14.-**	**Y55.6**
巴米品(抗组胺药)	**Bamipine**	**T45.0**	**X44.-**	**X64.-**	**Y14.-**	**Y43.0**
巴酰丙酰胺-巴酰乙酰胺合剂(呼吸兴奋药)	**Prethcamide**	**T50.7**	**X44.-**	**X64.-**	**Y14.-**	**Y50.0**
白蛋白	**Albumin**					
一牛	一bovine	T45.8	X44.-	X64.-	Y14.-	Y44.6
一人血清	一human serum	T45.8	X44.-	X64.-	Y14.-	Y44.6
一一盐缺乏	一一salt-poor	T45.8	X44.-	X64.-	Y14.-	Y44.6
一正常人血清	一normal human serum	T45.8	X44.-	X64.-	Y14.-	Y44.6
白喉	**Diphtheria**					
一抗毒素	一antitoxin	T50.9	X44.-	X64.-	Y14.-	Y58.5
一疫苗(复合)	一vaccine (combination)	T50.9	X44.-	X64.-	Y14.-	Y58.5
白花母菊 - 现译名 洋甘菊	**Camomile**	**T49.0**	**X44.-**	**X64.-**	**Y14.-**	**Y56.0**
白降汞 - 现译名 氯化氨汞	**Ammoniated mercury**	**T49.0**	**X44.-**	**X64.-**	**Y14.-**	**Y56.0**
白千层交替叶油	**Melaleuca alternifolia oil**	**T49.0**	**X44.-**	**X64.-**	**Y14.-**	**Y56.0**
白屈菜碱	**Diphylline**	**T50.2**	**X44.-**	**X64.-**	**Y14.-**	**Y54.5**
白色的	**White**					
一酒精	一spirit	T52.0	X46.-	X66.-	Y16.-	
一砷	一arsenic	T57.0	X48.-	X68.-	Y18.-	
白色涂料	**Whitewash**	**T65.8**	**X49.-**	**X69.-**	**Y19.-**	
白陶土(药用辅料)	**Kaolin**	**T47.6**	**X44.-**	**X64.-**	**Y14.-**	**Y53.6**
一淡色的	一light	T47.6	X44.-	X64.-	Y14.-	Y53.6
白西尼多(维生素类)	**Leucocianidol**	**T46.9**	**X44.-**	**X64.-**	**Y14.-**	**Y52.9**
白消安[二甲磺酸丁酯](抗肿瘤药)	**Busulfan, busulphan**	**T45.1**	**X44.-**	**X64.-**	**Y14.-**	**Y43.3**

品　　名		中　　毒				在治疗中使用的有害效应
		第19章	意外	故意自害	意图不确定的	
白血宁 - 现译名 氨蝶呤钠	**Aminopterin sodium**	**T45.1**	**X44.-**	**X64.-**	**Y14.-**	**Y43.1**
百草枯[对草快]	**Paraquat**	**T60.3**	**X48.-**	**X68.-**	**Y18.-**	
百灵佳 - 现译名 重组组织型纤维蛋白酶原激活剂	**Rt-PA**	**T45.6**	**X44.-**	**X64.-**	**Y14.-**	**Y44.5**
百日咳菌苗(生物制品)	**Pertussis vaccine**	**T50.9**	**X44.-**	**X64.-**	**Y14.-**	**Y58.6**
百治磷(杀虫药)	**Dicrotophos**	**T60.0**	**X48.-**	**X68.-**	**Y18.-**	
班布特罗(支气管扩张药)	**Bambuterol**	**T48.6**	**X44.-**	**X64.-**	**Y14.-**	**Y55.6**
斑点毒芹	**Hemlock**	**T62.2**	**X49.-**	**X69.-**	**Y19.-**	
斑疹伤寒疫苗	**Typhus vaccine**	**T50.9**	**X44.-**	**X64.-**	**Y14.-**	**Y59.1**
半胱胺 - 现译名 巯乙胺	**Cysteamine**	**T50.6**	**X44.-**	**X64.-**	**Y14.-**	**Y57.2**
半抗原葡聚糖	**Haptendextran**	**T45.8**	**X44.-**	**X64.-**	**Y14.-**	**Y44.7**
半乳糖	**Galactose**	**T50.3**	**X44.-**	**X64.-**	**Y14.-**	**Y54.6**
半乳糖苷酶(酶制剂)	**Tilactase**	**T47.5**	**X44.-**	**X64.-**	**Y14.-**	**Y53.5**
棒酸(抗生素) - 现译名 克拉维酸	**Clavulanic acid**	**T36.1**	**X44.-**	**X64.-**	**Y14.-**	**Y40.1**
胞嘧啶阿拉伯糖苷 - 现译名 阿糖胞苷	**Cytosine arabinoside, Cytarabinel**	**T45.1**	**X44.-**	**X64.-**	**Y14.-**	**Y43.1**
保护药，皮肤 NEC	**Protectant, skin NEC**	**T49.3**	**X44.-**	**X64.-**	**Y14.-**	**Y56.3**
保棉磷(乙基) - 现译名 谷硫磷	**Azinphos methyl (ethyl)**	**T60.0**	**X48.-**	**X68.-**	**Y18.-**	
保泰松[苯丁唑酮](抗炎镇痛药)	**(Di)phenylbutazone, Fenylbutazone**	**T39.2**	**X40.-**	**X60.-**	**Y10.0**	**Y45.3**
北美黄连碱	**Hydrastine**	**T48.2**	**X44.-**	**X64.-**	**Y14.-**	**Y55.2**
北美金镂梅	**Hamamelis**	**T49.2**	**X44.-**	**X64.-**	**Y14.-**	**Y56.2**
贝凡洛尔(β-受体阻滞药)	**Bevantolol**	**T44.7**	**X43.-**	**X63.-**	**Y13.-**	**Y51.7**
贝克拉胺(镇癫痫药)	**Beclamide**	**T42.6**	**X41.-**	**X61.-**	**Y11.-**	**Y46.6**
贝美格(中枢兴奋药)	**Bemegride**	**T50.7**	**X44.-**	**X64.-**	**Y14.-**	**Y50.0**
贝那利秦(抗震颤麻痹药)	**Benaprizine**	**T44.3**	**X43.-**	**X63.-**	**Y13.-**	**Y51.3**
贝那普利[苯那普利](降压药)	**Benazepril**	**T46.4**	**X44.-**	**X64.-**	**Y14.-**	**Y52.4**
贝那替秦[苯乃静][胃复康](抗胆碱药)	**Benactyzine**	**T44.3**	**X43.-**	**X63.-**	**Y13.-**	**Y51.3**
贝奈克酯(抗肿瘤药)	**Benexate**	**T47.1**	**X44.-**	**X64.-**	**Y14.-**	**Y53.1**
贝诺酯[扑炎痛](抗炎镇痛药)	**Benorilate**	**T39.0**	**X40.-**	**X60.-**	**Y10.-**	**Y45.1**
贝齐米特(镇痛药)	**Bezitramide**	**T40.4**	**X42.-**	**X62.-**	**Y12.-**	**Y45.0**
贝托卡因(局部麻醉药)	**Betoxycaine**	**T41.3**	**X44.-**	**X64.-**	**Y14.-**	**Y48.3**
钡(碳酸盐)(氯化物)(亚硫酸盐)	**Barium (carbonate) (chloride)(sulfite)**	**T57.8**	**X49.-**	**X69.-**	**Y19.-**	
一硫酸(钡)(药用)	一sulfate (medicinal)	T50.8	X44.-	X64.-	Y14.-	Y57.5
一杀虫药	一pesticide	T60.4	X48.-	X68.-	Y18.-	
倍硫磷(杀虫药)	**Fenthion**	**T60.0**	**X48.-**	**X68.-**	**Y18.-**	
倍他洛尔(β-受体阻滞药)	**Betaxolol**	**T44.7**	**X43.-**	**X63.-**	**Y13.-**	**Y51.7**
倍氯米松(肾上腺皮质激素类)	**Beclometasone**	**T44.5**	**X43.-**	**X63.-**	**Y13.-**	**Y51.5**
倍他胡萝卜素[β胡萝卜素](防晒药)	**Betacarotene**	**T45.2**	**X44.-**	**X64.-**	**Y14.-**	**Y57.7**
倍他米松(肾上腺皮质激素类)	**Betamethasone**	**T49.0**	**X44.-**	**X64.-**	**Y14.-**	**Y56.0**
倍他米星(抗生素)	**Betamicin**	**T36.8**	**X44.-**	**X64.-**	**Y14.-**	**Y40.8**
倍他尼定[二甲苄胍][苄二甲胍](降压药)	**Betanidine, Bethanidine**	**T46.5**	**X44.-**	**X64.-**	**Y14.-**	**Y52.5**
倍他司汀[倍他啶](血管扩张药)	**Betahistine**	**T46.7**	**X44.-**	**X64.-**	**Y14.-**	**Y52.7**
倍他啶 - 现译名 倍他司汀	**Betahistine**	**T46.7**	**X44.-**	**X64.-**	**Y14.-**	**Y52.7**

品名		中毒				在治疗中使用的有害效应
		第19章	意外	故意自害	意图不确定的	
苯甘孢霉素 - 现译名 头孢氨苄	**Cefalexin**	**T36.1**	**X44.-**	**X64.-**	**Y14.-**	**Y40.1**
苯汞基	**Phenylmercuric**					
一醋酸(苯汞)	一acetate	T49.0	X44.-	X64.-	Y14.-	Y56.0
一硼酸(苯汞)	一borate	T49.0	X44.-	X64.-	Y14.-	Y56.0
一硝酸(苯汞)	一nitrate	T49.0	X44.-	X64.-	Y14.-	Y56.0
苯海拉明(抗组胺药)	**Diphenhydramine**	**T45.0**	**X44.-**	**X64.-**	**Y14.-**	**Y43.0**
苯海拉明(氯化物)	**Benzhydramine (chloride)**	**T45.0**	**X44.-**	**X64.-**	**Y14.-**	**Y43.0**
苯海索[三己芬迪](抗震颤麻痹药)	**Benzhexol, Trihexyphenidyl**	**T44.3**	**X43.-**	**X63.-**	**Y13.-**	**Y51.3**
苯琥胺(镇癫痫药)	**Phensuximide**	**T42.2**	**X41.-**	**X61.-**	**Y11.-**	**Y46.0**
苯环利定(镇痛药)	**Phencyclidine**	**T41.1**	**X40.-**	**X60.-**	**Y10.-**	**Y48.1**
苯磺阿曲库铵[阿曲可宁](神经肌肉阻断剂)	**Atracurium besilate**	**T48.1**	**X44.-**	**X64.-**	**Y14.-**	**Y55.1**
苯磺烟肼(抗结核药)	**Sulfonazide**	**T37.1**	**X44.-**	**X64.-**	**Y14.-**	**Y41.1**
苯基	**Phenyl**					
一(苯)肼[联氨]	一hydrazine	T65.3	X49.-	X69.-	Y19.-	
一水杨酸(苯酯)	一salicylate	T49.3	X44.-	X64.-	Y14.-	Y56.3
苯甲巴比妥	**Phenylmethylbarbitone**	**T42.3**	**X41.-**	**X61.-**	**Y11.-**	**Y47.0**
苯甲醇(局部抗菌药，防腐剂，局麻药)(非药用的)	**Hydroxytoluene (nonmedicinal)**	**T54.0**	**X49.-**	**X69.-**	**Y19.-**	
一药用的	一medicinal	T49.0	X44.-	X64.-	Y14.-	Y56.0
苯甲基 - 现译名 苄基	**Benzyl**					
苯甲曲秦[苯双甲吗啉](精神兴奋药)	**Phendimetrazine**	**T50.5**	**X44.-**	**X64.-**	**Y14.-**	**Y57.0**
苯甲酸[安息香酸](消毒防腐剂)	**Benzoic acid**	**T49.0**	**X44.-**	**X64.-**	**Y14.-**	**Y56.0**
一伴有水杨酸	一with salicylic acid	T49.0	X44.-	X64.-	Y14.-	Y56.0
苯甲酰胺水杨酸钙[苯沙酸钙](抗结核药)	**Benzoylpas calcium**	**T37.1**	**X44.-**	**X64.-**	**Y14.-**	**Y41.1**
苯菌灵(农药)	**Benomyl**	**T60.0**	**X48.-**	**X68.-**	**Y18.-**	
苯咯溴胺(抗胆碱酯酶药)	**Benzilonium bromide**	**T44.3**	**X43.-**	**X63.-**	**Y13.-**	**Y51.3**
苯喹胺(镇吐药)	**Benzquinamide**	**T45.0**	**X44.-**	**X64.-**	**Y14.-**	**Y43.0**
苯赖加压素(升压药)	**Felypressin**	**T38.8**	**X44.-**	**X64.-**	**Y14.-**	**Y42.8**
苯酪肽 - 现译名 苯替酪胺	**Bentiromide**	**T50.8**	**X44.-**	**X64.-**	**Y14.-**	**Y57.6**
苯磷硫胺(维生素类)	**Benfotiamine**	**T45.2**	**X44.-**	**X64.-**	**Y14.-**	**Y57.7**
苯硫磷(杀虫药)	**EPN**	**T60.0**	**X48.-**	**X68.-**	**Y18.-**	
苯明青霉素(抗生素)	**Benethamine penicillin**	**T36.0**	**X44.-**	**X64.-**	**Y14.-**	**Y40.0**
苯那普利 - 现译名 贝那普利	**Benazepril**	**T46.4**	**X44.-**	**X64.-**	**Y14.-**	**Y52.4**
苯乃静 - 现译名 贝那替秦	**Benactyzine**	**T44.3**	**X43.-**	**X63.-**	**Y13.-**	**Y51.3**
苯哌啶醋酸甲酯 - 现译名 哌甲酯	**Methylphenidate**	**T43.6**	**X41.-**	**X61.-**	**Y11.-**	**Y49.7**
苯哌利定(镇痛药)	**Phenoperidine**	**T40.4**	**X42.-**	**X62.-**	**Y12.-**	**Y45.0**
苯哌利多(抗精神病药)	**Benperidol**	**T43.4**	**X41.-**	**X61.-**	**Y11.-**	**Y49.4**
苯沙酸钙	**Calcium benzamidosalicylate, Benzoylpas calcium**	**T37.1**	**X44.-**	**X64.-**	**Y14.-**	**Y41.1**
苯双甲吗啉 - 现译名 苯甲曲秦	**Phendimetrazine**	**T50.5**	**X44.-**	**X64.-**	**Y14.-**	**Y57.0**
苯他西泮(精神兴奋药)	**Bentazepam**	**T42.4**	**X41.-**	**X61.-**	**Y11.-**	**Y47.1**
苯替酪胺[苯酪肽](诊断用药)	**Bentiromide**	**T50.8**	**X44.-**	**X64.-**	**Y14.-**	**Y57.6**
苯酮类 - 现译名 二苯甲酮类	**Benzophenones**	**T49.3**	**X44.-**	**X64.-**	**Y14.-**	**Y56.3**

品　名		中　毒				在治疗中使用的有害效应
		第19章	意外	故意自害	意图不确定的	
苯托沙敏(抗组胺药)	**Phenyltoloxamine**	**T45.0**	**X44.-**	**X64.-**	**Y14.-**	**Y43.0**
苯妥英[二苯乙内酰脲](镇癫痫药)	**Phenytoin, Diphenylhydantoin**	**T42.0**	**X41.-**	**X61.-**	**Y11.-**	**Y46.2**
—伴有苯巴比妥	—with phenobarbital	T42.3	X41.-	X61.-	Y11.-	Y47.0
苯溴马隆(抗痛风药)	**Benzbromarone**	**T50.4**	**X44.-**	**X64.-**	**Y14.-**	**Y54.8**
苯氧苄胺 - 现译名 酚苄明	**Phenoxybenzamine**	**T46.7**	**X44.-**	**X64.-**	**Y14.-**	**Y52.7**
苯氧丙基青霉素钾 - 现译名 苯匹西林	**Propicillin**	**T36.0**	**X44.-**	**X64.-**	**Y14.-**	**Y40.0**
苯氧甲基青霉素 - 现译名 青霉素V	**Phenoxymethylpenicillin**	**T36.0**	**X44.-**	**X64.-**	**Y14.-**	**Y40.0**
苯氧司林(抗寄生虫药)	**Phenothrin**	**T49.0**	**X44.-**	**X64.-**	**Y14.-**	**Y56.0**
苯氧乙醇(消毒防腐剂)	**Phenoxyethanol**	**T49.0**	**X44.-**	**X64.-**	**Y14.-**	**Y56.0**
苯氧乙基青霉素 - 现译名 非奈西林	**Pheneticillin**	**T36.0**	**X44.-**	**X64.-**	**Y14.-**	**Y40.0**
苯乙醇酸 - 现译名 苦杏仁酸	**Mandelic acid**	**T37.8**	**X44.-**	**X64.-**	**Y14.-**	**Y41.8**
苯乙肼(抗抑郁药)	**Phenelzine**	**T43.1**	**X41.-**	**X61.-**	**Y11.-**	**Y49.1**
苯乙双胍[降糖灵]	**Phenformin**	**T38.3**	**X44.-**	**X64.-**	**Y14.-**	**Y42.3**
苯乙酮(安眠药)	**Acetophenone**	**T52.4**	**X46.-**	**X66.-**	**Y16.-**	
苯乙烯	**Styrene**	**T65.8**	**X49.-**	**X69.-**	**Y19.-**	
苯乙酰脲(镇癫痫药)	**Phenacemide**	**T42.6**	**X41.-**	**X61.-**	**Y11.-**	**Y46.6**
苯异丙肼(降压药，抗抑郁药)	**Pheniprazine**	**T43.1**	**X41.-**	**X61.-**	**Y11.-**	**Y49.1**
苯茚胺[苯茚达明](抗组胺药)	**Phenindamine**	**T45.0**	**X44.-**	**X64.-**	**Y14.-**	**Y43.0**
苯茚达明 - 现译名 苯茚胺	**Phenindamine**	**T45.0**	**X44.-**	**X64.-**	**Y14.-**	**Y43.0**
苯茚二酮(抗凝药)	**Phenindione**	**T45.5**	**X44.-**	**X64.-**	**Y14.-**	**Y44.2**
苯扎贝特(降血脂药)	**Bezafibrate**	**T46.6**	**X44.-**	**X64.-**	**Y14.-**	**Y52.6**
苯扎氯铵[氯化苯甲烃胺](消毒防腐剂)	**Benzalkonium (chloride)**	**T49.0**	**X44.-**	**X64.-**	**Y14.-**	**Y56.0**
苯扎明[优卡因](局麻药)	**Benzamine**	**T41.3**	**X44.-**	**X64.-**	**Y14.-**	**Y48.3**
—乳酸盐	—lactate	T49.1	X44.-	X64.-	Y14.-	Y56.1
苯扎普利氢氯化物	**Benzapril hydrochloride**	**T46.5**	**X44.-**	**X64.-**	**Y14.-**	**Y52.5**
苯扎托品(抗胆碱酯酶药)	**Benz(a)tropine**	**T42.8**	**X41.-**	**X61.-**	**Y11.-**	**Y46.7**
—抗胆碱能	—anticholinergic	T44.3	X43.-	X63.-	Y13.-	Y51.3
—抗帕金森	—antiparkinson	T42.8	X41.-	X61.-	Y11.	Y46.7
苯佐卡因[氨基苯甲酸乙酯](局麻药)	**Benzocaine**	**T41.3**	**X44.-**	**X64.-**	**Y14.-**	**Y48.3**
苯佐氯铵(消毒防腐剂)	**Benzoxonium chloride**	**T49.0**	**X44.-**	**X64.-**	**Y14.-**	**Y56.0**
苯佐那酯(镇咳药)	**Benzonatate**	**T48.3**	**X44.-**	**X64.-**	**Y14.-**	**Y55.3**
苯佐他明(安定药)	**Benzoctamine**	**T43.0**	**X41.-**	**X61.-**	**Y11.-**	**Y49.0**
苯唑西林(抗生素)	**Oxacillin**	**T36.0**	**X44.-**	**X64.-**	**Y14.-**	**Y40.0**
鼻眼净 - 现译名 萘甲唑啉	**Naphazoline**	**T48.5**	**X44.-**	**X64.-**	**Y14.-**	**Y55.5**
鼻药 NEC	**Nasal drug NEC**	**T49.6**	**X44.-**	**X64.-**	**Y14.-**	**Y56.6**
比苯溴铵(镇咳药)	**Bibenzonium bromide**	**T48.3**	**X44.-**	**X64.-**	**Y14.-**	**Y55.3**
比枯枯灵碱	**Bicucculine**	**T50.7**	**X44.-**	**X64.-**	**Y14.-**	**Y50.0**
比拉米可(抗原虫药)	**Bialamicol**	**T37.3**	**X44.-**	**X64.-**	**Y14.-**	**Y41.3**
比尼贝特(降血脂药)	**Binifibrate**	**T46.6**	**X44.-**	**X64.-**	**Y14.-**	**Y52.6**
比哌立登[安克痉/二环已丙醇]	**Biperiden**	**T44.3**	**X43.-**	**X63.-**	**Y13.-**	**Y51.3**
比沙可啶[双醋苯啶](泻药)	**Bisacodyl**	**T47.2**	**X44.-**	**X64.-**	**Y14.-**	**Y53.2**

品名		中毒				在治疗中使用的有害效应
		第19章	意外	故意自害	意图不确定的	
比索洛尔(β受体阻滞药)	**Bisoprolol**	**T44.7**	**X43.-**	**X63.-**	**Y13.-**	**Y51.7**
比托特罗(支气管扩张药)	**Bitolterol**	**T48.6**	**X44.-**	**X64.-**	**Y14.-**	**Y55.6**
吡贝地尔(毛细血管保护药)	**Piribedil**	**T42.8**	**X41.-**	**X61.-**	**Y11.-**	**Y46.7**
吡布特罗(支气管扩张药)	**Pirbuterol**	**T48.6**	**X44.-**	**X64.-**	**Y14.-**	**Y55.6**
吡啶	**Pyridine**	**T52.8**	**X46.-**	**X66.-**	**Y16.-**	
一解磷定	一aldoxime methiodide	T50.6	X44.-	X64.-	Y14.-	Y57.2
一蒸气	一vapor	T59.8	X47.-	X67.-	Y17.-	
吡啶硫酸(钠)	**Picosulfate (sodium)**	**T47.2**	**X44.-**	**X64.-**	**Y14.-**	**Y53.2**
吡多昔酯(冠脉扩张药)	**Piridoxilate**	**T46.3**	**X44.-**	**X64.-**	**Y14.-**	**Y52.3**
吡多辛 - 现译名 维生素B_6	**Pyridoxine**	**T45.2**	**X44.-**	**X64.-**	**Y14.-**	**Y57.7**
吡二丙胺 - 现译名 丙吡胺	**Disopyramide**	**T46.2**	**X44.-**	**X64.-**	**Y14.-**	**Y52.2**
吡芬溴铵(解痉药)	**Prifinium bromide**	**T44.3**	**X43.-**	**X63.-**	**Y13.-**	**Y51.3**
吡咯布他明 – 现译名 吡咯他敏	**Pyrrobutamine**	**T45.0**	**X44.-**	**X64.-**	**Y14.-**	**Y43.0**
吡咯米酸(抗感染药)	**Piromidic acid**	**T37.8**	**X44.-**	**X64.-**	**Y14.-**	**Y41.8**
吡咯齐定生物碱类	**Pyrrolizidine alkaloids**	**T62.8**	**X49.-**	**X69.-**	**Y19.-**	
吡咯他敏[吡咯布他明](抗组胺药)	**Pyrrobutamine**	**T45.0**	**X44.-**	**X64.-**	**Y14.-**	**Y43.0**
吡咯他尼(利尿剂)	**Piretanide**	**T50.1**	**X44.-**	**X64.-**	**Y14.-**	**Y54.4**
吡喹酮(抗蠕虫药)	**Praziquantel**	**T37.4**	**X44.-**	**X64.-**	**Y14.-**	**Y41.4**
吡拉明 – 现译名 美吡拉敏	**Mepyramine, Pyrilamine**	**T45.0**	**X44.-**	**X64.-**	**Y14.-**	**Y43.0**
吡硫翁锌(皮肤病药)	**Pyrithione zinc**	**T49.4**	**X44.-**	**X64.-**	**Y14.-**	**Y56.4**
吡罗昔康(消炎药)	**Piroxicam**	**T39.3**	**X40.-**	**X60.-**	**Y10.-**	**Y45.3**
一β环糊精复合物	一beta-cyclodextrin complex	T39.8	X40.-	X60.-	Y10.-	Y45.8
吡洛芬(抗炎镇痛药)	**Pirprofen**	**T39.3**	**X40.-**	**X60.-**	**Y10.-**	**Y45.2**
吡嘧司特钾[哌罗来斯钾](抗过敏药)	**Pemirolast (potassium)**	**T48.6**	**X44.-**	**X64.-**	**Y14.-**	**Y55.6**
吡那地尔(血管扩张药)	**Pinacidil**	**T46.5**	**X44.-**	**X64.-**	**Y14.-**	**Y52.5**
吡哌酸(抗炎镇痛药)	**Pipemidic acid**	**T37.8**	**X44.-**	**X64.-**	**Y14.-**	**Y41.8**
吡嗪酰胺(抗结核药)	**Pirazinamide, Pyrazinamide**	**T37.1**	**X44.-**	**X64.-**	**Y14.-**	**Y41.1**
吡柔比星[吡柔阿霉素](抗生素)	**Pirarubicin**					
吡柔阿霉素 – 现译名 吡柔比星	**Pirarubicin**	**T45.1**	**X44.-**	**X64.-**	**Y14.-**	**Y43.3**
吡酮洛芬(抗炎镇痛药)	**Piketoprofen**	**T49.0**	**X44.-**	**X64.-**	**Y14.-**	**Y56.0**
吡维氯铵(抗蠕虫药)	**Pyrvinium chloride**	**T37.4**	**X44.-**	**X64.-**	**Y14.-**	**Y41.4**
吡西卡尼[盐酸匹西卡胺]	**Pilsicainide (hydrochloride)**	**T46.2**	**X44.-**	**X64.-**	**Y14.-**	**Y52.2**
吡乙二酮[二乙吡啶二酮](镇静催眠药)	**Pyrithyldione**	**T42.6**	**X41.-**	**X61.-**	**Y11.-**	**Y47.8**
吡吲哚(抗抑郁药)	**Pirlindole**	**T43.0**	**X41.-**	**X61.-**	**Y11.-**	**Y49.0**
吡扎地尔(血管扩张药)	**Pirozadil**	**T46.6**	**X44.-**	**X64.-**	**Y14.-**	**Y52.6**
吡唑酮镇痛药 NEC	**Pyrazolone analgesic**	**T39.2**	**X40.-**	**X60.-**	**Y10.-**	**Y45.8**
必嗽平 - 现译名 溴己新	**Bromhexine**	**T48.4**	**X44.-**	**X64.-**	**Y14.-**	**Y55.4**
铋溴酚(消毒防腐剂)	**Bibrocathol**	**T49.5**	**X44.-**	**X64.-**	**Y14.-**	**Y56.5**
铋盐	**Bismuth salts**	**T47.6**	**X44.-**	**X64.-**	**Y14.-**	**Y53.6**
一次水杨酸(铋)	一subsalicylate	T37.8	X44.-	X64.-	Y14.-	Y41.8
一次碳酸(铋)	一subcarbonate	T47.6	X44.-	X64.-	Y14.-	Y53.6
一非药用(化合物)NEC	一nonmedicinal (compounds) NEC	T65.9	X49.-	X69.-	Y19.-	
一铝酸(铋)	一aluminate	T47.1	X44.-	X64.-	Y14.-	Y53.1
一乙醇酰砷酸	一glycolylarsenate	T49.0	X44.-	X64.-	Y14.-	Y56.0
一蚁酸碘	一formic iodide	T49.0	X44.-	X64.-	Y14.-	Y56.0

品名		中毒 第19章	意外	故意自害	意图不确定的	在治疗中使用的有害效应
秘鲁香脂	**Peruvian balsam**	**T49.0**	**X44.-**	**X64.-**	**Y14.-**	**Y56.0**
蓖麻	**Castor**					
一油	一oil	T47.2	X44.-	X64.-	Y14.-	Y53.2
一子	一bean	T62.2	X49.-	X69.-	Y19.-	
蓖麻蛋白 (抗肿瘤药，抗癣药)	**Ricin**	**T62.2**	**X49.-**	**X69.-**	**Y19.-**	
避蚊胺	**Deet**	**T60.8**	**X48.-**	**X68.-**	**Y18.-**	
避孕剂(口服)	**Contraceptive (oral)**	**T38.4**	**X44.-**	**X64.-**	**Y14.-**	**Y42.4**
避孕药	**Antifertility pill**	**T38.4**	**X44.-**	**X64.-**	**Y14.-**	**Y42.4**
扁桃酸 - 现译名 苦杏仁酸	**Mandelic acid**	**T37.8**	**X44.-**	**X64.-**	**Y14.-**	**Y41.8**
苄吡溴铵(抗胆碱酯酶药)	**Benzpyrinium bromide**	**T44.1**	**X43.-**	**X63.-**	**Y13.-**	**Y51.1**
苄丙苯异丙胺(减肥药)(滥用)	**Benzphetamine**	**T43.6**	**X41.-**	**X61.-**	**Y11.-**	**Y49.7**
苄达明[炎痛静](抗炎镇痛药)	**Benzydamine**	**T49.0**	**X44.-**	**X64.-**	**Y14.-**	**Y56.0**
苄达酸(抗炎镇痛药)	**Bendazac**	**T39.3**	**X40.-**	**X60.-**	**Y10.-**	**Y45.3**
苄二甲胍 - 现译名 倍他尼定	**Bethanidine**	**T46.5**	**X44.-**	**X64.-**	**Y14.-**	**Y52.5**
苄非他明(食欲抑制药)	**Benzfetamine**	**T50.5**	**X44.-**	**X64.-**	**Y14.-**	**Y57.0**
苄氟噻嗪(利尿降压药)	**Bendroflumethiazide, Bendrofluazide**	**T50.2**	**X44.-**	**X64.-**	**Y14.-**	**Y54.3**
苄环烷(解痉药)	**Bencyclane**	**T46.7**	**X44.-**	**X64.-**	**Y14.-**	**Y52.7**
苄基[苯甲基]	**Benzyl**					
一(邻苄基)苯甲酸	一benzoic acid	T49.0	X44.-	X64.-	Y14.-	Y56.0
一苯甲酸(苄酯)	一benzoate	T49.0	X44.-	X64.-	Y14.-	Y56.0
一醇[苯甲醇]	一alcohol	T49.0	X44.-	X64.-	Y14.-	Y56.0
一醋酸(苄酯)	一acetate	T52.8	X46.-	X66.-	Y16.-	
一青霉素	一penicillin	T36.0	X44.-	X64.-	Y14.-	Y40.0
一烟酰[烟酸苄酯]	一nicotinate	T46.6	X44.-	X64.-	Y14.-	Y52.6
苄硫尿嘧啶(抗甲状腺药)	**Benzylthiouracil**	**T38.2**	**X44.-**	**X64.-**	**Y14.-**	**Y42.2**
苄普地尔(血管扩张药)	**Bepridil**	**T46.1**	**X44.-**	**X64.-**	**Y14.-**	**Y52.1**
苄青霉素[青霉素]	**Benzylpenicillin**	**T36.0**	**X44.-**	**X64.-**	**Y14.-**	**Y40.0**
苄氢氯噻嗪(降血压药，利尿剂)	**Benzylhydrochlorthiazide**	**T50.2**	**X44.-**	**X64.-**	**Y14.-**	**Y54.3**
苄噻嗪(利尿剂)	**Benzthiazide**	**T50.2**	**X44.-**	**X64.-**	**Y14.-**	**Y54.3**
苄丝肼(脱羧酶抑制药)	**Benserazide**	**T42.8**	**X41.-**	**X61.-**	**Y11.-**	**Y46.7**
苄索氯铵(消毒防腐剂)	**Benzethonium (chloride)**	**T49.0**	**X44.-**	**X64.-**	**Y14.-**	**Y56.0**
苄硝唑(抗原虫药)	**Benznidazole**	**T37.3**	**X44.-**	**X64.**	**Y14.-**	**Y41.3**
苄星青霉素(抗生素)	**Benzathine benzylpenicillin**	**T36.0**	**X44.-**	**X64.-**	**Y14.-**	**Y40.0**
变性酒精	**Denatured alcohol**	**T51.0**	**X45.-**	**X65.-**	**Y15.-**	
表甲雌三醇 - 现译名 表美雌醇	**Epimestrol**	**T38.5**	**X44.-**	**X64.-**	**Y14.-**	**Y42.5**
表氯环氧丙烷	**Epichlor(o)hydrin**	**T52.8**	**X46.-**	**X66.-**	**Y16.-**	
表美雌醇[表甲雌三醇][雌三醇甲醚]	**Epimestrol**	**T38.5**	**X44.-**	**X64.-**	**Y14.-**	**Y42.5**
表柔比星[表阿霉素](抗生素)	**Epirubicin**	**T45.1**	**X44.-**	**X64.-**	**Y14.-**	**Y43.3**
别嘌呤醇(抗痛风药)	**Allopurinol**	**T50.4**	**X44.-**	**X64.-**	**Y14.-**	**Y54.8**
槟榔碱	**Arecoline**	**T44.1**	**X43.-**	**X63.-**	**Y13.-**	**Y51.1**
丙氨吩噻嗪	**Propylaminophenothiazine**	**T43.3**	**X41.-**	**X61.-**	**Y11.-**	**Y49.3**
丙胺氟磷(杀虫药)	**Mipafox**	**T60.0**	**X48.-**	**X68.-**	**Y18.-**	
丙胺卡因(局部麻醉药)	**Prilocaine, regional**	**T41.3**	**X44.-**	**X64.-**	**Y14.-**	**Y48.3**
丙吡胺[吡二丙胺](抗心律失常药)	**Disopyramide**	**T46.2**	**X44.-**	**X64.-**	**Y14.-**	**Y52.2**
丙泊酚[双异丙酚]	**Propofol**	**T41.2**	**X44.-**	**X64.-**	**Y14.-**	**Y48.2**
丙醇硫酸金钠(抗感染药)	**Aurotioprol**	**T39.4**	**X40.-**	**X60.-**	**Y10.-**	**Y45.4**

品	名	中毒 第19章	意外	故意自害	意图不确定的	在治疗中使用的有害效应
丙碘酮(诊断用药)	**Propyliodone**	**T50.8**	**X44.-**	**X64.-**	**Y14.-**	**Y57.5**
丙氟磷酸盐	**Difluorophate**	**T44.0**	**X43.-**	**X63.-**	**Y13.-**	**Y51.0**
丙谷胺(抗溃疡药)	**Proglumide**	**T47.1**	**X44.-**	**X64.-**	**Y14.-**	**Y53.1**
丙谷美辛(抗炎镇痛药)	**Proglumetacin**	**T39.3**	**X40.-**	**X60.-**	**Y10.-**	**Y45.3**
丙环定[普环啶](抗震颤麻痹药)	**Procyclidine**	**T44.3**	**X43.-**	**X63.-**	**Y13.-**	**Y51.3**
丙磺舒[羟苯磺丙胺](抗痛风药)	**Probenecid**	**T50.4**	**X44.-**	**X64.-**	**Y14.-**	**Y54.8**
丙己君[六氢脱氧麻黄碱](食欲抑制药)	**Propylhexedrine**	**T48.5**	**X44.-**	**X64.-**	**Y14.-**	**Y55.5**
丙卡巴肼(抗肿瘤药)	**Procarbazine**	**T45.1**	**X44.-**	**X64.-**	**Y14.-**	**Y43.3**
丙卡特罗(支气管扩张药)	**Procaterol**	**T44.5**	**X43.-**	**X63.-**	**Y13.-**	**Y51.5**
丙硫咪唑 - 现译名 阿苯达唑	**Albendazole**	**T37.4**	**X44.-**	**X64.-**	**Y14.-**	
丙硫尿嘧啶 - 现译名 丙硫氧嘧啶	**Propylthiouracil**	**T38.2**	**X44.-**	**X64.-**	**Y14.-**	**Y42.2**
丙硫喷地(抗组胺药)	**Prothipendyl**	**T43.5**	**X41.-**	**X61.-**	**Y11.-**	**Y49.5**
丙硫氧嘧啶[丙硫尿嘧啶]	**Propylthiouracil**	**T38.2**	**X44.-**	**X64.-**	**Y14.-**	**Y42.2**
丙硫异烟胺(抗结核药)	**Prot(h)ionamide**	**T37.1**	**X44.-**	**X64.-**	**Y14.-**	**Y41.1**
丙氯拉嗪(抗精神病药)	**Prochlorperazine**	**T43.3**	**X41.-**	**X61.-**	**Y11.-**	**Y49.3**
丙美卡因(局部麻醉药)	**Proparacaine, Proxymetacaine**	**T41.3**	**X44.-**	**X64.-**	**Y14.-**	**Y48.3**
丙米嗪[米帕明](抗抑郁药)	**Imipramine**	**T43.0**	**X41.-**	**X61.-**	**Y11.-**	**Y49.0**
丙咪嗪氧化物- 现译名 氧米帕明	**Imipraminoxide**	**T43.0**	**X41.-**	**X61.-**	**Y11.-**	**Y49.0**
丙萘洛尔(β受体阻滞药)	**Pronetalol**	**T44.7**	**X43.-**	**X63.-**	**Y13.-**	**Y51.7**
丙内酯(药用辅料)	**Propiolactone**	**T49.0**	**X44.-**	**X64.-**	**Y14.-**	**Y56.0**
丙泊酚(麻醉药)	**Disoprofol**	**T41.2**	**X44.-**	**X64.-**	**Y14.-**	**Y48.2**
丙帕硝酯(血管扩张药)	**Propatylnitrate**	**T46.3**	**X44.-**	**X64.-**	**Y14.-**	**Y52.3**
丙泮尼地(麻醉药)	**Propanidid**	**T41.2**	**X44.-**	**X64.-**	**Y14.-**	**Y48.2**
丙匹西林[苯丙西林][苯氧丙基青霉素钾](抗生素)	**Propicillin**	**T36.0**	**X44.-**	**X64.-**	**Y14.-**	**Y40.0**
丙羟巴比(抗偏头痛药)	**Proxibarbal**	**T42.3**	**X41.-**	**X61.-**	**Y11.-**	**Y47.0**
丙羟茶碱(解痉药，利尿剂)	**Proxyphylline**	**T48.6**	**X44.-**	**X64.-**	**Y14.-**	**Y55.6**
丙嗪[普马嗪](抗精神病药)	**Promazine**	**T43.3**	**X41.-**	**X61.-**	**Y11.-**	**Y49.3**
丙三醇 - 现译名 甘油	**Glycerin**	**T47.4**	**X44.-**	**X64.-**	**Y14.-**	**Y53.4**
丙舒硫胺(维生素类)	**Prosultiamine**	**T45.2**	**X44.-**	**X64.-**	**Y14.-**	**Y57.7**
丙酸氟替卡松(皮质类固醇药)	**Fluticasone propionate**	**T49.1**	**X44.-**	**X64.-**	**Y14.-**	**Y56.1**
丙酸盐(钙)(钠)	**Propionate (calcium) (sodium)**	**T49.0**	**X44.-**	**X64.-**	**Y14.-**	**Y56.0**
丙酮(油类)	**Acetone (oils)**	**T52.4**	**X46.-**	**X66.-**	**Y16.-**	
一氯化	一chlorinated	T52.4	X46.-	X66.-	Y16.-	
一蒸气	一vapor	T52.4	X46.-	X66.-	Y16.-	
丙酮苄羟香豆素- 现译名 华法林	**Warfarin**	**T45.5**	**X44.-**	**X64.-**	**Y14.-**	**Y44.2**
丙烷(装在移动罐车中运输的)	**Propane (distributed in mobile container)**	**T59.8**	**X47.-**	**X67.-**	**Y17.-**	
一不完全燃烧的	一incomplete combustion	T58	X47.-	X67.-	Y17.-	
一经管道输送的	一distributed through pipes	T59.8	X47.-	X67.-	Y17.-	
丙戊酸(镇癫痫药)	**Valproic acid**	**T42.6**	**X41.-**	**X61.-**	**Y11.-**	**Y46.5**
丙戊酸盐(钠)(抗惊厥药，镇癫痫药)	**Valproate (sodium)**	**T42.6**	**X41.-**	**X61.-**	**Y11.-**	**Y46.5**

品名		中毒				在治疗中使用的有害效应
		第19章	意外	故意自害	意图不确定的	
丙戊酰胺(镇癫痫药)	**Valpromide**	**T42.6**	**X41.-**	**X61.-**	**Y11.-**	**Y46.5**
丙烯	**Propylene**	**T59.8**	**X47.-**	**X67.-**	**Y17.-**	
丙烯除虫菊(一种人工合成的除虫菊素)	**Allethrin**	**T49.0**	**X48.-**	**X68.-**	**Y18.-**	**Y56.0**
丙烯腈(熏蒸杀虫药)	**Acrylonitrile**	**T65.8**	**X49.-**	**X69.-**	**Y19.-**	
丙烯醛(气体)	**Acrolein (gas)**	**T59.8**	**X47.-**	**X67.-**	**Y17.-**	
一液体	**一liquid**	**T54.1**	**X49.-**	**X69.-**	**Y19.-**	
丙烯酸树脂	**Acrylic resin**	**T49.3**	**X44.-**	**X64.-**	**Y14.-**	**Y56.3**
丙烯酰胺	**Acrylamide**	**T65.8**	**X49.-**	**X69.-**	**Y19.-**	
丙酰奋乃静(安定药)	**Carphenazine**	**T43.3**	**X41.-**	**X61.-**	**Y11.-**	**Y49.3**
丙酰马嗪(抗过敏药)	**Propiomazine**	**T45.0**	**X44.-**	**X64.-**	**Y14.-**	**Y43.0**
丙溴比妥(镇静催眠药)	**Propallylonal**	**T42.3**	**X41.-**	**X61.-**	**Y11.-**	**Y47.0**
丙亚胺 - 现译名 雷佐生	**Razoxane**	**T45.1**	**X44.-**	**X64.-**	**Y14.-**	**Y43.3**
丙氧卡因(局部麻醉药)	**Propoxycaine**	**T41.3**	**X44.-**	**X64.-**	**Y14.-**	**Y48.3**
丙种六六六(药用的)	**Gamma-benzene hexachloride, Gamma-BHC (medicinal)**	**T49.0**	**X44.-**	**X64.-**	**Y14.-**	**Y56.0**
一非药用的，蒸气	一nonmedicinal, vapor	T53.6	X46.-	X66.-	Y16.-	
丙种球蛋白 NEC	**Gamma globulin NEC**	**T50.9**	**X44.-**	**X64.-**	**Y14.-**	**Y59.3**
病毒疫苗 NEC	**Viral vaccine NEC**	**T50.9**	**X44.-**	**X64.-**	**Y14.-**	**Y59.0**
病毒唑 - 现译名 利巴韦林	**Ribavirin**	**T37.5**	**X44.-**	**X64.-**	**Y14.-**	**Y41.5**
波尔多液(杀真菌剂)	**Bordeaux mixture**	**T60.3**	**X48.-**	**X68.-**	**Y18.-**	
波那普令[胺苯冰酯](抗震颤麻痹药)	**Bornaprine**	**T44.3**	**X43.-**	**X63.-**	**Y13.-**	**Y51.3**
波希鼠李皮提取物(泻药)	**Cascara (sagrada)**	**T47.2**	**X44.-**	**X64.-**	**Y14.-**	**Y53.2**
波吲洛尔(β受体阻滞药)	**Bopindolol**	**T44.7**	**X43.-**	**X63.-**	**Y13.-**	**Y51.7**
菠萝蛋白酶[菠萝酶](酶制剂)	**Bromelains**	**T45.3**	**X44.-**	**X64.-**	**Y14.-**	**Y43.6**
伯氨喹[伯氨喹啉](抗疟药)	**Primaquine**	**T37.2**	**X44.-**	**X64.-**	**Y14.-**	**Y41.2**
泊尔定甲硫酸盐(抗胆碱药)	**Poldine metilsulfate**	**T44.3**	**X43.-**	**X63.-**	**Y13.-**	**Y51.3**
泊非霉素(抗生素)	**Porfiromycin**	**T45.1**	**X44.-**	**X64.-**	**Y14.-**	**Y43.3**
泊利噻嗪(利尿剂)	**Polythiazide**	**T50.2**	**X44.-**	**X64.-**	**Y14.-**	**Y54.3**
泊洛沙姆(药用辅料)	**Poloxamer**	**T47.4**	**X44.-**	**X64.-**	**Y14.-**	**Y53.4**
博来霉素[争光霉素]	**Bleomycin**	**T45.1**	**X44.-**	**X64.-**	**Y14.-**	**Y43.3**
补骨脂素(非药用的)	**Psoralene (nonmedicinal)**	**T65.8**	**X49.-**	**X69.-**	**Y19.-**	
补骨脂素类(药用的)	**Psoralens (medicinal)**	**T50.9**	**X44.-**	**X64.-**	**Y14.-**	**Y57.8**
补液盐(口服)	**Rehydration salts (oral)**	**T50.3**	**X44.-**	**X64.-**	**Y14.-**	**Y54.6**
不饱和脂肪酸	**Unsaturated fatty acid**	**T46.6**	**X44.-**	**X64.-**	**Y14.-**	**Y52.6**
布比卡因(局部麻醉药)	**Bupivacaine**	**T41.3**	**X44.-**	**X64.-**	**Y14.-**	**Y48.3**
一腰椎	一spinal	T41.3	X44.-	X64.-	Y14.-	Y48.3
布地奈德	**Budesonide**	**T44.5**	**X43.-**	**X63.-**	**Y13.-**	**Y51.5**
布蒽酮(抗牛皮癣药)	**Butantrone**	**T49.4**	**X44.-**	**X64.-**	**Y14.-**	**Y56.4**
布酚宁(血管扩张药)	**Nylidrin, Buphenine**	**T46.7**	**X44.-**	**X64.-**	**Y14.-**	**Y52.7**
布康唑(硝酸盐)(抗真菌药)	**Butoconazole (nitrate)**	**T49.0**	**X44.-**	**X64.-**	**Y14.-**	**Y56.0**
布可隆(抗炎镇痛药)	**Bucolome**	**T39.3**	**X40.-**	**X60.-**	**Y10.-**	**Y45.3**
布克力嗪[安其敏]	**Buclizine**	**T45.0**	**X44.-**	**X64.-**	**Y14.-**	**Y43.0**
布拉酵母菌	**Saccharomyces boulardii**	**T47.6**	**X44.-**	**X64.-**	**Y14.-**	**Y53.6**
布拉洛尔[氯甲苯心安](β-受体阻滞药)	**Bupranolol**	**T44.7**	**X43.-**	**X63.-**	**Y13.-**	**Y51.7**

品名		中毒				在治疗中使用的有害效应
		第19章	意外	故意自害	意图不确定的	
布立马胺[丁咪胺](组胺 H_2 受体阻滞药)	**Burimamide**	**T47.1**	**X44.-**	**X64.-**	**Y14.-**	**Y53.1**
布鲁生 - 现译名 马钱子碱	**Brucine**	**T65.1**	**X49.-**	**X69.-**	**Y19.-**	
布仑司维克绿 – 见 铜	**Brunswick green - see Copper**					
布洛尔 - 现译名 喷布洛尔	**Penbutolol**	**T44.7**	**X43.-**	**X63.-**	**Y13.-**	**Y51.7**
布洛芬(抗炎镇痛药)	**Ibuprofen**	**T39.3**	**X40.-**	**X60.-**	**Y10.-**	**Y45.2**
布马地宗[丁丙二苯肼钙](消炎解热镇痛药)	**Bumadizone**	**T39.3**	**X40.-**	**X60.-**	**Y10.-**	**Y45.3**
布美他尼(利尿剂)	**Bumetanide**	**T50.1**	**X44.-**	**X64.-**	**Y14.-**	**Y54.4**
布那唑嗪(降压药)	**Bunazosin**	**T44.6**	**X43.-**	**X63.-**	**Y13.-**	**Y51.6**
布尼洛尔(β-受体阻滞药)	**Bunitrolol**	**T44.7**	**X43.-**	**X63.-**	**Y13.-**	**Y51.7**
布屈嗪(降压药)	**Budralazine**	**T46.5**	**X44.-**	**X64.-**	**Y14.-**	**Y52.5**
布噻嗪(利尿剂)	**Butizide**	**T50.2**	**X44.-**	**X64.-**	**Y14.-**	**Y54.3**
布舍瑞林(促黄体素释放激素)	**Buserelin**	**T38.8**	**X44.-**	**X64.-**	**Y14.-**	**Y42.8**
布他比妥(镇静催眠药)	**Butalbital**	**T42.3**	**X41.-**	**X61.-**	**Y11.-**	**Y47.0**
布他卡因[对氨苯酸二丁氨丙酯](局麻药)	**Butacaine**	**T41.3**	**X44.-**	**X64.-**	**Y14.-**	**Y48.3**
布他拉胺(抗心绞痛药)	**Butalamine**	**T46.7**	**X44.-**	**X64.-**	**Y14.-**	**Y52.7**
布他米酯(镇咳药)	**Butamirate**	**T48.3**	**X44.-**	**X64.-**	**Y14.-**	**Y55.3**
布他哌嗪(抗精神病药)	**Butaperazine**	**T43.3**	**X41.-**	**X61.-**	**Y11.-**	**Y49.3**
布坦卡因(局部麻醉药)	**Butanilicaine**	**T41.3**	**X44.-**	**X64.-**	**Y14.-**	**Y48.3**
布特萨 - 现译名 正丁巴比妥	**Butethal**	**T42.3**	**X41.-**	**X61.-**	**Y11.-**	**Y47.0**
布替林(抗抑郁药)	**Butriptyline**	**T43.0**	**X41.-**	**X61.-**	**Y11.-**	**Y49.0**
布替他酯(解痉药)	**Butetamate**	**T48.6**	**X44.-**	**X64.-**	**Y14.-**	**Y55.6**
布托啡诺(镇痛药,镇咳药)	**Butorphanol**	**T40.4**	**X42.-**	**X62.-**	**Y12.-**	**Y45.0**
布托溴铵[溴丁托品](解痉药)	**Butropium bromide**	**T44.3**	**X43.-**	**X63.-**	**Y13.-**	**Y51.3**

C

品　　名		中　毒				在治疗中使用的有害效应
		第19章	意外	故意自害	意图不确定的	
残杀威(杀虫药)	**Propoxur**	**T60.0**	**X48.-**	**X68.-**	**Y18.-**	
草甘磷	**Glyphosate**	**T60.3**	**X48.-**	**X68.-**	**Y18.-**	
草酸	**Oxalic acid**	**T54.2**	**X49.-**	**X69.-**	**Y19.-**	
一铵盐	一ammonium salt	T50.9	X44.-	X64.-	Y14.-	Y57.6
草酸铈	**Cerium oxalate,Cerous oxalate**	**T45.0**	**X44.-**	**X64.-**	**Y14.-**	**Y43.0**
茶苯海明[晕海宁]	**Dimenhydrinate**	**T45.0**	**X44.-**	**X64.-**	**Y14.-**	**Y43.0**
茶碱(利尿剂,支气管扩张药)	**Theophylline**	**T48.6**	**X44.-**	**X64.-**	**Y14.-**	**Y55.6**
一氨苯甲酸	一aminobenzoic acid	T48.6	X44.-	X64.-	Y14.-	Y55.6
一哌嗪氨苯甲酸	一piperazine paminobenzoate	T48.6	X44.-	X64.-	Y14.-	Y55.6
茶碱乙酸哌嗪 - 现译名 哌醋茶碱	**Acefylline piperazine, Acepifylline**	**T48.6**	**X44.-**	**X64.-**	**Y14.-**	**Y55.6**
茶氯酸异丙嗪(抗组胺药)	**Promethazine teoclate**	**T43.3**	**X41.-**	**X61.-**	**Y11.-**	**Y49.3**
柴藤类植物	**Wisterine**	**T62.2**	**X49.-**	**X69.-**	**Y19.-**	
蟾酥	**Ch'an su**	**T46.0**	**X44.-**	**X64.-**	**Y14.-**	**Y52.0**
长春胺[长春花胺](血管扩张药)	**Vincamine**	**T45.1**	**X44.-**	**X64.-**	**Y14.-**	**Y43.3**
长春布宁(脑循环促进药)	**Vinburnine**	**T46.7**	**X44.-**	**X64.-**	**Y14.-**	**Y52.7**
长春地辛[长春花碱酰胺](抗肿瘤药)	**Vindesine**	**T45.1**	**X44.-**	**X64.-**	**Y14.-**	**Y43.3**
长春花胺 - 现译名 长春胺	**Vincamine**	**T45.1**	**X44.-**	**X64.-**	**Y14.-**	**Y43.3**
长春花碱酰胺 - 现译名 长春地辛	**Vindesine**	**T45.1**	**X44.-**	**X64.-**	**Y14.-**	**Y43.3**
长春碱(抗肿瘤药)	**Vinblastine**	**T45.1**	**X44.-**	**X64.-**	**Y14.-**	**Y43.3**
长春西丁[阿朴长春][胺酸乙酯](脑血管扩张药)	**Vinpocetine**	**T46.7**	**X44.-**	**X64.-**	**Y14.-**	**Y52.7**
长春新碱(抗肿瘤药)	**Vincristine**	**T45.1**	**X44.-**	**X64.-**	**Y14.-**	**Y43.3**
长效磺胺 - 现译名 磺胺甲氧嗪	**Sulfamethoxypyridazlne**	**T37.0**	**X44.-**	**X64.-**	**Y14.-**	**Y41.0**
肠蠕动调节药	**Intestinal motility control drug**	**T47.6**	**X44.-**	**X64.-**	**Y14.-**	**Y53.6**
一生物学的	一biological	T47.8	X44.-	X64.-	Y14.-	Y53.8
肠抑胃素(胃分泌抑制药)	**Enterogastrone**	**T38.8**	**X44.-**	**X64.-**	**Y14.-**	**Y42.8**
橙皮苷[桔皮苷](维生素类)	**Hesperidin**	**T46.9**	**X44.-**	**X64.-**	**Y14.-**	**Y52.9**
赤鲜醇四硝酸酯 - 现译名 丁四硝酯	**Erythrol tetranitrate**	**T46.3**	**X44.-**	**X64.-**	**Y14.-**	**Y52.3**
冲洗液(阴道的)	**Irrigating fluid (vaginal)**	**T49.8**	**X44.-**	**X64.-**	**Y14.-**	**Y56.8**
一眼	一eye	T49.5	X44.-	X64.-	Y14.-	Y56.5
虫螨磷(杀虫药)	**Chlorthiophos**	**T60.0**	**X48.-**	**X68.-**	**Y18.-**	
重组体(R) - 见特指的蛋白质	**Recombinant (R) - see specific protein**					
重组组织型纤维蛋白酶原激活剂[百灵佳]	**Rt-PA**	**T45.6**	**X44.-**	**X64.-**	**Y14.-**	**Y44.5**
臭氧	**Ozone**	**T59.8**	**X47.-**	**X67.-**	**Y17.-**	
除草剂 NEC	**Herbicide NEC**	**T60.3**	**X48.-**	**X68.-**	**Y18.-**	
除虫菊浸膏	**Pyrethrum extract**	**T49.0**	**X44.-**	**X64.-**	**Y14.-**	**Y56.0**

品名		中毒				在治疗中使用的有害效应
		第19章	意外	故意自害	意图不确定的	
除虫菊素，除虫菊 (非药用的)	**Pyrethrin, pyrethrum (nonmedicinal)**	**T60.2**	**X48.-**	**X68.-**	**Y18.-**	
除虫脲	**Diflubenzuron**	**T60.1**	**X48.-**	**X68.-**	**Y18.-**	
垂体后叶	**Hypophysis, posterior**	**T38.8**	**X44.-**	**X64.-**	**Y14.-**	**Y42.8**
垂体后叶素 NEC	**Posterior pituitary hormone NEC**	**T38.8**	**X44.-**	**X64.-**	**Y14.-**	**Y42.8**
垂体前叶素 NEC	**Anterior pituitary hormone NEC**	**T38.8**	**X44.-**	**X64.-**	**Y14.-**	**Y42.8**
醇[酒精]	**Alcohol**	**T51.9**	**X45.-**	**X65.-**	**Y15.-**	
一变性的	—denatured	T51.0	X45.-	X65.-	Y15.-	
一丙(醇)	—propyl	T51.3	X45.-	X65.-	Y15.-	
一纯的	—absolute	T51.0	X45.-	X65.-	Y15.-	
一丁(醇)	—butyl	T51.3	X45.-	X65.-	Y15.-	
一工业用	—industrial	T51.0	X45.-	X65.-	Y15.-	
一谷物	—grain	T51.0	X45.-	X65.-	Y15.-	
一甲(醇)	—methyl	T51.1	X45.-	X65.-	Y15.-	
一木(醇)	—wood	T51.1	X45.-	X65.-	Y15.-	
一脱水	—dehydrated	T51.0	X45.-	X65.-	Y15.-	
一外科用	—surgical	T51.0	X45.-	X65.-	Y15.-	
一外用	—rubbing	T51.2	X45.-	X65.-	Y15.-	
一戊(醇)	—amyl	T51.3	X45.-	X65.-	Y15.-	
一烯丙(醇)	—allyl	T51.8	X45.-	X65.-	Y15.-	
一乙(醇)	—ethyl	T51.0	X45.-	X65.-	Y15.-	
一异丙(醇)	—isopropyl	T51.2	X45.-	X65.-	Y15.-	
一饮料	—beverage	T51.0	X45.-	X65.-	Y15.-	
一蒸气(任何类型的醇)	—vapor(from any type of alcohol)	T59.8	X47.-	X67.-	Y17.-	
一制止剂 NEC	—deterrent NEC	T50.6	X44.-	X64.-	Y14.-	Y57.3
雌二醇	**Oestradiol,Estradiol**	**T38.5**	**X44.-**	**X64.-**	**Y14.-**	**Y42.5**
一伴有睾酮	—with testosterone	T38.7	X44.-	X64.-	Y14.-	Y42.7
一苯甲酸	—benzoate	T38.5	X44.-	X64.-	Y14.-	Y42.5
雌激素	**Oestrogen,Estrogen**	**T38.5**	**X44.-**	**X64.-**	**Y14.-**	**Y42.5**
一伴有孕酮	—with progesterone	T38.5	X44.-	X64.-	Y14.-	Y42.5
一结合的	—conjugated	T38.5	X44.-	X64.-	Y14.-	Y42.5
雌莫司汀(抗肿瘤药)	**Estramustine**	**T45.1**	**X44.-**	**X64.-**	**Y14.-**	**Y43.3**
雌三醇	**Oestriol,Estriol**	**T38.5**	**X44.-**	**X64.-**	**Y14.-**	**Y42.5**
雌三醇环戊醚 - 现译名 奎雌醇	**Quinestradol**	**T38.5**	**X44.-**	**X64.-**	**Y14.-**	**Y42.5**
雌三醇甲醚 - 现译名 表美雌醇	**Epimestrol**	**T38.5**	**X44.-**	**X64.-**	**Y14.-**	**Y42.5**
雌酮	**Oestrone,Estrone**	**T38.5**	**X44.-**	**X64.-**	**Y14.-**	**Y42.5**
雌酮硫酸酯哌嗪[硫酸雌酮哌嗪]	**Estropipate**	**T38.5**	**X44.-**	**X64.-**	**Y14.-**	**Y42.5**
次氯酸钠溶液	**Dakin's solution**	**T49.0**	**X44.-**	**X64.-**	**Y14.-**	**Y56.0**
次氯酸盐	**Hypochlorite**	**T49.0**	**X44.-**	**X64.-**	**Y14.-**	**Y56.0**
促蛋白合成的同类药	**Congenor，anabolic**	**T38.7**	**X44.-**	**X64.-**	**Y14.-**	**Y42.7**
促蛋白合成甾类(促蛋白合成类固醇)	**Anabolic steroid**	**T38.7**	**X44.-**	**X64.-**	**Y14.-**	**Y42.7**
促黑素细胞激素	**Melanocyte-stimulating hormone**	**T38.8**	**X44.-**	**X64.-**	**Y14.-**	**Y42.8**
促红细胞生成素	**EPO**	**T45.8**	**X44.-**	**X64.-**	**Y14.-**	**Y44.1**

品名		中毒				在治疗中使用的有害效应
		第19章	意外	故意自害	意图不确定的	
促甲状腺激素	**Thyrotropic hormone, TSH, Thyreotrophic hormone, Thyrotrophin**	**T38.8**	**X44.-**	**X64.-**	**Y14.-**	**Y42.8**
促卵泡激素[卵泡刺激素]，人	**Follicle-stimulating hormone [FSH], human**	**T38.8**	**X44.-**	**X64.-**	**Y14.-**	**Y42.8**
促凝血酶原激酶(止血药)	**Thromboplastin**	**T45.7**	**X44.-**	**X64.-**	**Y14.-**	**Y44.3**
促皮质素[促肾上腺皮质激素]	**Corticotrophin**	**T38.8**	**X44.-**	**X64.-**	**Y14.-**	**Y42.8**
－长效	－long-acting	T38.8	X44.-	X64.-	Y14.-	Y42.8
－氢氧化锌	－zinc hydroxide	T38.8	X44.-	X64.-	Y14.-	Y42.8
促肾上腺皮质激素	**Adrenocorticotrophic hormone, ACTH, Adrenocorticotrophin**	**T38.8**	**X44.-**	**X64.-**	**Y14.-**	**Y42.8**
－长效	－long-acting	T38.8	X44.-	X64.-	Y14.-	Y42.8
促性腺激素	**Gonadotrophin**	**T38.8**	**X44.-**	**X64.-**	**Y14.-**	**Y42.8**
－绒(毛)膜	－chorionic	T38.8	X44.-	X64.-	Y14.-	Y42.8
－血清	－serum	T38.8	X44.-	X64.-	Y14.-	Y42.8
醋	**Acetic**					
－酐	－nhydride	T65.8	X49.-	X69.-	Y19.-	
－酸[乙酸]	－acid	T54.2	X49.-	X69.-	Y19.-	
－－药用的(洗液)	－－medicinal (lotion)	T49.2	X44.-	X64.-	Y14.-	Y56.2
－－酯(溶剂)(蒸气)	－－ester(solvent)(vapor)	T52.8	X46.-	X66.-	Y16.-	
－(乙酸)乙酯(蒸气)	－ether(vapor)	T52.8	X46.-	X66.-	Y16.-	
醋氨苯砜(抗感染药)	**Acedapsone**	**T37.0**	**X44.-**	**X64.-**	**Y14.-**	**Y41.0**
醋氨酚 - 现译名 对乙酰氨基酚	**Paracetamol**	**T39.1**	**X40.-**	**X60.-**	**Y10.-**	**Y45.5**
醋地高辛(强心药)	**Acetyldigoxin**	**T46.0**	**X44.-**	**X64.-**	**Y14.-**	**Y52.0**
醋碘苯酸(诊断用药)	**Acetrizoic acid**	**T50.8**	**X44.-**	**X64.-**	**Y14.-**	**Y57.5**
醋碘苯酸钠(诊断用药)	**Sodium acetrizoate**	**T50.8**	**X44.-**	**X64.-**	**Y14.-**	**Y57.5**
醋丁洛尔(β受体阻滞药)	**Acebutolol**	**T44.7**	**X43.-**	**X63.-**	**Y13.-**	**Y51.7**
醋奋乃静[乙酰奋乃静]	**Acetophenazine**	**T43.3**	**X41.-**	**X61.-**	**Y11.**	**Y49.3**
醋谷地阿诺(精神兴奋药)	**Deanol (aceglumate)**	**T50.9**	**X44.-**	**X64.-**	**Y14.-**	**Y50.8**
醋磺胺甲氧嗪[乙酰磺胺甲氧嗪](磺胺药)	**Acetylsulfamethoxypyridazine**	**T37.0**	**X44.-**	**X64.-**	**Y14.-**	**Y41.0**
醋酸奋乃静(抗精神病药)	**Thiopropazate**	**T43.3**	**X41.-**	**X61.-**	**Y11.-**	**Y49.3**
醋酸己脲(降血糖药)	**Acetohexamide**	**T38.3**	**X44.-**	**X64.-**	**Y14.-**	**Y42.3**
醋酸甲羟孕酮[安宫黄体酮](长效)	**Medroxyprogesterone acetate (depot)**	**T38.5**	**X44.-**	**X64.-**	**Y14.-**	**Y42.5**
醋酸特立帕肽	**Teriparatide (acetate)**	**T50.9**	**X44.-**	**X64.-**	**Y14.-**	**Y54.7**
醋甲唑胺[甲醋唑胺](利尿剂)	**Methazolamide**	**T50.2**	**X44.-**	**X64.-**	**Y14.-**	**Y54.2**
醋卡溴脲[乙酰阿达林](镇静催眠药)	**Acecarbromal**	**T42.6**	**X41.-**	**X61.-**	**Y11.-**	**Y47.4**
醋克利定[喹核醇乙酸酯](抗胆碱药，缩瞳药)	**Aceclidine**	**T44.1**	**X43.-**	**X63.-**	**Y13.-**	**Y51.1**
醋氢可酮(血管扩张药)	**Thebacon**	**T48.3**	**X44.-**	**X64.-**	**Y14.-**	**Y55.3**
醋羟胺酸[乙酸氧肟酸](尿素酶抑制药)	**Acetohydroxamic acid**	**T50.9**	**X44.-**	**X64.-**	**Y14.-**	**Y43.5**
醋酸氟轻松 – 又称 氟轻松(肾上腺皮质激素类)	**Fluocinolone (acetonide) Fluocinonide**	**T49.0**	**X44.-**	**X64.-**	**Y14.-**	**Y56.0**
醋酸环己酯(香料)	**Cyclohexyl acetate**	**T52.8**	**X46.-**	**X66.-**	**Y16.-**	

品名		中毒				在治疗中使用的有害效应
		第19章	意外	故意自害	意图不确定的	
醋酸麦迪霉素 - 现译名 米卡霉素	**Miokamycin**	**T36.3**	**X44.-**	**X64.-**	**Y14.-**	**Y40.3**
醋酸乙酯	**Ethyl acetate**	**T52.8**	**X46.-**	**X66.-**	**Y16.-**	
醋硝香豆素[醋硝香豆醇][新抗凝](抗凝药)	**Acenocoumarin, Acenocoumarol, Nicoumalone**	**T45.5**	**X44.-**	**X64.-**	**Y14.-**	**Y44.2**
醋洋地黄毒苷	**Acetyldigitoxin**	**T46.0**	**X44.-**	**X64.-**	**Y14.-**	**Y52.0**
醋竹桃霉素[三乙酰夹竹桃霉素](抗生素)	**Triacetyloleandomycin, Troleandomycin**	**T36.3**	**X44.-**	**X64.-**	**Y14.-**	**Y40.3**
催产素 - 现译名 缩宫素	**Oxytocin**	**T48.0**	**X44.-**	**X64.-**	**Y14.-**	**Y55.0**
催产药[子宫收缩药] NEC	**Oxytocic drug NEC**	**T48.0**	**X44.-**	**X64.-**	**Y14.-**	**Y55.0**
催泪毒气	**Tear gas**	**T59.3**	**X47.-**	**X67.-**	**Y17.-**	
催眠药	**Hypnotic, Soporific**	**T42.7**	**X41.-**	**X61.-**	**Y11.-**	**Y47.9**
一抗惊厥药	一anticonvulsant	T42.7	X41.-	X61.-	Y11.-	Y47.5
一特指的 NEC	一specified NEC	T42.6	X41.-	X61.-	Y11.-	Y47.8
催乳素	**Prolactinol, Prolactin**	**T38.8**	**X44.-**	**X64.-**	**Y14.-**	**Y42.8**
催嚏剂气体	**Sternutator gas**	**T59.8**	**X47.-**	**X67.-**	**Y17.-**	
催吐药 NEC	**Emetic NEC**	**T47.7**	**X44.-**	**X64.-**	**Y14.-**	**Y53.7**

D

品名		中毒				在治疗中使用的有害效应
		第19章	意外	故意自害	意图不确定的	
达卡巴嗪[氮烯咪胺](抗肿瘤药)	**Dacarbazine**	**T45.1**	**X44.-**	**X64.-**	**Y14.-**	**Y43.3**
达克罗宁(局麻药)	**Dyclonine**	**T41.3**	**X44.-**	**X64.-**	**Y14.-**	**Y48.3**
达那唑(垂体前叶抑制药)	**Danazol**	**T38.6**	**X44.-**	**X64.-**	**Y14.-**	**Y42.6**
打火机液体	**Lighter fluid**	**T52.0**	**X46.-**	**X66.-**	**Y16.-**	
大豆甾醇	**Soysterol**	**T46.6**	**X44.-**	**X64.-**	**Y14.-**	**Y52.6**
大观霉素 - 现译名 壮观霉素	**Spectinomycin**	**T36.5**	**X44.-**	**X64.-**	**Y14.-**	**Y40.5**
大环内酯	**Macrolide**					
一抗生素	—antibiotic	T36.3	X44.-	X64.-	Y14.-	Y40.3
一合成代谢药	—anabolic drug	T38.7	X44.-	X64.-	Y14.-	Y42.7
大黄(中药)	**Rhubarb**					
一酊剂，复合物	—tincture, compound	T47.2	X44.-	X64.-	Y14.-	Y53.2
一干浸膏	—dry extract	T47.2	X44.-	X64.-	Y14.-	Y53.2
大麻	**Marihuana, Marijuana, Bhang, Ganja**	**T40.7**	**X42.-**	**X62.-**	**Y12.-**	**Y49.6**
大麻酚(镇吐药)	**Cannabinol**	**T40.7**	**X42.-**	**X62.-**	**Y12.-**	**Y49.6**
大麻隆(抗焦虑药)	**Nabilone**	**T40.7**	**X42.-**	**X62.-**	**Y12.-**	**Y49.6**
大麻属(衍生物)	**Cannabis (derivatives)**	**T40.7**	**X42.-**	**X62.-**	**Y12.-**	**Y49.6**
大灭虫 - 现译名 磷胺	**Phosphamidon**	**T60.0**	**X48.-**	**X68.-**	**Y18.-**	
丹曲林(骨骼肌松弛药)	**Dantrolene**	**T42.8**	**X41.-**	**X61.-**	**Y11.-**	**Y46.8**
丹蒽醌(导泻药)	**Danthron, Dantron**	**T47.2**	**X44.-**	**X64.-**	**Y14.-**	**Y53.2**
单胺氧化酶抑制剂 NEC	**Monoamine oxidase inhibitor NEC**	**T43.1**	**X41.-**	**X61.-**	**Y11.-**	**Y49.1**
一肼[联胺]	—hydrazine	T43.1	X41.-	X61.-	Y11.-	Y49.1
单苯保泰松 - 现译名 莫非布宗	**Monophenylbutazone, Mofebutazone**	**T39.2**	**X40.-**	**X60.-**	**Y10.-**	**Y45.8**
单乙醇胺	**Monoethanolamine**	**T46.8**	**X44.-**	**X64.-**	**Y14.-**	**Y52.8**
一油酸盐(硬化药)	oleate	T46.8	X44.-	X64.-	Y14.-	Y52.8
胆茶碱(利尿剂)	**Oxtriphylline**	**T48.6**	**X44.-**	**X64.-**	**Y14.-**	**Y55.6**
胆骨化醇 - 现译名 维生素 D_3	**Cholecalciferol**	**T45.2**	**X44.-**	**X64.-**	**Y14.-**	**Y54.7**
胆碱	**Choline**	**T48.6**	**X44.-**	**X64.-**	**Y14.-**	**Y55.6**
一(胆)茶碱	—theophyllinate	T48.6	X44.-	X64.-	Y14.-	Y55.6
一氯化物	—chloride	T50.9	X44.-	X64.-	Y14.-	Y57.1
一枸橼酸二氢盐	—dihydrogen citrate	T50.9	X44.-	X64.-	Y14.-	Y57.1
一水杨酸盐	—salicylate	T39.0	X40.-	X60.-	Y10.-	Y45.1
胆碱能(药) NEC	**Cholinergic (drug) NEC**	**T44.1**	**X43.-**	**X63.-**	**Y13.-**	**Y51.1**
一三甲基铵丙二醇	—trimethyl ammonium propanediol	T44.1	X43.-	X63.-	Y13.-	Y51.1
一肌肉紧张增强剂	—muscle tone enhancer	T44.1	X43.-	X63.-	Y13.-	Y51.1
一有机磷	—organophosphorus	T44.0	X43.-	X63.-	Y13.-	Y51.0
胆碱酯酶活化药	**Cholinesterase reactivator**	**T50.6**	**X44.-**	**X64.-**	**Y14.-**	**Y57.2**
胆囊收缩素	**Cholecystokinin**	**T50.8**	**X44.-**	**X64.-**	**Y14.-**	**Y57.6**
胆酸(利胆药)	**Cholic acid**	**T47.5**	**X44.-**	**X64.-**	**Y14.-**	**Y53.5**
胆影葡胺	**Meglumine iodipamide**	**T50.8**	**X44.-**	**X64.-**	**Y14.-**	**Y57.5**
胆影酸(诊断用药)	**Adipiodone, Iodipamide**	**T50.8**	**X44.-**	**X64.-**	**Y14.-**	**Y57.5**
胆汁盐	**Bile salts**	**T47.5**	**X44.-**	**X64.-**	**Y14.-**	**Y53.5**

品名		中毒				在治疗中使用的有害效应
		第19章	意外	故意自害	意图不确定的	
蛋氨酸[甲硫氨酸](氨基酸类)	**Methionine**	**T50.9**	**X44.-**	**X64.-**	**Y14.-**	**Y57.1**
蛋白酶	**Protease**	**T47.5**	**X44.-**	**X64.-**	**Y14.-**	**Y53.5**
蛋白质水解物	**Protein hydrolysate**	**T50.9**	**X44.-**	**X64.-**	**Y14.-**	**Y57.8**
氮	**Nitrogen, Nitric**	**T59.0**	**X47.-**	**X67.-**	**Y17.-**	
一酸(液体)[硝酸]	—acid (liquid)	T54.2	X49.-	X69.-	Y19.-	
一一蒸气	——vapor	T59.8	X47.-	X67.-	Y17.-	
一芥	—mustard	T45.1	X44.-	X64.-	Y14.-	Y43.3
一氧化(氮)(气体)	—oxide (gas)	T59.0	X47.-	X67.-	Y17.-	
氮丙啶(螯合剂)	**Aziridine(chelating)**	**T54.1**	**X49.-**	**X69.-**	**Y19.-**	
氮芥(抗肿瘤药)	**Chlormethine,Mechlorethamine, Mustine**	**T45.1**	**X44.-**	**X64.-**	**Y14.-**	**Y43.3**
氮芥+长春新碱+泼尼松+丙卡巴肼	**MOPP (mechlorethamine + vincristine + prednisone + procarbazine)**	**T45.1**	**X44.-**	**X64.-**	**Y14.-**	**Y43.3**
氮烯咪胺 – 现译名 达卡巴嗪	**Dacarbazine, DTIC**	**T45.1**	**X44.-**	**X64.-**	**Y14.-**	**Y43.3**
氮䓬斯汀(抗组胺药)	**Azelastine**	**T45.0**	**X44.-**	**X64.-**	**Y14.-**	**Y43.0**
道诺霉素	**Daunomycin**	**T45.1**	**X44.-**	**X64.-**	**Y14.-**	**Y43.3**
低血压的 NEC	**Hypotensive NEC**	**T46.5**	**X44.-**	**X64.-**	**Y14.-**	**Y52.5**
滴滴涕(粉尘)(杀虫药)	**Chlorophenothane, DDT (dust), Clofenotane, Dicophane**	**T60.1**	**X48.-**	**X68.-**	**Y18.-**	
狄帕洛东 – 现译名 地哌冬	**Diperodon**	**T41.3**	**X44.-**	**X64.-**	**Y14.-**	**Y48.3**
狄氏剂(蒸气)	**Dieldrin (vapor)**	**T60.1**	**X48.-**	**X68.-**	**Y18.-**	
敌百虫 – 现译名 美曲膦酯	**Trichlorfon, Metrifonate**	**T60.0**	**X48.-**	**X68.-**	**Y18.-**	
敌稗(农药)	**Propanil**	**T60.3**	**X48.-**	**X68.-**	**Y18.-**	
敌草腈(除草剂)	**Dichlobenil**	**T60.3**	**X48.-**	**X68.-**	**Y18.-**	
敌草隆	**Diuron**	**T60.3**	**X48.-**	**X68.-**	**Y18.-**	
敌草快(二溴化物)(农药)	**Diquat (dibromide)**	**T60.3**	**X48.-**	**X68.-**	**Y18.-**	
敌敌畏	**Dichlorvos**	**T60.0**	**X48.-**	**X68.-**	**Y18.-**	
敌噁磷(杀虫药)	**Dioxathion**	**T60.0**	**X48.-**	**X68.-**	**Y18.-**	
敌菌丹(农药)	**Captafol**	**T60.3**	**X48.-**	**X68.-**	**Y18.-**	
敌匹硫磷 – 现译名 二嗪磷	**Diazinon**	**T60.0**	**X48.-**	**X68.-**	**Y18.-**	
敌鼠	**Diphacinone**	**T60.4**	**X48.-**	**X68.-**	**Y18.-**	
敌退咳 - 现译名 氯苯达诺	**Clophedianol, Clofedanol**	**T48.3**	**X44.-**	**X64.-**	**Y14.-**	**Y55.3**
敌蝇威	**Dimetilan**	**T60.0**	**X48.-**	**X68.-**	**Y18.-**	
地胺磷[二噻磷](杀虫药)	**Mephosfolan**	**T60.0**	**X48.-**	**X68.-**	**Y18.-**	
地奥司明(毛细血管保护药)	**Diosmin**	**T46.9**	**X44.-**	**X64.-**	**Y14.-**	**Y52.9**
地巴唑(血管扩张药)	**Bendazol**	**T46.3**	**X44.-**	**X64.-**	**Y14.-**	**Y52.3**
地贝卡星(抗生素药)	**Dibekacin**	**T36.5**	**X44.-**	**X64.-**	**Y14.-**	**Y40.5**
地布卡因 – 又称 辛可卡因	**Dibucaine**	**T41.3**	**X44.-**	**X64.-**	**Y14.-**	**Y48.3**
地蒽酚[蒽林][二羟基蒽酚](消毒防腐剂)	**Anthralin, Dithranol**	**T49.4**	**X44.-**	**X64.-**	**Y14.-**	**Y56.4**
地尔硫䓬 (冠脉扩张药)	**Diltiazem**	**T46.1**	**X44.-**	**X64.-**	**Y14.-**	**Y52.1**
地芬尼多(镇吐药)	**Difenidol, Diphenidol**	**T45.0**	**X44.-**	**X64.-**	**Y14.-**	**Y43.0**
地芬诺辛(止泻药)	**Difenoxin**	**T47.6**	**X44.-**	**X64.-**	**Y14.-**	**Y53.6**
地芬诺酯[氰苯哌酯](止泻药)	**Diphenoxylate**	**T47.6**	**X44.-**	**X64.-**	**Y14.-**	**Y53.6**
地夫可特(肾上腺皮质激素类)	**Deflazacort**	**T38.0**	**X44.-**	**X64.-**	**Y14.-**	**Y42.0**
地高辛(强心药)	**Digoxin,Digoxine**	**T46.0**	**X44.-**	**X64.-**	**Y14.-**	**Y52.0**

品名		中毒				在治疗中使用的有害效应
		第19章	意外	故意自害	意图不确定的	
地卡因 - 现译名 丁卡因	Tetracaine	T41.3	X44.-	X64.-	Y14.-	Y48.3
地喹氯铵[克菌定]	Dequalinium chloride	T49.0	X44.-	X64.-	Y14.-	Y56.0
地拉齐普 - 现译名 地拉草	Dilazep	T46.3	X44.-	X64.-	Y14.-	Y52.3
地拉草[地拉齐普] (抗心绞痛药，冠脉扩张药)	Dilazep	T46.3	X44.-	X64.-	Y14.-	Y52.3
地乐酚	Dinoseb	T60.3	X48.-	X68.-	Y18.-	
地洛西泮(抗惊厥药)	Delorazepam	T42.4	X41.-	X61.-	Y11.-	Y47.1
地马唑[双胺噻唑](抗真菌药)	Diamthazole, Dimazole	T49.0	X44.-	X64.-	Y14.-	Y56.0
地美环素[脱甲金霉素]	Demeclocycline	T36.4	X44.-	X64.-	Y14.-	Y40.4
地美可辛 - 现译名 秋水仙胺	Demecolcine	T45.1	X44.-	X64.-	Y14.-	Y43.3
地美炔酮(孕激素类)	Dimethisterone	T38.5	X44.-	X64.-	Y14.-	Y42.5
地美索酯(镇咳药)	Dimethoxanate	T48.3	X44.-	X64.-	Y14.-	Y55.3
地美溴胺(拟胆碱药)	Demecarium (bromide)	T49.5	X44.-	X64.-	Y14.-	Y56.5
地美孕酮(孕激素类)	Demegestone	T38.5	X44.-	X64.-	Y14.-	Y42.5
地莫拉明[双吗啉胺]	Dimorpholamine	T50.7	X44.-	X64.-	Y14.-	Y50.0
地莫昔林(解痉药)	Dimoxyline	T46.3	X43.-	X63.-	Y13.-	Y52.3
地奈德(肾上腺皮质激素类)	Desonide	T49.0	X44.-	X64.-	Y14.-	Y56.0
地诺前列素(子宫收缩药)	Dinoprost	T48.0	X44.-	X64.-	Y14.-	Y55.0
地诺前列酮(子宫收缩药)	Dinoprostone	T48.0	X44.-	X64.-	Y14.-	Y55.0
地哌冬[狄帕洛东](局麻药)	Diperodon	T41.3	X44.-	X64.-	Y14.-	Y48.3
地匹福林(抗青光眼药)	Dipivefrine	T49.5	X44.-	X64.-	Y14.-	Y56.5
地匹哌酮[二苯哌己酮](镇痛药)	Dipipanone	T40.4	X42.-	X62.-	Y12.-	Y45.0
地匹乙酯(抗炎镇痛药)	Dipyrocetyl	T39.0	X40.-	X60.-	Y10.-	Y45.1
地普雷那林	Deprenalin	T42.8	X41.-	X61.-	Y11.-	Y46.7
地普托品(支气管扩张药)	Deptropine	T45.0	X44.-	X64.-	Y14.-	Y43.0
地屈孕酮[去氢孕酮](孕激素类)	Dydrogesterone	T38.5	X44.-	X64.-	Y14.-	Y42.5
地撒嗪 - 现译名 二乙嗪	Diethazine	T42.8	X41.-	X61.-	Y11.-	Y46.7
地塞米松(肾上腺皮质激素类)	Dexamethasone	T38.0	X44.-	X64.-	Y14.-	Y42.0
地舍平[脱甲氧利血平][去甲氧利血平](抗精神病药)	Deserpidine	T46.5	X44.-	X64.-	Y14.-	Y52.5
地索高诺酮 - 现译名 去氧孕烯	Desogestrel	T38.5	X44.-	X64.-	Y14.-	Y42.5
地索普明(解痉药)	Diisopromine	T44.3	X43.-	X63.-	Y13.-	Y51.3
地他唑(消炎药)	Ditazole	T39.3	X40.-	X60.-	Y10.-	Y45.3
地昔帕明[去郁敏][去甲丙咪嗪](抗抑郁药)	Desipramine, Desmethylimipramine	T43.0	X41.-	X61.-	Y11.-	Y49.0
地西拉嗪[羟乙氧拉嗪](抗过敏药，抗精神病药)	Dixyrazine	T43.3	X41.-	X61.-	Y11.-	Y49.3
地西泮 - 现译名 安定	Diazepam	T42.4	X41.-	X61.-	Y11.-	Y47.1
睇波芬	Stibophen	T37.4	X44.-	X64.-	Y14.-	Y41.4
碲(两性金属元素)	Tellurium	T56.8	X49.-	X69.-	Y19.-	
颠茄	Belladonna					
—草药	—herb	T44.3	X43.-	X63.-	Y13.-	Y51.3
—浸膏	—extract	T44.3	X43.-	X63.-	Y13.-	Y51.3
—生物碱	—alkaloids	T44.3	X43.-	X63.-	Y13.-	Y51.3
碘(抗菌剂，外用的)(酊)NEC	Iodine (antiseptic, external) (tincture) NEC	T49.0	X44.-	X64.-	Y14.-	Y56.0
—125	—125	T50.8	X44.-	X64.-	Y14.-	Y57.6
—131	—131	T50.8	X44.-	X64.-	Y14.-	Y57.6
—溶液	—solution	T49.0	X44.-	X64.-	Y14.-	Y56.0

品名		中毒				在治疗中使用的有害效应
		第19章	意外	故意自害	意图不确定的	
碘奥酮(造影剂)	**Diodone**	**T50.8**	**X44.-**	**X64.-**	**Y14.-**	**Y57.5**
碘苯扎酸(诊断用药)	**Iobenzamic acid**	**T50.8**	**X44.-**	**X64.-**	**Y14.-**	**Y57.5**
碘苯酯(诊断用药)	**Iofendylate**	**T50.8**	**X44.-**	**X64.-**	**Y14.-**	**Y57.5**
碘吡多(诊断用药)	**Iopydol**	**T50.8**	**X44.-**	**X64.-**	**Y14.-**	**Y57.5**
碘吡啦啥(血管尿路造影剂)	**Iodopyracet**	**T50.8**	**X44.-**	**X64.-**	**Y14.-**	**Y57.6**
碘泊酸(诊断用药)	**Iopodic acid**	**T50.8**	**X44.-**	**X64.-**	**Y14.-**	**Y57.5**
碘泊酸钙(造影剂)	**Ipodate, calcium**	**T50.8**	**X44.-**	**X64.-**	**Y14.-**	**Y57.5**
碘达胺(诊断用药)	**Iodamide**	**T50.8**	**X44.-**	**X64.-**	**Y14.-**	**Y57.5**
碘胆甾醇(^{131}I)(诊断用药)	**Iodocholesterol (^{131}I)**	**T50.8**	**X44.-**	**X64.-**	**Y14.-**	**Y57.6**
碘二噻宁(抗蠕虫药)	**Dithiazanine iodide**	**T37.4**	**X44.-**	**X64.-**	**Y14.-**	**Y41.4**
碘番酸(胆囊造影药)	**Iopanoic acid**	**T50.8**	**X44.-**	**X64.-**	**Y14.-**	**Y57.5**
碘仿[三碘甲烷](消毒防腐剂)	**Iodoform**	**T49.0**	**X44.-**	**X64.-**	**Y14.-**	**Y56.0**
碘肥胺[胆影酸](造影剂)	**Iodipamide**	**T50.8**	**X44.-**	**X64.-**	**Y14.-**	**Y57.5**
碘芬布酸(诊断用药)	**Phenobutiodil**	**T50.8**	**X44.-**	**X64.-**	**Y14.-**	**Y57.5**
碘芬酸(诊断用药)	**Iophenoic acid**	**T50.8**	**X44.-**	**X64.-**	**Y14.-**	**Y57.5**
碘酚酞(钠)(造影药)	**Iodophthalein (sodium)**	**T50.8**	**X44.-**	**X64.-**	**Y14.-**	**Y57.6**
碘佛醇(造影药)	**Ioversol**	**T50.8**	**X44.-**	**X64.-**	**Y14.-**	**Y57.6**
碘甘卡酸(诊断用药)	**Ioglycamic acid**	**T50.8**	**X44.-**	**X64.-**	**Y14.-**	**Y57.5**
碘苷(抗病毒药)	**Idoxuridine**	**T37.5**	**X44.-**	**X64.-**	**Y14.-**	**Y41.5**
碘海醇(诊断用药)	**Iohexol**	**T50.8**	**X44.-**	**X64.-**	**Y14.-**	**Y57.5**
碘化	**Iodinated**					
—对比剂	—contrast medium	T50.8	X44.-	X64.-	Y14.-	Y57.5
—甘油	—glycerol	T48.4	X44.-	X64.-	Y14.-	Y55.4
—人血清白蛋白(^{131}I)	—human serum albumin (^{131}I)	T50.8	X44.-	X64.-	Y14.-	Y57.6
碘甲磺钠(诊断用药)	**Methiodal sodium**	**T50.8**	**X44.-**	**X64.-**	**Y14.-**	**Y57.5**
碘卡酸(诊断用药)	**Iocarmic acid**	**T50.8**	**X44.-**	**X64.-**	**Y14.-**	**Y57.5**
碘克沙酸(诊断用药)	**Ioxaglate, Ioxaglic acid**	**T50.8**	**X44.-**	**X64.-**	**Y14.-**	**Y57.5**
碘马尿酸(诊断用药)	**Iodohippuric acid**	**T50.8**	**X44.-**	**X64.-**	**Y14.-**	**Y57.5**
碘帕醇(诊断用药)	**Iopamidol**	**T50.8**	**X44.-**	**X64.-**	**Y14.-**	**Y57.5**
碘普罗胺(诊断用药)	**Iopromide**	**T50.8**	**X44.-**	**X64.-**	**Y14.-**	**Y57.5**
碘羟拉酸(诊断用药)	**Ioxitalamic acid**	**T50.8**	**X44.-**	**X64.-**	**Y14.-**	**Y57.5**
碘曲仑[碘酞胺醇](诊断用药)	**Iotrolan, Iotrol**	**T50.8**	**X44.-**	**X64.-**	**Y14.-**	**Y57.5**
碘曲西酸(诊断用药)	**Iotroxic acid**	**T50.8**	**X44.-**	**X64.-**	**Y14.-**	**Y57.5**
碘塞罗宁[三碘甲状腺氨酸](诊断用药)	**Liothyronine**	**T38.1**	**X44.-**	**X64.-**	**Y14.-**	**Y42.1**
碘沙酸(诊断用)	**Iodoxamic acid**	**T50.8**	**X44.-**	**X64.-**	**Y14.-**	**Y57.5**
碘他拉酸(诊断用药)	**Iotalamic acid**	**T50.8**	**X44.-**	**X64.-**	**Y14.-**	**Y57.5**
碘酞胺醇 - 现译名 碘曲仑	**Iotrol**	**T50.8**	**X44.-**	**X64.-**	**Y14.-**	**Y57.5**
碘酞酸盐	**Iothalamate**	**T50.8**	**X44.-**	**X64.-**	**Y14.-**	**Y57.5**
碘托葡甲胺(放射性诊断剂)	**Iotroxate**	**T50.8**	**X44.-**	**X64.-**	**Y14.-**	**Y57.5**
碘西他酸(诊断用药)	**Iocetamic acid**	**T50.8**	**X44.-**	**X64.-**	**Y14.-**	**Y57.5**
碘依可酯(拟胆碱药)	**Ecothiopate iodide**	**T49.5**	**X44.-**	**X64.-**	**Y14.-**	**Y56.5**
电池酸或液体	**Battery acid or fluid**	**T54.2**	**X49.-**	**X69.-**	**Y19.-**	
电解质平衡药	**Electrolyte balance drug**	**T50.3**	**X44.-**	**X64.-**	**Y14.-**	**Y54.6**
淀粉(药用辅料)	**Starch**	**T50.9**	**X44.-**	**X64.-**	**Y14.-**	**Y57.4**
淀粉酶(助消化药)	**Diastase, Amylase**	**T47.5**	**X44.-**	**X64.-**	**Y14.-**	**Y53.5**

品名		中毒				在治疗中使用的有害效应
		第19章	意外	故意自害	意图不确定的	
靛胭脂(诊断用药)	**Indigo carmine**	**T50.8**	**X44.-**	**X64.-**	**Y14.-**	**Y57.6**
蝶酰谷氨酸 - 现译名 叶酸	**Pteroylglutamic acid**	**T45.8**	**X44.-**	**X64.-**	**Y14.-**	**Y44.1**
叠氮酸，叠氮化物	**Hydrazoic acid, azides**	**T54.2**	**X49.-**	**X69.-**	**Y19.-**	
叠氮西林 - 现译名 阿度西林	**Azidocillin**	**T36.0**	**X44.-**	**X64.-**	**Y14.-**	**Y40.0**
叠氮胸腺嘧啶 - 现译名 齐多夫定	**Azidothymidine / AZT**	**T37.5**	**X44.-**	**X64.-**	**Y14.-**	**Y41.5**
丁氨苯丙酮 - 现译名 安非他酮	**Bupropion**	**T43.2**	**X41.-**	**X61.-**	**Y11.-**	**Y49.2**
丁胺卡那霉素 - 现译名 阿米卡星	**Amikacin**	**T36.5**	**X44.-**	**X64.-**	**Y14.-**	**Y40.5**
丁巴比妥(镇静催眠药)	**Butobarbital, Butobarbitone,**	**T42.3**	**X41.-**	**X61.-**	**Y11.-**	**Y47.0**
一钠	一sodium	T42.3	X41.-	X61.-	Y11.-	Y47.0
丁苯那嗪(抗精神病药)	**Tetrabenazine**	**T43.5**	**X41.-**	**X61.-**	**Y11.-**	**Y49.5**
丁苯羟酸(抗炎镇痛药)	**Bufexamac**	**T39.3**	**X40.-**	**X60.-**	**Y10.-**	**Y45.3**
丁苄唑啉 - 现译名 赛洛唑啉	**Xylometazoline**	**T48.5**	**X44.-**	**X64.-**	**Y14.-**	**Y55.5**
丁丙二苯肼钙 - 现译名 布马地宗	**Bumadizone**	**T39.3**	**X40.-**	**X60.-**	**Y10.-**	**Y45.3**
丁丙诺啡(镇痛药)	**Buprenorphine**	**T40.4**	**X42.-**	**X62.-**	**Y12.-**	**Y45.0**
丁醇	**Butanol**	**T51.3**	**X45.-**	**X65.-**	**Y15.-**	
丁碘苄丁酸	**Tyropanoate**	**T50.8**	**X44.-**	**X64.-**	**Y14.-**	**Y57.6**
丁碘桂酸(诊断用药)	**Bunamiodyl**	**T50.8**	**X44.-**	**X64.-**	**Y14.-**	**Y57.5**
丁二胍 - 现译名 丁福明	**Buformin**	**T38.3**	**X44.-**	**X64.-**	**Y14.-**	**Y42.3**
丁二酰胆碱 - 现译名 琥珀胆碱	**Succinylcholine**	**T48.1**	**X44.-**	**X64.-**	**Y14.-**	**Y55.1**
丁二酰亚胺[琥珀酰亚胺]，镇癫痫药或抗惊厥药	**Succinimide, antiepileptic or anticonvulsant**	**T42.2**	**X41.-**	**X61.-**	**Y11.-**	**Y46.0**
丁酚胺 - 现译名 (硫酸)巴美生	**Bamethan (sulfate)**	**T46.7**	**X44.-**	**X64.-**	**Y14.-**	**Y52.7**
丁夫罗林(抗组胺药)	**Bufrolin**	**T48.6**	**X44.-**	**X64.-**	**Y14.-**	**Y55.6**
丁福明[丁二胍](降血糖药)	**Buformin**	**T38.3**	**X44.-**	**X64.-**	**Y14.-**	**Y42.3**
丁基	**Butyl**					
一氨苯(丁酯)	一aminobenzoate	T41.3	X44.-	X64.-	Y14.-	Y48.3
一丙酸(丁酯)	一propionate	T52.8	X46.-	X66.-	Y16.-	
一(丁)醇	一alcohol	T51.3	X45.-	X65.-	Y15.-	
一醋酸(丁酯) (次级)	一acetate (secondary)	T52.8	X46.-	X66.-	Y16.-	
一丁酸(丁酯)	一butyrate	T52.8	X46.-	X66.-	Y16.-	
一甲醇	一carbinol	T51.3	X45.-	X65.-	Y15.-	
一甲酸(丁酯)	一formate	T52.8	X46.-	X66.-	Y16.-	
一卡必醇	一carbitol	T52.3	X46.-	X66.-	Y16.-	
一硫巴比妥钠	一thiobarbital sodium	T41.1	X44.-	X64.-	Y14.-	Y48.1
一溶纤剂	一cellosolve	T52.3	X46.-	X66.-	Y16.-	
一乳酸(丁酯)	一lactate	T52.8	X46.-	X66.-	Y16.-	
一溴(丁)东莨菪碱	一scopolamine bromide	T44.3	X43.-	X63.-	Y13.-	Y51.3
丁卡因[潘妥卡因][地卡因](局部麻醉药)	**Tetracaine, Amethocaine**	**T41.3**	**X44.-**	**X64.-**	**Y14.-**	**Y48.3**
一区域(阻滞)	一regional	T41.3	X44.-	X64.-	Y14.-	Y48.3
一腰椎	一spinal	T41.3	X44.-	X64.-	Y14.-	Y48.3
丁咯地尔(血管扩张药)	**Buflomedil**	**T46.7**	**X44.-**	**X64.-**	**Y14.-**	**Y52.7**
丁氯柳胺(抗真菌药)	**Buclosamide**	**T49.0**	**X44.-**	**X64.-**	**Y14.-**	**Y56.0**

品名		中毒				在治疗中使用的有害效应
		第19章	意外	故意自害	意图不确定的	
丁螺环酮[丁螺旋酮](安定药)	**Buspirone**	**T43.5**	**X41.-**	**X61.-**	**Y11.-**	**Y49.5**
丁咪胺 - 现译名 布立马胺	**Burimamide**	**T47.1**	**X44.-**	**X64.-**	**Y14.-**	**Y53.1**
丁萘夫汀(抗心律失常药)	**Bunaftine**	**T46.2**	**X44.-**	**X64.-**	**Y14.-**	**Y52.2**
丁羟茴醚(药用辅料)	**Butylated hydroxyanisole**	**T50.9**	**X44.-**	**X64.-**	**Y14.-**	**Y57.4**
丁醛肟威	**Aldicarb**	**T60.0**	**X48.-**	**X68.-**	**Y18.-**	
丁肾素 - 现译名 乙基去甲肾上腺素	**Ethylnorepinephrine**	**T48.6**	**X44.-**	**X64.-**	**Y14.-**	**Y55.6**
丁四硝酯[赤鲜醇四硝酸酯](冠脉扩张药)	**Erythrol tetranitrate**	**T46.3**	**X44.-**	**X64.-**	**Y14.-**	**Y52.3**
丁酮, 2-丁酮	**Butanone, 2-butanone**	**T52.4**	**X46.-**	**X66.-**	**Y16.-**	
丁烷(装在移动罐车中运输的)	**Butane (distributed in mobile container)**	**T59.8**	**X47.-**	**X67.-**	**Y17.-**	
—不完全燃烧的	—incomplete combustion	T58	X47.-	X67.-	Y17.-	
—经管道输送的	—distributed through pipes	T59.8	X47.-	X67.-	Y17.-	
酊，碘 - 见 碘	**Tincture, iodine - see Iodine**					
东莨菪碱(抗胆碱药)	**Scopolamine,Hyoscine**	**T44.3**	**X43.-**	**X63.-**	**Y13.-**	**Y51.3**
东莨菪属浸膏	**Scopolia extract**	**T44.3**	**X43.-**	**X63.-**	**Y13.-**	**Y51.3**
毒扁豆碱[依色林](拟胆碱药)	**Physostigmine, Eserine**	**T49.5**	**X44.-**	**X64.-**	**Y14.-**	**Y56.5**
毒草胺	**Propachlor**	**T60.3**	**X48.-**	**X68.-**	**Y18.-**	
毒毛花苷(G)[苦毒毛旋花子苷][哇巴因](强心药)	**Ouabain(e)**	**T46.0**	**X44.-**	**X64.-**	**Y14.-**	**Y52.0**
毒毛旋花苷	**Strofantina, Strophantin**	**T46.0**	**X44.-**	**X64.-**	**Y14.-**	**Y52.0**
毒毛旋花苷(G) (K)	**Strophanthin(g)(k)**	**T46.0**	**X44.-**	**X64.-**	**Y14.-**	**Y52.0**
毒毛旋花属	**Strophanthus**	**T46.0**	**X44.-**	**X64.-**	**Y14.-**	**Y52.0**
毒芹碱	**Coniine**	**T62.2**	**X49.-**	**X69.-**	**Y19.-**	
毒芹素	**Cicutoxin**	**T62.2**	**X49.-**	**X69.-**	**Y19.-**	
毒杀芬(杀虫药)	**Chlorinated camphene**	**T53.6**	**X48.-**	**X68.-**	**Y18.-**	
毒死蜱[克洛皮洛福](杀虫药)	**Chloropyrifos**	**T60.0**	**X48.-**	**X68.-**	**Y18.-**	
毒素，白喉 (锡克试验)	**Toxin, diphtheria (Schick test)**	**T50.8**	**X44.-**	**X64.-**	**Y14.-**	**Y57.6**
毒物 NEC	**Poison NEC**	**T65.9**	**X49.-**	**X69.-**	**Y19.-**	
毒液(蜈蚣)(昆虫)(爬行动物)(蛇)	**Venom (centipede) (insect)(reptile)(snake)**	**T63.9**				
杜博酶 - 现译名 短杆菌素	**Tyrothricin**	**T49.6**	**X44.-**	**X64.-**	**Y14.-**	**Y56.6**
杜鹃花酸 - 现译名 壬二酸	**Azelaic acid**	**T49.0**	**X44.-**	**X64.-**	**Y14.-**	**Y56.0**
杜松焦油	**Juniper tar**	**T49.1**	**X44.-**	**X64.-**	**Y14.-**	**Y56.1**
度冷丁 - 现译名 哌替啶	**Isonipecaine, Meperidine**	**T40.4**	**X42.-**	**X62.-**	**Y12.-**	**Y45.0**
度硫平(抗抑郁药)	**Dosulepin,Dothiepin**	**T43.0**	**X41.-**	**X61.-**	**Y11.-**	**Y49.0**
度米芬(消毒防腐剂)	**Domiphen (bromide)**	**T49.0**	**X44.-**	**X64.-**	**Y14.-**	**Y56.0**
短杆菌素[杜博酶](抗生素)	**Tyrothricin**	**T49.6**	**X44.-**	**X64.-**	**Y14.-**	**Y56.6**
短杆菌肽	**Gramicidin**	**T49.0**	**X44.-**	**X64.-**	**Y14.-**	**Y56.0**
短小棒状杆菌菌苗(免疫增强药)	**Corynebacterium parvum**	**T45.1**	**X44.-**	**X64.-**	**Y14.-**	**Y43.3**
对氨苯酸二丁氨丙酯 - 现译名 布他卡因	**Butacaine**	**T41.3**	**X44.-**	**X64.-**	**Y14.-**	**Y48.3**
对氨基苯甲酸(防晒药)	**Aminobenzoic acid (-p), Para-aminobenzoic acid**	**T49.3**	**X44.-**	**X64.-**	**Y14.-**	**Y56.3**

品　　名		中　毒				在治疗中使用的有害效应
		第19章	意外	故意自害	意图不确定的	
对氨基水杨酸(抗结核药)	Para-aminosalicylic Acid, PAS,Aminosalicylic acid, Aminosalylum	T37.1	X44.-	X64.-	Y14.-	Y41.1
对氨马尿酸 - 现译名 氨马尿酸	Aminohippuric acid	T50.8	X44.-	X64.-	Y14.-	Y57.6
对比介质，放射照相术	Contrast medium, radiography	T50.8	X44.-	X64.-	Y14.-	Y57.5
对草快 - 现译名 百草枯	Paraquat	T60.3	X48.-	X68.-	Y18.-	
对称二氯乙醚	Sym-Dichloroethyl ether	T53.6	X46.-	X66.-	Y16.-	
对硫磷[1605](农药)	Thiofos, Parathion	T60.0	X48.-	X68.-	Y18.-	
对氯苯丁胺[氯苯丁胺](食欲抑制剂)	Chlorphentermine	T50.5	X44.-	X64.-	Y14.-	Y57.0
对氯酚(含樟脑的)(消毒防腐剂)	Parachlorophenol (camphorated)	T49.0	X44.-	X64.-	Y14.-	Y56.0
对脲基苯胂酸 - 现译名 卡巴胂	Carbarsone	T37.3	X44.-	X64.-	Y14.-	Y41.3
对硝苯磷脂[对氧磷](有机磷杀虫药)	Paraoxon	T60.0	X48.-	X68.-	Y18.-	
对溴磷 - 现译名 溴苯磷	Leptophos	T60.0	X48.-	X68.-	Y18.-	
对氧磷 - 现译名 对硝苯磷酯	Paraoxon	T60.0	X48.-	X68.-	Y18.-	
对乙酰氨基酚[扑热息痛][醋氨酚]	P-Acetamidophenol, Acetaminophen, Paracetamol	T39.1	X40.-	X60.-	Y10.-	Y45.5
多巴[二羟苯基丙氨酸]	Dopa	T42.8	X41.-	X61.-	Y11.-	Y46.7
多巴胺(升压药)	Dopamine	T44.9	X43.-	X63.-	Y13.-	Y51.9
多巴胺异酯 - 现译名 异波帕胺	Ibopamine	T44.9	X43.-	X63.-	Y13.-	Y51.9
多巴酚丁胺(抗休克药)	Dobutamine	T44.5	X43.-	X63.-	Y13.-	Y51.5
多地辛(消毒防腐剂)	Dodicin	T49.0	X44.-	X64.-	Y14.-	Y56.0
多法氯铵(消毒防腐剂)	Dofamium chloride	T49.0	X44.-	X64.-	Y14.-	Y56.0
多聚甲醛(口腔科用药)	Paraformaldehyde	T60.3	X48.-	X68.-	Y18.-	
多库酯钠(导泻药)	Docusate sodium	T47.4	X44.-	X64.-	Y14.-	Y53.4
多氯联苯	PCB, Polychlorinated Biphenyl	T65.8	X49.-	X69.-	Y19.-	
多米奥醇(粘液溶解药)	Domiodol	T48.4	X44.-	X64.-	Y14.-	Y55.4
多粘菌素	Polymyxin	T36.8	X44.-	X64.-	Y14.-	Y40.8
—B	—B	T36.8	X44.-	X64.-	Y14.-	Y40.8
—E 硫酸盐 (眼制剂)	—E sulfate (eye preparation)	T49.5	X44.-	X64.-	Y14.-	Y56.5
多粘菌素 E 甲磺酸钠	Colistimethate	T36.8	X44.-	X64.-	Y14.-	Y40.8
多潘立酮(镇吐药)	Domperidone	T45.0	X44.-	X64.-	Y14.-	Y43.0
多柔比星(抗肿瘤抗生素)	Doxorubicin	T45.1	X44.-	X64.-	Y14.-	Y43.3
多塞平(抗抑郁药)	Doxepin	T43.0	X41.-	X61.-	Y11.-	Y49.0
多沙普仑(中枢兴奋药)	Doxapram	T50.7	X44.-	X64.-	Y14.-	Y50.0
多沙唑嗪(抗高血压药)	Doxazosin	T44.6	X43.-	X63.-	Y13.-	Y51.6
多睡丹 - 现译名 格鲁米特	Glutethimide	T42.6	X41.-	X61.-	Y11.-	Y47.8
多西环素[强力霉素]	Doxycycline	T36.4	X44.-	X64.-	Y14.-	Y40.4
多西拉敏[抗敏安] (抗组胺药)	Doxylamine	T45.0	X44.-	X64.-	Y14.-	Y43.0
多溴化联苯	PBB (polybrominated biphenyls)	T65.8	X49.-	X69.-	Y19.-	
多元酯烟雾	Polyester fumes	T59.8	X47.-	X67.-	Y17.-	

E

品名		中毒				在治疗中使用的有害效应
		第19章	意外	故意自害	意图不确定的	
二氨二苯砜 - 现译名 氨苯砜	**Diaminodiphenylsulfone DADPS**	**T37.1**	**X44.-**	**X64.-**	**Y14.-**	**Y41.1**
二苯胺(杀虫药)	**Diphenylamine**	**T65.3**	**X49.-**	**X69.-**	**Y19.-**	
二乙甲苯酰胺	**Diethyltoluamide**	**T49.0**	**X44.-**	**X64.-**	**Y14.-**	**Y56.0**
二苯甲酮类[苯酮类](广谱遮光药)	**Benzophenones**	**T49.3**	**X44.-**	**X64.-**	**Y14.-**	**Y56.3**
二苯甲烷染料	**Diphenylmethane dye**	**T52.1**	**X46.-**	**X66.-**	**Y16.-**	
二苯甲氧哌啶 - 现译名 二苯拉林	**Diphenylpyraline**	**T45.0**	**X44.-**	**X64.-**	**Y14.-**	**Y43.0**
二苯拉林[二苯甲氧哌啶](抗组胺药)	**Diphenylpyraline**	**T45.0**	**X44.-**	**X64.-**	**Y14.-**	**Y43.0**
二苯氯胂，非战争中	**Diphenylchloroarsine, not in war**	**T57.0**	**X49.-**	**X69.-**	**Y19.-**	
二苯马尼(抗胆碱药)	**Diphemanil**	**T44.3**	**X43.-**	**X63.-**	**Y13.-**	**Y51.3**
一甲硫酸盐	一metilsulfate	T44.3	X43.-	X63.-	Y13.-	Y51.3
二苯美仑(脑功能改善药)	**Bifemelane**	**T43.2**	**X41.-**	**X61.-**	**Y11.-**	**Y49.2**
二苯哌己酮 - 现译名 地匹哌酮	**Dipipanone**	**T40.4**	**X42.-**	**X62.-**	**Y12.-**	**Y45.0**
二苯西平(抗抑郁药)	**Dibenzepin**	**T43.0**	**X41.-**	**X61.-**	**Y11.-**	**Y49.0**
二苯乙内酰脲 - 现译名 苯妥英	**Diphenylhydantoin, Phenytoin**	**T42.0**	**X41.-**	**X61.-**	**Y11.-**	**Y46.2**
二苯乙酸莨菪酯 - 现译名 托巴辛	**Tropacine**	**T44.3**	**X43.-**	**X63.-**	**Y13.-**	**Y51.3**
二苯茚酮[双苯茚酮](抗凝药)	**Diphenadione, Diphacinone**	**T45.5**	**X44.-**	**X64.-**	**Y14.-**	**Y44.2**
一灭鼠剂	一rodenticide	T60.4	X48.-	X68.-	Y18.-	
二醋吗啡[二乙酰吗啡]	**Diamorphine, Diacetylmorphine**	**T40.1**	**X42.-**	**X62.-**	**Y12.-**	**Y45.0**
二氮嗪[氯甲苯噻嗪](降压药)	**Diazoxide**	**T46.5**	**X44.-**	**X64.-**	**Y14.-**	**Y52.5**
二碘羟基喹啉 - 现译名 双碘喹啉	**Diiodohydroxyquinoline**	**T37.8**	**X44.-**	**X64.-**	**Y14.-**	**Y41.8**
二氟甲基多巴	**Difluoromethyldopa**	**T42.8**	**X41.-**	**X61.-**	**Y11.-**	**Y46.7**
二氟可龙[二氟米松](肾上腺皮质激素类)	**Diflucortolone**	**T49.0**	**X44.-**	**X64.-**	**Y14.-**	**Y56.0**
二氟米松 - 现译名 二氟可龙	**Diflucortolone**	**T49.0**	**X44.-**	**X64.-**	**Y14.-**	**Y56.0**
二氟拉松[双氟拉松](肾上腺皮质激素类)	**Diflorasone**	**T49.0**	**X44.-**	**X64.-**	**Y14.-**	**Y56.0**
二氟尼柳[双氟尼酸](抗炎镇痛药)	**Diflunisal**	**T39.0**	**X40.-**	**X60.-**	**Y10.-**	**Y45.1**
二环已丙醇 - 现译名 比哌立登	**Biperiden**	**T44.3**	**X43.-**	**X63.-**	**Y13.-**	**Y51.3**
二黄原酸(灭疥癣药)	**Dixanthogen**	**T49.0**	**X44.-**	**X64.-**	**Y14.-**	**Y56.0**
二磺法胺[氯甲苯二磺胺](利尿剂)	**Disulfamide**	**T50.2**	**X44.-**	**X64.-**	**Y14.-**	**Y54.3**
二甲-4-羟色胺	**Psilocin**	**T40.9**	**X42.-**	**X62.-**	**Y12.-**	**Y49.6**
二甲(基)	**Dimethyl**					
一(异丙)醇	一carbinol	T51.2	X45.-	X65.-	Y15.-	
一硫酸(二甲酯)(烟雾)	一sulfate (fumes)	T59.8	X47.-	X67.-	Y17.-	
一一液体	一liquid	T65.8	X49.-	X69.-	Y19.-	
一胂酸	一arsine, arsinic acid	T57.0	X48.-	X68.-	Y18.-	
一肽酸(二甲酯)	一phthalate	T49.3	X44.-	X64.-	Y14.-	Y56.3

品名	品名 (English)	中毒 第19章	中毒 意外	中毒 故意自害	意图不确定的	在治疗中使用的有害效应
二甲(基)——*续前页*	**Dimethyl**——*continued*					
一碳酸(二甲酯)	一carbonate	T52.8	X46.-	X66.-	Y16.-	
一酮	一ketone	T52.4	X46.-	X66.-	Y16.-	
一一蒸气	一一vapor	T52.4	X46.-	X66.-	Y16.-	
一亚砜(非药用的)	一sulfoxide (nonmedicinal)	T52.8	X46.-	X66.-	Y16.-	
一一药用的	一一medicinal	T49.4	X44.-	X64.-	Y14.-	Y56.4
二甲苯(蒸气)	**Xylene, Xylol (vapor)**	**T52.2**	**X46.-**	**X66.-**	**Y16.-**	
二甲苄胍 - 现译名 倍他尼定	**Betanidine,Bethanidine**	**T46.5**	**X44.-**	**X64.-**	**Y14.-**	**Y52.5**
二甲啡烷(镇咳药)	**Dimemorfan**	**T48.3**	**X44.-**	**X64.-**	**Y14.-**	**Y55.3**
二甲弗林[回苏灵](中枢神经兴奋药)	**Dimefline**	**T50.7**	**X44.-**	**X64.-**	**Y14.-**	**Y50.0**
二甲硅油[二甲聚硅氧烷][甲基聚硅氧烷](消泡药)	**Dimeticone, Polysilane Dimethicone, Methylpolysiloxane**	**T47.1**	**X44.-**	**X64.-**	**Y14.-**	**Y53.1**
二甲磺酸丁酯 - 现译名 白消安	**Busulfan, busulphan**	**T45.1**	**X44.-**	**X64.-**	**Y14.-**	**Y43.3**
二甲基甲酰胺	**Dimethylformamide**	**T52.8**	**X46.-**	**X66.-**	**Y16.-**	
二甲聚硅氧烷 - 现译名 二甲硅油	**Dimethicone**	**T47.1**	**X44.-**	**X64.-**	**Y14.-**	**Y53.1**
二甲卡因(局部麻醉药)	**Dimethocaine**	**T41.3**	**X44.-**	**X64.-**	**Y14.-**	**Y48.3**
二甲胂基 - 现译名 卡可基	**Cacodyl, cacodylic acid**	**T57.0**	**X48.-**	**X68.-**	**Y18.-**	
二甲双胍[甲福明](降血糖药)	**Metformin**	**T38.3**	**X44.-**	**X64.-**	**Y14.-**	**Y42.3**
二甲替嗪(抗组织胺药)	**Dimetotiazine**	**T43.3**	**X41.-**	**X61.-**	**Y11.-**	**Y49.3**
二甲亚砜 – 见 二甲基，亚砜	**DMSO - see Dimethyl, sulfoxide**					
二甲异喹[奎尼卡因][喹坦](局部麻醉药)	**Dimethisoquin, Quinisocaine**	**T49.1**	**X44.-**	**X64.-**	**Y14.-**	**Y56.1**
二甲茚定(抗组胺药)	**Dimethindene,Dimetindene**	**T45.0**	**X44.-**	**X64.-**	**Y14.-**	**Y43.0**
二肼苯哒嗪 - 现译名 双肼屈嗪	**Dihydralazine**	**T46.5**	**X44.-**	**X64.-**	**Y14.-**	**Y52.5**
二硫代氨基甲酸盐	**Dithiocarbamate**	**T60.0**	**X48.-**	**X68.-**	**Y18.-**	
二硫四甲秋兰姆[福双美] NEC	**TMTD, Tetramethylthiuram (disulfide) NEC**	**T60.3**	**X48.-**	**X68.-**	**Y18.-**	
一药用	一medicinal	T49.0	X44.-	X64.-	Y14.-	Y56.0
二氯苯	**Dichlorobenzene**	**T53.7**	**X46.-**	**X66.-**	**Y16.-**	
二氯苄醇(消毒防腐剂)	**Dichlorobenzyl alcohol**	**T49.6**	**X44.-**	**X64.-**	**Y14.-**	**Y56.6**
二氯丙醇	**Dichlorhydrin, dichloro-hydrin,alpha-dichlorohydrin**	**T52.8**	**X46.-**	**X66.-**	**Y16.-**	
二氯丙酸	**Dichloropropionic acid**	**T60.3**	**X48.-**	**X68.-**	**Y18.-**	
二氯丙烯(杀线虫药)	**Dichloropropene**	**T60.3**	**X48.-**	**X68.-**	**Y18.-**	
二氯二苯二氯乙烯(杀虫药)	**DDE (bis(chlorophenyl) -dichloroethylene)**	**T60.2**	**X48.-**	**X68.-**	**Y18.-**	
二氯二苯三氯乙烷(粉尘) - 现译名 滴滴涕	**DDT (dust)**	**T60.1**	**X48.-**	**X68.-**	**Y18.-**	
二氯二氟甲烷[氟利昂 12]	**Dichlorodifluoromethane**	**T53.5**	**X46.-**	**X66.-**	**Y16.-**	
二氯二乙硫醚 - 现译名 芥子气	**Dichloroethyl sulfide**	**T59.8**	**X47.-**	**X67.-**	**Y17.-**	
二氯芬 - 现译名 双氯酚	**Dichlorophen**	**T37.4**	**X44.-**	**X64.-**	**Y14.-**	**Y41.4**
二氯甲醛肟，非战争中	**Dichloroformoxine, not in war**	**T65.8**	**X49.-**	**X69.-**	**Y19.-**	
二氯甲烷	**Dichloromethane**	**T53.4**	**X46.-**	**X66.-**	**Y16.-**	
一蒸气	一vapor	T53.4	X46.-	X66.-	Y16.-	

品　　名		中　　毒				在治疗中使用的有害效应
		第19章	意外	故意自害	意图不确定的	
二氯甲氧苯酸 - 现译名 麦草畏	Dicamba	T60.3	X48.-	X68.-	Y18.-	
二氯萘醌(农用杀真菌药)	Dichlone, Dichloronaphthoquinone	T60.3	X48.-	X68.-	Y18.-	
二氯尼特[二氯散](抗阿米巴药)	Diloxanide	T37.3	X44.-	X64.-	Y14.-	Y41.3
二氯尼辛(抗炎镇痛药)	Diclonixine	T39.8	X40.-	X60.-	Y10.-	Y45.8
二氯羟基喹啉	Dichlorhydroxyquinoline	T37.8	X44.-	X64.-	Y14.-	Y41.8
二氯羟喹(抗皮脂溢药)	Chloroxine	T49.4	X44.-	X64.-	Y14.-	Y56.4
二氯散 - 现译名 二氯尼特	Diloxanide	T37.3	X44.-	X64.-	Y14.-	Y41.3
二氯乙烷	Dichloroethane	T52.8	X46.-	X66.-	Y16.-	
二氯乙烯	Dichloroethylene	T53.6	X46.-	X66.-	Y16.-	
二茂镍	Nickelocene	T56.8	X49.-	X69.-	Y19.-	
二硼烷(气体)	Diborane (gas)	T59.8	X47.-	X67.-	Y17.-	
二羟苯基丙氨酸 - 现译名 多巴	Dopa	T42.8	X41.-	X61.-	Y11.-	Y46.7
二羟丙茶碱(支气管扩张药)	Dihydroxypropyl theophyllin, Diprophylline, Glyphylline	T48.6	X44.-	X64.-	Y14.-	Y55.6
二羟基蒽酚 - 现译名 地蒽酚	Dithranol, Anthralin	T49.4	X44.-	X64.-	Y14.-	Y56.4
二羟基蒽醌[茜素](缓泻药)	Dianthone, Dihydroxyanthraquinone	T47.2	X44.-	X64.-	Y14.-	Y53.2
二羟化铝碳酸钠(制酸药)	Dihydroxyaluminum sodium carbonate	T47.1	X44.-	X64.-	Y14.-	Y53.1
二嗪磷[敌匹硫磷](杀虫药)	Diazinon	T60.0	X48.-	X68.-	Y18.-	
二氢奎尼丁[氢化奎尼丁](抗心律失常药)	Hydroquinidine	T46.2	X44.-	X64.-	Y14.-	Y52.2
二氢链霉素 - 现译名 双氢链霉素	Dihydrostreptomycin	T36.5	X44.-	X64.-	Y14.-	Y40.5
二氢麦角毒	Dihydroergotoxine	T46.7	X44.-	X64.-	Y14.-	Y52.7
一甲磺酸	一mesilate	T46.7	X44.-	X64.-	Y14.-	Y52.7
二氢麦角科尔宁 - 现译名 双氢麦角考宁	Dihydroergocornine	T46.7	X44.-	X64.-	Y14.-	Y52.7
二氢羟基可待酮 - 现译名 羟考酮	Dihydrohydroxycodeinone	T40.2	X42.-	X62.-	Y12.-	Y45.0
二巯丙醇(英国抗路易士药剂)(砷及金属解毒剂)	BAL, Dimercaprol (British anti-lewisite)	T45.8	X44.-	X64.-	Y14.-	Y43.8
二噻磷 - 现译名 地胺磷	Mephosfolan	T60.0	X48.-	X68.-	Y18.-	
二烷基碳酸盐	Dialkyl carbonate	T52.9	X46.-	X66.-	Y16.-	
二噁烷	Dioxane	T52.8	X46.-	X66.-	Y16.-	
二噁英	Dioxin	T53.7	X46.-	X66.-	Y16.-	
二烯丙巴比妥 - 现译名 巴比妥	Barbital	T42.3	X41.-	X61.-	Y11.-	Y47.0
二硝化纤维素 - 现译名 火棉	Pyroxylin	T49.3	X44.-	X64.-	Y14.-	Y56.3
二硝环己酚(灭螺药)	Dinitrocyclohexylphenol	T65.3	X46.-	X66.-	Y16.-	
二硝基苯	Binitrobenzol, Dinitrobenzol, Dinitrobenzene	T65.3	X46.-	X66.-	Y16.-	
一蒸气	一vapor	T59.8	X47.-	X67.-	Y17.-	
二硝基苯酚	Dinitrophenol	T65.3	X46.-	X66.-	Y16.-	
二硝基丁酚	Dinitrobutylphenol	T65.3	X46.-	X66.-	Y16.-	
二硝基丁基苯酚	DNBP	T60.3	X48.-	X68.-	Y18.-	
二硝基邻甲酚(杀虫药)(喷雾)	Dinitro(-ortho-)cresol (pesticide)(spray), DNOC	T65.3	X46.-	X66.-	Y16.-	

品名		中毒				在治疗中使用的有害效应
		第19章	意外	故意自害	意图不确定的	
二硝基氯苯	**Chlorodinitrobenzene**	**T53.7**	**X46.-**	**X66.-**	**Y16.-**	
一粉尘或蒸气	—dust or vapor	T53.7	X47.-	X67.-	Y17.-	
二硝酸异山梨醇酯 - 现译名 硝酸异山梨酯	**Isosorbide dinitrate**	**T46.3**	**X44.-**	**X64.-**	**Y14.-**	**Y52.3**
二性霉素 B - 现译名 两性霉素 B	**Amphotericin B**	**T36.7**	**X44.-**	**X64.-**	**Y14.-**	**Y40.7**
二溴甘露醇(抗肿瘤药)	**Mitobronitol, Dibromomannitol**	**T45.1**	**X44.-**	**X64.-**	**Y14.-**	**Y43.3**
二溴磷(杀虫药)	**Naled**	**T60.0**	**X48.-**	**X68.-**	**Y18.-**	
二溴氯丙烷	**Dibromochloropropane**	**T60.8**	**X48.-**	**X68.-**	**Y18.-**	
二溴卫矛醇(抗肿瘤药)	**Dibromodulcitol, Mitolactol**	**T45.1**	**X44.-**	**X64.-**	**Y14.-**	**Y43.3**
二溴乙烷	**Dibromoethane**	**T53.6**	**X46.-**	**X66.-**	**Y16.-**	
二氧丙嗪(抗组胺药)	**Dioxopromethazine**	**T43.3**	**X41.-**	**X61.-**	**Y11.-**	**Y49.3**
二氧化钍混悬液	**Thorium dioxide suspension**	**T50.8**	**X44.-**	**X64.-**	**Y14.-**	**Y57.5**
二氧林(冠状血管及外周血管扩张药)	**Dioxyline**	**T46.3**	**X44.-**	**X64.-**	**Y14.-**	**Y52.3**
二乙(基)	**Diethyl**					
一苯甲酰胺(非药用的)	—toluamide (nonmedicinal)	T60.8	X48.-	X68.-	Y18.-	
一一药用的	——medicinal	T49.3	X44.-	X64.-	Y14.-	Y56.3
一甲醇	—carbinol	T51.3	X45.-	X65.-	Y15.-	
一碳酸(二乙酯)	—carbonate	T52.8	X46.-	X66.-	Y16.-	
一氧化物	—oxide	T52.8	X46.-	X66.-	Y16.-	
一乙醚(蒸气)(另见 乙醚)	—ether (vapor) (see also Ether)	T59.8	X47.-	X67.-	Y17.-	
二乙氨乙茶碱	**Etamiphyllin**	**T48.6**	**X44.-**	**X64.-**	**Y14.-**	**Y55.6**
二乙氨乙葡聚糖(降血脂药)	**Detaxtran**	**T46.6**	**X44.-**	**X64.-**	**Y14.-**	**Y52.6**
二乙胺苯丙酮 - 现译名 安非拉酮	**Amfepramone**	**T50.5**	**X44.-**	**X64.-**	**Y14.-**	**Y57.0**
二乙吡啶二酮 - 现译名 吡乙二酮	**Pyrithyldione**	**T42.6**	**X41.-**	**X61.-**	**Y11.-**	**Y47.8**
二乙基己基邻苯二甲酸	**Diethylhexylphthalate**	**T65.8**	**X49.-**	**X69.-**	**Y19.-**	
二乙嗪[地撒嗪](抗震颤麻痹药)	**Diethazine**	**T42.8**	**X41.-**	**X61.-**	**Y11.-**	**Y46.7**
二乙碳酰嗪 - 现译名 乙胺嗪	**Diethylcarbamazine**	**T37.4**	**X44.-**	**X64.-**	**Y14.-**	**Y41.4**
二乙烯	**Diethylene**					
一二氧化物[二噁烷]	—dioxide	T52.8	X46.-	X66.-	Y16.-	
一乙二醇[二甘醇](单乙酸盐)(单丁基乙醚)(单乙基乙醚)	—glycol (monoacetate) (monobutyl ether) (monoethyl ether)	T52.3	X46.-	X66.-	Y16.-	
二乙酰吗啡 - 现译名 二醋吗啡	**Diamorphine, Diacetylmorphine**	**T40.1**	**X42.-**	**X62.-**	**Y12.-**	**Y45.0**
二乙溴乙酰脲 - 现译名 卡溴脲	**Carbromal**	**T42.6**	**X41.-**	**X61.-**	**Y11.-**	**Y47.4**
二乙异丙嗪 - 现译名 普罗吩胺	**Ethopropazine**	**T44.3**	**X43.-**	**X63.-**	**Y13.-**	**Y51.3**
二异丙胺(抗心绞痛药，血管扩张药)	**Diisopropylamine**	**T46.3**	**X44.-**	**X64.-**	**Y14.-**	**Y52.3**
二异氰酸甲苯酯(蒸气)	**TDI (vapor)**	**T65.0**	**X49.-**	**X69.-**	**Y19.-**	
锇酸(液体)	**Osmic acid (liquid)**	**T54.2**	**X49.-**	**X69.-**	**Y19.-**	
一气体	—fumes	T54.2	X47.-	X67.-	Y17.-	
鹅胆酸	**Chenodeoxycholic acid**	**T47.5**	**X44.-**	**X64.-**	**Y14.-**	**Y53.5**
鹅膏毒环肽	**Amanitine**	**T62.0**	**X49.-**	**X69.-**	**Y19.-**	
鹅去氧胆酸(胆石溶解药)	**Chenodiol**	**T47.5**	**X44.-**	**X64.-**	**Y14.-**	**Y53.5**
噁唑烷二酮	**Oxazolidinedione**	**T42.2**	**X41.-**	**X61.-**	**Y11.-**	**Y46.1**

品名		中毒				在治疗中使用的有害效应
		第19章	意外	故意自害	意图不确定的	
恩吡哌唑(安定药)	**Enpiprazole**	**T43.5**	**X41.-**	**X61.-**	**Y11.-**	**Y49.5**
恩丙茶碱(平喘药)	**Enprofylline**	**T48.6**	**X44.-**	**X64.-**	**Y14.-**	**Y55.6**
恩波环氯胍(抗疟药)	**Cycloguanil embonate**	**T37.2**	**X44.-**	**X64.-**	**Y14.-**	**Y41.2**
恩布拉敏[溴甲苯海拉明](抗组胺药)	**Embramine**	**T45.0**	**X44.-**	**X64.-**	**Y14.-**	**Y43.0**
恩丹西酮 - 现译名 昂丹司琼	**Ondansetron**	**T45.0**	**X44.-**	**X64.-**	**Y14.-**	**Y43.0**
恩氟烷[安氟醚](麻醉药)	**Enflurane**	**T41.0**	**X44.-**	**X64.-**	**Y14.-**	**Y48.0**
恩卡尼(抗心律失常药)	**Encainide**	**T46.2**	**X44.-**	**X64.-**	**Y14.-**	**Y52.2**
恩前列素	**Enprostil**	**T47.1**	**X44.-**	**X64.-**	**Y14.-**	**Y53.1**
恩屈嗪(心血管药)	**Endralazine**	**T46.5**	**X44.-**	**X64.-**	**Y14.-**	**Y52.5**
恩维霉素(抗生素)	**Enviomycin**	**T36.8**	**X44.-**	**X64.-**	**Y14.-**	**Y40.8**
蒽林 - 现译名 地蒽酚	**Anthralin, Dithranol**	**T49.4**	**X44.-**	**X64.-**	**Y14.-**	**Y56.4**
耳鼻喉科用药 NEC	**Otorhinolaryngological drug NEC**	**T49.6**	**X44.-**	**X64.-**	**Y14.-**	**Y56.6**
耳药 NEC	**Ear drug NEC**	**T49.6**	**X44.-**	**X64.-**	**Y14.-**	**Y56.6**

F

品 名		中毒 第19章	意外	故意自害	意图不确定的	在治疗中使用的有害效应
发赤药	**Rubefacient**	**T49.4**	**X44.-**	**X64.-**	**Y14.-**	**Y56.4**
发果(杀虫药)	**Prothoate**	**T60.0**	**X48.-**	**X68.-**	**Y18.-**	
发生炉气体	**Producer of gas**	**T58**	**X47.-**	**X67.-**	**Y17.-**	
法莫替丁(组胺 H_2 受体阻滞药)	**Famotidine**	**T47.0**	**X44.-**	**X64.-**	**Y14.-**	**Y53.0**
法扎溴铵(肌肉松弛药)	**Fazadinium bromide**	**T48.1**	**X44.-**	**X64.-**	**Y14.-**	**Y55.1**
番木瓜酶 - 现译名 木瓜酶	**Papain**	**T47.5**	**X44.-**	**X64.-**	**Y14.-**	**Y53.5**
番泻叶(中药)	**Senna**	**T47.2**	**X44.-**	**X64.-**	**Y14.-**	**Y53.2**
番泻苷 A+B	**Sennoside A+B**	**T47.2**	**X44.-**	**X64.-**	**Y14.-**	**Y53.2**
凡士林油[矿脂]	**Petrolatum**	**T49.3**	**X44.-**	**X64.-**	**Y14.-**	**Y56.3**
—白色	—white	T49.3	X44.-	X64.-	Y14.-	Y56.3
—非药用	—nonmedicinal	T52.0	X46.-	X66.-	Y16.-	
—兽医学用的红色	—red veterinary	T49.3	X44.-	X64.-	Y14.-	Y56.3
钒	**Vanadium**	**T56.8**	**X49.-**	**X69.-**	**Y19.-**	
钒铁合金(烟雾)	**Ferrovanadium (fumes)**	**T59.8**	**X47.-**	**X67.-**	**Y17.-**	
反苯环丙胺(抗抑郁药)	**Tranylcypromine**	**T43.1**	**X41.-**	**X61.-**	**Y11.-**	**Y49.1**
反丁烯二酸[富马酸]	**Fumaric Acid**	**T49.4**	**X44.-**	**X64.-**	**Y14.-**	**Y56.4**
泛醇(维生素类)	**Panthenol**	**T45.2**	**X44.-**	**X64.-**	**Y14.-**	**Y57.7**
泛喹酮(抗阿米巴药)	**Phanquinone, Phanquone**	**T37.3**	**X44.-**	**X64.-**	**Y14.-**	**Y41.3**
泛配子酸 - 现译名 泮加酸	**Pangamic acid**	**T45.2**	**X44.-**	**X64.-**	**Y14.-**	**Y57.7**
泛酸	**Pantothenic acid**	**T45.2**	**X44.-**	**X64.-**	**Y14.-**	**Y57.7**
泛影葡胺	**Meglumine diatrizoate**	**T50.8**	**X44.-**	**X64.-**	**Y14.-**	**Y57.5**
泛影酸	**Amidotrizoate, Diatrizoate**	**T50.8**	**X44.-**	**X64.-**	**Y14.-**	**Y57.5**
防冻剂	**Antifreeze**	**T65.9**	**X49.-**	**X69.-**	**Y19.-**	
—乙二醇	—ethylene glycol	T51.8	X45.-	X65.-	Y15.-	
防腐剂(非药用)	**Preservative (nonmedicinal)**	**T65.8**	**X49.-**	**X69.-**	**Y19.-**	
—木材	—wood	T60.9	X48.-	X68.-	Y18.-	
—药用	—medicinal	T50.9	X44.-	X64.-	Y14.-	Y57.4
防晒液	**Solar lotion**	**T49.3**	**X44.-**	**X64.-**	**Y14.-**	**Y56.3**
防脱落剂(防结痂)	**Desloughing agent**	**T49.4**	**X44.-**	**X64.-**	**Y14.-**	**Y56.4**
纺锤体灭活剂	**Spindle inactivator**	**T50.4**	**X44.-**	**X64.-**	**Y14.-**	**Y54.8**
放射性制剂 NEC	**Radioactive drug NEC**	**T50.8**	**X44.-**	**X64.-**	**Y14.-**	**Y57.6**
放线菌素 C	**Actinomycin C, Cactinomycin**	**T45.1**	**X44.-**	**X64.-**	**Y14.-**	**Y43.3**
放线菌素 D [更生霉素]	**Actinomycin D, Dactinomycin**	**T45.1**	**X44.-**	**X64.-**	**Y14.-**	**Y43.3**
放线菌酮[环己酰亚胺]	**Cycloheximide**	**T60.3**	**X48.-**	**X68.-**	**Y18.-**	
非巴氨酯(镇癫痫-镇静催眠药)	**Febarbamate**	**T42.3**	**X41.-**	**X61.-**	**Y11.-**	**Y47.0**
非类固醇性抗炎药 NEC	**NSAID NEC**	**T39.3**	**X40.-**	**X60.-**	**Y10.-**	**Y45.3**
非洛地平(降压药)	**Felodipine**	**T46.1**	**X44.-**	**X64.-**	**Y14.-**	**Y52.1**
非莫西汀(抗抑郁药)	**Femoxetine**	**T43.2**	**X41.-**	**X61.-**	**Y11.-**	**Y49.2**
非那吡啶(尿路抗菌药)	**Phenazopyridine**	**T39.8**	**X40.-**	**X60.-**	**Y10.-**	**Y45.9**
非那二醇(安定药)	**Phenaglycodol**	**T43.5**	**X41.-**	**X61.-**	**Y11.-**	**Y49.5**
非那卡因(局部麻醉药)	**Phenacaine**	**T41.3**	**X44.-**	**X64.-**	**Y14.-**	**Y48.3**
非那可明(冠脉扩张药)	**Fenalcomine**	**T46.3**	**X44.-**	**X64.-**	**Y14.-**	**Y52.3**
非那米柳(护结核药)	**Fenamisal**	**T37.1**	**X44.-**	**X64.-**	**Y14.-**	**Y41.1**

品名		中毒				在治疗中使用的有害效应
		第19章	意外	故意自害	意图不确定的	
非那西丁[乙酰对氨苯乙醚](解热镇痛药)	**Phenacetin, Acetophenetedin**	**T39.1**	**X40.-**	**X60.-**	**Y10.-**	**Y45.5**
非那宗 - 现译名 安替比林	**Phenazone, Fenazone, Antipyrine**	**T39.2**	**X40.-**	**X60.-**	**Y10.-**	**Y45.8**
非那佐辛(镇痛药)	**Phenazocine**	**T40.4**	**X42.-**	**X62.-**	**Y12.-**	**Y45.0**
非奈西林[苯氧乙基青霉素](抗生素)	**Pheneticillin, Phenthicillin**	**T36.0**	**X44.-**	**X64.-**	**Y14.-**	**Y40.0**
非脑乐 - 现译名 氯美扎酮	**Chlormezanone**	**T42.6**	**X41.-**	**X61.-**	**Y11.-**	**Y47.8**
非尼拉敏(抗组胺药)	**Pheniramine**	**T45.0**	**X44.-**	**X64.-**	**Y14.-**	**Y43.0**
非诺贝特(降血脂药)	**Fenofibrate**	**T46.6**	**X44.-**	**X64.-**	**Y14.-**	**Y52.6**
非诺吡酮(消炎药)	**Phenopyrazone**	**T46.9**	**X44.-**	**X64.-**	**Y14.-**	**Y52.9**
非诺洛芬(抗炎镇痛药)	**Fenoprofen**	**T39.3**	**X40.-**	**X60.-**	**Y10.-**	**Y45.2**
非诺特罗(支气管扩张药)	**Fenoterol**	**T48.6**	**X44.-**	**X64.-**	**Y14.-**	**Y55.6**
非诺维林(解痉药)	**Fenoverine**	**T44.3**	**X43.-**	**X63.-**	**Y13.-**	**Y51.3**
非诺唑啉(血管收缩药)	**Fenoxazoline**	**T48.5**	**X44.-**	**X64.-**	**Y14.-**	**Y55.5**
非普拉宗(消炎药)	**Feprazone**	**T39.2**	**X40.-**	**X60.-**	**Y10.-**	**Y45.8**
非屈酯(镇咳药)	**Fedrilate**	**T48.3**	**X44.-**	**X64.-**	**Y14.-**	**Y55.3**
非托西酯(止血药)	**Fetoxilate**	**T47.6**	**X44.-**	**X64.-**	**Y14.-**	**Y53.6**
肥料 NEC	**Fertilizers NEC**	**T65.8**	**X49.-**	**X69.-**	**Y19.-**	
肥皂(粉剂)(产品)	**Soap (powder) (product)**	**T55**	**X49.-**	**X69.-**	**Y19.-**	
一多脂的	一superfatted	T49.2	X44.-	X64.-	Y14.-	Y56.2
一灌肠剂	一enema	T47.4	X44.-	X64.-	Y14.-	Y53.4
肥皂[药用软皂]	**Soft soap**	**T55**	**X44.-**	**X64.-**	**Y14.-**	**Y53.4**
肺刺激性毒剂(气体)NEC	**Lung irritant (gas) NEC**	**T59.8**	**X47.-**	**X67.-**	**Y17.-**	
废气	**Exhaust gas**	**T58**	**X47.-**	**X67.-**	**Y17.-**	
芬苯达唑(抗蠕虫药)	**Fenbendazole**	**T37.4**	**X44.-**	**X64.-**	**Y14.-**	**Y41.4**
芬布芬(消炎药)	**Fenbufen**	**T39.3**	**X40.-**	**X60.-**	**Y10.-**	**Y45.2**
芬布酯(食欲抑制药)	**Fenbutrazate, Phenbutrazate**	**T50.5**	**X44.-**	**X64.-**	**Y14.-**	**Y57.0**
芬地林(冠脉扩张药)	**Fendiline**	**T46.1**	**X44.-**	**X64.-**	**Y14.-**	**Y52.1**
芬氟拉明(食欲抑制药)	**Fenfluramine**	**T50.5**	**X44.-**	**X64.-**	**Y14.-**	**Y57.0**
芬氟咪唑(抗炎镇痛药)	**Fenflumizole**	**T39.3**	**X40.-**	**X60.-**	**Y10.-**	**Y45.3**
芬格鲁胺(抗胆碱药)	**Phenglutarimide**	**T44.3**	**X43.-**	**X63.-**	**Y13.-**	**Y51.3**
芬甲吗啉(食欲抑制药)	**Oxazimedrine**	**T50.5**	**X44.-**	**X64.-**	**Y14.-**	**Y57.0**
芬喹唑(利尿剂)	**Fenquizone**	**T50.2**	**X44.-**	**X64.-**	**Y14.-**	**Y54.5**
芬氯酸(抗炎镇痛药)	**Fenclofenac**	**T39.3**	**X40.-**	**X60.-**	**Y10.-**	**Y45.3**
芬美曲秦(食欲抑制药)	**Phenmetrazine**	**T50.5**	**X44.-**	**X64.-**	**Y14.-**	**Y57.0**
芬那露 - 现译名 氯美扎酮	**Chlormezanone**	**T42.6**	**X41.-**	**X61.-**	**Y11.-**	**Y47.8**
芬普雷司(食欲抑制药)	**Fenproporex**	**T50.5**	**X44.-**	**X64.-**	**Y14.-**	**Y57.0**
芬太尼(镇痛药)	**Fentanyl**	**T40.4**	**X42.-**	**X62.-**	**Y12.-**	**Y45.0**
芬特明(食欲抑制药)	**Phentermine**	**T50.5**	**X44.-**	**X64.-**	**Y14.-**	**Y57.0**
芬替克洛(抗真菌药)	**Fenticlor**	**T49.0**	**X44.-**	**X64.-**	**Y14.-**	**Y56.0**
芬替酸(抗炎镇痛药)	**Fentiazac**	**T39.3**	**X40.-**	**X60.-**	**Y10.-**	**Y45.3**
芬妥胺 - 现译名 酚妥拉明	**Phentolamine**	**T46.7**	**X44.-**	**X64.-**	**Y14.-**	**Y52.7**
芬乙茶碱(精神兴奋药)	**Fenetylline**	**T43.6**	**X41.-**	**X61.-**	**Y11.-**	**Y49.7**
吩噻嗪(影响精神的)NEC	**Phenothiazine (psychotropic) NEC**	**T43.3**	**X41.-**	**X61.-**	**Y11.-**	**Y49.3**
一杀虫药	一insecticide	T60.2	X48.-	X68.-	Y18.-	

品名		中毒				在治疗中使用的有害效应
		第19章	意外	故意自害	意图不确定的	
酚 - 现译名 苯酚	Phenol	T49.0	X44.-	X64.-	Y14.-	Y56.0
酚苄明[苯氧苄胺](降压药)	Phenoxybenzamine	T46.7	X44.-	X64.-	Y14.-	Y52.7
酚丁(导泻药)	Oxyphenisatine	T47.2	X44.-	X64.-	Y14.-	Y53.2
酚磺肽[酚红](诊断用药)	Phenolsulfonphthalein	T50.8	X44.-	X64.-	Y14.-	Y57.6
酚磺乙胺[止血敏](止血药)	Etamsylate	T45.7	X44.-	X64.-	Y14.-	Y44.3
酚肽(导泻药)	Phenolphthalein	T47.2	X44.-	X64.-	Y14.-	Y53.2
酚妥拉明[芬妥胺](血管扩张药)	Phentolamine	T46.7	X44.-	X64.-	Y14.-	Y52.7
酚制剂	Phenolic preparation	T49.1	X44.-	X64.-	Y14.-	Y56.1
奋乃静[羟哌氯丙嗪](抗精神病药)	Perphenazine	T43.3	X41.-	X61.-	Y11.-	Y49.3
粪便软化剂	Fecal softener	T47.4	X44.-	X64.-	Y14.-	Y53.4
风疹疫苗(生物制品)	Rubella vaccine	T50.9	X44.-	X64.-	Y14.-	Y59.0
佛手油	Bergamot oil	T65.8	X49.-	X69.-	Y19.-	
夫洛丙酮(5-羟色胺拮抗药，解痉药)	Flopropione	T44.3	X43.-	X63.-	Y13.-	Y51.3
夫洛非宁(镇痛药)	Floctafenine	T39.8	X40.-	X60.-	Y10.-	Y45.8
夫马洁林[夫马菌素](抗生素)	Fumagillin	T36.8	X44.-	X64.-	Y14.-	Y40.8
夫马菌素 - 现译名 夫马洁林	Fumagillin	T36.8	X44.-	X64.-	Y14.-	Y40.8
夫沙芬净(抗生素)	Fusafungine	T36.8	X44.-	X64.-	Y14.-	Y40.8
夫西地酸[褐霉酸](乙醇胺)(钠)(抗生素)	Fusidate (ethanolamine) (sodium), Fusidic acid	T36.8	X44.-	X64.-	Y14.-	Y40.8
呋喃硫胺(维生素类)	Fursultiamine	T45.2	X44.-	X64.-	Y14.-	Y57.7
呋喃妥因(尿路抗菌药)	Nitrofurantoin	T37.8	X44.-	X64.-	Y14.-	Y41.8
呋喃西林(消毒防腐剂)	Nitrofural, Nitrofurazone	T49.0	X44.-	X64.-	Y14.-	Y56.0
呋喃烯定	Akritoin	T37.8	X44.-	X64.-	Y14.-	Y41.8
呋喃唑酮[痢特灵]	Furazolidone	T37.8	X44.-	X64.-	Y14.-	Y41.8
呋噻米[呋喃苯胺酸](利尿剂)	Frusemide, Furosemide	T50.1	X44.-	X64.-	Y14.-	Y54.4
呋唑氯铵(抗感染药)	Furazolium chloride	T49.0	X44.-	X64.-	Y14.-	Y56.0
敷裹，活髓	Dressing, live pulp	T49.7	X44.-	X64.-	Y14.-	Y56.7
弗赖抗原[鼠脑抗原]	Frei antigen	T50.8	X44.-	X64.-	Y14.-	Y57.6
弗朗鼠李皮	Frangula	T47.2	X44.-	X64.-	Y14.-	Y53.2
一浸膏	extract	T47.2	X44.-	X64.-	Y14.-	Y53.2
氟[^{18}F]脱氧葡糖	Fludeoxyglucose (^{18}F)	T50.8	X44.-	X64.-	Y14.-	Y57.6
氟(气体)	Fluorine (gas)	T59.5	X47.-	X67.-	Y17.-	
一盐 - 见 氟化物	—salt - see Fluoride(s)					
氟阿尼酮(抗精神病药)	Fluanisone	T43.4	X41.-	X61.-	Y11.-	Y49.4
氟安定 - 现译名 氟西泮	Flurazepam	T42.4	X41.-	X61.-	Y11.-	Y47.1
氟胞嘧啶(抗真菌药)	Fluorocytosine,Flucytosine	T37.8	X44.-	X64.-	Y14.-	Y41.8
氟苯丙氨酸(抗病毒药)	Fluorphenylalanine	T49.5	X44.-	X64.-	Y14.-	Y56.5
氟苯达唑(抗原虫药)	Flubendazole	T37.4	X44.-	X64.-	Y14.-	
氟比洛芬(抗炎镇痛药)	Flurbiprofen	T39.3	X40.-	X60.-	Y10.-	Y45.2
氟地西泮(安定药)	Fludiazepam	T42.4	X41.-	X61.-	Y11.-	Y47.1
氟啶酸 - 现译名 依诺沙星	Enoxacin	T36.8	X44.-	X64.-	Y14.-	Y40.8
氟朵林(镇痛药)	Fluradoline	T39.8	X40.-	X60.-	Y10.-	Y45.8
氟非拉嗪 - 现译名 氟奋乃静	Fluphenazine	T43.3	X41.-	X61.-	Y11.-	Y49.3
氟芬那酸(抗炎镇痛药)	Flufenamic acid	T39.3	X40.-	X60.-	Y10.-	Y45.3
氟奋乃静[氟非拉嗪](抗精神病药)	Fluphenazine	T43.3	X41.-	X61.-	Y11.-	Y49.3
氟伏沙明(抗抑郁药)	Fluvoxamine	T43.2	X41.-	X61.-	Y11.-	Y49.2

品名		中毒				在治疗中使用的有害效应
		第19章	意外	故意自害	意图不确定的	
氟桂利嗪(抗心绞痛，血管扩张药)	**Flunarizine**	**T46.7**	**X44.-**	**X64.-**	**Y14.-**	**Y52.7**
氟化物(非药用)(杀虫药)(钠) NEC	**Fluoride (nonmedicinal) (pesticide)(sodium) NEC**	**T60.8**	**X48.-**	**X68.-**	**Y18.-**	
一药用 NEC	一medicinal NEC	T50.9	X44.-	X64.-	Y14.-	Y54.9
一一牙科用	一一dental use	T49.7	X44.-	X64.-	Y14.-	Y56.7
氟化亚锡	**Stannous fluoride**	**T49.7**	**X44.-**	**X64.-**	**Y14.-**	**Y56.7**
氟甲睾酮[氟羟甲基睾丸素](雄激素类)	**Fluoxymesterone**	**T38.7**	**X44.-**	**X64.-**	**Y14.-**	**Y42.7**
一六氯化合物	一hexacetonide	T49.0	X44.-	X64.-	Y14.-	Y56.0
氟甲孕松(糖皮质激素，抗炎药)	**Fluormetholone**	**T49.0**	**X44.-**	**X64.-**	**Y14.-**	**Y56.0**
氟卡尼(抗心律失常药)	**Flecainide**	**T46.2**	**X44.-**	**X64.-**	**Y14.-**	**Y52.2**
氟康唑(抗真菌药)	**Fluconazole**	**T37.8**	**X44.-**	**X64.-**	**Y14.-**	**Y41.8**
氟可丁(丁基)(肾上腺皮质激素类)	**Fluocortin (butyl)**	**T49.0**	**X44.-**	**X64.-**	**Y14.-**	**Y56.0**
氟可龙(肾上腺皮质激素类)	**Fluocortolone**	**T49.0**	**X44.-**	**X64.-**	**Y14.-**	**Y56.0**
氟喹酮[氨氟喹酮](骨骼肌松弛药)	**Afloqualone**	**T42.8**	**X41.-**	**X61.-**	**Y11.-**	**Y46.8**
氟利昂	**Freon**	**T53.5**	**X46.-**	**X66.-**	**Y16.-**	
氟利昂 11 NEC - 现译名 三氯氟甲烷	**Trichlorofluoromethane NEC**	**T53.5**	**X46.-**	**X66.-**	**Y16.-**	
氟磷酸杀虫药	**Fluorophosphate insecticide**	**T60.0**	**X48.-**	**X68.-**	**Y18.-**	
氟柳双胺 - 现译名 普洛加胺	**Progabide**	**T42.6**	**X41.-**	**X61.-**	**Y11.-**	**Y46.6**
氟铝酸钠(蒸气)	**Cryolite (vapor)**	**T60.1**	**X48.-**	**X68.-**	**Y18.-**	
一杀虫药	一insecticide	T60.1	X48.-	X68.-	Y18.-	
氟氯奈德(肾上腺皮质激素类)	**Fluclorolone acetonide**	**T49.0**	**X44.-**	**X64.-**	**Y14.-**	**Y56.0**
氟氯西林(抗生素)	**Flucloxacillin**	**T36.0**	**X44.-**	**X64.-**	**Y14.-**	**Y40.0**
氟罗沙星(抗菌药)	**Fleroxacin**	**T36.8**	**X44.-**	**X64.-**	**Y14.-**	**Y40.8**
氟甲喹(抗微生物药)	**Flumequine**	**T37.8**	**X44.-**	**X64.-**	**Y14.-**	**Y41.8**
氟米龙(肾上腺皮质激素类)	**Fluorometholone,**	**T49.0**	**X44.-**	**X64.-**	**Y14.-**	**Y56.0**
氟米松(糖皮质激素)	**Flumetasone**	**T49.0**	**X44.-**	**X64.-**	**Y14.-**	**Y56.0**
氟尼缩松(肾上腺皮质激素类)	**Flunisolide**	**T48.6**	**X44.-**	**X64.-**	**Y14.-**	**Y55.6**
氟尿苷 - 现译名 氟脲嘧啶脱氧核苷	**Floxuridine**	**T45.1**	**X44.-**	**X64.-**	**Y14.-**	**Y43.3**
氟尿嘧啶+多柔比星+环磷酰胺	**FAC (fluorouracil + doxorubicin + cyclophosphamide)**	**T45.1**	**X44.-**	**X64.-**	**Y14.-**	**Y43.3**
氟尿嘧啶(抗肿瘤药)	**Fluorouracil**	**T45.1**	**X44.-**	**X64.-**	**Y14.-**	**Y43.1**
氟脲嘧啶脱氧核苷[氟尿苷](抗病毒药)	**Floxuridine**	**T45.1**	**X44.-**	**X64.-**	**Y14.-**	**Y43.3**
氟诺洛芬(抗炎镇痛药)	**Flunoxaprofen**	**T39.3**	**X40.-**	**X60.-**	**Y10.-**	**Y45.3**
氟哌丁苯 - 现译名 氟哌啶醇	**Haloperidol**	**T43.4**	**X41.-**	**X61.-**	**Y11.-**	**Y49.4**
氟哌啶醇[氟哌丁苯](抗精神病药)	**Haloperidol**	**T43.4**	**X41.-**	**X61.-**	**Y11.-**	**Y49.4**
氟哌利多(抗精神病药)	**Droperidol**	**T43.5**	**X41.-**	**X61.-**	**Y11.-**	**Y49.5**
氟哌噻吨(抗精神病药)	**Flupentixol**	**T43.4**	**X41.-**	**X61.-**	**Y11.-**	**Y49.4**
氟哌酸 - 现译名 诺氟沙星	**Norfloxacin**	**T36.8**	**X44.-**	**X64.-**	**Y14.-**	**Y40.8**
氟泼尼定(肾上腺皮质激素类)	**Fluprednidene**	**T49.0**	**X44.-**	**X64.-**	**Y14.-**	**Y56.0**
氟泼尼龙(肾上腺皮质激素类)	**Fluprednisolone**	**T38.0**	**X44.-**	**X64.-**	**Y14.-**	**Y42.0**
氟羟甲基睾丸素 - 现译名 氟甲睾酮	**Fluoxymesterone**	**T38.7**	**X44.-**	**X64.-**	**Y14.-**	**Y42.7**

品名		中毒				在治疗中使用的有害效应
		第19章	意外	故意自害	意图不确定的	
氟羟可舒松(肾上腺皮质激素类)	**Flurandrenolone**	**T49.0**	**X44.-**	**X64.-**	**Y14.-**	**Y56.0**
氟羟强的松龙 - 现译名 曲安西龙	**Triamcinolone**	**T49.0**	**X44.-**	**X64.-**	**Y14.-**	**Y56.0**
氟嗪酸 - 现译名 氧氟沙星	**Ofloxacin**	**T36.8**	**X44.-**	**X64.-**	**Y14.-**	**Y40.8**
氟轻松[氟西奈德][醋酸氟轻松](肾上腺皮质激素类)	**Fluocinolone (acetonide)**	**T49.0**	**X44.-**	**X64.-**	**Y14.-**	**Y56.0**
氟氢可的松	**Fluorhydrocortisone, Fludrocortisone**	**T50.0**	**X44.-**	**X64.-**	**Y14.-**	**Y54.0**
氟氢缩松(肾上腺皮质激素类)	**Fludroxycortide**	**T49.0**	**X44.-**	**X64.-**	**Y14.-**	**Y56.0**
氟溶胶	**Fluorosol**	**T46.3**	**X44.-**	**X64.-**	**Y14.-**	**Y52.3**
氟司必林(抗精神病药)	**Fluspirilene**	**T43.5**	**X41.-**	**X61.-**	**Y11.-**	**Y49.5**
氟他胺[氟硝丁酰胺](抗雄激素药)	**Flutamide**	**T38.6**	**X44.-**	**X64.-**	**Y14.-**	**Y42.6**
氟他唑仑(安定药)	**Flutazolam**	**T42.4**	**X41.-**	**X61.-**	**Y11.-**	**Y47.1**
氟替尔(致幻药)	**Flurotyl**	**T43.2**	**X41.-**	**X61.-**	**Y11.-**	**Y49.2**
氟托西泮(安定药)	**Flutoprazepam**	**T42.4**	**X41.-**	**X61.-**	**Y11.-**	**Y47.1**
氟托溴铵(抗胆碱药)	**Flutropium bromide**	**T48.6**	**X44.-**	**X64.-**	**Y14.-**	**Y55.6**
氟烷(麻醉药)	**Halothane**	**T41.0**	**X44.-**	**X64.-**	**Y14.-**	**Y48.0**
氟西奈德 - 现译名 氟轻松	**Fluocinolone (acetonide)**	**T49.0**	**X44.-**	**X64.-**	**Y14.-**	**Y56.0**
氟西泮[氟安定](催眠药)	**Flurazepam**	**T42.4**	**X41.-**	**X61.-**	**Y11.-**	**Y47.1**
氟西汀(抗抑制药)	**Fluoxetine**	**T43.2**	**X41.-**	**X61.-**	**Y11.-**	**Y49.2**
氟硝丁酰胺 - 现译名 氟他胺	**Flutamide**	**T38.6**	**X44.-**	**X64.-**	**Y14.-**	**Y42.6**
氟硝西泮(安定药)	**Flunitrazepam**	**T42.4**	**X41.-**	**X61.-**	**Y11.-**	**Y47.1**
氟硝唑(抗原虫药)	**Flunidazole**	**T37.8**	**X44.-**	**X64.-**	**Y14.-**	**Y41.8**
氟氧头孢(抗生素)	**Flomoxef**	**T36.1**	**X44.-**	**X64.-**	**Y14.-**	**Y40.1**
氟乙酸盐	**Fluoroacetate**	**T60.4**	**X48.-**	**X68.-**	**Y18.-**	
氟乙烯醚(麻醉药)	**Fluroxene**	**T41.0**	**X44.-**	**X64.-**	**Y14.-**	**Y48.0**
氟茚二酮(抗凝药)	**Fluindione**	**T45.5**	**X44.-**	**X64.-**	**Y14.-**	**Y44.2**
福尔可定(镇咳药)	**Pholcodine**	**T48.3**	**X44.-**	**X64.-**	**Y14.-**	**Y55.3**
福尔马林	**Formalin**	**T49.0**	**X47.-**	**X67.-**	**Y17.-**	**Y56.0**
一蒸气	一vapour	T59.2	X47.-	X67.-	Y17.-	
福来君(升压药)	**Pholedrine**	**T46.9**	**X44.-**	**X64.-**	**Y14.-**	**Y52.9**
福诺二七〇 - 现译名 锥虫胂胺	**Tryparsamide**	**T37.3**	**X44.-**	**X64.-**	**Y14.-**	**Y41.3**
福双美 - 现译名 二硫四甲秋蓝母	**TMTD**	**T60.3**	**X48.-**	**X68.-**	**Y18.-**	
福为诺苯(镇咳药)	**Fominoben**	**T48.3**	**X44.-**	**X64.-**	**Y14.-**	**Y55.3**
福辛普利(降压药)	**Fosinopril**	**T46.4**	**X44.-**	**X64.-**	**Y14.-**	**Y52.4**
一钠	一sodium	T46.4	X44.-	X64.-	Y14.-	Y52.4
辅酶 A	**Coenzyme A**	**T50.9**	**X44.-**	**X64.-**	**Y14.-**	**Y57.1**
辅羧酶	**Cocarboxylase**	**T45.3**	**X44.-**	**X64.-**	**Y14.-**	**Y43.6**
腐蚀剂 NEC	**Corrosive, Caustic(s) NEC**	**T54.9**	**X49.-**	**X69.-**	**Y19.-**	
一纯化	一sublimate	T56.1	X49.-	X69.-	Y19.-	
一芳香剂	一aromatics	T54.1	X49.-	X69.-	Y19.-	
一碱	一alkali	T54.3	X49.-	X69.-	Y19.-	
一氢氧化物	一hydroxide	T54.3	X49.-	X69.-	Y19.-	
一酸 NEC	一acid NEC	T54.2	X49.-	X69.-	Y19.-	
一碳酸钾	一potash	T54.3	X49.-	X69.-	Y19.-	
一碳酸钠[苏打]	一soda	T54.3	X49.-	X69.-	Y19.-	
一烟雾 NEC	一fumes NEC	T54.9	X47.-	X67.-	Y17.-	

品名		中毒 第19章	意外	故意自害	意图不确定的	在治疗中使用的有害效应
复方阿司匹林	**APC**	**T48.5**	**X44.-**	**X64.-**	**Y14.-**	**Y55.5**
复方甲状腺素	**Liotrix**	**T38.1**	**X44.-**	**X64.-**	**Y14.-**	**Y42.1**
复方煤酚溶液	**Liquor creosolis compositus**	**T65.8**	**X49.-**	**X69.-**	**Y19.-**	
复方新诺明(磺胺类抗菌药)	**Co-trimoxazole**	**T36.8**	**X44.-**	**X64.-**	**Y14.-**	**Y40.8**
复合物	**Compound**					
—42 (华法林[丙酮苄羟香豆素])	—42 (warfarin)	T60.4	X48.-	X68.-	Y18.-	
—269 (异狄氏剂)	—269 (endrin)	T60.1	X48.-	X68.-	Y18.-	
—497 (狄氏剂)(杀虫药)	—497 (dieldrin)	T60.1	X48.-	X68.-	Y18.-	
—1080 (氟乙酸钠)	—1080(sodium fluoroacetate)	T60.4	X48.-	X68.-	Y18.-	
—3422 (对硫磷)	—3422 (parathion)	T60.0	X48.-	X68.-	Y18.-	
—3911 (甲拌磷)	—3911 (phorate)	T60.0	X48.-	X68.-	Y18.-	
—3956 (毒杀芬)	—3956 (toxaphene)	T60.1	X48.-	X68.-	Y18.-	
—4069 (马拉硫磷)	—4069 (malathion)	T60.0	X48.-	X68.-	Y18.-	
—4124 (异氯磷)	—4124 (dicapthon)	T60.0	X48.-	X68.-	Y18.-	
副交感神经阻滞药 NEC	**Parasympatholytic NEC**	**T44.3**	**X43.-**	**X63.-**	**Y13.-**	**Y51.3**
副醛[三聚乙醛](催眠药，抗惊厥药)	**Paraldehyde, Paracetaldehyde**	**T42.6**	**X41.-**	**X61.-**	**Y11.-**	**Y47.3**
富马酸 - 现译名 反丁烯二酸	**Fumaric Acid**	**T49.4**	**X44.-**	**X64.-**	**Y14.-**	**Y56.4**
腹膜透析溶液	**Peritoneal dialysis solution**	**T50.3**	**X44.-**	**X64.-**	**Y14.-**	**Y54.6**

G

品名		中毒 第19章	意外	故意自害	意图不确定的	在治疗中使用的有害效应
钆喷酸(诊断用药)	**Gadopentetic acid**	**T50.8**	**X44.-**	**X64.-**	**Y14.-**	**Y57.5**
钙	**Calcium**					
一苯沙酸(钙)(抗结核药)	一benzamidosalicylate	T37.1	X44.-	X64.-	Y14.-	Y41.1
一次氯酸(钙)	一hypochlorite	T37.8	X44.-	X64.-	Y14.-	Y41.8
一碘化(钙)	一iodide	T48.4	X44.-	X64.-	Y14.-	Y55.4
一碘泊酸(钙)	一iopodate	T50.8	X44.-	X64.-	Y14.-	Y57.5
一泛酸(钙)	一pantothenate	T45.2	X44.-	X64.-	Y14.-	Y57.7
一枸橼酸亚铁(钙)	一ferrous citrate	T45.4	X44.-	X64.-	Y14.-	Y44.0
一卡巴匹林(钙)	一carbaspirin	T39.0	X40.-	X60.-	Y10.-	Y45.1
一磷酸(钙)	一phosphate	T50.3	X44.-	X64.-	Y14.-	Y54.6
一氯化(钙)(矿物质补充药)	一chloride	T50.9	X44.-	X64.-	Y14.-	Y54.9
一一无水[二水氯化钙]	一一anhydrous	T50.9	X44.-	X64.-	Y14.-	Y54.9
一葡乳醛酸(钙)	一glubionate	T50.3	X44.-	X64.-	Y14.-	Y54.6
一葡萄糖酸乳酸葡萄糖酸(钙)	一gluconogalactogluconate	T50.3	X44.-	X64.-	Y14.-	Y54.6
一葡萄糖酸(钙)	一gluconate	T50.3	X44.-	X64.-	Y14.-	Y54.6
一羟苯磺酸(钙)(毛细血管保护药)	一dobesilate	T46.9	X44.-	X64.-	Y14.-	Y52.9
一氢氧化(钙)	一hydrate, hydroxide	T54.3	X49.-	X69.-	Y19.-	
一氰胺(钙)(抗酒精中毒药)	一carbimide	T50.6	X44.-	X64.-	Y14.-	Y57.3
一氰化(钙)	一cyanide	T57.8	X48.-	X68.-	Y18.-	
一乳酸(钙)	一lactate	T50.3	X44.-	X64.-	Y14.-	Y54.6
一乳糖醛酸钙溴化(钙)	一bromolactobionate	T42.6	X41.-	X61.-	Y11.-	Y47.4
一水杨酸(钙)	一salicylate	T39.0	X40.-	X60.-	Y10.-	Y45.1
一碳酸(钙)	一carbonate	T47.1	X44.-	X64.-	Y14.-	Y53.1
一溴化(钙)	一bromide	T42.6	X41.-	X61.-	Y11.-	Y47.4
一亚叶酸(钙)	一folinate, leucovorin	T45.8	X44.-	X64.	Y14.-	Y44.1
一盐	一salts	T50.3	X44.-	X64.-	Y14.-	Y54.9
一氧化(钙)	一oxide	T54.3	X49.-	X69.-	Y19.-	
一依地酸钠(钙)(解毒药)	一disodium edetate	T45.8	X44.-	X64.-	Y14.-	Y43.8
一乙酰水杨酸甲酯(钙)	一acetylsalicylate	T39.0	X40.-	X60.-	Y10.-	Y45.1
钙通道阻滞剂	**Blockers, calcium-channel**	**T46.1**	**X44.-**	**X64.-**	**Y14.-**	**Y52.1**
干扰素(α)(β)(γ)	**Interferon (alpha)(beta) (gamma)**	**T37.5**	**X44.-**	**X64.-**	**Y14.-**	**Y41.5**
甘氨酸[氨基乙酸](衍生物)	**Aminoacetic acid (derivatives)**	**T50.3**	**X44.-**	**X64.-**	**Y14.-**	**Y54.6**
甘铋胂(抗阿米巴药)	**Glycobiarsol**	**T37.3**	**X44.-**	**X64.-**	**Y14.-**	**Y41.3**
甘草	**Liquorice, Glycyrrhiza extract**	**T48.4**	**X44.-**	**X64.-**	**Y14.-**	**Y55.4**
一浸膏	一extract	T47.8	X44.-	X64.-	Y14.-	Y53.8
甘草酸	**Glycyrrhizic acid**	**T48.4**	**X44.-**	**X64.-**	**Y14.-**	**Y55.4**
甘草酸钾	**Glycyrrhizinate potassium**	**T48.4**	**X44.-**	**X64.-**	**Y14.-**	**Y55.4**
甘露醇	**Mannitol**	**T47.3**	**X44.-**	**X64.-**	**Y14.-**	**Y53.3**
一(甘露)六硝脂	一hexanitrate	T46.3	X44.-	X64.-	Y14.-	Y52.3
甘露莫司汀(抗肿瘤药)	**Mannomustine**	**T45.1**	**X44.-**	**X64.-**	**Y14.-**	**Y43.3**
甘珀酸[生胃酮](抗溃疡药)	**Carbenoxolone**	**T47.1**	**X44.-**	**X64.-**	**Y14.-**	**Y53.1**
甘羟铝[氨基乙酸二羟化铝](抗酸药)	**Dihydroxyaluminum aminoacetate**	**T47.1**	**X44.-**	**X64.-**	**Y14.-**	**Y53.1**

品名		中毒				在治疗中使用的有害效应
		第19章	意外	故意自害	意图不确定的	
甘油[丙三醇](泻药，药用辅料)	**Glycerol, Glycerin**	**T47.4**	**X44.-**	**X64.-**	**Y14.-**	**Y53.4**
一碘化	—iodinated	T48.4	X44.-	X64.-	Y14.-	Y55.4
一静脉内的	—intravenous	T50.3	X44.-	X64.-	Y14.-	Y54.6
一硼砂	—borax	T49.6	X44.-	X64.-	Y14.-	Y56.6
甘油基	**Glyceryl**					
一三硝酸(甘油)	—trinitrate	T46.3	X44.-	X64.-	Y14.-	Y52.3
一硝酸(甘油)	—nitrate	T46.3	X44.-	X64.-	Y14.-	Y52.3
一愈创(甘油醚)(祛痰药)	—guaiacolate	T48.4	X44.-	X64.-	Y14.-	Y55.4
甘油磷酸酯	**Glycerophosphate**	**T50.9**	**X44.-**	**X64.-**	**Y14.-**	**Y57.8**
肝	**Liver**					
一成分1	—fraction 1	T45.8	X44.-	X64.-	Y14.-	Y44.1
一浸膏	—extract	T45.8	X44.-	X64.-	Y14.-	Y44.1
一一肠胃外使用的	——for parenteral use	T45.8	X44.-	X64.-	Y14.-	Y44.1
一水解物	—hydrolysate	T45.8	X44.-	X64.-	Y14.-	Y44.1
肝分泌兴奋剂	**Hepatic secretion stimulant**	**T47.8**	**X44.-**	**X64.-**	**Y14.-**	**Y53.8**
肝素(钠)(抗凝药)	**Heparin (sodium)**	**T45.5**	**X44.-**	**X64.-**	**Y14.-**	**Y44.2**
一作用逆转剂	—action reverser	T45.7	X44.-	X64.-	Y14.-	Y44.3
肝素-成分	**Heparin-fraction**	**T45.5**	**X44.-**	**X64.-**	**Y14.-**	**Y44.2**
杆菌肽锌	**Bacitracin zinc**	**T49.0**	**X44.-**	**X64.-**	**Y14.-**	**Y56.0**
一伴有新霉素	—with neomycin	T49.0	X44.-	X64.-	Y14.-	Y56.0
橄榄霉素(抗生素)	**Olivomycin**	**T45.1**	**X44.-**	**X64.-**	**Y14.-**	**Y43.3**
刚果红(诊断用药)	**Congo red**	**T50.8**	**X44.-**	**X64.-**	**Y14.-**	**Y57.6**
高氯环嗪(抗组胺药)	**Homochlorcyclizine**	**T45.0**	**X44.-**	**X64.-**	**Y14.-**	**Y43.0**
高锰酸盐	**Permanganate**	**T65.8**	**X49.-**	**X69.-**	**Y19.-**	
高铁(基)-另见 铁	**Ferric - see also Iron**					
一焦磷酸(铁)	—pyrophosphate	T45.4	X44.-	X64.-	Y14.-	Y44.0
一枸橼酸(铁)	—citrate	T45.4	X44.-	X64.-	Y14.-	Y44.0
一氯化(铁)	—chloride	T45.4	X44.-	X64.-	Y14.-	Y44.0
一氢氧化(铁)	—hydroxide					
一一胶态	——colloidal	T45.4	X44.-	X64.-	Y14.-	Y44.0
一一聚麦芽糖	——polymaltose	T45.4	X44.-	X64.-	Y14.-	Y44.0
高铜[二价铜]	**Cupric**					
一醋酸(铜)	—acetate	T60.3	X48.-	X68.-	Y18.-	
一硫酸(铜)	—sulfate	T56.4	X49.-	X69.-	Y19.-	
一葡糖酸(铜)	—gluconate	T49.0	X44.-	X64.-	Y14.-	Y56.0
一砷酸(铜)	—arsenate	T57.0	X49.-	X69.-	Y19.-	
一乙酰亚砷酸(铜)	—acetoarsenite	T57.0	X48.-	X68.-	Y18.-	
一油酸(铜)	—oleate	T49.0	X44.-	X64.-	Y14.-	Y56.0
高血糖素	**Glucagon**	**T38.3**	**X44.-**	**X64.-**	**Y14.-**	**Y42.3**
膏药敷料	**Plaster dressing**	**T49.3**	**X44.-**	**X64.-**	**Y14.-**	**Y56.3**
睾丸素 - 现译名 睾酮	**Testosterone**	**T38.7**	**X44.-**	**X64.-**	**Y14.-**	**Y42.7**
睾内酯(抗肿瘤药)	**Testolactone**	**T38.7**	**X44.-**	**X64.-**	**Y14.-**	**Y42.7**
睾酮[睾丸素](雄激素类)	**Testosterone**	**T38.7**	**X44.-**	**X64.-**	**Y14.-**	**Y42.7**
戈拉碘铵(神经肌肉阻滞药)	**Gallamine (triethiodide)**	**T48.1**	**X44.-**	**X64.-**	**Y14.-**	**Y55.1**
戈洛帕米(血管扩张药)	**Gallopamil**	**T46.1**	**X44.-**	**X64.-**	**Y14.-**	**Y52.1**
戈那瑞林(促性激素释放素)	**Gonadorelin**	**T38.8**	**X44.-**	**X64.-**	**Y14.-**	**Y42.8**
戈舍瑞林	**Goserelin**	**T45.1**	**X44.-**	**X64.-**	**Y14.-**	**Y43.3**

品名		中毒 第19章	意外	故意自害	意图不确定的	在治疗中使用的有害效应
格拉非宁(镇痛药)	**Glafenine**	T39.8	X40.-	X60.-	Y10.-	Y45.8
格拉司琼(止吐药)	**Granisetron**	T45.0	X44.-	X64.-	Y14.-	Y43.0
格列本脲(降血糖药)	**Glibenclamide,Glyburide**	T38.3	X44.-	X64.-	Y14.-	Y42.3
格列吡脲(降血糖药)	**Glyclopyramide**	T38.3	X44.-	X64.-	Y14.-	Y42.3
格列吡嗪(降血糖药)	**Glipizide**	T38.3	X44.-	X64.-	Y14.-	Y42.3
格列波脲(降血糖药)	**Glibornuride**	T38.3	X44.-	X64.-	Y14.-	Y42.3
格列环脲(降血糖药)	**Glycyclamide**	T38.3	X44.-	X64.-	Y14.-	Y42.3
格列喹酮(降血糖药)	**Gliquidone**	T38.3	X44.-	X64.-	Y14.-	Y42.3
格列嘧啶(钠)(降血糖药)	**Glimidine, Glymidine sodium**	T38.3	X44.-	X64.-	Y14.-	Y42.3
格列派特(降血糖药)	**Glisoxepide**	T38.3	X44.-	X64.-	Y14.-	Y42.3
格列齐特(降血糖药)	**Gliclazide**	T38.3	X44.-	X64.-	Y14.-	Y42.3
格列索脲(降血糖药)	**Glisolamide**	T38.3	X44.-	X64.-	Y14.-	Y42.3
格隆溴铵[溴环扁吡酯]	**Glycopyrronium bromide,**	T44.3	X43.-	X63.-	Y13.-	Y51.3
(抗消化性溃疡药，抗胆碱药)	**Glycopyrrolate**	T44.3	X43.-	X63.-	Y13.-	Y51.3
格鲁米特[多睡丹](催眠药)	**Glutethimide**	T42.6	X41.-	X61.-	Y11.-	Y47.8
蛤贝[贝壳类]，有毒的	**Mussel, noxious**	T61.2	X49.-	X69.-	Y19.-	
镉(氯化物)(烟雾)(氧化物)	**Cadmium (chloride) (fumes)(oxide)**	T56.3	X49.-	X69.-	Y19.-	
铬	**Chromium, Chromic**	T56.2	X49.-	X69.-	Y19.-	
一化合物 - 见 铬酸盐	一compounds - see Chromate					
一磷酸(铬)32P	一phosphate 32P	T45.1	X44.-	X64.-	Y14.-	Y43.3
一三氧化二(铬)	一sesquioxide	T50.8	X44.-	X64.-	Y14.-	Y57.6
一酸	一acid	T56.2	X49.-	X69.-	Y19.-	
一一粉尘或雾	一一dust or mist	T56.2	X49.-	X69.-	Y19.-	
铬酸盐	**Chromate**	T56.2	X49.-	X69.-	Y19.-	
一粉尘或雾	一dust or mist	T56.2	X49.-	X69.-	Y19.-	
一铅(另见 铅)	一lead (see also Lead)	T56.0	X49.-	X69.-	Y19.-	
铬酰氯[氯化亚铬]	**Chromyl chloride**	T56.2	X49.-	X69.-	Y19.-	
艮他霉素 - 现译名 庆大霉素	**Gentamicin**	T36.5	X44.-	X64.-	Y14.-	Y40.5
更生霉素 - 现译名 放线菌素 D	**Dactinomycin**	T45.1	X44.-	X64.-	Y14.-	Y43.3
更昔洛韦(钠)(抗病毒药)	**Ganciclovir (sodium)**	T37.5	X44.-	X64.-	Y14.-	Y41.5
庚巴比妥	**Heptabarbitone**	T42.3	X41.-	X61.-	Y11.-	Y47.0
庚二酮	**Pimelic ketone**	T52.8	X46.-	X66.-	Y16.-	
公用气体	**Utility gas**	T58	X47.-	X67.-	Y17.-	
汞(制剂)(亚汞)(化合物)(氰化物)(烟雾)(非药用)(蒸气)NEC	**Mercury, mercurial, mercuric, mercurous (compounds)(cyanide) (fumes)(nonmedicinal) (vapor) NEC**	T56.1	X49.-	X69.-	Y19.-	
一抗感染的	一anti-infective					
一一局部	一一local	T49.0	X44.-	X64.-	Y14.-	Y56.0
一一全身	一一systemic	T37.8	X44.-	X64.-	Y14.-	Y41.8
一利尿剂 NEC	一diuretic NEC	T50.2	X44.-	X64.-	Y14.-	Y54.5
一氯化(汞)(与氨化合的)	一chloride (ammoniated)	T49.0	X44.-	X64.-	Y14.-	Y56.0
一氧化(汞)，黄色	一oxide, yellow	T49.0	X44.-	X64.-	Y14.-	Y56.0
汞加芬(抗真菌药,消毒防腐剂)	**Hydrargaphen**	T49.0	X44.-	X64.-	Y14.-	Y56.0
汞罗茶碱(利尿剂)	**Mercurophylline**	T50.2	X44.-	X64.-	Y14.-	Y54.5
汞撒利[撒利汞](利尿剂)	**Mersalyl, Mercuramide**	T50.2	X44.-	X64.-	Y14.-	Y54.5
汞溴红[红汞](消毒防腐剂)	**Merbromin,Mercurochrome**	T49.0	X44.-	X64.-	Y14.-	Y56.0

品名		中毒				在治疗中使用的有害效应
		第19章	意外	故意自害	意图不确定的	
谷氨酸	Glutamic acid	T47.5	X44.-	X64.-	Y14.-	Y53.5
谷胱甘肽(消毒药)	Glutathione	T50.6	X44.-	X64.-	Y14.-	Y57.2
谷硫磷[保棉磷](乙基)(杀虫药)	Azinphos methyl (ethyl)	T60.0	X48.-	X68.-	Y18.-	
骨粉	Bone meal	T62.8	X49.-	X69.-	Y19.-	
骨化醇 - 现译名 维生素 D_2	Calciferol	T45.2	X44.-	X64.-	Y14.-	Y54.7
骨化二醇(钙代谢调节药)	Calcifediol	T45.2	X44.-	X64.-	Y14.-	Y54.7
骨化三醇(钙代谢调节药)	Calcitriol	T45.2	X44.-	X64.-	Y14.-	Y54.7
钴(非药用)(烟雾)(工业用)	Cobalt (nonmedicinal) (fumes)(industrial)	T56.8	X49.-	X69.-	Y19.-	
一药用(微量)(氯化物)	—medicinal (trace)(chloride)	T45.8	X44.-	X64.-	Y14.-	
钴胺素[钴维生素]	Cobalamine	T45.2	X44.-	X64.-	Y14.-	Y44.1
鼓风炉气体(含有一氧化碳)	Blast furnace gas (carbon monoxide from)	T58	X47.-	X67.-	Y17.-	
瓜尔豆胶(膏化剂)	Cyamopsis tetragonoloba	T46.6	X44.-	X64.-	Y14.-	Y52.6
瓜尔胶(药用)	Guar gum (medicinal)	T46.6	X44.-	X64.-	Y14.-	Y52.6
胍法辛(降压药)	Guanfacine	T46.5	X44.-	X64.-	Y14.-	Y52.5
胍甲环素(抗生素)	Guamecycline	T36.4	X44.-	X64.-	Y14.-	Y40.4
胍氯酚(降压药)	Guanoclor, Guanochlor	T46.5	X44.-	X64.-	Y14.-	Y52.5
胍美柳(镇咳药)	Guaimesal	T48.4	X44.-	X64.-	Y14.-	Y55.4
胍那苄(降压药)	Guanabenz	T46.5	X44.-	X64.-	Y14.-	Y52.5
胍那决尔(降压药)	Guanadrel	T46.5	X44.-	X64.-	Y14.-	Y52.5
胍那克林(降压药)	Guanacline	T46.5	X44.-	X64.-	Y14.-	Y52.5
胍诺沙苄(降压药)	Guanoxabenz	T46.5	X44.-	X64.-	Y14.-	Y52.5
胍生(降压药)	Guanoxan	T46.5	X44.-	X64.-	Y14.-	Y52.5
胍西替柳(抗炎镇痛药)	Guacetisal	T39.0	X40.-	X60.-	Y10.-	Y45.1
胍乙啶(降压药)	Guanethidine	T46.5	X44.-	X64.-	Y14.-	Y52.5
冠状血管扩张药 NEC	Coronary vasodilator NEC	T46.3	X44.-	X64.-	Y14.-	Y52.3
光气[碳酰氯]	Phosgene (gas)	T59.8	X47.-	X67.-	Y17.-	
光神霉素[光辉霉素](抗肿瘤药)	Mithramycin, Plicamycin	T45.1	X44.-	X64.-	Y14.-	Y43.3
硅镁铝(抗酸药)	Simaldrate	T47.1	X44.-	X64.-	Y14.-	Y53.1
硅酮 NEC	Silicone NEC	T65.8	X49.-	X69.-	Y19.-	
一药用[二甲硅油]	—medicinal	T49.3	X44.-	X64.-	Y14.-	Y56.3
鬼臼毒素	Podophyllotoxin	T49.8	X44.-	X64.-	Y14.-	Y56.8
鬼臼噻吩苷 - 现译名 替尼泊苷	Teniposide	T45.1	X44.-	X64.-	Y14.-	Y43.3
鬼臼属(树脂)	Podophyllum (resin)	T49.4	X44.-	X64.-	Y14.-	Y56.4
鬼臼乙叉苷 - 现译名 依托泊苷	Etoposide	T45.1	X44.-	X64.-	Y14.-	Y43.3
癸硼烷	Decaborane	T57.8	X49.-	X69.-	Y19.-	
一烟雾	—fumes	T59.8	X47.-	X67.-	Y17.-	
癸烟脂(周围血管扩张药)	Hepronicate	T46.7	X44.-	X64.-	Y14.-	Y52.7
桂利嗪[脑益嗪](抗组胺药)	Cinnarizine	T45.0	X44.-	X64.-	Y14.-	Y43.0
桂美君(解痉药)	Cinnamedrine	T48.5	X44.-	X64.-	Y14.-	Y55.5
桂哌齐特(冠脉扩张药)	Cinepazide	T46.7	X44.-	X64.-	Y14.-	Y52.7
桂油香水	Bay rum	T51.8	X45.-	X65.-	Y15.-	
果胶	Pectin	T47.6	X44.-	X64.-	Y14.-	Y53.6
果糖[左旋糖](营养药)	Fructose,Levulose	T50.3	X44.-	X64.-	Y14.-	Y54.6
过滤乳膏	Filtering cream	T49.3	X44.-	X64.-	Y14.-	Y56.3
过氧苯甲酰	Benzoyl peroxide	T49.0	X44.-	X64.-	Y14.-	Y56.0
过氧化氢酶	Catalase	T45.3	X44.-	X64.-	Y14.-	Y43.6

H

品名		中毒				在治疗中使用的有害效应
		第19章	意外	故意自害	意图不确定的	
哈喹诺(抗疟药)	Halquinols	T49.0	X44.-	X64.-	Y14.-	Y56.0
哈拉西泮(安定药)	Halazepam	T42.4	X41.-	X61.-	Y11.-	Y47.1
哈特曼溶液[牙本质脱敏剂]	Hartmann's solution	T50.3	X44.-	X64.-	Y14.-	Y54.6
哈西奈德 - 现译名 氯氟舒松	Halcinonide	T49.0	X44.-	X64.-	Y14.-	Y56.0
哈希什(印度大麻)	Hashish	T40.7	X42.-	X62.-	Y12.-	Y49.6
海葱	Squill	T46.0	X44.-	X64.-	Y14.-	Y52.0
一鼠毒药	—rat poison	T60.4	X48.-	X68.-	Y18.-	
海葱，鼠毒药	Scilla, rat poison	T60.4	X48.-	X68.-	Y18.-	
海葱次苷(强心药)	Proscillaridin	T46.0	X44.-	X64.-	Y14.-	Y52.0
海葱苷(强心苷)	Scillaren	T60.4	X48.-	X68.-	Y18.-	
海克卡因(局部麻醉药)	Hexylcaine	T41.3	X44.-	X64.-	Y14.-	Y48.3
海克替啶(抗真菌药)	Hexetidine	T37.8	X44.-	X64.-	Y14.-	Y41.8
海洛因(镇痛药，镇咳药)	Diacetylmorphine, Heroin	T40.1	X42.-	X62.-	Y12.-	Y45.0
海鸟粪	Guano	T65.8	X49.-	X69.-	Y19.-	
海沙地林[双环己乙烯哌啶](抗心绞痛药，血管扩张药)	Hexadiline, Hexadylamine	T46.3	X44.-	X64.-	Y14.-	Y52.3
海松碘铵(抗胆碱药，解痉药)	Hexasonium iodide	T44.3	X43.-	X63.-	Y13.-	Y51.3
海索苯定(冠脉扩张药)	Hexobendine	T46.3	X44.-	X64.-	Y14.-	Y52.3
海索比妥(镇静催眠药)	Hexobarbital, Enhexymal	T42.3	X41.-	X61.-	Y11.-	Y47.0
一钠	—sodium	T41.1	X44.-	X64.-	Y14.-	Y48.1
一直肠的	—rectal	T41.2	X44.-	X64.-	Y14.-	Y48.2
海索那林(支气管扩张药)	Hexoprenaline	T48.6	X44.-	X64.-	Y14.-	Y55.6
海他西林(抗生素)	Hetacillin	T36.0	X44.-	X64.-	Y14.-	Y40.0
氦	Helium	T48.7	X44.-	X64.-	Y14.-	Y55.7
含钾药	Potassium-retaining drug	T50.3	X44.-	X64.-	Y14.-	Y54.6
含金硫化锑	Golden sulfide of antimony	T56.8	X49.-	X69.-	Y19.-	
含水羊毛脂	Hydrous wool fat	T49.3	X44.-	X64.-	Y14.-	Y56.3
含糖氧化铁	Saccharated iron oxide	T45.8	X44.-	X64.-	Y14.-	Y44.0
焊接液体	Soldering fluid	T65.8	X49.-	X69.-	Y19.-	
河豚毒素	Tetradotoxin	T61.2	X49.-	X69.-	Y19.-	
核黄素 - 现译名 维生素 B_2	Riboflavin	T45.2	X44.-	X64.-	Y14.-	Y57.7
核糖霉素[力普霉素]	Ribostamycin	T36.5	X44.-	X64.-	Y14.-	Y40.5
褐霉酸[夫西地酸](乙醇胺)(钠)(抗生素)	Fusidate (ethanolamine) (sodium)	T36.8	X44.-	X64.-	Y14.-	Y40.8
红比霉素	Rubidomycin	T45.1	X44.-	X64.-	Y14.-	Y43.3
红汞 - 现译名 汞溴红	Merbromin,Mercurochrome	T49.0	X44.-	X64.-	Y14.-	Y56.0
红海葱(红海葱苷)	Red squill (scilliroside)	T60.4	X48.-	X68.-	Y18.-	
红花油	Safflower oil	T46.6	X44.-	X64.-	Y14.-	Y52.6
红霉素(盐)	Erythromycin (salts)	T36.3	X44.-	X64.-	Y14.-	Y40.3
红细胞生成素	Erythropoietin	T45.8	X44.-	X64.-	Y14.-	Y44.1
一人	—human	T45.8	X44.-	X64.-	Y14.-	Y44.1
红血细胞，压积的	Red blood cells, packed	T45.8	X44.-	X64.-	Y14.-	Y44.6
后马托品(合成散瞳药)	Homatropine	T44.3	X43.-	X63.-	Y13.-	Y51.3
一甲溴(抗胆碱药，解痉药)	—methylbromide	T44.3	X43.-	X63.-	Y13.-	Y51.3

品 名		中 毒				在治疗中使用的有害效应
		第19章	意外	故意自害	意图不确定的	
呼吸系药 NEC	**Respiratory drug NEC**	**T48.7**	**X44.-**	**X64.-**	**Y14.-**	**Y55.7**
—抗感冒的 NEC	—anti-common-cold NEC	T48.5	X44.-	X64.-	Y14.-	Y55.5
—祛痰的 NEC	—expectorant NEC	T48.4	X44.-	X64.-	Y14.-	Y55.4
—兴奋剂	—stimulant	T48.7	X44.-	X64.-	Y14.-	Y55.7
—止喘的 NEC	—antiasthmatic NEC	T48.6	X44.-	X64.-	Y14.-	Y55.6
胡椒其丁醚	**Piperonyl butoxide**	**T60.8**	**X48.-**	**X68.-**	**Y18.-**	
胡萝卜素	**Carotene**	**T45.2**	**X44.-**	**X64.-**	**Y14.-**	**Y57.7**
胡莫柳酯(遮光药)	**Homosalate**	**T49.3**	**X44.-**	**X64.-**	**Y14.-**	**Y56.3**
糊精铁(抗贫血药)	**Dextriferron**	**T45.4**	**X44.-**	**X64.-**	**Y14.-**	**Y44.0**
琥布宗(抗炎镇痛药)	**Suxibuzone**	**T39.2**	**X40.-**	**X60.-**	**Y10.-**	**Y45.8**
琥珀胆碱[丁二酰胆碱][氯琥珀胆碱](肌松药)	**Succinylcholine Suxamethonium (chloride)**	**T48.1**	**X44.-**	**X64.-**	**Y14.-**	**Y55.1**
琥珀酰磺胺噻唑[琥磺噻唑](磺胺药)	**Succinylsulfathiazole**	**T37.0**	**X44.-**	**X64.-**	**Y14.-**	**Y41.0**
琥乙氯铵(神经肌肉阻断药)	**Suxethonium (chloride)**	**T48.1**	**X44.-**	**X64.-**	**Y14.-**	**Y55.1**
护肤脂	**Barrier cream**	**T49.3**	**X44.-**	**X64.-**	**Y14.-**	**Y56.3**
花生油	**Arachis oil**	**T49.3**	**X44.-**	**X64.-**	**Y14.-**	**Y56.3**
华法林[丙酮苄羟香豆素]	**Warfarin**	**T45.5**	**X44.-**	**X64.-**	**Y14.-**	**Y44.2**
—灭鼠剂	—rodenticide	T60.4	X48.-	X68.-	Y18.-	
滑石粉	**Talc powder**	**T49.3**	**X44.-**	**X64.-**	**Y14.-**	**Y56.3**
化学制剂 NEC	**Chemical substance NEC**	**T65.9**	**X49.-**	**X69.-**	**Y19.-**	
化妆品	**Cosmetics**	**T49.8**	**X44.-**	**X64.-**	**Y14.-**	**Y56.8**
化妆品制剂	**Cosmetic preparation**	**T49.8**	**X44.-**	**X64.-**	**Y14.-**	**Y56.8**
环氨酸盐	**Cyclamate**	**T50.9**	**X44.-**	**X64.-**	**Y14.-**	**Y57.4**
环巴比妥(镇静安眠药)	**Hexemal**	**T42.3**	**X41.-**	**X61.-**	**Y11.-**	**Y47.0**
环巴比妥-氨基比林	**Cyclopyrabital**	**T39.8**	**X40.-**	**X60.-**	**Y10.-**	**Y45.8**
环孢素(免疫抑制药)	**Ciclosporin, Cyclosporin**	**T45.1**	**X44.-**	**X64.-**	**Y14.-**	**Y43.4**
环苯扎林(抗抑郁药)	**Cyclobenzaprine**	**T43.0**	**X41.-**	**X61.-**	**Y11.-**	**Y49.0**
环吡司胺 - 现译名 环吡酮胺	**Ciclopirox (olamine)**	**T49.0**	**X44.-**	**X64.-**	**Y14.-**	**Y56.0**
环吡酮胺[环吡司胺]	**Ciclopirox (olamine)**	**T49.0**	**X44.-**	**X64.-**	**Y14.-**	**Y56.0**
环扁桃酯(周围血管扩张药)	**Cyclandelate**	**T46.7**	**X44.-**	**X64.-**	**Y14.-**	**Y52.7**
环丙贝特(降血脂药)	**Ciprofibrate**	**T46.6**	**X44.-**	**X64.-**	**Y14.-**	**Y52.6**
环丙氟哌酸 - 现译名 环丙沙星	**Ciprofloxacin**	**T36.8**	**X44.-**	**X64.-**	**Y14.-**	**Y40.8**
环丙沙星[环丙氟哌酸](抗菌药)	**Ciprofloxacin**	**T36.8**	**X44.-**	**X64.-**	**Y14.-**	**Y40.8**
环丙烷[三甲烯](麻醉药)	**Cyclopropane**	**T41.2**	**X44.-**	**X64.-**	**Y14.-**	**Y48.2**
环丙孕酮(雄激素拮抗药)	**Cyproterone**	**T38.6**	**X44.-**	**X64.-**	**Y14.-**	**Y42.6**
环庚比妥(镇静催眠药)	**Heptabarb**	**T42.3**	**X41.-**	**X61.-**	**Y11.-**	**Y47.0**
环庚二烯	**Cycloheptadiene**	**T43.2**	**X41.-**	**X61.-**	**Y11.-**	**Y49.2**
环己巴比妥(镇静安眠药)	**Ciclobarbital, Cyclobarbital, Cyclobarbitone**	**T42.3**	**X41.-**	**X61.-**	**Y11.-**	**Y47.0**
环己醇(消毒防腐剂)	**Cyclohexanol**	**T51.8**	**X45.-**	**X65.-**	**Y15.-**	
环己酮	**Cyclohexanone**	**T52.4**	**X46.-**	**X66.-**	**Y16.-**	
环己烷	**Cyclohexane**	**T52.8**	**X46.-**	**X66.-**	**Y16.-**	
环己西林(抗生素)	**Ciclacillin, Cyclacillin**	**T36.0**	**X44.-**	**X64.-**	**Y14.-**	**Y40.0**
环己酰亚胺 - 现译名 放线菌酮	**Cycloheximide**	**T60.3**	**X48.-**	**X68.-**	**Y18.-**	
环己亚硝脲 - 现译名 洛莫司汀	**Lomustine**	**T45.1**	**X44.-**	**X64.-**	**Y14.-**	**Y43.3**
环亮氨酸(抗肿瘤药)	**Cycloleucin**	**T45.1**	**X44.-**	**X64.-**	**Y14.-**	**Y43.3**
环磷酰胺	**Cyclophosphamide**	**T45.1**	**X44.-**	**X64.-**	**Y14.-**	**Y43.3**

品名		中毒				在治疗中使用的有害效应
		第19章	意外	故意自害	意图不确定的	
环硫雄醇(抗雄激素药)	**Epitiostanol**	**T38.7**	**X44.-**	**X64.-**	**Y14.-**	**Y42.7**
环六亚甲基	**Hexamethylene**	**T52.8**	**X46.-**	**X66.-**	**Y16.-**	
环氯茚酸(抗炎镇痛药)	**Clidanac**	**T39.3**	**X40.-**	**X60.-**	**Y10.-**	**Y45.3**
环美卡因(局部麻醉剂)	**Cyclomethycaine**	**T41.3**	**X44.-**	**X64.-**	**Y14.-**	**Y48.3**
环喷托酯[环戊通][赛克罗奇](抗胆碱药，散瞳药)	**Cyclopentolate**	**T44.3**	**X43.-**	**X63.-**	**Y13.-**	**Y51.3**
环噻嗪(利尿剂)	**Cyclothiazide**	**T50.2**	**X44.-**	**X64.-**	**Y14.-**	**Y54.3**
环丝氨酸(抗结核药)	**Cycloserine**	**T37.1**	**X44.-**	**X64.-**	**Y14.-**	**Y41.1**
环戊二烯钛	**Titanocene**	**T65.8**	**X49.-**	**X69.-**	**Y19.-**	
环戊君(抗胆碱药，散瞳药)	**Cyclodrine**	**T44.3**	**X43.-**	**X63.-**	**Y13.-**	**Y51.3**
环戊噻嗪(利尿剂)	**Cyclopenthiazide**	**T50.2**	**X44.-**	**X64.-**	**Y14.-**	**Y54.3**
环戊通 - 现译名 环喷托酯	**Cyclopentolate**	**T44.3**	**X43.-**	**X63.-**	**Y13.-**	**Y51.3**
环烟酯(血管扩张药)	**Ciclonicate**	**T46.7**	**X44.-**	**X64.-**	**Y14.-**	**Y52.7**
环氧树脂	**Epoxy resin**	**T65.8**	**X49.-**	**X69.-**	**Y19.-**	
环佐辛(镇痛药)	**Cyclazocine**	**T50.7**	**X44.-**	**X64.-**	**Y14.-**	**Y50.1**
还原剂，工业的 **NEC**	**Reducing agent, industrial NEC**	**T65.8**	**X49.-**	**X69.-**	**Y19.-**	
缓和药[润药](外用)	**Demulcent (external)**	**T49.3**	**X44.-**	**X64.-**	**Y14.-**	**Y56.3**
—特指的 NEC	—specified NEC	T49.3	X44.-	X64.-	Y14.-	Y56.3
黄夹次苷(强心药)	**Peruvoside**	**T46.0**	**X44.-**	**X64.-**	**Y14.-**	**Y52.0**
黄蓍胶	**Tragacanth**	**T50.9**	**X44.-**	**X64.-**	**Y14.-**	**Y57.4**
黄曲霉毒素	**Aflatoxin**	**T64**	**X49.-**	**X69.-**	**Y19.-**	
黄色	**Yellow**					
—(黄)热病疫苗	—fever vaccine	T50.9	X44.-	X64.-	Y14.-	Y59.0
—酚肽	—phenolphthalein	T47.2	X44.-	X64.-	Y14.-	Y53.2
黄素腺嘌呤二核苷酸	**Flavine adenine dinucleotide**	**T45.2**	**X44.-**	**X64.-**	**Y14.-**	**Y57.7**
黄体生成素	**Luteinizing hormone**	**T38.8**	**X44.-**	**X64.-**	**Y14.-**	**Y42.8**
黄体酮 - 现译名 孕酮	**Progesterone**	**T38.5**	**X44.-**	**X64.-**	**Y14.-**	**Y42.5**
黄铜(烟雾)	**Brass (fumes)**	**T56.8**	**X49.-**	**X69.-**	**Y19.-**	
黄酮哌酯(解痉药)	**Flavoxate**	**T44.3**	**X43.-**	**X63.-**	**Y13.-**	**Y51.3**
黄酮酸(毛细血管保护药)	**Flavodic acid**	**T46.9**	**X44.-**	**X64.-**	**Y14.-**	**Y52.9**
磺胺[氨苯磺胺]NEC	**Sulfanilamide, Sulfonamide NEC**	**T37.0**	**X44.-**	**X64.-**	**Y14.-**	**Y41.0**
磺胺苯吡唑	**Sulfaphenazole, Sulphaphenazole**	**T37.0**	**X44.-**	**X64.-**	**Y14.-**	**Y41.0**
磺胺苯砜钠(磺胺药)	**Sulfadiasulfone sodium**	**T37.0**	**X44.-**	**X64.-**	**Y14.-**	**Y41.0**
磺胺吡啶(磺胺药)	**Sulphapyridine, Sulfapyridine**	**T37.0**	**X44.-**	**X64.-**	**Y14.-**	**Y41.0**
磺胺对甲氧嘧啶(磺胺药)	**Sulfameter, Sulfamethoxydiazine, Sulfametoxydiazine**	**T37.0**	**X44.-**	**X64.-**	**Y14.-**	**Y41.0**
磺胺多辛[周效磺胺](磺胺药)	**Sulfadoxine**	**T37.0**	**X44.-**	**X64.-**	**Y14.-**	**Y41.0**
—伴有乙胺嘧啶	—with pyrimethamine	T37.2	X44.-	X64.-	Y14.-	Y41.2
磺胺二甲基异噁唑 - 现译名 磺胺异噁唑	**Sulfisoxazole**	**T37.0**	**X44.-**	**X64.-**	**Y14.-**	**Y41.0**
磺胺地索辛	**Sulfadimethoxine**	**T37.0**	**X44.-**	**X64.-**	**Y14.-**	**Y41.0**
磺胺二甲嘧啶	**Sulphadimidine, Sulfamerazine**	**T37.0**	**X44.-**	**X64.-**	**Y14.-**	**Y41.0**

品名		中毒				
		第19章	意外	故意自害	意图不确定的	在治疗中使用的有害效应
磺胺二甲异嘧啶 - 现译名 磺胺索嘧啶	**Sulfisomidine, Sulfadimidine**	**T37.0**	**X44.-**	**X64.-**	**Y14.-**	**Y41.0**
磺胺胍[克痢定](磺胺药)	**Sulfaguanidine**	**T37.0**	**X44.-**	**X64.-**	**Y14.-**	**Y41.0**
磺胺甲二唑	**Sulfamethizole**	**T37.0**	**X44.-**	**X64.-**	**Y14.-**	**Y41.0**
磺胺甲嘧啶	**Sulfamethazine,**	**T37.0**	**X44.-**	**X64.-**	**Y14.-**	**Y41.0**
磺胺甲噻二唑	**Sulphamethizole**	**T37.0**	**X44.-**	**X64.-**	**Y14.-**	**Y41.0**
磺胺甲噁唑	**Sulphamethoxazole**	**T37.0**	**X44.-**	**X64.-**	**Y14.-**	**Y41.0**
磺胺甲氧嗪[长效磺胺]	**Sulfamethoxypyridazine**	**T37.0**	**X44.-**	**X64.-**	**Y14.-**	**Y41.0**
磺胺间二甲氧嘧啶	**Sulphadimethoxine**	**T37.0**	**X44.-**	**X64.-**	**Y14.-**	**Y41.0**
磺胺间甲氧嘧啶	**Sulfamonomethoxine**	**T37.0**	**X44.-**	**X64.-**	**Y14.-**	**Y41.0**
磺胺均三嗪	**Sulfasymazine**	**T37.0**	**X44.-**	**X64.-**	**Y14.-**	**Y41.0**
磺胺林(磺胺药)	**Sulfalene**	**T37.0**	**X44.-**	**X64.-**	**Y14.-**	**Y41.0**
磺胺氯达嗪(磺胺药)	**Sulfachlorpyridazine**	**T37.0**	**X44.-**	**X64.-**	**Y14.-**	**Y41.0**
磺胺洛西酸(磺胺药)	**Sulfaloxate, Sulfaloxic acid**	**T37.0**	**X44.-**	**X64.-**	**Y14.-**	**Y41.0**
磺胺马宗(磺胺药)	**Sulfamazone**	**T39.2**	**X40.-**	**X60.-**	**Y10.-**	**Y45.8**
磺胺米隆(磺胺药)	**Mafenide**	**T49.0**	**X44.-**	**X64.-**	**Y14.-**	**Y56.0**
磺胺嘧啶(磺胺药)	**Sulfadiazine,Sulphadiazine,**	**T37.0**	**X44.-**	**X64.-**	**Y14.-**	**Y41.0**
磺胺培林	**Sulfaperin**	**T37.0**	**X44.-**	**X64.-**	**Y14.-**	**Y41.0**
磺胺普罗林	**Sulfaproxyline**	**T37.0**	**X44.-**	**X64.-**	**Y14.-**	**Y41.0**
磺胺噻唑	**Sulfathiazole**	**T37.0**	**X44.-**	**X64.-**	**Y14.-**	**Y41.0**
磺胺索嘧啶[磺胺二甲异嘧啶]	**Sulfisomidine, Sulfadimidine**	**T37.0**	**X44.-**	**X64.-**	**Y14.-**	**Y41.0**
磺胺噁唑(抗菌药)	**Sulfamethoxazole, Sulfamoxole**	**T37.0**	**X44.-**	**X64.-**	**Y14.-**	**Y41.0**
一伴有甲氧苄啶	一with trimethoprim	T36.8	X44.-	X64.-	Y14.-	Y40.8
一眼	一eye	T49.5	X44.-	X64.-	Y14.-	Y56.5
磺胺西汀(磺胺药)	**Sulfacitine**	**T37.0**	**X44.-**	**X64.-**	**Y14.-**	**Y41.0**
磺胺异噁唑[磺胺二甲基异噁唑](磺胺药)	**Sulfafurazole, Sulphafurazole Sulfisoxazole**	**T37.0**	**X44.-**	**X64.-**	**Y14.-**	**Y41.0**
磺吡酮(抗痛风药)	**Sulfinpyrazone, Sulphinpyrazone**	**T50.4**	**X44.-**	**X64.-**	**Y14.-**	**Y54.8**
磺苄西林[硫代苯基青霉素](抗生素)	**Sulbenicillin**	**T36.0**	**X44.-**	**X64.-**	**Y14.-**	**Y40.0**
磺醋酰胺 - 现译名 磺胺醋酰	**Sulfacetamide**	**T49.5**	**X44.-**	**X64.-**	**Y14.-**	**Y56.5**
磺达嗪(抗精神病药)	**Sulforidazine**	**T43.3**	**X41.-**	**X61.-**	**Y11.-**	**Y49.3**
磺酚丁(导泻药)	**Sulisatin**	**T47.2**	**X44.-**	**X64.-**	**Y14.-**	**Y53.2**
磺乙酸十二脂	**Lauryl sulfoacetate**	**T49.2**	**X44.-**	**X64.-**	**Y14.-**	**Y56.2**
磺溴酞(钠)(诊断用药)	**Bromsulfophthalein, Sulfobromphthalein, Sulfobromophthalein (sodium)**	**T50.8**	**X44.-**	**X64.-**	**Y14.-**	**Y57.6**
磺胺醋酰[磺醋酰胺](磺胺药)	**Sulfacetamide**	**T49.5**	**X44.-**	**X64.-**	**Y14.-**	**Y56.5**
灰黄霉素(抗生素)	**Griseofulvin**	**T36.7**	**X44.-**	**X64.-**	**Y14.-**	**Y40.7**
回苏灵 - 现译名 二甲弗林	**Dimefline**	**T50.7**	**X44.-**	**X64.-**	**Y14.-**	**Y50.0**
茴香胺	**Anisidine**	**T65.3**	**X49.-**	**X69.-**	**Y19.-**	
茴茚二酮(抗生素)	**Anisindione**	**T45.5**	**X44.-**	**X64.-**	**Y14.-**	**Y44.2**
活性炭	**Activated charcoal**	**T47.6**	**X44.-**	**X64.-**	**Y14.-**	**Y53.6**

品名		中毒				在治疗中使用的有害效应
		第19章	意外	故意自害	意图不确定的	
火炉(煤燃烧)(家用)，工业产生的气体	**Furnace (coal burning) (domestic), gas from industrial**	**T58**	**X47.-**	**X67.-**	**Y17.-**	
火炉气体	**Stove gas**	**T58**	**X47.-**	**X67.-**	**Y17.-**	
火棉[二硝化纤维素](药用辅料)	**Pyroxylin, Nitrocellulose**	**T49.3**	**X44.-**	**X64.-**	**Y14.-**	**Y56.3**
火棉胶剂	**Collodion**	**T49.3**	**X44.-**	**X64.-**	**Y14.-**	**Y56.3**
霍乱菌苗	**Cholera vaccine**	**T50.9**	**X44.-**	**X64.-**	**Y14.-**	**Y58.2**

J

品名		中毒				在治疗中使用的有害效应
		第19章	意外	故意自害	意图不确定的	
九一四 - 现译名 新胂凡纳明	**Neoarsphenamine**	**T37.8**	**X44.-**	**X64.-**	**Y14.-**	**Y41.8**
肌安宁 - 现译名 卡立普多	**Carisoprodol**	**T42.8**	**X41.-**	**X61.-**	**Y11.-**	**Y46.8**
肌醇	**Inositol**	**T50.9**	**X44.-**	**X64.-**	**Y14.-**	**Y57.1**
一烟酸酯	—nicotinate	T46.7	X44.-	X64.-	Y14.-	Y52.7
肌肉松弛药 - 见 松弛药，肌肉	**Muscle relaxant - see Relaxant, muscle**					
肌肉紧张抑制药，中枢 NEC	**Muscle-tone depressant, central NEC**	**T42.8**	**X41.-**	**X61.-**	**Y11.-**	**Y46.8**
一特指的 NEC	—specified NEC	T42.8	X41.-	X61.-	Y11.-	Y46.8
肌肉作用药 NEC	**Muscle-action drug NEC**	**T48.2**	**X44.-**	**X64.-**	**Y14.-**	**Y55.2**
鸡油菌黄质 - 现译名 吡黄质	**Canthaxanthin**	**T50.9**	**X44.-**	**X64.-**	**Y14.-**	**Y57.8**
激动药(剂)[显效药(剂)]	**Agonist**					
一主要为	—predominantly					
一一α 肾上腺素能受体	——α-adrenoreceptor	T44.4	X43.-	X63.-	Y13.-	Y51.4
一一β 肾上腺素能受体	——β-adrenoreceptor	T44.5	X43.-	X63.-	Y13.-	Y51.5
激素 NEC	**Hormone NEC**	**T38.8**	**X44.-**	**X64.-**	**Y14.-**	**Y42.8**
一癌治疗	—cancer therapy	T45.1	X44.-	X64.-	Y14.-	Y43.3
一垂体后叶 NEC	—pituitary (posterior) NEC	T38.8	X44.-	X64.-	Y14.-	Y42.8
一垂体前叶 NEC	—anterior pituitary NEC	T38.8	X44.-	X64.-	Y14.-	Y42.8
一催产	—oxytocic	T48.0	X44.-	X64.-	Y14.-	Y55.0
一黄体化	—luteinizing	T38.8	X44.-	X64.-	Y14.-	Y42.8
一甲状腺	—thyroid	T38.1	X44.-	X64.-	Y14.-	Y42.1
一抗利尿	—antidiuretic	T38.8	X44.-	X64.-	Y14.-	Y42.8
一卵巢	—ovarian	T38.5	X44.-	X64.-	Y14.-	Y42.5
一雄性	—androgenic	T38.7	X44.-	X64.-	Y14.-	Y42.7
激肽释放酶	**Kallikrein**	**T46.7**	**X44.-**	**X64.-**	**Y14.-**	**Y52.7**
吉法酯(解痉药)	**Gefarnate**	**T44.3**	**X43.-**	**X63.-**	**Y13.-**	**Y51.3**
吉非贝齐(降血脂药)	**Gemfibrozil**	**T46.6**	**X44.-**	**X64.-**	**Y14.-**	**Y52.6**
吉美前列素(子宫收缩药)	**Gemeprost**	**T48.0**	**X44.-**	**X64.-**	**Y14.-**	**Y55.0**
吉培福林(升压药)	**Gepefrine**	**T44.4**	**X43.-**	**X63.-**	**Y13.-**	**Y51.4**
吉他林(洋地黄中的一种苷)	**Gitalin**	**T46.0**	**X44.-**	**X64.-**	**Y14.-**	**Y52.0**
一非晶形的	—amorphous	T46.0	X44.-	X64.-	Y14.-	Y52.0
吉他洛辛(强心药)	**Gitaloxin**	**T46.0**	**X44.-**	**X64.-**	**Y14.-**	**Y52.0**
吉他霉素	**Kitasamycin**	**T36.3**	**X44.-**	**X64.-**	**Y14.-**	**Y40.3**
己丙氨酯(安定药)	**Hexapropymate**	**T42.6**	**X41.-**	**X61.-**	**Y11.-**	**Y47.8**
己二烯雌酚	**Dienoestrol,Dienestrol**	**T38.5**	**X44.-**	**X64.-**	**Y14.-**	**Y42.5**
己环铵(解痉药)	**Hexocyclium**	**T44.3**	**X43.-**	**X63.-**	**Y13.-**	**Y51.3**
一甲硫(抗胆碱药)	—metilsulfate	T44.3	X43.-	X63.-	Y13.-	Y51.3
己基间苯二酚 - 现译名 己雷琐辛	**Hexylresorcinol**	**T52.2**	**X46.-**	**X66.-**	**Y16.-**	
己可可碱 - 现译名 喷替茶碱	**Pentifylline**	**T46.7**	**X44.-**	**X64.-**	**Y14.-**	**Y52.7**
己雷琐辛[己基间苯二酚](抗蠕虫药)	**Hexylresorcinol**	**T52.2**	**X46.-**	**X66.-**	**Y16.-**	
己脒定(消毒防腐剂)	**Hexamidine**	**T49.0**	**X44.-**	**X64.-**	**Y14.-**	**Y56.0**
己酸孕诺酮	**Gestonorone caproate**	**T38.5**	**X44.-**	**X64.-**	**Y14.-**	**Y42.5**

品 名		中毒 第19章	意外	故意自害	意图不确定的	在治疗中使用的有害效应
己酮，2-己酮	**Hexanone, 2-hexanone**	**T52.4**	**X46.-**	**X66.-**	**Y16.-**	
己酮可可碱(血管扩张药)	**Pentoxifylline**	**T46.7**	**X44.-**	**X64.-**	**Y14.-**	**Y52.7**
己烷雌酚[己雌酚]	**Hexestrol**	**T38.5**	**X44.-**	**X64.-**	**Y14.-**	**Y42.5**
己芴溴铵[溴化己芴铵](解痉药)	**Hexafluronium (bromide)**	**T48.1**	**X44.-**	**X64.-**	**Y14.-**	**Y55.1**
己烯雌酚	**Stilboestrol, Stilbestrol, Diethylstilboestrol, Diethylstilbestrol, Diaethylstilboestrolum**	**T38.5**	**X44.-**	**X64.-**	**Y14.-**	**Y42.5**
脊髓灰质炎疫苗(生物制品)	**Poliomyelitis vaccine**	**T50.9**	**X44.-**	**X64.-**	**Y14.-**	**Y59.0**
季铵 - 现译名 四价铵	**Quarternary ammonium**					
加贝酯(蛋白酶抑制药)	**Gabexate**	**T45.6**	**X44.-**	**X64.-**	**Y14.-**	**Y44.3**
加碘(罂粟籽)油	**Iodized (poppy seed) oil**	**T50.8**	**X44.-**	**X64.-**	**Y14.-**	**Y57.5**
加兰他敏(抗胆碱酯药)	**Galantamine**	**T44.0**	**X43.-**	**X63.-**	**Y13.-**	**Y51.0**
加压素(神经垂体激素类)	**Vasopressin**	**T38.8**	**X44.-**	**X64.-**	**Y14.-**	**Y42.8**
夹竹桃	**Oleander, Nerium oleander**	**T62.2**	**X49.-**	**X69.-**	**Y19.-**	
家具抛光剂	**Furniture polish**	**T65.8**	**X49.-**	**X69.-**	**Y19.-**	
家庭用气体	**Domestic gas**	**T58**	**X47.-**	**X67.-**	**Y17.-**	
荚膜组织胞浆菌素 - 现译名 组胞浆菌素	**Histoplasmin**	**T50.8**	**X44.-**	**X64.-**	**Y14.-**	**Y57.6**
甲(基)	**Methyl**					
—苯	—benzol, benzene	T52.2	X46.-	X66.-	Y16.-	
—苯甲酸(甲酯)	—benzoate	T52.8	X46.-	X66.-	Y16.-	
—丙基甲醇	—propylcarbinol	T51.3	X45.-	X65.-	Y15.-	
—丙酮	—acetone	T52.4	X46.-	X66.-	Y16.-	
—丙烯酸(甲酯)	—acrylate	T65.8	X49.-	X69.-	Y19.-	
—醇	—alcohol	T51.1	X45.-	X65.-	Y15.-	
—醋酸环己烷	—cyclohexyl acetate	T52.8	X46.-	X66.-	Y16.-	
—碘(甲烷)	—iodide	T65.8	X49.-	X69.-	Y19.-	
—丁醇	—butanol	T51.3	X45.-	X65.-	Y15.-	
—对氨基苯酚	—aminophenol	T65.3	X49.-	X69.-	Y19.-	
—对硫磷(有机磷杀虫药)	—parathion	T60.0	X48.-	X68.-	Y18.-	
—环己醇	—cyclohexanol	T51.8	X45.-	X65.-	Y15.-	
—环己酮	—cyclohexanone	T52.8	X46.-	X66.	Y16.-	
—环己烷	—cyclohexane	T52.8	X46.-	X66.-	Y16.-	
—环己亚硝脲[赛氮芥](抗肿瘤药)	—CCNU	T45.1	X44.-	X64.-	Y14.-	Y43.3
—肼[联氨]	—hydrazine	T65.8	X49.-	X69.-	Y19.-	
—硫醇	—mercaptan	T59.8	X47.-	X67.-	Y17.-	
—硫酸(甲酯)(烟雾)	—sulfate (fumes)	T59.8	X47.-	X67.-	Y17.-	
——液体	——liquid	T52.8	X46.-	X66.-	Y16.-	
—氯(甲烷)(气体)	—chloride (gas)	T59.8	X47.-	X67.-	Y17.-	
—氯甲酸(甲酯)	—chloroformate	T59.3	X47.-	X67.-	Y17.-	
—内吸磷[地灭通]	—demeton	T60.0	X48.-	X68.-	Y18.-	
—葡萄糖胺锑酸(甲酯)	—glucamine antimonate	T37.8	X44.-	X64.-	Y14.-	Y41.8
—羟苯(甲酯)	—paraben	T49.0	X44.-	X64.-	Y14.-	Y56.0
—水杨酸(甲酯)	—salicylate	T49.2	X44.-	X64.-	Y14.-	Y56.2
—碳酸(二甲酯)	—carbonate	T52.8	X46.-	X66.-	Y16.-	

品名		中毒 第19章	意外	故意自害	意图不确定的	在治疗中使用的有害效应
甲(基)——*续前页*	**Methyl**——*continued*					
一溴(甲烷)(气体)	—bromide (gas)	T59.8	X47.-	X67.-	Y17.-	
一一熏剂	——fumigant	T60.8	X48.-	X68.-	Y18.-	
一烟酸(甲酯)	—nicotinate	T49.4	X44.-	X64.-	Y14.-	Y56.4
一乙酸(甲酯)	—acetate	T52.4	X46.-	X66.-	Y16.-	
一乙酮(甲酯)	—ethyl ketone	T52.4	X46.-	X66.-	Y16.-	
一异丁基(甲酮)	—isobutyl ketone	T52.4	X46.-	X66.-	Y16.-	
一异硫氰酸(甲酯)	—isothiocyanate	T60.3	X48.-	X68.-	Y18.-	
甲氨蝶呤[氨甲蝶呤](抗肿瘤药)	**Methotrexate**	**T45.1**	**X44.-**	**X64.-**	**Y14.-**	**Y43.1**
甲氨甲酸萘酯 - 现译名 卡巴立	**Carbaril, Carbaryl**	**T60.0**	**X48.-**	**X68.-**	**Y18.-**	
甲巴比妥 - 现译名 美沙比妥	**Metharbital**	**T42.3**	**X41.-**	**X61.-**	**Y11.-**	**Y47.0**
甲拌磷	**Phorate**	**T60.0**	**X48.-**	**X68.-**	**Y18.-**	
甲苯(液体)	**Toluene,Toluol (liquid)**	**T52.2**	**X46.-**	**X66.-**	**Y16.-**	
一二异氰酸	—diisocyanate	T65.0	X49.-	X69.-	Y19.-	
一蒸气	—vapor	T52.2	X46.-	X66.-	Y16.-	
甲苯胺[氨基甲苯]	**Toluidine**	**T65.8**	**X49.-**	**X69.-**	**Y19.-**	
一蒸气	—vapor	T59.8	X47.-	X67.-	Y17.-	
甲苯比妥(镇静催眠药)	**Mephobarbital, Phemitone Mephebarbital, Methylphenobarbital,**	**T42.3**	**X41.-**	**X61.-**	**Y11.-**	**Y47.0**
甲苯醇胺(抗组胺药)	**Mephenhydramine**	**T45.0**	**X44.-**	**X64.-**	**Y14.-**	**Y43.0**
甲苯哒唑(抗蠕虫药)	**Mebendazole**	**T37.4**	**X44.-**	**X64.-**	**Y14.-**	**Y41.4**
甲苯丁酯	**Butyltoluene**	**T52.2**	**X46.-**	**X66.-**	**Y16.-**	
甲苯二胺	**Toluylenediamine**	**T65.3**	**X49.-**	**X69.-**	**Y19.-**	
甲苯磺丁脲[甲糖宁](钠)(降糖药)	**Tolbutamide (sodium)**	**T38.3**	**X44.-**	**X64.-**	**Y14.-**	**Y42.3**
甲苯噁酮 - 现译名 托洛沙酮	**Toloxatone**	**T42.6**	**X41.-**	**X61.-**	**Y11.-**	**Y47.8**
甲吡酮 - 现译名 美替拉酮	**Metyrapone**	**T50.8**	**X44.-**	**X64.-**	**Y14.-**	**Y57.6**
甲苄咔啉 - 现译名 美海屈林	**Mebhydrolin**	**T45.0**	**X44.-**	**X64.-**	**Y14.-**	**Y43.0**
甲苄索氯铵(消毒防腐剂)	**Methylbenzethonium chloride**	**T49.0**	**X44.-**	**X64.-**	**Y14.-**	**Y56.0**
甲丙氨酯[氨甲丙二酯]	**Meprobamate**	**T43.5**	**X41.-**	**X61.-**	**Y11.-**	**Y49.5**
甲醇(蒸气)	**Methanol, Carbinol (vapor)**	**T51.1**	**X45.-**	**X65.-**	**Y15.-**	
甲醋唑胺 - 现译名 醋甲唑胺	**Methazolamide**	**T50.2**	**X44.-**	**X64.-**	**Y14.-**	**Y54.2**
甲地高辛(强心药)	**Metildigoxin**	**T46.0**	**X44.-**	**X64.-**	**Y14.-**	**Y52.0**
甲地嗪(抗组胺药)	**Methdilazine**	**T43.3**	**X41.-**	**X61.-**	**Y11.-**	**Y49.3**
甲地孕酮	**Megestrol**	**T38.5**	**X44.-**	**X64.-**	**Y14.-**	**Y42.5**
甲泛葡胺(诊断用药)	**Metrizamide**	**T50.8**	**X44.-**	**X64.-**	**Y14.-**	**Y57.5**
甲泛影酸(诊断用药)	**Metrizoic acid**	**T50.8**	**X44.-**	**X64.-**	**Y14.-**	**Y57.5**
甲芬那酸(抗炎镇痛药)	**Mefenamic acid**	**T39.3**	**X40.-**	**X60.-**	**Y10.-**	**Y45.3**
甲酚[煤酚](消毒防腐剂)	**Cresol(s), Cresylic acid**	**T49.0**	**X44.-**	**X64.-**	**Y14.-**	**Y56.0**
一和肥皂溶液	—and soap solution	T49.0	X44.-	X64.-	Y14.-	Y56.0
甲砜哒嗪 - 现译名 美索达嗪	**Mesoridazine**	**T43.3**	**X41.-**	**X61.-**	**Y11.-**	**Y49.3**
甲砜霉素(抗生素)	**Thiamphenicol**	**T36.2**	**X44.-**	**X64.-**	**Y14.-**	**Y40.2**
甲氟喹(抗疟药)	**Mefloquine**	**T37.2**	**X44.-**	**X64.-**	**Y14.-**	**Y41.2**
甲氟磷(杀虫药)	**Dimefox**	**T60.0**	**X48.-**	**X68.-**	**Y18.-**	
甲氟哌酸 - 现译名 培氟沙星	**Pefloxacin**	**T37.8**	**X44.-**	**X64.-**	**Y14.-**	**Y41.8**
甲福明 - 现译名 二甲双胍	**Metformin**	**T38.3**	**X44.-**	**X64.-**	**Y14.-**	**Y42.3**

品　　名		中　　毒				在治疗中使用的有害效应
		第19章	意外	故意自害	意图不确定的	
甲睾酮	**Methyltestosterone**	**T38.7**	**X44.-**	**X64.-**	**Y14.-**	**Y42.7**
甲钴胺(抗贫血药)	**Mecobalamin**	**T45.8**	**X44.-**	**X64.-**	**Y14.-**	**Y44.1**
甲海葱次苷(强心药)	**Meproscillarin**	**T46.0**	**X44.-**	**X64.-**	**Y14.-**	**Y52.0**
甲琥胺(镇癫痫药)	**Methsuximide, Mesuximide**	**T42.2**	**X41.-**	**X61.-**	**Y11.-**	**Y46.0**
甲磺比林(解热镇痛药)	**Sulfamidopyrine**	**T39.2**	**X40.-**	**X60.-**	**Y10.-**	**Y45.8**
甲磺灭脓(局部用磺胺药)	**Maphenide**	**T49.0**	**X44.-**	**X64.-**	**Y14.-**	**Y56.0**
甲磺酸二氢麦角胺	**Ergoloid mesylates**	**T46.7**	**X44.-**	**X64.-**	**Y14.-**	**Y52.7**
甲磺烟肼[异烟肼甲磺酸](抗结核药)	**Methaniazide**	**T37.1**	**X44.-**	**X64.-**	**Y14.-**	**Y41.1**
甲基一〇五九 - 现译名 甲基内吸磷(杀虫药)	**Methyl demeton**	**T60.0**	**X48.-**	**X68.-**	**Y18.-**	
甲基对硫磷	**Metaphos**	**T60.0**	**X48.-**	**X68.-**	**Y18.-**	
甲基多巴(降压药)	**Methyldopa**	**T46.5**	**X44.-**	**X64.-**	**Y14.-**	**Y52.5**
甲基多巴乙酯	**Methyldopate**	**T46.5**	**X44.-**	**X64.-**	**Y14.-**	**Y52.5**
甲基化酒精	**Methylated spirit**	**T51.1**	**X45.-**	**X65.-**	**Y15.-**	
甲基聚硅氧烷 - 现译名 二甲硅油	**Methylpolysiloxane**	**T47.1**	**X44.-**	**X64.-**	**Y14.-**	**Y53.1**
甲基吗啡 - 现译名 可待因	**Methylmorphine**	**T40.2**	**X42.-**	**X62.-**	**Y12.-**	**Y45.0**
甲基麦角新碱(子宫收缩药)	**Methylergonovine**	**T48.0**	**X44.-**	**X64.-**	**Y14.-**	**Y55.0**
甲基玫瑰苯胺	**Methylrosaniline**	**T49.0**	**X44.-**	**X64.-**	**Y14.-**	**Y56.0**
甲基内吸磷[甲基一〇五九]	**Methyl demeton**	**T60.0**	**X48.-**	**X68.-**	**Y18.-**	
甲基前列腺素 $E_{2\alpha}$ - 现译名 卡前列素	**Carboprost**	**T48.0**	**X44.-**	**X64.-**	**Y14.-**	**Y55.0**
甲基强的松龙 - 现译名 甲泼尼龙	**Methylprednisolone**	**T49.0**	**X44.-**	**X64.-**	**Y14.-**	**Y56.0**
甲基纤维素(导泻药)	**Methylcellulose**	**T47.4**	**X44.-**	**X64.-**	**Y14.-**	**Y53.4**
一轻泻药	一laxative	T47.4	X44.-	X64.-	Y14.-	Y53.4
甲基乙基酮	**MEK (methyl ethyl ketone)**	**T52.4**	**X46.-**	**X66.-**	**Y16.-**	
甲基乙基纤维素乳化剂(安定药，泡沫药)	**Methylethyl cellulose**	**T50.9**	**X44.-**	**X64.-**	**Y14.-**	**Y57.4**
甲亢平 - 现译名 卡比马唑	**Carbimazole**	**T38.2**	**X44.-**	**X64.-**	**Y14.-**	**Y42.2**
甲酪氨酸(降压药)	**Metirosine**	**T46.5**	**X44.-**	**X64.-**	**Y14.-**	**Y52.5**
甲喹吩嗪 - 现译名 美喹他嗪	**Mequitazine**	**T43.3**	**X41.-**	**X61.-**	**Y11.-**	**Y49.3**
甲喹酮(复合物)(催眠药)	**Methaqualone (compound)**	**T42.6**	**X41.-**	**X61.-**	**Y11.-**	**Y47.8**
甲硫阿美铵(升压药)	**Amezinium metilsulfate**	**T44.9**	**X43.-**	**X63.-**	**Y13.-**	**Y51.9**
甲硫氨酸 - 现译名 蛋氨酸	**Methionine**	**T50.9**	**X44.-**	**X64.-**	**Y14.-**	**Y57.1**
甲硫贝弗宁(解痉药)	**Bevonium metilsulfate**	**T44.3**	**X43.-**	**X63.-**	**Y13.-**	**Y51.3**
甲硫醇	**Methanethiol**	**T59.8**	**X47.-**	**X67.-**	**Y17.-**	
甲硫哒嗪 - 现译名 硫利达嗪	**Thioridazine**	**T43.3**	**X41.-**	**X61.-**	**Y11.-**	**Y49.3**
甲硫芬(抗疥螨，止痒药)	**Mesulfen**	**T49.0**	**X44.-**	**X64.-**	**Y14.-**	**Y56.0**
甲硫利马唑(镇痛药，镇静药)	**Rimazolium metilsulfate**	**T39.8**	**X40.-**	**X60.-**	**Y10.-**	**Y45.8**
甲硫米特(抗组胺药)	**Metiamide**	**T47.1**	**X44.-**	**X64.-**	**Y14.-**	**Y53.1**
甲硫噻丙铵	**Thiazinamium metilsulfate**	**T43.3**	**X41.-**	**X61.-**	**Y11.-**	**Y49.3**
甲硫氧嘧啶[甲基硫脲嘧啶]	**Methylthiouracil**	**T38.2**	**X44.-**	**X64.-**	**Y14.-**	**Y42.2**
甲氯苯氧乙酸	**Methylchlorophenoxyacetic acid [MCPA]**	**T60.3**	**X48.-**	**X68.-**	**Y18.-**	
甲氯芬那酸(抗炎镇痛药)	**Meclofenamic acid**	**T39.3**	**X40.-**	**X60.-**	**Y10.-**	**Y45.3**

品名		中毒				在治疗中使用的有害效应
		第19章	意外	故意自害	意图不确定的	
甲氯芬酯(精神兴奋药)	**Meclofenoxate**	**T43.6**	**X41.-**	**X61.-**	**Y11.-**	**Y49.7**
甲氯环素	**Meclocycline**	**T36.4**	**X44.-**	**X64.-**	**Y14.-**	**Y40.4**
甲氯灭酸(非甾体抗炎药)	**Meclofenamate**	**T39.3**	**X40.-**	**X60.-**	**Y10.-**	**Y45.3**
甲氯噻嗪(利尿剂)	**Methyclothiazide**	**T50.2**	**X44.-**	**X64.-**	**Y14.-**	**Y54.3**
甲麦角林(5-羟色胺拮抗药)	**Metergoline**	**T42.8**	**X41.-**	**X61.-**	**Y11.-**	**Y46.7**
甲麦角新碱(子宫收缩药)	**Methylergometrine**	**T48.0**	**X44.-**	**X64.-**	**Y14.-**	**Y55.0**
甲萘二酚 - 现译名 甲萘氢醌	**Menadiol**	**T45.7**	**X44.-**	**X64.-**	**Y14.-**	**Y44.3**
甲萘醌[维生素 K_3](止血药)	**Menaphthone, Menadione**	**T45.7**	**X44.-**	**X64.-**	**Y14.-**	**Y44.3**
一亚硫酸氢钠	一sodium bisulfite	T45.7	X44.-	X64.-	Y14.-	Y44.3
甲萘氢醌[甲萘二酚](止血药)	**Menadiol**	**T45.7**	**X44.-**	**X64.-**	**Y14.-**	**Y44.3**
甲诺酮(孕激素类)	**Methylestrenolone, Normethandrone**	**T38.5**	**X44.-**	**X64.-**	**Y14.-**	**Y42.5**
甲帕霉素 - 现译名 美帕曲星	**Mepartricin**	**T36.7**	**X44.-**	**X64.-**	**Y14.-**	**Y40.7**
甲哌卡因(局部麻醉药)	**Mepivacaine**	**T41.3**	**X44.-**	**X64.-**	**Y14.-**	**Y48.3**
一硬膜外的	一epidural	T41.3	X44.-	X64.-	Y14.-	Y48.3
甲泼尼龙[甲基强的松龙](抗炎药)	**Methylprednisolone**	**T49.0**	**X44.-**	**X64.-**	**Y14.-**	**Y56.0**
甲泼尼松(肾上腺皮质激素类)	**Meprednisone**	**T38.0**	**X44.-**	**X64.-**	**Y14.-**	**Y42.0**
甲七叶茶碱	**Metescufylline**	**T46.9**	**X44.-**	**X64.-**	**Y14.-**	**Y52.9**
甲羟松(肾上腺皮质激素类)	**Medrysone**	**T49.0**	**X44.-**	**X64.-**	**Y14.-**	**Y56.0**
甲嗪酸(抗炎镇痛药)	**Metiazinic acid**	**T39.3**	**X40.-**	**X60.-**	**Y10.-**	**Y45.3**
甲氰咪胍 - 现译名 西咪替丁	**Cimetidine**	**T47.0**	**X44.-**	**X64.-**	**Y14.-**	**Y53.0**
甲巯咪唑(抗甲状腺药)	**Thiamazole, Methimazole**	**T38.2**	**X44.-**	**X64.-**	**Y14.-**	**Y42.2**
甲醛(溶液)、气体或蒸气	**Formaldehyde (solution), gas or vapor**	**T59.2**	**X47.-**	**X67.-**	**Y17.-**	
甲糖宁(钠) - 现译名 甲苯磺丁脲	**Tolbutamide (sodium)**	**T38.3**	**X44.-**	**X64.-**	**Y14.-**	**Y42.3**
甲烷[沼气]	**Methane, Firedamp**	**T59.8**	**X47.-**	**X67.-**	**Y17.-**	
甲戊炔醇(镇静催眠药)	**Meparfynol, Methylpentynol, methylpenthynol, Methylparafynol**	**T42.6**	**X41.-**	**X61.-**	**Y11.-**	**Y47.8**
甲烯二氧苯丙胺	**Methylenedioxyamphetamine**	**T43.6**	**X41.-**	**X61.-**	**Y11.-**	**Y49.7**
甲烯土霉素 - 现译名 美他环素	**Metacycline**	**T36.4**	**X44.-**	**X64.-**	**Y14.-**	**Y40.4**
甲酰四氢叶酸[亚叶酸](因子)(抗贫血药)	**Leucovorin (factor), Folinic acid**	**T45.8**	**X44.-**	**X64.-**	**Y14.-**	**Y44.1**
甲硝阿托品[甲基阿托品硝酸盐](抗胆碱药)	**Methylatropine nitrate**	**T44.3**	**X43.-**	**X63.-**	**Y13.-**	**Y51.3**
甲硝唑[灭滴灵]	**Metronidazole**	**T37.8**	**X44.-**	**X64.-**	**Y14.-**	**Y41.8**
甲溴东莨菪碱(解痉药)	**Methscopolamine bromide**	**T44.3**	**X43.-**	**X63.-**	**Y13.-**	**Y51.3**
甲溴辛托品(抗胆碱药)	**Anisotropine methylbromide, Octatropine methylbromide**	**T44.3**	**X43.-**	**X63.-**	**Y13.-**	**Y51.3**
甲亚胺青霉素	**Amdinocilline**	**T36.0**	**X44.-**	**X64.-**	**Y14.-**	**Y40.0**
甲氧苯胺	**Methoxyaniline**	**T65.3**	**X49.-**	**X69.-**	**Y19.-**	
甲氧苄啶[甲氧苄氨嘧啶](抗感染药)	**Trimethoprim**	**T37.8**	**X44.-**	**X64.-**	**Y14.-**	**Y41.8**
一伴有磺胺甲噁唑	一with sulfamethoxazole	T36.8	X44.-	X64.-	Y14.-	Y40.8
甲氧补骨脂素 - 现译名 甲氧沙林	**Methoxsalen**	**T50.9**	**X44.-**	**X64.-**	**Y14.-**	**Y57.8**
甲氧滴滴涕(人工合成杀虫药)	**Methoxy-DDT**	**T53.7**	**X46.-**	**X66.-**	**Y16.-**	
甲氧氟烷(麻醉药)	**Methoxyflurane**	**T41.0**	**X44.-**	**X64.-**	**Y14.-**	**Y48.0**

品名		中毒				在治疗中使用的有害效应
		第19章	意外	故意自害	意图不确定的	
甲氧甲酚(复合物)	**Creosol (compound)**	**T49.0**	**X44.-**	**X64.-**	**Y14.-**	**Y56.0**
甲氧氯(人工合成杀虫药)	**Methoxychlor**	**T53.7**	**X46.-**	**X66.-**	**Y16.-**	
甲氧氯普胺(镇吐药)	**Metoclopramide**	**T45.0**	**X44.-**	**X64.-**	**Y14.-**	**Y43.0**
甲氧明[美速胺](升压药)	**Methoxamine**	**T44.4**	**X43.-**	**X63.-**	**Y13.-**	**Y51.4**
甲氧那明	**Methoxyphenamine**	**T48.6**	**X44.-**	**X64.-**	**Y14.-**	**Y55.6**
甲氧萘二甲戊酸(合成雌激素)	**Methallenoestril**	**T38.5**	**X44.-**	**X64.-**	**Y14.-**	**Y42.5**
甲氧萘二甲戊酸(合成雌激素)	**Methallenoestril**	**T38.5**	**X44.-**	**X64.-**	**Y14.-**	**Y42.5**
甲氧沙林[甲氧补骨脂素](着色药)	**Methoxsalen**	**T50.9**	**X44.-**	**X64.-**	**Y14.-**	**Y57.8**
甲氧西林(抗生素)	**Meticillin, Methicillin**	**T36.0**	**X44.-**	**X64.-**	**Y14.-**	**Y40.0**
甲氧乙心安 - 现译名 美托洛尔	**Metoprolol**	**T44.7**	**X43.-**	**X63.-**	**Y13.-**	**Y51.7**
甲乙哌酮(镇静催眠药)	**Methyprylon**	**T42.6**	**X41.-**	**X61.-**	**Y11.-**	**Y47.8**
甲乙双酮[帕腊美萨酮](镇癫痫药)	**Isoethadione, Paramethadione**	**T42.2**	**X41.-**	**X61.-**	**Y11.-**	**Y46.1**
甲己烯雌酚	**Dimestrol**	**T38.5**	**X44.-**	**X64.-**	**Y14.-**	**Y42.5**
甲异辛烯胺 - 现译名 异美汀	**Isometheptene**	**T44.3**	**X43.-**	**X63.-**	**Y13.-**	**Y51.3**
甲吲洛尔(β受体阻滞药)	**Mepindolol**	**T44.7**	**X43.-**	**X63.-**	**Y13.-**	**Y51.7**
甲种	**Alpha**					
—醋地高辛	—acetyldigoxin	T46.0	X44.-	X64.-	Y14.-	Y52.0
—淀粉酶	—amylase	T45.3	X44.-	X64.-	Y14.-	Y43.6
—生育酚(醋酸酯)	—tocoferol (acetate)	T45.2	X44.-	X64.-	Y14.-	Y57.7
甲状旁腺浸膏	**Parathyroid extract**	**T50.9**	**X44.-**	**X64.-**	**Y14.-**	**Y54.7**
甲状球蛋白	**Thyroglobulin**	**T38.1**	**X44.-**	**X64.-**	**Y14.-**	**Y42.1**
甲状腺(激素)	**Thyroid (hormone)**	**T38.1**	**X44.-**	**X64.-**	**Y14.-**	**Y42.1**
甲状腺素	**Thyroxine**	**T38.1**	**X44.-**	**X64.-**	**Y14.-**	**Y42.1**
甲紫[结晶紫][龙胆紫]	**Methylrosanilinium chloride, Crystal violet**	**T49.0**	**X44.-**	**X64.-**	**Y14.-**	**Y56.0**
钾(盐)NEC	**Potassium (salts) NEC**	**T50.3**	**X44.-**	**X64.-**	**Y14.-**	**Y54.9**
—氨苯甲酸(钾)	—aminobenzoate	T45.8	X44.-	X64.-	Y14.-	Y43.8
—对氨水杨酸(钾)	—aminosalicylate	T37.1	X44.-	X64.-	Y14.-	Y41.1
—草酸(钾)	—oxalate	T65.8	X49.-	X69.-	Y19.-	
—碘化(钾)(矿物质补充药)	—iodide	T48.4	X44.-	X64.-	Y14.-	Y55.4
—碘酸(钾)(矿物质补充药)	—iodate	T49.0	X44.-	X64.-	Y14.-	Y56.0
—氟化(钾)	—fluoride	T57.8	X49.-	X69.	Y19.	
—高氯酸(钾)(非药用)NEC	—perchlorate (nonmedicinal) NEC	T65.8	X49.-	X69.-	Y19.-	
——药用	——medicinal	T38.2	X44.-	X64.-	Y14.-	Y42.2
—高锰酸(钾)(非药用)	—permanganate (nonmedicinal)	T65.8	X49.-	X69.-	Y19.-	
——药用	——medicinal	T49.0	X44.-	X64.-	Y14.-	Y56.0
—枸橼酸(钾)(补钾药)	—citrate	T50.9	X44.-	X64.-	Y14.-	Y43.5
—坎利酸(钾)(醛固酮拮抗剂)	—canrenoate	T50.0	X44.-	X64.-	Y14.-	Y54.1
—硫酸(钾)	—sulfate	T47.2	X44.-	X64.-	Y14.-	Y53.2
—氯化(钾)	—chloride	T50.3	X44.-	X64.-	Y14.-	Y54.9
—氯酸(钾)NEC	—chlorate NEC	T65.8	X49.-	X69.-	Y19.-	
—葡铝酸(钾)(抗酸药)	—glucaldrate	T47.1	X44.-	X64.-	Y14.-	Y53.1
—氢氧化(钾)	—hydroxide	T54.3	X49.-	X69.-	Y19.-	
—氰化(钾)	—cyanide	T65.0	X49.-	X69.-	Y19.-	
—碳酸(钾)	—carbonate	T54.3	X49.-	X69.-	Y19.-	
—锑酒石酸(钾)	—antimony tartrate	T37.8	X44.-	X64.-	Y14.-	Y41.8

品名		中毒				在治疗中使用的有害效应
		第19章	意外	故意自害	意图不确定的	
钾——*续前页*	**Potassium**——*continued*					
一硝酸(钾)(利尿剂)	—nitrate	T57.8	X49.-	X69.-	Y19.-	
一溴化(钾)(镇静药)	—bromide	T42.6	X41.-	X61.-	Y11.-	Y47.4
一亚铁氰化(钾)(药用)	—ferric hexacyanoferrate (medicinal)	T50.6	X44.-	X64.-	Y14.-	Y57.2
一一非药用	——nonmedicinal	T65.8	X49.-	X69.-	Y19.-	
一重铬酸(钾)	—bichromate	T56.2	X49.-	X69.-	Y19.-	
一重硫酸(钾)	—bisulfate	T47.3	X49.-	X69.-	Y19.-	Y53.3
钾碱(苛性的)	**Potash (caustic)**	**T54.3**	**X49.-**	**X69.-**	**Y19.-**	
假麻黄碱 - 现译名 伪麻黄碱	**Pseudoephedrine**	**T44.9**	**X43.-**	**X63.-**	**Y13.-**	**Y51.9**
间苯二酚[雷琐辛](非药用)	**Resorcin, resorcinol (nonmedicinal)**	**T65.8**	**X49.-**	**X69.-**	**Y19.-**	
一药用	—medicinal	T49.4	X44.-	X64.-	Y14.-	Y56.4
间二氮杂茚 - 现译名 苯并咪唑	**Benzimidazole**	**T60.3**	**X48.-**	**X68.-**	**Y18.-**	
间羟胺(升压药)	**Metaraminol**	**T44.4**	**X43.-**	**X63.-**	**Y13.-**	**Y51.4**
减轻充血的，鼻(粘膜)	**Decongestant, nasal (mucosa)**	**T48.5**	**X44.-**	**X64.-**	**Y14.-**	**Y55.5**
一复合	—combination	T48.5	X44.-	X64.-	Y14.-	Y55.5
碱(苛性的)	**Alkali (caustic)**	**T54.3**	**X49.-**	**X69.-**	**Y19.-**	
碱化剂 NEC	**Alkalizing agent NEC**	**T50.9**	**X44.-**	**X64.-**	**Y14.-**	**Y43.5**
碱性复红	**Basic fuchsin**	**T49.0**	**X44.-**	**X64.-**	**Y14.-**	**Y56.0**
碱液(浓缩的)	**Lye (concentrated)**	**T54.3**	**X49.-**	**X69.-**	**Y19.-**	
姜	**Ginger**	**T47.5**	**X44.-**	**X64.-**	**Y14.-**	**Y53.5**
一牙买加	—jamaica	T62.2	X49.-	X69.-	Y19.-	
浆果，有毒的	**Berries, poisonous**	**T62.1**	**X49.-**	**X69.-**	**Y19.-**	
降钙素(钙代谢调节药)	**Calcitonin**	**T50.9**	**X44.-**	**X64.-**	**Y14.-**	**Y54.7**
降肾上腺素 - 现译名 去甲肾上腺素	**Levarterenol, Noradrenaline, Norepinephrine**	**T44.4**	**X43.-**	**X63.-**	**Y13.-**	**Y51.4**
降糖灵 - 现译名 苯乙双胍	**Phenformin**	**T38.3**	**X44.-**	**X64.-**	**Y14.-**	**Y42.3**
绛色霉素 - 现译名 链黑霉素	**Rufocromomycin**	**T45.1**	**X44.-**	**X64.-**	**Y14.-**	**Y43.3**
交感神经阻滞药 NEC	**Sympatholytic NEC**	**T44.8**	**X43.-**	**X63.-**	**Y13.-**	**Y51.8**
一卤代烷基胺	—haloalkylamine	T44.8	X43.-	X63.-	Y13.-	Y51.8
交换溶液	**Replacement solution**	**T50.3**	**X44.-**	**X64.-**	**Y14.-**	**Y54.6**
交沙霉素(抗生素)	**Josamycin**	**T36.3**	**X44.-**	**X64.-**	**Y14.-**	**Y40.3**
胶 NEC	**Glue NEC**	**T52.8**	**X49.-**	**X69.-**	**Y19.-**	
胶浆剂，植物的	**Mucilage, plant**	**T47.4**	**X44.-**	**X64.-**	**Y14.-**	**Y53.4**
胶粘剂 NEC	**Adhesive NEC**	**T65.8**	**X49.-**	**X69.-**	**Y19.-**	
胶原酶[胶原蛋白醇](烧伤清创，抗表面溃疡、褥疮药)	**Collagenase**	**T49.4**	**X44.-**	**X64.-**	**Y14.-**	**Y56.4**
焦没食子酸[连苯三酚]	**Pyrogallol, Pyrogallic acid**	**T49.0**	**X44.-**	**X64.-**	**Y14.-**	**Y56.0**
焦炭烟雾或气体(一氧化碳)	**Coke fumes or gas (carbon monoxide)**	**T58**	**X47.-**	**X67.-**	**Y17.-**	
一工业用	—industrial use	T58	X47.-	X67.-	Y17.-	
焦油 NEC	**Tar NEC**	**T52.0**	**X46.-**	**X66.-**	**Y16.-**	
一软膏	—ointment	T49.1	X44.-	X64.-	Y14.-	Y56.1
一烟雾	—fumes	T59.8	X47.-	X67.-	Y17.-	
一药用	—medicinal	T49.1	X44.-	X64.-	Y14.-	Y56.1
一樟脑	—camphor	T60.1	X48.-	X68.-	Y18.-	
一蒸馏物	—distillate	T49.1	X44.-	X64.-	Y14.-	Y56.1

品名		中毒				在治疗中使用的有害效应
		第19章	意外	故意自害	意图不确定的	
角叉藻聚糖(润药)	**Carrageenan**	**T47.8**	**X44.-**	**X64.-**	**Y14.-**	**Y53.8**
角质促成剂 NEC	**Keratoplastic NEC**	**T49.4**	**X44.-**	**X64.-**	**Y14.-**	**Y56.4**
角质软化剂 NEC	**Keratolytic drug NEC**	**T49.4**	**X44.-**	**X64.-**	**Y14.-**	**Y56.4**
—蒽	—anthracene	T49.4	X44.-	X64.-	Y14.-	Y56.4
酵母菌	**Yeast**	**T45.2**	**X44.-**	**X64.-**	**Y14.-**	**Y57.7**
—干的(助消化药)	—dried	T45.2	X44.-	X64.-	Y14.-	Y57.7
拮抗药	**Antagonist**					
—α 肾上腺素能受体 NEC	—α-adrenoreceptor NEC	T44.6	X44.-	X64.-	Y14.-	Y51.6
—β 肾上腺素能受体 NEC	—β-adrenoreceptor NEC	T44.7	X44.-	X64.-	Y14.-	Y51.7
—阿片制剂	—opiate	T50.7	X44.-	X64.-	Y14.-	Y50.1
—抗凝血药	—anticoagulant	T45.7	X44.-	X64.-	Y14.-	Y44.3
—麻醉性镇痛药	—narcotic Analgesic	T50.7	X44.-	X64.-	Y14.-	Y50.1
—嘧啶	—pyrimidine	T45.1	X44.-	X64.-	Y14.-	Y43.1
—醛甾酮	—aldosterone	T50.0	X44.-	X64.-	Y14.-	Y54.1
—血清素[5-羟色胺]	—serotonin	T46.5	X44.-	X64.-	Y14.-	Y52.5
—叶酸	—folic acid	T45.1	X44.-	X64.-	Y14.-	Y43.1
—重金属	—heavy metal	T45.8	X44.-	X64.-	Y14.-	Y43.8
—锥体外束 NEC	—extrapyramidal NEC	T44.3	X43.-	X63.-	Y13.-	Y51.3
—组织胺 H_2 受体	—H_2 receptor	T47.0	X44.-	X64.-	Y14.-	Y53.1
洁霉素 – 现译名 林可霉素	**Lincomycin**	**T36.8**	**X44.-**	**X64.-**	**Y14.-**	**Y40.8**
结核菌素，纯化蛋白质衍生的	**Tuberculin, purified protein derivative (PPD)**	**T50.8**	**X44.-**	**X64.-**	**Y14.-**	**Y57.6**
结晶性胰岛素锌混悬液	**Extended insulin zinc suspension**	**T38.3**	**X44.-**	**X64.-**	**Y14.-**	**Y42.3**
结晶紫 - 现译名 甲紫	**Crystal violet**	**T49.0**	**X44.-**	**X64.-**	**Y14.-**	**Y56.0**
结石溶解药	**Calculus-dissolving drug**	**T50.9**	**X44.-**	**X64.-**	**Y14.-**	**Y57.8**
睫状肌麻痹药	**Cycloplegic drug**	**T49.5**	**X44.-**	**X64.-**	**Y14.-**	**Y56.5**
解毒剂 NEC	**Antidote, Detoxifying agent NEC**	**T50.6**	**X44.-**	**X64.-**	**Y14.-**	**Y57.2**
—重金属	—heavy metal	T45.8	X44.-	X64.-	Y14.-	Y43.8
解痉剂	**Spasmolytic**					
—骨骼肌肉 NEC	—skeletal muscle NEC	T48.1	X44.-	X64.-	Y14.-	Y55.1
—四价铵	—quaternary ammonium	T44.3	X43.-	X63.-	Y13.-	Y51.3
—支气管的 NEC	—bronchial NEC	T48.6	X44.-	X64.-	Y14.-	Y55.6
—自主(神经)的	—autonomic	T44.3	X43.-	X63.-	Y13.-	Y51.3
解磷定(碘化)(解毒药)	**Pralidoxime (iodide)**	**T50.6**	**X44.-**	**X64.-**	**Y14.-**	**Y57.2**
—氯化	—chloride	T50.6	X44.-	X64.-	Y14.-	Y57.2
解热药 NEC	**Antipyretic NEC**	**T39.8**	**X40.-**	**X60.-**	**Y10.-**	**Y45.8**
戒酒硫 - 现译名 双硫仑	**Disulfiram**	**T50.6**	**X44.-**	**X64.-**	**Y14.-**	**Y57.3**
芥子(催吐药)	**Mustard (emetic)**	**T47.7**	**X44.-**	**X64.-**	**Y14.-**	**Y53.7**
—黑色	—black	T47.7	X44.-	X64.-	Y14.-	Y53.7
芥子气[二氯二乙硫醚]，非战争中	**Dichloroethyl sulfide, not in war**	**T59.8**	**X47.-**	**X67.-**	**Y17.-**	
金	**Gold**					
—胶体(^{198}金)	—colloidal (^{198}Au)	T45.1	X44.-	X64.-	Y14.-	Y43.3
—盐	—salts	T39.4	X40.-	X60.-	Y10.-	Y45.4
金胺	**Auramine**	**T65.8**	**X49.-**	**X69.-**	**Y19.-**	
金刚烷胺(抗震颤麻痹药)	**Amantadine**	**T42.8**	**X41.-**	**X61.-**	**Y11.-**	**Y46.7**

品名		中毒 第19章	意外	故意自害	意图不确定的	在治疗中使用的有害效应
金刚乙胺(抗病毒药)	**Rimantadine**	**T37.5**	**X44.-**	**X64.-**	**Y14.-**	**Y41.5**
金链花(籽)	**Laburnum (seeds)**	**T62.2**	**X49.-**	**X69.-**	**Y19.-**	
金硫醋苯胺(抗炎镇痛药)	**Aurothioglycanide**	**T39.4**	**X40.-**	**X60.-**	**Y10.-**	**Y45.4**
金硫丁二钠	**Aurothiomalate sodium**	**T39.4**	**X40.-**	**X60.-**	**Y10.-**	**Y45.4**
金硫葡糖(抗炎镇痛药)	**Aurothioglucose**	**T39.4**	**X40.-**	**X60.-**	**Y10.-**	**Y45.4**
金霉素(氯四环素)	**Chlortetracycline**	**T36.4**	**X44.-**	**X64.-**	**Y14.-**	**Y40.4**
金诺芬(抗关节炎药)	**Auranofin**	**T39.4**	**X40.-**	**X60.-**	**Y10.-**	**Y45.4**
金雀花碱 - 现译名 司巴丁	**Sparteine**	**T48.0**	**X44.-**	**X64.-**	**Y14.-**	**Y55.0**
金属(重的)(非药用)	**Metals (heavy)(nonmedicinal)**	**T56.9**	**X49.-**	**X69.-**	**Y19.-**	
一特指的 NEC	—specified NEC	T56.8	X49.-	X69.-	Y19.-	
精氨酸(氨基酸类)	**Arginine**	**T50.9**	**X44.-**	**X64.-**	**Y14.-**	**Y57.1**
一谷氨酸盐	—glutamate	T50.9	X44.-	X64.-	Y14.-	Y57.1
精蛋白硫酸盐 - 现译名 硫酸鱼精蛋白	**Protamine sulfate**	**T45.7**	**X44.-**	**X64.-**	**Y14.-**	**Y44.3**
精神安定药 NEC	**Neuroleptic drug NEC**	**T43.5**	**X41.-**	**X61.-**	**Y11.-**	**Y49.5**
一丁酰苯	—butyrophenone	T43.4	X41.-	X61.-	Y11.-	Y49.4
一吩噻嗪	—phenothiazine	T43.3	X41.-	X61.-	Y11.-	Y49.3
一噻吨[硫蒽]	—thioxanthene	T43.4	X41.-	X61.-	Y11.-	Y49.4
精神疗法药 NEC	**Psychotherapeutic drug NEC**	**T43.9**	**X41.-**	**X61.-**	**Y11.-**	**Y49.9**
精神迷幻药 NEC	**Psychodysleptic drug NEC**	**T40.9**	**X42.-**	**X62.-**	**Y12.-**	**Y49.6**
精神兴奋药 NEC	**Psychostimulant NEC**	**T43.6**	**X41.-**	**X61.-**	**Y11.-**	**Y49.7**
精神药物 NEC	**Psychotropic drug NEC**	**T43.9**	**X41.-**	**X61.-**	**Y11.-**	**Y49.9**
一特指的 NEC	—specified NEC	T43.8	X41.-	X61.-	Y11.-	Y49.8
肼[联胺]	**Hydrazine**	**T54.1**	**X49.-**	**X69.-**	**Y19.-**	
一单胺氧化酶抑制剂	—monoamine oxidase inhibitors	T43.1	X41.-	X61.-	Y11.-	Y49.1
肼苯哒嗪 - 现译名 肼屈嗪	**Hydralazine**	**T46.5**	**X44.-**	**X64.-**	**Y14.-**	**Y52.5**
肼屈嗪[肼苯哒嗪](降压药)	**Hydralazine**	**T46.5**	**X44.-**	**X64.-**	**Y14.-**	**Y52.5**
净司他丁(抗肿瘤药)	**Zinostatin**	**T45.1**	**X44.-**	**X64.-**	**Y14.-**	**Y43.3**
静脉机能不全 - 现译名 脂质体-前列地尔	**Lipo-alprostadil**	**T46.7**	**X44.-**	**X64.-**	**Y14.-**	**Y52.7**
静脉内的	**Intravenous**					
一氨基酸	—amino acids	T50.9	X44.-	X64.-	Y14.-	Y57.8
一脂混悬液	—fat suspension	T50.9	X44.-	X64.-	Y14.-	Y57.8
静脉硬化药 NEC	**Venous sclerosing drug NEC**	**T46.8**	**X44.-**	**X64.-**	**Y14.-**	**Y52.8**
酒精[酊剂](中性的) NEC	**Spirit(s) (neutral), Alcohol, Grain alcohol, NEC**	**T51.0**	**X45.-**	**X65.-**	**Y15.-**	
一工业用	—industrial	T51.0	X45.-	X65.-	Y15.-	
一外科用	—surgical	T51.0	X45.-	X65.-	Y15.-	
一盐的 - 见 盐酸	—of salt - see Hydrochloric acid					
酒石酸(药用辅料)	**Tartaric acid**	**T65.8**	**X49.-**	**X69.-**	**Y19.-**	
酒石酸，轻泻药	**Tartrate, laxative**	**T47.4**	**X44.-**	**X64.-**	**Y14.-**	**Y53.4**
一耳、鼻或咽喉	—ear, nose or throat	T49.6	X44.-	X64.-	Y14.-	Y56.6
一皮	—skin	T49.4	X44.-	X64.-	Y14.-	Y56.4
一特指的 NEC	—specified NEC	T49.8	X44.-	X64.-	Y14.-	Y56.8
一眼	—eye	T49.5	X44.-	X64.-	Y14.-	Y56.5
酒石酸长春瑞滨(抗肿瘤药)	**Vinorelbine tartrate**	**T45.1**	**X44.-**	**X64.-**	**Y14.-**	**Y43.3**

品名		中毒				在治疗中使用的有害效应
		第19章	意外	故意自害	意图不确定的	
酒石酸喷托铵(降压药)	Pentolonium tartrate	T44.2	X43.-	X63.-	Y13.-	Y51.2
酒石酸锑钾[吐酒石](抗血吸虫药)	Tartar emetic	T37.8	X44.-	X64.-	Y14.-	Y41.8
酒石酸戊双吡铵(降血压药)	Pentapyrrolidinium (bitartrate)	T44.2	X43.-	X63.-	Y13.-	Y51.2
局部作用药 NEC	Local action drug NEC	T49.8	X44.-	X64.-	Y14.-	Y56.8
局部皮肤作用药 NEC	Topical action drug NEC	T49.9	X44.-	X64.-	Y14.-	Y56.9
桔皮苷 - 现译名 橙皮苷	Hesperidin	T46.9	X44.-	X64.-	Y14.-	Y52.9
菊糖[土木香粉]	Inulin	T50.8	X44.-	X64.-	Y14.-	Y57.6
枸橼酸 - 现译名 柠檬酸	Citric acid	T47.5	X44.-	X64.-	Y14.-	Y53.5
枸橼酸镓(诊断用药)	Gallium citrate	T50.9	X44.-	X64.-	Y14.-	Y54.7
聚氨(基)乙醇烷基硫酸盐	Polyethanolamine alkyl sulfate	T49.2	X44.-	X64.-	Y14.-	Y56.2
聚桂醇	Polidocanol	T46.8	X44.-	X64.-	Y14.-	Y52.8
聚卡波非(导泻药)	Polycarbophil	T47.4	X44.-	X64.-	Y14.-	Y53.4
聚磷酸雌二醇(雌激素类)	Polyestradiol phosphate	T38.5	X44.-	X64.-	Y14.-	Y42.5
聚马醚铁(治缺铁性贫血药)	Ferropolimaler	T45.4	X44.-	X64.-	Y14.-	Y44.0
聚明胶肽(血容量补充药)	Polygeline	T45.8	X44.-	X64.-	Y14.-	Y44.7
聚诺昔林(抗真菌药)	Polynoxylin	T49.0	X44.-	X64.-	Y14.-	Y56.0
聚四氟乙烯(吸入)	Polytetrafluoroethylene (inhaled)	T59.8	X47.-	X67.-	Y17.-	
聚维酮[聚乙烯吡咯酮](血容量补充药)	Povidone, Polyvidone	T45.8	X44.-	X64.-	Y14.-	Y44.7
一碘(消毒防腐剂)	一iodine	T49.0	X44.-	X64.-	Y14.-	Y56.0
聚西托醇(用药辅料)	Cetomacrogol	T50.9	X44.-	X64.-	Y14.-	Y57.4
聚乙二醇(药用辅料)	Macrogol	T50.9	X44.-	X64.-	Y14.-	Y57.4
聚乙烯吡咯酮 - 现译名 聚维酮	Polyvinylpyrrolidone, PVP	T45.8	X44.-	X64.-	Y14.-	Y44.7
聚乙烯粘剂	Polyethylene adhesive	T49.3	X44.-	X64.-	Y14.-	Y56.3
卷曲霉素(抗生素)	Capreomycin	T36.8	X44.-	X64.-	Y14.-	Y40.8

K

品名		中毒				在治疗中使用的有害效应
		第19章	意外	故意自害	意图不确定的	
咖啡	Coffee	T62.8	X49.-	X69.-	Y19.-	
咖啡因(利尿剂，中枢兴奋药)	Caffeine	T43.6	X41.-	X61.-	Y11.-	Y50.2
卡巴胆碱[碳酰胆碱](拟胆碱药)	Carbachol	T44.1	X43.-	X63.-	Y13.-	Y51.1
卡巴克络(水杨酸盐)(磺化钠)	Carbazochrome (salicylate) (sodium sulfonate)	T49.4	X44.-	X64.-	Y14.-	Y56.4
卡巴立[甲氨甲酸萘酯](杀虫药)	Carbaril, Carbaryl	T60.0	X48.-	X68.-	Y18.-	
卡巴明树脂[羧丙烯胺](离子交换树脂)	Carbacrylamine (resin)	T50.3	X44.-	X64.-	Y14.-	Y54.6
卡巴匹林钙(解热镇痛药)	Carbasalate calcium	T39.0	X40.-	X60.-	Y10.-	Y45.1
卡巴胂[对脲基苯胂酸](抗阿米巴药)	Carbarsone	T37.3	X44.-	X64.-	Y14.-	Y41.3
卡比多巴(伴有左旋多巴)	Carbidopa (with levodopa)	T42.8	X41.-	X61.-	Y11.-	Y46.7
卡比芬(镇痛药)	Carbiphene	T39.8	X40.-	X60.-	Y10.-	Y45.8
卡比马唑[甲亢平]	Carbimazole	T38.2	X44.-	X64.-	Y14.-	Y42.2
卡比米嗪 - 现译名 卡匹帕明	Carpipramine	T42.4	X41.-	X61.-	Y11.-	Y47.1
卡比沙明(抗组胺药)	Carbinoxamine	T45.0	X44.-	X64.-	Y14.-	Y43.0
卡必醇	Carbitol	T52.3	X46.-	X66.-	Y16.-	
卡波醌(抗肿瘤药)	Carboquone	T45.1	X44.-	X64.-	Y14.-	Y43.3
卡波硫磷 - 现译名 三硫磷	Carbophenothion	T60.0	X48.-	X68.-	Y18.-	
卡波罗孟[延通心](抗心绞痛药)	Carbocromen	T46.3	X44.-	X64.-	Y14.-	Y52.3
卡铂(抗肿瘤药)	Carboplatin	T45.1	X44.-	X64.-	Y14.-	Y43.3
卡布特罗(支气管扩张药)	Carbuterol	T48.6	X44.-	X64.-	Y14.-	Y55.6
卡氮芥 - 现译名 卡莫司汀	Carmustine, BCNU	T45.1	X44.-	X64.-	Y14.-	Y43.3
卡地阿唑 - 现译名 戊四氮	Leptazol, Pentylenetetrazole	T50.7	X44.-	X64.-	Y14.-	Y50.0
卡地姆碘(外科用药)	Cadexomer iodine	T49.0	X44.-	X64.-	Y14.-	Y56.0
卡非西林[羧苄青霉素苯酯](抗生素)	Carfecillin	T36.0	X44.-	X64.-	Y14.-	Y40.0
卡奋乃静(抗精神病药)	Carfenazine	T43.3	X41.-	X61.-	Y11.-	Y49.3
卡介菌(菌苗)	BCG (vaccine)	T50.9	X44.-	X64.-	Y14.-	Y58.0
卡可基[四甲二胂][二甲胂酸]	Cacodyl, cacodylic acid	T57.0	X48.-	X68.-	Y18.-	
卡拉洛尔(β受体阻滞药)	Carazolol	T44.7	X43.-	X63.-	Y13.-	Y51.7
卡拉美芬[咳美芬](抗震颤麻痹药)	Caramiphen	T44.3	X43.-	X63.-	Y13.-	Y51.3
卡立普多[肌安宁](安定药)	Carisoprodol	T42.8	X41.-	X61.-	Y11.-	Y46.8
卡鲁睾酮(抗肿瘤药)	Calusterone	T38.7	X44.-	X64.-	Y14.-	Y42.7
卡洛芬(抗炎镇痛药)	Carprofen	T39.3	X40.-	X60.-	Y10.-	Y45.3
卡马西泮(安定药，抗抑郁药)	Camazepam	T42.4	X41.-	X61.-	Y11.-	Y47.1
卡马西平(镇癫痫，镇痛药)	Carbamazepine	T42.1	X41.-	X61.-	Y11.-	Y46.4
卡麦角林(催乳素抑制药)	Cabergoline	T42.8	X41.-	X61.-	Y11.-	Y46.7
卡米罗芬(解痉药)	Camylofin	T44.3	X43.-	X63.-	Y13.-	Y51.3
卡莫氟(抗肿瘤药)	Carmofur	T45.1	X44.-	X64.-	Y14.-	Y43.1
卡莫司汀[卡氮芥][亚硝脲氮芥]	Carmustine, BCNU	T45.1	X44.-	X64.-	Y14.-	Y43.3
卡那霉素(抗生素)	Kanamycin	T36.5	X44.-	X64.-	Y14.-	Y40.5
卡那霉素 B (抗生素)	Bekanamycin	T36.5	X44.-	X64.-	Y14.-	Y40.5
卡匹帕明[卡比米嗪](抗抑郁药)	Carpipramine	T42.4	X41.-	X61.-	Y11.-	Y47.1
卡普氯铵(抗胆碱药)	Carpronium chloride	T44.3	X43.-	X63.-	Y13.-	Y51.3

品名		中毒				在治疗中使用的有害效应
		第19章	意外	故意自害	意图不确定的	
卡前列素[甲基前列腺素 $E_{2\alpha}$]	**Carboprost**	**T48.0**	**X44.-**	**X64.-**	**Y14.-**	**Y55.0**
卡屈嗪(降压药)	**Cadralazine**	**T46.5**	**X44.-**	**X64.-**	**Y14.-**	**Y52.5**
卡塔叶(阿拉伯茶树叶)	**Catha (tea), Khat**	**T43.6**	**X41.-**	**X61.-**	**Y11.-**	**Y49.7**
卡替洛尔(β受体阻滞药)	**Carteolol**	**T44.7**	**X43.-**	**X63.-**	**Y13.-**	**Y51.7**
卡托普利[巯甲丙脯酸](降压药)	**Captopril**	**T46.4**	**X44.-**	**X64.-**	**Y14.-**	**Y52.4**
卡溴脲[二乙溴乙酰脲](镇静催眠药)	**Carbromal**	**T42.6**	**X41.-**	**X61.-**	**Y11.-**	**Y47.4**
卡茚西林[羧茚青霉素](抗生素)	**Carindacillin**	**T36.0**	**X44.-**	**X64.-**	**Y14.-**	**Y40.0**
凯布宗(抗炎镇痛药)	**Kebuzone, Ketazon**	**T39.2**	**X40.-**	**X60.-**	**Y10.-**	**Y45.8**
凯林(血管扩张药)	**Khellin**	**T46.3**	**X44.-**	**X64.-**	**Y14.-**	**Y52.3**
凯林苷(血管扩张药)	**Khelloside**	**T46.3**	**X44.-**	**X64.-**	**Y14.-**	**Y52.3**
凯他唑仑(安定药)	**Ketazolam**	**T42.4**	**X41.-**	**X61.-**	**Y11.-**	**Y47.1**
凯托米酮(镇痛药)	**Ketobemidone**	**T40.4**	**X42.-**	**X62.-**	**Y12.-**	**Y45.0**
坎利酸(醛甾酮拮抗药)	**Canrenoic acid**	**T50.0**	**X44.-**	**X64.-**	**Y14.-**	**Y54.1**
坎利酮[烯睾丙内酯](醛甾酮拮抗药)	**Canrenone**	**T50.0**	**X44.-**	**X64.-**	**Y14.-**	**Y54.1**
糠(小麦)	**Bran (wheat)**	**T47.4**	**X44.-**	**X64.-**	**Y14.-**	**Y53.4**
糠醛	**Furfural**	**T52.8**	**X46.-**	**X66.-**	**Y16.-**	
抗(胃肠)气胀药	**Antiflatulent**	**T47.5**	**X44.-**	**X64.-**	**Y14.-**	**Y53.5**
抗白喉血清	**Antidiphtheria serum**	**T50.9**	**X44.-**	**X64.-**	**Y14.-**	**Y59.3**
抗爆剂(四乙铅)	**Antiknock (tetraethyl lead)**	**T56.0**	**X49.-**	**X69.-**	**Y19.-**	
抗鞭虫药	**Antiwhipworm drug**	**T37.4**	**X44.-**	**X64.-**	**Y14.-**	**Y41.4**
抗扁蠕虫药	**Antiplatyhelminthic drug**	**T37.4**	**X44.-**	**X64.-**	**Y14.-**	**Y41.4**
抗病毒药 NEC	**Antiviral drug NEC**	**T37.5**	**X44.-**	**X64.-**	**Y14.-**	**Y41.5**
一眼	—eye	T49.5	X44.-	X64.-	Y14.-	Y56.5
抗雌激素药 NEC	**Antiestrogen NEC**	**T38.6**	**X44.-**	**X64.-**	**Y14.-**	**Y42.6**
抗促性腺激素 NEC	**Antigonadotrophin NEC**	**T38.6**	**X44.-**	**X64.-**	**Y14.-**	**Y42.6**
抗代谢药	**Antimetabolite**	**T45.1**	**X44.-**	**X64.-**	**Y14.-**	**Y43.1**
抗胆碱能药 NEC	**Anticholinergic NEC**	**T44.3**	**X43.-**	**X63.-**	**Y13.-**	**Y51.3**
抗胆碱酯酶药	**Anticholinesterase**	**T44.0**	**X43.-**	**X63.-**	**Y13.-**	**Y51.0**
一有机磷	—organophosphorus	T44.0	X43.-	X63.-	Y13.-	Y51.0
抗胆甾醇血药 NEC	**Anticholesterolemic drug NEC**	**T46.6**	**X44.-**	**X64.-**	**Y14.-**	**Y52.6**
抗癫痫药	**Antiepileptic**	**T42.7**	**X41.-**	**X61.-**	**Y11.-**	**Y46.6**
一混合的 NEC	—mixed NEC	T42.5	X41.-	X61.-	Y11.-	Y46.6
一特指的 NEC	—specified NEC	T42.6	X41.-	X61.-	Y11.-	Y46.6
抗动脉硬化药	**Antiarteriosclerotic drug**	**T46.6**	**X44.-**	**X64.-**	**Y14.-**	**Y52.6**
抗毒素	**Antitoxin**					
一白喉	—diphtheria	T50.9	X44.-	X64.-	Y14.-	Y59.3
一破伤风	—tetanus	T50.9	X44.-	X64.-	Y14.-	Y59.3
一气性坏疽	—gas gangrene	T50.9	X44.-	X64.-	Y14.-	Y59.3
抗毒蕈碱药 NEC	**Antimuscarinic NEC**	**T44.3**	**X43.-**	**X63.-**	**Y13.-**	**Y51.3**
抗分枝杆菌药 NEC	**Antimycobacterial drug NEC**	**T37.1**	**X44.-**	**X64.-**	**Y14.-**	**Y41.1**
一复合	—combination	T37.1	X44.-	X64.-	Y14.-	Y41.1
抗风湿药 NEC	**Antirheumatic NEC**	**T39.4**	**X40.-**	**X60.-**	**Y10.-**	**Y45.4**
抗干眼醇 - 现译名 维生素 A	**Axerophthol**	**T45.2**	**X44.-**	**X64.-**	**Y14.-**	**Y57.7**
抗肝素药	**Antiheparin drug**	**T45.7**	**X44.-**	**X64.-**	**Y14.-**	**Y44.3**
抗感冒药 NEC	**Anti-common-cold drug NEC**	**T48.5**	**X44.-**	**X64.-**	**Y14.-**	**Y55.5**

品名		中毒 第19章	意外	故意自害	意图不确定的	在治疗中使用的有害效应
抗感染药 NEC	**Anti-infective NEC**	**T37.9**	**X44.-**	**X64.-**	**Y14.-**	**Y41.9**
一铋剂，局部的	—bismuth, local	T49.0	X44.-	X64.-	Y14.-	Y56.0
一耳鼻喉	—ENT	T49.6	X44.-	X64.-	Y14.-	Y56.6
一混合的	—mixed	T37.9	X44.-	X64.-	Y14.-	Y41.9
一局部的 NEC	—local NEC	T49.0	X44.-	X64.-	Y14.-	Y56.0
一一特指的 NEC	——specified NEC	T49.0	X44.-	X64.-	Y14.-	Y56.0
一眼 NEC	—eye NEC	T49.5	X44.-	X64.-	Y14.-	Y56.5
抗高血脂药	**Antihyperlipidemic drug**	**T46.6**	**X44.-**	**X64.-**	**Y14.-**	**Y52.6**
抗高血压药 NEC	**Antihypertensive drug NEC**	**T46.5**	**X44.-**	**X64.-**	**Y14.-**	**Y52.5**
抗钩虫药	**Antihookworm drug**	**T37.4**	**X44.-**	**X64.-**	**Y14.-**	**Y41.4**
抗过敏药 NEC	**Antiallergic NEC**	**T45.0**	**X44.-**	**X64.-**	**Y14.-**	**Y43.0**
抗坏血酸[维生素 C]	**Ascorbic acid**	**T45.2**	**X44.-**	**X64.-**	**Y14.-**	**Y57.7**
抗幻觉剂	**Antihallucinogen**	**T43.5**	**X41.-**	**X61.-**	**Y11.-**	**Y49.5**
抗寄生虫药，全身性	**Antiparasitic drug, systemic**	**T37.9**	**X44.-**	**X64.-**	**Y14.-**	**Y41.9**
一局部 NEC	—local NEC	T49.0	X44.-	X64.-	Y14.-	Y56.0
一特指的 NEC	—specified NEC	T37.8	X40.-	X60.-	Y10.-	Y41.8
抗甲状腺药 NEC	**Antithyroid drug NEC**	**T38.2**	**X44.-**	**X64.-**	**Y14.-**	**Y42.2**
抗焦虑药 NEC	**Antianxiety drug NEC**	**T43.5**	**X41.-**	**X61.-**	**Y11.-**	**Y49.5**
抗惊厥药 NEC	**Anticonvulsant NEC**	**T42.6**	**X41.-**	**X61.-**	**Y11.-**	**Y46.6**
一巴比妥	—barbiturate	T42.3	X41.-	X61.-	Y11.-	Y47.0
一催眠药 NEC	—hypnotic NEC	T42.6	X41.-	X61.-	Y11.-	Y47.8
一复合(伴有巴比妥)	—combination (with barbiturate)	T42.3	X41.-	X61.-	Y11.-	Y47.0
一琥珀酰亚胺[丁二酰亚胺]	—succinimide	T42.2	X41.-	X61.-	Y11.-	Y46.0
一嘧啶二酮	—pyrimidinedione	T42.6	X41.-	X61.-	Y11.-	Y46.6
一脱氧巴比妥类	—deoxybarbiturates	T42.3	X41.-	X61.-	Y11.-	Y46.3
一噁唑烷二酮	—oxazolidinedione	T42.2	X41.-	X61.-	Y11.-	Y46.1
一乙内酰脲[海因]	—hydantoin	T42.0	X41.-	X61.-	Y11.-	Y46.2
抗精神病药 NEC	**Antipsychotic drug NEC**	**T43.5**	**X41.-**	**X61.-**	**Y11.-**	**Y49.5**
一吩噻嗪	—phenothiazine	T43.3	X41.-	X61.-	Y11.-	Y49.3
抗静脉曲张药	**Antivaricose drug**	**T46.8**	**X44.-**	**X64.-**	**Y14.-**	**Y52.8**
抗菌素 NEC - 现译名 抗生素	**Antibiotic NEC**	**T36.9**	**X44.-**	**X64.-**	**Y14.-**	**Y40.9**
抗狂犬病超免疫血清	**Antirabies hyperimmune serum**	**T50.9**	**X44.-**	**X64.-**	**Y14.-**	**Y59.3**
抗利尿激素	**Antidiuretic hormone**	**T38.8**	**X44.-**	**X64.-**	**Y14.-**	**Y42.8**
抗毛滴虫药	**Antitrichomonal drug**	**T37.3**	**X44.-**	**X64.-**	**Y14.-**	**Y41.3**
抗真菌药	**Antifungal**					
一非药用（喷雾）	—nonmedicinal (spray)	T60.3	X48.-	X68.-	Y18.-	
一抗感染药 NEC	—anti-infective NEC	T37.9	X44.-	X64.-	Y14.-	Y41.9
一抗生素(全身性)	—antibiotic (systemic)	T36.7	X44.-	X64.-	Y14.-	Y40.7
一消毒剂，局部	—disinfectant, local	T49.0	X44.-	X64.-	Y14.-	Y56.0
抗(人)免疫球蛋白 D	**Anti-D immunoglobulin (human)**	**T50.9**	**X44.-**	**X64.-**	**Y14.-**	**Y59.3**
抗敏安 - 现译名 多西拉敏	**Doxylamine**	**T45.0**	**X44.-**	**X64.-**	**Y14.-**	**Y43.0**
抗尿钾排泄药	**Antikaliuretic**	**T50.3**	**X44.-**	**X64.-**	**Y14.-**	**Y54.6**
抗凝血药 NEC	**Anticoagulant NEC**	**T45.5**	**X44.-**	**X64.-**	**Y14.-**	**Y44.2**
一拮抗药	—antagonist	T45.7	X44.-	X64.-	Y14.-	Y44.3

品名		中毒				在治疗中使用的有害效应
		第19章	意外	故意自害	意图不确定的	
抗疟药	**Antimalarial**	**T37.2**	**X44.-**	**X64.-**	**Y14.-**	**Y41.2**
一嘧啶衍生物	—pyrimidine derivative	T37.2	X44.-	X64.-	Y14.-	Y41.2
一预防用药 NEC	—prophylactic NEC	T37.2	X44.-	X64.-	Y14.-	Y41.2
抗帕金森病药 NEC	**Antiparkinsonism drug NEC**	**T42.8**	**X41.-**	**X61.-**	**Y11.-**	**Y46.7**
抗贫血(药)(制剂)	**Anti-anemic (drug) (preparation)**	**T45.8**	**X44.-**	**X64.-**	**Y14.-**	**Y44.9**
抗破伤风免疫球蛋白	**Antitetanus immunoglobulin**	**T50.9**	**X44.-**	**X64.-**	**Y14.-**	**Y59.3**
抗强直药 NEC	**Antirigidity drug NEC**	**T42.8**	**X41.-**	**X61.-**	**Y11.-**	**Y46.8**
抗人体淋巴细胞球蛋白	**AHLG, Anti-human lymphocytic globulin**	**T50.9**	**X44.-**	**X64.-**	**Y14.-**	**Y59.3**
抗蛇毒素(血清)	**Antivenin, antivenom (sera)**	**T50.9**	**X44.-**	**X64.-**	**Y14.-**	**Y59.3**
一响尾蛇毒素	—crotaline	T50.9	X44.-	X64.-	Y14.-	Y59.3
一蜘蛛咬伤	—spider bite	T50.9	X44.-	X64.-	Y14.-	Y59.3
抗神经炎素 – 现译名 维生素 B_1	**Aneurine**	**T45.2**	**X44.-**	**X64.-**	**Y14.-**	**Y57.7**
抗肾上腺素药 NEC	**Antiadrenergic NEC**	**T44.8**	**X43.-**	**X63.-**	**Y13.-**	**Y51.8**
抗生素[抗菌素] NEC	**Antibiotic NEC**	**T36.9**	**X44.-**	**X64.-**	**Y14.-**	**Y40.9**
一β-内酰胺 NEC	—beta-lactam NEC	T36.1	X44.-	X64.-	Y14.-	Y40.1
一氨基糖苷类	—aminoglycoside	T36.5	X44.-	X64.-	Y14.-	Y40.5
一肠道	—intestinal	T36.8	X44.-	X64.-	Y14.-	Y40.8
一多肽	—polypeptide	T36.8	X44.-	X64.-	Y14.-	Y40.8
一耳鼻喉	—ENT	T49.6	X44.-	X64.-	Y14.-	Y56.6
一局部	—local	T49.0	X44.-	X64.-	Y14.-	Y56.0
一抗癌	—anticancer	T45.1	X44.-	X64.-	Y14.-	Y43.3
一抗真菌	—antifungal	T36.7	X44.-	X64.-	Y14.-	Y40.7
一抗肿瘤	—antineoplastic	T45.1	X44.-	X64.-	Y14.-	Y43.3
一杀真菌(局部)	—fungicidal (local)	T49.0	X44.-	X64.-	Y14.-	Y56.0
一特指的 NEC	—specified NEC	T36.8	X44.-	X64.-	Y14.-	Y40.8
一咽喉	—throat	T49.6	X44.-	X64.-	Y14.-	Y56.6
一眼	—eye	T49.5	X44.-	X64.-	Y14.-	Y56.5
抗丝虫药	**Antifilarial drug**	**T37.4**	**X44.-**	**X64.-**	**Y14.-**	**Y41.4**
抗酸药 NEC	**Antacid NEC**	**T47.1**	**X44.-**	**X64.-**	**Y14.-**	**Y53.1**
抗糖尿病药 NEC	**Antidiabetic NEC**	**T38.3**	**X44.-**	**X64.-**	**Y14.-**	**Y42.3**
一复合的	—combined	T38.3	X44.-	X64.-	Y14.-	Y42.3
一磺酰脲	—sulfonylurea	T38.3	X44.-	X64.-	Y14.-	Y42.3
一双胍	—biguanide	T38.3	X44.-	X64.-	Y14.-	Y42.3
一一和磺酰基复合的	——and sulfonyl combined	T38.3	X44.-	X64.-	Y14.-	Y42.3
抗绦虫药	**Antitapeworm drug**	**T37.4**	**X44.-**	**X64.-**	**Y14.-**	**Y41.4**
抗胃液分泌药 NEC	**Anti-gastric-secretion drug NEC**	**T47.1**	**X44.-**	**X64.-**	**Y14.-**	**Y53.1**
抗纤维蛋白溶解药	**Antifibrinolytic drug**	**T45.6**	**X44.-**	**X64.-**	**Y14.-**	**Y44.3**
抗线虫药	**Antinematode drug**	**T37.4**	**X44.-**	**X64.-**	**Y14.-**	**Y41.4**
抗蝎毒素血清	**Antiscorpion sera**	**T50.9**	**X44.-**	**X64.-**	**Y14.-**	**Y59.3**
抗心律失常药	**Antidysrhythmic NEC**	**T46.2**	**X44.-**	**X64.-**	**Y14.-**	**Y52.2**
抗雄激素 NEC	**Antiandrogen NEC**	**T38.6**	**X44.-**	**X64.-**	**Y14.-**	**Y42.6**
抗眩晕药	**Antivertigo drug**	**T45.0**	**X44.-**	**X64.-**	**Y14.-**	**Y43.0**
抗血吸虫药	**Antischistosomal drug**	**T37.4**	**X44.-**	**X64.-**	**Y14.-**	**Y41.4**
抗血友病药	**Antihemophilic**					
一成分	—fraction	T45.8	X44.-	X64.-	Y14.-	Y44.6
一浓缩球蛋白	—globulin concentrate	T45.7	X44.-	X64.-	Y14.-	Y44.3

品名		中毒 第19章	意外	故意自害	意图不确定的	在治疗中使用的有害效应
抗血友病药——*续前页*	**Antihemophilic**——*continued*					
一人血浆	一human plasma	T45.8	X44.-	X64.-	Y14.-	Y44.6
一血浆，干的	一plasma, dried	T45.7	X44.-	X64.-	Y14.-	Y44.3
一因子	一factor	T45.8	X44.-	X64.-	Y14.-	Y44.6
抗炎药 NEC	**Anti-inflammatory drug, NEC**	**T39.3**	**X40.-**	**X60.-**	**Y10.-**	**Y45.9**
一非甾体类 NEC	一nonsteroidal NEC	T39.3	X40.-	X60.-	Y10.-	Y45.3
一局部	一local	T49.0	X44.-	X64.-	Y14.-	Y56.0
一特指的 NEC	一specified NEC	T39.3	X40.-	X60.-	Y10.-	Y45.8
抗抑制药 NEC	**Antidepressant NEC**	**T43.2**	**X41.-**	**X61.-**	**Y11.-**	**Y49.2**
一三环或四环	一tricyclic or tetracyclic	T43.0	X41.-	X61.-	Y11.-	Y49.0
一三唑吡啶	一triazolpyridine	T43.2	X41.-	X61.-	Y11.-	Y49.2
一单胺氧化酶抑制剂	一monoamine-oxidase-inhibitor	T43.1	X41.-	X61.-	Y11.-	Y49.1
抗有丝分裂剂	**Antimitotic agent**	**T45.1**	**X44.-**	**X64.-**	**Y14.-**	**Y43.3**
抗原生动物药 NEC	**Antiprotozoal drug NEC**	**T37.3**	**X44.-**	**X64.-**	**Y14.-**	**Y41.3**
一局部	一local	T49.0	X44.-	X64.-	Y14.-	Y56.0
抗脂肪肝药 NEC	**Lipotropic drug NEC**	**T50.9**	**X44.-**	**X64.-**	**Y14.-**	**Y57.1**
抗脂血症药 NEC	**Antilipemic drug NEC**	**T46.6**	**X44.-**	**X64.-**	**Y14.-**	**Y52.6**
抗肿瘤药 NEC	**Antineoplastic NEC**	**T45.1**	**X44.-**	**X64.-**	**Y14.-**	**Y43.3**
一复合	一combination	T45.1	X44.-	X64.-	Y14.-	Y43.3
一一雌激素	一一estrogen	T38.5	X44.-	X64.-	Y14.-	Y42.5
一类固醇	一steroid	T38.7	X44.-	X64.-	Y14.-	Y42.7
一生物碱的	一alkaloidal	T45.1	X44.-	X64.-	Y14.-	Y43.2
考来替泼(降血脂药)	**Colestipol**	**T46.6**	**X44.-**	**X64.-**	**Y14.-**	**Y52.6**
考来烯胺[消胆胺](树脂)(降血脂药)	**Cholestyramine, Colestyramine (resin)**	**T46.6**	**X44.-**	**X64.-**	**Y14.-**	**Y52.6**
柯桠素	**Chrysarobin**	**T49.4**	**X44.-**	**X64.-**	**Y14.-**	**Y56.4**
咳必清 - 现译名 喷托维林	**Carbetapentane,**	**T48.3**	**X44.-**	**X64.-**	**Y14.-**	**Y55.3**
咳美芬 – 现译名 卡拉美芬	**Caramiphen**	**T44.3**	**X43.-**	**X63.-**	**Y13.-**	**Y51.3**
咳嗽合剂(糖浆)	**Cough mixture (syrup)**	**T48.4**	**X44.-**	**X64.-**	**Y14.-**	**Y55.4**
可巴君[异肾上腺素](血管收缩药)	**Levonordefrin, Corbadrine**	**T49.6**	**X44.-**	**X64.-**	**Y14.-**	**Y56.6**
可待因[甲基吗啡]	**Codeine, Methylmorphine**	**T40.2**	**X42.-**	**X62.-**	**Y12.-**	**Y45.0**
可的伐唑(肾上腺皮质激素类)	**Cortivazol**	**T38.0**	**X44.-**	**X64.-**	**Y14.-**	**Y42.0**
可的松(醋酸盐)	**Cortisone (acetate)**	**T38.0**	**X44.-**	**X64.-**	**Y14.-**	**Y42.0**
可的索 - 现译名 氢化可的松	**Cortisol**	**T49.0**	**X44.-**	**X64.-**	**Y14.-**	**Y56.0**
可卡因	**Cocaine**	**T40.5**	**X42.-**	**X62.-**	**Y12.-**	**Y48.3**
可可碱(利尿剂)(钙水杨酸盐)	**Theobromine (calcium salicylate)**	**T48.6**	**X44.-**	**X64.-**	**Y14.-**	**Y55.6**
一钠水杨酸盐	一sodium salicylate	T48.6	X44.-	X64.-	Y14.-	Y55.6
可乐定(降压药)	**Clonidine**	**T46.5**	**X44.-**	**X64.-**	**Y14.-**	**Y52.5**
可利迈仙[粘杆菌素]	**Colimycin**	**T36.8**	**X44.-**	**X64.-**	**Y14.-**	**Y40.8**
克菌丹(杀菌药)	**Captan**	**T60.3**	**X48.-**	**X68.-**	**Y18.-**	
克菌定 - 现译名 地喹氯铵	**Dequalinium chloride**	**T49.0**	**X44.-**	**X64.-**	**Y14.-**	**Y56.0**
克拉维酸[棒酸](抗生素)	**Clavulanic acid**	**T36.1**	**X44.-**	**X64.-**	**Y14.-**	**Y40.1**
克来范(含氯农用杀虫药)	**Kelevan**	**T60.1**	**X48.-**	**X68.-**	**Y18.-**	
克立法胺(抗阿米巴药)	**Clefamide**	**T37.3**	**X44.-**	**X64.-**	**Y14.-**	**Y41.3**
克立马丁 - 现译名 氯马斯汀	**Clemastine**	**T45.0**	**X44.-**	**X64.-**	**Y14.-**	**Y43.0**
克立咪唑(抗组胺药)	**Clemizole**	**T45.0**	**X44.-**	**X64.-**	**Y14.-**	**Y43.0**
一青霉素	一penicillin	T36.0	X44.-	X64.-	Y14.-	Y40.0

品名		中毒				在治疗中使用的有害效应
		第19章	意外	故意自害	意图不确定的	
克利贝特(降血脂药)	Clinofibrate	T46.6	X44.-	X64.-	Y14.-	Y52.6
克利溴胺(抗胆碱药)	Clidinium bromide	T44.3	X43.-	X63.-	Y13.-	Y51.3
克痢定 - 现译名 磺胺胍	Sulfaguanidine	T37.0	X44.-	X64.-	Y14.-	Y41.0
克林霉素[氯林肯霉素][氯洁霉素]	Clindamycin	T36.8	X44.-	X64.-	Y14.-	Y40.8
克仑特罗[双氯醇胺](粘液溶解药)	Clenbuterol	T48.6	X44.-	X64.-	Y14.-	Y55.6
克罗米酚 - 现译名 氯米芬	Clomifene	T38.5	X44.-	X64.-	Y14.-	Y42.5
克罗米通(抗疥癣药)	Crotamiton	T49.0	X44.-	X64.-	Y14.-	Y56.0
克洛皮洛福 - 现译名 毒死蜱	Chloropyrifos	T60.0	X48.-	X68.-	Y18.-	
克霉唑(抗真菌药)	Clotrimazole	T49.0	X44.-	X64.-	Y14.-	Y56.0
克念菌素	Candicidin	T49.0	X44.-	X64.-	Y14.-	Y56.0
空气污染物，未特指来源或类型	Air contaminant(s), source or type not specified	T65.9	X49.-	X69.-	Y19.-	
口服补液盐	Oral rehydration salts	T50.3	X44.-	X64.-	Y14.-	Y54.6
枯草菌酶 - 现译名 舒替兰酶	Sutilains	T45.3	X44.-	X64.-	Y14.-	Y43.6
苦艾酒[苦艾]	Absinthe	T51.0	X45.-	X65.-	Y15.-	
苦毒毛旋花子苷 - 现译名 毒毛花苷 G	Ouabain(e)	T46.0	X44.-	X64.-	Y14.-	Y52.0
苦甜藤	Bittersweet	T62.2	X49.-	X69.-	Y19.-	
苦土糊剂	Magnesia magma	T47.1	X44.-	X64.-	Y14.-	Y53.1
苦味酸	Picric acid	T54.2	X49.-	X69.-	Y19.-	
苦杏仁苷	Amygdaline	T62.2	X49.-	X69.-	Y19.-	
苦杏仁酸[苯乙醇酸][扁桃酸](尿路抗菌药)	Mandelic acid	T37.8	X44.-	X64.-	Y14.-	Y41.8
库马磷(抗蠕虫药)	Coumaphos	T60.0	X48.-	X68.-	Y18.-	
库美香豆素(抗凝药)	Coumetarol	T45.5	X44.-	X64.-	Y14.-	Y44.2
夸西泮(安定药)	Quazepam	T42.4	X41.-	X61.-	Y11.-	Y47.1
狂犬病	Rabies					
一(人)免疫球蛋白	—immune globulin (human)	T50.9	X44.-	X64.-	Y14.-	Y59.3
一疫苗	—vaccine	T50.9	X44.-	X64.-	Y14.-	Y59.0
奎雌醇[雌三醇环戊醚](雌激素类)	Quinestradol, Quinestrol	T38.5	X44.-	X64.-	Y14.-	Y42.5
奎纳克林 - 现译名 米帕林	Quinacrine	T37.2	X44.-	X64.-	Y14.-	Y41.2
奎尼丁[康奎宁](抗心律失常药)	Quinidine, Chinidin(e)	T46.2	X44.-	X64.-	Y14.-	Y52.2
奎尼卡因 - 现译名 二甲异喹	Quinisocaine, Dimethisoquin	T49.1	X44.-	X64.-	Y14.-	Y56.1
奎宁(抗疟药)	Quinine	T37.2	X44.-	X64.-	Y14.-	Y41.2
奎纽帕明(抗抑郁药)	Quinupramine	T43.0	X41.-	X61.-	Y11.-	Y49.0
奎孕醇(孕激素类)	Quingestanol	T38.4	X44.-	X64.-	Y14.-	Y42.4
喹碘方(抗阿米巴药)	Chiniofon	T37.8	X44.-	X64.-	Y14.-	Y41.8
喹核醇乙酸酯 - 现译名 醋克利定	Aceclidine	T44.1	X43.-	X63.-	Y13.-	Y51.1
喹啉(衍生物)NEC	Quinoline (derivatives) NEC	T37.8	X44.-	X64.-	Y14.-	Y41.8
喹那普利(降压药)	Quinapril	T46.4	X44.-	X64.-	Y14.-	Y52.4
喹坦 - 现译名 二甲异喹	Dimethisoquin	T49.1	X44.-	X64.-	Y14.-	Y56.1
喹噁啉(杀虫药)	Quinalphos	T60.0	X48.-	X68.-	Y18.-	
喹西特(抗疟药)	Quinocide	T37.2	X44.-	X64.-	Y14.-	Y41.2
喹乙宗(利尿剂)	Quinethazone	T50.2	X44.-	X64.-	Y14.-	Y54.5
昆虫(螫伤)，有毒的	Insect (sting), venomous	T63.4				

L

品名		中毒				在治疗中使用的有害效应
		第19章	意外	故意自害	意图不确定的	
六六六[六氯环己烷](杀虫药)	**HCH, Hexachlorocyclohexane BHC**	**T53.6**	**X46.-**	**X66.-**	**Y16.-**	
一非药用(蒸气)	一nonmedicinal (vapor)	T53.6	X46.-	X66.-	Y16.-	
一药用	一medicinal	T49.0	X44.-	X64.-	Y14.-	Y56.0
六甲密胺(抗肿瘤药)	**Hexamethylmelamine, Altretamine**	**T45.1**	**X44.-**	**X64.-**	**Y14.-**	**Y43.3**
六甲溴铵[溴己双铵](降血压药)	**Hexamethonium bromide**	**T44.2**	**X43.-**	**X63.-**	**Y13.-**	**Y51.2**
六氯苯(蒸气)	**Hexachlorobenzene, HCB (vapor)**	**T60.3**	**X48.-**	**X68.-**	**Y18.-**	
六氯酚(消毒防腐剂)	**Hexachlorophene**	**T49.0**	**X44.-**	**X64.-**	**Y14.-**	**Y56.0**
六氯环己烷 – 现译名 六六六	**Hexachlorocyclohexane**	**T53.6**	**X46.-**	**X66.-**	**Y16.-**	
六氢苯	**Hexahydrobenzol**	**T52.8**	**X46.-**	**X66.-**	**Y16.-**	
六氢酚	**Hexahydrophenol**	**T51.8**	**X45.-**	**X65.-**	**Y15.-**	
六氢甲酚	**Hexahydrocresol(s)**	**T51.8**	**X45.-**	**X65.-**	**Y15.-**	
一氟化物(液体)	一fluoride (liquid)	T57.8	X49.-	X69.-	Y19.-	
一一蒸气	一一vapor	T59.8	X47.-	X67.-	Y17.-	
一含磷的	一phophorated	T60.0	X48.-	X68.-	Y18.-	
一含硫的	一sulfurated	T57.8	X49.-	X69.-	Y19.-	
一含砷的	一arseniurated	T57.0	X49.-	X69.-	Y19.-	
一硫化物(气体)	一sulfide (gas)	T59.6	X47.-	X67.-	Y17.-	
一一含砷的	一一arseniurated	T57.0	X49.-	X69.-	Y19.-	
一硫酸盐	一sulfate	T57.8	X49.-	X69.-	Y19.-	
一氰化物	一cyanide	T57.3	X49.-	X69.-	Y19.-	
一一气体	一一gas	T59.8	X47.-	X67.-	Y17.-	
一砷化物	一arsenide	T57.0	X49.-	X69.-	Y19.-	
六氢脱氧麻黄碱 – 现译名 丙己君	**Propylhexedrine**	**T48.5**	**X44.-**	**X64.-**	**Y14.-**	**Y55.5**
六乙基四磷酸 - 现译名 四磷酸六乙酯	**Hexaethyl tetraphosphate, HETP**	**T60.0**	**X48.-**	**X68.-**	**Y18.-**	
拉贝洛尔(α,β受体阻滞药)	**Labetalol**	**T44.8**	**X43.-**	**X63.-**	**Y13.-**	**Y51.8**
拉萨尔糊剂[水杨酸氧化锌糊]	**Lassar's paste**	**T49.4**	**X44.-**	**X64.-**	**Y14.-**	**Y56.4**
拉西地平(血管扩张药)	**Lacidipine**	**T46.5**	**X44.-**	**X64.-**	**Y14.-**	**Y52.5**
拉氧头孢(抗生素)	**Latamoxef**	**T36.1**	**X44.-**	**X64.-**	**Y14.-**	**Y40.1**
蜡(石蜡)(石油)	**Wax (paraffin)(petroleum)**	**T52.0**	**X46.-**	**X66.-**	**Y16.-**	
一汽车	一automobile	T65.8	X49.-	X69.-	Y19.-	
辣椒	**Capsicum**	**T49.4**	**X44.-**	**X64.-**	**Y14.-**	**Y56.4**
来托司坦(粘液溶解药)	**Letosteine**	**T48.4**	**X44.-**	**X64.-**	**Y14.-**	**Y55.4**
赖氨加压素(抗利尿剂,血管收缩药)	**Lypressin**	**T38.8**	**X44.-**	**X64.-**	**Y14.-**	**Y42.8**
赖甲环素(抗生素)	**Lymecycline**	**T36.4**	**X44.-**	**X64.-**	**Y14.-**	**Y40.4**
赖诺普利(降压药)	**Lisinopril**	**T46.4**	**X44.-**	**X64.-**	**Y14.-**	**Y52.4**
蓝肽[雨蛙肽](诊断用药)	**Ceruletide**	**T50.8**	**X44.-**	**X64.-**	**Y14.-**	**Y57.6**
莨菪	**Hyoscyamus**	**T44.3**	**X43.-**	**X63.-**	**Y13.-**	**Y51.3**
一干浸膏粉	一dry extract	T44.3	X43.-	X63.-	Y13.-	Y51.3
莨菪碱(解痉药,散瞳药)	**Hyoscyamine**	**T44.3**	**X43.-**	**X63.-**	**Y13.-**	**Y51.3**

品名		中毒				在治疗中使用的有害效应
		第19章	意外	故意自害	意图不确定的	
劳卡尼(抗心律失常药)	**Lorcainide**	**T46.2**	**X44.-**	**X64.-**	**Y14.-**	**Y52.2**
劳拉西泮[氯羟去甲安定](安定药)	**Lorazepam**	**T42.4**	**X41.-**	**X61.-**	**Y11.-**	**Y47.1**
劳拉义明(抗心律失常药)	**Lorajmine**	**T46.2**	**X44.-**	**X64.-**	**Y14.-**	**Y52.2**
酪酸菌 - 现译名 米雅菌	**Miyari bacteria**	**T47.6**	**X44.-**	**X64.-**	**Y14.-**	**Y53.6**
乐果(杀虫药)	**Dimethoate**	**T60.0**	**X48.-**	**X68.-**	**Y18.-**	
雷汞	**Fulminate of mercury**	**T56.1**	**X49.-**	**X69.-**	**Y19.-**	
雷氯必利(抗精神病药)	**Raclopride**	**T43.5**	**X41.-**	**X61.-**	**Y11.-**	**Y49.5**
雷米封 - 现译名 异烟肼	**INH**	**T37.1**	**X44.-**	**X64.-**	**Y14.-**	**Y41.1**
雷米那酮(抗炎镇痛药)	**Ramifenazone**	**T39.2**	**X40.-**	**X60.-**	**Y10.-**	**Y45.8**
雷米普利(降压药)	**Ramipril**	**T46.4**	**X44.-**	**X64.-**	**Y14.-**	**Y52.4**
雷尼替丁(组胺 H_2 受体阻滞药)	**Ranitidine**	**T47.0**	**X44.-**	**X64.-**	**Y14.-**	**Y53.0**
雷琐辛 - 现译名 间苯二酚	**Resorcin, resorcinol**	**T65.8**	**X49.-**	**X69.-**	**Y19.-**	
雷佐生[丙亚胺](抗肿瘤药)	**Razoxane**	**T45.1**	**X44.-**	**X64.-**	**Y14.-**	**Y43.3**
类阿片 NEC	**Opioid NEC**	**T40.2**	**X42.-**	**X62.-**	**Y12.-**	**Y45.0**
类毒素	**Toxoid**					
一白喉	一diphtheria	T50.9	X44.-	X64.-	Y14.-	Y58.5
一联合的	一combined	T50.9	X44.-	X64.-	Y14.-	Y58.9
一破伤风	一tetanus	T50.9	X44.-	X64.-	Y14.-	Y58.4
类肝素(全身性)	**Heparinoid (systemic)**	**T45.5**	**X44.-**	**X64.-**	**Y14.-**	**Y44.2**
类固醇	**Steroid**					
一抗肿瘤的，激素	一antineoplastic, hormone	T38.7	X44.-	X64.-	Y14.-	Y42.7
一一雌激素	一一estrogen	T38.5	X44.-	X64.-	Y14.-	Y42.5
一雄激素性	一androgenic	T38.7	X44.-	X64.-	Y14.-	Y42.7
一同化激素	一anabolic	T38.7	X44.-	X64.-	Y14.-	Y42.7
冷冻气体(含氯氟烃)	**Refrigerant gas (chlorofluorocarbon)**	**T53.5**	**X46.-**	**X66.-**	**Y16.-**	
一不含氯氟烃	一not chlorofluorocarbon	T59.8	X47.-	X67.-	Y17.-	
离子交换树脂	**Ion exchange resin**					
一肠道	一intestinal	T47.8	X44.-	X64.-	Y14.-	Y53.8
一考来烯胺(降血脂药)	一cholestyramine	T46.6	X44.-	X64.-	Y14.-	Y52.6
一阳离子	一cation	T50.3	X44.-	X64.-	Y14.-	Y54.6
一阴离子	一anion	T47.8	X44.-	X64.-	Y14.-	Y53.8
藜芦属生物碱，结晶形藜芦碱	**Veratrum alkaloid, veratrine**	**T46.5**	**X44.-**	**X64.-**	**Y14.-**	**Y52.5**
锂	**Lithium**	**T56.8**	**X49.-**	**X69.-**	**Y19.-**	
一葡糖酸(锂)	一gluconate	T43.5	X41.-	X61.-	Y11.-	Y49.5
一盐(碳酸盐)	一salts (carbonate)	T43.5	X41.-	X61.-	Y11.-	Y49.5
力普霉素 - 现译名 核糖霉素	**Ribostamycin**	**T36.5**	**X44.-**	**X64.-**	**Y14.-**	**Y40.5**
立克次体疫苗 NEC	**Rickettsial vaccine NEC**	**T50.9**	**X44.-**	**X64.-**	**Y14.-**	**Y59.1**
丽托德林 - 现译名 利托君	**Ritodrine**	**T44.5**	**X43.-**	**X63.-**	**Y13.-**	**Y51.5**
利巴韦林[病毒唑](抗病毒药)	**Ribavirin**	**T37.5**	**X44.-**	**X64.-**	**Y14.-**	**Y41.5**
利胆药	**Choleretic**	**T47.5**	**X44.-**	**X64.-**	**Y14.-**	**Y53.5**
利胆药类	**Cholagogues**	**T47.5**	**X44.-**	**X64.-**	**Y14.-**	**Y53.5**
利多苯宁(诊断用药)	**Lidofenin**	**T50.8**	**X44.-**	**X64.-**	**Y14.-**	**Y57.6**
利多氟嗪(冠脉扩张药)	**Lidoflazine**	**T46.1**	**X44.-**	**X64.-**	**Y14.-**	**Y52.1**
利多卡因[塞罗卡因](局麻药)	**Lignocaine, Lidocaine**	**T41.3**	**X44.-**	**X64.-**	**Y14.-**	**Y48.3**
一区域(阻滞)	一regional	T41.3	X44.-	X64.-	Y14.-	Y48.3
一腰椎	一spinal	T41.3	X44.-	X64.-	Y14.-	Y48.3

品名		中毒				在治疗中使用的有害效应
		第19章	意外	故意自害	意图不确定的	
利凡诺	**Acrinol**	**T49.0**	**X44.-**	**X64.-**	**Y14.-**	**Y56.0**
利非他明	**Lefetamine**	**T39.8**	**X40.-**	**X60.-**	**Y10.-**	**Y45.8**
利福布汀[安莎霉素](抗生素)	**Ansamycin, Rifabutin**	**T36.6**	**X44.-**	**X64.-**	**Y14.-**	**Y40.6**
利福霉素(抗生素)	**Rifamycin**	**T36.6**	**X44.-**	**X64.-**	**Y14.-**	**Y40.6**
利福米特(抗生素)	**Rifamide**	**T36.6**	**X44.-**	**X64.-**	**Y14.-**	**Y40.6**
利福平(抗生素)	**Rifampin, Rifampicin**	**T36.6**	**X44.-**	**X64.-**	**Y14.-**	**Y40.6**
一伴有异烟肼	一with isoniazid	T37.1	X44.-	X64.-	Y14.-	Y41.1
利福昔明(抗生素)	**Rifaximin**	**T36.6**	**X44.-**	**X64.-**	**Y14.-**	**Y40.6**
利米特罗(支气管扩张药)	**Rimiterol**	**T48.6**	**X44.-**	**X64.-**	**Y14.-**	**Y55.6**
利眠宁 - 现译名 氯氮䓬	**Chlordiazepoxide**	**T42.4**	**X41.-**	**X61.-**	**Y11.-**	**Y47.1**
利奈孕酮(孕激素类)	**Lynestrenol**	**T38.4**	**X44.-**	**X64.-**	**Y14.-**	**Y42.4**
利尿剂 **NEC**	**Diuretic NEC**	**T50.2**	**X44.-**	**X64.-**	**Y14.-**	**Y54.5**
一氨苯磺胺	一sulfonamide	T50.2	X44.-	X64.-	Y14.-	Y54.5
一苯并噻二嗪	一benzothiadiazine	T50.2	X44.-	X64.-	Y14.-	Y54.3
一促尿盐排泄 NEC	一saluretic NEC	T50.2	X44.-	X64.-	Y14.-	Y54.5
一汞 NEC	一mercurial NEC	T50.2	X44.-	X64.-	Y14.-	Y54.5
一黄嘌呤	一xanthine	T50.2	X44.-	X64.-	Y14.-	Y54.5
一糠基 NEC	一furfuryl NEC	T50.2	X44.-	X64.-	Y14.-	Y54.5
一袢[高效]	一loop [high-ceiling]	T50.1	X44.-	X64.-	Y14.-	Y54.4
一嘌呤 NEC	一purine NEC	T50.2	X44.-	X64.-	Y14.-	Y54.5
一噻嗪类 NEC	一thiazide NEC	T50.2	X44.-	X64.-	Y14.-	Y54.3
一渗透性	一osmotic	T50.2	X44.-	X64.-	Y14.-	Y54.5
利尿酸 - 现译名 依他尼酸	**Etacrynic acid**	**T50.1**	**X44.-**	**X64.-**	**Y14.-**	**Y54.4**
利舒脲[麦角乙脲]	**Lisuride**	**T42.8**	**X41.-**	**X61.-**	**Y11.-**	**Y46.7**
利托君[丽托德林](肌肉松弛药)	**Ritodrine**	**T44.5**	**X43.-**	**X63.-**	**Y13.-**	**Y51.5**
利血平[蛇根碱](抗高血压药)	**Reserpin(e)**	**T46.5**	**X44.-**	**X64.-**	**Y14.-**	**Y52.5**
沥青[树脂]	**Pitch**	**T65.8**	**X49.-**	**X69.-**	**Y19.-**	
丽托德林 - 现译名 利托君	**Ritodrine**	**T44.5**	**X43.-**	**X63.-**	**Y13.-**	**Y51.5**
痢特灵 - 现译名 呋喃唑酮	**Furazolidone**	**T37.8**	**X44.-**	**X64.-**	**Y14.-**	**Y41.8**
连苯三酚 - 现译名 焦没食子酸	**Pyrogallol, Pyrogallic acid**	**T49.0**	**X44.-**	**X64.-**	**Y14.-**	**Y56.0**
联 - 现译名 肼肼	**Hydrazine**	**T54.1**	**X49.-**	**X69.-**	**Y19.-**	
联苯胺	**Benzidine**	**T65.8**	**X49.-**	**X69.-**	**Y19.-**	
链道酶[链球菌 **DNA** 酶](蛋白分解酶)	**Streptodornase**	**T45.3**	**X44.-**	**X64.-**	**Y14.-**	**Y43.6**
链伐立星(抗生素)	**Streptovarycin**	**T36.5**	**X44.-**	**X64.-**	**Y14.-**	**Y40.5**
链黑霉素[绛色霉素]	**Rufocromomycin**	**T45.1**	**X44.-**	**X64.-**	**Y14.-**	**Y43.3**
链激酶(蛋白分解酶)	**Streptokinase**	**T45.6**	**X44.-**	**X64.-**	**Y14.-**	**Y44.5**
链霉蛋白酶	**Pronase**	**T45.3**	**X44.-**	**X64.-**	**Y14.-**	**Y43.6**
链霉素(衍生物)(抗生素)	**Streptomycin (derivative)**	**T36.5**	**X44.-**	**X64.-**	**Y14.-**	**Y40.5**
链脲霉素	**Streptozotocin**	**T45.1**	**X44.-**	**X64.-**	**Y14.-**	**Y43.3**
链球菌 **DNA** 酶[链道酶]	**Streptodornase**	**T45.3**	**X44.-**	**X64.-**	**Y14.-**	**Y43.6**
链双霉素(抗生素)	**Streptoduocin**	**T36.5**	**X44.-**	**X64.-**	**Y14.-**	**Y40.5**
链佐星(抗生素)	**Streptozocin**	**T45.1**	**X44.-**	**X64.-**	**Y14.-**	**Y43.3**
两性霉素 **B**[二性霉素 **B**]	**Amphotericin B**	**T36.7**	**X44.-**	**X64.-**	**Y14.-**	**Y40.7**
亮氨卡因(局部麻醉药)	**Leucinocaine**	**T41.3**	**X44.-**	**X64.-**	**Y14.-**	**Y48.3**
亮丙瑞林(抗肿瘤药)	**Leuprorelin**	**T38.8**	**X44.-**	**X64.-**	**Y14.-**	**Y42.8**

品名		中毒				在治疗中使用的有害效应
		第19章	意外	故意自害	意图不确定的	
邻苯二甲酸酐[肽酸酐]	**Phthalic anhydride**	**T65.8**	**X49.-**	**X69.-**	**Y19.-**	
邻苯二甲酸盐[肽酸盐]	**Phthalates**	**T65.8**	**X49.-**	**X69.-**	**Y19.-**	
邻苯二甲酰磺胺噻唑 - 现译名 肽磺胺噻唑	**Phthalylsulfathiazole**	**T37.0**	**X44.-**	**X64.-**	**Y14.-**	**Y41.0**
邻二氯苯	**Orthodichlorobenzene**	**T53.7**	**X46.-**	**X66.-**	**Y16.-**	
邻氯苯丁胺 - 现译名 氯特胺	**Clortermine**	**T50.5**	**X44.-**	**X64.-**	**Y14.-**	**Y57.0**
邻氯青霉素 - 现译名 氯唑西林	**Cloxacillin**	**T36.0**	**X44.-**	**X64.-**	**Y14.-**	**Y40.0**
林旦(杀虫药)(非药用)(蒸气)	**Lindane (insecticide) (nonmedicinal)(vapor)**	**T53.6**	**X46.-**	**X66.-**	**Y16.-**	
一药用	一medicinal	T49.0	X44.-	X64.-	Y14.-	Y56.0
林可霉素[洁霉素]	**Lincomycin**	**T36.8**	**X44.-**	**X64.-**	**Y14.-**	**Y40.8**
膦[磷化氢]	**Phosphine**	**T57.1**	**X49.-**	**X69.-**	**Y19.-**	
膦乙酸钠(抗病毒药)	**Fosfonet sodium**	**T37.5**	**X44.-**	**X64.-**	**Y14.-**	**Y41.5**
膦甲酸钠(抗病毒药)	**Foscarnet sodium**	**T37.5**	**X44.-**	**X64.-**	**Y14.-**	**Y41.5**
磷(复合物)NEC	**Phosphorus (compound) NEC**	**T57.1**	**X49.-**	**X69.-**	**Y19.-**	
一杀虫药	一pesticide	T60.0	X48.-	X68.-	Y18.-	
磷胺[大灭虫]	**Phosphamidon**	**T60.0**	**X48.-**	**X68.-**	**Y18.-**	
磷雌酚(雌激素类)	**Fosfestrol**	**T38.5**	**X44.-**	**X64.-**	**Y14.-**	**Y42.5**
磷化氢 - 现译名 膦	**Phosphine**	**T57.1**	**X49.-**	**X69.-**	**Y19.-**	
磷君 - 现译名 速灭磷	**Mevinphos**	**T60.0**	**X48.-**	**X68.-**	**Y18.-**	
磷柳酸(解热镇痛药)	**Fosfosal**	**T39.0**	**X40.-**	**X60.-**	**Y10.-**	**Y45.1**
磷霉素(抗生素)	**Fosfomycin**	**T36.8**	**X44.-**	**X64.-**	**Y14.-**	**Y40.8**
磷酸	**Phosphoric acid**	**T54.2**	**X49.-**	**X69.-**	**Y19.-**	
磷酸吡哆醛	**Pyridoxal phosphate**	**T45.2**	**X44.-**	**X64.-**	**Y14.-**	**Y57.7**
磷酸三苯酯	**Triphenylphosphate**	**T65.8**	**X49.-**	**X69.-**	**Y19.-**	
磷酸三甲苯酯	**Tricresyl phosphate**	**T65.8**	**X49.-**	**X69.-**	**Y19.-**	
磷酸三邻甲苯酯	**Triorthocresyl phosphate**	**T65.8**	**X49.-**	**X69.-**	**Y19.-**	
磷酸三硝乙醇胺(血管扩张药)	**Trolnitrate (phosphate)**	**T46.3**	**X44.-**	**X64.-**	**Y14.-**	**Y52.3**
磷酸盐	**Phosphate**					
一三甲苯酯	一tricresyl	T65.8	X49.-	X69.-	Y19.-	
一轻泻药	一laxative	T47.4	X44.-	X64.-	Y14.-	Y53.4
铃兰强心苷类	**Convallaria glycosides**	**T46.0**	**X44.-**	**X64.-**	**Y14.-**	**Y52.0**
流行性感冒灭活疫苗	**Influenza vaccine**	**T50.9**	**X44.-**	**X64.-**	**Y14.-**	**Y59.0**
硫，含硫的，亚硫的，磺酰基(化合物NEC)(药用)	**Sulfur, sulfurated, sulfuric, sulfurous, sulfuryl (compounds NEC) (medicinal)**	**T49.4**	**X47.-**	**X67.-**	**Y17.-**	**Y56.4**
一二氧化(硫)(气体)	一dioxide (gas)	T59.1	X47.-	X67.-	Y17.-	
一软膏剂	一ointment	T49.0	X44.-	X64.-	Y14.-	Y56.0
硫安布新(抗麻风药)	**Thiambutosine**	**T37.1**	**X44.-**	**X64.-**	**Y14.-**	**Y41.1**
硫胺 - 现译名 维生素 B_1	**Thiamine**	**T45.2**	**X44.-**	**X64.-**	**Y14.-**	**Y57.7**
硫巴比土酸盐麻醉剂	**Thiobarbiturate anesthetic**	**T41.1**	**X44.-**	**X64.-**	**Y14.-**	**Y48.1**
硫巴比妥钠	**Thiobarbital sodium**	**T41.1**	**X44.-**	**X64.-**	**Y14.-**	**Y48.1**
硫必利(抗精神病药)	**Tiapride**	**T43.5**	**X41.-**	**X61.-**	**Y11.-**	**Y49.5**
硫丙拉嗪(抗过敏药，安定药)	**Thioproperazine**	**T43.3**	**X41.-**	**X61.-**	**Y11.-**	**Y49.3**
硫代氨基甲酸酯(杀昆虫药)	**Thiocarbamate (insecticide)**	**T60.0**	**X48.-**	**X68.-**	**Y18.-**	
硫代苯基青霉素 - 现译名 磺苄西林	**Sulbenicillin**	**T36.0**	**X44.-**	**X64.-**	**Y14.-**	**Y40.0**

品 名		中 毒			在治疗中使用的有害效应
		第19章	意外	故意自害	意图不确定的	
硫代苹果酸锑锂[安锑锂明](抗阿米巴药)	Anthiolimine	T37.4	X44.-	X64.-	Y14.-	Y41.4
硫丹(杀虫药)	Endosulfan	T60.2	X48.-	X68.-	Y18.-	
硫蒽酮(抗血吸虫药)	Lucanthone	T37.4	X44.-	X64.-	Y14.-	Y41.4
硫汞灵(利尿剂)	Diurgin	T50.2	X44.-	X64.-	Y14.-	Y54.5
硫环磷[棉安磷]	Phosfolan	T60.0	X48.-	X68.-	Y18.-	
硫卡利特[戊氧苯硫脲](抗结核药)	Thiocarlide	T37.1	X44.-	X64.-	Y14.-	Y41.1
硫利达嗪[甲硫哒嗪](抗精神病药)	Thioridazine	T43.3	X41.-	X61.-	Y11.-	Y49.3
硫磷嗪(杀线虫药，土壤杀虫药)	Thionazin	T60.0	X48.-	X68.-	Y18.-	
硫柳汞[乙汞硫代水杨酸钠](消毒防腐剂)	Merthiolate, Thiomersal, Thimerosal	T49.0	X44.-	X64.-	Y14.-	Y56.0
硫氯酚[硫双二氯酚](杀虫药)	Bithionol	T37.8	X44.-	X64.-	Y14.-	Y41.8
硫米齐特(利尿剂，降压药)	Tiamizide	T50.2	X44.-	X64.-	Y14.-	Y54.5
硫鸟嘌呤(抗肿瘤药)	Tioguanine, Thioguanine	T45.1	X44.-	X64.-	Y14.-	Y43.1
硫脲嘧啶(苄基)(甲基)(丙基)(抗心律失常药)	Thiouracil (benzyl)(methyl)(propyl)	T38.2	X44.-	X64.-	Y14.-	Y42.2
硫喷妥钠(麻醉药)	Thiopental, Thiopentone (sodium)	T41.1	X44.-	X64.-	Y14.-	Y48.1
硫普罗宁(保肝药，粘液溶解药)	Tiopronin	T50.9	X44.-	X64.-	Y14.-	Y57.1
硫前列酮(前列腺素类)	Sulprostone	T48.0	X44.-	X64.-	Y14.-	Y55.0
硫噻嗪 - 现译名 舒噻美	Sulthiame	T42.6	X41.-	X61.-	Y11.-	Y46.6
硫双二氯酚 - 现译名 硫氯酚	Bithionol	T37.8	X44.-	X64.-	Y14.-	Y41.8
硫酸	Sulfuric acid	T54.2	X49.-	X69.-	Y19.-	
硫酸氨基葡萄糖	Glucosamine sulfate	T39.4	X40.-	X60.-	Y10.-	Y45.4
硫酸雌酮哌嗪 - 现译名 雌酮硫酸酯哌嗪	Estropipate	T38.5	X44.-	X64.-	Y14.-	Y42.5
硫酸地布托林(抗胆碱药)	Dibutoline sulfate	T44.3	X43.-	X63.-	Y13.-	Y51.3
硫酸二甲胺	Dimethylamine sulfate	T49.4	X44.-	X64.-	Y14.-	Y56.4
硫酸根络硬脂酸盐	Sulfatostearate	T49.2	X44.-	X64.-	Y14.-	Y56.2
硫酸聚糖胺(降血脂药)	Polidexide (sulfate)	T46.6	X44.-	X64.-	Y14.-	Y52.6
硫酸鱼精蛋白[精蛋白硫酸盐](抗凝药)	Protamine sulfate	T45.7	X44.-	X64.-	Y14.-	Y44.3
硫酸支链淀粉	Sulfated amylopectin	T47.8	X44.-	X64.-	Y14.-	Y53.8
硫糖铝(抗酸药)	Sucralfate	T47.1	X44.-	X64.-	Y14.-	Y53.1
硫糖肽(抗溃疡药)	Sulglicotide	T47.1	X44.-	X64.-	Y14.-	Y53.1
硫戊巴比妥(静脉麻醉药)	Thiamylal	T41.1	X44.-	X64.-	Y14.-	Y48.1
一钠	—sodium	T41.1	X44.-	X64.-	Y14.-	Y48.1
硫烯比妥(麻醉药)	Thialbarbital	T41.1	X44.-	X64.-	Y14.-	Y48.1
硫辛酸(保肝药)	Thioctic acid	T50.9	X44.-	X64.-	Y14.-	Y57.1
硫辛酰胺(保肝药)	Thioctamide	T50.9	X44.-	X64.-	Y14.-	Y57.1
硫乙拉嗪(镇痛药，抗组胺药)	Thiethylperazine	T43.3	X41.-	X61.-	Y11.-	Y49.3
硫唑嘌呤(抗肿瘤药，免疫抑制药)	Azathioprine	T45.1	X44.-	X64.-	Y14.-	Y43.4
瘤可宁 - 现译名 苯丁酸氮芥	Chlorambucil	T45.1	X44.-	X64.-	Y14.-	Y43.3
柳氮磺吡啶[水杨酰偶氮磺胺吡啶](磺胺药)	Salazosul-fapyridine, Sulfasalazine, Sulphasalazine, Salicylazosulfapyridine	T37.0	X44.-	X64.-	Y14.-	Y41.0

品名		中毒				在治疗中使用的有害效应
		第19章	意外	故意自害	意图不确定的	
柳碳乙酯(解热镇痛药)	Carbethyl salicylate	T39.0	X40.-	X60.-	Y10.-	Y45.1
龙胆	Gentian	T47.5	X44.-	X64.-	Y14.-	Y53.5
一紫(消毒防腐剂)	—violet	T49.0	X44.-	X64.-	Y14.-	Y56.0
龙胆紫 - 现译名 甲紫	Methylrosanilinium chloride	T49.0	X44.-	X64.-	Y14.-	Y56.0
龙葵碱 - 现译名 茄碱	Solanine	T62.2	X49.-	X69.-	Y19.-	
芦丁(维生素类)	Rutoside, Rutinum	T46.9	X44.-	X64.-	Y14.-	Y52.9
芦荟(中药)	Aloes	T47.2	X44.-	X64.-	Y14.-	Y53.2
芦荟苷[芦荟总苷]	Aloin	T47.2	X44.-	X64.-	Y14.-	Y53.2
炉甘石(洗液)	Calamine (lotion)	T49.3	X44.-	X64.-	Y14.-	Y56.3
卤泛群[卤卡班](抗疟药)	Halofantrine	T37.2	X44.-	X64.-	Y14.-	Y41.2
卤芬酯(降血脂药)	Halofenate	T46.6	X44.-	X64.-	Y14.-	Y52.6
卤卡班 - 现译名 卤泛群	Halofantrine	T37.2	X44.-	X64.-	Y14.-	Y41.2
卤美他松 - 现译名 卤米松	Halometasone	T49.0	X44.-	X64.-	Y14.-	Y56.0
卤米松[卤美他松](肾上腺皮质激素类)	Halometasone	T49.0	X44.-	X64.-	Y14.-	Y56.0
卤普罗近(抗真菌药)	Haloprogin	T49.0	X44.-	X64.-	Y14.-	Y56.0
卤沙唑仑(催眠药)	Haloxazolam	T42.4	X41.-	X61.-	Y11.-	Y47.1
鲁塞尔蝰蛇蛇毒	Russel's viper venin	T45.7	X44.-	X64.-	Y14.-	Y44.3
路易士毒气(气体)，非战争中	Lewisite (gas), not in war	T57.0	X49.-	X69.-	Y19.-	
铝	Alumin(i)um					
一氨乙酸二羟(铝)	—glycinate	T47.1	X44.-	X64.-	Y14.-	Y53.1
一醋酸(铝)	—acetate	T49.2	X44.-	X64.-	Y14.-	Y56.2
一一溶液	——solution	T49.0	X44.-	X64.-	Y14.-	Y56.0
一硅酸(铝)	—silicate	T47.1	X44.-	X64.-	Y14.-	Y53.1
一硅酸镁	—magnesium silicate	T47.1	X44.-	X64.-	Y14.-	Y53.1
一硅酸钠	—sodium silicate	T47.1	X44.-	X64.-	Y14.-	Y53.1
一磷酸(铝)	—phosphate	T47.1	X44.-	X64.-	Y14.-	Y53.1
一硫酸(铝)	—sulfate	T49.0	X44.-	X64.-	Y14.-	Y56.0
氯贝酸(铝)	—clofibrate	T46.6	X44.-	X64.-	Y14.-	Y52.6
一氯化(铝)	—chloride	T49.2	X44.-	X64.-	Y14.-	Y56.2
一氢氧化(铝)(凝胶)[胃舒平]	—hydroxide (gel)	T47.1	X44.-	X64.-	Y14.-	Y53.1
一氢氧化镁碳酸(铝)凝胶	—hydroxide-magnesium carb. gel	T47.1	X44.-	X64.-	Y14.-	Y53.1
一鞣酸(铝)	—tannate	T47.6	X44.-	X64.	Y14.-	Y53.6
一双(阿司匹林(铝))	—bis (acetylsalicylate)	T39.0	X40.-	X60.-	Y10.-	Y45.1
一双醋酸(铝)	—diacetate	T49.2	X44.-	X64.-	Y14.-	Y56.2
一水合氯化(铝)-复合的	—chlorhydroxide-complex	T47.1	X44.-	X64.-	Y14.-	Y53.1
一水杨酸(铝)	—salicylate	T39.0	X40.-	X60.-	Y10.-	Y45.1
一碳酸(铝)(凝胶，碱性)	—carbonate (gel, basic)	T47.1	X44.-	X64.-	Y14.-	Y53.1
一烟酸(铝)	—nicotinate	T46.7	X44.-	X64.-	Y14.-	Y52.7
铝硅酸镁(抗酸药)	Almasilate	T47.1	X44.-	X64.-	Y14.-	Y53.1
铝镁加(抗酸药)	Almagate	T47.1	X44.-	X64.-	Y14.-	Y53.1
铝碳酸镁(抗酸药)	Hydrotalcite	T47.1	X44.-	X64.-	Y14.-	Y53.1
铝糖醇钠(抗酸药)	Alexitol sodium	T47.1	X44.-	X64.-	Y14.-	Y53.1
绿藜安(鞣酸盐)(降压药)	Cryptenamine (tannates)	T46.5	X44.-	X64.-	Y14.-	Y52.5
绿坡缕石(一种纤维粘土矿物)	Attapulgite	T47.6	X44.-	X64.-	Y14.-	Y53.6

品名		中毒				在治疗中使用的有害效应
		第19章	意外	故意自害	意图不确定的	
氯(烟雾)(气体)	**Chlorine (fumes)(gas)**	**T59.4**	**X47.-**	**X67.-**	**Y17.-**	
一复合气体 NEC	一compound gas NEC	T59.4	X47.-	X67.-	Y17.-	
一漂白剂	一bleach	T54.3	X49.-	X69.-	Y19.-	
一释放剂 NEC	一releasing agents NEC	T59.4	X47.-	X67.-	Y17.-	
一消毒剂	一disinfectant	T59.4	X47.-	X67.-	Y17.-	
氯胺T钠(消毒防腐剂)	**Tosylchloramide sodium Chloramine (-T)**	**T49.8**	**X44.-**	**X64.-**	**Y14.-**	**Y56.8**
氯胺酮(麻醉药)	**Ketamine**	**T41.2**	**X44.-**	**X64.-**	**Y14.-**	**Y48.2**
氯巴占(安定药)	**Clobazam**	**T42.4**	**X41.-**	**X61.-**	**Y11.-**	**Y47.1**
氯贝胺(降血脂药)	**Clofibride**	**T46.6**	**X44.-**	**X64.-**	**Y14.-**	**Y52.6**
氯贝胆碱	**Bethanechol chloride**	**T44.1**	**X43.-**	**X63.-**	**Y13.-**	**Y51.1**
氯贝丁酯[氯贝特][安妥明](降血脂药)	**Clofibrate**	**T46.6**	**X44.-**	**X64.-**	**Y14.-**	**Y52.6**
氯贝酸	**Clotibric acid**	**T46.6**	**X44.-**	**X64.-**	**Y14.-**	**Y52.6**
氯贝特 - 现译名 氯贝丁酯	**Clofibrate**	**T46.6**	**X44.-**	**X64.-**	**Y14.-**	**Y52.6**
氯倍他索(肾上腺皮质激素类)	**Clobetasol, Clobetasone**	**T49.0**	**X44.-**	**X64.-**	**Y14.-**	**Y56.0**
氯苯	**Chlorobenzene, chlorobenzol, Chlorbenzene, chlorbenzol**	**T53.7**	**X46.-**	**X66.-**	**Y16.-**	
氯苯氨啶(抗肿瘤药)	**Metoprine**	**T45.1**	**X44.-**	**X64.-**	**Y14.-**	**Y43.3**
氯苯胺	**Chloroaniline**	**T53.7**	**X49.-**	**X69.-**	**Y19.-**	
氯苯醇酸铵乙酯(扩瞳药，睫状肌麻痹药)	**Lachesine**	**T49.5**	**X44.-**	**X64.-**	**Y14.-**	**Y56.5**
氯苯达诺[敌退咳]	**Clofedanol, Chlophedianol**	**T48.3**	**X44.-**	**X64.-**	**Y14.-**	**Y55.3**
氯苯丁胺 - 现译名 对氯苯丁胺	**Chlorphentermine**	**T50.5**	**X44.-**	**X64.-**	**Y14.-**	**Y57.0**
氯苯甘醚(抗真菌药)	**Chlorphenesin**	**T42.8**	**X41.-**	**X61.-**	**Y11.-**	**Y46.8**
氯苯甲嗪 - 现译名 美克洛嗪	**Meclozine**	**T45.0**	**X44.-**	**X64.-**	**Y14.-**	**Y43.0**
氯苯那敏[氯非尼腊明][扑尔敏](抗组胺药)	**Chlorpheniramine**	**T45.0**	**X44.-**	**X64.-**	**Y14.-**	**Y43.0**
氯苯哌酰胺 - 现译名 洛哌丁胺	**Loperamide**	**T47.6**	**X44.-**	**X64.-**	**Y14.-**	**Y53.6**
氯苯三嗪胺 - 现译名 氯拉扎尼	**Chlorazanil**	**T50.2**	**X44.-**	**X64.-**	**Y14.-**	**Y54.5**
氯苯氧胺 - 现译名 氯苯沙明	**Chlorphenoxamine**	**T45.0**	**X44.-**	**X64.-**	**Y14.-**	**Y43.0**
氯苯沙明[氯苯氧胺][氯甲苯海拉明](抗震颤麻痹药)	**Chlorphenoxamine**	**T45.0**	**X44.-**	**X64.-**	**Y14.-**	**Y43.0**
氯苯氧嗪 - 现译名 氯苄沙明	**Chlorbenzoxamine**	**T44.3**	**X43.-**	**X63.-**	**Y13.-**	**Y51.3**
氯苯扎利(抗关节炎药)	**Lobenzarit**	**T39.3**	**X40.-**	**X60.-**	**Y10.-**	**Y45.3**
氯吡拉敏(抗组胺药)	**Chloropyramine**	**T45.0**	**X44.-**	**X64.-**	**Y14.-**	**Y43.0**
氯吡林(抗组胺药)	**Chloropyrilene**	**T45.0**	**X44.-**	**X64.-**	**Y14.-**	**Y43.0**
氯吡酸(抗炎镇痛药)	**Clopirac**	**T39.3**	**X40.-**	**X60.-**	**Y10.-**	**Y45.3**
氯苄雷司(食欲抑制药)	**Clobenzorex**	**T50.5**	**X44.-**	**X64.-**	**Y14.-**	**Y57.0**
氯苄沙明[氯苯氧嗪](抗胆碱药)	**Chlorbenzoxamine**	**T44.3**	**X43.-**	**X63.-**	**Y13.-**	**Y51.3**
氯丙胍(防疟药)	**Chlorproguanil**	**T37.2**	**X44.-**	**X64.-**	**Y14.-**	**Y41.2**
氯丙咪嗪(抗抑郁药)	**Chlorimipramine**	**T43.0**	**X41.-**	**X61.-**	**Y11.-**	**Y49.0**
氯丙那林(支气管扩张药)	**Clorprenaline**	**T48.6**	**X44.-**	**X64.-**	**Y14.-**	**Y55.6**
氯丙酮	**Chloroacetone**	**T59.3**	**X47.-**	**X67.-**	**Y17.-**	
氯丙嗪(抗精神病药)	**Chlorpromazine**	**T43.3**	**X41.-**	**X61.-**	**Y11.-**	**Y49.3**
氯波必利(镇吐药)	**Clebopride**	**T47.8**	**X44.-**	**X64.-**	**Y14.-**	**Y53.8**
氯醋酸	**Chloroacetic acid**	**T60.3**	**X48.-**	**X68.-**	**Y18.-**	
氯丹(粉尘)(杀虫药)	**Chlordan(e) (dust)**	**T60.1**	**X48.-**	**X68.-**	**Y18.-**	

品　　名		中　　毒				在治疗中使用的有害效应
		第19章	意外	故意自害	意图不确定的	
氯氮平[氯扎平](抗精神病药)	**Clozapine**	**T42.4**	**X41.-**	**X61.-**	**Y11.-**	**Y47.1**
氯氮䓬 [利眠宁]	**Chlordiazepoxide**	**T42.4**	**X41.-**	**X61.-**	**Y11.-**	**Y47.1**
氯登妥因(抗真菌药)	**Clodantoin**	**T49.0**	**X44.-**	**X64.-**	**Y14.-**	**Y56.0**
氯地孕酮(孕激素类)	**Chlormadinone**	**T38.5**	**X44.-**	**X64.-**	**Y14.-**	**Y42.5**
氯碘羟喹(抗阿米巴药，局部抗菌药)	**Iodochlorhydroxyquinoline, Clioquinol**	**T37.8**	**X44.-**	**X64.-**	**Y14.-**	**Y41.8**
氯丁醇 - 现译名 三氯叔丁醇	**Chlorobutanol, Chlorbutol**	**T49.0**	**X44.-**	**X64.-**	**Y14.-**	**Y56.0**
氯丁替诺(镇咳药)	**Clobutinol**	**T48.3**	**X44.-**	**X64.-**	**Y14.-**	**Y55.3**
氯二甲酚(消毒防腐剂)	**Chloroxylenol**	**T49.0**	**X44.-**	**X64.-**	**Y14.-**	**Y56.0**
氯二甲箭毒	**Dimethyltubocurarinium chloride**	**T48.1**	**X44.-**	**X64.-**	**Y14.-**	**Y55.1**
氯二乙基苯甲酰胺	**Chlordiethyl benzamide**	**T49.3**	**X44.-**	**X64.-**	**Y14.-**	**Y56.3**
氯法齐明(抗麻风、抗结核药)	**Clofazimine**	**T37.1**	**X44.-**	**X64.-**	**Y14.-**	**Y41.1**
氯仿(烟雾)(蒸气)	**Chloroform (fumes)(vapor)**	**T53.1**	**X46.-**	**X66.-**	**Y16.-**	
一麻醉剂	—anesthetic	T41.0	X44.-	X64.-	Y14.-	Y48.0
一溶剂	—solvent	T53.1	X46.-	X66.-	Y16.-	
一水剂，浓缩的	—water, concentrated	T41.0	X44.-	X64.-	Y14.-	Y48.0
氯非那胺(利尿剂)	**Clofenamide**	**T50.2**	**X44.-**	**X64.-**	**Y14.-**	**Y54.5**
氯非那明	**Clorfenamine**	**T45.0**	**X44.-**	**X64.-**	**Y14.-**	**Y43.0**
氯非尼腊明 - 现译名 氯苯那敏	**Chlorpheniramine**	**T45.0**	**X44.-**	**X64.-**	**Y14.-**	**Y43.0**
氯非宗(抗炎镇痛药)	**Clofezone**	**T39.2**	**X40.-**	**X60.-**	**Y10.-**	**Y45.3**
氯芬磷(杀虫药)	**Chlorfenvinphos**	**T60.0**	**X48.-**	**X68.-**	**Y18.-**	
氯酚	**Chlorophenol**	**T53.7**	**X46.-**	**X66.-**	**Y16.-**	
氯氟氰菊酯(杀虫药)	**Cyhalothrin**	**T60.1**	**X48.-**	**X68.-**	**Y18.-**	
氯氟舒松[哈西奈德](肾上腺皮质激素类)	**Halcinonide, Halcinolone**	**T49.0**	**X44.-**	**X64.-**	**Y14.-**	**Y56.0**
氯氟碳	**Chlorofluorocarbons**	**T53.5**	**X46.-**	**X66.-**	**Y16.-**	
氯氟䓬乙酯 (抗焦虑药)	**Ethyl loflazepate**	**T42.4**	**X41.-**	**X61.-**	**Y11.-**	**Y47.1**
氯福雷司(食欲抑制药)	**Cloforex**	**T50.5**	**X44.-**	**X64.-**	**Y14.-**	**Y57.0**
氯汞君(利尿剂)	**Chlormerodrin**	**T50.2**	**X44.-**	**X64.-**	**Y14.-**	**Y54.5**
氯胍(抗疟药)	**Proguanil**	**T37.2**	**X44.-**	**X64.-**	**Y14.-**	**Y41.2**
氯琥珀胆碱 - 现译名 琥珀胆碱	**Suxamethonium (chloride)**	**T48.1**	**X44.-**	**X64.-**	**Y14.-**	**Y55.1**
氯化[含氯的]	**Chlorinated**					
一联苯	—diphenyl	T53.7	X49.-	X69.-	Y19.-	
一萘	—naphthalene	T60.1	X48.-	X68.-	Y18.-	
一杀虫药 NEC	—pesticide NEC	T60.8	X48.-	X68.-	Y18.-	
一石灰(漂白剂)	—lime (bleach)	T54.3	X49.-	X69.-	Y19.-	
一一和硼酸洗液	——and boric acid solution	T49.0	X44.-	X64.-	Y14.-	Y56.0
一碳酸钠[苏打] - 另见 钠，次氯酸	—soda - see also Sodium, hypochlorite					
一一溶液	——solution	T49.0	X44.-	X64.-	Y14.-	Y56.0
一烃 NEC	—hydrocarbons NEC	T53.9	X48.-	X68.-	Y18.-	
一一溶剂	——solvents	T53.9	X46.-	X66.-	Y16.-	
一樟脑烯[毒杀芬](杀虫药)	—camphene	T53.6	X48.-	X68.-	Y18.-	
氯化氨汞[白降汞](消毒防腐剂)	**Ammoniated mercury**	**T49.0**	**X44.-**	**X64.-**	**Y14.-**	**Y56.0**
氯化氨基汞	**Hydrargyri aminochloridum**	**T49.0**	**X44.-**	**X64.-**	**Y14.-**	**Y56.0**
氯化苯甲烃胺 - 现译名 苯扎氯铵	**Benzalkonium (chloride)**	**T49.0**	**X44.-**	**X64.-**	**Y14.-**	**Y56.0**

品名		中毒 第19章	意外	故意自害	意图不确定的	在治疗中使用的有害效应
氯化苦(烟雾)(杀虫药)	Chloropicrin (fumes)	T53.6	X46.-	X66.-	Y16.-	
一杀虫药	—pesticide	T60.8	X48.-	X68.-	Y18.-	
氯化氯异吲哚铵 - 现译名 松达氯铵	Chlorisondamine chloride	T46.9	X44.-	X64.-	Y14.-	Y52.9
氯化铷	Rubidium chloride Rb82	T50.8	X44.-	X64.-	Y14.-	Y57.6
氯化亚铬 - 现译名 铬酰氯	Chromyl chloride	T56.2	X49.-	X69.-	Y19.-	
氯化亚汞 - 现译名 轻粉	Calomel	T49.0	X44.-	X64.-	Y14.-	Y56.0
氯环利嗪(抗组胺药)	Chlorcyclizine	T45.0	X44.-	X64.-	Y14.-	Y43.0
氯磺丙脲(降血糖药)	Chlorpropamide	T38.3	X44.-	X64.-	Y14.-	Y42.3
氯磺环己脲(降血糖药)	Chlorhexamide	T45.1	X44.-	X64.-	Y14.-	Y43.3
氯吉兰(抗抑郁药)	Clorgiline	T43.1	X41.-	X61.-	Y11.-	Y49.1
氯己定[洗必太](消毒防腐剂)	Chlorhexidine	T49.0	X44.-	X64.-	Y14.-	Y56.0
氯甲苯二磺胺 - 现译名 二磺法胺	Disulfamide	T50.2	X44.-	X64.-	Y14.-	Y54.3
氯甲苯海拉明 - 现译名 氯苯沙明	Chlorphenoxamine	T45.0	X44.-	X64.-	Y14.-	Y43.0
氯甲苯噻嗪 - 现译名 二氮嗪	Diazoxide	T46.5	X44.-	X64.-	Y14.-	Y52.5
氯甲苯心安 - 现译名 布拉洛尔	Bupranolol	T44.7	X43.-	X63.-	Y13.-	Y51.7
氯甲酚(消毒防腐剂)	Chlorocresol	T49.0	X44.-	X64.-	Y14.-	Y56.0
氯甲磷(杀虫药)	Chlormephos	T60.0	X48.-	X68.-	Y18.-	
氯甲桥萘 - 现译名 艾氏剂	Aldrin	T60.1	X48.-	X68.-	Y18.-	
氯甲西林(抗生素)	Clometocillin	T36.0	X44.-	X64.-	Y14.-	Y40.0
氯甲西泮(催眠药)	Lormetazepam	T42.4	X41.-	X61.-	Y11.-	Y47.1
氯洁霉素 - 现译名 克林霉素	Clindamycin	T36.8	X44.-	X64.-	Y14.-	Y40.8
氯卡帕明(抗抑郁药)	Clocapramine	T43.0	X41.-	X61.-	Y11.-	Y49.0
氯康唑(抗真菌药)	Croconazole	T37.8	X44.-	X64.-	Y14.-	Y41.8
氯喹(抗疟药)	Chloroquine	T37.2	X44.-	X64.-	Y14.-	Y41.2
氯喹那多(消毒防腐剂)	Chlorquinaldol	T49.0	X44.-	X64.-	Y14.-	Y56.0
氯拉扎尼[氯苯三嗪胺](利尿剂)	Chlorazanil	T50.2	X44.-	X64.-	Y14.-	Y54.5
氯雷他啶	Loratidine	T45.0	X44.-	X64.-	Y14.-	Y43.0
氯联苯	Chlorodiphenyl	T53.7	X49.-	X69.-	Y19.-	
氯林肯霉素 - 现译名 克林霉素	Clindamycin	T36.8	X44.-	X64.-	Y14.-	Y40.8
氯硫磷(杀虫药)	Chlorthion	T60.0	X48.-	X68.-	Y18.-	
氯马克仑(抗抑郁药)	Clomacran	T43.0	X41.-	X61.-	Y11.-	Y49.0
氯马斯汀[克立马丁](抗组胺药)	Clemastine	T45.0	X44.-	X64.-	Y14.-	Y43.0
氯霉素	Chloramphenicol, Chloramphenicolum, Cloramfenicol	T36.2	X44.-	X64.-	Y14.-	Y40.2
氯美噻唑(镇静催眠药)	Chlormethiazole, Clomethiazole	T42.6	X41.-	X61.-	Y11.-	Y47.8
氯美辛(抗炎镇痛药)	Clometacin	T39.3	X40.-	X60.-	Y10.-	Y45.3
氯美扎酮[芬那露][非脑乐](安定药)	Chlormezanone	T42.6	X41.-	X61.-	Y11.-	Y47.8
氯米芬[克罗米酚](抗不育药)	Clomifene	T38.5	X44.-	X64.-	Y14.-	Y42.5
氯米帕明[氯丙咪嗪](抗抑郁药)	Clomipramine	T43.0	X41.-	X61.-	Y11.-	Y49.0
氯莫环素(抗生素)	Clomocycline	T36.4	X44.-	X64.-	Y14.-	Y40.4
氯那唑酸(抗炎镇痛药)	Lonazolac	T39.3	X40.-	X60.-	Y10.-	Y45.3
氯尼达明(生育调节药)	Lonidamine	T45.1	X44.-	X64.-	Y14.-	Y43.3

品名		中毒				在治疗中使用的有害效应
		第19章	意外	故意自害	意图不确定的	
氯尼辛(抗炎镇痛药)	**Clonixin**	**T39.8**	**X40.-**	**X60.-**	**Y10.-**	**Y45.8**
氯帕胺(利尿剂)	**Clopamide**	**T50.2**	**X44.-**	**X64.-**	**Y14.-**	**Y54.5**
氯哌斯汀[氯苄哌醚](镇咳药)	**Cloperastine**	**T48.3**	**X44.-**	**X64.-**	**Y14.-**	**Y55.3**
氯哌噻吨(抗精神病药)	**Clopenthixol**	**T43.4**	**X41.-**	**X61.-**	**Y11.-**	**Y49.4**
氯嘌呤(抗肿瘤药)	**Chloropurine**	**T45.1**	**X44.-**	**X64.-**	**Y14.-**	**Y43.1**
氯泼尼醇(肾上腺皮质激素类)	**Cloprednol**	**T38.0**	**X44.-**	**X64.-**	**Y14.-**	**Y42.0**
氯泊酮(抗感染药)	**Cloponone**	**T37.3**	**X44.-**	**X64.-**	**Y14.-**	**Y41.3**
氯普鲁卡因(局麻药)	**Chloroprocaine**	**T41.3**	**X44.-**	**X64.-**	**Y14.-**	**Y48.3**
一腰椎	一spinal	T41.3	X44.-	X64.-	Y14.-	Y48.3
氯普噻吨(抗精神病药)	**Chlorprothixene**	**T43.4**	**X41.-**	**X61.-**	**Y11.-**	**Y49.4**
氯普唑仑(催眠药)	**Loprazolam**	**T42.4**	**X41.-**	**X61.-**	**Y11.-**	**Y47.1**
氯羟喹(消毒防腐剂)	**Cloxiquine**	**T49.0**	**X44.-**	**X64.-**	**Y14.-**	**Y56.0**
氯羟去甲安定 - 现译名劳拉西泮	**Lorazepam**	**T42.4**	**X41.-**	**X61.-**	**Y11.-**	**Y47.1**
氯氰菊酯	**Cypermethrin**	**T60.1**	**X48.-**	**X68.-**	**Y18.-**	
氯膦酸(钙代谢调节药)	**Clodronic acid**	**T50.9**	**X44.-**	**X64.-**	**Y14.-**	**Y54.7**
氯醛[三氯乙醛]	**Chloral**	**T42.6**	**X41.-**	**X61.-**	**Y11.-**	**Y47.2**
一水合[水合氯醛]	一hydrate	T42.6	X41.-	X61.-	Y11.-	Y47.2
一衍生物	一derivative	T42.6	X41.-	X61.-	Y11.-	Y47.2
氯醛比林(催眠药)	**Dichloralphenozone**	**T42.6**	**X41.-**	**X61.-**	**Y11.-**	**Y47.5**
氯醛己醇	**Chloralodol**	**T42.6**	**X41.-**	**X61.-**	**Y11.-**	**Y47.2**
氯醛糖(镇静催眠药)	**Chloralose**	**T60.4**	**X48.-**	**X68.-**	**Y18.-**	
氯醛甜菜碱(镇静催眠药)	**Cloral betaine**	**T42.6**	**X41.-**	**X61.-**	**Y11.-**	**Y47.2**
氯噻平(抗精神病药)	**Clotiapine**	**T43.5**	**X41.-**	**X61.-**	**Y11.-**	**Y49.5**
氯噻嗪(利尿剂)	**Chlorothiazide, Saluretic NEC**	**T50.2**	**X44.-**	**X64.-**	**Y14.-**	**Y54.3**
氯噻酮(利尿剂)	**Chlortalidone, Chlorthalidone**	**T50.2**	**X44.-**	**X64.-**	**Y14.-**	**Y54.5**
氯噻西泮(安定药)	**Clotiazepam**	**T42.4**	**X41.-**	**X61.-**	**Y11.-**	**Y47.1**
氯麝酚(杀菌药)	**Chlorothymol**	**T49.4**	**X44.-**	**X64.-**	**Y14.-**	**Y56.4**
氯鼠酮(灭鼠药)	**Chlorophacinone**	**T60.4**	**X48.-**	**X68.-**	**Y18.-**	
氯酸盐(钾)(钠)NEC	**Chlorate (potassium) (sodium) NEC**	**T60.3**	**X48.-**	**X68.-**	**Y18.-**	
一除草剂	一herbicide	T60.3	X48.-	X68.-	Y18.-	
氯索隆(利尿剂)	**Clorexolone**	**T50.2**	**X44.-**	**X64.-**	**Y14.-**	**Y54.5**
氯特胺[邻氯苯丁胺](食欲抑制药)	**Clortermine**	**T50.5**	**X44.-**	**X64.-**	**Y14.-**	**Y57.0**
氯替平(抗精神病药)	**Clorotepine**	**T44.3**	**X43.-**	**X63.-**	**Y13.-**	**Y51.3**
氯筒箭毒碱	**Tubocurarine (chloride)**	**T48.1**	**X44.-**	**X64.-**	**Y14.-**	**Y55.1**
氯脱氢甲基睾(甾)酮	**Chlorodehydromethyltest-osterone**	**T38.7**	**X44.-**	**X64.-**	**Y14.-**	**Y42.7**
氯噁唑仑(安定药)	**Cloxazolam**	**T42.4**	**X41.-**	**X61.-**	**Y11.-**	**Y47.1**
氯烯雌醚(雌激素类)	**Chlorotrianisene**	**T38.5**	**X44.-**	**X64.-**	**Y14.-**	**Y42.5**
氯硝柳胺(抗蠕虫药)	**Niclosamide**	**T37.4**	**X44.-**	**X64.-**	**Y14.-**	**Y41.4**
氯硝西泮(抗惊厥药)	**Clonazepam**	**T42.4**	**X41.-**	**X61.-**	**Y11.-**	**Y47.1**
氯溴甲烷(灭火剂)	**Chlorobromomethane (fire extinguisher)**	**T53.6**	**X46.-**	**X66.-**	**Y16.-**	
氯烟贝特(降血脂药)	**Ronifibrate**	**T46.6**	**X44.-**	**X64.-**	**Y14.-**	**Y52.6**

品名		中毒				在治疗中使用的有害效应
		第19章	意外	故意自害	意图不确定的	
氯乙苯噁嗪 - 现译名 依替福嗪	**Etifoxine**	**T42.6**	**X41.-**	**X61.-**	**Y11.-**	**Y47.8**
氯乙啡啶(蒸气)	**Ethidium chloride (vapor)**	**T59.8**	**X46.-**	**X66.-**	**Y16.-**	
氯乙烷 - 见 乙基，氯	**Chloroethane, Chlorethyl - see Ethyl, chloride**					
氯乙烯	**Chloroethylene**	**T53.6**	**X46.-**	**X66.-**	**Y16.-**	
氯乙烯基二氯胂[路易士毒气]，非战争中	**Chlorovinyldichloroarsine, not in war**	**T57.0**	**X49.-**	**X69.-**	**Y19.-**	
氯乙酰苯	**Chloroacetophenone**	**T59.3**	**X47.-**	**X67.-**	**Y17.-**	
氯扎平 - 现译名 氯氮平	**Clozapine**	**T42.4**	**X41.-**	**X61.-**	**Y11.-**	**Y47.1**
氯化松节油	**Strobane**	**T60.1**	**X48.-**	**X68.-**	**Y18.-**	
氯革酸钾(弱安定药)	**Clorazepate dipotassium**	**T42.4**	**X41.-**	**X61.-**	**Y11.-**	**Y47.1**
氯唑沙宗(神经肌肉阻断药)	**Chlorzoxazone**	**T42.8**	**X41.-**	**X61.-**	**Y11.-**	**Y46.8**
氯唑西林[邻氯青霉素]	**Cloxacillin**	**T36.0**	**X44.-**	**X64.-**	**Y14.-**	**Y40.0**
卵巢	**Ovarian**					
—激素	—hormone	T38.5	X44.-	X64.-	Y14.-	Y42.5
—兴奋剂	—stimulant	T38.5	X44.-	X64.-	Y14.-	Y42.5
卵黄素	**Lututrin**	**T48.2**	**X44.-**	**X64.-**	**Y14.-**	**Y55.2**
卵泡刺激素 - 现译名 促卵泡激素，人	**Follicle-stimulating hormone, human**	**T38.8**	**X44.-**	**X64.-**	**Y14.-**	**Y42.8**
卵叶车前子	**Ispagula**	**T47.4**	**X44.-**	**X64.-**	**Y14.-**	**Y53.4**
—皮	—husk	T47.4	X44.-	X64.-	Y14.-	Y53.4
仑哌隆(安定药)	**Lenperone**	**T43.4**	**X41.-**	**X61.-**	**Y11.-**	**Y49.4**
罗红霉素(抗生素)	**Roxithromycin**	**T36.3**	**X44.-**	**X64.-**	**Y14.-**	**Y40.3**
罗利环素(抗生素)	**Rolitetracycline**	**T36.4**	**X44.-**	**X64.-**	**Y14.-**	**Y40.4**
罗沙前列醇(前列腺素类)	**Rosaprostol**	**T47.1**	**X44.-**	**X64.-**	**Y14.-**	**Y53.1**
罗沙替丁(组胺 H2 受体阻滞药)	**Roxatidine**	**T47.0**	**X44.-**	**X64.-**	**Y14.-**	**Y53.0**
罗索沙星(抗感染药)	**Rosoxacin**	**T37.8**	**X44.-**	**X64.-**	**Y14.-**	**Y41.8**
罗他霉素(抗生素)	**Rokitamycin**	**T36.3**	**X44.-**	**X64.-**	**Y14.-**	**Y40.3**
罗托沙敏(抗组胺药)	**Rotoxamine**	**T45.0**	**X44.-**	**X64.-**	**Y14.-**	**Y43.0**
罗西维林(解痉药)	**Rociverine**	**T44.3**	**X43.-**	**X63.-**	**Y13.-**	**Y51.3**
萝巴新[阿吗碱](血管扩张药)	**Raubasine**	**T46.7**	**X44.-**	**X64.-**	**Y14.-**	**Y52.7**
萝芙木(生物碱)	**Rauwolfia (alkaloids)**	**T46.5**	**X44.-**	**X64.-**	**Y14.-**	**Y52.5**
螺哌隆(安定药)	**Spiroperidol**	**T43.4**	**X41.-**	**X61.-**	**Y11.-**	**Y49.4**
螺立林(抗精神病药)	**Spirilene**	**T43.5**	**X41.-**	**X61.-**	**Y11.-**	**Y49.5**
螺内酯[安体舒通](利尿剂)	**Spironolactone**	**T50.0**	**X44.-**	**X64.-**	**Y14.-**	**Y54.1**
螺哌隆(抗精神病药)	**Spiperone**	**T43.4**	**X41.-**	**X61.-**	**Y11.-**	**Y49.4**
螺普利(降压药)	**Spirapril**	**T46.4**	**X44.-**	**X64.-**	**Y14.-**	**Y52.4**
螺旋霉素	**Spiramycin**	**T36.3**	**X44.-**	**X64.-**	**Y14.-**	**Y40.3**
洛贝林[山梗菜碱](中枢兴奋药)	**Lobeline**	**T50.7**	**X44.-**	**X64.-**	**Y14.-**	**Y50.0**
洛伐他汀(降血脂药)	**Lovastatin**	**T46.6**	**X44.-**	**X64.-**	**Y14.-**	**Y52.6**
洛非帕明(抗抑郁药)	**Lofepramine**	**T43.0**	**X41.-**	**X61.-**	**Y11.-**	**Y49.0**
洛莫司汀[环己亚硝脲](抗肿瘤药)	**Lomustine**	**T45.1**	**X44.-**	**X64.-**	**Y14.-**	**Y43.3**
洛哌丁胺[氯苯哌酰胺](止泻药)	**Loperamide**	**T47.6**	**X44.-**	**X64.-**	**Y14.-**	**Y53.6**
洛沙平(抗精神病药)	**Loxapine**	**T43.5**	**X41.-**	**X61.-**	**Y11.-**	**Y49.5**
洛索洛芬(抗炎镇痛药)	**Loxoprofen**	**T39.3**	**X40.-**	**X60.-**	**Y10.-**	**Y45.2**

M

品名		中毒				在治疗中使用的有害效应
		第19章	意外	故意自害	意图不确定的	
麻黄(中药)	**Ephedra**	**T44.9**	**X43.-**	**X63.-**	**Y13.-**	**Y51.9**
麻黄碱(平喘药,血管收缩药)	**Ephedrine**	**T44.9**	**X43.-**	**X63.-**	**Y13.-**	**Y51.9**
麻疹病毒活疫苗(减毒的)	**Measles virus vaccine (attenuated)**	**T50.9**	**X44.-**	**X64.-**	**Y14.-**	**Y59.0**
麻醉	**Anesthesia**					
—表面	—surface	T41.3	X44.-	X64.-	Y14.-	Y48.3
—肌肉松弛	—muscle relaxation	T48.1	X44.-	X64.-	Y14.-	Y55.1
—脊尾(骶管)	—caudal	T41.3	X44.-	X64.-	Y14.-	Y48.3
—加强性	—potentiated	T41.2	X44.-	X64.-	Y14.-	Y48.2
—局部	—local	T41.3	X44.-	X64.-	Y14.-	Y48.3
—粘膜	—mucosal	T41.3	X44.-	X64.-	Y14.-	Y48.3
—气管内	—endotracheal	T41.0	X44.-	X64.-	Y14.-	Y48.0
—区域(阻滞)	—regional	T41.3	X44.-	X64.-	Y14.-	Y48.3
—神经传导阻滞	—nerve blocking	T41.3	X44.-	X64.-	Y14.-	Y48.3
—神经丛阻滞	—plexus blocking	T41.3	X44.-	X64.-	Y14.-	Y48.3
—吸入	—inhalation	T41.0	X44.-	X64.-	Y14.-	Y48.0
—硬膜外	—epidural	T41.3	X44.-	X64.-	Y14.-	Y48.3
—直肠	—rectal	T41.2	X44.-	X64.-	Y14.-	Y48.2
麻醉剂	**Narcotic NEC**	**T40.6**	**X42.-**	**X62.-**	**Y12.-**	**Y45.0**
—合成的	—synthetic NEC	T40.6	X42.-	X62.-	Y12.-	Y45.0
麻醉前用药	**Premedication anesthetic**	**T41.2**	**X44.-**	**X64.-**	**Y14.-**	**Y48.2**
麻醉药 NEC (另见 麻醉)	**Anesthetic NEC (see also Anesthesia)**	**T41.4**	**X44.-**	**X64.-**	**Y14.-**	**Y48.4**
伴有肌肉松弛药	—with muscle relaxant	T41.2	X44.-	X64.-	Y14.-	Y48.2
—浸润 NEC	—infiltration NEC	T41.3	X44.-	X64.-	Y14.-	Y48.3
—静脉内 NEC	—intravenous NEC	T41.1	X44.-	X64.-	Y14.-	Y48.1
—局部 NEC	—local NEC	T41.3	X44.-	X64.-	Y14.-	Y48.3
—硫代巴比妥类	—thiobarbiturate	T41.1	X44.-	X64.-	Y14.-	Y48.1
—气体 NEC	—gaseous NEC	T41.0	X44.-	X64.-	Y14.-	Y48.0
—区域(阻滞)NEC	—regional NEC	T41.3	X44.-	X64.-	Y14.-	Y48.3
—全身性 NEC	—general NEC	T41.2	X44.-	X64.-	Y14.-	Y48.2
—吸入	—inhaled	T41.0	X44.-	X64.-	Y14.-	Y48.0
—腰椎 NEC	—spinal NEC	T41.3	X44.-	X64.-	Y14.-	Y48.3
—直肠	—rectal	T41.2	X44.-	X64.-	Y14.-	Y48.2
马的抗人淋巴细胞血清	**Horse anti-human lymphocytic serum**	**T50.9**	**X44.-**	**X64.-**	**Y14.-**	**Y59.3**
马拉硫磷(药用)	**Malathion (medicinal)**	**T49.0**	**X44.-**	**X64.-**	**Y14.-**	**Y56.0**
—杀虫剂	—insecticide	T60.0	X48.-	X68.-	Y18.-	
马来酸哌克昔林[心舒宁]	**Perhexiline (maleate)**	**T46.3**	**X44.-**	**X64.-**	**Y14.-**	**Y52.3**
马普替林(抗抑郁药)	**Maprotiline**	**T43.0**	**X41.-**	**X61.-**	**Y11.-**	**Y49.0**
马钱子碱[布鲁生](中枢兴奋药)	**Brucine**	**T65.1**	**X49.-**	**X69.-**	**Y19.-**	
马粟树皮苷 - 现译名 七叶苷糖	**Esculoside**	**T45.2**	**X44.-**	**X64.-**	**Y14.-**	**Y57.7**
马吲哚(食欲抑制药，抗抑郁药)	**Mazindol**	**T50.5**	**X44.-**	**X64.-**	**Y14.-**	**Y57.0**

品名		中毒				在治疗中使用的有害效应
		第19章	意外	故意自害	意图不确定的	
吗多明(抗心绞痛药)	**Molsidomine**	**T46.3**	**X44.-**	**X64.-**	**Y14.-**	**Y52.3**
吗啡(镇痛药)	**Morphine, Morfin**	**T40.2**	**X42.-**	**X62.-**	**Y12.-**	**Y45.0**
一拮抗剂	—antagonist	T50.7	X44.-	X64.-	Y14.-	Y50.1
吗琥胺(镇癫痫药)	**Morsuximide**	**T42.2**	**X41.-**	**X61.-**	**Y11.-**	**Y46.0**
吗甲吡嗪酰胺 - 现译名 吗啉米特	**Morphazinamide**	**T37.1**	**X44.-**	**X64.-**	**Y14.-**	**Y41.1**
吗啉胍(抗病毒药)	**Moroxydine**	**T37.5**	**X44.-**	**X64.-**	**Y14.-**	**Y41.5**
吗啉米特[吗甲吡嗪酰胺](抗结核药，抗麻风药)	**Morphazinamide**	**T37.1**	**X44.-**	**X64.-**	**Y14.-**	**Y41.1**
吗尼氟酯(消炎药)	**Morniflumate**	**T39.3**	**X40.-**	**X60.-**	**Y10.-**	**Y45.3**
吗氯贝胺(抗抑郁药)	**Moclobemide**	**T43.1**	**X41.-**	**X61.-**	**Y11.-**	**Y49.1**
吗茚酮(抗抑郁药)	**Molindone**	**T43.5**	**X41.-**	**X61.-**	**Y11.-**	**Y49.5**
蚂蚁毒 - 见 杀虫药	**Ant poison - see Insecticide**					
麦草畏[二氯甲氧苯酸]	**Dicamba**	**T60.3**	**X48.-**	**X68.-**	**Y18.-**	
麦迪霉素(抗生素)	**Midecamycin**	**T36.3**	**X44.-**	**X64.-**	**Y14.-**	**Y40.3**
麦角(中药)NEC	**Ergot NEC**	**T64**	**X49.-**	**X69.-**	**Y19.-**	
一精制的	—prepared	T48.0	X44.-	X64.-	Y14.-	Y55.0
一衍生物	—derivative	T48.0	X44.-	X64.-	Y14.-	Y55.0
麦角胺[麦角异胺]	**Ergotamine**	**T46.5**	**X44.-**	**X64.-**	**Y14.-**	**Y52.5**
麦角巴辛[麦角新碱]	**Ergobasine**	**T48.0**	**X44.-**	**X64.-**	**Y14.-**	**Y55.0**
麦角二乙胺(致幻剂)	**Lysergide**	**T40.8**	**X42.-**	**X62.-**	**Y12.-**	**Y49.6**
麦角副酸二乙酰胺	**LSD**	**T40.8**	**X42.-**	**X62.-**	**Y12.-**	**Y49.6**
麦角钙化醇 - 现译名 维生素 D_2	**Ergocalciferol**	**T45.2**	**X44.-**	**X64.-**	**Y14.-**	**Y54.7**
麦角托辛 - 现译名 麦角新碱	**Ergotocine**	**T48.0**	**X44.-**	**X64.-**	**Y14.-**	**Y55.0**
麦角新碱[麦角托辛](子宫收缩药)	**Ergometrine, Ergotocine, Ergonovine**	**T48.0**	**X44.-**	**X64.-**	**Y14.-**	**Y55.0**
麦角酸二乙胺(致幻剂)	**Lysergic acid diethylamide**	**T40.8**	**X42.-**	**X62.-**	**Y12.-**	**Y49.6**
麦角乙脲 - 现译名 利舒脲	**Lisuride**	**T42.8**	**X41.-**	**X61.-**	**Y11.-**	**Y46.7**
麦拉乳酸(抗原虫药)	**Myralact**	**T49.0**	**X44.-**	**X64.-**	**Y14.-**	**Y56.0**
麦沙吡林(抗组胺药)	**Methapyrilene**	**T45.0**	**X44.-**	**X64.-**	**Y14.-**	**Y43.0**
脉律定 - 现译名 美西律	**Mexiletine**	**T46.2**	**X44.-**	**X64.-**	**Y14.-**	**Y52.2**
唛酚生 - 现译名 美芬新	**Mephenesin**	**T42.8**	**X41.-**	**X61.-**	**Y11.-**	**Y46.8**
曼陀罗(解痉药)	**Stramonium**	**T48.6**	**X44.-**	**X64.-**	**Y14.-**	**Y55.6**
曼陀罗叶	**Folium stramoniae**	**T48.6**	**X44.-**	**X64.-**	**Y14.-**	**Y55.6**
毛果芸香碱[匹鲁卡品]	**Pilocarpine**	**T44.1**	**X43.-**	**X63.-**	**Y13.-**	**Y51.1**
毛花洋地黄苷	**Lanatosides**	**T46.0**	**X44.-**	**X64.-**	**Y14.-**	**Y52.0**
毛细管活性药 NEC	**Capillary-active drug NEC**	**T46.9**	**X44.-**	**X64.-**	**Y14.-**	**Y52.9**
茅草枯[2,2 -二氯丙酸](钠)	**Dalapon (sodium)**	**T60.3**	**X48.-**	**X68.-**	**Y18.-**	
玫瑰红钠 (^{131}I)	**Rose bengal sodium (^{131}I)**	**T50.8**	**X44.-**	**X64.-**	**Y14.-**	**Y57.6**
梅坎米胺 - 现译名 美卡拉明	**Mecamylamine**	**T44.2**	**X43.-**	**X63.-**	**Y13.-**	**Y51.2**
煤(一氧化碳,产生于)	**Coal (carbon monoxide from)**	**T58**	**X47.-**	**X67.-**	**Y17.-**	
一焦油	—tar	T49.1	X44.-	X64.-	Y14.-	Y56.1
煤酚 - 现译名 甲酚	**Cresol(s)**	**T49.0**	**X44.-**	**X64.-**	**Y14.-**	**Y56.0**
煤油，火油(燃料)(溶剂)NEC	**Kerosene, kerosine (fuel) (solvent) NEC**	**T52.0**	**X46.-**	**X66.-**	**Y16.-**	
一杀虫药	—insecticide	T52.0	X46.-	X66.-	Y16.-	
一蒸气	—vapor	T52.0	X46.-	X66.-	Y16.-	

品名		中毒				在治疗中使用的有害效应
		第19章	意外	故意自害	意图不确定的	
酶 NEC	**Enzyme NEC**	**T45.3**	**X44.-**	**X64.-**	**Y14.-**	**Y43.6**
一肠道	—intestinal	T47.5	X44.-	X64.-	Y14.-	Y53.5
一蛋白水解	—proteolytic	T49.4	X44.-	X64.-	Y14.-	Y56.4
一解聚	—depolymerizing	T49.8	X44.-	X64.-	Y14.-	Y56.8
一局部作用	—local action	T49.4	X44.-	X64.-	Y14.-	Y56.4
一溶血栓	—thrombolytic	T45.3	X44.-	X64.-	Y14.-	Y43.6
一溶纤维	—fibrolytic	T45.3	X44.-	X64.-	Y14.-	Y43.6
一胃	—gastric	T45.3	X44.-	X64.-	Y14.-	Y43.6
美巴那肼(抗抑郁药)	**Mebanazine**	**T43.1**	**X41.-**	**X61.-**	**Y11.-**	**Y49.1**
美贝维林(解痉药)	**Mebeverine**	**T44.3**	**X43.-**	**X63.-**	**Y13.-**	**Y51.3**
美吡拉敏[吡拉明](抗组胺药)	**Mepyramine, Pyrilamine**	**T45.0**	**X44.-**	**X64.-**	**Y14.-**	**Y43.0**
美布氨酯(降压药)	**Mebutamate**	**T43.5**	**X41.-**	**X61.-**	**Y11.-**	**Y49.5**
美布他明(局部麻醉药)	**Metabutethamine**	**T41.3**	**X44.-**	**X64.-**	**Y14.-**	**Y48.3**
美雌醇(雌激素类)	**Mestranol**	**T38.5**	**X44.-**	**X64.-**	**Y14.-**	**Y42.5**
美达西泮(安定药)	**Medazepam**	**T42.4**	**X41.-**	**X61.-**	**Y11.-**	**Y47.1**
美法仑(抗肿瘤药)	**Melphalan**	**T45.1**	**X44.-**	**X64.-**	**Y14.-**	**Y43.3**
美芬丁胺(升压药，血管收缩药)	**Mephentermine**	**T44.9**	**X43.-**	**X63.-**	**Y13.-**	**Y51.9**
美芬雷司(食欲抑制药)	**Mefenorex**	**T50.5**	**X44.-**	**X64.-**	**Y14.-**	**Y57.0**
美芬妥英[3-甲基苯乙妥因](镇癫痫药)	**Mephenytoin, Methoin Phenantoin**	**T42.0**	**X41.-**	**X61.-**	**Y11.-**	**Y46.2**
一伴有苯巴比妥	—with phenobarbital	T42.3	X41.-	X61.-	Y11.-	Y47.0
美芬诺酮(解痉药)	**Mephenoxalone**	**T42.8**	**X41.-**	**X61.-**	**Y11.-**	**Y46.8**
美芬新[唛酚生](神经肌肉阻断药)	**Mephenesin**	**T42.8**	**X41.-**	**X61.-**	**Y11.-**	**Y46.8**
美夫西特(利尿剂)	**Mefruside**	**T50.2**	**X44.-**	**X64.-**	**Y14.-**	**Y54.5**
美睾酮(雄激素类)	**Mesterolone**	**T38.7**	**X44.-**	**X64.-**	**Y14.-**	**Y42.7**
美海屈林[甲苄咔啉](抗组胺药)	**Mebhydrolin**	**T45.0**	**X44.-**	**X64.-**	**Y14.-**	**Y43.0**
美金刚(抗震颤麻痹药)	**Memantine**	**T42.8**	**X41.-**	**X61.-**	**Y11.-**	**Y46.7**
美卡拉明[梅坎米胺](抗高血压药)	**Mecamylamine**	**T44.2**	**X43.-**	**X63.-**	**Y13.-**	**Y51.2**
美克立酯(外科材料)	**Mecrilate**	**T49.3**	**X44.-**	**X64.-**	**Y14.-**	**Y56.3**
美克洛嗪(氢氯化物)[氯苯甲嗪](抗组胺药)	**Meclizine (hydrochloride), Meclozine**	**T45.0**	**X44.-**	**X64.-**	**Y14.-**	**Y43.0**
美克西酮(防晒药)	**Mexenone**	**T49.3**	**X44.-**	**X64.-**	**Y14.-**	**Y56.3**
美喹他嗪[甲喹吩嗪](抗组胺药)	**Mequitazine**	**T43.3**	**X41.-**	**X61.-**	**Y11.-**	**Y49.3**
美拉肼(解痉药)	**Meladrazine**	**T44.3**	**X43.-**	**X63.-**	**Y13.-**	**Y51.3**
美拉鲁利[莫鲁来](利尿剂)	**Meralluride**	**T50.2**	**X44.-**	**X64.-**	**Y14.-**	**Y54.5**
美拉胂醇(抗感染药)	**Melarsoprol**	**T37.3**	**X44.-**	**X64.-**	**Y14.-**	**Y41.3**
美拉胂钾	**Melarsonyl potassium**	**T37.3**	**X44.-**	**X64.-**	**Y14.-**	**Y41.3**
美蓝 - 现译名 亚甲蓝	**Methylthionine chloride, Methylthioninium chloride**	**T50.6**	**X44.-**	**X64.-**	**Y14.-**	**Y57.2**
美利曲辛(抗抑郁药)	**Melitracen**	**T43.0**	**X41.-**	**X61.-**	**Y11.-**	**Y49.0**
美洛西林(抗生素)	**Mezlocillin**	**T36.0**	**X44.-**	**X64.-**	**Y14.-**	**Y40.0**
美帕曲星[甲帕霉素](抗生素)	**Mepartricin**	**T36.7**	**X44.-**	**X64.-**	**Y14.-**	**Y40.7**
美哌隆(抗精神病药)	**Melperone**	**T43.4**	**X41.-**	**X61.-**	**Y11.-**	**Y49.4**
美喷酯	**Mepenzolate**	**T44.3**	**X43.-**	**X63.-**	**Y13.-**	**Y51.3**
一溴化物(抗胆碱药)	—bromide	T44.3	X43.-	X63.-	Y13.-	Y51.3
美普卡因(局部麻醉药)	**Meprylcaine**	**T41.3**	**X44.-**	**X64.-**	**Y14.-**	**Y48.3**
美普他酚(镇痛药)	**Meptazinol**	**T39.8**	**X40.-**	**X60.-**	**Y10.-**	**Y45.8**

品名		中毒				在治疗中使用的有害效应
		第19章	意外	故意自害	意图不确定的	
美曲膦酯[敌百虫]	**Metrifonate**	**T60.0**	**X48.-**	**X68.-**	**Y18.-**	
美屈孕酮(孕激素类)	**Medrogestone**	**T38.5**	**X44.-**	**X64.-**	**Y14.-**	**Y42.5**
美噻吨(抗震颤麻痹药，解痉药)	**Methixene,Metixene**	**T44.3**	**X43.-**	**X63.-**	**Y13.-**	**Y51.3**
美沙比妥[甲巴比妥](镇癫痫药)	**Metharbital**	**T42.3**	**X41.-**	**X61.-**	**Y11.-**	**Y47.0**
美沙雌酸(雌激素类)	**Methallenestril**	**T38.5**	**X44.-**	**X64.-**	**Y14.-**	**Y42.5**
美沙芬 - 现译名 右美沙芬	**Dextromethorphan**	**T48.3**	**X44.-**	**X64.-**	**Y14.-**	**Y55.3**
美沙拉嗪(消炎药)	**Mesalazine**	**T47.8**	**X44.-**	**X64.-**	**Y14.-**	**Y53.8**
美沙洛尔(β受体阻滞药)	**Medroxalol**	**T44.8**	**X43.-**	**X63.-**	**Y13.-**	**Y51.8**
美沙酮[阿米酮](镇痛药)	**Methadone, Amidone**	**T40.3**	**X42.-**	**X62.-**	**Y12.-**	**Y45.0**
美沙唑仑(安定药)	**Mexazolam**	**T42.4**	**X41.-**	**X61.-**	**Y11.-**	**Y47.1**
美舒麦角(催乳素分泌抑制药)	**Mesulergine**	**T42.8**	**X41.-**	**X61.-**	**Y11.-**	**Y46.7**
美司卡林[仙人球毒碱][墨斯卡灵]	**Mescaline**	**T40.9**	**X42.-**	**X62.-**	**Y12.-**	**Y49.6**
美司钠(粘液溶解药)	**Mesna**	**T48.4**	**X44.-**	**X64.-**	**Y14.-**	**Y55.4**
美司坦(镇咳药)	**Mecysteine**	**T48.4**	**X44.-**	**X64.-**	**Y14.-**	**Y55.4**
美斯的明 - 现译名 安贝氯铵	**Ambenonium (chloride)**	**T44.0**	**X43.-**	**X63.-**	**Y13.-**	**Y51.0**
美速胺 - 现译名 甲氧明	**Methoxamine**	**T44.4**	**X43.-**	**X63.-**	**Y13.-**	**Y51.4**
美索巴莫(解痉药)	**Methocarbamol**	**T42.8**	**X41.-**	**X61.-**	**Y11.-**	**Y46.8**
一骨胳肌松弛药	—skeletal muscle relaxant	T48.1	X44.-	X64.-	Y14.-	Y55.1
美索比妥(镇静催眠药)	**Methohexitone, Methohexital**	**T41.1**	**X44.-**	**X64.-**	**Y14.-**	**Y48.1**
美索丙嗪(抗精神病药)	**Methopromazine**	**T43.3**	**X41.-**	**X61.-**	**Y11.-**	**Y49.3**
美索达嗪[甲砜哒嗪](抗精神病药)	**Mesoridazine**	**T43.3**	**X41.-**	**X61.-**	**Y11.-**	**Y49.3**
美索舍平(抗精神病药)	**Methoserpidine**	**T46.5**	**X44.-**	**X64.-**	**Y14.-**	**Y52.5**
美他环素[甲烯土霉素](抗生素)	**Metacycline**	**T36.4**	**X44.-**	**X64.-**	**Y14.-**	**Y40.4**
美他帕明(抗抑郁药)	**Metapramine**	**T43.0**	**X41.-**	**X61.-**	**Y11.-**	**Y49.0**
美他沙酮(安定药)	**Metaxalone**	**T42.8**	**X41.-**	**X61.-**	**Y11.-**	**Y46.8**
美坦西林(抗生素)	**Metampicillin**	**T36.0**	**X44.-**	**X64.-**	**Y14.-**	**Y40.0**
美替克仑(利尿剂)	**Meticrane**	**T50.2**	**X44.-**	**X64.-**	**Y14.-**	**Y54.5**
美替拉酮[甲吡酮]	**Metyrapone**	**T50.8**	**X44.-**	**X64.-**	**Y14.-**	**Y57.6**
美替洛尔(β受体阻滞药)	**Metipranolol**	**T49.5**	**X44.-**	**X64.-**	**Y14.-**	**Y56.5**
美替诺龙(雄激素，同化激素类)	**Metenolone, Methenolone**	**T38.7**	**X44.-**	**X64.-**	**Y14.-**	**Y42.7**
美替沙腙(抗病毒药)	**Metisazone**	**T37.5**	**X44.-**	**X64.-**	**Y14.-**	**Y41.5**
美替妥英(抗惊厥药)	**Metetoin,Methetoin**	**T42.0**	**X41.-**	**X61.-**	**Y11.-**	**Y46.2**
美替唑啉(血管收缩药)	**Metizoline**	**T48.5**	**X44.-**	**X64.-**	**Y14.-**	**Y55.5**
美托奋乃酯(抗精神病药)	**Metofenazate**	**T43.3**	**X41.-**	**X61.-**	**Y11.-**	**Y49.3**
美托拉宗(利尿剂)	**Metolazone**	**T50.2**	**X44.-**	**X64.-**	**Y14.-**	**Y54.5**
美托洛尔[甲氧乙心安](β受体阻滞药)	**Metoprolol**	**T44.7**	**X43.-**	**X63.-**	**Y13.-**	**Y51.7**
美西林(抗生素)	**Mecillinam**	**T36.0**	**X44.-**	**X64.-**	**Y14.-**	**Y40.0**
美西律[脉律定](抗心律失常药)	**Mexiletine**	**T46.2**	**X44.-**	**X64.-**	**Y14.-**	**Y52.2**
美西麦角(抗蠕虫药)	**Methysergide**	**T46.5**	**X44.-**	**X64.-**	**Y14.-**	**Y52.5**
美雄醇(雄激素，同化激素类)	**Methandriol**	**T38.7**	**X44.-**	**X64.-**	**Y14.-**	**Y42.7**
美雄诺龙(雄激素，同化激素类)	**Mestanolone,Metandienone, Methandienone, Methandrostenolone**	**T38.7**	**X44.-**	**X64.-**	**Y14.-**	**Y42.7**
美雄烷(抗肿瘤药)	**Mepitiostane**	**T38.7**	**X44.-**	**X64.-**	**Y14.-**	**Y42.7**
美远志糖浆	**Senega syrup**	**T48.4**	**X44.-**	**X64.-**	**Y14.-**	**Y55.4**

品名		中毒 第19章	意外	故意自害	意图不确定的	在治疗中使用的有害效应
镁 NEC	**Magnesium NEC**	**T56.8**	**X49.-**	**X69.-**	**Y19.-**	
一过氧化(镁)	一peroxide	T49.0	X44.-	X64.-	Y14.-	Y56.0
一氟硅酸(镁)	一silicofluoride	T50.3	X44.-	X64.-	Y14.-	Y54.9
一枸橼酸(镁)	一citrate	T47.4	X44.-	X64.-	Y14.-	Y53.4
一硫代硫酸(镁)	一thiosulfate	T45.0	X44.-	X64.-	Y14.-	Y43.0
一硫酸(镁)	一sulfate	T47.4	X44.-	X64.-	Y14.-	Y53.4
一氢氧化(镁)	一hydroxide	T47.1	X44.-	X64.-	Y14.-	Y53.1
一三硅酸(镁)	一trisilicate	T47.1	X44.-	X64.-	Y14.-	Y53.1
一水杨酸(镁)	一salicylate	T39.0	X40.-	X60.-	Y10.-	Y45.1
一碳酸(镁)	一carbonate	T47.1	X44.-	X64.-	Y14.-	Y53.1
一氧化(镁)	一oxide	T47.1	X44.-	X64.-	Y14.-	Y53.1
镁加铝[氢氧化镁铝](抗酸药)	**Magaldrate**	**T47.1**	**X44.-**	**X64.-**	**Y14.-**	**Y53.1**
镁乳	**Milk of magnesia**	**T47.1**	**X44.-**	**X64.-**	**Y14.-**	**Y53.1**
门冬氨酸鸟氨酸	**Ornithine aspartate**	**T50.9**	**X44.-**	**X64.-**	**Y14.-**	**Y57.1**
门冬酰胺酶(抗肿瘤药)	**Asparaginase, Colaspase**	**T45.1**	**X44.-**	**X64.-**	**Y14.-**	**Y43.3**
锰(二氧化物)(盐)	**Manganese (dioxide) (salts)**	**T57.2**	**X49.-**	**X69.-**	**Y19.-**	
一药用	一medicinal	T50.9	X44.-	X64.-	Y14.-	Y54.9
孟德立胺 - 现译名 乌洛托品	**Hexamine, Methenamine (mandelate)**	**T37.8**	**X44.-**	**X64.-**	**Y14.-**	**Y41.8**
咪达唑仑(麻醉药)	**Midazolam**	**T42.4**	**X41.-**	**X61.-**	**Y11.-**	**Y47.1**
咪康唑(抗真菌药)	**Miconazole**	**T49.0**	**X44.-**	**X64.-**	**Y14.-**	**Y56.0**
咪噻吩 - 现译名 曲美芬	**Trimethaphan**	**T44.2**	**X43.-**	**X63.-**	**Y13.-**	**Y51.2**
咪唑-4-羧酰胺	**Imidazole-4-carboxamide**	**T45.1**	**X44.-**	**X64.-**	**Y14.-**	**Y43.3**
糜蛋白酶[胰凝乳蛋白酶](蛋白分解酶)	**Chymotrypsin**	**T45.3**	**X44.-**	**X64.-**	**Y14.-**	**Y43.6**
糜木瓜酶[木瓜凝乳蛋白酶]	**Chymopapain**	**T45.3**	**X44.-**	**X64.-**	**Y14.-**	**Y43.6**
米安色林(抗抑郁药，抗过敏药)	**Mianserin**	**T43.0**	**X41.-**	**X61.-**	**Y11.-**	**Y49.0**
米尔维林(解痉药)	**Milverine**	**T44.3**	**X43.-**	**X63.-**	**Y13.-**	**Y51.3**
米非司酮(抗孕激素药)	**Mifepristone**	**T38.6**	**X44.-**	**X64.-**	**Y14.-**	**Y42.6**
米卡霉素[乙酰麦迪霉素][醋酸麦迪霉素]	**Miokamycin**	**T36.3**	**X44.-**	**X64.-**	**Y14.-**	**Y40.3**
米库氯铵(神经肌肉阻滞剂)	**Mivacurium chloride**	**T48.1**	**X44.-**	**X64.-**	**Y14.-**	**Y55.1**
米那索龙[胺乙氧孕烷酮](麻醉药)	**Minaxolone**	**T41.2**	**X44.-**	**X64.-**	**Y14.-**	**Y48.2**
米诺地尔(降压药)	**Minoxidil**	**T46.7**	**X44.-**	**X64.-**	**Y14.-**	**Y52.7**
米诺环素(抗生素)	**Minocycline**	**T36.4**	**X44.-**	**X64.-**	**Y14.-**	**Y40.4**
米帕林[奎纳克林](抗疟药)	**Mepacrine, Quinacrine**	**T37.2**	**X44.-**	**X64.-**	**Y14.-**	**Y41.2**
米帕明 - 现译名 丙米嗪	**Imipramine**	**T43.0**	**X41.-**	**X61.-**	**Y11.-**	**Y49.0**
米索前列醇(前列腺素类)	**Misoprostol**	**T47.1**	**X44.-**	**X64.-**	**Y14.-**	**Y53.1**
米索硝唑(抗寄生虫药)	**Misonidazole**	**T37.3**	**X44.-**	**X64.-**	**Y14.-**	**Y41.3**
米他芬 - 现译名 硝甲酚汞	**Nitromersol**	**T49.0**	**X44.-**	**X64.-**	**Y14. -**	**Y56.0**
米托蒽醌(抗肿瘤药)	**Mitoxantrone**	**T45.1**	**X44.-**	**X64.-**	**Y14.-**	**Y43.3**
米托胍腙(抗肿瘤药)	**Mitoguazone**	**T45.1**	**X44.-**	**X64.-**	**Y14.-**	**Y43.3**
米托肼(抗肿瘤药)	**Mitopodozide**	**T45.1**	**X44.-**	**X64.-**	**Y14.-**	**Y43.3**
米托坦(抗肿瘤药)	**Mitotane**	**T45.1**	**X44.-**	**X64.-**	**Y14.-**	**Y43.3**
米雅菌[酪酸菌](治肠道菌群失调症)	**Miyari bacteria**	**T47.6**	**X44.-**	**X64.-**	**Y14.-**	**Y53.6**
泌尿系抗感染药	**Urinary anti-infective**	**T37.8**	**X44.-**	**X64.-**	**Y14.-**	**Y41.8**

品名		中毒				在治疗中使用的有害效应
		第19章	意外	故意自害	意图不确定的	
嘧啶拮抗剂	**Pyrimidine antagonist**	**T45.1**	**X44.-**	**X64.-**	**Y14.-**	**Y43.1**
棉安磷 - 现译名 硫环磷	**Phosfolan**	**T60.0**	**X48.-**	**X68.-**	**Y18.-**	
免疫	**Immune**					
一球蛋白	一globulin	T50.9	X44.-	X64.-	Y14.-	Y59.3
一血清球蛋白	一serum globulin	T50.9	X44.-	X64.-	Y14.-	Y59.3
免疫抑制药	**Immunosuppressive drug**	**T45.1**	**X44.-**	**X64.-**	**Y14.-**	**Y43.4**
免疫制剂	**Immunological agent**	**T50.9**	**X44.-**	**X64.-**	**Y14.-**	**Y59.9**
一特指的 NEC	一specified NEC	T50.9	X44.-	X64.-	Y14.-	Y59.8
灭草隆	**Monuron**	**T60.3**	**X48.-**	**X68.-**	**Y18.-**	
灭虫宁 - 现译名 羟萘苄芬宁	**Bephenium hydroxynaphthoate**	**T37.4**	**X44.-**	**X64.-**	**Y14.-**	**Y41.4**
灭滴灵 - 现译名 甲硝唑	**Metronidazole**	**T37.8**	**X44.-**	**X64.-**	**Y14.-**	**Y41.8**
灭菌丹	**Folpet**	**T60.3**	**X48.-**	**X68.-**	**Y18.-**	
灭鼠剂 NEC	**Rodenticide NEC**	**T60.4**	**X48.-**	**X68.-**	**Y18.-**	
灭鼠优	**Pyriminil**	**T60.4**	**X48.-**	**X68.-**	**Y18.-**	
灭蚁灵[全氯五环癸烷](杀昆虫药)	**Mirex**	**T60.1**	**X48.-**	**X68.-**	**Y18.-**	
明矾(药用)	**Alum (medicinal)**	**T49.4**	**X44.-**	**X64.-**	**Y14.-**	**Y56.4**
一非药用(铵)(钾)	一nonmedicinal(ammonium)(potassium)	T56.8	X49.-	X69.-	Y19.-	
蘑菇，有毒的	**Mushroom, noxious**	**T62.0**	**X49.-**	**X69.-**	**Y19.-**	
莫非布宗[单苯保泰松](抗炎药)	**Monophenylbutazone, Mofebutazone**	**T39.2**	**X40.-**	**X60.-**	**Y10.-**	**Y45.8**
莫鲁来 - 现译名 美拉鲁利	**Meralluride**	**T50.2**	**X44.-**	**X64.-**	**Y14.-**	**Y54.5**
莫罗单抗-CD3 - 现译名 鼠源 CD3 单克隆抗体	**Muromonab-CD3**	**T45.1**	**X44.-**	**X64.-**	**Y14.-**	**Y43.4**
莫米松(肾上腺皮质激素类)	**Mometasone**	**T49.0**	**X44.-**	**X64.-**	**Y14.-**	**Y56.0**
莫诺苯宗[氢醌苄醚](脱色药)	**Monobenzone**	**T49.4**	**X44.-**	**X64.-**	**Y14.-**	**Y56.4**
莫哌达醇(抗血栓药)	**Mopidamol**	**T45.1**	**X44.-**	**X64.-**	**Y14.-**	**Y43.1**
莫哌隆(抗精神病药)	**Moperone**	**T43.4**	**X41.-**	**X61.-**	**Y11.-**	**Y49.4**
莫匹罗星(抗生素)	**Mupirocin**	**T49.0**	**X44.-**	**X64.-**	**Y14.-**	**Y56.0**
莫沙帕明(抗精神病药)	**Mosapramine**	**T43.5**	**X41.-**	**X61.-**	**Y11.-**	**Y49.5**
莫沙斯汀(抗组胺药)	**Moxastine**	**T45.0**	**X44.-**	**X64.-**	**Y14.-**	**Y43.0**
莫沙维林(解痉药)	**Moxaverine**	**T44.3**	**X43.-**	**X63.-**	**Y13.-**	**Y51.3**
莫西芬辛(抗震颤麻痹药)	**Moxifensine**	**T43.2**	**X41.-**	**X61.-**	**Y11.-**	**Y49.2**
莫西赛利(血管扩张药)	**Moxisylyte,Thymoxamine**	**T46.7**	**X44.-**	**X64.-**	**Y14.-**	**Y52.7**
墨斯卡灵 - 现译名 美司卡林	**Mescaline**	**T40.9**	**X42.-**	**X62.-**	**Y12.-**	**Y49.6**
牡蛎，有毒的，非细菌	**Shellfish, noxious, Nonbacterial**	**T61.2**	**X49.-**	**X69.-**	**Y19.-**	
木材防腐剂	**Wood preservatives**	**T60.9**	**X48.-**	**X68.-**	**Y18.-**	
木醇或酒精	**Wood alcohol or spirit**	**T51.1**	**X45.-**	**X65.-**	**Y15.-**	
木瓜酶[番木瓜酶]	**Papain**	**T47.5**	**X44.-**	**X64.-**	**Y14.-**	**Y53.5**
一助消化的	一digestant	T47.5	X44.-	X64.-	Y14.-	Y53.5
木瓜凝乳蛋白酶 - 现译名 糜木瓜酶	**Chymopapain**	**T45.3**	**X44.-**	**X64.-**	**Y14.-**	**Y43.6**
木馏油(煤焦油)(山毛榉) - 现译名 杂酚油(防腐剂或祛痰剂)	**Creosote (coal tar) (beechwood)**	**T49.0**	**X44.-**	**X64.-**	**Y14.-**	**Y56.0**
木素半纤维素	**Lignin hemicellulose**	**T47.6**	**X44.-**	**X64.-**	**Y14.-**	**Y53.6**

品名		中毒				在治疗中使用的有害效应
		第19章	意外	故意自害	意图不确定的	
钠——*续前页*	**Sodium**——*continued*					
一盐 NEC	—salt NEC	T50.3	X44.-	X64.-	Y14.-	Y54.6
一氧化(钠)/过氧化(钠)	—oxide/peroxide	T65.8	X49.-	X69.-	Y19.-	
一依地酸钙(钠)	—calcium edetate	T45.8	X44.-	X64.-	Y14.-	Y43.8
一依地酸三(钠)	—versenate	T50.6	X44.-	X64.-	Y14.-	Y57.2
一依他尼酸盐	—etacrynate	T50.1	X44.-	X64.-	Y14.-	Y54.4
一鱼肝油酸(钠)	—morrhuate	T46.8	X44.-	X64.-	Y14.-	Y52.8
一藻酸(钠)	—alginate	T47.8	X44.-	X64.-	Y14.-	Y53.8
一重铬酸(钠)	—bichromate	T57.8	X49.-	X69.-	Y19.-	
奶蓟素 - 现译名 水飞蓟素	**Silymarin**	**T50.9**	**X44.-**	**X64.-**	**Y14.-**	**Y57.1**
萘(氯化的)	**Naphthalene (chlorinated)**	**T60.1**	**X48.-**	**X68.-**	**Y18.-**	
一杀虫药或蛀虫驱除药	—insecticide or moth repellent	T60.1	X48.-	X68.-	Y18.-	
一蒸气	—vapor	T60.1	X48.-	X68.-	Y18.-	
萘胺	**Naphthylamine**	**T65.8**	**X49.-**	**X69.-**	**Y19.-**	
萘丁美酮(抗炎镇痛药)	**Nabumetone**	**T39.3**	**X40.-**	**X60.-**	**Y10.-**	**Y45.3**
萘啶酸(抗感染药)	**Nalidixic acid**	**T37.8**	**X44.-**	**X64.-**	**Y14.-**	**Y41.8**
萘多罗米(抗过敏药)	**Nedocromil**	**T48.6**	**X44.-**	**X64.-**	**Y14.-**	**Y55.6**
萘二磺乙乳胆铵[乙乳胆胺萘二磺酸盐](拟胆碱药)	**Aclatonium napadisilate**	**T48.1**	**X44.-**	**X64.-**	**Y14.-**	**Y55.1**
萘酚	**Naphthol**	**T65.8**	**X49.-**	**X69.-**	**Y19.-**	
萘夫西林(抗生素)	**Nafcillin**	**T36.0**	**X44.-**	**X64.-**	**Y14.-**	**Y40.0**
萘呋胺(草酸盐)[萘呋胺酯](血管收缩药)	**Naftidrofuryl (oxalate)**	**T46.7**	**X44.-**	**X64.-**	**Y14.-**	**Y52.7**
萘呋胺酯 - 现译名 萘呋胺(草酸盐)	**Naftidrofuryl (oxalate)**	**T46.7**	**X44.-**	**X64.-**	**Y14.-**	**Y52.7**
萘福泮(镇痛药)	**Nefopam**	**T39.8**	**X40.-**	**X60.-**	**Y10.-**	**Y45.8**
萘福昔定(雌激素拮抗药)	**Nafoxidine**	**T38.6**	**X44.-**	**X64.-**	**Y14.-**	**Y42.6**
萘甲唑啉[鼻眼净]	**Naphazoline**	**T48.5**	**X44.-**	**X64.-**	**Y14.-**	**Y55.5**
萘醌腙(止血药)	**Naftazone**	**T46.9**	**X44.-**	**X64.-**	**Y14.-**	**Y52.9**
萘硫脲(安妥)[安毒鼠]	**Naphthylthiourea (ANTU)**	**T60.4**	**X48.-**	**X68.-**	**Y18.-**	
奈莫必利(抗精神病药)	**Nemonapride**	**T43.5**	**X41.-**	**X61.-**	**Y11.-**	**Y49.5**
萘莫司他(蛋白酶抑制药)	**Nafamostat**	**T45.6**	**X44.-**	**X64.-**	**Y14.-**	**Y44.3**
萘普生(抗炎镇痛药)	**Naproxen**	**T39.3**	**X40.-**	**X60.-**	**Y10.-**	**Y45.2**
萘普生哌嗪酸	**Piproxen**	**T39.3**	**X40.-**	**X60.-**	**Y10.-**	**Y45.2**
萘替芳(抗真菌药)	**Naftifine**	**T49.0**	**X44.-**	**X64.-**	**Y14.-**	**Y56.0**
萘替米星[乙基紫苏霉素](抗生素)	**Netilmicin**	**T36.5**	**X44.-**	**X64.-**	**Y14.-**	**Y40.5**
南瓜籽浸膏	**Pumpkin seed extract**	**T37.4**	**X44.-**	**X64.-**	**Y14.-**	**Y41.4**
喃氟啶 - 现译名 替加氟	**Tegafur**	**T45.1**	**X44.-**	**X64.-**	**Y14.-**	**Y43.1**
脑膜炎球菌疫苗	**Meningococcal vaccine**	**T50.9**	**X44.-**	**X64.-**	**Y14.-**	**Y58.9**
脑益嗪 - 现译名 桂利嗪	**Cinnarizine**	**T45.0**	**X44.-**	**X64.-**	**Y14.-**	**Y43.0**
内吸磷[1059](农药)	**Demeton -O and -S**	**T60.0**	**X48.-**	**X68.-**	**Y18.-**	
内旋聚糖	**Mesoglycan**	**T46.6**	**X44.-**	**X64.-**	**Y14.-**	**Y52.6**
尼阿比妥(镇静催眠药)	**Nealbarbital**	**T42.3**	**X41.-**	**X61.-**	**Y11.-**	**Y47.0**
尼阿拉米 - 现译名 尼亚拉胺	**Nialamide**	**T43.1**	**X41.-**	**X61.-**	**Y11.-**	**Y49.1**
尼芬那宗(解热镇痛药)	**Nifenazone**	**T39.2**	**X40.-**	**X60.-**	**Y10.-**	**Y45.8**
尼氟酸(抗炎镇痛药)	**Niflumic acid**	**T39.3**	**X40.-**	**X60.-**	**Y10.-**	**Y45.3**

品名		中毒 第19章	意外	故意自害	意图不确定的	在治疗中使用的有害效应
尼古丁(杀虫药)(喷雾)(硫酸盐) NEC	**Nicotine (insecticide) (spray)(sulfate) NEC**	**T60.2**	**X48.-**	**X68.-**	**Y18.-**	
一烟草产生的	—from tobacco	T65.2	X49.-	X69.-	Y19.-	
尼卡地平(血管扩张药)	**Nicardipine**	**T46.1**	**X44.-**	**X64.-**	**Y14.-**	**Y52.1**
尼可地尔(冠脉扩张药)	**Nicorandil**	**T46.3**	**X44.-**	**X64.-**	**Y14.-**	**Y52.3**
尼可呋糖(血管扩张药)	**Nicofuranose**	**T46.7**	**X44.-**	**X64.-**	**Y14.-**	**Y52.7**
尼可吗啡(镇痛药)	**Nicomorphine**	**T40.2**	**X42.-**	**X62.-**	**Y12.-**	**Y45.0**
尼可刹米[烟酰二乙胺](中枢兴奋药)	**Nikethamide**	**T50.7**	**X44.-**	**X64.-**	**Y14.-**	**Y50.0**
尼可占替诺(周围血管扩张药)	**Xantinol nicotinate**	**T46.7**	**X44.-**	**X64.-**	**Y14.-**	**Y52.7**
尼克酰胺 - 现译名 烟酰胺	**Niacinamide**	**T45.2**	**X44.-**	**X64.-**	**Y14.-**	**Y57.7**
尼立达唑(抗血吸虫药)	**Niridazole**	**T37.4**	**X44.-**	**X64.-**	**Y14.-**	**Y41.4**
尼鲁米特(抗雄激素药)	**Nilutamide**	**T38.6**	**X44.-**	**X64.-**	**Y14.-**	**Y42.6**
尼麦角林[尼什枸宁](血管扩张药)	**Nicergoline**	**T46.7**	**X44.-**	**X64.-**	**Y14.-**	**Y52.7**
尼美舒利(消炎药)	**Nimesulide**	**T39.3**	**X40.-**	**X60.-**	**Y10.-**	**Y45.3**
尼美西泮(安定药)	**Nimetazepam**	**T42.4**	**X41.-**	**X61.-**	**Y11.-**	**Y47.1**
尼莫地平(血管扩张药)	**Nimodipine**	**T46.1**	**X44.-**	**X64.-**	**Y14.-**	**Y52.1**
尼莫司汀(抗肿瘤药)	**Nimustine**	**T45.1**	**X44.-**	**X64.-**	**Y14.-**	**Y43.3**
尼莫唑[硝唑吗唑](抗滴虫药)	**Nimorazole, Nitrimidazine**	**T37.3**	**X44.-**	**X64.-**	**Y14.-**	**Y41.3**
尼普拉嗪(抗组胺药)	**Niaprazine**	**T42.6**	**X41.-**	**X61.-**	**Y11.-**	**Y47.8**
尼群地平(降压药，血管扩张药)	**Nitrendipine**	**T46.1**	**X44.-**	**X64.-**	**Y14.-**	**Y52.1**
尼什枸宁 - 现译名 尼麦角林	**Nicergoline**	**T46.7**	**X44.-**	**X64.-**	**Y14.-**	**Y52.7**
尼索地平(血管扩张药)	**Nisoldipine**	**T46.1**	**X44.-**	**X64.-**	**Y14.-**	**Y52.1**
尼亚拉胺[尼阿拉米](抗抑郁药)	**Nialamide**	**T43.1**	**X41.-**	**X61.-**	**Y11.-**	**Y49.1**
尼扎替丁(组胺 H2 受体阻滞药)	**Nizatidine**	**T47.0**	**X44.-**	**X64.-**	**Y14.-**	**Y53.0**
尼唑苯酮(抗惊厥药)	**Nizofenone**	**T43.8**	**X41.-**	**X61.-**	**Y11.-**	**Y49.8**
拟副交感神经药 NEC	**Parasympathomimetic drug NEC**	**T44.3**	**X43.-**	**X63.-**	**Y13.-**	**Y51.3**
拟交感神经药 NEC	**Sympathomimetic NEC**	**T44.9**	**X43.-**	**X63.-**	**Y13.-**	**Y51.9**
一抗感冒药	—anti-common-cold	T48.5	X44.-	X64.-	Y14.-	Y55.5
一特指的 NEC	—specified NEC	T44.9	X43.-	X63.-	Y13.-	Y51.9
一支气管扩张药	—bronchodilator	T48.6	X44.-	X64.-	Y14.-	Y55.6
粘杆菌素 - 现译名 可利迈仙	**Colimycin**	**T36.8**	**X44.-**	**X64.-**	**Y14.-**	**Y40.8**
粘剂	**Viscous agent**	**T50.9**	**X44.-**	**X64.-**	**Y14.-**	**Y57.4**
粘菌素	**Colistin**	**T36.8**	**X44.-**	**X64.-**	**Y14.-**	**Y40.8**
一硫酸盐(眼制剂)	—sulfate (eye preparation)	T49.5	X44.-	X64.-	Y14.-	Y56.5
粘液溶解药	**Mucolytic drug**	**T48.4**	**X44.-**	**X64.-**	**Y14.-**	**Y55.4**
鸟氨加压素(血管收缩药)	**Ornipressin**	**T38.8**	**X44.-**	**X64.-**	**Y14.-**	**Y42.8**
尿促卵泡素(促性激素类)	**Urofollitropin**	**T38.8**	**X44.-**	**X64.-**	**Y14.-**	**Y42.8**
尿苷喃乳糖	**Cogalactoisomerase**	**T50.9**	**X44.-**	**X64.-**	**Y14.-**	**Y57.1**
尿激酶(蛋白分解酶)	**Urokinase**	**T45.6**	**X44.-**	**X64.-**	**Y14.-**	**Y44.5**
尿嘧啶氮芥 - 现译名 乌拉莫司汀	**Uracil mustard**	**T45.1**	**X44.-**	**X64.-**	**Y14.-**	**Y43.3**
尿囊素(外科用药)	**Allantoin**	**T49.4**	**X44.-**	**X64.-**	**Y14.-**	**Y56.4**
尿素	**Urea**	**T47.3**	**X44.-**	**X64.-**	**Y14.-**	**Y53.3**
一过氧化(尿素)	—peroxide	T49.0	X44.-	X64.-	Y14.-	Y56.0
一睇胺	—stibamine	T37.4	X44.-	X64.-	Y14.-	Y41.4

品　名		中毒 第19章	中毒 意外	中毒 故意自害	意图不确定的	在治疗中使用的有害效应
尿酸新陈代谢药 NEC	**Uric acid metabolism drug NEC**	**T50.4**	**X44.-**	**X64.-**	**Y14.-**	**Y54.8**
尿酸氧化酶	**Urate oxidase**	**T50.4**	**X44.-**	**X64.-**	**Y14.-**	**Y54.8**
脲[尿素]	**Carbamide**	**T47.3**	**X44.-**	**X64.-**	**Y14.-**	**Y53.3**
—过氧化(脲)	—peroxide	T49.0	X44.-	X64.-	Y14.-	Y56.0
镍(羰基)(四羟基)(烟雾)(蒸气)	**Nickel (carbonyl) (tetracarbonyl)(fumes) (vapor)**	**T56.8**	**X49.-**	**X69.-**	**Y19.-**	
柠檬酸[枸橼酸](调味药)	**Citric acid**	**T47.5**	**X44.-**	**X64.-**	**Y14.-**	**Y53.5**
柠檬烯	**Limonene**	**T52.8**	**X46.-**	**X66.-**	**Y16.-**	
凝血酶原	**Prothrombin**					
—合成抑制剂	—synthesis inhibitor	T45.5	X44.-	X64.-	Y14.-	Y44.2
—活化剂	—activator	T45.7	X44.-	X64.-	Y14.-	Y44.3
凝血药 NEC	**Coagulant NEC**	**T45.7**	**X44.-**	**X64.-**	**Y14.-**	**Y44.3**
牛胆汁浸膏	**Ox bile extract**	**T47.5**	**X44.-**	**X64.-**	**Y14.-**	**Y53.5**
牛痘免疫球蛋白	**Vaccinia immune globulin**	**T50.9**	**X44.-**	**X64.-**	**Y14.-**	**Y59.3**
牛磺莫司汀(抗肿瘤药)	**Tauromustine**	**T45.1**	**X44.-**	**X64.-**	**Y14.-**	**Y43.3**
诺氟沙星[氟哌酸](抗菌药)	**Norfloxacin**	**T36.8**	**X44.-**	**X64.-**	**Y14.-**	**Y40.8**
诺龙[去甲睾酮](呋喃丙酸盐)(雄激素，同化激素类)	**Nortestosterone, Nandrolone (furanpropionate)**	**T38.7**	**X44.-**	**X64.-**	**Y14.-**	**Y42.7**
诺美孕酮(孕激素类)	**Nomegestrol**	**T38.5**	**X44.-**	**X64.-**	**Y14.-**	**Y42.5**
诺米芬辛(抗抑郁药)	**Nomifensine**	**T43.2**	**X41.-**	**X61.-**	**Y11.-**	**Y49.2**
诺昔硫脲(消毒防腐剂)	**Noxytiolin**	**T49.0**	**X44.-**	**X64.-**	**Y14.-**	**Y56.0**
诺昔替林(抗抑郁药)	**Noxiptiline**	**T43.0**	**X41.-**	**X61.-**	**Y11.-**	**Y49.0**
诺乙雄龙(雄激素，同化激素类)	**Norethandrolone**	**T38.7**	**X44.-**	**X64.-**	**Y14.-**	**Y42.7**
诺孕烯酮(孕激素类)	**Norgestrienone**	**T38.4**	**X44.-**	**X64.-**	**Y14.-**	**Y42.4**

O

品名		中毒				在治疗中使用的有害效应
		第19章	意外	故意自害	意图不确定的	
欧薄荷(油)	**Peppermint (oil)**	**T47.5**	**X44.-**	**X64.-**	**Y14.-**	**Y53.5**
欧车前亲水胶	**Psyllium hydrophilic mucilloid**	**T47.4**	**X44.-**	**X64.-**	**Y14.-**	**Y53.4**
欧夹竹桃苷	**Oleandrin**	**T46.0**	**X44.-**	**X64.-**	**Y14.-**	**Y52.0**
偶氮苯烟	**Azobenzene smoke**	**T65.8**	**X48.-**	**X68.-**	**Y18.-**	
偶氮蓝 - 现译名 伊文思蓝	**Evans blue**	**T50.8**	**X44.-**	**X64.-**	**Y14.-**	**Y57.6**
偶合雌激素物质	**Conjugated estrogenic substances**	**T38.5**	**X44.-**	**X64.-**	**Y14.-**	**Y42.5**

P

品名		中毒				在治疗中使用的有害效应
		第19章	意外	故意自害	意图不确定的	
帕地马酯(防晒药)	**Padimate**	**T49.3**	**X44.-**	**X64.-**	**Y14.-**	**Y56.3**
帕吉林(降压药)	**Pargyline**	**T46.5**	**X44.-**	**X64.-**	**Y14.-**	**Y52.5**
帕拉米松(肾上腺皮质激素类)	**Paramethasone**	**T38.0**	**X44.-**	**X64.-**	**Y14.-**	**Y42.0**
一乙酸盐	一acetate	T49.0	X44.-	X64.-	Y14.-	Y56.0
帕腊美萨酮 - 现译名 甲乙双酮	**Paramethadione**	**T42.2**	**X41.-**	**X61.-**	**Y11.-**	**Y46.1**
帕司烟肼(抗结核药)	**Pasiniazid**	**T37.1**	**X44.-**	**X64.-**	**Y14.-**	**Y41.1**
拍约他[仙人球膏](麻醉剂)	**Peyote**	**T40.9**	**X42.-**	**X62.-**	**Y12.-**	**Y49.6**
排尿酸剂	**Uricosuric agent**	**T50.4**	**X44.-**	**X64.-**	**Y14.-**	**Y54.8**
哌苯甲醇(精神兴奋药)	**Pipradrol**	**T43.6**	**X41.-**	**X61.-**	**Y11.-**	**Y49.7**
哌泊非嗪(抗抑郁药)	**Pipofezine**	**T43.0**	**X41.-**	**X61.-**	**Y11.-**	**Y49.0**
哌泊噻嗪(抗精神病药)	**Pipotiazine**	**T43.3**	**X41.-**	**X61.-**	**Y11.-**	**Y49.3**
哌泊昔秦(平喘药)	**Pipoxizine**	**T45.0**	**X44.-**	**X64.-**	**Y14.-**	**Y43.0**
哌泊溴烷(抗肿瘤药)	**Pipobroman**	**T45.1**	**X44.-**	**X64.-**	**Y14.-**	**Y43.3**
哌醋茶碱[茶碱乙酸哌嗪](利尿剂，血管扩张药)	**Acefylline piperazine, Acepifylline**	**T48.6**	**X44.-**	**X64.-**	**Y14.-**	**Y55.6**
哌海茶碱(抗组胺药)	**Piprinhydrinate**	**T45.0**	**X44.-**	**X64.-**	**Y14.-**	**Y43.0**
哌甲酯[苯哌啶醋酸甲酯](精神振奋药)	**Methylphenidate**	**T43.6**	**X41.-**	**X61.-**	**Y11.-**	**Y49.7**
哌腈米特(镇痛药)	**Piritramide**	**T40.4**	**X42.-**	**X62.-**	**Y12.-**	**Y45.0**
哌卡嗪(抗精神病药)	**Pecazine**	**T43.3**	**X41.-**	**X61.-**	**Y11.-**	**Y49.3**
哌克昔林(冠脉扩张药)	**Perhexilene**	**T46.3**	**X44.-**	**X64.-**	**Y14.-**	**Y52.3**
哌拉平(镇静催眠药)	**Perlapine**	**T42.4**	**X41.-**	**X61.-**	**Y11.-**	**Y47.1**
哌拉齐通(抗抑郁药)	**Prazitone**	**T43.2**	**X41.-**	**X61.-**	**Y11.-**	**Y49.2**
哌拉西林(抗生素)	**Piperacillin**	**T36.0**	**X44.-**	**X64.-**	**Y14.-**	**Y40.0**
哌立度酯(抗胆碱药)	**Piperidolate**	**T44.3**	**X43.-**	**X63.-**	**Y13.-**	**Y51.3**
哌立索唑(镇痛药)	**Perisoxal**	**T39.8**	**X40.-**	**X60.-**	**Y10.-**	**Y45.8**
哌仑西平(抗酸药)	**Pirenzepine**	**T47.1**	**X44.-**	**X64.-**	**Y14.-**	**Y53.1**
哌罗卡因(局部麻醉药)	**Piperocaine**	**T41.3**	**X44.-**	**X64.-**	**Y14.-**	**Y48.3**
哌罗来斯钾 - 现译名 吡嘧司特钾	**Pemirolast (potassium)**	**T48.6**	**X44.-**	**X64.-**	**Y14.-**	**Y55.6**
哌美克隆(中枢兴奋药)	**Pimeclone**	**T50.7**	**X44.-**	**X64.-**	**Y14.-**	**Y50.0**
哌嗪(抗蠕虫药)	**Piperazine**	**T37.4**	**X44.-**	**X64.-**	**Y14.-**	**Y41.4**
哌氰嗪(抗精神病药)	**Periciazine**	**T43.3**	**X41.-**	**X61.-**	**Y11.-**	**Y49.3**
哌沙酯(抗焦虑药，抗胆碱药)	**Pipethanate**	**T44.3**	**X43.-**	**X63.-**	**Y13.-**	**Y51.3**
哌替啶[度冷丁](镇痛药)	**Pethidine, Isonipecaine, Meperidine**	**T40.4**	**X42.-**	**X62.-**	**Y12.-**	**Y45.0**
哌西他嗪(抗精神病药)	**Piperacetazine**	**T43.3**	**X41.-**	**X61.-**	**Y11.-**	**Y49.3**
哌异丙肼(抗抑郁药)	**Safrazine**	**T43.1**	**X41.-**	**X61.-**	**Y11.-**	**Y49.1**
哌唑嗪(降压药)	**Prazosin**	**T44.6**	**X43.-**	**X63.-**	**Y13.-**	**Y51.6**
潘必啶[五甲哌啶](抗高血压药)	**Pempidine**	**T44.2**	**X43.-**	**X63.-**	**Y13.-**	**Y51.2**
潘生丁 - 现译名 双嘧达莫	**Dipyridamole**	**T46.3**	**X44.-**	**X64.-**	**Y14.-**	**Y52.3**
潘妥卡因 - 现译名 丁卡因	**Tetracaine**	**T41.3**	**X44.-**	**X64.-**	**Y14.-**	**Y48.3**
泮加酸[泛配子酸](利尿剂，抗硬化症药)	**Pangamic acid**	**T45.2**	**X44.-**	**X64.-**	**Y14.-**	**Y57.7**
泮库溴铵	**Pancuronium (bromide)**	**T48.1**	**X44.-**	**X64.-**	**Y14.-**	**Y55.1**

品名		中毒：第19章	中毒：意外	中毒：故意自害	中毒：意图不确定的	在治疗中使用的有害效应
抛光剂(汽车)(地板)(家具)(金属)(瓷器)(银器)	Polish (car)(floor)(furniture) (metal) (porcelain)(silver)	T65.8	X49.-	X69.-	Y19.-	
培哚普利(降压药)	Perindopril	T46.4	X44.-	X64.-	Y14.-	Y52.4
培氟沙星[甲氟哌酸](抗菌药)	Pefloxacin	T37.8	X44.-	X64.-	Y14.-	Y41.8
培高利特(多巴胺兴奋药)	Pergolide	T42.8	X41.-	X61.-	Y11.-	Y46.7
培加酶	Pegademase, bovine	T50.9	X44.-	X64.-	Y14.-	Y57.8
培拉嗪(抗精神病药)	Perazine	T43.3	X41.-	X61.-	Y11.-	Y49.3
培洛霉素(抗生素)	Peplomycin	T45.1	X44.-	X64.-	Y14.-	Y43.3
培那西林(抗生素)	Penamecillin	T36.0	X44.-	X64.-	Y14.-	Y40.0
喷布洛尔[布洛尔](β受体阻滞药)	Penbutolol	T44.7	X43.-	X63.-	Y13.-	Y51.7
喷吉妥辛(强心药)	Pengitoxin	T46.0	X44.-	X64.-	Y14.-	Y52.0
喷噻溴铵	Penthienate bromide	T44.3	X43.-	X63.-	Y13.-	Y51.3
喷沙西林[青霉素G氨乙酯]	Penethamate	T36.0	X44.-	X64.-	Y14.-	Y40.0
喷司他丁(酶抑制药)	Pentostatin	T45.1	X44.-	X64.-	Y14.-	Y43.4
喷他脒[戊双脒](抗感染药)	Pentamidine	T37.3	X44.-	X64.-	Y14.-	Y41.3
喷他佐辛(镇痛药)	Pentazocine	T40.4	X42.-	X62.-	Y12.-	Y45.0
喷替茶碱[己可可碱]	Pentifylline	T46.7	X44.-	X64.-	Y14.-	Y52.7
喷托维林[咳必清](镇咳药)	Carbetapentane, Pentoxyverine	T48.3	X44.-	X64.-	Y14.-	Y55.3
喷雾(气雾剂)	Spray (aerosol)	T65.9	X49.-	X69.-	Y19.-	
一特指内含物 - 见特指的物质	—specified content - see specific substance					
硼	Boron	T57.8	X49.-	X69.-	Y19.-	
一氢化(硼)NEC	—hydride NEC	T57.8	X49.-	X69.-	Y19.-	
一一烟雾或气体	——fumes or gas	T57.8	X47.-	X67.-	Y17.-	
一三氟化(硼)	—trifluoride	T59.8	X47.-	X67.-	Y17.-	
硼砂(清洁剂)	Borax (cleanser)	T55	X49.-	X69.-	Y19.-	
硼酸	Boric acid	T49.0	X44.-	X64.-	Y14.-	Y56.0
硼酸盐	Borate(s)	T57.8	X49.-	X69.-	Y19.-	
一缓冲剂	—buffer	T50.9	X44.-	X64.-	Y14.-	Y57.4
一(硼酸)钠	—sodium	T57.8	X49.-	X69.-	Y19.-	
一清洁剂	—cleanser	T55	X49.-	X69.-	Y19.-	
硼烷络合物	Borane complex	T57.8	X49.-	X69.-	Y19.-	
膨胀充填剂	Bulk filler	T50.5	X44.-	X64.-	Y14.-	Y57.0
砒霜[砷剂] NEC	Arsenic NEC	T57.0	X48.-	X68.-	Y18.-	
皮质类固醇	Corticosteroid					
一无机物	—mineral	T50.0	X44.-	X64.-	Y14.-	Y54.0
一眼药	—ophthalmic	T49.5	X44.-	X64.-	Y14.-	Y56.5
铍(化合物)	Beryllium (compounds)	T56.7	X49.-	X69.-	Y19.-	
匹氨西林(抗生素)	Pivampicillin	T36.0	X44.-	X64.-	Y14.-	Y40.0
匹考哌林(镇咳药)	Picoperine	T48.3	X44.-	X64.-	Y14.-	Y55.3
匹拉米酮 - 现译名 氨基比林	Amidopyrine, Aminofenazone, Aminophenazone, Aminopyrine	T39.2	X40.-	X60.-	Y10.-	Y45.8
匹鲁卡品 - 现译名 毛果芸香碱	Pilocarpine	T44.1	X43.-	X63.-	Y13.-	Y51.1
匹美噻吨	Pimethixene	T45.0	X44.-	X64.-	Y14.-	Y43.0
匹美西林(抗生素)	Pivmecillinam	T36.0	X44.-	X64.-	Y14.-	Y40.0
匹莫林(精神兴奋药)	Pemoline	T50.7	X44.-	X64.-	Y14.-	Y50.0

品　名		中毒				在治疗中使用的有害效应
		第19章	意外	故意自害	意图不确定的	
匹莫齐特(抗精神病药)	**Pimozide**	**T43.5**	**X41.-**	**X61.-**	**Y11.-**	**Y49.5**
匹那西泮(抗抑郁药)	**Pinazepam**	**T42.4**	**X41.-**	**X61.-**	**Y11.-**	**Y47.1**
匹哌氮酯(镇咳药)	**Pipazetate**	**T48.3**	**X44.-**	**X64.-**	**Y14.-**	**Y55.3**
匹哌马嗪(镇吐药)	**Pipamazine**	**T45.0**	**X44.-**	**X64.-**	**Y14.-**	**Y43.0**
匹泮哌隆(抗精神病药)	**Pipamperone**	**T43.4**	**X41.-**	**X61.-**	**Y11.-**	**Y49.4**
匹维溴铵(解痉药)	**Pinaverium bromide**	**T44.3**	**X43.-**	**X63.-**	**Y13.-**	**Y51.3**
偏二氯乙烯	**Vinylidene chloride**	**T65.8**	**X49.-**	**X69.-**	**Y19.-**	
漂白剂	**Bleach**	**T54.9**	**X49.-**	**X69.-**	**Y19.-**	
漂白剂(药用)	**Bleaching agent (medicinal)**	**T49.4**	**X44.-**	**X64.-**	**Y14.-**	**Y56.4**
嘌呤类似物(抗肿瘤的)	**Purine analogue (antineoplastic)**	**T45.1**	**X44.-**	**X64.-**	**Y14.-**	**Y43.1**
苹婆(属)	**Sterculia**	**T47.4**	**X44.-**	**X64.-**	**Y14.-**	**Y53.4**
泼尼卡酯(肾上腺皮质激素类)	**Prednicarbate**	**T49.0**	**X44.-**	**X64.-**	**Y14.-**	**Y56.0**
泼尼立定	**Prednylidene**	**T38.0**	**X44.-**	**X64.-**	**Y14.-**	**Y42.0**
泼尼松[强的松]	**Prednisone**	**T38.0**	**X44.-**	**X64.-**	**Y14.-**	**Y42.0**
泼尼松龙[氢化泼尼松](口服)	**Prednisolone (oral)**	**T38.0**	**X44.-**	**X64.-**	**Y14.-**	**Y42.0**
—耳鼻喉科药物	—ENT agent	T49.6	X44.-	X64.-	Y14.-	Y56.6
—局部 NEC	—topical NEC	T49.0	X44.-	X64.-	Y14.-	Y56.0
—司替酸酯(肾上腺皮质激素类)	—steaglate	T49.0	X44.-	X64.-	Y14.-	Y56.0
—眼科制剂	—ophthalmic preparation	T49.5	X44.-	X64.-	Y14.-	Y56.5
泼尼莫司汀(抗肿瘤药)	**Prednimustine**	**T45.1**	**X44.-**	**X64.-**	**Y14.-**	**Y43.3**
破伤风类毒素或疫苗	**Tetanus toxoid or vaccine**	**T50.9**	**X44.-**	**X64.-**	**Y14.-**	**Y58.4**
扑尔敏 - 现译名 氯苯那敏	**Chlorpheniramine**	**T45.0**	**X44.-**	**X64.-**	**Y14.-**	**Y43.0**
扑米酮[普里米酮](镇癫痫药)	**Primidone**	**T42.6**	**X41.-**	**X61.-**	**Y11.-**	**Y46.6**
扑灭司林(抗寄生虫药)	**Permethrin**	**T60.1**	**X48.-**	**X68.-**	**Y18.-**	
扑蛲灵	**Viprynium**	**T37.4**	**X44.-**	**X64.-**	**Y14.-**	**Y41.4**
扑热息痛 - 现译名 对乙酰氨基酚	**Acetaminophen**	**T39.1**	**X40.-**	**X60.-**	**Y10.-**	**Y45.5**
扑炎痛 - 现译名 贝诺酯	**Benorilate**	**T39.0**	**X40.-**	**X60.-**	**Y10.-**	**Y45.1**
葡甲胺(药用中间体)	**Meglumine**					
—胆影葡胺	—iodipamide	T50.8	X44.-	X64.-	Y14.-	Y57.5
—泛影葡胺	—diatrizoate	T50.8	X44.-	X64.-	Y14.-	Y57.5
—锑酸盐	—antimoniate	T37.8	X44.-	X64.-	Y14.-	Y41.8
葡聚糖(40)(70)(150) - 现译名 右旋糖酐	**Dextran (40)(70)(150)**	**T45.8**	**X44.-**	**X64.-**	**Y14.-**	**Y44.7**
葡美辛(抗炎镇痛药)	**Glucametacin**	**T39.3**	**X40.-**	**X60.-**	**Y10.-**	**Y45.3**
葡醛内脂(保肝药)	**Glucurolactone**	**T47.8**	**X44.-**	**X64.-**	**Y14.-**	**Y53.8**
葡糖酸	**Gluconic acid**	**T50.9**	**X44.-**	**X64.-**	**Y14.-**	**Y43.5**
葡萄糖(右旋糖)	**Dextrose, Glucose**	**T50.3**	**X44.-**	**X64.-**	**Y14.-**	**Y54.6**
—伴有氯化钠	—with sodium chloride	T50.3	X44.-	X64.-	Y14.-	Y54.6
—浓缩溶液，静脉内注射的	—concentrated solution, intravenous	T46.8	X44.-	X64.-	Y14.-	Y52.8
—溴化物[格隆溴铵](抗胆碱药)	—Glycopyrronium bromide	T44.3	X43.-	X63.-	Y13.-	Y51.3
葡萄糖吡咯	**Glycopyrronium**	**T44.3**	**X43.-**	**X63.-**	**Y13.-**	**Y51.3**
葡萄糖酸锑盐	**Stibogluconate**	**T37.3**	**X44.-**	**X64.-**	**Y14.-**	**Y41.3**
葡烟腙(抗结核药)	**Glyconiazide**	**T37.1**	**X44.-**	**X64.-**	**Y14.-**	**Y41.1**

品名		中毒				在治疗中使用的有害效应
		第19章	意外	故意自害	意图不确定的	
普伐他汀(降血脂药)	**Pravastatin**	**T46.6**	**X44.-**	**X64.-**	**Y14.-**	**Y52.6**
普环啶 - 现译名 丙环定	**Procyclidine**	**T44.3**	**X43.-**	**X63.-**	**Y13.-**	**Y51.3**
普卡霉素[光辉霉素]	**Plicamycin**	**T45.1**	**X44.-**	**X64.-**	**Y14.-**	**Y43.3**
普拉贝脲(降血脂药)	**Plafibride**	**T45.5**	**X44.-**	**X64.-**	**Y14.-**	**Y44.4**
普拉睾酮(雄激素，同化激素类)	**Prasterone**	**T38.7**	**X44.-**	**X64.-**	**Y14.-**	**Y42.7**
普拉洛尔(β受体阻滞药)	**Practolol**	**T44.7**	**X43.-**	**X63.-**	**Y13.-**	**Y51.7**
普拉洛芬(抗炎镇痛药	**Pranoprofen**	**T39.3**	**X40.-**	**X60.-**	**Y10.-**	**Y45.2**
普拉莫星(局部麻醉剂)	**Pramoxine**	**T49.1**	**X44.-**	**X64.-**	**Y14.-**	**Y56.1**
普拉维林(解痉药)	**Pramiverine**	**T44.3**	**X43.-**	**X63.-**	**Y13.-**	**Y51.3**
普拉西泮(安定药)	**Prazepam**	**T42.4**	**X41.-**	**X61.-**	**Y11.-**	**Y47.1**
普里米酮 - 现译名 扑米酮	**Primidone**	**T42.6**	**X41.-**	**X61.-**	**Y11.-**	**Y46.6**
普立地诺(解痉药)	**Pridinol**	**T44.3**	**X43.-**	**X63.-**	**Y13.-**	**Y51.3**
普鲁本辛 - 现译名 溴丙胺太林	**Propantheline bromide**	**T44.3**	**X43.-**	**X63.-**	**Y13.-**	**Y51.3**
普鲁黄 - 现译名 原黄素	**Proflavine**	**T49.0**	**X44.-**	**X64.-**	**Y14.-**	**Y56.0**
普鲁卡因(局部麻醉药)	**Procaine**	**T41.3**	**X44.-**	**X64.-**	**Y14.-**	**Y48.3**
一青霉素[苄基青霉素]	一benzylpenicillin	T36.0	X44.-	X64.-	Y14.-	Y40.0
一区域(阻滞)	一regional	T41.3	X44.-	X64.-	Y14.-	Y48.3
一腰椎	一spinal	T41.3	X44.-	X64.-	Y14.-	Y48.3
普鲁卡因(酰)胺	**Procainamide**	**T46.2**	**X44.-**	**X64.-**	**Y14.-**	**Y52.2**
普鲁士蓝	**Prussian blue**					
一商用	一commercial	T65.8	X49.-	X69.-	Y19.-	
一治疗用	一therapeutic	T50.6	X44.-	X64.-	Y14.-	Y57.2
普罗布考(降血脂药)	**Probucol**	**T46.6**	**X44.-**	**X64.-**	**Y14.-**	**Y52.6**
普罗法朵(镇痛药，镇咳药)	**Profadol**	**T40.4**	**X42.-**	**X62.-**	**Y12.-**	**Y45.0**
普罗吩胺[爱普杷嗪][二乙异丙嗪](抗震颤麻痹药)	**Ethopropazine**	**T44.3**	**X43.-**	**X63.-**	**Y13.-**	**Y51.3**
普罗喹宗(消炎药)	**Proquazone**	**T39.3**	**X40.-**	**X60.-**	**Y10.-**	**Y45.3**
普罗林坦(精神兴奋药)	**Prolintane**	**T43.6**	**X41.-**	**X61.-**	**Y11.-**	**Y49.7**
普罗帕脒(抗原虫药)	**Propamidine**	**T49.0**	**X44.-**	**X64.-**	**Y14.-**	**Y56.0**
普罗帕酮(抗心律失常药)	**Propafenone**	**T46.2**	**X44.-**	**X64.-**	**Y14.-**	**Y52.2**
普罗瑞林(促甲状腺素释放药)	**Protirelin**	**T38.8**	**X44.-**	**X64.-**	**Y14.-**	**Y42.8**
普罗替林(抗抑郁药)	**Protriptyline**	**T43.0**	**X41.-**	**X61.-**	**Y11.-**	**Y49.0**
普罗托醇(支气管扩张药)	**Protokylol**	**T48.6**	**X44.-**	**X64.-**	**Y14.-**	**Y55.6**
普洛加胺[氟柳双胺](镇癫痫药)	**Progabide**	**T42.6**	**X41.-**	**X61.-**	**Y11.-**	**Y46.6**
普马嗪 - 现译名 丙嗪	**Promazine**	**T43.3**	**X41.-**	**X61.-**	**Y11.-**	**Y49.3**
普美孕酮(孕激素类)	**Promegestone**	**T38.5**	**X44.-**	**X64.-**	**Y14.-**	**Y42.5**
普莫卡因(局部麻醉药)	**Pramocaine**	**T49.1**	**X44.-**	**X64.-**	**Y14.-**	**Y56.1**
普那霉素	**Pristinamycin**	**T36.3**	**X44.-**	**X64.-**	**Y14.-**	**Y40.3**
普萘洛尔(β受体阻滞药)	**Propranolol**	**T44.7**	**X43.-**	**X63.-**	**Y13.-**	**Y51.7**
普尼拉明 - 现译名 心可定	**Prenylamine**	**T46.3**	**X44.-**	**X64.-**	**Y14.-**	**Y52.3**
普诺地嗪(镇咳药)	**Prenoxdiazine**	**T48.3**	**X44.-**	**X64.-**	**Y14.-**	**Y55.3**
普瑞特罗(支气管扩张药)	**Prenalterol**	**T44.5**	**X43.-**	**X63.-**	**Y13.-**	**Y51.5**

Q

品名		中毒 第19章	中毒 意外	中毒 故意自害	意图不确定的	在治疗中使用的有害效应
七氯(杀虫药)	**Heptachlor**	**T60.1**	**X48.-**	**X68.-**	**Y18.-**	
七叶苷	**Esculin**	**T45.2**	**X44.-**	**X64.-**	**Y14.-**	**Y57.7**
七叶苷糖[马栗树皮苷](皮肤保护药)	**Esculoside**	**T45.2**	**X44.-**	**X64.-**	**Y14.-**	**Y57.7**
七叶素[七叶皂苷]	**Escin**	**T46.9**	**X44.-**	**X64.-**	**Y14.-**	**Y52.9**
七叶皂苷 - 现译名 七叶素	**Escin**	**T46.9**	**X44.-**	**X64.-**	**Y14.-**	**Y52.9**
漆	**Lacquer**	**T65.6**	**X49.-**	**X69.-**	**Y19.-**	
齐多夫定[叠氮胸腺嘧啶](抗病毒药)	**Azidothymidine / AZT Zidovudine**	**T37.5**	**X44.-**	**X64.-**	**Y14.-**	**Y41.5**
齐美定(抗抑郁药)	**Zimeldine**	**T43.2**	**X41.-**	**X61.-**	**Y11.-**	**Y49.2**
齐培丙醇(镇咳药)	**Zipeprol**	**T48.3**	**X44.-**	**X64.-**	**Y14.-**	**Y55.3**
奇霉素 - 现译名 壮观霉素	**Spectinomycin**	**T36.5**	**X44.-**	**X64.-**	**Y14.-**	**Y40.5**
气态物质 - 见 气体	**Gaseous substance - see Gas**					
气体	**Gas**	**T59.9**	**X47.-**	**X67.-**	**Y17.-**	
——一氧化碳	—carbon monoxide	T58	X47.-	X67.-	Y17.-	
—丙烷 - 见 丙烷	—propane - see Propane					
—不完全燃烧，任何	—incomplete combustion, any	T58	X47.-	X67.-	Y17.-	
—车库	—garage	T58	X47.-	X67.-	Y17.-	
—催泪的	—lacrimogenic	T59.3	X47.-	X67.-	Y17.-	
—丁烷 - 见 丁烷	—butane - see Butane					
—发生炉	—producer	T58	X47.-	X67.-	Y17.-	
—废的	—exhaust	T58	X47.-	X67.-	Y17.-	
—公用设施产生的(为烹饪，取暖,或照明)	—from utility (for cooking, heating, orlighting)	T58	X47.-	X67.-	Y17.-	
—鼓风炉	—blast furnace	T58	X47.-	X67.-	Y17.-	
—火炉	—stove	T58	X47.-	X67.-	Y17.-	
—机动车辆排出的，非运输中	—motor exhaust, not in transit	T58	X47.-	X67.-	Y17.-	
—家用的	—domestic	T58	X47.-	X67.-	Y17.-	
—芥子，非战争中	—mustard, not in war	T59.8	X47.-	X67.-	Y17.-	
—空气污染物，未特指来源或类型的	—Air contaminants, source or type not specified	T59.9	X47.-	X67.-	Y17.	
—冷冻的(含氯氟烃)	—refrigerant (chlorofluorocarbon)	T53.5	X47.-	X67.-	Y17.-	
——不含氯氟烃	——not chlorofluorocarbon	T59.8	X47.-	X67.-	Y17.-	
—氯	—chlorine	T59.4	X47.-	X67.-	Y17.-	
—麻醉的	—anesthetic	T41.0	X44.-	X64.-	Y14.-	Y48.0
—煤	—coal	T58	X47.-	X67.-	Y17.-	
—氢氰酸	—hydrocyanic acid	T59.8	X47.-	X67.-	Y17.-	
—氰	—dicyanogen	T65.0	X47.-	X67.-	Y17.-	
—氰化物	—cyanide	T57.3	X47.-	X67.-	Y17.-	
—燃料(家庭用)	—fuel (domestic use)	T58	X47.-	X67.-	Y17.-	
—神经，非战争中	—nerve, not in war	T59.9	X47.-	X67.-	Y17.-	
—水煤气	—water	T58	X47.-	X67.-	Y17.-	
—特指的来源 NEC	—specified source NEC	T59.9	X47.-	X67.-	Y17.-	

品名		中毒 第19章	意外	故意自害	意图不确定的	在治疗中使用的有害效应
气体——*续前页*	**Gas**——*continued*					
一天然的	—natural	T59.8	X47.-	X67.-	Y17.-	
一烃(碳氢化合物)NEC	—hydrocarbon NEC	T59.8	X47.-	X67.-	Y17.-	
一一液化 - 见 丁烷	—liquefied - see Butane					
一下水道	—sewer	T59.9	X47.-	X67.-	Y17.-	
一窑(炉)	—kiln	T58	X47.-	X67.-	Y17.-	
一液化石油 - 见 丁烷	—liquefied petroleum - see Butane					
一乙炔	—acetylene	T59.8	X47.-	X67.-	Y17.-	
一用木柴或煤燃烧的火炉或壁炉产生的	—from wood or coal-burning stove or fireplace	T58	X47.-	X67.-	Y17.-	
一油	—oil	T52.0	X46.-	X66.-	Y16.-	
一沼泽的	—marsh	T59.8	X47.-	X67.-	Y17.-	
一照明	—illuminating	T58	X47.-	X67.-	Y17.-	
一治疗性	—therapeutic	T41.5	X44.-	X64.-	Y14.-	Y48.5
气雾喷雾剂(用于空气消毒或吸入疗法) NEC	**Aerosol spray NEC**	**T65.9**	**X49.-**	**X69.-**	**Y19.-**	
汽车废气	**Motor exhaust gas**	**T58**	**X47.-**	**X67.-**	**Y17.-**	
汽油	**Gasolene, gasoline,Petrol**	**T52.0**	**X46.-**	**X66.-**	**Y16.-**	
一蒸气	—vapor	T52.0	X46.-	X66.-	Y16.-	
铅(粉尘)(烟雾)(蒸气)NEC	**Lead (dust)(fumes)(vapor) NEC**	**T56.0**	**X49.-**	**X69.-**	**Y19.-**	
一醋酸(铅)	—acetate	T49.2	X44.-	X64.-	Y14.-	Y56.2
一砷酸(铅)，亚砷酸(铅)(粉尘)(除草剂)(杀虫药)(蒸气)	—arsenate, arsenite (dust)(herbicide)(insecticide)(vapor)	T57.0	X48.-	X68.-	Y18.-	
一烷基(燃料添加物)	—alkyl (fuel additive)	T56.0	X46.-	X66.-	Y16.-	
一无机	—inorganic	T56.0	X49.-	X69.-	Y19.-	
一有机	—organic	T56.0	X49.-	X69.-	Y19.-	
铅的 - 见 铅	**Saturnine - see Lead**					
铅硬膏	**Diachylon plaster**	**T49.4**	**X44.-**	**X64.-**	**Y14.-**	**Y56.4**
前列地尔[前列腺素 E_1]	**Alprostadil**	**T46.7**	**X44.-**	**X64.-**	**Y14.-**	**Y52.7**
前列环素	**Prostacyclin**	**T45.5**	**X44.-**	**X64.-**	**Y14.-**	**Y44.4**
前列腺素(I_2)	**Prostaglandin (I_2)**	**T45.5**	**X44.-**	**X64.-**	**Y14.-**	**Y44.4**
一E_1	—E_1	T46.7	X44.-	X64.-	Y14.-	Y52.7
一E_2	—E_2	T48.0	X44.-	X64.-	Y14.-	Y55.0
一$F_2\alpha$	—F_2alpha	T48.0	X44.-	X64.-	Y14.-	Y55.0
茜素 - 现译名 二羟基蒽醌	**Dihydroxyanthraquinone**	**T47.2**	**X44.-**	**X64.-**	**Y14.-**	**Y53.2**
强的松 - 现译名 泼尼松	**Prednisone**	**T38.0**	**X44.-**	**X64.-**	**Y14.-**	**Y42.0**
强筋松 - 现译名 苯丙氨酯	**Phenprobamate**					
强力霉素 - 现译名 多西环素	**Doxycycline**	**T36.4**	**X44.-**	**X64.-**	**Y14.-**	**Y40.4**
强心苷	**Glycoside, cardiac-stimulant**	**T46.0**	**X44.-**	**X64.-**	**Y14.-**	**Y52.0**
强心药 NEC	**Cardiotonic (glycoside) NEC**	**T46.0**	**X44.-**	**X64.-**	**Y14.-**	**Y52.0**
羟-5α-孕烷二硐 - 现译名 阿法沙龙	**Alphaxalone, Alfaxalone**	**T41.1**	**X44.-**	**X64.-**	**Y14.-**	**Y48.1**
羟氨苄青霉素 - 现译名 阿莫西林	**Amoxicillin**	**T36.0**	**X44.-**	**X64.-**	**Y14.-**	**Y40.0**

品名		中毒				在治疗中使用的有害效应
		第19章	意外	故意自害	意图不确定的	
羟苯丙胺	Hydroxyamphetamine Hydroxyamfetamine	T49.5	X44.-	X64.-	Y14.-	Y56.5
羟苯磺丙胺 - 现译名 丙磺舒	Probenecid	T50.4	X44.-	X64.-	Y14.-	Y54.8
羟苄利明(抗胆碱药)	Oxyphencyclimine	T44.3	X43.-	X63.-	Y13.-	Y51.3
羟丙甲纤维素(药用辅料)	Hypromellose	T49.5	X44.-	X64.-	Y14.-	Y56.5
羟丙哌嗪(镇吐药)	Dropropizine	T48.3	X44.-	X64.-	Y14.-	Y55.3
羟丙替林(抗抑郁药)	Oxaprotiline	T43.0	X41.-	X61.-	Y11.-	Y49.0
羟布宗(抗炎镇痛药)	Oxyphenbutazone	T39.2	X40.-	X60.-	Y10.-	Y45.3
羟雌酮	Hydroxyestrone	T38.5	X44.-	X64.-	Y14.-	Y42.5
羟钴胺[维生素 B_{12a}]	Hydroxocobalamin	T45.8	X44.-	X64.-	Y14.-	Y44.1
羟基脲(抗肿瘤药)	Hydroxycarbamide, Hydroxyurea	T45.1	X44.-	X64.-	Y14.-	Y43.3
羟甲睾酮(雄激素)	Oxymesterone	T38.7	X44.-	X64.-	Y14.-	Y42.7
羟甲基戊酮	Hydroxymethylpentanone	T52.4	X46.-	X66.-	Y16.-	
羟甲烯龙(雄激素，同化激素类)	Oxymetholone	T38.7	X44.-	X64.-	Y14.-	Y42.7
羟甲雄酮 - 现译名 屈他雄酮	Drostanolone	T38.7	X44.-	X64.-	Y14.-	Y42.7
羟甲唑啉(血管收缩药)	Oxymetazoline	T48.5	X44.-	X64.-	Y14.-	Y55.5
羟考酮[二氢羟基可待酮]	Dihydrohydroxycodeinone,	T40.2	X42.-	X62.-	Y12.-	Y45.0
	Oxycodone	T40.2	X42.-	X62.-	Y12.-	Y45.0
羟喹啉(衍生物) NEC (抗寄生虫药)	Hydroxyquinoline (derivatives) NEC, Oxyquinoline (derivatives)	T37.8	X44.-	X64.-	Y14.-	Y41.8
羟氯喹(抗疟药)	Hydroxychloroquine	T37.8	X44.-	X64.-	Y14.-	Y41.8
羟吗啡酮[氧吗啡酮](镇痛药)	Oxymorphone	T40.2	X42.-	X62.-	Y12.-	Y45.0
羟萘苄芬宁[灭虫宁](抗蠕虫药)	Bephenium hydro-xynaphthoate	T37.4	X44.-	X64.-	Y14.-	Y41.4
羟哌氯丙嗪 - 现译名 奋乃静	Perphenazine	T43.3	X41.-	X61.-	Y11.-	Y49.3
羟芪巴脒(抗感染药)	Hydroxystilbamidine	T37.3	X44.-	X64.-	Y14.-	Y41.3
羟嗪(安定药)	Hydroxyzine	T43.5	X41.-	X61.-	Y11.-	Y49.5
羟色氨酸(抗抑郁药，镇癫痫药)	Oxitriptan	T43.2	X41.-	X61.-	Y11.-	Y49.2
羟脱水孕酮 - 现译名 炔孕酮	Ethisterone	T38.5	X44.-	X64.-	Y14.-	Y42.5
羟乙磷酸 - 现译名 依替膦酸	Etidronic acid, Etidronate	T50.9	X44.-	X64.-	Y14.-	Y54.7
羟乙桂胺(肌肉松弛药)	Idrocilamide	T42.8	X41.-	X61.-	Y11.-	Y46.8
羟乙磺酸双溴丙脒	Dibromopropamidine isethionate	T49.0	X44.-	X64.-	Y14.-	Y56.0
羟乙基淀粉(血容量补充药)	Hetastarch	T45.8	X44.-	X64.-	Y14.-	Y44.7
羟乙氧拉嗪 - 现译名 地西拉嗪	Dixyrazine	T43.3	X41.-	X61.-	Y11.-	Y49.3
羟孕酮(孕激素类)	Hydroxyprogesterone	T38.5	X44.-	X64.-	Y14.-	Y42.5
一己酸盐	一caproate	T38.5	X44.-	X64.-	Y14.-	Y42.5
乔莫砜(抗麻风药)	Chaulmosulfone	T37.1	X44.-	X64.-	Y14.-	Y41.1
桥氧酞钠	Endothall	T60.3	X48.-	X68.-	Y18.-	
茄碱[龙葵碱]	Solanine	T62.2	X49.-	X69.-	Y19.-	
茄属植物，致死的(茄属)	Nightshade, deadly (solanum)	T62.2	X49.-	X69.-	Y19.-	
青霉胺(解毒药)	Penicillamine	T50.6	X44.-	X64.-	Y14.-	Y57.2
青霉噻唑多聚赖氨酸	Penicilloyl polylysine	T50.8	X44.-	X64.-	Y14.-	Y57.6
青霉素(任何的)	Penicillin (any)	T36.0	X44.-	X64.-	Y14.-	Y40.0
青霉素 G 双酯[苄青霉素]	Benzylpenicillin	T36.0	X44.-	X64.-	Y14.-	Y40.0

品名		中毒				在治疗中使用的有害效应
		第19章	意外	故意自害	意图不确定的	
青霉素G氨乙酯 - 现译名 [喷沙西林]	**Penethamate**	**T36.0**	**X44.-**	**X64.-**	**Y14.-**	**Y40.0**
青霉素V[苯氧甲基青霉素]	**Phenoxymethylpenicillin**	**T36.0**	**X44.-**	**X64.-**	**Y14.-**	**Y40.0**
青霉素酶(抗过敏药)	**Penicillinase**	**T45.3**	**X44.-**	**X64.-**	**Y14.-**	**Y43.6**
青霉素烷砜酸 - 现译名 舒巴坦	**Sulbactam**	**T36.0**	**X44.-**	**X64.-**	**Y14.-**	**Y40.0**
青哌环素(抗生素)	**Penimepicycline**	**T36.4**	**X44.-**	**X64.-**	**Y14.-**	**Y40.4**
轻粉[氯化亚汞]	**Calomel**	**T49.0**	**X44.-**	**X64.-**	**Y14.-**	**Y56.0**
轻泻药 NEC	**Laxative NEC**	**T47.4**	**X44.-**	**X64.-**	**Y14.-**	**Y53.4**
一刺激性	一stimulant	T47.2	X44.-	X64.-	Y14.-	Y53.2
一渗透性	一osmotic	T47.3	X44.-	X64.-	Y14.-	Y53.3
一盐水	一saline	T47.3	X44.-	X64.-	Y14.-	Y53.3
氢	**Hydrogen**	**T59.8**	**X47.-**	**X67.-**	**Y17.-**	
一氟化(氢)	一fluoride	T59.5	X47.-	X67.-	Y17.-	
一过氧化(氢)	一peroxide	T49.0	X44.-	X64.-	Y14.-	Y56.0
一硫化(氢)	一sulfide	T59.6	X47.-	X67.-	Y17.-	
一氯化(氢)	一chloride	T57.8	X49.-	X69.-	Y19.-	
一氰化(氢)(气体)	一cyanide (gas)	T57.3	X48.-	X68.-	Y18.-	
氢吡豆素 - 现译名 维司那定	**Visnadine**	**T46.3**	**X44.-**	**X64.-**	**Y14.-**	**Y52.3**
氢碘酸	**Hydriodic acid**	**T48.4**	**X44.-**	**X64.-**	**Y14.-**	**Y55.4**
氢氟噻嗪(利尿剂)	**Hydroflumethiazide**	**T50.2**	**X44.-**	**X64.-**	**Y14.-**	**Y54.3**
氢氟酸(液体)	**Hydrofluoric acid (liquid)**	**T54.2**	**X49.-**	**X69.-**	**Y19.-**	
一蒸气	一vapor	T59.8	X47.-	X67.-	Y17.-	
氢化甲基吡啶	**Hydromethylpyridine**	**T46.7**	**X44.-**	**X64.-**	**Y14.-**	**Y52.7**
一钠硫酸盐	一sodium sulfate	T45.7	X44.-	X64.-	Y14.-	Y44.3
氢化可的松[可的索](衍生物)(肾上腺皮质激素类)	**Hydrocortisone (derivatives), Cortisol**	**T49.0**	**X44.-**	**X64.-**	**Y14.-**	**Y56.0**
一醋丙酯	一aceponate	T49.0	X44.-	X64.-	Y14.-	Y56.0
氢化奎尼丁 - 现译名 二氢奎尼丁	**Hydroquinidine**	**T46.2**	**X44.-**	**X64.-**	**Y14.-**	**Y52.2**
氢可酮(镇咳药)	**Hydrocodone**	**T40.2**	**X42.-**	**X62.-**	**Y12.-**	**Y45.0**
氢喹维林 - 现译名 屈他维林	**Drotaverine**	**T44.3**	**X43.-**	**X63.-**	**Y13.-**	**Y51.3**
氢醌[对苯二酚](脱色药)	**Hydroquinone**	**T52.2**	**X46.-**	**X66.-**	**Y16.-**	
一蒸气	一vapor	T59.8	X47.-	X67.-	Y17.-	
氢醌苄醚 - 现译名 莫诺苯宗	**Monobenzone**	**T49.4**	**X44.-**	**X64.-**	**Y14.-**	**Y56.4**
氢硫酸(气体)	**Hydrosulfuric acid (gas)**	**T59.8**	**X47.-**	**X67.-**	**Y17.-**	
氢氯噻嗪[双氢克尿噻](利尿剂)	**Hydrochlorothiazide**	**T50.2**	**X44.-**	**X64.-**	**Y14.-**	**Y54.3**
氢吗啡酮(镇痛药)	**Hydromorphone**	**T40.2**	**X42.-**	**X62.-**	**Y12.-**	**Y45.0**
氢氰酸	**HCN, Prussic acid**	**T57.3**	**X48.-**	**X68.-**	**Y18.-**	
一蒸气	一vapor	T57.3	X48.-	X68.-	Y18.-	
氢溴酸盐	**Bromide salts**	**T42.6**	**X41.-**	**X61.-**	**Y11.-**	**Y47.4**
氢氧化镁铝 - 现译名 镁加铝	**Magaldrate**	**T47.1**	**X44.-**	**X64.-**	**Y14.-**	**Y53.1**
氢氧化物，苛性的	**Hydroxide, caustic**	**T54.3**	**X49.-**	**X69.-**	**Y19.-**	
清洁剂 NEC	**Cleaner, cleansing agent NEC**	**T52.9**	**X49.-**	**X69.-**	**Y19.-**	
一油漆或清漆	一of paint or varnish	T52.9	X46.-	X66.-	Y16.-	
鲭毒素	**Scombrotoxin**	**T61.1**	**X49.-**	**X69.-**	**Y19.-**	
氰(氯化物)(气体)NEC	**Cyanogen (chloride)(gas) NEC**	**T59.8**	**X47.-**	**X67.-**	**Y17.-**	
氰(气体)	**Dicyanogen (gas)**	**T65.0**	**X47.-**	**X67.-**	**Y17.-**	

品　　名		中毒				在治疗中使用的有害效应
		第 19 章	意外	故意自害	意图不确定的	
氰胺钙	**Calcium, carbimide**	**T50.6**	**X44.-**	**X64.-**	**Y14.-**	**Y57.3**
氰苯哌酯 - 现译名 地芬诺酯	**Diphenoxylate**	**T47.6**	**X44.-**	**X64.-**	**Y14.-**	**Y53.6**
氰钴胺 - 现译名 维生素 B_{12}	**Cyanocobalamin**	**T45.8**	**X44.-**	**X64.-**	**Y14.-**	**Y44.1**
氰氢酸(杀虫药)	**Hydrocyanic acid**	**T57.3**	**X49.-**	**X69.-**	**Y19.-**	
一气体	一gas	T65.0	X47.-	X67.-	Y17.-	
一液体	一liquid	T57.3	X49.-	X69.-	Y19.-	
氰化物(化合物)(钾)(钠)NEC	**Cyanide(s)(compounds) (potassium)(sodium) NEC**	**T65.0**	**X49.-**	**X69.-**	**Y19.-**	
一氢	一hydrogen	T57.3	X48.-	X68.-	Y18.-	
氰基丙烯酸酯粘剂	**Cyanoacrylate adhesive**	**T49.3**	**X44.-**	**X64.-**	**Y14.-**	**Y56.3**
氰美马嗪(抗精神病药)	**Cyamemazine**	**T43.3**	**X41.-**	**X61.-**	**Y11.-**	**Y49.3**
氰帕明(抗抑郁药)	**Cianopramine**	**T43.0**	**X41.-**	**X61.-**	**Y11.-**	**Y49.0**
氰酸(气体)	**Cyanic acid (gas)**	**T59.8**	**X47.-**	**X67.-**	**Y17.-**	
氰溴甲苯	**Brombenzylcyanide**	**T59.3**	**X47.-**	**X67.-**	**Y17.-**	
氰乙酰肼	**Cyanacetyl hydrazide**	**T37.1**	**X44.-**	**X64.-**	**Y14.-**	**Y41.1**
庆大霉素[艮他霉素][正大霉素]	**Gentamicin**	**T36.5**	**X44.-**	**X64.-**	**Y14.-**	**Y40.5**
琼脂(用药辅料，培养基基质)	**Agar**	**T47.4**	**X44.-**	**X64.-**	**Y14.-**	**Y53.4**
秋水仙胺[地美可辛](抗肿瘤药)	**Demecolcine**	**T45.1**	**X44.-**	**X64.-**	**Y14.-**	**Y43.3**
秋水仙素	**Colchicine**	**T50.4**	**X44.-**	**X64.-**	**Y14.-**	**Y54.8**
球蛋白	**Globulin**					
一抗 Rh 因子	一antirhesus	T50.9	X44.-	X64.-	Y14.-	Y59.3
一抗病毒	一antiviral	T50.9	X44.-	X64.-	Y14.-	Y59.3
一抗淋巴细胞	一antilymphocytic	T50.9	X44.-	X64.-	Y14.-	Y59.3
一抗蛇毒素	一antivenin	T50.9	X44.-	X64.-	Y14.-	Y59.3
球孢菌素	**Coccidioidin**	**T50.8**	**X44.-**	**X64.-**	**Y14.-**	**Y57.6**
巯汞林(利尿剂)	**Mercaptomerin**	**T50.2**	**X44.-**	**X64.-**	**Y14.-**	**Y54.5**
巯基苯并噻唑	**Mercaptobenzothiazole salts**	**T49.0**	**X44.-**	**X64.-**	**Y14.-**	**Y56.0**
巯甲丙脯酸 - 现译名 卡托普利	**Captopril**	**T46.4**	**X44.-**	**X64.-**	**Y14.-**	**Y52.4**
巯嘌呤(抗肿瘤药)	**Mercaptopurine**	**T45.1**	**X44.-**	**X64.-**	**Y14.-**	**Y43.1**
巯乙胺[半胱胺](金属中毒解毒药)	**Cysteamine**	**T50.6**	**X44.-**	**X64.-**	**Y14.-**	**Y57.2**
巯乙酸	**Thioglycolic acid**	**T65.8**	**X49.-**	**X69.-**	**Y19.-**	
巯乙酸盐	**Thioglycolate**	**T49.4**	**X44.-**	**X64.-**	**Y14.-**	**Y56.4**
巯异嘌呤(抗痛风药)	**Tisopurine**	**T50.4**	**X44.-**	**X64.-**	**Y14.-**	**Y54.8**
曲安吡嗪(抗胆碱药)	**Triampyzine**	**T44.3**	**X43.-**	**X63.-**	**Y13.-**	**Y51.3**
曲安西龙[氟羟强的松龙](肾上腺皮质激素类)	**Triamcinolone**	**T49.0**	**X44.-**	**X64.-**	**Y14.-**	**Y56.0**
曲奥舒凡(抗肿瘤药)	**Treosulfan**	**T45.1**	**X44.-**	**X64.-**	**Y14.-**	**Y43.3**
曲比氯铵(消毒防腐剂)	**Triclobisonium chloride**	**T49.0**	**X44.-**	**X64.-**	**Y14.-**	**Y56.0**
曲吡那敏(抗组胺药)	**Tripelennamine**	**T45.0**	**X44.-**	**X64.-**	**Y14.-**	**Y43.0**
曲恩汀(抗威尔逊病药)	**Trientine**	**T45.8**	**X44.-**	**X64.-**	**Y14.-**	**Y57.2**
曲氟尿苷(抗病毒药)	**Trifluridine**	**T37.5**	**X44.-**	**X64.-**	**Y14.-**	**Y41.5**
曲古霉素(抗生素)	**Hachimycin**	**T36.7**	**X44.-**	**X64.-**	**Y14.-**	**Y40.7**
曲金刚胺(抗病毒药)	**Tromantadine**	**T37.5**	**X44.-**	**X64.-**	**Y14.-**	**Y41.5**
曲克芦丁[维生素 P_4](毛细血管保护药)	**Troxerutin**	**T46.9**	**X44.-**	**X64.-**	**Y14.-**	**Y52.9**
曲磷胺(抗肿瘤药)	**Trofosfamide**	**T45.1**	**X44.-**	**X64.-**	**Y14.-**	**Y43.3**
曲硫嗪[三甲硫苯嗪][舒美吗啉](抗消化性溃疡药)	**Tritiozine, Trithiozine, Sulmetozine**	**T44.3**	**X43.-**	**X63.-**	**Y13.-**	**Y51.3**

品名		中毒				在治疗中使用的有害效应
		第19章	意外	故意自害	意图不确定的	
曲洛司坦(肾上腺皮质激素类)	Trilostane	T38.9	X44.-	X64.-	Y14.-	Y42.9
曲马多(镇痛药)	Tramadol	T40.4	X42.-	X62.-	Y12.-	Y45.0
曲马唑啉(血管收缩药)	Tramazoline	T48.5	X44.-	X64.-	Y14.-	Y55.5
曲美苄胺(镇吐药)	Trimethobenzamide	T45.0	X44.-	X64.-	Y14.-	Y43.0
曲美布汀[三甲氧苯丁氨酯](解痉药)	Trimebutine	T44.3	X43.-	X63.-	Y13.-	Y51.3
曲美芬[咪噻吩](降压药)	Trimethaphan	T44.2	X43.-	X63.-	Y13.-	Y51.2
曲美他嗪[三甲氧苄嗪](冠脉扩张药)	Trimetazidine	T46.7	X44.-	X64.-	Y14.-	Y52.7
曲美替定	Trimethidinium	T44.2	X43.-	X63.-	Y13.-	Y51.2
曲米帕明[三甲丙咪嗪](抗抑郁药)	Trimipramine	T43.0	X41.-	X61.-	Y11.-	Y49.0
曲尼司特(抗过敏药)	Tranilast	T45.0	X44.-	X64.-	Y14.-	Y43.0
曲帕胺(利尿剂,降压药)	Tripamide	T50.2	X44.-	X64.-	Y14.-	Y54.5
曲帕拉醇(降血脂药)	Triparanol	T46.6	X44.-	X64.-	Y14.-	Y52.6
曲帕替平(抗震颤麻痹药)	Tropatepine	T44.3	X43.-	X63.-	Y13.-	Y51.3
曲匹地尔(冠脉扩张药)	Trapidil	T46.3	X44.-	X64.-	Y14.-	Y52.3
曲普利啶(抗组胺药)	Triprolidine	T45.0	X44.-	X64.-	Y14.-	Y43.0
曲司氯铵(解痉药)	Trospium chloride	T44.3	X43.-	X63.-	Y13.-	Y51.3
曲他胺[三乙烯亚胺三嗪](抗肿瘤药)	Tretamine, Triethylenemelamine	T45.1	X44.-	X64.-	Y14.-	Y43.3
曲托喹酚(平喘药)	Tretoquinol	T48.6	X44.-	X64.-	Y14.-	Y55.6
曲托喹啉[酞茂异喹](抗组胺药)	Tritoqualine	T45.0	X44.-	X64.-	Y14.-	Y43.0
曲张静脉复原药	Varicose reduction drug	T46.8	X44.-	X64.-	Y14.-	Y52.8
曲唑酮(抗抑郁药)	Trazodone	T43.2	X41.-	X61.-	Y11.-	Y49.2
驱肠虫剂 NEC	Anthelminthic NEC	T37.4	X44.-	X64.-	Y14.-	Y41.4
驱风药	Carminative	T47.5	X44.-	X64.-	Y14.-	Y53.5
驱蛔素[土荆芥油]	Ascaridole	T37.4	X44.-	X64.-	Y14.-	Y41.4
屈大麻酚(镇吐药)	Dronabinol	T40.7	X42.-	X62.-	Y12.-	Y49.6
屈他维林[氢喹维林](解痉药)	Drotaverine	T44.3	X43.-	X63.-	Y13.-	Y51.3
屈他雄酮[羟甲雄酮](雄激素类)	Drostanolone	T38.7	X44.-	X64.-	Y14.-	Y42.7
祛痰药 NEC	Expectorant NEC	T48.4	X44.-	X64.-	Y14.-	Y55.4
祛下呼吸道粘痰药	Sputum viscosity-lowering drug	T48.4	X44.-	X64.-	Y14.-	Y55.4
去氨加压素(抗利尿剂)	Desmopressin	T38.8	X44.-	X64.-	Y14.-	Y42.8
去甘草甜素甘草浸膏	Deglycyrrhizinized extract of liquorice	T48.4	X44.-	X64.-	Y14.-	Y55.4
去甲氨基比林 - 现译名 安乃近	Noramidopyrine	T39.2	X40.-	X60.-	Y10.-	Y45.8
去甲苯福林(升压药)	Norfenefrine	T44.4	X43.-	X63.-	Y13.-	Y51.4
去甲丙咪嗪 - 现译名 地昔帕明	Desmethylimipramine	T43.0	X41.-	X61.-	Y11.-	Y49.0
去甲睾酮 - 现译名 诺龙	Nortestosterone (furanpropionate)	T38.7	X44.-	X64.-	Y14.-	Y42.7
去甲金霉素[地美环素](抗生素)	Demethylchlortetracycline	T36.4	X44.-	X64.-	Y14.-	Y40.4
去甲羟安定 - 现译名 奥沙西泮	Oxazepam	T42.4	X41.-	X61.-	Y11.-	Y47.1
去甲肾上腺素[降肾上腺素](升压药)	Levarterenol, Noradrenaline, Norepinephrine	T44.4	X43.-	X63.-	Y13.-	Y51.4
去甲替林(抗抑郁药)	Nortriptyline	T43.0	X41.-	X61.-	Y11.-	Y49.0
去甲伪麻黄碱	Cathine, Norpseudoephedrine	T50.5	X44.-	X64.-	Y14.-	Y57.0

品名		中毒 第19章	中毒 意外	中毒 故意自害	意图不确定的	在治疗中使用的有害效应
去甲西泮(安定药)	Nordazepam	T42.4	X41.-	X61.-	Y11.-	Y47.1
去甲氧基柔红霉素 - 现译名 伊达比星	Idarubicin	T45.1	X44.-	X64.-	Y14.-	Y43.3
去甲氧利血平 - 现译名 地舍平	Deserpidine	T46.5	X44.-	X64.-	Y14.-	Y52.5
去钾树脂	Potassium-removing resin	T50.3	X44.-	X64.-	Y14.-	Y54.6
去羟米松(肾上腺皮质激素类)	Desoximetasone	T49.0	X44.-	X64.-	Y14.-	Y56.0
去氢胆酸	Dehydrocholic acid	T47.5	X44.-	X64.-	Y14.-	Y53.5
去氢土根碱 - 现译名 去氢依米丁	DHE, Dehydroemetine	T37.3	X44.-	X64.-	Y14.-	Y41.3
去氢依米丁[去氢土根碱](抗阿米巴药)	DHE, Dehydroemetine	T37.3	X44.-	X64.-	Y14.-	Y41.3
去氢孕酮 - 现译名 地屈孕酮	Dydrogesterone	T38.5	X44.-	X64.-	Y14.-	Y42.5
去铁胺(解毒药)	Deferoxamine	T45.8	X44.-	X64.-	Y14.-	Y43.8
去铁敏(解毒药)	Desferrioxamine	T45.8	X44.-	X64.-	Y14.-	Y43.8
去氧氟尿苷(抗肿瘤药)	Doxifluridine	T45.1	X44.-	X64.-	Y14.-	Y43.1
去氧核糖核酸酶 - 现译名 脱氧核糖核酸酶(胰的)	Deoxyribonuclease	T45.3	X44.-	X64.-	Y14.-	Y43.6
去氧甲睾酮	Metandrostenolone	T38.7	X44.-	X64.-	Y14.-	Y42.7
去氧麻黄碱[脱氧麻黄碱](中枢兴奋药)	Methylamphetamine, Methamphetamine, Metamfetamine, Desoxyephedrine	T43.6	X41.-	X61.-	Y11.-	Y49.7
去氧皮质甾类	Desoxycorticosteroid	T50.0	X44.-	X64.-	Y14.-	Y54.0
去氧皮甾酮[脱氧皮质酮](肾上腺皮质激素类)	Deoxycortone	T50.0	X44.-	X64.-	Y14.-	Y54.0
去氧肾上腺素[苯福林](升压药)	Phenylephrine	T44.4	X43.-	X63.-	Y13.-	Y51.4
去氧孕烯[地索高诺酮](孕激素类)	Desogestrel	T38.5	X44.-	X64.-	Y14.-	Y42.5
去乙酰毛花苷[脱乙酰基毛花洋地黄苷 C]	Deslanoside	T46.0	X44.-	X64.-	Y14.-	Y52.0
去郁敏 - 现译名 地昔帕明	Desipramine	T43.0	X41.-	X61.-	Y11.-	Y49.0
全氯五环癸烷 - 现译名 灭蚁灵	Mirex	T60.1	X48.-	X68.-	Y18.-	
全血(人)	Whole blood (human)	T45.8	X44.-	X64.-	Y14.-	Y44.6
醛甾酮[醛固酮](肾上腺皮质激素类)	Aldosterone	T50.0	X44.-	X64.-	Y14.-	Y54.0
炔雌醇，乙炔雌二醇	Ethinylestradiol, ethinyloestradiol	T38.5	X44.-	X64.-	Y14.-	Y42.5
一伴有	一with					
一一炔诺酮	一一norethisterone	T38.4	X44.-	X64.-	Y14.-	Y42.4
一一左炔诺孕酮	一一levonorgestrel	T38.4	X44.-	X64.-	Y14.-	Y42.4
炔己蚁胺(催眠药)	Ethinamate	T42.6	X41.-	X61.-	Y11.-	Y47.8
炔诺醇(孕激素类)	Ethynodiol, Etinodiol, Etynodiol	T38.4	X44.-	X64.-	Y14.-	Y42.4
一伴有双醋美雌醇	一with mestranol diacetate	T38.4	X44.-	X64.-	Y14.-	Y42.4
炔诺孕酮(孕激素类)	Norgestrel, Norethindrone, Norethisterone (acetate) (enantate)	T38.4	X44.-	X64.-	Y14.-	Y42.4
一伴有炔雌醇	一with ethinylestradiol	T38.5	X44.-	X64.-	Y14.-	Y42.5
炔孕酮(孕激素类)	Ethisterone	T38.5	X44.-	X64.-	Y14.-	Y42.5

R

品名		中毒				在治疗中使用的有害效应
		第19章	意外	故意自害	意图不确定的	
燃料	**Fuel**					
一工业用，不完全燃烧	一industrial, incomplete combustion	T58	X47.-	X67.-	Y17.-	
一气体(家用)	一gas (domestic use)	T58	X47.-	X67.-	Y17.-	
一汽车	一automobile	T52.0	X46.-	X66.-	Y16.-	
一一废气，非运输中	一一exhaust gas, not in transit	T58	X47.-	X67.-	Y17.-	
一一蒸气 NEC	一一vapor NEC	T52.0	X46.-	X66.-	Y16.-	
染剂 NEC	**Dye NEC**	**T65.6**	**X49.-**	**X69.-**	**Y19.-**	
一抗菌防腐药	一antiseptic	T49.0	X44.-	X64.-	Y14.-	Y56.0
壤虫磷(杀虫药)	**Trichloronat(e)**	**T60.0**	**X48.-**	**X68.-**	**Y18.-**	
热量剂	**Caloric agent**	**T50.3**	**X44.-**	**X64.-**	**Y14.-**	**Y54.6**
人	**Human**					
一白蛋白	一albumin	T45.8	X44.-	X64.-	Y14.-	Y44.6
一免疫血清	一immune serum	T50.9	X44.-	X64.-	Y14.-	Y59.3
一生长激素(HGH)	一growth hormone (HGH)	T38.8	X44.-	X64.-	Y14.-	Y42.8
人蛋氨生长素(垂体激素类)	**Somatrem**	**T38.8**	**X44.-**	**X64.-**	**Y14.-**	**Y42.8**
人免疫球蛋白(静脉内的)(正常的)	**Immunoglobin human (intravenous)(normal)**	**T50.9**	**X44.-**	**X64.-**	**Y14.-**	**Y59.3**
一不变的	一unmodified	T50.9	X44.-	X64.-	Y14.-	Y59.3
人生长激素	**HGH (human growth hormone)**	**T38.8**	**X44.-**	**X64.-**	**Y14.-**	**Y42.8**
壬苯醇醚(表面活性药)	**Nonoxinol**	**T49.8**	**X44.-**	**X64.-**	**Y14.-**	**Y56.8**
壬二酸[杜鹃花酸]	**Azelaic acid**	**T49.0**	**X44.-**	**X64.-**	**Y14.-**	**Y56.0**
壬基苯氧(聚乙氧基乙醇)	**Nonylphenoxy (polyethoxyethanol)**	**T49.8**	**X44.-**	**X64.-**	**Y14.-**	**Y56.8**
溶剂，工业用 **NEC**	**Solvent, industrial NEC**	**T52.9**	**X46.-**	**X66.-**	**Y16.-**	
溶解(结)石药	**Stone-dissolving drug**	**T50.9**	**X44.-**	**X64.-**	**Y14.-**	**Y57.8**
溶菌酶(粘多糖分解酶)	**Lysozyme**	**T49.0**	**X44.-**	**X64.-**	**Y14.-**	**Y56.0**
溶炼物烟雾 **NEC**	**Smelter fumes NEC**	**T56.9**	**X49.-**	**X69.-**	**Y19.-**	
溶肉瘤素 - 现译名 沙可来新	**Sarcolysin**	**T45.1**	**X44.-**	**X64.-**	**Y14.-**	**Y43.3**
绒毛膜促性腺激素	**Chorionic gonadotropin**	**T38.8**	**X44.-**	**X64.-**	**Y14.-**	**Y42.8**
柔红霉素[正定霉素]	**Daunorubicin**	**T45.1**	**X44.-**	**X64.-**	**Y14.-**	**Y43.3**
鞣酸	**Tannic acid**	**T49.2**	**X44.-**	**X64.-**	**Y14.-**	**Y56.2**
鞣酸石榴碱	**Pelletierine tannate**	**T37.4**	**X44.-**	**X64.-**	**Y14.-**	**Y41.4**
肉，有毒的	**Meat, noxious**	**T62.8**	**X49.-**	**X69.-**	**Y19.-**	
肉豆蔻醚	**Myristicin**	**T65.8**	**X49.-**	**X69.-**	**Y19.-**	
肉毒杆菌抗毒素(甲、乙型)	**Botulinus antitoxin (type A, B)**	**T50.9**	**X44.-**	**X64.-**	**Y14.-**	**Y59.3**
乳果糖(导泻药)	**Lactulose**	**T47.3**	**X44.-**	**X64.-**	**Y14.-**	**Y53.3**
乳酸	**Lactic acid**	**T49.8**	**X44.-**	**X64.-**	**Y14.-**	**Y56.8**
乳酸林格液	**Ringer (lactate) solution**	**T50.3**	**X44.-**	**X64.-**	**Y14.-**	**Y54.6**

品 名		中毒				在治疗中使用的有害效应
		第19章	意外	故意自害	意图不确定的	
乳酸杆菌	**Lactobacillus**					
一孢子发生	一sporogenes	T47.6	X44.-	X64.-	Y14.-	Y53.6
一保加利亚	一bulgaricus	T47.6	X44.-	X64.-	Y14.-	Y53.6
一嗜酸	一acidophilus	T47.6	X44.-	X64.-	Y14.-	Y53.6
一一复合物	一一compound	T47.6	X44.-	X64.-	Y14.-	Y53.6
一双歧，冷冻干燥的	一bifidus, lyophilized	T47.6	X44.-	X64.-	Y14.-	Y53.6
乳酸钾生理盐水	**Lactated potassic saline**	**T50.3**	**X44.-**	**X64.-**	**Y14.-**	**Y54.9**
乳糖(药用辅料)	**Lactose (as excipient)**	**T50.9**	**X44.-**	**X64.-**	**Y14.-**	**Y57.4**
软膏 NEC	**Ointment NEC**	**T49.3**	**X44.-**	**X64.-**	**Y14.-**	**Y56.3**
瑞莫必利(镇吐药)	**Remoxipride**	**T43.5**	**X41.-**	**X61.-**	**Y11.-**	**Y49.5**
瑞西那明(抗高血压药)	**Rescinnamine**	**T46.5**	**X44.-**	**X64.-**	**Y14.-**	**Y52.5**
润滑剂，眼	**Lubricant, eye**	**T49.5**	**X44.-**	**X64.-**	**Y14.-**	**Y56.5**
润滑药 NEC	**Emollient NEC**	**T49.3**	**X44.-**	**X64.-**	**Y14.-**	**Y56.3**
润滑油 NEC	**Lubricating oil NEC**	**T52.0**	**X46.-**	**X66.-**	**Y16.-**	

S

品名		中毒 第19章	中毒 意外	中毒 故意自害	中毒 意图不确定的	在治疗中使用的有害效应
三氨苯喋啶 - 现译名 氨苯蝶啶	**Triamterene**	**T50.2**	**X44.-**	**X64.-**	**Y14.-**	**Y54.5**
三苯氧胺 - 现译名 他莫昔芬	**Tamoxifen**					
三苄糖苷(毛细血管保护药)	**Tribenoside**	**T46.9**	**X44.-**	**X64.-**	**Y14.-**	**Y52.9**
三醋汀(抗真菌药)	**Triacetin**	**T49.0**	**X44.-**	**X64.-**	**Y14.-**	**Y56.0**
三醋酚丁(泻药)	**Phenisatin**	**T47.2**	**X44.-**	**X64.-**	**Y14.-**	**Y53.2**
三碘甲烷 - 现译名 碘仿	**Iodoform**	**T49.0**	**X44.-**	**X64.-**	**Y14.-**	**Y56.0**
三碘甲状腺氨酸 - 现译名 碘塞罗宁	**Liothyronine**	**T38.1**	**X44.-**	**X64.-**	**Y14.-**	**Y42.1**
三氟丙嗪[三氟普马嗪](安定药)	**Triflupromazine**	**T43.3**	**X41.-**	**X61.-**	**Y11.-**	**Y49.3**
三氟拉嗪(安定药)	**Trifluoperazine**	**T43.3**	**X41.-**	**X61.-**	**Y11.-**	**Y49.3**
三氟柳(抗血栓药)	**Triflusal**	**T45.5**	**X44.-**	**X64.-**	**Y14.-**	**Y44.2**
三氟哌多(抗精神病药)	**Trifluperidol**	**T43.4**	**X41.-**	**X61.-**	**Y11.-**	**Y49.4**
三氟普马嗪 - 现译名 三氟丙嗪	**Triflupromazine**	**T43.3**	**X41.-**	**X61.-**	**Y11.-**	**Y49.3**
三氟噻吨(抗精神病药)	**Flupenthixol**	**T43.4**	**X41.-**	**X61.-**	**Y11.-**	**Y49.4**
三氟乙基乙烯醚 (吸入麻痹药)	**Trifluoroethyl vinyl ether**	**T41.0**	**X44.-**	**X64.-**	**Y14.-**	**Y48.0**
三氟乙醚(中枢神经兴奋药)	**Hexafluorodiethyl ether**	**T43.2**	**X41.-**	**X61.-**	**Y11.-**	**Y49.2**
三合氯喹啉(局部抗感染药)	**Chlorquinol**	**T49.0**	**X44.-**	**X64.-**	**Y14.-**	**Y56.0**
三环己丙醇(抗帕金森病药)	**Triperiden**	**T44.3**	**X43.-**	**X63.-**	**Y13.-**	**Y51.3**
三环氯铵(抗胆碱药)	**Tricyclamol chloride, Tridihexethyl iodide**	**T44.3**	**X43.-**	**X63.-**	**Y13.-**	**Y51.3**
三磺嘧啶	**Trisulfapyrimidines**	**T37.0**	**X44.-**	**X64.-**	**Y14.-**	**Y41.0**
三己芬迪 - 现译名 苯海索	**Trihexyphenidyl**	**T44.3**	**X43.-**	**X63.-**	**Y13.-**	**Y51.3**
三甲丙咪嗪 - 现译名 曲米帕明	**Trimipramine**	**T43.0**	**X41.-**	**X61.-**	**Y11.-**	**Y49.0**
三甲醇	**Trimethylcarbinol**	**T51.3**	**X45.-**	**X65.-**	**Y15.-**	
三甲卡因(局部麻醉药)	**Trimecaine**	**T41.3**	**X44.-**	**X64.-**	**Y14.-**	**Y48.3**
三甲硫苯嗪 - 现译名 曲硫嗪	**Tritiozine, Trithiozine**	**T44.3**	**X43.-**	**X63.-**	**Y13.-**	**Y51.3**
三甲泼拉嗪 - 现译名 异丁嗪酒石酸盐	**Trimeprazine (tartrate)**	**T44.3**	**X43.-**	**X63.-**	**Y13.-**	**Y51.3**
三甲曲沙(抗肿瘤药)	**Trimetrexate**	**T45.1**	**X44.-**	**X64.-**	**Y14.-**	**Y43.1**
三甲沙林(着色药)	**Trioxysalen**	**T49.4**	**X44.-**	**X64.-**	**Y14.-**	**Y56.4**
三甲双酮[三甲噁唑烷二酮](镇癫痫药)	**Troxidone, Trimethadione**	**T42.2**	**X41.-**	**X61.-**	**Y11.-**	**Y46.1**
三甲噁唑烷二酮 - 现译名 三甲双酮	**Trimethadione**	**T42.2**	**X41.-**	**X61.-**	**Y11.-**	**Y46.1**
三甲烯 - 现译名 环丙烷	**Cyclopropane**	**T41.2**	**X44.-**	**X64.-**	**Y14.-**	**Y48.2**
三甲氧苯丁氨酯 - 现译名 曲美布汀	**Trimebutine**	**T44.3**	**X43.-**	**X63.-**	**Y13.-**	**Y51.3**
三甲氧苄嗪 - 现译名 曲美他嗪	**Trimetazidine**	**T46.7**	**X44.-**	**X64.-**	**Y14.-**	**Y52.7**
三聚乙醛 - 现译名 副醛	**Paraldehyde, Paracetaldehyde**	**T42.6**	**X41.-**	**X61.-**	**Y11.-**	**Y47.3**
三联的	**Triple**					
一碳酸盐	—carbonate	T47.1	X44.-	X64.-	Y14.-	Y53.1
一溴化物	—bromides	T42.6	X41.-	X61.-	Y11.-	Y47.4
一疫苗，包括百日咳	—vaccine, including pertussis	T50.9	X44.-	X64.-	Y14.-	Y58.6
三硫磷[卡波硫磷](杀虫药)	**Carbophenothion**	**T60.0**	**X48.-**	**X68.-**	**Y18.-**	

品名		中毒 第19章	中毒 意外	中毒 故意自害	意图不确定的	在治疗中使用的有害效应
三氯丙烷	Trichloropropane	T53.6	X46.-	X66.-	Y16.-	
三氯醋酸	Trichloroacetic acid, trichloracetic acid,TCA	T54.2	X49.-	X69.-	Y19.-	
一药用	一medicinal	T49.4	X44.-	X64.-	Y14.-	Y56.4
三氯氮芥(抗肿瘤药)	Trichlormethine	T45.1	X44.-	X64.-	Y14.-	Y43.3
三氯氟甲烷[氟利昂 11]NEC	Trichlorofluoromethane NEC	T53.5	X46.-	X66.-	Y16.-	
三氯福司(镇静催眠药)	Triclofos	T42.6	X41.-	X61.-	Y11.-	Y47.8
三氯卡班(消毒防腐剂)	Triclocarban	T49.0	X44.-	X64.-	Y14.-	Y56.0
三氯噻嗪(利尿降压药)	Trichlormethiazide	T50.2	X44.-	X64.-	Y14.-	Y54.3
三氯生(消毒防腐剂)	Triclosan	T49.0	X44.-	X64.-	Y14.-	Y56.0
三氯叔丁醇[氯丁醇]	Chlorbutol	T42.6	X41.-	X61.-	Y11.-	Y47.2
三氯叔丁醇[氯丁醇](局麻药，镇静催眠药)	Chlorobutanol	T49.0	X44.-	X64.-	Y14.-	Y56.0
三氯乙醛 - 现译名 水合氯醛	Chloral	T42.6	X41.-	X61.-	Y11.-	Y47.2
三氯乙烷	Trichloroethane	T53.2	X46.-	X66.-	Y16.-	
三氯乙烯	Trichloroethylene Trichlorethylene	T41.0	X44.-	X64.-	Y14.-	Y48.0
一蒸气 NEC	一vapor NEC	T53.2	X46.-	X66.-	Y16.-	
三嗪(除草剂)	Triazine (herbicide)	T60.3	X48.-	X68.-	Y18.-	
三氢化砷(气体) - 现译名 胂	Arsine (gas)	T57.0	X49.-	X69.-	Y19.-	
三硝基苯	Trinitrobenzol	T65.3	X49.-	X69.-	Y19.-	
三硝基苯甲硝胺	Tetryl	T65.3	X49.-	X69.-	Y19.-	
三硝基酚(防腐剂，收敛药)	Trinitrophenol	T65.3	X49.-	X69.-	Y19.-	
三硝基甲苯(烟雾)	Trinitrotoluene,TNT (fumes)	T65.3	X49.-	X69.-	Y19.-	
三溴甲烷[溴仿]	Bromoform	T42.6	X41.-	X61.-	Y11.-	Y47.4
三溴乙醇，直肠给药	Tribromoethanol, rectal	T41.2	X44.-	X64.-	Y14.-	Y48.2
三硝乙醇胺 NEC	Triethanolamine NEC	T54.3	X49.-	X69.-	Y19.-	
一二磷酸盐	一trinitrate (biphosphate)	T46.3	X44.-	X64.-	Y14.-	Y52.3
一洗涤剂	一detergent	T54.3	X49.-	X69.-	Y19.-	
三亚胺醌(抗肿瘤药)	Triaziquone	T45.1	X44.-	X64.-	Y14.-	Y43.3
三亚胺嗪(抗肿瘤药)	Triethanomelamine	T45.1	X44.-	X64.-	Y14.-	Y43.3
三氧化二砷	Trioxide of arsenic	T57.0	X48.-	X68.-	Y18.-	
三乙烯亚胺三嗪 - 现译名 曲他胺	Tretamine	T45.1	X44.-	X64.-	Y14.-	Y43.3
三乙酰 1,8,9-蒽三酚(治牛皮癣药)	Triacetoxyanthracene	T49.4	X44.-	X64.-	Y14.-	Y56.4
三乙酰夹竹桃霉素 - 现译名 醋竹桃霉素	Triacetyloleandomycin	T36.3	X44.-	X64.-	Y14.-	Y40.3
三唑[三唑苯二氮䓬](除草剂)	Triazole (herbicide)	T60.3	X48.-	X68.-	Y18.-	
三唑仑(安定药)	Triazolam	T42.4	X41.-	X61.-	Y11.-	Y47.1
四环素	Tetracycline	T36.4	X44.-	X64.-	Y14.-	Y40.4
四甲二胂 - 现译名 卡可基	Cacodyl, cacodylic acid	T57.0	X48.-	X68.-	Y18.-	
四甲司林(杀虫药)	Tetramethrin	T60.2	X48.-	X68.-	Y18.-	
四价铵[季铵]	Quarternary ammonium					
一副交感神经阻滞药	一parasympatholytic	T44.3	X43.-	X63.-	Y13.-	Y51.3
一抗感染药	一anti-infective	T49.0	X44.-	X64.-	Y14.-	Y56.0
一神经节阻滞药	一ganglion blocking	T44.2	X43.-	X63.-	Y13.-	Y51.2

品名		中毒 第19章	意外	故意自害	意图不确定的	在治疗中使用的有害效应
四聚乙醛(捕杀蜗牛药)NEC	**Metaldehyde (snail killer) NEC**	**T60.8**	**X48.-**	**X68.-**	**Y18.-**	
四磷酸六乙酯[六乙基四磷酸]	**Hexaethyl tetraphosphate, HETP**	**T60.0**	**X48.-**	**X68.-**	**Y18.-**	
四氯二苯并-对-二噁英	**TCDD**	**T65.8**	**X49.-**	**X69.-**	**Y19.-**	
四氯二苯砜(杀恙虫疥虫药)	**Tetradifon**	**T60.8**	**X48.-**	**X68.-**	**Y18.-**	
四氯二氰苯(杀菌药)	**Chlorothalonil**	**T60.3**	**X48.-**	**X68.-**	**Y18.-**	
四氯化碳 - 见 碳，四氯化(碳)	**Tetrachloromethane - see Carbon, Tetrachloride**					
四氯噻嗪 (利尿剂)	**Teclothiazide**	**T50.2**	**X44.-**	**X64.-**	**Y14.-**	**Y54.3**
四氯乙烷	**Tetrachloroethane**	**T53.3**	**X46.-**	**X66.-**	**Y16.-**	
一蒸气	一vapor	T53.3	X46.-	X66.-	Y16.-	
四氯乙烯(液体)	**Tetrachloroethylene (liquid), Perchloroethylene, Tetrachlorethylene**	**T53.3**	**X46.-**	**X66.-**	**Y16.-**	
一药用(抗蠕虫药)	一medicinal	T37.4	X44.-	X64.-	Y14.-	Y41.4
一蒸气	一vapor	T53.3	X46.-	X66.-	Y16.-	
四米唑(抗蠕虫药)	**Tetramisole**	**T37.4**	**X44.-**	**X64.-**	**Y14.-**	**Y41.4**
四喃唑嗪 - 现译名 特拉唑嗪	**Terazosin**	**T44.6**	**X43.-**	**X63.-**	**Y13.-**	**Y51.6**
四氢大麻酚	**Tetrahydrocannabinol**	**T40.7**	**X42.-**	**X62.-**	**Y12.-**	**Y49.6**
四氢呋喃	**Tetrahydrofuran**	**T52.8**	**X46.-**	**X66.-**	**Y16.-**	
四氢化萘	**Tetrahydronaphthalene, Tetralin**	**T52.8**	**X46.-**	**X66.-**	**Y16.-**	
四氢西泮(安定药)	**Tetrazepam**	**T42.4**	**X41.-**	**X61.-**	**Y11.-**	**Y47.1**
四氢唑林(血管收缩药)	**Tetrahydrozoline,Tetryzoline**	**T49.5**	**X44.-**	**X64.-**	**Y14.-**	**Y56.5**
四烯甲萘醌[维生素 K_2](止血药)	**Menatetrenone, Menaquinone**	**T45.7**	**X44.-**	**X64.-**	**Y14.-**	**Y44.3**
四硝胺(冠脉扩张药)	**Tenitramine**	**T46.3**	**X44.-**	**X64.-**	**Y14.-**	**Y52.3**
四硝赤醇(冠脉扩张药)	**Eritrityl tetranitrate**	**T46.3**	**X44.-**	**X64.-**	**Y14.-**	**Y52.3**
四乙基	**Tetraethyl**					
一焦磷酸盐	一pyrophosphate	T60.0	X48.-	X68.-	Y18.-	
一铅	一lead	T56.0	X49.-	X69.-	Y19.-	
四乙基二硫代焦磷酸酯(有机磷杀虫药)	**TEPP**	**T60.0**	**X48.-**	**X68.-**	**Y18.-**	
四乙溴铵(降压药)	**Tetrylammonium chloride**	**T44.2**	**X43.-**	**X63.-**	**Y13.-**	**Y51.2**
四唑硫蒽酮(过敏介质阻释药)	**Doxantrazole**	**T48.6**	**X44.-**	**X64.-**	**Y14.-**	**Y55.6**
十氢化萘(萘烷)	**Decahydronaphthalene, Decalin, Dekalin**	**T52.8**	**X46.-**	**X66.-**	**Y16.-**	
十烃季铵(溴化物)	**Decamethonium (bromide)**	**T48.1**	**X44.-**	**X64.-**	**Y14.-**	**Y55.1**
十一烯酸(衍生物)(抗真菌药)	**Undecylenic [Undecenoic] acid (derivatives)**	**T49.0**	**X44.-**	**X64.-**	**Y14.-**	**Y56.0**
撒利汞 – 现译名 汞撒利	**Mersalyl**	**T50.2**	**X44.-**	**X64.-**	**Y14.-**	**Y54.5**
萨罗[水杨酸苯酯]	**Salol**	**T49.3**	**X44.-**	**X64.-**	**Y14.-**	**Y56.3**
塞克硝唑(抗阿米巴药，抗滴虫药)	**Secnidazole**	**T37.3**	**X44.-**	**X64.-**	**Y14.-**	**Y41.3**
塞利洛尔(β受体阻滞药)	**Celiprolol**	**T44.7**	**X43.-**	**X63.-**	**Y13.-**	**Y51.7**
塞仑(抗感染药)	**Thiram**	**T60.3**	**X48.-**	**X68.-**	**Y18.-**	
塞罗卡因 - 现译名 利多卡因	**Lidocaine**	**T41.3**	**X44.-**	**X64.-**	**Y14.-**	**Y48.3**
噻孢霉素 - 现译名 头孢噻吩	**Cefalotin**	**T36.1**	**X44.-**	**X64.-**	**Y14.-**	**Y40.1**

品名		中毒				在治疗中使用的有害效应
		第19章	意外	故意自害	意图不确定的	
噻苯丙吗啉	**Tiemonium**	**T44.3**	**X43.-**	**X63.-**	**Y13.-**	**Y51.3**
一碘化物[替莫碘铵](解痉药)	—iodide	T44.3	X43.-	X63.-	Y13.-	Y51.3
噻苯达唑(抗蠕虫药)	**Thiabendazole, Tiabendazole**	**T37.4**	**X44.-**	**X64.-**	**Y14.-**	**Y41.4**
噻二西酸(保肝药)	**Tidiacic**	**T50.9**	**X44.-**	**X64.-**	**Y14.-**	**Y57.1**
噻吩甲酸(抗菌药)	**Thenoic acid**	**T49.6**	**X44.-**	**X64.-**	**Y14.-**	**Y56.6**
噻康唑(抗真菌药)	**Tioconazole**	**T49.0**	**X44.-**	**X64.-**	**Y14.-**	**Y56.0**
噻克索酮(抗真菌药, 抗皮脂溢药)	**Tioxolone**	**T49.4**	**X44.-**	**X64.-**	**Y14.-**	**Y56.4**
噻拉米特(解热镇痛药)	**Tiaramide**	**T39.8**	**X40.-**	**X60.-**	**Y10.-**	**Y45.8**
噻氯匹定(血小板抑制药)	**Ticlopidine**	**T45.5**	**X44.-**	**X64.-**	**Y14.-**	**Y44.2**
噻氯香豆素(抗凝药)	**Tioclomarol**	**T45.5**	**X44.-**	**X64.-**	**Y14.-**	**Y44.2**
噻洛芬酸(抗炎镇痛药)	**Tiaprofenic acid**	**T39.3**	**X40.-**	**X60.-**	**Y10.-**	**Y45.2**
噻吗洛尔[噻吗心安](β受体阻滞药)	**Timolol**	**T44.7**	**X43.-**	**X63.-**	**Y13.-**	**Y51.7**
噻嘧啶(抗蠕虫药)	**Pyrantel**	**T37.4**	**X44.-**	**X64.-**	**Y14.-**	**Y41.4**
噻萘普汀(抗抑郁药)	**Tianeptine**	**T43.0**	**X41.-**	**X61.-**	**Y11.-**	**Y49.0**
噻帕米(冠脉扩张药)	**Tiapamil**	**T46.1**	**X44.-**	**X64.-**	**Y14.-**	**Y52.1**
噻哌溴铵(抗胆碱药)	**Timepidium bromide**	**T44.3**	**X43.-**	**X63.-**	**Y13.-**	**Y51.3**
噻替派(抗肿瘤药)	**Thiotepa, Triethylenethiophosphoramide**	**T45.1**	**X44.-**	**X64.-**	**Y14.-**	**Y43.3**
赛庚啶(抗组胺药)	**Cyproheptadine**	**T45.0**	**X44.-**	**X64.-**	**Y14.-**	**Y43.0**
赛克立明(抗震颤麻痹药)	**Cycrimine**	**T44.3**	**X43.-**	**X63.-**	**Y13.-**	**Y51.3**
赛克力嗪(抗吐剂)	**Cyclizine**	**T45.0**	**X44.-**	**X64.-**	**Y14.-**	**Y43.0**
赛克罗奇 - 现译名 环喷托酯	**Cyclopentolate**	**T44.3**	**X43.-**	**X63.-**	**Y13.-**	**Y51.3**
赛洛西宾(致幻药)	**Psilocybine**	**T40.9**	**X42.-**	**X62.-**	**Y12.-**	**Y49.6**
赛洛唑啉[丁苄唑啉](血管收缩药)	**Xylometazoline**	**T48.5**	**X44.-**	**X64.-**	**Y14.-**	**Y55.5**
伞菌[蕈状毒菌]	**Toadstool**	**T62.0**	**X49.-**	**X69.-**	**Y19.-**	
散瞳药	**Mydriatic drug**	**T49.5**	**X44.-**	**X64.-**	**Y14.-**	**Y56.5**
色甘酸(抗过敏药)	**Cromoglicic acid, Cromolyn**	**T48.6**	**X44.-**	**X64.-**	**Y14.-**	**Y55.6**
色霉素 A_3[阿布拉霉素 B]	**Chromomycin A_3**	**T45.1**	**X44.-**	**X64.-**	**Y14.-**	**Y43.3**
杀虫药(粉尘)(烟雾)(蒸气)NEC	**Insecticide, Pesticide (dust) (fumes)(vapor) NEC**	**T60.9**	**X48.-**	**X68.-**	**Y18.-**	
一氨基甲酸酯	—carbamate	T60.0	X48.-	X68.-	Y18.-	
一混合的	—mixed	T60.9	X48.-	X68.-	Y18.-	
一氯化	—chlorinated	T60.1	X48.-	X68.-	Y18.-	
一有机磷	—organophosphorus	T60.0	X48.-	X68.-	Y18.-	
一有机氯	—organochlorine	T60.1	X48.-	X68.-	Y18.-	
杀精子剂	**Spermicide**	**T49.8**	**X44.-**	**X64.-**	**Y14.-**	**Y56.8**
杀裂殖体剂(血)(组织)	**Schizontozide (blood)(tissue)**	**T37.2**	**X44.-**	**X64.-**	**Y14.-**	**Y41.2**
杀真菌剂 NEC (非药用)	**Fungicide NEC (nonmedicinal)**	**T60.3**	**X48.-**	**X68.-**	**Y18.-**	
沙丁胺醇[舒喘灵](支气管扩张药)	**Salbutamol, Albuterol**	**T48.6**	**X44.-**	**X64.-**	**Y14.-**	**Y55.6**
沙可来新[溶肉瘤素](抗肿瘤药)	**Sarcolysin**	**T45.1**	**X44.-**	**X64.-**	**Y14.-**	**Y43.3**
沙拉新(降压药)	**Saralasin**	**T46.5**	**X44.-**	**X64.-**	**Y14.-**	**Y52.5**
沙利度胺(镇静催眠药)	**Thalidomide**	**T45.1**	**X44.-**	**X64.-**	**Y14.-**	**Y43.4**
沙美特罗(支气管扩张药)	**Salmeterol**	**T48.6**	**X44.-**	**X64.-**	**Y14.-**	**Y55.6**

品名		中毒				在治疗中使用的有害效应
		第19章	意外	故意自害	意图不确定的	
山道年(抗蠕虫药)	**Santonin**	**T37.4**	**X44.-**	**X64.-**	**Y14.-**	**Y41.4**
山梗菜碱 - 现译名 洛贝林	**Lobeline**	**T50.7**	**X44.-**	**X64.-**	**Y14.-**	**Y50.0**
山梨醇(药用辅料)	**Sorbitol**	**T47.4**	**X44.-**	**X64.-**	**Y14.-**	**Y53.4**
山楂浸膏	**Crataegus extract**	**T46.0**	**X44.-**	**X64.-**	**Y14.-**	**Y52.0**
伤寒-副伤寒疫苗	**Typhoid-paratyphoid vaccine**	**T50.9**	**X44.-**	**X64.-**	**Y14.-**	**Y58.1**
商陆(任何部分)(中药)	**Pokeweed (any part)**	**T62.2**	**X49.-**	**X69.-**	**Y19.-**	
烧窑气体或蒸气(一氧化碳)	**Kiln gas or vapor (carbon monoxide)**	**T58**	**X47.-**	**X67.-**	**Y17.-**	
蛇毒液或咬伤	**Snake venom or bite**	**T63.0**				
一血凝酶	—hemocoagulase	T45.7	X44.-	X64.-	Y14.-	Y44.3
蛇根混合碱 - 现译名 阿舍西隆	**Alseroxylon**	**T46.5**	**X44.-**	**X64.-**	**Y14.-**	**Y52.5**
蛇根碱 - 现译名 利血平	**Reserpin(e)**	**T46.5**	**X44.-**	**X64.-**	**Y14.-**	**Y52.5**
舍雷肽酶(蛋白分解酶)	**Serrapeptase**	**T45.3**	**X44.-**	**X64.-**	**Y14.-**	**Y43.6**
舍莫瑞林(生长素释放素)	**Sermorelin**	**T38.8**	**X44.-**	**X64.-**	**Y14.-**	**Y42.8**
麝香草酚(抗菌、抗真菌驱虫药)	**Thymol**	**T49.0**	**X44.-**	**X64.-**	**Y14.-**	**Y56.0**
砷[砒霜]，砷剂(化合物)(粉尘)(蒸气)NEC	**Arsenic, arsenicals NEC (compounds)(dust)(vapor)**	**T57.0**	**X48.-**	**X68.-**	**Y18.-**	
砷酸铅	**Arsenate of lead**	**T57.0**	**X48.-**	**X68.-**	**Y18.-**	
神经毒气，非战争中	**Nerve gas, not in war**	**T59.9**	**X47.-**	**X67.-**	**Y17.-**	
神经肌肉阻断药	**Neuromuscular blocking drug**	**T48.1**	**X44.-**	**X64.-**	**Y14.-**	**Y55.1**
神经节阻断药 NEC	**Ganglionic blocking drug NEC**	**T44.2**	**X43.-**	**X63.-**	**Y13.-**	**Y51.2**
一特指的 NEC	—specified NEC	T44.2	X43.-	X63.-	Y13.-	Y51.2
肾上腺色素(止血药)	**Adrenochrome**					
一(单)缩氨基脲	—(mono) semicarbazone	T46.9	X44.-	X64.-	Y14.-	Y52.9
一衍生物	—derivative	T46.9	X44.-	X64.-	Y14.-	Y52.9
肾上腺素(升压药)	**Adrenaline,Epinephrine**	**T44.5**	**X43.-**	**X63.-**	**Y13.-**	**Y51.5**
肾上腺素能药 NEC	**Adrenergic NEC**	**T44.9**	**X43.-**	**X63.-**	**Y13.-**	**Y51.9**
一特指的 NEC	—specified NEC	T44.9	X43.-	X63.-	Y13.-	Y51.9
一阻断剂 NEC	—blocking agent NEC	T44.8	X43.-	X63.-	Y13.-	Y51.8
一一β，心脏	——beta, heart	T44.7	X43.-	X63.-	Y13.-	Y51.7
胂[三氢化砷](气体)	**Arsine (gas)**	**T57.0**	**X49.-**	**X69.-**	**Y19.-**	
胂噻醇(抗原虫药)	**Arsthinol**	**T37.3**	**X44.-**	**X64.-**	**Y14.-**	**Y41.3**
生石灰[氧化钙]	**Quicklime**	**T54.3**	**X49.-**	**X69.-**	**Y19.-**	
生胃酮 - 现译名 甘珀酸	**Carbenoxolone**	**T47.1**	**X44.-**	**X64.-**	**Y14.-**	**Y53.1**
生物黄酮类	**Bioflavonoid(s)**	**T46.9**	**X44.-**	**X64.-**	**Y14.-**	**Y52.9**
生物素[维生素 H]	**Biotin**	**T45.2**	**X44.-**	**X64.-**	**Y14.-**	**Y57.7**
生物制品 NEC	**Biological substance NEC**	**T50.9**	**X44.-**	**X64.-**	**Y14.-**	**Y59.9**
生育酚 - 现译名 维生素 E	**Tocoferol, Tocopherol**	**T45.2**	**X44.-**	**X64.-**	**Y14.-**	**Y57.7**
一乙酸盐	—acetate	T45.2	X44.-	X64.-	Y14.-	Y57.7
生长释素(生长激素释放药)	**Somatorelin**	**T38.8**	**X44.-**	**X64.-**	**Y14.-**	**Y42.8**
生长素	**Somatotropin, Somatropin**	**T38.8**	**X44.-**	**X64.-**	**Y14.-**	**Y42.8**
生长抑素(垂体激素释放抑制药)	**Somatostatin**	**T38.9**	**X44.-**	**X64.-**	**Y14.-**	**Y42.9**
石灰(氯化物)	**Lime (chloride)**	**T54.3**	**X49.-**	**X69.-**	**Y19.-**	
石蜡(药用辅料)	**Paraffin(s) (wax)**	**T52.0**	**X46.-**	**X66.-**	**Y16.-**	
一液体 (药用)	—liquid (medicinal)	T47.4	X44.-	X64.-	Y14.-	Y53.4
一一非药用	——nonmedicinal	T52.0	X46.-	X66.-	Y16.-	

品名		中毒 第19章	意外	故意自害	意图不确定的	在治疗中使用的有害效应
石棉	**Asbestos**	**T57.8**	**X49.-**	**X69.-**	**Y19.-**	
石脑油(油漆匠)(石油)	**Naphtha (painters') (petroleum)**	**T52.0**	**X46.-**	**X66.-**	**Y16.-**	
一溶剂	一solvent	T52.0	X46.-	X66.-	Y16.-	
一蒸气	一vapor	T52.0	X46.-	X66.-	Y16.-	
石炭酸(见 苯酚)	**Carbolic acid (see Phenol)**					
石炭酸品红	**Carbol fuchsin**	**T49.0**	**X44.-**	**X64.-**	**Y14.-**	**Y56.0**
石油(产品)NEC	**Petroleum (products) NEC**	**T52.0**	**X46.-**	**X66.-**	**Y16.-**	
一凝胶 - 见 凡士林油	一jelly - see Petrolatum					
一杀虫药	一pesticide	T60.8	X48.-	X68.-	Y18.-	
一石油精 - 见 石油英	一benzine(s), naphtha - see Ligroin					
一乙醚 - 见 石油英	一ether - see Ligroin					
一蒸气	一vapor	T52.0	X46.-	X66.-	Y16.-	
石油精	**Benzin(e)**	**T52.0**	**X46.-**	**X66.-**	**Y16.-**	
石油英(溶剂)	**Ligroin(e)(solvent)**	**T52.0**	**X46.-**	**X66.-**	**Y16.-**	
一蒸气	一vapor	T59.8	X47.-	X67.-	Y17.-	
食入物质 NEC	**Ingested substance NEC**	**T65.9**	**X49.-**	**X69.-**	**Y19.-**	
食物，食品，有毒的，非细菌的，NEC	**Food, foodstuffs, noxious, nonbacterial, NEC**	**T62.9**	**X49.-**	**X69.-**	**Y19.-**	
食欲抑制剂(中枢的)	**Anorexiant (central)**	**T50.5**	**X44.-**	**X64.-**	**Y14.-**	**Y57.0**
莳罗子(中药)	**Dill**	**T47.5**	**X44.-**	**X64.-**	**Y14.-**	**Y53.5**
士的宁(非药用)(杀虫药)(盐)	**Strychnine (nonmedicinal) (pesticide) (salts)**	**T65.1**	**X49.-**	**X69.-**	**Y19.-**	
一药用	一medicinal	T48.2	X44.-	X64.-	Y14.-	Y55.2
视黄醇 - 现译名 维生素 A	**Retinol, Axerophthol**	**T45.2**	**X44.-**	**X64.-**	**Y14.-**	**Y57.7**
视黄酸(角质溶解药)	**Retinoic acid**	**T49.0**	**X44.-**	**X64.-**	**Y14.-**	**Y56.0**
收敛药(局部)	**Astringent (local)**	**T49.2**	**X44.-**	**X64.-**	**Y14.-**	**Y56.2**
一特指的 NEC	一specified NEC	T49.2	X44.-	X64.-	Y14.-	Y56.2
兽脂	**Grcasc**	**T65.8**	**X49.-**	**X69.-**	**Y19.-**	
叔丁喘宁素 - 现译名 特布他林	**Terbutaline**	**T48.6**	**X44.-**	**X64.-**	**Y14.-**	**Y55.6**
舒巴坦[青霉素烷砜酸](β内酰胺酶抑制药)	**Sulbactam**	**T36.0**	**X44.-**	**X64.-**	**Y14.-**	**Y40.0**
舒苯汀(消毒防腐剂)	**Sulbentine**	**T49.0**	**X44.-**	**X64.-**	**Y14.-**	**Y56.0**
舒必利(抗精神病药，镇吐药)	**Sulpiride**	**T43.5**	**X41.-**	**X61.-**	**Y11.-**	**Y49.5**
舒喘灵 - 现译名 沙丁胺醇	**Salbutamol**	**T48.6**	**X44.-**	**X64.-**	**Y14.-**	**Y55.6**
舒非仑(抗疥螨药)	**Monosulfiram, Sulfiram**	**T49.0**	**X44.-**	**X64.-**	**Y14.-**	**Y56.0**
舒芬太尼(镇痛药)	**Sufentanil**	**T40.4**	**X42.-**	**X62.-**	**Y12.-**	**Y45.0**
舒拉明(钠)(抗锥虫药，抗丝虫药)	**Suramin (sodium)**	**T37.4**	**X44.-**	**X64.-**	**Y14.-**	**Y41.4**
舒利苯酮(防晒药)	**Sulisobenzone**	**T49.3**	**X44.-**	**X64.-**	**Y14.-**	**Y56.3**
舒林酸(抗炎镇痛药)	**Sulindac**	**T39.3**	**X40.-**	**X60.-**	**Y10.-**	**Y45.3**
舒洛地尔(血管扩张药)	**Suloctidil**	**T46.7**	**X44.-**	**X64.-**	**Y14.-**	**Y52.7**
舒洛芬(消炎药)	**Suprofen**	**T39.3**	**X40.-**	**X60.-**	**Y10.-**	**Y45.2**
舒马普坦(偏头痛特效药)	**Sumatriptan**	**T39.8**	**X40.-**	**X60.-**	**Y10.-**	**Y45.8**
舒美吗啉 - 现译名 曲硫嗪	**Sulmetozine**	**T44.3**	**X43.-**	**X63.-**	**Y13.-**	**Y51.3**
舒噻美[硫噻嗪](抗惊厥药)	**Sulthiame, Sultiame**	**T42.6**	**X41.-**	**X61.-**	**Y11.-**	**Y46.6**
舒他西林(抗生素)	**Sultamicillin**	**T36.0**	**X44.-**	**X64.-**	**Y14.-**	**Y40.0**

品名		中毒				在治疗中使用的有害效应
		第19章	意外	故意自害	意图不确定的	
舒替兰酶[枯草菌酶](蛋白分解酶，抗炎药)	Sutilains	T45.3	X44.-	X64.-	Y14.-	Y43.6
舒托必利(抗精神病药)	Sultopride	T43.5	X41.-	X61.-	Y11.-	Y49.5
蔬菜浸膏，收敛的	Vegetable extract, astringent	T49.2	X44.-	X64.-	Y14.-	Y56.2
鼠毒药 NEC	Rat poison NEC	T60.4	X48.-	X68.-	Y18.-	
鼠立死	Crimidine	T60.4	X48.-	X68.-	Y18.-	
鼠脑抗原 - 现译名 弗赖抗原	Frei antigen	T50.8	X44.-	X64.-	Y14.-	Y57.6
鼠特灵	Norbormide	T60.4	X48.-	X68.-	Y18.-	
鼠疫疫苗(生物制品)	Plague vaccine	T50.9	X44.-	X64.-	Y14.-	Y58.3
鼠源 CD3 单克隆抗体[莫罗单抗-CD3]	Muromonab-CD3	T45.1	X44.-	X64.-	Y14.-	Y43.4
漱口药(抗菌的)(氯化锌)	Mouthwash (antiseptic) (zinc chloride)	T49.6	X44.-	X64.-	Y14.-	Y56.6
双胺噻唑 - 现译名 地马唑	Diamthazole, Dimazole	T49.0	X44.-	X64.-	Y14.-	Y56.0
双贝特(降血脂药)	Simfibrate	T46.6	X44.-	X64.-	Y14.-	Y52.6
双苯哌啶(抗组胺药)	Benzperidin	T43.5	X41.-	X61.-	Y11.-	Y49.5
双苯他胂(抗阿米巴药)	Difetarsone	T37.3	X44.-	X64.-	Y14.-	Y41.3
双苯酰硫胺(维生素类)	Bisbentiamine	T45.2	X44.-	X64.-	Y14.-	Y57.7
双苯乙硫酯(解痉药)	Thiphenamil	T44.3	X43.-	X63.-	Y13.-	Y51.3
双苯茚酮 - 现译名 二苯茚酮	Diphenadione, Diphacinone	T45.5	X44.-	X64.-	Y14.-	Y44.2
双丙酮醇	Diacetone alcohol	T52.4	X46.-	X66.-	Y16.-	
双丙戊酸钠(抗惊厥药)	Divalproex	T42.6	X41.-	X61.-	Y11.-	Y46.5
双醋苯啶 - 现译名 比沙可啶	Bisacodyl	T47.2	X44.-	X64.-	Y14.-	Y53.2
双醋瑞因(解热镇痛药)	Diacerein	T39.3	X40.-	X60.-	Y10.-	Y45.3
双碘喹啉[二碘羟基喹啉](抗阿米巴药，防腐剂)	Diiodohydroxyquinoline, Iodoquinol	T37.8	X44.-	X64.-	Y14.-	Y41.8
双碘酪氨酸(甲状腺激素类)	Diiodotyrosine	T38.2	X44.-	X64.-	Y14.-	Y42.2
双丁硫胺(维生素 B_1 衍生物)	Bisbutiamine	T45.2	X44.-	X64.-	Y14.-	Y57.7
双酚沙丁(泻药)	Bisoxatin	T47.2	X44.-	X64.-	Y14.-	Y53.2
双氟拉松 - 现译名 二氟拉松	Diflorasone	T49.0	X44.-	X64.-	Y14.-	Y56.0
双氟尼酸 - 现译名 二氟尼柳	Diflunisal	T39.0	X40.-	X60.-	Y10.-	Y45.1
双复磷(解毒药)	Obidoxime chloride	T50.6	X44.-	X64.-	Y14.-	Y57.2
双环已乙烯哌啶 - 现译名 海沙地林	Hexadylamine	T46.3	X44.-	X64.-	Y14.-	Y52.3
双环维林(解痉药)	Dicyclomine, Dicycloverine	T44.3	X43.-	X63.-	Y13.-	Y51.3
双肼	Dihydrazine	T46.5	X44.-	X64.-	Y14.-	Y52.5
双肼屈嗪[二肼苯哒嗪](降压药)	Dihydralazine	T46.5	X44.-	X64.-	Y14.-	Y52.5
双喹醋铵(盐)(消毒防腐剂)	Bisdequalinium (salts) (diacetate)	T49.6	X44.-	X64.-	Y14.-	Y56.6
双硫仑[戒酒硫](抗乙醇中毒药)	Disulfiram	T50.6	X44.-	X64.-	Y14.-	Y57.3
双硫氰苯(抗蠕虫药)	Bitoscanate	T37.4	X44.-	X64.-	Y14.-	Y41.4
双氯醇胺 - 现译名 克仑特罗	Clenbuterol	T48.6	X44.-	X64.-	Y14.-	Y55.6
双氯非那胺	Diclofenamide, Dichlorphenamide	T50.2	X44.-	X64.-	Y14.-	Y54.2
双氯芬酸钠[双氯高灭酸](抗炎镇痛药)	Diclofenac	T39.3	X40.-	X60.-	Y10.-	Y45.3
双氯酚[二氯芬](抗蠕虫药)	Dichlorophen	T37.4	X44.-	X64.-	Y14.-	Y41.4

品 名		中毒				在治疗中使用的有害效应
		第19章	意外	故意自害	意图不确定的	
双氯麝酚	**Biclotymol**	**T49.6**	**X44.-**	**X64.-**	**Y14.-**	**Y56.6**
双氯西林	**Dicloxacillin**	**T36.0**	**X44.-**	**X64.-**	**Y14.-**	**Y40.0**
双吗啉胺 - 现译名 地莫拉明	**Dimorpholamine**	**T50.7**	**X44.-**	**X64.-**	**Y14.-**	**Y50.0**
双霉素 - 现译名 安福霉素	**Amfomycin**	**T36.8**	**X44.-**	**X64.-**	**Y14.-**	**Y40.8**
双嘧达莫[潘生丁](冠脉扩张药)	**Dipyridamole**	**T46.3**	**X44.-**	**X64.-**	**Y14.-**	**Y52.3**
双氢除虫菌素 - 现译名 伊维菌素	**Ivermeetin**	**T37.4**	**X44.-**	**X64.-**	**Y14.-**	
双氢睾酮(雄激素，同化激素类)	**Stanolone**	**T38.7**	**X44.-**	**X64.-**	**Y14.-**	**Y42.7**
双氢可待因(酮)	**Drocode, Dihydrocodeine Dihydrocodeinone**	**T40.2**	**X42.-**	**X62.-**	**Y12.-**	**Y45.0**
双氢克尿噻 - 现译名 氢氯噻嗪	**Hydrochlorothiazide**	**T50.2**	**X44.-**	**X64.-**	**Y14.-**	**Y54.3**
双氢链霉素[二氢链霉素](抗生素)	**Dihydrostreptomycin**	**T36.5**	**X44.-**	**X64.-**	**Y14.-**	**Y40.5**
双氢吗啡酮	**Dihydromorphinone**	**T40.2**	**X42.-**	**X62.-**	**Y12.-**	**Y45.0**
双氢麦角胺(抗偏头痛药)	**Dihydroergotamine, DHE45**	**T46.5**	**X44.-**	**X64.-**	**Y14.-**	**Y52.5**
双氢麦角考宁[二氢麦角科尔宁](抗偏头痛，降压药)	**Dihydroergocornine**	**T46.7**	**X44.-**	**X64.-**	**Y14.-**	**Y52.7**
双氢麦角汀(甲磺酸)(交感神经阻滞药)	**Dihydroergocristine (mesilate)**	**T46.7**	**X44.-**	**X64.-**	**Y14.-**	**Y52.7**
双氢麦角隐亭	**Dihydroergokryptine**	**T46.7**	**X44.-**	**X64.-**	**Y14.-**	**Y52.7**
双氢速甾醇(维生素类)	**Dihydrotachysterol**	**T45.2**	**X44.-**	**X64.-**	**Y14.-**	**Y54.7**
双去氧胞苷 - 现译名 扎西他滨	**Dideoxycytidine**	**T37.5**	**X44.-**	**X64.-**	**Y14.-**	**Y41.5**
双水杨酯(抗炎镇痛药)	**Salsalate**	**T39.0**	**X40.-**	**X60.-**	**Y10.-**	**Y45.1**
双脱氧肌苷(抗人体免疫缺陷病毒剂)	**Dideoxyinosine**	**T37.5**	**X44.-**	**X64.-**	**Y14.-**	**Y41.5**
双戊烯 – 又称 松油精	**Dipentene**	**T52.8**	**X46.-**	**X66.-**	**Y16.-**	
双香豆素(抗凝药)	**Dicoumarol, dicoumarin, dicumarol, Bishydroxycoumarin**	**T45.5**	**X44.-**	**X64.-**	**Y14.-**	**Y44.2**
双溴丙脒	**Dibrompropamidine**	**T49.0**	**X44.-**	**X64.-**	**Y14.-**	**Y56.0**
双异丙酚 - 现译名 丙泊酚	**Propofol**	**T41.2**	**X44.-**	**X64.-**	**Y14.-**	**Y48.2**
水[水剂]	**Water**					
—纯净(水)	—purified	T50.3	X44.-	X64.-	Y14.-	Y54.6
—平衡药	—balance drug	T50.3	X44.-	X64.-	Y14.-	Y54.6
—气体	—gas	T58	X47.-	X67.-	Y17.-	
—蒸溜(水)	—distilled	T50.3	X44.-	X64.-	Y14.-	Y54.6
水飞蓟宾(保肝药)	**Silibinin**	**T50.9**	**X44.-**	**X64.-**	**Y14.-**	**Y57.1**
水飞蓟素[奶蓟素][西利马林](保肝药)	**Silymarin**	**T50.9**	**X44.-**	**X64.-**	**Y14.-**	**Y57.1**
水合丁氯醛(安眠药)	**Butylchloral hydrate**	**T42.6**	**X41.-**	**X61.-**	**Y11.-**	**Y47.2**
水合氢氧化铝(抗酸药)	**Algeldrate**	**T47.1**	**X44.-**	**X64.-**	**Y14.-**	**Y53.1**
水合氯醛[三氯乙醛]	**Chloral**	**T42.6**	**X41.-**	**X61.-**	**Y11.-**	**Y47.2**
水杨酸(角质溶解药)	**Salicylic acid**	**T49.4**	**X44.-**	**X64.-**	**Y14.-**	**Y56.4**
—伴有苯甲酸	—with benzoic acid	T49.4	X44.-	X64.-	Y14.-	Y56.4
—衍生物	—derivative	T39.0	X40.-	X60.-	Y10.-	Y45.1
水杨酸苯酯 - 现译名 萨罗	**Salol**	**T49.3**	**X44.-**	**X64.-**	**Y14.-**	**Y56.3**
水杨酸盐 NEC	**Salicylate NEC**	**T39.0**	**X40.-**	**X60.-**	**Y10.-**	**Y45.1**
水杨酰胺(抗炎镇痛药)	**Salicylamide**	**T39.0**	**X40.-**	**X60.-**	**Y10.-**	**Y45.1**

品名		中毒				在治疗中使用的有害效应
		第19章	意外	故意自害	意图不确定的	
水杨酰偶氮磺胺吡啶 - 现译名 柳氮磺吡啶	**Salicylazosulfapyridine**	**T37.0**	**X44.-**	**X64.-**	**Y14.-**	**Y41.0**
水杨烟肼(抗结核药)	**Salinazid**	**T37.1**	**X44.-**	**X64.-**	**Y14.-**	**Y41.1**
顺铂(抗肿瘤药)	**Cisplatin**	**T45.1**	**X44.-**	**X64.-**	**Y14.-**	**Y43.3**
司巴丁[金雀花碱](抗心律失常药)	**Sparteine**	**T48.0**	**X44.-**	**X64.-**	**Y14.-**	**Y55.0**
司可巴比妥[速可眠][西可巴比妥](催眠药)	**Meballymal, Quinalbarbital, Secobarbital**	**T42.3**	**X41.-**	**X61.-**	**Y11.-**	**Y47.0**
司可巴比妥钠	**Quinalbarbitone sodium**	**T42.3**	**X41.-**	**X61.-**	**Y11.-**	**Y47.0**
司来吉兰(食欲抑制药)	**Deprenyl, Selegiline**	**T42.8**	**X41.-**	**X61.-**	**Y11.-**	**Y46.7**
司莫司汀(抗肿瘤药)	**Semustine**	**T45.1**	**X44.-**	**X64.-**	**Y14.-**	**Y43.3**
司他斯汀(抗组胺药)	**Setastine**	**T45.0**	**X44.-**	**X64.-**	**Y14.-**	**Y43.0**
司坦唑醇(雄激素，同化激素类)	**Stanozolol**	**T38.7**	**X44.-**	**X64.-**	**Y14.-**	**Y42.7**
司替氨酯(解痉药)	**Styramate**	**T42.8**	**X41.-**	**X61.-**	**Y11.-**	**Y46.8**
司替罗宁(保肝药)	**Stepronin**	**T48.4**	**X44.-**	**X64.-**	**Y14.-**	**Y55.4**
司托哌隆(抗精神病药)	**Setoperone**	**T43.5**	**X41.-**	**X61.-**	**Y11.-**	**Y49.5**
丝拉克肽(促皮质激素类)	**Seractide**	**T38.8**	**X44.-**	**X64.-**	**Y14.-**	**Y42.8**
丝裂霉素(抗肿瘤药)	**Mitomycin**	**T45.1**	**X44.-**	**X64.-**	**Y14.-**	**Y43.3**
松弛药，肌肉	**Relaxant, muscle**					
一骨骼(肌)NEC	一skeletal NEC	T48.1	X44.-	X64.-	Y14.-	Y55.1
一麻醉	一anesthetic	T48.1	X44.-	X64.-	Y14.-	Y55.1
一平滑(肌)NEC	一smooth NEC	T44.3	X43.-	X63.-	Y13.-	Y51.3
松达氯铵[氯化氯异吲哚铵](降压药)	**Chlorisondamine chloride**	**T46.9**	**X44.-**	**X64.-**	**Y14.-**	**Y52.9**
松节油(酯剂)	**Turpentine (spirits of)**	**T52.8**	**X46.-**	**X66.-**	**Y16.-**	
一蒸气	一vapor	T52.8	X46.-	X66.-	Y16.-	
松齐拉敏(全身性)(抗组胺药)	**Thonzylamine (systemic)**	**T45.0**	**X44.-**	**X64.-**	**Y14.-**	**Y43.0**
一粘膜减充血剂	一mucosal decongestant	T48.5	X44.-	X64.-	Y14.-	Y55.5
松香粘剂	**Colophony adhesive**	**T49.3**	**X44.-**	**X64.-**	**Y14.-**	**Y56.3**
松油(消毒剂)	**Pine oil (disinfectant)**	**T65.8**	**X49.-**	**X69.-**	**Y19.-**	
松油精 - 现译名 双戊烯	**Dipentene**	**T52.8**	**X46.-**	**X66.-**	**Y16.-**	
苏打(苛性)	**Soda (caustic)**	**T54.3**	**X49.-**	**X69.-**	**Y19.-**	
苏木精 - 现译名 正铁血红素	**Hematin**	**T45.8**	**X44.-**	**X64.-**	**Y14.-**	**Y44.9**
速可眠 - 现译名 司可巴比妥	**Meballymal**	**T42.3**	**X41.-**	**X61.-**	**Y11.-**	**Y47.0**
速灭磷[磷君]	**Mevinphos**	**T60.0**	**X48.-**	**X68.-**	**Y18.-**	
塑料敷料	**Plastic dressing**	**T49.3**	**X44.-**	**X64.-**	**Y14.-**	**Y56.3**
酸(腐蚀剂)NEC	**Acid (corrosive) NEC**	**T54.2**	**X49.-**	**X69.-**	**Y19.-**	
酸化剂 NEC	**Acidifying agent NEC**	**T50.9**	**X44.-**	**X64.-**	**Y14.-**	**Y43.5**
酸性蓝(诊断用药)	**Sulphan blue**	**T50.8**	**X44.-**	**X64.-**	**Y14.-**	**Y57.6**
髓(牙)	**Pulp**					
一敷料	一dressing	T49.7	X44.-	X64.-	Y14.-	Y56.7
一失活糊剂	一devitalizing paste	T49.7	X44.-	X64.-	Y14.-	Y56.7
羧苄青霉素 - 现译名 羧苄西林	**Carbenicillin**	**T36.0**	**X44.-**	**X64.-**	**Y14.-**	**Y40.0**
羧苄青霉素苯酯 - 现译名 卡非西林	**Carfecillin**	**T36.0**	**X44.-**	**X64.-**	**Y14.-**	**Y40.0**
羧苄西林[羧苄青霉素](抗生素)	**Carbenicillin**	**T36.0**	**X44.-**	**X64.-**	**Y14.-**	**Y40.0**
羧丙烯胺 - 现译名 卡巴明树脂	**Carbacrylamine (resin)**	**T50.3**	**X44.-**	**X64.-**	**Y14.-**	**Y54.6**
羧甲司坦(祛痰药)	**S-Carboxymethylcysteine, Carbocisteine**	**T48.4**	**X44.-**	**X64.-**	**Y14.-**	**Y55.4**

品名		中毒				在治疗中使用的有害效应
		第19章	意外	故意自害	意图不确定的	
羧甲纤维素(导泻药)	Carmellose Carboxymethylcellulose	T47.4	X44.-	X64.-	Y14.-	Y53.4
羧茚青霉素 - 现译名 卡茚西林	Carindacillin	T36.0	X44.-	X64.-	Y14.-	Y40.0
缩宫素[催产素](合成的)(子宫收缩药)	Oxytocin (synthetic)	T48.0	X44.-	X64.-	Y14.-	Y55.0
缩醛(安眠药)	Acetal	T52.8	X46.-	X66.-	Y16.	
缩瞳药	Miotic drug	T49.5	X44.-	X64.-	Y14.-	Y56.5
索布瑞醇(粘液溶解药)	Sobrerol	T48.4	X44.-	X64.-	Y14.-	Y55.4
索他洛尔(β受体阻滞药)	Sotalol	T44.7	X43.-	X63.-	Y13.-	Y51.7

T

品名		中毒				在治疗中使用的有害效应
		第19章	意外	故意自害	意图不确定的	
他布比妥(镇静催眠药)	**Talbutal**	**T42.3**	**X41.-**	**X61.-**	**Y11.-**	**Y47.0**
他克林(箭毒拮抗药)	**Tacrine**	**T44.0**	**X43.-**	**X63.-**	**Y13.-**	**Y51.0**
他莫昔芬[三苯氧胺](雌激素拮抗药)	**Tamoxifen**	**T38.6**	**X44.-**	**X64.-**	**Y14.-**	**Y42.6**
胎盘激素	**Placental hormone**	**T38.8**	**X44.-**	**X64.-**	**Y14.-**	**Y42.8**
肽磺胺噻唑[邻苯二甲酰磺胺噻唑]	**Phthalylsulfathiazole**	**T37.0**	**X44.-**	**X64.-**	**Y14.-**	**Y41.0**
肽酸酐 - 现译名 邻苯二甲酸酐	**Phthalic anhydride**	**T65.8**	**X49.-**	**X69.-**	**Y19.-**	
肽酸盐 - 现译名 邻苯二甲酸酯	**Phthalates**	**T65.8**	**X49.-**	**X69.-**	**Y19.-**	
钛(化合物) (蒸气)	**Titanium (compounds) (vapor)**	**T56.8**	**X49.-**	**X69.-**	**Y19.-**	
一二氧化(钛)	一dioxide	T49.3	X44.-	X64.-	Y14.-	Y56.3
一四氯化(钛)	一tetrachloride	T65.8	X49.-	X69.-	Y19.-	
一氧化(钛)	一oxide	T49.3	X44.-	X64.-	Y14.-	Y56.3
泰巴氨酯(安定药)	**Tybamate**	**T43.5**	**X41.-**	**X61.-**	**Y11.-**	**Y49.5**
泰洛沙泊(表面活性药)	**Tyloxapol**	**T48.4**	**X44.-**	**X64.-**	**Y14.-**	**Y55.4**
泰马唑啉(血管收缩药)	**Tymazoline**	**T48.5**	**X44.-**	**X64.-**	**Y14.-**	**Y55.5**
酞氨西林(抗生素)	**Talampicillin**	**T36.0**	**X44.-**	**X64.-**	**Y14.-**	**Y40.0**
弹性酶	**Elastase**	**T47.5**	**X44.-**	**X64.-**	**Y14.-**	**Y53.5**
痰易净 - 现译名 乙酰半胱氨酸	**Acetylcysteine**	**T48.4**	**X44.-**	**X64.-**	**Y14.-**	**Y55.4**
碳	**Carbon**					
一一氧化(碳)(由于不完全燃烧)	一monoxide (from incomplete combustion)	T58	X47.-	X67.-	Y17.-	
一二氧化(碳)(气体)	一dioxide (gas)	T59.7	X47.-	X67.-	Y17.-	
一一非药用	一一nonmedicinal	T59.7	X47.-	X67.-	Y17.-	
一一雪	一一snow	T49.4	X44.-	X64.-	Y14.-	Y56.4
一二硫化(碳)(液体)	一disulfide,bisulfide (liquid)	T65.4	X49.-	X69.-	Y19.-	
一一蒸气	一一vapor	T65.4	X47.-	X67.-	Y17.-	
一一药用	一一medicinal	T41.5	X44.-	X64.-	Y14.-	Y48.5
一四氯化(碳)(蒸气)NEC	一tetrachloride (vapor) NEC	T53.0	X46.-	X66.-	Y16.-	
一一溶剂	一一solvent	T53.0	X46.-	X66.-	Y16.-	
一一液体(清洁剂)NEC	一一liquid(cleansing agent) NEC	T53.0	X46.-	X66.-	Y16.-	
碳氯灵(杀虫药)	**Isobenzan**	**T60.1**	**X48.-**	**X68.-**	**Y18.-**	
碳酸气体	**Carbonic acid gas**	**T59.7**	**X47.-**	**X67.-**	**Y17.-**	
一脱水酶抑制剂 NEC	一anhydrase inhibitor NEC	T50.2	X44.-	X64.-	Y14.-	Y54.2
碳酰胆碱 - 现译名 卡巴胆碱	**Carbachol**	**T44.1**	**X43.-**	**X63.-**	**Y13.-**	**Y51.1**
碳酰氯 - 现译名 光气	**Phosgene (gas)**	**T59.8**	**X47.-**	**X67.-**	**Y17.-**	
糖精	**Saccharin**	**T50.9**	**X44.-**	**X64.-**	**Y14.-**	**Y57.4**
糖皮质激素	**Glucocorticoid**	**T38.0**	**X44.-**	**X64.-**	**Y14.-**	**Y42.0**
糖皮质类固醇	**Glucocorticosteroid**	**T38.0**	**X44.-**	**X64.-**	**Y14.-**	**Y42.0**
特布他林[叔丁喘宁素](支气管扩张药)	**Terbutaline**	**T48.6**	**X44.-**	**X64.-**	**Y14.-**	**Y55.6**
特丁磷	**Terbufos**	**T60.0**	**X48.-**	**X68.-**	**Y18.-**	
特非那定(抗组胺药)	**Terfenadine**	**T45.0**	**X44.-**	**X64.-**	**Y14.-**	**Y43.0**

品名		中毒 第19章	意外	故意自害	意图不确定的	在治疗中使用的有害效应
特康唑(抗真菌药)	**Terconazole**	**T49.0**	**X44.-**	**X64.-**	**Y14.-**	**Y56.0**
特拉唑嗪[四喃唑嗪](降压药)	**Terazosin**	**T44.6**	**X43.-**	**X63.-**	**Y13.-**	**Y51.6**
特立齐酮 (抗感染药)	**Terizidone**	**T37.1**	**X44.-**	**X64.-**	**Y14.-**	**Y41.1**
特利加压素(抗利尿剂，血管收缩药)	**Terlipressin**	**T38.8**	**X44.-**	**X64.-**	**Y14.-**	**Y42.8**
特罗地林(冠脉扩张药)	**Terodiline**	**T46.3**	**X44.-**	**X64.-**	**Y14.-**	**Y52.3**
特他洛尔(β受体阻滞药)	**Tertatolol**	**T44.7**	**X43.-**	**X63.-**	**Y13.-**	**Y51.7**
特戊酰茚二酮(杀鼠药)	**Pindone**	**T60.4**	**X48.-**	**X68.-**	**Y18.-**	
滕喜隆(抗胆碱酯酶药)	**Edrophonium**	**T44.0**	**X43.-**	**X63.-**	**Y13.-**	**Y51.0**
一氯化物[依酚氯铵](箭毒拮抗药)	一chloride	T44.0	X43.-	X63.-	Y13.-	Y51.0
惕各酰莨菪碱 - 现译名替格洛定	**Tigloidine**	**T44.3**	**X43.-**	**X63.-**	**Y13.-**	**Y51.3**
锑(化合物)(蒸气)NEC	**Antimony(compounds) (vapor) NEC**	**T56.8**	**X49.-**	**X69.-**	**Y19.-**	
一二巯基琥珀酸(锑)	一dimercaptosuccinate	T37.3	X44.-	X64.-	Y14.-	Y41.3
一二巯基琥珀酸(锑)钠	一sodium dimercapto-succinate	T37.3	X44.-	X64.-	Y14.-	Y41.3
一酒石酸(锑)甲(钠)	一potassium (sodium) tartrate	T37.8	X44.-	X64.-	Y14.-	Y41.8
一氢化(锑)	一hydride	T56.8	X49.-	X69.-	Y19.-	
一杀虫药(蒸气)	一pesticide (vapor)	T60.8	X48.-	X68.-	Y18.-	
锑化氢	**Stibine**	**T56.8**	**X49.-**	**X69.-**	**Y19.-**	
替苯丙胺(中枢兴奋药)	**Tenamfetamine**	**T43.6**	**X41.-**	**X61.-**	**Y11.-**	**Y49.7**
替芬那米(解痉药)	**Tifenamil**	**T44.3**	**X43.-**	**X63.-**	**Y13.-**	**Y51.3**
替格洛定[惕各酰莨菪碱][澳洲莨菪碱](抗震颤麻痹药)	**Tigloidine**	**T44.3**	**X43.-**	**X63.-**	**Y13.-**	**Y51.3**
替加氟[喃氟啶](抗肿瘤药)	**Tegafur, Ftorafur**	**T45.1**	**X44.-**	**X64.-**	**Y14.-**	**Y43.1**
替卡西林(抗生素)	**Ticarcillin**	**T36.0**	**X44.-**	**X64.-**	**Y14.-**	**Y40.0**
替考拉宁(抗生素)	**Teicoplanin**	**T36.8**	**X44.-**	**X64.-**	**Y14.-**	**Y40.8**
替可克肽(促皮质素类)	**Cosyntropin, Tetracosactide, Tetracosactrin**	**T38.8**	**X44.-**	**X64.-**	**Y14.-**	**Y42.8**
替克拉酮(抗真菌药)	**Ticlatone**	**T49.0**	**X44.-**	**X64.-**	**Y14.-**	**Y56.0**
替克洛占(抗阿米巴药)	**Teclozan**	**T37.3**	**X44.-**	**X64.-**	**Y14.-**	**Y41.3**
替喹溴铵(抗胆碱药)	**Tiquizium bromide**	**T44.3**	**X43.-**	**X63.-**	**Y13.-**	**Y51.3**
替拉曲考(甲状腺激素类)	**Tiratricol**	**T38.1**	**X44.-**	**X64.-**	**Y14.-**	**Y42.1**
替来他明(麻醉药，抗惊厥药)	**Tiletamine**	**T41.2**	**X44.-**	**X64.-**	**Y14.-**	**Y48.2**
替利定(麻醉药)	**Tilidine**	**T40.4**	**X42.-**	**X62.-**	**Y12.-**	**Y45.0**
替马西泮(安定药)	**Temazepam**	**T42.4**	**X41.-**	**X61.-**	**Y11.-**	**Y47.1**
替米哌隆(抗精神病药)	**Timiperone**	**T43.4**	**X41.-**	**X61.-**	**Y11.-**	**Y49.4**
替莫西林(抗感染药)	**Temocillin**	**T36.0**	**X44.-**	**X64.-**	**Y14.-**	**Y40.0**
替尼泊苷[鬼臼噻吩苷](抗肿瘤药)	**Teniposide**	**T45.1**	**X44.-**	**X64.-**	**Y14.-**	**Y43.3**
替尼酸(利尿剂，降压药)	**Ticrynafen, Tienilic acid**	**T50.1**	**X44.-**	**X64.-**	**Y14.-**	**Y54.4**
替诺立定(抗炎镇痛药)	**Tinoridine**	**T39.8**	**X40.-**	**X60.-**	**Y10.-**	**Y45.8**
替诺尼唑(抗感染药)	**Tenonitrozole**	**T37.3**	**X44.-**	**X64.-**	**Y14.-**	**Y41.3**
替诺昔康(抗炎镇痛药)	**Tenoxicam**	**T39.3**	**X40.-**	**X60.-**	**Y10.-**	**Y45.3**
替培啶(镇咳药)	**Tipepidine**	**T48.3**	**X44.-**	**X64.-**	**Y14.-**	**Y55.3**
替普罗肽(降压药)	**Teprotide**	**T46.5**	**X44.-**	**X64.-**	**Y14.-**	**Y52.5**

品	名	中毒 第19章	意外	故意自害	意图不确定的	在治疗中使用的有害效应
替索激酶(血栓溶解药)	**Tisokinase**	**T45.5**	**X44.-**	**X64.-**	**Y14.-**	**Y44.2**
替托尼定(解痉药)	**Tizanidine**	**T42.8**	**X41.-**	**X61.-**	**Y11.-**	**Y46.8**
替沃噻吨(抗精神病药)	**Thiothixene, Tiotixene**	**T43.4**	**X41.-**	**X61.-**	**Y11.-**	**Y49.4**
替硝唑(抗滴虫药)	**Tinidazole**	**T37.3**	**X44.-**	**X64.-**	**Y14.-**	**Y41.3**
天花疫苗	**Smallpox vaccine**	**T50.9**	**X44.-**	**X64.-**	**Y14.-**	**Y59.0**
天青树脂(诊断用药)	**Azuresin**	**T50.8**	**X44.-**	**X64.-**	**Y14.-**	**Y57.6**
天然气	**Natural gas**	**T59.8**	**X47.-**	**X67.-**	**Y17.-**	
一不完全燃烧	—incomplete combustion	T58	X47.-	X67.-	Y17.-	
田乐磷(农药)	**Demephion -O and -S**	**T60.0**	**X48.-**	**X68.-**	**Y18.-**	
甜菜碱(利胆药)	**Betaine**	**T47.5**	**X44.-**	**X64.-**	**Y14.-**	**Y53.5**
甜硝酒(心脏兴奋药)	**Sweet niter spirit**	**T46.3**	**X44.-**	**X64.-**	**Y14.-**	**Y52.3**
萜品醇(祛痰药)	**Terpin(cis) hydrate**	**T48.4**	**X44.-**	**X64.-**	**Y14.-**	**Y55.4**
铁(化合物)(药用)NEC	**Iron, Ferrum (compounds) (medicinal) NEC**	**T45.4**	**X44.-**	**X64.-**	**Y14.-**	**Y44.0**
一铵	—ammonium	T45.4	X44.-	X64.-	Y14.-	Y44.0
一非药用	—nonmedicinal	T56.8	X49.-	X69.-	Y19.-	
一右旋糖酐(铁)注射液	—dextran injection	T45.4	X44.-	X64.-	Y14.-	Y44.0
一山黎醇(铁)	—sorbitex	T45.4	X44.-	X64.-	Y14.-	Y44.0
一山黎糖醇(铁)柠檬酸复合物	—sorbitol citric acid complex	T45.4	X44.-	X64.-	Y14.-	Y44.0
一盐	—salts	T45.4	X44.-	X64.-	Y14.-	Y44.0
铁胆盐(抗贫血药)	**Ferrocholinate**	**T45.4**	**X44.-**	**X64.-**	**Y14.-**	**Y44.0**
铁蛋白	**Ferritin**	**T45.4**	**X44.-**	**X64.-**	**Y14.-**	**Y44.0**
铜(粉尘)(烟雾)(非药用)NEC	**Copper (dust)(fumes) (nonmedicinal) NEC**	**T56.4**	**X49.-**	**X69.-**	**Y19.-**	
一硫酸(铜)	—sulfate	T56.4	X49.-	X69.-	Y19.-	
一一药用	——medicinal	T49.6	X44.-	X64.-	Y14.-	Y56.6
一一一眼	———eye	T49.5	X44.-	X64.-	Y14.-	Y56.5
一葡萄糖酸(铜)	—gluconate	T49.0	X44.-	X64.-	Y14.-	Y56.0
一砷酸(铜)，亚砷酸(铜)	—arsenate, arsenite	T57.0	X48.-	X68.-	Y18.-	
一一杀虫药	——insecticide	T60.2	X48.-	X68.-	Y18.-	
一药用(微量)	—medicinal (trace)	T45.8	X44.-	X64.-	Y14.-	Y44.1
一油酸(铜)	—oleate	T49.0	X44.-	X64.-	Y14.-	Y56.0
铜绿	**Verdigris**	**T60.3**	**X48.-**	**X68.-**	**Y18.-**	
酮醇	**Ketols**	**T52.4**	**X46.-**	**X66.-**	**Y16.-**	
酮康唑(抗真菌药)	**Ketoconazole**	**T49.0**	**X44.-**	**X64.-**	**Y14.-**	**Y56.0**
酮洛芬(抗炎镇痛药)	**Ketoprofen**	**T39.3**	**X40.-**	**X60.-**	**Y10.-**	**Y45.2**
酮洛酸(抗炎镇痛药)	**Ketorolac**	**T39.8**	**X40.-**	**X60.-**	**Y10.-**	**Y45.8**
酮替芬(抗组胺药,平喘药)	**Ketotifen**	**T45.0**	**X44.-**	**X64.-**	**Y14.-**	**Y43.0**
酮油	**Ketone oils**	**T52.4**	**X46.-**	**X66.-**	**Y16.-**	
头孢氨苄[苯甘孢霉素][头孢立新](抗生素)	**Cefalexin**	**T36.1**	**X44.-**	**X64.-**	**Y14.-**	**Y40.1**
头孢呋辛(抗生素)	**Cefuroxime**	**T36.1**	**X44.-**	**X64.-**	**Y14.-**	**Y40.1**
头孢磺啶(抗生素)	**Cefsulodin**	**T36.1**	**X44.-**	**X64.-**	**Y14.-**	**Y40.1**
头孢甲肟(抗生素)	**Cefmenoxime**	**T36.1**	**X44.-**	**X64.-**	**Y14.-**	**Y40.1**
头孢菌素类(抗生素)	**Cefalosporins, Cephalosporins**	**T36.1**	**X44.-**	**X64.-**	**Y14.-**	**Y40.1**
头孢克洛(抗生素)	**Cefaclor**	**T36.1**	**X44.-**	**X64.-**	**Y14.-**	**Y40.1**
头孢克肟(抗生素)	**Cefixime**	**T36.1**	**X44.-**	**X64.-**	**Y14.-**	**Y40.1**

品名		中毒				在治疗中使用的有害效应
		第19章	意外	故意自害	意图不确定的	
头孢拉定[头孢雷定] (抗生素)	**Cefradine, Cephradine**	**T36.1**	**X44.-**	**X64.-**	**Y14.-**	**Y40.1**
头孢拉宗(抗生素)	**Cefbuperazone**	**T36.1**	**X44.-**	**X64.-**	**Y14.-**	**Y40.1**
头孢来星(抗生素)	**Cefaloglycin**	**T36.1**	**X44.-**	**X64.-**	**Y14.-**	**Y40.1**
头孢雷定 - 现译名 头孢拉定	**Cephradine**	**T36.1**	**X44.-**	**X64.-**	**Y14.-**	**Y40.1**
头孢雷特(抗生素)	**Ceforanide**	**T36.1**	**X44.-**	**X64.-**	**Y14.-**	**Y40.1**
头孢立新 - 现译名 头孢氨苄	**Cefalexin**	**T36.1**	**X44.-**	**X64.-**	**Y14.-**	**Y40.1**
头孢美唑(抗生素)	**Cefmetazole**	**T36.1**	**X44.-**	**X64.-**	**Y14.-**	**Y40.1**
头孢孟多(抗生素)	**Cefamandole**	**T36.1**	**X44.-**	**X64.-**	**Y14.-**	**Y40.1**
头孢咪唑(抗生素)	**Cefpimizole, Cefazolin**	**T36.1**	**X44.-**	**X64.-**	**Y14.-**	**Y40.1**
头孢米诺(抗生素)	**Cefminox**	**T36.1**	**X44.-**	**X64.-**	**Y14.-**	**Y40.1**
头孢尼西(抗生素)	**Cefonicid**	**T36.1**	**X44.-**	**X64.-**	**Y14.-**	**Y40.1**
头孢哌酮(抗生素)	**Cefoperazone**	**T36.1**	**X44.-**	**X64.-**	**Y14.-**	**Y40.1**
头孢匹胺(抗生素)	**Cefpiramide**	**T36.1**	**X44.-**	**X64.-**	**Y14.-**	**Y40.1**
头孢匹林(抗生素)	**Cefapirin**	**T36.1**	**X44.-**	**X64.-**	**Y14.-**	**Y40.1**
头孢羟氨苄(抗生素)	**Cefadroxil**	**T36.1**	**X44.-**	**X64.-**	**Y14.-**	**Y40.1**
头孢曲秦(抗生素)	**Cefatrizine**	**T36.1**	**X44.-**	**X64.-**	**Y14.-**	**Y40.1**
头孢曲松(抗生素)	**Ceftriaxone**	**T36.1**	**X44.-**	**X64.-**	**Y14.-**	**Y40.1**
头孢噻啶(抗生素)	**Cefaloridine, Cephaloridine**	**T36.1**	**X44.-**	**X64.-**	**Y14.-**	**Y40.1**
头孢噻吩[噻孢霉素] (抗生素)	**Cephalothin, Cephalotin, Cefalotin**	**T36.1**	**X44.-**	**X64.-**	**Y14.-**	**Y40.1**
头孢噻肟(抗生素)	**Cefotaxime**	**T36.1**	**X44.-**	**X64.-**	**Y14.-**	**Y40.1**
头孢沙定(抗生素)	**Cefroxadine**	**T36.1**	**X44.-**	**X64.-**	**Y14.-**	**Y40.1**
头孢他啶(抗生素)	**Ceftazidime**	**T36.1**	**X44.-**	**X64.-**	**Y14.-**	**Y40.1**
头孢他美(抗生素)	**Cefetamet**	**T36.1**	**X44.-**	**X64.-**	**Y14.-**	**Y40.1**
头孢特仑(抗生素)	**Cefteram**	**T36.1**	**X44.-**	**X64.-**	**Y14.-**	**Y40.1**
头孢替安(抗生素)	**Cefotiam**	**T36.1**	**X44.-**	**X64.-**	**Y14.-**	**Y40.1**
头孢替坦(抗生素)	**Cefotetan**	**T36.1**	**X44.-**	**X64.-**	**Y14.-**	**Y40.1**
头孢替唑(抗生素)	**Ceftezole**	**T36.1**	**X44.-**	**X64.-**	**Y14.-**	**Y40.1**
头孢西丁(抗生素)	**Cefoxitin**	**T36.1**	**X44.-**	**X64.-**	**Y14.-**	**Y40.1**
头孢西酮(抗生素)	**Cefazedone**	**T36.1**	**X44.-**	**X64.-**	**Y14.-**	**Y40.1**
头孢乙腈(抗生素)	**Cefacetrile**	**T36.1**	**X44.-**	**X64.-**	**Y14.-**	**Y40.1**
头孢唑南(抗生素)	**Cefuzonam**	**T36.1**	**X44.-**	**X64.-**	**Y14.-**	**Y40.1**
头孢唑肟(抗生素)	**Ceftizoxime**	**T36.1**	**X44.-**	**X64.-**	**Y14.-**	**Y40.1**
头发	**Hair**					
一染剂	一dye	T49.4	X44.-	X64.-	Y14.-	Y56.4
一制剂 NEC	一preparation NEC	T49.4	X44.-	X64.-	Y14.-	Y56.4
头霉素抗生素	**Cefamycin antibiotic**	**T36.1**	**X44.-**	**X64.-**	**Y14.-**	**Y40.1**
透析溶液(腹膜内的)	**Dialysis solution (intraperitoneal)**	**T50.3**	**X44.-**	**X64.-**	**Y14.-**	**Y54.6**
土荆芥	**Chenopodium**	**T37.4**	**X44.-**	**X64.-**	**Y14.-**	**Y41.4**
土荆芥油 - 现译名 驱蛔素	**Ascaridole**	**T37.4**	**X44.-**	**X64.-**	**Y14.-**	**Y41.4**
土霉素[氧四环素]	**Oxytetracycline**	**T36.4**	**X44.-**	**X64.-**	**Y14.-**	**Y40.4**
土木香粉 - 现译名 菊糖	**Inulin**	**T50.8**	**X44.-**	**X64.-**	**Y14.-**	**Y57.6**
吐根	**Ipecacuanha, ipecac**	**T48.4**	**X44.-**	**X64.-**	**Y14.-**	**Y55.4**
吐根碱 - 现译名 依米丁	**Emetine**	**T37.3**	**X44.-**	**X64.-**	**Y14.-**	**Y41.3**
吐酒石 - 现译名 酒石酸锑钾	**Tartar emetic**	**T37.8**	**X44.-**	**X64.-**	**Y14.-**	**Y41.8**

品名		中毒				在治疗中使用的有害效应
		第19章	意外	故意自害	意图不确定的	
托巴辛[二苯乙酸莨菪酯](抗胆碱能药)	**Tropacine**	**T44.3**	**X43.-**	**X63.-**	**Y13.-**	**Y51.3**
托吡卡胺(抗胆碱药，散瞳药)	**Tropicamide**	**T44.3**	**X43.-**	**X63.-**	**Y13.-**	**Y51.3**
托非索泮(抗抑郁药，抗焦虑药)	**Tofisopam**	**T42.4**	**X41.-**	**X61.-**	**Y11.-**	**Y47.1**
托芬那酸[托灭酸]	**Tolfenamic acid**	**T39.3**	**X40.-**	**X60.-**	**Y10.-**	**Y45.3**
托喹嗪(抗胆碱药)	**Toquizine**	**T44.3**	**X43.-**	**X63.-**	**Y13.-**	**Y51.3**
托洛尼定(降压药)	**Tolonidine**	**T46.5**	**X44.-**	**X64.-**	**Y14.-**	**Y52.5**
托洛沙酮[甲苯噁酮]	**Toloxatone**	**T42.6**	**X41.-**	**X61.-**	**Y11.-**	**Y47.8**
托美丁(抗炎镇痛药)	**Tolmetin**	**T39.3**	**X40.-**	**X60.-**	**Y10.-**	**Y45.3**
托米多林 - 现译名 依托多林	**Etomidoline**	**T44.3**	**X43.-**	**X63.-**	**Y13.-**	**Y51.3**
托萘酯(抗真菌药)	**Tolnaftate**	**T49.0**	**X44.-**	**X64.-**	**Y14.-**	**Y56.0**
托哌酮(解痉药)	**Tolperisone**	**T44.3**	**X43.-**	**X63.-**	**Y13.-**	**Y51.3**
托屈嗪(降压药)	**Todralazine**	**T46.5**	**X44.-**	**X64.-**	**Y14.-**	**Y52.5**
托瑞米芬(雌激素拮抗药)	**Toremifene**	**T38.6**	**X44.-**	**X64.-**	**Y14.-**	**Y42.6**
托西拉酯(抗真菌药)	**Tolciclate**	**T49.0**	**X44.-**	**X64.-**	**Y14.-**	**Y56.0**
托西硝乙胺(冠脉扩张药)	**Itramin tosilate**	**T46.3**	**X44.-**	**X64.-**	**Y14.-**	**Y52.3**
托西溴苄铵(抗心律失常药)	**Bretylium tosilate**	**T46.2**	**X44.-**	**X64.-**	**Y14.-**	**Y52.2**
拖拉机燃料 NEC	**Tractor fuel NEC**	**T52.0**	**X46.-**	**X66.-**	**Y16.-**	
脱氨-D-精氨酸后叶加压素	**Deamino-D-arginine vasopressin**	**T38.8**	**X44.-**	**X64.-**	**Y14.-**	**Y42.8**
脱甲丙咪嗪 - 现译名 地昔帕明	**Desipramine**	**T43.0**	**X41.-**	**X61.-**	**Y11.-**	**Y49.0**
脱甲金霉素 - 现译名 地美环素	**Demeclocycline**	**T36.4**	**X44.-**	**X64.-**	**Y14.-**	**Y40.4**
脱甲氧利血平 - 现译名 地舍平	**Deserpidine**	**T46.5**	**X44.-**	**X64.-**	**Y14.-**	**Y52.5**
脱毛(发)药	**Depilatory**	**T49.4**	**X44.-**	**X64.-**	**Y14.-**	**Y56.4**
脱氧核糖核酸酶(胰的)[去氧核糖核酸酶]	**Deoxyribonuclease, Dornase (pancreatic)**	**T45.3**	**X44.-**	**X64.-**	**Y14.-**	**Y43.6**
脱氧麻黄碱 - 现译名 去氧麻黄碱	**Desoxyephedrine**	**T43.6**	**X41.-**	**X61.-**	**Y11.-**	**Y49.7**
脱氧皮质酮 - 现译名 去氧皮甾酮	**Desoxycortone, Deoxycortone**	**T50.0**	**X44.-**	**X64.-**	**Y14.-**	**Y54.0**
脱氧巴比妥类	**Deoxybarbiturates**	**T42.3**	**X41.-**	**X61.-**	**Y11.-**	**Y46.3**
脱氧肾上腺素	**Oxedrine**	**T44.4**	**X43.-**	**X63.-**	**Y13.-**	**Y51.4**
脱乙酰基毛花洋地黄苷 C - 现译名 去乙酰毛花苷	**Deslanoside**	**T46.0**	**X44.-**	**X64.-**	**Y14.-**	**Y52.0**
铊(化合物)(粉尘)NEC	**Thallium (compounds) (dust) NEC**	**T60.4**	**X48.-**	**X68.-**	**Y18.-**	
一杀虫药	一pesticide	T60.4	X48.-	X68.-	Y18.-	
妥布霉素	**Tobramycin**	**T36.5**	**X44.-**	**X64.-**	**Y14.-**	**Y40.5**
妥卡尼(抗心律失常药)	**Tocainide**	**T46.2**	**X44.-**	**X64.-**	**Y14.-**	**Y52.2**
妥拉磺脲(降血糖药)	**Tolazamide**	**T38.3**	**X44.-**	**X64.-**	**Y14.-**	**Y42.3**
妥拉洛尔(β受体阻滞药)	**Tolamolol**	**T44.7**	**X43.-**	**X63.-**	**Y13.-**	**Y51.7**
妥拉唑林(血管扩张药)	**Tolazoline**	**T46.7**	**X44.-**	**X64.-**	**Y14.-**	**Y52.7**
妥洛特罗(支气管扩张药)	**Tulobuterol**	**T48.6**	**X44.-**	**X64.-**	**Y14.-**	**Y55.6**

W

品　　名		中毒 第19章	意外	故意自害	意图不确定的	在治疗中使用的有害效应
五氟利多(抗精神病药)	**Penfluridol**	**T43.5**	**X41.-**	**X61.-**	**Y11.-**	**Y49.5**
五甲哌啶 - 现译名 潘必啶	**Pempidine**	**T44.2**	**X43.-**	**X63.-**	**Y13.-**	**Y51.2**
五甲溴铵	**Pentamethonium bromide**	**T44.2**	**X43.-**	**X63.-**	**Y13.-**	**Y51.2**
五氯苯酚(杀虫药)	**Pentachlorophenol (pesticide)**	**T60.3**	**X48.-**	**X68.-**	**Y18.-**	
五氯萘	**Pentachloronaphthalene**	**T53.7**	**X46.-**	**X66.-**	**Y16.-**	
五氯乙烷	**Pentachloroethane,Pentalin**	**T53.6**	**X46.-**	**X66.-**	**Y16.-**	
五肽胃泌素(诊断用药)	**Pentagastrin**	**T50.8**	**X44.-**	**X64.-**	**Y14.-**	**Y57.6**
哇巴因 – 现译名 毒毛花苷 G	**Ouabain(e)**	**T46.0**	**X44.-**	**X64.-**	**Y14.-**	**Y52.0**
外用酒精	**Rubbing alcohol**	**T51.2**	**X45.-**	**X65.-**	**Y15.-**	
烷基化药 NEC	**Alkylating drug NEC**	**T45.1**	**X44.-**	**X64.-**	**Y14.-**	**Y43.3**
一抗骨髓组织增殖的	一antimyeloproliferative	T45.1	X44.-	X64.-	Y14.-	Y43.3
一淋巴的	一lymphatic	T45.1	X44.-	X64.-	Y14.-	Y43.3
万古霉素(抗生素)	**Vancomycin**	**T36.8**	**X44.-**	**X64.-**	**Y14.-**	**Y40.8**
王水	**Nitrohydrochloric acid**	**T54.2**	**X49.-**	**X69.-**	**Y19.-**	
微量元素 NEC	**Trace element NEC**	**T45.8**	**X44.-**	**X64.-**	**Y14.-**	**Y57.8**
维 A 酸(皮肤科用药)	**Tretinoin**	**T49.0**	**X44.-**	**X64.-**	**Y14.-**	**Y56.0**
维尔烯酸盐 – 现译名 依地酸盐	**Versenate**	**T50.6**	**X44.-**	**X64.-**	**Y14.-**	**Y57.2**
维吉霉素	**Virginiamycin**	**T36.8**	**X44.-**	**X64.-**	**Y14.-**	**Y40.8**
维库溴铵(神经肌肉阻断药)	**Vecuronium bromide**	**T48.1**	**X44.-**	**X64.-**	**Y14.-**	**Y55.1**
维喹地尔(血管扩张药)	**Viquidil**	**T46.7**	**X44.-**	**X64.-**	**Y14.-**	**Y52.7**
维拉帕米[异搏定][戊脉安](钙拮抗药)	**Verapamil, Iproveratril**	**T46.1**	**X44.-**	**X64.-**	**Y14.-**	**Y52.1**
维洛沙秦(抗抑郁药)	**Viloxazine**	**T43.2**	**X41.-**	**X61.-**	**Y11.-**	**Y49.2**
维米醇(镇痛药)	**Viminol**	**T39.8**	**X40.-**	**X60.-**	**Y10.-**	**Y45.8**
维曲布汀(子宫松弛药)	**Vetrabutine**	**T48.0**	**X44.-**	**X64.-**	**Y14.-**	**Y55.0**
维生素 A [视黄醇][抗干眼醇]	**Retinol, Axerophthol**	**T45.2**	**X44.-**	**X64.-**	**Y14.-**	**Y57.7**
维生素 A 油剂	**Oleovitamin A**	**T45.2**	**X44.-**	**X64.-**	**Y14.-**	**Y57.7**
维生素 B_1 [抗神经炎素][硫胺]	**Aneurine, Thiamine**	**T45.2**	**X44.-**	**X64.-**	**Y14.-**	**Y57.7**
维生素 B_2[核黄素]	**Riboflavin**	**T45.2**	**X44.-**	**X64.-**	**Y14.-**	**Y57.7**
维生素 B_4 - 现译名 腺嘌呤	**Adenine**	**T45.2**	**X44.-**	**X64.-**	**Y14.-**	**Y57.7**
维生素 B_6 [吡多辛]	**Pyridoxine**	**T45.2**	**X44.-**	**X64.-**	**Y14.-**	**Y57.7**
维生素 B_{12}[氰钴胺]	**Cyanocobalamin**	**T45.8**	**X44.-**	**X64.-**	**Y14.-**	**Y44.1**
维生素 B_{12a} - 现译名 羟钴胺	**Hydroxocobalamin**	**T45.8**	**X44.-**	**X64.-**	**Y14.-**	**Y44.1**
维生素 C - 现译名 抗坏血酸	**Ascorbic acid**	**T45.2**	**X44.-**	**X64.-**	**Y14.-**	**Y57.7**
维生素 D_2 [骨化醇][麦角钙化醇]	**Calciferol, Ergocalciferol**	**T45.2**	**X44.-**	**X64.-**	**Y14.-**	**Y54.7**
维生素 D_3 [胆骨化醇]	**Cholecalciferol, Colecalciferol**	**T45.2**	**X44.-**	**X64.-**	**Y14.-**	**Y54.7**
维生素 E[生育酚]	**Tocoferol, Tocopherol**	**T45.2**	**X44.-**	**X64.-**	**Y14.-**	**Y57.7**
一乙酸盐	一acetate	T45.2	X44.-	X64.-	Y14.-	Y57.7
维生素 H - 现译名 生物素	**Biotin**	**T45.2**	**X44.-**	**X64.-**	**Y14.-**	**Y57.7**
维生素 K_1[叶绿醌][植物甲萘醌](止血药)	**Phytomenadione, Phylloquinone, Acetomenaphthone**	**T45.7**	**X44.-**	**X64.-**	**Y14.-**	**Y44.3**
维生素 K_2 - 现译名 四烯甲萘醌	**Menatetrenone, Menaquinone**	**T45.7**	**X44.-**	**X64.-**	**Y14.-**	**Y44.3**

品名		中毒				在治疗中使用的有害效应
		第19章	意外	故意自害	意图不确定的	
维生素 K_3 - 现译名 甲萘醌	**Menaphthone, Menadione**	**T45.7**	**X44.-**	**X64.-**	**Y14.-**	**Y44.3**
维生素 NEC	**Vitamin NEC**	**T45.2**	**X44.-**	**X64.-**	**Y14.-**	**Y57.7**
—A	—A	T45.2	X44.-	X64.-	Y14.-	Y57.7
—B NEC	—B NEC	T45.2	X44.-	X64.-	Y14.-	Y52.7
——烟酸	——nicotinic acid	T46.7	X44.-	X64.-	Y14.-	Y52.7
—B_1	—B_1	T45.2	X44.-	X64.-	Y14.-	Y57.7
—B_2	—B_2	T45.2	X44.-	X64.-	Y14.-	Y57.7
—B_6	—B_6	T45.2	X44.-	X64.-	Y14.-	Y57.7
—B_{12}	—B_{12}	T45.2	X44.-	X64.-	Y14.-	Y44.1
—B_{15}	—B_{15}	T45.2	X44.-	X64.-	Y14.-	Y57.7
—C	—C	T45.2	X44.-	X64.-	Y14.-	Y57.7
—D	—D	T45.2	X44.-	X64.-	Y14.-	Y54.7
—D_2	—D_2	T45.2	X44.-	X64.-	Y14.-	Y54.7
—D_3	—D_3	T45.2	X44.-	X64.-	Y14.-	Y54.7
—E	—E	T45.2	X44.-	X64.-	Y14.-	Y57.7
—E 乙酸盐	—E acetate	T45.2	X44.-	X64.-	Y14.-	Y57.7
—K NEC	—K NEC	T45.7	X44.-	X64.-	Y14.-	Y44.3
—K_1	—K_1	T45.7	X44.-	X64.-	Y14.-	Y44.3
—K_2	—K_2	T45.7	X44.-	X64.-	Y14.-	Y44.3
—抗溃疡的[维生素 U]	—ulceroprotectant	T47.1	X44.-	X64.-	Y14.-	Y53.1
—烟酸[抗糙皮病维生素]	—PP	T45.2	X44.-	X64.-	Y14.-	Y57.7
维生素 P_4 - 现译名 曲克芦丁	**Troxerutin**	**T46.9**	**X44.-**	**X64.-**	**Y14.-**	**Y52.9**
维司那定[氢吡豆素](冠脉扩张药)	**Visnadine**	**T46.3**	**X44.-**	**X64.-**	**Y14.-**	**Y52.3**
维也纳	**Vienna**					
—红	—red	T57.0	X49.-	X69.-	Y19.-	
—绿	—green	T57.0	X49.-	X69.-	Y19.-	
——杀虫药	——insecticide	T60.2	X48.-	X68.-	Y18.-	
伪麻黄碱[假麻黄碱](支气管扩张药)	**Pseudoephedrine**	**T44.9**	**X43.-**	**X63.-**	**Y13.-**	**Y51.9**
卫生间除臭剂	**Toilet deodorizer**	**T65.8**	**X49.-**	**X69.-**	**Y19.-**	
胃肠药	**Gastrointestinal drug**	**T47.9**	**X44.-**	**X64.-**	**Y14.-**	**Y53.9**
—生物学的	—biological	T47.8	X44.-	X64.-	Y14.-	Y53.8
—特指的 NEC	—specified NEC	T47.8	X44.-	X64.-	Y14.-	Y53.8
胃蛋白酶	**Pepsin**	**T47.5**	**X44.-**	**X64.-**	**Y14.-**	**Y53.5**
—助消化的	—digestant	T47.5	X44.-	X64.-	Y14.-	Y53.5
胃复康 - 现译名 贝那替秦	**Benactyzine**	**T44.3**	**X43.-**	**X63.-**	**Y13.-**	**Y51.3**
胃酶抑素(胃蛋白酶抑制药)	**Pepstatin**	**T47.1**	**X44.-**	**X64.-**	**Y14.-**	**Y53.1**
胃舒平 - 现译名 铝，氢氧化(铝)	**Alumin(i)um, hydroxide(gel)**	**T47.1**	**X44.-**	**X64.-**	**Y14.-**	**Y53.1**
蜗牛捕杀药 NEC	**Snail killer NEC**	**T60.8**	**X48.-**	**X68.-**	**Y18.-**	
乌芬那酯(抗炎镇痛药)	**Ufenamate**	**T39.3**	**X40.-**	**X60.-**	**Y10.-**	**Y45.3**
乌拉地尔(血管扩张药)	**Urapidil**	**T46.5**	**X44.-**	**X64.-**	**Y14.-**	**Y52.5**
乌拉莫司汀[尿嘧啶氮芥](抗肿瘤药)	**Uramustine, Uracil mustard**	**T45.1**	**X44.-**	**X64.-**	**Y14.-**	**Y43.3**
乌拉坦(镇静催眠药)	**Urethane**	**T45.1**	**X44.-**	**X64.-**	**Y14.-**	**Y43.3**
乌洛托品[孟德立胺](治尿路感染药)	**Hexamine, Methenamine (mandelate)**	**T37.8**	**X44.-**	**X64.-**	**Y14.-**	**Y41.8**
乌头碱	**Aconitine**	**T46.9**	**X44.-**	**X64.-**	**Y14.-**	**Y52.9**

品名		中毒				在治疗中使用的有害效应
		第19章	意外	故意自害	意图不确定的	
无环鸟苷 - 现译名 阿昔洛韦	**Acyclovir, Aciclovir**	**T37.5**	**X44.-**	**X64.-**	**Y14.-**	**Y41.5**
无机[矿物质]	**Mineral**					
一酸	—acids	T54.2	X49.-	X69.-	Y19.-	
一盐 NEC	—salt NEC	T50.3	X44.-	X64.-	Y14.-	Y54.9
一油(轻泻药)(药用)	—oil (laxative) (medicinal)	T47.4	X44.-	X64.-	Y14.-	Y53.4
——非药用	——nonmedicinal	T52.0	X46.-	X66.-	Y16.-	
——乳剂	——emulsion	T47.2	X44.-	X64.-	Y14.-	Y53.2
无钠盐	**Sodium-free salt**	**T50.9**	**X44.-**	**X64.-**	**Y14.-**	**Y57.8**
戊(基)	**Amyl**					
一甲酸(戊酯)	—formate	T52.8	X46.-	X66.-	Y16.-	
一乙酸(戊酯)	—acetate	T52.8	X46.-	X66.-	Y16.-	
——蒸气	——vapor	T59.8	X47.-	X67.-	Y17.-	
一丙酸(戊酯)	—propionate	T65.8	X49.-	X69.-	Y19.-	
一醇	—alcohol	T51.3	X45.-	X65.-	Y15.-	
一氯	—chloride	T53.6	X46.-	X66.-	Y16.-	
一亚硝酸(戊酯)	—nitrite	T46.3	X44.-	X64.-	Y14.-	Y52.3
戊巴比妥(镇静催眠药)	**Pentobarbital, Pentobarbitone, Mebumal**	**T42.3**	**X41.-**	**X61.-**	**Y11.-**	**Y47.0**
一钠	—sodium	T42.3	X41.-	X61.-	Y11.-	Y47.0
戊醇	**Pentanol**	**T51.3**	**X45.-**	**X65.-**	**Y15.-**	
戊二醛(药用)	**Glutaral (medicinal) Glutaraldehyde**	**T49.0**	**X44.-**	**X64.-**	**Y14.-**	**Y56.0**
一非药用(消毒防腐剂,薄组织切片固定剂)	—nonmedicinal	T65.8	X49.-	X69.-	Y19.-	
戊氟噻嗪(利尿剂)	**Penflutizide**	**T50.2**	**X44.-**	**X64.-**	**Y14.-**	**Y54.3**
戊间甲酚(消毒防腐剂)	**Amylmetacresol**	**T49.6**	**X44.-**	**X64.-**	**Y14.-**	**Y56.6**
戊聚糖多硫酸脂(钠)	**Pentosan polysulfate (sodium)**	**T45.5**	**X44.-**	**X64.-**	**Y14.-**	**Y44.2**
戊脉安 - 现译名 维拉帕米	**Iproveratril**	**T46.1**	**X44.-**	**X64.-**	**Y14.-**	**Y52.1**
戊诺酰胺(镇静催眠药)	**Valnoctamide**	**T42.6**	**X41.-**	**X61.-**	**Y11.-**	**Y47.8**
戊沙溴铵(解痉药)	**Valethamate bromide**	**T44.3**	**X43.-**	**X63.-**	**Y13.-**	**Y51.3**
戊双脒 - 现译名 喷他脒	**Pentamidine**	**T37.3**	**X44.-**	**X64.-**	**Y14.-**	**Y41.3**
戊四氮[卡地阿唑](中枢兴奋药)	**Leptazol, Pentylenetetrazole Pentetrazole**	**T50.7**	**X44.-**	**X64.-**	**Y14.-**	**Y50.0**
戊四硝酯(血管扩张药)	**Pentaerythrityl tetranitrate, Pentrinat**	**T46.3**	**X44.-**	**X64.-**	**Y14.-**	**Y52.3**
戊烯	**Amylene**					
一二氯化物	—dichloride	T53.6	X46.-	X66.-	Y16.-	
一水化物[叔戊醇](安眠药)	—hydrate	T51.3	X45.-	X65.-	Y15.-	
戊氧苯硫脲 - 现译名 硫卡利特	**Thiocarlide**	**T37.1**	**X44.-**	**X64.-**	**Y14.-**	**Y41.1**

X

品名		中毒				在治疗中使用的有害效应
		第19章	意外	故意自害	意图不确定的	
西阿尼醇[右旋儿茶素](保肝药)	**Cianidanol**	**T50.9**	**X44.-**	**X64.-**	**Y14.-**	**Y57.1**
西苯唑啉(抗心律失常药)	**Cibenzoline**	**T46.2**	**X44.-**	**X64.-**	**Y14.-**	**Y52.2**
西吡氯铵(消毒防腐剂)	**Cetylpyridinium chloride**	**T49.0**	**X44.-**	**X64.-**	**Y14.-**	**Y56.0**
西地兰 D - 现译名 去乙酰毛花苷	**Deslanoside**	**T46.0**	**X44.-**	**X64.-**	**Y14.-**	**Y52.0**
西伐他停 - 现译名 辛伐他汀	**Simvastatin**	**T46.6**	**X44.-**	**X64.-**	**Y14.-**	**Y52.6**
西甲硅油[消疮净]	**Simethicone**	**T47.1**	**X44.-**	**X64.-**	**Y14.-**	**Y53.1**
西可巴比妥 - 现译名 司可巴比妥	**Quinalbarbital**	**T42.3**	**X41.-**	**X61.-**	**Y11.-**	**Y47.0**
西利马林 - 现译名 水飞蓟素	**Silymarin**	**T50.9**	**X44.-**	**X64.-**	**Y14.-**	**Y57.1**
西萝芙木碱 - 现译名 阿义马林	**Ajmaline**	**T46.2**	**X44.-**	**X64.-**	**Y14.-**	**Y52.2**
西马嗪	**Simazine**	**T60.3**	**X48.-**	**X68.-**	**Y18.-**	
西咪替丁[甲氰咪胍](组胺 H2 受体阻滞药)	**Cimetidine**	**T47.0**	**X44.-**	**X64.-**	**Y14.-**	**Y53.0**
西尼二胺(抗组胺药)	**Thenyldiamine**	**T45.0**	**X44.-**	**X64.-**	**Y14.-**	**Y43.0**
西诺沙星(抗生素)	**Cinoxacin**	**T37.8**	**X44.-**	**X64.-**	**Y14.-**	**Y41.8**
西曲酸酯(抗炎镇痛药)	**Cetraxate**	**T47.1**	**X44.-**	**X64.-**	**Y14.-**	**Y53.1**
西曲溴铵[溴棕二甲铵](消毒防腐剂)	**Cetrimide, Cetrimonium bromide**	**T49.0**	**X44.-**	**X64.-**	**Y14.-**	**Y56.0**
西塞氯铵	**Cethexonium chloride**	**T49.0**	**X44.-**	**X64.-**	**Y14.-**	**Y56.0**
西沙必利(镇吐药)	**Cisapride**	**T47.8**	**X44.-**	**X64.-**	**Y14.-**	**Y53.8**
西索米星[紫苏霉素](抗生素)	**Sisomicin**	**T36.5**	**X44.-**	**X64.-**	**Y14.-**	**Y40.5**
西他氯铵(消毒防腐剂)	**Cetalkonium chloride**	**T49.0**	**X44.-**	**X64.-**	**Y14.-**	**Y56.0**
西酞普兰(抗抑郁药)	**Citalopram**	**T43.2**	**X41.-**	**X61.-**	**Y11.-**	**Y49.2**
西替地尔(血管扩张药)	**Cetiedil**	**T46.7**	**X44.-**	**X64.-**	**Y14.-**	**Y52.7**
西替利嗪(抗过敏药)	**Cetirizine**	**T45.0**	**X44.-**	**X64.-**	**Y14.-**	**Y43.0**
西托硫胺(维生素类)	**Cetotiamine**	**T45.2**	**X44.-**	**X64.-**	**Y14.-**	**Y57.7**
西托溴胺(抗胆碱药)	**Cimetropium bromide**	**T44.3**	**X43.-**	**X63.-**	**Y13.-**	**Y51.3**
希波酚(抗感染药)	**Xibornol**	**T37.8**	**X44.-**	**X64.-**	**Y14.-**	**Y41.8**
希帕胺(升压药)	**Xipamide**	**T50.2**	**X44.-**	**X64.-**	**Y14.-**	**Y54.5**
昔洛舍平[乙酯利血平](降压药)	**Syrosingopine**	**T46.5**	**X44.-**	**X64.-**	**Y14.-**	**Y52.5**
息疟定 - 现译名 乙胺嘧啶	**Pyrimethamine**	**T37.2**	**X44.-**	**X64.-**	**Y14.-**	**Y41.2**
硒 NEC	**Selenium NEC**	**T56.8**	**X49.-**	**X69.-**	**Y19.-**	
硒代甲硫氨酸(^{75}硒)(诊断用药)	**Selenomethionine (^{75}Se)**	**T50.8**	**X44.-**	**X64.-**	**Y14.-**	**Y57.6**
一硫化物	一sulfide	T49.4	X44.-	X64.-	Y14.-	Y56.4
一烟雾	一fumes	T59.8	X47.-	X67.-	Y17.-	
烯丙(基)	**Allyl**					
一(二烯丙基)二硫化物	一disulfide	T46.6	X44.-	X64.-	Y14.-	Y52.6
一(烯丙)醇	一alcohol	T51.8	X45.-	X65.-	Y15.-	
烯丙雌醇(孕激素类)	**Allylestrenol**	**T38.5**	**X44.-**	**X64.-**	**Y14.-**	**Y42.5**
烯丙硫脲(瘢痕组织软解药)	**Thiosinamine**	**T49.3**	**X44.-**	**X64.-**	**Y14.-**	**Y56.3**
烯丙吗啡[纳洛芬](吗啡拮抗药)	**Nalorphine**	**T50.7**	**X44.-**	**X64.-**	**Y14.-**	**Y50.1**
烯丙哌三嗪 - 现译名 阿米三嗪	**Almitrine**	**T50.7**	**X44.-**	**X64.-**	**Y14.-**	**Y50.0**
烯丙异丙巴比妥 - 现译名 阿普比妥	**Allypropymal**	**T42.3**	**X41.-**	**X61.-**	**Y11.-**	**Y47.0**
烯睾丙内酯 - 现译名 坎利酮	**Canrenone**	**T50.0**	**X44.-**	**X64.-**	**Y14.-**	**Y54.1**

品名		中毒				在治疗中使用的有害效应
		第19章	意外	故意自害	意图不确定的	
锡(氯化锡)(粉尘)(氧化锡)NEC	Tin (chloride) (dust) (oxide) NEC	T56.6	X49.-	X69.-	Y19.-	
洗必泰 - 现译名 氯己定	Chlorhexidine	T49.0	X44.-	X64.-	Y14.-	Y56.0
洗涤剂(局部)(药用)NEC	Detergent (local) (medicinal) NEC	T49.2	X44.-	X64.-	Y14.-	Y56.2
一非药用	—nonmedicinal	T55	X49.-	X69.-	Y19.-	
一特指的 NEC	—specified NEC	T49.2	X44.-	X64.-	Y14.-	Y56.2
洗发剂[香波]	Shampoo	T55	X49.-	X69.-	Y19.-	
系统性[全身性]药	Systemic drug	T45.9	X44.-	X64.-	Y14.-	Y43.9
一特指的 NEC	—specified NEC	T45.8	X44.-	X64.-	Y14.-	Y43.8
细胞色素 C(细胞呼吸激活药)	Cytochrome C	T47.5	X44.-	X64.-	Y14.-	Y53.5
下水道气体	Sewer gas	T59.8	X47.-	X67.-	Y17.-	
仙人球毒碱 - 现译名 美司卡林	Mescaline	T40.9	X42.-	X62.-	Y12.-	Y49.6
仙人球膏 - 现译名 拍约他	Peyote	T40.9	X42.-	X62.-	Y12.-	Y49.6
纤溶酶原(组织)活化因子	Plasminogen (tissue) activator	T45.6	X44.-	X64.-	Y14.-	Y44.5
纤维，饮食的	Fiber, dietary	T47.4	X44.-	X64.-	Y14.-	Y53.4
纤维蛋白酶	Brinase	T45.3	X44.-	X64.-	Y14.-	Y43.6
纤维蛋白溶解药	Fibrinolytic drug	T45.6	X44.-	X64.-	Y14.-	Y44.5
纤维蛋白溶解抑制剂 NEC	Fibrinolysis inhibitor NEC	T45.6	X44.-	X64.-	Y14.-	Y44.3
纤维蛋白溶酶(人)	Fibrinolysin (human)	T45.6	X44.-	X64.-	Y14.-	Y44.5
纤维蛋白原(人)	Fibrinogen (human)	T45.8	X44.-	X64.-	Y14.-	Y44.6
纤维素	Cellulose					
一导泻药	—cathartic	T47.4	X44.-	X64.-	Y14.-	Y53.4
一羟乙基	—hydroxyethyl	T47.4	X44.-	X64.-	Y14.-	Y53.4
一氧化	—oxidized	T49.4	X44.-	X64.-	Y14.-	Y56.4
氙(^{127}氙)(^{133}氙)	Xenon (^{127}Xe)(^{133}Xe)	T50.8	X44.-	X64.-	Y14.-	Y57.6
显效药(剂) - 现译名 激动药(剂)	Agonist					
线状无烟火药	Cordite	T65.8	X49.-	X69.-	Y19.-	
一蒸气	—vapor	T59.8	X47.-	X67.-	Y17.-	
腺嘌呤[维生素 B_4]	Adenine	T45.2	X44.-	X64.-	Y14.-	Y57.7
相思豆碱	Abrine	T62.2	X49.-	X69.-	Y19.-	
香波 - 现译名 洗发剂	Shampoo	T55	X49.-	X69.-	Y19.-	
香草二乙胺(中枢兴奋药)	Etamivan, Ethamivan	T50.7	X44.-	X64.-	Y14.-	Y50.0
香豆素[氧杂萘邻酮](调味剂)	Coumarin	T45.5	X44.-	X64.-	Y14.-	Y44.2
香柑脑 - 现译名 香柑内酯	Bergapten	T50.9	X44.-	X64.-	Y14.-	Y57.8
香柑内酯[香柑脑]	Bergapten	T50.9	X44.-	X64.-	Y14.-	Y57.8
香烟打火机的液体	Cigarette lighter fluid	T52.0	X46.-	X66.-	Y16.-	
向日葵籽油	Sunflower seed oil	T46.6	X44.-	X64.-	Y14.-	Y52.6
消疮净 - 现译名 西甲硅油	Simethicone	T47.1	X44.-	X64.-	Y14.-	Y53.1
消胆胺 - 现译名 考来烯胺	Cholestyramine (resin)	T46.6	X44.-	X64.-	Y14.-	Y52.6
消毒剂	Disinfectant	T65.8	X49.-	X69.-	Y19.-	
一肠道	—intestinal	T37.8	X44.-	X64.-	Y14.-	Y41.8
一碱性	—alkaline	T54.3	X49.-	X69.-	Y19.-	
消旋肾上腺素(拟肾上腺素药)	Racepinefrin	T44.5	X43.-	X63.-	Y13.-	Y51.5
消炎剂 NEC	Antiphlogistic NEC	T39.4	X40.-	X60.-	Y10.-	Y45.4
硝(基)胺	Nitramine	T65.3	X49.-	X69.-	Y19.-	
硝苯吡啶 - 现译名 硝苯地平	Nifedipine	T46.1	X44.-	X64.-	Y14.-	Y52.1

品名		中毒				在治疗中使用的有害效应
		第19章	意外	故意自害	意图不确定的	
硝苯地平[硝苯吡啶](抗心绞痛药)	**Nifedipine**	T46.1	X44.-	X64.-	Y14.-	Y52.1
硝法唑(抗乙醇中毒药)	**Nitrefazole**	T50.6	X44.-	X64.-	Y14.-	Y57.3
硝呋太尔(抗滴虫药)	**Nifuratel**	T37.8	X44.-	X64.-	Y14.-	Y41.8
硝呋替莫(抗锥虫药)	**Nifurtimox**	T37.3	X44.-	X64.-	Y14.-	Y41.3
硝呋妥因醇(抗感染药)	**Nifurtoinol**	T37.8	X44.-	X64.-	Y14.-	Y41.8
硝化甘醇	**Nitroglycol**	T52.3	X46.-	X66.-	Y16.-	
硝基(苯)酚	**Nitrophenol**	T54.0	X49.-	X69.-	Y19.-	
硝基苯	**Nitrobenzene, nitrobenzol**	T65.3	X49.-	X69.-	Y19.-	
一蒸气	—vapor	T65.3	X47.-	X67.-	Y17.-	
硝基苯胺	**Nitroaniline**	T65.3	X49.-	X69.-	Y19.-	
一蒸气	—vapor	T59.8	X47.-	X67.-	Y17.-	
硝基丙烷	**Nitropropane**	T52.8	X46.-	X66.-	Y16.-	
硝基甲苯	**Nitrotoluene, nitrotoluol**	T65.3	X49.-	X69.-	Y19.-	
一蒸气	—vapor	T65.3	X47.-	X67.-	Y17.-	
硝基联苯	**Nitrodiphenyl**	T65.3	X49.-	X69.-	Y19.-	
硝基氯苯	**Chloronitrobenzene**	T53.7	X49.-	X69.-	Y19.-	
一粉尘或蒸气	—dust or vapor	T53.7	X46.-	X66.-	Y16.-	
硝基萘	**Nitronaphthalene**	T65.8	X49.-	X69.-	Y19.-	
硝甲酚汞[米他芬](消毒防腐剂)	**Nitromersol**	T49.0	X44.-	X64.-	Y14. -	Y56.0
硝普钠[硝基氢氰酸盐]	**Nitroprusside**	T46.5	X44.-	X64.-	Y14.-	Y52.5
硝羟喹啉(尿路抗菌药)	**Nitroxoline**	T37.8	X44.-	X64.-	Y14.-	Y41.8
硝酸	**Aqua fortis**	T54.2	X49.-	X69.-	Y19.-	
硝酸甘油(药用)(血管扩张药，抗心绞痛药)	**Nitroglycerin, nitroglycerol (medicinal), Trinitrine**	T46.3	X44.-	X64.-	Y14.-	Y52.3
一非药用	—nonmedicinal	T65.5	X49.-	X69.-	Y19.-	
硝酸纤维素[火棉]	**Nitrocellulose**	T65.8	X49.-	X69.-	Y19.-	
一漆	—lacquer	T65.8	X49.-	X69.-	Y19.-	
硝酸盐，有机的	**Nitrate, organic**	T46.3	X44.-	X64.-	Y14.-	Y52.3
硝酸异山梨酯[二硝酸异山梨醇酯](抗心绞痛药)	**Isosorbide dinitrate, Sorbide nitrate**	T46.3	X44.-	X64.-	Y14.-	Y52.3
硝西泮[硝基安定](镇静催眠药)	**Nitrazepam**	T42.4	X41.-	X61.-	Y11.-	Y47.1
硝唑吗唑 - 现译名 尼莫唑	**Nitrimidazine**	T37.3	X44.-	X64.-	Y14.-	Y41.3
小颠茄	**Deadly nightshade**	T62.2	X49.-	X69.-	Y19.-	
小诺霉素(抗生素)	**Micronomicin**	T36.5	X44.-	X64.-	Y14.-	Y40.5
笑气 - 现译名 氧化亚氮	**Laughing gas**	T41.0	X44.-	X64.-	Y14.-	Y48.0
缬草属植物	**Valerian**					
一根	—root	T42.6	X41.-	X61.-	Y11.-	Y47.8
一酊剂	—tincture	T42.6	X41.-	X61.-	Y11.-	Y47.8
泻根属	**Bryonia**	T47.2	X44.-	X64.-	Y14.-	Y53.2
泻药 NEC	**Cathartic, Purgative NEC**	T47.4	X44.-	X64.-	Y14.-	Y53.4
一刺激性 NEC	—irritant NEC	T47.2	X44.-	X64.-	Y14.-	Y53.2
一蒽衍生物	—anthacene derivative	T47.2	X44.-	X64.-	Y14.-	Y53.2
一胶浆剂	—mucilage	T47.4	X44.-	X64.-	Y14.-	Y53.4
一软化剂 NEC	—emollient NEC	T47.4	X44.-	X64.-	Y14.-	Y53.4
一蔬菜	—vegetable	T47.2	X44.-	X64.-	Y14.-	Y53.2
一增量性	—bulk	T47.4	X44.-	X64.-	Y14.-	Y53.4

品名		中毒			在治疗中使用的有害效应
		第19章	意外	故意自害	意图不确定的	
谢勒绿[亚砷酸铜]	**Scheele's green**	**T57.0**	**X49.-**	**X69.-**	**Y19.-**	
一杀虫药	一insecticide	T57.0	X48.-	X68.-	Y18.-	
心得舒 - 现译名 阿普洛尔	**Alprenolol**	**T44.7**	**X43.-**	**X63.-**	**Y13.-**	**Y51.7**
心可定[普尼拉明](冠脉扩张药)	**Prenylamine**	**T46.3**	**X44.-**	**X64.-**	**Y14.-**	**Y52.3**
心律调节药 NEC	**Cardiac rhythm regulator NEC**	**T46.2**	**X44.-**	**X64.-**	**Y14.-**	**Y52.2**
一特指的 NEC	一specified NEC	T46.2	X44.-	X64.-	Y14.-	Y52.2
心舒宁[马来酸哌克昔林]	**Perhexiline (maleate)**	**T46.3**	**X44.-**	**X64.-**	**Y14.-**	**Y52.3**
心血管药 NEC	**Cardiovascular drug NEC**	**T46.9**	**X44.-**	**X64.-**	**Y14.-**	**Y52.9**
辛胺醇(强心药，抗心绞痛药)	**Heptaminol**	**T46.3**	**X44.-**	**X64.-**	**Y14.-**	**Y52.3**
辛苯昔醇(药用辅料)	**Octoxinol (9)**	**T49.8**	**X44.-**	**X64.-**	**Y14.-**	**Y56.8**
辛伐他汀[西伐他停](降血脂药)	**Simvastatin**	**T46.6**	**X44.-**	**X64.-**	**Y14.-**	**Y52.6**
辛卡利特(利胆药)	**Sincalide**	**T50.8**	**X44.-**	**X64.-**	**Y14.-**	**Y57.6**
辛可芬[阿托方][2-苯基-4-喹啉羧酸](抗炎镇痛药)	**Cinchophen, Phenoquin**	**T50.4**	**X44.-**	**X64.-**	**Y14.-**	**Y54.8**
辛可卡因 – 又称 地布卡因	**Cinchocaine, Dibucaine**	**T41.3**	**X44.-**	**X64.-**	**Y14.-**	**Y48.3**
辛酸单甘油酯	**Monooctanoin, Octanoin**	**T50.9**	**X44.-**	**X64.-**	**Y14.-**	**Y57.8**
锌(化合物)(烟雾)(蒸气)NEC	**Zinc (compounds) (fumes)(vapor) NEC**	**T56.5**	**X49.-**	**X69.-**	**Y19.-**	
一铬酸(锌)(收敛药)	一chromate	T56.5	X49.-	X69.-	Y19.-	
一磷化(锌)(杀鼠药)	一phosphide	T60.4	X48.-	X68.-	Y18.-	
一硫酸(锌)	一sulfate	T49.5	X44.-	X64.-	Y14.-	Y56.5
一氯化(锌)(漱口药)(收敛药，牙本质脱敏药)	一chloride(mouthwash)	T49.6	X44.-	X64.-	Y14.-	Y56.6
一巯氧吡啶	一pyrithionate	T49.4	X44.-	X64.-	Y14.-	Y56.4
一氧化(锌)	一oxide	T49.3	X44.-	X64.-	Y14.-	Y56.3
一一硬膏	一一plaster	T49.3	X44.-	X64.-	Y14.-	Y56.3
一硬脂酸(锌)	一stearate	T49.3	X44.-	X64.-	Y14.-	Y56.3
新抗凝 - 现译名 醋硝香豆素	**Acenocoumarol**	**T45.5**	**X44.-**	**X64.-**	**Y14.-**	**Y44.2**
新霉素 B(抗生素)	**Framycetin**	**T36.5**	**X44.-**	**X64.-**	**Y14.-**	**Y40.5**
新霉素(衍生物)	**Neomycin (derivatives)**	**T36.5**	**X44.-**	**X64.-**	**Y14.-**	**Y40.5**
一伴有	一with					
一一杆菌肽	一一bacitracin	T49.0	X44.-	X64.-	Y14.-	Y56.0
一一新斯的明	一一neostigmine	T44.0	X44.-	X64.-	Y14.-	Y51.0
新胂凡纳明[九一四]	**Neoarsphenamine**	**T37.8**	**X44.-**	**X64.-**	**Y14.-**	**Y41.8**
新生霉素	**Novobiocin, Streptonivicin**	**T36.5**	**X44.-**	**X64.-**	**Y14.-**	**Y40.5**
兴奋剂 NEC	**Analeptic, Stimulant NEC**	**T50.7**	**X44.-**	**X64.-**	**Y14.-**	**Y50.0**
一呼吸	一respiratory	T48.7	X44.-	X64.-	Y14.-	Y55.7
一中枢神经系统	一central nervous system	T50.9	X44.-	X64.-	Y14.-	Y50.9
一一特指的 NEC	一一specified NEC	T50.9	X44.-	X64.-	Y14.-	Y50.8
性病淋巴肉芽肿抗原	**Lymphogranuloma venereum antigen**	**T50.8**	**X44.-**	**X64.-**	**Y14.-**	**Y57.6**
胸腺喷丁(免疫调节药)	**Thymopentin**	**T37.5**	**X44.-**	**X64.-**	**Y14.-**	**Y41.5**
雄激素(类)	**Androgen**	**T38.7**	**X44.-**	**X64.-**	**Y14.-**	**Y42.7**
雄激素-雌激素合剂	**Androgen-estrogen mixture**	**T38.7**	**X44.-**	**X64.-**	**Y14.-**	**Y42.7**
雄蕨浸膏	**Male fern extract**	**T37.4**	**X44.-**	**X64.-**	**Y14.-**	**Y41.4**
雄绵马	**Filix mas**	**T37.4**	**X44.-**	**X64.-**	**Y14.-**	**Y41.4**
雄诺龙(雄激素，同化激素类)	**Androstanolone**	**T38.7**	**X44.-**	**X64.-**	**Y14.-**	**Y42.7**

品名		中毒 第19章	中毒 意外	中毒 故意自害	意图不确定的	在治疗中使用的有害效应
熊去氧胆酸(胆石溶解药)	**Ursodeoxycholic acid,Ursodiol**	**T50.9**	**X44.-**	**X64.-**	**Y14.-**	**Y57.8**
溴	**Bromine**					
一镇静剂	一sedative	T42.6	X41.-	X61.-	Y11.-	Y47.4
一蒸气	一vapor	T59.8	X47.-	X67.-	Y17.-	
溴苯海拉明 - 现译名 溴马秦	**Bromodiphenhydramine, Bromazine**	**T45.0**	**X44.-**	**X64.-**	**Y14.-**	**Y43.0**
溴苯甲腈	**Bromobenzylcyanide**	**T59.3**	**X47.-**	**X67.-**	**Y17.-**	
溴苯磷[对溴磷](杀虫药)	**Leptophos**	**T60.0**	**X48.-**	**X68.-**	**Y18.-**	
溴苯腈(除草剂)	**Bromoxynil**	**T60.3**	**X48.-**	**X68.-**	**Y18.-**	
溴苯那敏[溴苯吡胺](抗组胺药)	**Brompheniramine**	**T45.0**	**X44.-**	**X64.-**	**Y14.-**	**Y43.0**
溴苯辛(抗胆碱药)	**Methanthelinium bromide**	**T44.3**	**X43.-**	**X63.-**	**Y13.-**	**Y51.3**
溴吡斯的明(拟胆碱药)	**Pyridostigmine bromide**	**T44.0**	**X43.-**	**X63.-**	**Y13.-**	**Y51.0**
溴必利(止吐药)	**Bromopride**	**T47.8**	**X44.-**	**X64.-**	**Y14.-**	**Y53.8**
溴丙胺太林[普鲁本辛](抗胆碱药)	**Propantheline bromide**	**T44.3**	**X43.-**	**X63.-**	**Y13.-**	**Y51.3**
溴长春胺(血管扩张药)	**Brovincamine**	**T46.7**	**X44.-**	**X64.-**	**Y14.-**	**Y52.7**
溴地斯的明(胆碱酯酶抑制药)	**Distigmine (bromide)**	**T44.0**	**X43.-**	**X63.-**	**Y13.-**	**Y51.0**
溴丁托品 - 现译名 布托溴铵	**Butropium bromide**	**T44.3**	**X43.-**	**X63.-**	**Y13.-**	**Y51.3**
溴仿[三溴甲烷]	**Bromoform**	**T42.6**	**X41.-**	**X61.-**	**Y11.-**	**Y47.4**
溴化己芴铵 - 现译名 己芴溴铵	**Hexafluronium (bromide)**	**T48.1**	**X44.-**	**X64.-**	**Y14.-**	**Y55.1**
溴化异丙托品 - 现译名 异丙托溴铵	**Ipratropium (bromide)**	**T48.6**	**X44.-**	**X64.-**	**Y14.-**	**Y55.6**
溴环扁吡酯 - 现译名 格隆溴铵	**Glycopyrrolate**	**T44.3**	**X43.-**	**X63.-**	**Y13.-**	**Y51.3**
溴己氨胆碱(解痉药)	**Carbolonium (bromide), Hexafluorenium bromide, Hexcarbacholine bromide**	**T48.1**	**X44.-**	**X64.-**	**Y14.-**	**Y55.1**
溴己双铵 - 现译名 六甲溴铵	**Hexamethonium bromide**	**T44.2**	**X43.-**	**X63.-**	**Y13.-**	**Y51.2**
溴己新[必嗽平]	**Bromhexine**	**T48.4**	**X44.-**	**X64.-**	**Y14.-**	**Y55.4**
溴甲胺太林[乙胺太林]	**Methantheline**	**T44.3**	**X43.-**	**X63.-**	**Y13.-**	**Y51.3**
溴甲贝那替秦[溴双苯酯铵](抗消化性溃疡药，抗夜尿症)	**Methylbenactyzium bromide**	**T44.3**	**X43.-**	**X63.-**	**Y13.-**	**Y51.3**
溴甲苯海拉明 - 现译名 恩布拉敏	**Embramine**	**T45.0**	**X44.-**	**X64.-**	**Y14.-**	**Y43.0**
溴联苯杀鼠萘	**Brodifacoum**	**T60.4**	**X48.-**	**X68.-**	**Y18.-**	
溴柳氯苯胺(抗真菌，抗菌药)	**Bromochlorosalicylanilide, Bromosalicylchloranitide**	**T49.0**	**X44.-**	**X64.-**	**Y14.-**	**Y56.0**
溴马秦[溴苯海拉明](安定药)	**Bromodiphenhydramine, Bromazine**	**T45.0**	**X44.-**	**X64.-**	**Y14.-**	**Y43.0**
溴米那 - 现译名 溴米索伐	**Bromvaletone**	**T42.6**	**X41.-**	**X61.-**	**Y11.-**	**Y47.4**
溴米索伐[溴米那](镇静催眠药)	**Bromisoval, Bromvaletone**	**T42.6**	**X41.-**	**X61.-**	**Y11.-**	**Y47.4**
溴尿苷(抗肿瘤药)	**Broxuridine**	**T45.1**	**X44.-**	**X64.-**	**Y14.-**	**Y43.1**
溴哌利多(抗精神病药)	**Bromperidol**	**T43.4**	**X41.-**	**X61.-**	**Y11.-**	**Y49.4**
溴哌喷酯(抗胆碱药)	**Pipenzolate bromide**	**T44.3**	**X43.-**	**X63.-**	**Y13.-**	**Y51.3**
溴羟喹啉(消毒防腐剂)	**Broxyquinoline**	**T37.8**	**X44.-**	**X64.-**	**Y14.-**	**Y41.8**
溴氰菊酯(卤化杀虫药)	**Deltamethrin**	**T60.1**	**X48.-**	**X68.-**	**Y18.-**	
溴沙特罗(β_2受体兴奋药)	**Broxaterol**	**T48.6**	**X44.-**	**X64.-**	**Y14.-**	**Y55.6**
溴鼠胺(杀啮齿类剂)	**Bromethalin**	**T60.4**	**X48.-**	**X68.-**	**Y18.-**	
溴双苯酯铵 - 现译名 溴甲贝那替秦	**Methylbenactyzium bromide**	**T44.3**	**X43.-**	**X63.-**	**Y13.-**	**Y51.3**

品名		中毒				在治疗中使用的有害效应
		第19章	意外	故意自害	意图不确定的	
溴替唑仑(安定药)	**Brotizolam**	**T42.4**	**X41.-**	**X61.-**	**Y11.-**	**Y47.1**
溴西泮(安定药)	**Bromazepam**	**T42.4**	**X41.-**	**X61.-**	**Y11.-**	**Y47.1**
溴烯比妥(镇静催眠药)	**Brallobarbital**	**T42.3**	**X41.-**	**X61.-**	**Y11.-**	**Y47.0**
溴新斯的明(抗胆碱药)	**Neostigmine bromide**	**T44.0**	**X43.-**	**X63.-**	**Y13.-**	**Y51.0**
溴隐亭[溴麦角隐亭](催乳激素抑制药)	**Bromocriptine**	**T42.8**	**X41.-**	**X61.-**	**Y11.-**	**Y46.7**
溴茚二酮(抗凝药)	**Bromindione**	**T45.5**	**X44.-**	**X64.-**	**Y14.-**	**Y44.2**
溴棕二甲铵 - 现译名 西曲溴铵	**Cetrimide**	**T49.0**	**X44.-**	**X64.-**	**Y14.-**	**Y56.0**
嗅剂	**Snuff**	**T65.2**	**X49.-**	**X69.-**	**Y19.-**	
酹剂(中性)NEC - 现译名 酒精	**Spirit(s)(neutral) NEC**	**T51.0**	**X45.-**	**X65.-**	**Y15.-**	
蓄电池组(电池)(酸)	**Storage battery (cells) (acid)**	**T65.8**	**X49.-**	**X69.-**	**Y19.-**	
血	**Blood**	**T45.8**	**X44.-**	**X64.-**	**Y14.-**	**Y44.6**
—成分 NEC	—fraction NEC	T45.8	X44.-	X64.-	Y14.-	Y44.6
—干燥的	—dried	T45.8	X44.-	X64.-	Y14.-	Y44.6
—膨胀剂 NEC	—expander NEC	T45.8	X44.-	X64.-	Y14.-	Y44.7
—药物影响的 NEC	—drug affecting NEC	T45.9	X44.-	X64.-	Y14.-	Y44.9
血管紧张素胺[增压素]	**Angiotensinamide**	**T44.9**	**X43.-**	**X63.-**	**Y13.-**	**Y51.9**
血管扩张药	**Vasodilator**					
—冠状 NEC	—coronary NEC	T46.3	X44.-	X64.-	Y14.-	Y52.3
—周围 NEC	—peripheral NEC	T46.7	X44.-	X64.-	Y14.-	Y52.7
血管舒缓素	**Kallidinogenase**	**T46.7**	**X44.-**	**X64.-**	**Y14.-**	**Y52.7**
血浆	**Plasma**	**T45.8**	**X44.-**	**X64.-**	**Y14.-**	**Y44.6**
—蛋白成分(人)	—protein fraction (human)	T45.8	X44.-	X64.-	Y14.-	Y44.6
—膨胀剂 NEC	—expander NEC	T45.8	X44.-	X64.-	Y14.-	Y44.7
血清	**Serum**					
—保护剂 NEC	—protective NEC	T50.9	X44.-	X64.-	Y14.-	Y59.3
—补体(抑制剂)	—complement (inhibitor)	T45.8	X44.-	X64.-	Y14.-	Y44.6
—促性腺激素(激素类)	—gonadotrophin	T38.8	X44.-	X64.-	Y14.-	Y42.8
—恢复期病人	—convalescent	T50.9	X44.-	X64.-	Y14.-	Y59.3
—抗 Rh 因子	—anti-Rh	T50.9	X44.-	X64.-	Y14.-	Y59.3
—抗白喉	—antidiphtheria	T50.9	X44.-	X64.-	Y14.-	Y59.3
—抗毒素	—antitoxic	T50.9	X44.-	X64.-	Y14.-	Y59.3
—抗脑膜炎球菌	—antimeningococcus	T50.9	X44.-	X64.-	Y14.-	Y59.3
—抗破伤风	—antitetanic	T50.9	X44.-	X64.-	Y14.-	Y59.3
—抗肉毒中毒	—antibotulinus	T50.9	X44.-	X64.-	Y14.-	Y59.3
—抗蛇毒	—anti-snake-bite	T50.9	X44.-	X64.-	Y14.-	Y59.3
—抗细胞毒素	—anticytotoxic	T50.9	X44.-	X64.-	Y14.-	Y59.3
—免疫(人)	—immune (human)	T50.9	X44.-	X64.-	Y14.-	Y59.3
—溶血补体	—hemolytic complement	T45.8	X44.-	X64.-	Y14.-	Y44.6
血液制剂	**Hematological agent**	**T45.9**	**X44.-**	**X64.-**	**Y14.-**	**Y44.9**
—特指的 NEC	—特指的 NEC	T45.8	X44.-	X64.-	Y14.-	Y44.9
熏剂 NEC	**Fumigant NEC**	**T60.9**	**X48.-**	**X68.-**	**Y18.-**	
蕈状毒菌 - 现译名 伞菌	**Toadstool**	**T62.0**	**X49.-**	**X69.-**	**Y19.-**	

Y

品名		中毒				在治疗中使用的有害效应
		第19章	意外	故意自害	意图不确定的	
一氯苯	**Monochlorobenzene**	**T53.7**	**X46.-**	**X66.-**	**Y16.-**	
一氯乙酸[一氯醋酸]	**Monochloroacetic acid**	**T60.3**	**X48.-**	**X68.-**	**Y18.-**	
一氧化二氮 - 现译名 氧化亚氮	**Laughing gas**	**T41.0**	**X44.-**	**X64.-**	**Y14.-**	**Y48.0**
一氧化碳	**Monoxide, carbon**	**T58**	**X47.-**	**X67.-**	**Y17.-**	
鸦胆子苦素	**Bruceine**	**T48.2**	**X44.-**	**X64.-**	**Y14.-**	**Y55.2**
牙粉	**Dentifrice**	**T49.7**	**X44.-**	**X64.-**	**Y14.-**	**Y56.7**
牙科药，局部应用 NEC	**Dental drug, topical application NEC**	**T49.7**	**X44.-**	**X64.-**	**Y14.-**	**Y56.7**
牙买加姜	**Jamaica ginger**	**T62.2**	**X49.-**	**X69.-**	**Y19.-**	
牙本质脱敏剂 - 现译名 哈特曼溶液	**Hartmann's solution**	**T50.3**	**X44.-**	**X64.-**	**Y14.-**	**Y54.6**
芽孢杆菌属	**Bacillus**					
一枯草	—subtilis	T47.6	X44.-	X64.-	Y14.-	Y53.6
一乳酸	—lactobacillus	T47.8	X44.-	X64.-	Y14.-	Y53.8
亚氨基二苯乙烯	**Iminostilbene**	**T42.1**	**X44.-**	**X64.-**	**Y14.-**	**Y46.4**
亚胺培南[伊米配能](抗生素)	**Imipenem**	**T36.0**	**X44.-**	**X64.-**	**Y14.-**	**Y40.0**
亚苄基丁酰胺	**Benzalbutyramide**	**T46.6**	**X44.-**	**X64.-**	**Y14.-**	**Y52.6**
亚德里亚霉素 - 现译名 阿霉素	**Adriamycin**	**T45.1**	**X44.-**	**X64.-**	**Y14.-**	**Y43.3**
亚甲蓝[甲烯基]	**Methylene**					
一蓝(解毒药)	—blue	T50.6	X44.-	X64.-	Y14.-	Y57.2
一氯化物或二氯化物(溶剂)NEC	—chloride or dichloride (solvent) NEC	T53.4	X46.-	X66.-	Y16.-	
亚甲蓝[美蓝](解毒药)	**Methylthionine chloride, Methylthioninium chloride**	**T50.6**	**X44.-**	**X64.-**	**Y14.-**	**Y57.2**
亚麻酸	**Linolenic acid**	**T46.6**	**X44.-**	**X64.-**	**Y14.-**	**Y52.6**
亚麻子	**Linseed**	**T47.4**	**X44.-**	**X64.-**	**Y14.-**	**Y53.4**
亚砷酸铜 - 现译名 谢勒绿	**Scheele's green**	**T57.0**	**X49.-**	**X69.-**	**Y19.-**	
亚铁 - 另见 铁	**Ferrous - see also Iron**					
一磷酸(亚铁)	—phosphate	T45.4	X44.-	X64.-	Y14.-	Y44.0
一盐	—salt	T45.4	X44.-	X64.-	Y14.-	Y44.0
一一伴有叶酸	——with folic acid	T45.4	X44.-	X64.-	Y14.-	Y44.0
亚硝	**Nitrous**					
一酸(液体)	—acid (liquid)	T54.2	X49.-	X69.-	Y19.-	
一一烟雾	—fumes	T59.8	X47.-	X67.-	Y17.-	
一氧化物	—oxide	T41.0	X44.-	X64.-	Y14.-	Y48.0
一乙醚酯剂	—ether spirit	T46.3	X44.-	X64.-	Y14.-	Y52.3
亚硝基二甲胺	**Nitrosodimethylamine**	**T65.3**	**X49.-**	**X69.-**	**Y19.-**	
亚硝脲氮芥 - 现译名 卡莫司汀	**Carmustine**	**T45.1**	**X44.-**	**X64.-**	**Y14.-**	**Y43.3**
亚叶酸[甲酰四氢叶酸]	**Folinic acid**	**T45.8**	**X44.-**	**X64.-**	**Y14.-**	**Y44.1**
亚叶酸钙(叶酸拮抗药，解毒药)	**Citrovorum (factor)**	**T45.8**	**X44.-**	**X64.-**	**Y14.-**	**Y44.1**
亚乙基 – 又称 乙叉[乙撑]	**Ethylidene**					
亚油酸	**Linoleic acid**	**T46.6**	**X44.-**	**X64.-**	**Y14.-**	**Y52.6**
咽喉药 NEC	**Throat drug NEC**	**T49.6**	**X44.-**	**X64.-**	**Y14.-**	**Y56.6**
胭脂虫	**Cochineal**	**T65.6**	**X49.-**	**X69.-**	**Y19.-**	

品名		中毒 第19章	意外	故意自害	意图不确定的	在治疗中使用的有害效应
烟 NEC	**Smoke NEC**	**T59.8**	**X47.-**	**X67.-**	**Y17.-**	
烟草 NEC	**Tobacco NEC**	**T65.2**	**X49.-**	**X69.-**	**Y19.-**	
烟草(植物)(口嚼的)	**Nicotiana (plant)**	**T62.2**	**X49.-**	**X69.-**	**Y19.-**	
烟尘(产生自)	**Fumes (from)**	**T59.9**	**X47.-**	**X67.-**	**Y17.-**	
—一氧化碳	—carbon monoxide	T58	X47.-	X67.-	Y17.-	
—腐蚀性 NEC	—corrosive NEC	T59.8	X47.-	X67.-	Y17.-	
—焦炭(家庭用火炉、壁炉)	—coke (in domestic stoves, fireplaces)	T58	X47.-	X67.-	Y17.-	
—金属 - 见 金属，或特指的金属	—metal - see Metals, or the specified metal					
—木炭(家庭用)	—charcoal (domestic use)	T58	X47.-	X67.-	Y17.-	
—铅 - 见 铅	—lead - see Lead					
—特指来源 NEC 的	—specified source NEC	T59.9	X47.-	X67.-	Y17.-	
—乙醚 - 见 乙醚	—ether - see Ether					
烟醇(血管扩张药)	**Nicotinyl alcohol**	**T46.7**	**X44.-**	**X64.-**	**Y14.-**	**Y52.7**
烟呋果糖(周围血管扩张药)	**Tetranicotinoyl fructose**	**T46.7**	**X44.-**	**X64.-**	**Y14.-**	**Y52.7**
烟卡酯(血管扩张药)	**Nicametate**	**T46.7**	**X44.-**	**X64.-**	**Y14.-**	**Y52.7**
烟酸(维生素类)	**Niacin, Nicotinic acid**	**T46.7**	**X44.-**	**X64.-**	**Y14.-**	**Y52.7**
烟酸占替诺(周围血管扩张药)	**Xanthinol nicotinate**	**T46.7**	**X44.-**	**X64.-**	**Y14.-**	**Y52.7**
烟雾(二氧化硫)	**Smog**	**T59.1**	**X47.-**	**X67.-**	**Y17.-**	
烟酰胺[尼克酰胺](维生素类)	**Niacinamide, Nicotinamide**	**T45.2**	**X44.-**	**X64.-**	**Y14.-**	**Y57.7**
烟酰二乙胺 - 现译名 尼可刹米	**Nikethamide**	**T50.7**	**X44.-**	**X64.-**	**Y14.-**	**Y50.0**
烟酰呋酯(血管扩张药)	**Thurfyl nicotinate**	**T46.7**	**X44.-**	**X64.-**	**Y14.-**	**Y52.7**
延通心 - 现译名 卡波罗孟	**Carbocromen**	**T46.3**	**X44.-**	**X64.-**	**Y14.-**	**Y52.3**
炎痛静 - 现译名 苄达明	**Benzydamine**	**T49.0**	**X44.-**	**X64.-**	**Y14.-**	**Y56.0**
盐-保留的盐(肾上腺)皮质素类	**Salt-retaining mineralocorticoid**	**T50.0**	**X44.-**	**X64.-**	**Y14.-**	**Y54.0**
盐-替换药	**Salt-replacing drug**	**T50.9**	**X44.-**	**X64.-**	**Y14.-**	**Y57.8**
盐代用品	**Salt substitute**	**T50.9**	**X44.-**	**X64.-**	**Y14.-**	**Y57.8**
盐皮质类固醇	**Mineralocorticosteroid**	**T50.0**	**X44.-**	**X64.-**	**Y14.-**	**Y54.0**
盐酸(液体)	**Hydrochloric acid (liquid), Muriatic acid**	**T54.2**	**X49.-**	**X69.-**	**Y19.-**	
—药用(助消化药)	—medicinal (digestant)	T47.5	X44.-	X64.-	Y14.-	Y53.5
—蒸气	—vapor	T59.8	X47.-	X67.-	Y17.-	
盐酸阿柔比星 - 现译名 阿柔比星	**Aclarubicin**	**T45.1**	**X44.-**	**X64.-**	**Y14.-**	**Y43.3**
盐酸匹西卡胺 - 现译名 吡西卡尼	**Pilsicainide (hydrochloride)**	**T46.2**	**X44.-**	**X64.-**	**Y14.-**	**Y52.2**
眼泪	**Tear**					
—气体[催泪气]	—gas	T59.3	X47.-	X67.-	Y17.-	
—溶液	—solution	T49.5	X44.-	X64.-	Y14.-	Y56.5
眼科用药 NEC	**Ophthalmological drug NEC**	**T49.5**	**X44.-**	**X64.-**	**Y14.-**	**Y56.5**
眼药 NEC	**Eye drug NEC**	**T49.5**	**X44.-**	**X64.-**	**Y14.-**	**Y56.5**
羊毛脂(含水的)	**Wool fat (hydrous),Lanolin**	**T49.3**	**X44.-**	**X64.-**	**Y14.-**	**Y56.3**
阳离子交换树脂	**Cation exchange resin**	**T50.3**	**X44.-**	**X64.-**	**Y14.-**	**Y54.6**

品名		中毒				在治疗中使用的有害效应
		第19章	意外	故意自害	意图不确定的	
洋地黄	**Foxglove**	**T62.2**	**X49.-**	**X69.-**	**Y19.-**	
洋地黄(叶)(糖苷)	**Digitalis (leaf)(glycoside)**	**T46.0**	**X44.-**	**X64.-**	**Y14.-**	**Y52.0**
一毛花	—lanata	T46.0	X44.-	X64.-	Y14.-	Y52.0
一紫花	—purpurea	T46.0	X44.-	X64.-	Y14.-	Y52.0
洋地黄毒苷(强心药)	**Digitoxin**	**T46.0**	**X44.-**	**X64.-**	**Y14.-**	**Y52.0**
洋地黄毒糖	**Digitoxose**	**T46.0**	**X44.-**	**X64.-**	**Y14.-**	**Y52.0**
洋甘菊[白花母菊]	**Camomile, Chamomile**	**T49.0**	**X44.-**	**X64.-**	**Y14.-**	**Y56.0**
氧	**Oxygen**	**T41.5**	**X44.-**	**X64.-**	**Y14.-**	**Y48.5**
氧阿米替林(抗抑郁药)	**Amitriptylinoxide**	**T43.0**	**X41.-**	**X61.-**	**Y11.-**	**Y49.0**
氧芬胂[氨酚氧胂](抗感染药)	**Oxophenarsine**	**T37.3**	**X44.-**	**X64.-**	**Y14.-**	**Y41.3**
氧氟沙星[氟嗪酸](抗菌药)	**Ofloxacin**	**T36.8**	**X44.-**	**X64.-**	**Y14.-**	**Y40.8**
氧化钙 - 现译名 生石灰	**Quicklime**	**T54.3**	**X49.-**	**X69.-**	**Y19.-**	
氧化剂 NEC	**Oxidizing agent NEC**	**T54.9**	**X49.-**	**X69.-**	**Y19.-**	
氧化镁糊剂 - 现译名 苦土糊剂	**Magnesia magma**	**T47.1**	**X44.-**	**X64.-**	**Y14.-**	**Y53.1**
氧化气体	**Combustion gas**	**T58**	**X47.-**	**X67.-**	**Y17.-**	
氧化亚氮[笑气][一氧化二氮]	**Laughing gas**	**T41.0**	**X44.-**	**X64.-**	**Y14.-**	**Y48.0**
氧基聚明胶	**Oxypolygelatin**	**T45.8**	**X44.-**	**X64.-**	**Y14.-**	**Y44.7**
氧甲吡嗪 - 现译名 阿昔莫司	**Acipimox**	**T46.6**	**X44.-**	**X64.-**	**Y14.-**	**Y52.6**
氧吗啡酮 - 现译名 羟吗啡酮	**Oxymorphone**	**T40.2**	**X42.-**	**X62.-**	**Y12.-**	**Y45.0**
氧米帕明[丙米嗪氧化物](抗抑郁药)	**Imipraminoxide**	**T43.0**	**X41.-**	**X61.-**	**Y11.-**	**Y49.0**
氧四环素 - 现译名 土霉素	**Oxytetracycline**	**T36.4**	**X44.-**	**X64.-**	**Y14.-**	**Y40.4**
氧托溴铵(抗胆碱药)	**Oxitropium bromide**	**T48.6**	**X44.-**	**X64.-**	**Y14.-**	**Y55.6**
氧烯洛尔(β受体阻滞药)	**Oxprenolol**	**T44.7**	**X43.-**	**X63.-**	**Y13.-**	**Y51.7**
氧雄龙	**Oxandrolone**	**T38.7**	**X44.-**	**X64.-**	**Y14.-**	**Y42.7**
氧杂萘邻酮 - 现译名 香豆素	**Coumarin**	**T45.5**	**X44.-**	**X64.-**	**Y14.-**	**Y44.2**
药喇叭(泻药)	**Jalap**	**T47.2**	**X44.-**	**X64.-**	**Y14.-**	**Y53.2**
药物[药剂]NEC	**Medicament, Pharmaceutical, Drug NEC**	**T50.9**	**X44.-**	**X64.-**	**Y14.-**	**Y57.9**
一赋形剂 NEC	—excipient NEC	T50.9	X44.-	X64.-	Y14.-	Y57.4
一粘剂	—viscous agent	T50.9	X44.-	X64.-	Y14.-	Y57.4
一添加剂 NEC	—adjunct NEC	T50.9	X44.-	X64.-	Y14.-	Y57.4
一甜料	—sweetener	T50.9	X44.-	X64.-	Y14.-	Y57.4
药用软皂 - 现译名 肥皂	**Soft soap**	**T55**	**X44.-**	**X64.-**	**Y14.-**	**Y53.4**
药用炭	**Charcoal, Carbo medicinalis**	**T47.6**	**X44.-**	**X64.-**	**Y14.-**	**Y53.6**
一活化	—activated	T47.6	X44.-	X64.-	Y14.-	Y53.6
一烟雾(一氧化碳)	—fumes (carbon monoxide)	T58	X47.-	X67.-	Y17.-	
一一工业用	——industrial	T58	X47.-	X67.-	Y17.-	
要素膳	**Elemental diet**	**T50.9**	**X44.-**	**X64.-**	**Y14.-**	**Y57.8**
叶绿醌 - 现译名 维生素 K_1 [植物甲萘醌]	**Phytomenadione, Phylloquinone**	**T45.7**	**X44.-**	**X64.-**	**Y14.-**	**Y44.3**
叶绿素	**Chlorophyll**	**T50.9**	**X44.-**	**X64.-**	**Y14.-**	**Y57.4**
叶酸[蝶酰谷氨酸]	**Folic acid, Pteroylglutamic acid**	**T45.8**	**X44.-**	**X64.-**	**Y14.-**	**Y44.1**
一伴有亚铁盐	—with ferrous salt	T45.2	X44.-	X64.-	Y14.-	Y44.1
一拮抗剂	—antagonist	T45.1	X44.-	X64.-	Y14.-	Y43.1

品名		中毒				在治疗中使用的有害效应
		第19章	意外	故意自害	意图不确定的	
液体	**Liquid**					
一石蜡	一paraffin	T47.4	X44.-	X64.-	Y14.-	Y53.4
一物质 NEC	一substance NEC	T65.9	X49.-	X69.-	Y19.-	
伊巴他滨(抗肿瘤药)	**Ibacitabine**	**T37.5**	**X44.-**	**X64.-**	**Y14.-**	**Y41.5**
伊达比星[去甲氧基柔红霉素](抗生素)	**Idarubicin**	**T45.1**	**X44.-**	**X64.-**	**Y14.-**	**Y43.3**
伊维菌素[双氢除虫菌素]	**Ivermectin**	**T37.4**	**X44.-**	**X64.-**	**Y14.-**	
伊拉地平(血管扩张药)	**Isradipine**	**T46.1**	**X44.-**	**X64.-**	**Y14.-**	**Y52.1**
伊洛前列素(前列腺素类)	**Iloprost**	**T46.7**	**X44.-**	**X64.-**	**Y14.-**	**Y52.7**
伊米配能 - 现译名 亚胺培南	**Imipenem**	**T36.0**	**X44.-**	**X64.-**	**Y14.-**	**Y40.0**
伊普吲哚(抗偏头痛药)	**Iprindole**	**T43.0**	**X41.-**	**X61.-**	**Y11.-**	**Y49.0**
伊索昔康(消炎药)	**Isoxicam**	**T39.3**	**X40.-**	**X60.-**	**Y10.-**	**Y45.3**
伊文思蓝[偶氮蓝](诊断用药)	**Evans blue**	**T50.8**	**X44.-**	**X64.-**	**Y14.-**	**Y57.6**
依比青霉素 - 现译名 依匹西林	**Epicillin**	**T36.0**	**X44.-**	**X64.-**	**Y14.-**	**Y40.0**
依泊二醇(利尿剂)	**Epomediol**	**T50.9**	**X44.-**	**X64.-**	**Y14.-**	**Y57.1**
依地酸[乙二胺四乙酸]	**EDTA, Ethylenediamine-tetraacetic acid**	**T50.6**	**X44.-**	**X64.-**	**Y14.-**	**Y57.2**
依地酸二钠	**Disodium edetate**	**T50.6**	**X44.-**	**X64.-**	**Y14.-**	**Y57.2**
依地酸三钠	**Trisodium hydrogen edetate**	**T50.6**	**X44.-**	**X64.-**	**Y14.-**	**Y57.2**
依地酸盐[维尔烯酸盐]	**Versenate**	**T50.6**	**X44.-**	**X64.-**	**Y14.-**	**Y57.2**
依度尿苷(抗病毒药)	**Edoxudine**	**T49.5**	**X44.-**	**X64.-**	**Y14.-**	**Y56.5**
依凡诺 - 现译名 氨磺丁脲	**Carbutamide**	**T38.3**	**X44.-**	**X64.-**	**Y14.-**	**Y42.3**
依氟鸟氨酸(抗原虫药)	**Eflornithine**	**T37.2**	**X44.-**	**X64.-**	**Y14.-**	**Y41.2**
依降钙素[益钙灵]	**Elcatonin**	**T50.9**	**X44.-**	**X64.-**	**Y14.-**	**Y54.7**
依克替脲(安定药)	**Ectylurea**	**T42.6**	**X41.-**	**X61.-**	**Y11.-**	**Y47.8**
依利醋铵(抗肿瘤药)	**Elliptinium acetate**	**T45.1**	**X44.-**	**X64.-**	**Y14.-**	**Y43.3**
依米氨酯[氨甲酸叔己酯]	**Emylcamate**	**T43.5**	**X41.-**	**X61.-**	**Y11.-**	**Y49.5**
依美溴铵(盐)	**Emepronium (salts)**	**T44.3**	**X43.-**	**X63.-**	**Y13.-**	**Y51.3**
一溴化物[依美溴铵](抗胆碱药)	一bromide	T44.3	X43.-	X63.-	Y13.-	Y51.3
依米丁[吐根碱](抗阿米巴药)	**Emetlne**	**T37.3**	**X44.-**	**X64.-**	**Y14.-**	**Y41.3**
依莫法宗(镇痛药)	**Emorfazone**	**T39.8**	**X40.-**	**X60.-**	**Y10.-**	**Y45.8**
依那普利[苯丁酯脯酸](降压药)	**Enalapril**	**T46.4**	**X44.-**	**X64.-**	**Y14.-**	**Y52.4**
依那普利拉(降压药)	**Enalaprilat**	**T46.4**	**X44.-**	**X64.-**	**Y14.-**	**Y52.4**
依诺肝素(钠)(抗凝药)	**Enoxaparin (sodium)**	**T45.5**	**X44.-**	**X64.-**	**Y14.-**	**Y44.2**
依诺沙星[氟啶酸](抗菌药)	**Enoxacin**	**T36.8**	**X44.-**	**X64.-**	**Y14.-**	**Y40.8**
依诺他滨(抗肿瘤药)	**Enocitabine**	**T45.1**	**X44.-**	**X64.-**	**Y14.-**	**Y43.1**
依匹噻嗪(利尿剂)	**Epitizide**	**T50.2**	**X44.-**	**X64.-**	**Y14.-**	**Y54.3**
依匹西林[依比青霉素](抗生素)	**Epicillin**	**T36.0**	**X44.-**	**X64.-**	**Y14.-**	**Y40.0**
依匹唑(抗炎镇痛药)	**Epirizole**	**T39.3**	**X40.-**	**X60.-**	**Y10.-**	**Y45.3**
依普黄酮[异丙氧黄酮](动物用蛋白同化药)	**Ipriflavone**	**T46.3**	**X44.-**	**X64.-**	**Y14.-**	**Y52.3**
依普拉酮[苯丙哌酮](镇咳药)	**Eprazinone**	**T48.4**	**X44.-**	**X64.-**	**Y14.-**	**Y55.4**
依前列醇(前列腺素类)	**Epoprostenol**	**T45.5**	**X44.-**	**X64.-**	**Y14.-**	**Y44.4**
依曲康唑(抗真菌药)	**Itraconazole**	**T37.8**	**X44.-**	**X64.-**	**Y14.-**	**Y41.8**
依塞罗酯(降血脂药)	**Etiroxate**	**T46.6**	**X44.-**	**X64.-**	**Y14.-**	**Y52.6**
依色林 - 现译名 毒扁豆碱	**Physostigmine, Eserine**	**T49.5**	**X44.-**	**X64.-**	**Y14.-**	**Y56.5**
依沙双酮(镇癫痫药)	**Ethadione**	**T42.2**	**X41.-**	**X61.-**	**Y11.-**	**Y46.1**

品名		中毒 第19章	意外	故意自害	意图不确定的	在治疗中使用的有害效应
依沙维林(解痉药)	**Ethaverine**	**T44.3**	**X43.-**	**X63.-**	**Y13.-**	**Y51.3**
依沙酰胺(抗真菌药)	**Exalamide**	**T49.0**	**X44.-**	**X64.-**	**Y14.-**	**Y56.0**
依沙吖啶(消毒防腐剂)	**Ethacridine**	**T49.0**	**X44.-**	**X64.-**	**Y14.-**	**Y56.0**
依索庚嗪[爱庚嗪](镇痛药)	**Ethoheptazine**	**T40.4**	**X42.-**	**X62.-**	**Y12.-**	**Y45.0**
依索唑胺(利尿剂)	**Ethoxzolamide**	**T50.2**	**X44.-**	**X64.-**	**Y14.-**	**Y54.2**
依他苯酮(抗心绞痛药)	**Etafenone**	**T46.3**	**X44.-**	**X64.-**	**Y14.-**	**Y52.3**
依他尼钠	**Etacrynate sodium**	**T50.1**	**X44.-**	**X64.-**	**Y14.-**	**Y54.4**
依他尼酸[利尿酸]	**Etacrynic acid**	**T50.1**	**X44.-**	**X64.-**	**Y14.-**	**Y54.4**
依他佐辛(镇痛药)	**Eptazocine**	**T40.4**	**X42.-**	**X62.-**	**Y12.-**	**Y45.0**
依特柳酯(抗炎镇痛药)	**Etersalate, Eterylate**	**T39.0**	**X40.-**	**Y60.-**	**Y10.-**	**Y45.1**
依替福林(升压药)	**Etilefrine**	**T44.4**	**X43.-**	**X63.-**	**Y13.-**	**Y51.4**
依替福嗪[氯乙苯噁嗪](安定药)	**Etifoxine**	**T42.6**	**X41.-**	**X61.-**	**Y11.-**	**Y47.8**
依替卡因(局部麻醉药)	**Etidocaine**	**T41.3**	**X44.-**	**X64.-**	**Y14.-**	**Y48.3**
依替膦酸[羟乙磷酸](二钠盐)(络合剂)	**Etidronic acid (disodium salt)**	**T50.9**	**X44.-**	**X64.-**	**Y14.-**	**Y54.7**
依替唑仑(安定药)	**Etizolam**	**T42.4**	**X41.-**	**X61.-**	**Y11.-**	**Y47.1**
依托贝特(降血脂药)	**Etofibrate**	**T46.6**	**X44.-**	**X64.-**	**Y14.-**	**Y52.6**
依托泊苷[鬼臼乙叉苷](抗肿瘤药)	**Etoposide**	**T45.1**	**X44.-**	**X64.-**	**Y14.-**	**Y43.3**
依托度酸(抗炎镇痛药)	**Etodolac**	**T39.3**	**X40.-**	**X60.-**	**Y10.-**	**Y45.3**
依托多林[托米多林](肌肉松弛药)	**Etomidoline**	**T44.3**	**X43.-**	**X63.-**	**Y13.-**	**Y51.3**
依托法胺(抗阿米巴药)	**Etofamide**	**T37.3**	**X44.-**	**X64.-**	**Y14.-**	**Y41.3**
依托格鲁(抗肿瘤药)	**Etoglucid**	**T45.1**	**X44.-**	**X64.-**	**Y14.-**	**Y43.3**
依托柳胺(抗炎镇痛药)	**Etosalamide**	**T39.0**	**X40.-**	**X60.-**	**Y10.-**	**Y45.1**
依托咪酯(催眠药,麻醉药)	**Etomidate**	**T41.1**	**X44.-**	**X64.-**	**Y14.-**	**Y48.1**
依托唑啉(利尿剂)	**Etozolin**	**T50.1**	**X44.-**	**X64.-**	**Y14.-**	**Y54.4**
依西司替巴脒(抗原虫药)	**Stilbamidine (isetionate)**	**T37.3**	**X44.-**	**X64.-**	**Y14.-**	**Y41.3**
胰	**Pancreatic**					
一脱氧核糖核酸酶	一dornase	T45.3	X44.-	X64.-	Y14.-	Y43.6
一消化分泌刺激剂	一digestive secretion stimulant	T47.8	X44.-	X64.-	Y14.-	Y53.8
胰蛋白酶(助消化药)	**Trypsin**	**T45.3**	**X44.-**	**X64.-**	**Y14.-**	**Y43.6**
胰岛素 NEC	**Insulin NEC**	**T38.3**	**X44.-**	**X64.-**	**Y14.-**	**Y42.3**
一地法(降血糖药)	一defalan	T38.3	X44.-	X64.-	Y14.-	Y42.3
一缓慢作用	一slow acting	T38.3	X44.-	X64.-	Y14.-	Y42.3
一精蛋白锌	一protamine zinc	T38.3	X44.-	X64.-	Y14.-	Y42.3
一人	一human	T38.3	X44.-	X64.-	Y14.-	Y42.3
一锌	一zinc					
一一混悬液(非晶形的)(晶状的)	一一suspension (amorphous) (crystalline)	T38.3	X44.-	X64.-	Y14.-	Y42.3
一一精蛋白注射	一一protamine injection	T38.3	X44.-	X64.-	Y14.-	Y42.3
一中间体	一intermediate acting	T38.3	X44.-	X64.-	Y14.-	Y42.3
一注射液，溶解的	一injection, soluble	T38.3	X44.-	X64.-	Y14.-	Y42.3
一一二相性的	一一biphasic	T38.3	X44.-	X64.-	Y14.-	Y42.3
胰酶制剂(助消化药)	**Pancreatin**	**T47.5**	**X44.-**	**X64.-**	**Y14.-**	**Y53.5**
胰泌素	**Secretin**	**T50.8**	**X44.-**	**X64.-**	**Y14.-**	**Y57.6**
胰凝乳蛋白酶 - 现译名糜蛋白酶	**Chymotrypsin**	**T45.3**	**X44.-**	**X64.-**	**Y14.-**	**Y43.6**
胰脂肪酶(助消化药)	**Pancrelipase**	**T47.5**	**X44.-**	**X64.-**	**Y14.-**	**Y53.5**

品　名		中毒				在治疗中使用的有害效应
		第19章	意外	故意自害	意图不确定的	
乙(基)	**Ethyl**					
—(乙基)甲醇[丙醇]	—carbinol	T51.3	X45.-	X65.-	Y15.-	
—二氯胂(乙烷)(蒸气)	—dichloroarsine (vapor)	T57.0	X49.-	X69.-	Y19.-	
—氨甲酸(乙酯)[乌拉坦]	—carbamate	T45.1	X44.-	X64.-	Y14.-	Y43.3
—胺吩噻嗪	—aminophenothiazine	T43.3	X41.-	X61.-	Y11.-	Y49.3
—苯甲酸(乙酯)	—benzoate	T52.8	X46.-	X66.-	Y16.-	
—苯佐卡因	—aminobenzoate	T41.3	X44.-	X64.-	Y14.-	Y48.3
—(乙)醇	—alcohol	T51.0	X45.-	X65.-	Y15.-	
—醋酸(乙酯)	—acetate	T52.8	X46.-	X66.-	Y16.-	
—地布酸(乙酯)	—dibunate	T48.3	X44.-	X64.-	Y14.-	Y55.3
—碘醋酸(乙酯)	—iodoacetate	T59.3	X47.-	X67.-	Y17.-	
—甲酸(乙酯)NEC (溶剂)	—formate NEC (solvent)	T52.0	X46.-	X66.-	Y16.-	
—氯氟䓬 (乙酯)	—loflazepate	T42.4	X41.-	X61.-	Y11.-	Y47.1
—氯化(乙基)汞[升汞]	—mercuric chloride	T56.1	X49.-	X69.-	Y19.-	
—氯(乙烷)(麻醉用)	—chloride (anesthetic)	T41.0	X44.-	X64.-	Y14.-	Y48.0
——局部	——local	T49.4	X44.-	X64.-	Y14.-	Y56.4
——溶剂	——solvent	T53.6	X46.-	X66.-	Y16.-	
—(乙)醚(另见 乙醚)	—ether (see also Ether)	T52.8	X46.-	X66.-	Y16.-	
—羟丁酸(乙酯)NEC (溶剂)	—oxybutyrate NEC (solvent)	T52.8	X46.-	X66.-	Y16.-	
—羟基异丁酸(乙酯)NEC (溶剂)	—hydroxyisobutyrate NEC (solvent)	T52.8	X46.-	X66.-	Y16.-	
—醛(蒸气)	—aldehyde (vapor)	T59.8	X47.-	X67.-	Y17.-	
——液体	——liquid	T52.8	X46.-	X66.-	Y16.-	
—乳酸(乙酯)NEC (溶剂)	—lactate NEC (solvent)	T52.8	X46.-	X66.-	Y16.-	
—双香豆(乙酯)	—biscoumacetate	T45.5	X44.-	X64.-	Y14.-	Y44.2
—碳酸(乙酯)	—carbonate	T45.1	X44.-	X64.-	Y14.-	Y43.3
—延胡索酸(乙酯)	—fumarate	T49.4	X44.-	X64.-	Y14.-	Y56.4
—乙诺那林	—noradrenaline	T48.6	X44.-	X64.-	Y14.-	Y55.6
乙胺碘呋酮 - 现译名 胺碘酮	**Amiodarone**	**T46.2**	**X44.-**	**X64.-**	**Y14.-**	**Y52.2**
乙胺丁醇(抗结核药)	**Etambutol, Ethambutol**	**T37.1**	**X44.-**	**X64.-**	**Y14.-**	**Y41.1**
乙胺嘧啶[息疟定][乙嘧啶](抗疟药)	**Pyrimethamine**	**T37.2**	**X44.-**	**X64.-**	**Y14.-**	**Y41.2**
—伴有磺胺多辛	—with sulfadoxine	T37.2	X44.-	X64.-	Y14.-	Y41.2
乙胺嗪[二乙碳酰嗪](抗丝虫病药)	**Diethylcarbamazine**	**T37.4**	**X44.-**	**X64.-**	**Y14.-**	**Y41.4**
乙胺太林 - 现译名 溴甲胺太林	**Methantheline**	**T44.3**	**X43.-**	**X63.-**	**Y13.-**	**Y51.3**
乙拌磷(杀虫药)	**Disulfoton**	**T60.0**	**X48.-**	**X68.-**	**Y18.-**	
乙苯托品(抗胆碱药)	**Etybenzatropine**	**T44.3**	**X43.-**	**X63.-**	**Y13.-**	**Y51.3**
乙苯妥英[乙妥英](镇癫痫药)	**Ethotoin**	**T42.0**	**X41.-**	**X61.-**	**Y11.-**	**Y46.2**
乙叉[乙撑][亚乙基]	**Ethylidene**					
—二氯[二氯乙烷]NEC	—chloride NEC	T53.6	X46.-	X66.-	Y16.-	
—双香豆素(抗凝药)	—dicoumarin, dicoumarol	T45.5	X44.-	X64.-	Y14.-	Y44.2
—双乙酸[乙二醇二醋酸酯]	—diacetate	T60.3	X48.-	X68.-	Y18.-	
—乙缩醛	—diethyl ether	T52.0	X46.-	X66.-	Y16.-	
乙叉双香豆素(抗凝药)	**Ethylidene dicoumarol**	**T45.5**	**X44.-**	**X64.-**	**Y14.-**	**Y44.2**
乙醇	**Ethanol**	**T51.0**	**X45.-**	**X65.-**	**Y15.-**	
乙雌烯醇(雄激素，同化激素类)	**Ethylestrenol**	**T38.7**	**X44.-**	**X64.-**	**Y14.-**	**Y42.7**

品名		中毒				在治疗中使用的有害效应
		第19章	意外	故意自害	意图不确定的	
乙碘油(^{131}碘)(诊断用药)	**Ethiodized oil (^{131}I)**	**T50.8**	**X44.-**	**X64.-**	**Y14.-**	**Y57.5**
乙二胺茶碱	**Ethylenediamine theophylline**	**T48.6**	**X44.-**	**X64.-**	**Y14.-**	**Y55.6**
乙二胺四乙酸 - 现译名 依地酸	**EDTA, Ethylenediamine-tetraacetic acid**	**T50.6**	**X44.-**	**X64.-**	**Y14.-**	**Y57.2**
乙二胺四乙酸盐	**Ethylenedinitrilotetraacetate**	**T50.6**	**X44.-**	**X64.-**	**Y14.-**	**Y57.2**
乙二醇(乙醚)	**Glycols (ether)**	**T52.3**	**X46.-**	**X66.-**	**Y16.-**	
乙非君(升压药)	**Etafedrine**	**T48.6**	**X44.-**	**X64.-**	**Y14.-**	**Y55.6**
乙汞硫代水杨酸钠 - 现译名 硫柳汞	**Merthiolate**	**T49.0**	**X44.-**	**X64.-**	**Y14.-**	**Y56.0**
乙琥胺(镇癫痫药)	**Ethosuximide**	**T42.2**	**X41.-**	**X61.-**	**Y11.-**	**Y46.0**
乙磺舒(抗痛风药)	**Etebenecid**	**T50.4**	**X44.-**	**X64.-**	**Y14.-**	**Y54.8**
乙基对氯苯氧异丁酯	**Ethylparachlorophenoxyi-sobutyrate**	**T46.6**	**X44.-**	**X64.-**	**Y14.-**	**Y52.6**
乙基吗啡(镇咳药)	**Ethylmorphine**	**T40.2**	**X42.-**	**X62.-**	**Y12.-**	**Y45.0**
乙基去甲肾上腺素[丁肾素]	**Ethylnorepinephrine**	**T48.6**	**X44.-**	**X64.-**	**Y14.-**	**Y55.6**
乙基紫苏霉素 - 现译名 萘替米星	**Netilmicin**	**T36.5**	**X44.-X64.-Y14.-Y40.5**			
乙腈	**Acetonitrile**	**T52.8**	**X46.-**	**X66.-**	**Y16.-**	
乙硫磷(杀虫药)	**Ethion**	**T60.0**	**X48.-**	**X68.-**	**Y18.-**	
乙硫锌(农用广谱杀菌药)	**Zineb**	**T60.0**	**X48.-**	**X68.-**	**Y18.-**	
乙硫异烟胺	**Ethioniamide**	**T37.1**	**X44.-**	**X64.-**	**Y14.-**	**Y41.1**
乙氯维诺(镇静催眠药)	**Ethchlorvynol**	**T42.6**	**X41.-**	**X61.-**	**Y11.-**	**Y47.8**
乙吗芦丁(维生素类)	**Ethoxazorutoside**	**T46.9**	**X44.-**	**X64.-**	**Y14.-**	**Y52.9**
乙醚(蒸气)	**Ether (vapor)**	**T41.0**	**X47.-**	**X67.-**	**Y17.-**	**Y48.0**
一二乙烯(醚)	一divinyl	T41.0	X44.-	X64.-	Y14.-	Y48.0
一麻醉(醚)	一anesthetic	T41.0	X44.-	X64.-	Y14.-	Y48.0
一溶剂	一solvent	T52.8	X46.-	X66.-	Y16.-	
一石油(醚) - 见 石油英	一petroleum - see Ligroin					
一乙基(乙醚)(药用)	一ethyl (medicinal)	T41.0	X44.-	X64.-	Y14.-	Y48.0
一一非药用	一一nonmedicinal	T52.8	X46.-	X66.-	Y16.-	
乙醚溶解性焦油蒸馏物	**ESDT (ether-soluble tar distillate)**	**T49.1**	**X44.-**	**X64.-**	**Y14.-**	**Y56.1**
乙嘧啶 - 现译名 乙胺嘧啶	**Pyrimethamine**	**T37.2**	**X44.-**	**X64.-**	**Y14.-**	**Y41.2**
乙内酰脲衍生物(治癫痫)NEC	**Hydantoin derivative NEC**	**T42.0**	**X41.-**	**X61.-**	**Y11.-**	**Y46.2**
乙羟茶碱[羟乙茶碱](血管扩张药)	**Etofylline**	**T46.7**	**X44.-**	**X64.-**	**Y14.-**	**Y52.7**
一益多酯	一clofibrate	T46.6	X44.-	X64.-	Y14.-	Y52.6
乙羟纤维素(药用辅料)	**Ethylhydroxycellulose**	**T47.4**	**X44.-**	**X64.-**	**Y14.-**	**Y53.4**
乙醛(蒸气)	**Acetaldehyde (vapor)**	**T52.8**	**X46.-**	**X66.-**	**Y16.-**	
一液体	一liquid	T65.8	X49.-	X69.-	Y19.-	
乙炔(气体)	**Acetylene (gas)**	**T59.8**	**X47.-**	**X67.-**	**Y17.-**	
一二氯(乙炔)	一dichloride	T53.6	X46.-	X66.-	Y16.-	
一四氯(乙炔)	一tetrachloride	T53.6	X46.-	X66.-	Y16.-	
一一蒸气	一一vapor	T53.6	X46.-	X66.-	Y16.-	
一工业用	一industrial	T59.8	X47.-	X67.-	Y17.-	
乙乳胆胺萘二磺酸盐 - 现译名 萘二磺乙乳胆铵	**Aclatonium napadisilate**	**T48.1**	**X44.-**	**X64.-**	**Y14.-**	**Y55.1**
乙噻嗪(利尿剂)	**Ethiazide**	**T50.2**	**X44.-**	**X64.-**	**Y14.-**	**Y54.3**

品名		中毒				在治疗中使用的有害效应
		第19章	意外	故意自害	意图不确定的	
乙双苯丙胺(解痉药，抗胆碱药)	Dipropyline	T48.2	X44.-	X64.-	Y14.-	Y55.2
乙水杨胺(消炎镇痛药)	Ethenzamide	T39.0	X40.-	X60.-	Y10.-	Y45.1
乙酸甲酚脂	Cresyl acetate	T49.0	X44.-	X64.-	Y14.-	Y56.0
乙酸氧肟酸 - 现译名 醋羟胺酸	Acetohydroxamic acid	T50.9	X44.-	X64.-	Y14.-	Y43.5
乙妥英 - 现译名 乙苯妥英	Ethotoin	T42.0	X41.-	X61.-	Y11.-	Y46.2
乙烯(基)	Vinyl					
一醋酸(乙烯酯)	—acetate	T65.8	X49.-	X69.-	Y19.-	
一氯(乙烯)	—chloride	T59.8	X47.-	X67.-	Y17.-	
一醚	—ether	T41.0	X44.-	X64.-	Y14.-	Y48.0
一溴[溴代乙烯]	—bromide	T65.8	X47.-	X67.-	Y17.-	
乙烯(气体)	Ethylene (gas)	T59.8	X47.-	X67.-	Y17.-	
一二氯(乙烷)	—dichloride	T52.8	X46.-	X66.-	Y16.-	
一一蒸气	——vapor	T53.6	X46.-	X66.-	Y16.-	
一二硝酸(乙烯)	—dinitrate	T52.3	X46.-	X66.-	Y16.-	
一氯乙醇	—chlorohydrin	T52.8	X46.-	X66.-	Y16.-	
一一蒸气	——vapor	T53.6	X46.-	X66.-	Y16.-	
一亚胺	—imine	T54.1	X49.-	X69.-	Y19.-	
一环氧(乙烷)(熏剂)(非药用)	—oxide (fumigant) (nonmedicinal)	T59.8	X47.-	X67.-	Y17.-	
一一药用	——medicinal	T49.0	X44.-	X64.-	Y14.-	Y56.0
一乙二酸	—glycol(s)	T52.8	X46.-	X66.-	Y16.-	
一一二硝酸	——dinitrate	T52.3	X46.-	X66.-	Y16.-	
一一单丁醚	——monobutyl ether	T52.3	X46.-	X66.-	Y16.-	
乙烯比妥(镇静催眠药)	Vinylbital	T42.3	X41.-	X61.-	Y11.-	Y47.0
乙酰	Acetyl					
一氯(乙酰)	—chloride	T53.6	X46.-	X66.-	Y16.-	
一溴(乙酰)	—bromide	T53.6	X46.-	X66.-	Y16.-	
乙酰阿达林 - 现译名 醋卡溴脲	Acecarbromal	T42.6	X41.-	X61.-	Y11.-	Y47.4
乙酰半胱氨酸[痰易净]	Acetylcysteine	T48.4	X44.-	X64.-	Y14.-	Y55.4
乙酰苯胺(解热药)	Acetanilide	T39.1	X40.-	X60.-	Y10.-	Y45.5
乙酰苯丁酰脲(镇癫痫药)	Acetylpheneturide	T42.6	X41.-	X61.-	Y11.-	Y46.6
乙酰丙嗪[乙酰普马嗪](抗精神病药)	Acepromazine	T43.3	X41.-	X61.-	Y11.-	Y49.3
乙酰胆碱	Acetylcholine					
一氯(乙酰胆碱)	—chloride	T44.1	X43.-	X63.-	Y13.-	Y51.1
一衍生物	—derivative	T44.1	X43.-	X63.-	Y13.-	Y51.1
乙酰对氨苯乙醚 - 现译名 非那西丁	Phenacetin	T39.1	X40.-	X60.-	Y10.-	Y45.5
乙酰奋乃静 - 现译名 醋奋乃静	Acetophenazine	T43.3	X41.-	X61.-	Y11.-	Y49.3
乙酰磺胺甲氧哒嗪	Acesulfamethoxypyridazine	T37.0	X44.-	X64.-	Y14.-	Y41.0
乙酰磺胺甲氧嗪 - 现译名 醋磺胺甲氧嗪	Acetylsulfamethoxypyridazine	T37.0	X44.-	X64.-	Y14.-	Y41.0
乙酰甲胆碱	Methacholine	T44.1	X43.-	X63.-	Y13.-	Y51.1
乙酰硫胺(维生素类)	Acetiamine	T45.2	X44.-	X64.-	Y14.-	Y57.7
乙酰吗啡	Acemorphan	T40.2	X42.-	X62.-	Y12.-	Y45.0
乙酰麦迪霉素 - 现译名 米卡霉素	Miokamycin	T36.3	X44.-	X64.-	Y14.-	Y40.3

品名		中毒 第19章	中毒 意外	中毒 故意自害	中毒 意图不确定的	在治疗中使用的有害效应
乙酰胂胺(抗原虫药)	Acetarsol	T37.3	X44.-	X64.-	Y14.-	Y41.3
乙酰水杨酸(铅)(可溶的) - 现译名 阿司匹林	Aspirin (aluminum)(soluble) Acetylsalicylic acid (salts)	T39.0	X40.-	X60.-	Y10.-	Y45.1
乙酰唑胺(利尿剂)	Acetazolamide	T50.2	X44.-	X64.-	Y14.-	Y54.2
乙型肝炎	Hepatitis B					
一免疫球蛋白	—immune globulin	T50.9	X44.-	X64.-	Y14.-	Y59.3
一疫苗	—vaccine	T50.9	X44.-	X64.-	Y14.-	Y59.0
乙氧黄酮(冠脉扩张药)	Efloxate	T46.3	X44.-	X64.-	Y14.-	Y52.3
乙酯利血平 - 现译名 昔洛舍平	Syrosingopine	T46.5	X44.-	X64.-	Y14.-	Y52.5
蚁酸	Formic acid	T54.2	X49.-	X69.-	Y19.-	
一蒸气	—vapor	T59.8	X47.-	X67.-	Y17.-	
异丙(基)	Isopropyl					
一醇	—alcohol	T51.2	X45.-	X65.-	Y15.-	
一一药用	——medicinal	T49.4	X44.-	X64.-	Y14.-	Y56.4
一醋酸(异丙酯)	—acetate	T52.8	X46.-	X66.-	Y16.-	
一醚	—ether	T52.8	X46.-	X66.-	Y16.-	
异丙(去甲)肾上腺素	Isoprenaline, Isoproterenol	T48.6	X44.-	X64.-	Y14.-	Y55.6
异丙安替比林[丙基非那宗](解热镇痛药)	Propyphenazone	T39.2	X40.-	X60.-	Y10.-	Y45.8
异丙胺[异丙酰胺](抗胆碱药)	Isopropamide	T44.3	X43.-	X63.-	Y13.-	Y51.3
一碘化物	—iodide	T44.3	X43.-	X63.-	Y13.-	Y51.3
异丙苯甘酸(肝胆功能测定药)	Iprofenin	T50.8	X44.-	X64.-	Y14.-	Y57.6
异丙铂(抗肿瘤药)	Iproplatin	T45.1	X44.-	X64.-	Y14.-	Y43.3
异丙醇	Isopropanol, 2-Propanol	T51.2	X45.-	X65.-	Y15.-	
异丙海汀(血管收缩药)	Iproheptine	T49.2	X44.-	X64.-	Y14.-	Y56.2
异丙肌苷(抗病毒药)	Methisoprinol, Inosine pranobex	T37.5	X44.-	X64.-	Y14.-	Y41.5
异丙氯肼(抗抑郁药)	Iproclozide	T43.1	X41.-	X61.-	Y11.-	Y49.1
异丙美沙嗪(抗组胺药)	Isopromethazine	T43.3	X41.-	X61.-	Y11.-	Y49.3
异丙托溴铵[溴化异丙托品](支气管扩张药)	Ipratropium (bromide)	T48.6	X44.-	X64.-	Y14.-	Y55.6
异丙烟肼(抗结核药)	Iproniazid	T43.1	X41.-	X61.-	Y11.-	Y49.1
异丙氧黄酮 - 现译名 依普黄酮(动物用蛋白同化药)	Ipriflavone	T46.3	X44.-	X64.-	Y14.-	Y52.3
异波帕胺[多巴胺异酯](利尿剂)	Ibopamine	T44.9	X43.-	X63.-	Y13.-	Y51.9
异搏定 - 现译名 维拉帕米	Verapamil	T46.1	X44.-	X64.-	Y14.-	Y52.1
异橙皮苷 - 现译名 柚皮苷	Aurantiin	T46.9	X44.-	X64.-	Y14.-	Y52.9
异狄剂(杀虫药)	Endrin	T60.1	X48.-	X68.-	Y18.-	
异丁芬酸(抗炎镇痛药)	Ibufenac	T39.3	X40.-	X60.-	Y10.-	Y45.3
异丁基乙酸盐	Isobutyl acetate	T52.8	X46.-	X66.-	Y16.-	
异丁普生(抗炎镇痛药)	Ibuproxam	T39.3	X40.-	X60.-	Y10.-	Y45.3
异丁嗪酒石酸盐[三甲泼拉嗪](抗过敏性皮肤病药)	Trimeprazine (tartrate)	T44.3	X43.-	X63.-	Y13.-	Y51.3
异丁特罗(支气管扩张药)	Ibuterol	T48.6	X44.-	X64.-	Y14.-	Y55.6
异佛尔酮	Isophorone	T65.8	X49.-	X69.-	Y19.-	
异氟磷(抗胆碱酯酶药，缩瞳药)	Dyflos, Diisopropylfluorophosphonate, Isoflurophate	T44.0	X43.-	X63.-	Y13.-	Y51.0

品名		中毒				在治疗中使用的有害效应
		第19章	意外	故意自害	意图不确定的	
异氟烷(麻醉药)	**Isoflurane**	**T41.0**	**X44.-**	**X64.-**	**Y14.-**	**Y48.0**
异环磷酰胺(抗肿瘤药)	**Ifosfamide, Isophosphamide**	**T45.1**	**X44.-**	**X64.-**	**Y14.-**	**Y43.3**
异己酮	**Hexone**	**T52.4**	**X46.-**	**X66.-**	**Y16.-**	
异卡波肼(抗抑郁药)	**Isocarboxazid**	**T43.1**	**X41.-**	**X61.-**	**Y11.-**	**Y49.1**
异康唑(抗真菌药)	**Isoconazole**	**T49.0**	**X44.-**	**X64.-**	**Y14.-**	**Y56.0**
异克舒令(血管扩张药)	**Isoxsuprine**	**T46.7**	**X44.-**	**X64.-**	**Y14.-**	**Y52.7**
异喹胍(降压药)	**Debrisoquine**	**T46.5**	**X44.-**	**X64.-**	**Y14.-**	**Y52.5**
异氯磷(杀虫药)	**Dicapthon**	**T60.0**	**X48.-**	**X68.-**	**Y18.-**	
异麦芽糖[糊精糖]，高铁基复合物	**Isomaltose, ferric complex**	**T45.4**	**X44.-**	**X64.-**	**Y14.-**	**Y44.0**
异美汀[甲异辛烯胺](解痉药)	**Isometheptene**	**T44.3**	**X43.-**	**X63.-**	**Y13.-**	**Y51.3**
异米尼尔(枸橼酸盐)	**Isoaminile (citrate)**	**T48.3**	**X44.-**	**X64.-**	**Y14.-**	**Y55.3**
异尼辛(抗炎镇痛药)	**Isonixin**	**T39.3**	**X40.-**	**X60.-**	**Y10.-**	**Y45.3**
异帕米星(抗生素)	**Isepamicin**	**T36.5**	**X44.-**	**X64.-**	**Y14.-**	**Y40.5**
异氰酸烷基酯	**Alkylisocyanate**	**T65.0**	**X49.-**	**X69.-**	**Y19.-**	
异氰酸盐	**Isocyanate**	**T65.0**	**X49.-**	**X69.-**	**Y19.-**	
异炔诺酮(孕激素类)	**Noretynodrel**	**T38.5**	**X44.-**	**X64.-**	**Y14.-**	**Y42.5**
异肾上腺素 - 现译名 可巴君(血管收缩药)	**Corbadrine, Levonordefrin**	**T49.6**	**X44.-**	**X64.-**	**Y14.-**	**Y56.6**
异他林(支气管扩张药)	**Isoetarine**	**T48.6**	**X44.-**	**X64.-**	**Y14.-**	**Y55.6**
异维A酸(角质溶解药)	**Isotretinoin**	**T50.9**	**X44.-**	**X64.-**	**Y14.-**	**Y57.8**
异戊巴比妥(钠)(镇静催眠药)	**Amobarbital (sodium), Amylobarbitone, Pentymal**	**T42.3**	**X41.-**	**X61.-**	**Y111.-**	**Y47.0**
异戊卡因 – 现译名 阿米卡因	**Amylocaine, regional**	**T41.3**	**X44.-**	**X64.-**	**Y14.-**	**Y48.3**
异西喷地(抗组胺药)	**Isothipendyl**	**T45.0**	**X44.-**	**X64.-**	**Y14.-**	**Y43.0**
异烟肼[雷米封]	**INH, Isoniazid, Isonicotinic acid hydrazide, Izoniazid**	**T37.1**	**X44.-**	**X64.-**	**Y14.-**	**Y41.1**
—伴有	—with					
——氨硫脲(抗结核药)	——thioacetazone	T37.1	X44.-	X64.-	Y14.-	Y41.1
——利福平	——rifampicin	T36.6	X44.-	X64.-	Y14.-	Y40.6
异烟肼甲磺酸 - 现译名 甲磺烟肼	**Methaniazide**	**T37.1**	**X44.-**	**X64.-**	**Y14.-**	**Y41.1**
抑制剂	**Inhibitor, Depressant**					
—单胺氧化酶 NEC	—monoamine oxidase NEC	T43.1	X41.-	X61.-	Y11.-	Y49.1
——肼[联氨]	——hydrazine	T43.1	X41.-	X61.-	Y11.-	Y49.1
—肌张力，中枢性，NEC	—muscle tone, central, NEC	T42.8	X41.-	X61.-	Y11.-	Y46.8
—前凝血酶合成	—prothrombin synthesis	T45.5	X44.-	X64.-	Y14.-	Y44.2
—食欲	—appetite	T50.5	X44.-	X64.-	Y14.-	Y57.0
—碳酸酐酶	—carbonic-anhydrase	T50.5	X44.-	X64.-	Y14.-	Y57.0
—突触后的	—postsynaptic	T43.8	X41.-	X61.-	Y11.-	Y49.8
—纤维蛋白溶解	—fibrinolysis	T45.6	X44.-	X64.-	Y14.-	Y44.3
—血管紧张素转化酶	—angio-tensin-converting enzyme	T46.4	X44.-	X64.-	Y14.-	Y52.4
抑肽酶(蛋白酶抑制药)	**Aprotinin**	**T45.6**	**X44.-**	**X64.-**	**Y14.-**	**Y44.3**
疫苗[菌苗] NEC	**Vaccine NEC**	**T50.9**	**X44.-**	**X64.-**	**Y14.-**	**Y59.9**
—白喉	—diphtheria	T50.9	X44.-	X64.-	Y14.-	Y58.5
——和破伤风	——with tetanus	T50.9	X44.-	X64.-	Y14.-	Y58.8
———及百日咳	———and pertussis	T50.9	X44.-	X64.-	Y14.-	Y58.6

品名		中毒 第19章	意外	故意自害	意图不确定的	在治疗中使用的有害效应
疫苗[菌苗]——*续前页*	**Vaccine**——*continued*					
一百日咳	一pertussis	T50.9	X44.-	X64.-	Y14.-	Y58.6
一一和白喉	一一with diphtheria	T50.9	X44.-	X64.-	Y14.-	Y58.6
一一一及破伤风	一一一and tetanus	T50.9	X44.-	X64.-	Y14.-	Y58.6
一斑疹伤寒	一typhus	T50.9	X44.-	X64.-	Y14.-	Y59.1
一病毒 NEC	一viral NEC	T50.9	X44.-	X64.-	Y14.-	Y59.0
一病毒-立克次体混合的	一mixed, viral-rickettsial	T50.9	X44.-	X64.-	Y14.-	Y59.8
一风疹	一rubella	T50.9	X44.-	X64.-	Y14.-	Y59.0
一黄热病	一yellow fever	T50.9	X44.-	X64.-	Y14.-	Y59.0
一霍乱	一cholera	T50.9	X44.-	X64.-	Y14.-	Y58.2
一脊髓灰质炎	一poliomyelitis	T50.9	X44.-	X64.-	Y14.-	Y59.0
一卡介苗	一BCG	T50.9	X44.-	X64.-	Y14.-	Y58.0
一抗肿瘤	一antineoplastic	T50.9	X44.-	X64.-	Y14.-	Y59.8
一狂犬病	一rabies	T50.9	X44.-	X64.-	Y14.-	Y59.0
一立克次体 NEC	一rickettsial NEC	T50.9	X44.-	X64.-	Y14.-	Y59.1
一流行性感冒	一influenza	T50.9	X44.-	X64.-	Y14.-	Y59.0
一流行性腮腺炎	一mumps	T50.9	X44.-	X64.-	Y14.-	Y59.0
一落基山斑点热	一Rocky Mountain spotted fever	T50.9	X44.-	X64.-	Y14.-	Y59.1
一麻疹	一measles	T50.9	X44.-	X64.-	Y14.-	Y59.0
一一和流行性腮腺炎及风疹	一一with mumps and rubella	T50.9	X44.-	X64.-	Y14.-	Y59.0
一破伤风	一tetanus	T50.9	X44.-	X64.-	Y14.-	Y58.4
一伤寒	一typhoid	T50.9	X44.-	X64.-	Y14.-	Y58.1
一伤寒副伤寒	一TAB	T50.9	X44.-	X64.-	Y14.-	Y58.1
一鼠疫	一plague	T50.9	X44.-	X64.-	Y14.-	Y58.3
一天花	一smallpox	T50.9	X44.-	X64.-	Y14.-	Y59.0
一细菌 NEC	一bacterial NEC	T50.9	X44.-	X64.-	Y14.-	Y58.9
一一混合的 NEC	一一mixed NEC	T50.9	X44.-	X64.-	Y14.-	Y58.8
一原虫	一protozoal	T50.9	X44.-	X64.-	X64.-	Y59.2
益钙灵 - 现译名 依降钙素	**Elcatonin**	**T50.9**	**X44.-**	**X64.-**	**Y14.-**	**Y54.7**
益康唑(抗真菌药)	**Econazole**	**T49.0**	**X44.-**	**X64.-**	**Y14.-**	**Y56.0**
因子	**Factor**					
一Ⅰ(纤维蛋白原)	一Ⅰ (fibrinogen)	T45.8	X44.-	X64.-	Y14.-	Y44.6
一Ⅲ(促凝血酶原激酶)	一Ⅲ ((thromboplastin)	T45.8	X44.-	X64.-	Y14.-	Y44.6
一Ⅷ(抗血友病因子) (浓缩)	一Ⅷ (antihemophilic factor) (concentrate)	T45.8	X44.-	X64.-	Y14.-	Y44.6
一Ⅸ复合的	一Ⅸ complex	T45.7	X44.-	X64.-	Y14.-	Y44.3
一一人	一一human	T45.8	X44.-	X64.-	Y14.-	Y44.6
银	**Silver**	**T49.0**	**X44.-**	**X64.-**	**Y14.-**	**Y56.0**
一蛋白(银)	一protein	T49.5	X44.-	X64.-	Y14.-	Y56.5
一非药用(银)(粉尘)	一nonmedicinal (dust)	T56.8	X49.-	X69.-	Y19.-	
一磺胺嘧啶(银)	一sulfadiazine	T49.4	X44.-	X64.-	Y14.-	Y56.4
一胶体(银)	一colloidal	T49.0	X44.-	X64.-	Y14.-	Y56.0
一硝酸(银)	一nitrate	T49.0	X44.-	X64.-	Y14.-	Y56.0
吲达帕胺(抗高血压，利尿剂)	**Indapamide**	**T46.5**	**X44.-**	**X64.-**	**Y14.-**	**Y52.5**
吲达品(抗抑郁药)	**Indalpine**	**T43.2**	**X41.-**	**X61.-**	**Y11.-**	**Y49.2**
吲哚布芬(抗炎镇痛药)	**Indobufen**	**T45.5**	**X44.-**	**X64.-**	**Y14.-**	**Y44.4**
吲哚拉明(降压药)	**Indoramin**	**T44.6**	**X43.-**	**X63.-**	**Y13.-**	**Y51.6**

品　名		中　毒				在治疗中使用的有害效应
		第19章	意外	故意自害	意图不确定的	
吲哚洛尔(β受体滞药)	**Pindolol**	**T44.7**	**X43.-**	**X63.-**	**Y13.-**	**Y51.7**
吲哚美辛(抗炎镇痛药)	**Indometacin, Indomethacin**	**T39.3**	**X40.-**	**X60.-**	**Y10.-**	**Y45.3**
一法尼(吲哚美辛)(抗炎药)	一farnesil	T39.4	X40.-	X60.-	Y10.-	Y45.4
吲哚菁绿(诊断用药)	**Indocyanine green**	**T50.8**	**X44.-**	**X64.-**	**Y14.-**	**Y57.6**
印度大麻	**Indian hemp**	**T40.7**	**X42.-**	**X62.-**	**Y12.-**	**Y49.6**
印防己毒素(中枢兴奋药)	**Picrotoxin**	**T50.7**	**X44.-**	**X64.-**	**Y14.-**	**Y50.0**
印苦楝子	**Azadirachta**	**T60.2**	**X48.-**	**X68.-**	**Y18.-**	
茚满二酮(衍生物)	**Indendione (derivatives)**	**T45.5**	**X44.-**	**X64.-**	**Y14.-**	**Y44.2**
茚诺洛尔(β受体阻滞药)	**Indenolol**	**T44.7**	**X43.-**	**X63.-**	**Y13.-**	**Y51.7**
茚唑啉(血管收缩药)	**Indanazoline**	**T48.5**	**X44.-**	**X64.-**	**Y14.-**	**Y55.5**
罂粟碱(血管扩张药)	**Papaverine**	**T44.3**	**X43.-**	**X63.-**	**Y13.-**	**Y51.3**
荧光素钠	**Fluorescein**	**T50.8**	**X44.-**	**X64.-**	**Y14.-**	**Y57.6**
营养品	**Nutritional supplement**	**T50.9**	**X44.-**	**X64.-**	**Y14.-**	**Y57.8**
营养药 NEC	**Dietetic drug NEC**	**T50.9**	**X44.-**	**X64.-**	**Y14.-**	**Y57.8**
影响纤维蛋白溶解药	**Fibrinolysis-affecting drug**	**T45.6**	**X44.-**	**X64.-**	**Y14.-**	**Y44.9**
硬化剂	**Sclerosing agent**	**T46.8**	**X44.-**	**X64.-**	**Y14.-**	**Y52.8**
优卡因[苯扎明](局麻药)	**Eucaine, Benzamine**	**T41.3**	**X44.-**	**X64.-**	**Y14.-**	**Y48.3**
尤卡托品(抗胆碱药,散瞳药)	**Eucatropine**	**T49.5**	**X44.-**	**X64.-**	**Y14.-**	**Y56.5**
油(...的)	**Oil (of)**					
一彩色	一colors	T65.6	X49.-	X69.-	Y19.-	
一丁香	一cloves	T49.7	X44.-	X64.-	Y14.-	Y56.7
一矾(液体)[硫酸]	一vitriol (liquid)	T54.2	X49.-	X69.-	Y19.-	
一一烟雾	一一fumes	T54.2	X47.-	X67.-	Y17.-	
一苦杏仁	一bitter almond	T62.8	X49.-	X69.-	Y19.-	
一尼哦[苯甲酸甲酯]	一Niobe	T52.8	X46.-	X66.-	Y16.-	
一润滑	一lubricating	T52.0	X46.-	X66.-	Y16.-	
一烟雾	一fumes	T59.8	X47.-	X67.-	Y17.-	
油漆[涂料]NEC	**Paint, Varnish NEC**	**T65.4**	**X49.-**	**X69.-**	**Y19.-**	
一剥脱剂	一stripper	T52.8	X46.-	X66.-	Y16.-	
一铅(烟雾)	一lead (fumes)	T56.0	X49.-	X69.-	Y19.-	
一清除剂	一cleaner	T52.9	X46.-	X66.-	Y16.-	
一溶剂 NEC	一solvent NEC	T52.8	X46.-	X66.-	Y16.-	
一烟雾 NEC	一fumes NEC	T59.8	X47.-	X67.-	Y17.-	
油酸	**Oleic acid**	**T46.6**	**X44.-**	**X64.-**	**Y14.-**	**Y52.6**
油制剂(皮肤用)	**Oily preparation (for skin)**	**T49.3**	**X44.-**	**X64.-**	**Y14.-**	**Y56.3**
有毒食品	**Noxious foodstuff**	**T62.9**	**X49.-**	**X69.-**	**Y19.-**	
一特指的 NEC	一specified NEC	T62.8	X49.-	X69.-	Y19.-	
有机磷酸盐	**Organophosphates**	**T60.0**	**X48.-**	**X68.-**	**Y18.-**	
有机硝酸盐 NEC	**Organonitrate NEC**	**T46.3**	**X44.-**	**X64.-**	**Y14.-**	**Y52.3**
右苯丙胺(精神兴奋药)	**Dexamfetamine, Dexamphetamine, Dextroamphetamine**	**T43.6**	**X41.-**	**X61.-**	**Y11.-**	**Y49.7**
右苄替米特(抗胆碱药)	**Dexetimide**	**T44.3**	**X43.-**	**X63.-**	**Y13.-**	**Y51.3**
右丙氧芬(镇痛药)	**Propoxyphene, Dextropropoxyphene**	**T40.4**	**X42.-**	**X62.-**	**Y12.-**	**Y45.0**
右泛醇(维生素类)	**Dexpanthenol**	**T45.2**	**X44.-**	**X64.-**	**Y14.-**	**Y57.7**
右芬氟拉明(食欲抑制药)	**Dexfenfluramine**	**T50.5**	**X44.-**	**X64.-**	**Y14.-**	**Y57.0**

品名		中毒				在治疗中使用的有害效应
		第19章	意外	故意自害	意图不确定的	
右甲吗喃 - 现译名 右美沙芬	Dextromethorphan	T48.3	X44.-	X64.-	Y14.-	Y55.3
右甲状腺素钠(降血脂药)	Dextrothyroxine sodium	T38.1	X44.-	X64.-	Y14.-	Y42.1
右氯苯那敏(抗组胺药)	Dexchlorpheniramine	T45.0	X44.-	X64.-	Y14.-	Y43.0
右吗拉胺(镇痛药)	Dextromoramide	T40.4	X42.-	X62.-	Y12.-	Y45.0
右美沙芬[美沙芬][右甲吗喃](镇痛药，镇咳药)	Dextromethorphan	T48.3	X44.-	X64.-	Y14.-	Y55.3
右旋儿茶素 - 现译名 西阿尼醇	Cianidanol	T50.9	X44.-	X64.-	Y14.-	Y57.1
右旋糖酐[葡聚糖](40)(70)(150)(血容量补充药)	Dextran (40)(70)(150)	T45.8	X44.-	X64.-	Y14.-	Y44.7
右旋糖酐铁(抗贫血药)	Ferrodextrane	T45.4	X44.-	X64.-	Y14.-	Y44.0
右溴苯那敏(抗组胺药)	Dexbrompheniramine	T45.0	X44.-	X64.-	Y14.-	Y43.0
柚皮苷[异橙皮苷]	Aurantiin	T46.9	X44.-	X64.-	Y14.-	Y52.9
鱼，有毒的，非细菌的	Fish, noxious, nonbacterial	T61.2	X49.-	X69.-	Y19.-	
一贝壳	—shell	T61.2	X49.-	X69.-	Y19.-	
鱼肝油	Cod-liver oil	T45.2	X44.-	X64.-	Y14.-	Y57.7
鱼肉毒素[鲭圆鲹鱼毒素]	Ciguatoxin	T61.0	X49.-	X69.-	Y19.-	
鱼石脂	Ichthammol	T49.0	X44.-	X64.-	Y14.-	Y56.0
鱼藤	Derris root	T60.2	X48.-	X68.-	Y18.-	
鱼藤酮(杀虫药)	Rotenone	T60.2	X48.-	X68.-	Y18.-	
雨蛙肽 - 现译名 蓝肽	Ceruletide	T50.8	X44.-	X64.-	Y14.-	Y57.6
育亨宾酸	Yohimbic acid	T40.9	X42.-	X62.-	Y12.-	Y49.6
愈创甘油醚(祛痰镇咳药)	Guaiphenesin, Guaifenesin	T48.4	X44.-	X64.-	Y14.-	Y55.4
愈创木酚磺酸钾(祛痰药)	Sulfogaiacol	T48.4	X44.-	X64.-	Y14.-	Y55.4
愈创木酚衍生物	Guaiacol derivatives	T48.4	X44.-	X64.-	Y14.-	Y55.4
原黄素[普鲁黄](消毒防腐剂)	Proflavine	T49.0	X44.-	X64.-	Y14.-	Y56.0
原藜芦碱(A)(B)	Protoveratrine(s) (A) (B)	T46.5	X44.-	X64.-	Y14.-	Y52.5
原油	Crude oil	T52.0	X46.-	X66.-	Y16.-	
芸香	Rue	T62.2	X49.-	X69.-	Y19.-	
孕二醇	Pregnandiol	T38.5	X44.-	X64.-	Y14.-	Y42.5
孕激素 NEC	Progestogen NEC	T38.5	X44.-	X64.-	Y14.-	Y42.5
孕酮[黄体酮]	Progesterone	T38.5	X44.-	X64.-	Y14.-	Y42.5
晕海宁 - 现译名 茶苯海明	Dimenhydrinate	T45.0	X44.-	X64.-	Y14.-	Y43.0

Z

品名		中毒				在治疗中使用的有害效应
		第19章	意外	故意自害	意图不确定的	
杂醇油(任何)(戊基)(丁基)(丙基)，蒸气	Fusel oil (any)(amyl)(butyl)(propyl),vapor	T51.3	X45.-	X65.-	Y15.-	
杂酚油[木馏油](防腐剂或祛痰剂)	Creosote	T49.0	X44.-	X64.-	Y14.-	Y56.0
藻胶[藻酸钠]	Algin	T47.8	X44.-	X64.-	Y14.-	Y53.8
皂粘土	Bentonite	T49.3	X44.-	X64.-	Y14.-	Y56.3
皂树浸膏	Quillaja extract	T48.4	X44.-	X64.-	Y14.-	Y55.4
增甜剂	Sweetener	T50.9	X44.-	X64.-	Y14.-	Y57.4
增压素 - 现译名 血管紧张素胺	Angiotensinamide	T44.9	X43.-	X63.-	Y13.-	Y51.9
扎莫特罗(β受体兴奋药)	Xamoterol	T44.5	X43.-	X63.-	Y13.-	Y51.5
扎西他滨[双去氧胞苷]	Dideoxycytidine, Zalcitabine	T37.5	X44.-	X64.-	Y14.-	Y41.5
扎溴铵(抗感染药)	Alkonium (bromide)	T49.0	X44.-	X64.-	Y14.-	Y56.0
炸药	Dynamite	T65.3	X49.-	X69.-	Y19.-	
一烟雾	—fumes	T59.8	X47.-	X67.-	Y17.-	
占托西林(抗生素)	Xantocillin	T36.0	X44.-	X64.-	Y14.-	Y40.0
樟磺咪芬(降压药)	Trimetaphan camsilate	T44.2	X43.-	X63.-	Y13.-	Y51.2
樟脑	Camphor					
一驱昆虫剂	—insecticide	T60.2	X48.-	X68.-	Y18.-	
一药用	—medicinal	T49.8	X44.-	X64.-	Y14.-	Y56.8
蟑螂捕剂 - 见 杀虫药	Roach killer - see Insecticide					
沼气[甲烷]	Firedamp, Marsh gas	T59.8	X47.-	X67.-	Y17.-	
照明气体	Illuminating gas	T58	X47.-	X67.-	Y17.-	
折仑诺(同化激素类)	Zeranol	T38.7	X44.-	X64.-	Y14.-	Y42.7
蔗糖(药用辅料)	Sucrose	T50.3	X44.-	X64.-	Y14.-	Y54.6
珍尼柳酯(抗皮脂溢药)	Xenysalate	T49.4	X44.-	X64.-	Y14.-	Y56.4
真菌，有毒的，作为食物	Fungi, noxious, used as food	T62.0	X49.-	X69.-	Y19.-	
真菌毒素	Mycotoxins	T64	X49.-	X69.-	Y19.-	
诊断用药 NEC	Diagnostic agent NEC	T50.8	X44.	X64.-	Y14.-	Y57.6
镇定药 NEC - 现译名 安定药	Tranquilizer NEC	T43.5	X41.-	X61.-	Y11.-	Y49.5
镇静剂 NEC	Sedative NEC	T42.7	X41.-	X61.-	Y11.-	Y47.9
一混合的 NEC	—mixed NEC	T42.6	X41.-	X61.-	Y11.-	Y47.5
镇咳药 NEC	Antitussive NEC	T48.3	X44.-	X64.-	Y14.-	Y55.3
一阿片制剂	—opiate	T40.2	X42.-	X62.-	Y12.-	Y45.0
一可待因合剂	—codeine mixture	T40.2	X42.-	X62.-	Y12.-	Y45.0
镇痛药[止痛药] NEC	Analgesic NEC	T39.8	X40.-	X60.-	Y10.-	Y45.8
一吡唑	—pyrazole	T39.2	X40.-	X60.-	Y10.-	Y45.8
一芳香剂 NEC	—aromatic NEC	T39.1	X40.-	X60.-	Y10.-	Y45.5
一非阿片类	—nonopioid	T39.9	X40.-	X60.-	Y10.-	Y45.9
一非麻醉用 NEC	—non-narcotic NEC	T39.9	X40.-	X60.-	Y10.-	Y45.9
一一复合	——combination	T39.9	X40.-	X60.-	Y10.-	Y45.9
一抗风湿的 NEC	—antirheumatic NEC	T39.9	X40.-	X60.-	Y10.-	Y45.9
一抗炎的 NEC	—anti-inflammatory NEC	T39.9	X40.-	X60.-	Y10.-	Y45.9
一一丙酸衍生物	——propionic acid derivative	T39.3	X40.-	X60.-	Y10.-	Y45.2
一麻醉用 NEC	—narcotic NEC	T40.6	X42.-	X62.-	Y12.-	Y45.0
一一产科	——obstetric	T40.6	X42.-	X62.-	Y12.-	Y45.0
一一复合	——combination	T40.6	X42.-	X62.-	Y12.-	Y45.0

品名		中毒				在治疗中使用的有害效应
		第19章	意外	故意自害	意图不确定的	
争光霉素 - 现译名 博来霉素	**Bleomycin**	**T45.1**	**X44.-**	**X64.-**	**Y14.-**	**Y43.3**
蒸气(另见 气体)	**Vapor (see also Gas)**	**T59.9**	**X47.-**	**X67.-**	**Y17.-**	
一铅 - 见 铅	一lead - see Lead					
一烧窑的(一氧化碳)	一kiln (carbon monoxide)	T58	X47.-	X67.-	Y17.-	
一特指来源 NEC	一specified source NEC	T59.8	X47.-	X67.-	Y17.-	
正常(人)血清白蛋白，盐缺乏	**Normal serum albumin (human), salt-poor**	**T45.8**	**X44.-**	**X64.-**	**Y14.-**	**Y44.6**
正大霉素 - 现译名 庆大霉素	**Gentamicin**	**T36.5**	**X44.-**	**X64.-**	**Y14.-**	**Y40.5**
正丁巴比妥[布特萨](镇静催眠药)	**Butethal**	**T42.3**	**X41.-**	**X61.-**	**Y11.-**	**Y47.0**
正定霉素 - 现译名 柔红霉素	**Daunorubicin**	**T45.1**	**X44.-**	**X64.-**	**Y14.-**	**Y43.3**
正铁血红素[苏木精]	**Hematin**	**T45.8**	**X44.-**	**X64.-**	**Y14.-**	**Y44.9**
正铁血红素制剂(补血药)	**Hematinic preparation**	**T45.8**	**X44.-**	**X64.-**	**Y14.-**	**Y44.1**
支链淀粉	**Amylopectin**	**T47.6**	**X44.-**	**X64.-**	**Y14.-**	**Y53.6**
支气管扩张药 NEC	**Bronchodilator NEC**	**T48.6**	**X44.-**	**X64.-**	**Y14.-**	**Y55.6**
脂肪混悬液，静脉内的	**Fat suspension, intravenous**	**T50.9**	**X44.-**	**X64.-**	**Y14.-**	**Y57.8**
脂质体-前列地尔[静脉机能不全]	**Lipo-alprostadil**	**T46.7**	**X44.-**	**X64.-**	**Y14.-**	**Y52.7**
植酸(降血钙药)	**Fytic acid, nonasodium**	**T50.6**	**X44.-**	**X64.-**	**Y14.-**	**Y57.2**
植物	**Plant**					
一养料或肥料 NEC	一food or fertilizer NEC	T65.8	X49.-	X69.-	Y19.-	
一一含除草剂	一一containing herbicide	T60.3	X48.-	X68.-	Y18.-	
一有毒的，作为食物	一noxious, used as food	T62.2	X49.-	X69.-	Y19.-	
植物甲萘醌 - 现译名 维生素 K_1	**Phytomenadione, Phylloquinone**	**T45.7**	**X44.-**	**X64.-**	**Y14.-**	**Y44.3**
止喘药 NEC	**Antiasthmatic drug NEC**	**T48.6**	**X44.-**	**X64.-**	**Y14.-**	**Y55.6**
止恶心药	**Antinausea drug**	**T45.0**	**X44.-**	**X64.-**	**Y14.-**	**Y43.0**
止汗剂 NEC	**Antiperspirant NEC**	**T49.2**	**X44.-**	**X64.-**	**Y14.-**	**Y56.2**
止痛剂[阿片樟脑酊]	**Paregoric**	**T40.0**	**X42.-**	**X62.-**	**Y12.-**	**Y45.0**
止痛药 – 现译名 镇痛药	**Analgesic**	**T39.8**	**X40.-**	**X60.-**	**Y10.-**	**Y45.8**
止吐药	**Antiemetic drug**	**T45.0**	**X44.-**	**X64.-**	**Y14.-**	**Y43.0**
止泻药 NEC	**Antidiarrheal drug NEC**	**T47.6**	**X44.-**	**X64.-**	**Y14.-**	**Y53.6**
一吸收剂	一absorbent	T47.6	X44.-	X64.-	Y14.-	Y53.6
止血环酸 - 现译名 氨甲环酸	**Tranexamic acid**	**T45.6**	**X44.-**	**X64.-**	**Y14.-**	**Y44.3**
止血药	**Hemostatic, Hemostyptic**	**T49.4**	**X44.-**	**X64.-**	**Y14.-**	**Y56.4**
一药物，全身性	一drug, systemic	T45.7	X44.-	X64.-	Y14.-	Y44.3
止血敏 - 现译名 酚磺乙胺	**Ethamsylate, Etamsylate**	**T45.7**	**X44.-**	**X64.-**	**Y14.-**	**Y44.3**
止痒药 NEC	**Antipruritic drug NEC**	**T49.1**	**X44.-**	**X64.-**	**Y14.-**	**Y56.1**
制剂，局部用	**Preparation, local**	**T49.4**	**X44.-**	**X64.-**	**Y14.-**	**Y56.4**
制真菌素[制霉菌素]	**Nystatin**	**T36.7**	**X44.-**	**X64.-**	**Y14.-**	**Y40.7**
治痔药剂	**Antihemorrhoidal preparation**	**T49.2**	**X44.-**	**X64.-**	**Y14.-**	**Y56.2**
致幻剂 NEC	**Hallucinogen NEC**	**T40.9**	**X42.-**	**X62.-**	**Y12.-**	**Y49.6**
窒息毒气(矿内毒气)	**Choke damp**	**T59.7**	**X47.-**	**X67.-**	**Y17.-**	
中性胰岛素注射液	**Neutral insulin injection**	**T38.3**	**X44.-**	**X64.-**	**Y14.-**	**Y42.3**
种子，有毒的	**Seeds, poisonous**	**T62.2**	**X49.-**	**X69.-**	**Y19.-**	
种子消毒剂或敷裹剂	**Seed disinfectant or dressing**	**T60.8**	**X48.-**	**X68.-**	**Y18.-**	
仲丁比妥(镇静催眠药)	**Secbutabarbital**	**T42.3**	**X41.-**	**X61.-**	**Y11.-**	**Y47.0**
仲丁硫巴比妥钠(静脉麻醉药)	**Thiobutabarbital sodium**	**T41.1**	**X44.-**	**X64.-**	**Y14.-**	**Y48.1**

品名		中毒				在治疗中使用的有害效应
		第19章	意外	故意自害	意图不确定的	
重氮甲烷(气体)	Diazomethane (gas)	T59.8	X47.-	X67.-	Y17.-	
重铬酸盐(钙)(钾)(钠)(结晶)	Bichromates (calcium) (potassium) (sodium) (crystals)	T57.8	X49.-	X69.-	Y19.-	
重金属解毒剂	Heavy metal antidote	T45.8	X44.-	X64.-	Y14.-	Y43.8
重酒石酸普拉马林(抗心律失常药)	Prajmalium bitartrate	T46.2	X44.-	X64.-	Y14.-	Y52.2
周效磺胺 - 现译名 磺胺多辛	Sulfadoxine	T37.0	X44.-	X64.-	Y14.-	Y41.0
珠蛋白锌胰岛素	Globin zinc insulin	T38.3	X44.-	X64.-	Y14.-	Y42.3
珠氯噻醇(安定药)	Zuclopenthixol	T43.4	X41.-	X61.-	Y11.-	Y49.4
竹桃霉素(抗生素)	Oleandomycin	T36.3	X44.-	X64.-	Y14.-	Y40.3
助消化药 NEC	Digestant NEC	T47.5	X44.-	X64.-	Y14.-	Y53.5
转化糖	Invert sugar	T50.3	X44.-	X64.-	Y14.-	Y54.6
壮观霉素[奇霉素]	Spectinomycin	T36.5	X44.-	X64.-	Y14.-	Y40.5
锥虫胂胺[福诺二七〇](抗锥虫药)	Tryparsamide	T37.3	X44.-	X64.-	Y14.-	Y41.3
锥体外束拮抗剂 NEC	Extrapyramidal antagonist NEC	T44.3	X43.-	X63.-	Y13.-	Y51.3
着色剂	Colorant	T50.9	X44.-	X64.-	Y14.-	Y57.4
滋补药 NEC	Tonic NEC	T50.9	X44.-	X64.-	Y14.-	Y57.8
毗黄质[鸡油菌黄质]	Canthaxanthin	T50.9	X44.-	X64.-	Y14.-	Y57.8
子宫松弛因子	Uterine relaxing factor	T44.5	X43.-	X63.-	Y13.-	Y51.5
紫霉素(抗生素)	Viomycin	T36.8	X44.-	X64.-	Y14.-	Y40.8
紫杉[水松]	Yew	T62.2	X49.-	X69.-	Y19.-	
紫苏霉素 - 现译名 西索米星	Sisomicin	T36.5	X44.-	X64.-	Y14.-	Y40.5
紫外线杀虫撒布剂	Ultraviolet light protectant	T49.3	X44.-	X64.-	Y14.-	Y56.3
自主神经系统药 NEC	Autonomic nervous system agent NEC	T44.9	X43.-	X63.-	Y13.-	Y51.9
棕榈仁油	Palm kernel oil	T50.9	X44.-	X64.-	Y14.-	Y57.4
组胺(磷酸盐)(诊断用药)	Histamine (phosphate)	T50.8	X44.-	X64.-	Y14.-	Y57.6
组胞浆菌素[荚膜组织胞浆菌素](诊断用药)	Histoplasmin	T50.8	X44.-	X64.-	Y14.-	Y57.6
左丙己君(食欲抑制药)	Levopropylhexedrine	T50.5	X44.-	X64.-	Y14.-	Y57.0
左丙羟茶碱	Levoproxyphylline	T48.6	X44.-	X64.-	Y14.-	Y55.6
左丙氧芬(镇咳药)	Levopropoxyphene	T40.4	X42.-	X62.-	Y12.-	Y45.0
左布诺洛尔(β受体阻滞药)	Levobunolol	T49.5	X44.-	X64.-	Y14.-	Y56.5
左啡诺[左吗啡](镇痛药)	Levorphanol	T40.4	X42.-	X62.-	Y12.-	Y45.0
左谷酰胺(氨基酸类)	Levoglutamide	T50.9	X44.-	X64.-	Y14.-	Y57.1
左环十四酮酚	Taleranol	T38.6	X44.-	X64.-	Y14.-	Y42.6
左甲状腺素(甲状腺激素)	Levothyroxine	T38.1	X44.-	X64.-	Y14.-	Y42.1
—钠	—sodium	T38.1	X44.-	X64.-	Y14.-	Y42.1
左卡巴斯汀(抗组胺药)	Levocabastine (hydrochloride)	T45.0	X44.-	X64.-	Y14.-	Y43.0
左卡尼汀(食欲增进药)	Levocarnitine	T50.9	X44.-	X64.-	Y14.-	Y57.1
左洛啡烷(吗啡拮抗药)	Levallorphan	T50.7	X44.-	X64.-	Y14.-	Y50.1
左吗啡 - 现译名 左啡诺	Levorphanol	T40.4	X42.-	X62.-	Y12.-	Y45.0
左美丙嗪(抗精神病药)	Levomepromazine Levopromazine Methotrimeprazine	T43.3	X41.-	X61.-	Y11.-	Y49.3

品名		中毒				在治疗中使用的有害效应
		第19章	意外	故意自害	意图不确定的	
左羟丙哌嗪	**Levdropropizine**	**T48.3**	**X44.-**	**X64.-**	**Y14.-**	**Y55.3**
左炔诺孕酮	**Levonorgestrel**	**T38.4**	**X44.-**	**X64.-**	**Y14.-**	**Y42.4**
一伴有炔雌醇	一with ethinylestradiol	T38.4	X44.-	X64.-	Y14.-	Y42.5
左旋多巴(抗震颤麻痹药)	**Levodopa**	**T42.8**	**X41.-**	**X61.-**	**Y11.-**	**Y46.7**
一伴有卡比多巴	一with carbidopa	T42.8	X41.-	X61.-	Y11.-	Y46.7
左旋咪唑(抗蠕虫药)	**Levamisole**	**T37.4**	**X44.-**	**X64.-**	**Y14.-**	**Y41.4**
左旋糖[果糖](营养药)	**Levulose, Fructose**	**T50.3**	**X44.-**	**X64.-**	**Y14.-**	**Y54.6**
佐芬普利(降压药)	**Zofenopril**	**T46.4**	**X44.-**	**X64.-**	**Y14.-**	**Y52.4**
佐美酸(抗炎镇痛药)	**Zomepirac**	**T39.3**	**X40.-**	**X60.-**	**Y10.-**	**Y45.3**
佐匹克隆(催眠药)	**Zopiclone**	**T42.6**	**X41.-**	**X61.-**	**Y11.-**	**Y47.8**
佐柔比星(抗生素)	**Zorubicin**	**T45.1**	**X44.-**	**X64.-**	**Y14.-**	**Y43.3**
佐替平(抗精神病药)	**Zotepine**	**T43.5**	**X41.-**	**X61.-**	**Y11.-**	**Y49.5**
唑吡坦(催眠药)	**Zolpidem**	**T42.6**	**X41.-**	**X61.-**	**Y11.-**	**Y47.8**

尚无中文译名的药物和化学制剂

品名		中毒				在治疗中使用的有害效应
		第19章	意外	故意自害	意图不确定的	
Aminaphtone (对氨基苯甲酸衍生物)(抗凝剂)	Aminaphtone	T45.5	X44.-	X64.-	Y14.-	Y44.2
Benzamphetamine (苯异丙胺衍生物)(食欲抑制剂)	Benzamphetamine	T50.5	X44.-	X64.-	Y14.-	Y57.0
Cromonar(冠状血管扩张剂)	Cromonar	T46.3	X44.-	X64.-	Y14.-	Y52.3
Diclofensine(抗抑郁药)	Diclofensine	T43.2	X41.-	X61.-	Y11.-	Y49.2
Monoxidine hydrochloride (咪唑衍生物)(抗高血压药)	Monoxidine hydrochloride	T46.1	X44.-	X64.-	Y14.-	Y52.1
Tenoglicin (祛痰剂)	Tenoglicin	T48.4	X44.-	X64.-	Y14.-	Y55.4

编译审校的主要参考资料

1. 世界卫生组织编，北京世界卫生组织疾病分类合作中心译。国际疾病分类第十次修订本(ICD-10)(中文本)。第一卷。第一版。北京：人民卫生出版社，1996 年。
2. 世界卫生组织编，北京世界卫生组织疾病分类合作中心译。国际疾病分类第十次修订本(ICD-10)(中文本)。第二卷。第一版。北京：人民卫生出版社，1997 年。
3. 世界卫生组织编，北京世界卫生组织疾病分类合作中心译。国际疾病分类第十次修订本(ICD-10)(中文本)。第三卷。第一版。北京：人民卫生出版社，1998 年。
4. 全国科学技术名词审定委员会。医学名词(一)-妇产科学、耳鼻咽喉科学、风湿病学、血液病学、呼吸病学、内分泌病学(1989)。第一版。北京：科学出版社，1990 年。
5. 全国科学技术名词审定委员会。医学名词(二)-口腔医学(1992)。第一版。北京：科学出版社，1992 年。
6. 全国科学技术名词审定委员会。医学名词(三)-医学遗传学、免疫学、病理学(1995)。第一版。北京：科学出版社，1995 年。
7. 全国科学技术名词审定委员会。医学名词(四)-心血管病学、肾脏病学、胃肠病学、消化内镜学、传染病学、寄生虫病学、神经病学、精神病学、结核病学、老年医学、儿科学(1995)。第一版。北京：科学出版社，1996 年。
8. 全国科学技术名词审定委员会。医学名词(五)-眼科学(1996)。第一版。北京：科学出版社，1997 年。
9. 全国科学技术名词审定委员会。医学名词(六)- 普通外科学、神经外科学、胸心血管外科学、泌尿外科学、骨科学、小儿外科学、烧伤外科学、创伤学、器官移植学、急诊医学和麻醉学(1998)。第一版。北京：科学出版社，1998 年。
10. 全国科学技术名词审定委员会。医学名词(七)- 整形外科学、医学美学与美容医学、皮肤病学、物理医学与康复(2002)。第一版。北京：科学出版社，2002 年。
11. 全国科学技术名词审定委员会。人体解剖学名词(1991)。第一版。北京：科学出版社，1992 年。
12. 全国科学技术名词审定委员会。微生物学名词(1988)。第一版。北京：科学出版社，1989 年。
13. 全国科学技术名词审定委员会。遗传学名词(1989)。第一版。北京：科学出版社，1990 年。
14. 全国科学技术名词审定委员会。组织学名词、胚胎学名词(1993)。第一版。北京：科学出版社，1994 年。
15. 王贤才主编。英中医学辞海。第一版。青岛：青岛出版社，1989 年。
16. 新华通讯社译名室编。世界人名翻译大辞典。第一版。北京：中国对外翻译出版公司，1993 年。
17. 卫生部药典委员会编。药名词汇。第二版。北京：化学工业出版社，1991 年。
18. 李宗友主编。最新英汉药名词典。第一版。北京：中医古籍出版社，1991 年。
19. 吴光华主编。现代英汉综合大辞典。第一版。上海：上海科学技术文献出版社，1990 年。
20. 中国社会科学院语言研究所词典编辑室编。现代汉语词典(修订本)。修订第三版。北京：商务印书馆，1996 年。